DICTIONNAIRE

UNIVERSEL

DES

DROGUES SIMPLES.

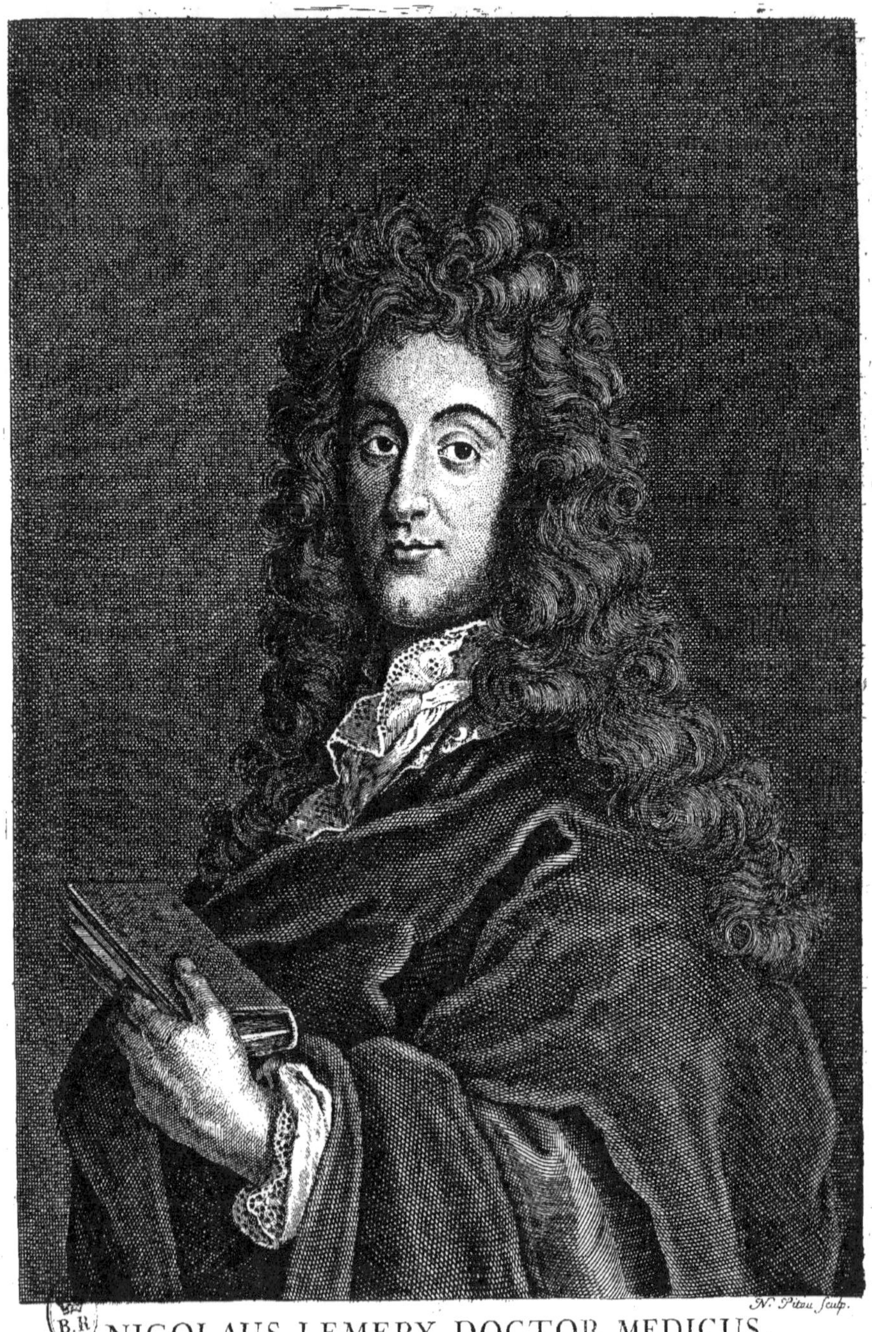

NICOLAUS LEMERY, DOCTOR MEDICUS.

DICTIONNAIRE UNIVERSEL DES DROGUES SIMPLES,

CONTENANT leurs Noms, Origine, Choix, Principes, Vertus, Etimologie ; & ce qu'il y a de particulier dans les Animaux, dans les Végétaux, & dans les Minéraux :

Ouvrage dépendant de la *PHARMACOPE'E Universelle* :

Par feu Monsieur LEMERY, de l'Académie Royale des Sciences, Docteur en Médecine.

TROISIE'ME EDITION,

Revûe, corrigée, & beaucoup augmentée.

AVEC DES FIGURES EN TAILLE-DOUCE.

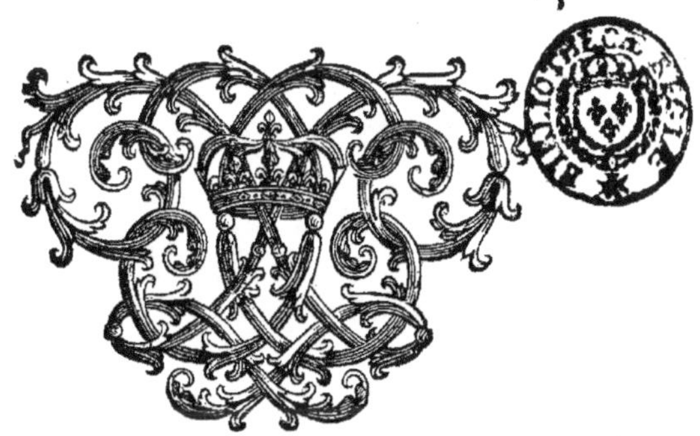

A PARIS,

De l'Imprimerie de la Veuve D'HOURY, au bas de la rue de la Harpe, aû St Esprit.

M. DCC. XXXIII.

AVEC APPROBATION ET PRIVILEGE DU ROY.

AVIS DU LIBRAIRE
AU LECTEUR.

*D*Ans quelque estime que soient & que méritent d'être les Ouvrages
de feu M. Lemery, & en particulier son Dictionnaire ou Traité
Universel des Drogues Simples, dont on présente aujourd'hui au Public
une Troisième Edition; comme le caractere & la vaste étendue de cet
Ouvrage le rend toujours susceptible de changemens & d'augmenta-
tions, & cela à mesure que les recherches & les découvertes qui se
font chaque jour sur la nature des differens Mixtes & sur leur histoire
naturelle, y donnent lieu : on a crû que pour rendre cette Edition digne
du nom de son Auteur, & pour répondre en même tems au jugement
favorable que le Public a porté de ce Livre, on ne devoit point en entreprendre la réimpression sans avoir consulté auparavant les Personnes
les plus propres à contribuer à sa perfection. Et comme dans ce nombre,
le premier qu'on devoit avoir en vûe, c'étoit M. Lemery, fils de l'Auteur, tant parce qu'il pouvoit avoir quelques Mémoires de feu M. son
pere, que parce qu'il est lui-même plus en état que personne de traiter à
fond ce qui regarde surtout la Minéralogie ; c'est à lui qu'on s'est d'a-
bord adressé pour cette Troisième Edition : mais des occupations publi-
ques & indispensables qui demandoient alors tout son tems, l'ayant empêché de donner ses soins & son attention à la révision du Livre de
M. son pere dans le tems qu'il le faloit ; on a eu recours à M. de Jussieu
l'aîné qui, à la considération de M. Lemery son triple confrere & son
ami, a bien voulu s'en charger.

ÉLOGE

DE M. LEMERY.

NICOLAS LEMERY naquit à Rouen le 17 Novembre 1645, de Julien Lemery Procureur au Parlement de Normandie, qui étoit de la Religion Prétendue Réformée. Il fit ses études dans le lieu de sa naissance ; après quoi son inclination naturelle le détermina à aller apprendre la Pharmacie chez un Apóticaire de Rouen, qui étoit de ses parens : il s'apperçut bientôt que ce qu'on appelloit *la Chymie*, qu'il ne connoissoit guéres que de nom, devoit être une Science plus étendue que ce que sçavoit son Maître, & ses pareils ; & en 1666 il vint chercher cette Chymie à Paris.

Il s'adressa à M. Glazer, alors Démonstrateur de la Chymie au Jardin du Roy, & se mit en pension chez lui, pour être à une bonne source d'expériences & d'analises ; mais il se trouva malheureusement que M. Glazer étoit un vrai Chymiste, plein d'idées obscures, avare de ces idées-là mêmes, & très-peu sociable : M. Lemery le quitta donc au bout de deux mois, & se résolut à voyager par la France pour voir les habiles gens les uns après les autres, & se composer une Science des lumieres qu'il en tireroit. C'est ainsi qu'avant que les Nations sçavantes communiquassent ensemble par les Livres, on n'étudioit guéres que par les voyages. La Chymie étoit encore si imparfaite & si peu cultivée, que pour y faire quelque progrès il falloit reprendre cette ancienne façon de s'instruire.

Il séjourna trois ans à Montpellier, pensionnaire de M. Verchant Maître Apoticaire, chez qui il eut la commodité de travailler, & ce qui est plus considérable, l'avantage de donner des leçons à quantité de jeunes étudians qu'avoit son hôte. Il ne manqua pas de profiter beaucoup de ses propres leçons, & en peu de tems elles attirerent tous les Professeurs de la Faculté de Médecine, & les Curieux de Montpellier ; car il avoit déja des nouveautez pour les plus habiles. Quoiqu'il ne fût point Docteur, il pratiqua la Médecine dans cette Ville, où de tout tems elle a été si bien pratiquée ; sa réputation fut son titre.

Après avoir fait le tour entier de la France, il revint à Paris en 1672. Il y avoit encore alors des Conférences chez divers Particuliers : ceux qui avoient le goût des véritables Sciences, s'assembloient par petites troupes, comme des especes de rebelles qui conspiroient contre l'ignorance & les préjugez dominans. Telles étoient les Assemblées de M. l'Abbé Bourdelot, Médecin de M. le Prince le Grand Condé, & celles de M. Justel: M. Lemery parut à toutes, & y brilla. Il se lia avec M. Martin, Apoticaire de M. le Prince; & profitant du Laboratoire qu'avoit son ami à l'Hôtel de Condé, il y fit un Cours de Chymie, qui lui valut bientôt l'honneur d'être connu & fort estimé du Prince chez qui il travailloit. Il fut souvent mandé à Chantilly, où le Héros entouré de gens d'esprit & de sçavans, vivoit comme auroit fait César oisif.

M. Lemery voulut enfin avoir un Laboratoire à lui, & indépendant. Il pouvoit également se faire recevoir Docteur en Médecine, ou Maître Apoticaire; la Chymie le détermina au dernier parti, & aussitôt il en ouvrit des Cours publics dans la rue Galande, où il se logea. Son Laboratoire étoit moins une chambre qu'une cave, & presque un antre magique, éclairé de la seule lueur des fourneaux; cependant l'affluence du monde y étoit si grande, qu'à peine avoit-il de la place pour ses opérations. Les noms les plus fameux entrent dans la Liste de ses auditeurs, les Rohaut, les Bernier, les Auzout, les Regis, les Tournefort: les Dames mêmes entraînées par la mode, avoient l'audace de venir se montrer à des Assemblées si sçavantes. En même tems M. du Verney faisoit des Cours d'Anatomie avec le même éclat, & toute les Nations de l'Europe leur fournissoient des Ecoliers: en une année entre autres on compta jusqu'à 40 Ecossois, qui n'étoient venus à Paris que pour entendre ces deux Maîtres, & qui s'en retournerent dès que leurs Cours furent finis. Comme M. Lemery prenoit des pensionnaires, il s'en falloit beaucoup que sa maison fût assez grande pour loger tous ceux qui le vouloient être, & les chambres du quartier se remplissoient de demi-pensionnaires qui vouloient du moins manger chez lui. Sa réputation avoit encore une utilité très-considérable; les préparations qui sortoient de ses mains étoient en vogue, il s'en faisoit un débit prodigieux dans Paris & dans les Provinces, & le seul Magistere de Bismut suffisoit pour toute la dépense de sa maison: ce Magistere n'est pourtant pas un remede, c'est ce qu'on appelle du *Blanc d'Espagne*; il étoit seul alors dans Paris qui possédât ce trésor.

La Chymie avoit été jusque-là une Science, où, pour emprunter ses propres termes, un peu de vrai étoit tellement dissout dans une grande quantité de faux, qu'il en étoit devenu invisible, & tous deux presque inséparables: à peu de propriétez naturelles que l'on connoissoit dans les mixtes, on en avoit ajouté tant qu'on avoit voulu d'imaginaires, qui brilloient beaucoup davantage; les métaux sympatisoient avec les planetes & avec les principales parties du corps humain; un alkaëst, que l'on n'avoit jamais vû, dissolvoit tout; les plus grandes absurditez étoient révérées à la faveur d'une obscurité mystérieuse dont elles s'enveloppoient; on se faisoit honneur de ne parler qu'une Langue barbare, semblable à la Langue sacrée de l'ancienne Théologie d'Egypte, entendue des seuls Prêtres, & apparemment assez vuide de sens; les Opérations Chymiques étoient décrites dans les Livres d'une maniere si énigmatique, & souvent chargées à dessein de tant de circonstances impossibles ou inutiles, qu'on voyoit que les Auteurs n'avoient voulu que s'assurer la gloire de les sçavoir, & jetter les autres dans le désespoir d'y réüssir: encore n'étoit-il pas fort rare que ces Auteurs mêmes n'en sçûssent pas tant, ou n'en eussent pas tant fait, qu'ils le vouloient faire accroire. M. Lemery fut le premier qui dissipa les ténebres naturelles ou affectées de la Chymie, qui la réduisit à des idées plus nettes & plus simples, qui abolit la barbarie inutile de son langage, qui ne promit de sa part que ce qu'elle pouvoit & ce qu'il la connoissoit capable d'éxécuter; & de-là vint le grand succès. Il n'y a pas seulement de la droiture d'esprit, il y a une sorte de grandeur d'ame à dépouiller ainsi d'une fausse dignité la science qu'on professe.

Pour rendre la fienne encore plus populaire, il imprima en 1675 fon *Cours de Chy-mie* : la gloire qui fe tire de la promptitude du débit, n'eft pas pour les Livres fçavans ; mais celui-là fut excepté ; il fe vendit comme un Ouvrage de galanterie ou de fatyre : les éditions fe fuivoient les unes les autres prefque d'année en année, fans compter un grand nombre d'éditions contrefaites, honorables & pernicieufes pour l'Auteur ; c'étoit une Science toute nouvelle qui paroiffoit au jour, & qui remuoit la curiofité de tous les efprits.

Voyez l'Hiftoire de 1709, page 124 & 155, ed. d'Amfterd.

Ce Livre a été traduit en Latin, en Allemand, en Anglois, en Efpagnol. Ce fut M. Tfchirnhaus qui par fa paffion pour les Sciences, le fit traduire en Allemand à fes dépens. Le Traducteur Anglois qui avoit été écolier de M. Lemery à Paris, regrette dans fa Préface de ne pas l'être encore, & traite la Chymie de Science qu'on devoit prefque entiere à fon Maître. L'Efpagnol Fondateur & Préfident de la Société Royale de Médecine établie à Séville, dit qu'*en matiere de Chymie l'autorité du grand Lemery eft plutôt unique que recommandable,*

Quoiqu'il eût divulgé par fon Livre les Secrets de la Chymie, il s'en étoit réfervé quelques-uns ; par exemple, un Emétique fort doux & plus fur que l'ordinaire, & un Opiat méfentérique avec lequel on dit qu'il a fait des cures furprenantes, & que pas un de ceux qui travailloient fous lui n'a pû découvrir : il s'étoit même contenté de rendre plufieurs Opérations plus faciles, fans révéler le dernier degré de facilité qu'il y connoiffoit ; & il ne doutoit pas que de tant de richeffes qu'il répandoit libéralement dans le Public, il ne lui fût permis d'en garder quelque petite partie pour fon ufage particulier.

L'an 1681, fa vie commença à être fort troublée à caufe de fa Religion : il reçut ordre de fe défaire de fa Charge dans un tems marqué ; & l'Electeur de Brandebourg faififfant cette occafion, lui fit propofer par M. Spanheim fon Envoyé en France, de venir à Berlin, où il créeroit pour lui une Charge de Chymifte. L'amour de la patrie, l'embarras de tranfporter fa famille dans un pays éloigné, l'efpérance, quoique très-incertaine, de quelque diftinction ; tout cela le retint ; & même après fon tems expiré, il fit encore quelques Cours de Chymie à un grand nombre d'écoliers qui fe preffoient d'en profiter. Mais enfin à la tolérance dont on l'avoit favorifé, fuccéderent les ri-gueurs, & il paffa en Angleterre en 1683 : il eut l'honneur d'y faluer Charles II. & de lui préfenter la cinquiéme édition de fon Livre : ce Prince, quoique Souverain d'une Nation fçavante, & accoutumé aux Sçavans, lui marqua une eftime particuliere, & lui donna des efpérances ; mais il fentit que les effets fuivroient de loin, s'ils fuivoient. Les troubles qui paroiffoient alors devoir s'élever en Angleterre, le menaçoient d'une vie auffi agitée qu'en France ; fa famille qui y étoit reftée l'inquiettoit ; & il fe réfolut à y repaffer, fans avoir pourtant pris encore de parti bien déterminé.

Il crut être plus tranquile à l'abri de la qualité de Docteur en Médecine : fur la fin de 1683 il prit le Bonnet dans l'Univerfité de Caën, qui le récompenfa par de grands hon-neurs de la préférence qu'il lui donnoit. Quand il fut de retour à Paris, il y trouva en peu de tems beaucoup de pratique, mais non pas la tranquilité dont il avoit befoin ; les affaires de fa Religion empiroient de jour en jour : enfin l'Edit de Nantes ayant été ré-voqué en 1685, l'éxercice de la Médecine fut interdit aux Prétendus Réformez. Il demeura fans fonction & fans reffource ; fa maifon entiérement démeublée par une trifte précaution ; fes effets difperfez prefque au hazard, & cachez où il avoit pû ; fa fortune qui n'étoit que médiocre & naiffante, plutôt renverfée que dérangée ; l'efprit inceffamment occupé & des chagrins du préfent & des craintes de l'avenir, qui à peine pouvoit être auffi terrible qu'on fe le figuroit.

Cependant M. Lemery fit encore deux Cours de Chymie, mais fous de puiffantes protections; l'un pour les deux plus jeunes freres de M. le Marquis de Segnelay, Sécrétaire d'Etat; l'autre pour Milord Salbury, qui n'avoit pas crû trouver en Angleterre la même instruction.

Au milieu des traverses & des malheurs qu'essuyoit M. Lemery, il vint enfin à craindre un plus grand mal, celui de souffrir pour une mauvaise cause, & en pure perte; il s'appliqua davantage aux preuves de la Religion Catholique, & bientôt après il se réunit à l'Eglise avec toute sa famille au commencement de 1686.

Il reprit de plein droit l'exercice de la Médecine; mais pour les Cours de Chymie, & la vente de ses remedes ou préparations, il eut besoin de Lettres du Roy, parce qu'il n'étoit plus Apoticaire. Il les obtint avec facilité: mais quand il fut question de les enregistrer au Parlement, M. de la Reynie Lieutenant Général de Police, la Faculté de Médecine, & les Maîtres & Gardes Apoticaires s'y opposerent, moins apparemment par un dessein sincere de le traverser, que pour rendre de pareils établissemens rares & difficiles; car les Apoticaires, les plus intéressez de tous à l'opposition, s'en désisterent presque aussitôt, & céderent de bonne grace, & au mérite personnel de M. Lemery, & à celui qu'il s'étoit fait par sa conversion. Les jours tranquiles revinrent, & avec eux les écoliers, les malades, les préparations Chymiques, tout cela redoublé par l'interruption.

Les anciens Médecins, à commencer par Hippocrate, étoient Médecins, Apoticaires, & Chirurgiens: mais dans la suite le Médecin a été partagé en trois; non qu'un ancien vaille trois modernes, mais parce que les trois fonctions & les connoissances qui y sont nécessaires se sont trop augmentées: cependant M. Lemery les réunissoit toutes trois, car il étoit aussi Chirurgien; & dans sa jeunesse il s'étoit attaché à faire des Opérations de Chirurgie qui lui avoient fort bien réussi, surtout la saignée. Du moins par son grand sçavoir en Pharmacie, & par la pratique actuelle de cet Art, il étoit le double d'un Médecin ordinaire. Il le prouva par deux gros Ouvrages qui parurent en 1697, intitulez, l'un *Pharmacopée Universelle*, l'autre *Traité Universel des Drogues simples*; pour lesquels il avoit demandé un Privilege de quinze ans, que M. le Chancelier jugea trop court, & qu'il étendit à vingt.

La *Pharmacopée Universelle* est un Recueil de toutes les Compositions de Remedes décrits dans tous les Livres de toutes les Nations de l'Europe; desorte que ces différentes Nations qui, soit par la différence des climats & des tempéramens, soit par d'anciennes modes, usent de différens remedes, peuvent trouver dans ce Livre, comme dans une grande Apoticairerie, ceux qui leur conviendront: on y trouve même ces secrets qu'on accuse tant les Médecins de ne pas vouloir connoître, & qu'on admire d'autant plus qu'ils sont distribuez par des mains plus ignorantes. Mais ce Recueil est purgé de toutes les fausses compositions rapportées par des Auteurs peu intelligens dans la matiere qu'ils traitoient, & trop fidelles copistes d'Auteurs précédens. Sur tous les Médicamens que M. Lemery conserve, & dont le nombre est prodigieux, il fait des Remarques qui en apprennent les vertus, qui rendent raison de la préparation, & qui le plus souvent la facilitent, ou en retranchent les ingrédiens inutiles: par exemple, de la fameuse Thériaque d'Andromachus, composée de 64 drogues, il en ôte 12, & c'est peut-être trop peu; mais les choses fort établies ne peuvent être attaquées que par degrez.

Le *Traité Universel des Drogues simples* est la base de la *Pharmacopée Universelle*. C'est un Recueil alphabétique de toutes les matieres minérales, végétales, animales, qui entrent dans les Remedes reçûs; & comme il y en a peu qui n'y entrent, ce Recueil est une bonne partie de l'Histoire naturelle. On y trouve la description des Drogues, leurs vertus, le choix qu'il en faut faire, leur histoire, du moins à l'égard des Drogues étrangeres, ce qu'on fçait de leur hiftoire jufqu'à préfent ; car il y en a plufieurs qui pour être fort ufitées, n'en font pas mieux connues : l'opinion commune que le véritable Opium foit une larme, eft fauffe ; on ne fçait que depuis peu que le Café n'eft pas une féve.

L'amas immenfe des Remedes ou fimples ou compofez, contenus dans la *Pharmacopée*, ou dans le *Traité des Drogues*, fembleroit promettre l'immortalité, ou du moins une fûre guérifon de chaque maladie ; mais il en eft comme de la focîété, où l'on reçoit quantité d'offres de fervices, & peu de fervices : dans cette foule de Remedes nous avons peu de véritables amis. M. Lemery qui les connoiffoit tous, ne fe fioit qu'à un petit nombre : il n'employoit qu'avec une grande circonfpection les Remedes Chymiques, quoiqu'il pût affez naturellement être prévenu en leur faveur, & enhardi par cette même prévention qui eft dans la plupart des efprits : il ne donnoit prefque toutes les analyfes qu'à la curiofité des Phyficiens, & croyoit que par rapport à la Médecine la Chymie à force de réduire les mixtes à leurs principes, les réduifoit fouvent à rien ; qu'un jour viendroit qu'elle prendroit une route contraire, & de décompofante qu'elle étoit deviendroit compofante, c'eft-à-dire formeroit de nouveaux Remedes, & meilleurs par le mélange des différens mixtes. Les gens les plus habiles dans un Art ne font pas ceux qui le vantent le plus ; ils lui font fupérieurs.

Quand l'Académie fe renouvella en 1699, la feule réputation de M. Lemery y follicita, & y obtint pour lui une place d'Affocié Chymifte, qui à la fin de la même année en devint une de Penfionnaire par la mort de M. Bourdelin. Il commença alors à travailler à un grand Ouvrage qu'il a lû par morceaux à l'Académie, jufqu'à ce qu'enfin il l'ait imprimé en 1707 ; c'eft le *Traité de l'Antimoine* : là ce minéral fi utile eft tourné de tous les fens par les diffolutions, les fublimations, les diftillations, les calcinations ; il prend toutes les formes que l'art lui peut donner, & fe lie avec tout ce qu'on a crû capable d'augmenter ou de modifier fes vertus. Il eft confidéré, & par rapport à la Médecine, & par rapport à la Phyfique ; mais malheureufement la curiofité phyfique a beaucoup plus d'étendue que l'ufage médecinal. On pourroit apprendre par cet éxemple, que l'étude d'un feul mixte eft prefque fans bornes, & que chacun en particulier pourroit avoir fon Chymifte.

Après l'impreffion de ce Livre, M. Lemery commença à fe reffentir beaucoup des infirmitez de l'âge ; il eut quelques attaques d'apopléxie, aufquelles fuccéda une paralifie d'un côté, qui ne l'empêchoit pourtant pas de fortir : il venoit toujours à l'Académie, pour laquelle il avoit pris cet amour qu'elle ne manque guéres d'infpirer, & il y rempliffoit fes fonctions au-delà de ce que fa fanté fembloit permettre. Mais enfin il falut qu'il renonçât aux Affemblées, & fe renfermât chez lui : il fe démit de fa place de Penfionnaire, qui fut donnée à l'aîné de deux fils qu'il avoit dans la Compagnie. Il fut frapé d'une derniere attaque d'apopléxie qui dura fix à fept jours, & mourut le 19 Juin 1715.

Prefque toute l'Europe a appris de lui la Chymie ; & la plupart des grands Chymiftes, François ou Etrangers, lui ont rendu hommage de leur fçavoir. C'étoit un homme d'un travail continu : il ne connoiffoit que la chambre de fes malades, fon Cabinet, fon Laboratoire, l'Académie ; & il a bien fait voir que qui ne perd point de tems, en a beaucoup. Il étoit bon ami : il a toujours vécu avec M. Regis dans une liaifon étroite qui n'a fouffert aucune altération ; la même probité & la même fimplicité de mœurs les uniffoit. C'eft une louange qui appartient affez généralement à cette efpece particuliere & peu nombreufe de gens que le commerce des Sciences éloigne de celui des hommes.

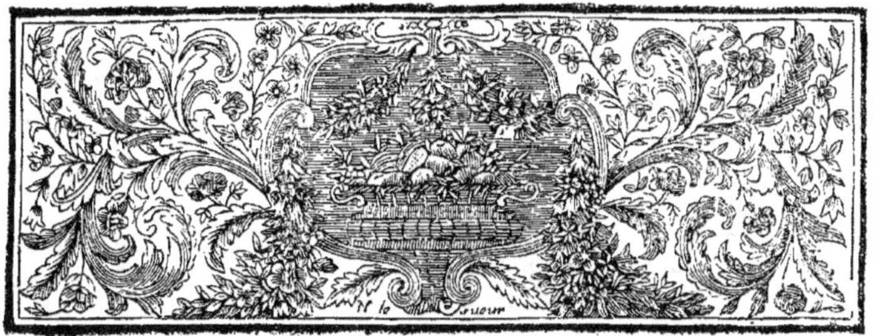

PRÉFACE.

A connoiſſance des Drogues ſimples eſt ſi belle & ſi relevée, qu'elle fait l'étude & la curioſité des plus beaux eſprits de tous les ſiécles: pluſieurs Princes s'y ſont appliquez avec beaucoup de plaiſir & d'utilité, comme Méſué & Mithridate ; & c'eſt à elle qu'on a l'obligation des premiers eſſais de la Médecine. Elle eſt d'une néceſſité indiſpenſable à tous ceux qui ſe mêlent de cette Science, mais principalement aux Apoticaires : c'eſt par là qu'ils doivent commencer lorſqu'ils embraſſent la Pharmacie ; car s'ils n'ont pas fait ce fonds avec aſſez d'éxactitude, ils ſont ſujets à tomber dans des erreurs groſſieres & dans des méprifes très-préjudiciables aux malades. Il faut qu'ils ſçachent, autant qu'il ſe peut, où les Drogues croiſſent & d'où on les fait venir ; car les différens climats changent leur couleur & leur conſiſtance. Ils doivent les diſtinguer par leurs noms, par leurs figures, par leurs ſubſtances, par le tact, par la peſanteur ou légereté, par la couleur, par l'odeur, par le goût, prenant garde que celles qui viennent des pays étrangers ne ſoient falſifiées ; car les Marchands entre les mains de qui elles paſſent, étant ſouvent très-avides d'un plus grand gain, les ſofiſtiquent & les contrefont ſi bien, qu'il eſt difficile de s'appercevoir de leur tromperie, ſi l'on n'y regarde de bien près. Les Droguiſtes ou Epiciers des Villes y ſont quelquefois les premiers trompez, achetant en gros des Drogues fauſſes pour des bonnes, & les débitant de même ; c'eſt pourquoi il ſeroit bien néceſſaire qu'ils fuſſent parfaitement ſtilez à diſtinguer les véritables d'avec les falſifiées ; ce qui s'apprend par le continuel commerce qu'on en fait, & par l'habitude de les voir. Un Droguiſte doit encore s'appliquer autant qu'il peut à tirer ſes Drogues des premieres mains, & à ſçavoir le lieu de leur naiſſance, & leur hiſtoire la plus véritable ; car pluſieurs Livres n'ont rapporté que des fables à ce ſujet : mais l'intérêt prévaut ordinairement ſur la curioſité ; & l'on trouve très-peu de Marchands qui veulent employer une

partie de leur tems, ni faire la moindre dépenfe pour être inftruits des circonftances qu'ils croyent n'être point néceffaires à leur négoce.

Deffein de l'Ouvrage.   J'ai entrepris ce Traité que j'ai crû très-utile dans une Pharmacopée univerfelle ; j'y parle non feulement de toutes les Drogues fimples qui entrent dans la Médecine, mais auffi de plufieurs autres qu'on employe pour des ufages différens, & même pour la fimple curiofité ; j'y rapporte leurs noms latins & françois, avec les étimologies, autant que j'ai pû les trouver ; j'y donne leur defcription, leur hiftoire que j'ai tirée des Auteurs anciens & modernes qui m'ont paru les plus dignes de foi, & des relations de plufieurs Voyageurs qui fe font éclaircis de la vérité fur les lieux ; j'y remarque le choix qu'on en doit faire, les fubftances ou principes dont chaque Drogue eft compofée, & fa qualité ; le tout le plus fuccinctement qu'il m'a été poffible, pour donner une idée qui puiffe fatisfaire. L'on verra que j'ai eu foin de citer les Auteurs qui ont traité des matieres dont je parle, & que je n'ai nul deffein de dérober à perfonne l'honneur qui lui eft dû.

D'où font tirées les Drogues.   Toutes les Drogues font tirées des Animaux, des Végétaux, & des Minéraux. Sous les Animaux font compris les animaux entiers, leurs parties & tout ce qui en fort, comme leur poil, leurs ongles, leurs cornes, leur chair, leurs os, leur lait, leur fang, leurs excrémens. Sous les Végétaux font compris les arbres, les arbriffeaux, les autres plantes, & ce qui en dépend, comme les racines, les écorces, les bois, les fleurs, les fruits, les femences, les champignons, les mouffes, les gommes, les réfines, les poix, les terebenthines, les baumes. Sous les Minéraux font compris les métaux, les minéraux, les marcafites, les pierres, les terres, les bitumes.

Origine des animaux, & comment fe fait leur accroiffement.   Tous les Animaux, fuivant l'opinion la plus vrai-femblable & la plus reçue, naiffent dans des œufs, & ils y demeurent enfermez en abregé jufqu'à ce que la femence du mâle ait pénétré leur envelope, & les ait étendus fuffifamment pour les faire éclore ; alors il entre dans leurs vaiffeaux des fucs chileux, qui étant pouffez par des efprits, circulent par toute l'habitude de ces petits corps, les nourriffent & les dilatent peu à peu ; c'eft ce

Comment fe fait le fang.   qui fait leur accroiffement. Cette circulation réitérée un grand nombre de fois, rend ces fucs nourriciers tellement raréfiez & atténuez, qu'elle leur fait acquérir une couleur rouge, & les convertit en ce qu'on appelle *fang*. Cette opération naturelle a beaucoup de rapport avec plufieurs opérations de Chymie, par lefquelles en atténuant & diffolvant des fubftances fulfureufes ou huileufes, nous leur faifons prendre une couleur

Expérience de Chymie.   rouge, quoiqu'auparavant elles en euffent une beaucoup différente : par exemple, fi on fait bouillir dans un matras une partie de chile ou de lait avec deux parties d'huile de tartre faite par défaillance, la liqueur de blanche qu'elle étoit deviendra rouge, parce que le fel de tartre aura raréfié, diffout & exalté la partie onctueufe du lait, & l'aura réduite en une maniere

niere de fang. Si l'on fait bouillir enfemble dans de l'eau une partie de foufre commun & trois parties de fel de tartre, la liqueur de blanche ou jaunâtre qu'elle étoit, acquerera une couleur rouge à mefure que le foufre fe
diffoudra. Si l'on met en digeftion fur le feu de la fleur de foufre dans de
l'efprit de terebenthine, la liqueur prendra une couleur rouge.

Les circulations qui fe font perpétuellement dans les animaux, éxaltent
fi bien leurs fubftances, & les rendent fi difpofées au mouvement, que les
principes qu'on en tire font prefque tous volatils. Il eft vrai que ces principes ne font pas également volatils dans tous les animaux: car les poiffons, par éxemple, rendent moins de fel volatil que les animaux terreftres; le fcorpion, le crapau, l'écreviffe, la grenouille en rendent moins
que la vipere; les limaçons en rendent moins que les ferpens; l'yvoire en
rend moins que la corne de cerf, & ainfi du refte.

Ces différens dégrez de volatilifation qui fe font faits dans les fubftances
des animaux, leur ont donné des vertus un peu différentes les unes des autres; celles dont les fels font très-volatils, ont ordinairement une qualité
céphalique & diaphorétique, comme il fe rencontre en la vipere, au crâne humain, en la corne de cerf, au fang de bouc, en l'ongle d'élan, parce
que ces matieres étant échauffées dans les vifceres, pouffent leurs fels au
cerveau & par les pores du corps. Celles dont les fubftances font moins volatiles, ont fouvent une vertu apéritive, comme il fe rencontre dans les
cloportes, dans les écreviffes; parce que les fels de ces animaux ayant quelque pefanteur, font déterminez à fe précipiter & à ouvrir les conduits de
l'urine.

Toutes les plantes naiffent chacune dans fa femence, renfermées en
petit comme dans un œuf, de même que les animaux. La terre fert de matrice à cette femence, elle l'amollit, elle en attendrit l'écorce, elle ouvre
fes pores, & elle y fait couler une humeur fine, qui pénetre, qui dévelope,
& qui étend infenfiblement les parties de la petite plante, auparavant ramaffées & confufes: c'eft alors que cette petite plante commence à paroître fur la fuperficie de la terre, & que le fuc nourricier circulant dans fes
fibres qui font l'office de veines, d'arteres & de nerfs, les dilate, les étend,
& les fait croître jufqu'à une certaine grandeur qui a été limitée par l'Auteur de la Nature.

La plante tire fa principale nourriture par fa racine, à caufe que les
pores y font plus difpofez qu'ailleurs à recevoir le fuc de la terre. Il eft à
remarquer que fi la racine de la petite plante contenue dans la femence fe
rencontre en haut & la tige en bas, comme il arrive affez fouvent, ce fuc
qui eft entré par la racine & qui eft pouffé par la chaleur du foleil, fait faire
un demi-tour à la tige, & la pouffe en haut fuivant fa détermination.

Ce fuc en purifiant dans les vaiffeaux de la plante, s'y purifie, s'y raréfie, s'y éxalte & s'y perfectionne, de même que le chile & le fang acquie-

Les prin-
cipes des
animaux
font pref-
que tous
volatils.

Vertus gé-
nérales de
quelques
animaux.

Origine-
des végé-
taux.

Comment
ils fe nour-
riffent, &
comment
ils croif-
fent.

Elabora-
tion natu-

relle du suc de la plante.

rent leur perfection par la circulation : alors les parties les plus éxaltées & les plus spiritueuses de ce suc, qu'on pourroit appeller les *esprits animaux* de la plante, sont employées pour les fleurs & les fruits ; les parties un peu moins subtiles font la nourriture de la tige, des branches, des feuilles, & de la racine : les parties les plus grasses se congelent, & font les gommes, les résines, les baumes : les parties les plus grossieres produisent l'écorce extérieure., & fournissent la nourriture à plusieurs excroissances.

Esprits animaux des plantes.

Quoique toutes les plantes reçoivent leur nourriture d'un même suc de la rerre, elles acquierent pourtant des qualitez bien différentes, à cause de la diversité des fermentations & des autres élaborations naturelles qui y font produites & occasionnées par les contextures ou dispositions différentes des fibres.

Différence des gommes & des résines.

On distingue les résines d'avec les gommes, en ce que les résines font plus grasses, & qu'elles se dissolvent par conséquent plus facilement dans les huiles.

Origine des minéraux.

L'origine des Minéraux est différente de celles des Végétaux & des Animaux ; elle se fait par des congelations d'eaux acides ou salées, chargées de quelque matiere qu'elles ont dissoute dans la terre.

Métaux, comment ils sont produits.

Les Métaux sont produits par ce qu'il y avoit de plus cuit, de mieux digéré & de mieux lié dans les minéraux, qui s'est séparé des parties les plus grossieres dans les mines, de même que l'or & l'argent se séparent des autres métaux dans la coupelle. Toutes les mines ne font pas en état de produire les métaux ; il est nécessaire qu'il s'y rencontre une disposition & une chaleur capables d'exciter des fermentations & des élaborations extraordinaires : les hautes montagnes font ordinairement les lieux les plus propres pour ces productions, parce que la chaleur s'y renferme plus éxactement qu'ailleurs.

Indices pour découvrir les mines.

Ce n'est pas le hazard seul qui conduit à la découverte des mines métalliques ; ceux qui s'y appliquent ont remarqué plusieurs circonstances qui leur indiquent les lieux où ils doivent s'attacher.

Par éxemple, quand on trouve sur une montagne ou dans ses crevasses des marcasites & des petits morceaux de mine pesans, ou qu'on apperçoit à la surface de la terre quelques veines minérales, ce sont des indices sur lesquels on peut entreprendre de travailler comme en sûreté de réussir.

Quand en certains ruisseaux on apperçoit parmi le sable, des petits morceaux de marcasite ou de mine, c'est un indice qu'il y a une mine métallique dans un lieu voisin ; car ces parcelles métalliques ont été détachées & chariées par les eaux qui sortent ordinairement du bas de quelque montagne ; desorte qu'en rétrogradant vers la source du ruisseau, & suivant toujours ces petits morceaux de marcasite, on arrive à l'endroit où est la mine.

Quand l'aspect d'une montagne est rude & sauvage ; que la terre en est ingrate, nue, sans plantes, ou que s'il s'y trouve quelque peu d'herbe, elle eſt pâle & ſans vigueur, c'eſt un indice qu'il y a des mines dans cette montagne : car la grande ſtérilité de ſa ſurface ne peut provenir que des vapeurs minérales qui brûlent les racines des plantes. Il n'arrive pourtant pas toujours que les montagnes ſoient rudes & ſtériles ; on en voit pluſieurs qui ſont revêtues d'une grande quantité de plantes, ſoit parce que les vapeurs qui s'élevent de leurs mines ne ſont point âcres ni mal-faiſantes, ſoit parce que ces mines ſont placées dans le lieu le plus profond de la montagne. Ceux qui ſont ſtilez à la découverte des mines, connoiſſent par les réfléxions du Soleil ſur une montagne, s'il y a dedans du métal.

Quand on voit ſortir d'une montagne beaucoup d'eau claire & d'un goût minéral, c'eſt un ſigne qu'elle contient une mine métallique ; car les métaux ſont ordinairement accompagnez de beaucoup d'eaux, qui donnent bien de la peine aux ouvriers, étant néceſſaire de les épuiſer avant que d'aller chercher le métal.

Lorſqu'on eſt à peu près certain par pluſieurs indices qu'une montagne contient du métal, on commence à la caver par le pied, afin de faire plus facilement écouler les eaux ; puis on approfondit juſqu'à ce qu'on ſoit à la groſſe maſſe du métal. Mais comme ce travail eſt ſujet à de grands riſques, à cauſe des pierres molaſſes qui peuvent être ébranlées, tomber en abondance, remplir les lieux que les ouvriers ont cavé, & les accabler eux-mêmes ; on a coutume, pour éviter ce péril, de voûter les caves avec des eſpeces de poutres qui puiſſent ſoutenir les pierres & les terres : alors on travaille avec plus de ſûreté à détacher le métal.

Il faut remarquer que la matiere métallique étant encore fluide dans la mine, ſe diviſe en pluſieurs petits canaux ou veines, qui repréſentent des branches d'arbres ou des petits bras de riviere : les ouvriers ne doivent pas s'attacher à ces branches, qui ne leur produiroient pas grande choſe, & qui en ſe détachant ſeroient capables de faire des écroulemens de pierres & de terres dont j'ai parlé ; il faut qu'ils tendent droit au tronc ou à la groſſe maſſe du métal.

Les métaux different des autres minéraux, en ce que la plupart de ceux-ci ſont malléables, & les métaux ne le ſont point.

Il y a ſept métaux, l'or, l'argent, le fer, l'étain, le cuivre, le plomb, & le vif-argent. Ce dernier n'eſt pas malléable, s'il n'a été amalgamé avec les autres ; mais comme on a crû qu'il étoit la ſemence des métaux, on l'a mis en ce rang : pluſieurs ne le qualifient que de demi-métal.

Les Aſtrologues & les Alchymiſtes, qui ont toujours eu entre eux une grande liaiſon de principes & de ſentimens, ont établi comme une vérité inconteſtable, qu'il y avoit une grande correſpondance entre les métaux & les planetes, par des influences qui ſortant de l'un ſe communiquoient à l'autre, & ſervoient réciproquement à leur nourriture. Quoique cette opinion ſoit ſans aucun fondement, elle n'a pas laiſſé d'avoir beaucoup de

sectateurs : les plus raisonnables d'entre eux, pour l'expliquer physique-
ment, ont dit que le commerce de la planete avec le métal se faisoit par
un écoulement de corpuscules qui partoient de l'un & de l'autre, & qui faisoient comme une chaîne de la planete au métal & du métal à la planete ;
que ces corpuscules étoient disposez à entrer par les pores de la planete &
du métal, mais qu'ils ne pouvoient pas s'introduire ailleurs, à cause de la
figure des pores qui ne se rencontroit pas toujours propre à les recevoir.

Tous ces beaux raisonnemens sont dits *gratis* ; il n'y a nulle apparence
que les Planetes, excepté le Soleil & la Lune, fassent impression sur notre
terre ; elles en sont trop éloignées ; & quand même elles pourroient nous
communiquer quelques influences, on n'auroit pas raison de croire qu'elles s'attachassent plutôt à des métaux qu'à d'autres matieres.

Noms des Planetes donnez aux métaux.

On a donné aux sept métaux les noms des sept Planetes, par lesquelles
on a prétendu qu'ils étoient régis chacun en leur particulier ; ainsi l'on a
appellé l'or Soleil, l'argent Lune, le fer Mars, le vif-argent Mercure,
l'étain Jupiter, le cuivre Venus, & le plomb Saturne.

Vertus imaginaires attribuées aux métaux.

On s'est encore imaginé que les influences planétaires donnoient aux
métaux des qualitez spécifiques & particulieres pour fortifier les principales parties du corps ; qu'ainsi l'or qui, selon eux, reçoit les influences du
Soleil, qu'ils appellent *le cœur du grand monde*, étoit propre pour fortifier
& réjouir le cœur du petit monde, c'est-à-dire celui de l'homme ; que l'argent qu'ils disent recevoir les influences de la Lune, laquelle ils croyent
être formée en maniere de tête, étoit propre pour fortifier la tête ; que le
fer qui reçoit les influences de Mars, étoit propre pour le foye ; que l'étain
qui reçoit les influences de Jupiter, étoit propre à fortifier les poumons &
la matrice ; que le cuivre qui reçoit les influences de Venus, étoit propre à
fortifier les reins ; que le plomb qui reçoit les influences de Saturne, étoit
propre pour fortifier la ratte.

Mais ce n'est pas dans les influences planétaires qu'il faut aller chercher
les vertus des métaux : nous voyons des causes bien plus prochaines, ausquelles il y a bien plus de raison de s'arrêter ; comme à la disposition de
leurs parties, à leurs sels, à leurs soufres : c'est ce que l'on trouvera expliqué dans le cours de cet Ouvrage.

Il semble que je devrois suivre l'ordre des trois classes dont j'ai parlé, &
traiter premiérement des Animaux, puis des Végétaux, & enfin des Minéraux : mais j'ai trouvé plus à propos de ranger les Drogues par ordre al-
phabérique en maniere de Dictionnaire, pour la commodité de ceux qui
les cherchent ; & comme une même Drogue a plusieurs noms, j'ai été
obligé de faire une Table Latine & une Table Françoise, pour y marquer
ceux qui ne sont point dans l'ordre de l'alphabet.

Beaucoup de Médecins & d'Apoticaires s'imaginent qu'il suffit, pour
remplir les devoirs de leur profession, de connoître les Drogues les plus

uſuelles, ſans ſe mettre en peine de paſſer plus avant : mais rien n'eſt plus contraire au progrès de la Médecine, que cette opinion ; elle empêche qu'on approfondiſſe les ſecrets de la nature, & qu'on ne découvre un nombre infini d'excellens remedes qui nous ſont inconnus. Nous voyons que chaque ſiécle a mis en lumiere de nouvelles drogues ; & nous ſerions privez de la plus grande partie des meilleurs remedes dont on uſe aujourd'hui, ſi les Chymiſtes ne les euſſent tirez des métaux & des minéraux, que les Anciens croyoient non ſeulement inutiles en Médecine, mais même pernicieux. Auroit-on trouvé le Quinquina, l'Ipecacuanha, qui produiſent tant de bons effets, ſi les Botaniſtes n'avoient pas pouſſé leur recherche juſques dans le nouveau monde ? & la matiere Médecinale ſeroit-elle auſſi abondante qu'elle ſe trouve de nos jours, ſi ceux à qui nous ſommes redevables de tant de précieuſes découvertes, s'en étoient tenus aux ſeules Drogues dont s'étoient ſervis leurs prédéceſſeurs ? Auſſi voyons-nous que les Médecins qui font la Médecine avec plus de réuſſite, ſont ceux qui ſe ſont le plus appliquez à la connoiſſance des Drogues. Nous en avons un illuſtre éxemple en la perſonne de M. Fagon, Premier Médecin de Louis XIV. car quoique ce grand homme ſe fût également attaché à toutes les parties capables de faire un excellent Médecin, on peut dire qu'aucune n'a plus ſolidement contribué à cette haute réputation où le ſuccès de ſa pratique l'a élevé, que l'étude & la recherche continuelle des remedes qu'on peut tirer des animaux, des végétaux, & des minéraux.

On ne ſçauroit donc trop recommander à tous ceux qui ſe mêlent de Médecine, de s'appliquer ſérieuſement à la connoiſſance des Drogues, & à en pénétrer les vertus cachées, étant certain qu'il n'y en a aucune qui ne poſſede quelque qualité ſpécifique pour la guériſon des maladies.

J'avoue qu'il ſe trouve peu de perſonnes dont le loiſir & la fortune ſoient aſſez grands pour ſe donner tout entiers à cette occupation : mais je ſuis perſuadé qu'il n'y a aucun Médecin ni Apoticaire, quelqu'employé qu'il ſoit, qui ne puiſſe au moins dans le cours de ſa vie découvrir la vertu particuliere de quelque Drogue, s'il veut s'y attacher ; ce qui pourroit avec le tems enrichir la Médecine de remedes plus ſimples, plus ſûrs, & plus efficaces que ceux dont nous uſons aujourd'hui.

Au reſte on s'eſt attaché dans cette troiſiéme édition à l'augmenter non ſeulement de beaucoup d'Articles contenant pluſieurs choſes nouvelles, mais encore à l'enrichir d'une quantité de figures de plantes les plus uſuelles & les moins communes, pour ſatisfaire la curioſité du Public.

EXPLICATION
DES NOMS DES AUTEURS
CITEZ DANS CE LIVRE.

Cad. Reg. Parif. Scientiarum Academia Regia Parisiensis : Mémoires pour servir à l'Histoire des Plantes, dressez par M. Dodart, de l'Académie Royale des Sciences, Docteur en Médecine de la Faculté de Paris. 1676. in fol.

Acoft. Acosta : Christophorus Acosta, en françois, Christophle de la Coste, Médecin & Chirurgien Africain; il a fait en l'année 1582 un Traité des Drogues & Médicamens, qui a été traduit en latin, puis en françois, & imprimé à Lyon, in 8.

Acoft Pater Acostæ Societatis Jesu, qui conscripsit Libros 4 Histor. Natural. & Moral. Indiarum.

dſta Academ. Reg. Mémoires de l'Académie Royale des Sciences de Paris, d'où l'on a tiré plusieurs extraits inserez dans ce Dictionnaire.

Ad. Lob. & Adv. Adversariorum opus à Petro Pena & Matthia de Lobel ambobus Medicis. Ce Livre a été imprimé à Londres en 1570, à Anvers en 1576, & réimprimé à Londres en 1605, in fol.

Agric. Georgius Agricola, de ortu & caulis subterraneorum, Lib. 5. De natura eorum quæ effluunt ex terra, Lib. 4. De natura fossilium, Lib. 10. De veteribus & novis metallis, Lib. 2 Bermannus sive de re metallica dialogus, interpretatio Germanica vocum rei metallicæ.

Ald. Aldinus: Exactissima descriptio rariorum quarumdam plantarum quæ continentur Romæ in horto Farnesiano, Tobia Aldino Cesenate autore. Romæ, 1616, in fol.

Aldrov. Ulyssis Aldrovandi Dendrologia. Bonon. in fol.

Alpin. Vide Profp Alpin.

Amat. Amati Lusitani in libros 5 Dioscoridis enarrationes, additis diversarum linguarum nominibus. Argentinæ, 1554, in 4.

Ambrof. Ambrosinus : Hyacinti Ambrosini horti publici bononiensis præfecti Phitologiæ, sive de plantis partis primæ tomus primus. Bononiæ, 1666, in fol

Amman. Ammanni Suppellex Botanica. Lipsiæ, 1675, in 8.

Ang. Anguillara; Aloisius Anguillara horti Patavini tertius in ordine præfectus, de plan-

tis suam sententiam diversis communicavit; opusculum in partes 14 divisum, operâ Joannis Marinelli italicè prodiit, additis duabus figuris chamæleontis & sedi arborescentis. Venetiis, 1561, in 8.

Apul. Apuleius Platonicus de herbarum virtutibus, additâ demonstratione herbarum singulorum signorum Zodiaci, nec non & stellarum errantium scripsit. Lutetiæ, 1528, in fol.

Arbar. Barbarus : Hermolai Barbari in Dioscoridem coralloriorum libri 5. Coloniæ, 1530, in fol.

Barthol. Thomæ Bartholini in Academia Hafnienfi Professoris Regii, & Médicæ Facultatis Decani de Medicina Danorum domestica dissertationes.

Bel. Vide *Hort. Bel.*

Bellon. Bellonius: Pierre Belon du Mans; ses œuvres ont été traduites par Clusius, & placées dans son second volume des Plantes, imprimé à Anvers. On a encore imprimé à Paris quelques Traitez du même Belon, comme : De arboribus coniferis & sempervirentibus, in 4. De admirabili operum antiquorum præstantia, in 4 De medicato funere, in 4.

Benzo. Hieronymi Benzonis Mediolanensis, novi orbis historia, per Urbanum Calvatonem latinè reddita. Genevæ, 1600, in 8.

Bocc. Icones & descriptiones rariorum plantarum, autore Paulo Boccone Panormitano Siculo. Oxonii, 1674, in 4.

Bocc. Muf. Paolo Boccone Museo de Fisica, de' Piante, &c. in Venet. 1697, in 4. 2 vol.

Boerhaav. Herman. Boerhaave Index Plantarum horti Lugduno-Bat. Lugd. Bat. 1710, in 8. Idem Catalogus editus Lugd. Bat. 1720, in 4. 2 vol. cum fig.

Boët. de Boot. Boëtius de Boot Brugensis Rudolphi II. Imperatoris Medicus, gemmarum & lapidum historiam typis mandavit, in 8. Lugd. Bat.

Bolivar. Le P. Bolivar, Histoire d'Ethyopie.

Bon Dissertation sur l'araignée, contenant la vertu & les propriétez de cet insecte, avec la qualité & l'usage de la soye qu'il produit, par M. Bon, Associé Honoraire de l'Académie Royale des Sciences à Montpellier, &

Premier Préſident de la Cour des Comptes, des Aydes & Finances du Languedoc. Paris, in 8.

Bont. Jacobus Bontius Medicus Bataviæ novæ, libros ſex Hiſtoriæ naturalis Indiæ Orientalis conſcripſit, quos morte præventus indigeſtos reliquit; poſtea Guillelmus Piſo eos in ordinem redegit, illuſtravit, & edidit ſimul cum hiſtoria naturali Indiæ Occidentalis. Amſtelodami, 1658, in fol.

Botan. Monſpel. Petri Magnol, D. M. Monſpelienſis Botanicum Monſpelienſe. Lugduni, 1676. Ejuſdem Appendix. Monſpelii, 1686. Ejuſdem Prodromus hiſtoriæ generalis Plantarum. Monſpelii, 1699, in 8.

Bot. Monſp. Ap. In Appendice horti Botanici Monſpelienſis.

Breyn. Jacobi Breynii Gedanenſis exoticarum, aliarumque minus cognitarum Plantarum centuriæ extant. Ejuſdem Prodromi duo Gedoni. in 4. 1 vol.

Broſſ. Broſlæus: Deſcription du Jardin Royal des Plantes Médicinales, par Guy de la Broſſe, Médecin ordinaire du Roy, & Intendant dudit Jardin. 1633, in 4.

Brunf. Brunfelſius: Othonis Brunfelſii ſimplicium hiſtoria latina, cum figuris, tribus tomis prodiit; primus anno 1530, alter 1531, & tertius poſthumus anno 1536. Argentinæ.

Brunſv. Vide *Hier. Brunſv.*

C B. Caſpari Bauhini pinax Theatri Botanici, &c. imprimé à Baſle en 1623, & réimprimé en la même Ville avec quelques changemens en 1671, & augmenté de ſon Prodromus, avec fig. in 4.

Cæſalp. Cæſalpinus: Andreas Cæſalpinus Aretinus in Academia Piſana Profeſſor, de Plantis libros 16 ſcripſit. Florentiæ, 1583.

Cam. Epit. Camerarius in Epitomen Matthioli. De Plantis Epitome utiliſſima, Petri Andreæ Matthioli Senenſis extat, à Joachino Camerario plurimis iconibus & deſcriptionibus aucta. Francof. ad Mœnum, 1588, in 4.

Cam. Hort. Camerarius in Horto Medico & Philoſophico, edito Francofurti ad Mœnum. 1588. in 4.

Cardan. Hieronymi Cardani de varietate rerum libri 17. Baſileæ, 1581, in 8.

Car. Steph. præd. Ruſt. Caroli Stephani prædium ruſticum. Pariſ. 1629, in 8.

Caſt. Dur. Caſtor Durante; herbario nuovo di Caſtore Durante Medico & Cittadino Romano. in Roma, 1685. Venet. 1684, in fol.

Cat. Altdorf. Vide *Flora Altdorffina.*

Cat. Georg Vide *Hort. Pat.*

Cat. Plantar. Bat. Joannis Commelini, Catalogus Plantarum indigenarum Bataviæ. Amſtel. 1683.

C. Biron. Curioſitez de la Nature & de l'Art, apportées dans deux voyages des Indes, l'un

aux Indes d'Occident, 1698 & 1699, & l'autre aux Indes d'Orient en 1701 & 1702. avec une relation abregée de ces deux voyages, par C. Biron, Chirurgien Major. Paris, in 12, 1703.

Chomel. Abregé de l'Hiſtoire des Plantes Uſuelles, par M. Chomel, Médecin du Roy, Docteur Régent de la Faculté de Médecine en l'Univerſité de Paris, & de l'Académie Royale des Sciences. Paris, 3 vol. in 12.

Cl. App. Cluſius in Appendice hiſtoriæ plantarum.

Cluſ. cur. poſt. Cluſius in curis poſterioribus; id eſt Caroli Cluſii Atrebatis curæ poſteriores, ſeu plurimarum ſtirpium non ante cognitarum deſcriptiones. Antuerpiæ, 1611, fol.

Cl. exot. Cluſius de Plantis exoticis. Caroli Cluſii Atrebatis exoticorum libri 10. Antuerpiæ, 1605, in fol.

Cl. Hiſp. Caroli Cluſii Atrebatis rariorum aliquot plantarum per Hiſpanias obſervatarum hiſtoria. Antuerpiæ, 1576.

Cl. hiſt. Caroli Cluſii Atrebatis rariorum plantarum hiſtoria. Antuerpiæ, 1601, in fol.

Cl. Pann. Caroli Cluſii Atrebatis rariorum aliquot ſtirpium per Pannoniam, Auſtriam, obſervatarum hiſtoria. Antuerpiæ, 1583.

Col. part. Columna parte prima: Fabii Columnæ Lyncæi minus cognitarum ſtirpium. Romæ, 1606, in 4.

Col. part. alt. Columna parte altera: Fabii Columnæ Lincæi minus cognitarum ſtirpium pars altera. Romæ, in 4.

Col. Phytob. Fabii Columnæ Phytobaſanos. 1592, in 4.

Col. in Rech. Columna in Rechum: Rerum medicarum novæ Hiſpaniæ, Theſaurus à Nardo Antonio Recho, cum notis & additionibus Fabii Columnæ. Romæ, 1649.

Commel. Commelin: Plantæ rariores horti Amſtelodamenſis, & Præludia Botanica. Lugd. Bat. in 4, 1703 & 1706, 2 vol. cum fig.

Conr. Geſneri de rerum foſſilium, lapidum & gemmarum natura, figuris & ſimilitudinibus liber. Tiguri, 1565, in 8.

Contant. Les œuvres de Jacq. & Paul Contant Apoticaires à Poitiers. 1561, in fol. avec figures.

Cord. hiſt. Valerii Cordi in Dioſcoridem annotationes.

Ejuſdem libri 4 de ſtirpium hiſtoria, cum figuris plurimis ex Trago & aliquot novis à Geſnero additis.

Ejuſdem ſylva obſervationum quæ omnia ſimul, Geſnero curante. Argentinæ, 1561, in fol. edita fuere.

Ejuſdem diſpenſatorium ſæpius recuſum prodit.

Corn. Cornut. Jacobi Cornuti Doctoris Medici Parienſis, Canadenſium plantarum, aliarumque nondum editarum hiftoria. Parif. in 4. 1635.

Cornar. Janus Cornarus Germanus Diofcoridem tranftulit, & fingulis capitibus emblemata addidit. Bafileæ, 1557, in fol.

Cort. Cortufus: Jacobus Antonius Cortufus, Patricius Patavinus, & horti Patavini præfectus, à Matth. Dodonæo & aliis frequenter citatur ob plantas ipfis communicatas, nil aliud edidit nifi Catalogum horti Patavini, cum ejufdem areis, italicè Venetiis, 1591. in 8.

Coft. Joannis Coftæi de univerfali ftirpium natura libri duo. Taurini, 1578, in 4.

Ejufdem annotationes in Mefuæum, cum operibus Mefuæi. Venetiis, 1570, in fol.

Crefcent. Petri Crefcentii Bononienfis de agriculturæ partibus, plantarum & animalium natura & utilitate, libri 12, ante annos ferè ducentos fcripti. Bafileæ, 1548, cum paucis figuris.

Cynofura. Pauli Hermanni Medici & Profefforis Botanici Leidenfis Cynofura materiæ medecinæ. Argentorati, 1710, in 4.

D *Alech.* Dalechamp, Hiftoire des Plantes, Lyon, 2 vol in fol.

De la Duquerie. Joan. Bapt. Callard de la Duquerie, Cadomi Regius Medicus, Profeffor & Decanus, atque Academiæ Socius, Lexicon Medico-etimologicum edidit. Cadomi, 1693, in 12.

De la Voye Lettre écrite à M. Auzout par M. de la Voye, touchant les vers des pierres, du 18 Juin 1666.

De Reaumur. Examen de la foye des araignées, par M. de Reaumur, de l'Académie Royale des Sciences. Paris.

Le même Auteur a donné encore plufieurs autres Differtations de Phyfique inférées dans les Mémoires de l'Académie Royale des Sciences.

Didace. Venerandus F. Didacus de Recollectorum Ordine, rariorum plantarum cultor eximius.

Diofcor. Diofcorides: Pedacius Diofcorides Anazarbæus de materia medica, libros quinque græcè prodiit, quorum variæ editiones Græco-Latinæ extant cum interpretatione Marcelli Virgilii, Goupylii Auftulani, Joannis Ruelli, Joannis Cornarii, Joannis Antonii Sarraceni. & aliorum.

Ejufdem Pedacii Diofcoridis libri 6 Ruellio interprete, cum parvis iconibus 350, additis cuilibet capiti hujus fecundæ editionis annotationibus compendiariis, ab H B. P. Medico: item & triginta icones ftirpium nondum delineatarum à Jac Dalechampio. Lugduni, 1552. in 8.

Dod. Dodoræus: Remberti Dodonæi Mechlinienfis, Medici Cæfarei, ftirpium hiftoriæ

Pemptades fex, five Libri 30. Antuerpiæ, 1616, in fol.

Dod. Gal. Ejufdem hiftoria Gallica Cluf.

Dod. Belg. Ejufdem hiftoria Belgica.

Donat. Donatus: Trattato de' femplici, petre & pefci marini, di Antonio Donati. in Venet. 1631, in 4.

Du Tertre. Hiftoire générale des Antilles habitées par les François, compofée par le P. du Tertre Jacobin. in 4, 2 vol. Paris, 1666.

E *Stienne François Geoffroy,* de l'Académie Royale des Sciences, Docteur en Médecine de la Fac. de Paris, & Profeffeur Royal, a donné plufieurs Differtations Phyfiques qui ont été inférées dans les Mémoires de la même Académie.

Elem. Botan. Elémens de Botanique par Pit. Tournefort. Paris, 1694, 3 vol. in 8.

Euric. Cord. Euricii Cordi Simefufii Medici, Botanologicum per dialogum propofitum. in 8. Coloniæ, 1534.

Eyft Eyftettenfis: Bafilii Befleri horti Eyftettenfis defcriptio. Norimbergæ, 1613, in fol. 2 vol.

F *Erc. Flor.* Ferrarius de Florum cultura: J. Baptiftæ Ferrarii Senenfis è Societate Jefu, de Florum cultura Libri 4. Romæ, 1663. Amftelodami, in 4.

Feuillée. Hiftoire des Plantes Médicinales qui font le plus en ufage dans les Royaumes du Pérou & du Chily, par le R. P. Feuillée, Minime, Botanifte du Roy. Cet Ouvrage eft imprime à la fuite de fes obfervations. Paris, 1714, in 4. avec figures.

Flor. Altdorff. Floræ Altdorffinæ deliciæ fylveftres, five Catalogus Plantarum in agro Altdorffino fponte nafcentium Hoffmanno. Altdorffii, 1677, in 4.

Ejufdem Florilegium Altdorffinum, five Catalogus plantarum horti Medici. Altdorffii, 1676, in 4.

Flor. Bat. Floræ: Batavæ Flores Pauli Hermanni. Lugd. Bat. 1690, in 8.

Fracaft. Hieronymi Fracaftorii Opera. Lugduni, 1590, in 8.

Frag. Joannes Fragofus Hifpaniarum Regis Medicus & Chirurgus, aromatum, fructuum, & fimplicium aliquot ex utraque India in Europam elatorum hiftoriam hifpanicè fcripfit; Ifraël Spachius Medicus Argentinenfis edidit. Argentinæ, 1610, in 8.

Fuch. Fuchfius: De hiftoria ftirpium Commentarii infignes, &c. authore Leonhardo Fuchfio. Bafileæ, 1542, in fol.

G *Al* Claudius Galenus Pergamenus, Medicorum multorum poft Hippocratem Princeps.

Garidel. Histoire des Plantes qui naissent aux environs d'Aix , & autres lieux de la Provence, par M. Garidel, Médecin & Professeur à Aix. 1715, in fol.

Garz. Garzias ab horto : En françois, Garcie du Jardin : Garziæ ab horto Proregis Indiæ Medici , de aromatibus & simplicibus medicamentis apus Indos nascentibus historia ordine alphabetico , per dialogos lingua Lusitanica conscripta reperitur à Clusio in Epitomen contracta & latinè facta. Ce Livre a été traduit en françois sous le titre de l'Histoire des Drogues , Epiceries & Médicamens simples, in 8.

Ger. Gerardus : Joannis Gerardi historia plantarum Anglica Londini , 1597, in fol.

Ger.emac. Gerardi historia emaculata & aucta à Thoma Johnsono. Londini , 1636.

Gesn. hort. Conradus Gesnerus in libro de hortis Germaniæ.

Gesn. Col. Conradus Gesnerus in libello de collectione stirpium.

Gesn Cat. Gesnerus in Catalogo plantarum quadrilinguis.

Gesn. de fig. lap. Gesnerus de figuris lapidum.

Goedard. Voyez *J. Goedart.*

Grisl. in Epit. Dedicat. Ul. Grisley in Epistolâ dedicatoria viridarii Lusitani.

Guil. Guilandinus : Melchioris Guilandini , quarti in ordine horti Patavini præfecti, Theon , sive Apologia adversus Matthiolum. Patavii , 1558, in 4.

Guill. Homberg, de l'Académie Royale des Sciences, & premier Médecin de S. A. R. Monseigneur le Duc d'Orleans, a donné plusieurs Dissertations Physiques qui ont été insérées dans les Mémoires de la même Acad.

Guill. Piso. Guillelmi Pisonis Medici Amstelodamensis de Indiæ utriusque re naturali & medica Libri 14. Amstel. 1558, in fol.

H*ariot.* Thomas Hariot insulam Virgineam descripsit. Clusius latinè reddidit ; est prima pars Indiæ Occidentalis.

Herman. Hermannus. Vide *H. L. B.*

Hermol. Hermolaus Barbarus Patriarcha Aquileiensis scripsit quinque libros Commentariorum in Dioscoridem , quos Corollarium vocat. Coloniæ, 1530, in fol. Ejusdem in C. Plinii historiam naturalem castigationes Basileæ, 1534, in 4.

Hernand. Hernandez : Plantarum , animalium , &c. Mexicanorum historia, à Francisco Hernandez primum compilata, & à Nardo Antonio Reccho in volumen digesta. Romæ, 1651, in fol.

Hier. Brunsv. Hieronymi Brunsvicensis Apodixis Germanica, Brunfelsii herbario addita. Argentinæ, 1531, in fol.

Hippocr. Hippocrates Coii Medicorum Princeps.

Hoff. Flor. Altdorff. Vide *Flor. Altdorff.*

Hon Bel. Honorius Bellus Vincentinus Medicus Cydoniensis in Creta insula ; extant Epistolæ ejusdem de plantis ad Clusium conscriptæ, ejusque historiæ additæ.

Hort. Amstel. Rariorum plantarum horti Medici Amstelodamensis descriptio & icones , auctore Joanne Commelino. Amstelod. 1597. in fol.

Hort. Cathol. Hortus Catholicus , autore Francisco Cupani. Neapoli, 1696, cum supplemento primo. in 4.

Hort. Cathol. Suppl alt. Supplementum alterum ad hortum Catholicum Francisci Cupani. Panormi, 1697.

Hortus Edinb. Hortus Medicus Edinburgensis , sive Catalogus plantarum horti Edinburgensis, autore Jacobo Suterland. Edinburgi , 1683, in 8.

H. L. B. Horti Academici Lugduno-Batavi Catalogus, autore Paulo Hermanno Medicinæ & Botanices Professore. Lugd. Batav. in 4. 1687.

H. M. Hortus Malabaricus Indicus. Amstel. ab anno 1678 ad annum 1693, quo duodecima pars impressa est in fol.

H Pat. Catalogus Plantarum horti Patavini Georgii à Turre Patavii, 1661, in 12.

H R. B. Hortus Regius Blesensis. Parisiis, 1655, in fol.

H R.P. Hortus Regius Parisiensis. 1665, in fol.

H R. Monsp. Hortus Regius Monspeliensis Petri Magnol. Monspelii, 1697, in 8.

J. *B*, Joannes Bauhinus : Historia Plantarum, autoribus Joanne Bauhino Archiatro, nec non Joanne Henrico Cherlero, doctoribus Basiliensibus ; quam recensuit & auxit Dominus Chabræus D. Genevensis. Ebroduni, 1650, in fol.

Icon. Robert. Icones Roberti variæ multiformes florum species appressæ ad vivum, autore Nicolao Roberto Parisiis, in 4.

J Goedart. Histoire naturelle des insectes, selon les différentes métamorphoses observées par Jean Goedart. 3 vol. in 12. Amsterdam , 1700.

Imper. Ferrantes Imperatus Neapolitanus Pharmacopœus evulgavit historiæ naturalis libros 28, cum figuris lapidum, corallorum , spongiarum, &c. plantarum verò & fructuum 33. Neapoli 1599, & Venetiis 1672. in fol.

Ind. Occid. part. Indiæ Occidentalis partes decem, cum additamento ad partem nonam. in fol.

Jonq. Hort. Dionisii Jonquet Medici Parisiensis hortus. Parisiis, 1659, in 4.

Jonst. Jonstonius : Historia naturalis de animalibus , cum figuris æneis, autore Joanne

Jonitonio Medicinæ doctore. Amstelodami, 1657, in fol.

K *Empferi* Amœnitates exoticæ.

L *Ac. Lacuna*: Andreæ Lacunæ Commentaria in Dioscoridem, cum figuris, Hispanicâ linguâ conscripta. Salamant, 1552, fol.

Lælius Triumf. Apud fratrem Lælii Triumfeti Catalogus plantarum, cum observationibus Joan. Bapt Triumfeti ejus fratris éditus.

Lauremb. Petri Laurembergii Apparatus plantarius primus. Francof. 1632, in 4.

Le R. P. le Comte, Jésuite, dans ses nouveaux Mémoires de la Chine, in 12.

Lem. Levinus Lemnius de plantis sacris. Lugduni, 1595, in 8.

Lemery. Voyez *Nicolas Lemery.*

Ler. Jo. Lerius Burgundus historiam Brasilianam gallicè primum, deinde latinè dedit. Genevæ, 1594, in 8.

Linsc. Linschotus: Jo. Hugonis Linschoti itinerarium ac navigatio in Orientalem sive Lusitanorum Indiam, cum Bernardi Paludani annotationibus. Hagæ Comitis, 1599 in fol.

Lob. ic. Matthiæ Lobelii plantarum seu stirpium icones. Antuerpiæ, 1581, in longa forma, in 4.

Lob. obs. Lobelii observationes; plantarum seu stirpium historia Matthiæ de Lobel. Insulæ & Antuerpiæ, 1576, in fol.

Lochner. Michaelis Frederici Lochneri heptas dissertationum ad historiam naturalem pertinentium. Norimbergæ, 1716, in 4. cum figuris.

Lon. Adamus Lonicerus: in herbarium Eucharii Roslin sui in officio Francofurti antecessoris, germanicè scriptum quartò auxit, & postremo anno 1569 prodiit; postmodum remoto Eucharii nomine, suum præfixit, & cum figuris 833, circiter anno 1582 dedit Francofurti.

Louis Lemery, Médecin, dans son Traité des Alimens. Paris, 1709, in 12.

Lud. Rom. Ludovici Romani navigatio in Orientem Libri 7, Archangelo Madrignano interprete, cum aliis qui novum orbem descripsere. Basileæ, in fol.

Lugd. Historia generalis plantarum Lugduni apud Guillelmum Rovillium, 1586. On l'appelle ordinairement *l'Histoire de Dalechamp*, à cause qu'elle a été dressée sur les mémoires de cet Auteur.

Lugd. app. In appendice historiæ generalis plantarum Lugduni editæ apud Guillelmum Rovillium.

M *Arcel. Malpig.* Marcellus Malpighius & Nehemiag Grew ediderunt anatomiam plantarum, utraque Londini impressa, in fol

Marcg. Georgii Marcgravii de Liebstad Misnici Germani historiæ rerum naturalium Brasiliæ Libri octo. Cet ouvrage a été imprimé en Hollande, avec celui de G. Pison en l'année 1648, in fol.

Marchand. J. Marchand Botaniste, de l'Académie Royale des Sciences, a donné plusieurs dissertations Botaniques qui sont inserées dans les Mémoires de la même Académie. Paris, in 4.

Matth Petri Andreæ Matthioli Senensis Medici Commentarii in sex libros Pedacii Dioscoridis, &c. Venetiis, ex officina Valgrisiana, 1565, in fol.

Matth. Lob. ic Matthiole cité par Lobel dans le Livre intitulé, Icones Lobelii.

Matth. Ic, Valgr. Matthiole de l'Edition de Valgrise. in fol.

Mentz. Christianus Mentzelius Furstenvald. March. Philosophiæ & Medicinæ Doctor Sereniss. Electoris Brandeburgici Consiliarius & Archiater, edidit indicem nominum plantarum universalem multilinguam, cum pugillo rariorum plantarum & figuris aliquot in æs incisis. Berolini, 1682, in fol.

Mes. Joannis Mesuæ Damasceni Medici clarissimi Opera de medicamentorum purgantium delectu, castigatione & usu libri duo, quorum priorem canones universales, posteriorem de simplicibus ut vocant, &c. Venetiis, 1623, in fol.

Michael Bern. Valent. Michaelis Bernardini Valentini, Professoris Medici, & P. T. Academiæ Grislinæ Rectoris, polyrecta exotica in curandis affectionibus contumacissimis probatissimisque: scilicet, Faba sancti Ignatii, Ipecacuanha, Pedra del porco, China-chinæ, Clyster tabacinus, panacea Gallorum mercurialis, ut & nova herniarum cura, cum figuris æneis. Francofurti ad Mœnum, 1701, in 4.

Ejusdem Historia Simplicium reformata, cum Epistolis. Francofurti ad Mœnum, in fol. 1716, cum figuris.

Mon. Monard. Histoire des simples médicamens apportez de l'Amérique, desquels on se sert dans la Médecine, écrite premierement en espagnol par Nicolas Monard Médecin de Séville, depuis mise en latin par Clusius, & ensuite traduite en François par Antoine Colin, Apoticaire de Lyon. Cet Ouvrage a été imprimé à Lyon avec ceux de Garcie du Jardin & d'Acosta en l'année 1619, in 8.

Mor. hist. Plantarum historiæ universalis Oxoniensis pars secunda, autore Roberto Morison. Oxonii, 1680, in fol.

M. H. R. B. Hortus Regius Blesensis auctus, authore Roberto Morison. Lond. 1669, in 8.

Mor. prælud. Morison præludia botanica

Mor. umb. Plantarum umbelliferarum distributio nova, autore Roberto Morifon. Oxonii, 1672, in fol.

Munt. Muntingius in hift. Plantarum, in fol. Amftelodami, 1713, in fol.

Muf. Petiv. Mufæum Petivetianum, cujus Centuria prima 1695, fecunda & tertia 1698, quarta verò & quinta 1699 Londini prodiere. in 8.

Muf. Reg. Soc. Cat. Catalogus Mufæi Regiæ Societatis, à D. Grew elaboratus.

Muf. Vorm. Mufæum Vormianum, feu hiftoria rerum rariorum, tam naturalium quam artificialium, tam domefticarum quam exoticarum, quæ Hafniæ Danorum in ædibus authoris fervantur, adornata ab Olao Vorm. Med. Doct. & in Regia Hafnienfi Academia olim Profeffore publico, variis & accuratis iconibus illuftrata. Lugduni Batav. 1655, in fol.

N *Icand.* Nicandri theriaca & alexipharmaca, cum incerti authoris græcis fcholiis. Venetiis, 1523, in 4.

Ejufdem Editio Græco-latina, cum Gorræi fcholiis. Lutetiæ, 1557, in 4.

Nic. Lem. Cours de Chimie, contenant la maniere de faire les opérations qui font en ufage dans la Médecine, par Nicolas Lemery, de l'Académie Roale des Sciences, Docteur en Médecine, onziéme édition, in 8. Paris, 1731.

Son Traité de l'Antimoine, contenant l'analife chymique de ce minéral, &c. in 12. Paris, rue de la Harpe, 1707.

Sa Pharmacopée univerfelle, contenant toutes les compofitions de Pharmacie, &c. in 4. Paris, rue S. Severin.

Son Dictionnaire, ou Traité Univerfel des Drogues fimples, mis en ordre alphabétique, où l'on trouve tout ce qu'il y a de particulier dans les animaux, dans les végétaux, & dans les minéraux, &c. troifiéme édition beaucoup augmentée, avec des fig. en taille-douce. Paris, rue de la Harpe, au St Efprit, 1733, in 4.

Le même Auteur a fait plufieurs Differtations Phyques inférées dans les Mémoires de l'Académie des Sciences. Paris, in 4.

O *Vied.* Confalvi Ferdinandi Oviedi, Indiæ Occidentalis hiftoria generalis. Cet Ouvrage a été traduit en françois par M. Duret, in 8.

P *Alud. in Linfchot.* Bernardi Paludani Medici Encufani notæ ad Linfchoti hiftoriam Indicam, additæ operibus Indicis.

Par. Bat. Pauli Hermanni Paradifi Batavi Prodromus, in 12. Amftelodami, in 8.

Park. parad. Parkinfonus in paradifo terre-

ftri: Joannes Parkinfonus Londinenfis, Pharmacopœus regius anno 1729, edidit paradifum fuum terreftrem anglicè, in quo florum omnium hiftoriam, quin & arborum fructiferarum, olerum & frudicum elegantiorum quæ in hortis aluntur, hiftoriam latè perfequitur. in fol.

Park. th. Parkinfonus in theatro: Joannis Parkinfoni theatrum botanicum. Londini, 1640, in fol.

Paff. Icon. Icones Crifpini Paffæi Arnhemienfis, 1607.

Pena. Petrus Pena. Vide *Adverfariorum opus.*

Phytol. Britan. Phytologia Britannica. Londini, 1650, in 12.

P. Renealm. Paulus Renealmus Blefenfis fpecimen hiftoriæ plantarum, cum figuris 43, typis æneis expreffis edidit. Lutetiæ, 1611, in 4.

Pigafet. Philippus Pigafetta regni Congiani hiftoriam fcripfit, quæ cum Indicis hiftoriis edita invenitur.

Pellet. Cafpari Pelleterii Middelburgenfis Medici, plantarum in Valachia Zeelandiæ infula nafcentium Synonimia, alphabetico ordine propofita. Middelburgi, 1610, in 8.

Pifo. Vide *Guill. Pifo.*

Plin. Caius Plinius fecundus plurima fcripfit quæ injuria temporum interciderunt Superfunt de hiftoria mundi Libri 37, in quibus multa habet de plantis earumque cultura & viribus. Cet ouvrage a été traduit en françois par M. Dupinet, & imprimé à Lyon en 1581, in fol.

Pit. Tournef. Elémens de Botanique, ou Méthode pour connoître les plantes, par M. Pitton de Tournefort, de l'Académie Royale des Sciences, Docteur en Médecine de la Fac. de Paris, & Profeffeur en Botanique au Jardin Royal des Plantes. Paris, de l'Imprimerie Royale, 1694, avec des fig. 3 vol. in 8.

J. P. Tourn. Jofephi Pitton Tournefort Aquifextienfis, Doctoris Medici Parifienfis, Academiæ Regiæ Scientiarum Socii, & in Horto Regio Botanices Profefforis, inftitutiones rei Herbariæ. Editio altera gallicâ longè auctior, quingentis circiter tabulis æneis adornata. Parifiis, è Typographia Regia. 3 vol in 4. 1730.

Ejufdem Relation d'un Voyage du Levant, fait par ordre du Roy, &c. Paris, de l'Impr. Royale, 1717, 2 vol. in 4 avec fig. & Lyon, 3 vol. in 8.

Ejufdem materia Medica, quæ edita fuit anglicè 1708 in 8, & gallicè à Domino Befnier, Doctore Medico Parifienfi, Parifiis, apud Viduam L d'Houry, 1714, 2 vol. in 12.

Pit. Tournef. Hiftoire des Plantes qui naiffent aux environs de Paris, avec leurs ufages dans la Médecine, &c. par le même Auteur, in 12. Paris; & réimprimé avec additions, par M. Bernard de Jussieu. Paris, 1728, in 12, 2 vol.

Le même *Pit. Tournef.* a donné à l'Académie Royale des Sciences plusieurs Dissertations sur divers sujets, insérées dans les Mém. de la même Acad. depuis 1700 jusqu'à 1708.

Pluk. Almag. Bot. Leonardi Plukenerii Almagestum Botanicum. Londini, 1696, in fol.

Pluk. Phytog. Leonardi Plukenerii Phytographia, cujus pars prima & secunda Londini 1661, tertia verò 1662, quarta demum 1696 exhibitæ sunt. in fol.

Plum. Plumerius : Description des Plantes de l'Amérique, par le P. Plumier Minime. Paris, 1693, in fol.

Ejusd. nova Plantarum Americanarum genera. Parif. 1703, in 4 cum figuris.

Pomet, ou *P. Pomet* Histoire générale des Drogues simples, Ouvrage enrichi de plus de 400 fig. en taille-douce, par Pierre Pomet Marchand Droguiste. Paris, 1694, in fol.

Pon. Joannes Pona Pharmacopœus Veronensis Simplicium in Montebaldo nascentium Catalogum scripsit, & nonnullarum descriptiones cum figuris 16 addidit, Clusius suæ histoiæ rariorum adjunxit. Cet Ouvrage, après plusieurs éditions, a été traduit en italien par François Pona, Docteur en Médecine & fils de l'Auteur. Venise, 1717, in 4. Basle, 1608. & Anvers in fol.

Port. Joannis-Baptistæ Portæ Neapolitani, vil'æ Libri 12. Francofurti, 1592, in 4. Scripsit & alia opuscula, quorum præcipuè ad nos attinet Physiognomia seu de plantis historia variis figuris referta. in 8

Prosp. Alp Ægypt. Prosperi Alpini de Plantis Ægypt. Liber Venetiis, 1633, in 4.

Pr. Alp. exot. Posperi Alpini de Plantis exoticis Libri duo. Venetiis, 1656, in 4.

QUadram. Evangelistæ Quadramii Eremitæ Theol. D. & Ducis Ferrariensis simplicitæ. tractatus de theriaca & mithridato. Ferrariæ, 1597, in 4.

RAii Cat. Ang. Catalogus plantarum Angliæ & Insularum adjacentium, operà Joannis Raii è Societate regia. Londini, 1677, in 8.

Raii Cat. Cant. Catalogus Plantarum circa Cantabrigiam nascentium. Cantabrigiæ, 1660, appendix verò 1685, in 8.

Raii hist. Historia Plantarum, autore Joanne Raio, è Societate regia. Londini, 1686, in fol. 3 vol.

Raii syllog. Sylloge stirpium Europæarum J. Raii. Londini, 1694, in 8.

Raii Synopf. Synopsis methodica stirpium Britannicarum, eodem autore Joanne Raio. Londini, 1690, in 8.

Rauwolf. Leonardus Rauwolfius, Medicus Augustanus in peregrinatione sua in Orientem plurimas plantas descripsit, & icones adjecit. Lavingæ, 1583, in 4.

Recchus. Vide *Hernandez.*

Renod. Joannis Renodæi Medici Parisiensis institutionum Pharmaceuticarum Libri quinque, quibus accedunt de materia Medica Libri très. Parisiis, 1608, in 4. & in fol.

R. Hooke Micrographia. Or Some physiological descriptions, Of minutte bodies madeby magnifying glasses Vvith, observations and inquiries thereupon by R. Hooke, felloui the Royal Society. in fol. London.

Reneaume. Louis Reneaume, de l'Académie Royale des Sciences, Docteur-Régent en Médecine de la Faculté de Paris, a donné plusieurs Dissertations de Physique & de Botanique, qui ont été insérées dans les Mémoires de la même Acad. Paris, in 4.

Richer Onomat. Onomatologia, seu Onomenclatura stirpium quæ in Horto Regio Monspeliensi recens constructo coluntur, Richerio de Belleval, Medico Anatomico & Botanico Professore imperante. Monspelii, 1599, in 12.

Richer Icon Plantarum. Richerii de Belleval elegantissimæ quidem, sed nondum editæ, nec forsitan edendæ; quarum tabulæ æneæ prostant Monspelii in Musæo Clarissimi viri D. de Belleval.

Rivin. D. Augusti Quirini Rivini Introductio generalis in rem herbariam, cum ordine plantarum quæ sunt flore regulari monopetalo. Lipsiæ, 1690, in fol.

Ejusdem ordo plantarum quæ sunt flore regulari pentapetalo. Lipsiæ, 1699, in fol.

Rob. Cat. Catalogus stirpium, tam indigenarum, quam exoticarum, quæ Lutetiæ coluntur, à Joanne Robino Botanico Regio, & Iatrici Horti celeberrimæ Scholæ Parisiensis curatore. Parisiis, 1601, in 12.

René Antoine de Reaumur, de l'Académie Royale des Sciences, a donné plusieurs Dissertations de Physique insérées dans les Mém. de la même Académie. Paris, in 4.

Rochefort. Histoire des Isles Antilles. Paris, in 4.

Roman. Romanus. Vide *Lud. Roman.*

Rondel. Guillelmi Rondeletii Libri de piscibus. Lugduni, 1554, in fol.

Ruel. Joannes Ruellius Dioscoridem latinè vertit, de natura stirpium libros tres scripsit, Basileæ, 1537, in fol.

SCal. Julii Cæsaris Scaligeri animadversiones in Theophrasti libros 6 de causis plantarum. Genevæ, 1566, in fol. & in 8.

Sc. Bot. five *Schol. Bot.* Schola Botanica. Amftelodami, 1689. in, 12

Schrod Joannis Schroderi Pharmacopœa Medico-Chymica, fæpius impreffa.

Schwenck. Gafparus Schwenckfeldius fcripfit Catalogum ftirpium & foffilium Silefiæ. Lipfiæ, 1401, in 4.

Sim. Paul. quadrip. Quadripartitum Botanicum Simonis Pauli. Argentorati, 1667, in 4.

Sloane Cat. plant. Icon. Catalogus plantarum Infulæ Jamaïcæ, autore hans Sloane, è Regia Societate. Londini, 1696, in 8.

Ejufdem Hiftoria naturalis Infularum Jamaïcæ, Barbado, &c. anglicè fcripta. Londini, 2 vol. in fol. 1707.

Stap in Theoph. vel *Bod. à Stap.* Theophrafti Erefii de hiftoria plantarum Libri decem, quos illuftravit Joannes Bodæus à Stapel. Amftelodami, 1644, in fol.

Sutherland Vide *Hortus Edinburg.*

Swert. Emmanuelis Swertii florilegium, in quo præter figuras plurimas, etiam 47 plantæ ex India utraque allatæ hactenufque non defcriptæ adduntur. Francofurti, 1612, in fol.

Sylvat. Matthæi Sylvatici opus pandectarum. Venetiis, 1499, in fol.

T*ab* Jacobi Theodori Tabernæmontani Hiftoria Germanica tribus partibus edita, cum figuris 2087. Francofurti, 1588, in fol.

Idem emaculatus & auctus plantarum defcriptionibus, figuris & medicamentis plurimis à C. Bauhino, anno 1613, in fol.

Ejufdem icones cum nudo nomine Latino & Germanico. Francofurti, 1590, in longa forma prodiere.

Thalius. Thalius, Sylva Hercynia, five Catalogus plantarum fponte nafcentium in montibus & locis vicinis Hercyniæ, &c. Francofurti ad Mœnum, 1588. Ce Catalogue eft ordinairement joint & relié avec le Jardin Médicinal de Camerarius. in 4.

Theophr. five *Theophr. hift.* Theophrafti Græci de hiftoria & de caulis plantarum, editio Græco-Veneta, 1552, in oct. Bafileæ, 1541,

in 4. & Gazæ verfio Lugduni, 1552, in 8. & cum Joannis Jordani correctione.

Stap. in Theophr. Theophrafti Erefii de hiftoria plantarum Libri decem, quos illuftravit Joannes Bodæus à Stapel. Amftelodami, 1644, in fol.

Thevet. Andreæ Theveti Cofmographia gallicè edita cum figuris aliquot plantarum & animalium. Le même Auteur a écrit en françois une hiftoire des fingularitez de la Nouvelle France en Amérique, où il a ajouté onze figures de plantes. Paris, 1557, in 4.

Tournefort. Voyez *Pit. Tournef.*

Trag. Tragus: Hieronymi Tragi hiftoria, quæ fæpius germanicè Argentinæ in fol. prodiit, per Davidem Kyberum latinè reddita cum iconibus 567 liceta ab 808 defcribantur. Argentinæ, 1552, in 4.

Triumf. Obfervationes de ortu ac vegetatione plantarum, auctore Joanne-Baptifta Triumfeti Bononienfi. Romæ, 1685, in 4.

Triumf Syllab. Triumfeti Syllabus plantarum Horto Medico Romano additarum. Romæ, 1688, in 4.

Tur. Turnerus; Guilielmi Turneri Angli plantarum hiftoria anglicè fcripta, cum paucis figuris. Londini, in fol.

V*Efl. in Profp. Alp.* Veflingius in Profperum Alpinum: Joannis Veflingii de plantis Ægyptiis obfervationes. & notæ ad Profperum Alpinum. Patavii, 1638, in 4.

Vepfiri Tractatus de cicuta aquatica.

Vergil. Vergilius: Marcelli Vergilii Florentini Secretarii Diofcoridis interpretatio, cum ejufdem commentariis. Coloniæ, 1529, in fol.

Vorm Voyez *Muf. Vorm.*

Vir Luf. Viridarium Lufitanum Gabrielis Grifley. Uliffipone, 1660, in 12.

Z*An* Iftoria Botanica di Giacomo Zanoni Semplicifta, è Sopra-intendente all'orto publico di Bologna. in Bologna, 1675, in fol.

APPROBATION

De Messieurs les Doyen & Docteurs Régens de la Faculté de Médecine de Paris.

NOUS Doyen & Docteurs Régens de la Faculté de Médecine en l'Université de Paris, ouy le Rapport de Messieurs de Jouvanci, le Rat, de la Carliere, & de Vernage, aussi Docteurs Régens de ladite Faculté, commis pour examiner un Livre intitulé *Traité Universel des Drogues Simples*, composé par M. Lemery ; Certifions qu'il a ramassé dans ce Livre avec plus d'ordre & d'éxactitude qu'on n'avoit fait jusqu'ici, tout ce qu'il y a de plus curieux dans la matiere Médicinale, & de plus utile pour la guérison & le soulagement des malades : En foi dequoi nous lui avons accordé le présent Certificat. Fait à Paris ce 15 Aoust 1697.

BOUDIN, *Doyen*

DE JOUVANCI. LE RAT.
DE LA CARLIERE. VERNAGE.

EXTRAIT DES REGISTRES

de l'Académie Royale des Sciences, du 2 Septembre 1713.

MEssieurs Homberg & Marchand qui avoient été nommez pour éxaminer les additions & les Corrections faites par M. Lemery à son Histoire des Drogues Simples, en ayant fait leur Rapport, la Compagnie a jugé qu'elles méritoient d'être données au Public dans la nouvelle édition qu'il doit donner de cet Ouvrage, en foi dequoi j'ai signé ce présent Certificat. A Paris ce 30 Septembre 1713.

FONTENELLE,
Sécretaire perpétuel de l'Académie Royale des Sciences.

Approbation du Cenſeur Royal.

J'Ai lû par ordre de Monſeigneur le Garde des Sceaux, cette nouvelle Edition du *Dictionnaire des Drogues Simples*, lequel j'ai paraphé partout ; & je n'y ai rien trouvé qui puiſſe empêcher cette Edition d'être donnée au Public. Fait à Paris ce Mardi 9 Septembre 1732. ANDRY.

PRIVILEGE DU ROY.

LOUIS par la grace de Dieu Roy de France & de Navarre : A nos amez & feaux Conſeillers les Gens tenans nos Cours de Parlement, Maiſtres des Requê-tes ordinaires de notre Hôtel, Grand Conſeil, Prevoſt de Paris, Baillifs, Sénechaux, leurs Lieutenans Civils, & autres nos Juſticiers qu'il appartiendra, SALUT. Notre bien amée la Veuve de LAURENT D'HOURY, Imprimeur & Libraire à Paris, Nous ayant fait remontrer qu'elle ſouhaiteroit continuer à réimprimer ou faire réimprimer & donner au Public *le Dictionnaire Univerſel des Drogues Simples, par feu M. Lémery, Docteur en Médecine, & de l'Académie des Sciences*, & l'Almanach Royal calculé ſur le Méridien de Paris ; mais que les dernieres Lettres que Nous luy avons accordées étant ſur le point d'expirer, & le plaiſir avec lequel elle a vû que le Public a toujours reçû leſdits Ouvrages cy-deſſus ſpécifiez, l'obligeant à faire de nouveaux efforts pour les rendre encore plus utiles, en y ajoutant de nouvelles inſtructions dont la recherche demande beaucoup de ſoin & de dépenſe, ce qui tourneroit à ſon dommage, s'il ne luy étoit par Nous pourvû de nouvelles Lettres, qu'elle Nous a très-humblement fait ſupplier de luy vouloir accorder ; offrant pour cet effet de les réimprimer ou faire ré-imprimer en bon papier & beaux caractres, ſuivant la feuille imprimée & attachée pour modele ſous le contre-ſcel des Préſentes. A ces cauſes, voulant traiter favorable-ment ladite Expoſante, Nous luy avons permis & permettons par ces Préſentes, de continuer à réimprimer ou faire réimprimer ledit *Dictionnaire des Drogues Simples, par le feu ſieur Lemery*, & Almanach Royal pour l'année 1730 & les ſuivantes, calculé ſur le Méridien de Paris, contenant diverſes inſtructions très-utiles au Public, com-me les Liſtes & demeures des Officiers qui compoſent nos Conſeils, la Chancellerie, les Cours Supérieures & Juriſdictions particulieres de ladite Ville de Paris, & autres Liſtes de divers Corps & Communautez néceſſaires pour la commodité des Particu-liers, en tels volumes, forme, marge, caractere, conjointement ou ſéparément, & autant de fois que bon luy ſemblera, & de les vendre, faire vendre & débiter par tout notre Royaume, pendant le temps de *quinze années* conſécutives, à compter du jour de l'expiration des précedens Privileges ; & à condition que ledit Almanach ſera examiné actuellement par un Cenſeur qui ſera commis à cet effet. Faiſons défenſes à toutes ſortes de perſonnes, de quelque qualité & condition qu'elles ſoient, d'en in-troduire d'impreſſion étrangere dans aucun lieu de notre ôbéiſſance, comme auſſi à tous Imprimeurs, Libraires & autres, d'imprimer, faire imprimer, vendre, faire vendre, débiter ni contrefaire leſdits Livres ci-deſſus ſpécifiez, en tout ni en partie, ni d'en faire aucuns extraits fous quelque prétexte que ce foit, d'augmentation, correction, changement de titre, même en feuille féparée ou autrement, fans le confentement par écrit de ladite Expofante, ou de ceux qui auront droit d'elle, à peine de confifcation des Exemplaires contrefaits, de fix mille livres d'amende contre chacun des contrevenans, dont un tiers à Nous, un tiers à l'Hôtel-Dieu de Paris, l'autre tiers à ladite Expofante, & de tous dépens, dommages, & interefts : le tout fans préjudice du Privilege par Nous accordé à Jacques Colombat l'un de nos Imprimeurs ordinaires, & de l'exécution de l'Arreft de notre Confeil du 29 Décembre 1717. A la charge que ces Préfentes feront enregiftrées tout au long fur le Regiftre de la Communauté des Imprimeurs & Libraires deParis, dans trois mois de la date d'icelles ; que l'impreffion de ces Livres fera faite dans notre Royaume, & non ailleurs ; & que l'Impétrante fe conformera en tout aux Réglemens de la Librairie, & notamment à celuy du dixiéme Avril 1725 ; & qu'avant que de les expofer en vente, les manufcrits ou imprimez qui auront fervi de copie à l'impreffion defdits Livres, feront remis, dans le même état où les approbations y auront été données, ès mains de notre très-cher & féal Chevalier Garde des Sceaux de France le Sieur CHAUVELIN ; & qu'il en fera enfuite remis deux Exemplaires de chacun, & de celuy de l'Almanach toutes les années, dans notre Bibliotheque publique, un dans celle de notre Château du Louvre, & un dans celle de notredit très-cher & féal Chevalier Garde des Sceaux de France le fieur CHAUVELIN : le tout à peine de nullité des Préfentes. Du contenu defquelles vous mandons & enjoignons de faire jouir l'Expofante ou fes ayans caufe, pleinement & paifiblement, fans fouffrir qu'il leur foit fait aucun trouble ou empêchement : Voulons que la copie defdites Préfentes qui fera imprimée au commencement ou à la fin defdits Livres, foit tenue pour dûment fignifiée, & qu'aux copies collationnées par l'un de nos amez & feaux Confeillers & Sécretaires, foy foit ajoutée comme à l'original. Commandons au premier notre Huiffier ou Sergent de faire pour l'exécution d'icelles tous Actes requis & néceffaires, fans demander autre permiffion, & nonobftant clameur de Haro, Charte Normande, & Lettres à ce contraires : Car tel eft notre plaifir. Donné à Paris le vingt-fixiéme jour du mois d'Octobre l'an de grace mil fept cens trente, & de notre Regne le feiziéme. *Signé*, Par le Roy en fon Confeil,

S A I N S O N.

Regiftré fur le Regiftre VIII. de la Chambre Royale des Libraires & Imprimeurs de Paris, num. 47, fol. 49, conformément aux anciens Réglemens confirmez par celuy du 28 Février 1723. A Paris le 7 Novembre 1730. P. A. LE MERCIER, Syndic.

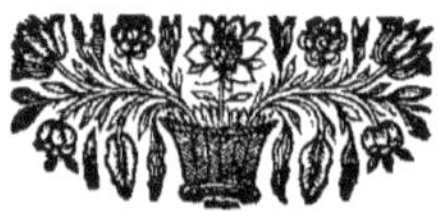

T R A I T E'

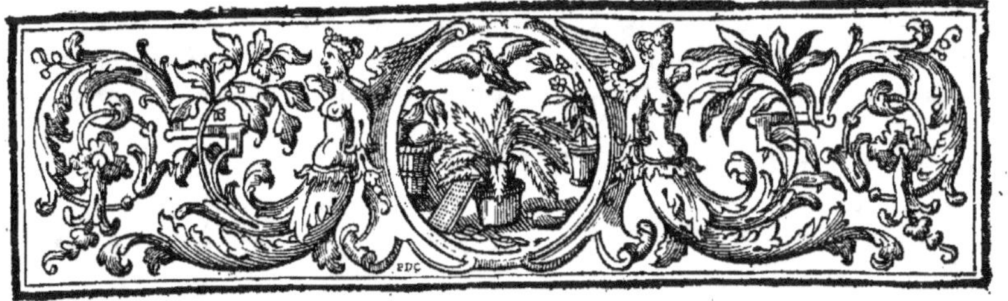

TRAITÉ UNIVERSEL

DES

DROGUES SIMPLES,

MISES EN ORDRE ALPHABÉTIQUE.

ABELICEA.

Belicea, Hon. Belli.	*Pſeudoſantalum Creticum.* C. B.

En françois, *faux Santal de Candie.*

Eſt un grand & bel arbre droit, rameux, dont les feuilles reſſem- Faux Sanblent à celles de l'Alaterne; mais elles ſont plus arrondies, & dentelées tal. profondément. Son fruit eſt une baye de la groſſeur & figure du poivre, de couleur entre verte & noire: ſon bois eſt dur, rouge, tant ſoit peu odorant, imitant le Santal rouge, principalement quand il a été mis en poudre. Cet Arbre croît en Candie, aux ſommets des montagnes; on s'en ſert pour faire les poutres dans les bâtimens; il contient beaucoup d'huile & de ſel eſſentiel.

Il eſt déterſif & aſtringent: mais on ne l'employe point en Médecine. Vertus.

ABIES.

Abies, en françois *Sapin*, eſt un grand arbre toujours verd, qui croît fort haut, Sapin. droit en piramide; il y en a de pluſieurs eſpeces; je décrirai ici trois des principales.

La premiere eſt appellée,

Abies. Cluſ. Hiſt.	*Abies fœmina, ſive* ἐλατή τηλεία. J. B.
Abies conis ſurſum ſpectantibus, ſive mas.	*Abies taxi folio, fructu ſurſum ſpectante.* Sapin
C. B.	Pit. Tournefort. vrai.

Son bois eſt blanc, couvert d'une écorce unie, réſineuſe, principalement aux Pays froids, blanchâtre: ſes rameaux ſont diſpoſez en aîles; faiſant des figures de croix, garnis de feuilles ſemblables à celles de l'If, oblongues, étroites, dures, un peu aigues, naiſſant ſeules le long de leurs côtes; ils portent auſſi des chatons à pluſieurs ſommets ou bourſes membraneuſes, qui s'ouvrent en travers en deux parties, & ſont chacune diviſées dans leur longueur en deux loges remplies de pouſſiere menue; ces chatons ne laiſſent rien après eux: les fruits naiſſent ſur le même pied de Sapin, formez par plu-

Strobili,
Coni.

fieurs écailles en cone ou pomme de pin, oblongs, tournez en haut : on les appelle en Latin *Strobili* ou *Coni.* On trouve ordinairement fous chacune de leurs écailles, deux femences.

La feconde efpece eft appellée ,

La Peffe.

Abies. Dod.	*Picea major prima, five Abies rubra.* C. B.
Abies, tenuiore folio, fructu deorfum infle-	*Picea Latinorum, five* ἐλατὴ ἀρρω,
xo. Pit. Tournefort.	*Abies mas.* Theoph. J. B.

Elle differe de la précedente en ce que fon écorce eft plus brune ; en ce que fes branches & fes fruits s'inclinent vers la terre ; en ce que fes feuilles font plus menues, noirâtres, moins dures, moins piquantes. Ces arbres croiffent principalement aux lieux montagneux, pierreux ; ils contiennent beaucoup d'huile & de fel effentiel, peu de phlegme.

Vertus.

Leurs branches les plus tendres & leurs feuilles font bonnes contre le fcorbut, contre la goutte, contre les rumatifmes, étant prifes en décoction : elles excitent l'urine, elles foulagent le mal de dents. Leur écorce & leurs fruits font aftringens ; leur bois n'eft employé que pour la menuiferie.

La troifiéme efpece eft appellée,

L'Epinette ou Sapinette de Canada.

Abies Canadenfis, fructu brevi.	*conis parvis, fubrotundis.* Pluk. Phytogr.
Abies minor, pectinatis foliis, Virginiana,	Tab. 121. fig. 1.

Celle-ci eft affez femblable à la Peffe par fon port ; fes feuilles font cependant plus menues, plus courtes, rangées en maniere de dents de peigne, ou de touches d'épinette, d'où lui vient ce nom ; fes fruits font des deux tiers plus petits. Cet arbre vient du Canada, où l'on en tire une Terebenthine qui eft d'une odeur & d'un goût plus agréable que la Terebenthine ordinaire. On s'en fert pour purger les perfonnes attaquées d'ab-

Vertus.

fcès internes ; elle fe donne à la dofe de deux & trois gros, dans quelques cuillerées de bouillon, ou dans de l'huile d'amandes douces, & quelquefois dans un jaune d'œuf ; elle ne caufe aucune naufée. On la nomme, à caufe de fes bons effets, *Baume de Canada.*

Baume de Canada.

ABROTANOIDES.

Madrepore,

Madrepora Abrotanoides. Pit. Tournefort.
Abrotanoides planta faxea. Cluf. *five Abrotano fimilis faxea.* C. B.

C'eft une plante pierreufe, maritime, haute prefque d'un pied, belle, fort rameufe ; reffemblant à l'Aurone femelle, d'où eft venu fon nom : elle croît fur les rochers. On ne s'en fert point en Médecine ; mais dans les mers des Indes où elle eft commune, elle s'y employe pour en tirer par la calcination une chaux à bâtir.

ABROTANUM.

Aurone.

Abrotanum, en françois *Aurone,* eft une plante dont il y a beaucoup d'efpeces. Je ne parlerai ici que des plus communes, qui font auffi les plus ufitées en Médecine. Elles font appellées,

Aurone mâle ou des jardins.

Abrotanum mas. Brunf.	*Abrotanum primum & minus.* Trag.
Abrotanum vulgare mas. Dod.	*Abrotanum nigrum, feu mas.* Cord. in
Abrotanum mas angustifolium majus. C.B.	Diofc. Hift.
Pit. Tournef.	
Abrotanum vulgare. J. B.	En françois, *Aurone mâle.*

Elle croît à la hauteur de quatre ou cinq pieds, jettant plufieurs tiges, dures, rougeâtres, fragiles, rameufes, remplies de moëlle blanche ; fes feuilles font étroites ou découpées menu, d'une odeur forte aromatique, d'un goût amer & âcre : fes fleurs & fes femences font femblables à celles de l'Abfinte, de couleur un peu plus jaune ; fa racine eft ligneufe ; on la cultive dans les jardins. Elle contient beaucoup d'huile exaltée, & des fels volatils & fixes.

Elle eft incifive, atténuante, apéritive, déterfive, vulnéraire, réfolutive : elle réfifte au venin, elle tue les vers, elle excite les urines & les mois aux femmes : elle chaffe les vents : elle fait croître les cheveux, étant écrafée & appliquée fur la tête.   Vertus.

Les efpeces d'Aurone different de celles de l'Abfinte, feulement par leur port extérieur, comme l'a remarqué M. Tournefort.

Abrotanum mas, incanum. Col. part. 1.	C. B. Pin.
Abrotanum mas, angustifolium, incanum.	

Aurone blanche.

*On prendroit cette feconde efpece pour la petite Abfinte, ou Abfinte Pontique ; mais comme elle n'eft ni amere, ni d'une odeur auffi forte, on la diftingue aifément. Elle fe trouve au pied des montagnes des Alpes.

Sa vertu eft la même que celle de la précedente & de celle qui fuit.   Vertus.

Abrotanum campeftre. C. B. Pin.

Aurone des Champs.

* Cette efpece eft tantôt verdâtre, tantôt blanchâtre, & quelquefois d'une odeur & d'un goût approchant de la Carline. Elle croît dans les lieux incultes, dans les champs.

Elle eft incifive, apéritive, & agit comme l'Armoife ; auffi les Anciens la confondoient avec ces plantes.   Vertus.

Abrotanum, quaſi ἀβρότον, ex à privativo, & βρώσκω comedo : comme qui diroit, une plante qu'on ne fçauroit manger, à caufe de fa grande amertume.   Etimologie.

ABSINTHIUM.

Abfinthium, en François, *Abfinte* ou *Aluyne,* eft une plante dont il y a beaucoup d'efpeces. Je ne décrirai ici au long que la commune, à caufe que nous nous en fervons ordinairement en Médecine : on l'appelle,   Abfinte, Aluyne.

Abfinthium vulgare majus. J. B. Pit. Tournefort.	*Abfinthium latifolium.* Dod. En françois, *Abfinte Romaine,* ou *grande Abfinte.*
Abfinthium Ponticum, feu Romanum officinarum, feu Diofc. C. B.	

Elle pouffe plufieurs tiges à la hauteur de trois ou quatre pieds, ligneufes, blanchâtres, rameufes : fes feuilles reffemblent à celles de l'Armoife ; mais elles font découpées plus menu, molaffes, blanchâtres, d'une odeur forte aromatique, d'un goût trèsamer : fes branches font garnies tout autour, d'un grand nombre de petites fleurs qui font autant de petits bouquets arrondis, compofez de fleurons évafez en étoiles, de couleur fauve ; il leur fuccede des femences menues, renfermées dans des calices arrondis, écailleux : fa racine eft groffette, ligneufe. Elle fe cultive dans les jardins ; elle contient beaucoup d'huile exaltée & de fel, peu de phlegme.

Elle eft vulnéraire, elle fortifie l'eftomac, elle aide à la digeftion, elle excite l'urine & les mois aux femmes : elle tue les vers. On s'en fert extérieurement & intérieurement.   Vertus.

Abfinthium, ex à privativo, & ψίνθος, delectatio : comme qui diroit, plante défagréable, ou qui ne donne aucun plaifir, à caufe de fa grande amertume en toutes fes parties.   Etimologie.

Abfinthium Ponticum, à πόντος, mare : comme pour dire, plante défagréable & amere au goût, de même que l'eau de la mer.

Abſinte Pontique, ou petite Abſinte.

Abſinthium tenuifolium. Dod. Pempt. | *canum.* C. B. Pin.

Abſinthium Ponticum', tenuifolium , in- | En françois, la *petite Abſinte* ou *Pontique.*

* Quoique cette Abſinte ſoit tout-à-fait différente de la précedente, on la met à ſa ſuite : ſes feuilles ſont plus courtes , plus finement découpées, & d'une odeur huileuſe ; ſes tiges moins hautes, moins ligneuſes, & ſes fleurs beaucoup plus petites. Elle ſe cultive dans les jardins.

Vertus. Ses vertus ſont les mêmes que celles de l'Abſinte commune ; elle eſt moins amere, & moins difficile à prendre en infuſion & en teinture.

Abſinte de mer , ou Aluyne. *Abſinthium ſcriphium Gallicum.* C. B. Pin. | *Abſinte de mer , ou Alüyne.*

Vertus. * En Languedoc , en Provence , & en Saintonge , où cette eſpece croît le long des côtes maritimes , on s'en ſert , comme de la précedente , pour rétablir l'appétit , guérir les fiévres, & faire mourir les vers des enfans.

Le Génepi , ou Abſinte des Alpes. *Abſinthium Alpinum , candidum , humile.* C. B. Pin. | En françois, *le Génepi.*

Vertus. * Cette eſpece s'éleve moins haut que les autres : ſes tiges ont à peine trois à quatre pouces, & ſortent des fentes des rochers des Alpes de Savoye, où elle s'y nomme *le Génepi.* On la regarde comme un ſpécifique pour les fauſſes pleuréſies ; ſa forte infuſion provoque des ſueurs ; elle n'eſt point déſagréable au goût.

ABUTILON.

Fauſſe Guimauve.

Abutilon. Dod. Ang. | Tournefort.

Althæa altera, ſive Abutilon Avicenna. | *Ibiſcus Theophraſti.* Dod. Gal.

Matth. | *Althæa Theophraſti flore luteo , quibuſdam*

Althæa peregrina. Geſn. Hort. | *Abutilon.* J. B.

Althæa Theophraſti flore luteo. C. B. Pit. | En françois, *fauſſe Guimauve.*

Eſt une plante qui pouſſe ſa tige à la hauteur de trois ou quatre pieds , ronde, un peu dure, rameuſe, revêtue de feuilles larges , preſque rondes en cœur, mais pointues , molles, blanches, un peu velues, ſemblables à celles des courges, attachées à des queues moyennement longues. Ses fleurs naiſſent dans les aiſſelles des feuilles, petites, jaunes, tout-à-fait ſemblables à celles des mauves. Son fruit eſt un chapiteau applati ordinairement par-deſſus, arrondi par deſſous, canelé & compoſé de pluſieurs gaînes membraneuſes, noires, qui s'ouvrent en deux parties, & renferment quelques ſemences noirâtres, qui ont ordinairement la figure d'un petit rein. Sa racine ſe partage en pluſieurs petites branches menues. Cette plante croît dans les jardins ; elle contient beaucoup d'huile & de phlegme, peu de ſel. Elle eſt diurétique, pectorale.

Vertus. Elle eſt propre pour amolir, pour faire uriner, pour aglutiner, pour conſolider les playes.

ACACIA.

Vrai Acacia. *Acacia vera, ſeu Ægyptiaca,* eſt un ſuc épaiſſi, dur, compact, aſſez peſant, caſſant, de couleur brune, rougeâtre, qu'on nous apporte formé en boules, peſant chacune cinq ou ſix onces au moins, envelopées dans des veſſies aſſez minces. On dit qu'il eſt tiré d'une ſemence ſemblable aux Lupins, contenue dans des gouſſes qui naiſſent à un arbre épineux d'Egypte, dont les branches ſont étendues au large , portant des fleurs preſque ſphériques , de bonne odeur.

Choix. On doit choiſir l'Acacia net, ſolide, peſant, de couleur noirâtre, au tant ſoit peu rougeâtre, luiſant, facile à rompre, d'un goût ſtiptique. Il contient beaucoup d'huile & de ſel eſſentiel.

Vertus. Il eſt fort aſtringent, il incraſſe les humeurs, il fortifie, il réſiſte au venin, il arrête les hémorragies & les cours de ventre : il est propre pour les maladies des yeux.

Acacia ex ἀκχζω, *acuo*; parce que l'arbre *Acacia* est épineux ou garni de pointes.   Etimologie.

Comme le vrai Acacia étoit autrefois rare, parce qu'on en apportoit peu des lieux où il croît, On lui substitua en Allemagne le suc des petites Prunes sauvages, épaissi sur le feu en consistence solide : c'est ce qu'on a appellé *Acacia nostras*, *Acacia Germanica*.   *Acacia nostras.*

ACAIA.

Acaja qua & Ibametara Brasiliensibus. Marcgr. & Pis. En françois, *Prunes de Monbain.*

Acaia (G. Pison) est un grand Prunier des Indes, dont les feuilles sont longues, moyennement larges & pointues : ses fleurs sont petites, mais abondantes, disposées en rameaux jaunâtres : les Prunes qu'il porte ont la figure des nôtres, de couleur jaune, succulentes, d'un goût très-agréable & de bonne odeur ; on en exprime le suc, & l'on en fait du vin capable d'enyvrer.

Les sommitez de l'arbre sont bonnes pour nettoyer les yeux, & pour éclaircir la vûe.   Vertus.
Le fruit arrête le vomissement & les cours de ventre.

Les feuilles & l'écorce temperent les inflammations de la gorge ; on s'en sert en gargarisme ; elles arrêtent aussi les cours de ventre, & elles fortifient l'estomac.

ACAJOU.

Acajou, Theveti, Lugd. | *Cajos*, Linsc.
Acaju, G. Pison. | *Cajous*, Acostæ, Clus.

En françois, *Noix d'Acajou*, *Anacarde Antartique*, *Châteigne d'Acajou.*   Acajou.

Est un fruit gros à peu près comme une châteigne, oblong, dur, lisse en sa superficie, ayant la figure d'un rein de mouton, de couleur d'olive : il naît au sommet d'une pomme oblongue, grosse comme une petite poire de bon-chrétien, à l'endroit où plusieurs fruits ont une maniere de petite couronne. Cette pomme est d'un jaune rougeâtre, couverte d'une peau mince & tendre : sa chair est spongieuse & visqueuse, empreinte au commencement d'un suc laiteux, doux, acide & astringent ; mais la couleur & le goût de ce suc se détruisent à mesure qu'il fermente ; & il devient vineux, ensorte qu'il enyvre ceux qui en boivent beaucoup : on dit qu'il donne au linge une couleur de fer si forte, qu'il est impossible de l'effacer plutôt que quand l'arbre qui porte ce fruit, recommence à porter des fleurs. Cette pomme croît à un bel arbre du Bresil appellé *Acajaiba* ; il est haut & rond comme un châteigner ; ses rameaux sont fléxibles & se courbent. Son bois est fort dur, assez leger, tantôt blanc, tantôt rougeâtre, n'étant point susceptible des vers, très-recherché pour faire des meubles & pour bâtir des navires ; il est couvert d'une écorce qui ressemble à celle du chêne : il en sort en Eté une gomme claire & transparente comme la gomme Arabique, odorante : ses feuilles ont la figure & la couleur de celles du Noyer, mais plus odorantes : ses fleurs sont petites, composées chacune de cinq feuilles, & ramassées jusqu'a cent en une grosse ombelle, de couleur blanche quand elles s'épanouissent, ce qui arrive ordinairement au commencement du mois de Septembre ; puis elles deviennent incarnates, d'une odeur suave, approchante de celle du Lis des vallées : il s'éleve du milieu de chacune de ses fleurs, un pistile qui soutient une petite tête formée en chapiteau.

Pomme d'Acajou.

Acajou ;
Voyez Pl. prem. fig. 4.

Vin tiré de la Pomme d'Acajou.

Acajaiba.

Gomme d'Acajou.

Le fruit ou la noix d'Acajou est au commencement verte ; mais en mûrissant & se séchant, elle prend une couleur d'olive ; son écorce est épaisse, dure, ligneuse, spongieuse ou poreuse, noirâtre en dedans ; elle renferme une amande blanche. On fait cuire la noix dans les cendres chaudes comme les amandes ; on la casse, & on en tire l'amande, qui est fort bonne à manger ; elle a un goût d'aveline.   Noix d'Acajou.

Amande d'Acajou.

La substance spongieuse interne de l'écorce de la noix d'Acajou, est empreinte d'une   Huile cau-
A iij

<table>
<tr><td>ſtique d'A-
cajou.</td><td>huile noire, âcre & cauſtique, qui exude par un grand nombre de petits trous, princi-
palement quand le fruit eſt récent, & qu'on la fait chauffer ; on s'en ſert pour manger
& conſumer les cors des pieds. On tire cette huile de diverſes manieres : les uns font
chauffer l'écorce ouverte à la chandelle, & la font dégouter ſur le cor ; les autres la
mettent à la preſſe, & ramaſſent l'huile qui en ſort. Quand le fruit eſt vieux, on a plus
de peine à la tirer, parce qu'elle eſt preſque toute deſſéchée ou épaiſſie.</td></tr>
<tr><td>Vertus.</td><td>On l'employe pour les dartres, pour nettoyer les vieux ulceres malins, & pour con-
ſumer les chairs baveuſes.</td></tr>
</table>

ACANTHUS.

<table>
<tr><td rowspan="4">Acante,
Branc-Ur-
ſine.
Voy Pl.
II. fig. 1.</td><td>*Acanthus.* Matth. Cord. in Dioſc.</td><td>*Carduus Acanthus, ſive Branca Urſina.* J.B.</td></tr>
<tr><td>*Acanthus verus.* Trag.</td><td>*Branca Urſina Italorum.* Guil. Epiſt.</td></tr>
<tr><td>*Acanthus ſativus, vel mollis Vergilii.* C.B.</td><td>*Acanthus ſativus.* Dod.</td></tr>
<tr><td>Pit. Tournef.</td><td>En françois, *Acante,* ou *Branc-Urſine.*</td></tr>
</table>

Eſt une plante qui pouſſe de ſa racine des feuilles grandes, larges, belles, découpées profondément, molles, couchées à terre, empreintes d'un ſuc glutineux ; il s'é-leve d'entre elles une tige à la hauteur de deux ou trois pieds, droite, entourée de-puis le milieu juſqu'en haut, de fleurs oblongues, blanches, compoſées chacune d'une ſeule feuille applatie par un bout en lame, découpée en lévre à trois piéces, retreſſie & terminée à l'autre bout par un tuyau le plus ſouvent aſſez court, & reſſemblant à un anneau : la place de la lévre ſupérieure eſt occupée par quelques étamines qui ſoutien-nent des ſommets aſſez ſemblables à une vergette. Après que la fleur eſt tombée, il pa-roît un fruit qui approche en figure d'un gland ; il renferme en deux cellules des ſemen-ces oblongues ; ſes racines s'étendent en long & en large, de couleur noire en dehors, blanches en dedans. Cette plante croît aux lieux humides, pierreux, dans les jardins ; elle contient beaucoup d'huile & de phlegme, peu de ſel.

<table>
<tr><td>Vertus.</td><td>Elle eſt émolliente, apéritive, réſolutive ; on s'en ſert principalement pour les lave-mens & les cataplaſmes.</td></tr>
<tr><td>Etimolo-
gie.</td><td>*Acanthus ex* ἄκη, *ſpina,* parce que pluſieurs autres eſpeces d'Acante ſont épineuſes.
Branca Urſina, à cauſe d'une reſſemblance qu'on prétend qu'il y ait entre la figure de
la feuille, & celle du pied d'un Ours.</td></tr>
</table>

Les découpures des feuilles de l'Acante ont paru ſi belles, qu'on les a choiſies pour ſervir d'ornement au chapiteau des colonnes de l'Ordre Corintien.

* On cultive dans les jardins deux autres Acantes qui appartiennent à ce genre, & qui ne different de celle qu'on vient de décrire, que par leurs feuilles plus découpées, & dont les pointes des découpures ſont terminées par un aiguillon affilé qui les rend épineuſes.

ACARNA, ſive ACORNA.

<table>
<tr><td>*Acarna flore luteo patulo.* C. B.</td><td>*Acorna.* Cæſ.</td></tr>
<tr><td>*Carlina ſylveſtris minor Hiſpanica.* Cluſ.
Hiſt. Pit. Tournef.</td><td>*Carduus Carlina minor ſylveſtris,* Cluſii,
flore luteo, J. B.</td></tr>
<tr><td>*Carlina ſylveſtris minor.* Dod. Ger.</td><td>*Eryngium Archigenis.* Ang.</td></tr>
</table>

Eſt une eſpece de Carline, ou une petite plante peu uſitée, que pluſieurs rangent en-tre les eſpeces de chardons : elle ne pouſſe qu'une tige qui s'éleve à environ la hauteur de la main, grêle, couverte d'une laine blanche ; ſes feuilles ſont oblongues, fort rudes & épineuſes en leur bords. Elle porte ordinairement en ſon ſommet deux petites têtes épineuſes, où naiſſent des fleurs radiées, jaunes, dont le calice eſt épineux : ſa ſemence eſt oblongue, & aſſez ſemblable à celle du Carthame ; ſa racine eſt menue, rougeâtre, ou rousse, d'un goût âcre. Cette plante fleurit ordinairement en Automne : elle croît principalement aux lieux chauds, arides & déserts ; elle périt chaque année.

Sa racine est apéritive & sudorifique.   Vertus.

Acorna ab ἄκορνα, *spinosa stirps*, plante épineuse.   Etimologie.

ACARNAN.

Acarnan, seu Acarne (Plin. Rondelet) est un poisson de mer qui ressemble en figure & en grandeur au Rouget ; mais il est blanc, couvert d'écailles argentines ; sa tête est grosse, son museau aquilin, sa gueule petite, ses dents menues, ses yeux grands : sa chair est fort blanche, bonne à manger, & de facile digestion ; il contient beaucoup d'huile & de sel volatile.

Il est estimé propre pour purifier le sang, pour exciter l'urine.   Vertus.

ACARUS.

Acarus, en françois *Ciron*, est un insecte si petit, qu'à peine est-il perceptible à la vûe : il est rond & blanc ; il s'engendre sous la peau de l'homme en plusieurs endroits du corps, & particulierement aux mains : il sort de son œuf tout formé, & il se traîne sous la peau en la rongeant, & y causant des démangeaisons avec prurit ; ce qui fait qu'on le grate avec force, & il s'en éleve de petites ampoules. Le remede à cette incommodité est de percer l'ampoule & le ciron avec une aiguille.   Ciron.

Acarus ab à *privativo*, & χείρω, *tondeo, seco*, parce que le ciron semble insécable à cause de sa petitesse.   Etimologie.

On croit que le nom françois de *Ciron* vient du mot grec χείρ qui signifie main, parce que ce petit insecte s'attache plus souvent aux mains qu'ailleurs.

ACCIPITER.

Accipiter, en françois *Eprevier*, est un oiseau de proye des plus voraces : il y en a de différentes grandeurs ; il s'en trouve qui sont presque aussi grands que des Aigles ; mais ordinairement il n'est gueres plus gros qu'un chapon, couvert de beaucoup de plumes différentes en couleur : son bec est courbé en dessous, ses yeux sont fort luisans, sa langue est large, sa tête contient beaucoup de cervelle, ses pieds sont garnis d'ongles grands & forts. Il se trouve en Suede, en Livonie, en Russie, en Angleterre : il fait son nid sur les plus hauts arbres, sur les rochers ; il se nourrit d'oiseaux, de lapreaux, de taupes, de grenouilles ; il est bon à manger pendant qu'il est encore jeune & tendre : il contient beaucoup de sel volatile.   Eprevier.

Sa chair, sa graisse, ses excrémens sont estimez pour les maladies des yeux, & pour exciter l'accouchement.   Vertus.

Accipiter ab accipiendo, parce que l'Eprevier est un oiseau de rapine.   Etimologie.

ACER.

Acer major. Dod.	*Acer major multis falsò platanus.* J. B.
Acer montanum candidum. C. B. Pit.	*Aceris prima species.* Ang.
Tournef.	En françois, *Erable.*

Est un arbre de haute futaye, ou un grand & bel arbre, dont les rameaux s'épendent de tous côtez : son écorce est rougeâtre ; son bois est blanc & assez fragile ; ses feuilles sont amples, larges, anguleuses, assez semblables à celles de la vigne, mais plus pointües, découpées chacune en cinq parties, de couleur verd-brune en dessus, blanchâtre en dessous, unies, sans poil, d'un goût amer & stiptique, attachées à des queues rougeâtres, plus longues que celles de la vigne : ses fleurs sont disposées en grappes sur un pédicule long ; elles font à plufieurs feuilles difpofées en rofe de couleur herbeufe blan-châtre : il s'éleve de chacun de leurs calices un piftile qui devient un fruit oblong, aîlé, dont plufieurs pendent à un long pédicule, compofé de deux ou trois capfules contenant chacune une femence ovale ou prefque ronde, dure, blanchâtre, de la groffeur de celle de l'Orange, d'un goût défagréable. Cet arbre croît dans les bois, dans les buiffons ; il y en a de plufieurs efpeces : il contient beaucoup d'huile & de fel effentiel.

Vertus. Ses feuilles & fes fruits font aftringens.

Sucre ou manne d'Erable du Canada. En Canada, il fort de l'Erable une féve ou liqueur douce au goût, laquelle étant cueillie & évaporée, il en demeure un fucre gris qui a le goût du fucre ordinaire ; quel-ques-uns l'appellent *Manne d'Erable*, mais c'eft plutôt un fucre.

ACETABULUM.

Etimolo-gie. *Voyez* Pl. I. fig. 3. *Acetabulum* eft un genre de plante aquatique, à qui M. Tournefort a donné ce nom, à caufe que fes feuilles font formées en petits baffins affez femblables à une efpece de mefure dont les Anciens fe fervoient, & qu'ils appelloient *Acetabulum*. Il y en a de deux efpeces : la premiere eft appellée,

Acetabulum marinum procerius. Pit. Tournefort.	*Androfaces.* Matth.
	Androfaces petræ innafcens, vel major. C. B.

Premiere efpece. Ses feuilles fortent de fes racines attachées à des queues menues comme des filets, de couleur cendrée, d'un goût falin. Cette plante naît fur des pierres au fond de la mer.

La feconde efpece eft appellée,

Acetabulum marinum minus. Pit. Tour-nefort.	*Androfaces, Cotyledon foliofum marinum.* Ad. Lobel. Icon.
Androfaces Chamæconcha innafcens, vel mi-nor. C. B.	*Androfaces.* Lobel. Lugd. & *Umbilicus marinus Monfpelienfis.* Cam. Ep.

Seconde efpece.
Cotyledon foliofum marinum.
Umbilic. marin. Monfpel.

Elle differe de la premiere efpece, en ce qu'elle eft plus petite, & en ce qu'elle naît fur des coquillages, rarement fur des pierres : on en trouve dans des étangs vers Maga-lone, vers Frontignan.

Vertus. L'une & l'autre efpece contiennent beaucoup de fel ; elles font apéritives, fort propres pour exciter l'urine, pour l'hydropifie, étant prifes en décoction ou en fubftance dans du vin blanc.

Etimolo-gie. *Acetabulum ab* aceto, *vinaigre,* parce que ce nom étoit donné autrefois à un petit vaiffeau fervant à mettre du vinaigre.

ACETOSA.

Ofeille ou Surelle. *Acetofa, feu Oxalis,* en françois *Ofeille* ou *Surelle,* eft une plante dont il y a beaucoup d'efpeces. Je ne parlerai ici que des trois principales, qu'on employe pour les alimens & pour la Médecine. La premiere & la plus commune eft appellée,

Acetofa. Brunf. Lon. major. Caft.Col.	*Oxalis.* Trag. Matth. Dod.
Acetofa pratenfis. C. B. Pit. Tournef.	*Lapathum minimum Oxalis dictum major.* Gef. Hor.
Oxylapathum. Gal. Monardo.	
Oxalis, five Rumex acetofus. Ruel.	*Oxalis, five Rumex propriè.* Hermolao.
Oxalis vulgaris folio longo. J. B.	

Premiere efpece. Ses feuilles font oblongues, vertes, luifantes, remplies d'un fuc acide : fa tige monte à la hauteur d'un pied & demi, portant en fa fommité de petites fleurs à plufieurs éta-mines, attachées au fond d'un calice, pofées comme à double rang trois à trois. Lorfque la fleur eft paffée, il lui fuccede une femence à trois coins, rougeâtre, envelopée d'une

capfule

capsule : sa racine est longue, rouge, donnant une couleur de vin aux tisannes. On cultive cette plante dans les jardins potagers.

La seconde espece est appellée,

Acetosa rotundifolia hortensis. C.B. Pit. Tournef.	*Oxalis folio rotundiore repens.* J. B.
Acetosa major, qua & repens. Renod.	*Oxalis sativa franca, rotundifolia, repens.* Ad. Lob.
Oxalis Romana & veterum. Dod. Gal.	En françois, *Oseille ronde* ou *franche.*

Elle pousse des tiges longues d'un pied ou d'un pied & demi, menues, rampantes. Ses feuilles sont communément presque rondes, quelquefois oblongues, & pointues, de couleur verte-pâle : sa fleur & sa semence sont semblables à celle de la premiere espece ; sa racine est menue, rampante. On cultive cette plante dans les jardins potagers ; on en mange en salade ; elle a un goût aigrelet agréable.

La troisiéme espece est appellée,

Acetosa minor. Cast.	*Oxalis minima.* Trag.
Acetosa sylvestris, omnium minima. Renod.	*Lapatiolum.* Dod.
Acetosa arvensis lanceolata. C. B. Pit. Tournefort.	*Oxalis tenuifolia sinuata vervecina.* Ad. Lob.
Oxalis parva auriculata repens. J. B.	*Oxalis sponte nascens.* Cæs.
Acetosella. Lon.	*Oxalis ovina.* Tabern. Icon.

En françois, *petite Oseille*, ou *Oseille sauvage.*

Elle n'est pas plus haute que la main ; ses feuilles sont petites, & ayant la figure d'une lance ; ses fleurs & ses semences sont semblables à celles des précedentes especes, mais plus menues, disposées par grappes. Cette petite plante paroît toute rouge sur la terre, principalement quand ses semences sont mûres : sa racine est rampante, ligneuse, fibreuse, rouge ; elle croît dans les champs aux lieux sablonneux : c'est la plus acide de toutes les Oseilles ; les brebis en mangent ; c'est ce qui l'a fait appeller *Oxalis ovina, seu Vervecina.*

Toutes les oseilles contiennent beaucoup de sel essentiel : elles fortifient le cœur, elles excitent l'appétit, elles désalterent, elles résistent au venin, elles arrêtent le cours de ventre & les pertes de sang.

Acetosa ab aceto, *vinaigre*, parce que cette plante est aigre comme le vinaigre.
Oxalis ab ὀξὺς, *acidus*, parce que l'Oseille est acide.

ACETUM.

Acetum, en françois *Vinaigre*, est une liqueur acide assez connue : elle se fait par une seconde fermentation du vin, qui dissout & raréfie son tartre. Cette dissolution arrive naturellement, quand le vin commençant à vieillir, il s'est fait quelque légere dissipation de ses parties sulphureuses ou spiritueuses les plus subtiles ; car le tartre s'introduisant à leur place, fixe & embarasse ce qui est resté d'esprits dans le vin, ensorte qu'ils sont rendus incapables de produire leur action.

Afin que le vin aigrisse promptement, il faut mettre le tonneau qui le contient en un lieu chaud ; s'il y a du tartre aux côtez, il se dissoudra & se mêlera dans le vin : on remarquera que le vin en aigrissant n'aura point diminué son volume, au contraire il l'aura plutôt augmenté, parce qu'il ne s'y fera point fait de dissipation sensible, & que le tartre s'y sera raréfié. S'il ne paroît point de tartre dans le tonneau de vin qu'on veut laisser aigrir, il faut y mettre de la lie, & l'agiter de tems en tems ; car cette lie est un tartre dont les parties les plus salines ne manqueront pas à se dissoudre dans le vin.

Le vin clair, quoique séparé de la lie & de son tartre, ne laisse pas de s'aigrir facile-

B

ment, quand il a été exposé quelque tems à l'air, & principalement en Eté ; parce que cette liqueur si dépurée & si transparente qu'elle soit, contient toujours beaucoup de parties tartareuses ou salines qui s'étendent & se raréfient tellement, qu'elles prennent le dessus des esprits volatiles : mais le Vinaigre qui se sera fait de cette maniere, n'aura pas tant de force que celui qui aura dissout beaucoup de tartre & de lie dans le tonneau.

Origine du Vinaigre.
Il est inutile de chercher l'origine du Vinaigre ailleurs que dans le tartre, puisque ce tartre est la seule substance qui contienne le sel acide du vin. Pendant que le vin est dans sa force, l'esprit sulphureux qu'il contient écarte par son mouvement le tartre grossier aux côtez & au fond du tonneau ; & il lie si bien par ses parties rameuses celui qui est dissout, qu'il ne peut faire qu'une légere impression ou un agréable picottement sur les nerfs du goût : mais quand ce vin a été affoibli, soit par la dissipation d'une partie de son esprit, soit par une seconde fermentation, de quelque part qu'elle vienne, les parties tartareuses ou salines se dévelopent, se raréfient, se dissolvent, & dominent à leur tour sur l'esprit sulphureux qui les avoit tenus comme prisonniers : alors le sel acide qui est composé de pointes fines, étant en liberté, produit son action, qui est de piquer assez âprement quand on les met dans la bouche.

Les Vinaigriers mettent dans la composition de leur Vinaigre du Poivre de Bresil, pour le rendre plus fort.

Vinaigre rouge.
Il y a deux sortes de Vinaigres : du Vinaigre rouge qui est fait avec du vin rouge, & du Vinaigre blanc qui est fait avec du vin blanc. Plusieurs appellent le Vinaigre distilé, *Vinaigre blanc.*

Vinaigre blanc.
Le Vinaigre est proprement un verjus revivifié ; car le suc du raisin vert, après plusieurs élaborations naturelles & artificielles, y reprend son acidité : il ne sera pas hors de propos de faire ici un petit dénombrement de ces élaborations.

Raisin styptique.
Le raisin dans sa grande verdeur est âpre & styptique, parce que son sel acide est embarassé dans quelques parties terrestres qui n'ont point encore été assez digerées par la chaleur du Soleil.

Verjus.
Le raisin ayant acquis plus de grosseur par l'accroissement, son suc est devenu moins styptique & plus aigre ; c'est ce qu'on appelle verjus : il s'est fait alors une légere fermentation, qui ayant un peu raréfié & attendri les fibres du fruit, les acides se trouvent moins engagez dans la partie terrestre ; par cette raison ils picottent la langue plus qu'ils ne faisoient.

Raisin doux, & comment se fait sa douceur.
Le raisin mûrit, & d'aigre il devient doux ; parce que la fermentation étendant les parties d'huile qui n'avoient point encore paru, quoiqu'elles fussent dans le fruit, elles envelopent les pointes acides, & les empêchent de piquer les nerfs de la langue, comme elles faisoient auparavant : ces pointes acides sont pourtant utiles pour le goût, toutes envelopées qu'elles sont ; & si elles n'y étoient point, les parties d'huile passant trop légerement sur la langue, ne feroient qu'une saveur fade : il est besoin d'un acide qui serve de véhicule, & qui donne une pénetration à l'huile pour faire le doux ; car cette saveur n'est jamais excitée que par des substances qui sont ensemble salines, acides, & huileuses ou sulphureuses.

On pourroit encore considérer plusieurs degrez de fermentation dans le raisin, qui font qu'à mesure qu'il mûrit, il acquiert plus de douceur, parce que l'huile embarasse mieux les acides.

Moût.
Le suc de raisin ne fermente point assez pendant qu'il est encore dans le fruit, pour devenir vin, quelque tems qu'il y demeure : mais quand par l'expression qu'on fait, on a rompu les fibres du fruit & changé l'arrangement des parties, alors il se fait une fermentation violente qui raréfiant l'huile, redonne quelque liberté au sel acide, & fait le picotement agréable qu'excite le vin sur la langue.

Enfin il se fait une derniere fermentation, qui fixant & détruisant en quelque façon l'esprit sulphureux du vin, remet les acides en une pleine liberté, comme nous voyons au Vinaigre : ces acides durent long-tems en cet état ; mais étant mûs & agitez continuellement par les parties spiritueuses ou sulphureuses qu'ils tiennent comme enchaînées, ils se dissipent en l'air, & le plus fort Vinaigre devient à la longueur du tems comme insipide. *Vinaigre, & sa destruction.*

Le Vinaigre contient beaucoup de sel acide ou fluor à demi volatilisé par quelque quantité d'esprits sulphureux, un peu d'huile & de terre, & considérablement du phlegme.

Il est astringent, il résiste au mauvais air, il rafraîchit en calmant le trop grand mouvement des humeurs ; il est propre pour les squinancies, pour les hémorragies. *Vertus.*

On fait de l'oxycrat en mêlant une cuillerée de Vinaigre sur douze ou quinze cuillerées d'eau : on s'en sert dans les lavemens, dans les gargarismes, dans les fomentations. *Oxycrat.*

ACHATES.

Achates, en françois *Agate*, est une pierre prétieuse plus dure & plus polie que le jaspe, belle, luisante, à demi-transparente, de couleur tantôt brune, tantôt grise, tantôt blanche, tantôt rouge, tantôt ornée de taches de différentes couleurs qui semblent représenter des arbres, ou des fruits, ou des herbes, ou des fleurs, ou des animaux, ou des nuages. Ces différences de couleurs ont fait distinguer cette pierre par différens noms : celle qui est de couleur de chair ou de cornaline, est appellée *Sardachates*, comme qui diroit Agate mêlée avec de la cornaline ; celle qui est de couleur blanche, a été nommée *Leucachates*, à λευκὴ alba, & *Achates*, Agate ; celle qui représente un arbre, est appellée *Dendrochates*, à δύνδρον arbor, & *Achates* Agate ; celle qui est de couleur rouge, est nommée *Corallachates*, à corallo, corail, & *Achates* Agate, comme qui diroit Agate qui ressemble à du corail. *Agate.* *Etimologie.* *Sardachates.* *Leucachates.* *Dendrochates.* *Corallachates.*

Les plus belles & les plus estimées pierres d'Agate naissent aux Indes, d'où on les apporte : les communes nous viennent d'Allemagne, de Boheme ; elles sont de différentes grandeurs ; on en trouve d'assez grosses pour en faire de petits vases, & plusieurs autres instrumens.

On a attribué autrefois à l'Agate une grande vertu pour résister au venin, & pour fortifier le cœur ; mais cette qualité n'est qu'imaginaire : toutes celles qu'on peut accorder à cette pierre, est d'être alkaline, & propre pour arrêter les cours de ventre & les hémorragies, comme fait le corail, étant broyée & prise comme lui intérieurement. *Vertus.*

Cette pierre a tiré son nom d'une riviere de Sicile nommée *Achates*, proche de laquelle on dit qu'on a trouvé les premieres Agates. *Etimologie.*

ACHANACA.

Achanaca (Thevet. Lugd.) est une Plante des Indes, dont la feuille est grande & ressemble à celle du chou ; mais elle n'est pas si épaisse, & les côtes en sont plus tendres : son fruit est gros comme un œuf, de couleur jaune ; il naît au milieu des feuilles ; on l'appelle *Alfard* ou *Lefach*, noms qui lui sont communs avec un serpent de sa couleur ; ce fruit est en grande estime chez les Indiens : la plante croît au Royaume nommé *Mely*. *Plante inconnue.* *Alfard, Lefach.* *Vertus.*

La plante & son fruit sont employez en décoction pour la vérole, comme le Gayac.

ACHILLEA.

Achillea montana. Lugd. Tab.

Achillea montana, arthemisia tenuifolia. Ad Lob. Icon.

Chrysanthemum Alpinum, & Scherianum Jacobæa affine. J. B.

Jacobæa foliis ferulaceis, flore minore. Pit. Tournefort.

Chrysanthemum Alpinum incanum, foliis abrotoni multifidis. C. B.

Achillée.
Voy. Pl. I.
fig. 2.

Est une espece de Jacobée, ou une plante qui pousse de sa racine beaucoup de feuilles menues, droites, ressemblantes à celles de l'Aurône mâle, vertes, ayant une odeur désagréable, si on les écrase, & un goût tirant sur l'amer peu agréable. Il s'éleve d'entre ses feuilles des tiges à la hauteur d'un pied, revêtues de petites feuilles, & portant en leurs sommets des fleurs radiées plus grandes que celles de la Camomille vulgaire, jaunes partout, sans odeur, enfermées dans un calice formé en tube, fendu, & divisé en plusieurs quartiers d'où sortent des semences oblongues garnies d'aigrettes : sa racine est noirâtre & est fibrée, se répandant de tous côtez ; elle croît sur les montagnes ; elle contient beaucoup d'huile & du sel essentiel.

Vertus.

Elle est bonne & beaucoup en usage pour l'asthme & pour les autres maladies du poumon ; on se sert de sa feuille & de sa fleur en tisanne, ou bien on la prépare en guise de thé pour en boire souvent.

Etimolo-gie.

Achillea ab Achille, parce qu'on a crû que cette plante avoit été mise en usage par Achille.

ACONITUM.

Aconitum Lycoctonum luteum majus. Dod.
Aconitum Lycoctonum luteum. C. B.
Aconitum Lycoctonum vulgatius. Clus.
Hist.

Aconitum foliis platani, flore luteo pallescente. J. B. Pit. Tournef.
Aconitum secundum. Matth.
Luparia. Trag.

En françois, *Aconit*, ou *Tueloup.*

Aconit.

Est une plante qui pousse une tige à la hauteur d'environ deux pieds, menue, ronde, s'inclinant un peu, se divisant ordinairement en plusieurs petits rameaux : ses feuilles sont amples, rondes, découpées en lanieres ou en beaucoup de parties ; ses fleurs naissent en ses sommets, de couleur jaune pâle ; chacune d'elles est à cinq feuilles inégales, représentant en quelque façon une tête couverte d'un heaume : quand cette fleur est passée, il naît en sa place un fruit à plusieurs gaînes membraneuses, disposées en maniere de têtes ; elles renferment des semences anguleuses noirâtres ; ses racines sont ordinairement fibreuses, noirâtres. Cette plante croît aux lieux montagneux, comme sur les Alpes ; elle contient beaucoup de sel âcre, caustique & d'huile.

Vertus.

On peut se servir de cette plante en fomentation ou dans les onguens pour faire mourir les poux & pour la gale ; mais on doit bien se garder d'en faire prendre intérieurement, car elle est un grand poison.

On dit qu'*Aconitum* vient d'Acone port de Héraclée, où cette herbe croissoit autrefois abondamment.

Etimolo-gie.

Lycoctonum à λύκος *lupus*, & χτείνω *occido*, parce que cette espece d'Aconit tue les loups qui en mangent.

ACONTIA.

Acontia. Jaculum. Sagittarium. Chersidrum. Serpens volans. Cenchrio.

Est une espece de serpent des Indes gros comme le doigt, & long de trois ou quatre pieds, de couleur cendrée sur le dos, & écaillé blanc vers le ventre : il se tient aux champs sous la terre & sur les arbres, d'où il s'élance sur les hommes qui passent, comme un dard ou comme une fléche, d'où viennent ses noms *Sagittarium* & *Jaculum* : on

Etimolo-gie.

l'appelle *Serpent volant*, parce qu'il saute d'une si grande vitesse, qu'il semble voler. Il vit d'insectes & du sang des animaux les plus grands qu'il peut attraper : sa morsure est mortelle, si l'on n'y fait promptement les mêmes remedes que pour la morsure de la vipere. Il contient beaucoup de sel volatile & d'huile.

Vertus.

Il est propre pour résister au venin, pour chasser par transpiration les mauvaises humeurs, pour exciter l'urine : on le prépare comme la vipere.

ACORUS.

Acorus verus, seu Calamus aromaticus officinarum, est une racine longue comme la main, grosse comme le doigt, parsemée de petits nœuds & de filamens, légere, d'une substance raréfiée, rougeâtre en dehors, blanche en dedans, odorante, âcre au goût ; on l'appelle vulgairement, mais improprement, *Calamus aromaticus* ; on nous l'apporte de Lithuanie, de Tartarie, d'Hollande, de Canada ; il en vient aussi de l'Isle de Java. Elle produit des feuilles longues, étroites, approchantes de celles de l'Iris, & des fruits qui ressemblent au Poivre long en figure & en grosseur, mais qui sont un peu plus longs.

On doit choisir l'*Acorus verus* le plus récent, le mieux nourri, mondé de ses filamens, difficile à rompre, le plus odorant, prenant garde qu'il ne soit vermoulu, car les vers s'y mettent souvent : il contient beaucoup d'huile exaltée, mêlée de sel volatile.

Il est stomachal & cordial ; il résiste à la malignité des humeurs, il est apéritif ; les Parfumeurs s'en servent à cause de sa bonne odeur.

Le faux *Acorus*, qu'on appelle en latin *Acorus adulterinus* (C. B.) *seu Gladiolus luteis liliis* (Fuchs) est une espece de glaïeul à fleur jaune, croissant dans les marais & autres lieux aquatiques : on se sert quelquefois de sa racine en Médecine, mais rarement.

Elle est atténuante, résolutive, fortifiante, propre pour modérer le cours de ventre & les pertes de sang.

ACUS.

Acus Aristotelis, en françois *Aiguille d'Aristote*, est un poisson de mer long d'un pied & demi, gros comme le doigt, jaunâtre, ayant en quelque maniere la forme d'une aiguille, d'où vient son nom : sa tête est petite, son museau longuet & dur, ses yeux gros comme deux grains de millet ; sa chair est dure, séche, & de difficile digestion ; il y en a de plusieurs especes qui different en grandeur ; il contient beaucoup d'huile & de sel.

On l'estime apéritif.

ADAMAS.

Adamas, en françois *Diamant*, est une pierre prétieuse estimée la plus dure de toutes les pierres : il en vient des Indes, de Macédoine, d'Arabie ; mais le Diamant le plus recherché pour sa beauté, est celui qu'on apporte des Indes, & qui naît à Golconde dans les Etats du grand Mogol : il est entouré de sable dans la mine ; il est gros comme l'amande d'une aveline, de couleur blanche & resplendissante ; il n'est point employé en Médecine. Les Vitriers en attachent une pointe à un petit instrument, & ils s'en servent pour couper leur verre ; car on sçait que le Diamant coupe le verre.

On pese le Diamant par carats quand on le vend, & chaque carat est de quatre grains.

La poudre de Diamant pourroit être un poison étant avalée ; parce qu'il seroit dangereux qu'il ne s'en attachât aux membranes du ventricule & des intestins, & ne les perçât par ses pointes & par sa dureté.

Le Diamant ne peut être mis en fusion par quelque feu que ce soit, ni même par celui du miroir ardent, s'il n'a été mêlé avec de l'Emeraude ; alors il se fond ; c'est une expérience que nous a rapportée M. Homberg de l'Académie Royale des Sciences.

Adamas ab à privativo, & δαμάω *domo*, parce que cette pierre, à cause de sa grande dureté, est presque indomptable.

On voit beaucoup de Diamans faux, comme le Caillou de Médoc, le Diamant de Brouage, le Diamant d'Alençon ; ce dernier naît dans un village nommé Hertré, situé à deux lieues d'Alençon en Normandie : on les trouve tous dans des terroirs sablonneux ; il y en a quelques-uns qui atteignent jusqu'à la grosseur d'un œuf de poule : ils sont si durs, & ils approchent si bien en solidité du Diamant, qu'ils ont trompé plusieurs Lapidaires.

B iij

ADARCE.

Flos salts. Adarce, feu Adarces, eſt une écume ſalée qui s'attache aux roſeaux & à pluſieurs autres plantes, & qui s'y endurcit en tems ſec ; on ramaſſe cette matiere, & on la garde : quelques-uns la nomment *fleur de ſel marin.*

Vertus. Elle eſt déterſive, pénétrante, réſolutive, propre pour chaſſer les dartres, la lépre, & autres maladies de la peau ; on en mêle dans de la graiſſe, & l'on en frotte les parties.

ADIANTUM,

ſeu Capillus Veneris Officinarum.

Adiantum. Matth. Fuſch. Dod.	Adiantum, ſive capillus veneris. J. B.
Adiantum foliis coriandri. C. B. Pit.	Capillus veneris verus. Ger.
Tournef.	En françois, Capillaire ou Adiante.

Adiante. Eſt une plante qui pouſſe pluſieurs tiges à la hauteur d'un demi-pied, & quelquefois d'un pied, menues, noirâtres, diviſées en rameaux très-déliez, où ſont attachées beaucoup de petites feuilles ſemblables à celles de la Coriandre, preſque triangulaires, découpées, molles, tendres, douces au toucher, odorantes, d'un goût aſſez agréable. Cette plante ne porte point de fleurs : ſon fruit, ſelon les obſervations de M. Tournefort, naît ſur les plis des extrêmitez de ſes feuilles, qui après s'être allongées, ſe replient ſur elles-mêmes, & couvrent pluſieurs capſules ſphériques qui ſont collées contre ces mêmes plis, & qui ne peuvent être découvertes que par le moyen d'un microſcope ; ces capſules ſont garnies d'un cordon à reſſort, qui par ſa contraction les fait ouvrir ; elles contiennent quelques ſémences preſque rondes : ſa racine eſt fibreuſe, noire. Le Capillaire ſe trouve ſouvent entrelacé dans une maniere de gazon mouſſeux, roux ; il croît aux lieux ombrageux, humides, pierreux, contre les murailles, au bord des fontaines & des puits : le meilleur que nous voyions en France, naît au Languedoc, vers Montpellier.

Capillaire de Montpellier.

Adiant. fruticoſ. Braſilian. Capillaire de Canada. On nous apporte auſſi de Canada, du Breſil, & de pluſieurs autres lieux de l'Amérique, une eſpece de Capillaire ſec, beaucoup plus grand que le nôtre ; il eſt appellé par C. Bauhin, dans ſon *Prodr. Adiantum fruticoſum Braſilianum,* & en françois *Capillaire de Canada* ; il croît en la maniere de la fougere : ſa tige eſt menue, dure, liſſe, de couleur rouge-brune ou purpurine, tirant ſur le noir, ſe diviſant en pluſieurs branches qui portent de petites feuilles preſque ſemblables à celles de l'Adiante ordinaire ; mais obtuſes, oblongues, dentelées d'un côté, entieres de l'autre, molles, tendres, odorantes. Ce Capillaire eſt le plus eſtimé de tous, parce qu'il a le plus d'odeur.

Choix. Il eſt ſi commun en pluſieurs lieux de l'Amérique, & principalement en Canada, que les Marchands en garniſſent leurs marchandiſes au lieu de foin, quand ils veulent les envoyer dans les Pays éloignez ; c'eſt par ce moyen que nous en recevons beaucoup : mais il eſt meilleur quand il vient envelopé à part dans des ſacs de papier, ou enfermé dans des boëtes, parce que ſon odeur s'y eſt mieux conſervée. On doit le choiſir nouveau, vert, odorant, entier, mou au toucher.

Les Capillaires contiennent peu de phlegme, beaucoup d'huile, médiocrement de ſel.

Vertus. Ils ſont pectoraux, apéritifs, ils excitent le crachat, ils adouciſſent les âcretez du ſang, ils provoquent les mois aux femmes.

Autres Capillaires. On a donné le nom de *Capillaire* à quatre autres genres de plantes, qui reſſemblent en quelque choſe à l'*Adiantum,* & qui ont des vertus ſemblables ; ſçavoir au *Filicula,* au *Ceterach* ou *Aſplenium,* au *Ruta muraria,* & au *Politric.*

Etimologie. *Adiantum ab a privativo,* & διαίνω *humecto,* comme qui diroit une plante qui ne ſe mouille point : en effet, l'*Adiantum* ne ſe mouille point, quoiqu'on le trempe dans l'eau.

Le nom de *Capillaire* a été donné à cette plante, à cauſe de quelque reſſemblance que ſes tiges ont avec des cheveux : on l'a ſurnommé *de Venus*, à cauſe qu'on employe les Capillaires pour adoucir les trenchées des femmes après l'accouchement.

ADIANTUM AUREUM.

Adiantum aureum minus. Tab.
Polytrichum Apulei aureum, vel 2. Lon.
Polytrichum aureum medium. C. B.
Muſcus Capillaris major, pediculo & ca-
pitulo craſſioribus. Pit. Tournef.
Polytrichum nobile, vel primum. Trago.
Muſcus Capillaris. Dod.
En françois, *Perce-mouſſe.*

Eſt une petite plante longue environ comme le doigt, portant beaucoup de feuilles preſque auſſi déliées que des cheveux, de couleur jaunâtre : ſes tiges portent en leurs ſommitez de petites têtes longuettes ; ſes racines ſont très-menues, filamenteuſes. Cette plante croît dans les bois, contre les vieilles murailles crevaſſées & humides, entre la mouſſe des vieux arbres ; elle contient beaucoup de ſel eſſentiel & d'huile. *Perce-mouſſe.*

C'eſt un fort bon ſudorifique ; on s'en ſert dans les pleuréſies ; on en met infuſer chaudement une poignée dans une livre d'eau, & l'on fait boire l'infuſion coulée au malade, plein un verre à chaque fois.

Adiantum aureum, ſeu Polythricum aureum, à cauſe que les feuilles de cette plante ont quelque reſſemblance avec les Capillaires, & que leur couleur approche un peu de celle de l'or. *Etimolo-gie.*

Muſcus capillaris, parce que ſes feuilles ſont mouſſeuſes & déliées preſque comme des cheveux.

ADRACHNE.

Adrachne Theophraſti. Cluſ. Hiſt.
Adrachnes. Bellonio.
Adrachna Cretenſium. Hon. Belli.
Arbutus folio non ſerrato. C. B. Tournef.

Eſt une eſpece d'Arbouſier, ou un arbre d'une grandeur médiocre, dont l'écorce eſt unie, blanche, luiſante, ſe fendant en Eté par la ſéchereſſe : ſon bois eſt fort dur ; ſa fleur & ſes fruits ſont ſemblables à ceux de l'Arbouſier. Cet arbre croît ſur les montagnes, aux lieux pierreux : en Candie, ſon bois ſert à faire des fuſeaux & des inſtrumens pour les Tiſſerands. *Arbouſier de Candie.*

On eſtime ſa feuille propre pour réſiſter au venin. *Vertus.*

ÆRUGO.

Ærugo, ſeu viride æris, en françois *verdet* ou *verd de gris*, eſt une rouillure de cuivre, ou un cuivre pénetré & raréfié par le ſel acide tartareux du vin : pour le faire, on ſtratifie des plaques de cuivre avec le marc du raiſin, quand le moût en a été tiré ; & on les laiſſe en macération juſqu'à qu'elles ſe ſoient en partie converties en une rouillure verte bleuâtre ; on la ſépare avec des couteaux, & on la forme en pains : on remet le reſte du cuivre dans le marc du raiſin, pour achever de le réduire en verdet. Cette opération eſt ordinairement l'ouvrage des femmes en Languedoc, en Provence, en Italie, où le marc de raiſin a beaucoup de force pour pénetrer le cuivre & pour l'empreindre de ſon ſel. *Viride æris.* *Verdet,* *Verd de gris.*

Il déterge puiſſamment, il conſume les chairs bayeuſes, il atténue, il réſout : on ne s'en ſert que dans les remedes extérieurs. *Vertus.*

ÆS.

Æs, ſive Cuprum, ſive Venus, en françois *cuivre*, eſt un beau métal luiſant, reſplendiſſant, de couleur rougeâtre, facile à rouiller, abondant en vitriol. On le trouve en pluſieurs endroits de l'Europe, mais principalement en Suede, en Dannemarc. On le retire de la mine en morceaux qu'on appelle *cuivre vierge*, leſquels on lave pour les net- *Cuprum, ſive Venus.* *Cuivre.* *Cuivre vierge.*

Purifica-
tion du
cuivre.

Cuivre de
rosette.

Æs polo-
sum.

Æs ustum.
Cuivre
brûlé.

Choix.

Vertus.

Cuivre
jaune.

Etimolo-
gies.

toyer superficiellement de la terre qui y est ; ensuite on les fait fondre par de grands feux. Notez que ce métal est fort difficile à mettre en fusion ; il se purifie de ses scories, & on le jette dans des moules. Si l'on fait refondre une ou deux fois le même cuivre, il sera rendu encore plus pur & plus ductile, & l'on aura le cuivre de rosette plus beau que le commun ; on l'appelle en latin *Æs polosum.*

Pour faire l'*as ustum* ou cuivre brûlé, on coupe le cuivre en petits morceaux quarrez plats ; on les stratifie dans un creuset avec du soufre & un peu de sel marin ; on les calcine par un grand feu jusqu'à ce que le soufre soit brûlé ; on retire alors ce cuivre du creuset, & on le garde. Cette opération se fait pour purifier le métal d'une partie de son soufre grossier.

Il faut choisir l'*as ustum* en petits morceaux quarrez, plats, cassans, de couleur noirâtre en dehors, rouge & brillante en dedans.

Pomet, Droguiste, prétend que le sel qu'on mêle avec le soufre dans la stratification, soit le secret des Hollandois pour rendre l'*as ustum* plus beau qu'on ne le fait en France, où l'on n'en mêle point.

Le cuivre brûlé est détersif ; on l'employe dans les emplâtres & dans les onguens, pour manger les chairs baveuses.

Le cuivre jaune est un mélange de cuivre & de pierre calaminaire. *Voyez* AURI-CHALCUM.

Æs ab aëre, parce que le cuivre, quand on le bat, frape l'air avec beaucoup de force, & fait un grand bruit & résonnement.

Cuprum à Cypro, parce que le premier cuivre a été trouvé dans l'isle de Cypre en Sicile.

Venus, parce que les Astrologues prétendent que ce métal reçoit les influences de la Planete appellée *Venus ;* ou bien parce qu'on faisoit prendre autrefois à la Déesse Venus les couleurs de cuivre.

On dit que les Romains adoroient autrefois la Déesse *Pecunia,* Esculan son fils, & Argentin son petit-fils : ils attendoient d'Esculan les monnoyes de cuivre, & d'Argentin celles d'argent ; ils supposoient qu'Argentin étoit fils d'Esculan, parce que la monnoye d'argent n'avoit été en usage parmi eux que beaucoup plus tard que celle du cuivre.

ÆTHIOPIS.

Æthiopis. Matth. Ang. Dod.
Æthiopis foliis sinuosis. C. B.
Sclarea vulgaris foliis sinuatis. Pit. Tourn.

Æthiopis, sive Phlomitis. Ad. Lob.
Cotonaria quorumdam.

Æthiopis.
Phlomitis.

Est une plante qui pousse de grandes feuilles larges, molles, blanches, lanugineuses, semblables à celles du Bouillon blanc, mais plus blanches & plus chargées de laine, sinueuses & dentelées en leurs bords, couchées la plupart en rond par terre. Il s'éleve d'entre elles une tige quadrangulaire, revêtue d'une laine rude, blanche, & portant des feuilles pareilles à celles d'enbas, mais plus petites : cette tige se divise vers le haut en de petits rameaux qui portent des fleurs en gueule, assez semblables à celles du *Lamium,* de couleur blanche : il leur succede quatre graines dans le bas du fond du calice ; ses racines sont longues, & elles noircissent en séchant. Cette plante a été apportée d'Ethio-

Méroïdes.

pie ; on la cultive dans les jardins : Pline dit qu'on l'appelloit de son tems *Meroïdes,* à cause qu'elle croissoit abondamment dans une isle du Nil nommée Meroé ; elle contient beaucoup d'huile, & médiocrement de sel.

Vertus.

On l'estime propre pour la goutte sciatique, pour la pleurésie. Elle arrête le crachement du sang, étant prise en décoction ; elle est vulnéraire.

Æthiopis

Æthiopis ab Æthiopia, parce que cette plante croît abondamment en Ethiopie.   Etimolo-
Cotonaria, parce qu'elle eſt revêtue d'une maniere de coton.   gies.

ÆTITES.

Ætites lapis, en françois *Pierre d'aigle*, eſt une pierre ordinairement ronde ou ovale,   Pierre
de la groſſeur d'une groſſe noix, & quelquefois d'un petit œuf de poule, de couleur   d'aigle.
griſe ou obſcure, creuſe en ſon milieu, & renfermant une maniere de noyau pierreux,
qui fait du bruit quand on la ſecoue ; on appelle ce noyau *Callimus*.   Callimus.

On trouve de quatre ſortes de Pierre d'aigle : la premiere eſt naturellement ovale,
raboteuſe, brune ; mais on la rend plus belle en la poliſſant.

La ſeconde eſt un peu plus petite, couverte d'ocre comme la marcaſite de fer, & pa-   Voyez Po-
roiſſant être formée par couches : ces deux eſpeces ſe tirent des fondrieres du Cap S. Vin-   met dans
cent en Portugal, & dans les montagnes proche Trévoux en la Principauté de Dombes.   ſon Hiſt.
  gén. des
La troiſiéme eſt raboteuſe, & ſemble compoſée des débris de petits cailloux luiſans   Drogues.
de différentes groſſeurs, les uns bruns, les autres rouſſâtres, les autres comme tranſparens, unis étroitement par quelque ciment naturel ; & l'on ne trouve le plus ſouvent
que des grains de ſable dans ſon creux. Celle-ci & la ſuivante ſont des Géodes.

La quatriéme eſt blanche cendrée, & elle renferme dans ſon creux de l'argile ou de la
marne ; elle vient d'Allemagne.

On attribue à la Pierre d'aigle la vertu d'empêcher l'avortement des femmes groſſes,
ſi elles la portent attachée aux bras, & de faciliter l'accouchement, ſi elles l'attachent
à la cuiſſe dans le tems du travail. D'autres prétendent qu'étant pulvériſée, mêlée dans
quelque onguent ou emplâtre, & appliquée ſur la tête, elle ſoit propre pour l'épilepſie :
mais toutes ces qualitez ne ſont qu'imaginaires, l'expérience ne s'y rapportant point.
Ceux qui ont bien examiné cette pierre, la rangent parmi les mines de fer.

Elle eſt aſtringente, & propre pour arrêter les cours de ventre & les hémorragies,   Vertus.
étant priſe intérieurement : ſon noyau qui eſt plus tendre que la Pierre, eſt auſſi plus
convenable pour ces effets.

Ætites ab ἀετὸς; aquila, parce qu'on a crû que les Aigles garniſſoient leurs nids de ces   Etimolo-
pierres, pour préſerver leurs petits de l'injure du tems.   gie.

AGARICUS.

Agaricus. Dod. | *Agaricus, ſive fungus laricis*. C. B. Pit. Tournef.

En françois, *Agaric*.

Agaricus, en françois *Agaric*, eſt une excroiſſance naiſſant en forme de *fungus* ou de   Agaric.
champignon, ſur les troncs & ſur les plus groſſes branches de pluſieurs ſortes d'arbres,   *Voyez* Pl.
comme ſur le larix ou méléze, ou ſur les vieux arbres : il a pris ſon nom de la Province   I. fig. 8.
Agarie, ou du fleuve Agarus, où il croiſſoit autrefois abondamment : on en tire pré-   Etimolo-
ſentement du Dauphiné, de la Savoye, des montagnes de Trente. Il y en a de deux eſ-   gie.
peces : un appellé *mâle*, qui eſt jaunâtre, compact, peſant, tenace ; c'eſt le moins bon ;   Agaric mâ-
il vient ordinairement des vieux chênes ; on ne s'en ſert point en Médecine. Les Tein-   le le moins
turiers l'employent pour teindre en noir.   bon.

L'autre Agaric appellé *femelle*, a quelquefois la ſuperficie griſe, mais ſa ſubſtance   Agaric fe-
eſt raréfiée, légere, friable, blanche, d'un goût tant ſoit peu doux à l'abord, mais en-   melle le
ſuite fort amer, d'une odeur aſſez forte & pénetrante ; c'eſt le meilleur & celui qu'on   meilleur.
employe ; il naît ſur le méléze ; il contient beaucoup de ſoufre exalté, mêlé de ſel eſſentiel, peu de phlegme, & médiocrement de la terre.

Il eſt purgatif, il évacue par bas l'humeur pituiteuſe qu'il a raréfiée dans le cerveau &   Vertus.
dans les glandes, par ſes parties volatiles que la chaleur des entrailles y a fait élever &

C

Dose. distribuer : il leve les obstructions, il excite l'urine : la dose est depuis demi-dragme jusqu'à une dragme & demie en infusion.

    * A ces Agarics l'on peut rapporter celui qui croît sur le Jaca dans les Indes, où l'on **Isca de** s'en sert pour les maux de gorge ; il y est nommé *Isca de Jaca*.
Jaca.

AGERATUM.

Ageratum purpureum. Lugd.	*Ageratum serratum Alpinum glabrum,*
Ageratum serratum Alpinum. C. B.	*flore purpurascente.* Pit. Tournef.
Ageratum purpureum. Dalechamp. J. B.	

Est une plante qui pousse de sa racine beaucoup de petites feuilles oblongues, dentelées, éparses sur la terre, d'un goût tirant sur l'amer ; il s'éleve d'entre elles plusieurs petites tiges qui soutiennent un grand nombre de fleurs purpurines très-agréables à la vûe & à l'odorat. Chacune de ses fleurs est un tuyau évasé en haut, & découpé en plusieurs parties.

    Quand cette fleur est tombée, il naît en sa place une capsule membraneuse, oblongue, aplatie, divisée en deux loges qui renferment des semences menues : sa racine est petite, fibreuse, jaunâtre ; cette plante croît aux lieux montagneux, pierreux, humides : elle contient beaucoup de sel essentiel & d'huile exaltée.

Vertus   Elle est fort apéritive, cordiale, céphalique, propre pour résister au venin.

Etimolo-   *Ageratum,* à γήρας *senectus, &* à *privativo,* comme qui diroit plante qui ne vieillit
gie. point : ce nom vient de ce qu'on prétend que la fleur d'une espece d'*Ageratum* se garde long-tems, sans perdre de sa couleur, ni sembler vieillir.

AGIAHALID.

Agiahalid. Ægyptium. Alpin. *seu Lycio affinis Ægyptiaca.* C. B. Est un arbre grand comme un poirier sauvage, peu rameux, épineux, ressemblant au Lycium : ses feuilles sont faites comme celles du Buis, mais plus larges & plus éloignées les unes des autres : ses fleurs sont en petite quantité, blanches, semblables à celles de la jacinte, mais plus petites. Il leur succede des petits fruits noirs, aprochant de ceux de l'hyeble, d'un goût stiptique tirant sur l'amer. Cet arbre croît en Ethiopie & en Egypte.

Vertus.   Ses feuilles sont aigrelettes & astringentes ; elles sont estimées bonnes pour faire mourir les vers.

AGNUS.

Agneau.   *Agnus,* en françois *Agneau,* est un jeune animal à quatre pieds connu de tout le monde ; il est engendré de la brebis & du bélier ; il demeure agneau cinq ou six mois, puis il devient bélier ou brebis : si on le châtre, il devient mouton. Il contient beaucoup de sel volatile & d'huile.

Vertus.   Ses poumons sont bons pour les maladies du poumon : son fiel est bon pour l'épilep-
Dose. sie ; la dose est depuis deux gouttes jusqu'à huit.

    La caillette qui se trouve au fond de son estomac, est propre pour résister au venin ;
Presure. c'est une presure dont on se sert pour faire cailler le lait.

Etimolo-   *Agnus, ex* ἁγνὸς *castus,* comme qui diroit animal chaste.
gie.

AGNUS CASTUS, *sive* VITEX.

Agnus castus. Gesn. Hort.	*dispositis.* C. B. Pit. Tournef.
Agnus, sive Vitex. Bellon.	*Elæagnon Theophrasti.* Adv. Lob.
Salix amerina. Matth.	*Agnus folio non serrato.* J. B.
Vitex. Trag. Dod.	*Vitex latiore serrato folio.* Lob. Icon.
Vitex foliis angustioribus cannabis modo	

Agnus
castus.

Eſt un petit arbriſſeau qui jette pluſieurs branches longues aſſez déliées, pliantes, difficiles à rompre, couvertes d'une écorce cendrée : ſes feuilles ſont longues, étroites, pointues, lanugineuſes, diſpoſées en deſſous comme celles du chanvre : ſes fleurs ſont en épis rougeâtres ; ſa ſemence eſt preſque ronde, griſe, groſſe comme le poivre, ayant un goût un peu âcre & aromatique ; on l'appelle *petit poivre* ou *poivre ſauvage*. Cette plante croît aux lieux rudes, aux bords des torrents & des rivieres aux pays chauds : elle contient beaucoup de ſel & d'huile, peu de phlegme.

Voyez Pl.
I. fig. 7.

Petit poi-
vre, ou poi-
vre ſauva-
ge.

Elle eſt appellée *Agnus caſtus*, parce qu'on prétend qu'elle réprime les ardeurs de Venus : on ſe ſert de ſa feuille, de ſa fleur, & principalement de ſa ſemence, pour réſoudre, pour atténuer, pour exciter l'urine & les mois aux femmes, pour amollir les duretez de la ratte, pour chaſſer les vents : on en prend en poudre & en décoction ; on l'applique auſſi extérieurement.

Etimolo-
gie.
Vertus.

Vitex à vieo *flecto*, parce que cette plante a des rameaux fléxibles comme ceux de l'oſier.

Etimolo-
gies.

Salix amerina, parce que ſes feuilles ont quelque reſſemblance avec celles du ſaule.

Lygus à λύω *ſolvo*, & ἄγω *duco*, à cauſe que cette plante eſt pliante & fléxible.

AGRESTA.

Agreſta. Omphax. Omphacium. Uva acerba. Vitis, uvâ peramplâ virente & acidâ.
En françois, *Verjus*.

Eſt un raiſin encore vert & aigre, qui a été cueilli auparavant qu'il fût en maturité ; ou une eſpece particuliere de raiſin qu'on cultive aux environs de Paris, & dont on exprime le jus que l'on conſerve pour l'employer dans des ragoûts, ou pour en faire une confiture en gelée. Il contient beaucoup de ſel eſſentiel & de phlegme, peu d'huile & de terre ; il eſt employé dans les remedes.

Verjus.

Il eſt déterſif, aſtringent, rafraîchiſſant ; il tempere l'âcreté de la bile ; il réjouit le cœur.

Vertus.

Agreſta ab ἀκὶς *acumen*, parce que le verjus eſt rempli de pointes qui piquent la langue quand on en mange.

Etimolo-
gies.

Omphax, ὀμφαξ eſt un mot grec qui ſignifie *raiſin vert*, d'où vient *Omphacium*, c'eſt-à-dire *ſuc de raiſin vert*, ou *verjus*.

AGRIMONIA.

Agrimonia, ſeu Eupatorium. J. B. | *Agrimonia officinarum.* Pit. Tournefort.
Eupatorium veterum, ſive Agrimonia. C. B. | En françois, *Aigremoine*.

Eſt une plante qui pouſſe des feuilles oblongues, rangées comme par paires ſur une côte, molles, velues, crenelées tout autour, de couleur verte-pâle, d'un goût douceâtre & un peu aſtringent : il naît entre ces feuilles d'autres feuilles très-petites, mais de la même figure : ſa tige croît à la hauteur d'un pied & demi ou de deux pieds, menue, dure, velue, de couleur obſcure, portant depuis la moitié juſqu'au haut, des petites fleurs jaunes à cinq feuilles diſpoſées en roſe. Quand cette fleur eſt tombée, ſon calice devient un fruit oblong, hériſſé de pointes vers ſa moitié, & renfermant quelques ſemences longuettes : ſa racine eſt longue, de groſſeur médiocre, noirâtre. Cette plante croît le long des chemins, contre les hayes, aux bords des prez : elle contient de l'huile, peu de ſel eſſentiel, peu de phlegme.

Aigremoi-
ne.

Elle eſt déterſive & aſtringente, elle purifie le ſang ; on l'employe dans les maladies du foye, pour les inflammations de la gorge, pour arrêter les cours de ventre : elle entre ſouvent dans les décoctions des lavemens aſtringens, dans les gargariſmes, & dans les apozemes.

Vertus.

Etimolo-
gies.

Agrimonia, ab ἀχὶς *acumen*, parce que le fruit de l'Aigremoine est garni de piquans.
Eupatorium, ab Eupatore Rege, parce qu'on prétend que le Roy Eupator mit le premier cette plante en usage.

AGUL, ou ALHAGI.

Agul. J. B.
Alhagi Maurorum. Rauwolf. & Pitt.
Tournef. *Itin.*

Genista spartium spinosum foliis Polygoni.
C. B.

Est un petit arbrisseau fort épineux, dont les feuilles sont longuettes & ressemblantes à celles de la Centinode : ses fleurs sont légumineuses, abondantes, de couleur rougeâtre ; il leur succede des gousses rouges : sa racine est longue, de couleur purpurine. Cette plante croît en Arabie, en Perse, en Mésopotamie. On trouve le matin sur ses feuilles de la manne grosse comme des grains de Coriandre, du même goût & de la même saveur que la nôtre ; mais si on laisse passer le soleil dessus, elle se fond & se dissipe.

Vertus.

Les feuilles de cet arbre sont estimées purgatives.

AHOUAI,

Ahouai Nerii folio. Plum. & Pit. Tournef. *Ahouai. Yccotli.* Hérnand. 443.

* Est un arbre qui donne beaucoup de lait, & qui ressemble par ses feuilles au Laurier-rose des Indes à feuilles étroites : ses fleurs sont jaunes, d'une seule piéce, de la figure de celles du Laurier-rose, mais beaucoup plus grandes : ses fruits ont la figure d'une poire : leur chair couvre un noyau triangulaire, divisé intérieurement en deux loges ; dans chacune on trouve une amande ; souvent il n'y en a qu'une qui prend la place de celle qui est avortée. Cette amande tombe aisément, lorsque ce noyau est sec, parce qu'il s'entrouvre par son côté le plus large, c'est-à-dire par sa baze ; dans cet état il est un peu brun, très-dur. Les Indiens l'attachent à leurs jarretieres ou à leurs tabliers, à cause qu'il fait du bruit lorsqu'il heurte contre d'autres noyaux.

Le P. Labat, dans son nouveau Voyage aux Isles de l'Amérique, Tome III. page 31,

Noix de
serpent.
Vertus.

appelle ce noyau *Noix de serpent*, à cause de la proprieté qu'il assure que l'on lui reconnoît dans le pays, de guérir les blessures mortelles du serpent à sonnette, par l'application en forme de cataplasme qu'il dit qu'on fait de cette amande mâchée. Mais malgré les circonstances aussi précises que ce Pere rapporte des expériences qu'il a faites de la vertu de cette amande, nous avons lieu d'en douter, non seulement par le peu de rapport qu'il y a de la description & de la figure qu'il donne de l'arbre qu'il dit porter ce fruit, mais encore :

Premierement, parce qu'aucune des branches seches de cet arbre qui nous ont été envoyées des Isles par plusieurs personnes, ne ressemble à la description qu'en donne le P. Labat.

Secondement, parce que les arbres que nous en avons élevé au Jardin du Roy, provenus des fruits que nous y avons mis en terre, & des pieds frais que nous y avons plantez, ne conviennent point avec la figure & la description du P. Labat.

Troisiémement, parce que tous les Auteurs qui ont parlé de cet arbre, & les personnes des Isles qui nous l'ont communiqué, lui donnent tous une qualité venimeuse, tout-à-fait opposée à celle que ce Religieux lui attribue.

A I Z O O N.

Aizoon palustre. J. B.
Aloe 4. *seu palustris.* C. B.

Militaris.

Stratiotes, sive militaris Aizoides. Ad. Lob.

Stratiotes aquatica. Lugd.
Stratiotes potamios. Dod. Gal.
Sedum aquatile. Dod. Pempt.

Eſt une plante aquatique faite comme l'Aloës ordinaire : mais ſes feuilles ſont plus petites, épineuſes en leurs bords : il s'éleve de leur milieu des eſpeces de tuyaux ou de gaînes diſpoſées en pied d'écreviſſe, leſquels s'ouvrant, laiſſent paroître des fleurs blanches à trois feuilles, ayant en leur milieu des petits poils jaunes : ſes racines ſont des fibres longues, rondes, blanches, reſſemblant à des vers : cette plante croît dans les marêts & dans les autres lieux aquatiques : elle contient beaucoup d'huile & de phlegme, peu de ſel.

Elle eſt propre pour rafraîchir & pour épaiſſir les humeurs, extérieurement appliquée.   *Vertus.*

Aizoon, *ab* ἀεὶ ζωὸν *vivens*, parce que cette plante eſt un *ſempervivum*.   *Etimologie.*

ALABASTRUM.

Alabaſtrum, *ſeu Alabaſtrites*, *ſive Onyx*, en françois *Albâtre*, eſt une pierre très-blanche & tendre, qu'on trouve près les mines du marbre : ou plutôt c'eſt un marbre qui n'a pas reçû une coction parfaite : on en forme des vaſes, des ſtatues, des colonnes ; il ſe polit parfaitement.   *Alabaſtrites, Onyx, Albatre.*

Il eſt propre pour amollir les duretez & pour les réſoudre ; il appaiſe les douleurs de l'eſtomac, étant appliqué deſſus ; il abſorbe comme alkali, l'âcreté qui tombe ſur les gencives dans le ſcorbut ; il raffermit les dents en les nettoyant.   *Vertus.*

Alabaſtrum, *ſive Alabaſtrites*, *ab à privativo*, & λαμϐάνω *corripio* ; parce qu'on fait des vaſes d'Albâtre ſi minces, qu'à peine peut-on les tenir dans ſa main ſans les rompre.   *Etimologie.*

ALANA.

Alana, en françois *Tripoli*, eſt une pierre légere, blanche, tirant tant-ſoit-peu ſur le rouge, laquelle on fait venir de pluſieurs endroits de Bretagne, d'Auvergne, d'Italie ; on croit que la légereté de cette pierre vient de ce qu'elle a été calcinée par des feux ſouterrains. Nous en voyons de deux ſortes en France : la premiere & la meilleure eſt celle qui ſe tire d'une montagne proche de Rennes en Bretagne ; on la trouve diſpoſée par lits épais d'environ un pied : elle ſert aux Lapidaires, aux Orfévres, aux Chaudronniers, pour blanchir & polir leurs ouvrages.   *Tripoli.*   *Pomet.*

La ſeconde & la moins eſtimée ſe tire d'Auvergne proche Riom ; elle ſe diviſe par feuilles, & elle ne peut ſervir aux Lapidaires, ni aux Orfévres, ni aux Chaudronniers ; on l'employe dans les ménages pour blanchir & éclaircir la batterie de cuiſine.

Le Tripoli eſt déterſif & deſſicatif, appliqué extérieurement ; mais on ne s'en ſert guéres en Médecine.   *Vertus.*

Quelques-uns tiennent que le Tripoli eſt ce que les Anciens appelloient *Samius lapis*.   *Samius lapis.*

ALATERNUS.

Alaternus. Cluſ. Hiſp. Pit. Tournef.   *Philica Elatior.* C. B.
Spina bourgi Monſpelienſium. J. B.   En françois, *Alaterne.*

Eſt un petit arbriſſeau grand à peu près comme le Troeſne, couvert d'une écorce noire & preſque ſemblable à celle du Ceriſier : ſon bois eſt jaune-pâle : ſes feuilles ſont oblongues par le bout, aſſez grandes, fermes, armées autour ſans ordre de quelques petites épines, reſſemblant à celles du Phillyrea, mais rangées ſur les branches alternativement, au lieu qu'au Phillyrea elles ſont rangées deux à deux : ſes fleurs ſont petites, ramaſſées pluſieurs enſemble ; ce ſont des entonnoirs à pavillon découpé en étoile à cinq pointes, de couleur blanche, odorantes : il leur ſuccede des bayes groſſes à peu près comme celles du ſureau, diſpoſées comme en grape, molles, ſucculentes, noires quand elles ſont mûres : elles renferment chacune trois ſemences jointes enſemble,   *Alaterne.*

arondies sur le dos, aplaties par les côtez où elles se touchent : ses racines s'étendent beaucoup dans la terre : il croît dans les hayes ; on le cultive dans les jardins : il contient beaucoup d'huile & de phlegme, peu de sel : il y en a de plusieurs especes.

Vertus.   Ses feuilles sont détersives, astringentes, rafraîchissantes, propres pour les inflammations de la bouche & de la gorge en gargarisme.

Etimologie.   *Alaternus ab alterno*, parce que les feuilles de cette plante sont rangées sur leurs branches alternativement, ou l'une après l'autre.

ALAUDA.

Alauda. Galerita. Cassita. En françois, *Alouette.*

Est un petit oiseau gris assez connu, & dont le ramage est agréable ; il a coutume de chanter le matin quand il fait beau tems ; il couve en May, en Juillet, & en Aoust, & il met ses petits en état de sortir en dix ou douze jours.

Alouette crêtée.   Il y a de deux especes d'Alouette ; une hupée ou crêtée, & une autre qui ne l'est point ; cette derniere vole en troupe, & l'on dit que c'est le premier oiseau qui annonce l'Eté : la crêtée va plus souvent à terre que l'autre : l'une & l'autre mange des grains, des vers, des fourmis ; on en garde quelques-unes en cage : étant jeunes, c'est un mets délicieux ; leur chair est ferme, brune, de bon suc, facile à digérer ; on doit les choisir tendres & bien nourries.

Choix.

Vertus.   Le cœur & le sang de l'Alouette sont bons pour la colique venteuse, pour la néphrétique, pour pousser le sable & les phlegmes du rein & de la vessie.

Etimologies.   *Alauda, ab alarum insigni agitatione*, parce que l'Alouette remue ses aîles avec beaucoup de vitesse.

Galerita & Cassita, quod apicem cristatum qui pultam sive cassidem refert, in capite habeat.

On dit que le nom *Alouette* est de l'ancien Gaulois, & que Jules César ayant levé des Soldats en France, on les appella *Alouettes*, à cause de la figure de leur casque qui ressembloit à une Alouette crêtée.

ALAQUECA.

Alaqueca est une pierre qui se trouve en petits fragmens polis en Balagate dans les Indes.

Vertus.   Elle est fort estimée pour arrêter le sang, étant appliquée extérieurement.

ALBURNUS.

Albe, Albette.   *Alburnus Ausonii*, en françois *Albe* ou *Albette*, est un petit poisson de riviere qui ressemble à l'Anchois ; sa tête est petite ; ses yeux sont grands à proportion & rouges ; son dos est verdâtre ; son ventre blanc, avec deux lignes aux côtez.

Vertus.   Il est apéritif étant mangé.

ALCEA.

Alcea vulgaris. J. B. Dod.	*seo.* C. B. Pit. Tournefort.
Alcea vulgaris major, flore ex rubro-ro-	En françois, *Alcée* ou *Mauve sauvage.*

Mauve sauvage.   Est une plante qui croît jusqu'à la hauteur de deux pieds & demi ou de trois pieds : elle pousse des tiges velues, rudes, remplies d'une moëlle fongueuse : ses feuilles s'élevent attachées à des queues longues, velues comme celles de mauve, mais plus grandes & découpées profondément en cinq ou six parties, velues, de couleur verte-brune ; ses semences sont semblables à celles de la mauve : sa fleur est de belle couleur de rose purpurine : sa racine est longue comme le doigt ; elle croît dans les champs ; elle contient beaucoup d'huile & de phlegme, peu de sel fixe.

Vertus.   Elle digere, elle amollit, elle adoucit, elle arrête le sang ; on s'en sert en lavemens &

en fomentations ; on en peut prendre aussi par la bouche pour adoucir les âcretez d'u-
rine.

Il y a plusieurs especes d'Alcée ; elles ne different toutes d'avec la mauve, qu'en ce
que ses feuilles sont découpées profondément.

Alcea fortè ab ἀλκή, *auxilio.*

ALCEDO.

Alcedo, sive Alcyon, en françois *Martinet, Pêcheur*, ou *oiseau de S. Martin*, ou *Dra-
pier*, est un petit oiseau maritime, gros à peu près comme une caille, de diverses couleurs, comme bleu, purpurin, rouge ou jaune ; son bec est long, menu, jaunâtre ; il
bâtit son nid sur les rochers & sur les rivages parmi les roseaux ; il se nourrit de petits
poissons ; il pond ses œufs en hyver pendant que le tems est serain. On prétend qu'il soit
un heureux présage du calme & du beau tems : il contient beaucoup de sel volatil.

On fait sécher cet oiseau, & on le pend au cou des enfans pour les préserver de l'é-
pilepsie : mais il pourroit produire un effet plus assuré, si l'ayant pulvérisé, l'on en faisoit prendre tous les jours par la bouche un scrupule dans de l'eau de bétoine.

Les nids d'oiseaux secs & blancs que les Siamois & plusieurs voyageurs nous apportent en France, sont de la façon des Alcyons des Indes, & principalement de ceux de la
côte du Royaume de Camba : cet nids ont la forme de tasses rondes ; leur matiere est une
bave ou une écume blanche qui sort des becs de ces oiseaux quand ils font l'amour, &
elle se rendurcit par la chaleur : le goût de ces nids est insipide, glutineux ; les Chinois
en font friands, ils les font bouillir avec du gingembre, & ils les mangent.

Ils sont propres pour restaurer les convalescens, pour fortifier l'estomac.

Alcedo, ἀπὸ τῶ ἐν ἁλὶ κύειν, *quod in mari pariat illa avis species.*

ALCE.

Alce, sive Alces, en françois *Elan* ou *Ellend*, est un animal à quatre pieds & à cornes, sauvage, grand comme un cheval, qui tient du cerf, de l'âne, & du bouc ; il est
barbu & chargé de longs poils depuis le haut de la tête jusqu'aux épaules : sa couleur est
ordinairement grise, blanchâtre ; sa tête est fort grosse, ses yeux étincelans, ses lévres
sont grandes & grosses, ses dents sont médiocres, ses oreilles sont longues & larges ; ses
cornes sont figurées comme celles du daim, elles pesent jusqu'à douze livres les deux ; il
en change toutes les années : sa femelle n'en a point ; son ventre est ample comme celui
de la vache ; sa queue est fort petite, ses jambes sont longues & menues, ses pieds noirs,
ses ongles fendus comme ceux du bœuf : son cuir est fort dur, garni sur le dos de poil
d'un beau gris de souri : cet animal se trouve en Pologne, en Prusse, en Suéde, en Norvege, en Canada : il est peureux ; il se jette dans l'eau quand on le chasse, mais il a une
grande force ; son rut est semblable à celui du cerf. Il est sujet à tomber dans l'épilepsie ;
& l'on tient que quand il est dans l'accès, il s'en délivre en fourrant l'ongle de son pied
gauche dans son oreille : c'est pourquoi on estime en Médecine le pied gauche de derriere beaucoup plus que le droit : on se sert de son ongle appellé *ungula alces* ; il faut le
choisir pesant, compact, uni, luisant, noir : il contient beaucoup de sel volatil &
d'huile.

On employe l'ongle d'Elan dans les remedes antiépileptiques, qu'on prend intérieurement ; on en pend un petit morceau au cou, & l'on en fait porter des bagues aux doigts
pour préserver du même mal ; mais ces amuletes ne produisent rien.

Les autres pieds de l'Elan sont aussi salutaires que le pied gauche de derriere ; car l'effet ne vient que du sel volatil, dont il y a autant à l'un qu'à l'autre : mais on ne les met
point en usage.

La peau de l'Elan est employé dans quelques arts & métiers, comme celle du buffle.

Alce, grec en ἀλκή, *id est, vis & robur*, parce que l'Elan est très-fort. Elan est un mot allemand qui signifie *misere*, parce que cet animal est misérable de toutes manieres, tant à cause du haut mal où il tombe souvent, que parce qu'il n'habite que les bois les plus déserts & les lieux les plus sauvages, où il ne trouve guéres dequoi se rassasier.

ALCHIMILLA.

Alchimilla. Dod.	*Patta leonis officinis.*
Alchimilla vulgaris. C. B. Cluf. Hist.	*Planta leonis.* Dod.
Pit. Tournef.	*Psiadium.* Diosc.
Pes leonis. Brunf. Fuchf. Lon.	*Drosera & Drosium.* Cord. in Hist.
Stellaria. Matth. Cast. Lugd.	*Stella herba Italis.* Gesn. Hort.
Leontopodium. Brunf.	En françois, *Pied de lion.*
Pes leonis, sive Alchimilla. J. B.	

Drosium. (left margin)

Voyez Pl. III. fig. 1. (left margin)

Est une plante qui pousse de sa racine des feuilles attachées à de longues queues, velues, courbées ou souvent couchées par terre : ces feuilles sont presque semblables à celles de la mauve, mais plus fermes, plus crêpées & plus blanches, dentelées, partagées chacune en huit ou neuf quartiers ou angles : il s'éleve du milieu de la plante des tiges à la hauteur d'environ un pied, menues, rondes, velues, rameuses, portant en leurs sommets des petites fleurs étoilées à quatre étamines, pâles & herbeuses, ou quelquefois blanches : quand ces fleurs sont passées, il leur succede des semences menues, rondes, jaunes, contenues une à une, ou deux à deux, ou trois à trois dans des capsules qui ont servi de calice aux fleurs : sa racine est longue, & presque aussi grosse que le doigt, noire en dehors, entourée de fibres : cette plante croît aux lieux herbeux & humides, dans les prez, le long des vallées ; elle contient beaucoup de phlegme & d'huile, médiocrement de sel.

Vertus. (left margin)

Elle est vulnéraire, déterfive, astringente, consolidante ; elle arrête le sang ; on s'en sert en décoction pour les ulceres du poumon, pour la phthisie ; on l'employe aussi extérieurement pour les ulceres.

Alchimilla, parce que les Alchymistes vantent beaucoup les qualitez de cette plante.

Leontopodium ex λέων *leo*, & πούς *pes*, comme qui diroit *pied de lion* ; parce qu'on a trouvé en la feuille de cette plante une figure approchante de celle du pied d'un lion.

Stella vel Stellaria, parce que sa feuille & sa fleur font en quelque maniere disposées en étoile.

ALCYONIUM.

Alcyonium, halcyoneum, en françois *écume de mer*, ou *merde de Cormarin*, est une maniere de plante spongieuse qui se trouve dans la mer ou sur les rivages ; ou plutôt une écume de mer qui s'est endurcie par la chaleur du soleil, & qui a pris diverses figures & couleurs : Dioscoride en décrit de cinq especes.

La premiere appellée *Alcyonium spissum, seu durum*, ressemble en quelque maniere à une éponge ; mais elle est dure, pesante, d'un goût acerbe, de mauvaise odeur, sentant le poisson : elle se trouve ordinairement sur le rivage.

La seconde appellée *Favago australis* (C. B.) est légere, poreuse comme une éponge, sentant l'*Alga*.

La troisiéme que quelques-uns appellent *Milesium*, est en forme de petits vers, & de couleur tirant sur le purpurin, quelquefois blanche, & d'autres fois jaunâtre : on la nomme *Alcyonium vermiculare*, ou *Tubuli de quibus vermes delitescunt.*

La quatriéme appellée *Alcyonium molle*, est légere, molle, ressemblante à de la laine grasse.

L2

La cinquiéme appellée *Alcyonium foraminofum*, a la figure d'un champignon, douce au toucher extérieurement, âcre au goût, mais rude en dedans, & poreuſe à peu près comme la pierre ponce, ſans odeur.

Il y en a de pluſieurs autres eſpeces.

Elles contiennent beaucoup d'huile & de ſel, les unes plus, les autres moins.

La premiere & la ſeconde eſpece ſont propres pour les éréſipeles, les dartres, la gra- *Vertus.* telle, la lépre, & les autres démangeaiſons du cuir, pour effacer les taches du viſage, étant appliquées extérieurement, ou en poudre, ou en décoction.

La troiſiéme eſt eſtimée bonne pour exciter l'urine, pour chaſſer la pierre du rein & de la veſſie, pour lever les obſtructions de la ratte, pour l'hydropiſie ; on la prend en poudre ou en décoction. Etant brûlée, elle fait revenir le poil, ſi on l'applique ſur la partie, délayée dans un peu de vin.

La quatriéme eſt réſolutive.

La cinquiéme eſt propre pour nettoyer les dents ; & ſi on la calcine avec du ſel, il s'en fait un dépilatoire ; étant appliquée ſur la peau, elle y excite des démangeaiſons.

Alcyonium ab ἅλς mare, & κύω gigno, parce que cette matiere naît dans la mer, & *Etimolo-* que les Alcyons y attachent leurs nids pour y faire leurs petits. *gie.*

A L G A.

Alga, en françois *Aigue*, eſt un genre de plante qui nait dans les eaux. Il y en a de *Algue.* beaucoup d'eſpeces : la plupart jettent des feuilles reſſemblantes à celles du Gramen, d'autres à des cheveux. Je décrirai l'Alga le plus commun.

Alga anguſtifolia vitriariorum. C. B. Pit. Tournef.	*Fucus marinus primus.* Ang. *Alga marina.* Lob. Icon.

En françois, *Algue.*

Eſt une plante marine, dont les feuilles ſont longues d'environ deux à trois pieds, molles, faciles à rompre, d'un verd obſcur, étroites les unes plus, les autres moins, reſſemblantes à des courroyes ou aiguillettes. Cette plante croît en grande quantité le long des bords de la mer Méditerranée & ailleurs : les payſans la font ſécher, & en ti- rent un fort bon fumier pour les terres. Les Verriers & les Parfumeurs en envelopent leurs bouteilles,

On en fait auſſi du verre comme avec le Kali ; car elle contient beaucoup de ſel.

Elle eſt apéritive, vulnéraire, deſſicative ; on tient qu'elle tue les puces & les pu- *Vertus.* naiſes.

Alga, quòd natanti vel ſubmerſo alligari ſoleat. *Etimologie D. de la Duquerie.*

A L I S M A.

Aliſma Matth. *ſeu plantago montana ejuſ-* *dem.*	*Doronicum plantaginis folio alterum.* C.B. Pit. Tournef.
Arnica, ſeu Betonica montana.	En françois, *Bétoine des montagnes.*

Bétoine des montagnes.

Eſt une eſpece de Doronic, ou une plante qui jette de ſa racine pluſieurs feuilles reſ- ſemblantes à celles du Plantain, nerveuſes, groſſettes, velues, ſe répandant à terre. Il ſort de leur milieu une tige qui croît à la hauteur d'un pied ou d'un pied & demi, velue, portant des feuilles beaucoup plus petites que celles d'en bas, & en ſa ſommité une fleur jaune radiée, ſemblable à celle du Doronic ordinaire, mais plus grande, & d'une couleur d'or plus foncé. Sa ſemence eſt longuette, garnie d'une aigrette, âcre, odo- rante. Sa racine eſt rougeâtre, entourée de filamens longs comme celle de l'Ellébore noir, d'un goût âcre aromatique, agréable ; elle croît aux lieux montagneux ; elle con- tient beaucoup de ſel & d'huile.   D

Elle eſt diurétique , ſudoriſique , & quelquefois un peu vomitive ; elle diſſout le ſang caillé : ſes fleurs font éternuer ; leur infuſion arrête le crachement de ſang.

ALKEKENGI.

Alkekengi. Lon.	*Halicacabum veſicarium.* Cam.
Alkekengi officinarum. Pit. Tournef.	*Saxifraga rubra , & 4.* Brunsf.
Solanum veſicarium. C. B.	*Halicacabum.* Ang. Caſt.
Solanum halicacabum vulgare. J. B.	*Veſicaria vulgaris.* Dod.

En françois , *Coqueret* , ou *Alkékenge.*

Alkékenge.   Eſt une plante qui pouſſe pluſieurs tiges à la hauteur d'un pied & demi , menues , rondes , rougeâtres , ſe diviſant en pluſieurs petits rameaux. Ses feuilles font faites comme celles de la Morelle , mais plus grandes : ſes fleurs font des roſettes à cinq pointes , de couleur jaunâtre , ſoutenues chacune par un calice fait en godet. Lorſque la fleur eſt tombée , ce calice ſe dilate en une veſſie membraneuſe , groſſe comme une noix médiocre , verdâtre au commencement , mais rougiſſant à meſure qu'elle mûrit. Elle renferme un fruit mou , rouge , reſſemblant à une ceriſe , d'un goût aigrelet & un peu amer. On trouve dans ce fruit des ſemences ordinairement aplaties & preſque rondes : ſa racine eſt menue , blanche , rampante dans la terre. Cette plante croît dans les vignobles & aux lieux ombrageux. On a toujours placé les Alkékenges entre les eſpeces de *Solanum*; mais M. Tournefort a trouvé à propos d'en faire un genre ſéparé , ſeulement à cauſe des veſſies qu'elles portent.

On ſe ſert en Médecine des fruits du Coqueret : ils contiennent beaucoup de phlegme , du ſel eſſentiel & de l'huile.

Vertus.   Ils font propres pour exciter l'urine , pour faire ſortir la pierre , la gravelle , pour la colique néphrétique , pour purifier le ſang ; on les employe ordinairement en décoction , & quelquefois ſéchez & pulvériſez.

Alkekengi eſt un mot arabe.

Etimologies.   *Halicacabum ab* ἁλς *mare , &* κάκαβος *vas* ; parce que la coque du fruit de cette plante a quelque reſſemblance en figure avec un vaiſſeau de mer.

Veſicaria , parce que le fruit de cette plante eſt renfermé dans une veſſie.

ALLA.

Alla. Halla , En françois , *Aile* ou *Hel.*

Eſt vne eſpece de biere qu'on prépare en Angleterre : elle eſt claire , tranſparente , jaunâtre , piquante au goût , plus agréable à la vûe & au goût qu'aucune autre biere ; mais elle donne un picottement dans le nez & dans la bouche de ceux qui en boivent , à peu près comme fait la moutarde : on dit communément qu'il n'entre point de houblon dans la compoſition de l'Aile , mais que la force & la ſubtilité de cette boiſſon viennent d'une fermentation extraordinaire , qu'on lui a donnée par le moyen de quelques drogues piquantes & des rameaux de bouleau : néanmoins *Stookius* dans un Traité qu'il a fait ſur la biere , rapporte que quelques Braſſeurs font entrer dans la compoſition de l'Aile un peu de fleur de houblon pour corriger le fade de l'orge.

On dit auſſi qu'on met dans les tonneaux de cette biere du lierre terreſtre , afin de la faire dépurer en peu de tems.

On garde l'Aile quand elle eſt faite , dans des bouteilles bien bouchées avec des bouchons de bois : il faut avoir la précaution , quand on en veut verſer dans un verre pour la boire , de déboucher peu à peu & très-doucement la bouteille ; car ſi l'on retire le bouchon tout d'un coup , l'Aile qui a une grande diſpoſition à ſe fermenter , étant agitée par l'air qui y entre trop vîte, se raréfie & sort avec tant de violence par le cou du vaisseau, qu'elle s'élance toute en un moment jusqu'au plancher, sans qu'il reste rien dans la bouteille.

L'Aile contient beaucoup d'esprit vineux, de phlegme, & de sel volatil : elle enyvre quand on en boit beaucoup ; mais l'yvresse excitée par cette boisson est plus guaye & passe plus vîte que celle qui a été excitée par la biere ; la raison en est qu'elle est moins chargée de parties grossieres.

Elle est incisive, pénétrante, & apéritive. *Vertus.*

Alla vient de *All*, mot anglois qui signifie *totum* ; comme qui diroit *boisson qui peut tenir lieu de toute autre.* *Etimologie.*

ALLIARIA.

Alliaria. Dod.-Trag.	*Hesperis allium redolens.* Moriss.
Alliastrum. Gesn. Hort.	*Alliaris.* Dod.

En françois, *Alliaire*, ou *herbe des aulx.*

Est une plante qui pousse plusieurs tiges à la hauteur d'un pied & demi ou de deux pieds, menues, un peu velues : ses feuilles sont larges, pointues, ou presque rondes, vertes, entourées de petites dents, d'un goût & d'une odeur d'ail quand on les écrase : ses fleurs naissent en ses sommitez, petites, blanches, composées de quatre feuilles & d'étamines jaunâtres ; il leur succede de petites gousses longuettes, anguleuses, lesquelles contiennent des semences oblongues, menues, noires. Sa racine est longue, menue, assez dure, blanche, sentant l'ail. Cette plante croît le long des hayes ; elle contient beaucoup de sel essentiel & d'huile à demi exaltée. Elle est incisive, atténuante, détersive ; elle excite l'urine ; elle est propre pour résister au venin, contre la morsure des serpens, pour la dysenterie, pour fortifier l'estomac, pour abattre les vapeurs hystériques : on s'en sert en décoction. *Vertus.*

Alliaria ab allio, ail, parce que cette plante étant écrasée, rend une odeur d'ail. *Etimologie.*

Herbe aux aulx.

ALLIUM.

Allium. Brunsf. Trag. Dod.	*Allium vulgare & sativum.* J.B.
Allium sativum. C.B. Pit. Tournef.	*Allium sativum multifidum.* Cord. Hist.
Allium hortense. Fuch.	En françois, *Ail.*

Est une plante dont les feuilles sont longues, & différentes de celles de l'oignon, en ce qu'elles ne sont point fistuleuses, mais approchantes en figure de celles du gramen ; il s'éleve d'entr'elles une tige à la hauteur d'un pied & demi, ronde, unie, portant en son sommet une grosse tête sphérique, envelopée d'une membrane blanche, laquelle se rompant par la maturité, laisse paroître des fleurs disposées comme en bouquet, & composées chacune de six feuilles rangées en rond, blanchâtres. *Ail.*

Quand ces fleurs sont passées, il leur succede des fruits relevez chacun de trois coins, & se divisant en trois loges remplies de semences presque rondes : sa racine est un bulbe presque rond, composé de quelques tuniques blanches, ou tirant sur le purpurin, lesquelles envelopent plusieurs tubercules charnus, oblongs, pointus, d'une odeur forte, & d'un goût âcre : on appelle vulgairement ces tubercules *côtes* ou *gousses d'ail.* Les Espagnols & les Gascons en mangent avec du pain. Sous ce bulbe sont attachées plusieurs fibres blanches qui affermissent la plante dans la terre ; on la cultive en Espagne, en Gascogne, & aux autres pays chauds. On se sert en Médecine du fruit & de la racine de l'ail. Ils contiennent beaucoup de sel volatil, acide, piquant, médiocrement d'huile & de phlegme. *Côtes ou gousses d'ail.*

Ils sont incisifs, atténuans ; ils chassent les vents, ils excitent l'urine, ils poussent la *Vertus.*

pierre du rein & de la veſſie après l'avoir briſée ; ils conſomment les viſcoſitez de l'eſtomac , ils excitent l'appétit , ils réſiſtent au mauvais air étant pris intérieurement. On les
employe auſſi extérieurement : car étant pilez , on les applique aux poings dans le tems
du friſſon , ou au commencement de l'accès d'une fiévre intermittente ; ils ſont bons
auſſi pour conſumer les cors des pieds, étant écraſez & appliquez deſſus.

L'eau dans laquelle l'ail a trempé, caſſe les verres à boire qu'on fringue dedans, comme fait l'eau dans laquelle on a lavé du perſil, ce qui ne peut arriver que par une qualité très-pénétrante de ſon ſel.

Roquem-boles, ou Echalottes d'Eſpagne. Les Roquemboles qu'on appelle Echalottes d'Eſpagne, ſont des tubercules qui
viennent ſur les têtes d'un autre ail, qu'on cultive en Eſpagne & dans nos jardins.

ALNUS.

Alnus. Brunsf. Trag. Matth. Dod.	Pit. Tournefort.
Alnus vulgaris. Cluſ. Hiſt. J. B.	*Amedanus.* Creſcent.
Alnus rotundifolia glutinoſa viridis. C. B.	En françois, *Aune.*

Bois d'au-ne, & ſes uſages. Eſt un arbre aſſez grand & droit ; ſon tronc eſt couvert d'une écorce raboteuſe ,
fragile , noirâtre ; ſon bois eſt pliant , rougeâtre , léger , ſe corrompant aſſez aiſément ſur la terre, mais étant comme incorruptible dans l'eau ; d'où vient que l'on
s'en ſert préférablement à tous les autres bois pour les fondemens des bâtimens que l'on
fait dans les eaux : ſes branches ſont moëlleuſes, tendres, couvertes d'une écorce griſe
en dehors , jaunâtre en deſſous , d'un goût amer, accompagné d'aſtriction : ſes feuilles
reſſemblent à celles du Coudrier, mais elles ſont plus rondes, dentelées autour, vertes,
luiſantes, viſqueuſes : ſes chatons ſont compoſez de pluſieurs pelotons de fleurs attachées
à un filet, & qui ſortent d'un calice à quatre pointes. Ces fleurs ne laiſſent rien après
elles. Les fruits naiſſent ſur le même pied de l'Aune dans des endroits ſéparez des chatons ; ce ſont de petites pommes écailleuſes, groſſes environ comme une mûre, rougeâtres ; elles s'ouvrent en pluſieurs paquets d'écailles , & elles laiſſent voir dans les fentes
quelques ſemences aplaties, rougeâtres : ce fruit eſt amer & acerbe, mais ſa ſemence
eſt inſipide au goût. Cet arbre croît aux lieux aqueux, marécageux : on ſe ſert de ſon
Ecorce d'aune , & ſes uſages. écorce pour teindre les cuirs en noir. Il contient beaucoup d'huile, peu de ſel preſque
tout fixe.

Vertus. Ses feuilles ſont réſolutives étant écraſées & appliquées ſur les tumeurs ; elles arrêtent & temperent les humeurs enflammées ; on s'en ſert en décoction pour laver les
pieds des voyageurs afin de les délaſſer, & l'on en frotte les bois des lits pour faire mourir les puces.

Son écorce & ſon fruit ſont aſtringens, rafraîchiſſans, propres pour les inflammations de la gorge, étant employez en gargariſme.

Etimolo-gie D. de la Duquerie. *Alnus, quod amne alatur.*

ALOE'.

**Aloës.
Voyez Pl. I, fig. 6.** *Aloé, vel Aloës,* eſt le ſuc épaiſſi de pluſieurs plantes du même genre & portant le
même nom, qui croiſſent à différentes hauteurs ſuivant le terroir & le climat où elles
naiſſent : on trouve en Eſpagne & en pluſieurs autres pays chauds l'eſpece ſuivante.

L'eſpece la plus ordinaire eſt appellée,

Aloé. J. B. Pit. Tournef. Dod. Pempt.	*Aloé vulgaris.* C. B.

Ses feuilles ſortent de ſa racine longues, larges, fort épaiſſes, charnues, pleines de ſuc, garnies de quelques piquans, & de couleur de vert cendré : il s'éleve de
leur milieu une groſſe tige qui ſoutient en ſa ſommité des fleurs jaunes découpées à
leurs bords en ſix parties ; il leur ſuccede des fruits oblongs & comme cilindriques,

divifez chacun dans fa longueur en trois loges remplies de fémences plates. Sa racine eft un pivot long & fibreux. Toute la plante a un goût extrémement amer ; elle croît aux pays chauds , comme en Perfe, enEgypte , en Arabie , en Italie , & en Efpagne.

Quelques Naturaliftes ont dit que l'on cultivoit un Aloës qui ne fleuriffoit que de cent en cent ans; que quand fa fleur s'ouvroit , elle faifoit un grand bruit comme d'un coup de piftolet, & qu'alors fa tige s'élevoit tont d'un coup , & croiffoit prodigicufement en peu de tems. Cette opinion n'a pas été confirmée à Paris dans le Jardin du Roy ; au contraire on a vû fleurir plufieurs Aloës fans qu'il fe foit fait aucun bruit. *Aloë fol. in oblongum aculeum abeunte. C. B. Pin.*

On divife l'Aloës en trois efpeces ; en Aloës fuccotrin, en Aloës hépatique, & en Aloës cabalin , qui fe tirent d'efpeces d'Aloës différentes. *Divifion de l'Aloës.*

Le premier eft appellé en latin , *Aloes Soccotorina , vel Succotrina*, parce qu'on en tiroit autrefois beaucoup de l'Ifle de Soccotra , c'eft le plus beau & le meilleur de tous ; il eft net, de couleur noire ou brune , luifante en dehors , citrine en dedans , friable , refineux, affez leger, fort amer au goût , d'une odeur défagréable , devenant jaune quand on le pulvérife. *Aloës fuccotrin.*

Le fecond eft appellé en latin *Aloes hepatica* , à caufe qu'étant rompu , il a la couleur du foye : il ne differe du fuccotrin qu'en ce que fa couleur eft plus obfcure; mais on confond ordinairement ces deux efpeces d'Aloës , & l'on prend l'une pour l'autre. *Aloës hepatica.*

Le troifiéme eft appellé en latin , *Aloes caballina* , parce qu'on ne s'en fert que pour les maladies des chevaux : c'eft le plus groffier, le plus terreftre, & le moins bon de tous. Pour le tirer on pile la plante , & l'on en exprime le fuc à la preffe ; on fait enfuite épaiffir ce fuc au foleil ou fur le feu jufqu'à une confiftence folide. Il eft fort noir , compact & pefant. *Aloës caballina.*

* L'Aloës en calbaffe ou l'Aloës des Barbades eft femblable à cette derniere forte , lorfqu'il eft nouveau ; en vieilliffant il devient hépatique ; & étant gardé jufqu'à ce qu'il foit très-caffant, il paffe pour cela lucide ou tranfparent.

L'Aloës contient beaucoup d'huile & de fel effentiel.

Il eft fort purgatif , il raréfie le fang , il excite les mois aux femmes & les hémorroïdes ; il purge l'eftomac en le fortifiant, pourvû qu'on le prenne en mangeant; car fi on le met dans un eftomac vuide, il y caufe beaucoup de tranchées , & il purge peu ; il eft propre pour tuer les vers & pour les purger ; il déterge , il defféche, il confolide les playes ; il attenue & diffout les humeurs pituiteufes & gypfeufes ; il refifte à la corruption étant appliqué extérieurement. *Vertus.*

Aloes , ex ἅλς mare, parce que cette plante croît proche des bords de la mer. *Etimologie.*

ALOSA.

Alofa , five Chipea , en françois *Alofe* , eft un poiffon de mer qui paffe fouvent dans les rivieres ; il croît jufqu'à la grandeur du faumon , il eft couvert d'écailles grandes, minces & faciles à détacher ; fa tête eft comprimée vers le haut de fon corps , fon mufeau eft pointu, il n'a point de dents ; il paroît au haut de fa tête, fur fes yeux un os ou une écaille de chaque côté , luifante & refplandiffante ; fa langue eft noirâtre, fon dos eft de couleur blanche , jaunâtre, fes côtez & fon ventre font argentins. Ce poiffon aime le fel , il eft délicieux à manger; il contient beaucoup de fel volatil & d'huile. Quand l'Alofe n'eft pas bien fraiche, elle a un goût un peu âcre qui incommode les gencives de ceux qui en mangent. *Chipea. Alofe.*

On trouve dans la tête de l'Alofe un os pierreux , qui eft apéritif & propre pour la *Os pier-*

reux de
l'Alofe.

pierre, pour la gravelle, pour abforber les acides, car il eft alkali.

Vertus.

L'eftomac de l'Alofe defféché & réduit en poudre, eft propre pour fortifier l'efto-mac, étant pris par la bouche.

Etimolo-
gie.

Alofa ab alendo, parce que ce poiffon eft fort nourriffant.

ALSINE.

Morgeline.

Alfine, en françois *Morgeline*, eft une plante dont il y a un grand nombre d'efpeces; je ne décrirai ici que celle qui eft la plus ufitée en Médecine : on l'appelle

Alfine media. C. B. Pit. Tournef.	*Alfine vulgaris, five morfus gallina.* J. B.
Alfine major. Fuch.	*Morfus gallina primum genus.* Trag.
Alfine minor. Dod.	*Hippia minor.* Cord. Hift.

Elle pouffe plufieurs petites tiges menues, rondes, nouées, rameufes, fe couchant & s'étendant à terre ; les feuilles font petites, oblongues, oppofées deux à deux le long des tiges, fes fleurs font petites à plufieurs feuilles, difpofées en rofe, blanches, foute-nues par un calice à cinq feuilles ; quand cette fleur eft paffée, il lui fuccede un petit fruit membraneux, qui renferme des femences menues, prefque rondes, rougeâtres

Mouron
des petits
Oifeaux.

ou brunes ; fa racine eft menue, fibrée: cette plante croît par tout, dans les jardins, dans les vignobles, aux lieux ombrageux ; elle contient beaucoup de phlegme & d'hui-le, peu de fel. On en nourrit les oifeaux ; on l'appelle Mouron.

Vertus.

Elle eft humectante, rafraîchiffante, adouciffante, épaiffiffante, elle arrête les flux d'hémorroïdes, & elle en appaife les douleurs, étant prife en décoction & appliquée extérieurement.

Etimolo-
gies.

Alfine, ab ἄλσος, lucus, parce que cette plante aime les petits bois épais & les autres lieux ombrageux.

Morfus gallina, parce que les poules en font friandes.

ALTHÆA.

Malva
vifcus.

Althæa. Brunsf. Matth.	*Malva fylveftris prima.* Cæf.
Althæa vulgaris. Camer.	*Ibifcus.* Lugd. Caft.
Althæa, five bifmalva. J. B.	*Bifmalva.* Ger.
Althæa ibifcus. Dod.	*Malva, five Malva vifcus.* Ang.
Althæa Diofcoridis & Plinii. C. B.	*Malva paluftris.* Gefn. Hort.

En françois, *Guimauve ordinaire.*

Guimauve.

Eft une efpece de mauve ou une plante qui pouffe plufieurs tiges, à la hauteur d'en-viron trois pieds & demi, rondes, velues, ou lanugineufes, creufes en dedans ; fes feuilles font faites comme celles de la mauve ordinaire, mais plus longues, plus épai-fes, pointues, dentelées autour, molaffes, cotonneufes, blanchâtres ; fa fleur eft une cloche coupée en cinq parties jufques vers la bafe, de couleur blanche tirant fur la cou-leur de chair ; il lui fuccede quand elle eft tombée un petit fruit plat, & arondi en for-me d'une petite paftille, comme en la mauve ; dans ce fruit fe forment des capfules qui renferment chacune une femence ayant ordinairement la figure d'un petit rein ; fa raci-ne eft longue, groffe comme le poulce, ronde, bien nourrie, mucilagineufe, divifée en plufieurs branches, blanche en dedans : elle croît aux lieux humides ; elle contient beaucoup d'huile & de phlegme, peu de fel ; il y en a de plufieurs efpeces.

Vertus.

Elle eft émolliente, humectante, adouciffante, pectorale, apéritive, propre pour les maladies des reins, de la veffie, pour la toux, pour les âcretez qui defcendent de la poitrine, pour les ardeurs d'urine, pour la colique néphrétique.

Etimolo-
gies.

Althæa, ab ἀλταίνειν, mederi, parce que cette plante eft propre à foulager plufieurs fortes de maladies.

Bifmalva, comme qui diroit mauve plus charnuë du double que la commune, & qui a le double de fes qualités.

A L U C O.

Aluco, (Bellon. Aldrou. Jonft.) Eft une efpece de hibou ou un oifeau de rapine nocturne, de différentes grandeurs ; car les uns font gros comme un chapon, & les autres comme un pigeon : leur couleur eft plombée & marquetée de blanc ; leur tête eft groffe, fans oreilles, couronnée de plumes ; leur bec eft blanc, leurs yeux font grands, noirs, paroiffant enfoncez à caufe de beaucoup de petites plumes qui les environnent, leurs jambes font couvertes de plumes blanches, leurs pieds font velus & armez d'ongles longs, forts & aigus ; ils habitent les édifices ruinez, les tours, les cavernes, les creux des vieux chênes ; ils rodent la nuit dans les champs ; ils vivent de rats, & de petits oifeaux ; ils ont la gueule fi grande, qu'ils avalent des morceaux gros comme un œuf à la fois ; leur cri eft effroyable ; ils contiennent beaucoup de fel volatil & d'huile.

Leur fang eft bon pour l'afthme étant defféché, pulverifé & pris par la bouche, la dofe eft depuis demi fcrupule jufqu'à deux fcrupules ; fon cerveau eft propre pour aglutiner les playes.

Vertus.
Dofe.

A L U M E N.

Alumen, en françois, *Alun*, eft un fel acide minéral tiré d'une efpece de pierre dure de différentes groffeurs & couleurs, qui fe trouve dans des carrieres en France, en Italie, en Angleterre : on calcine cette pierre, puis on la met dans des foffez où l'on l'arrofe trois fois par jour pendant un mois, afin que les parties s'en dilatent, & l'on en tire enfuite l'alun par des lotions, filtrations & congelations, comme on tire le falpêtre ; il y a deux efpeces d'alun, l'alun de Rome, l'alun de roche.

Alun.

Alumen, ab ἄλμη *falfugo*, *faumure*, parce que l'alun étant diffout dans une liqueur, a un goût approchant de celui de la faumure.

Etimologie.

L'alun de Rome ou de Civitavecchia, appellé en latin *Alumen Romanum*, eft un fel en pierres de groffeur médiocre, rougeâtres, tranfparentes en dedans, d'un goût acide ftyptique ; on l'employe extérieurement pour arrêter le fang ; on en mêle dans les gargarifmes, pour les inflammations de la gorge ; on s'en fert pour nettoyer les dents ; on en fait deffécher ou calciner fur le feu pour le priver de fon phlegme ; puis on l'appelle *alumen uftum*, & en françois *alun brûlé* ; il eft efcharotique, on s'en fert pour confumer les chairs baveufes, & les excroiffances, pour ouvrir les chancres.

Alumen
Romanum.
Vertus.

Alumen uf-
tum.
Alun brûlé.
Vertus.

L'alun de roche ou de glace, ou alun blanc, ou alun d'Angleterre, & en latin *alumen rupeum*, eft un fel en pierres groffes, grandes, claires, blanches, tranfparentes comme du criftal, lefquelles on apporte d'Angleterre ; cet alun a les qualitez du précedent ; mais il n'eft pas fi employé en Médecine, parce qu'il eft moins fort ; les Monnoyeurs & les Teinturiers s'en fervent, il rend la teinture claire, vive & durable.

Alumen ru-
peum.
Alun de
Roche.
Alun de
glace.
Alun d'An-
gleterre.

L'alun de fucre appellé en latin *alumen faccarinum*, eft une compofition faite avec l'alun de roche, des blancs d'œufs & de l'eau de rofe cuits enfemble en confiftence de pâte, laquelle on forme pendant qu'elle eft encore chaude, en petits pains de fucre gros comme le poulce, qui s'endurciffent en refroidiffant ; on s'en fert pour les fards ; fon nom vient de fa compofition.

Alumen
faccari-
num
Alun de
fucre.

Alumen catinum, eft la foud ou la cendre du Kali calcinée, ou la cendre gravelée, ou quelque autre cendre, ou fel alkali tiré des végetaux : on l'appelle *catinum*, parce qu'on le fait deffécher dans un plat ou dans une écuelle.

Alumen ca-
tinum.
Etimolo
gie.

ALUMEN PLUMEUM VERUM.

Alumen plumeum. | *Alumen fciffile.*
Alumen trichites. Diofc. Plin. | *Flos Aluminis.*

En françois, *Alun de plume.*

Voy Pl. II. fig. 2. EST un fel mineral formé en petits morceaux de deux ou trois poulces de groffeur, compofez d'un grand nombre de beaux filamens droits, très-blancs, criftalins, refplendiffans, ramaffez les uns proche des autres en touffe cylindrique, mais fe féparant aifément, foutenus par une terre brute, moins fibreufe, & moins blanche que la partie fibreufe. Cet alun fe trouve en Egypte, en Macédoine, & aux Ifles de Sardaigne, & de Milo; fon origine vient d'une liqueur blanche, laiteufe & alumineufe de la terre, qui fe trouvant naturellement ramaffée en certains lieux commodes ou bien difpofez, s'y congéle peu à peu, s'y criftalife, & s'y éleve, de maniere qu'elle paroît plûtôt une vegétation qu'une criftalifation. Ce véritable Alun de plume fe fond dans la bouche, *Mém. de l'Acad.* & a un goût doux & afttingent, approchant de celui du fel de Saturne, mais moins fort. En Efpagne cet alun eft joint à des criftalifations vitrioliques barbues.

Vertus. Il eft déterfif & aftringent, propre pour rafermir les dents, pour les ulceres de la gorge & de la bouche, étant employé en gargarifme; pour les démangeaifons, pour empêcher ou modérer l'odeur qui vient de la fueur des aiffelles, des pieds, étant diffout dans l'eau de morelle, & appliqué avec un linge fur la partie.

Cet Alun de plume eft le véritable; mais il eft très-rare; on n'en trouve que dans les cabinets des curieux: celui qui porte ce nom communément, & qu'on trouve chez tous les Droguiftes, eft une efpece de talc filamenteux, doux au toucher, reffemblant *Efpece d'Amiante.* à la pierre d'Amiante, mais beaucoup plus court, de couleur blanche, verdâtre, luifante; il naît dans les mines de Negrepont; il ne fe diffout point dans l'eau comme *Ses qualitez.* fait le véritable alun de plume; la calcination en eft difficile, car il ne s'enflame ni ne fe confume au feu ordinaire; il n'y a que le Soleil réfléchi par le miroir ardent qui foit capable de le mettre en fufion: Quelques Chymiftes le font fervir de méche pour les feux de lampe, mais cette méche s'éteint fouvent; il excite des démangeaifons, & même des ampoules étant appliqué fur la peau, parce que le duvet dont il eft rempli, y entre infenfiblement; on guérit ce mal en le frotant d'huile, parce que les liqueurs onctueufes amoliffent ou émouffent la force des petites pointes qui compofent ce duvet.

Etimologies. *Alumen plumeum*, parce que cette efpece d'alun reffemble en quelque façon aux franges d'une plume.

Alumen fciffile, parce que cet alun eft facile à couper & à divifer.

Flos Aluminis, parce que ce véritable alun, par fa figure, par fa pureté, & par fa beauté reffemble à une fleur.

Alumen trichites, *quafi Capillare*, parce que les parties de cet alun font déliées comme les poils d'une chevelure.

ALYSSON.

Alyffon incanum montanum luteum. P. Tournefort, *five Thlafpi montanum luteum*, J. B. eft une plante dont les feuilles font oblongues, blanches principalement en bas, rudes au toucher: fes tiges s'élevent prefque à la hauteur d'un pied, cendrées, garnies de beaucoup de fleurs à quatre feuilles, difpofées en croix, d'une belle couleur jaune; quand la fleur eft paffée, il paroît un fruit affez petit & aplati, relevé en boffette, divifé felon fa longueur en deux loges, remplies de quelques femences menues, rondes; fa racine eft longue, ligneufe, fe divifant & s'étendant beaucoup; elle croît aux lieux montagneux.   Elle

Elle eſt eſtimée apéritive & propre contre la rage.   Vertus.

Alyſſon ex ἀλύω *rabie afficior*, parce que cette plante eſt eſtimée bonne contre la rage.   Etimologie.

AMARANTHUS.

Amaranthus. Matth. *parvus.* Cam.	*Amaranthus purpureus.* Fuch. Tur.
Amaranthus vulgaris. Tab.	*Amaranthus ſimplici paniculâ.* C. B.
Amaranthus Plinii minor. Geſn. Hort.	*Amaranthus anguſtifolius.* Lugd.
Amaranthus communis minor. Ejd. Col.	*Circæa.* Trag.
Amaranthus ſpicatus. Eyſt.	En françois, *Amarante*, ou *Paſſe-velours*,
Flos amoris. Germ.	ou *Fleur de jalouſie*.

Paſſevelours. Fleur de jalouſie.

Eſt une plante belle & réjouiſſante à la vûe; élle pouſſe une tige à la hauteur d'un pied & demi ou de deux pieds, de couleur approchante du purpurin; ſes feuilles ſont faites comme celles de la blette, mais plus pointues & plus unies, d'un vert brun, rougeâtres par les bords, d'un goût fade; ſes fleurs ſont belles, de couleur d'écarlate, diſpoſées en épi, compoſées chacune de pluſieurs feuilles rangées en rond les unes proche des autres: il ſe forme dans le milieu un petit fruit membraneux ayant la figure ronde, & s'ouvrant en travers comme une boëte à ſavonette: ce fruit renferme de petites ſémences preſque rondes, unies, noires, luiſantes: ſa racine eſt groſſe, ſucculente comme celle de la blette, d'un rouge blanchâtre: on la cultive dans les jardins; il y en a de beaucoup d'eſpeces.

Elle eſt humectante, rafraîchiſſante, agglutinative, propre pour arrêter ou modérer les pertes de ſang priſe en décoction; mais on ne s'en ſert guéres en Médecine.   Vertus.

Amaranthus vient des mots grecs ἄνϑος *fleur*, & μαραίνω *je me flétris*, & de la particule privative *à*, comme qui diroit *une fleur qui ne ſe flétrit point*.   Etimologie.

AMBARE.

Ambare Indica. Garz. Acoſt. Trag.	*Arbor indica, foliis juglandis, fructus nu-*
Ambares. Caſt.	*cis magnitudine.* C. B.

Eſt un arbre des Indes grand & gros, dont les feuilles ſont grandes comme celles du noyer, d'un vert un peu plus clair, parſemées de pluſieurs veines ou nerfs qui les embelliſſent beaucoup; ſes fleurs ſont petites, blanches; ſon fruit eſt gros comme une noix, vert au commencement, ayant une odeur forte & un goût âpre; mais en muriſſant il acquiert une couleur jaune, une odeur agréable, & un goût aigrelet, plaiſant; il eſt rempli d'une moëlle cartilagineuſe & dure, entretiſſue de pluſieurs petites nervûres; on le confit avec du ſel & du vinaigre.

Il excite l'appétit, il précipite la bile.   Vertus.

On a nommé cet arbre *Ambare*, à cauſe de la bonne odeur de ſon fruit, comme qui diroit *ſentant l'ambre*.   Etimologie.

AMBIA.

Ambia (Monard.) eſt un bitume liquide jaune, dont l'odeur approche de celle du Tacamahaca; il coule d'une fontaine ſituée aux environs de la mer dans les Indes.

Il eſt réſolutif, fortifiant, adouciſſant; il guérit les dartres, la gratelle; on s'en ſert pour les humeurs froides; il a les mêmes propriétez que les gommes de Caragne & de Tacamahaca.   Vertus.

AMBRA.

Ambra griſea.	*Ambra cineritia.*
Ambarum griſeum.	En françois, *Ambre gris*.

Ambra cineritia. Ambre gris.

Eſt une matiere prétieuſe, ſéche, preſque auſſi dure que de la pierre, légere, opa-

E

que, grife, odorante, qui fe trouve en morceaux de différentes groffeurs, flottant fur les eaux en divers endroits de l'Ocean, comme vers les côtes de Mofcovie & de Ruffie, & particulierement aux rivages de la mer Indienne ; il y en a des piéces d'une groffeur prodigieufe, & l'on dit qu'en l'année 1694 on en porta une en Irlande qui pefoit 182 livres.

Groffes piéces d'Ambre.

Les Naturaliftes ont été fort partagez fur l'origine & la nature de l'Ambre gris : les uns veulent que ce foit une écume de la mer qui a été defféchée & durcie peu à peu par les rayons du Soleil ; les autres difent que c'eft une écume de veaux marins condenfée ; les autres prétendent que ce foit un baume qui découle liquide par les fentes de certains rochers dans la mer, & qui fe corporifie & s'endurcit par le mélange de l'eau falée ; les autres croyent que c'eft un bitume ou une graiffe de la terre, qui ayant été liquéfiée par des feux fouterrains ou par le Soleil, a coulé dans la mer où elle s'eft perfectionnée infenfiblement ; les autres, que c'eft un amas des excrémens de plufieurs oifeaux qui vivent d'herbes odoriférantes dans les Ifles Maldives. Mais l'opinion la plus vrai-femblable & la mieux reçûe chez les Modernes, eft que l'Ambre gris prend fon origine d'un amas de rayons de cire & de miel que les abeilles font fur de grands rochers qui font aux bords de la mer des Indes ; que ces rayons demeurant long-tems expofez au Soleil, s'y cuifent, s'y confondent, & y changent de forme ; qu'enfuite fe détachant d'eux-mêmes, ou par l'effort des vents, ou par l'élévation des vagues, ils tombent dans la mer, où ils reçoivent une nouvelle élaboration & une perfection par l'eau marine & par l'agitation des flots, pour être réduits en Ambre gris tel que nous le voyons.

Diverfes opinions fur l'origine & fur la nature de l'Ambre gris.

Ce fentiment eft confirmé par plufieurs expériences. Premierement, quelques-uns affurent avoir vû une piéce d'ambre gris qui étoit moitié ambre & moitié cire, parce qu'elle n'avoit pas reçû toute la coction requife pour être perfectionnée.

En fecond lieu, on a pêché quelquefois des groffes piéces d'ambre gris où l'on a trouvé au milieu de leur fubftance en les rompant, des rayons de cire & de miel, parce qu'elles n'avoient pas atteint une entiere perfection.

En troifiéme lieu, fi l'on fait diffoudre de l'Ambre gris dans de l'efprit de vin, on trouve au fond du vaiffeau une fubftance épaiffe femblable à du miel.

Choix.

On doit choifir l'Ambre gris, bien net, bien fec, léger, marqueté en dedans de petite taches noires, d'une odeur douce & agréable : il faut éviter celui qui eft humide, molaffe, fale. Il contient beaucoup de fel exalté, & un peu de fel volatil : il n'a pas beaucoup d'odeur pendant qu'il eft en maffe ; mais quand il eft pulvérifé & mêlé avec d'autres drogues, fes principes fe raréfient & s'étendent enforte qu'il répand une odeur très-fuave, très-douce, & très-agréable : on le nomme *Ambra cineritia*, parce qu'il a une couleur de cendre.

Vertus.

Dofe.

Il fortifie le cerveau, le cœur, l'eftomac ; il excite de la joye, il provoque la fémence, il réfifte au venin : la dofe eft depuis demi-grain jufqu'à quatre grains ; on s'en fert dans les vapeurs pour les hommes ; il excite des vapeurs aux femmes.

Ambre blanc.

On trouve quelquefois chez les Droguiftes un ambre blanc qui differe de l'ambre gris, non feulement en couleur, mais en ce qu'il eft moins fort ; il fert pour les mêmes ufages.

Ambre noir.

On trouve encore un ambre noir qui n'eft point en ufage en Médecine, mais qui eft employé par les Parfumeurs.

Etimologie.

Ambra eft un nom arabe ; on l'appelle en grec ἄμβαρ.

AMBROSIA.

Ambrofia. Dod. Pit. Tournef.	*Ambrofia fativa hortenfis.* Dod.

Ambrosia maritima. C. B.   *Arthemisia monoclonos.* Col.
Ambrosia quibusdam. J. B.   *Herba vinosa.* Gesn.
Conyza Hyppocratis. Ang.   En françois, *Ambrosie.*

Est une plante qui pousse une seule tige à la hauteur d'environ un pied, se divisant en **Ambrosie.** plusieurs rameaux en forme d'un petit arbrisseau ; ses feuilles sont découpées comme celles de l'absinte, blanchâtres : ses fleurs sont rangées le long des rameaux ; chacune d'elles est un bouquet à plusieurs fleurons jaunâtres, qui ne laissent aucune sémence après eux : ses fruits naissent sur les mêmes pieds des fleurs, mais séparément ; ils ont la figure d'une masse d'arme, & ils renferment chacun une sémence oblongue, noirâtre : sa racine est longue comme la main, ligneuse, menue. Toute la plante rend une odeur suave, & un goût aromatique un peu amer, mais agréable. On cultive cette plante dans les jardins ; elle contient beaucoup d'huile exaltée, peu de sel & de phlegme.

Elle réjouit le cœur & le cerveau ; elle arrête les fluxions, elle résout, elle fortifie : **Vertus.** on s'en sert intérieurement & extérieurement.

Ambrosia à βρῶμα *cibus, &* Θεὸς *Deus* ; comme qui diroit *viande des Dieux* : car on **Etimolo-gie.** croyoit autrefois que les Dieux se nourrissoient d'ambrosie.

On appelle *Ambrosies* deux autres plantes qui ne sont pas du caractere de celle-ci, & **Autres especes d'Ambrosies.** qui n'en ont que l'odeur : elles se nomment *Chenopodium Ambrosioïdes.*

AMETHYSTUS.

Amethystus, en françois *Ametiste*, est une pierre prétieuse, dure, belle, luisante, **Ametiste.** transparente, dont il y a plusieurs especes : les unes sont blanches, les autres rouges, les autres violettes ; elle vient des Indes : on prétend qu'elle empêche l'yvresse, étant portée au doigt, ou broyée & prise par la bouche ; mais ces vertus sont imaginaires.

Elle est propre pour arrêter les cours de ventre, & pour absorber les acides qui sont **Vertus.** en trop grande quantité dans l'estomac, comme font les autres matieres alkalines.

Amethystus ab à privativo, & μέθη *vinum aut ebrietas* ; parce que cette pierre, dit-on, **Etimolo-gie.** empêche qu'on ne s'enyvre.

Les Ametistes d'Europe sont moins dures & moins estimées ; celles de Catalogne pas- **Ametiste d'Europe.** sent pour les plus belles, & celles d'Auvergne pour les moindres.

AMIANTUS.

Amiantus. Asbeston. Asbestes lapis, en françois *Amiante*, est une pierre grisâtre, filan- **Asbeston, Asbestes. Voy. Pl. II. fig. 3.** dreuse & talqueuse, que l'on a souvent confondue avec l'alun de plume ; ses filamens sont plus ou moins longs, soyeux & souples, sans goût & sans odeur.

Les Anciens filoient l'Amiante, & en faisoient des toiles incombustibles, qui entre autres usages servoient à enveloper les corps morts qu'on vouloit brûler pour en con- server les cendres ; les corps brûloient, & la toile demeuroit entiere. L'Amiante se trouve vers les Pyrénées dans des carrieres.

Si par curiosité on la met au feu, ses filamens les plus déliez se grésilleront & se fon- dront, mais le feu ordinaire ne fera aucune impression dans le reste de la matiere ; il faut une chaleur plus forte pour la pénétrer : si l'on l'expose au Soleil par le miroir ardent, elle se mettra en fusion dans le moment, & il s'en fera un verre.

On trouve de l'Amiante dans la vallée de Campan aux Pyrénées : il y croît en manie- re de plante sur des marbriers jusqu'à la hauteur d'environ deux pieds ; cette matiere est blanche, luisante, argentine ; elle peut être rouïe dans de l'eau comme le chanvre ; on en retire une espece de filace longue, douce au toucher, encore plus belle & plus blan- che qu'auparavant, & qui résiste au feu.

On en sépare aussi la portion la plus grossiere, la plus courte, la moins luisante, & la moins belle, qui ressemble assez à du coton : on peut filer ces filaces, & en faire des toiles incombustibles plus ou moins belles suivant la pureté de la matiere qu'on y a employée : c'est avec les plus menus filamens qu'on fait du papier incombustible.

Vertus.

On employe l'Amiante dans quelques remedes : on croit qu'il résiste au venin, qu'il guérit la galle, & qu'il est détersif ; mais je n'y crois aucune vertu médicinale.

Etimologies.

Amianthus, en grec ἀμιάντος, *ab à privativo*, & μιαίνω *contamino*, parce que cette pierre n'est point altérée par le feu.

Asbeston, *Asbestes*, *id est inextinguibilis*, *ab à privativo*, & σβέννυμι *extinguo*, parce que cette matiere demeure dans le feu comme éteinte & ne s'enflammant point.

AMMI.

Ammi perpusillum. Lob.	*Fœniculum annuum, origani odore.* Tourn.
Ammi parvum, foliis fœniculi. C. B. Pin.	En françois, *Ammi de Candie.*

Semen Ammeos. Voyez Pl. I. fig. 12. Ammioselinum.

Est une sémence menue, presque ronde, ressemblante à des grains de sable, grise brune, de goût & d'odeur aromatique, approchante de l'origan ou du thim : la meilleure nous est apportée d'Aléxandrie ou de Candie ; elle produit une plante assez haute rameuse, appellée *Ammioselinum* (Tab.) *seu ammi vulgare* (Dod.) Ses feuilles sont semblables à celles de l'aneth : ses rameaux portent en leurs sommitez des mouchets garnis de petites fleurs blanches, après lesquelles se forment les sémences ; sa racine est grossette ; on en cultive en France, mais la sémence qui en vient n'est pas si bonne que celle de Candie.

Choix.

On doit choisir la sémence d'Ammi la plus récente, la mieux nourrie, la plus nette, la plus odorante, d'un goût un peu amer. Elle contient beaucoup d'huile éxaltée & de sel volatil.

Vertus.

Elle est incisive, apéritive, hystérique, carminative, céphalique ; elle résiste au venin : c'est une des quatre petites sémences chaudes.

Ammi de la campagne & sans odeur.

* La sémence de l'Ammi ordinaire, ou *Ammi majus* (C. B. Pin.) n'est point aromatique, & la plante qui la porte est très-différente par ses feuilles, dont les découpures sont à lobes étroits, dentelez, & rangez par paires le long d'une côte simple : cet Ammi se trouve à la campagne, dans les terres à bled, & le long des chemins.

Etimologie.

Ammi ab ἄμμος *arena :* ce nom a été donné à cette plante, à cause de sa sémence qui ressemble à des grains de sable.

AMMITES.

Ammonites

Ammites, sive Ammonites, est une pierre sablonneuse qui se trouve de différentes grosseurs ; car il y en a qui sont du moins aussi grosses que des noix, d'autres comme des pois, d'autres comme des orobes, d'autres comme des sémences de pavot ou de millet. Ces petites pierres ressemblent à des œufs de poisson ; on les appelle les unes

Cenchrites. Meconites. Bézoard minéral.

Cenchrites, les autres *Meconites*. Celles qui sont grosses comme des pois, sont appellées par quelques-uns *Bézoard minéral*, parce qu'elles sont formées par écailles ou petites lamines comme le Bézoard, & qu'elles sont de la même couleur luisante, ou un peu plus rougeâtres ; elles naissent sur des montagnes, proche de Berne en Suisse ; on en trouve auprès de Montpellier & aux environs de Paris : elles se remettent facilement en sable dont elles sont composées.

Etimologie.

Ammites ex ἄμμος *arena*, parce que cette pierre est sablonneuse.

AMMOCHRYSUS.

Ammochrysus est une pierre quelquefois assez dure, mais qui ordinairement se pul-

vérife entre les doigts comme en fable ; fa couleur eft tantôt rouge, tantôt jaune, entre-
mêlée de paillettes de talc de couleur d'or, enforte qu'on diroit qu'il y auroit dedans
de la poudre d'or. On trouve cette pierre dans la Bohême & en plufieurs autres lieux :
elle ne fert que pour mettre fur l'écriture.

Ammochryfus ex ἄμμος; *arena, &* χρυσός *aurum*; comme qui diroit *fable d'or.* Etimolo-
gie.

AMMONIACUM GUMMI.

Ammoniacum gummi, vel gummi hammoniacum, five gutta ammoniaca, en françois *Gummi*
Gomme Ammoniac, eft une gomme jaunâtre par dehors, blanche par dedans, d'une *hammonia-*
odeur défagréable, approchante de celle du galbanum, d'un goût tirant fur l'amer ; *cum, Gutta*
elle découle en larmes blanches des branches & de la racine incifées d'une efpece de *ammonia-*
ca.
férule appellée en latin *ferula ammonifera*, qui croît abondamment dans les fables de la *Gomme*
Lybie, & principalement aux environs du lieu où étoit autrefois le Temple & l'Oracle *ammoniac.*
Ferula am-
de Jupiter Ammon : quelques-uns appellent cette plante *metopion, à* μετὰ *trans, &* *monifera.*
ὀπή *foramen*, à caufe qu'elle eft fort poreufe. *Metopion.*
Etimolo-

La meilleure gomme ammoniac eft en belles larmes nettes, figurées comme celles de gie.
l'Oliban, féches, blanches, caffantes, s'amolliffant au feu, fe réduifant facilement en Choix.
poudre blanche, d'un goût un peu amer, d'une odeur défagréable.

On en vend auffi chez les Droguiftes en maffe ; mais elle eft chargée de beaucoup de
graines de l'arbre & d'autres impuretez : on employe celle-là dans les emplâtres ; il
faut choifir la plus chargée de larmes, & la moins fale.

La gomme ammoniac contient beaucoup d'huile & de fel effentiel ou volatil, peu
de phlegme & de terre.

Elle amollit, elle attenue, elle digere, elle réfout ; elle eft apéritive ; elle eft propre Vertus.
pour les duretez de la ratte, du foye, du méfentere ; elle leve les obftructions ; elle
excite les mois aux femmes : on l'employe extérieurement & intérieurement.

Ammoniacum ab ἄμμος *arena*, parce que l'arbre d'où découle cette gomme, croît Etimolo-
dans les fables. gie.

AMOMUM.

Amomum racemofum, en françois *Amome en grappe*, eft une coque ronde, groffe Amome
comme un grain de raifin, & difpofée de même en grappe, de couleur blanchâtre, fra- en grappe.
gile, contenant des grains purpurins prefque quarrez, joints enfemble en rond, mais *Voyez* Pl.
néanmoins féparez par trois petites membranes fort minces, d'un goût âcre & mordi- I. fig. 2.
cant, d'une odeur fort pénétrante. Cette coque n'a point de queue, mais elle eft jointe
& comme collée avec plufieurs autres, contre un nerf longuet en forme de grappe,
d'où vient qu'on l'appelle *Amomum racemofum*. Il nous eft apporté des grandes Indes
ordinairement en coques, mais rarement en grappes ; il croît à une plante dont la tige
eft rougeâtre, odorante, les feuilles longuettes, étroites, les fleurs blanches.

On doit choifir l'Amome le plus récent, le plus gros, affez pefant, & rempli de grains Choix.
bien nourris, de couleur purpurine, odorans, âcres au goût ; il en faut féparer la coque blanchâtre qui n'eft bonne à rien, afin d'avoir les grains purs & nets ; ils contiennent beaucoup de fel volatil & d'huile éxaltée.

Il incife, il digere, il réfifte au venin, il chaffe les vents, il fortifie l'eftomac, il Vertus.
donne de l'appétit & de la vigueur, il provoque les mois aux femmes.

Amomum quafi ἄμωμος; *feu irreprehenfibilis & præftans.* Etimolo-
Toutes les fois qu'on voit dans les Recettes *Amomum*, il faut entendre *Amomum ra-* gie D. de la
cemofum dont on vient de donner la defcription : mais on appelle encore *Amomum* plu- Duquerie.
fieurs autres petits fruits, comme *Amomum falfum, feu Pfeudoamomum*: (Gefn. Hort.). *Amomum*
falfum,

E iij

Pseudoamomum.
Grossularia non spinosa, fructu nigro, Ribes nigrum.
Amomum Plinii.
Amomi Anglor.
Poivre de la Jamaïque.
Poivre de Thevet.
Petit gyrofle rond.
Amomum quorumdam, odore caryophilli.
Pharmacitis.
Terre Ampelite, Pierre noire.
Vertus.
Terre à vigne.
Etimologie.
Amphicephalos.
Double marcheur.
Vertus.
Etimologies.

c'eſt un petit fruit noir, ou une eſpece de groſeille groſſe comme les grains de geniévre, qui croît à un groſelier appellé *groſſularia non ſpinoſa, fructu nigro,* (C. B.) *ſive ribes nigrum.* (Dod.) on donne ſes vertus en parlant des différentes groſeilles.

Amomum Plinii, c'eſt un fruit rouge, gros comme une petite ceriſe, qui naît à un arbriſſeau fort commun dans les jardins & ſur les boutiques des Apotiçaires ; il n'a point d'uſage en Médecine : celui-ci eſt le *ſolanum fruticoſum bacciferum,* (C. B. & Pit. Tournefort.)

Ce que les Anglois appellent *Amomi,* & les François *Poivre de la Jamaïque,* eſt le fruit du bois d'Inde, dont il ſera parlé en traitant de la canelle blanche, ou *coſtus coſticoſus.*

Les Hollandois, les Portugais, les François l'appellent *Poivre de Thevet* ; il eſt rond, gros comme du poivre, & quelquefois plus gros, ridé, de couleur rougeâtre, portant à un de ſes bouts comme une petite couronne, d'une odeur & d'un goût de gyrofle, un peu âcre & aromatique ; il a auſſi la vertu du gyrofle : on n'y trouve pas toujours ſa petite couronne attachée, car elle s'en ſépare aiſément pendant le tranſport.

Quelques-uns l'appellent *petit gyrofle rond* ; on en trouvera la deſcription dans le ſecond Tome de l'Hiſtoire des Plantes de Jean Bauhin, page 194, ſous le nom de *Amomum quorumdam odore caryophilli.* Il croît dans les Indes.

AMPELITIS.

Ampelitis, ſive Pharmacitis, en françois *Terre Ampelite,* ou *Pierre noire,* eſt une terre fort bitumineuſe, noire comme du jays, ſe ſéparant par écailles, & ſe réduiſant facilement en poudre : on la tire d'une carriere proche d'Alençon ; il y en a de deux ſortes, une tendre, & l'autre dure : elle contient beaucoup de ſoufre & de ſel ; en vieilliſſant elle ſe pulvériſe d'elle-même, & l'on en tire du ſalpêtre.

Elle eſt propre pour tuer les vers étant appliquée ſur le ventre ; elle teint les cheveux en noir.

Quelques-uns l'appellent *terre à vigne,* parce qu'étant dans les vignobles, elle tue les vers qui monteroient aux vignes.

On l'appelle *Pharmacitis* à φάρμαχον *medicamentum,* parce qu'elle ſert de remede.

AMPHISBÆNA.

Amphisbæna, vel Amphicephalos, (Ælian. Nicand. Plin. Jonſt.) eſt une eſpece de ſerpent des Indes, long d'environ un pied & demi, ayant la queue ſi obtuſe, qu'on a peine à la diſtinguer d'avec ſa tête ; d'où vient que pluſieurs Auteurs ont dit qu'il avoit double face, une à chaque bout : ſa couleur eſt blanche, luiſante, parſemée de taches rougeâtres : ſes joues ſont ſi groſſes, qu'elles cachent ſes yeux, ce qui le fait croire aveugle. On le trouve en l'Iſle de Lemnos & aux Indes ; ſa morſure eſt dangereuſe ; on y doit faire les mêmes remedes qu'à celle de la vipere. Il contient beaucoup de ſel volatil & d'huile.

Sa chair, ſon foye, ſon cœur ſont propres pour exciter la ſueur, pour chaſſer les mauvaiſes humeurs par tranſpiration, pour réſiſter au venin ; on peut les préparer comme en la vipere.

Amphisbæna ex ἀμφὶς *utrinque, &* βαίνω *gradior* ; parce qu'étant ſuppoſé que ce ſerpent a une tête à chaque bout, on a crû auſſi qu'il commençoit à marcher ou ramper tantôt par un bout, tantôt par l'autre.

Amphicephalos ex ἀμφὶς *utrinque, &* κεφαλὴ *caput* ; parce qu'on a crû qu'il avoit une tête à chaque bout.

AMURCA.

Amurca, en françois *feces* ou *lie d'huile*, eſt la réſidence qui ſe fait au fond du vaiſ-feau où l'on a mis l'huile d'olive nouvellement exprimée, pour la laiſſer dépurer.

Elle eſt émolliente, adouciſſante, réſolutive, propre pour calmer la douleur de tête, étant appliquée ſur le front, pour arrêter les fluxions.

Amurca vient du mot grec ἀμύργη qui ſignifie la même choſe.

Feces d'huile.

Vertus.

Etimolo-gie.

AMYGDALA.

Amygdala, en françois *Amande*, eſt le fruit d'un arbre appellé en latin *Amygdalus*, & en françois *Amandier*, qu'on cultive dans les jardins : ſes feuilles ſont longues, étroites, pointues, d'un goût amer agréable : elles reſſemblent ſi bien aux feuilles du Pêcher, qu'à peine peut-on les diſtinguer quand elles ſont ſéparées des arbres, excepté qu'elles ſont plus tenaces ou pliantes : ſa fleur eſt auſſi fort ſemblable à celle du Pêcher, mais elle eſt plus blanchâtre, & point purgative : il lui ſuccede un fruit dur, ligneux, ob-long, couvert d'une peau velue, verdâtre, charnue ; il renferme une amande oblongue & aplatie, que tout le monde connoît.

Il y a de deux eſpeces d'amandes ; les amandes douces, & les amandes ameres : elles ſont égales en groſſeur ; il en vient de Barbarie, du Languedoc, de la Provence, de la Touraine ; mais les plus belles & les plus eſtimées de toutes ſont celles qui croiſſent dans le Comtat Venaiſſin près d'Avignon. Elles doivent être larges, & hautes en cou-leur.

L'Amande douce contient beaucoup d'huile, peu de ſel & de phlegme.

L'Amande amere contient beaucoup d'huile, plus de ſel que l'Amande douce, peu de phlegme : c'eſt pourquoi l'huile d'amande amere ſe conſerve plus long-tems ſans ſe rancir, que l'huile d'amande douce.

L'Amande douce eſt adouciſſante, amolliſſante, apéritive, pectorale, reſtaurante ; on s'en ſert dans les émulſions, & dans pluſieurs autres préparations de Pharmacie.

L'Amande amere eſt déterſive & apéritive ; on prétend qu'elle empêche l'yvreſſe, ſi on la mange immédiatement avant que de faire la débauche de vin : elle modere la dou-leur de tête, étant pilée & appliquée en frontal.

Amygdala dicta, ἀπὸ τὰς ἀμύχας ἔχειν, *quod poſt viride putamen nucleos ſcarifica-tos oſtendant, & in hiulcos dehiſcant, quas* τὰς ἀμύχας *vocant.*

Amande.

Vertus.

Etimologie D. de la Duquerie.

AMYLUM.

Amylum, en françois *Amidon*, eſt une pâte tirée de la farine & du ſon de froment ma-céré dans de l'eau commune, & ſéchée. Pour le préparer, on fait macérer du ſon de fro-ment en le laiſſant tremper chaudement dans de l'eau, puis on le paſſe par des cribles pour en ſéparer l'écorce, & l'on diviſe par pains la pâte ou fécule qui reſte au fond de l'eau, & qui étant ſéchée, devient légere, friable, & d'une couleur blanche. Lorſque ces pains ont été bien ſéchez au ſoleil, on les rompt en petits morceaux, comme nous voyons l'Amidon chez les Droguiſtes : il ſe fait à Paris : il doit être très-blanc, net, en morceaux aſſez gros, friables : il contient beaucoup d'huile, & un peu de ſel eſſentiel.

Il eſt pectoral ; il épaiſſit & adoucit les ſéroſitez âcres qui tombent du cerveau ; il arrête le crachement de ſang ; il eſt propre pour les maladies des yeux.

L'Amidon eſt la baſe de la poudre à poudrer les cheveux. On en fait de l'empois blanc, en le mettant cuire dans de l'eau juſqu'à ce qu'il ait une conſiſtence de colle fort claire ; puis ſi l'on veut le rendre bleu, on y ajoute de l'émail bleu broyé : mais on lui donnera une couleur plus vive, ſi l'on y mêle tant ſoit peu d'alun & de ſuif de mouton.

Amidon.

Choix.

Vertus.

Empois blanc & bleu.

Amylum ex à privativo, & μύλη *mola* ; parce qu'en faisant l'Amidon, on tire la plus fine farine du froment sans l'aide de la meule.

ANACAMPSEROS.

Anacampseros, vulgò faba crassa. J. B. Pit. Tournef.	*Scrofularia media vel tertia.* Brunsf.
Telephium vulgare. C. B.	*Fabaria.* Matth.
Telephium alterum, sive crassula. Dod.	*Acetabulum alterum.* Cord. in Diosc.
Cotyledum alterum. Dioscor. Col.	*Faba inversa.* Ad. Lob.
	Crassula, sive faba inversa. Ger.

En françois, *Orpin. Reprise. Joubarbe des vignes. Grassette. Féve épaisse.*

Est une plante qui croît à la hauteur d'un pied, ou plus haut : ses tiges sont droites, rondes, revêtues de feuilles épaisses & remplies de suc comme celles du Pourpier, mais plus longues, de couleur verte-pâle, souvent mêlées d'un peu de rouge, les unes crenelées en leurs bords, les autres entieres, d'un goût fade, visqueux. Ses fleurs naissent aux sommets des tiges en gros bouquets, & presque en parasol, de couleur blanche ou purpurine : chacune de ses fleurs est à cinq feuilles disposées en rose ; lesquelles étant tombées, il leur succede un fruit composé de plusieurs gaînes ramassées en maniere de tête, & remplies de semences menues. Sa racine est glanduleuse, ou formée de plusieurs navets blancs, insipides au goût. Cette plante croît aux lieux incultes, pierreux, ombrageux : elle contient beaucoup de phlegme & d'huile, peu de sel.

Elle est humectante, rafraîchissante, résolutive, détersive, vulnéraire, consolidante, propre pour les hernies & les hémorroïdes, pour effacer les taches de la peau, & dessécher les dartres.

ANACARDIUM.

Anacardium. Acost. & Camil. Raii Hist. 3°. vol. p. 59.

Anacardium, en françois *Anacarde*, est un fruit gros comme une petite châtaigne, ayant en quelque maniere la figure du cœur d'un oiseau, d'où vient son nom, de couleur noire, luisante, contenant une amande blanche. Il croît à un arbre des Indes, dont les feuilles sont longues d'un pied : ses fleurs sont petites & blanches, & les fruits sont charnus, & portent comme l'Acajou, à leur extrémité le noyau qui est à proprement parler l'Anacarde.

On doit choisir les Anacardes nouvelles, grosses, bien nourries : elles contiennent beaucoup d'huile & de sel : les Anacardes nous viennent de Calecut & de Malaca.

Elles raréfient & purgent la pituite ; elles sont résolutives ; elles recréent le cerveau ; elles fortifient la mémoire étant prises en décoction.

Anacardium à καρδία *cor*, parce que ce fruit a la figure d'un petit cœur.

ANAGALLIS.

Anagallis, en françois *Mouron*, est une plante dont il y a plusieurs especes ; mais je ne parlerai que du commun qui est en usage dans la Médecine. On en fait deux especes, un mâle, & l'autre femelle. Le premier est appellé,

Anagallis mas. Dod.	*Anagallis phœnicea mas.* J. B.
Anagallis terrestris mas. Thal.	*Corchorus cratevæ.* Theophr. & Nicand.
Anagallis phœniceo flore. C. B. Pit. Tourn.	Ang.

C'est une plante qui pousse plusieurs petites tiges tendres couchées par terre : ses feuilles sont petites, presque rondes, opposées le long des tiges deux à deux, d'un goût âcre

âcre & amer. Ses fleurs font en rofettes à cinq quartiers, de couleur rouge, attachées chacune à un pedicule longuet menu, qui fort de l'aiffelle des feuilles. Quand ces fleurs font tombées, il leur fuccede de petits fruits fpheriques membraneux, qui s'ouvrent en deux coques comme des boëtes à favonettes, & qui font remplies de femences menues, ordinairement anguleufes. Sa racine eft blanche, fibreufe.

Le mouron femelle eft appellé

Mouron femelle.

Anagallis fœmina. Dod.
Anagallis terreftris, fœmina. Thal.
Anagallis phœnicea, foliis amplioribus ex | *adverfo quaternis.* Raii *Synopf.*
Anagallis cæruleo flore. C. B. Pit. Tournef.
Anagallis cærulea fœmina. J. B.

Il differe d'avec le précedent en ce que fes feuilles font plus grandes, & en la couleur de fa fleur qui eft bleue, ou quelquefois blanche, mais rarement.

L'un & l'autre Mouron croiffent dans les champs, dans les vignobles, dans les jardins; ils ont une même vertu; ils contiennent beaucoup de fel, modérement de l'huile & du phlegme.

Ils font déterfifs, vulneraires, & propres contre la morfure du chien enragé, donnez intérieurement, & appliquez extérieurement.

Vertus.

ANAGYRIS.

Anagyris fœtida. C. B. Pit. Tourn.
Anagyris vera fœtida. J. B. | *Anagyris.* Dod.
Acopon. Diofc.

En françois, *Bois puant.*

Eft un arbriffeau fort rameux, dont l'écorce eft verte-brune, le bois jaunâtre ou pâle, les feuilles rangées trois à trois, oblongues, pointues, vertes en deffus, blanchâtres en deffous, d'une odeur fi forte & fi puante, principalement quand on les écrafe, qu'elles font mal à la tête. Ses fleurs font jaunes, & reffemblantes à celles du Geneft; elles font fuivies de gouffes longues d'un doigt, femblables à celles des Haricots, cartilagineufes : elles contiennent chacune trois ou quatre femences groffes comme nos plus petites feveroles, formées en petis reins, blanches au commencement, puis purpurines, & enfin quand elles font tout-à-fait mûres, bleues, noirâtres. Cet arbriffeau croît aux pays chauds.

Bois puant.

Sa feuille eft réfolutive, fa femence eft vomitive.

Vertus.

ANANAS.

Ananas. Acoft.
Ananas, Ananafa, Brafiliani s Nana, Hifpaniolam habitantibus Jayama, Hifparis Pinas dictus. Ind. Orient. part. 6. | *Ananas.* Lugd.
Carduus Brafilianus, foliis aloes. C. B.
Ananas aculeatus, fructu ovato. Plum. & Pit. Tournef.

* Eft une plante que l'on cultive dans les Indes à caufe de la bonté de fon fruit. Sa racine eft compofée de plufieurs groffes fibres brunes; elle pouffe de fon collet plufieurs feuilles femblables à celles du rofeau, longues de deux à trois pieds, de couleur vert-gay, quelquefois lavées de pourpre, fermes, creufées en goutiere, & dentelées de dents aigues, courtes & roides. Du centre de ces feuilles s'éleve une tige haute de deux pieds, de la groffeur du doigt, quelquefois d'un pouce de diametre, ferme, caffante, & garnie de quelques feuilles pareilles à celles du bas, mais plus petites. Cette tige foutient à fon fommet une rofe formée de plufieurs feuilles très-courtes & pointues, de couleur de feu ou de cerife, & qui cachent le fruit, qui dans la fuite groffit peu à peu, prend quelque temps après la forme d'une pomme de pin, & enfin fe trouve chargé de plu-

fieurs fleurs bleuâtres d'une feule piece , à trois pointes , & longues d'un demi pouce : elles font foutenues chacune par un embryon qui eft triangulaire , & qui reffem-ble à l'écaille d'une pomme de pin. Cet embryon devient auffi ferme que la chair du citron , jaunâtre en dehors , blanchâtre en dedans , d'une odeur & d'un goût très-agréable , pareil à ceux du meilleur melon , & de l'abricot le plus exquis , donnant un jus aigrelet qui lie les dents , & rafraichit beaucoup. Les femences qu'il renferme font de moitié plus petites qu'une lentille , applaties & rouffâtres. Ces embryons font étroi-tement unis enfemble , & font creufés légerement à l'endroit où pofoit la fleur. Le fom-met de ce fruit eft garni d'un paquet de feuilles colorées qui étant mis en terre pouffe & produit une nouvelle plante.

Il y a cinq fortes d'Ananas que l'on cultive aux Ifles d'Amérique.

Le premier appellé Ananas commun.

Premiere efpece.
Ananas aculeatus, fructu pyramidato carne aurea. Plum. Pit. Tournefort. que l'on vient de décrire.

Le fecond ,

Seconde efpece.
Ananas aculeatus , maximo fructu conico. Plum. En françois , *le Pain de fucre.*

Sa figure eft pyramidale & à peu près femblable à celle d'un pain de fucre ; il a les feuilles un peu plus longues & plus étroites que le premier, mais il ne jaunit pas tant; fon goût eft meilleur , il fait auffi faigner les gencives.

Le troifiéme ,

Troifiéme efpece.
Ananas aculeatus , fructu ovato carne albida. Plum. Pit. Tournef.

En françois , *le Gros ananas blanc.*

Il a quelquefois huit ou dix pouces de diametre , & quinze ou feize pouces de haut ; fon écorce devient jaune en mûriffant , mais fa chair eft blanche & fibreufe ; il répand une odeur raviffante , approchante de celle de nos Coings, mais plus fuave. Quoiqu'il foit plus beau & plus gros que les autres , fon goût n'eft pas fi excellent; il agace les dents , & il fait faigner les gencives.

Le quatriéme ,

Quatriéme efpece.
Ananas aculeatus fructu ovato, carne aurea. Plum. En françois , *Pomme de Rénette.*

C'eft le plus excellent de tous , quoiqu'il foit le plus petit; il a l'odeur & le goût de la pomme de renette , d'où vient fon nom; il n'agace point les dents.

Le cinquiéme ,

Cinquiéme efpece.
Ananas non aculeatus pitta dictus. Plum. *L'Ananas pitte.*

On confond cette efpece avec le Caraguata; il eft également bon à manger.

Vin d'Ana-nas.
On tire par expreffion , le fuc de l'Ananas , & l'on en fait un vin excellent qui vaut prefque de la malvoifie , & qui enyvre.

Vertus.
Il eft propre pour fortifier le cœur, pour reveiller les efprits engourdis ; il arrête les naufées, il excite l'une: Les femmes enceintes s'en abftiennent , car il les feroit avorter.

Ananas confits.
On confit des Ananas fur les lieux , & l'on en envoye par tout. Cette confiture eft propre pour reveiller la chaleur naturelle.

A N A S.

Canart. Cane.
Anas, en françois , *Canart* , eft un oifeau affez connu , fa femelle eft appellée Cane; il eft amphibie , car il vit fur la terre & dans l'eau ; il y en a de deux efpeces générales, le Canart domeftique & le Canart fauvage. Le premier eft appellé ou furnommé vulgai-

rement barboteux, parce qu'il fe veautre aux lieux bourbeux, dans les ruiffeaux, aux Barboteux.
bords des étangs & des marais; il s'éleve peu de terre, il marche lentement, mais il
nage avec vîteffe : L'autre eft furnommé fauvageon, parce qu'il va chercher de la nour- Sauvageon
riture dans les bois; il s'attroupe l'hyver avec d'autres Canarts, & il vole vers les rivieres, fur les étangs: on l'appelle alors oifeau de riviere ; il y en a de plufieurs efpe-   Oifeau de
peces: mais le dernier eft le meilleur & le plus eftimé de tous, fa chair eft rougeâtre,   Riviere.
brune, beaucoup plus favoureufe que celle de l'autre. Il contient auffi beaucoup plus
de fel volatil. Son petit Canart eft appellé en latin *Anaticula*, & en françois Halebran Anaticula,
ou Halebrent.   Halebran,
                                                                                         ou Hale-
La Cane fait des œufs un peu plus gros que des œufs de poule & auffi bons à man- brent.
ger ; leur coquille eft un peu plus épaiffe. Si l'on a donné un œuf de cane à couver à   Oeufs de
une poule, quand cet œuf eft éclos, & que le petit canart eft en état de marcher, il   Cane.
donne bien de l'inquiétude à la poule, car il court fans fa permiffion dans l'eau pour nager & barboter ; & comme elle ne peut pas le fuivre, elle eft obligée de fe tenir au rivage
où elle l'appelle avec tendreffe, & en gémiffant en fa maniere, comme fi c'étoit un enfant perdu.

Le Canart mange du pain, des grenouilles, & d'autres infectes ; il eft naturellement
fort goulu, il eft fouvent contraint de rejetter ce qu'il a pris de trop. La chair de cet
oifeau eft un peu maffive, pefante, & elle nourrit beaucoup, mais elle n'eft pas bien
facile à digerer.

On applique le Canart immédiatement après l'avoir ouvert vivant, fur le ventre Vertus.
pour la colique venteufe, fon foye eft eftimé bon pour arrêter le flux hépatique.   Foye.
                                                                                       Graiffe de
Sa graiffe eft émolliente, adouciffante, réfolutive.   Canart.
                                                                                       Etimolo-
Anas, en grec νῆτία, a νέω, *nato*, parce que le Canart eft un oifeau nageant.   gie.

Halebran, ou *Halebrent*, dérive du grec *ex* ἄλς *mare & βρέντος Anas*, comme qui
diroit Canart de mer, parce que le Canart fauvage va fouvent nager aux rivages de la
mer.

ANATRON.

Anatron, *five Natron*, en françois *Soude blanche*, eft un fel tiré de l'eau du Nil en Natron.
Egypte par cryftalifation ou par évaporation ; il pourroit bien être le Nitre des Anciens. Soude
On en trouve rarement en France. Il eft un peu âcre au goût.   blanche.
                                                                                         Nitre des
Il faut le choifir en maffe blanche comme cryftalifé, pefant, d'un goût de fel ordi- Anciens.
naire, mais de mauvaife odeur, s'humectant aifément à l'air. Les Blanchiffeufes l'em- Choix.
ployoient autrefois à la place de la foude pour blanchir leur linge, d'où vient qu'on l'a
appellé Soude blanche improprement. Les Bouchers s'en fervoient auffi à la place du
fel marin pour faler leurs cuirs. Mais il a été défendu depuis plufieurs années d'en apporter en France ; c'eft ce qui l'a rendu fort rare.

Il eft fort apéritif pris par la bouche, il déterge & deffeche étant appliqué extérieu- Vertus.
rement ; il réfifte la gangréne : il en entre dans la compofition de la pierre de *Crollius*.
Mais comme on n'en trouve point, on lui fubftitue le fel de verre.

Il y a auffi l'*Anatron* artificiel, qu'on appelle en latin *Anatrum factitium* ; on le com- Anatron
pofe avec dix parties de falpêtre, quatre parties de chaux vive, trois parties de fel   factitium.
commun, deux parties d'alun de roche, & deux parties de vitriol : on diffout le tout
dans du vin, on fait bouillir la diffolution, on la coule & on la fait évaporer en confiftence de fel.

Il eft employé comme le Borax pour purifier les métaux & pour les mettre en Vertus.
fufion.

ANCHUSA.

Alcibia-
dion,
Onochiles.

Anchufa. Gef. Hor,
Anchufa puniceis floribus. C. B.
Anchufa Monfpeliana. J. B.
Anchufa minor, feu Alcibiadion, vel

Onochiles. Ad.
Buglossa rubra, vel Anchufa. 2. Lon.
Buglossum radice rubra, five Anchufa
vulgatior. Pit Tournef.

En françois, *Orcanette.*

Voyez Pl.
I. fig 9.

Est une efpece de Buglose, ou une plante qui pousse plufieurs tiges à la hauteur d'environ un pied, fe courbant vers terre : fes feuilles font femblables à celles de la Buglofe fauvage, longues, garnies de poils rudes; fes fleurs naiffent aux fommitez des branches, elles font faites en entonnoir à pavillon découpé, de couleur purpurine. Quand cette fleur eft paffée, il paroît à fa place dans le calice qui s'élargit, quatre femences qui ont la figure d'une tête de vipere, de couleur cendrée ; fa racine eft groffe comme le pouce, rouge en fon écorce, blanchâtre vers le cœur : cette Plante croît dans le Languedoc,

Choix.

dans la Provence, aux lieux fablonneux : on fait fécher fa racine au Soleil, & on l'envoye aux Droguiftes qui la débitent. Il faut la choifir récemment fechée, un peu pliante, de couleur rouge foncée extérieurement, blanche intérieurement, rendant une belle couleur vermeille quand on en frotte l'ongle. Elle fert à donner une teinture rouge à l'onguent rofat, à des pommades, à de la cire, à de l'huile, étant infufée dedans : mais toute fa teinture vient de fon écorce, le dedans n'en donne aucune. Elle contient beaucoup d'huile, peu de fel.

Vertus.

La racine d'Orcanette eft aftringente, elle arrête le cours de ventre étant prife en décoction : on l'employe extérieurement pour déterger & fécher les vieux ulceres : Il y a

Autre Or-
canette qui
eft une ef-
pece de
confoude.
Orcanette
deConftan-
tinople.

une efpece de confoude dont la racine eft rouge.

On nous apporte quelquefois du Levant une efpece d'Orcanette, appellée *Orcanette de Conftantinople*: C'eft une racine prefque auffi grande & auffi groffe que le bras, mais d'une figure particuliere ; car elle paroît un amas de grandes feuilles entortillées comme le tabac à l'andouille, de couleurs différentes, dont les principales font un rouge obfcur, & un très-beau violet ; il paroît au haut de cette racine une maniere de moififfure blanche & bleuâtre. On trouve dans fon milieu un cœur qui eft une petite écorce mince, roulée comme la canelle d'un beau rouge en dehors, & blanche en dedans ; il y a apparence que cette racine eft artificielle. Mais quoiqu'il en foit, elle rend une teinture encore plus belle que la nôtre.

ANDA.

Anda. (G. Pifon,) eft un arbre du Bréfil, dont le bois eft fpongieux & leger ; la feuille longuette, nerveufe, pointue, la fleur grande & jaune ; fon fruit eft une noix grife, laquelle renferme fous deux écorces, deux glands qui ont le goût des châtaignes.

Vertus.

On dit qu'ils font purgatifs & un peu émetiques, on en prend deux ou trois à la fois. On tire de ces glands par expreffion de l'huile, de laquelle on fe frotte les membres.

L'écorce du fruit eft eftimée propre pour arrêter le cours de ventre : fi l'on en jette dans les étangs, elle en fait mourir le poiffon.

ANDIRA *Arbor.*

Angelyn.

Andira, five Angelyn. (G. Pifon.) eft un arbre du Bréfil dont le bois eft dur & propre pour les bâtimens; fon écorce eft de couleur cendrée, fes feuilles font femblables à celles du Laurier, mais plus petites ; il produit des boutons noirâtres, d'où fortent beaucoup de fleurs ramaffées, odorantes, de belle couleur purpurine & bleue : fon fruit a la figure & la groffeur d'un œuf, vert au commencement, mais noirciffant peu à peu, & ayant comme une future à un de fes côtez, d'un goût très-amer ; il eft couvert d'une écorce dure, & il renferme un grain ou une amande jaunâtre, d'un mauvais goût, tirant fur l'amer avec quelque aftriction.

On pulvérife ce noyau, & l'on en fait prendre pour les vers, mais il faut que ce foit au-deffous d'un fcrupule ; car on dit qu'il tourneroit en poifon fi l'on en donnoit trop. Vertus.

L'écorce, le bois & le fruit de cet arbre font amers comme de l'Aloës, & c'eft en quoi il differe d'avec un autre *Andira*, femblable en tout, excepté au goût qu'il a infi-pide. Les bêtes fauvages mangent de fon fruit, & elles s'en engraiffent. Autre efpe-ce d'Andi-ra ou Ange-lyn.

ANDIRA, *Animal.*

Andira, five Andira guacu (G. Pifon.) font des efpeces de Chauvefouris du Brefil, dont les plus grandes égalent nos pigeons ; on les appelle *Chauve-fouris cornues*, à caufe d'une maniere d'excroiffance ou de corps pliant qu'elles ont au-deffus du nez ; leurs aî-les font longues de plus de demi-pied ; leur couleur eft cendrée ; elles ont les oreilles larges, les dents blanches ; leurs pieds ont chacun cinq doigts armez d'ongles aigus ; elles courent après toutes fortes d'animaux, & elles en fucent le fang fi elles les attra-pent : quelques-unes d'elles font dangereufes, en ce qu'elles fe gliffent la nuit dans les lits, & elles ouvrent fi fubtilement les veines des pieds de ceux qui y font couchez, qu'ils ne s'en apperçoivent que par le fang qui coule dans le lit, & qu'on a affez de pei-ne à arrêter. Chauve-fouris cor-nues du Brefil.

Les habitans du pays mettent la langue & le cœur de cet animal entre les poifons.

ANDROSACE.

Androface altera. Matth. Cluf. Hift. J. B. | *Androface vulgaris latifolia annua.* Pit. Tournef.

Alfine affinis Androface dicta major. J. B.

Eft une plante qui pouffe beaucoup de tiges à la hauteur d'environ demi-pied, ve-lues, dont les fommitez fe divifent en fix ou fept petits brins, faifant comme un om-belle ; fes feuilles font longues & larges, velues, nerveufes comme celles du Plantain, dentelées autour, fe répandant à terre en rond ; fa fleur eft petite, blanche, évafée en haut & découpée en cinq piéces : quand cette fleur eft paffée, il fe forme un petit fruit fphérique gros comme un pois, contenant plufieurs femences rougeâtres, longuettes ; fa racine eft menue, fibreufe. Elle croît aux lieux maritimes, entre les bleds, dans les bois ; elle contient beaucoup de fel.

Elle eft apéritive, propre pour l'hydropifie, pour les rétentions d'urine, pour la goutte. Vertus.

Androface quafi ἀνδρὶ ἄκος φέρουσα, *hydropi & podagra utilis.* Etimolo-gie.

ANDROSÆMUM.

Androfæmum. Dod. | *Siciliana aliis ciciliana vel Androfemum.* J. B.

Androfæmum maximum frutefcens. C. B. Pit. Tournef. | *Siciliana.* Gef. Hort.

Clymenum. Ang. Gef. | *Herba Siciliana.* Tab.

En françois, *Toute-faine.*

Eft une plante qui pouffe plufieurs tiges à la hauteur de deux ou trois pieds, rougeâ-

F iij

tres, rondes, ligneuses, dures principalement en bas; ses feuilles sont oblongues, semblables à celles du Millepertuis, mais trois ou quatre fois plus grandes, de couleur verte brune au commencement de l'Eté, & d'un rouge obscur vers l'Automne, paroissant perforées d'un grand nombre de petits trous; mais en les éxaminant de près, on reconnoît que ces prétendus trous ou pertuis sont des vessicules remplies d'une liqueur claire balsamique. Ses fleurs naissent aux sommets des branches, composées chacune de cinq feuilles jaunes disposées en rond, plus grandes & plus belles que celles du Millepertuis; il leur succede un petit fruit ou une baye qui noircit en mûrissant; il contient des semences menues, brunes; sa racine est longue, ligneuse: toutes les parties de cette plante ont un goût résineux. Elle croît dans les isles, dans les jardins; elle differe de l'Hypericum & de l'Ascyron, en ce qu'elle est rameuse comme un petit arbrisseau: elle contient beaucoup d'huile, modérément de sel & de phlegme.

Tota sana.
Etimolo-
gie. On l'appelle *Tota-sana*, Toute-saine, parce qu'on la croit propre pour toutes les maladies.

Vertus. Elle est apéritive, vulnéraire, résolutive; propre pour la pierre, pour chasser les vers, pour résister à la malignité, pour éviter la rage: on l'employe extérieurement & intérieurement.

Etimolo-
gie. *Androsæmum* vient du grec ἄνδρος génitif de ἀνήρ, & αἷμα *sanguis*, comme qui diroit *sang d'homme*; car la plante que les Anciens nommoient *Androsæmum*, rendoit du suc de couleur de sang.

ANEMONE.

Anemone. *Anemone*, en françois *Anemone*, est une plante dont il y a deux sortes; une cultivée, & l'autre sauvage: chacune de ces especes est encore divisée en plusieurs autres, & principalement la premiere qu'on cultive avec soin dans les jardins, à cause de la beauté & de la variété de sa fleur; elles poussent de leurs racines des feuilles presque rondes, ressemblantes à celles du Ciclamen, ou à celles de la Mauve, ou à celles du Geranium, ou à celles du Sanicle, aux unes larges, & aux autres petites, découpées les unes profondément, les autres plus légerement, toutes attachées à des queues: il s'éleve du milieu de ces feuilles des petites tiges nues jusqu'environ à leur moitié, garnies en cet endroit de trois feuilles disposées en collet. Ces tiges soutiennent en leur sommet chacune une belle fleur large, ronde, à plusieurs feuilles disposées en rose, simple ou double, jaune ou blanche, ou purpurine, ou incarnate, ou bleue, ou rouge, ou violette, ou diversifiée de plusieurs couleurs, ornée quelquefois d'une touffe qu'on appelle vul-
Pluche. gairement *la Pluche*. Quand cette fleur est passée, il naît à sa place un fruit le plus souvent oblong, & couvert de plusieurs semences couvertes chacune d'une coëffe ordinairement cottoneuse: sa racine est tubéreuse ou noueuse, garnie de fibres. L'Anemone sauvage croît aux lieux élevez, montagneux; l'une & l'autre espece contiennent beaucoup de sel & d'huile.

Vertus. Elles sont détersives, apéritives, incisives, vulnéraires, dessicatives; mais on ne s'en sert guéres qu'extérieurement: on l'employe dans les errhines, dans les collyres pour les ulceres des yeux.

Etimolo-
gie. *Anemone*, *ab* ἄνεμοι *ventus*, parce que l'Anemone naît dans les lieux exposez au vent, ou bien parce que le vent fait éclorre sa fleur.

ANETHUM.

Anethum. Dod. J. B. Pit. Tournef. | *Anethum hortense.* C. B. En françois, *Anet.*

Anet. Est une plante semblable au fenouil; ses feuilles sont découpées en des filamens menues, odorantes, mais leur odeur n'eſt pas ſi agréable que celle du fenouil ; ſes fleurs ſont en ombelles aux ſommitez des branches, jaunes, chacune à cinq feuilles diſpoſées en roſe : quand elles ſont paſſées, il paroît en leur place des petits fruits compoſez chacun de deux graines ovales, aplaties & canelées ſur le dos avec une bordure aſſez déliée ; cette ſemence a un goût âcre, approchant de celui du fenouil, mais moins agréable : elle acquiert une couleur jaunâtre en ſéchant : ſa racine eſt dure, entourée de fibres ; on la cultive dans les jardins ; elle contient beaucoup d'huile & de ſel : on ne ſe ſert guéres que de ſa ſemence.

Elle chaſſe les vents, elle excite l'urine, elle adoucit le hoquet, elle provoque le lait aux nourrices, elle aide à la digeſtion. *Vertus.*

Anethum, ἀπὸ τὸ ἄιο βέειν, *currere*, parce que cette plante croît en peu de tems. *Etimologie.*

ANGELICA.

Angelica, ſeu Archangelica, en françois *Angélique*, eſt une plante qui pouſſe une tige haute de trois pieds, fort groſſe, d'un vert rougeâtre, principalement en bas, creuſe, odorante : ſes feuilles ſont aſſez grandes, dentelées, rangées ſur une côte branchue qui eſt terminée par une ſeule feuille : ſes fleurs naiſſent aux ſommets des tiges en ombelles ou paraſols de couleur blanchâtre ; chacune d'elles a cinq feuilles diſpoſées en roſe à l'extrémité du calice. Quand cette fleur eſt paſſée, ſon calice devient un fruit compoſé de deux graines un peu longues, étroites, arondies, & canelées ſur le dos. Sa racine eſt une tête aſſez groſſe, d'où ſortent pluſieurs fibres longues de demi-pied, noirâtres en dehors, blanches en dedans. Toute la plante a une odeur & un goût aromatique tirant ſur le muſc. *Archangelica. Voyez Pl. 2. fig. 4.*

Elle croît aux lieux humides, en terre graſſe : on confit au ſucre ſa côte & ſa ſemence, & l'on en mange pour ſe préſerver du mauvais air. *Angélique confite.*

On nous apporte la racine d'Angélique ſéche de pluſieurs pays ; mais la meilleure eſt celle qui vient de Boheme, & enſuite celle d'Angleterre. Elle doit être aſſez groſſe, longue, brune extérieurement, blanche intérieurement, entiere & non vermolue, à quoi elle eſt ſujette étant gardée ; d'une odeur ſuave, d'un goût aromatique tirant ſur l'amer. Elle contient beaucoup d'huile exaltée & de ſel volatil. *Choix.*

Elle eſt cordiale, ſtomacale, céphalique, apéritive, ſudorifique, vulnéraire : elle réſiſte au venin ; on l'employe pour la peſte, pour les fiévres malignes, pour la morſure du chien enragé, pour le ſcorbut. *Vertus.*

On appelle cette plante *Angélique* ou *Archangélique*, à cauſe des grandes vertus qu'elle poſſede. *Etimologie.*

ANGUILLA.

Anguilla, en françois *Anguille*, eſt un poiſſon d'eau douce vivipare, qui deſcend quelquefois dans la mer : il eſt fait comme un ſerpent ; on peut dire même que c'eſt un ſerpent d'eau : ſa bouche eſt garnie de dents très-petites ; il a des nageoires vers les ouies ; ſa peau eſt onctueuſe, viſqueuſe, & fort gliſſante dans les mains. Il y en a de deux eſpeces, un grand & un petit. On employe plus l'Anguille dans les cuiſines que dans la Médecine ; ſa chair eſt un peu indigeſte. *Anguille.*

Sa graiſſe eſt propre pour la ſurdité, étant miſe dans l'oreille ; pour les taches de la petite vérole, pour les hémorroïdes, pour faire croître les cheveux. *Graiſſe d'Anguille.*

Sa peau eſt employée pour amolir & réſoudre les tumeurs, & pour les hernies : on en fait un mucilage en la mettant infuſer & bouillir dans de l'eau. *Peau. Vertus.*

Anguilla, ab angue ſerpent ; parce que ce poiſſon eſt fait comme un ſerpent. *Etimologie.*

ANGUIS ÆSCULAPII.

Serpent d'Esculape.
Anguis Æsculapii, Jonston ; En françois, *Serpent d'Esculape*, est la seule espece de serpent qu'on connoisse qui puisse être apprivoisé sans qu'il fasse du mal ; on en rencontre en plusieurs lieux d'Italie, d'Allemagne, de Pologne, d'Espagne, d'Asie, d'Afrique, d'Amérique ; il est d'un naturel doux, & l'on se fie si bien à sa débonnaireté, qu'on le laisse quelquefois dans les lits où l'on le trouve, sans craindre d'en être mordu ; il est rempli de sel volatil & d'huile ; on peut le préparer comme on prépare la vipere.

Vertus.
Il est propre contre la peste, il résiste au venin, il pousse les humeurs par la transpiration.

Etimologie De la Duquerie.
Anguis, *quod complicari & contorqueri potest, atque semper fit angulosus, vel quod angat & premat.*

ANHIMA.

Anhima, (Jonston.) Est un oiseau de rapine aquatique du Bresil ; il est plus grand qu'un cygne, sa tête n'est pas plus grosse que celle d'un cocq, son bec est noir & recourbé vers le bout, ses yeux sont beaux, de couleur d'or, entouré d'un cercle noir, ayant la prunelle noire : il s'éleve dessus sa tête vers le haut du bec, une corne grosse comme une des plus grosses cordes à violon, & longue de plus de deux doigts, courbée en son extrêmité, ronde, blanche comme un os, entourée de petites plumes très-courtes, blanches & noires ; son cou est long de plus de sept doigts, & son corps de presque un pied & demi, ses aîles sont grandes & de différentes couleurs, sa queue est longue de dix doigts & large comme celle de l'oye, ses pieds ont chacun quatre doigs armez d'ongles ; sa voix est forte, criant *vihu*, *vihu* ; on ne le trouve jamais, la femelle est toujours accompagnée du mâle ; & quand un des deux meurt, l'autre le suit de près : c'est la femelle que j'ay décrite ; le mâle est encore une fois aussi gros ; elle fait son nid de boue en forme de four, dans les troncs des arbres, sur la terre.

Vertus.
La corne de cet oiseau est estimée un bon remede pour résister au venin, pour les suffocations de matrice & pour provoquer l'accouchement ; on la met infuser dans du vin pendant une nuit, puis on fait prendre l'infusion.

ANIL.

Gali.	*Anil*. Garz. Acost.		Linsc. 4. part. Ind. Orient.
	Nil, sive Anil. Cam.		*Herba Anil, sive Enger*. 4. part. Ind.
Enger.	*Agnil*. Fragos.		Orient.
	Coachira Indor.		*Colutea Indica, Herbacea, ex quâ Indigo.*
Indigo.	*Anil, sive Indigo,*		Herm. Catalog.
	Gali, sive Nil, herba rorismarini facie.		

Voyez Pl. I. fig. 16.
Est une plante du Bresil haute d'environ deux pieds ; ses feuilles sont rondes, assez épaisses ; ses fleurs sont semblables à celles des pois, rougeâtres, elles sont suivies de gousses longues & recourbées, contenant des semences oblongues par ses deux bouts, de couleur d'olive ; toute la plante a un goût amer & piquant ; on en tire l'Inde & l'Indigo On parlera de cette plante au long lorsqu'on traitera de l'Indigo.

Vertus.
Elle est vulnéraire, elle déterge & mondifie les vieux ulceres, étant appliquée dessus en poudre ; on s'en sert aussi en frontal pour les douleurs de tête.

ANIME'.

Gummi animé.	*Animé gummi.*		*Gummi Animea.* Serap.

Minea.

Aĭmea. Galen.	*Aniimum.* Amat.
Animea , myrrha. Cæf.	En françois, *Gomme animé.*

Eſt une gomme ou une reſine blanche qu'on nous apporte d'Amérique , elle ſort par inciſion d'un arbre moyennement grand, dont les feuilles ſont deux à deux ; ſon fruit eſt aſſez gros , on le nomme *Lobus*; la plante s'appelle *Courbaril.*

La meilleure gomme Animé doit être blanche, ſeche, friable, nette, de bonne **Choix.** odeur , ſe conſumant facilement quand on la jette ſur des charbons allumez ; elle contient beaucoup d'huile & de ſel eſſentiel.

Elle eſt propre pour diſcuter, pour amolir & pour réſoudre les humeurs froides, pour **Vertus.** la migraine , pour fortifier le cerveau ; on en applique deſſus la tête, & l'on en parfume les bonnets ; on s'en ſert auſſi dans les playes pour nettoyer & cicatriſer.

ANISUM.

Aniſum vulgare. Cluſ.	*Aniſum herbariis, ſemine majore.* C. B.
Apium Aniſum dictum, ſemine ſuave olente	Pin.
majori. Pit. Tournef.	En françois, *Anis.*

Aniſum herbariis, ſemine minore. C.B.P.	*olente minori.* Pit. Tournef.
Apium Aniſum dictum , ſemine ſuave	En françois, *le petit Anis.*

Eſt une plante que l'on cultive dans les jardins ; ſa tige eſt haute d'environ un pied , **Anis.** ronde , velue, creuſe, rameuſe ; ſes feuilles ſont découpées profondément, blanchâ- **Voy. Pl. I.** tres , odorantes , reſſemblantes à celles du perſil : ſes ſommets ſoûtiennent des om- **fig. 15.** belles larges, garnies de petites fleurs blanches, ſemblables à celles de la pimprenelle ſaxifrage ; ſa ſemence eſt de couleur verdâtre, d'une odeur & d'un goût piquant, âcre, & agréable ; ſa racine eſt menue : on cultive cette plante en terre graſſe ; ſa ſemence ſeule eſt employée en Médecine. On doit choiſir la plus groſſe, la mieux **Choix.** nourrie, la plus nette récemment ſechée, d'une odeur agréable, & d'un goût doux & un peu piquant ; on en apporte beaucoup de la Touraine, mais la plus groſſe & la meilleure vient de Malte & d'Alican , elle eſt plus griſe que celle de France, peut-être parce qu'elle eſt plus ſeche ; on trouve quelque fois l'anis de Touraine amer , il faut l'éviter.

On appelle la ſemence d'anis, anis vert, pour la diſtinguer d'avec une eſpece de dra- **Anis vert.** gée qui ſe fait en couvrant cette ſemence de ſucre, & qu'on nomme vulgairement anis **Anis couvert.** couvert, ou anis à la Reine, ou petit Verdun. **Anis à la Reine.**

La ſemence d'anis contient beaucoup d'huile exaltée & de ſel volatil.

Elle eſt cordiale, ſtomacale, pectorale, carminative, digeſtive ; elle excite le lait **Vertus.** aux nourrices, elle appaiſe les coliques.

Aniſum , quaſi ἀνίαυτον *, quòd cibi appetentiam præſtet, vel forſan* ὅτι ἀνίησι τοὺς ἐμ- **Etimolo-** πνευματουῶντες *, quòd tenſiones flatulentas laxet.* **gies.**

ANISUM CHINÆ.

Aniſum peregrinum. C. B.	*Zingi fructus ſtellatus, ſeu Aniſum indi-*
Evonymo affinis , Philippinarum inſula-	*cum.* J. B.
rum , Aniſum ſpirans , nuculas in capſulis	*Aniſum ſinenſe , ſive Semen Badian.*
ſtelliformiter congeſtis proferens. Pluk. Alm.	Offic.

En françois, *Anis étoilé, Anis de la Chine & de Siberie,* ou *la Badiane.*

Eſt une ſemence qui a la figure & la groſſeur de celle de la Coloquinte, de couleur **Semen Badian.**

Anis de la Chine ou de Siberie.
Dans la même fig. que deſſus.

tanée luiſante, d'une odeur & d'un goût de notre anis, mais plus fort : elle naît dans une capſule épaiſſe & dure, qui ſert à former une étoile à ſept rayons, chacun deſquels contient une capſule ; on l'appelle par cette raiſon *fructus ſtellatus* : la Badiane eſt le fruit d'un arbre qui croît en la Chine. Les Orientaux & les Hollandois à l'éxemple des Chinois, mêlent la Badiane dans leur ſorbet & dans leur thé pour les rendre plus agréables : cette ſemence & ſa capſule contiennent beaucoup d'huile & de ſel volatil.

Vertus.

Elle eſt carminative, ou propre pour chaſſer les vents du corps, pour fortifier le cœur & l'eſtomac, pour donner bonne bouche étant machée ou priſe en infuſion.

Bois d'anis.

Le bois de cet arbre a l'odeur de l'anis ; on l'appelle par cette raiſon bois d'anis ; il a des vertus approchantes de celles de ſa ſemence : le bois du Perſea a auſſi l'odeur d'Anis.

ANSER.

Oye, Jars.

Anſer, en françois, *Oye* ou *Jars*, eſt un oiſeau aſſez connu : il y en a de deux eſpeces, un domeſtique & l'autre ſauvage : on s'en ſert plus dans la cuiſine que dans la Médecine ; il contient beaucoup d'huile & de ſel volatil.

Cet oiſeau habite les lieux humides aquatiques, on en voit en tous pays, il vit longtems ; le domeſtique ne vole que difficilement, & ne s'éleve pas bien haut ; mais le ſauvage vole haut, & avec beaucoup de légereté ; il ne dort guéres profondément, & il eſt très-aiſé à éveiller ; on l'a autrefois eſtimé autant que le chien pour la garde de la maiſon ; auſſi-tôt qu'il entend le moindre bruit, il ſe débat des aîles, & fait de grands cris comme s'il vouloit avertir quelqu'un de venir à lui. On dit que les Oyes ont été jadïs les gardiens du Capitole à Rome, & que par leur vigilance ils ont empêché une fois qu'il fût ſurpris par les Gaulois ; quoiqu'il en ſoit, il eſt certain que cet oiſeau eſt diſciplinable, j'en ai vû un tourner une roue de cheminée comme un chien, pour **Plumes d'Oye.** faire rotir de la viande. Les groſſes plumes qu'on tire des aîles de l'Oye ſervent à écrire étant taillées.

La chair d'un Oye gras eſt bonne à manger ; elle eſt ferme, compacte, nourriſſante, de bon ſuc, & agréable au goût, mais un peu difficile à digérer.

Graiſſe d'Oye.

La graiſſe d'Oye eſt émolliente, réſolutive ; elle lâche le ventre, étant priſe intérieurement ; on en frotte les parties attaquées de rhumatiſmes : elle aide à la ſuppuration : elle appaiſe les bourdonnemens d'oreille, étant miſe dedans : elle adoucit les hémorroïdes ; elle humecte la peau, elle remplit les cavitez de la petite verole.

Sang de l'Oye.

Le ſang de l'Oye eſt eſtimé un remede propre pour reſiſter au venin ; la doſe eſt de deux ou trois dragmes.

Chenocopus.
Etimologie.

L'excrément de l'Oye eſt appellé en latin *chenocopus*, ex χήν, *Anſer*, & κόπρος *ſtercus* ; il eſt inciſif, il attenue les humeurs, il excite les urines & les mois aux femmes, il hâte l'accouchement étant pris en poudre ; la doſe en eſt une dragme.

Vertus.
Doſe.
Peau des pieds de l'Oye.
Vertus.
Doſe.

La premiere peau des pieds de l'Oye eſt aſtringente, & propre pour arrêter les hémorragies, étant priſe en poudre : la doſe eſt une demi-dragme.

ANTALIUM.

Antale.
Tubulus marinus.

Antalium, ſive Antale, ſive tubulus marinus, (Rondel.) Eſt un petit coquillage fait en tuyau, long d'environ un pouce & demi, gros par un bout comme une groſſe plume, & par l'autre comme une plume menue, ayant des petites lignes creuſes, droites, qui vont d'un bout à l'autre, de couleur blanche ou blanche-verdâtre ; il ſe trouve ſur les rochers & au fond de la mer : il enferme un vermiſſeau marin ; il contient un peu de ſel volatil & fixe, très-peu d'huile, & beaucoup de terre.

Vertus.

Il eſt alkali, réſolutif, deſſicatif.

ANTHORA.

Anthora. Ad. Lob. Dod.
Anthora. Matt. Gef. Hor.
Aconitum falutiferum, feu Anthora.
C. B. Pit. Tournef.

Napellus Moyfis, Avicennæ.
Antithora flore luteo Aconiti. J. B.
Aconitum falutiferum. Taber. Icon.

Eſt une eſpece d'Aconit, ou une plante qui pouſſe une tige à la hauteur d'un pied & demi, anguleuſe, ferme, un peu velue, garnie de beaucoup de feuilles rondes rangées alternativement, découpées en lanieres & reſſemblantes à celles du pied d'Alouette, d'un goût amer & âcre : ſes fleurs naiſſent au haut de ſa tige en maniere d'épi ; chacune d'elles repréſente en quelque maniere une tête couverte d'un heaume de couleur jaune-pâle, d'une odeur qui n'eſt point déſagréable. Quand cette fleur eſt paſſée, il ſe forme un fruit à pluſieurs graines membraneuſes, diſpoſées en maniere de tête, & renfermant des ſemences anguleuſes, ridées, noirâtres. Sa racine eſt compoſée de deux navets, ayant à peu près la figure & la groſſeur d'une Olive, de couleur brune, ou jaunâtre en dehors, moëlleux & blancs en dedans, garnis par le bout d'enbas, ou en deſſous de beaucoup de fibres, d'un goût amer & âcre. Cette plante croît aux lieux montagneux, comme ſur les Alpes ; ſa racine eſt en uſage en Médecine ; elle contient beaucoup d'huile & de ſel eſſentiel ou volatil.

Voy. Pl. I. fig. 14.

Elle eſt alexitaire, propre pour reſiſter au venin, à la rage, à la malignité des humeurs, pour la colique venteuſe, contre la morſure des bêtes venimeuſes, contre la peſte, contre le poiſon de l'Aconit & du Napellus.

Vertus.

Anthora, quaſi Antithora, à cauſe que la racine de cette plante eſt eſtimée un remede contre le poiſon d'une eſpece de renoncule appellée *Thora,* & dont il ſera parlé en ſon lieu.

Etimologie.
Antichora.

ANTIMONIUM.

Antimonium, ſive Stibium, en françois, *Antimoine.* Eſt un minéral approchant du métallique, peſant, luiſant, criſtalin, ou diſpoſé en longues aiguilles, de couleur fort noir, qui ſe trouve proche des mines des métaux en pluſieurs lieux de l'Europe, comme en Hongrie, en Tranſſylvanie, en Bretagne, en Poitou, en Auvergne: on le retire en morceaux, plus ou moins remplis de parcelles de pierre dure, ou roche, que les ouvriers appellent gangue. Il faut prendre le plus net ou le moins rempli de cette gangue, quand on veut s'en ſervir ; car pluſieurs préferent cet Antimoine mineral à celui qui a été fondu & purifié.

Stibium, Antimoine mineral.

Gangue.

Pour purifier l'Antimoine mineral, on le met fondre au feu dans des pots ou dans des creuſets, puis on le paſſe par une eſpece d'écumoire dans d'autres pots, afin de ſéparer la gangue. Cet Antimoine étant refroidi, on caſſe les pots & on l'envoye en pains aſſez gros. C'eſt celui dont on ſe ſert ordinairement, & qu'on appelle *Antimoine cru* improprement, puiſqu'il a paſſé par le feu.

Purification del'antimoine.

Antimoine cru.

L'Antimoine de Hongrie étoit autrefois apporté en France par petits pains remplis de petites aiguilles entrelaſſées les unes dans les autres, luiſantes, tirant ſur le blanc comme en la mine d'argent: mais depuis qu'on a découvert ce mineral en France, on ne fait guéres venir de celui de Hongrie ; c'eſt pourquoy il eſt devenu rare.

Antimoine de Hongrie

L'Antimoine que nous employons ordinairement ſe tire du Poitou ; il faut le choiſir net, en belles & longues aiguilles brillantes, faciles à caſſer : il eſt compoſé naturellement de beaucoup de ſoufre ſemblable au ſoufre commun, & d'une matiere reguline approchante du métal. On peut voir ce que j'en ai écrit dans mon Livre de Chimie, & dans mon Traité de l'Antimoine.

Choix.

Vertus. La décoction de l'Antimoine cru est sudorifique ; mais si l'on y mêle quelque drogue acide, elle sera vomitive. L'Antimoine en poudre excite aussi le vomissement, si l'on

Dose. en fait prendre depuis douze grains jusqu'à demi-dragme.

ANTIRRHINUM.

Antirrhinum vulgare. J. B. Dod. Pit. Tournefort.
Nares vituli, sive os leonis vulgo. Cæs.

Antirrhinum majus alterum folio longiore. C. B.
Cynocephalos, Plinii.

En françois, *Mufle de Veau.*

EST une plante qui pousse plusieurs tiges à la hauteur d'un pied & demi, & quelquefois de deux pieds, remplie de moëlle blanche : ses feuilles ressemblent à celles du *Leucoium*, ou gyroflier jaune, d'un goût tirant sur l'âcre ; ses fleurs sont en épis assez longs ; chaque fleur a une figure oblongue, de couleur de chair, ou blanche, jaunâtre, ou autre couleur mélangée, de figure oblongue ou en tuyau, qui représente par un bout le mufle d'un veau ou celui du lion, d'où viennent les noms de la plante. Après cette fleur naît un fruit ressemblant à la tête d'un chien, ou plutôt à celle d'un cochon, contenant des semences menues, noires ; sa racine est ligneuse, blanche.

Le mufle de veau croît dans les champs, aux lieux sablonneux, incultes, & dans les vignobles.

Vertus. Cette plante n'est guéres usitée en Médecine : quelques-uns prétendent que sa racine est propre pour adoucir les fluxions qui tombent sur les yeux, & qu'étant portée elle résiste au mauvais air.

Etimologies. *Anthirrinum, ex* ἄνθος *flos,* & ῥίν *naris,* parce que la fleur de cette plante représente des narines de veau.

Cynocephalos à κυνὸς *canis,* & κεφαλὴ *caput,* parce que son fruit a la figure d'une tête de chien.

ANTHRISCUS.

Anthriscus. Plin. *quibusdam semine longo cicutaria vel chærophylli.* J. B.
Chærophyllum sylvestre. C. B.
Cerefolium sylvestre. Tab.
Apium sylvestre. Ger. Ico.

Daucus sepiarius. Ges. Col.
Myrrhis sylvestris semine striato levi. Moriss. & Pit. Tournef.

En françois, *Cerfeuil sauvage.*

Cerfeuil sauvage. EST une plante haute d'environ deux pieds, rameuse, velue ; sa tige est d'un vert brun, rougeâtre, velue, moëlleuse en dedans : ses feuilles approchent en figure de celles du cerfeuil ou de la cigue, belles, d'un goût presque insipide ; ses fleurs sont en ombelles aux sommitez de ses branches, composées chacune de cinq feuilles blanches : sa semence est menue, longuette, noire, d'un goût aromatique, semblable à celle du cerfeuil, mais plus petite : sa racine est simple, ligneuse, blanche, aromatique, de goût de panais. Elle croît dans les hayes : elle contient du sel essentiel, de l'huile, beaucoup de phlegme.

Vertus. Elle est apéritive, mais peu usitée en Médecine.

AOUARA, *ou* AYERA.

Aouara (C. Biron) est un fruit gros comme un œuf de poule, qui naît avec plusieurs autres en maniere de bouquet, enfermez ensemble dans une grande gousse que porte une espece de palmier fort haut & épineux qui croît aux Indes Occidentales, à Cayenne, au Senega.

Quand la gousse est en maturité, elle se créve, & laisse paroître le bouquet de fruits, qui étant mûrs sont charnus & de couleur jaune dorée ; les Indiens en mangent : sa chair renferme un noyau très-dur, osseux, gros comme un noyau de pêche, ayant trois trous dont deux sont plus petits : l'écorce de ce noyau a deux lignes d'épaisseur : l'amande de ce noyau est blanche ; étant mâchée, elle a d'abord un goût agréable, puis on y trouve sur la fin une petite pointe piquante & qui approche du goût du fromage de Sassenage : on tire de cette amande une huile de palme dont je parlerai en son lieu.

L'amande de l'aouara est adoucissante & astringente, & bonne pour arrêter le cours de ventre étant mangée.

Noyau.

Amande.

Huile de palme.

Vertus.

APALACHINE.

I.

Cassine vera Floridanorum, arbuscula baccifera, alaterni fermè facie, foliis alternatim sitis, fructu tetrapyreno. Pluk. Mantiss.

Cacina Floridanorum. Laet. Ind. Occid.

En françois, *Apalachine* ou *Cassine.*

I I.

Alaternoïdes Africana, lauri serrata foliis. Commel.

I I I.

Cassine vera, per quam similis arbuscula Phillyreæ foliis antagonistis, ex Provinciâ

Caroliniensi. Pluk. Mantiss.

* Est une feuille un peu brune, ferme & cassante, longue d'un pouce sur trois à quatre lignes de largeur, dentelée sur ses bords, d'un goût de Thé : elle nous est apportée du Mississipi, & elle prend son nom des Apalaches nation Indienne qui fait un grand usage de l'infusion de cette feuille : Ximenès & Laet ont parlé de cette boisson qu'ils nomment *Cassine*, & ils assurent qu'elle garentit de la goutte & de la néphrétique ; effectivement elle adoucit beaucoup les urines.

La troisiéme espece d'arbrisseau qu'on dit être une Cassine, est amere.

Le Thé Paraguay pourroit être mis au nombre des Cassines ; il en a l'odeur & le goût.

Espece de Thé.

Elle sert à une boisson au Mississipi.

Vertus.

Thé Paraguay.

APARINE.

Aparine. Brunsf. Trag. Dod. J.B.
Aparine vulgaris. C. B. Pit. Tournef.

Aparine aspera. Thal.
Omphalocarpon, philantropon. Plin.

En françois, *Grateron* ou *Reble.*

Aparine.

Est une plante qui jette plusieurs tiges menues, foibles, quarrées, pliantes, s'attachant aux hayes, aux plantes voisines, rudes au toucher, vertes : ses feuilles sont petites, longuettes, étroites, vertes, & disposées en étoiles autour des nœuds des tiges, hérissées de petits poils un peu piquans : ses fleurs sont très-petites, formées en campanes, blanchâtres, découpées chacune en quatre parties. Il leur succede, quand elles sont tombées, un petit fruit sec composé de deux graines presque sphériques attachées ensemble, un peu creuses vers le milieu, hérissées de petits poils rudes & crochus, & remplie de pulpe blanche : sa racine est petite, elle croît contre les hayes, aux bords des chemins, dans les champs : elle contient considérablement du sel & de l'huile, modérément du phlegme.

Reble.

Elle est détersive, résolutive, sudorifique ; elle résiste au venin : on s'en sert intérieurement pour la petite vérole, pour les fiévres malignes, & l'épilepsie.

Aparine, parce que cette plante est rude au toucher.

Omphalocarpon, parce que sa semence a quelque ressemblance avec un ombilic, appellé en grec ὀμφαλὸς.

Vertus.

Etimologies.

Philantropon, à φιλέω *amo*, & ἄνθρωπος *homo*; parce qu'elle s'attache aux habits des hommes.

A P E R.

Sanglier, porc fauva-ge.
Verres fylvaticus, Sus fera, fcropha fylveftris, porcellus fylveftris.
Laye.
Marcaffin.
Dents de Sanglier.
Vertus.

Aper, en françois *Sanglier* ou *Porc fauvage*, eft un animal à quatre pieds, très-féroce, qui a la figure & la groffeur d'un cochon ordinaire, mais dont le poil eft plus rude, hé-riffé & de couleur noirâtre ou rougeâtre obfcure : le mâle eft appellé *verres fylvaticus*, la femelle, *fus fera, five fcropha fylveftris*, en françois *Laye*, & fon petit fanglier, *porcel-lus fylveftris*, en françois *Marcaffin*. Il habite les bois, où il vit de gland & de racines. Il fort de chaque côté de fon mufeau, vers le haut, deux dents plus longues que le doigt, & plus groffes que le pouce, recourbées, pointues, dures, blanches, fortes, robuftes, tranchantes ; elles lui fervent de défenfe, & elles font fort dangereufes quand l'animal eft pourfuivi à la chaffe ; car d'un feul coup elles fendent le ventre d'un chien, & même celui d'un homme.

Les dents des fangliers font employées à faire des hochets, qu'on donne aux enfans à mâcher, afin d'exciter leurs premieres dents à fortir. On apporte des Indes des dents de Sanglier bien plus longues & plus groffes que celles de France : ces dents étant broyées en poudre très-fubtile, font alkalines, fudorifiques, apéritives, propres pour la pleuréfie, pour adoucir les humeurs trop âcres du corps, pour arrêter le crachement de fang : la dofe eft un fcrupule.

Dofe.
Graiffe.
Vertus.
Parties de la généra-tion.
Fiel.
Excrémens
Vertus.

La graiffe du fanglier eft propre pour ramolir, pour réfoudre, pour fortifier, pour adoucir les douleurs : on en frotte les parties malades.

Les tefticules & les autres parties de la génération du Sanglier font propres à exciter de la vigueur, étant prifes par la bouche.

Son fiel eft propre pour réfoudre les tumeurs fcrophuleufes.

Ses excrémens font réfolutifs & propres pour guérir la gratelle, étant appliquez ex-térieurement.

Toutes les parties du Sanglier en général font remplies de fel volatil, & propres pour exciter la tranfpiration.

Etimolo-gie.

Plufieurs croyent que le nom de *Sanglier* dérive de *fingulier*, parce que cet animal marche feul, excepté néanmoins quand il eft encore jeune, car alors il va en compa-gnie avec les autres.

A P I O S.

Apios. Matth. Ang. Dod. J. B.	*Tithymalus tuberofa Diofcoridis.* Lugd.
Apios vera. Ad. Lob.	*Tithymalus tuberofa Pyriformi radice.*
Tithymalus Characias radice Pyryformi.	C. B. *Ifchas.* Cluf. Hift.
Mor. H. R. B.	*Tithymalus tuberofa radice.* P. Tournef.

Eft une efpece de tithymale, ou une plante qui pouffe plufieurs petites tiges baffes, menues, rondes, rougeâtres, fe couchant fouvent par terre : fes feuilles font petites, courtes : fes fleurs naiffent en fes fommitez ; elles font petites, faites en godet, décou-pées en plufieurs parties, de couleur jaune pâle. Quand cette fleur eft paffée, il fe for-me en fa place un petit fruit relevé en trois coins, lequel fe divife en trois loges qui renferment chacune une femence oblongue : fa racine eft tubéreufe, & elle a la figure d'une poire, plus menue en bas qu'en haut, noire en dehors, blanche en dedans, em-preinte de beaucoup de lait. On a remarqué que quand cette racine eft groffe & bien nourrie, la plante qu'elle pouffe eft petite ; mais quand la racine eft moins groffe, la plante eft plus grande. Elle croît aux pays chauds, aux lieux montagneux. Elle con-tient beaucoup de fel effentiel & d'huile mêlez dans une grande quantité de phlegme & de terre.

La racine de cette plante purge par le vomissement & par les selles avec violence. *Vertus.*
On prétend que sa partie supérieure purge par haut, & que l'inférieure purge par bas ;
mais toutes les parties de la racine ont une même vertu.

Quelques-uns appellent cette plante *Ischas*, parce qu'ils prétendent que sa racine est *Etimolo-* *gies.*
faite comme une figue appellée en grec ἰχάς. *Ischas,*

Apios, ἄπιος, est un mot grec qui signifie *poire* ; ce nom a été donné à cette espece de
tithymale, à cause que sa racine a la figure d'une poire.

APIS.

Apis, en françois *Mouche à miel*, ou *Abeille*, ou *Avette* (ce dernier nom n'est donné *Mouche à* *miel,*
qu'aux petites.) Est une espece de mouche qui fait le miel & la cire ; on croit que son *Abeille,*
nom vient de ce qu'il semble qu'elle n'ait point de pieds, parce que quand on la tient, *Avette.*
elle les joint & les cache si bien contre son ventre, qu'à peine peut-on les séparer ; elle *Voyez Pl.*
a quatre aîles ; sa langue est longue ; elle la porte ordinairement hors de sa bouche ; elle *VII. fig. 1.*
a de petites dents ; son aiguillon est attaché à son ventre. Les Anciens prétendoient que
sa naissance vînt du taureau & du lion morts ; que ces animaux en pourrissant se con-
vertissoient en abeilles : mais les expériences que plusieurs ont faites à ce sujet en laissant pourir des taureaux & des lions, ont fait voir que cette opinion n'étoit qu'une
imagination de Poëte ; il se peut bien faire que ces mouches soient alléchées & attirées
par quelque vapeur qui sort de la chair du lion, ensorte qu'elles y accourent pour la
succer ; puisque nous voyons dans l'Histoire sainte, que Sanson trouva dans la charogne d'un lion qu'il avoit tué quelques jours auparavant, un essein d'abeilles & du miel ;
mais elles n'avoient pas été formées de la chair du lion.

L'origine des mouches à miel vient d'un peu de germe ou frêlement blanc qui se *Origine des*
trouve au fond des petits trous ou creusets des gaufes ou rayons de cire qu'elles ont *Abeilles.*
construits dans leurs ruches : ce germe aidé de la chaleur naturelle des abeilles, se forme en une espece de ver blanc qui en un mois de tems devient mouche.

La grosse mouche à miel qu'on appelle *le Roi*, parce que les autres l'accompagnent *Le Roi des*
& la suivent, est la mere qui a pondu toutes les mouches qui sont des mulets, c'est-à- *mouches à*
dire qu'elles n'ont aucun sexe, & ne peuvent servir à la géneration : cette abeille est *miel.*
plus grosse que les autres, mais elle porte des aîles plus courtes ; sa couleur est rougeâtre, au lieu que celle des autres est plus brune. Les frelons sont les mâles. *Voyez les*
Mémoires de l'Académie.

L'abeille succe la substance des fleurs, & elle la renferme dans une salle ou réservoir
qu'elle a vers la gorge, pour la revomir dans la ruche ; c'est dont se fait le miel ; elle y
porte aussi la cire attachée ou adhérante à ses jambes, comme il sera dit en son lieu.

Les abeilles contiennent beaucoup de sel volatil & d'huile.

Elles sont propres étant séchées, pour faire croître les cheveux ; on les réduit en pou- *Vertus.*
dre, & on les mêle dans de l'huile de lézard, pour faire une espece de liniment dont on
se frotte la tête.

Apis, ab à privativo, & πους pes, comme qui diroit *mouche sans pieds.* *Etimolo-* *gie.*

APIUM.

Apium. Brunsf. Fuch.	*Apium vulgare ingratius.* J. B.	
Apium palustre. Matth.	*Paludapium,* Ad. Tab.	
Apium palustre, & Apium officinarum.	*Eleoselinum.* Tur. Dod. Lob.	*Apium offi-*
C. B. Pit. Tournef.	En françois, *Ache de marais.*	*cinarum.*

Est une plante qui pousse plusieurs tiges à la hauteur d'environ deux pieds, grosses, canelées, vertes, creuses en dedans ; ses feuilles sont faites comme celles du persil ; mais beaucoup plus grandes, vertes, lissées, luisantes, remplies de suc d'une odeur assez forte & désagréable, principalement quand on les écrase, d'un goût âcre & ingrat : celles d'en bas qui sortent de sa racine sont attachées à des queues longues, rougeâtres, canelées, creuses. Celles qui sont attachées aux tiges, sont moins longues ; il naît au haut de ses branches des ombelles garnies de petites fleurs blanchâtres, composées ordinairement chacune de cinq feuilles égales, disposées en rose à l'extrêmité du calice.

Quand la fleur est passée, ce calice devient un fruit composé de deux semences fort menues, plus petites que celles du persil, arondies sur le dos, canelées, grises, d'un goût âcre & désagréable ; sa racine est longue, grosse, droite, blanche, descendant profondément en terre, & se divisant quelquefois en plusieurs branches : cette plante croît aux lieux aquatiques & marécageux ; on la cultive aussi dans les jardins : elle contient beaucoup de sel essentiel, d'huile & de phlegme.

Vertus.   Elle est apéritive, pectorale, carminative, vulnéraire, hystérique ; elle facilite la respiration ; elle nettoye les ulceres de la poitrine par ses parties pénétrantes ; elle provoque le crachat : sa racine est une des cinq racines apéritives.

On cultive une autre espece d'Ache dans les jardins potagers, & cette Ache cultivée est appellée par les Botanistes,

Celeri Italorum,

Apium dulce, celeri Italorum. Raii Hist. Pit. Tournef.	*Belinum, sive Apium dulce.* Park. En françois, *Céleri* ou *Scéleri.*

Cette plante est assez connue, puisqu'on la mange en salade ; elle est différente de l'Ache commune des marais, par son goût moins fort, plus agréable, & parce que ses tiges se blanchissent & s'attendrissent en les couvrant de terre & de fumier.

Etimologies.   *Apium ab ape* abeille, parce qu'on a crû que les mouches à miel aimoient la fleur de cette plante ; *vel Apium ab apice* sommet, parce que les Anciens employoient l'Ache pour faire des couronnes dont ils ornoient le sommet de la tête.

Paludapium ex palude marais, & *Apio* Ache, comme qui diroit *Ache des marais.*

Eleoselinum ex ἕλος *palus, &* σελίνον *Apium,* Ache des marais.

Céleri est un nom italien qu'on a rendu françois par l'usage,

APOCYNUM.

Apocynum Ægyptiacum lactescens siliqua Asclepiadis. C. B. Pit. Tournef.	Pit. Tournefort.
Apocynum Syriacum, seu Palustrinum, sive Ægyptiacum. Cluf. Hist.	*Beidelsar.* Alpin. *sive Apocynum Syriacum.* J. B.
Apocynum Ægyptiacum, floribus spicatis.	*Offar vulgo in Ægypto.* *Effula Indica, quibufdam.*

En françois, *Apocin, Tue-chien,* ou *Herbe de la Houette.*

Voyez Pl. II. fig. 9.   Est une plante qui pousse plusieurs tiges ou verges droites à la hauteur d'environ trois pieds : ses feuilles sont longues, larges, & épaisses, opposées le long des tiges, blanches, remplies de même que les autres parties de la plante, d'un suc blanc comme du lait, amer & âcre : ses fleurs naissent aux sommitez des branches en maniere de bouquet ; elles sont faites en cloche, découpées, & purpurines. Quand ces fleurs sont passées, il leur succede des fruits gros comme le poing, oblongs comme de grosses gaînes, qui pendent attachez deux à deux à une grosse queue dure, courbée. Ce fruit est appellé en Egypte *Beidelsar* ; il est couvert de deux écorces : la premiere ou celle de dessus est membraneuse, verte ; la seconde ressemble à une peau minee qui auroit été travaillée ou polie, de couleur fafranée. Ces écorces contiennent une matiere filamenteufe, femblable à de la mouffe d'arbre, fous laquelle toute la capacité du fruit eft remplie d'une maniere de coton très-fin, très-mollet & très-blanc, qu'on appelle *Houatte* ou *Houette* : on trouve dans ce coton des femences faites comme celles des Courges, mais la moitié plus petites, rougeâtres, remplies d'une pulpe blanchàtre, d'un goût amer. Sa racine eft longue, robufte, entourée de fibres. Cette plante eft d'un bel afpect ; fa tige & fes feuilles font couvertes d'une efpece de laine, & elles rendent du lait ; elle croit en Egypte, en Aléxandrie, aux lieux humides. Les Egyptiens la nomment *Offar*, d'où eft venu le nom qu'on donne à fon fruit *Beidelfar*, *quafi Beidel offar*, c'eft-à-dire en langue arabique, *œuf de Offar*.

Ses feuilles étant pilées & appliquées en cataplâme, font eftimées propres pour réfoudre les tumeurs froides : leur fuc eft un dépilatoire & un remede pour la gale & pour les autres maladies de la peau étant pris extérieurement ; mais c'eft un poifon pour ceux qui en prennent intérieurement ; car il purge avec tant d'âcreté & de violence, qu'il caufe des dyffenteries mortelles.

Le coton appellé *houatte* qui fe trouve dans fon fruit, eft employé pour garnir les habits ; les habitans du pays en mettent dans leurs lits. Il y a plufieurs autres efpeces d'Apocin, du fruit defquels on peut tirer le même ufage.

Apocinum ab ἀπὸ, *&* κυνὸς *canis*, comme qui diroit *plante de chien*, parce que les Anciens ont crû que l'Apocin faifoit mourir les chiens.

A P O S.

Apos (Jonfton) *five hirundo marina quibufdam*, eft une efpece d'hirondelle, ou un petit oifeau très-garni de plumes : fa tête eft fort large ; fon bec eft petit, noir, qu'il ouvre beaucoup pour avaler les groffes mouches : fon col eft très-court, fes aîles font longues, fa queue eft fourchue ; fes jambes font petites, courtes, & entourées de plumes jufqu'aux pieds : fes pieds font garnis d'ongles bien pointus, avec lefquels il ferre & pénetre ce qu'il a pris ; il vole fur la mer & fur la terre ; il fait fon nid dans les trous des tours, & en d'autres lieux élevez, fur les rivages. Il vit de mouches & d'autres infectes : il contient beaucoup de fel volatil & d'huile.

On l'eftime pour l'épilepfie, pour fortifier les yeux débiles, pour la douleur néphrétique, pour faire uriner étant pris intérieurement.

Son nid, comme celui des autres hirondelles, eft propre pour la fquinancie, appliqué extérieurement.

Apos, ποῦς, *quafi fine pedibus*, parce que les pieds de cet oifeau font fi petits, qu'ils ne paroiffent point.

A P U A.

Apua. Aphya. Enchrafichalus. Lyroftomus. En françois, *Enchois* ou *Anchois.*

Eft un petit poiffon de mer, gros & long au plus comme le doigt, ayant la tête groffe, les yeux larges & noirs, le corps blanc & argentin, rougeâtre en dedans, le dos rond : il ne nage qu'en groffe troupe d'autres Enchois, & ils fe tiennent fort ferrez les uns contre les autres : on en fait la pêche en différens endroits, comme dans la riviere de Gennes, en Catalogne, en Provence. Quand on les a pris, on en ôte la tête & les entrailles, qui pourroient les faire corrompre ; puis on les fale, & on les garde dans des barils. On eftime plus les petits Enchois que les gros ; on les choifit d'une chair ferme, blancs en dehors, rouges en dedans, nouveaux : on en trouve qui font fi mous, qu'ils fe fondent prefque dans les doigts lorfqu'on les manie un peu fort. Ces petits poiffons

H

accourent au feu quand ils en voyent ; c'est un apas dont on se sert pour les prendre plus facilement.

Vertus.   Les Enchois contiennent beaucoup de sel & d'huile ; ils sont apéritifs & propres pour exciter l'appétit : mais ils servent plus pour les alimens que pour la Médecine.

Sardine.   La Sardine est une espece d'*Apua* ; elle est un peu plus large & plus plate que l'Enchois ; elle n'a pas tant de goût.

Melette.   La Melette, petit poisson qu'on mange en Languedoc, est encore une espece d'*Apua* très-délicate, plus petite que la Sardine.

Etimologie.   *Apua* est un nom qu'on donne en géneral aux très-petits poissons, & en particulier à l'Enchois.

AQUA.

Eau.   *Aqua*, en françois *Eau*, est une liqueur que tout le monde connoît. Elle s'éleve, étant raréfiée par la chaleur du Soleil, jusqu'à la moyenne région de l'air, où elle est soutenue en nuées par les vents ; ensuite elle distile en pluye & en rosée sur la terre, d'où elle coule dans les rivieres, dans les lacs, & dans une infinité d'autres lieux bas & profonds : elle acquiert en circulant des qualitez différentes, suivant les impressions qu'elle prend des terres par où elle passe.

Aqua pluvialis.   L'eau de pluye est empreinte de quelques sels acides de l'air, qui la rendent plus pénétrante & plus détersive que toutes les autres ; elle est plus propre aussi pour servir de dissolvant : on la fait distiler, afin de la conserver mieux.

Vertus.   Elle est apéritive.

Aqua fontana.   L'eau de fontaine est plus claire, la plus limpide, & la plus dépurée de toutes les eaux, parce qu'elle a été filtrée au travers des terres ; mais souvent elle passe entre des pierres fort froides, qui la rendent si crue & si condensante, qu'elle excite à ceux qui en boivent des coagulations dans les humeurs, & des obstructions qui causent plusieurs especes de maladies, comme le scorbut, la paralysie, la pierre, les catharres, les coliques, les indigestions.

Aqua putealis.   L'eau de puits produit souvent les mêmes accidens que les eaux de fontaine qui ont passé entre des pierres, par la même raison : elle est pesante & indigeste sur l'estomac.

Aqua fluvialis.   L'eau de riviere est la plus saine de toutes les eaux pour le boire ordinaire, parce que le Soleil ayant passé dessus, l'a échauffée & corrigée : de plus elle est empreinte de quelque peu de sel qui la rend apéritive, & en quelques-uns un peu laxative & facile à digérer : il est vrai qu'elle est souvent trouble ; mais on l'éclaircit en la laissant reposer ou en la filtrant.

Vertus.   On en prend deux ou trois verrées le matin à jeun pour adoucir l'âcreté des humeurs, pour humecter la poitrine, pour lâcher le ventre, & pour exciter l'urine.

Aqua lacustris.   L'eau des marais ou celle des marres est une eau reposée, mais qui n'est pas bien pure ; on n'en doit point boire, qu'on ne l'ait fait bouillir auparavant.

Eau commune.   Toutes ces eaux sont appellées *eau commune* : elles sont distinguables par plusieurs effets différens qu'elles produisent non seulement dans la Médecine, mais dans les Arts ;

Pour le savonnage.   par exemple, les blanchisseuses s'apperçoivent bien que l'eau de riviere dissout mieux le savon, & nettoye mieux le linge que ne fait l'eau de puits ou de fontaine : la raison en est que cette eau de riviere qui a long-tems circulé exposée aux rayons du Soleil, est moins crue, plus douce, plus onctueuse, & qu'elle a par conséquent plus de facilité à s'unir aux parties du savon, & à les réduire en maniere d'écume. Ceux qui font des savonettes y employent aussi l'eau de riviere par la même raison.

Pour les Savonnettes.

Pour les   Les Teinturiers se servent ordinairement de l'eau de riviere, parce qu'ils la recon-

noiſſent être la plus propre pour pénétrer & étendre leurs couleurs, & les faire pa- Teintu-
roître: il eſt vrai que quelques-uns d'eux employent de l'eau de puits quand ils ont be- riers.
ſoin que leur teinture ſoit aſtringente, comme pour teindre en rouge de la toile de coton, de la futeine, & d'autres matieres molaſſes; mais cette eau ne réuſſit pas quand
ils'agit de teindre en bleu, en jaune, en verd; elle fait paroître ces couleurs rouillées.

Les eaux minérales ſont des eaux empreintes de ſel qu'elles ont tiré de pluſieurs ter- *Aqua mi-*
res minérales ou métalliques par où elles ont paſſé: il y en a de deux eſpeces générales; *nerales.*
les unes ſont chaudes, & les autres froides: les chaudes ſont comme celles de Bourbon, Eaux mi-
de Vichi, de Balaruc, d'Aix; elles ont été échauffées par des feux ſouterrains ſur leſ- nérales
quels elles ont paſſé, ou même en traverſant des terres enflammées; c'eſt la raiſon chaudes.
pourquoi l'on voit ſouvent du ſoufre que ces eaux ont entraîné, & qui ſe ſépare aux
côtez du baſſin quand elles ſont en repos: il ſe peut faire auſſi que certaines eaux minérales prennent leur chaleur d'une chaux naturelle qu'elles rencontrent en leur chemin
dans les entrailles de la terre, mais c'eſt toujours par les feux ſouterrains; car cette
chaux eſt une pierre qu'ils ont calcinée.

Elles contiennent ordinairement des ſels ſulfureux & volatils & du ſel fixe, qui
viennent des terres & des mines par où elles ont paſſé: ces eaux agiſſent merveilleuſement bien, & elles produiſent des effets ſurprenans pour un grand nombre de maladies,
pourvû qu'on s'en ſerve ſur les lieux, & qu'on ſoit conduit par un habile Médecin;
mais ſi on les tranſporte, elles n'ont plus la même vertu, parce que leurs parties volatiles s'échapent ou perdent leur mouvement en ſe condenſant.

Les eaux minérales chaudes ſont particuliérement propres pour les rhumatiſmes, Vertus.
pour la paralyſie, pour la goutte ſciatique, pour l'apopléxie, pour la léthargie, pour les
humeurs froides.

Les eaux minérales froides ſont comme les eaux de Forge, de Sainte-Reine, de Paſ- Eaux mi-
ſy: leurs vertus ſont différentes ſuivant les qualitez des ſels qu'elles ont diſſous, & ſui- nérales
vant leur quantité; elles ſont ordinairement apéritives. froides.

Les eaux de Forge & de Paſſy participent du fer & du vitriol: pour l'eau de Sainte- Eau de
Reine, elle contient très-peu de ſel, & elle ne paroît pas avoir aucune impreſſion de Forge.
minéral, tant elle eſt inſipide; il y a pourtant à obſerver en elle une circonſtance parti- Eau de Ste
culiere, c'eſt qu'elle peut être gardée pluſieurs années dans des bouteilles bien bou- Reine.
chées, ſans qu'elle s'altere ni ſe corrompe. Feu M. Dodart nous en fit apporter en Eau de
l'année 1703 à l'Académie Royale des Sciences une bouteille qu'il avoit gardée dans Paſſy.
ſa cave depuis vingt-cinq ans: nous l'éxaminâmes; elle n'avoit rien changé de ſon état
naturel; & nous n'y trouvâmes rien de différent de celle qu'on apporte tous les jours de
Sainte-Reine à Paris, qu'en ce qu'elle avoit dépoſé davantage de terre au fond de la
bouteille.

L'eau de la mer eſt une eau ſalée & âcre, qui prend ſa ſalure du ſel gemme, lequel Vertus.
ayant été premierement diſſout dans la terre par des eaux douces, s'écoule par une in- *Aqua ma-*
finité de canaux dans la mer: j'en parlerai plus amplement à l'article du *Sel marin.* *rina.*

Elle eſt purgative, réſolutive, déſicative; elle guérit les démangeaiſons de la peau; Vertus.
elle préſerve de la rage; elle eſt fâcheuſe à l'eſtomac quand on en boit.

Aqua, en grec, ὕδωρ, *ab* ὕω *pluo; aqua, quaſi à quá ſunt omnia*, parce que l'eau entre Etimolo-
dans la production de toutes choſes; & même pluſieurs Philoſophes, comme Thales, gie.
Vanhelmont, ont crû que tous les mixtes ne tiroient leur nourriture & leur accroiſſement que de l'eau.

H ij

AQUIFOLIUM.

Aquifolium, five Agrifolium vulgò. J. B. Pit. Tournef.	*Agrifolium.* Dod.
Aquifolia. Trag.	*Ilex aculeta, baccifera, folio finuato.* C. B.
	En françois, *Houx.*

Eſt un arbre dont le tronc & les branches ſont fléxibles, couverts d'une écorce double, viſqueuſe, griſe ou verte extérieurement, & pâle intérieurement, d'une odeur déſagréable quand on la ſépare : ſon bois eſt dur, compact, peſant, blanc dans ſa ſubſtance, & noirâtre vers le cœur : ſes feuilles ſont grandes comme celles du laurier ; dures, aigues, piquantes ou épineuſes tout autour, de couleur verte, luiſante, attachées à des queues courtes : ſa fleur eſt ordinairement d'une feuille coupée en roſette à quatre quartiers : ſon fruit eſt une baye ronde, molette, rouge, d'un goût douçâtre déſagréable : elle renferme quatre oſſelets, ou ſemences oblongues & irrégulieres. Cet arbriſſeau croît aux lieux incultes, ombrageux, dans les bois déſerts ; il contient beaucoup d'huile, peu de ſel.

Vertus. Son écorce & ſa racine ſont émollientes, réſolutives, fortifiantes, propre pour la toux invétérée, étant priſe en décoction.

Glu. Son écorce du milieu, tendre & verte, ſert à faire le glu : on la met pourir à la cave, puis on la bat dans des mortiers, pour la réduire en une pâte laquelle on lave & l'on manie dans de l'eau.

Choix. Le meilleur glu eſt verdâtre, le moins rempli d'eau, & le moins puant ; ſon uſage eſt pour attraper des oiſeaux.

Etimologies. *Aquifolium, vel Agrifolium, vel Agria, ab* ἀχὶς, *acies, acumen, & folium ;* comme qui diroit *arbriſſeau dont les feuilles ſont armées de pointes.*

AQUILA.

Aigle. Aquila, en françois *Aigle,* eſt un oiſeau eſtimé le plus grand & le plus fort des oiſeaux de proye ; on l'appelle auſſi le Roi des oiſeaux : il y en a de différentes groſſeurs ; on en voit qui ſont d'une grandeur prodigieuſe. Sa tête eſt moyennement groſſe à proportion du reſte du corps : ſon bec eſt long, gros, crochu ou recourbé en deſſous, dur, robuſte, noirâtre : ſes yeux ſont petits, enfoncez, mais vifs & très-perçans : ſes aîles ſont droites, étendues : ſon plumage eſt de diverſes couleurs : ſes jambes ſont jaunes, couvertes d'écailles : ſon pied droit eſt plus gros que le gauche, tous deux armez d'ongles longs, crochus, pointus, forts : il ſe nourrit de pigeons, d'oyes, de cignes, de poules, de liévres, de petits cerfs, de tortues, d'écreviſſes, de ſerpens. Cet oiſeau ſe trouve en Allemagne, en Pologne, en Dannemarc, en Provence ; il vit très long-tems : il contient beaucoup de ſel volatil & d'huile dans toutes ſes parties. Ses excré-

Vertus. mens ont beaucoup d'acrimonie ; ils pourroient être propres pour la galle, appliquez extérieurement : quelques-uns tiennent que ſon cerveau étant pris au poids d'une dragme, eſt un bon remede pour l'épilepſie.

Etimologie. **Ventus aquilo.** *Aquila ab acumine, id eſt celeritate volatus ; hinc etiam ventus dicitur aquilo.*

AQUILEGIA.

Aquilegia. Trag. Fuch.	*Aquilegia.* Dod.
Aquilegia ſylveſtris. C. B. Pit. Tournef.	*Aquileia.* Fuch.
Iſopyrum Dioſcoridis. Colum.	*Aquileia ſimplex.* Cam.
Aquilegia flore ſimplici. J. B.	*Aquilina.* Matth. Ad. Lob.

En françois, *Ancolie.*

Est une plante qui porte des feuilles semblables à celles de la grande Chelidoine, un peu plus rondes, de couleur verte, attachées à des longues queues. Sa tige monte à la hauteur d'environ un pied & demi, menue, ferme, un peu velue, rougeâtre, rameuse, portant au haut de chaque branche une belle fleur panchée en bas, compotée ordinairement de deux sortes de feuilles, cinq plates, & cinq creuses, semblables à un cornet, entremêlées alternativement, de couleur bleue, ou quelquefois rouge. Lorsque cette fleur est passée, il paroît un fruit composé de plusieurs gaînes membraneuses, disposées en maniere de tête, & remplies de semences menues, ovales, aplaties, noires, luisantes: sa racine est plus grosse que le pouce, blanche, garnie de fibres, douçâtre au goût. Cette plante croît aux lieux montagneux, rudes, dans les bois, dans les prez gras. On transporte dans les jardins une Ancolie qu'on nomme *Aquilegia hortensis simplex*, qui prend par la culture une couleur rouge, ou blanche, ou bleue, ou incarnate, ou de châtaigne, ou de couleurs mêlées : quelquefois ces fleurs deviennent doubles: elle contient beaucoup de sel essentiel & d'huile. *Aquilegia hortensis simplex.*

Elle est apéritive, vulnéraire, détersive; elle leve les obstructions du foye, de la rate; elle excite les mois aux femmes & les urines; elle résiste à la pourriture; on l'employe en potion & en gargarisme pour les ulceres de la gorge, pour la corruption des gencives, pour le scorbut. Son odeur s'attache tellement aux mortiers dans lesquels on pile sa graine, qu'il n'y a ni lotion, ni cendre, ni feu, qui puissent la dissiper. *Vertus*

Aquilegia, *Aquileia*, *Aquilina*, *ab Aquila*; à cause que les cornets qui composent la fleur de cette plante, sont crochus comme le bec & les ongles de l'Aigle. *Etimologie.*

ARACHUS.

Aracaus. Lugdun.	*Vicia parva, sive cracca minor, cum multis siliquis hirsutis.* J. B.
Arachus, sive Cracca minima. Ad. Lob.	
Cracca alterum genus. Dod.	*Vicia segetum cum siliquis plurimis hirsutis.* C. B. Pit. Tournef
Arachus altera. Dod. Gal.	
Cracca minor. Taber.	*Vicia minima vel quarta.* Trag.

En françois, *Vesse sauvage*, ou *Vesseron.*   *Vesseron?*

Est une espece de Vesse, ou une plante qui pousse plusieurs petites tiges, grêles, foibles, rameuses : ses feuilles sont petites, étroites, vertes, opposées deux à deux, ou attachées par paires le long d'une côte qui finit par une main qu'on appelle *vrille*, avec laquelle elle s'attache aux blez ou aux autres plantes voisines. Ses fleurs sont petites, légumineuses, ramassées cinq ou six ensemble en maniere d'un petit épi de couleur blanche. Quand ces fleurs sont passées, il paroît des gousses velues, remplies de semences presque rondes, blanchâtres: sa racine est petite. Cette plante croît dans les champs, entre les blez : sa semence peut être de quelque utilité en Médecine, à la place de la Vesse ordinaire : elle contient beaucoup d'huile, peu de sel. Il y a plusieurs autres petites vesses qui se nomment en latin *Arachus.*

On appelle *Arachus* la Vanille dont on parlera plus bas.

Elle est astringente, étant prise intérieurement; & résolutive, appliquée extérieure-ment en cataplasme. *Vertus.*

ARANEUS.

Araneus. Aranea.   En françois, *Araignée* ou *Aragne.*

Est un insecte assez connu, qu'on a crû venimeux, & qui ne l'est point : la Tarentule est peut-être la seule araignée qu'on puisse dire venimeuse. Il y a plusieurs especes d'araignées, qui different en figure & en couleur : les unes sont grosses, les autres pecites ; les unes font grandes, larges & étendues, les autres courtes : pour les couleurs, les unes font grifes, les autres brunes, les autres jaunes, les autres, blanches, les autres noires, les autres de couleurs variées. On peut encore diftinguer leurs efpeces par les lieux où elles naiffent & habitent, comme aux jardins & aux bois, dans les trous des arbres, fur les plantes, aux angles des fenêtres ou des voutes, au-deffus des entablemens, les édifices, ou autres lieux les moins expofez au vent & à la pluye. Mais il eft à propos de rapporter la divifion des efpeces d'araignées que M. Bon, Premier Préfident de la Chambre des Comptes de Montpellier, & Affocié Honoraire de l'Académie Royale des Sciences de la même Ville, a donné dans un beau & fçavant Difcours qu'il fit à l'ouverture de l'Académie en l'année 1709, & qu'il a fait imprimer depuis ce tems-là. Cet illuftre Académicien divife les araignées en deux efpeces génerales ; les unes à jambes longues, & les autres à jambes courtes. Voici l'extrait ou l'abregé de fon Difcours, qui eft non feulement très-curieux, mais utile pour les Arts.

Cet infecte eft divifé en deux parties : la premiere eft dure, écailleufe, remplie de poil ; elle contient la tête & la poitrine, à laquelle huit jambes font attachées, dont fix font articulées en fix endroits ; les deux autres jambes qu'on peut appeller leurs bras, & les deux pinces garnies de deux ongles crochus, font attachées par des articulations à l'extrêmité de la tête ; c'eft avec ces pinces qu'elles tuent les mouches & les autres infectes qu'elles veulent manger, leur bouche étant immédiatement au-deffous : elles ont auffi deux petits ongles au bout de chaque jambe, & quelque petit corps fpongieux entre deux coquilles, ce qui leur fert fans doute pour marcher avec plus de facilité fur les corps polis.

La feconde partie du corps de l'araignée n'eft attachée à la premiere que par un petit fil, & n'eft couverte que d'une peau affez mince, fur laquelle il y a des poils de plufieurs couleurs ; elle contient le dos, le ventre, les parties de la génération, & l'anus.

L'anus eft l'endroit dont les araignées tirent leur foye ; il y a tout autour cinq mammelons qu'on prend d'abord pour autant de filieres par où le fil doit fe moûler : ces mammelons font mufculeux & garnis d'un fphincter : on en voit encore deux autres un peu en dedans, du milieu defquels fortent plufieurs fils en une quantité tantôt plus grande, tantôt plus petite. C'eft par une mécanique fort finguliere que les araignées s'en fervent lorfqu'elles veulent paffer d'un lieu en un autre : elles s'y fufpendent perpendiculairement à un de ces fils, tournant enfuite la tête du côté du vent : elles en lancent plufieurs de leur anus qui partent comme des traits ; & fi par hazard le vent qui les allonge, les cole contre quelque corps folide, ce qu'elles fentent par la réfiftance qu'elles trouvent en les tirant de tems en tems avec leurs pattes, elles fe fervent de cette efpece de pont pour aller à l'endroit où ces fils fe trouvent attachez : mais fi ces fils ne rencontrent rien à quoi ils puiffent fe prendre, elles continuent toujours à les lâcher, jufqu'à ce que leur longueur & la force avec laquelle le vent les pouffe & les agite, furmontant l'équilibre de leur corps, elles fe fentent fortement tirer : alors en rompant le premier fil qui les tenoit fufpendues, elles fe laiffent emporter au gré du vent, & voltigent fur le dos les pattes étendues. C'eft de ces deux manieres qu'elles traverfent les chemins, les rues, & les plus grandes rivieres. On peut dévider foi-même ces fils, qui par leur réunion femblent n'en former qu'un lorfqu'ils font de la longueur d'environ un pied : M. Bon affure d'en avoir diftingué jufqu'à vingt au fortir de l'anus : ce qu'il y a encore de plus particulier eft la facilité avec laquelle cet infecte le remue en tous fens à caufe de plufieurs anneaux qui y vont aboutir, ce qui leur eft abfolument néceffaire pour devider leurs fils ou foyes, qui font de deux efpeces dans l'araignée femelle : cependant M. Bon croit que cette efpece d'infecte eft androgine, ayant toujours trouvé des marques du mâle dans les araignées qui font des œufs.

Le premier fil que les araignées devident est foible, & il ne leur sert qu'à faire cette espece de toile dans laquelle les mouches vont s'embarasser : le deuxiéme est beaucoup plus fort que le premier ; elles en envelopent leurs œufs, qui par ce moyen font à couvert du froid & des insectes qui pourroient les ronger. Ces derniers fils font entortillez d'une maniere fort lâche autour de leurs œufs, & d'une figure semblable aux coccons des vers à soye qu'on a préparez & ramolis entre les doigts pour les mettre sur une quenouille : ces coccons d'araignées font de couleur grise étant récens, mais ils deviennent noirâtres lorsqu'ils ont été long-tems exposez à l'air. On pourroit peut-être trouver des coques d'araignées de différentes couleurs & d'une meilleure soye, surtout celle de la tarentule, mais la rareté en rendroit l'expérience trop difficile : ainsi il faut se borner aux coques des araignées les plus communes, qui font celles à jambes courtes, & qu'on rencontre aux endroits qui font à l'abri du vent & de la pluye aux pays chauds, comme en Languedoc, en Provence, en Italie ; mais la plus grande partie de ces araignées qui font de la soye, se trouve à Saint-Domingue en Amérique : c'est en ramassant un bon nombre de ces coques au Languedoc, que M. Bon a trouvé le moyen de faire la soye d'araignée, qui ne cede en rien à la beauté de la soye ordinaire ; elle prend aisément toutes sortes de couleurs, & l'on en peut faire des étoffes, puisqu'il en a fait faire des bas & des mitaines que nous avons vûes & touchées à Paris.

Maniere de préparer les Soyes des Araignées.

Après avoir fait ramasser douze ou treize coques d'araignées, M. Bon les fit bien battre pendant quelque tems pour en faire sortir toute la poussiere ; on les lava parfaitement dans de l'eau tiéde, jusqu'à ce que l'eau en sortît nette : on les mit tremper dans un grand pot avec de l'eau de savon, du salpêtre, & un peu de gomme arabique ; on mit bouillir le tout à petit feu pendant deux ou trois heures, on relava ensuite toutes ces coques d'araignées avec de l'eau tiéde pour en bien ôter tout le savon, on les laissa sécher, on les fit ramolir un peu entre les doigts pour les faire carder plus facilement par les cardeurs ordinaires de soye, excepté qu'on fit pour cette soye d'araignée des cardes beaucoup plus fines ; on eut par ce moyen une soye d'un gris très-particulier ; on peut la filer aisément, & le fil qu'on en tire est plus fin & plus fort que celui de la soye ordinaire.

La difficulté se réduit donc à avoir un assez grand nombre de coques d'araignées pour en faire des ouvrages considérables : M. Bon établit des preuves pour convaincre que les araignées fourniroient plus de soye que les vers à soye, à cause de leur fécondité ; car elles multiplient beaucoup plus que les papillons des vers à soye, & chaque araignée pond cinq ou six cens œufs, au lieu qu'un ver à soye n'en fait qu'une centaine, encore en faut-il rabattre plus de la moitié, à cause que ce ver est sujet à plusieurs maladies, & il est si délicat, qu'un rien l'empêche de faire sa coque : au contraire les œufs de l'araignée éclosent sans aucun soin dans les mois d'Aoust & de Septembre, quinze ou seize jours après qu'ils ont été pondus, & celles qui les ont faits meurent quelque tems après. Pour les petites araignées qui sortent de ces œufs, elles vivent dix à onze mois sans manger, & sans diminuer ni grossir, se tenant toujours dans leur coque jusqu'à ce que la grande chaleur les oblige de sortir & de chercher leur nourriture.

Si donc on pouvoit trouver le moyen de nourrir dans des chambres des petites araignées, on auroit beaucoup plus de coques de cet insecte que de celles des vers à soye, ayant toujours vû, dit M. Bon, que de sept ou huit cens petites araignées, il n'en mouroit prefque point dans une année ; & qu'au contraire de cent petits vers à foye, il n'y en avoit pas quarante qui fiffent leurs coques.

On met les araignées à jambes courtes dans des cornets de papier & dans des pots ; on couvre ces pots d'un papier percé de trous d'épingue, auffi bien que les cornets, afin qu'elles ayent de l'air ; on leur fait donner des mouches pour leur nourriture ; & l'on trouve quelque tems après qu'elles ont fait leurs coques, que treize onces de foye rendent prefque quatre onces de foye nette.

On n'auroit pas grande peine, pourfuit M. Bon, à trouver de ces coques d'araignées, s'il étoit permis d'entrer dans toutes les maifons où l'on en voit aux fenêtres : il eft aifé de conclure qu'on en trouveroit affez dans le Royaume pour en faire de grands ouvrages, & que la nouvelle foye que je propofe eft moins rare & moins chere que n'étoit la foye ordinaire dans fon commencement ; d'autant mieux que les coques d'araignées rendent à proportion de leur légereté, plus de foye que les autres ; en voici la preuve : treize onces en donnent près de quatre onces de foye nette ; il n'en faut que trois onces pour faire une paire de bas au plus grand homme : ceux que j'envoye (c'eft toujours M. Bon qui parle) ne pefent que deux onces & un quart, & les mitaines environ trois quarts d'once ; au lieu que les bas de foye ordinaire pefent fept à huit onces.

Les bas de foye & les mitaines dont il eft parlé, & que nous avons vûs, touchez, & examinez à Paris dans l'Académie Royale des Sciences, peu de tems après qu'ils eurent été travaillez par ordre de M. Bon à Montpellier, étoient forts, & auffi parfaits que ceux qu'on auroit faits avec de la foye ordinaire, prefqu'auffi beaux, polis, & luftrez, d'une couleur grife agréable, approchante du gris de fouris : cette couleur étoit naturelle à la foye des araignées ; mais il ne faut pas douter qu'ayant été lavée dans de l'eau de favon dans laquelle on avoit fait diffoudre du falpêtre & un peu de gomme arabique, elle n'eût acquis par-là plus de poli, plus de luftre, & un certain éclat : on la devida alors, on la fila, & on la travailla comme la foye tirée des vers à foye.

Jufqu'ici j'ai parlé des obfervations de M. Bon. M. de Reaumur, de l'Académie Royale des Sciences à Paris, a auffi travaillé fur les araignées, dont il avoit ramaffé & nourri un très-grand nombre ; il a auffi fait une fçavante Differtation fur ce fujet, qu'on verra rapporté dans les Mémoires de l'Académie Royale des Sciences : j'en ferai feulement ici l'extrait, afin que le Lecteur puiffe mieux juger de la différence & de la jufteffe des faits.

Sentimens de M. de Reaumur fur les araignées. M. de Reaumur foutient donc qu'il n'eft pas poffible de nourrir avec des mouches feules, autant d'araignées qu'il en faudroit pour fournir de foye aux Manufactures établies : de quelle adreffe, dit-il, faudroit-il fe fervir pour prendre chaque jour une auffi grande quantité de mouches, que celle qui feroit néceffaire pour l'entretien de ce vil infecte ? toutes les mouches du Royaume fuffiroient à peine pour nourrir affez d'araignées qui puffent faire une quantité de foye peu confidérable.

Le naturel vorace des araignées montre affez que leur nourriture ne doit pas être tirée des plantes ; qu'ainfi ni les feuilles, ni les fleurs, ni les fruits ne doivent pas être propres à les nourrir. M. de Reaumur n'a pas laiffé de tenter ces fortes d'alimens, pour n'avoir pas à fe reprocher d'avoir négligé quelque chofe, & parce qu'il fçavoit qu'en matiere d'expérience, il arrive fouvent ce qu'on ne croyoit pas devoir arriver ; mais tout ce qu'il a éprouvé en ce genre, n'a point été une nourriture pour cet infecte : il avoit pourtant bien crû que les mouches n'étoient pas le feul aliment qu'on pût donner aux araignées ; car quoique celles qui font leur toile dans les angles des murs & dans les jardins en vivent, il avoit obfervé plus d'une fois qu'elles mangent également les autres infectes, lorfqu'ils s'embaraffent dans leurs toiles : les araignées qui habitent

tent des trous dans des vieux murs, lui avoient encore mieux appris que tous les infectes leur étoient propres; car ayant souvent visité de pareils trous, il y avoit trouvé
des cadavres de divers infectes, comme de cloportes, de chenilles, de papillons. Il ne
sembla donc plus à M. de Reaumur s'agir que de trouver une espece d'infecte dont on
pût avoir commodément le nombre qu'on voudroit : les seuls vers de terre lui parurent
avoir cet avantage; il y en a des quantitez prodigieuses; les jardins & les champs en
sont remplis : à la vérité il n'avoit jamais trouvé de ces vers dans les rous des araignées,
ni dans leurs toiles; mais ces infectes rampans sur la terre, & ayant assez de force & de
pesanteur, il étoit également impossible qu'ils se fussent jettez dans ces filets & dans ces
trous, & que les araignées les y eussent transportez. Il me parut donc, dit M. de Reaumur, qu'il n'y avoit point de nourriture dont je dûsse me promettre davantage de réus-
site : l'expérience ne trompa pas mon attente, ayant renfermé dans des boëtes plusieurs
grosses araignées de diverses especes qui avoient passé l'hyver, car il y en a qui vivent
plusieurs années; je leur donnai des morceaux de vers, & je les conservai en vie par ce
moyen.

Je tentai ensuite, poursuit M. de Reaumur, diverses sortes de viandes, pour voir si
elles ne seroient point également propres à les nourrir; mais je ne vis pas qu'elles s'ap-
pliquassent dessus, peut-être parce que le naturel féroce des araignées veut être excité
par des animaux vivans.

J'imaginai cependant une autre nourriture qui supplée apparemment à cet avantage
par le goût exquis que les araignées y trouvent; les jeunes araignées qui ne font que
d'abandonner leurs coques, la préferent à tout autre : je ne l'employai qu'à cause du
rapport qu'elle me parut avoir avec la chair tendre & molle des infectes que les araignées succent; elle consiste dans cette substance qui ramolit les plumes des jeunes oiseaux avant qu'elles soient parvenues à leur parfait accroissement : on a remarqué sans
doute que lorsqu'on a arraché de ces jeunes plumes, elles font sanglantes par le bout;
que le tuyau est mou alors : ceux qui se feront de plus donné la peine de presser ce tuyau
ou de le disséquer, l'auront trouvé rempli d'une substance tendre & garnie d'un grand
nombre de vaisseaux qui laissent échaper du sang lorsqu'on le coupe. Après avoir arraché de ces plumes à des pigeons jeunes & vieux, je les divisois en petits morceaux de
demi-ligne ou d'une ligne de longueur; je les donnois aux araignées qui s'en accom-
modoient fort : les jeunes surtout que j'avois gardées dans leurs coques, & qui en
étoient sorties depuis peu, sembloient les préférer à toute autre nourriture; j'en voyois
quelquefois cinq à six assemblées sur un même morceau de plume, que chacune suçoit
du côté où il avoit été coupé.

Jusqu'ici, poursuit M. de Reaumur, tout paroît aller à merveille pour les araignées;
voici des nourritures simples dont il semble qu'il étoit seulement question; peut-être
en trouveroit-on d'autres aussi commodes, même parmi les infectes, pendant qu'on se
serviroit de celles-là qui ne font pas plus difficiles à trouver que les feuilles de murier
qu'on donne aux vers à soye : mais nous allons voir qu'il y aura beaucoup à décomp-
ter, lorsqu'il s'agira d'élever assez d'araignées pour fournir de soye les Manufactures.

D'abord que les jeunes araignées abandonnent la soye qui les envelopoit, elles paroissent de bonne intelligence, elles travaillent de concert à une même toile : les unes
étendent de nouveaux fils sur ceux que les autres avoient déja fournis : mais cette union
ne dure pas long-tems. M. de Reaumur distribua en différentes boëtes quatre à cinq
mille araignées ausquelles il avoit vû abandonner leurs coques; ces boëtes avoient à
peu près la longueur & la largeur d'une carte à jouer : comme il avoit observé que ces
petits animaux s'attachoient au verre qui couvroit ces boëtes, il leur avoit fait à cha-

I

cune une ouverture à une ligne de diftance de ce verre, par laquelle il faifoit entrer une carte qui étoit appuyée fur la largeur de la boëte ; cette carte bouchoit affez exactement l'ouverture pour empêcher les araignées de s'échaper, & c'étoit fur cette même carte qu'il mettoit la nourriture qu'il avoit trouvée leur être propre : il avoit eu la précaution de faire un grand nombre de trous à cette carte, afin que par ce moyen on pût donner à manger à beaucoup d'araignées en très-peu de tems. On les voyoit les premiers jours chercher cette nourriture avec empreffement, & plufieurs s'attachoient au même mor- ceau de plume : mais leur naturel féroce fe déclara bientôt ; les plus groffes prirent goût à manger les plus petites ; & chaque fois, dit M. de Reaumur, que je les regardois, j'en voyois une petite qui étoit devenue la proye d'une un peu plus groffe, & au bout de quelque tems à peine m'en refta-t-il une ou deux dans chaque boëte. Les groffes araignées fe battent quelquefois quand elles fe rencontrent, mais elles fe mangent beaucoup moins les unes les autres que les petites ; foit parce qu'elles ont moins befoin de nourriture, ou qu'étant plus pefantes elles ont moins de facilité à fe remuer.

Apparemment que l'inclination qu'elles ont à fe manger les unes les autres, eft en partie la caufe qu'il y a fi peu d'araignées à proportion de ce qu'il devroit y en avoir, faifant une quantité d'œufs fi prodigieufe.

Il ne fembleroit donc refter d'autre parti à prendre pour élever des araignées, que de les loger féparément ; on pourroit, par éxemple, avoir des boëtes divifées en plu- fieurs petits compartimens qui formeroient plufieurs cellules : mais de donner à manger à chacune de ces araignées féparément, engageroit à des dépenfes peu proportionnées au profit qu'on en tireroit ; on pourroit en venir là, fi nous n'avions la foye des vers d'une maniere infiniment plus commode.

La néceffité où l'on eft de diftribuer les araignées dans les cellules, jette encore dans un autre embarras qui ne diminue pas peu l'avantage qu'elles ont fur les vers du côté de leur fécondité : car pour profiter de cet avantage, il faut pouvoir garder un grand nombre d'œufs qui ayent été fécondez par l'accouplement, & pour cela il faut mettre néceffairement des araignées enfemble. Je fçai bien, pourfuit M. de Reaumur, qu'il eft un tems où il fe doit faire chez ces infectes une douce fermentation qui leur ôte leur férocité naturelle, & qu'on pourroit alors les mettre enfemble fans aucun rifque : mais comment connoître précifément ce tems qui doit préceder de peu celui où elles ont envie de faire leurs œufs ? il feroit aifé à trouver, fi elles faifoient toutes leurs œufs à peu près dans les mêmes jours de l'année ; mais il y a plufieurs mois de différence entre le tems que les unes pondent, & celui où les autres pondent à leur tour.

La fécondité des araignées, comme M. Bon l'a obfervé, eft prodigieufe ; mais après tout, dit M. de Reaumur, les vers font féconde de refte quand on fuppoferoit qu'ils ne font qu'environ cent œufs, defquels à peine quarante donnent des vers qui faffent leurs coques ; au lieu que les araignées produifent fix à fept cens œufs.

Quoique j'aye remarqué dans tous les vers que j'ai élevez, pour faire une exacte comparaifon de leur foye avec celle des araignées, qu'ils ont toujours donné au moins trois ou quatre cent œufs ; il eft aifé de voir qu'on peut multiplier le nombre des vers autant qu'on voudra, fi cela dépendoit feulement de la quantité de leurs œufs ; il n'en faut point d'autre preuve que la quantité de foye qu'ils fourniffent aujourd'hui à l'Eu- rope, où il n'y avoit autrefois aucun vers.

Il femble donc jufqu'ici, pourfuit M. de Reaumur, que les vers l'emportent de beaucoup fur les araignées par la facilité qu'on a à les élever, & par conféquent qu'on doit peu fe promettre de la nouvelle foye, fi elle n'a quelque autre avantage fur l'ancienne foye, par fa beauté, ou par fa force, ou par la quantité qu'on en peut tirer.

On pourroit avoir des foyes d'araignées plus différentes par leurs couleurs, que ne l'eft celle des vers qui eft toujours aurore ou blanche; au lieu que les coques d'araignées en donneroient de jaune, de blanche, de grife, de bleu célefte, & d'un beau brun caffé: les araignées qui donnent la foye de couleur de caffé, font rares; on n'en trouve guéres que dans quelques champs de genêts, où l'on trouve auffi de leurs coques dont la foye eft forte & très-belle: elles font formées fort différemment de toutes les autres coques d'araignées; fes œufs font renfermez dans la foye brune qui eft dévidée affez lâchement autour, comme dans toutes les autres coques; mais cette foye brune eft envelopée elle-même d'une autre coque de foye grife, dont le tiffu eft très-ferré, affez épais, & femblable à ce qui refte fur la coque d'un vers à foye, lorfqu'on l'a dévuidée en partie.

Les araignées font leurs œufs dans les coques où fe trouve la foye qui les envelope plufieurs mois de l'année: elles y travaillent non feulement au mois d'Aouft & de Septembre, comme M. Bon l'a remarqué; mais il y en a qni font ces coques dès le mois de May, & d'autres les font dès les mois fuivans: ce font celles qui ont paffé l'hyver, qui pondent de fi bonne heure; & M. Bon n'a pas fans doute prétendu parler de celles qui font éclofes au printems, car elles font leurs œufs beaucoup plus tard que les précédentes.

Les deux fortes de fils des araignées ne different l'un de l'autre que par le plus ou le moins de force; & il eft bon d'expliquer comment les araignées font ces deux fortes de fils, felon qu'il leur plaît. Je fuppofe, dit M. de Reaumur, qu'on fçait que les araignées ont près de leur anus divers mammelons, qui font autant de filieres dans lefquelles fe moule la liqueur qui doit devenir de la foye, lorfqu'elle fe fera féchée après être fortie par ces filieres.

Les araignées dont la foye eft propre aux ouvrages, & defquelles il s'agit ici, ont fix de ces mammelons, dont quatre font très-fenfibles, mais les deux autres le font moins, & on ne les diftingue pas aifément fans le fecours de la loupe: ces deux petits mammelons font pofez chacun proche de la bafe des deux gros qui font les plus près de l'anus; chacun de ces fix mammelons fenfibles font compofez eux-mêmes de petits mammelons, ou plutôt de petites filieres infenfibles; il en fort fept à huit d'un même mammelon: il eft aifé de comprendre comment les araignées font des fils plus ou moins gros quand il leur plaît: car non feulement avant de commencer à filer, elles appliquent contre quelque corps plus ou moins de ces fix mammelons fenfibles de leur anus; mais felon qu'elles les appliquent plus fortement, ou une plus grande partie de chacun de ces mammelons, elles font des fils compofez d'un plus grand nombre d'autres fils, & par conféquent plus forts & plus gros.

Il doit y avoir environ dix-huit fois plus de fils tels qu'ils fortent des filieres qui compoffent un des fils des coques, qu'il n'y en a dans ceux des toiles, fi la quantité des fils qui compofent les uns & les autres eft proportionnée à leurs forces; car ayant colé un poids de deux grains à un fil de toile, il l'a ordinairement foutenu fans rompre, & s'eft rompu lorfque je lui en ai attaché un de trois grains; au lieu que les fils des coques foutiennent environ trente-fix grains, & ils ne caffent que lorfqu'on les charge d'un plus grand poids.

Mais fi les fils des coques d'araignées font plus forts que les fils des toiles, ils font auffi plus foibles que ceux des coques des vers, quoique dans une moindre proportion: la force des fils que je devidois de deffus ces dernieres coques, a été ordinairement jufqu'à foutenir un poids de deux gros & demi; ainfi la force d'un fil de coque d'araignée eſt à celle d'un fil de coque de vers, environ comme un eſt à cinq; c'eſt peut-être encore là un des endroits par lequel l'ancienne ſoye pourra paroître avoir quelque avantage ſur la nouvelle.

A la vérité chaque fil de coque d'araignée eſt à peu près moins gros qu'un fil de ſoye, dans la même proportion qu'il eſt plus foible que lui : mais cela ne compenſe pas entiérement ce déſavantage; car il eſt plus difficile de joindre enſemble pluſieurs brins; & ſans compter que c'eſt une peine de plus, il eſt toujours à craindre que les fils ne tirent pas tous également, & par conſéquent que leur aſſemblage n'ait pas la ſomme des forces que chaque fil auroit ſéparément: cette multiplicité de brins qui compoſe chaque fil de ſoye d'araignée, pour le faire auſſi gros qu'un fil de ſoye de vers, contribue peut-être en partie à rendre les ouvrages faits de cette ſoye moins luſtrez que ceux qui ſont de ſoye de vers; car leur luſtre eſt effectivement moins beau; & la cauſe en eſt que plus un brin de ſoye a de petits vuides qu'un autre brin de ſoye, moins il paroîtra luſtré; car il réfléchira moins de lumiere, à cauſe que ces petits vuides ſeront évidemment en plus grand nombre dans un fil compoſé de pluſieurs fils différens & réellement ſéparez, que dans celui qui étant de même groſſeur, n'eſt point compoſé de différens brins: les parties de la liqueur viſqueuſe qui le compoſent, s'étant ſans doute appliquées plus aiſément les unes proche des autres, doivent ſe toucher en plus d'endroits, que ne peuvent faire divers fils réellement ſéparez; ainſi en ſuppoſant que chaque fil de ſoye d'araignée n'eſt pas plus luſtré naturellement qu'un fil de ſoye de vers, il eſt clair que lorſqu'on aura joint cinq de ces fils pour en compoſer un autre de même groſſeur que l'eſt le fil de ſoye naturellement, que ce fil compoſé & l'ouvrage qu'on en formera paroîtront moins luſtrez que le fil de ſoye de vers & l'ouvrage qui en ſera formé.

Quand on ſuppoſeroit qu'il n'y a eu que deux des mammelons qui ayent fourni des fils pour en faire un de toile d'araignée, & que chacun de ces mammelons qui fourniſſent eux-mêmes ſouvent un fil compoſé de pluſieurs autres, en auroit fourni un ſimple, ſes fils de toile étant dix-huit fois plus foibles qu'un fil de coque, ce dernier fil que nous avons dit être cinq fois plus petit qu'un des ſoyes des vers, devroit être compoſé de trente-ſix brins pour le moins : or quelle doit être la petiteſſe d'un fil que les yeux pourtant apperçoivent, & qui n'eſt pas plus gros que la cent quatre-vingtiéme partie d'un fil de ſoye ſimple, lequel fil de ſoye ſimple n'eſt lui-même que la deux centiéme partie d'un fil de ſoye des plus fins de ceux dont on ſe ſert pour coudre : car, dit M. de Reaumur, j'ai ſouvent diviſé ces brins de ſoye en deux cens fils, ou à peu près; deſorte qu'un brin de ſoye d'araignée de la groſſeur d'un brin de ſoye dont on ſe ſert pour coudre, ſeroit réellement compoſé d'environ trente-ſix mille fils, & l'on pourroit les diviſer naturellement en mille.

Le brin de ſoye d'araignée compoſé de ces trente-ſix mille fils de ſoye ſimple ſeroit peut-être un peu plus gros qu'un fil de ſoye de vers compoſé de deux cens fils ſimples de vers, quoique la ſomme de la groſſeur de trente-ſix mille fils & de deux cens ſoit la même, parce qu'il ſeroit difficile d'arranger enſemble un ſi grand nombre de brins, ſans qu'il reſtât pluſieurs intervales vuides entre eux, qui paroîtroient augmenter le volume : c'eſt pour cela que la ſoye des araignées a paru rendre davantage à l'ouvrage que celles des vers; mais ſi l'on avoit fait attention qu'en récompenſe elle doit être alors plus foible, loin de regarder cette circonſtance comme un avantage de cette ſoye, on auroit été diſpoſé à croire que c'étoit un des défauts, puiſqu'un plus gros volume de cette ſoye ne peut avoir que la même force d'un moindre volume de ſoye de vers. Mais enfin, pourſuit M. de Reaumur, venons au dernier point eſſentiel, ou voyons quel raport a la quantité de foye que chaque araignée donne par an, avec celle qu'on tire des vers à foye : j'ai pelé avec grand foin diverfes coques de vers, & j'ai trouvé que les plus fortes, c'eft-à-dire l'ouvrage d'une année de vers, pefoient quatre grains, & que les plus foibles en pefoient plus de trois ; deforte qu'en prenant la livre de feize onces, il faut du moins deux mille trois cens quatre vers pour avoir une livre de foye.

J'ai pelé avec le même foin un grand nombre de coques d'araignées, & j'ai toujours trouvé qu'il en faloit environ quatre des plus groffes pour égaler le poids d'une coque de vers, & qu'elles pefoient chacune environ un grain ; deforte qu'il faudroit quatre des plus groffes araignées pour donner autant de foye qu'un ver, s'il n'y avoit pas plus de déchet fur la foye des unes que fur celle des autres, & fi elles donnoient toutes de la foye ; mais les coques des araignées font fujettes à un grand déchet dont les coques des vers font exemptes : ce qui caufe ce déchet dans les coques d'araignées, eft qu'on les pefe remplies de toutes les coques des œufs qui envelopent les petites araignées avant qu'elles fuffent éclofes, & de diverfes autres qui fe trouvent mêlées parmi la foye.

Si l'on calcule donc le déchet de ces coques, il nous faudra rabattre plus de deux tiers de leur poids, puifque de treize onces de foye d'araignée fale, M. Bon n'en a retiré que quatre onces de foye nette : au lieu que les coques des vers n'ont point de déchet ; ou il eft fi petit, qu'on peut le compenfer en prenant feulement celui de la foye des araignées aux deux tiers : or nous venons de voir que le poids d'une coque d'araignée, avant que d'être nettoyée, eft au poids d'une coque de ver à foye comme un eft à quatre ; ainfi étant nettoyée, fon poids fera au poids de celle-ci comme un eft à douze : il faudra donc douze des plus groffes araignées pour donner autant de foye qu'un ver : mais chaque ver fait une coque pour fe métamorphofer, au lieu que les araignées ne font les leurs que pour enveloper leurs œufs.

Si l'on regarde avec tous les Naturaliftes qui ont précédé M. Bon, les efpeces d'araignées comme formées de mâles & de femelles, je veux dire fi on ne les prend pas pour hermaphrodites, il n'y aura que les araignées femelles qui faffent des coques ; d'où il s'enfuit que fi l'on fuppofe qu'on a autant d'araignées femelles que de mâles, ce qui doit arriver à peu près, vingt-quatre des plus groffes araignées ne donneront pas plus de foye qu'un feul ver ; il faudroit donc environ cinquante-cinq mille deux cens quatre-vingt-feize araignées des plus groffes pour avoir une livre de foye, lefquelles araignées il auroit été néceffaire de nourrir féparément pendant plufieurs mois ; d'où l'on voit combien il eft à craindre que la foye qu'on en retireroit n'engageât à des dépenfes peu proportionnées à fa valeur, puifqu'elle couteroit vingt-quatre fois autant que celle des vers ; quand on fuppoferoit même qu'on n'eft pas obligé de mettre les araignées féparément, & que chaque araignée n'occuperoit pas plus de place qu'un ver, ce qui feroit une fuppofition fauffe ; car il faut leur en donner affez à chacune, afin qu'elles puiffent faire leur toile : mais fi l'on vouloit entrer dans le détail du calcul des frais qu'elle couteroit, étant obligé de les nourrir féparément, & de leur donner des efpaces affez grands pour les loger chacune commodément, on verroit d'une maniere très-claire que la foye des araignées couteroit incomparablement plus que celle des vers.

Qu'on ne croye pas au refte, continue M. de Reaumur, que tout ce que j'ai dit ne regarde que les araignées d'une groffeur commune ; car fi l'on vouloit fçavoir ce que donnent de foye celles qu'on trouve dans les jardins de ce pays, & qui paroiffent très groffes, on verroit qu'il en faut douze de celles-ci pour avoir autant de foye qu'on en retire d'une des coques de celles dont j'ai parlé, & que deux cens quatre-vingt

I iij

ne donneroient pas le même poids de foye que fournit une feule coque de ver ; par conféquent qu'à peine fix cens foixante & trois mille cinq cens cinquante araignées pourront faire une livre de foye.

On aura fans doute regret de ce qu'il nous refte fi peu d'efpérance de profiter d'une découverte fi ingénieufe : après tout il y a encore apparence de quelque efpece de ref-fource ; peut-être trouvera-t-on des araignées qui donneront plus de foye que celles que nous voyons communément dans le Royaume : il eft deja certain par le rapport de tous les voyageurs, que celles de l'Amérique font beaucoup plus groffes que les nôtres, d'où il femble auffi qu'elles doivent faire de plus groffes coques. Les vers qui, quoique originaires des pays éloignez, ont fi fort multiplié en Europe, nous aideront même à efpérer que les araignées de l'Amérique pourroient vivre dans ceux-ci : quoiqu'il en foit, il faut faire des expériences ; c'eft la feule voye de découvrir des chofes curieufes & utiles.

Ce font là les réfléxions de M. de Reaumur fur les araignées ; elles diminuent de beaucoup les efpérances qu'on avoit conçues du travail de M. Bon fur la foye de ces infectes : mais on peut remarquer en paffant une petite différence entre le travail de M. Bon & celui de M. de Reaumur, c'eft que le premier ayant travaillé fur la foye des araignées de Languedoc, de la Provence, & des autres pays chauds, aura trouvé des coques plus abondantes & plus garnies de foye que ne font celles des araignées qui naiffent dans nos pays tempérez, & fur lefquelles M. de Reaumur a exercé fon travail.

L'araignée & fes toiles contiennent beaucoup de fel volatil & d'huile.

Vertus. L'araignée eft eftimée pour les fiévres intermittentes, & particuliérement pour la fiévre quarte, étant écrafée & appliquée au poignet, ou étant enfermée vivante dans une coquille de noix, & attachée au cou à l'entrée de l'accès.

Sa toile eft vulnéraire, aftringente, confolidante ; elle arrête le fang étant appliquée fur les playes ; on s'en fert pour les coupures ; il en faut mettre dans la playe auffitôt qu'elle eft faite, afin qu'elle n'enfle point.

Elle eft bonne encore pour la colique venteufe, fi l'on en fricaffe à la groffeur d'un œuf avec un peu de vinaigre, & qu'on l'applique chaudement fur le nombril ; elle provoque la fortie des vents.

Etimolo-
gie. *Aranea*, *ab ἱεγλω*, *compono*, *apto*, parce que l'araignée prépare fa toile avec beau-coup d'induftrie.

ᵥA R A R A.

Arara (Clufii) eft un fruit de Cayenne, long, couvert d'une écorce moyenne-ment dure, noire, attachée à une longue queue où fe trouvent des inégalitez qui fem-blent être les places des fleurs qui y ont été attachées ; ce fruit enferme une noix noire, groffe comme une olive fauvage.

Vertus. Elle amolit le ventre étant mangée ; on fait une décoction du fruit après l'avoir écrafé, & l'on en lave les vieux ulceres pour les nettoyer & les guérir.

Ce fruit eft fort rare en Europe ; & quand on en a, on le garde pour la curiofité.

ARBOR TRISTIS.

Arbre
trifte. *Arbor triftis* (Garz. Acoftæ) en françois *Arbre trifte*, eft un arbre des Indes qui croît en Malabar, à Goa ; fa figure & fa grandeur approchent de celle du prunier ; fes bran-ches font menues, ayant d'efpace en efpace un petit nœud duquel fortent deux feuilles grandes & larges comme celles d'un prunier, molles & lanugineufes, vertes : fes fleurs ont la figure & la grandeur des fleurs d'orange, mais plus belles, plus déliées, plus minces, & plus odoriférantes, de couleur blanche ; leur calice eft rougeâtre : les habitans s'en servent pour donner couleur à leurs viandes, comme on fait en France avec le safran: son fruit est gros comme un lupin, vert, ayant la figure d'un cœur, & renfermant de part & d'autre une semence de la grosseur d'un noyau de carrouge ou silique, & de la même figure de cœur, blanche, tendre, couverte d'une membrane verdâtre & tant soit peu amere. Cet arbre est appellé *triste*, parce qu'il ne fleurit que la nuit, & qu'à l'approche du Soleil ses fleurs tombent & ses feuilles se flétrissent; on le nomme en Canarin *Parisataco*, en Malayo *Singadi*, en Decan *Pul*, en Arabe *Guart*, en Perse & en Turquie *Gul*, à Pontichery, *fleur de safran*.

Parisataco, Singadi, Pul, Guart, Gul. Vertus.

Les fleurs de l'arbre triste sont estimées cordiales, & bonnes pour les inflammations des yeux; les gens du pays en mêlent dans leurs viandes, pour leur donner une bonne odeur & un goût agréable.

Il y a d'autres arbres qui portent ce nom; les Espagnols les nomment *Dama de noche*, à cause que leurs fleurs n'ont de l'odeur que le soir & dans la nuit.

ARBUTUS.

Arbutus. Matth. Dod.
Arbutus, sive Unedo. Adv.
Arbutus, Comarus Theophrasti J. B.

Arbutus folio serrato. C. B. Pit. Tourn.
Comarus, Theophrasti.
En françois, *Arbousier*.

Unedo.

Est un arbrisseau ou un petit arbre dont le tronc est couvert d'une écorce rude, crevassée, poussant beaucoup de rameaux rougeâtres en haut; ses feuilles sont oblongues, larges comme celles du laurier, lisses, vertes, dentelées ou crenelées en leurs bords; ses fleurs sont des grelots blancs, & quelquefois purpurins en un côté, disposez en grape: quand ces fleurs sont passées, il leur succede des fruits qui ont quelque ressemblance avec les fraizes, mais plus gros, de figure sphérique, charnus, jaunes avant leur maturité, mais d'un beau rouge quand ils sont mûrs, d'un goût un peu austere. On appelle ce fruit en latin *Memæcylon* ou *Unedo*, & en françois *Arboux*: il est partagé en cinq loges qui renferment des semences oblongues: cet arbrisseau croît aux lieux montagneux, dans les bois: il s'éleve en Candie si haut, qu'il égale les plus grands arbres; & son fruit est gros comme une petite pomme, de couleur rouge noirâtre, plus mou & plus agréable au goût que celui de l'Arbousier ordinaire.

Unedo, Memacylon. Arboux.

La feuille, l'écorce & le fruit de l'Arbousier sont astringens, propres pour arrêter les cours de ventre étant pris en décoction; on peut aussi s'en servir pour les gargarismes; sa fleur est estimée bonne pour resister à la malignité des humeurs.

Vertus.

Le fruit de l'Arbousier est de difficile digestion, & il cause des maux d'estomac à ceux qui en mangent: on dit qu'on l'a appellé *unedo*, *quasi unum edo*, parce que si l'on en mange plus d'un, il fait du mal.

Etimologie.

ARDEA.

Ardea, en françois *Héron*, est un oiseau aquatique, dont le corps est menu, maigre, léger, le bec long, grosset, robuste, pointu par le bout, le cou long, les jambes assez longues; chacun de ses pieds a trois doigts joints par des membranes, & un quatriéme par derriere qui lui sert de talon, tous armez d'ongles pointus: il habite vers les marais, sur les étangs; il vit de poisson; il fait son nid sur les saules & sur les autres arbres qui croissent aux lieux marécageux; il y en a de plusieurs couleurs, de blancs, de cendrez, de noirs, de rougeâtres; il contient beaucoup de sel volatil & d'huile.

Héron.

L'Aigrette est une espece d'*Ardea* étrangere.

Sa graisse est estimée propre pour adoucir la goutte & pour dissiper les nuages des yeux; elle est peu en usage.

Vertus.

Etimolo-
gie.

Ardea ab ardendo, parce qu'on dit que cet oiseau est extraordinairement chaud dans la copulation, & que ses excrémens sont brûlans en sortant de son corps ; ou bien *Ardea quasi ardua*, parce qu'il vole fort haut.

ARDOSIA.

Ardoise.

Ardosia, en françois *Ardoise*, est une pierre feuilletée, sulphureuse, participant un peu du fer, de couleur bleuâtre tirant sur le noir, qu'on trouve environnée d'eau dans certaines carrieres ou pierrieres appellées *Ardoisieres*, aux environs d'Angers, en quelques lieux de la Normandie, aux côtes de Gennes : on la retire de ces carrieres, après en avoir épuisé l'eau autant qu'on a pû ; on releve cette ardoise verticalement ; on la divise avec des ciseaux qu'on a fait entrer dans ses interstices par le moyen d'un marteau, & on la réduit en feuilles ou lames minces & propres à couvrir les maisons. Ce travail doit être fait dans le tems que l'ardoise est nouvellement tirée de l'ardoisiere, & qu'elle est encore humide ; car si l'on attendoit qu'elle fût séche, on auroit beaucoup plus de peine à la séparer par lamines. L'ardoise d'Angers est la plus estimée, & particuliérement celle que les ouvriers appellent *la rousse noire* : celle qu'on tire des côtes de Gennes est la plus dure & la plus épaisse ; on en forme des tables, des carreaux.

Ardoisie-
res.

Choix.
Ardoise
rouile-
noire.

Nous n'avons pas de preuves que l'ardoise fût en usage chez les Anciens ; peut-être n'en avoit-on pas encore fait la découverte.

La pierre d'Irlande dont on se sert pour arrêter le sang, est une ardoise plus tendre, moins feuilletée, & d'un goût stiptique.

Vertus.

L'ardoise est détersive & dessicative, étant pulvérisée & appliquée extérieurement.

Etimolo-
gie.

Ardosia ab ardendo, parce qu'on a cru voir sortir des volcans ou feux souterrains des premieres ardoisieres qu'on a découvertes.

ARECA.

Filfel,
Fufel.
Avellana
Indica.

Areca palmæ species. Scalig.	*Faufel* Serapioni. *Filfel & Fufel* Avic.
Areca, sive Faufel. Clus. in Garz. Lugd.	*Faufel, sive Areca*. Garz.
	Avellana Indica, Acostæ.
Palma cujus fructus sessilis Faufel dicitur.	En françois, *Areque*.

Est une espece de palmier fort haut & fort droit qui croît en Malavar & en plusieurs autres lieux des Indes : ses fleurs sont petites, blanches, & presque sans odeur : son fruit est de figure ovale, gros comme une noix, ayant une écorce verte au commencement, mais qui devient fort jaune en mûrissant, molle & bourrue : cette écorce étant ôté, il paroît un noyau gros comme une aveline, & quelquefois gros comme une châtaigne, tantôt à demi-rond, tantôt piramidal, plat au-dessous, & un peu concave, fort dur, de couleur grise, excepté en quelques endroits de dessous où elle est blanche : ce noyau étant rompu, ressemble à une muscade cassée, tant il est marbré de rouge & de blanc.

Chosool.

Ce fruit que les Indiens appellent *Chosool*, n'étant encore qu'à demi-mûr, étourdit & enyvre ceux qui en mangent ; étant mûr, il est insipide & astringent : ils le reduisent en poudre après l'avoir fait sécher au Soleil ; & l'ayant mêlé avec du Betel, & des huîtres brûlées, du Lycium, du Camphre, du bois d'Aloës, & quelque peu d'Ambre, aussi pulvérisez, ils en forment des manieres de trochisques, lesquels ils mangent pour se faire cracher, & décharger le cerveau.

Caché.

Le suc de l'Areque mur étant épaissi seul, est appellé par les Indiens *Caché* c'est peut-être d'où est venu le nom de *Cachou* : car on croit que le cachou est fait par le suc de l'Areque où l'on a mêlé quelque drogue aromatique : quoiqu'il en soit, les peuples des Indes mâchent le caché pour se donner bonne bouche. *Voy. les Mém. de l'Ac.*   AR-

Etimolo-
gie.

ARENA.

Arena. Sabulum. En françois, *Sable. Sablon.*

Eſt une matiere dure, pierreuſe, ou une terre calcinée réduite en poudre, & ſouvent même vitrifiée en chacun de ſes grains par une forte chaleur du Soleil ; c'eſt pourquoi les pays chauds dans l'Afrique, dans les déſerts de Zara, dans la Lybie, qui ſont les plus échauffez par cet aſtre, ſont des plus abondans en ſable : il y a de l'apparence que tout le ſable, de quelque nature qu'il ſoit, a été formé ſur la terre, & que celui qu'on trouve au fond de la mer & des rivieres, y a été pouſſé par les vents & entraîné par les eaux.

Les ſables ont différentes propriétez pour les Arts, ſuivant leur nétteté, leur couleur, les lieux d'où ils ſont tirez, le mélange qui s'y eſt fait : par exemple, le ſable blanc, & principalement le plus net qui paroît par le moyen d'un microſcope en petits criſtaux, eſt employé pour les verreries ; tel eſt notre ſable d'Etampes : le ſable de Pouzol eſt eſti- Sable d'Etampes. mé le meilleur pour les édifices maritimes : le ſable de riviere eſt bon pour affermir & Sable de Pouzol. rendre pratiquables les avenues, les allées, & pluſieurs chemins dans les jardins & ail- leurs ; il eſt encore employé pour faire de bon ciment pour les ouvrages de maçonnerie, Sable de riviere. étant mêlé avec de la chaux.

En creuſant aſſez avant dans la terre, on trouve quelquefois du ſable qu'on appelle *arena foſſilis*, & en françois *ſable de cave* : il y eſt peut-être entré par quelques crevaſſes *Arena foſſilis.* ou ouvertures qui enſuite ſe ſont rejointes ; il peut encore avoir été fait par des feux Sable de cave. ſouterrains: quoiqu'il en ſoit, il eſt propre pour être mêlé avec de la chaux, quand on veut faire du ciment.

On trouve aux environs de Rome, proche de la Porte de S. Pancrace, qui étoit le janicule de l'ancienne Rome, un ſable jaune que les Italiens appellent *arena gialla*, *Arena gialla.* c'eſt-à-dire *ſable doré* ; parce qu'entre les paillettes blanches, brillantes dont il eſt rem- Sable doré. pli, il y en a quelques-unes de jaunes qu'ils croyent être de l'or ; mais ce prétendu or n'eſt que des particules de talc ; auſſi-bien que les autres paillettes : ce ſable ſe forme ſur une montagne qu'on appelle *montagne dorée.*

On trouve à Pezaro en Italie, dans la Marche d'Ancone, vers la mer Adriatique, un Sable de Pezaro. ſab'e brun ou rougeâtre, rempli de parcelles de talc griſes ou blanches qui le rendent brillant : ce ſable eſt ſi dur, qu'on s'en ſert pour couper du verre ; il n'égale pourtant pas en dureté la pierre d'émeri.

On trouve encore en Albanie, petite ville proche de Rome, un ſable noir, peſant, Sable d'Albanie. & brillant ; il a apparemment pris ſa couleur d'un mélange de ſoufre & de quelques portions de fer vitrifiées.

Ces trois eſpeces de ſable talqueux d'Italie ſont employez pour mettre ſur l'écri- Sable pour l'Ecriture. ture.

ARGEMONE.

Argemone Mexicana (Pitt. Tournef.) *ſive Papaver ſpinoſum* (C. B.) Prod. (J. B.) *Papaver ſpinoſum.* Eſt une plante qui pouſſe une tige à la hauteur de plus d'un demi-pied, rameuſe, par- ſemée d'épines fort petites, remplie de moëlle blanche : ſes feuilles qui ſortent les pre- mieres de la racine, ſont oblongues & étroites ; mais celles qui les ſuivent & embraſ- ſent la tige, ſont longues, déchiquetées comme celles du pavot cornu, liſſes, fermes, armées en leurs bords de pointes jaunâtres, fort aigues, vertes par-deſſus, excepté les nerfs qui ſont blanchâtres, & ſur leſquels il ſemble qu'on ait fait tomber de la farine ; blanches en deſſous, & garnies tout le long des nerfs de petites épines: ſa fleur naît au haut des branches de couleur jaune, compoſée de quatre feuilles diſpoſées en roſe, d'une

K

odeur approchante de la grande chelidoine : il lui ſuccede un fruit oblong , épineux , à ſix côtes , renférmant des ſemences preſque rondes , noires : ſa racine eſt longuette , menue , fibreuſe. Cette plante croît dans les jardins : elle contient beaucoup d'huile , & du ſel eſſentiel.

Vertus. Sa fleur , ſa tête & ſa ſemence ſont pectorales , anodines , ſomniferes : ſes feuilles employées extérieurement ſont propres pour adoucir l'inflammation des yeux , pour conſolider les playes , pour réſoudre : c'eſt le chardon-bénit des Amériquains.

Etimolo-gie. *Argemone , quòd* ἀργεμα *oculorum , ſive nubeculam expurget.*

ARGENTUM.

Luna , Argent. *Argentum , ſive Luna* , en françois *Argent* , eſt un métal fort compact , peſant , dur , blanc , poli , reſplendiſſant , s'étendant beaucoup ſous le marteau , téſiſtant à la cou- pelle : on en retire de pluſieurs mines de l'Europe ; mais la plus grande quantité vient de l'Amérique , comme de Rio , de la Platta , du Pérou : on le trouve ſouvent emba- raſſé dans des pierres blanches , criſtallines , & mêlangé avec de l'or , du cuivre , du plomb : on l'affine en ſortant de la mine avec du vif-argent , puis on le tranſporte : ceux qui veulent le rendre autant pur qu'il peut être , le purifient par la coupelle & par le dé- part en la maniere ſuivante.

Purifica-tion de l'ar-gent par la coupelle. On fait rougir une coupelle dans le feu , & l'on y met quatre ou cinq fois autant de plomb qu'on a d'argent à coupeller ; on laiſſe fondre & étendre ce plomb , duquel une partie s'introduit en peu de tems dans les pores de la coupelle & les remplit ; on jette l'argent au milieu de la coupelle , il ſe met bientôt en fuſion : on pouſſe le feu forte- ment , enſorte que la flamme réfléchiſſe ſur la matiere ; toutes les impuretez alors s'u- niſſent au plomb , parce que ce métal étant ſulfureux , il accroche & embraſſe bien mieux les corps groſſiers que ne fait l'argent : le feu chaſſe ce mêlange impur à la cir- conférence en maniere d'écume ou de ſcorie , & l'argent demeure pur & net au milieu : on connoît que la purification eſt achevée , quand il ne s'éleve plus de fumées : on ver-
Argent de coupelle. ſe l'argent dans une lingotiere pour l'y laiſſer refroidir ; c'eſt ce qu'on appelle *argent de coupelle.* Les ſcories de l'argent mêlées avec le plomb , font la litarge dont je parlerai en ſon lieu : ces ſcories ne conſiſtent qu'en quelques parties d'autres métaux ou de marcaſi- tes qui ſont demeurées attachées à l'argent quand on l'a tiré de la mine.

Il faut remarquer que l'argent étant jetté dans le plomb fondu , eſt bien plutôt mis en fuſion , que ſi on l'avoit fait fondre ſeul dans un creuſet , parce que les parties ſulfu- reuſes du plomb ſervent beaucoup à exciter la fuſion des métaux.

Départ. Cette purification nettoye l'argent de tous les autres métaux , excepté de l'or qui ré- ſiſte comme lui à la coupelle ; ainſi l'on ne peut pas être aſſuré que cet argent de cou- pelle ſoit tout-à-fait pur : il faut avoir recours à une autre opération qu'on appelle *dé- part* , ſi l'on veut le dépouiller de quelque petite quantité d'or qu'il peut contenir. Voi- ci la maniere de procéder à cette opération.

On fait fondre enſemble dans un creuſet , par un grand feu , trois parties d'argent & une partie d'or ; on jette peu à peu le mêlange fondu dans de l'eau froide ; il s'y con- denſe en grenailles ; on jette l'eau , on fait ſécher ces grenailles , & on les met diſſoudre dans deux ou trois fois autant d'eau forte : l'argent ſe diſſout , & l'or ſe précipite au fond du vaiſſeau ; car il ne peut être pénétré par ce diſſolvant.

Il eſt à remarquer que dans cette opération on mêle de l'or avec de l'argent , afin que ſi cet argent contenoit quelque petite portion d'or , il ſoit entrainé & précipité avec ce-
Or de dé-part. lui qu'on a ajouté : cet or précipité s'appelle *or de départ* ; on peut facilement le remettre en lingot en le faiſant fondre dans un creuſet ſur le feu avec un peu de borax , & le ver- ſant dans une lingotiere.

On jette la diſſolution d'argent dans une terrine où l'on a mis beaucoup d'eau & une plaque de cuivre ; on laiſſe le mélange cinq ou ſix heures en repos, ou juſqu'à ce que tout l'argent ſoit précipité & comme adhérant à la plaque de cuivre ; on le ramaſſe alors & on le fait ſécher ; c'eſt ce qu'on appelle *précipité d'argent*, & quelquefois *chaux d'argent* : l'eau qui a ſervi à cette précipitation eſt devenue bleue, à cauſe d'une portion de cuivre qu'elle a diſſout ; on l'appelle *eau ſeconde* : on s'en ſert pour déterger, pour manger les chairs baveuſes appliquée extérieurement. *Précipité d'argent. Chaux d'argent. Eau ſeconde. Vertus.*

On pourroit encore faire précipiter l'argent diſſout, en mêlant dans la diſſolution de l'eau ſalée ; car le ſel marin produiroit le même effet que les parties du cuivre, c'eſt-à-dire que ſe choquant rudement contre les pointes de l'eau forte qui tiennent les particules de l'argent ſuſpendues, il les romproit & leur feroit lâcher priſe ; enſorte que l'argent n'ayant plus rien qui le ſoutint, tomberoit par ſon propre poids. *Précipitation de l'argent par de l'eau ſalée.*

On remet le précipité d'argent en lingot, en le faiſant fondre dans un creuſet avec un peu de ſalpêtre, & le verſant enſuite dans une lingotiere : cet argent eſt le plus pur de tous, & à douze deniers s'il y en avoit ; mais on trouve toujours un peu d'alliage de cuivre dans l'argent, ſi bien purifié qu'il ſoit.

Ce qu'on appelle un *carat* en l'or eſt un denier en l'argent ; ainſi une once d'argent bien pur eſt de vingt-quatre deniers ou de vingt-quatre ſcrupules, qui font vingt-quatre fois vingt-quatre grains : cette once d'argent ne devroit point diminuer dans les épreuves ; mais ſi elle diminue d'un ſcrupule à la coupelle, l'argent n'eſt que de vingt-trois deniers ; ſi elle diminue de deux ſcrupules, il n'eſt que de vingt-deux deniers : mais on ne s'exprime pas en matiere d'argent par vingt-quatre deniers, comme en matiere d'or par vingt-quatre carats ; on double le denier d'argent, & l'on dit de l'argent à douze deniers, pour faire entendre de l'argent bien pur ; de l'argent à onze deniers & demi, de l'argent à onze deniers, pour faire entendre les degrez de pureté, & ainſi du reſte. *Denier d'argent, ce que c'eſt.*

L'argent de vaiſſelle contient une partie de cuivre ſur vingt-quatre parties d'argent, & l'argent de coupelle n'en contient qu'un quart de partie ſur vingt-quatre parties d'argent. *Argent de vaiſſelle.*

On bat l'argent le plus pur, & on le réduit en feuilles très-minces & très-déliées ; nous les employons en Médecine ; on peut auſſi ſe ſervir du précipité d'argent à la place des feuilles.

L'argent eſt propre pour ceux qui ont reçû une trop grande quantité de vif-argent, ſoit par les frictions, ſoit par la bouche ; car il ſe lie ou s'amalgame avec lui dans le corps, & l'appeſantiſſant il lui ôte ſa vertu ; on en fait prendre par la bouche depuis quatre grains juſqu'à un ſcrupule : on peut même en donner une plus grande doſe, ſans craindre qu'il faſſe du mal : on a prétendu qu'il étoit propre pour les maladies du cerveau, mais il n'a pas paru juſqu'ici qu'il y fût bon. *Vertus. Doſe.*

Argentum, à græco ἄργυρος, argent.

Luna, parce que les Aſtrologues & les Alchymiſtes ont crû que ce métal étoit de la même matiere que la Lune, & qu'il en recevoit perpétuellement des influences pour ſa nourriture. *Etimologies.*

ARGILLA.

Argilla, en françois *Argille*, ou *terre glaiſe*, ou *terre graſſe*, eſt une terre graiſſeuſe, viſqueuſe, ordinairement griſe, & quelquefois rougeâtre, qui ſe trouve partout ; les Potiers s'en ſervent pour faire leurs pots, des tuiles, des briques. *Terre glaiſe ou graſſe. Tuiles, Briques.*

Argilla, ab ἀργός, *albus*, parce que cette terre a une couleur griſe tirant ſur le *Vertus. Etimologie.*

blanc ; *vel ab* ἀργὸς *sterilis*, parce qu'elle eſt ordinairement ſtérile, à cauſe qu'elle eſt trop graſſe.

ARIES.

Bélier. *Aries*, en françois *Bélier*, eſt un mouton entier, ou qui n'a point été châtré ; ſes cornes ſont faites en volute ; il a une toiſon de laine : il contient beaucoup de ſel volatil & d'huile.

Sevum arietinum. Son ſuif appellé en latin *ſevum arietinum*, & ſa moëlle, ſont ramollitifs, réſolutifs, anodins ; on s'en ſert dans pluſieurs onguens & emplâtres.

Etimologie. *Bélier* vient de *Belin*, vieux mot françois qui ſignifioit *ſot & mouton*.

ARISARUM.

Ariſarum latifolium majus. C. B. Pit. Tournefort. | *Ariſarum latifolium alterum.* Cluſ. Hiſp. & Hiſt.

Eſt une plante qui pouſſe de ſa racine trois ou quatre feuilles reſſemblantes à celles du Lierre ou à celles du Smilax, pointues, vertes, molles, aſſez charnues, âcres & brûlantes au goût, ſoutenues par des queues longues ; il s'éleve d'entre elles une petite tige marquetée de taches rouges, portant en ſa ſommité une fleur formée en capuchon, de couleur blanche & brune : ſes fruits ſont des bayes rouges ; ſa racine eſt plus petite que celle de l'Arum, ronde, & quelquefois oblongue comme une olive, noire en dehors, blanche en dedans, d'un goût à l'abord doux, puis âcre : il ſort du haut de cette racine quelques fibres ; elle croît aux lieux pierreux, dans les hayes, le long des chemins. Elle contient beaucoup de ſel, d'huile & de phlegme.

Vertus. Sa feuille & ſa fleur ſont vulnéraires, déterſives, propres pour les fiſtules des yeux en collyre, pour les ulceres malins, appliquez deſſus en onguent ou en décoction.

Sa racine eſt eſtimée contre la peſte, étant priſe en poudre : la doſe eſt depuis un ſcrupule juſqu'à une dragme.

ARISTOLOCHIA.

Ariſtoloche. *Ariſtolochia*, en françois *Ariſtoloche*, eſt une plante dont il y a quatre ſortes employeés en Médecine. La premiere eſt appellée *Ariſtoloche ronde* : on en voit de deux eſpeces, une nommée,

Ariſtoloche ronde. *Ariſtolochia rotunda.* Matth.. Dod. J. B. *Ariſtolochia rotunda vera.* Trag. *Ariſtolochia fœmina.* Lugd. | *Ariſtolochia rotunda, flore ex purpura nigro.* C. B. Pit. Tournefort. *Ariſtolochia prima.* Cæſ.

Premiere eſpece. Voyez Pl. II. fig. 6. Elle pouſſe pluſieurs tiges foibles, pliantes, à la hauteur d'environ un pied & demi, revétues d'eſpace en eſpace ou alternativement de feuilles preſque rondes, molles, d'un verd pâle, d'un goût amer, attachées à des queues fort courtes, & embraſſant en partie leur tige : il ſort des aiſſelles de ces feuilles, des fleurs faites en tuyaux fermez en bas, ouverts & évaſez en haut, coupez en forme de languette, de couleur purpurine ſi foncée qu'elle approche du noir. Lorſque la fleur eſt paſſée, ſon calice devient un fruit membraneux, ovale, verd mais qui brunit en mûriſſant : ce fruit eſt diviſé en ſa longueur ordinairement en ſix loges, remplies de ſemences aplaties, minces, noires, poſées les unes ſur les autres. Sa racine eſt ronde, aſſez groſſe, charnue, garnie de fibres, griſe en dehors, jaunâtre en dedans, d'un odeur déſagréable, d'un goût très-amer. Cette plante croît dans les prez, dans les champs, en terre graſſe.

L'autre Ariftoloche ronde eft appellée,

Seconde efpece d'A-riftoloche ronde.

'Ariftolochia rotunda altera. Cluf. Hifp. & Hift. J. B. | Ariftolochia rotunda, flore ex albo purpu-rafcente. C. B. Pit. Tournef.

Elle differe de la précedente, en ce que fes tiges font plus nombreufes, mais plus courtes ; en ce que fes feuilles font plus grandes, oblongues, attachées à des queues plus longues ; en ce que fa fleur eft de couleur blanche, tirant fur le purpurin, brune en dedans ; en ce que fon fruit eft plus long & formé en poire ; en ce que fa femence eft plus menue, de couleur rouffe ; & en ce que l'écorce de fa racine eft jaunâtre. Cette plante croît dans les champs, entre les blez.

La feconde forte d'*Ariftoloche* eft appellée *longue*. Il y en a de deux efpeces.

Ariftolo-che longue. Premiere efpece. Voy. Pl. II. fig. 7.

On nomme la premiere,

'Ariftolochia longa. Dod. J. B. Ariftolochia longa vera. C. B. Pit. Tournefort. | Ariftolochia altera, radice pollicis craffi-tudine. Cæf.

Elle pouffe plufieurs tiges longues d'environ un pied & demi, quarrées, foibles, fe couchant à terre, portant des feuilles molles, moins arrondies que celles de l'Ariftolo-che ronde, fe terminant en maniere de pointe, & attachées par des queues ; les fleurs font femblables à celles de l'Ariftoloche ronde. Son fruit a la figure d'une petite poire ; il contient des femences plates, noires : fa racine eft longue d'environ un pied, groffe quelquefois comme le poignet, quelquefois comme le pouce, ayant la couleur, l'o-deur & le goût de celle de l'Ariftoloche ronde. Cette plante croît dans les champs, en-tre les bleds, dans les hayes.

La feconde eft appellée,

Seconde efpece d'A-riftoloche longue.

Ariftolochia longa Hifpanica. C. B. | Ariftolochia longa altera. Cluf. Hifp. & Hift. J. B.

Elle différe peu de la premiere efpece, fi ce n'eft en fa fleur qui eft en dedans purpuri-ne, & en fa racine qui eft plus courte. Elle croît abondamment en Efpagne au Royaume de Valence, & aux lieux chauds, entre les vignes.

Les Ariftoloches rondes & longues contiennent beaucoup de fel effentiel, d'huile & de phlegme.

Vertus.

Elles font déterfives, vulnéraires ; elles réfiftent au venin & à la gangrene. On fe fert fouvent de leurs racines, & quelquefois de leurs feuilles pour les remedes exté-rieurs.

La troifiéme forte d'*Ariftoloche* eft appellée *Clematite*. Il y en a de deux efpeces.

Ariftolo-che Clema-tite. Premiere efpece. Voyez Pl. II. fig. 5.

On nomme la premiere,

'Ariftolochia Clematitis recta. C. B. Pit. Tournef. Ariftolochia Sarracenica. Dod. | Ariftolochia altera radice tenui. Cæf. Ariftolochia Clematitis vulgaris. J. B.

Elle pouffe des tiges à la hauteur de deux pieds, droites, fermes, où font attachées alternativement par des queues longues, des feuilles qui ont la figure d'un cœur, affez grandes, & d'un verd pâle ; fes fleurs naiffent en grand nombre dans les aiffelles des feuilles, femblables à celles des efpeces précédentes, mais plus petites, & de couleur jaune-pâle : fon fruit au-contraire eft fouvent plus gros, ayant la figure d'une poire, rempli comme les autres de femences plattes, noires : fa racine eft menue, fibrée, ferpentante de tous côtez, grife, d'une odeur affez agréable, d'un goût amer, pénétrant. Cette plante croît dans les champs, dans les bois, dans les Olivettes, aux pays chauds.

Seconde efpece d'A-riftoloche Clematite.

La feconde Ariftoloche Clematite eft appellée,

Ariftolochia Clematitis. Dod.
Ariftolochia Clematitis ferpens. C. B. Pit. Tournef.

Ariftolochia Clematitis non vulgaris. J. B.
Ariftolochia Clematitis altera Hifpanica. Lob.

Elle pouffe des tiges farmenteufes à la hauteur de trois ou quatre pieds, menues, ca-nelées, rameufes, ferpentant, s'attachant & s'entrelaçant autour des arbriffeaux ou des autres plantes voifines, de même que le Houblon ou le Liferon : fes feuilles font larges, pointues, vertes & unies en deffus, purpurines, blanchâtres en deffous, atta-chées à des queues longues; fa fleur & fon fruit font femblables à ceux de l'autre Arifto-loche clematite, mais fa fleur eft jaune ou purpurine, noirâtre, & garnie en dedans d'une laine fine : fa racine eft longue, farmenteufe, compofée de gros fibres, ferpen-tante, de couleur pâle, d'un goût âcre, un peu aftringent, mais qui n'eft point défa-gréable : toute cette plante eft odorante. Elle croît principalement en Efpagne, dans les buiffons, dans les Olivettes.

Les racines d'Ariftoloche clematite font employées en Médecine; elles contiennent beaucoup d'huile & de fel.

Vertus.

Elles font apéritives, réfolutives, déterfives, vulnéraires; elles réfiftent à la cor-ruption, elles fortifient : on les employe intérieurement, & quelquefois extérieure-ment.

La quatriéme forte d'*Ariftoloche* eft nommée *petite* : Il y en a de deux efpeces.

Petite Ari-ftoloche.
Premiere efpece.
Voy Pl. II. fig. 8.

La premiere eft appellée,

Ariftolochia tenuis piftolochia. Dod.
Ariftolochia altera, plures radices fpar-gens. Cæfalp.
Ariftolochia polyrrhizos. J. B.

Ariftolochia piftolochia dicta. C. B. Pit. Tournef.
Ariftolochia polyrrhizon, five piftolochia Plinii. Ad. Lob.
Piftolochia. Dod.

C'eft la plus petite de toutes les Ariftoloches : elle jette plufieurs tiges menues, foi-bles, rameufes, fe répandant à terre; fes feuilles font faites comme celles du Lierre, mais petites, pâles, attachées par des queues menues : fes fleurs font femblables à celles des autres efpeces, mais plus petites, quelquefois brunes, quelquefois d'un vert jau-nâtre : fon fruit a la figure d'une petite poire. Ses racines font fort déliées, filamenteu-fes, jointes enfemble par une petite tête en forme de chevelure ou de barbe, longues d'un demi pied, de couleur grife tirant fur le jaune, d'une odeur aromatique, fort agréa-ble, d'un goût amer & âcre. Cette plante croît dans les Olivettes, fur les colines pier-reufes, féches, aux pays chauds, comme en Languedoc, en Provence.

Seconde efpece de petite Ari-ftoloche.

La feconde efpece de petite Ariftoloche eft appellée,

Ariftolochia piftolochia altera. J. B.
Piftolochia Cretica. C. B. Pit. Tourn.

Piftolochia altera, fempervirens. Cluf. Hift. Ap. 1.

Elle pouffe des tiges farmenteufes, longues d'environ un pied, anguleufes, canelées, rameufes, pliantes, fe couchant à terre, difficiles à rompre, de couleur verte noirâtre; fes feuilles font femblables à celles de l'autre efpece, mais plus pointues; attachées à

des queues assez longues : sa fleur & son fruit sont pareils à ceux de l'Aristoloche longue ; mais sa fleur est d'un rouge moins brun, attachée à un long pedicule, & son fruit
est plus petit : ses racines sont plus déliées, en fibres menues, odorantes comme en la
précédente espece : elle croît aux pays chauds.

Il y a encore plusieurs autres especes de petites Aristoloches, mais je me contente
d'avoir rapporté les principales.

Les racines des petites Aristoloches sont employées en Médecine dans les remedes intérieurs ; elles sont les meilleures & les plus estimées de toutes les Aristoloches ; elles
contiennent beaucoup d'huile exaltée & de sel volatil.

Elles sont fort détersives, vulnéraires, propres pour résister à la malignité des hu- *Vertus.*
meurs, pour exciter l'urine & la sueur, pour attenuer la pituite, pour aider à la respiration, pour la gangrene ; quelques-uns leur substituent la racine de l'Aristoloche Clematite.

On nous apporte toutes les racines d'Aristoloches séches du Languedoc, de la Pro- *Choix des*
vence ; la longue & la ronde doivent être choisies grosses, bien nourries ; nouvelle- *racines*
ment séchées, pesantes, grises en dehors, jaunes en dedans, d'un goût extrémement *d'Aristolo-*
amer. *ches.*

La petite doit être bien nourrie, touffue comme la racine d'Ellebore noir, récemment séchée, de couleur jaunâtre, d'une odeur aromatique, d'un goût amer ; elle est
préferable à toutes les autres pour la thériaque.

Aristolochia ab ἄριϛος, *optimus,* λόχια, *purgamenta quæ post partum egrediuntur :* com- *Etimolo-*
me qui diroit plante propre à faire sortir les matieres qui doivent suivre les accouche- *gies.*
mens : car Dioscoride prétend que l'Aristoloche est propre à cet effet.

Clematitis à κλῆμα, *palmes, virga ;* parce que les tiges de cet espece d'Aristoloche sont
des verges ou sarmens.

Polyrrhizon à πολὺ *multum, &* ῥίζα, *radix ;* comme qui diroit plante qui a beaucoup
de racines : car les racines de la petite Aristoloche sont fort nombreuses.

ARMADILLO.

Armadillo, sive Tatus. Gesn.	*Echinus Brasilianus.* Jonst.	*Tatus.*
Tatou. Thevet.	En françois, *Tatou.*	

Est un animal à quatre pieds, du Brésil, gros comme un chat, ayant le museau d'un
cochon, la queue longue d'un lézart, les pieds d'un herisson terrestre : il est couvert
& armé de toutes parts comme d'un halecret à écailles dures, osseuses, dans lequel il se
roule à la façon d'un herisson ; d'où vient que les Espagnols l'ont appellé *Armadillo,* *Etimolo-*
c'est-à-dire, armé de toutes pieces. Il habite tantôt sous la terre, comme une taupe, *gie.*
tantôt dans les cavernes, tantôt dans les eaux comme les amphibies. On le voit aussi
quelquefois sur la terre. Il y en a de plusieurs especes. Sa chair est fort bonne à manger :
les gens du pays l'appellent *Tatou.* *Tatou.*

On tire de la queue de cet animal un petit os qui étant pulverisé subtilement, réduit *Vertus.*
en petites pilules ou grains gros comme des têtes d'épingles, & mis dans les oreilles, en
appaise les douleurs & les bourdonnemens, encore qu'ils soient accompagnez de surdité. On n'employe qu'un de ces grains à la fois.

ARMENIACA.

Armeniaca, en françois, *Abricotier,* est un arbre dont il y a trois especes. La pre- *Abricotier.*
miere est appellée,

Premiere espece.
Baracocca.

Armeniaca. Ang.
Armeniaca major , Baracocca vulgò , Cæf.
Mala Armeniaca majora. C. B.

Armeniaca fructu majori , nucleo amaro. Pit. Tournef.
Malus Armeniaca major. Matth. Ep.
Armeniaca mala majora. Cam. Epit. J.B.

Cet arbre a fon tronc affez gros, couvert d'une écorce brune, fes branches font étendues, fes feuilles font courtes, larges, femblables à celles du Peuplier ou du Poirier, dentelées, pointues, d'un goût aigrelet. Sa fleur eft ordinairement à cinq feuilles difpofées en rofe, à peu près comme celle du Pêcher, de couleur de rofe pâle. Quand elle eft tombée, il lui fuccede un fruit charnu, prefque rond, qui croît à la groffeur d'une petite Pêche, aplati fur les côtez, & fillonné dans fa longueur; de couleur rougeatre d'un côté, & de l'autre jaunâtre: fa chair eft tendre, douce, délicieufe, d'une odeur agréable. Elle renferme un noyau offeux aplati, dans lequel on trouve une amande un

Armeniacum.
Abricot.

peu amere, agréable au goût. Ce fruit eft appellé en Latin *Armeniacum*, & en françois *Abricot.* On cultive l'Abricotier dans les jardins, contre les murailles. Cette efpece d'Abricotier porte des fruits plus gros, & beaucoup plus agréables au goût que les autres.

Seconde espece.

La feconde efpece d'Abricotier eft appellée,

Armeniaca fructu majori, nucleo dulci. Pit, Tournef.
Mala Armeniaca majora , nucleo dulci. C. B.

Malus Armeniaca candicantia , nucleo oblongo dulci ut in amygdalis , Gefner.

Cet arbre différe du précedent, en ce que la couleur de fon fruit eft plus blanchâtre, & en ce que l'amande de fon noyau eft douce.

Troifiéme espece.

La troifiéme efpece d'Abricotier eft appellée,

Praecoquum

Armeniaca minora. Matth.
Armeniaca fructu minori. Pit. Tournef.
Malum Armenium , vel Pracoquum commune. Gefn. Hort.
Malus Armeniaca. Dod.

Malus Armeniaca minor. C. B.
Pracocia. Brunf.
Armeniaca mala minora. J.B,
Armeniaca minora. Cam. Pit, Tour.

Cet Abricotier différe des autres, en ce que n'ayant point efté cultivé, il porte des fruits beaucoup plus petits, moins favoureux, de couleur jaunâtre.

Les Abricots contiennent beaucoup de phlegme, d'huile & de fel effentiel.

Vertus.

Ils font cordiaux, pectoraux, humectans; ils excitent le crachat; ils rétabliffent les forces.

Amande du noyau d'A-bricot , & fon huile.

L'amande du noyau d'Abricot contient une huile qu'on peut tirer par expreffion comme on tire celle des amandes ordinaires.

Vertus.

Elle eft propre pour les brouiffemens d'oreille, pour la furdité, pour adoucir les hémorroïdes.

Etimologie.

Armeniaca, ab Armenia, parce que l'Abricot à pris fon origine d'Armenie, Province du Levant, d'où il fut porté à Rome. Les Anciens ont encore donné à l'Abricot le nom de *Pracox* ou *Pracoquum,* c'eft-à-dire un fruit meur devant la faifon, parce qu'ils avoient mis ce fruit entre les efpeces de Pêche, qui ne meuriffent qu'en Automne.

Abricot vient de *Bericox,* qui eft une corruption de *Pracox.*

ARMENUS LAPIS.

Lapis Ar-

Armenus Lapis , feu Lapis Armenis , feu Melochites , en françois, *Pierre Armenienne ,* eft

eſt une pierre de différentes figures & groſſeurs, mais qui eſt ordinairement inégale, *menis.*
raboteuſe, groſſe comme une noiſette, de couleurs mêlées, bleue, verte, blanche, *Melochites.*
luiſante : on la tiroit autrefois d'Arménie, c'eſt ce qui lui a donné ſon nom ; mais à pré- Pierre Ar-
ſent on en trouve en Allemagne, comme dans le Comté de Tyrol ; elle diffère du *Lapis* menienne.
lazuli, en ce qu'elle eſt verdâtre, moins bleue, plus chargée de gangue ou d'impuretez, Choix.
& en ce qu'elle naît dans les mines d'argent, au lieu que le *Lapis lazuli* ſe trouve dans Prépara-
les mines d'or. On doit choiſir la plus haute en couleur. tion de la
Pierre Ar-
On broye la pierre Arménienne, on la lave comme le *Lapis lazuli*, pour en ſéparer menienne.
la gangue du ſable luiſant qui reſſemble à des paillettes d'or ; puis l'ayant fait ſécher, on Cendrever-
la vend ſous les noms de cendre verte ou de vert de terre, ou de vert d'eau ; elle eſt en te. Vert de
uſage dans la peinture. terre.
Vert d'eau.
La pierre Arméniere préparée eſt déterſive & deſſicative appliquée extérieurement ; Vertus.
on s'en ſert auſſi intérieurement pour purger la mélancholie, pour la folie, pour l'épilepſie : la doſe eſt depuis un ſcrupule juſqu'à quatre.

ARSENICUM ALBUM.

Arſenicum. Arrenicum. En françois, *Arſenic.*

Eſt une matiére minerale formée ordinairement en gros morceaux durs, peſans, caſſans, très blancs, liſſes, luiſans ou criſtalins, de ſubſtance ſulphureuſe, cauſtique ;
cette matiére eſt tirée d'une eſpece de cadmie naturelle, ou pierre appellée *Cobaltum*, Cobaltum.
dont je parlerai en ſon lieu ; voici la maniere de faire l'arſenic.

On met le Cobaltum ſur le feu dans un fourneau fait exprès, & on le fait rougir ; il Maniere de
s'en éleve une fleur en maniére de farine blanche qu'on reçoit dans une grande chape faire l'arſe-
ou dans un tuyau de cheminée bouché par le haut : on continue le feu juſqu'à ce qu'il nic.
ne s'en éleve plus rien ; on ramaſſe enſuite cette fleur, on la met dans un vaiſſeau de
terre ; & par un feu moins fort que devant, on la fait fondre & on la laiſſe condenſer en
refroidiſſant. On ſépare enfin cette matiére, & on la laiſſe en gros morceaux ; c'eſt l'arſenic blanc qu'on appelle ſimplement *Arſenic*, comme par excellence, parce qu'il eſt le
plus corroſif : On le vend chez les Droguiſtes. Les Naturaliſtes anciens avoient tous
crû qu'il y avoit un arſenic blanc naturel qu'on trouvoit dans les mines, tel que nous le
voyons, mais ils ſe ſont trompez ; les modernes ont reconnu qu'il n'y en avoit point
d'autre que celui qui ſe tire du *Cobaltum*, comme il a été dit. M. Homberg de l'Académie Royale des Sciences, eſt un des premiers qui nous ait donné en France la maniere de
faire l'arſenic. La plus grande quantité de cette matiére minerale vient de Miſnie en Allemagne. La vapeur qui s'éleve du Cobaltum a une odeur d'ail ou de ſoulfre : ſi elle
ſent le ſoulfre, c'eſt un indice que la matiére rendra beaucoup d'arſenic.

On choiſit l'arſenic blanc, beau, luiſant en dehors & en dedans, & en gros mor- Choix.
ceaux criſtalins ; on n'eſtime pas tant celui qui eſt d'un blanc matte.

En travaillant ſur l'arſenic blanc, dans des vaiſſeaux de verre, je l'ai ſouvent réduit
par le feu en un verre ſi tranſparent & ſi ſemblable au verre commun, que je ne le pou- Verre
vois diſtinguer du verre du vaiſſeau, qu'en ce que le verre d'arſenic étoit plus friable & d'Arſenic.
plus caſſant.

On ſe ſert de l'arſenic pour blanchir pluſieurs matiéres métalliques, par exemple, les
épingles, il les rend auſſi plus fermes ou moins pliantes.

Il y a encore deux autres eſpeces d'arſenic, une appellée *Auripigmentum*, & l'autre
Realgal ; je parlerai de l'une & de l'autre, chacune en ſon lieu.

Toutes les eſpeces d'arſenic ſont des poiſons corroſifs : mais le plus actif & le plus Effets vio-
dangereux eſt l'arſenic blanc ; il ne commence ordinairement à faire ſon action vio- lens & mor-

tels de l'Arfenic. lente que demi-heure après qu'il a été pris; parce que le fel qui fait fa corrofion, eft lié & embarraffé naturellement dans du foulfre, & il lui faut quelque temps pour fe développer: alors il caufe de grandes douleurs, des déchiremens, des inflammations dans les vifceres, des vomiffemens violens, des convulfions, des inquiétudes, un abatement général, & enfin la mort fi l'on n'eft fecouru. Les remedes qui conviennent en cette occafion, font la graiffe fondue, l'huile, búes par écuellées le plûtôt qu'on peut, afin d'envelloper & d'affoiblir les pointes du fel cauftique, & pour l'évacuer par haut & par bas. Le lait enfuite étant pris en bonne quantité, acheve d'adoucir l'âcreté du poifon.

Vertus. On fe fert de l'arfenic blanc extérieurement pour manger & confumer des chairs, il agit fans grande douleur; on en applique fur les cors des pieds. On ne doit jamais faire prendre de l'arfenic intérieurement, quelque préparation qu'on lui ait donnée, & en quelque petite dofe que ce foit: car il communique toujours une méchante impreffion dans le corps.

Etimologie. *Arfenicum*, vel *Arrenicum* ab ἄρρον, five ἄρρω mas, parce que ce mineral a une grande force, qu'on a voulu comparer à celle d'un animal mâle.

ARTHEMISIA.

Arthemifia. Trag. Ang. Matth.	*Arthemifia vulgaris.* J. B.
Arthemifia vulgaris major. C. B. & Pit. Tournef.	*Abfinthium, feu Arthemifia officinarum.* Elem. Bot.
Arthemifia rubra & alba. Tab.	En françois, *Armoife.*

Voyez Pl. VII. fig. 1. Eft une plante dont la tige croît à la hauteur d'environ quatre pieds, rameufe, ligneufe & moëlleufe, un peu velue, ordinairement de couleur rougeâtre, & quelquefois d'un vert blanchâtre; fes feuilles font découpées comme celles de l'abfinthe, plus larges, verdâtres en deffus, blanchâtres en deffous, odorantes, d'un goût douceâtre, tirant fur l'âcre; fes fleurs font petites, rangées le long des extrémités des branches comme en l'abfinthe, velues, blanchâtres ou rougeâtres, odorantes; fa racine eft longue & groffe comme le doigt, ligneufe, entourée de fibres, d'un goût douceâtre & aromatique: elle croît dans les champs. On l'appelle vulgairement *Herbe de S. Jean*, Herbe de S. Jean. parce que les payfans s'en font des ceintures au jour de la S. Jean. Elle contient beaucoup de fel effentiel & d'huile à demi exaltée, peu de phlegme, affez de terre.

Vertus. Elle eft déterfive, vulnéraire, apéritive, hyfterique, fortifiante; elle excite les mois aux femmes: elle aide à l'accouchement & à faire fortir l'arriere-faix. Elle nettoye & fortifie la matrice: elle abat les vapeurs; on s'en fert intérieurement & extérieurement.

Etimologie. Le nom de cette plante vient d'Artemife, femme de Maufolus Roi de Carie, laquelle la mit en ufage.

ARUM.

Pied de Veau. *Arum*, en françois, *Pied de Veau*, eft une plante dont il y a plufieurs efpeces: j'en décrirai ici deux qui font employées en Médecine.

Premiere efpece. La premiere eft appellée,

Arum. Dod. J. B.	*Arum vulgare non maculatum.* C. B. Pit. Tournef.
Arum Diofcoridis. Ang.	Pit. Tournef.
Arum majus. Ger.	*Aron.* Brunf. Gefn.

Elle pouffe de fa racine des feuilles oblongues, larges, triangulaires, vertes, luifant tes ; il s'éleve d'entr'elles une petite tige ronde, qui porte en son sommet une fleur à une seule feuille coupée en langue , & roulée en maniere de cornet. Quand cette fleur est passée, il paroît des bayes rouges, entassées comme en grappe dans la base d'une espece de pilon qui s'est élevé du fond de sa fleur : chacune de ces bayes contient une ou deux semences presque rondes. Sa racine est tubereuse, plus grosse qu'une aveline ronde, blanche, âcre au goût, garnie de fibres.

La seconde est appellée ,

Arum venis albis. C. B.
Arum maculatum. Cord. Schroder.
Aron aliud folio maculato. Thal.
Dracunculus minor. Gef. Ap. Lac.

Dracunculus alter, seu Henicophyllos, Cord. Hist.
Arisarum. Matth. Dod. Gal.

Seconde espece.
Henico-phyllos.

Elle différe de la premiete espece, en ce que ses feuilles sont marquetées de taches blanches.

L'une & l'autre croissent aux lieux ombrageux & champêtres ; elles contiennent beaucoup de sel essentiel & d'huile : on employe leurs racines en Médecine.

La racine de Pied-de-veau est incisive, pénétrante, attenuante, purgative, hydrago-gue : on la donne en poudre pour l'asthme, pour l'hydropisie, pour la mélancolie hypo-condriaque. La dose est depuis demi scrupule jusqu'à une dragme.

Vertus.

Dose.

On fait en temps de famine du pain de racine d'Arum, comme on en fait de celui de la racine d'Asphodele. Je parlerai du dernier à l'article de l'Asphodele.

Pain d'A-rum.

Le Colocasia est un autre Arum dont on mange les feuilles. J'en parlerai en son lieu.

ARUNDO.

Arundo, en françois, *Roseau* ou *Canne,* est un genre de plante, qui ne différe du *Gramen,* que par la grandeur de ses tiges & de ses feuilles. Il y en a de plusieurs especes ; je décrirai icy les deux plus communes.

Roseau canne.

La premiere est appellée ,

Arundo palustris. Matth.
Arundo vulgaris, sive Φραγμίτης *Dioscoridis.* C. B. Pit. Tournef.
Arundo vulgaris palustris. J. B.
Canna secunda quæ fœmina. Diosc. Ang.

Arundo vallaris. Amat. Lusit.
Calamus vulgaris. Cord. in Diosc.
Arundo palustris, canna sepiaria. Tabern. Icon.

Premiere espece.

Elle pousse plusieurs tiges ou tuyaux plus qu'à la hauteur d'un homme, plus menus que le petit doigt, nouez, vuides. Il sort de ses nœuds des feuilles longues d'un pied ou d'un pied & demi, assez larges, roides, un peu rudes au toucher, enveloppant en partie leur tige. Ses fleurs naissent par paquets en ses sommitez, petites, menues, molles, composées d'étamines qui sortent d'un calice à écailles, de couleur purpurine au commencement ; puis ses paquets se dévelopans s'alongent, se répandent en maniere de chevelure, & prennent une couleur cendrée. Quand ces fleurs sont passées, il paroît des semences : ses racines sont nombreuses, longues, nouées, traçantes. Cette plante croît dans les marais.

L ij

Seconde espece.

La seconde est appellée,

Arundo domestica. Matth.
Arundo Cypria. Dod. Gal.
Calamus, sive arundo crassa. Cæs.
Arundo magna. Gesn. Hor.
Arundo domestica calamus, Cyprius, Tabern. Icon.

Arundo sativa quæ δόναξ *Dioscoridis & Theophrasti.* C. B. Pit. Tournefort.
Canna quarta quæ donax. Ang.
Arundo maxima & hortensis. J. B.

Elle pousse plusieurs tiges à la hauteur de huit ou neuf pieds, plus grosses que le pouce, fortes, creuses, nouées, jaunâtres. Ses feuilles & ses fleurs sont semblables à celles de l'espece précédente, mais plus grandes. Sa racine est longue, grosse, charnue, se répandant au long & au large dans la terre, d'un goût doux, agréable. On cultive cette plante dans les jardins; les rejettons tendres de sa racine se peuvent manger.

Spode des Arabes.

Quelques Auteurs ont crû que cette racine brûlée est le Spode des Arabes, duquel on ne se sert plus. Les roseaux contiennent beaucoup d'huile & de sel.

Vertus.

Leurs racines sont détersives, apéritives, propres pour exciter les mois aux femmes, & les urines: leurs fleurs & leurs feuilles sont détersives & vulneraires.

Voyez Pl. II. fig. 10.

ARUNDO SACCHARIFERA, en françois, *Canne à Sucre*, ou *Cannamelle*, &c. allez à la diction *Saccharum*, & vous y trouverez une ample explication de tout ce qui regarde le Sucre & ses diverses préparations; comme aussi celle de la Cassonnade ou Castonnade.

A S A R I N A.

Asarina. Lob. Lugd. Pit. Tournefort.
Asarina Lobelii flore hedera terrestris. J. B.
Asarina, sive Saxatilis hederula. Adv. Lob.

Asarina sive saxatilis hederula. Lob. Icon.
Hedera saxatilis magno flore. C. B.

En françois, *Asarine.*

Voyez Pl. VII. fig. 2.

Est une plante dont les tiges & les feuilles ressemblent à celles du Lierre terrestre, se répandant à terre; ses fleurs sont des tuyaux terminez en haut chacun par un musle semblable à celui de l'*Anthirrinum*: quand cette fleur est passée, il paroît une coque membraneuse partagée en deux loges qui renferment des semences longuettes; ces loges ont coutume de se rompre diversement d'elles-mêmes, comme il arrive au fruit du *Linaria*: Cette plante croît sur les rochers & aux autres lieux pierreux & montagneux, au Dauphiné, au Languedoc; elle contient beaucoup de sel essentiel, médiocrement de l'huile & du phlegme.

Elle est apéritive, vulneraire, propre pour la gravelle, pour les ulceres du poumon, pour l'asthme.

Etimologie.

Asarina ab Asaro, *Cabaret*, parce que les feuilles de cette plante ont une figure approchante de celle du Cabaret.

A S A R U M.

Asarum. Dod. J. B. Pit. Tournef. En françois,

Cabaret,
Nard sauvage,

Oreille d'homme,
Oreillette,

Girard Roussin.
Rondelle.

Voy. Pl. II. fig. 11.

Est une petite plante basse qui pousse des feuilles semblables à celles du Lierre, mais plus petites, plus rondes & plus tendres, lisses, d'un vers luisant, attachées par des queues affez longues ; fes fleurs naiffent proche de la racine, foutenues par des pédicules courts qui fortent du bas des queues des feuilles : chacune de ces fleurs eft à cinq ou fix étamines purpurines, qui s'élevent du creux d'un calice découpé ordinairement en trois parties : quand cette fleur eft tombée, fon calice devient un fruit, taillé le plus fouvent à fix pans, & divifé felon fa longueur en fix loges qui renferment des petites femences oblongues, brunes, remplies de moëlle blanche un peu âcre au gout : fes racines font à ras de terre, menues, anguleufes, rampantes, nouées, recourbées, filamenteufes, grifes, d'une odeur forte & agréable, d'un goût âcre & un peu amer : cette plante croît fur les montagnes, dans les jardins, aux lieux ombrageux : fes feuilles demeurent toujours vertes. Sa racine eft employée en Médecine : on nous l'apporte féche du Dauphiné, du Languedoc, de l'Auvergne ; il en vient auffi du Levant : on doit la choifir belle, récemment féchée, bien nourrie, entiere, groffe comme une plume à écrire des plus menues, nettoyée de fes fibres, grife, d'une odeur pénétrante & affez agréable, d'un goût âcre & un peu amer : elle contient beaucoup de fel volatil & d'huile.

Elle purge doucement par haut & par bas les humeurs féreufes & pituiteufes ; elle eft apéritive ; elle leve les obftructions : la dofe en eft depuis demi-dragme jufqu'à deux dragmes en infufion, & depuis demi-fcrupule jufqu'à une dragme en poudre ; on l'employe auffi dans plufieurs compofitions où elle ne produit aucun effet vomitif, parce qu'elle y eft mêlée en petite quantité avec beaucoup d'autres ingrédiens : fi l'on en fait prendre en décoction ou tifanne, elle excite l'urine, mais alors elle ne fait point vomir. L'*Afarum* de Canada ou *Afarum Canadenfe corn.* ne purge pas ; les Sauvages s'en fervent au lieu de gingembre.

Les Maréchaux font prendre de cette racine aux chevaux depuis une once jufqu'à deux, comme un excellent remede pour guérir le farcin ; on la pulvérife, & on la leur fait manger dans du fon.

Pomet remarque dans fon Hiftoire des Drogues, qu'on trouve quelquefois fous les racines du Cabaret, environ un pied dans terre, une maniere de truffe ronde, de couleur jaunâtre en dehors, blanche en dedans, empreinte d'un fuc laiteux, cauftique, brûlant.

Afarum, ab à privativo, & σαίρω orno ; comme qui diroit *plante qui ne fert à aucun ornement* ; car les Anciens n'employoient point l'*Afarum* dans leurs guirlandes ou couronnes de fleurs.

Cabaret, parce qu'on fe fervoit autrefois de la racine de cette plante pour fe faire vomir quand on avoit trop bû dans le cabaret.

Oeille d'homme, parce que les feuilles de l'*Afarum* font d'une figure approchante de celle de l'oreille d'un homme.

ASCALONIA.

Afcalonia, en françois *Echalotte*, eft la racine d'une efpece d'ognon appellé,

Cepa Afcalonica. Matth. Pit. Tournef. | *Cepa Afcalonica, five fiffilis*. J. B.

Cette racine eft bulbeufe, oblongue, ayant l'odeur & le goût approchant de celui de l'ail, mais beaucoup moins fort ; elle pouffe des tiges creufes : fes feuilles font longues, fiftuleufes, droites, ayant le goût de leur racine : fes fleurs naiffent en bouquets ou paquets fphériques : chacune d'elles eft compofée de fix feuilles rangées en fleurs de lys ; elles font fuivies par des fruits prefque ronds, remplis de femences rondes : on cultive cette plante dans les jardins potagers, car fa racine eft d'un grand ufage dans les fauces ; elle contient beaucoup de fel effentiel & d'huile.

Choix.

Vertus.
Dofe.

Etimologies.

Echalotte

L iij

Vertus. Elle est fort apéritive, propre pour la pierre, pour les rétentions d'urine, pour ré-sister au mauvais air, pour exciter l'appétit.

Etimolo-gie. Cette plante a pris son nom d'un pays nommé *Ascalonia*, où elle croissoit autrefois abondamment.

ASCARIDES.

Ascarides. *Ascarides*, en françois *Ascarides*, sont des vers très-petits & menus qui naissent or-dinairement à l'extrêmité de l'intestin *rectum* vers l'*anus*, & qui y causent un grand prurit ou démangeaison ; on en trouvoit autrefois dans les boyaux des cavales & des bœufs, ce qui les faisoit nommer par les Anciens *jumentarii vermes*.

Jumentarii vermes.

Etimolo-gie. *Ascarides*, ab ἀσκαρίς, *vermis*.

ASELLUS.

Merlan-gius. Merlan. *Asellus, sive Merlangius*, en françois *Merlan*, est un poisson de mer assez connu dans les poissonneries ; il est ordinairement long d'environ un pied, gros comme le bras, mou, de couleur blanche argentée, couvert de petites écailles ; ses yeux sont grands, blancs ; sa bouche est médiocre, garnie de petites dents blanches.

Os pier-reux, ou pierre de tête du Merlan. On trouve dans l'endroit le plus ample ou le plus épais de sa tête, proche de sa cer-velle, deux petits os pierreux, un de chaque côté, longs d'un travers de doigt, larges de quatre lignes, pointus par un des bouts, obtus par l'autre, lisses ou polis, très-blancs, tendres, faciles à rompre, d'un goût tant soit peu salé lorsqu'ils ont été mis en poudre subtile, de substance alkaline & absorbante. Il est à remarquer que la pointe de cet os n'est pas placée justement au milieu de son extrêmité, mais à côté, & le reste de cette extrêmitée est comme échancrée naturellement. Ce poisson monte souvent vers les rivages ; il est commun en France ; sa chair est blanche, tendre, friable, légere, de bon goût, très-facile à digérer.

Vertus. Les pierres qui se trouvent dans la tête du Merlan, contiennent un peu de sel qui les rend apéritives, propres pour la pierre du rein, pour la colique néphrétique : elles sont propres aussi pour arrêter les cours de ventre, pour absorber les acides : on les prépare en les broyant sur le porphyre ; la dose est depuis demi-scrupule jusqu'à demi-dragme.

Dose.

Etimolo-gie. *Asellus* est le diminutif d'*Asinus*, comme qui diroit *petit asne* ; parce que, disent plu-sieurs Auteurs, sa couleur approche de celle d'un asnon, mais il n'y a pas la moindre ressemblance : il est vrai que ce nom est générique aussi-bien que particulier, & qu'il peut y avoir sous ce genre quelque poisson de couleur d'asne.

ASINUS.

Asne, Baudet. *Asinus*, en françois *Asne, Baudet*, est un animal à quatre pieds assez connu par le grand service qu'il rend : sa femelle est appellée en latin *Asina*, en françois *Asnesse* ; &

Asina. Asnesse. Asellus. Asnon. son petit *Asellus*, en françois *Asnon* ; il est d'un tempérament mélancolique, stupide, patient, lent, mais laborieux & fort obstiné : il a l'ouïe très-fine, peut-être en partie à cause de l'amplitude & de la longueur de ses oreilles : il porte des fardeaux très-consi-dérables ; il aime les chardons, il va les chercher dans les champs ; il paît l'herbe ; il mange du son, de l'avoine ; il vit jusqu'à trente ans : la chair de l'asnon se peut manger.

Lait d'As-nesse. Le lait d'asnesse est moins chargé de parties butireuses & caseuses que les autres laits ; c'est pourquoi il est plus clair, plus léger, & plus facile à digérer ; il est pectoral, rafraîchissant, humectant, restaurant ; il adoucit les humeurs âcres & salées qui tom-bent sur la poitrine & sur les autres parties du corps ; il soulage les gouttes, les mala-dies des yeux quand elles viennent d'âcretez, & les ardeurs d'urine ; il lâche le ventre,

Vertus. & il engraisse.

Son sang est sudorifique étant pris en poudre par la bouche ; la dose est une dragme ; il agit par son sel volatil. *Sang. Vertus. Dose.*

L'ongle du pied de l'asne contient beaucoup de sel volatil, qui le rend propre pour les maladies du cerveau, comme pour l'épilepsie ; la dose en est depuis un scrupule jusqu'à une dragme. *Ongle. Vertus. Dose.*

Son urine est estimée pour les maladies des reins, pour la gale, pour la paralysie, pour la goutte, appliquée extérieurement. *Urine. Vertus.*

Sa graisse est résolutive. *Graisse. Vertus.*

Sa fiente est propre pour arrêter le sang. *Fiente.*

Asinus, ab ἀζάρειν tristem esse, parce que l'asne est un animal mélancolique. *Etimologie.*

ASIUS LAPIS.

Asius, sive Assius lapis, sive Sarcophagus, en françois *Pierre d'Asso* ou *Pierre Assiene*, est une pierre spongieuse, légere, friable comme la pierre ponce, parsemée d'outre en outre de veines jaunes, couverte en sa superficie d'une fleur ou poudre farineuse, legere, jaunâtre ou blanche, salée & un peu piquante : cette pierre se trouve dans les mines en Italie & en plusieurs autres lieux : les Anciens s'en servoient pour construire leurs sépulcres, afin que la chair des morts fût promptement consumée par cette pierre avant qu'elle eût le tems de se corrompre. *Assius, Sarcophagus. Pierre d'Asso.*

La fleur légere qu'on trouve sur cette pierre, est détersive, astringente, pénétrante, propre à consumer & à résoudre ; elle nettoye les vieux ulceres, & elle les cicatrise, étant mêlée dans la térebenthine. *Vertus.*

Cette pierre a tiré ses noms d'une ancienne ville de Troas nommée *Asius*, où l'on s'en servoit pour les sépulcres des morts de toute la Province, qu'on y apportoit. *Etimologie.*

Sarcophagus, à σάρξ caro, & φαγεῖν edere ; comme qui diroit *pierre qui mange la chair : Sarcophagus* signifie aussi un *sépulcre.*

On dit que la Pierre d'Asso consumoit un corps entiérement en quarante jours, excepté les dents.

ASPALATHUS.

Aspalathus, en françois *Aspalat*, est un bois compact, pesant, oléagineux, odorant, de couleur purpurine, obscure & marbrée, d'un goût un peu amer & piquant : son écorce est épaisse, raboteuse, grise : plusieurs Auteurs disent qu'il est tiré d'un petit arbre épineux des Indes ; mais la vérité est qu'on ignore jusqu'à présent l'arbre qui le porte, & le lieu d'où il vient. Ce bois a beaucoup de ressemblance avec le bois d'Aloës en sa forme, en sa pesanteur, en son goût, en son odeur, en ses qualitez ; mais sa couleur est différente. *Aspalat, Voy Pl. II. fig. 12.*

On doit choisir l'Aspalat avec les marques qui ont été dites, sans écorce ; il contient beaucoup d'huile à demi exaltée ou æthérée, & de sel volatil. *Choix.*

Il est dessicatif, un peu astringent ; il résiste à la malignité des humeurs ; il excite la transpiration : mais comme il est un peu rare, on lui substitue assez souvent le bois d'Aloës ou les Santaux. *Vertus. Substitut de l'Aspalat.*

Deux autres especes de bois sont nommez *Aspalat* par plusieurs Auteurs : le premier est un bois noirâtre, pesant, compact, lequel on croit être le véritable bois d'Aigle, ou une espece de bois d'Aloës. *Bois d'Aigle.*

Le second est le bois de Rhodes, dont je parlerai en son lieu.

ASPARAGUS.

Asparagus hortensis. Dod.	*Asparagus sativa.* C. B.
Asparagus hortensis & pratensis. J. B.	En françois, *Asperge.*
Pit. Tournefort.	

Asperge.

Est une plante qui pousse au Printems des tiges grosses comme le doigt, à la hauteur d'environ un pied, rondes, fermes, droites, sans feuilles, vertes au commencement, puis blanches, bonnes à manger, & de grand usage dans les cuisines : elles montent, si on les laisse sur la terre, jusqu'à la hauteur de plus de trois pieds ; & elles ses divisent en rameaux garnis de feuilles menues, aussi déliées qu'un cheveu, & de beaucoup de petites fleurs pâles à six feuilles, lesquelles étant tombées, le pistile qui faisoit le milieu, devient un fruit ou une baye sphérique, molle, grosse comme un pois, rougeâtre, renfermant quelques semences noires, dures comme de la corne. Ses racines sont nombreuses, longuettes, menues, attachées à une tête dure, raboteuse, inégale, de couleur grise en dehors, blanche en dedans, d'un goût doux & glutineux. On cultive cette plante dans les jardins ; mais il en croît une espece sans culture dans les montagnes, qui ne differe de celle-ci qu'en ce qu'elle est plus basse. L'Asperge contient beaucoup d'huile & de sel essentiel ; on se sert en Médecine de sa semence & de sa racine.

Les Asperges qui se trouvent dans les pays chauds, sont épineuses ; on les a nommé *Corrudes.*

Vertus.

Elles sont fort apéritives, propres pour chasser la pierre & le sable du rein & de la vessie, pour lever les obstructions du mésentere, de la ratte, pour exciter l'urine & les mois aux femmes.

Etimologie.

Asparagus, ab aspergendo, parce que ses feuilles sont propres à asperger ou arroser.

ASPER.

Apron.

Asper. Rondel. Jonst.	*Apron.* Lugdun.

Est un petit poisson de riviere, qu'on trouve ordinairement dans le Rhosne, entre Vienne & Lyon ; ses noms viennent de la rudesse de ses machoires & de ses écailles : sa tête est assez large & pointue, sa gueule médiocre : il n'a point de dents, mais ses machoires sont âpres au toucher ; sa couleur est rougeâtre, parsemée de taches noires, larges : il est bon à manger ; sa chair est plus séche que celle du goujon.

Vertus.

Il est apéritif.

ASPERUGO.

Topiaria.
Echium.
Lappula-tum.

Asperugo vulgaris. Pit. Tournef.	*lappulatum quibusdam.* J. B.
Asperugo spuria. Dod. Belg.	*Alyssum Germanicum Echioides.* Lobel.
Buglossum sylvestre, caulibus procumbentibus. C. B.	Lugdun.
	Aparine major. Plin.
Cynoglossa forte topiaria, sive Echium	*Crucialis quædam.* Cæs.

Est une plante qui pousse plusieurs tiges grêles, tendres, anguleuses, nouées, rudes, se courbant vers terre : ses feuilles sortent de chaque nœud deux à deux, ou trois à trois, ou quatre à quatre, non pas disposées autour de la tige, mais à côté ; elles sont oblongues, médiocrement larges, rudes : ses fleurs naissent à l'opposite des feuilles ; chacune d'elles est un entonnoir à pavillon ordinairement découpé en cinq parties, de couleur bleue, soutenu par un calice fait en maniere de godet : quand la fleur est passée, ce calice s'aplatit, s'étend, & sert d'envelope à quatre petites semences oblongues, noirâtres, ramassées ensemble : sa racine est menue. Cette plante croît le long des chemins.

mins, proche des hayes, & dans les jardins : elle fleurit au mois de May & de Juin ; elle contient beaucoup d'huile & du sel essentiel.

Elle est détersive & vulnéraire ; quelques-uns l'estiment propre pour purifier le   *Vertus.* sang, mais on ne la met guéres en usage dans la Médecine.

Asperugo, ab aspero, rude, âpre, parce que cette plante est rude au toucher.   *Etimologie.*

ASPERULA.

Asperula odorata, flore albo. Dod. Gal.
Asperula, sive Rubeola montana odora. C. B.
Caprifolium, vel Stellaria. Brunsf.
Hepatica stellata. Tab.
Matrisylva. Trag. Cord. in Diosc.
Rubiis accedens Asperula quibusdam, sive Hepatica stellaris. J. B.

Aspergula odora nostras. Ad.
Aparine sylvestris quædam. Cord. in Diosc.
Aparine latifolia humilior montana. Pit. Tournef.
Alyssos. Gesn. Hort.
En françois, *le Muguet des bois.*

Stellaria. Hepatica stellata.

Est une espece de grateron ou une plante qui pousse plusieurs petites tiges à la hauteur de presqu'un pied : ses feuilles sont semblables à celles du grateron ordinaire ; mais un peu plus larges & moins rudes, plus fermes, disposées au nombre de six ou sept autour de chaque nœud des tiges comme en étoile : ses fleurs naissent aux sommitez des tiges attachées à des pédicules ; chacune d'elles est un petit godet découpé ordinairement en quatre parties, de couleur blanche : lorsque cette fleur est tombée, son calice devient un fruit sec, & il contient deux petites semences collées ensemble, presque rondes, un peu creuses vers le milieu : sa racine est menue, filamenteuse, rempante dans la terre. Cette plante en fleur rend une odeur fort douce & agréable ; elle croît aux lieux montagneux, dans les bois : elle contient beaucoup d'huile exaltée, & du sel volatil & essentiel.

Elle est propre pour fortifier & réjouir le cœur, pour lever les obstructions, pour   *Vertus.* exciter l'urine & les mois aux femmes, pour hâter l'accouchement, étant prise en infusion ou en décoction ; elle est vulnéraire, si on l'applique extérieurement sur les playes.

Asperula, ab aspero rude ; comme qui diroit *petite plante rude au toucher,*   *Etimologie.*

ASPHODELUS.

Asphodelus, en françois *Asphodele,* est une plante dont il y a plusieurs especes, prin-   *Asphodele.* cipalement une rameuse, & l'autre à simple tige.

La premiere est appellée

Asphodelus. I. Clus. Hist.
Asphodelus ramosus. Lob.
Asphodelus primus. Ang.
Asphodelus major, flore albo, ramosus. J. B.

Asphodelus major. Clus. Hisp.
Asphodelus albus ramosus mas. C. B. Pit. Tournefort.

Premiere espece.

Elle pousse de sa racine des feuilles semblables à celles du poireau, mais plus longues   *Voyez Pl.* & plus étroites : il s'éleve de leur centre une tige à la hauteur de trois pieds, ronde, unie   II. fig. 13. forte, rameuse, garnie depuis son milieu jusqu'en haut de beaucoup de fleurs d'une seule piéce & en lys, découpée en six quartiers jusqu'à la base, de couleur blanche mêlée de rouge : quand cette fleur est passée, il paroît en sa place un fruit presque rond, charnu, relevé de trois coins, divisé intérieurement en trois loges dans lesquelles on trouve des semences triangulaires, brunes : sa racine consiste en un très-grand nom-

bre de navets suspendus par une tête, d'un goût un peu amer & âcre : on la fait tremper
& bouillir dans de l'eau pour en enlever l'âcreté, au temps de la cherté du pain ; on en
tire la pulpe par un crible ; on mêle cette pulpe avec de la farine de bled ou d'orge, &
un peu de sel marin ; & l'on en fait une pâte dont on forme de petits pains qu'on met
cuire au four ; c'est le pain d'Asphodele qui se peut manger.

Pain d'As-
phodele.

La seconde espece est appellée

Seconde
espece.

Asphodelus II. Cluf. Hift.	*Asphodelus albus non ramosus.* C. B. Pit.
Asphodelus caule simplici. Cæs.	Tournef.
Asphodelus major, flore albo, non ramo-	*Haftula regia.* Trag.
sus. J. B.	

Elle differe de la premiere, en ce que sa tige est simple & sans rameaux.

L'une & l'autre croissent aux lieux pierreux & dans les jardins ; elles contiennent
beaucoup de sel essentiel & d'huile.

Vertus.
Leurs racines sont détersives, incisives, apéritives, propres pour exciter l'urine &
les mois aux femmes, pour résister au venin, pour nettoyer les vieux ulceres, & pour
résoudre.

Etimolo-
gie.
On a nommé la seconde espece d'Asphodele *Haftula regia*, parce qu'on a prétendu
qu'en fleurissant elle représentoit un sceptre royal.

ASPIS.

Aspis, en François *Aspic*, est une espece de serpent long de quatre ou cinq pieds, fort
venimeux, qui se trouve communément en Afrique, en Egypte le long du Nil, en Espagne : on tient que ce fut de cette espece de serpent que Cléopatre se servit pour se
donner la mort. Il aime les lieux ombrageux ; on doit apporter les mêmes remedes à sa
morsure, comme à celle de la vipere ; il contient beaucoup de sel volatil & d'huile.

Vertus.
Sa chair, son foye, son cœur étant séchez & réduits en poudre, sont propres pour
purifier le sang, pour résister au venin ; la dose en est depuis demi-scrupule jusqu'à demi-dragme.

Etimolo-
gie.
Aspis, ab aspiciendo, parce que ce serpent a la vûe bien aigue ; ou bien *Aspis ab à pri-*
vativo, & συείζω, *sibilo*, comme qui diroit *serpent qui ne sifle point.*

ASSA FOETIDA.

Stercus
diaboli.
Voyez Pl.
VII. fig. 2.
Choix.
Assa fœtida est une gomme en gros morceaux jaunâtres, d'une odeur forte & très-
désagréable, d'où vient que les Allemans l'appellent *stercus diaboli* ; elle découle du
tronc d'une plante dont les feuilles ressemblent à celle de la Rue, & qui croît dans la
Lybie, dans la Médie, dans la Syrie, dans les Indes. Il faut choisir cette gomme en
masse, nette, séche, de couleur jaunâtre, remplie de larmes blanches, d'une odeur
forte, puante & dégoutante, tirant sur celle de l'ail. Kompfer, Medecin Allemand,
dans son Livre intitulé *Amænitates exoticæ*, donne la figure de la plante qui rend cette
gomme, qu'il a vû cueillir auprès de Utard en Perse. Cette plante est du genre des
panais ou des férules ; elle contient beaucoup d'huile en partie exaltée & empreinte de
sel volatil & pénétrant.

Vertus.
Elle est fort bonne contre toutes les maladies histériques ; elle incise, elle atténue,
elle amolit, elle déterge, elle pousse par la transpiration ; on l'employe extérieurement
& intérieurement.

Les Maréchaux usent beaucoup *d'Assa fœtida* pour les maladies des chevaux.

ASTACUS MARINUS.

Astacus marinus eſt une eſpece d'écreviſſe de mer marquetée de taches ; ſes yeux ſont vifs, elle a deux longues ſerres ; huit pattes, quatre deſquelles ſont fourchues, & les autres ſimples ; ſa chair eſt bonne à manger : il y en a de pluſieurs eſpeces, qui different en grandeur & en couleur. Elles contiennent toutes beaucoup de ſel & d'huile. L'écre-viſſe de riviere eſt un *Aſtacus.*

Elles ſont pectorales & apéritives, propres pour la phtiſie, pour l'aſthme, pour les cancers, pour reſtaurer, pour purifier le ſang. Vertus.

La pierre qui ſe trouve dans ſon eſtomac, ſa coquille, & ſes ſerres qu'on appelle en latin *cheïæ cancri,* ſont propres pour atténuer la pierre du rein, pour exciter l'urine, pour adoucir les humeurs âcres & acides du corps ; pour arrêter les cours de ventre & les hémorragies, étant priſes en poudre ; la doſe eſt depuis demi-ſcrupule juſqu'à demi-dragme. Pierre d'Ecreviſſe Cheïæ Cancri. Doſe.

ASTER.

Aſter atticus. Matth. Dod.
Aſter atticus purpureus. Fuch.
Aſter atticus purpureo flore. J.B.

*Aſter atticus cæruleus vulgaris.*C.B.Pit.T.
Tinctorius flos primus. Trag.
Oculus Chriſti. Lugd.

Eſt une plante qui pouſſe pluſieurs tiges à la hauteur d'un pied & demi, droites, me-nues, rondes, dures, un peu velues, de couleur rougeâtre, garnies de feuilles oblon-gues, velues, rudes, d'un goût un peu amer & aromatique : ſes tiges ſe diviſent vers les ſommitez en pluſieurs brins ou petites branches qui ſoutiennent des fleurs ra-diées, belles, agréables à la vûe, diſpoſées à peu près comme celles du Bellis, mais de couleur bleue, ou violette, ou purpurine, quelquefois blanche & jaune dans leur mi-lieu : quand ces fleurs ſont paſſées, il leur ſuccede des ſemences longuettes, garnies chacune d'une aigrette : ſa racine eſt déliée, fibrée, d'un goût amer, un peu aroma-tique.

On fait deux différences de cette eſpece d'*Aſter* ; une qui porte des feuilles larges, l'autre qui porte des feuilles plus étroites : elles croiſſent toutes deux aux lieux incultes, rudes, pierreux, aux vallées ; elles contiennent beaucoup de ſel & d'huile.

L'*Aſter* eſt apéritif, réſolutif, déterſif ; on employe ſa fleur pour les inflammations de la gorge, des aînes, contre les morſures des bêtes venimeuſes, priſe en décoction & appliquée extérieurement. Vertus.

Le nom d'*Aſter* a été donné à pluſieurs plantes, à cauſe que leurs fleurs ſont radiées en maniere d'étoiles. Etimolo-gie.

ASTERIA.

Aſteria.
Aſtroites.

Lapis ſtellaris.
En françois, *Pierre étoilée.*

Eſt une pierre unïe, polie, opaque, de figures & de groſſeurs différentes, de cou-leur blanche, ou cendrée, ou griſe, ou brune. Pluſieurs mettent cette pierre entre les pierres prétieuſes, à cauſe qu'on en porte dans des bagues. Il y en a de quatre eſpeces, qui ſont autant de plantes marines, pierreuſes, foſſiles.

La premiere qui eſt la véritable, eſt parſemée de petites figures étoilées, poreuſes, & naturellement auſſi exactement gravées que ſi un habile Ouvrier avoit pris plaiſir à y travailler. Premiere eſpece vé-ritable.

La ſeconde repréſente des roſes ou diverſes autres figures. Seconde eſpece.

La troiſiéme eſt traverſée d'outre en outre par des lignes larges, poreuſes, ou ſpon- Troiſiéme eſpece.

M ij

Aftroites undulatus.

gieufes, qui ferpentent à la maniere des rivieres: on l'appelle *Aftroites undulatus* : il y en a de plufieurs efpeces, qui different par leur grandeur & par leurs couleurs.

Quatriéme efpece.

La quatriéme eft la moins belle ; on y apperçoit plutôt des taches confufes que des marques d'étoiles.

On trouve ces pierres dans le Comté de Tirol & en plufieurs autres lieux ; on en rencontre quelquefois d'aufli groffes que la tête d'un homme : on les fcie par tranches, fi l'on veut les partager pour plufieurs perfonnes. Si par curiofité on les humecte de vinaigre ou d'une autre liqueur acide, elles s'agitent en fermentant, parce qu'étant fort poreufes, & par conféquent alkalines, elles font pénétrées & fecouées par les pointes de ces acides.

Vertus.

On attribue aux pierres étoilées plufieurs qualitez médicinales, comme d'être propres contre la pefte & contre les autres maladies contagieufes ; de chaffer & de tuer les vers, de purifier le fang, d'empêcher l'apopléxie : mais on ne doit rechercher en elles aucune autre qualité que celle d'adoucir les acides du corps, & d'arrêter les cours de ventre & les hémorragies, comme font plufieurs autres matieres alkalines : la dofe eft

Dofe.

depuis quatorze grains jufqu'à un fcrupule.

Etimologie.

Afteria, five Aftroites, ab ἀϛὴρ, *aftre, étoile,* parce que cette pierre eft étoilée.

ASTRAGALUS.

Aftragale.

Aftragalus Monfpeffulanus (J. B. Pit. Tournef.) en françois *Aftragale,* eft une plante qui pouffe des petites tiges à peine aufli hautes que la main, fimples, creufes, rougeâtres, revêtues des deux côtez de beaucoup de très-petites feuilles, courtes, pointues, velues, un peu ameres, oppofées l'une à l'autre, ou rangees par paires fur une côte qui eft terminée par une feule feuille : fes fommitez font garnies de beaucoup de fleurs légumineufes, purpurines, ou quelquefois blanches, ramaffées enfemble ; il leur fuccede, après qu'elles font tombées, des petites gouffes longuettes, rondes, doubles, rougeâtres, remplies de femences qui ont la figure d'un petit rein : fa racine eft longue d'environ un pied & demi, & du moins aufli groffe que le doigt, dure, ligneufe, couverte d'une groffe écorce brune, blanche en dedans, & douce au goût. Cette racine fe divife par haut en plufieurs têtes longues de trois ou quatre doigts, qui femblent être les racines de plufieurs plantes. Cette plante croît fur les chemins dans les pays chauds ; elle contient beaucoup d'huile, médiocrement du fel.

Vertus.

Sa racine & fa femence arrêtent le cours de ventre & excitent les urines, étant prifes en décoction : elle eft aufli employée extérieurement pour déterger & deffécher les playes.

Il y a plufieurs autres plantes de ce nom. *Voyez M. Tournefort.*

ASTRANTIA.

Aftrantia eft une plante dont il y a deux efpeces ; une grande, & une petite.

La premiere eft appellée

Premiere efpece.

Aftrantia major. Mor. umb.	*cente.* Pit. Tournef.
Aftrantia nigra. Gef. Hor.	*Helleborus niger fanicula folio major.*
Ofteritium montanum. Trag.	C. B.
Imperatoria nigra. Tab.	*Sanicula fœmina adulterina.* Trag.
Veratrum nigrum. Diofcor. Dod.	*Sanicula fœmina quibufdam, aliis helle*
Aftrantia major corona floris purpuraf-	*borus niger.* J. B.

Elle pouffe des feuilles reffemblantes à celles du Sanicle, un peu rudes au toucher ;

attachées à des queues longues. Il s'éleve d'entr'elles deux ou trois tiges revêtues de quelques feuilles, & portant en leurs sommitez des bouquets ou ombelles de fleurs blanches tirant sur le purpurin, soutenues par des couronnes de feuilles. Ces fleurs sont composées ordinairement chacune de cinq feuilles disposées en rose, rabatues & repliées le plus souvent vers le centre de la fleur, & soutenues par un calice, lequel devient dans la suite un fruit composé de deux bourses membraneuses oblongues, plissées, frisées & canelées, remplies chacune d'une graine oblongue & étroite : ses racines sont fibrées, noires, attachées à une tête. Cette plante croît dans les bois.

La seconde espece est appellée,

Seconde espece.

Astrantia minor. Mor. umb. P. Tourn. | *Helleborus niger Sanicula folio minor.*
Helleborus minimus, Alpinus, Astrantia | C. B.
flore. Bocc. |

Elle ne différe d'avec la précédente qu'en ce qu'elle est plus petite. Elle croît aux lieux montagneux, comme aux Alpes, aux Pyrenées.

Elles contiennent l'une & l'autre beaucoup de sel & médiocrement d'huile.

Leurs racines sont purgatives comme celles de l'Ellebore noir.

Vertus.

Astrantia ab ἀςήρ *Aster*, parce que les sommets de cette plante semblent radiez ou disposez en maniere d'étoile.

Etimologie.

ATRACTYLIS.

Atractylis. Matth. Dod. | *Atractylis vera flore luteo.* J. B.
Atractylis lutea. C. B. Pit. Tourn. | *Cnicus atractylis lutea dictus.* H. L. B.

Est une espece de Cnicus, ou une plante qui pousse une tige ferme, un peu velue, remplie de moëlle blanche, se divisant en haut en quelques rameaux : ses feuilles sont oblongues, sinueuses, nerveuses, fort épineuses & piquantes, découpées profondément, de couleur verte brune : ses fleurs naissent aux sommets des branches sur des petites têtes écailleuses & armées de pointes très-piquantes. Chacune de ces fleurs est un bouquet à fleurons découpé en lanieres, de couleur jaune. Quand cette fleur est passée, il paroît en sa place des semences garnies chacune d'une aigrette, noirâtres, ameres : sa racine est de grosseur médiocre. Cette plante croît dans les champs par tout, elle contient beaucoup de sel & d'huile, peu de phlegme.

Elle est apéritive, sudorifique, propre pour résister au venin, étant prise en décoction : on en tire par la distillation, de l'eau qui a la même vertu que l'eau de chardon bénit.

Vertus.

Atractylis ab ἄτραχτοι, *fusi*, fuseaux ; parce que les anciens se servoient de la tige de cette plante pour faire des fuseaux.

Etimologie.

ATRAMENTUM.

Atramentum, en françois, *Encre*, est une espece de teinture ordinairement noire, mais quelquefois d'une autre couleur, comme rouge, verte, bleue, jaune, dont on se sert pour écrire avec la plume, ou pour imprimer sur le papier ; il y en a de plusieurs especes.

Encre.

L'encre commune dont on se sert pour écrire sur le papier blanc ou sur le parchemin, est appellée *Atramentum Scriptorium* ; elle est faite avec de la noix de galle & du vitriol ; on y ajoute un peu de gomme Arabique pour la rendre luisante, plus adhérante au papier, & de plus longue durée ; car l'encre où il n'est pas entré de gomme est plus aisée à s'effacer que celle où il y en a. On prend, par exemple, deux livres de noix de galle ; on

Atramentum scriptorium.

Maniere de faire l'Encre commune.

les concaſſe, & on les fait bouillir dans cinq ou ſix livres d'eau juſqu'à ce qu'elles ſoient amollies, & qu'il ne reſte que deux livres ou deux livres & demie d'une décoction chargée, de couleur jaunâtre obſcure. On la coule avec force expreſſion, & l'on y ajoute dix ou douze onces de vitriol vert ou blanc, & une once de gomme Arabique concaſſée, on les laiſſe fondre ſur un petit feu : le vitriol fait prendre en peu de temps à la liqueur une couleur noire & la fait encre, parce qu'apparemment l'Acide de ce vitriol ayant été affoibli par la ſubſtance ſulfureuſe & abſorbante de la noix de galle, ſa partie ferrugineuſe & noire s'étend & ſe fait paroître dans la liqueur ; on laiſſe repoſer l'encre & on la ſépare de deſſus ſes féces, en la verſant par inclination dans quelque vaiſſeau où l'on la garde.

Un grand nombre d'autres matieres végétales, aſtringentes pourroient ſervir à la place de la noix de galle pour faire de l'encre, telles ſont le gland, le bois de chêne, le bois d'indes, les balauſtes, l'écorce de grenade, le ſumach, les roſes rouges ; pluſieurs de ces matieres à la vérité, ne rendent pas ordinairement l'encre auſſi teinte, ni auſſi foncée que la noix de galle, mais elle en approche fort.

Atramentum Librarium.
Encre d'Imprimerie.

L'encre d'Imprimerie eſt appellée en latin *Atramentum Librarium* ; elle eſt faite avec de la terebentine, de l'huile de noix ou de lin, & du noir de fumée.

Encre de la Chine.

L'encre de la Chine nous eſt apportée en petits pains ou bâtons quarrez, longs, plats, durs, polis, noirs, luiſans, legers, ayant ordinairement environ trois doigts de longueur, demi-pouce de largeur, & deux ou trois lignes d'épaiſſeur, marquez d'un côté & d'autre de quelques caractéres ou figures différentes. On dit qu'elle eſt compoſée de cole de poiſſon, de fiel de bœuf & de noir de fumée ; mais cette compoſition n'eſt pas bien certaine; pluſieurs croyent que c'eſt un ſecret que les Chinois ſe réſervent pour eux & qu'ils n'ont point encore déclaré aux Européens; on moule cette encre pendant qu'elle eſt encore liquide dans des petits moules de bois fort bien travaillez, & on l'y laiſſe durcir ; l'encre de la Chine la plus eſtimée eſt celle qu'on fait à Nankin ; on orne quelquefois ces bâtons d'encre de quelques feuilles d'or après les avoir parfumez ; mais ceux-là demeurent preſque tous au pays pour les grands Seigneurs, on n'en tranſporte gueres ; on y imprime ſouvent la figure d'un Dragon.

Les Chinois ſe ſervent de cette encre pour écrire après l'avoir diſſoute dans quelque liqueur. Elle eſt fort noire, luiſante & très-commode; on employe en France celle qu'on y a apportée pour tracer des deſſeins d'Architecture.

Encre rouge.

L'encre rouge eſt faite avec de la roſette rouge délayée dans de l'eau.

Encre jaune.

L'encre jaune eſt faite avec de l'ocre jaune diſſoute dans de l'eau.

Il eſt facile de faire de la même maniere des encres de différentes autres couleurs avec des matieres terreuſes ou argilleuſes différemment colorées.

Vertus.

Toutes ces encres peuvent avoir des vertus médecinales ſuivant les natures des matieres qui y entrent. Nous ſçavons par expérience que l'encre commune eſt bonne pour la brûlure nouvellement faite, & pour arrêter le ſang, étant appliquée ſur le mal.

La compoſition des encres différentes vitrioliques ſe trouve dans *les Mém. de l'Acad.* 1707.

ATRIPLEX.

Arroche.
Bonnes-Dames.
Prudes-Femmes.
Follettes.

Atriplex, en françois, *Arroche*, *Bonnes-Dames*, *Prudes-Femmes*, *Follettes*, eſt une plante dont il y a beaucoup d'eſpeces : je décrirai icy les deux principales.

La premiere eſt appellée,

Premiere eſpece.

Atriplex ſativa alba. Lob.	*Atriplex domeſtica.* Ang. Matth.
Atriplex hortenſis alba, ſive pallidè virens. C. B. Pit. Tourn.	*Atriplex alba hortenſis.* J. B.

Elle croît à la hauteur d'un homme, rameuse, portant des feuilles larges, pointues, ressemblantes à celles de la blete, mais plus petites & plus molles, poudrées d'une espece de farine, de couleur verte-pâle ou blanchâtre, d'un goût fade. Les sommitez de ses branches sont revêtues d'un grand nombre de petites fleurs à plusieurs étamines jaunâtres ; il leur succede une semence ordinairement plate & ronde, enveloppée d'une écorce mince. Sur certains pieds d'arroche on trouve encore une autre sorte de fruit qui n'est précédé par aucune fleur ; ce fruit est tout-à-fait aplati, arrondi pour l'ordinaire, échancré & composé de deux feuilles appliquées l'une sur l'autre, bosselées, & renfermant dans leur pli une semence presque ronde & plate : sa racine est droite, longue environ comme la main, garnie de fibres,

La seconde espece est appellée,

Atriplex hortensis rubra. C. B. | *Atriplex sativa folio rubicundo.* Trag.

Seconde
espece.

Elle ne différe de la précédente qu'ence que sa feuille & sa fleur sont rouges ou purpurines.

L'une & l'autre espece croissent dans les Jardins potagers où l'on les cultive pour en mettre les feuilles dans la soupe ; elles contiennent beaucoup de phlegme & d'huile, peu de sel.

Elles sont humectantes & rafraîchissantes ; elles amollissent le ventre : on s'en sert dans des décoctions de lavemens.

Vertus.

ATTELABUS ARACHNOIDES.

Attelabus Arachnoides, (Aldrou. Jonst.) est un insecte aquatique qui tient de l'araignée & de la sauterelle : sa tête ressemble à celle de la sauterelle, ses yeux sont élevez. Les autres parties sont semblables à celles de l'araignée, mais il n'a que six pattes ; il nage dans l'eau ou il rampe sur la terre : sa couleur est cendrée.

Il est estimé résolutif, appliqué extérieurement.

Vertus.

AVACCARI.

Avaccari, (Garciæ) est un petit arbre des Indes, dont les feuilles, les fleurs & les fruits sont semblables au Myrte, mais beaucoup plus astringens. Il croît aux montagnes, en la Province de Malavar,

On l'estime beaucoup dans le pays, pour les dissenteries invéterées provenantes de cause froide.

Vertus.

AVANTURINE.

Avanturine, est une pierre rougeâtre ou jaunâtre, toute parsemée de paillettes qui semblent de l'or, belle & agréable à la vûe ; il y en a des deux especes, une naturelle & l'autre artificielle : la naturelle se trouve en plusieurs lieux ; on en mêle dans la poudre qu'on met sur le papier pour la rendre brillante ; elle est talqueuse.

Avanturine
naturelle.

L'artificielle est une vitrification ou un mélange de paillettes de cuivre qu'on a faite dans du verre pendant qu'il est en fusion, sur le feu ; son nom vient de ce qu'elle a été trouvée par hazard, de la limaille de cuivre étant tombée accidentellement dans du verre fondu. Les Emailleurs l'employent dans leurs ouvrages.

Avanturine
artificielle.
Etimologie.

AVENA.

Avena, en françois, *Aveine* ou *Aveine,* est une plante dont il y a deux especes, une cultivée, & l'autre sauvage.

Avoine.
Aveine.

La premiere est appellée,

<table>
<tr><td>Premiere espece.</td><td>

Avena. Dod.
Avena vulgaris, seu alba. C. B. Pit. Tournefort.

</td><td>

Avena alba. J. B.
Avena vesca. Ad. Lob.

</td></tr>
</table>

Elle pousse des tiges ou tuyaux menus, qui portent quelques feuilles étroites & approchantes de celles du gramen : ses fleurs naissent clairsemées dans des épis, & attachées à des filets déliez ; chacune d'elles est composée de plusieurs étamines contenues dans un calice à écailles. Lorsque cette fleur est passée, il naît en sa place une semence longue & menue, envelopée dans les feuilles du calice, & disposée en épis. Cette semence est l'avoine que tout le monde connoît ; sa racine est petite, fibreuse : on cultive cette plante dans les champs.

La seconde espece est appellée,

Avena nigra. C. B. J. B. Pit Tourn. | *Avena sylvestrior nigra, tenuiorque.* Cæs.
Avena altera. Ang. | *Bromos.* Ama.

Elle est semblable à la précédente, mais sa semence est noire & moins nourrissante.

L'avoine contient beaucoup d'huile & de sel essentiel ou volatil.

Vertus. Elle est détersive, astringente, résolutive, adoucissante, pectorale : on s'en sert extérieurement & intérieurement : on la fricasse avec un peu de vinaigre, puis on l'applique bien chaudement entre deux linges sur les douleurs de côté & des autres parties du corps. Elle les soulage, parce qu'en ouvrant les pores, elle fait transpirer l'humeur qui les causoit : on l'employe aussi en décoction pour prendre en potion ou en gargarisme, ou en lavement. Le gruau ou farine grossiere d'avoine est rafraîchissante.

Etimologie. *Avena, ab avere,* souhaiter, parce que les chevaux aspirent à manger de l'avoine quand ils la sentent.

AVILA.

Avila est une pomme des Indes qui surpasse en grosseur une grosse orange, de figure ronde, charnue, jaune : elle croît à une espece de liane ou de plante rampante qui s'attache aux arbres voisins dans l'Amérique Espagnole. Cette pomme renferme sous sa chair huit ou dix noix plattes orbiculaires, tirant un peu sur l'ovale, se terminant en un endroit en pointe obtuse. Ces noix sont jointes l'une à l'autre, mais elles se séparent aisément : elles sont convexes d'un côté & concaves de l'autre, larges à peu près comme nos pieces de trente sols ; épaisses d'un demi doigt, couvertes chacune d'une écorce médiocrement épaisse, dure, ligneuse, un peu raboteuse principalement en sa partie convexe, de couleur jaunâtre : sous cette écorce est contenue une amande tendre, blanche, amere, qu'on estime un grand contre-poison, & un remede excellent contre la malignité des humeurs ; on en prend une ou deux à la dose. C'est la Nhandiroba de Pison & de Plumier, la noix de serpent des Américains.

Vertus. Dose.

AVOSETA.

Spinzago d'aqua. *Avoseta Italorum, seu Spinzago d'aqua,* est un oiseau aquatique gros comme un pigeon ; son bec est long de quatre ou cinq doigts, noir, relevé, pointu par le bout. Sa tête est noirâtre, son corps est blanc, les pieds sont bleuâtres, ayant les doigts joints par des membranes, ses jambes sont longues, son cri est *Crex Crex.* Il habite en Italie.

Sa graiſſe eſt fort réſolutive, émolliente, anodine.   Vertus.

AURA.

Aura ſive Gallinaſſa. (Jonſton.) eſt une eſpece de Corbeau du Mexique qui approche   Gallinaſſa.
en grandeur d'un Aigle, les Indiens l'appellent *Tropillotl*; ſa couleur eſt noire; ſon bec   Tropillotl.
eſt fait comme celui du Perroquet; ſon front eſt couvert d'une peau ridée ſans plumes: il
eſt armé d'ongles noirs crochus. Cet oiſeau eſt commun dans la nouvelle Eſpagne; il ſe
tient la nuit ſur les arbres & ſur les rochers, mais il vient le jour vers les Villes; il ſe
nourrit d'immondices, d'excrémens. On dit que ſes petits ſont blancs, mais qu'ils noirciſſent en grandiſſant. Ils volent en troupe, aſſez haut; ils ne font aucun cri : leur odeur
eſt mauvaiſe. Ils contiennent beaucoup de ſel volatil & d'huile.

Le cœur de cet oiſeau étant ſeché au Soleil, eſt fort odorant.

Sa chair étant mangée eſt propre pour la verole; ſes plumes brûlées ſont déterſives,   Vertus.
vulnéraires, & propres pour empêcher le poil de croître, ſi l'on en applique la cendre
ſur la chair.

AURANTIUM.

Aurantium,	*Aurangium,*	*Pomum Nerantium, vel*
Arantium,	*Aureum malum,*	*Anerantium,*
	Malum auratum,	*Narangion.*

En françois, *Orange.*

Eſt une eſpece de pomme ronde, belle, jaune, odorante, qui croît à un arbre appellé   *Malus a-*
par Gaſpard Bauhin *Malus Aurantia major*, & par J. Bauhin *Arantia malus*, en françois,   *rantia.*
Oranger. Ses feuilles ont la figure de celles du Laurier, mais elles ſont plus grandes, tou-   Oranger.
jours vertes; ſa fleur eſt belle, blanche, fort odorante, compoſée ordinairement de   Orange
cinq feuilles diſpoſées en rond, & ſoutenues par un calice. On cultive cet arbre dans   amere.
tous les jardins, mais principalement aux pays chauds.

Il eſt à remarquer que les feuilles & les fleurs de l'Oranger paroiſſent perforées comme celles du Millepertuis, quand on les regarde au Soleil, ou par un microſcope, mais
elles ne le ſont point ni les unes ni les autres : ce ſont des veſſicules remplies d'eau odorante, ou d'huile eſſentielle, leſquelles on prend pour des trous.

Il y a deux eſpeces générales d'Oranges, une petite, jaune, verdâtre, amere & acide :   Orange
l'autre groſſe, de belle couleur jaune, dorée, douce au goût. L'Orange amere eſt la plus   douce.
uſitée en Médecine: ſon écorce ſuperficielle dont on fait les zeſts, eſt empreinte de   Ecorce
beaucoup d'huile exaltée & de ſel volatil, qui font preſque toute l'odeur du fruit. Son   d'Orange
ſuc eſt acide, & par conſéquent rempli de ſel eſſentiel.   amere.

L'écorce de l'Orange amere eſt fort eſtimée pour réjouir, pour fortifier l'eſtomac   Vertus.
& le cerveau, pour réſiſter à la malignité des humeurs, pour exciter les mois aux
femmes.

Le ſuc d'Orange amere eſt cordial & humectant; on en mêle avec de l'eau & du ſucre   Suc d'O-
pour faire une eſpece de Julep fort agréable au goût, qu'on appelle Orangeat.   range ame-
    re.
L'Orange douce contient un ſuc doux & agréable, compoſé de beaucoup de phlegme,   Orangeat.
d'un peu d'huile & de ſel acide eſſentiel.   Orange

Son écorce contient beaucoup d'huile à demie exaltée, & une médiocre quantité de   douce.
ſel volatil acide.

Ce fruit eſt humectant, cordial, rafraîchiſſant, propre pour déſalterer dans les fiévres   Vertus.
continues.

Sa ſemence a la même vertu que celle du Citron : mais on ne s'en ſert point en Mé-   Semence.
decine.

N

Oranges de Portugal, d'Italie, de Provence, de la Chine.
On nous apporte les meilleurs Oranges de Portugal, des Isles d'Hieres en Provence, de Nice, de la Sioutat; il en vient même de l'Amérique & de la Chine : on choisit les plus grosses, les plus pesantes, comme étant les plus succulentes, qui ayent l'écorce mince & odorante, nouvellement arrivées. Voyez *Ferrarius* & *Volkamer.*

Choix.

Fleur d'Orange.
Le Neroli est une huile ou une essence des fleurs d'Orange. Ces fleurs & leurs eaux distilées sont céphaliques, stomacales, hysteriques, & propres contre les vers.

Vertus.

Etimologie.
Aurantium ab aureo colore, parce que ce fruit a extérieurement la couleur de l'Or.

AURICHALCUM.

Cuivre jaune.

Léton.
Aurichalcum, en françois, *Cuivre jaune* ou *Léton*, est un mélange de cuivre ou de pierre calaminaire qu'on a mis ensemble en fusion par un feu très-violent dans des fourneaux faits exprès. La découverte du Léton a été faite par des Alchimistes, qui cherchant à convertir le cuivre en or, trouverent le moyen de lui donner une couleur jaune. La plûpart du cuivre jaune se fait en Flandres, en Allemagne. La Pierre Calaminaire a embarrassé & étendu le sel âcre de métal ; en sorte qu'il ne donne pas tant d'impression aux liqueurs que le cuivre rouge. De plus, comme la calamine coûte peu, le cuivre jaune est moins cher que le cuivre naturel.

On se sert du cuivre jaune pour faire un grand nombre d'especes de vaisseaux & d'instrumens utiles dans les Arts.

Clinquant. Auripeau. Or d'Allemagne.
Ce qu'on appelle *Clinquant* ou *Auripeau*, est du cuivre jaune battu jusqu'à ce qu'il ait été réduit en feuille mince comme du papier : il sert aux Passementiers.

L'or d'Allemagne est de l'Auripeau rebattu jusqu'à ce qu'il soit très-mince ; on le garde dans des livres de papier : il sert aux Peintres.

Bronze des Peintres. Or en coquille.
La Bronze des Peintres est de l'or d'Allemagne broyé : on en met dans de petites coquilles, & alors on l'appelle *Or en coquille*. On en bronze les figures de plâtre; il est aussi en usage chez les Peintres en mignature.

Bronze ordinaire. Métal.
La bronze ordinaire appellée chez les ouvriers *Métal*, est un alliage du cuivre avec du léton ou avec de l'étain ; on en fait de diverses sortes qui ne différent que par la quantité de l'étain qui a été fondu avec le cuivre : c'est depuis douze livres jusqu'à vingt-cinq pour cent livres de cuivre.

Choix.
On se sert de la bronze pour faire des mortiers, des cloches, & beaucoup d'autres ouvrages. La meilleure est celle qui résonne le mieux quand on frappe dessus.

Cuivre de Corinthe.
Le cuivre de Corinthe qui a été autrefois tant vanté, avec raison, pour sa beauté, sa solidité & sa durée, étoit un cuivre où s'étoit allié, par accident, quelques portions d'or & d'argent ; ce mélange se fit au tems que les Romains embraserent la Ville de Corinthe; car les différens métaux qui y étoient se liquefierent par le feu, & se confondirent diversement ensemble ; mais comme le Métal qui y domina le plus fut le cuivre, la plus grande partie des alliages retinrent le nom de cuivre de Corinthe ; on l'appelle *Æs Corinthiacum.*

Æs Corinthiacum

Etimologies.
Aurichalcum vient du latin *Aurum*, Or, & du grec χαλχὸς *Cuprum*, Cuivre, comme qui diroit *Cuivre doré.*

Léton : on disoit autrefois Laton, ce nom vient du flamand *Latoen*, qui signifie la même chose.

AURICULA JUDÆ.

Oreille de Judas.

Fungus Sambucinus
Auricula Judæ, vulgò, fungus ad sambucum. Trag.

Fungus membranaceus auriculam referens, sive sambucinus. C. B.

Fungorum perniciosorum 1. *genus.* Clus.

Agaricus auriculæ forma. P. Tourn.

En françois, *Oreille de Judas.*

Eſt un champignon ſans queue, ou ſelon M. Tournefort une eſpece d'Agaric qui ſe trouve attaché & adherant au tronc du Sureau ; ce champignon a la figure & ſouvent la grandeur de l'oreille d'un homme, mais on en trouve de plus grands & de plus petits ; ſa ſubſtance eſt membraneuſe, ferme, pliſſée, de couleur griſe noirâtre : cette plante s'employe communément à Rouen ; elle croît ſur le ſureau, dans ſes environs ; il contient beaucoup d'huile & de ſel volatil.

    Il eſt fort réſolutif, propre pour les tumeurs & pour les inflammations de la gorge & des autres parties, étant écralé & appliqué deſſus. On ne doit point s'en ſervir intérieurement.

    Auricula Judæ, à cauſe que ce champignon a la figure d'une oreille, & qu'il ſe trouve attaché au Sureau, où l'on dit que Judas ſe pendit après avoir trahi le Sauveur du monde.

AURICULA LEPORIS.

Auricula leporis umbella lutea. J. B.	*Buplevrum anguſtifolium.* Tabern. Icon.
Auricula leporis Monſpelienſium. Geſn.	*Herba vulneraria.* Trag.
Hiſt. anim.	*Buplevrum folio ſubrotundo, ſive vulgatiſſimum.* C. B. Pit. Tournef.
Buplevrum anguſtifolium herbariorum. Lob. Icon.	*Iſophyllon.* Cord. Hiſt.

En françois, *Oreille de Liévre, la percefeuille vivace.*

    Eſt une eſpece de percefeuille ou une plante qui pouſſe une tige à la hauteur d'un pied & demi ou de deux pieds, grêle, ronde, liſſe, nouée, vuide en dedans, de couleur tantôt rougeâtre, tantôt verte ; ſes feuilles ſont ſimples, rangées alternativement le long de la tige, longuettes, étroites, nerveuſes, un peu plus larges en bas : ſes fleurs naiſſent au ſommet de la tige en ombelles ou bouquets, de couleur jaune, chacune d'elle eſt compoſée de pluſieurs feuilles diſpoſées en roſe : quand cette fleur eſt tombée il lui ſuccede des ſemences oblongues canelées, griſes, âcres au goût : ſa racine eſt petite ridée, verdâtre, toute la plante a un goût âcre, tirant un peu ſur l'amer ; elle croît aux lieux montagneux ; elle contient beaucoup de ſel, médiocrement de l'huile.

    Elle eſt propre pour exciter le crachat étant machée, ſa ſemence eſt ſudorifique & deſſicative.

    Auricula leporis, parce qu'on a autrefois crû trouver quelque reſſemblance des feuilles de cette plante avec les oreilles d'un liévre.

AURICULA URSI MYCONI.

Auricula urſi Myconi. Lugd.	*Verbaſcum humile Alpinum, villoſum borraginis flore & folio.* Pit. Tournef.
Auricula urſi Myconi piloſa cærulea, J. B.	
Sanicula Alpina foliis borraginis villoſa. C. B.	En françois, *Oreille d'Ours de Mycone.*

    Eſt une eſpece de Verbaſcum ou une plante qui pouſſe de ſa racine des feuilles éparſes & courbées ſur terre, ayant à peu près la figure de celles de la borrache, un peu découpées aux bords, épaiſſes, nerveuſes, velues par tout, rudes au toucher, & particulierement vers la racine ; car à l'endroit d'où ces feuilles ſortent, il s'amaſſe une grande quantité de poils ou de filamens qui ſe joignent enſemble en maniere de chevelure : les poils qui naiſſent aux bords de ces feuilles ſont rouſſâtres : il s'éleve d'entre ces feuilles deux ou trois petites tiges à la hauteur de huit ou neuf pouces, rondes, ſolides, rem-

plies de fuc, rougeâtres, d'un goût doux & aftringent : elles foutiennent en leurs fommitez des fleurs bleues à une feule feuille difpofée en roue, decoupée en cinq parties,
& garnies en fon milieu d'étamines jaunes. Il s'éleve auffi de fon calice un piftile qui y
eft attaché en maniere de clef, & qui devient enfuite un fruit ovale pointu comme un
grain d'orge, mais plus gros ; il fe divife en deux loges remplies de femences menues,
anguleufes ; fes racines font fibrées, ou prefque auffi délices que des cheveux, rougeâtres, adherentes aux pierres, d'un goût aftringent : cette plante croît fur les Pyrenées
& en Catalogne, fur le Montferrat, & autres lieux montagneux & ombrageux, quelquefois même aux lieux humides ; elle contient beaucoup d'huile & de fel.

Vertus.   Elle eft aperitive, propre pour la pierre, pour la gravelle étant prife en décoction : on
en fait diftiler en la maniere ordinaire une eau dont les Efpagnols fe fervent pour la toux;
Yerva tuf- & par cette raifon ils ont donné à cette plante le nom de *Yerva tuffera.*
fera.
Auricula urfi, parce qu'on a prétendu qu'il y avoit quelque reffemblance entre les
Etimolo- feuilles de cette plante & les oreilles d'un Ours. Mycone eft un nom d'Auteur.
gie.
L'*Auricula urfi* vraye eft décrite fous le nom de *Sanicula alpina.*

AURIPIGMENTUM.

| *Auripigmentum.* | *Arfenicum flavum.* |

En françois, *Orpiment*, *Orpin*, *Arfenic jaune.*

Orpiment
naturel.   Eft une efpece d'Arfenic ; il y en a de naturel & d'artificiel ; le naturel fe trouve dans
les mines de cuivre en morceaux durs, compacts, de groffeurs, de figures & de couleurs
differentes ; les uns font d'un aune doré, luifant ou brillant ; les autres d'un jaune
tirant fur le rouge, les autres d'un jaune verdâtre, luifant ou brillant en des endroits,
mais moins vif qu'aux premiers.

Orpiment
artificiel.   L'orpiment artificiel eft un mélange qu'on fait par la fufion d'une partie de foulphre
jaune commun avec dix parties d'arfenic blanc ; il nous eft apporté d'Allemagne où l'on
Choix. le prépare en gros morceaux pierreux jaunes ou citrins.

L'orpiment naturel ou mineral eft le plus eftimé, principalement pour la peinture ; il
doit être choifi en beaux morceaux talqueux, d'un jaune doré, luifant & refplendiffant
comme de l'or, fe divifant facilement par écailles ou lamines minces.

Ufages.   L'un & l'autre Orpiment font employez pour la peinture après qu'ils ont été broyez
fubtilement fur le porphire ; on s'en fert auffi pour les dépilatoires; on les met en poudre
Dépila- & l'on en fait bouillir en parties égales avec de la chaux ; il s'en fait une pâte liquide que
toire. l'on applique fur les endroits dont on veut enlever le poil.

AURUM.

| *Aurum.* | *Sol.* | *Rex metallorum.* | En françois, *Or.* |

Eft le métal le plus compact, le plus pefant, le mieux lié & le plus précieux de tous les
métaux ; il naît dans plufieurs mines, en diverfes parties du monde ; mais la plus grande
quantité vient du Perou & du Bréfil, d'où il eft apporté en barres ou lingots à Cadis,
par les Gallions d'Efpagne.

On tire auffi de l'or de l'Afie, de l'Afrique & de l'Europe, tantôt en morceaux
purs qu'on appelle or vierge, tantôt en grains, tantôt en pierre, tantôt en paillettes.

Or vierge.   Le premier eft appellé Or vierge, parce qu'il eft forti de la mine pur, fans avoir befoin de préparation ; il eft fi mou qu'on y imprime aifément un cachet ou ce qu'on veut,
on le trouve en morceaux de différentes groffeurs.

Le second qui est en grains, n'est pas si pur que le premier.

Le troisiéme est un or mêlé avec d'autres métaux & de la marcassite ou pierre minera-le, qui forment ensemble comme une pierre appellée mine d'or.

Le quatriéme est un or en poudre ou en paillettes mêlées avec du sable.

Ces trois dernieres especes d'or se trouvent ordinairement au fond des rivieres qui ont passé au travers de quelques mines d'or ou autres endroits vers ces mines, après les grandes pluies & les torrens d'eau. On voit beaucoup de Negres en Afrique qui ne sont employez qu'à plonger & à aller chercher de l'or ; c'est peut-être ce qui a donné lieu à la Toison d'or des Anciens.

On purifie l'or par plusieurs moyens ; par la coupelle, par le départ, par la cémenta-tion, par l'antimoine.

La purification de l'or par la coupelle & par le départ se fait comme celle de l'argent. Voyez ce que j'en ai dit à l'article de ce métal.

On purifie l'or par la cémentation en la maniere suivante.

On compose une pâte dure avec des sels gemm. & armoniac, de la brique, de la chaux, & de l'urine ; on stratifie des lames d'or avec cette pâte dans un creuset, on couvre le creuset, on le place dans un fourneau , & l'ayant entouré d'un grand feu, on laisse calciner la matiere dix ou douze heures, afin que les sels pénetrent les impuretez de l'or & les écartent en scories ; on retire alors le creuset du feu, & l'on sépare l'or d'avec ses scories.

On purifie l'or par l'antimoine en la maniere suivante.

On pese la quantité d'or qu'on peut purifier ; on le fait rougir à grand feu dans un creuset, & l'on y jette quatre fois autant d'antimoine en poudre : l'or se met bientôt après en fusion ; car l'antimoine est tout rempli de soufre salin, qui non seulement aug-mente beaucoup la chaleur, mais qui pénetrant le métal en divise promptement les parties : alors les matieres impures ou grossieres qui peuvent être dans l'or, sont ab-sorbées par l'antimoine auquel elles se lient facilement, & elles se séparent des scories, dont les parties les plus volatiles se dissipent en fumée : on laisse la matiere au milieu d'un grand feu, jusqu'à ce qu'elle jette des étincelles, puis on la verse dans un culot de fer graissé & chauffé, frapant tout autour afin que le régule tombe au fond : quand tout est refroidi, l'on renverse le culot, & l'on sépare avec un marteau le régule d'avec les scories ; on pese ce régule, on le met refondre à grand feu dans un creuset, puis on y jette peu à peu trois fois autant de salpétre, afin de purifier l'or de quelque portion d'antimoine qui pourroit y être restée ; on continue un feu très-violent autour du creuset, jusqu'à ce que les fumées soient passées, & que l'or reste en belle fusion, clair & net ; on le verse alors dans un culot comme auparavant ; & quand il est refroidi, l'on en sépare les scories qui se trouvent dessus, puis on le lave, & on l'essuye avec un lin-ge. Ce régule d'or est aussi pur qu'il le peut être ; & cette purification est préferable à toutes les autres, quand on veut purger exactement l'or des autres métaux.

La coupelle nettoye bien l'or des marcasites, & même des métaux qu'on appelle im-parfaits, mais elle n'en sépare point l'argent ; ce métal se tient lié & cantonné avec l'or ; il faut pour l'en détacher avoir recours au départ.

Le départ sépare l'or d'avec l'argent ; mais quand l'or se précipite, il entraîne ordi-nairement avec lui quelque portion d'argent.

La cémentation laisse souvent l'or chargé de quelque partie d'autres métaux, & les sels qui y entrent dissolvent un peu de l'or.

Mais l'antimoine est un dévorant qui n'épargne aucun autre métal que l'or ; il en ronge à la vérité souvent quelque légere portion, ce qui ne plaît pas aux Orfévres.

N iij

Carat d'or. Les degrez de la pureté de l'or font exprimez par carats ; un carat d'or eft la 24e partie de quelque quantité que ce foit d'or pur ; par exemple le carat d'une once d'or autant purifiée qu'elle l'a pû être, eft d'un fcrupule ou 24 grains.

Or à 24 carats.
Or à 23 carats.
Or à 22 carats. L'or tout-à-fait pur eft nommé de l'or à 24 carats, parce que fi l'on met une once de
cet or à l'épreuve, il ne diminuera point : mais fi une once d'or diminue dans l'épreuve
d'un fcrupule, c'eft de l'or à 23 carats ; fi elle diminue de deux fcrupules, c'eft de l'or
à 22 carats, & ainfi du refte. Mais beaucoup d'Affineurs croyent qu'on ne peut trouver de l'or à 24 carats, parce qu'il y refte toujours quelque légere portion d'argent,
pour bien qu'il ait été purifié.

Amalgame d'or. L'or fe mêle & s'unit facilement avec le vif-argent ; c'eft ce qu'on appelle *Amalgame d'or*. Pour le faire, on met rougir dans un creufet de l'or coupé en petits morceaux
bien minces ; on y jette huit fois autant de vif-argent ; on remue la matiere avec une
petite verge de fer ; & quand on fent qu'elle eft liée, ce qui arrive en peu de tems, on
la jette dans une terrine remplie d'eau ; elle s'y congele, & elle devient maniable ; on
la lave plufieurs fois pour en ôter la noirceur, & l'on en fépare le mercure fuperflu &
qui ne s'eft pas bien lié, en la mettant dans un linge & la preffant un peu entre les
doigts. On jette beaucoup de vif-argent fur l'or, afin qu'il s'en charge autant qu'il
pourra ; car plus il entre de mercure dans l'amalgame, & plus il eft doux & maniable :
mais l'or n'en peut recevoir qu'une certaine quantité : quand fes pores en font pleins,
le refte eft inutile.

Ufages. L'amalgame d'or fert aux Doreurs, car il s'étend facilement fur leurs ouvrages.

Feuilles d'or.
Ufages. L'or purifié s'étend plus fous le marteau qu'aucun des autres métaux ; les Batteurs
d'or le réduifent en feuilles très-minces, qu'ils mettent dans des petits livres : ces feuilles d'or font employées pour la dorure ; on s'en fert auffi dans les compofitions de Pharmacie préférablement aux autres préparation de ce métal, non feulement parce qu'elles s'y mêlent aifément, mais parce qu'elles y paroiffent comme en paillettes qui ornent
& embelliffent la compofition.

L'or étant mis en fufion au foleil par le miroir ardent, jette beaucoup de fumées ; &
ce qui refte après que les fumées ont ceffé, eft un verre d'un violet foncé : ce verre d'or
eft plus léger qu'un égal volume d'or naturel ; c'eft une expérience que M. Homberg
a faite au Palais Royal.

Comme l'or eft le pluspefant, le plus compact, le mieux lié & le plus beau de tous les
métaux, on l'a auffi toujours eftimé le plus parfait ; & une fecte très-nombreufe de Philofophes qu'on appelle *Alchimiftes*, fe font imaginé que la production de l'or étoit le
but où la nature tendoit dans les mines ; qu'elle avoit été détournée par quelque accident, quand elle avoit produit les autres métaux. Cette opinion ne paroît pas jufte à
tout le monde ; car on peut croire avec beaucoup de raifon que le fer, le plomb, le
cuivre, & les autres métaux qu'on appelle *imparfaits*, ont la perfection qu'ils doivent
avoir fuivant leur nature, auffi-bien que l'or. Ce fentiment des Alchimiftes les a conduits à un enchaînement d'autres raifonnemens qui ne font pas plus juftes que le premier : ils croyent qu'ils pourront perfectionner les métaux imparfaits en fuppléant au

Le grand œuvre, ou la Pierre philofopha-le des Al-chimiftes. défaut de la nature, & faire de l'or ; ce travail qu'ils appellent *le grand œuvre*, ou la recherche de la Pierre Philofophale : pour y parvenir, quelques-uns d'eux font un mê-
lange de ces métaux avec quelques matieres propres à les purifier ; & ils les calcinent
long-tems par de grands feux, afin d'achever de les perfectionner, comme fi la nature
avoit manqué de chaleur en produifant.

Les autres mettent les métaux en digeftion fur le feu dans des liqueurs falines & pénétrantes, pour les faire pourrir, & en tirer le mercure, qu'ils difent être une matiere
difpofée à être réduite en or.

Les autres cherchent une femence d'or dans l'or même, & ils croyent l'y trouver de même qu'on trouve la femence du végétal dans le végétal, & celle de l'animal dans l'animal : pour y parvenir, ils tâchent d'ouvrir l'or par des diffolvans ; & ils le mettent digérer au feu de la lampe, ou à la chaleur du foleil, ou à celle du fumier, ou à quelqu'autre degré de feu toujours égal, qui approche le plus de celui dont la nature fe fert.

Les autres cherchent la femence de l'or dans les minéraux, comme dans l'antimoine, où ils prétendent qu'il y ait un foufre & un mercure femblables à celui de l'or : les autres dans les végétaux, comme dans le miel, dans la manne, dans le roffolis, dans le romarin ; les autres dans les animaux, comme dans les gencives, dans le fang, dans la cervelle, dans le cœur, dans les urines.

Les autres croyent attraper une femence d'or en fixant en quelque maniere les rayons du foleil ; car ils fe perfuadent avec plufieurs Aftrologues, comme d'une chofe inconteftable, que le foleil eft un or fondu au centre du monde, & coupelé par le feu des aftres qui l'environnent ; & que les rayons qu'il jette & qu'il fait briller de tous côtez, proviennent des étincelles qui s'en détachent, de même qu'il arrive dans la purification de l'or par la coupelle.

Je m'étendrois trop, fi je voulois rapporter ici toutes les imaginations des Alchimiftes, & les manieres d'opérer qu'ils ont inventées pour venir à bout de leur deffein ; ils n'y ont épargné ni tems, ni peines, ni veilles, ni foins, ni argent ; & un grand nombre d'entre eux, après avoir paffé les plus beaux de leurs jours dans cette efpece de travail, y ont tellement épuifé leur efprit, leur fanté, & leur bourfe, qu'ils font tombez dans une mélancolie fombre qui approche de la folie, dans des maladies incurables, & dans une pauvreté très-miférable.

Mais les mauvaifes réuffites des Alchimiftes n'empêchent pas que beaucoup d'autres perfonnes ne s'enrôlent tous les jours fous les étendarts de l'Alchimie : l'efpérance dont on les flate de leur procurer le moyen de faire de l'or, leur préoccupe l'efprit de telle forte, qu'ils deviennent incapables de penfer férieufement à autre chofe qu'à ce qui tend à leur grand œuvre ; ils croyent qu'il n'y a point de raifonnement jufte que celui des Alchimiftes ; ils traitent les Philofophes qui ne goûtent pas leurs fentimens, comme des profanes ; & ils fe réfervent à eux feuls le nom de véritables Philofophes, ou de Philofophes par excellence : s'ils parlent, c'eft par monofyllabes ; s'ils s'expliquent, c'eft par des termes obfcurs & des mots relevez que fouvent ils n'entendent pas eux-mêmes ; s'ils écrivent, c'eft pour n'être point entendus ; s'ils travaillent, c'eft avec myfteres, donnant des noms relevez aux ingrédiens qu'ils employent : l'or eft toujours nommé chez eux Soleil, l'argent Lune, l'étain Jupiter, le plomb Saturne, le fel armoniac fel folaire ou fel mercurial des Philofophes, le nitre Cerbere ou fel infernal, l'efprit de nitre fang de falamandre, l'antimoine loup, ou racine des métaux ou Protée, & ainfi du refte. Leurs préparations font toutes philofophiques, & les briques mêmes dont leurs fourneaux font bâtis, participent de cette qualité. Au refte ces Meffieurs s'eftiment relevez bien haut au-deffus des autres hommes ; ils croyent être les dépofitaires des fecrets les plus précieux de la nature ; ils expliquent tout à leur avantage ; & fuivant leurs préoccupations, ils fe nomment la nation fainte & le peuple acquis. Le Roy Salomon, felon eux, étoit de la fecte des Alchimiftes, à caufe que l'or étoit fort commun de fon tems. L'efprit de Dieu qui nageoit fur les eaux, & dont il eft parlé dans la Genefe, étoit un efprit univerfel dont fe fait l'or. Je pourrois rapporter encore plufieurs autres de leurs penfées auffi peu raifonnables que celles-ci, mais je craindrois d'ennuyer le Lecteur.

Le but où les Alchimistes aspirent par leur grand travail, est comme j'ai dit, de trouver la semence de l'or; plusieurs d'entr'eux prétendent y être parvenus & la posséder
Poudre de parfaitement; c'est ce qu'ils appellent *poudre de projection*; ils lui attribuent la vertu
projection. de convertir en or quelque métal que ce soit: mais nous ne voyons point d'expériences
de ce prétendu fait; celles qu'ils ont voulu faire en beaucoup de rencontres, étoient
des tours de passe-passe, dont j'ai décrit quelques-uns ailleurs, par lesquels ils jettent
de la poudre aux yeux, & engagent plusieurs personnes à faire de la dépense & à souffler avec eux.

Voyez l'impossibilité de la transmutation, & le détail des tromperies des Alchimistes,
dans les Mémoires de l'Académie.

Il est facile de concevoir qu'on ne peut point trouver de semences dans les métaux;
car leur production n'arrive point par végétation comme celle des plantes: elle vient
d'une congelation qui se fait par des eaux chargées de sel de natures différentes, & des
terres sulphureuses dans les mines, comme ont reconnu ceux qui y travaillent.

Les Alchimistes disent que leur semence d'or est un mercure qu'ils ont tiré des métaux; mais outre qu'il est encore question de sçavoir si l'on peut tirer du mercure des
métaux, il n'est pas probable que si l'on en tiroit, il fût la semence de l'or.

Ils disent encore que la semence d'or est partout, qu'elle abonde dans l'esprit universel; & que comme la rosée, la manne, le miel, & plusieurs autres matieres sont empreintes de cet esprit, on en peut tirer de la semence d'or. On demeure d'accord avec
eux que l'esprit universel sert à la production de l'or, comme il sert à celle des autres
mixtes; mais c'est par un acide qu'il contient, & non par une semence, à moins
qu'on ne veuille donner le nom de semence à cet acide; & alors il n'y aura pas plus de
raison de croire que l'esprit universel abonde en semence d'or, qu'en semence du plus
grossier des minéraux, ou de la plus inutile de toutes les plantes, ou du plus méprisable de tous les animaux.

Quoique tous les Auteurs anciens ayent estimé & ordonné l'or comme un grand
cordial étant pris par la bouche, nous n'y remarquons point cette vertu: l'expérience
est qu'on le rend dans les selles au même poids & au même état qu'on l'avoit pris,
parce qu'il est trop dur pour être pénétré & digéré par les foibles acides du corps; mais
Vertus. il est propre & fort convenable pour ceux qui ont pris trop de mercure; car il s'amalgame avec lui dans le corps, & il le fixe ensorte qu'il l'empêche d'agir comme il faisoit; ce mêlange ensuite est entraîné par les urines ou par les selles: il est encore bon
pour les coliques de Plombier & de Vitrier, qui sont causées par une vapeur du plomb.

Le mercure s'accroche si facilement à l'or, que si une personne à qui on excite le
flux de bouche par le moyen du mercure, a mis des pieces d'or dans sa poche, elles
sont ordinairement blanchies en peu de tems sans qu'on y ait touché; on fait dissiper
ce mercure en mettant l'or dans le feu, & le frottant avec un peu d'huile de tartre.

Or potable
des Alchi
mistes. L'or potable des Alchimistes n'est qu'une chimere: ils prétendent qu'on peut résoudre l'or en ses premiers principes, & en séparer le sel & le soufre, ensorte qu'ils ne
pourront plus être revivifiez en or, non plus que l'huile & le sel qu'on a tirez d'un végétal ne peuvent plus être remis en plante; ils ont appellé ces prétendu sel & soufre
d'or, *Or potable*, parce qu'ils pourront être dissouts dans toutes sortes de liqueurs, &
être pris en potion; ils lui attribuent la vertu d'être un préservatif contre toutes sortes
de maux, de guérir toutes les maladies, de prolonger la vie, en un mot d'être la médecine universelle.

Ces belles qualitez de l'or potable sont fondées sur plusieurs autres chimeres: les Alchimistes & les Astrologues assurent qu'il y a une grande correspondance & un commerce

merce particulier entre le soleil & l’or, par des influences qu’ils se communiquent
l’un à l’autre; que l’or est donc par conséquent empreint des influences du soleil; que
le soleil est le cœur du grand monde, & qu’en cette qualité il doit répandre par le moyen
de l’or son substitut, sa vertu sur le cœur du petit monde qui est celui de l’homme;
que la qualité du soleil est d’échauffer, de vivifier, de réjouir, de purifier le corps de
toutes ses mauvaises humeurs, & de rendre la vie heureuse, longue, & exempte de maladies; que tous leurs principes étant sûrs, il n’y a pas lieu de douter que l’or n’ait de
grandes vertus; mais que comme ce métal est un corps fort dur & fort compact, ses
qualitez sont tellement renfermées & concentrées, qu’on ne peut pas bien les appercevoir qu’en le réduisant en ses premiers principes qui sont le soufre & le sel, qu’on appelle *Or potable*.

Il n’est pas bien difficile de détruire tous ces beaux raisonnemens; ils ont si peu de
fondement & de solidité, qu’ils tombent d’eux-mêmes. Premiérement les Alchimistes
prétendent gratis qu’on peut résoudre l’or en ses premiers principes, & en tirer du sel
& du soufre; car ce métal est si dur & tellement lié en ses parties insensibles, qu’on n’a
jamais pû trouver un moyen de le dissoudre radicalement, ni d’en séparer aucun des
principes, quelque travail qu’on y ait fait, & quelque application qu’on s’y soit donnée: on l’étend, on le divise, on l’atténue, on le raréfie en parties insensibles par le
moyen des dissolvans; mais jusqu’ici l’on n’a fait que le déguiser, & il demeure toujours or entier, & disposé à être mis par la fusion en son premier état. Les préparations
d’or que quelques personnes nous veulent faire passer pour du sel ou du soufre de ce
métal, ne se trouvent quand on les examine de près, qu’un or très-raréfié, dissout, &
suspendu par quelque sel armoniacal; on fait révivifier cet or en le dépouillant de ce sel,
& en le poussant par le feu.

Mais quand dans la suite des tems on parviendroit à dissoudre radicalement l’or, ensorte qu’on en pût tirer le sel & le soufre, il seroit encore en question de sçavoir quelle
vertu ces principes auroient, ce qu’on reconnoîtroit par les expériences qu’on en feroit; mais il n’y a aucun lieu de croire qu’ils produisissent autant d’effets comme on
veut le persuader: la correspondance de l’or avec le soleil, & les influences particulieres qu’on veut qu’il en reçoive, sont des imaginations qui n’ont point d’apparence;
nous voyons que le soleil répand ses rayons & sa chaleur généralement sur tous les
corps sans aucune distinction.

Quoiqu’il n’y ait point de véritable or potable dans le monde, & qu’il soit incertain
quel effet il produiroit si on l’avoit trouvé, ce nom d’or potable en impose à beaucoup
de personnes, & il donne un moyen aux Charlatans de tromper impunément; car ils
tirent des teintures de quelques ingrédiens dont la couleur approche de celle de l’or,
& ils les débitent sous le nom d’or potable à un prix très-haut: cette maniere de tromper est une de celles qui réussit ordinairement le mieux à ces sortes de gens; car en fait
de remedes, les malades se préviennent souvent par des grands noms & par quelque
légere apparence; on est même disposé à prôner dans le monde ce qui a coûté cher,
& on le fait estimer par son nom & par son prix. Il arrive aussi assez souvent que ces
teintures qu’on qualifie du nom d’or potable, produisent quelque bon effet, parce
qu’on a eu soin de les tirer dans les menstrues spiritueux qui fortifient le cœur, &
& chassent par transpiration les mauvaises humeurs; on crie alors miracle, & l’on
attribue cet effet à l’or qui n’y a nulle part, puisqu’il n’en est point entré dans la liqueur.

D’autres moins trompeurs que ceux dont je viens de parler, font dissoudre l’or dans
des liqueurs spiritueuses à la maniere ordinaire; & comme la dissolution d’or est tou-

O

jours jaune, il la font paſſer pour du véritable or potable, quoique ce ne ſoit qu'un or diviſé, & qu'on peut remettre au même état qu'il étoit auparavant.

Au reſte je ne voi pas que la perfection de l'or lui doive donner en Médecine une préference par-deſſus les autres métaux ; au contraire cette perfection conſiſtant en une liaiſon de parties très-éxacte & en une grande ſolidité, ce métal eſt bien moins diſpoſé à être digéré & diſtribué dans les vaiſſeaux du corps. Le fer, le mercure, & les autres métaux qu'on appelle *imparfaits*, ſont beaucoup plus traitables ; car nous les mettons en état de pénétrer partout, & de produire de grands effets : ce qui eſt perfection chez les ouvriers, eſt ſouvent imperfection dans la Médecine ; & nous nous accommodons beaucoup mieux de mixtes dont les principes ſont naturellement raréfiez & diſſolubles, que de ceux qui par une grande dureté ont été rendus comme incorruptibles.

Etimolo-gies. — On dit que *Aurum* eſt le nom de celui qui découvrit le premier l'or ; on appelle ce métal en hébreu comme en françois, *Or.* On dit qu'on a nommé l'aurore *Aurora*, à cauſe que ſa couleur & ſa lueur approchent de celles de l'or : pluſieurs au contraire veulent que *Aurum* vienne de *Aurora.*

Sol, parce qu'on prétend que l'or eſt fait par les influences du ſoleil.

Rex metallorum, parce qu'il eſt le plus parfait & le plus beau de tous les métaux.

AUTOUR.

Autour eſt une écorce qui approche en figure & en couleur de la canelle, mais elle eſt un peu plus épaiſſe & plus pale, ayant en dedans la couleur d'une muſcade caſſée, avec beaucoup de petits brillans ; ſon goût eſt preſque inſipide, & elle n'a point d'odeur ; elle nous eſt apporté du Levant. Elle entre dans la compoſition du Carmin.

AZAROLUS.

Azarolus. Cæſ. Caſt.
Meſpilus Aronia Dioſcoridis. Dod.
Tricoccos. — *Meſpilus proprie dicta, qua Tricoccos.* Cord. in Dioſc.
Paliurus Africana. — *Meſpilus Aronia veterum.* J. B.

Meſpilus prima. Matth.
Meſpilus Apii folio laciniato. C. B. Pit. Tournef.
Anthedon, Theophraſti & Plinii.
Paliurus Africana, Ruellio.

En françois, *Azerolier* ou *Azarolier.*

Eſt une eſpece de Néflier, ou un arbre qui porte des feuilles ſemblables à celles de l'Aubepin, mais plus grandes, rougiſſant un peu avant qu'elles tombent : ſes fleurs ſont en grapes de couleur herbeuſe ; chacune d'elles eſt à pluſieurs feuilles diſpoſées en roſe, & ſoutenues par un calice découpé en pluſieurs parties. Lorſque la fleur eſt paſſée, ce calice devient un fruit preſque rond, charnu, beaucoup plus petit que la néfle ordinaire, ayant une maniere de couronne qui a été formée par les pointes du calice. Ce fruit eſt au commencement vert & dur ; mais en mûriſſant, il devient rouge, aigrelet & doux, fort agréable au goût : il renferme dans ſa chair trois oſſelets fort durs. On cultive cet arbre en Italie, en Languedoc, où il ſe nomme *Pommette*, & en pluſieurs autres pays chauds : il y a des Azeroles blanches qui ne ſont pas ſi bonnes. Celui qui n'a point été cultivé, eſt fort épineux ; ſon fruit eſt appellé *Azerole* ; il contient beaucoup d'huile & de phlegme, peu de ſel acide.

Azerole.

Vertus. — Il eſt aſtringent, il fortifie l'eſtomac, il arrête le vomiſſement & les cours de ventre, étant mangé crud ou confit avec du ſucre.

Etimolo-gie. — *Azarolus* vient du nom neapolitain *Azarolo.*

AZEDARACH.

Azedarach. Dod. Pit. Tournef.
Pfeudofycomorus. Matth.
Azadaracheni arbor. J. B.

Arbor fraxini folio, flore caruleo. C. B.
Ziziphus alba. Matth.
En françois, *le Sycomore faux.*

Est un grand arbre qui porte des feuilles en quelque maniere femblables à celles du Frêne, dentelées en leurs bords, d'un vert foncé; fa fleur a cinq feuilles difpofées en rofe: fon fruit eft prefque rond ou ayant la figure d'un jujube, charnu, de couleur jaune-pâle, d'un goût défagréable, amer; il renferme un noyau offeux canelé à cinq côtes, & qui fe divife en cinq loges, dans chacune defquelles on trouve une femence prefque ronde: ce noyau fert à faire des chapelets, & par cette raifon plufieurs appellent l'Azedarach *Arbre faint:* il croît particuliérement en Italie, en Efpagne, & en plufieurs autres pays chauds.   *Arbre faint.*

Il y en a dans les Indes plufieurs efpeces.

Sa fleur eft apéritive & deffìcative, propre pour les obftructions, étant prife en infufion ou en décoction: fon fruit fait mal à l'eftomac & à la poitrine quand on en a mangé; on s'en fert extérieurement en décoction pour faire mourir les poux, & pour faire croître les cheveux.   *Vertus.*

Azedarach eft un nom arabe.   *Etimologie.*

AZYMUS.

Azymus, en françois *Azime, pain à chanter,* eft un pain aplati, mince comme du papier, très blanc, caffant, mais s'amolliffant dès qu'on le trempe dans quelque liqueur, & devenant mucilagineux; il eft fait de fine farine fans levain: on s'en fert pour enveloper les pilules & les bols qu'on veut faire avaler aux malades: il contient beaucoup d'huile, peu de fel.   *Pain à chanter.*

Il eft propre pour adoucir les âcretez de la poitrine, pour arrêter les hémorragies & les cours de ventre; on le fait prendre dans du lait démêlé en bouillie.   *Vertus.*

Azymus, ex à privativo, & ζύμη fermentum, quafi fermenti expers; parce que ce pain eft fait fans levain.   *Etimologie.*

B

BALÆNA.

BAlæna, Cete, Cetus, en françois *Baleine,* eft le plus gros de tous les poiffons; on le trouve dans la mer du Nord: il y en a de plufieurs efpeces. Elles engendrent toutes comme les animaux terreftres: le membre virile du mâle qui lui fert à la génération, eft long & gros; on l'appelle *balenas:* la femelle ne porte que deux petites baleines qu'on appelle *baleinons;* elle les nourrit à la mammelle. Ce grand animal maritime fe nourrit de petits poiffons, d'herbes, d'écume de mer; il a une force prodigieufe: on en tire beaucoup de graiffe, qu'on fait fondre & couler pour la purifier; elle demeure enfuite liquide comme de l'huile, & c'eft ce qu'on appelle *huile de baleine:* on s'en fert dans plufieurs ouvrages: on doit choifir la plus claire, la moins puante. Celle qu'on fait en France eft préférable à celle d'Hollande, parce que les François font fondre la graiffe auffitôt qu'ils l'ont retirée de la baleine; au lieu que les Hollandois la gardent & la tranfportent avant que de la faire fondre, ce qui fait qu'elle eft rouge & de mauvaife odeur.

Cete, Cetus Baleine.

Balenas.

Baleinons.

Huile de Baleine.
Choix.

Vertus.　L'huile de baleine est résolutive & amollissante.

Etimolo-　*Balana*, *à græco* φάλαινα *vel* βάλαινα ; car les anciens Grecs avoient coutume d'em-
gies.　ployer un β pour un φ : on l'appelle encore *Balana à* βάλλειν *jacere* ; parce qu'une espece de baleine jette & élance fort haut de l'eau de la mer par une ouverture qu'elle a
au front.

Cete, κῆτη διὰ τὸ κύτος, *ob sinuosam cavitatem*, *seu cavum ventrem*.

Le blanc de baleine est une partie de ce poisson, dont il sera traité en son lieu.

BALANI.

Glandes,　*Balani, seu Glandes* (Rondel.) *sive Pollicipedes Bellonii*, en françois *Poucepieds*, sont
Pollicipedes　de petits animaux de mer à coquille qui ont la figure d'un gland de chêne ; & parce que
Poucepieds　leurs pieds sont faits comme des pouces, on leur a donné le nom de *Pollicipedes* : on les
Etimolo-　trouve attachez aux rochers dans la mer en Espagne, en Bretagne, en Normandie : ils
gie.　sont bons à manger ; il y en a de plusieurs especes.

Vertus.　Ils sont apéritifs.

BALLERUS.

Bordeliere.　*Ballerus* (Aldrov.) en françois *Bordeliere*, est un petit poisson de riviere ou de lac :
sa tête est courte ; il n'a ni dents ni langue ; mais les os de sa machoire sont durs, & son
palais charnu ; son corps est couvert de petites écailles minces de couleur noirâtre ; il
Etimolo-　se tient toujours au bord de l'eau, d'où vient qu'on l'appelle *Bordeliere*. Il est bon à
gie.　manger ; on ne s'en sert point en Médecine.

BALLOTE.

Ballote. Matt. Fuch.	*Marrubium nigrum, sive Ballote.*
Marrubium majus vel primum. Trag.	*Prasium nigrum fœtidum officinarum.*
Marrubium nigrum fœtidum Ballote.	En françois, *Marrube noir*, ou *Marrube*
Dioscorid. C. B. Pit. Tournef.	puant, *Ballote.*

Marrube
puant,

Est une plante qui pousse des tiges à la hauteur d'un pied & demi ou de deux pieds,
fermes, quarrées, velues, tirant un peu sur le rouge. Ses feuilles sont opposées deux à
deux le long des tiges ; elles sont plus grandes & plus oblongues que celles du Marrube
blanc, semblables à celles de la Mélisse, mais plus obtuses, ridées, dentelées en leurs
bords, de couleur verte-brune, d'une odeur puante, les unes grandes, les autres petites. Ses fleurs sont verticillées, de couleur rouge ; chacune d'elles est en gueule ou en
tuyau découpé par le haut en deux lèvres : il lui succede quatre semences oblongues,
contenues dans une maniere de cornet qui a servi de calice à la fleur ; sa racine est fibreuse. Cette plante croît aux lieux ombrageux, contre les murailles, dans les hayes,
aux bords des chemins. Elle contient beaucoup d'huile à demi-exaltée, & du sel essentiel ou volatil.

Vertus.　Elle est vulnéraire, bonne pour les vapeurs des femmes, propre pour déterger & mondifier les vieux ulceres. Dioscoride ordonne qu'on pile les feuilles de cette plante mêlées avec du sel, & qu'on les applique sur la morsure du chien enragé.

BALSAMINA.

Balsamina. Dod.	*folio.* J. B.
Balsamina fœmina. C. B. Pit. Tournef.	*Balsamine altera.* Trag. Matth.
Catanance. Cæsalp.	*Balsamella.* Cord. Hist.
Balsamina fœmina, persicifolia, vel saluis	*Balsamina amygdaloides.* Ges. ad Cord.

En françois, *Balsamine.*

Est une plante qui pousse des tiges à la hauteur d'environ un pied & demi, grosses, droites, rameufes, fucculentés, fouvent un peu rougeâtres en bas : fes feuilles font oblongues, pointues comme celles du Saule, légérement dentelées en leurs bords, d'un goût tirant fur l'amer : fes fleurs fortent des aiffelles des feuilles attachées à des pédicules rougeâtres ; chacune de fes fleurs eft ordinairement à quatre feuilles inégales, d'une belle couleur rouge ; la feuille fupérieure eft voûtée, & l'inférieure reffemble à une chauffe d'hypocras ; les deux latérales tombent en devant en maniere de rabat, garnies chacune d'une oreillete. Quand la fleur eft paffée, il lui fuccede un fruit formé en poire, rude, velu, jaune quand il eft mûr, compofé de piéces affemblées comme les douves d'un muid : ces piéces s'ouvrent d'elles-mêmes avec effort, & laiffent paroître des femences prefque rondes, & reffemblantes en quelque maniere aux lentilles : fa racine eft fibreufe & blanche. Cette plante croît dans les jardins.

Il y en a de plufieurs efpeces ; les unes font à petites fleurs, les autres à fleurs de différentes couleurs, & quelques-unes à fleurs doubles.

Elle eft vulnéraire, déterfive, fortifiante ; mais on s'en fert peu en Médecine. Vertus.

Balfamina à balfamo, baume ; comme qui diroit *plante propre à faire du baume.* Etimologie.

BALSAMUM JUDAICUM.

Balfamum Judaïcum, en françois *Baume de Judée*, eft un petit arbre ou un arbriffeau qui ne croiffoit autrefois qu'en la vallée de Jéricho en Galaad, en l'Arabie heureufe ; mais le Grand-Turc ayant conquis la Terre-fainte, a fait tranfplanter ce qu'on a trouvé de ces arbres, en fes jardins du grand Caire, où il les fait garder très-éxactement par fes Janiffaires, ne fouffrant point qu'aucun Chrétien y entre. Ainfi l'on peut mieux appeller préfentement ce petit arbre *Baume d'Egypte* ou *du Grand Caire, que Baume de Judée.* Il jette de petits rameaux droits, fragiles, parfemez de nœuds inégaux : leur écorce eft rougeâtre extérieurement, verdâtre en dedans : elle couvre un bois blanchâtre & moëlleux, rendant lorfqu'on le rompt, une odeur douce & agréable, approchante de celle de la liqueur du baume. On nous apporte quelquefois de ces rameaux fecs, nuds fans feuilles ; mais ils font rares & chers, à caufe de la difficulté qui fe trouve à les avoir. C'eft ce qu'on appelle *Xylobalfamum*, nom qui fignifie *bois de baume* : il contient beaucoup d'huile & de fel effentiel.

Voy Pl. VII. fig. 7.

Baume d'Egypte ou du grand Caire.

Xylobalfamum.

Il eft céphalique & ftomacal, il réfifte au venin ; on s'en fert dans les maladies contagieufes ; il eft ordonné dans plufieurs difpenfations de Pharmacie : mais quand on n'en trouve point, on lui fubftitue le Santal citrin ou le bois d'Aloës. Vertus.

Les feuilles du baume approchent en figure à celles de la Rue. Ses fleurs font faites en étoiles, blanches ; elles laiffent en tombant un petit fruit ou une baye pointue par le bout, verte au commencement, mais qui brunit en mûriffant, attachée aux branches par une petite queue & un petit calice. Il contient une femence remplie d'un fuc jaune, épais, d'un goût âcre & un peu amer, & d'une odeur agréable, approchante de celle de la liqueur du baume. Ce fruit en féchant devient ridé & fans fuc, mais il conferve long-tems une partie de fon goût & de fon odeur ; on nous l'apporte fec, à peu près gros comme du poivre ou comme des cubebes : c'eft ce qu'on appelle *Carpobalfamum.* On doit choifir le plus gros, le plus récent, le plus fort au goût, le plus odorant. Il contient beaucoup d'huile & du fel volatil.

Carpobalfamum. Choix.

Il eft aléxitaire, propre pour fortifier les parties vitales, pour exciter la femence, pour remédier aux morfures des ferpens & des autres bêtes venimeufes ; mais comme il eft rare, on luy fubftitue des cubebes ou les fruits du lentifque. Vertus.

Il découle en Eté du tronc de cet arbre, par des incifions, un baume blanc, liquide & odorant, & qu'on tire à préfent de Moca.

Opobalsamum.	*Balsamum album Ægyptiacum, seu Judaïcum.*
Balsamelæon.	
Balsamum de Mecha.	En françois, *Baume blanc*, ou *vrai baume*.
Balsamum verum Syriacum.	

Vrai baume.

Choix. Comme ce baume est rare, cher, & précieux, il est sujet à être mêlangé ou falsifié : il doit avoir une consistence approchante de celle de la terebentine, de couleur blanche tirant sur le jaune, transparente, d'une odeur pénetrante & agréable, d'un goût un peu amer & âcre : il contient beaucoup d'huile à demi-exaltée par du sel volatil, acide. Si par curiosité on le faisoit distiller, on en retireroit en premier lieu une huile æthérée, puis une huile jaune, & enfin une huile rouge comme quand on fait distiller la terebentine. Mais comme ce baume blanc est une drogue naturellement assez éxaltée pour n'avoir pas besoin du secours de la Chymie, on fait bien de l'employer dans son état naturel.

Epreuve du baume blanc. Pour connoitre si le baume blanc est véritable & nouveau, on en laisse tomber une goutte dans un verre d'eau ; elle doit s'étendre en une pellicule fort déliée à la superficie de l'eau, & l'on peut la ramasser aisément avec un petit bâton bien net.

Si le baume est vieux, quoique véritable, il aura acquis une consistence plus ferme, & il ne se formera plus de pellicule sur l'eau, mais il se précipitera au fond.

Vertus. Le baume blanc est la partie la plus essentielle de l'arbre ; c'est un remede très-estimé pour fortifier le cœur & le cerveau, pour résister à la malignité des humeurs, pour exciter la transpiration, pour les morsures des bêtes venimeuses, étant donné intérieurement.

Dose. La dose est depuis une goutte jusqu'à quatre. On peut aussi s'en servir exterieurement pour déterger & consolider les playes, pour fortifier les nerfs. Les Dames le lavent dans de l'eau, puis elles le démêlent avec un peu d'huile des quatre grandes semences froides, pour s'en oindre doucement la peau : il adoucit, il polit beaucoup, il guérit les petits boutons & les autres inégalitez du visage. D'autres en dissolvent dans de l'esprit de vin ou dans de l'eau de la Reine d'Hongrie ; puis elles mêlent la dissolution dans beaucoup d'eau de Limaçons ou de fleurs de féves, pour faire une maniere de lait virginal dont elles se lavent.

Comme le véritable baume blanc étoit difficile à recouvrer, on lui substitue le baume de Copahu ou l'huile de muscade dans les compositions destinées pour la bouche.

Etimologies. *Xylobalsamum*, à ξύλον *lignum*, & βάλσαμον ; comme qui diroit *bois de baume*.
Carpobalsamum, à καρπὸς *fructus*, & βάλσαμον ; comme qui diroit *fruit du baume*.
Opobalsamum, ex ὀπὸς *succus*, & βάλσαμον ; comme qui diroit *suc* ou *huile de baume*.
Balsamelæon, *quasi oleum balsami*, huile de baume.

BALSAMUM COPAHU.

Balsamum Copahu.	*Copalyva.*	*Campaïf.*
Copaü.	*Copaïf.*	*Gamelo.*
Cobaiba. Pison.		

Copaü. Copalyva. Copaïf. Campaïf. Gamelo. *voy Pl. VII. fig. 4.* Est un baume qui se tire d'un arbre par les incisions qu'on y a faites ; il nous est apporté du Bresil & de Cayenne : il y en a de deux especes ; un nouveau, clair, en huile blanche, & d'une odeur de résine ; il coule le premier de l'arbre ; & un autre plus vieux, plus épais que la terebentine, ou en consistence de baume de couleur jaunâtre, qui differe du premier en ce qu'il est sorti le dernier des incisions de l'arbre, & qu'il s'est épaissi en vieillissant.

Vertus. L'un & l'autre baume sont excellens pour déterger & pour consolider les playes,

étant appliquez deſſus ; pour les rhumatiſmes, pour fortifier les nerfs, pour les fractures & les diſlocations, pour réſoudre, pour arrêter les gonorrées ; la doſe eſt depuis
douze gouttes juſqu'à vingt quatre, pris par la bouche.

Doſe.

BALSAMUM DE TOLU.

Balſamum de Tolu eſt une liqueur réſineuſe, glutineuſe, de conſiſtence de terebentine, de couleur jaune, rougeâtre, d'une odeur très-agréable, approchante de celle du Citron, s'étendant & rendant un doux parfum, d'un gout doux & agréable; il découle par les inciſions qu'on fait en temps chaud à l'écorce d'un petit arbre appellé *Tolu*, qui eſt une eſpece de Pin croiſſant en Amérique, entre Carthage & le Nom de Dieu. Il contient beaucoup d'huile en partie éxaltée, du ſel eſſentiel ou volatil, & très-peu de terre.

Voy. Pl. VII. fig. 5.

Tolu.

Il eſt propre pour déterger & pour conſolider les playes ; il réſiſte à la gangrene ; il fortifie les nerfs ; il eſt bon pour les rhumatiſmes, pour la goute ſciatique, étant appliqué extérieurement. On s'en ſert auſſi intérieurement pour l'aſthme.

Vertus.

La doſe eſt depuis une goutte juſqu'à quatre.

Doſe.

BALSAMUM PERUVIANUM.

Balſamum Peruvianum, ſeu Indicum, en françois, *Baume du Perou*, eſt un baume naturel dont nous voyons trois eſpeces. La premiere appellée *Baume ſec*, eſt une maniere de réſine dure, rougeâtre, odorante, qu'on nous apporte en coque. Elle diſtile en liqueur des rameaux d'un petit arbre ou arbriſſeau qui croît abondamment au Mexique: on reçoit dans des petits coccos cette liqueur qu'on nomme baume de Tolu quand elle eſt nouvelle: on l'expoſe au Soleil ou à une autre chaleur douce pendant pluſieurs jours, afin qu'une humidité aqueuſe qui y eſt mêlée s'évapore, & que la réſine durciſſe.

Baume du Perou.

Baume ſec ou en coque.

Voyez Pl. VII. fig. 6.

La ſeconde eſt une réſine liquide, blanche, odorante, ſemblable au Bijon, dont il ſera parlé à l'article de la Terebentine: on l'appelle improprement *Baume blanc du Perou*. Il ſort par les inciſions qu'on a fait au tronc & aux groſſes branches d'un arbre appellé *Liquidambar*.

Baume blanc du Perou.

La troiſième eſt un baume noirâtre, odorant, qui ſe tire en mettant bouillir quelque tems dans l'eau les rameaux & les feuilles du même petit arbre appellé *Cabuiba mater*, ou *Cabureiba* (Piſon.) & laiſſant enſuite refroidir la décoction, afin que le baume ſe trouve nageant deſſus, & qu'on puiſſe le ramaſſer pour le mettre dans des bouteilles. C'eſt le baume du Perou, le plus commun & le plus en uſage tant pour la Médecine que pour les Parfumeurs ; il doit être viſqueux, en conſiſtence de terebentine, de couleur brune noirâtre, d'une odeur douce & très-agréable, ayant quelque rapport avec celle du Storax, ſe répandant de tous côtez, & rendant un parfum durable, d'un goût un peu âcre.

Baume noir du Perou.

Choix du Baume noir du Perou.

Ces baumes ſont propres pour fortifier le cœur, le cerveau & l'eſtomac, pour réſiſter à la pourriture, pour chaſſer par tranſpiration les mauvaiſes humeurs, pour déterger & conſolider les playes, pour fortifier les nerfs, pour réſoudre les tumeurs froides, pour le ſcorbut. On les employe extérieurement & intérieurement. La doſe eſt depuis une goutte juſqu'à ſix. On s'en ſert auſſi très-ſouvent dans les parfums.

Vertus.

Doſe.

Les Indiens après avoir tiré le baume noirâtre des rameaux de l'arbre comme il a été dit, font évaporer la décoction reſtante juſqu'à conſiſtence d'extrait ; ils y mêlent un peu de gomme, & ils en font une pâte ſolide dont ils forment des grains de chapelets qui demeurent noirs & odorants, principalement ſi incontinent après les avoir formez, ils les oignent extérieurement tout autour avec un peu de baume : On apporte beaucoup de ces chapelets d'Espagne & de Portugal.

Balsamum Thamaum, est un baume que les Portugais apportent de S. Thomé.

BAMBOU.

Bambus.

Bambou, sive bambus.

Mambu, sive arbor tabaxir. Lugd. Frag.

Arundo arbor, in qua humor lacteus gignitur, qui tabaxir Avic. & Arabibus dicitur. C. B.

Mambu Indorum, in cujus arundinibus tabaxir, sive sacchar. Mambu. Garz.

Spodium aut tabaxir Persianorum, Acost.

Tabaxir, sive Mambu arbor, tabaxir folio oleæ. J. B.

Arundo Indica maxima, cortice spinoso. Herm.

En françois, *Canne*, ou *Roseau des Indes*.

Est une espece de roseau des Indes qui croît à la hauteur d'un arbre quelquefois comme le Peuplier, quelquefois plus bas, droit, rond, agréable à la vûe : son bois est creux & moëlleux en dedans : ses rameaux sont la plûpart relevez en haut ; mais les plus beaux & les plus longs d'entr'eux sont des jets courbez, séparez les uns des autres par des nœuds : ses feuilles sont semblables à celles de l'Olivier, mais plus longues, éloignées les unes des autres, de couleur pâle : ses racines poussent plusieurs tiges.

Les arbres de Bambou croissent les uns proche des autres, & ils multiplient tellement qu'ils font des Forêts très difficiles à pénétrer, & d'autant plus que le bois de cet arbre est dur & difficile à couper, quoiqu'il soit aisé à fendre : il croît dans la Province de Malavar vers Choromandel, le long des rivages, & en plusieurs autres lieux des Indes ; il sort naturellement de chacun de ses nœuds certaine liqueur épaisse, blanche, laiteuse ; mais en pressant la branche, on en exprime beaucoup plus ; on en fait du sucre par évaporation, lequel sucre est appellé par les Indiens *Tabaxir* : ils se servent de la liqueur laiteuse pour plusieurs maladies, comme nous nous servons ici du sucre pour adoucir les humeurs ; mais comme cette liqueur n'a point passé par le feu, elle est encore plus anodine & plus humectante que notre sucre ; on en fait prendre pour la colique, pour la dyssenterie. Il y a plusieurs especes de Bambou, les jets qu'on en retire font les cannes que l'on appelle bamboches.

Les Indiens bâtissent avec le bois de Bambou des maisons, des batteaux, des meubles : sa dureté est si grande que deux morceaux de ce bois frottez fortement l'un contre l'autre, produisent du feu : quand les habitans du pays veulent fumer du tabac & allumer leurs gargoulis, ils prennent deux morceaux de Bambou fendu, dans l'un ils font une coche, & ils frottent avec l'autre morceau dans cette coche ; & sans que le Bambou s'enflamme ni étincelle, quelque feuille séche ou autre matiere inflammable qu'on applique à la coche, prend feu aussi-tôt.

Ce bois est estimé sudorifique, la racine de l'arbre est diurétique, & propre pour exciter les mois aux femmes.

Bambou, Bambus, Mambu, sont des noms Arabes.

Tabaxir est un mot Persien qui signifie suc ou humeur laiteuse concrete ; ce nom a été donné au sucre.

BAMIA.

Bamia. J. B.

Bamia Alexandrina. Cæs. Cast.

Ketmia Ægyptiaca vitis folio parvo flore.

Pit. Tournef.

Trionum Theophrasti. Rauv.

Sabdariffa alia. Lugd.

Alceæ

Alcea Indica parvo flore. C. B.	*Bamia, Eben quibufdam.* Adverf.
Exotica malvacea.	*Alcea Ægyptia.* Cluf. Hift.

Eft une efpece de Ketmia, ou une plante étrangere, haute comme la Guimauve : fes feuilles font larges & femblables à celles de la vigne, mais plus petites, découpées, dentelées, attachées à la tige par des queues longues ; fes fleurs font petites, femblables à celles de la mauve, de couleur jaune ; il leur fuccede des fruits oblongs, pointus, qui s'ouvrent par la pointe en plufieurs parties ou loges, dans lefquelles l'on trouve des femences prefque rondes, noires, groffes comme de petites orobes, ayant la peau affez épaiffe, & contenant une pulpe blanche, douce. Sa racine eft longue, entourée de quelques filamens. Elle croît dans les jardins en Egypte & aux Indes. Les Egyptiens mangent fa femence comme l'on mange ici les lentilles, les pois, les féves.

Toute la plante eft émolliente, réfolutive, pectorale ; elle adoucit & appaife les douleurs ; elle digere, elle fait fortir la pierre & la gravelle du rein & de la veffie. Elle eft propre pour les ophthalmies. Vertus.

BAMIA MOSCHATA.

Alcea Ægyptiaca Villofa. C. B. Pin.	*Bamia Mofchata,*
Ketmia Ægyptiaca, femine mofchato. Pitt.	*Abelmoch.*
Tournef.	En françois, *la graine de Mufc.*

* Cette plante différe de la précédente, furtout par fes graines, qui font couleur de caffe brulé, petites, taillées en rein, d'une odeur & d'un goût mufqué affez fort.

On employe cette graine dans les parfums ; elle nous vient du Levant ; on en apporte encore des Ifles Antilles, & celle-ci produit une autre efpece de *Ketmia* que M. de Tournefort appelle,

Ketmia Americana, hirfuta, flore flavo, & femine mofchato.

BANGUE.

Bangue. Garciæ, Acoftæ, Monard.	*Cannabi fimilis Exotica.* C. B.
En Arabe, *Axis.* En Turc, *Afarath.*	

Eft une plante des Indes femblable au chanvre ; fa tige eft haute de deux pieds & demi, quarrée, mal aifée à rompre, de couleur verte claire, qui n'eft pas fi creufe que la tige du chanvre, & dont l'écorce peut auffi-bien être filée que celle du chanvre ; fes feuilles font faites comme celles du chanvre, vertes en haut & au bas, velues & blanchâtres ; d'un goût terreftre & infipide ; fa femence eft plus menue que celle du chanvre, & elle n'eft pas fi blanche. *Cannabi fimilis exotica. Axis. Afarath.*

Les Indiens mangent la graine & les feuilles de cette plante, tant pour fe rendre habile à l'acte vénérien, que pour s'exciter l'appetit ; ils en font une compofition en les pulverifant & y ajoutant de l'Areca, quelque peu d'Opium & du fucre, & ils en avalent quand ils veulent dormir fans inquiétude, oublier leurs chagrins & calmer leurs maux. S'ils ont envie de voir en dormant plufieurs rêveries & illufions, ils y mêlent du camphre, du macis, des girofles, de la mufcade : fi au-contraire ils veulent être joyeux, facétieux & plus enclins à luxure, ils y ajoutent de l'ambre, du fucre & du mufc. Vertus.

Clufius remarque que ce Bangue femble avoir une grande affinité avec le *Maflac* des Turcs qui habitent à Conftantinople, duquel ils fe fervent en plufieurs maladies. Quelques-uns auffi en mangent pour s'exciter à luxure. Maflac des Turcs.

P.

BARBA CAPRÆ.

Barba Capra floribus oblongis. C. B. Pit. Tournef.

Barba Caprina. Gef. hort.

Barbula Capra, & Barba Caprina fyl-veftris. Trag.

Potentilla. 2. Ang.

Drymopogon. 1. Tab.

Barba Capri. J. B. Dod.

en françois, *Barbe de Chévre.*

Eft une plante qui reffemble à la Reine des Prez ; elle pouffe des tiges à la hauteur de quatre ou cinq pieds, rondes, moëlleufes, rameufes, s'étendant en aîles ; fes feuilles font oblongues, pointues, dentelées, attachées plufieurs fur une même côte qui eft terminée par une feule feuille, n'ayant entr'elles aucunes petites feuilles comme en la Reine des Prez. Ses fleurs naiffent en maniere de grappes longues aux fommitez des branches : elles font compofées chacune de cinq petites feuilles difpofées en rofe, de couleur blanche. Quand cette fleur eft tombée, il lui fuccede un fruit compofé de quelques petites gaines, dans chacune defquelles on trouve une ou deux femences oblongues. Sa racine eft médiocrement groffe, fibreufe, couverte d'une écorce affez épaiffe, rouffâtre, & remplie d'une moëlle blanche. Cette plante croît aux lieux humides, dans les bois, fur les montagnes ; elle contient beaucoup de fel effentiel.

Vertus. Elle eft fudorifique, aftringente, cordiale, vulneraire, propre pour réfifter au venin, pour arrêter les flux de ventre, les hémorragies, pour confolider les playes.

Etimolo-gie. Cette plante eft appellée *Barba Capra*, parce qu'on prétend que fes fleurs repréfentent dans leur arrangement la barbe d'une Chévre.

BARBA JOVIS.

Barba Jovis pulchre lucens, (J. B.) eft un petit arbriffeau haut d'un pied & demi, de deux & même de quatre pieds ; fa tige eft dure, ligneufe, couverte d'une écorce lanugineufe blanche, pouffant affez de rameaux ; fes feuilles font rangées comme par paires fur leur côte, velues, de couleur argentine, belles ; fes fleurs naiffent en fes fommitez, petites, légumineufes, jaunâtres, reffemblantes en figure & non en grandeur à celles du Geneft. Elles font fuivies par des gouffes fort courtes & prefque ovales, contenant chacune une femence. Cette plante croît aux lieux pierreux, montagneux, proche de la mer ; on en voit au Port de Sette en Languedoc ; elle a un afpect fort agréable ; elle croît quelquefois à la hauteur d'un homme.

Vertus. Elle eft eftimée apéritive.

BARBAREA.

Barbarea. Dod. Lob. J. B.

Herba S. Barbara, & Sinapi agreffe 5. Trag.

Pfeudobunias. Dod. Gal. Ad.

Sifymbrium Eruca folio glabro, flore luteo. Pit. Tournef.

Carpentorum Herba. Ruel.

Eruca lutea latifolia, five Barbarea. C. B.

Scopa Regia, five fideritis latiffima. Fuch. Ico. Ang.

Narfturtium paluftre. Gef. hort.

En françois, *Herbe aux Charpentiers*, ou *Herbe Sainte Barbe.*

Eft une efpece de Creffon ou une plante qui pouffe plufieurs tiges à la hauteur d'un pied & demi, rameufes, creufes, portant des feuilles plus petites que celles de la rave, & ayant quelque reffemblance avec celle du Creffon, de couleur verte, foncée, luifante ; fes fleurs font petites, jaunes, ayant chacune quatre feuilles difpofées en croix : il leur succede de petites gousses longues, cilindriques, tendres, contenant des semences rougeâtres ; sa racine est oblongue, médiocrement grosse, d'un goût âcre : elle croît dans les champs, & on la cultive dans les jardins potagers pour la salade. Elle contient beaucoup de sel essentiel & d'huile.

Elle est détersive & vulnéraire ; elle excite l'urine ; elle est fort bonne pour le scorbut, pour les maladies de la ratte, pour la colique néphretique. On s'en sert extérieurement & intérieurement. **Vertus**

BARBO.

Barbo, sive Barbus, en françois, *Barbot*, ou *Barbillon*, ou *Barbue*, est un poisson de riviere & de lac assez connu dans les poissonneries : il est plat ; on en trouve de différentes grandeurs ; il pese ordinairement deux à trois livres, mais il s'en rencontre qui pesent jusqu'à huit livres : son museau est longuet, pointu, cartilagineux, ayant quelques brins de chaque côté de ses lévres, qui font une barbe, d'où vient son nom. Il n'a point de dents, ses yeux sont petits, son dos est blanc, jaunâtre, parsemé de quelques petites taches noires ; ses côtez sont argentins, son ventre est blanc comme du lait. Ce poisson est bon à manger & de facile digestion : sa chair est blanche & molle, ses œufs ne valent rien à manger, ils purgent par haut & par bas. *Barbus.* *Barbot.* *Barbillon.* *Barbue.* Etimologie.

BARBOTA.

Barbota, en françois, *Barbote*, est un petit poisson de riviere, long & rond, assez connu dans les Poissonneries : son nom ne vient pas de ce qu'il est barbu, mais de ce qu'il barbote dans l'eau trouble : il est long d'environ demi pied, & gros à peu près comme un Rouget. Sa tête est grosse, ses dents sont fort petites : il a des brins courts à la machoire inférieure ; il vit de boue & d'écume ; sa chair est molle, un peu glutineuse, mais délicate & très-bonne à manger : il contient beaucoup d'huile & de sel volatil. *Barbote.* Etimologie.

Il purifie le sang, & il excite l'urine. **Vertus.**

BARDANA.

Bardana, en françois, *Bardane*, ou *Glouteron*, ou *Herbe aux teigneux*, est une plante dont il y en a deux espece. *Bardane,* *Glouteron,* *Herbe aux* *Teigneux.* Premiere espece.

La premiere est appellée ,

Bardana sive Lappa major. Dod. desc.
Lappa major. Brunf.
Lappa major Arctium. Dioscor, C. B.
Pit. Tournef.
Personata, sive Lappa major aut Bardana.
J. B.

Arcium. Ang. Dod.
Personata major. Matth. Cast.
Personatia. Fuch. Fracast.
Personata, Lappa major, bardana. Lob.
Icon.

Est une plante qui s'éleve à la hauteur de trois ou quatre pieds ; ses tiges sont droites, anguleuses, lanugineuses, rougeâtres ; ses feuilles sont grandes, larges, vertes-brunes en dessus, blanchâtres & lanugineuses en dessous. Sa fleur est un bouquet à plusieurs fleurons découpez en lanieres, de couleur purpurine : elle est soutenue par un calice composé de plusieurs écailles dont l'extrémité est un crochet qui s'attache aux habits quand on en approche. Lorsque cette fleur est passée, il se forme des graines garnies d'aigrettes fort courtes, & qui sont facilement détachées par le vent. Sa racine est longue, grosse, noire en dehors, blanche en dedans, d'un goût douceâtre. Cette plante croît sur les chemins, dans les hayes, dans les cimetieres.

La seconde espece est appellée,

Seconde espece.

Bardana , sive Lappa major. Dod. Lob. Icon.

Personata altera cum capitulis villosis. J. B.

Personata altera vulgaris capitulis minus | *tomentosis,* Rajii, Syn.

Lappa major montana, capitulis tomentosis , sive Arctium Dioscoridis. C. B.

Arctium montanum , & lappa minor Galeni. Lob. Icon.

Elle ne différe de la premiere qu'en ce que ses têtes & leurs crochets sont entrelassez ou comme envelopez d'une maniere de laine blanche semblable à de la toile d'araignée. Cette plante croît aux lieux montagneux.

L'une & l'autre Bardane contiennent beaucoup d'huile & de sel essentiel.

Vertus. Elles sont résolutives, diuretiques, sudorifiques, détersives, un peu astringentes, pectorales : elles sont propres pour l'asthme, pour la pierre, pour le crachement de sang, pour les scrofules, pour la lépre, pour la gale : on s'en sert intérieurement & extérieurement.

Etimologies. *Bardana* à βάοδϡ , *via,* parce qu'on rencontre cette plante par tous les chemins.

Lappa, à λάϐε.ν , *capere,* parce que les têtes de la bardane se prennent aux habits de ceux qui en approchent.

Personata, parce qu'on se servoit autrefois des feuilles de cette plante pour se masquer le visage.

BASALTES.

Basaltes. Boet. de Boot ; | *Basanus Plinii.*

Est une espece de marbre noir, ou de pierre de touche très-dure, résistant à la lime, pesante, unie, douce au toucher, se polissant parfaitement, de couleur de fer ; elle se trouve en Ethiopie & en différens lieux de l'Allemagne ; elle est employée comme les autres pierres de touche pour examiner l'or & l'argent.

Etimologies. *Basaltes* vient du mot Ethyopien *basal ,*qui signifie du *fer ;* parce que cette pierre a une couleur de fer.

Basanus à βασανίζω, *diligenter examino,* parce que cette pierre est employée pour examiner l'or & l'argent.

BATATAS.

Batatas Indiæ Occidentalis. Benzoni. Monard.

Batatas , Camotes Hispanorum. Clus. hispan. & hist.

Camotes, Ignames,

Camotes, Acostæ.

Battades. Ad.

Batata Hispanorum , Camotes, sive Amotes & Ignames. Lob.

En françois, *Batates.*

Est une plante des Indes, qui jette plusieurs branches unies, pleines de suc, se répandant à terre comme ceux du Corcombre sauvage : ses feuilles ont à peu près la figure de celles des épinards, charnues, d'un verd blanchâtre : ses fleurs sont en forme de clochettes, vertes en-dehors, blanches en-dedans : elles donnent très-rarement de semences. Cette plante en serpentant produit des filamens qui s'introduisant en terre d'espace en espace , font de nouvelles racines de différentes figures ; mais elles sont ordinairement longues & grosses comme des raves, attachées plusieurs ensemble à une tête, de couleur rougeâtre, ou purpurine, ou pâle, ou blanche, remplie d'une chair blanche & d'un suc laiteux, agréable au gout. Les Espagnols & les Portugais cultivent cette plante à Malaga, à Cadix & à Lisbone à cause de sa racine, qui leur sert de nourriture étant rotie ou consite au sucre. La meilleure est celle qui est en dehors de couleur rougeâtre ou purpurine.

Elle lâche le ventre modérement.   Vertus.

Les Ignames sont d'autres racines de ce genre, & bonnes à manger.

BDELLIUM.

Bdellium est une gomme jaunâtre ou rougeâtre qui découle d'un arbre épineux appel-lé *Bdella*, croissant en Arabie, en Médie, aux Indes. On dit qu'il porte des feuilles sem-blables à celles du Chêne, & un fruit ressemblant à la figue sauvage, d'un assez bon goût. Cette gomme nous est apportée en morceaux de différentes grosseurs & figures ; mais les plus beaux sont ordinairement ovales ou en façon de pendans d'oreilles, nets, clairs, transparens, rougeâtres, s'amollissant aisément, odorans, d'un goût tirant sur l'amer : elle contient beaucoup d'huile & de sel volatil acide.

Voyez Pl. VII. fig. 7. *Bdella*,

Choix.

Elle est digestive, discussive, sudorifique, dessicative, apéritive ; on s'en sert pour l'empyeme, pour exciter les mois aux femmes, pour hâter l'accouchement, pour rési-ster au venin ; on l'employe extérieurement & intérieurement.

Vertus.

Bdellium, βδέλλιον vient de βδέλλα ; c'est le nom de l'arbre d'où cette gomme dé-coule.

Etimolo-gie.

BECCABUNGA.

Beccabunga est une plante aquatique, que l'on trouve rangée dans le Pinax de Gas-pard Bauhin sous le genre de Mouron ; mais les Botanistes modernes l'ont placée sous celui de la Veronique. Il y en a de deux especes principales.

La premiere est appellée,

Premiere espece,

Veronica aquatica major folio subrotundo. Mor. hist. Pit. Tourn.	*Anagallis aquatica major folio subrotundo.* C. B.
Anagallis, sive Beccabunga. Ger.	*Berula, sive Anagallis aquatica.* Tab. Icon.
Anagallis aquatica, folio rotundiore major. J. B.	

Elle pousse des tiges rondes, grasses, fongueuses, inclinées vers terre, ou répandues sur l'eau, rougeâtres, rameuses ; ses feuilles sont assez larges, épaisses, arondies, cre-nelées, lissées, d'un verd foncé, opposées deux à deux le long des tiges, & attachées par des queues : ses fleurs sont disposées en épis ; chacune d'elle est une rosette à quatre quartiers, de couleur bleue. Lorsque la fleur est tombée, il se forme en sa place un fruit qui contient des semences fort menues ; sa racine est longue, serpentante, blan-che, fibrée.

La seconde espece est appellée,

Seconde espece,

Veronica aquatica, minor, folio subrotun-do. Pit. Tournef.	*Cepæa.* Tur. Dod.
Anagallis aquatica minor, folio subrotun-do. C. B.	*Sium.* Ang.
	Sii alterum genus. Fuch. Icon.
Anagallis aquatica, sive Beccabunga Ger-manorum. Ad. Lob. Dod.	*Sion Brunf. non odoratum* I. Trag.
	Anagallis aquatica, flore cæruleo, foliolo rotundiore minor. C. B.

Elle ne diffère de la premiere espece qu'en ce qu'elle est plus petite.

L'une & l'autre croissent aux lieux aquatiques, comme aux bords des rivieres, des ruiſſeaux, proche les fontaines. Elles fleuriſſent aux mois de May & de Juin : elles contiennent beaucoup de ſel eſſentiel, d'huile & de phlegme.

Vertus.

Elles ſont déterſives, apéritives, vulnéraires, propres pour le ſcorbut, pour la gravelle, pour les rétentions d'urine & de menſtrues, pour faciliter l'accouchement, pour corriger la mauvaiſe bouche, étant priſes en décoction ou mangées : on s'en ſert auſſi extérieurement.

Beccabunga eſt un nom allemand.

BEHEN.

Behen.

Behen, ſeu Been album, & Behen rubrum officinarum, ſont des racines qu'on nous apporte ſéches du mont Liban & d'autres endroits de Syrie où elles naiſſent.

Been blanc.
Voyez Pl. II. fig. 15.

La racine de Been blanc eſt longue & groſſe environ comme le petit doigt, de couleur griſe, cendrée en deſſus, & blanchâtre en dedans, d'un goût tirant ſur l'amer. Rauvolf donne la figure d'une Jacée ou Amhette qui porte le nom de *Behmen abiad,* c'eſt-à-dire *Behen blanc. Voyez l'Appendice de Dalechamp.* Il eſt étonnant qu'à cette figure on n'ait pas reconnu cette plante. Le Behen que l'on ſubſtitue ſouvent à celui du Levant, a ſes tiges hautes d'environ deux pieds, grêles, rondes, tendres, nouées, ſe diviſant en rameaux vers le haut, d'un goût un peu âcre tirant ſur l'amer ; ſes fleurs belles, compoſées chacune de cinq feuilles diſpoſées en œillet, garnies chacune de deux ou trois pointes qui jointes à celles des autres feuilles, forment une couronne au milieu de cette fleur : ſa couleur eſt variée, quelquefois rougeâtre, herbacée & blanche, quelquefois fort blanche partout, quelquefois jaune, quelquefois d'un blanc tirant ſur le purpurin ; ſon milieu eſt garni d'étamines purpurines : cette fleur eſt ſoutenue par un

Lychnis ſylveſtris, quæ album vulgò dicitur.
Been album polemonium.

calice oblong qui contient un péricarpe où ſont renfermées des ſemences preſque rondes & ſemblables à celles du *Lychnis* : cette plante eſt appellée par Gaſpard Bauhin *Lychnis ſylveſtris, quæ Behen album vulgò,* par Jean Bauhin, *Been album officinarum,* & par Dodonée, *Been album polemonium.*

Le Been blanc eſt beaucoup plus commun & plus uſité en Médecine que le Behen rouge.

Behen rouge.
Voy. Pl. II. fig. 16.

La racine de Behen rouge nous eſt apportée coupée par tranches, & ſéche, à peu près comme le Jalap ; mais quand elle ſort de terre entiere, elle a la forme d'un gros navet, parſemée de filamens : elle pouſſe des feuilles longues & ſemblables à celles du *Limonium,* du milieu deſquels s'élevent des tiges portant des fleurs rouges, rangées deux à deux, ayant la figure d'une petite grenade.

Choix.

Il faut choiſir les racines du Been blanc les plus groſſes, les plus récentes, non cariées, difficiles à rompre, de couleur blanchâtre, âcres au goût, ou un peu ameres.

Le Behen rouge doit être aſſez haut en couleur, d'un goût ſtyptique, aromatique ; l'un & l'autre contiennent beaucoup de ſel eſſentiel & d'huile.

Vertus.

Elles fortifient, elles réſiſtent au venin, elles tuent les vers, elles augmentent la ſemence, elles appaiſent les convulſions : on les employe dans les compoſitions aléxitaires.

BELEMNITES.

Lapis Lyncis, ſeu daĉtylus ideus
Belemnite, Pierre de linx.

Belemnites, ſive lapis Lyncis, ſive Daĉtylus ideus, en françois *Belemnite* ou *Pierre de Lynx,* eſt une pierre longue & groſſe à peu près comme le doigt, quelquefois plus & quelquefois moins, ronde, pointue ou en forme piramidale, repréſentant une fléche : il s'en trouve quelquefois aux environs de Paris dans les terres ſablonneuſes : il y en a de deux eſpeces ; une qui étant miſe ſur le feu, rend une odeur de bitume ; & l'autre n'y jette aucune odeur : la premiere eſt apparemment ce que les Anciens appelloient *Lyn-*

curius, & qu'ils croyoient fauſſement être une eſpece de *Succinum* qui ſe formoit de   *Lyncurius.*
l'urine du Linx coagulée. Cette pierre eſt une pétrification de quelque partie d'animal
marin que nous ne connoiſſons pas, peut-être le piquant de quelque eſpece d'Echinus
marin.

La Belemnite étant caſſée, l'on trouve dans ſa concavité qui paroît de couleur de
corne, un peu de terre féche, griſe, ſans goût ni odeur.

Cette pierre eſt employée pour briſer la pierre du rein, & pour chaſſer par les uri-   Vertus.
nes, étant priſe par la bouche : on s'en ſert auſſi extérieurement pour nettoyer & deſſécher les playes ; on la broye ſur le porphyre pour la réduire en poudre ſubtile.

Belemnites, en grec βελενίτης, à βέλος *ſagitta*, parce que cette pierre a la figure   Etimolo-
d'une fléche.   gies.

Lapis Lyncis, ſive Lyncurius, parce qu'on a crû qu'elle ſe formoit de l'urine du Linx.

Dactylus ideus, parce qu'elle a la figure d'un doigt, & qu'on en trouvoit autrefois
ſur le mont Ida.

BELLADONA.

Belladona. Cluſ. Pan. Pit. Tournef.	*Solanum ſomniferum.* Fuch.
Solanum majus. Matth. Caſt. Cæſ.	*Solanum lathale.* Dod. Cluſ. hiſt.
Solanum manicum multis, ſive Bella-	*Mandragora.* Theophr. Dod.
dona. J. B.	*Solanum furioſum.*

Eſt une plante qui pouſſe pluſieurs tiges à la hauteur de quatre pieds, groſſes, rondes, rameuſes, velues, de couleur rougeâtre brune, revêtues de feuilles qui ont la
figure de celles du *Solanum* ordinaire, mais deux ou trois fois plus grandes & plus larges, oblongues, molles non anguleuſes, un peu velues ou lanugineuſes : ſes fleurs
ſortent des aiſſelles des feuilles, de couleur purpurine obſcure ; elles ont la figure d'une cloche, découpées ordinairement en cinq parties, & ſoutenues par un calice qui eſt un godet dentelé. Quand cette fleur eſt paſſée, il naît en ſa place un fruit
preſque rond, gros comme un gros grain de raiſin, d'un noir luiſant, rempli de ſuc &
de pluſieurs ſemences ovales. Sa racine eſt longue, groſſe, blanchâtre, ſe diviſant en
pluſieurs branches. Cette plante croît dans les bois, contre les muſailles & les hayes,
aux lieux ombrageux. Il y en a de pluſieurs eſpeces, qui different en ce que l'une a les
feuilles & les fleurs plus grandes que l'autre ; elles contiennent toutes deux beaucoup
d'huile & de ſel volatil.

La Belladona eſt narcotique, propre pour les inflammations, pour calmer les dou-   Vertus.
leurs, pour réſoudre les tumeurs : on ne s'en ſert qu'extérieurement, & l'on n'en doit
jamais faire prendre par la bouche, parce qu'elle exciteroit un dormir mortel.

Les Italiens ont donné le nom de *Belladona* à cette plante, à cauſe que les Dames s'en   Etimolo-
ſervent ou s'en ſervoient autrefois pour l'embelliſſement de la peau ; car *Belladona* ſi-   gie.
gnifie *belle Dame.*

BELLIS.

Bellis minor. Matth.	*Bellis minor ſylveſtris ſpontanea.* J. B.
Bellis ſylveſtris minor. C. B. Pit. Tourn.	*Bellis pratenſis minor.* Ad.
Bellis minor ſylveſtris. Tab. Icon.	*Solidago conſolida ſpecies.* Brunf.

En françois, *Paquerette*, ou *Paſquette.*

Eſt une petite plante baſſe, dont les feuilles ſont petites, oblongues, liſſées, arondies vers leur extrêmité, graſſes, repandues à terre, les unes un peu crenelées, les au-

tres entieres: il s'éleve d'entre elles plusieurs pédicules longs, menus, ronds, soutenant chacun une fleur radiée, de couleur blanche, ou rougeâtre, ou mêlée de blanc & de rouge, ou d'autres couleurs diversifiées, agréables à la vûe; il leur succede des semences: ses racines sont fibrées. Toute la plante a un goût un peu visqueux & fade: elle croît dans les prez & dans les autres lieux humides: elle contient beaucoup d'huile & de phlegme, peu de sel essentiel.

Vertus.   Elle est rafraîchissante, astringente, consolidante, vulnéraire, propre pour arrêter les cours de ventre & les hémorragies, pour les inflammations des yeux

Etimologies.   *Bellis*, à ce qu'on prétend, vient de *bellus*, beau, à cause de la beauté de la fleur de cette plante.

Solidago, à *solidare*, affermir, consolider; parce que cette plante consolide les playes par un suc glutineux qu'elle contient.

Paquerette ou *Pasquette*, parce qu'elle fleurit vers le tems de Pâques.

BEN,

Pharagon.

Ben parvum, Monardi.	*Balanus myrepsica, Pharagon incolis ad*
Granum ben. Lon.	*montem Sinaï.* Bellon.
Glaus unguentaria. Matth. & Hort. Farn.	En françois, *la Noix de Ben.*

Voyez Pl. VII. fig. 8.   Est un fruit gros comme une noisette, oblong, triangulaire, ou relevé de trois coins, couvert d'une écorce ou écaille mince, assez tendre, unie, grise ou blanche. Sous cette écorce est une amande blanche, huileuse, d'un goût douceâtre. Ce fruit croît à une plante dont on voit la figure dans l'*Hortus Farnesianus.*

Choix.
Oleum Balaninum.   On doit choisir le Ben nouveau, assez gros, pesant, bien nourri; on en tire par expression une huile qu'on appelle en latin *Oleum balaninum*, & qui a cela de particulier qu'elle ne se rancit point en vieillissant. J'en ai parlé dans ma Pharmacopée.

Vertus.
Dose.   Le Ben purge par haut & par bas les humeurs bilieuses & pituiteuses: la dose est depuis demi-dragme jusqu'à une dragme & demie, mais on ne s'en sert guéres intérieurement. Il est détersif, résolutif, dessicatif, appliqué extérieurement: on se sert de son huile pour la galle, pour les dartres, & pour les autres démangeaisons du cuir, pour polir la peau, & pour affermir la chair.

Ben magnum.
Avellana purgatrix.
Vertus.
Dose.   Il y a encore une autre espece de Ben plus gros que celui que j'ai décrit; il est appellé par Monard en son Histoire des Drogues, *Ben magnum, seu Avellana purgatrix.* Il croît dans l'Amérique: on en apporte quelquefois de l'Isle de S. Dominique: c'est le Médicinier d'Espagne, ou *Ricinoides arbor Americana, folio multifido.* Inst. App.

Il purge par haut & par bas; les Indiens s'en servent pour la colique venteuse, à la dose depuis demi-dragme jusqu'à une dragme; on diminue sa force en le faisant rôtir.

BENZOINUM.

Benzoi.
Asa dulcis.
v Pl. VII.
fig. 8.

Benzoinum. Matth.	*Benzoum, Benzoi, & Asa dulcis.* Cord.
Belzoinum officinarum. C.B.	Hist.
Benivi. Garz.	*Ben Judæum.* Ruellio.
Belzoe, vel Belzoim, vel Belzuinum,	*Benevinum.* Linscot.
vulgò. Lugd.	En françois, *Benjoin.*

Est une gomme résineuse fort odorante, qui sort par incision d'un grand arbre, gros, beau, rameux & étendu, qui croît aux Indes, à Siam, à Sumatra; son bois est fort dur: ses feuilles ressemblent à celles du Citronnier, mais elles sont plus petites & moins vertes.

On nous apporte deux fortes de Benjoin ; un en larmes, & l'autre en maffe ou en gros morceaux.

Le premier doit être net, clair, tranfparent, de couleur rougeâtre, parfemé de taches blanches, reffemblantes à des amandes rompues, ce qui les fait appeller *Benzoinum amygdaloides*, d'une odeur forte, aromatique, mais douce & agréable. *Benzoinum Amygdaloides.*

Le fecond, que les Droguiftes appellent *Benjoin en forte*, doit être net, luifant, facile à rompre, réfineux, de couleur grife, jaunâtre ou rougeâtre, mêlangé de larmes blanches comme le premier, fort odorant. *Benjoin en forte.*

Le Benjoin en larmes eft préférable à l'autre ; mais comme il eft rare, & qu'on n'en trouve pas toujours, on peut lui fubftituer le dernier, choifi comme il a été dit.

L'un & l'autre contiennent beaucoup de fel volatil & d'huile, peu de terre.

On nous apporte de l'Ifle de Bourbon une gomme d'une odeur très-fuave, & qu'on appelle par cette raifon *Benjoin* ; on commence à s'en fervir pour des parfums. *Benjoin de Bourbon.*

Le Benjoin eft incifif, pénétrant, atténuant, propre pour les ulceres du poumon, pour l'afthme, pour réfifter au venin, pour fortifier le cerveau, pour effacer les taches du vifage, pour réfifter à la gangrene, pour parfumer l'air. Les Parfumeurs l'employent dans leurs parfums & dans leurs caffolettes. *Vertus.*

BER.

Ber feu Bor (Garz. Acoftæ) eft une efpece de Jujubier ou un grand arbre des Indes chargé de beaucoup de feuilles, de fleurs & de fruits : fes feuilles reffemblent à celles du Pommier, mais elles ne font pas fi rondes, de couleur verte, obfcure, & blanchâtre par le bout d'en bas, velues comme celles de la Sauge, d'un goût aftringent : fes fleurs font petites, blanches, garnies de cinq feuilles, fans odeur : fes fruits font femblables aux Jujubes, plus grands les uns que les autres, & plus agréables au goût, ne mûriffant jamais affez bien pour qu'ils puiffent être confervez & tranfportez comme les Jujubes. Cet arbre croît en Malaca, en Malabar, en Balagate : on l'appelle en Malaio, *Vidaras*. On le voit fouvent en Eté chargé de fourmis aîlées qui font la gomme *Vidaras.* Lacque fur fes branches : c'eft le *Jujuba Indica, rotundifolia, fpinofa, foliis majoribus, fubtus lanuginofis & incanis.* (Breyn.)

Le fruit de cet arbre qui croît en Balagate, eft eftimé : fon goût eft un peu ftyptique.

Les feuilles & les fruits du Ber font aftringens, & propres pour arrêter les cours de ventre. *Vertus.*

BERBERIS.

Berberis. Brunf.	*Spina acida, five Oxyacantha*. Dod.
Berberis dumetorum. C. B. Pit. Tournef.	*Oxyacanthus Galeni.* Cam.
Oxyacantha Hermolao. Ruell.	*Crefpinus Matthioli.* Cæfalp.
Berberis vulgaris. Bellon.	
Berberis vulgò quæ & Oxyacantha putata.	En françois, *Epine-vinette.*
J. B.	

Eft un arbriffeau épineux, duquel l'écorce eft mince, liffe : fon bois eft jaune : fes feuilles font petites, oblongues, vertes, crenelées en leurs bords & un peu rudes, d'un goût acide : fes fleurs font difpofées en petites grapes, & compofées chacune de plufieurs petites feuilles jaunes rangées en rofe : quand elles font tombées, il leur fuccede un petit fruit ovale, tendre, rempli de fuc, prenant à mefure qu'il mûrit une belle couleur rouge, d'un goût acide, aftringent, fort agréable, contenant des femences ou pepins oblongs, durs, de couleur rouge-brune : fes racines font éparfes, ligneufes, jau- *v. Pl. VII. fig. 9.*

nes en dedans. Cet arbriſſeau ſe nomme *Vinetier*, & croît aux lieux incultes, dans les buiſſons: ſon fruit eſt appellé *Epine-vinette*, & en uſage en Médecine. On cultive dans les jardins un Vinetier qui a été apporté du Canada, & qui differe du précédent par ſes feuilles plus larges, par ſés fruits qui ſont plus gros. Ce Vinetier eſt appellé *Berberis Canadenſis latiſſimo folio* (H. R. P. & Pit. Tournef.) Ces deux Berberis ſe trouvent quelquefois à fruits ſans pepins, *ſine nucleo.*

Vertus.   Il contient beaucoup de ſel eſſentiel & de phlegme, moyennement d'huile.

Il eſt cordial & aſtringent, propre pour arrêter les cours de ventre & les hémorragies, pour déſaltérer, pour calmer le trop grand mouvement de la bile, pour exciter de l'appétit: ſa ſemence eſt fort aſtringente.

Etimologies.   *Berberis* eſt un mot arabe; on dit que c'eſt une corruption de *Amyrberis.*

Amyrberis.   *Oxyacantha*, ab ὀξὺς *acutus & acidus*, & ἄκανθα *ſpina*; comme qui diroit *Epine aigre.*

BERYLLUS.

Beril.   *Beryllus*, en françois *Beril*, eſt une pierre précieuſe, luiſante, tranſparente, dont la couleur eſt ordinairement de verd de mer; mais il y en a de couleur d'huile ou d'ail, ou pâle, ou jaune, ou de couleur d'or: on appelle ces dernieres *Chryſoberylli*, à χρυσὸς *aurum*, & *beryllus*; comme qui diroit *Beril doré.* On trouve cette pierre dans des mines aux Indes, en l'Iſle de Zeilan, au Martaban, au Pégu, en Cambaya.

Chryſoberil'i.

Etimologie.

Vertus.   Elle eſt propre pour arrêter les cours de ventre & les hémorragies, étant broyée & donnée intérieurement; mais on ne s'en ſert point en Médecine.

Etimologie.   *Beryllus, quaſi virillus,* à *virore lapidis.*

BETA.

Poirée.   *Beta*, en françois *Poirée* ou *Bete*, eſt une plante potagere dont il y a deux eſpeces principales; une blanche, & une rouge.

Bete.

La premiere eſt appellée,

Cicla officinarum.

Beta. Brunf. Tab.	*Beta alba vel palleſcens, qua Cicla offici-*
Beta alba. Matth.	*narum.* C. B. Pit. Tournef.
Beta candida. J. B. Dod.	En françois, *Poirée blanche*, ou *Réparée.*

Elle pouſſe de ſa racine des feuilles grandes, liſſes, luiſantes, aſſez charnues, tendres, ordinairement vertes, blanchâtres, quelquefois d'un vert-brun, dont la côte devient groſſe & blanche plus ou moins, ſuivant le terrain où cette plante eſt cultivée: on nomme cette côte *Carde de Poirée.* Ces feuilles ſont remplies d'un ſuc d'un goût nitreux: il s'éleve d'entr'elles une tige à la hauteur d'environ trois à quatre pieds, rameuſe, & revêtue tout le long de ſes ſommitez, de petites fleurs, vertes, rougeâtres, compoſées chacune de cinq étamines, leſquelles étant tombées, il paroît un fruit preſque rond, raboteux, qui contient deux ou trois ſemences oblongues, rougeâtres: ſa racine eſt longue, ronde, groſſe comme le petit doigt, ligneuſe, blanche en dedans.

La ſeconde eſt ſubdiviſée en deux eſpeces.

La premiere eſt appellée,

Beta rubra. Dod. J. B.	*Beta nigra.* Ang. Matth.
Beta rubra vulgaris. C. B. P. Tournef.	

Elle differe de la Poirée blanche en ſa couleur qui eſt rougeâtre.

La ſeconde eſt appellée,

Beta rubra, radice Rapæ. C. B. Pit. Tournefort. | *Beta radice rubra, crassa.* J. B.
Beta nigra. Cord. in Dioscor. | *Beta rubra Romana.* Dod.
 | *Rapum rubrum.* Fuch.

En françois, *Betterave.*

Elle diffère de l'autre espece de Bete rouge, en ce que ses feuilles sont plus petites & plus rouges, & en ce que sa racine est fort grosse, ayant la figure d'une Rave, & empreinte d'un suc rouge comme du sang.

On cultive toutes les Betes dans les jardins potagers, parce qu'elles sont d'un grand usage dans la cuisine : elles contiennent beaucoup de phlegme, d'huile, & de sel essentiel. On se sert en Médecine principalement de la blanche.

Elles atténuent, elles amollissent, elles digerent, elles lâchent le ventre à cause de leur sel essentiel ou nitreux : elles purifient le sang étant prises intérieurement : le suc de la Poirée blanche aspiré par les narines en errhine, dissout la pituite du nez, fait éternuer, & décharge le cerveau.

On dit que *Beta* vient de la lettre grecque β, parce que la Poirée, pendant qu'elle est chargée de semence, représente en figure cette lettre.

Vertus.

Etimologie.

BETONICA.

Betonica. Brunf. Trag. Dod. | *Betonica vulgaris purpurea.* J. B.
Betonica purpurea. C. B. Pit. Tournef. | *Vetonica.* Cord. in Diosc.

En françois, *Bétoine.*   En grec, κέϛρον.

Est une plante qui pousse de sa racine des feuilles oblongues, assez larges, vertes, crenelées en leurs bords, un peu rudes au toucher, d'un goût un peu amer, attachées par des queues longues, se répandant à terre ; il s'éleve d'entr'elles une ou plusieurs tiges simples ou sans branches, à la hauteur d'un pied ou d'un pied & demi, quarrées, un peu velues, portant quelques feuilles opposées deux à deux, mais laissant beaucoup d'intervale à nud : ses fleurs sont verticillées au haut de la tige, formant un épi assez gros, de couleur purpurine ; chacune de ces fleurs est en gueule ou en tuyau découpé par le haut en deux lévres : il lui succede, quand elle est tombée, quatre semences oblongues, envelopées dans une capsule qui a servi de calice à sa fleur : sa racine est une tête grosse comme le pouce, d'où sortent plusieurs fibres longues. Cette plante croît dans les bois, dans les prez, dans les jardins, aux lieux ombrageux, humides : elle a une odeur douce, agréable. On en remarque de deux especes, qui different en ce que l'une porte son épi plus court, & l'autre plus long, plus mou, & fleurissant plus tard : l'une & l'autre contiennent de l'huile à demi exaltée, du sel essentiel, peu de phlegme.

v. Pl. VII. fig. 7.

La bétoine fortifie le cerveau & le cœur ; elle est vulnéraire ; on l'employe intérieurement & extérieurement : elle entre dans les sternutatoires.

Vertus.

Betonica est une corruption de *Vetonica* ; ce nom est venu d'un certain peuple de Biscaye qe'on appelloit anciennement *Vetones.*

Etimologie.

κέϛρον, *ab* ἀκέομαι *medeor*, parce que la bétoine est médicinale. La bétoine d'eau est une scrophulaire.

BETRE.

Betre, sive Tembul. C. B. Pin. | *Betel.* Cast.
Betre, sive Betle. Clus. ad Garz. | *Betella,* Lud. Romani.
Betele, Acostæ. | *Tembul, pro Tambul Avicennæ.*
Betle, Tab. | *Betela codi.* Malab. Hort.

Eſt une plante des Indes Orientales, pouſſant comme le lierre des branches longues, rampantes, s'entortillant à ce qu'elles trouvent, ſoit aux arbres voiſins, ſoit à des échalas qu'on plante proche d'elles pour les ſoutenir : ſes feuilles reſſemblent à celles du Citronnier, mais elles ſont plus longues & plus étroites au bout, ayant tout de ſon long des veines ou petites côtes, d'un goût amer : ſon fruit a la figure de la queue d'un Lézard, ou plutôt du *Macropiper* dont il eſt une eſpece, long de deux travers de doigt, d'un goût aromatique & d'une odeur agréable. Cet arbre croît aux lieux maritimes, tempérez ; on le cultive en Malaca.

Vertus. Sa feuille raréfie la pituite du cerveau & fortifie l'eſtomac, elle raffermit les gencives : les Indiens en mêlent avec de l'Areca, du Cardamome, des Gyrofles, ou avec des écailles d'huîtres calcinées ſeules ; ils mâchent de cette compoſition pour ſe donner bonne bouche ; ils crachent le premier ſuc qui en ſort & qui eſt rouge comme du ſang.

Mauvais effet du betre. Au reſte, le Betre eſt bon & ſalutaire, ſi l'on en uſe avec modération ; mais la plupart des Indiens en abuſent, car ils en ont toujours à la bouche, & même en dormant, ce qui carie leurs dents, & les rend noires comme du charbon.

BETULA.

Bouleau. *Betula* (Dod. J. B. Pit. Tournef.) en françois *Bouleau*, eſt une arbre de médiocre hauteur, dont les rameaux ſont menus, fléxibles, courbez : l'écorce extérieure de ſon tronc eſt groſſe, rude, blanche, crevaſſée ; mais ſa ſeconde écorce eſt mince, liſſe, unie & polie comme du parchemin : les Anciens s'en ſervoient de papier, ſur lequel on écrivoit avec un poinçon : ſon bois eſt blanc : ſes feuilles ſont moins larges que celles du Peuplier noir, pointues, dentelées en leurs bords, vertes, tendres, liſſes, d'un goût amer : ſes fleurs ſont des chatons longs comme le poivre long, à pluſieurs feuilles en écailles attachées à un nerf ; ces chatons ne laiſſent aucun fruit après eux : les fruits naiſſent ſur le même pied de bouleau, mais dans des endroits différens ; ils commencent par de petits épis à pluſieurs écailles qui deviennent des fruits cilindriques, dont les écailles qui ſont le plus ſouvent coupées en tréfle, couvrent chacune une ſemence bordée de deux aîles ou feuillets membraneux. Cet arbre croît dans les bois, aux lieux rudes, humides : il contient beaucoup d'huile & de phlegme, médiocrement du ſel eſſentiel.

On trouve en Canada des pieds ſi gros de cet arbre, qu'on fait avec leurs écorces des canots longs de plus de quinze pieds ſur quatre à cinq pieds de large ; les Sauvages ſe ſervent de ces canots avec hardieſſe.

Vertus. Son écorce & ſes feuilles ſont déterſives, apéritives, réſolutives ; on tire de cet arbre une ſéve qui eſt apéritive, étant bûe pendant quelque tems.

Séve de Bouleau.
Etimologie. On appelle le bouleau *Arbor ſapientiæ*, parce qu'il fournit les verges des Colleges. *Betula* vient peut-être du mot breton *Bedu*, qui ſignifie auſſi *bouleau*.

BEXUGO.

Bexugo del Peru. Cluſ. in Mon. | *Clematitis Peruviana.* C. B.

Eſt une racine du Pérou dont parle Cluſius dans ſes annotations ſur Monard. Elle eſt ſarmenteuſe, & preſque partout auſſi groſſe que le doigt ; mais les endroits de ſa racine qui ſont les plus déliez, reſſemblent fort aux ſarmens de la viorne ; ils ſont couverts d'une écorce cendrée ; leur goût eſt un peu viſqueux & douceâtre au commencement, puis âcre, provoquant à cracher, & enfin, brûlant le goſier.

Vertus. Elle eſt eſtimée purgative, étant priſe en poudre au poids d'une dragme ; les Indiens la préferent au Mechoacam & aux avelines laxatives, quand ils veulent ſe purger.

BEZOAR.

Bezoar eſt une pierre qu'on tire du ventre de certains animaux des Indes ; nous en voyons de pluſieurs eſpeces : j'en décrirai ici quatre qui ſont en uſage en Médecine.

Le premier Bezoar, ou celui qu'on employe le plus communément, eſt appellé en latin *Lapis Bezoar Orientalis*, & en françois, *Bezoar Oriental*; il ſe trouve en boules de différentes groſſeurs & figures ; car les unes ſont groſſes comme une noix, les autres comme une muſcade, les autres comme une noiſette, les autres comme un gros pois ; les unes rondes, les autres ovales, les autres aplaties, les autres boſſues ; la ſurface des unes & des autres eſt unie, polie, liſſe, douce au toucher, luiſante, de couleur d'olive ou griſe ; leur ſubſtance quand on les caſſe ſe ſépare en maniere de lamines ou d'envelopes qui doivent avoir été formées ſucceſſivement par différentes couches d'humeurs ſalines qui ſe petrifient dans le ventre de l'animal de même que les pierres ſe trouvent formées dans les carrieres par différentes couches d'eaux, chargées de ſels, qui s'y coagulent & s'y lapidifient ; Ce Bezoar naît en pluſieurs endroits du ventre d'une chévre ſauvage des Indes Orientales, laquelle on appelle *Capricerva*, à cauſe qu'elle tient de la chévre & du cerf : Les habitans du pays l'ont nommée autrefois *Bezar*, d'où eſt venu le nom de *Bezoar*. Cette pierre renferme ordinairement dans ſon fond un petit noyau qui eſt de ſubſtance un peu plus dur que les lamines. *Voyez les Mémoires de l'Académie.*

Cet animal eſt très-agile, ſautant de rocher en rocher, & dangereux à chaſſer, car il ſe défend & il tue quelquefois les Indiens qui le preſſent trop ; ſa tête reſſemble à celle du bouc, ſes cornes ſont fort noires, preſque couchées ſur le dos ; ſon corps eſt couvert d'un poil cendré, tirant ſur le roux, plus court que celui de la chévre, & approchant de celui du cerf ; ſa queue eſt courte & retrouſſée, ſes jambes ſont aſſez groſſes, ſes pieds ſont fourchus comme ceux de la chévre.

On doit choiſir le Bezoar Oriental en pierres entieres, unies, liſſes, luiſantes, d'une odeur agréable, tirant ſur celle de l'Ambre gris, ſe ſéparant par lamines quand il a été caſſé, de couleur griſe ou d'olive, & qui étant froté ſur de la Céruſe la faſſe devenir jaune. Le plus gros eſt le plus cher & le plus eſtimé chez les curieux, mais il eſt indifférent de quelle groſſeur il ſoit pour l'uſage de la Médecine ; il contient un peu de ſel volatil, ſulphureux ou huileux.

On apporte des Indes Orientales un Bezoar qui a tout l'extérieur du véritable, & que l'on ne diſtingue que parce qu'il ſe fond au feu de la chandelle.

Il eſt propre pour fortifier le cœur, pour exciter la ſueur, pour réſiſter à la malignité des humeurs, pour arrêter les cours de ventre ; on s'en ſert dans la peſte, dans la petite verole, dans la diſſenterie, dans l'épilepſie, dans les vertiges, dans les palpitations, pour les vers ; la doſe en eſt depuis quatre grains juſqu'à ſeize, étant pulveriſé ſubtilement & mêlé dans une liqueur appropriée.

Le ſecond Bezoar eſt appellé *Lapis Bezoar Occidentalis*, en françois, *Bezoar Occidental*; il eſt en pierres ordinairement plus groſſes que celles de l'Oriental, mais elles ne ſont point liſſes ni luiſantes, leur couleur eſt cendrée ou blanchâtre, elles ſe ſéparent auſſi par lamines, mais beaucoup plus épaiſſes & plus rudes qu'au Bezoar Oriental, parſemées intérieurement de beaucoup de petites aiguilles. Ce Bezoar nous eſt apporté du Perou : il naît dans le ventre d'une eſpece de chévre ſauvage, il n'eſt pas ſi cher ni ſi eſtimé que le Bezoar Oriental, mais il ne laiſſe pas d'être aſſez rare & d'avoir beaucoup de vertus. On doit le choiſir en boules entieres, d'une odeur ſemblable à celle du Bezoar Oriental, il contient un peu de ſel volatil, ſulphureux ou huileux.

On trouve au Perou un Bezoard en petites pierres groſſes comme des avelines, & qui paroiſſent foſſiles.

Q iij

Vertus. — Ces derniers ont les mêmes qualitez que le Bezoar Oriental, mais bien plus foibles; la dose en est depuis six grains jusqu'à demi-dragme.

Bezoar porci, lapis porcinus. Pierre de Porc. Mastica de Soho. Pedro de vassar. Piedra de puerco. Pedro de porco. — Le troisiéme Bezoar est appellé *Bezoar porci, sive lapis porcinus*, en françois, *pierre de porc*, ou *de porc épic*; c'est une pierre à peu près grosse comme une aveline, de figures différentes, de couleur ordinairement blanche, tirant un peu sur le verdâtre, mais quelquefois d'une autre couleur; sa surface est assez polie; on trouve cette pierre dans le fiel de quelques sangliers des Indes & du Porc-épic en Malaca & en plusieurs autres endroits; les Indiens l'appellent en leur langage *Mastica de Soho*, les Portugais, *Pedro de vassar*, ou *piedra de puerco*, & les Hollandois, *pedro de porco*. Elle est fort rare & si estimée, qu'on la vend en Hollande jusqu'à quatre cens livres & même davantage: Cette pierre est recherchée par les Indiens avec beaucoup de soin.

Vertus. — Ils s'en servent comme d'un grand préservatif contre les venins, & ils l'estiment très-propre pour guérir une maladie qu'ils appellent *mordoxi*, laquelle vient d'une bile irritée, & qui cause à ceux qui en sont attaquez des accidens aussi fâcheux que ceux de la peste. Elle est aussi employée pour la petite verole, pour les fiévres malignes, pour les maladies hysteriques, pour les rétentions des mois; on prétend qu'elle surpasse en vertu le Bezoar Oriental, Lorsqu'on veut s'en servir il faut la mettre infuser un peu de tems dans du vin & de l'eau, afin qu'elle lui communique sa qualité, puis on en fait boire l'infusion loin des alimens; elle a une petite amertume qui n'est pas désagréable.

Ceux qui ont de ces pierres les attachent à des petites chaînes d'or, pour pouvoir les suspendre dans la liqueur où ils la mettent tremper; ils les gardent dans des petites boëtes d'or.

Bezoar simia. Bezoar de singe. — Le quatriéme Bezoar est apellé *Bezoar simia*, & en françois, *Bezoar de singe*; c'est une pierre grosse comme une noisette, ronde ou ovale, noirâtre; on dit qu'elle est tirée d'une espece de Singe qui se trouve particulierement en l'Isle de Macassar en Amérique. Cette pierre est très-rare & très-chere; M. Tavernier dit que quand elle est grosse comme une noix, on la vend plus de cent écus.

Bezoar fossile d'Italie & de Montpellier. — Boccone fait mention de Bezoats fossiles qui se trouvent en Italie, & qui sont blanchâtres, de la grosseur d'une noix muscade, & composés de plusieurs couches pierreuses, friables, appliquées les unes sur les autres.

On trouve aux environs de Montpellier des pierres semblables à cette sorte de Bezoar.

Vertus. — On estime le vrai Bezoar plus sudorifique & plus propre que tous les autres pour résister à la malignité des humeurs, contre la peste & les autres maladies contagieuses.

Dose. — La dose est depuis deux grains jusqu'à six.

Etimologie. — On dit que *bezoar* & *bezar* viennent des mots Hébreux *bed* qui signifie remede, & *zahard*, venin, comme qui diroit, remede contre le venin.

D'autres prétendent que ce nom vient des mots Hébreux *Bel*, qui signifie Roy, & de *zahar*, venin, comme qui diroit, le Maitre du venin.

BIDENS.

Bidens foliis tripartito divisis. Cæsalp.Pit. Tourn.

Cannabina aquatica folio tripartito diviso. C.B.

Hydropiper. Lugd.

Verbena supina vel tertia. Trag.

Verbesina, sive Cannabina aquatica flore minus pulchro elatior, ac magis frequens. J.B.

Forbesina Bononiensium. Ges. hor.

Hepatorium aquatile. Dod.

En françois, *Eupatoire femelle bâtarde.*

Est une plante aquatique, haute, ample, étendue, ses tiges sont dures, velues, rougeâtres; ses feuilles ressemblent à celles du chanvre, séparées ordinairement chacune en trois parties, & quelquefois en cinq, dentelées, velues; sa fleur est un bouquet à plusieurs fleurons jaunes, évasez en étoile par le haut; sa semence est longuette, aplatie, terminée par quelques pointes disposées le plus souvent en trident: sa racine est fibreuse. Cette plante croît aux lieux humides & marécageux: elle contient beaucoup de sel.

Elle est estimée propre à guerir la morsure des serpens, pour résister au venin, pour déterger, pour mondifier; on l'employe dans les sternutatoires.

Le nom de cette plante vient de la figure de sa semence: car *bidens* signifie un Fourcheron.

On apporte des Indes Orientales une espece de *bidens* sec qu'on nomme *Achmelia*, & qu'on vante pour les difficultez d'uriner.

BISMUTHUM.

Bismuthum, *sive Marcasita*, en françois, *Bismut*, ou *Etain de glace*.

Est une matiére métallique qui ressemble beaucoup à l'étain, mais qui est dure, cassante, brillante en dedans, disposée en facettes polies, luisantes & resplendissantes comme des petites glaces. Cette matiére a été tirée d'un étain grossier & impur, qu'on trouve dans les mines en Angleterre. Les ouvriers mêlent cet étain avec parties égales de tartre & de salpêtre: ils jettent le mélange peu à peu dans des creusets qu'ils ont fait rougir dans un grand feu; puis la matiére étant en fusion, ils la versent dans des mortiers de fer graissez, pour l'y laisser réfroidir; ils séparent ensuite le régule qui est au fond d'avec les scories, & ils le lavent bien: c'est l'étain de glace qu'on peut nommer fort à propos régule d'étain. Quelques-uns disent que dans l'étain dont on fait le bismut, il y a toujours un peu d'arsenic mélangé. On peut faire en France du bismut avec de l'étain ordinaire du salpêtre, & du tartre, comme j'ait dit; mais il sera plus blanc que celui d'Angleterre, à cause que l'étain qu'on aura employé sera plus pur que celui qu'on employe en Angleterre.

Cette opération est toute semblable à celle du régule d'antimoine; il s'y fait la même détonation & la même purification du soufre grossier qui étoit contenu dans le métal: la partie la plus détachée de ce soufre s'éleve avec le volatil du salpêtre & l'huile du tartre par la détonation: puis les sels fixes du salpêtre & du tartre qui sont devenus alkalins, dissolvent l'autre partie de ce soufre; ce qui rend l'étain cassant & dur, de malléable & pliant qu'il étoit: car ce soufre faisoit la ductilité & la liaison éxacte des parties du métal: il se peut faire aussi que quelque légere portion des sels du tartre & du salpêtre ait pénétré le régule d'étain, & qu'elle contribue à le rendre cassant.

On nous apporte le bismut en pains ronds ou orbiculaires, aplatis par dessus, arondis par dessous, & de la même figure que ceux du régule d'antimoine qui a été jetté dans un mortier pendant qu'il étoit en fusion. Ce bismut est si fusible qu'il se fond à la flamme d'une chandelle.

On doit choisir l'étain de glace en beaux morceaux nets, resplendissans, dont les facettes soient larges, blanches, bien brillantes: les Etaimiers en mêlent dans leur étain pour le rendre beau & sonnant.

Il est résolutif & desiccatif, étant broyé & appliqué en onguent & en emplâtre.

Quelques-uns croyent que la matiére qui reste du Cobaltum en Allemagne après qu'on en a tiré l'arfenic par la fublimation, fournit non-feulement le fafre, mais le bifmut, & qu'il n'y en a point d'autre : mais je ne trouve guéres d'apparence en ce fentiment ; puifqu'outre que le bifmut nous eft apporté d'Angleterre, où il ne naît point de Cobaltum, fi tout l'étain de glace venoit du Cobaltum, il feroit bien plus rare & bien plus cher qu'il n'eft, car on n'en pourroit tirer au plus qu'une quantité bien médiocre. Aujourd'hui on ne doute guéres que le Cobalt ne fourniffe le Bifmut.

On m'a quelquefois apporté par curiofité de Suede & d'Allemagne des petits morceaux d'une matiére minérale de la groffeur d'une noifette, beaux, luifans, refplendiffans, difpofez par facettes, de couleur rougeâtre, à demi couverts d'une terre groffiere, opaque, grife, qui venoit de la mine dont ils avoient été tirez ; on appelloit cette matiere dans le pays *Bifmut naturel* ; mais elle eft rare.

Bifmut naturel.

BISON.

Bifon, eft une efpece de bœuf fauvage des Indes : fa tête eft courte, fon front eft large, fes cornes font crochues, pointues, noires, luifantes ; fes yeux font grands, féroces, affreux, enflammez ; fa langue eft fi rude, qu'en léchant il enleve la peau & en fait fortir le fang : fon cou eft revêtu & orné d'une grande quantité de crins longs qui ont une odeur de mufc. Cet animal habite dans les bois ; il eft fort dangereux & cruel.

Vertus.
Dofe.

Ses cornes font eftimées fudorifiques & propres pour réfifter au venin, étant prifes en poudre. La dofe en eft depuis demi fcrupule jufqu'à une dragme.

Sa fiente eft fort réfolutive.

BISTORTA.

Biftorta major radice magis intortâ. C. B. Pit. Tournef.	*Biftorta media folio minus rugofo.* J. B.
Serpentaria mas, feu Biftorta. Fuch.	En françois, *Biftorte.*

Biftorte.
Voy Pl. III. fig. 4.

Eft une plante qui pouffe de fa racine des feuilles longues, affez larges & pointues ; femblables à celles de la Patience, mais veneufes, plus vertes en deffus qu'en deffous : il s'éleve d'entr'elles des tiges à la hauteur d'un pied ou d'un pied & demi, rondes, revétues de quelques petites feuilles, & foutenant en leurs fommitez des épis où font attachées des petites fleurs à étamines, de couleur incarnate ou purpurine. Quand cette fleur eft tombée, il lui fuccede une femence à trois coins, luifante comme celle de l'ofeille ; renfermée dans une enveloppe qui a fervi de calice à la fleur. Sa racine eft groffe comme le pouce, charnue, tortue, pliée & repliée doublement, ridée & rayée par anneaux, de couleur brune ou noirâtre par dehors, rouge en dedans, garnie ou entourée de fibres, d'un goût aftringent. Cette plante croît aux lieux humides, ombrageux, montagneux : fa racine eft employée fouvent en Médecine ; on nous l'apporte feche des pays chauds.

Choix.

Elle doit être choifie nouvelle, groffe, bien nourrie, bien féchée, de fubftance compacte & de bonne couleur ; elle contient beaucoup d'huile & de fel effentiel.

Vertus.

Elle eft aftringente, propre pour réfifter au venin, pour arrêter le vomiffement, les cours de ventre, & les hémorragies, pour empêcher l'avortement.

Etimologie.

Biftorta, comme qui diroit, *deux fois torfe*, parce que la racine de cette plante eft ordinairement torfe & repliée fur elle-même.

Colubrina, Serpentaria, Dracunculus Britannica

On a donné à la Biftorte les noms de *Colubrina* & de *Serpentaria*, ou de *Dracunculus*; parce que fa racine eft repliée en façon de ferpent. On l'appelle auffi *Britannica*, parce qu'il en croiffoit autrefois beaucoup en Bretagne.

On

On trouve vers le bas de la fleur de certaines Biſtortes pluſieurs tubercules que quel- *Fungi biſ-*
ques Auteurs ont nommé *fungi biſtorta*; mais ce ſont des graines qui germent & pro- *torta.*
duiſent chacune une plante ſemblable à celle qui les porte.

BITUMEN JUDAICUM.

Bitumen Judaïcum.　　　　　　　　|　*Aſphaltus.*
Bitumen Babiloʊicum.　　　　　　　|　En françois, *Bitume de Judée.*

Eſt un bitume ou une matiére ſolide, caſſante, reſſemblant à la poix noire, ſulphureuſe, inflammable, exhalant en brûlant une odeur forte & déſagréable, Il ſe trouve
nageant ſur la ſuperficie du lac ou mer Aſphaltique, qu'on appelle autrement *Mer Mor-*
te, où étoient autrefois les Villes de Sodome & de Gomorre. Ce bitume eſt dégorgé de
tems en tems en maniere de poix liquide, de la terre qui eſt ſous cette mer; & étant
monté ſur l'eau, comme font toutes les autres matieres graiſſeuſes, il y eſt condenſé
peu à peu par la chaleur du Soleil, & par le ſel qui s'y mêle.

Les habitans du pays ſont contraints de l'attirer à terre, non-ſeulement parce qu'il
leur rapporte un grand profit, mais auſſi parce que ce lac étant trop chargé de bitume,
il s'en éleve une odeur puante & maligne qui ſe répandant dans l'air, altere beaucoup
leur ſanté & abrege leurs jours. Les oiſeaux qui paſſent deſſus, tombent morts; & cette
mer eſt appellée morte, parce qu'à cauſe de ſa puanteur, de ſon amertume & de ſa forte
ſalure, il n'y peut vivre aucun poiſſon ni aucun autre animal. Les Arabes ſe ſervent du
bitume Judaïque pour gaudronner leurs vaiſſeaux, comme on fait en Europe de la poix:
on le faiſoit entrer en bonne quantité dans les embaumemens des Anciens.

On le doit choiſir net, d'un beau noir luiſant, compact, plus dur que la poix, n'ayant　Choix
point d'odeur que quand il eſt approché du feu, prenant garde qu'il ne ſoit mélangé
avec de la poix; ce qu'on reconnoîtra par l'odeur.

On employe ce bitume pour faire les beaux noirs luiſans de la Chine.

Le bitume Judaïque contient beaucoup de ſoufre en partie exalté, du ſel volatil, &
peu de terre.

Il fortifie, il réſiſte à la pourriture, il réſoud, il atténue, il nettoye, il cicatriſe les　Vertus.
playes; on s'en ſert extérieurement & intérieurement.

On tient que le mot *bitumen* vient du nom grec πίτυς qui ſignifie un *Pin*, & qu'on a　Etimolo-
changé par corruption le π en β; de ſorte qu'on devroit prononcer *pitumen* au lieu de　gies.
bitumen. Cette étimologie eſt tirée de ce que les Anciens croyoient que le bitume de
Judée étoit une poix qui couloit des Pins & de pluſieurs autres arbres dans le lac de Sodome; auſſi voit-on que les Juifs étoient dans cette opinion, puiſque le Prophe Eſdras
parlant de Sodome & de Gomorre, dit que leur terre eſt enſevelie ſous de la poix &
des monceaux de cendres.

Le nom de *Aſphaltus* vient de la mer Aſphaltique, qui ſignifie *Mer d'aſſurance*,
parce qu'étant fort ſalée & couverte de bitume, elle ſoutient preſque toutes les matieres qu'on jette dedans.

BLATTA BIZANTIA.

Blatta Bizantia, ſive unguis odoratus, eſt le couvercle d'une coquille, long comme　*Unguis*
environ la moitié du petit doigt, mince, de couleur obſcure, ſans odeur, ayant la　*odoratus.*
figure de la griffe d'un animal; il ſert de *Operculum* à une coquille appellée *Con-*　*Conchy-*
chylium, dans laquelle eſt renfermé un petit limaçon, & qui ſe trouve à ce que l'on a　*lium.*
prétendu dans les lacs des Indes Orientales parmi le nard dont il ſe nourrit: ce

nard communique une bonne odeur au *Blatta bizantia*, laquelle il garde quelques jours quand il est nouvellement tiré de l'eau, & c'est ce qui l'a fait surnommer odorant ; mais cette odeur ne consistant qu'en quelques particules volatiles du nard qui s'étoient attachées à la superficie du coquillage ; elle se dissipe à mesure que ce coquillage séche : c'est pourquoi celui qu'on nous apporte n'est guéres odorant ; il contient beaucoup d'huile & du sel volatil.

Vertus.   Etant broyé & pris intérieurement il lâche le ventre, il leve les obstructions de la ratte & du méfentere, il atténue les humeurs grossieres : on en fait brûler, & on le fait sentir aux femmes hystériques pour abattre leurs vapeurs, il a une odeur de corne brûlée, & non pas celle de Castor comme disent quelques Auteurs.

Etimolo-gie.   Le nom de *Blatta* qu'on a donné à ce petit coquillage, vient apparemment de ce qu'on a trouvé qu'il avoit quelque ressemblance en figure avec un des petits insectes ou vermines qu'on appelle *Blatta*, ou avec la cloporte.

Bizantia, parce qu'il vient de Constantinople qu'on appelloit autrefois Byzance.

Unguis, parce qu'il ressemble à l'ongle ou griffe de quelque animal.

BLATTARIA.

Blattaria. Trag. Matth. Dod.
Blattaria lutea folio longo laciniato. C. B. Pit. Tourn.
Blattaria lutea. J. B.

Chryfogonum, an potius blattaria Plinii. Ad.
Verbascum leptophyllum. Cord. hist.

En françois, *Herbe aux Mites.*

Est une plante qu'on pourroit mettre entre les especes de *Verbascum* ; car elle n'en différe guéres qu'en ce que son fruit est plus arondi : elle pousse des tiges quelquefois plus hautes, quelquefois plus basses, droites, fermes, divisées en aîles ou rameaux ; ses feuilles sont longues, plus étroites que celles du bouillon blanc, pointues, crenelées en leurs bords, sans poil ni laine, de couleur verte-noirâtre, luisante en dessus, d'une odeur désagréable, d'un goût amer : ses fleurs sont des rosettes partagées en cinq quartiers comme celles du bouillon blanc, d'un jaune foncé, un peu odorantes, attachées par des pédicules velus ; après que cette fleur est tombée, il naît en sa place un fruit rond qui renferme des semences menues, noirâtres ; sa racine a la figure d'un navet, blanche, dure, jettant quelques fibres menues. Cette plante croît dans les jardins en terre grasse, au bord des rivieres & des ruisseaux ; elle contient beaucoup d'huile & de sel.

Vertus.   Elle est déterfive, apéritive, propre contre les vers ; mais on ne s'en sert guéres en Médecine.

Il y a plusieurs autres especes d'herbes aux mites qui différent par la grandeur & par la couleur de leurs fleurs.

Etimolo-gie.   *Blattaria à Blatta, mite*, parce qu'on a crû que cette plante tuoit une espece de vermine nommée *mite*, laquelle ronge les habits & les livres.

BLITUM.

Blitum, en François, *Blete*, est une plante dont il y a deux especes générales, une blanche & l'autre rouge, chacune des deux est encore distinguée en deux especes, en grande & en petite.

Blitum album majus.   La premiere des blanches est appellée *Blitum album majus*, (C. B.) elle pousse une tige à la hauteur d'environ quatre pieds, ferme, blanche, rameuse ; ses feuilles sont faites comme celles de la poirée, mais plus petites ; ſes fleurs ſont petites, à étamines, verdâtres ; ſa ſemence eſt oblongue & aſſez ſemblable à celle de l'Atriplex ; ſa racine eſt longue & groſſe comme le pouce, d'un goût fade comme toute la plante.

La ſeconde des blanches eſt appellée *Blitum album minus.* (C. B.) C'eſt une plante qui jette pluſieurs tiges à la longueur d'environ un pied, rougeâtres en bas, & blanches en haut, ſe répandant à terre, fongeuſes, pleines de ſuc, preſque rondes, faciles à rompre ; ſes feuilles ſont oblongues, arondies, de couleur verte-brune, d'un goût fade, ſa racine eſt profonde, groſſe, entourée de filamens, difficile à arracher, blanche, un peu rougeâtre en haut. *Blitum album minus.*

La premiere des bletes rouges eſt appellée *Blitum rubrum majus,* (C. B.) *ſive Blitum nigrum,* (Ang.) elle ne différe d'avec la grande blete blanche que dans ſa couleur, & en ce que ſes feuilles ſont ordinairement plus petites. *Blitum rubrum majus.*

La ſeconde des bletes rouges eſt appellée *Blitum rubrum minus,* (C. B.) elle pouſſe pluſieurs tiges rougeâtres, couchées à terre, garnies de feuilles reſſemblantes à celles du ſolanum des jardins, mais plus petites & plus nerveuſes, de couleur verte-noirâtre, d'un goût fade ; ſes fleurs ſont petites, verdâtres ; ſa racine eſt rouge, fibreuſe : cette plante eſt quelquefois rouge ſeulement en ſa tige, & quelquefois en toutes ſes parties. *Blitum rubrum minus.*

On cultive les bletes dans les jardins potagers, les deux petites croiſſent par tout ſans culture, principalement dans les terres graſſes ; elles contiennent beaucoup de phlegme & d'huile, peu de ſel.

Elles ſont humectantes, rafraîchiſſantes, émollientes, propres pour la diſſenterie, pour les crachemens de ſang. *Vertus.*

Blitum, grace, βλнтйν, c'eſt-à-dire, *une choſe vile,* ce nom a été donné à la blete, à cauſe qu'elle eſt fort commune, fade, & de petite vertu. *Etimologie.*

B O A.

Boa, (Jonſt.) eſt un ſerpent aquatique d'une prodigieuſe groſſeur, qui ſuit les troupeaux de bœufs, d'où vient ſon nom ; il ſucce les mammelles des vaches, car il aime fort le lait, on en trouve quelquefois dans la Calabre ; on en tua un ſous le regne de l'Empereur Claude, dans le ventre duquel on trouva un enfant qu'il avoit evalé entier : ſa morſure cauſe de l'inflammation à la partie. On dit que ce ſerpent eſt quelquefois ſi gros qu'il peut avaler un bœuf tout entier, ce qui eſt difficile à croire.

Boa à bove, parce que ce Serpent ſuit les bœufs. *Etimologie.*

B O I C I N I N G A.

Boicininga. Jonſt.	*Dominica ſerpentum Nieremb.*
Boicmininga. G. Piſon.	

En eſpagnol & en portugais, *Caſcavel,* ou *Tangedor.* *Tangedor.*

En françois, *Serpent à ſonnettes.* *Serpent à ſonnettes.*

Eſt un ſerpent du Bréſil & du Canada, long de quatre ou cinq pieds, gros comme le bras, de couleur rougeâtre tirant ſur le jaune ; ſa tête eſt longue & large d'environ un doigt & demi ; ſes yeux ſont petits, ſa langue eſt fourchue, ſes dents ſont longues & aigues, ſa queue eſt chargée vers ſon extrémité d'un corps paralellograme, long de deux à trois doigts, large d'un demi doigt, compoſé comme de petits chaînons entrelaſſez les uns avec les autres, ſecs, unis, luiſans, de couleur cendrée, tirant ſur le rouge : ce corps croît à chaque année d'un chaînon ; il fait le même bruit que des ſonnettes lorſque le ſerpent rampe, en ſorte qu'on l'entend de loin ; il ſe tient dans les chemins détournez ; il eſt fort venimeux & dangereux : on dit que les voyageurs pour s'en garantir portent, attaché au bout d'un bâton , un petit morceau d'une racine de Virginie appel-lée *Viperina radix*, de laquelle je parlerai en ſon lieu ; que quand ils entendent par le bruit des ſonnettes que le ſerpent approche, ils lui font ſentir cette racine qui par ſon odeur le fait mourir ou le met hors d'état d'avancer. Les Indiens de la Méxique appellent ce ſer-pent *Hoacoalt*.

Viperina radix.

Hoacoalt.

Vertus.   Sa chair a la même vertu que la vipere pour réſiſter au venin, pour purifier le ſang, pour exciter la ſueur.

B O I O B I.

Cobre ver-de.   *Boiobi*, (Piſon. Jonſt.) eſt un ſerpent du Bréſil que les Portugais appellent *Cobre verde* ; il eſt long d'environ une aulne, & gros comme le pouce, de couleur poiracée, luiſante, ſa gueule eſt grande & ſa langue noire ; il ſe tient entre les pierres dans les édifices, & il ne fait point de mal ſi l'on ne l'irrite ; mais alors il ſe leve droit ſur ſa queue, & ſe jette ſur la main la plus proche de lui ; ſa morſure eſt ſi venimeuſe, qu'à peine cede-t-elle aux remedes les plus puiſſans : celui dont les Médecins Indiens ſe ſervent le plus, eſt de faire avaler au malade de la racine d'une herbe qu'ils appellent *Caa-apia*, cette racine eſt noueuſe ; ils l'écraſent bien, & le font prendre dans de l'eau.

Caa-opia.

Vertus.   La chair de ce ſerpent a des vertus approchantes à celle de la vipere ; & ſi l'on en ti-roit le ſel volatil, il produiroit peut-être contre ſa morſure un bien meilleur effetque ne le peut faire le *Caa-apia*.

B O I T I A P O.

Cobre de cipo.   *Boitiapo*, (Marcg. Jonſt.) eſt un ſerpent du Bréſil que les Portugais appellent *cobre de cipo* ; il eſt long de ſept ou huit pieds, gros comme le bras, rond & pointu en forme d'une alêne, vers la queue, couvert de belles écailles comme triangulaires, de couleur d'olive & jaunâtre, il vit de grenouilles ; ſa morſure eſt dangereuſe comme celle des autres ſerpens.

Vertus.   On peut ſe ſervir de ſa chair comme de celle de la vipere, pour purifier le ſang, & pour réſiſter au venin.

B O L E T U S   C E R V I.

Tuber cer-vi.
Voy z Pl. III. fig. 5.   *Boletus cervi, ſeu tuber cervi*, eſt une eſpece de champignon ou de truffe un peu plus groſſe qu'une aveline, de figure ronde, mais inégale ; ſon écorce eſt dur & de couleur rougeâtre : on trouve dedans pendant qu'elle eſt encore récente une ſubſtance fongueuſe ; mais quand elle eſt ſéche, elle ne contient qu'un peu de poudre légere : on a crû qu'elle étoit produite par la ſemence du cerf que cet animal répandoit à terre lorſqu'il étoit en rut ; mais on n'en trouve qu'en des lieux inacceſſibles aux cerfs, & où ils n'ont jamais été ; elle contient beaucoup d'huile, un peu de ſel volatil, & aſſez de terre.

Vertus.   On s'en ſert pour exciter la ſemence, pour provoquer l'accouchement, pour aug-menter le lait aux nourrices, pour réſiſter au venin ; la doſe eſt depuis demi dragme juſ-qu'à une dragme.

Etimolo-gie.   *Boletus, grace, βωλίτης*, dénote une eſpece de champignon rond.

B O L E T U S   E S C U L E N T U S.

Boletus eſculentus rugoſus albicans , | quaſi fuligine infeſtus. Pit. Tournef.

Fungus porofus rugofus albicans, quafi fuligine infeſtus. C. B

Fungus rugofus vel cavernofus, five Mo-rulius ex albo non nihil rubeſcens. J. B.

Fungi eſculenti primum genus. Cluf. Hiſt.

Fungus fpongiofus Dalechampii. Lugd.

Fungi rugofi. Caſt.

Spongiola nonnullis. Dod.

Fungi favaginofi, five fungi rugofi, favis mellis fimiles. Lob. Belg.

En françois, *Morille.*

Eſt une eſpece de Champignon printanier gros comme une noix, oblong, piramidal ou oval, ridé, tendre, poreux, caverneux, ou percé de grands trous qui repréſentent comme des rayons de miel, de couleur blanchâtre ou jaunâtre, ou d'un blanc qui tire un peu ſur le rougeâtre, quelquefois noirâtre ; il diffère du champignon ordinaire, en ce qu'il eſt naturellement percé de pluſieurs grands trous, au lieu que le champignon ordinaire eſt feuilleté ou fiſtuleux.

La Morille contient beaucoup d'huile, de phlegme & de ſel volatil, peu de terre ; elle croît aux lieux herbeux, humides, dans les bois, aux pieds des arbres.

Elle eſt delicieuſe dans les ſauces.

Elle eſt fortifiante, reſtaurante, propre pour exciter l'appétit. *Vertus.*

BOLUS.

Bolus, en François *Bol*, eſt une terre graiſſeuſe ou argilleuſe, douce au toucher, fra-gile, de couleur rouge ou jaune, qu'on nous apporte en morceaux de différentes groſ-ſeurs & figures. On en faiſoit venir autrefois du Levant & d'Arménie ; car on l'appelle *Bolus Orientalis, ſeu Bolus Armena* : mais tout le Bol que nous voyons, & que nous mettons préſentement en uſage, eſt tiré de divers lieux de la France. Le plus beau & le plus eſtimé vient de Blois, de Saumur, de Bourgogne : on en trouve en pluſieurs car-rieres autour de Paris, comme à Baville. On choiſit le bol net, non graveleux, doux au toucher, rouge, luiſant, ſe mettant aiſément en poudre, s'attachant aux lévres quand on l'en approche. *Bol.*

Bolus Orientalis. Bolus Armena

Choix.

Comme on trouve dans les carrieres beaucoup de bol impur & graveleux, on le lave pour en ſéparer le gravier, puis on en fait une pâte dure, dont on forme des bâtons quarrez, longs environ comme le doigt ; c'eſt ce qu'on appelle *Bol en bille* : on s'en ſert extérieurement. *Bolle en bille.*

Le bol eſt aſtringent, deſſicatif, propre pour arrêter les cours de ventre, les diſſen-teries, le crachement de ſang, pour adoucir les acides, étant pris par la bouche : on s'en ſert auſſi beaucoup pour l'extérieur, pour arrêter le ſang, pour empêcher le cours des fluxions, pour fortifier, pour réſoudre. *Vertus.*

Ce qu'on appelle *Bol blanc* eſt de la marne qui eſt aſtringente ; mais elle ne produit pas un auſſi bon effet que le bol. *Bol blanc Marne.*

Bolus, à βῶλος, *gleba, fruſtum,* parce qu'on nous apporte cette terre en morceaux. *Etimolo-gie.*

BOMBYX.

Bombyx, five vermis lanificus, en françois *Ver à ſoye,* eſt une eſpece de chenille, ou un ver long & gros comme le petit doigt, diviſé d'eſpace en eſpace par des manieres d'an-neaux, ayant deſſous lui ordinairement quatorze pieds, ſix en ſa partie antérieure, qui ſont les plus petits, & huit en ſa partie poſtérieure, qui commencent après le troiſiéme anneau ; les deux derniers ſont les plus grands : ſa figure eſt laide, dégoutante à voir : ſa ſubſtance eſt très-humide, viſqueuſe, couverte d'une peau très-mince & très-tendre, ſe rompant & ſe diſſolvant aiſément, de couleur brune ou blanchâtre, avec quelques tach es. Il naît au Printems d'un petit œuf rond, gros comme la graine de pavot : on le *Vermis la-nificus. Ver à ſoye.*

nourrit avec des feuilles de mûrier blanc récemment cueillies ; mais il faut prendre garde qu'elles ne soient mouillées lorsqu'on les lui donne, car cette humidité extérieure amolliroit sa peau, & le feroit crever & mourir. Quand il a atteint une parfaite grosseur, il cesse de manger, mais il fait sortir d'une petite trompe placée entre sa bouche & son estomac, une espece de bave épaisse, gluante ou visqueuse, laquelle il étend & ourdit autour de soi à peu près comme font les chenilles : ensuite avec la même matiere il se construit un coccon de la figure & de la grosseur d'un œuf de pigeon, tantôt blanc, tantôt jaune, où il s'envelope & s'ensevelit pour plusieurs jours, ayant sous cette coque presque la grosseur & la figure d'une feve, de couleur jaunâtre, & remuant si peu, qu'il semble être mort, quoiqu'il ne le soit pas ; on l'appelle alors *Aurelia* ou *Chrysolis.* Si l'on ne jette point le coccon dans l'eau pour en tirer la soye, cet *Aurelia* quitte une dépouille grossiere, il perce son coccon, & il sort en un beau papillon blanc, gai & dispos : or comme on en laisse sortir de cette maniere une bonne quantité, l'on peut avoir le divertissement de voir des papillons mâles & femelles se caresser ou se faire l'amour, d'où il s'ensuit des œufs, puis l'animal meurt.

Coccon de ver à soye.

Aurelia, Chrysolis.

  Il m'arriva en un Eté fort chaud d'élever deux fois des vers à soye ; car quoique j'eusse mis les œufs que j'avois eus de la premiere fois à la cave, pour les tenir fraichement, de peur que la chaleur de l'air ne les fît éclôre, ils ne laisserent pas de se former en vers : j'eus de la peine à les nourrir ; car outre que les feuilles de mûrier étoient rares alors, celles que je pouvois trouver étoient bien dures pour ces jeunes vers, ils parvinrent enfin à leur accroissement ordinaire, ils firent de la soye, & ils produisirent des œufs, mais qui n'éclosirent point l'année suivante, desorte qu'il fallut les jetter.

  Les vers à soye contiennent beaucoup de phlegme & d'huile, peu de sel volatil.

Vertus.

  Ils sont estimez propres pour arrêter les vertiges, si après les avoir séchez & pulvérisez, on en applique la poudre sur la tête rasée.

Sericum crudum.

  La soye avec le coccon qui n'a point été jettée dans de l'eau, est appellée en latin *Sericum crudum*, & en françois *soye crue* : il faut la couper en deux pour en ôter la dépouille du ver qui y est restée : elle contient un peu de phlegme, beaucoup d'huile, de sel volatil, & peu de terre.

Vertus.

  Elle est estimée propre pour fortifier le cœur & pour purifier le sang, étant prise en poudre.

  Quelques-uns tiennent que si l'on nourrit un veau de feuilles de mûrier, puis qu'on le tue, qu'on le hache en morceaux, & qu'on l'expose à l'air sur une maison, il s'y formera des vers à soye : mais cette pensée mérite confirmation.

  Dans les lieux où l'on fait négoce de soye, comme en Perse, en Savoye, en Languedoc, en Provence, on met les vers à soye dans des chambres où l'on a disposé des niches & des bâtons ausquels ces vers puissent acrocher leur soye & leurs coccons : on garde de ces coccons quelque quantité pour en avoir des œufs, & l'on jette les autres dans de l'eau chaude où les vers meurent ; on cherche ensuite les premiers filets des coccons, on les joint les uns aux autres, & on les dévide. Il est admirable que toute la soye se sépare de suite, jusqu'à ce qu'il ne reste que des coques, dont la substance paroît comme un parchemin. Les Persans, avant que de jetter les coccons dans l'eau chaude, les exposent au Soleil, dont la chaleur tue les vers ; par ce moyen la soye devient plus pure & plus fine ; ils en attrapent les bouts en les remuant dans la même eau chaude avec une canne, car ils s'y attachent.

Invention de mettre la soye en œuvre

  On tient que l'invention de mettre la soye en œuvre fut trouvée en premier lieu par la fille de Petus nommée Pamphilia dans l'Isle de Cos : cette découverte fut bientôt connue chez les Romains ; on leur apporta de la soye du pays des Seres, où les vers qui la font croiſſent naturellement : bien loin de profiter d'une choſe ſi utile, ils ne pûrent trouvée, & par qui. jamais ſe perſuader que ces vers produiſiſſent des fils auſſi beaux & auſſi précieux, & ils tirerent ſur cela quantité de conjectures chimériques ; leur ignorance jointe à leur pareſſe, rendit pendant pluſieurs ſiécles la ſoye ſi rare & à ſi haut prix, qu'on la ven-doit au poids de l'or : l'Empereur Aurelien refuſa par cette raiſon à l'Impératrice ſa femme un habit de ſoye qu'elle lui demandoit avec inſtance ; cette rareté dura fort long-tems, & nous devons la maniere d'élever les vers à ſoye à des Moines qui en ap-porterent des œufs en Grece ſous le régne de l'Empereur Juſtinien, comme le dit Go-defroy dans ſes Notes du Code, Livre IV. & la loi *Emptori* 37, paragraphe premier au 21 Liv. du Digeſte, aſſure que le prix de la ſoye étoit égal à celui des perles.

La France n'a profité que bien tard de cette découverte, puiſque ce fut le Roy Hen-ry II. qui porta le premier, aux épouſailles des Princeſſes ſa fille & ſa ſœur, les pre-miers bas de ſoye qu'on eût vûs dans le Royaume. C'eſt à ſes ſoins & à ceux de ſes ſuc-ceſſeurs, que nous devons l'établiſſement des Manufactures de Tours & de Lyon, qui ont rendu les étoffes de ſoye ſi communes.

Etabliſſe-ment des Manufa-ctures de ſoye en France par le Roy Henry II.

On dit que le nom de *Bombyx* qu'on a donné au ver à ſoye, vient de ce que ſa coque a la figure d'un vaiſſeau que les Anciens appelloient *Bombylium.*

Etimolo-gie.

BONASUS.

Bonaſus eſt une eſpece de bœuf ſauvage, haut comme un taureau, & plus gros qu'un bœuf ordinaire : ſa tête & ſon cou ſont couverts de grands crins jaunes, plus longs & plus mous que ceux du cheval : ſes cornes ſont contournées en dedans, enſorte qu'elles ne lui ſervent pas de grande défenſe ; leur couleur eſt un beau noir luiſant : le poil de ſon corps eſt gris, cendré, tirant ſur le roux : ſa peau eſt fort dure, & à l'épreuve des coups : ſon cri eſt ſemblable à celui du bœuf : il naît entre la Pæonie & la Médie : il ha-bite les lieux montagneux : ſa chair eſt bonne à manger.

Bonaſus.

Ses cornes ſont aſtringentes, ſudorifiques, & propres pour réſiſter au venin.

Vertus.

BONDUC.

Bonduch Indorum. Ponæ Ital'.
Mates Indorum cinericei coloris, id eſt le-gumen Indicum. Eid. & Ponæ.

Lata Indorum. C. Biron.
Fructus peregrinus primus. Cluſ. exot.
Bonduc vulgare, majus, polyphyllum. Plum.

Eſt un fruit légumineux de l'Amérique, appellé par les Indiens *Pois nud,* & par les Portugais *Oeil de chat* : il eſt gros comme une aveline, preſqu'orbiculaire, un peu aplati, dur comme de la corne, liſſe, poli, luiſant, de couleur cendrée ; il naît enclos dans une gouſſe groſſe comme le pouce, rougâtre, garnie tout autour d'épines aſſez longues & piquantes, liſſe en dedans, & de la même couleur ; chaque gouſſe contient deux fruits ronds & très-durs ; chaque fruit renferme une amande groſſe comme celle d'une noiſette, blanchâtre, huileuſe, d'un goût qui n'eſt point agréable ; cette amande remue & réſonne quand on agite la gouſſe, ce qui fait une maniere de divertiſſement aux enfans : la gouſſe eſt attachée par une queue ligneuſe, rougeâtre, groſſe à peu près comme une plume à écrire, à un arbre haut de pluſieurs pieds, que Gaſpar Bauhin appelle *Arbor exotica ſpinoſa foliis lentiſci* : ſes feuilles ſont rangées preſque comme celles du Lentiſque, mais bien plus larges & moins brunes : cet arbre croît partout aux Indes, & il y eſt fort commun : les Indiens font cuire ſon fruit vert, & en mangent.

Pois nud, Oeil de chat.

Arbor exo-tica ſpinoſa foliis len-tiſci C.B.

Il eſt aſtringent.

Vertus.

BONUS HENRICUS.

Bonus Henricus. J. B.

Lapathum unctuoſum, folio triangulo. C.B.

Chenopodium folio triangulo. Pit. Tourn.	*Piger Henricus, ſpinaceum olus ſylveſtre.* Renod.
Tota bona. Lob. Dod.	
Attriplex canina. Lon. Icon.	En françois, *Bon-henri.*

Eſt une eſpece de patte d'Oye, ou une plante qui jette pluſieurs tiges à la hauteur d'environ un pied, groſſes, revêtues de beaucoup de feuilles triangulaires, ſemblables à celles de l'Epinar, auſſi appelle-t-on cette plante *Epinar ſauvage* : ſes fleurs ſont diſpoſées en maniere d'épis aux ſommitez des tiges ; chacune d'elles eſt à pluſieurs étamines de couleur verdâtre. Quand cette fleur eſt paſſée, il lui ſuccede une graine preſque ronde & plate, enfermée dans une capſule qui a ſervi de calice à la fleur. Sa racine eſt longue, groſſe, diviſée en pluſieurs branches, de couleur jaune comme celle de la racine de Patience. Cette plante croît aux lieux incultes, rudes, contre les murailles, le long des chemins : elle fleurit en Juin ou Juillet : on s'en ſert dans les cuiſines comme des Epinars : elle amollit le ventre de ceux qui en mangent ; elle contient beaucoup d'huile & de ſel eſſentiel.

Vertus. — Elle eſt vulnéraire, propre pour tuer les vers : ſa racine eſt un peu laxative ; elle réſiſte au venin, elle guérit la gratelle : on s'en ſert extérieurement & intérieurement.

BOOPS.

Box. Etimologie. — *Boops* (Jonſt.) *ſive Box* (Bellon.) eſt une eſpece de hareng, ou un petit poiſſon de mer, dont les yeux ſont fort grands à proportion du corps ; c'eſt ce qui l'a fait appeller *Boops*, faiſant alluſion aux yeux d'un bœuf. On trouve dans ſa tête deux petites pierres longuettes comme celles des Merlans ; il ſe tient attroupé au bord de la mer avec des poiſſons de ſon eſpece : il ſe plaît dans les herbes : il y en a de pluſieurs grandeurs ou eſpeces ; il eſt bon à manger & de facile digeſtion ; il tient même le ventre libre.

Vertus. — Les pierres qui ſe trouvent dans ſa tête ſont apéritives à peu près comme les yeux d'écreviſſes.

BORAX.

Borax.	*Capiſtrum auri.*	*Gluten auri.*
Chryſocolla.	*Auricolla.*	

Eſt un ſel minéral qui a la couleur & la tranſparence du ſel gemme, & un goût ſalé, accompagné d'un peu d'âcreté : il ſe trouve dans certaines mines en Perſe & en pluſieurs autres lieux : quand on la tiré de la terre, on l'expoſe à l'air, où il devient graiſſeux & rougeâtre en ſa ſuperficie ; c'eſt ce qui l'a fait appeller *Borax gras* : cette graiſſe empêche que ce ſel ne ſoit trop pénétré par l'air, & qu'il ne s'humecte. On trouve auſſi quelquefois du borax gris, ou verdâtre, ou de couleur de poireau : ces couleurs ne viennent que des diverſes impreſſions que l'air plus ou moins chaud a faites ſur ce ſel, l'ayant plus ou moins ouvert.

Borax gras ou naturel.

Purification du Borax. Borax raffiné. — Les Vénitiens & les Hollandois purifient le borax comme on purifie les autres ſels, en le diſſolvant dans de l'eau, filtrant la diſſolution, & la laiſſant évaporer & cryſtaliſer. Ils nous envoyent ce borax ſous le nom de *borax raffiné* ; on en peut préparer d'auſſi beau en France & partout ailleurs.

Choix. — On choiſira le borax en beaux morceaux blancs, nets, cryſtalins, tranſparens, durs, ſecs, ſe gardant facilement ſans s'humecter.

On a, par la purification, ſéparé du borax une matiere vitriolique qui lui donnoit beaucoup d'âcreté ; c'eſt pourquoi le borax raffiné eſt plus doux que le borax naturel, & il doit lui être préferé pour la Médecine.

Vertus. — Il eſt inciſif, pénetrant, propre pour débarraſſer les glandes du méſentere ; & à fondre

dre les fchirres du foye & de la ratte, à exciter les mois aux femmes : la dofe en eft de-   Dofe.
puis quatre grains jufqu'à vingt ; on s'en fert auffi extérieurement pour confumer les
excroiffances de chair.

Par les expériences chimiques que j'ai fait fur le borax purifié, j'ai reconnu qu'il   Expérien-
ne fermentoit, ni avec les acides, ni avec les alkalis, & que c'étoit un fel falé : j'en ai   ces Chimi-
mis feize onces en diftillation dans une cornue par un feu gradué ; la matiere a beau-   ques faites
coup gonflé, & il en a diftillé fix onces d'un phlegme clair comme de l'eau commune,   fur le Bo-
infipide, fans odeur ; elle s'eft enfuite abaiffée : je l'ai pouffé par un feu très-violent,   rax.
comme en la diftillation de l'alun ; il n'en eft rien forti : le borax s'étoit vitrifié au fond
de la cornue, reffemblant à un très-beau verre, & de la même dureté ; car ce fel fe vi-   Verre de
trifie aifément ; & l'on peut dire qu'il n'a fait par cette opération que fe rendre plus dur,   Borax.
plus beau, & plus refplendiffant, puifqu'en fon état naturel il eft tranfparent comme
un verre groffier ; c'eft apparemment par cette raifon qu'il facilite la vitrification de
l'antimoine calciné, quand on y en a mêlé quelque légere quantité.

Le verre de borax a fait fur la langue une impreffion affez âcre ; je l'ai diffout dans
de l'eau chaude, mais difficilement, & il a fallu l'y laiffer tremper plufieurs jours ; je
l'ai enfuite fait cryftalifer ; il s'eft remis en un beau borax raffiné, & il a repris la même
forme qu'il avoit avant l'opération : mais il faut que le feu ait rendu les parties infenfibles de ce fel un peu plus poreufes qu'elles n'étoient ; car au lieu que le borax ordinaire
n'avoit été pénétré par aucun acide, celui-ci a été un peu échauffé par l'efprit de nitre,
qui s'étant uni avec lui après un léger combat, il en eft refté un *coagulum* en forme de
gelée très-blanche.

J'ai mêlé du borax ordinaire pulvérifé avec trois fois autant d'argille en poudre ;   Autre ex-
j'ai pouffé le mélange par le feu dans une cornue en la diftillation du fel marin, pour   périence.
voir fi j'en pourrois tirer quelque liqueur acide ; mais il n'en a diftillé qu'une petite
quantité de liqueur claire comme de l'eau commune, qui étoit alkaline, & qui avoit
une odeur urineufe & un goût falé.

J'ai mêlé parties égales de borax & de fel de tartre ; je les ai réduites en pâte liquide   Autre ex-
avec un peu d'eau ; il ne s'y eft fait aucune odeur urineufe ; j'ai laiffé le mélange en di-   périence.
geftion vingt-quatre heures, puis je l'ai mis en diftillation ; il en eft forti une eau claire,
d'une odeur & d'un goût mauvais, fade, graiffeux, & défagréable.

J'ai fait calciner dans un creufet fur le feu du borax raffiné ; il s'eft mis en fufion ; &   Calcina-
quand le premier phlegme en a été diffipé, la matiere s'eft gonflée de même qu'il arrive à   tion du
l'alun quand on le calcine : mais il y a eu cette différence, qu'au lieu que l'alun, quel-   Borax.
que pouffé qu'il foit par le feu, demeure toujours gonflé & raréfié ; le borax au contraire
après avoir demeuré gonflé quelque tems par les bouillons qu'il jettoit, & s'étant
épuifé de tout fon phlegme, fes parties fe font réunies, & il eft entiérement tombé en
fufion au fond du creufet ; j'ai augmenté le feu, & je l'ai continué long-tems, la matiere s'eft peu à peu diffipé entiérement : cette diffipation fe fait plus promptement,
quand on fait la calcination au Soleil par le miroir ardent.

Ces expériences & plufieurs autres que j'ai faites fur le borax, & qu'il feroit trop
long de rapporter ici, me font connoître que ce fel minéral eft un compofé naturel de
fel falé, de fel urineux ou armoniacal, & d'un peu de matiere graiffeufe.

L'ufage qu'on en fait en Médecine eft expliqué dans ma Chimie.

Il y a auffi du borax artificiel ; il fe fait ordinairement avec du nitre fixé par les char-   Borax ar-
bons, avec de l'alun, & de l'urine, le tout cuit enfemble jufqu'à ficcité ; mais on y   tificiel.
ajoute fouvent d'autres matieres, fuivant l'idée qu'on a dans le travail.

Borax, à βοῖς *clamor*, & ρέω *fluo* ; comme qui diroit *je coule avec grand bruit* ; parce   Etimolo-
S   gies.

qu'on pretend que le borax naît ordinairement proche des torrens, entre des montagnes, ou l'eau fait grand bruit en defcendant.

Chryfocolla eft compofé du grec χρυσὸς *aurum*, & du latin *colla*, comme qui diroit *colle de l'or*; à caufe que le borax eft employé par les Orfévres pour exciter la fufion de l'or en chaux ou en poudre, & pour le remettre en corps par le moyen du feu; c'eft par la même raifon qu'on l'appelle *gluten auri*, *capiftrum auri*, & *auricolla*.

BORRAGO.

Borrago floribus cæruleis & albis. J. B. Pit. Tournef.

Bugloffum latifolium, Borrago. C.B.

Bugloffum, five Borrago. Matth.

En françois, *Bourrache* ou *Bourroche.*

Eft une herbe potagere qui pouffe de fa racine des feuilles larges, oblongues ou prefque rondes, velues, un peu piquantes, rudes au toucher, éparfes la plupart à terre. Sa tige croît à la hauteur d'environ un pied & demi, ronde, foible, vuide, tendre, rameufe, garnie d'un gros poil piquant, inclinée vers la terre, & ne s'élevant qu'avec peine. Elle foutient en fes fommitez des fleurs bleues tirant fur le purpurin, ou quelquefois blanches, belles, & agréables à la vûe; chacune de ces fleurs eft à une feule feuille difpofée en roue, femblable à la molette d'un éperon: quand cette fleur eft tombée, il naît en fa place quatre femences ramaffées enfemble dans le calice de la fleur; chacune de ces femences a la figure de la tête d'une vipere, de couleur noire: fa racine eft longue & groffe comme le doigt. Toute la plante eft empreinte d'un fuc vifqueux & épais, d'un goût fade: on la cultive dans les jardins: elle contient beaucoup d'huile & de phlegme, peu de fel.

Vertus.　　Elle adoucit les âcretez du fang & les autres humeurs, en liant ou condenfant leur fel par fon fuc gluant; elle lâche le ventre; fa fleur eft une des trois feuilles cordiales que les Anciens ont établi dans la Médecine.

BOS.

Bœuf.　　*Bos*, en françois *Bœuf*, eft un veau châtré & devenu grand: il differe du taureau en ce qu'ayant été châtré, il a augmenté davantage en hauteur, en groffeur, & en graiffe, & il eft devenu plus domptable: il vivroit du moins vingt ans, fi on ne le tuoit point: il contient dans toutes fes parties beaucoup d'huile & de fel volatil.

Sevum bovis.
Suif de bœuf.　　Sa graiffe appellée *fevum bovis*, & en françois *fuif de bœuf*, eft rémolitive, réfolutive, propre pour adoucir les âcretez des inteftins, pour le tenefme, pour le flux de fang, étant mêlée dans les lavemens.

Medulla.　　Sa moëlle appellée *medulla bovis*, eft propre pour ramolir, pour réfoudre, pour fortifier les nerfs.

Fel.　　Son fief appellé *fel bovis*, eft propre pour les brouiffemens d'oreille, pour emporter les taches du vifage: il eft employé par les Teinturiers pour nettoyer les étoffes avant que de les teindre; on le met dans les lavemens purgatifs.

Cornu & ungula.
Dofe.　　Sa corne & fes ongles appellez *cornu & ungula bovis*, font bonnes pour l'épilepfie, étant prifes en poudre au poids d'une dragme: on en fait brûler & fentir aux femmes hyfteriques pour abattre les vapeurs.

Os bovis.　　L'os de bœuf eft réfolutif, nerval & fortifiant, étant mêlé en poudre dans un onguent ou dans un emplâtre; on préfere l'os de la jambe aux autres.

L'os du cœur du bœuf eft fubftitué à l'os du cœur du cerf; il entre dans des compofitions; on le croit cordial, & bon pour les battemens de cœur.

Stercus bovis.　　La fiente de bœuf appellée *ftercus bovis*, eft émolliente & réfolutive, appliquée extérieurement.

On rencontre souvent dans la vessie du fiel de bœuf, un fiel pétrifié en une pierre tendre, qui a la figure, la grosseur & la couleur d'un jaune d'œuf cuit & durci, disposée par croûtes ou écailles assemblées les unes sur les autres comme au Bezoar ; c'est pourquoi quelques-uns l'appellent *Bezoar bovis*, d'autres l'ont nommé *Alcheron lapis*, & les Arabes *Haraczi*. Cette pierre est sujette à se vermoudre & à se réduire d'elle-même en poudre, quand on la garde long-tems, à cause des petits vers ou mites qui s'y engendrent : elle contient du sel volatil & un peu d'huile. *Fiel pétrifié. Bezoar bovis. Alcheron lapis. Haraczi.*

Elle est sudorifique, apéritive, propre pour résister au venin, pour arrêter les cours de ventre, pour l'épilepsie : la dose est depuis six grains jusqu'à un scrupule ; on en use aussi par le nez pour faire éternuer ; elle aiguise la vûe & elle fortifie le cerveau. *Vertus. Dose.*

On trouve quelquefois dans l'estomac du bœuf une maniere de balle grosse comme une petite pomme, de figure orbiculaire, un peu aplatie, ayant ordinairement vers son milieu un trou rond où l'on peut passer le petit doigt ; sa couleur est grise, rougeâtre : cette boule a été formée par des poils que le bœuf en se léchant a avalez, & qui se sont emmoncelez, entassez, & liez les uns avec les autres. *Balle qui se trouve dans l'estomac du bœuf.*

Elle est propre pour arrêter les hémorragies & les cours de ventre : la dose en est depuis demi-scrupule jusqu'à demi-dragme, étant pulvérisée & prise par la bouche : on peut aussi s'en servir extérieurement comme de l'éponge, pour déterger les playes & pour les dessécher. *Vertus. Dose.*

Bos, à græco βόη Bœuf. *Etimologie.*

BOTRYS.

Botrys. Dod.
Botrys ambrosioides vulgaris. C. B.
Botrys Arthemisia turcica. Eyst.

Chenopodium ambrosioides folio sinuato. Pit. Tournef.

En françois, *Piment.*

Est une espece de patte d'oye, ou une plante basse : sa tige est droite, & n'ayant guéres plus de demi-pied de hauteur, divisée en plusieurs petits rameaux chargez de feuilles laciniées & découpées profondément comme celles du séneçon, un peu velues : ses fleurs naissent par petites grapes en grande quantité le long des rameaux ; chacune d'elles est à plusieurs étamines soutenues par un calice découpé jusqu'en bas. Quand cette fleur est passée, il naît à sa place une graine presque ronde, aplatie, enfermée dans une capsule qui a servi de calice à sa fleur : sa racine est ligneuse, fibrée, blanche, rougeâtre. Cette plante a une couleur verte jaunâtre ou pâle, & une odeur agréable & réjouissante : elle croît aux lieux humides, proche des fontaines & des ruisseaux, dans les champs sablonneux & secs, dans les olivettes ; on en cultive dans les jardins : sa substance est visqueuse & gommeuse, ensorte qu'elle engraisse les mains de ceux qui la cueillent : elle contient beaucoup d'huile en partie éxaltée, & du sel essentiel ou volatil.

Elle est bonne pour l'asthme, pour provoquer les mois aux femmes, pour faire sortir l'enfant mort du ventre de la mere : on en prend intérieurement ; on en mêle dans des loochs pour faciliter la respiration ; on en applique aussi extérieurement pour les douleurs de la matrice ; on en fait entrer dans la composition de plusieurs baumes ou huiles fortifiantes. *Vertus.*

Botrys, à βότρυς racemus, parce que les fleurs & les graines de cette plante sont disposées par grapes. *Etimologie.*

BOTRYS MEXICANA.

Chenopodium Ambrosioides Mexicanum. Pit. Tournef.

Botrys Ambrosioides Mexicana. C. B. Pin. App.

En françois, *l'Ambroisie,* ou *le Thé du Méxique.*

* Cette plante est étrangere : sa semence est fort menue : ses racines sont fibreuses, & quelquefois un peu ligneuses : ses feuilles ont la longueur & la largeur du doigt, vertes, & d'une odeur forte ; elles sont attachées à des tiges longues de deux pieds, un peu branchues, & qui ont beaucoup d'odeur : ses fleurs sont pareilles à celles du Botrys.

Vertus. On cultive cette plante dans les jardins, & l'on a crû qu'elle étoit le vrai Thé.

L'infusion de ses feuilles est bonne pour les crachemens de sang, & pour les maladies des femmes en couche.

BOTRYTIS.

Botrytis est de la Tuthie, sur laquelle se trouve des petits grains ronds représentans des petites grapes.

Vertus. Elle n'a point d'autre qualité que celle de la Tuthie ordinaire, dont il sera parlé en son lieu.

Etimolo-gie. *Botrytis, à βότρις racemus,* parce qu'il paroît comme de petites grapes sur cette matiere.

BRASSICA.

Caulis, Chou. *Brassica, seu Caulis,* en françois *Chou,* est une plante assez connue, puisqu'on s'en sert dans toutes les cuisines ; il y en a de beaucoup d'especes ; j'en décrirai ici quelques-unes des principales.

Brassica arvensis. C. B. Pit. Tournef. | *Brassica sylvestris, Crambe dicta.* Dod.
En françois, *le Colsa.*

Colsa. * On seme ce chou dans les champs pour en recueillir la graine, dont on tire une huile semblable à celle de Navette : il differe des suivans par ses feuilles plus petites, par ses tiges qui ne sont guéres plus grosses que le pouce, & qui ne portent point de pommes ; elles ont souvent quatre & cinq pieds de hauteur.

Brassica capitata. Matth. | *Brassica capitata albida.* Dod.
Brassica capitata alba. C. B. J. B. Pit. | *Caulis capitulatus.* Trag.
Tournefort. | En françois, *Chou pommé blanc.*

Chou pom-mé blanc. Elle pousse une tige basse, mais grosse, couverte d'une écorce grossiere, épaisse, & remplie d'une substance moëlleuse, d'un goût âcre tirant sur le doux : ses feuilles qui sortent les premieres, sont amples, larges, presque rondes, rougeâtres, découpées, sinueuses, attachées à des queues longues & grosses, entrecoupées de nerfs, de côtes blanchâtres : les feuilles d'en bas étant tombées, celles d'en haut qui restent & qui sont aussi fort larges & arondies, de couleur verte blanchâtre, s'approchant & se couchant les unes sur les autres en grande quantité, s'embrassent, s'emboëtent, & se compriment si étroitement en s'envelopant, qu'elles forment une grosse tête arondie, massive, blanche, qui pése en certains lieux comme en Flandres, jusqu'à quarante livres ; mais afin que ces pommes de chou se forment mieux & soient plus compactes, les Jardiniers ont coutume de lier leurs feuilles toutes ensemble lorsqu'elles commencent à se joindre & à pommer, afin de les comprimer d'autant plus les unes contre les autres ; *Pomme de chou.* c'est ce qu'on appelle *pomme de chou :* ses fleurs naissent sur une tige branchue ; elles sont composées chacune de quatre feuilles jaunes disposées en croix, lesquelles étant tombées, il s'éleve du calice un pistile qui devient une silique longue, étroite, cilindrique, pointue, remplie de semences presque rondes, séparées en deux loges.

Brassica alba vel viridis. C. B. Pit. Tourn. | *Brassica alba vulgaris.* J. B.
Chou blond. *Brassica vulgaris sativa.* Dod. | En françois, *Chou blond.*

Cette efpece pouffe une tige garnie de feuilles arondies, d'un vert rougeâtre, atta-chées à des queues longues, groffes, tendres, dentelées en quelques-uns de leurs bords. Toute la plante blanchit en croiffant, & acquiert certaine couleur bleuâtre : fa fleur eft comme en la précédente, à quatre feuilles difpofées en croix, de couleur blanche ; elle porte auffi des filiques comme les autres, remplies de femences.

Braffica alba crifpa. C. B. Pit. Tour-nefort. *Braffica fabauda.* Dod.	*Braffica fabauda rugicofa.* J. B. En françois, *Chou frifé blanc.*

Chou frifé blanc.

Ses feuilles font rondes, garnies de beaucoup de rides ou de replis inégaux, de cou-leur jaune, verdâtres, traverfées de côtes, & attachées à des queues courtes ; elles fe ramaffent en haut, & forment auffi une tête ronde, mais petite, blanchâtre ; fa fleur eft jaune & formée en croix comme aux autres efpeces de choux ; elle laiffe auffi en tom-bant des filiques remplies de femences.

Braffica capitata rubra. C. B. J. B. Pit. Tournef.	*Braffica rubra capitata.* Dod.

En françois, *Chou pommé*, ou *Chou cabu rouge.*

Choucabu.

Les feuilles de cette efpece de chou font grandes, & finueufes à peu près comme cel-les des autres choux, mais de couleurs fort diverfifiées ; car quelques-unes d'entr'elles font d'un purpurin brun, d'autres de couleur noire-verdâtre, d'autres de couleur ver-dâtre moins brunes, quelques-unes font jaunâtres & bleuâtres, & toutes font traverfées par des côtes & des nerfs rouges, & elles fe ramaffent & fe forment en pomme & en tête : fes fleurs font jaunes & difpofées en croix, elles laiffent en tombant des gouffes remplies de femences : ce chou réfifte à la gelée de l'hyver.

Braffica rubra. C. B. Pit. Tournef.	*Braffica rubra vulgaris.* J. B.

En françois, *Chou rouge.*

Chou rouge.

Sa tige s'éleve jufqu'à la hauteur de cinq ou fix pieds comme un arbriffeau, groffe, de couleur purpurine noirâtre, boffelée en fa partie d'en bas, rameufe ; fes feuilles font larges, finueufes, ridées, de couleur-verte-rougeâtre, & parfemées en plufieurs en-droits d'un rouge obfcur, mêlé de bleuâtre, traverfées par un grand nombre de veines ; fes fleurs font attachées à des branches droites, de couleur jaune ; il leur fuccede des filiques longues de quatre ou cinq doigts, où font renfermées en deux loges des femen-ces prefque rondes, rougeâtres : quand cette plante eft bien cultivée, elle monte quel-quefois à la hauteur d'un petit arbre ; elle réfifte au froid de l'hyver.

Braffica cauliflora. C. B. P. Tourn. *Braffica multiflora.* J. B.	*Braffica florida botrytis.* Lob. Icon. En françois, *Chou-fleur.*

Chou-fleur.

Elle pouffe des feuilles amples, étendues d'un pied ou d'un pied & demi, plus longues & plus étroites que celles du chou pommé blanc, la plûpart de belle couleur verte, & quelques unes de couleur jaunâtre & bleuâtre, traverfées de nerfs blanchâtres, den-telées aux bords d'efpace en efpace : les feuilles du cent e fe ramaffent & forment une tête, mais plus molle qu'aux autres choux pommez ; fes fleurs font petites, ramaffées en grand nombre par bouquets, tendres, de couleur pâle ou blanchâtre : elles laiffent en tombant des gouffes remplies de femences comme aux autres choux. Les Jardiniers attachent ordinairement avec quelques liens en rond, les feuilles qui entourent la tête ou pomme de chou-fleur, afin que cette tête étant enveloppée soit moins exposée à l'ardeur du Soleil, qui non-seulement la sécheroit trop, mais qui feroit monter avec trop de vitesse la plante à graine. On dit que les Italiens pour garantir les choux-fleurs de ces inconveniens, n'attendent pas que la pomme ait acquis toute sa grosseur, ils les lient auparavant & les mettent à la cave, enterrant la racine & la tige jusqu'à la pomme, & les rangeant côte à côte l'un de l'autre un peu en panchant : là ces choux-fleurs achevent de pommer, & ils se gardent fort long-tems ; les racines des choux sont ordinairement grosses & garnies de fibres.

Broccoli. Si l'on coupe les têtes des choux pommez sans en arracher les troncs, ils repoussent des petits rejettons, que l'on fait passer pour les *broccoli*, & qui sont bons à manger.

Le *broccoli* est une espece de choux qui se cultive en Italie & Angleterre ; on mange ses feuilles avec la viande.

On cultive dans tous les jardins toutes ces especes de choux, ils contiennent beaucoup de sel essentiel & d'huile.

Vertus. Les choux lâchent le ventre par leur partie la plus subtile ou la plus saline, & ils le resserrent par leur partie terrestre ; ainsi le premier bouillon des choux est un peu laxatif, & le dernier astringent ; ils sont vulnéraires, ils détergent & consolident les playes ; leur semence est bonne contre les vers.

Choux rouges. Les choux rouges sont pectoraux, propres pour la phtisie & pour réparer les forces abattues.

Etimologie. *Brassica*, ἀπὸ τοῦ βλάζειν, *vocare*, parce que le chou est réputé tenir le premier rang entre les herbes qu'on mange : les Anciens avoient en grande estime cette plante, puisque Pline dit que Chrysipe, Dieuches, Pythagore & Caton avoient écrit plusieurs volumes sur ses facultez.

B R I N D O N E S.

Brindones. Garz. Trag. | *Brindoyn.* Linschot

Est un fruit des Indes Orientales, rougeâtre en dehors, & rouge comme du sang en dedans, d'un goût fort aigre : il prend une couleur noire en dehors quand il a atteint sa parfaite maturité, & il perd un peu de son aigreur ; mais il demeure toujours aussi rouge en dedans ; les Indiens le trouvent bon à manger : les Teinturiers s'en servent. On garde son écorce pour la transporter par mer ; on en fait du vinaigre.

Vertus. Ce fruit doit être astringent, principalement avant sa maturité.

B R O M O S.

Bromos herba. Dod. Lugd.	*Festuca avenacea sterilis elatior,* C. B.
Bromos sterilis. Lob.	*Festucago,* Gazæ.
Ægilops prima. Matth.	*Avena sterilis.* Ad. Thal.

Est une plante qui pousse plusieurs tiges ou chaumes bas, menus, nouez ; ses feuilles sont semblables à celles de l'Avoine sauvage : ses sommitez portent des barbes, longues & rudes au toucher ; ses racines sont nombreuses, menues. Cette plante croît aux bords des chemins, dans les champs : elle contient médiocrement du sel & de l'huile.

Vertus. Elle est détersive, dessicative, vulnéraire, propre pour les ulceres du nez & des autres parties. On s'en sert en fomentation & en injection.

Etimologie. *Bromos ex* βρώσκω, *comedo*, comme qui diroit, *Plante que les bestiaux mangent.*

Ægilops, *ab* αἴξ αἰγός, *capra*, chévre. On a donné ce nom au *Bromos*, à cause que la chévre l'aime.

BRONTIAS.

Brontias.	Ombrias.	En françois, *Pierre de Tonnerre*,
Chelonitis.		*Pierre de Foudre.*

Est une pierre vitriolique ou marcaffite, & le plus souvent une échinette, c'est-à-dire, la coquille d'un hériffon ou châtaigne de mer putrifiée & foffile, qu'on croit vulgairement être tombée avec le tonnerre, ou par les pluyes orageufes; fa figure eft variée, tantôt d'une façon, tantôt d'une autre. Elle eft ordinairement groffe comme un œuf, & quelquefois plus petite, de couleur jaunâtre ou verdâtre, ou brune, marquée de plufieurs lignes ou rayes égales. On appelle particulierement *Ombrias* celle qu'on croit être tombée avec les pluyes feule fans tonnerre.

On lui attribue la vertu de réfifter au mauvais air, étant portée dans fa poche ou ailleurs; mais ces fortes d'amulettes ne font pas d'ufage.

Ombrias.
Vertus.

BRUNELLA.

Brunella. Brunf. Dod.	*Prunella.* Fuch. Ang.
Brunella major folio non diffecto. C. B. Pit.	*Prunella vulgaris*, & 6. Trag.
Tournef.	*Symphytum petræum.* Lobel.
Confolida minor. Matth.	
Prunella flore minore vulgaris. J. B.	En françois, *Brunelle.*

Est une plante dont les tiges font menues, rampantes à terre, anguleufes, un peu velues, de couleur tirant fur le purpurin; fes feuilles font oblongues, velues, rougeâtres, d'un goût un peu vifqueux tirant fur l'amer; fes fleurs naiffent en épi aux fommets des tiges, de couleur bleue ou purpurine, rarement blanche; chacune de ces fleurs eft formée en gueule ou en tuyau découpé par le haut en deux lévres. Quand cette fleur eft paffée, il naît en fa place quatre femences ovales, enfermées dans le calice de la fleur: fa racine eft menue, fibrée ou chevelue. Cette plante croît aux lieux pierreux, dans les bois, aux bords des prez: elle contient beaucoup d'huile & un peu de fel effentiel.

Voy Pl.
VII. fig. 4.

Elle eft vulnéraire, déterfive, confolidante: on s'en fert en décoction pour les ulceres du poumon, pour les hémorragies, pour les maux de gorge: elle entre dans les gargarifmes: on l'employe auffi extérieurement.

Vertus.

Le nom de *Brunella* vient de ce que cette plante eft eftimée propre pour guérir la Squinancie, que les Allemands appellent *Diebrune.*

Etimologie.

BRYONIA.

Bryonia, en françois, *Bryone*, *Couleuvrée*, ou *Coluvrée*, eft une plante dont il y a deux efpeces principales.

Bryone,
Couleuvrée

La premiere eft appellée,

Premiere
efpece.

Bryonia. Trag. Gef. hor.	*Bryonia afpera*, *five alba baccis rubris.*
Bryonia alba. Dod.	C. B. Pit. Tourn.
Vitis alba fylveftris. Gef. hort.	*Vitis alba.* Matth. Fuch.
	Vitis alba five Bryonia. J. B.

Elle pouffe des tiges menues, rameufes, tendres, velues, croiffant en peu de jours fort hautes, ayant des mains ou tenons avec lefquels elles s'attachent & s'entortillent aux plantes voifines: fes feuilles font femblables à celles de la vigne, mais plus petites, velues, rudes, blanchâtres; fes fleurs font petites, blanches, difpofées en grape:

Voyez Pl.
VII. fig. 5.

chacune d'elles est un petit bassin coupé en plusieurs parties soutenues par un calice qui se trouve collé si fortement contr'elles, qu'on ne peut pas l'en séparer ; ses fruits sont des petits raisins presque ronds, ou des bayes grosses comme celles du geniévre, vertes au commencement, mais en mûrissant elles deviennent rouges. Ce fruit est rempli d'un suc jaunâtre de mauvais goût, & de quelques semences ovales, pointues : ses racines sont longues, plus grosses que les cuisses d'un enfant, blanches, jaunâtres, charnuës, pleines de suc, d'un goût âcre & amer.

La seconde espece est appellée,

Seconde espece.

Bryonia alba baccis nigris. C. B. Pit. Tournef.	*Bryonia nigra.* Dod. *Vitis nigra.* Cord. in Dioscor.

Elle ne différe de la précédente qu'en ce que ses bayes prennent en mûrissant une couleur noire, & en ce que sa racine est en dedans de couleur de buis.

L'une & l'autre espece croissent dans les hayes, contre les murailles, leurs racines seules sont en usage en Médecine, & principalement celles de la premiere espece. Elles contiennent beaucoup de phlegme, d'huile & de sel.

Vertus.

Elles purgent les sérositez par le ventre & par les urines ; elles levent les obstructions, elles excitent les mois aux femmes, elles poussent l'arierefaix après l'accouchement ; elles sont propres pour l'asthme, pour l'hydropisie. Il arrive à quelques-uns qu'étant appliquée, rapée & échaufée en forme de cataplasme sur l'estomac ou sur le bas-ventre, elle les purge comme s'ils en avoient avalé.

Etimologies.

Bryonia vient du grec βρύω, qui signifie *je pousse abondamment*, comme qui diroit une plante qui pousse beaucoup de tiges en peu de tems.

Vitis alba, parce que la Bryone ressemble à la Vigne, & que ses feuilles sont blanches.

BUBALUS.

Buffelus.

Bubalus, vel *Buffelus*, en françois, *Buffle*, est une espece de bœuf sauvage plus grand & plus gros que le bœuf ordinaire ; son poil est court & noir, sa queue est courte & presque sans poil ; sa peau est fort dure, sa tête est petite à proportion de son corps, il la panche vers terre ; ses cornes sont longues, torses, noires, son front est rude, crêpu, son cou est long & gros, ses jambes sont courtes, grosses, robustes ; on trouve cet animal en Asie, en Grece, en Egypte, en l'Isle de Borneo, à Siam, il se plaît dans l'eau, son mugissement est effroyable ; sa femelle appellée *Buffela*, a du lait comme la vache : la chair du buffle est bonne à manger ; sa peau est un cuir fort employé dans les arts.

Buffela.
Cornes.
Ongles.
Suif.
Moëlle.
Vertus.

Sa corne & ses ongles sont propres pour l'épilepsie, pour les convulsions.

Son suif & sa moëlle sont propres pour résoudre & pour fortifier les nerfs.

BUBO.

Hibou.
Chathuan.

Bubo, nicticoriis, Axus, en françois, *Hibou*, ou *Chathuan*, est le plus grand des oiseaux nocturnes, il passe quelquefois une oye en grosseur ; son corps est court, & sa queue aussi ; ses plumes sont de couleur gris de fer parsemées de taches noires, sa tête est fort grosse, ressemblante à celle d'un chat ; ses yeux sont grands, étincelans & épouventables, mais ils ne lui servent que la nuit ; son bec est recourbé, son cou est court, ses jambes sont courtes, ses pieds sont armez de grandes ongles ; il habite dans les cavernes, dans les maisons ruinées, au fond des tours, dans les cimetieres, dans les Eglises, dans les vieux arbres creux, il vit de lézards, de rats, d'hyrondelles, d'escarbots,

carbots, de lévreaux, il fuit la compagnie des autres oiseaux : il y en a de beaucoup d'especes.

Son cerveau est propre pour consolider les playes, pour guérir la gratelle ; on ne s'en sert qu'extérieurement.

Son sang est propre pour l'asthme étant pris par la bouche.

On dit que *Bubo* vient de ce que le Hibou semble prononcer le même mot quand il crie.

B U B U L C A.

Bubulca, en françois, *bouvier* ou *peteuse*, est un petit poisson de riviere long de trois ou quatre doigts, plat & large d'un doigt & demi, de couleur argentine ; il se tient ordinairement dans le bourbier, & il est toujours sale quand on le pêche, il est couvert d'écailles, grandes, larges ; sa gueule est petite, sans dents, sa queue est fourchue : Il est apéritif.

B U C C I N U M.

Buccinum, en françois, *pourcelaine*, ou *buccin*, est une espece de pourpre, ou un poisson renfermé dans un gros coquillage fait en cornet, & tacheté.

La coquille de la poutcelaine étant broyée, est propre pour nettoyer les dents.

Ce coquillage prend son nom de sa figure, car *buccinum* signifie un cor ou cornet.

Certains vaisseaux de porcelaine qui nous viennent de la Chine, sont faits avec un certain sable très-fin, dont les grains sont transparens, qu'on trouve à la Chine entre des rochers ; les Chinois pétrissent ce sable & en forment des vases qu'ils mettent cuire dans des fours pendant quinze jours, ils les ornent de différentes figures ou peintures : on appelle en latin cette espece de poterie *Sinicum fictile. Voyez les Mémoires de l'Académie au sujet de la composition de la Porcelaine de la Chine.*

B U F O.

Bufo, physalus, rubeta, en françois, *crapaud*, est une espece de grenouille terrestre, grosse environ comme le poing, laide, hideuse, effroyable, couverte d'une peau dure, grise, brune, parsemée de taches qui semblent autant de pustules ; sa tête est grosse, son dos est large, son ventre est enflé & ample ; il habite les lieux humides, sombres, cachez, puans ; il mange de l'herbe & des vers : on prétend que les herbes qu'il a touchées ou qu'il a humectées de sa bave soient empoisonnées ; sa défense quand on le poursuit est de lancer son urine qui est virulente, & qui fait enfler la partie du corps sur laquelle elle tombe ; on dit aussi qu'elle excite des accidens approchans de ceux qu'on ressent par la piqueure du scorpion ; mais nous ne voyons point que sous notre climat temperé les crapaux soient si venimeux, ils le sont davantage dans les pays chauds ; néanmoins pour prévenir le mal qui pourroit arriver de cette urine de crapaux, soit par l'éfroi, soit par un venin effectif, il est à propos de laver le plûtôt qu'on peut la partie avec de l'urine ou de l'eau de vie, & d'avaler quelques prises de sel volatil de crapaux ou de corne de cerf, afin que s'il s'est fait quelque coagulation dans le sang, ce remede le dissolve & fasse transpirer la malignité au dehors.

La préparation du crapaud, quand il a été tué, consiste à en ôter les entrailles & à le faire sécher au soleil ; on peut même laisser sécher les entrailles avec le corps, pourvû que par le trop d'humidité elles ne le fassent point pourrir ; il contient beaucoup d'huile & du sel volatil

On le réduit en poudre, & l'on en fait prendre intérieurement pour l'hydropisie, pour résister au venin ; la dose est depuis un scrupule jusqu'à deux ; on l'applique aussi sur

T

les reins & sur l'ombilic pour la même maladie ; il excite beaucoup l'urine.

Il ne faut non plus craindre qu'il soit resté de venin dans le crapaud mort, que dans la vipere morte, *mortua bestia, mortuum est venenum.*

Crapaux aquatiques. On trouve dans les marais des crapaux aquatiques, mais ils n'ont pas tant de vertu que les crapaux terrestres, à cause qu'ils ne contiennent pas tant de sel volatil.

Les crapaux croissent quelquefois en des grosseurs monstrueuses, comme on en voit en Amérique.

Pierre de crapaud, ou crapaudine. On dit que l'on trouve quelquefois dans la tête des plus gros & plus vieux crapaux une petite pierre blanche ou d'autre couleur, qu'on appelle ordinairement crapaudine ou pierre de crapaud : on l'enchasse dans les bagues, & on la porte au doigt, croyant qu'elle ait une grande vertu pour résister à la malignité des humeurs : on l'attache aussi au cou pour la fiévre quarte ; mais je n'ai guéres d'estime pour ces Amulettes, & je croi que si elle est capable de produire quelque effet, c'est quand on la prend intérieurement après l'avoir réduite en poudre. Elle est apéritive. *Voyez ci-dessous Crapaudine.*

Etimologie. Le crapaud est appellé *rubeta*, parce qu'il se tient souvent sous la ronce qu'on appelle en latin *rubus*.

BUFONITES.

Bufonites,	*Batrachites,*	En françois, *Crapaudine.*
Chelonites,	*Bora,*	

Ronde. Est une espece de pierre qu'on a mise au nombre des pierres précieuses, & dont il y a deux especes, une ronde & l'autre longue. La premiere est ronde en sa circonférence, creuse d'un côté, convexe de l'autre, en forme d'une petite calotte, large environ d'un demi-pouce en sa baze, fort polie, tantôt grise-brune, tantôt noire, tantôt blanche, tantôt verte ou de couleur diversifiée.

Longue. La seconde a le plus souvent un pouce de long sur quatre ou cinq lignes de large. Elle est arondie par les deux bouts, creuse, en goutiere ou maniere d'auge, & voûtée au-dessus, polie comme la ronde, de couleur grisâtre brune, marbrée de quelques taches roussâtres.

Les grosseurs de ces pierres suffisent pour désabuser ceux qui croyent qu'elles sont sorties des têtes des crapaux ; on les trouve dans les montagnes & dans les champs où elles ont été produites, par des dents de poisson pétrifiées & fossiles. *Voyez les Mém. de l'Académie.*

Vertus. On prétend qu'étant broyées & prises par la bouche, elles soient capables de résister à la peste & aux autres maladies malignes ; qu'étant appliquées sur les morsures ou piqueures des bêtes venimeuses, elles en attirent le venin au dehors. On fait monter la crapaudine ronde sur des bagues, & on la porte au doigt pour se garantir du mauvais air ; on en pend aussi au cou pour la fiévre quarte ; mais toutes ces vertus ne sont qu'imaginaires. La crapaudine n'a qu'une qualité alkaline, propre pour absorber les acides, pour arrêter les cours de ventre, étant prise intérieurement au poids de demi-dragme en poudre ; mais elle n'est guéres d'usage en Médecine.

Bufonites, à bufone, Crapaud, parce qu'on a crû que cette pierre naissoit dans la tête du Crapaud.

Etimologie. *Batrachites* à βάτραχος, *Rana,* comme qui diroit, pierre qu'on tire d'une espece de grenouille.

BUGLOSSUM.

Buglossum vulgare majus. J. B.	Pit. Tournefort.
Buglossum angustifolium majus. C. B.	*Cirsium Italicum.* Fuch.

Anchufa. Tur.
Anchufa Alcibiadion. Dod.
Buglofsa. Brunf. Cæf.
Buglofsum angustifolium. Ad. Lob.
Buglofsus Italica , vel Gallica major , vel vera. Gef. hort.

Lycopfia. Ang.
Lycopfis. Dod. gal.
Echium Italicum fpinofum. Fuch. Icon.

En françois , *Bugloſe.*

Est une plante dont les feuilles font longues & médiocrement larges , velues , âpres au toucher, de couleur verte-brune , luifante ; fes tiges s'élevent à la hauteur d'un pied & demi ou de deux pieds , entourées de poils piquans : elles fe divifent en haut en plufieurs petits rameaux qui fe revêtent de petites fleurs de couleur ordinairement bleue ou rouge , quelquefois blanche. Chacune de ces fleurs est un entonnoir à pavillon découpé en cinq parties. Quand cette fleur est paffée , il naît en fa place quatre femences qui ont la figure de la tête d'une vipere : ces femences font enclofes dans une capfule qui a fervi de calice à la fleur : elles ont un goût d'amande ; fa racine est longue , groffe comme le doigt , ronde , de couleur noirâtre en dehors , blanchâtre en dedans. Toute la plante est remplie d'un fuc gluant ou vifqueux , femblable à celui de la bourrache : on la cultive dans les jardins potagers , car elle est d'un grand ufage dans les bouillons ; elle contient beaucoup de phlegme & d'huile , peu de fel.

Elle est humectante , pectorale , elle adoucit les âcretez du fang , & elle le purifie ; elle fortifie le cœur, & elle excite de la joye : fa fleur est une des trois fleurs cordiales. **Vertus.**

Buglofsum , grecè, βȣγλωσος, ex βοῦς , & γλῶοσα, lingua, comme qui diroit , *langue de bœuf ;* car on prétend que les feuilles de cette plante ont la figure & la rudeffe de la langue d'un bœuf. **Etimologie.**

BUGULA.

Bugula , en françois , *bugle ,* ou *confoude moyenne ,* est une plante dont voicy les deux efpeces les plus ordinaires. **Bugle , confoude moyenne.**

La premiere est appellée , **Premiere efpece.**

Bugula. Dod. & Pit. Tournef.
Confolida media pratenfis cærulea. C. B.
Arthetica Pandectarii. Ang.
Confolida media , quibufdam bugula. J. B.

Confolida media & Herba Laurentiana. Caft.
Prunella cærulea. Trag.
Symphytum medium. Lon.

HerbaLaurentiana.

Elle pouffe deux fortes de tiges , une quarrée , chargée de fleurs , & l'autre grêle & rampante , toutes deux un peu velues. Ses feuilles font oblongues , affez larges , plus grandes que celles de l'Origan , molles , incifées légerement autour , de couleur verte , ou quelquefois tirant fur le purpurin , d'un goût d'abord douceâtre , puis un peu amer & aftringent. Ses fleurs naiffent verticillées ou rangées par étages & par anneaux vers le haut de la tige : chacune d'elles est en gueule , de couleur bleue , rarement cendrée ou blanche. Quand cette fleur est paffée , il naît en fa place quatre femences prefque rondes , enfermées dans une capfule qui a fervi de calice à la fleur. Ses racines font fibrées , d'un goût aftringent. Cette plante croit aux lieux pierreux , humides , ombrageux.

La feconde efpece est appellée , **Seconde efpece.**

Bugula fylveftris villofa flore cæruleo. Pit. Tournef.
Confolida media Genevenfis. J. B.

Confolida media pratenfis hirfuta. H. R. Par.

Elle différe de la premiere efpece en ce que fes tiges font plus velues , en ce que fes feuilles font plus petites, plus longuettes, crenelées plus profondément, tantôt purpurines, tantôt rouges, tantôt blanches : elle croît dans les prez & dans les bois.

L'une & l'autre efpece contiennent beaucoup de phlegme & d'huile, médiocrement de fel.

Vertus. Elles font vulnéraires, propres pour l'afthme, pour les ulceres du poumon, pour purifier le fang, pour déterger & confolider les playes : on s'en fert intérieurement & extérieurement.

Etimologie. On dit que *Bugula* a été tiré de *Bugle*, qui eft un nom françois fort ancien, & qui fignifie la même plante.

BULBOCASTANUM.

Bulbocaftanum. J. B.	*Bulbocaftanum.* Dod. Gefn. hor.
Bulbocaftanum mas Tralliani. Lugd.	*Apios.* Tur.
Bulbocaftanum majus folio Apii. C. B. Pit. Tournef.	*Nucula terreftris Septentrionalium.* Ad. Lob.
Oenanthe prima. Matth. Caft.	*Pancafeolus vulgò.* Cæf.
Bunium. Dod. gal.	En françois, *Terrenoix.*

Eft une plante dont la feuille eft femblable à celle du Perfil, mais d'un goût bien plus foible, attachée à une longue queue un peu purpurine. Sa tige eft divifée en quelques rameaux qui foutiennent en leurs fommets des ombelles ou parafols garnis de fleurs blanches, à cinq feuilles, difpofées en rofe à l'extrêmité du calice. Quand cette fleur eft paffée, le calice devient un fruit compofé de deux graines menues, un peu longues, noires, d'un goût aromatique & âcre. Sa racine eft une tubercule gros comme une groffe noix, charnu, noir au dehors, blanc en dedans, jettant plufieurs fibres, d'un goût doux & agréable, approchant de celui de la châtaigne. Cette plante croît aux lieux humides & dans les terres à bled, en Bourgogne & autre part : on mange fa racine; elle contient beaucoup d'huile & de fel effentiel.

Vertus. Elle eft aftringente & propre pour arrêter le fang : fa femence eft apéritive.

Etimologie. *Bulbocaftanum* vient des mots latins *bulbus*, bulbe, & *caftanea*, châtaigne, comme qui diroit, plante dont la racine eft bulbeufe, & qui a un goût de châtaigne.

BULBOCODIUM.

Bulbocodium vulgatius. J. B.	C. B. Pit. Tournefort.
Bulbocodion. Theophr.	*Bulbus fylveftris & Codiaminum.* Gef. hor.
Codianum, vel Codiaminum flore Codii, id eft, campanulæ. Gef. hor.	*Narciffus luteus fylveftris.* Dod.
Narciffus fylveftris pallidus calice luteo.	

En françois, *Campane jaune, Campanette, & Aiau.*

Campane jaune.
Campanette.
Aiau. Eft une efpece de Narciffe fauvage : fes feuilles font longues, étroites : fes fleurs font jaunes, dorées, & ont dans leur centre une campane affez grande & pâle, garnie à fa bafe de fix pieces jaunes. Quand cette fleur eft paffée, le calice devient un fruit rond & relevé de trois coins, lequel eft divifé intérieurement en trois loges contenant des femences prefque rondes, noires. Sa racine eft bulbeufe, vifqueufe au toucher & au goût, avec quelque douceur mêlée d'un peu d'acrimonie. Cette plante croît aux bords des champs, dans les prez, aux lieux humides, dans les bois, dans les jardins. Elle contient beaucoup d'huile & de fel effentiel.

Vertus.
Dofe. Sa racine eft purgative & apéritive ; elle évacue la pituite vifqueufe. **La dofe en eft** de deux dragmes en infufion.

BUPHTHALMUM.

Buphthalmum vulgare. Cluf. pan. & hift.
Buphthalmum, Tanaceti minoris foliis.
C. B. Pit. Tournef.
Chamæmelum Chryfanthemum. Fuch.
Buphthalmus, qui eft crifpula herba. Amat.
Buphthalmum vulgare, Chryfanthemo congener. Cluf. hift.

Chamæmelum Chryfanthemum quorumdam. J. B.
Chryfanthemum verum. Gef. col.
Cotula lutea, five tertia. Dod.
Cotula non fœtida. Lon.
En françois, *Oeil de bœuf.*

Eſt une plante qui pouſſe des tiges à la hauteur d'un pied & demi ou de deux pieds, grêles, garnies d'un poil court blanchâtre : ſes feuilles ſont découpées comme par paires juſqu'à la côte, lanugineuſes, dentelées aux bords, ſemblables à celles de la petite Tanéſie : ſes fleurs naiſſent aux ſommets des branches, radiées comme celles de la Camomille, mais plus grandes, de couleur jaune ; il leur ſuccede des ſemences menues & anguleuſes ; ſa racine eſt dure & ligneuſe. Cette plante croît dans les champs, aux bords des chemins, dans les ſentiers : elle contient beaucoup d'huile, médiocrement de ſel eſſentiel.

Elle eſt déterſive, vulnéraire, émolliente, réſolutive. — Vertus.

Buphthalmum, à βοῦς, *bos,* & ὀφθαλμός, *oculus* ; comme qui diroit *œil de bœuf,* car on prétend que la fleur de cette plante reſſemble à l'œil d'un bœuf. — Etimologie.

BUPLEVRUM.

Buplevrum. Ang. majus. Gef. hort.
Buplevrum latifolium. Tab.
Auricula leporis altera, five rigidior. J. B.
Buplevrum alterum latifolium. Dod.

Buplevrum folio rigido. C. B. Pit. Tourn.
Elaphobofcum & gratia Dei Gallis. Gef. hort. — Gratia Dei Gallis.
En françois, *Percefeuille.*

Eſt une plante dont la tige croît à la hauteur d'un pied & demi, nouée, ſe diviſant en rameaux : ſes feuilles ſont rangées alternativement, oblongues, aſſez larges, roides, dures, nerveuſes, finiſſant en pointe, & ayant une figure approchante de celle de l'oreille d'un lièvre : ſes ſommitez ſoutiennent de petites ombelles éparſes, où naiſſent des fleurs compoſées chacune de cinq feuilles jaunes, diſpoſées en roſe à l'extrêmité du calice : lorſque la fleur eſt paſſée, ce calice devient un fruit compoſé de deux graines oblongues, arondies ſur le dos, & canelées. Cette plante croît ſur les colines en Languedoc, dans les terres graſſes, argilleuſes, aux bords des rivieres, aux lieux pierreux ; elle contient beaucoup de ſel eſſentiel & d'huile.

Elle eſt déterſive, vulnéraire, deſſicative ; ſa ſemence eſt eſtimée bonne contre la piquure des ſerpens, étant priſe par la bouche. — Vertus.

Buplevrum, à βοῦς, *bos,* & πλευρόν *latus* ; comme qui diroit *côte de bœuf,* parce qu'on a prétendu que la feuille de cette plante avoit la figure de la côte d'un bœuf. — Etimologie.

BUPRESTIS.

Bupreſtis eſt une eſpece de mouche cantaride qui reſſemble à un eſcarbot, mais elle eſt plus petite ; elle habite ſur les pins, dans les herbes : elle eſt armée d'un aiguillon dont la piquure eſt venimeuſe comme celle de la gueſpe ou de la mouche à miel, cauſant une grande douleur à la partie, & la faiſant enfler : il faut pour en guérir, appliquer deſſus de l'eau d'arquebuſade ou de l'eſprit de vin.

Cette mouche excite comme la cantaride ordinaire, des veſſies ſur les endroits de la peau où on l'applique.

Etimologie. *Bupreſtis*, ex βὄῦς *bos*, & ϖρήϛὶρ *qui incendit*, ex ϖρήϛω, comme qui diroit *mouche qui brule le bœuf*; car ſi unbœuf avale cette mouche en paſſant, elle excite dans ſon ventre une inflammation violente qui le fait enfler & mourir.

BURSA PASTORIS.

Burſa paſtoris. Matth. J. B.	*Paſtoria burſa.* Fuch. Dod.
Burſa paſtoris major, folio ſinuato. C. B.	*Herba cancri.* Ger.
Pit. Tournef.	*Pera paſtoris.*

En françois, *Tabouret*, ou *Bourſe à berger*.

Bourſe à berger. Eſt une plante fort commune qui pouſſe au commencement des feuilles oblongues, découpées comme celles de la Roquette, éparſes à terre; il s'éleve d'entr'elles pluſieurs petites tiges menues, rameuſes ou diviſées en aîles, portant des feuilles, les unes entieres, les autres découpées comme celles d'en bas, mais plus petites: ſes fleurs ſont petites, blanches, rangées en haut le long des tiges; chacune d'elles eſt à quatre feuilles diſpoſées en croix: quand cette fleur eſt paſſée, il naît à ſa place un fruit triangulaire, plat, qui a la figure d'une petite beſace, ſe diviſant intérieurement en deux loges remplies de ſemences menues, preſque rondes, noires: ſa racine eſt longue, blanche, accompagnée de fibres, d'un goût douceâtre & déſagréable. Cette plante croît partout dans les champs, dans les jardins, aux lieux incultes & déſerts; elle contient beaucoup d'huile, médiocrement de ſel.

Vertus. Elle eſt aſtringente, deſſicative, vulnéraire, propre pour arrêter le cours de ventre & les hémorragies.

Etimologie. On a nommé cette plante *Burſa paſtoris*, à cauſe que ſon fruit a la figure d'une beſace, ou plutôt de la bourſe que les bergers portent pendue à leur ceinture.

BUTOMUS.

Butomus. Cæſ. Pit. Tournef.	*Gladiolus aquaticus.* Dod.
Juncus floridus. J. B.	*Sparganium.* Dod. gal.
Juncus floridus major. C. B.	*Gladiolus paluſtris.* Cord. hiſt.
Calamagroſtis. 2. Trag.	*Carex alterum.* Lon.

En françois, *Jonc fleuri*.

Eſt une plante aquatique qui pouſſe des tiges à la hauteur de quatre pieds, droites, groſſes preſque comme le petit doigt, liſſes, égales, ſans nœuds: ſes feuilles ſortent de la racine fort longues, étroites: ſes fleurs naiſſent aux ſommets des tiges en maniere d'ombelles, larges, belles, de couleur purpurine ou blanche; chacune de ces fleurs eſt à pluſieurs feuilles diſpoſées en roſe: quand elles ſont tombées, il leur ſuccede un fruit membraneux, terminé par quelques cornes, & compoſé le plus ſouvent de ſix gaînes remplies de ſemences oblongues, menues: ſa racine eſt groſſe, nouée, blanche, accompagnée de fibres. Cette plante croît dans les marais, dans les prez: elle contient beaucoup de phlegme, de l'huile, & médiocrement de ſel eſſentiel.

Vertus. Elle eſt déterſive, apéritive; on eſtime ſa racine & ſa ſemence contre la morſure des ſerpens.

Etimologie. *Butomus*, à βὄῦς *bos*, bœuf; parce qu'on dit que le bœuf aime les feuilles de cette plante.

BUTYRUM.

Beure.
Medulla lactis. *Butyrum, medulla lactis*, en françois *beure*, eſt la partie du lait la plus graſſe appellée *crême*, laquelle on a battue long-tems dans un pot long pour en ſéparer le *ſerum* qu'on

appelle le petit lait : le beure contient beaucoup d'huile & un peu de sel volatil.

Il est émollient, pectoral, adoucissant, résolutif, digestif.

Butyrum, ex βοῦς *bos*, & τυρός, *cascus, coagulum*, comme qui diroit *fromage* ou *caillé du lait de la vache*, car on tire le beure de la crême qui paroit condensée sur le lait.

BUXUS.

Buxus, en françois *Buis* ou *Bouis*, est un arbrisseau dont il y a plusieurs especes ; je décrirai ici les deux principales.

La premiere est appellée,

Buxus. Dod. J.B.	*Buxus arborescens*. C.B. Pit Tournef.
Buxus vulgaris. Trag.	

Elle croît à la hauteur d'un petit arbre : son tronc est souvent gros comme la cuisse d'un homme : son bois est dur, compact, jaunâtre : ses feuilles sont petites, oblongues, arondies, dures, épaisses, toujours vertes, lisses, luisantes, d'une odeur forte, assez agréable : ses fleurs sont petites, verdâtres, à trois ou quatre étamines, ne laissant aucun fruit après elles ; mais il naît sur le même pied de la fleur un petit fruit qui a en quelque maniere la figure d'une marmite renversée : ce fruit est divisé intérieurement en trois loges, dans chacune desquelles est contenue une capsule cartilagineuse, qui par sa contraction pousse ordinairement avec violence des semences assez loin de la plante ; ces semences sont longuettes, luisantes, & brunes.

La seconde espece est appellée,

Buxus humilis. Dod.	*Chamæpyxos*. Trag. Tabern. icon.
Buxus foliis rotundioribus. C.B. Pit.	En françois, *Bouis à parterre*.
Tournefort.	

Elle ne croît qu'à la hauteur de deux ou trois pieds, mais elle se répand beaucoup au large par un grand nombre de rameaux menus : ses feuilles sont plus arondies & plus vertes que celles du grand buis, mais au reste elles sont semblables aussi-bien que leurs fleurs & leurs fruits ; ce petit buis est employé dans tous les jardins pour faire les bords des parterres. Le buis aime les lieux ombrageux, montagneux ; il demeure toujours vert en hyver comme en été : il contient beaucoup d'huile & du sel essentiel.

Le bois de buis est employé chez beaucoup d'artisans comme un bois fort traitable & de beaucoup de durée, car les vers ne peuvent guéres le pénetrer : on en fait venir de Champagne, & même d'Espagne. On le doit choisir dur, solide, assez pesant, se coupant & se polissant aisément, de couleur jaune pâle.

Il est sudorifique, apéritif ; on l'employe en décoction ; son huile fœtide est bonne pour les dents.

Buxus, grecè πύξος, à πυκνότης *densitas*, parce que le bois du buis est solide & compact.

❀❀❀❀❀❀❀❀❀❀❀❀❀❀❀❀❀❀❀❀❀❀❀❀❀❀❀❀❀❀❀❀❀

C

CAAPEBA.

Caapeba (G. Pison) est une plante du Brésil qui n'est pas beaucoup différente de la Clématite : elle pousse de longs sarmens qui quelquefois montent & s'attachent aux arbres voisins, quelquefois s'abaissent & rampent par terre : ses feuilles sont fort minces ; les unes font rondes, les autres ayant la figure d'un cœur, de belle couleur verte en deffus ; il s'éleve d'entr'elles des pédicules roux, portant en leurs fommets au mois de Juillet, des fleurs jaunâtres ou d'un jaune pâle ; il leur fuccede à chacune un grain gros comme un pois, de figure ovale, de couleur rouge en dehors, verte en dedans : fa racine eft tortueufe, groffe à peu près comme le doigt, grife pendant qu'elle eft encore jeune, mais en vieilliffant elle atteint prefque la groffeur du bras, & elle devient noire : cette différence a donné lieu à quelques Botaniftes de diftinguer la plante en deux efpeces : la fubftance de cette racine eft en dedans compacte, onctueufe, d'un goût tirant fur l'amer ; on a crû que c'étoit la Contrayerva. *Voyez Plumier dans fes nouveaux Genres, & dans fes Defcriptions de quelques Plantes de l'Amérique.*

Vertus. Cette racine eft eftimée fort bonne pour atténuer la pierre du rein & de la veffie, pour réfifter au venin & à la morfure des ferpens : on la coupe par tranches, on la met macérer quelques jours dans de l'eau, ou dans quelqu'autre liqueur appropriée à la maladie ; elle donne à cette liqueur un goût de vin ou de biere, & l'on en fait boire pour la boiffon ordinaire : on tire auffi le fuc de la feuille & de la racine pilées enfemble, & l'on le mêle dans du vin.

CACALIA.

Cacalia eft une plante dont il y a plufieurs efpeces ; je décrirai ici les deux principales.

La premiere eft appellée,

Premiere efpece.

Cacalia quibufdam. J. B.
Cacalia foliis craffis hirfutis. C. B. Pit. Tournefort.

Cacalia prima & vulgaris, incano folio. Cluf. pan. & hift.

Elle pouffe de grandes feuilles prefque rondes, épaiffes, dentelées en leurs bords, anguleufes, cotoneufes, & blanches en deffous, reffemblantes à celles du Pétafite ; il s'éleve d'entr'elles une tige à la hauteur d'environ deux pieds, velue, moëlleufe, fe divifant vers fa fommité en quelques rameaux qui foutiennent des fleurs à fiurons difpofées en bouquets de couleur purpurine, dans un calice cilindrique : quand ces fleurs font tombées, il naît en leur place des graines oblongues, garnies chacune d'une aigrette : fa racine eft groffe comme le petit doigt, entourée de fibres menues.

Seconde efpece.

La feconde efpece eft appellée,

Cacalia. Dalech. in Diofcor.
Cacalia foliis cutaneis acutioribus, & glabris. C. B. Pit. Tournef.
Alterum Cacaliæ genus. J. B.

Cacalia glabro folio. Cluf. hift.
Tuffilago alpina, five montana. Dalech. Lugd.

Elle differe de la précedente en ce que fa tige & fes feuilles font fans poil, & en ce que la couleur de fa fleur eft d'un purpurin pâle.

L'une & l'autre efpece de *Cacalia* croiffent fur les montagnes & le long des torrens ; elles contiennent beaucoup d'huile, médiocrement de fel.

Vertus. Elles font propres pour amollir, pour adoucir, pour cicatrifer, pour épaiffir la férofité âcre qui tombe du cerveau, étant prife en décoction.

CACAOS.

Cacao. Cacavate. *Cacaos, five Cacao,* eft une efpece d'amande qui fait la bafe du Chocolat, & qui lui donne le nom : elle croît en Amérique à un petit arbre appellé *Cacavate,* fort garni de

feuil-

feuilles plus longues & plus pointues que celles de l'Oranger : fa fleur eft gran- *Voy* Pl.
de, de couleur rouge jaune; elle laiffe en tombant des filamens longs ou piftiles III. fig. 8.
verds, defquels fe forment des fruits pointus, jaunes, qui atteignent en croiffant & en
mûriffant la groffeur de nos melons; chaque fruit contient vingt ou trente noifettes ou
amandes groffes comme des piftaches; on en trouve même qui en renferment jufqu'à
quatre-vingt; elles font couvertes chacune d'une pellicule jaunâtre, laquelle étant
féparée, il paroît une fubftance tendre qui fe divife en plufieurs particules inégales,
huileufes, nourriffantes, laiffant quelque âcreté à la bouche.

Les habitans du pays où croît ce fruit, l'appellent *Cacahuatl*, & les Efpagnols par   Cacahuatl
corruption *Cacao*.

On nous en apporte de quatre efpeces. La premiere & la feconde font appellées *gros*
& petit Caraque; elles viennent de la Province de Nicaraga : la troifiéme & la quatrié-   Caraque.
me font appellées *gros & petit Cacaos des Ifles*, parce qu'elles croiffent dans les Ifles de la
Martinique & de S Domingue.

Le plus eftimé des Cacaos eft le gros Caraque : on doit le choifir gros, nouveau,   Choix.
bien nourri, pefant, de couleur brune en dehors, rouge foncé en dedans, d'un goût
agréable : il contient beaucoup d'huile & du fel volatil.

Il fortifie l'eftomac & la poitrine; il provoque l'urine; il calme la toux.   Vertus.

On dit que *Caraque* vient par corruption du nom d'une Ifle de l'Amérique méridio-   Etimologie
nale appellé *Carate*; que Chriftophe Colomb étant arrivé dans cette Ifle, apprit que les   de Caraque
habitans y vivoient ordinairement plus de cent ans, parce qu'ils ne mangeoient que du
pain de Cacaos; qu'ils y mêloient quelquefois pour le rendre plus agréable, un peu de
vanille, de gyrofle, de canelle, ou de quelqu'autre drogue aromatique femblable,
mais fans fucre; que les Efpagnols en goûterent; qu'ils en prirent pour leurs malades,
& qu'ils s'en trouverent très-bien : on ajoute qu'ils en porterent en Efpagne, où l'on
crut rafiner en y mêlant du poivre & d'autres ingrédiens; c'eft ce mêlange qu'on appelle *Chocolat*, & dont je parlerai en fon lieu donnant la defcription de fa compofition.

On tire du Cacaos, comme des bayes de Laurier, une huile épaiffe, blanche, & fem-   Huile de
blable à de la graiffe ou du beure, d'un odeur & d'un goût de Cacaos; elle fert de po-   Cacaos.
made pour polir la peau : fi on la garde long-tems fans remuer, elle devient dure com-   Ufages.
me du fuif.

Elle eft fortifiante & réfolutive; on en applique fur la région de l'eftomac quand il   Vertus.
eft trop débile.

CACAVI.

Voyez Pl.
III. fig. 9.

Cacavi (Monard) *five Cazabi* (Cluf.) en françois, *Caffave*, ou *Pain de Madagafcar*,   Cazabi,
eft une efpece de pain que les Indiens font avec la racine d'une plante qu'ils nomment   Caffave.
Manihot; Gafpard Bauhin l'a nommée *Manihot Indorum*, *five Yuca foliis cannabinis*, &   Pain de
Jean Bauhin, *Manihot Theveti*, *Yuca*, *& Caffavi*; en France on l'appelle *Manioc* ou   Madagaf-
Manioque. C'eft un arbriffeau qui croît à la hauteur de cinq ou fix pieds : fa tige eft li-   car.
gneufe, tortue, noueufe, verruqueufe, fragile, moëlleufe : fes feuilles font larges   Yuca.
comme la main, divifées chacune en fept ou huit parties toujours vertes, reffemblan-   Manihot
tes aux feuilles du chanvre : fes fleurs font des campanes d'une feule piéce, blanchâ-   Indorum.
tres, ayant près d'un pouce de diametre, découpées profondément chacune en cinq   Manihot
parties; le piftile qui eft au milieu, devient un fruit prefque rond, gros à peu près   Theveti,
comme une aveline, compofé de trois capfules ou cellules oblongues jointes enfemble
qui renferment chacune un noyau ou femence oblongue un peu plus groffe qu'un œuf
de pigeon : fa racine a la figure & la groffeur d'un gros navet, de couleur obfcure en

dehors, & blanche en dedans. On cultive cette plante en plufieurs lieux de l'Amérique dans les terres labourées en fillons : elle eft fort féconde ; mais fes vertus font différentes, fuivant les climats où elle eft produite : car au lieu que celle qui naît en terre ferme, eft falutaire & bonne à manger crue ou autrement ; celle de S. Dominique, de Cuba, de Hayti, & des autres Ifles, eft très-pernicieufe & un poifon violent & prompt fi on la mange crue ; c'eft pourtant avec cette derniere qu'on fait le pain appellé *Cacavi* ou *Caffave* en la maniere fuivante.

On péle les racines du Manioc, on les rape ; & les ayant mifes dans des facs faits de feuilles de palmier ; on en tire le fuc à la preffe ; on prend enfuite le marc ou la matiere exprimée ; on la fricaffe à petit feu dans une poële, la remuant & la tournant d'un côté & d'autre afin qu'elle s'épaiffiffe ; puis quand elle eft fuffifamment cuite, on en forme des gâteaux minces qu'on fait fécher au Soleil ou fur le feu : c'eft le pain de Caffave qui eft bien nourriffant, & qui étant féché, fe conferve comme le bifcuit fans fe corrompre : les fauvages des Antilles & tous les habitans des Indes Occidentales s'en nourriffent.

L'ufage de ce pain refferre le gofier par fon âpreté, & il excite un étranglement, fi l'on n'a eu foin de le faire tremper dans du bouillon ou dans de l'eau, ou de le mêler avec d'autres alimens : ceux qui n'ont point eu cette précaution, & qui veulent le manger fec, doivent avoir toujours une bouteille d'eau à la main, pour s'humecter à chaque bouchée qu'ils auront mâchée.

Le fuc exprimé de la racine feroit un poifon capable de tuer quelque animal que ce fût qui l'auroit avalé crud : mais fi on le fait bouillir jufqu'à confomption de la moitié, puis qu'on le laiffe refroidir, il fe fera converti en une liqueur aigre qui aura le même goût, le même ufage, & la même qualité que le vinaigre : fi on le fait épaiffir en Sapa fur le feu, il devient doux, & il fert de miel aux Indiens.

Il faut que la racine du Manihot des Ifles, pour produire les effets différens dont je viens de parler, contienne un fel volatil âcre & rongeant, qui fe diffipe par la coction ; enforte que ne reftant que du fel fixe embarraffé dans l'huile, il n'ait plus la force que de faire un acide femblable au vinaigre ; encore cette aigreur fe détruit-elle en fa plus grande partie, lorfqu'on met évaporer & épaiffir la liqueur en Sapa ; parce qu'alors l'huile étant beaucoup plus ramaffée, elle envelope étroitement les fels, & les empêche de faire autre impreffion fur les nerfs de la langue, qu'une efpece de chatoüillement qu'on appelle *douceur*.

On dit que le fuc du Roucou eft un contre-poifon pour la Manihot.

CACHOS.

Cachos. Monard. Lugd. *five Solanum pomiferum folio rotundo tenui*. C. B.

Eft une plante du Pérou, laquelle croît comme un arbriffeau, fort verte ; fa feuille eft ronde, mince : fon fruit eft femblable au *malum infanum*, plat d'un côté, rond de l'autre, finiffant en pointe, de couleur cendrée, d'un goût agréable, fans acrimonie, contenant des femences fort menues. Cette plante ne fe trouve que fur les montagnes du Pérou.

Sa femence eft fort apéritive ; elle atténue la pierre dans le rein & dans la veffie, & elle la pouffe par les urines, étant prife en poudre.

CADMIA.

Cadmia, grecè, καδμεία ; arabicè, *climia*, vel *chlimia* ; en françois, *Cadmie*.

Eft une matiere minérale dont il y a deux efpeces génerales ; une naturelle, & l'autre artificielle : la naturelle eſt ou métallique comme le *Cobaltum*, ou non métallique comme la *Pierre Calaminaire* : l'artificielle eſt une maniere de ſcorie ou de ſuye qui ſe ſépare des métaux au haut des fourneaux des Fondeurs, quand ils font le léton, la bronze ; tels font le pompholix, la tuthie. Je parlerai de chacune de ces cadmies en particulier dans leur rang.

CÆCILIA.

Cæcilia (Jonſt.) ou l'*Orvet*, eſt un petit ſerpent qui paroît aveugle, d'où vient ſon nom : ſa peau eſt brune, parſemée de taches noirâtres & purpurines, noire ſous le ventre : ſes dents ſont ſi menues, qu'à peine paroiſſent-elles ; ſa langue eſt fourchue ; il rampe d'une grande vîteſſe : ſa morſure eſt dangereuſe, ſi l'on n'y remédie par les mêmes remedes que pour la piquure de la vipere : ce ſerpent contient beaucoup d'huile & de ſel volatil. Orvet.

Il eſt propre pour réſiſter au venin & pour exciter la ſueur ; on le prépare comme la vipere. Vertus.

Cæcilia vient de *cæcus* qui ſignifie *aveugle*, parce qu'on tient que ce ſerpent naît ſans yeux. Etimologie.

CÆRULEUM.

Cæruleum, en françois *Azur*, eſt une eſpece d'émail bleu, ou une vitrification faite de ſoude, de cendre gravelée, de ſable, & de ſafre, par un grand feu ; laquelle a acquis une couleur plus ou moins haute ou foncée, ſuivant la quantité du ſafre qu'on y a fait entrer : on broye cet Azur en une poudre très-ſubtile & de belle couleur bleue, dont les Peintres ſe ſervent. On en mêle auſſi dans l'empois. Azur.

Cæruleum eſt un mot latin qui ſignifie *bleu* ; on a donné ce nom à l'Azur, comme qui diroit *bleu par excellence*. Etimologie.

CAFE'.

Café.	Cahué.	Cahuch.
Coffé.	Cahouch.	Cahouach.
Coffi.		

Eſt un petit fruit longuet & rond comme un pignon, de couleur brune obſcure : ſon écorce eſt une eſpece de peau ou de chair deſſéchée qui renferme un corps gros comme un petit pois, de figure ovale, ſe ſéparant de lui-même en deux coques dures, jaunâtres, tirant ſur le blanc, dans chacune deſquelles il n'y a qu'une ſemence très-dure, ovale, convexe d'un côté, plate de l'autre, & ce dernier côté eſt diviſé en deux par un ſillon aſſez profond. Ce fruit croît à un arbre qu'on nomme *Caſier*, qu'on trouve en abondance dans l'Arabie heureuſe, & principalement au Royaume d'Yemen qui en fait une partie ; on trouve une deſcription de cet arbre & de ſon fruit dans l'Hiſtoire univerſelle des Plantes de Jean Bauhin, tome I. page 422, ſous les noms de *Ban, Bon, Buna, Bunnu, Bunchos*. Café.

Ban, Bon, Buna, Bunnu, Bunchos. Choix.

On doit choiſir le Café bien mondé de ſon écorce, nouveau, net, bien nourri, de moyenne groſſeur, prenant garde qu'il n'ait été mouillé par de l'eau de la mer, & qu'il ne ſente le moiſi : il contient beaucoup d'huile & de ſel fixe.

On fait rotir le Café dans une terrine, l'agitant inceſſamment avec une ſpatule ou avec une cuillere de bois, juſqu'à ce qu'il ſoit preſque noir ; puis l'ayant réduit en poudre, on en met bouillir environ une once dans deux livres d'eau commune, en une eſpece de vaiſſeau couvert appellé *Cafetiere*, pendant un quart-d'heure ; puis ayant éloigné le vaiſſeau du feu, & laiſſé éclaircir la liqueur, on la verſe toute chaude dans des taſſes, pour la boire ſans ſucre ou avec du ſucre. Cette liqueur eſt en grand uſage depuis

V ij

plufieurs fiécles chez les Orientaux, & à leur imitation on l'a rendue fort commune
depuis quelques années dans toute l'Europe.

Vertus.

Le Café fortifie l'eftomac & le cerveau ; il hâte la digeftion ; il appaife la douleur de
tête ; il raréfie le fang ; il rabat les vapeurs ; il donne de la gayeté ; il empêche l'affoupiffement après le repas ; il excite les urines & les mois aux femmes ; il refferre un peu
le ventre.

Etimolo-
gies.

Les noms de *Café* & de *Cahué* viennent de *Cahuch*, comme le prononcent les Turcs,
& c'eft le même que le Cahouach ou Cahouch des Arabes : ce mot vient d'un verbe qui
fignifie en arabe *avoir peu d'appétit*, parce que le Café ôte l'appétit quand on en boit
beaucoup.

Pour fatisfaire la curiofité des perfonnes qui cherchent à s'inftruire dans cet Ouvrage, nous ajoutons ici l'Hiftoiré du Café, donnée par M. de Juffieu dans les Mémoires
de l'Académie, 1713, page 291.

HISTOIRE DU CAFE'.

* Depuis environ foixante ans que le Café eft connu en Europe, tant de gens en ont
écrit fans connoître fon origine, que fi l'on entreprenoit d'en donner une hiftoire fur les
relations qu'ils nous en ont laiffées, on ne feroit que confirmer un nombre d'erreurs fi
grand, qu'un feul Mémoire ne feroit pas fuffifant pour les rapporter toutes.

Incertain comme eux de la nature de la plante qui le porte, ou l'on adopteroit les defcriptions qu'ils nous en ont données, ou l'on laifferoit encore le public dans le doute de
fçavoir fi elle conftitue un genre particulier de plante, comme Mrs Rai & Dale l'ont
voulu ; fi c'eft un arbre qui a beaucoup de rapport avec le Fufain, comme l'ont prétendu ceux qui en ont parlé après Rauvolf, Profper Alpin, & les Bauhins ; fi c'eft une
plante rampante & femblable à un Liferon, comme l'a foupçonné Bernier ; ou une
plante légumineufe, telle que la petite féve, fuivant l'opinion la plus commune.

Mais comme l'autorité des Auteurs qui n'ont pas vû les chofes, n'eft pas décifive en
fait d'Hiftoire naturelle, & que l'Académie eft en poffeffion de n'établir fes progrés que
fur un éxamen fcrupuleux de la nature même, fur des faits avérez, & fur des expériences
éxactes ; nous pouvons regarder comme imparfaites toutes les defcriptions du Café
qui ont paru jufqu'ici, depuis qu'il nous a été permis d'en faire une d'après l'arbre même que nous poffédons dans le Jardin Royal.

L'Europe a l'obligation de la culture de cet arbre aux foins des Hollandois, qui de
Mocha l'ont porté à Batavia, & de Batavia au Jardin d'Amfterdam ; & la France en eft
redevable au zéle de M. de Reffon, Lieutenant Géneral de l'Artillerie, & amateur de la
Botanique, qui fe priva en faveur du Jardin Royal d'un jeune pied de cet arbre qu'il
avoit fait venir d'Hollande. Mais M. Pancras, Bourguemeftre Régent de la Ville
d'Amfterdam, nous a fourni plus de lieu d'éclaircir cette matiere, par le foin qu'il a
pris d'en faire tranfporter un autre à Marly, où il fut préfenté à Louis XIV. & de-là
envoyé à Paris au Jardin de Sa Majefté, dans lequel nous lui avons vû donner fucceffivement des fleurs & des fruits.

Cet arbre auquel on peut donner le nom de *Jafminum Arabicum, Lauri folio, cujus
femen apud nos* Café *dicitur* ; Jafmin d'Arabie, à feuilles de Laurier, dont la femerce
nous eft connue fous le nom de *Café* : cet arbre, dis-je, dans l'état auquel il eft actuellement au Jardin Royal, y eft de la hauteur de cinq pieds & de la groffeur du pouce ;
il donne des branches qui fortent d'efpace en efpace de toute la longueur de fon tronc,
toujours oppofées deux à deux, & rangées de maniere qu'une paire croife l'autre. Elles

font fouples, arondies, noueufes par intervale, couvertes auſſi-bien que le tronc, d'une écorce blanchâtre, fort fine, qui ſe gerſe en ſe deſſéchant : leur bois eſt un peu dur, & eſt douceâtre au goût ; les branches inférieures ſont ordinairement ſimples, & s'étendent plus horizontalement que les ſupérieures qui terminent le tronc, leſquelles ſont diviſées en d'autres plus menues qui partent des aiſſelles des feuilles, & gardent le même ordre que celles du tronc. Les unes & les autres ſont chargées en tous tems de feuilles entieres, ſans dentelures ni crénelures dans leurs contours, aigues par leurs deux bouts, oppoſées deux à deux, qui ſortent des nœuds des branches, & reſſemblent aux feuilles du Laurier ordinaire, avec cette différence qu'elles ſont moins ſéches & moins épaiſſes, ordinairement plus larges, plus pointues par leur extrémité, qui ſouvent s'incline de côté, qu'elles ſont d'un beau vert - gai & luiſant en deſſus, vert-pâle en deſſous, & le vert en eſt jaunâtre dans celles qui ſont naiſſantes ; qu'elles ſont ondées par des bords, ce qui vient peut-être de la culture, & qu'enfin leur goût n'eſt point aromatique, & ne tient rien que de l'herbe. Les plus grandes de ſes feuilles ont deux pouces dans le fort de leur largeur, ſur quatre ou cinq pouces de longueur ; leurs queues ſont fort courtes : de l'aiſſelle de la plûpart des feuilles naiſſent des fleurs juſqu'au nombre de cinq, ſoutenues chacune par un pédicule court. Elles ſont toutes blanches, d'une ſeule piece, à peu près du volume & de la figure de celles du jaſmin d'Eſpagne, excepté que le tuyau en eſt plus court, que les découpures en ſont plus étroites, & ſont accompagnées de cinq étamines blanches, à ſommets jaunâtres, au lieu qu'il n'y en a que deux dans nos jaſmins : ces étamines débordent le tuyau de leurs fleurs, & entourent un ſtyle fourchu qui ſurmonte l'embrion ou piſtile placé dans le fond d'un calice vert, à quatre pointes, deux grandes & deux petites, diſpoſées alternativement. Ces fleurs paſſent fort vîte, & ont une odeur douce, mais foible, autant qu'il m'a parû. L'embrion ou jeune fruit qui devient à peu près de la groſſeur & de la figure d'un bigarreau, ſe termine en ombilic, & eſt vert clair d'abord, puis rougeâtre, enſuite d'un beau rouge, & enfin rouge obſcur dans ſa parfaite maturité. Sa chair eſt glaireuſe, d'un goût déſagréable, qui ſe change en celui de nos Prunes noirs ſecs, lorſqu'elle eſt deſſéchée, & la groſſeur de ce fruit ſe réduit alors à celle d'une baye de Laurier. Cette chair ſert d'enveloppe commune à deux coques minces, ovales, étroitement unies, aplaties par l'endroit où elles ſe joignent, de couleur d'un blanc jaunâtre, & qui contiennent chacune une ſemence calleuſe, pour ainſi dire, ovale, voutée ſur ſon dos, plate du côté oppoſé, creuſée dans le milieu & dans toute la longueur de ce même côté d'un ſillon aſſez profond ; ſon goût eſt tout-à-fait pareil à celui du Café qu'on nous apporte d'Arabie. Une de ces deux ſemences venant à avorter, celle qui reſte acquiert ordinairement plus de volume, a ſes deux cotez plus convexes, & occupe ſeule le milieu du fruit.

On appelle *Café en coque* ce fruit entier & deſſéché ; & *Café mondé*, les ſemences dépouillées de leurs enveloppes propres & communes.

Par cette deſcription d'après nature, il eſt aiſé de juger que l'arbre du Café, qu'on peut appeller *le Caſier*, ne peut être rangé ſous un genre qui lui convienne mieux que celui des Jaſmins, ſi l'on a égard à la figure de ſa fleur, à la ſtructure de ſon fruit, & à la diſpoſition de ſes feuilles ; ce qui eſt conforme au ſentiment de M. Commelin, habile Profeſſeur en Botanique à Amſterdam.

Par la vûe du fruit ſur l'arbre, l'idée qu'on s'étoit formée que ce fruit fût une ſéve crue dans une gouſſe, ſe trouve fauſſe, & nous ſommes auſſi déſabuſez de l'opinion de Rauvolf, qui nous a voulu perſuader que ce qui eſt marqué dans Avicenne, ſous le nom de *Bunk*, & dans Rhaſis ſous le nom de *Bunca*, & que la plûpart de leurs interprétes disent être une racine provenant de l'Arabie heureuse , soit le Café.

Et par la figure de cet arbre on s'appercevra d'abord combien celles des Auteurs qui en ont parlé sont défectueuses , soit parce que les fleurs y manquent , soit parce que les feuilles & les fruits y sont placés peu éxactement.

Si après cette description il restoit encore le moindre doute que cet arbre fût véritablement celui qui porte le Café que nous tirons d'Arabie, on pourroit s'en éclaircir pleinement par la conformité qui se trouve à peu près entre tout ce que je viens de rapporter & les rélations de ceux qui sont arrivez tout récemment de Zedia, lieu où il se cultive , éloigné de quelques journées de la rade de Mocha.

Ces rélations quoiqu'imparfaites , nous apprennent que cet arbre croît dans son pays natal, & même à Batavia , jusqu'à la hauteur de quarante pieds, quoique le diamettre n'excede pas quatre à cinq pouces ; qu'on le cultive avec soin ; qu'on y voit en toutes les saisons des fruits , & presque toujours des fleurs ; qu'il fournit deux à trois fois l'année une récolte très-abondante , & que les vieux pieds portent moins de fruits que les jeunes, lesquels commencent à en produire dès la troisiéme & quatriéme année après leur germination ; circonstances qui avoient déja été en partie observée dans le même pays par M. Clyve Anglois , & citées par M. Sloane dans les Transactions Philosophiques d'Angleterre de l'année 1694.

Si la variété des noms que les voyageurs donnent à l'arbre du Café, à son fruit, à sa semence, pouvoit ajouter quelque chose à la connoissance parfaite que nous voulons en avoir, on feroit icy une mention éxacte : mais outre que la différence de ces noms & de la maniere de les écrire en rendroit l'énumeration ennuyeuse, c'est que les Auteurs qui les ont rapporté, ni les interprétes des Arabes , ne conviennent point entr'eux de leur propre signification, ni de leur véritable étimologie, comme feu M. Galand l'a fait remarquer dans l'extrait d'un manuscrit Arabe de la Biblioteque du Roy, traitant de l'origine & progrès du Café.

Qu'il suffise donc de sçavoir que le mot de *Café* en françois, ou *Cofé* en Anglois & en Hollandois, tirent l'un & l'autre leur origine de celui de *Caouhe*, nom que les Turcs donnent à la boisson qu'on prépare avec cette semence.

Des observations sur la culture d'une plante qui par son usage est devenue aussi nécessaire, seroient plus intéressantes pour nous la rendre commune en ce pays, si le peu de tems qu'il y a que nous la possedons, pouvoit nous en avoir fourni un assez grand nombre.

On peut néanmoins établir celles-ci pour certaines, que si la semence du Cafier n'est pas mise en terre toute récente, comme plusieurs autres semences des plantes , on ne doit pas espérer de la voir germer. Les semences qu'en a recueillies M. Commelin sur les pieds cultivez dans le jardin d'Amsterdam , & jettées presque aussi-tôt en terre, ont produit d'autres arbres ; celles tirées des fruits mêmes que cet habile Professeur a envoyées, ont eu peu de succès au jardin royal, quoique plantées aussi-tôt qu'elles ont été reçûes, au lieu que celles de l'arbre cultivé depuis une année au jardin royal, pour avoir été mises en terre aussi-tôt après avoir été cueillies, ont presque toutes levé six semaines après.

Ce fait justifie les habitans du pays où se cultive le Café , de la malice qu'on leur a imputé de tremper dans l'eau bouillante, ou de faire sécher au four tout celui qu'ils débitent aux étrangers, dans la crainte que venant à élever comme eux cette plante, ils ne perdissent un revenu des plus considérables.

La germination de ces semences n'a rien que de commun.

A l'égard du lieu où nous avons reconnu que cette plante pouvoit se conserver, comme il doit avoir du rapport avec le pays dans lequel elle naît naturellement, & que le climat est beaucoup plus doux en Arabie, où l'on ne ressent point d'hyver comme en France, nous avons été jusqu'ici obligé de suppléer au défaut de la température du climat par une serre à la maniere de celles d'Hollande, sous laquelle on fait un feu moderé pour y entretenir une chaleur douce ; & nous avons observé que pour prévenir la sécheresse de cette plante, il lui falloit de tems en tems un arrosement proportionné.

Soit que ces précautions en rendent la culture difficile, soit que les Turcs naturellement paresseux, ayent négligé le soin de la multiplier dans les autres pays sujets à leur domination, nous n'avons pas encore appris qu'aucune contrée que celle du Royaume d'Yemen ait la satisfaction de la voir croître chez elle abondamment ; ce qui paroît être la cause qu'avant le sixiéme siécle son usage nous étoit presque inconnu.

On laisse aux Historiens le soin de rapporter au vrai ce qui y a donné occasion, & d'éxaminer si l'on en doit la premiere expérience à la curiosité du Supérieur d'un Monastere d'Arabie, qui voulant tirer ses Moines d'un sommeil qui les tenoit assoupis dans la nuit aux offices du chœur, leur en fit boire l'infusion sur la rélation des effets que ce fruit causoit aux chévres qui en avoient mangé ; ou s'il faut en attribuer la découverte à la piété d'un Mufti, qui pour faire de plus longues prieres, & pousser les veilles plus loin que les Dervis les plus devots, a passé pour s'en être servi des premiers.

L'usage depuis ce tems en est devenu si familier chez les Turcs, chez les Persans, chez les Arméniens, & même chez les différentes Nations de l'Europe, que l'on croiroit inutile de s'étendre sur sa préparation, & sur la qualité des vaisseaux & instrumens qu'on y employe.

On se contentera de faire observer que des trois manieres d'en prendre l'infusion, sçavoir, ou du Café mondé & dans son état naturel, ou du Café roti, ou seulement des enveloppes propres & communes de cette semence, ausquelles nos François de retour de Mocha ont improprément donné le nom de *fleurs de Café* ; la seconde de ces manieres est préferable à la premiere & à la troisiéme aussi appellée *Café à la Sultane*.

Qu'entre le gros & blanchâtre qui nous vient par Mocha, & le petit verdâtre qui nous est apporté du Caire par les Caravannes de la Mecque, celui-ci doit être choisi comme le plus mûr, le meilleur au goût, & le moins sujet à se gâter.

Que de tous les vaisseaux pour le rotir, les plus propres sont ceux de terre vernissés, afin d'éviter l'impression que ceux de fer ou d'airain peuvent lui communiquer.

Que la marque du juste dégré de sa torrefaction, est la couleur tirant sur le violet, qu'on ne peut appercevoir qu'en se servant pour le rotir d'un vaisseau découvert.

Qu'on ne doit en pulvériser qu'autant & qu'au moment que l'on veut l'infuser.

Et qu'étant jetté dans l'eau bouillante, l'infusion en est plus agréable, & souffre moins de dissipations de ses parties volatilles que lorsqu'il est mis d'abord dans l'eau froide.

Il reste parmi ce grand nombre d'opinions si différentes touchant ses qualitez, de donner quelque chose de certain sur sa maniere d'agir, & sur ses vertus.

La matiere huileuse qui se sépare du Café, & paroît sur sa superficie lorsqu'on le grille, & son odeur particuliere qui le fait distinguer du ségle, de l'orge, des pois, des féves, & autres semences que l'épargne fait substituer au Café, doivent être les vrayes indications de ses effets, si l'on en juge par leur rapport avec les huiles tirées par la cornue ; puisqu'elle contient aussi-bien que celles-là des principes volatils, tant salins que sulfureux : c'est à la dissolution de ses sels & au mélange de ses soufres dans le sang, que l'on doit attribuer la vertu principale de tenir éveillé, qu'on a toujours remarqué comme l'effet le plus considérable de son infusion.

C'est de là que viennent ses propriétés de faciliter la digestion, de précipiter les alimens, d'empêcher les rapports des viandes, & d'éteindre les aigreurs lorsqu'il est pris après le repas.

C'est par là que le mouvement qu'il cause dans le sang, utile aux personnes grasses, replettes, pituiteuses, & à celles qui sont sujettes aux migraines, devient nuisible aux gens maigres, bilieux, & à ceux qui en usent trop fréquemment.

Et c'est aussi ce qui chez certains sujets rend cette boisson diurétique.

L'expérience a introduit quelques précautions que l'on ne sçauroit blâmer touchant la maniere de prendre cette infusion ; telles sont celles de boire un verre d'eau auparavant la prise du Café, afin de la rendre laxative, de corriger par le sucre l'amertume qui pourroit la rendre désagréable, & de la mêler ou de la faire quelquefois au lait ou à la crême pour en étendre les soufres, en embarrasser les principes salins, & la rendre nourrissante.

Enfin l'on peut dire en faveur du Café, que quand il n'auroit pas des vertus aussi certaines que celles que nous lui connoissons, il a toujours l'avantage par dessus le vin de ne laisser dans la bouche aucune odeur désagréable, ni d'exciter aucun trouble dans l'esprit, & que cette boisson au contraire semble l'égayer, le rendre plus propre au travail, le récréer, & en dissiper les ennuis avec autant de facilité que ce fameux Népenthes si vanté dans Homere.

C A K I L E.

Cakile Serapionis. Anguil.
Eruca Kackile dicta. Colum.
Nasturtium maritimum. Lugd.

Eruca maritima Italica siliquâ hastæ cuspidi simili. C. B.
Raphanus marinus. J. B.

Est une plante qui pousse beaucoup de tiges à la hauteur d'environ un pied. Ses feuilles sont oblongues, quelquefois larges, quelquefois étroites, grasses, d'un goût âcre & salé. Ses fleurs ressemblent à celles de la Roquette, de couleur purpurine. Il leur succede des gousses courtes, pointues, & qui ont la figure du fer d'une pique : elles renferment chacune deux semences. Sa racine est longue & déliée. Cette plante croît aux lieux maritimes ; elle contient beaucoup de sel fixe & d'huile.

Vertus.   Elle est antiscorbutique, apéritive, propre pour la colique néphrétique, pour la pierre, pour exciter l'urine.

C A L A F.

Calaf, seu Ban. Alpin.
Safsaf Syrorum. Rauvv.
Zurumbeth, Serapioni.

Salix Syriaca folio oleagineo argenteo. C. B.
Elæagnus. Theophr.
Zarneb, vel Zarnabum, Rhasi.

Zarnabum.   Est une espece de Saule qu'on croît étranger, dont la fleur naît devant la feuille. Cette fleur est longuette, blanche, lanugineuse, odorante. Ses feuilles sont beaucoup plus grandes que celles du Saule ordinaire, grasses, de couleur argentine. Cet arbre croît en Egypte aux lieux humides. La Saule que nous appellons *Marseau*, est si semblable à ce Calaf, que l'Ambassadeur de Perse qui vint à Paris en 1715, en fit soigneusement ramasser les fleurs pour les distiller & en boire l'eau qu'il regardoit comme un puissant rafraîchissant.

Vertus.   Ses fleurs sont estimées cardiaques, propres contre la fiévre maligne, étant prises en conserve ou en infusion. Les Egyptiens en tirent par la distilation, une eau cordiale à Macahalef.   laquelle ils attribuent de grandes vertus : ils l'appellent *Macahalef.*

C A L A M B O U R.

Calambour, ou *Bois d'Aigle*, est un bois verdâtre & d'une odeur agréable : on nous l'apporte l'apporte des Indes en groſſes buches qui ſervent à différens ouvrages de marqueterie : on en fait auſſi des Chapelets, & les Barbiers l'employent pour donner bonne odeur à l'eau dont ils font la barbe. Il contient beaucoup d'huile à demi exaltée, & de ſel eſſentiel.

Il eſt propre pour fortifier le cerveau ; mais on ne l'employe guéres en Médecine. — *Vertus.*

CALAMINARIS LAPIS.

Calaminaris lapis, *Cadmia lapidoſa,* *Cadmia æraria.*	En françois, *Pierre Calaminaire,* ou *Calamine.* — Calamine.

Eſt une Cadmie naturelle, ou une pierre médiocrement dure, dont il y a deux eſpeces ; une rougeâtre, & l'autre griſe.

La Calamine rougeâtre eſt parſemée de veines blanches, dures. Elle naît abondamment dans le Berry, proche de Bourges & de Saumur, où il y en a des carrieres toutes remplies. — *Rougeâtre.*

La Calamine griſe ſe trouve en Allemagne, en Angleterre, proche des mines de plomb, de cuivre. — *Griſe.*

Aux confins de la Duché de Limbourg, eſt un pays d'environ vingt lieues à la ronde, connu ſous le nom de Calmine, au lieu de Calamine ; il y a dans ce lieu une mine de cuivre d'où l'on tire une grande quantité de cette pierre Calaminaire de couleur griſe ou blanchâtre, qui contient beaucoup de cuivre ; & cette contrée eſt ſi remplie de ce métal, que dans les gros cailloux qu'on appelle pierre à paver, & pluſieurs autres pierres étant au ſoleil en laiſſent voir des parcelles brillantes. — *Mine de pierre calaminaire griſe.*

Quand la pierre calaminaire a été tirée de la mine, on la lave pour en ſéparer la terre, puis étant ſéchée, on la met calciner pendant huit jours, à peu près comme l'on calcine la pierre à chaux ; il en ſort une groſſe fumée ſulphureuſe : cette pierre calcinée étant refroidie, on la met dans un magazin où les Marchands de pluſieurs Villes, comme de Namur, d'Aix-la-Chapelle, viennent l'acheter, & la font porter dans des Fonderies pour l'y faire fondre par un grand feu ; ils y ajoutent alors un peu de cuivre, afin d'exciter l'union des parties : il eſt à remarquer qu'il y a dans la fonderie de gros marteaux qui agiſſent par la force de l'eau, laquelle fait tourner une roue pour étendre l'airain, & le mettre par plaques, afin d'être employé plus facilement par les Chaudronniers. — *Calcination de la pierre calaminaire.*

On dit que cette calamine calcinée produit un quart d'airain.

L'eau qui paſſe par la mine de cuivre dont il a été parlé, en a pris une mauvaiſe impreſſion ; elle n'eſt pas bonne à l'uſage ordinaire, elle fait mourir le poiſſon & emmaigrir les animaux qui en boivent.

La Calamine eſt principalement employée dans la compoſition du léton.

Nous nous ſervons de la pierre calaminaire rougeâtre dans les onguens & dans les emplâtres : Elle eſt aſtringente & propre pour deſſécher & cicatriſer les playes. — *Vertus.*

CALAMINTHA.

Calamintha. Matth. *Calamintha vulgaris, vel officinarum Germaniæ.* C.B. Pit. Tournefort. *Calamintha flore magno vulgaris.* J. B.	*Calamintha montana.* Dod. *Nepeta montana.* Cord. in Dioſcor. En françois, *Calament.* — Calament.

Eſt une plante qui croît à la hauteur d'environ un pied, ſe diviſant en pluſieurs rejettons anguleux. Ses feuilles ſont preſque rondes, un peu pointues, velues, ou légere-

X

ment garnies de laine blanche, rangées deux à deux, l'une vis-à-vis de l'autre. Ses fleurs naiſſent en bouquet dans les aiſſelles des feuilles, de couleur purpurine : chacune d'elles eſt un petit tuyau découpé par le haut en deux lévres. Quand cette fleur eſt paſſée, il lui ſuccede des ſemences oblongues, noirâtres, contenues dans une capſule qui a ſervi de calice à la fleur. Sa racine eſt fibrée ; toute la plante rend une odeur aromatique fort agréable : elle croît aux lieux montagneux & pierreux ; elle contient beaucoup d'huile exaltée & de ſel volatil fixe.

Vertus.   Elle eſt propre pour fortifier le cerveau, pour réſiſter au venin, pour exciter l'urine & les mois aux femmes.

Etimolo-gie.   *Calamintha* à χαλὴ, *pulchra*, & μίνϑη, *mente*, comme qui diroit, *belle mente.*

Il vient à la campagne & ſur les montagnes pluſieurs autres Calamens qu'on employe pour les mêmes uſages, & à l'abſence de celui-ci.

CALAMUS VERUS.

Voyez Pl. III. fig. 2.   *Calamus verus, ſeu amarus, Caſſabel darrira.* (Proſp. Alp.) *exot.* eſt une eſpece de roſeau qu'on nous apporte ſec en petites bottes des Indes Orientales : il croît à la hauteur d'environ trois pieds : ſa tige eſt groſſe comme une plume médiocre, rougeâtre en dehors, parſemée de nœuds, & remplie d'une moëlle blanche, d'un goût fort amer. Chacun de ces nœuds pouſſe deux feuilles longues, pointues, vertes : ſes fleurs naiſſent en ſes ſommitez, diſpoſées en petites ombelles ou bouquets jaunes.

Choix.   On doit choiſir le Calamus en petits bâtons longs d'environ demi-pied, aſſez gros, nouveaux, mondez de leur petite racine, ſe rompant facilement, rougeâtres en dehors, blancs en dedans, d'un goût très-amer : il contient beaucoup d'huile & de ſel eſſentiel.

Vertus.   Il eſt apéritif, il excite les mois aux femmes, il fortifie les parties vitales, il réſiſte au venin.

Calamus aromaticus   Comme ce *Calamus* eſt rare, on lui ſubſtitue dans la Thériaque & ailleurs *l'Acorus verus*, qu'on appelle vulgairement *Calamus aromaticus*.

CALCATREPPOLA, ſive CALCITRAPA.

Calcitrapa

Calcatreppola. Matth.	*Hippophæſtum.* Col. phytob.
Carduus ſtellatus, ſive Calcitrapa. J. B.	*Carduus ſtellatus foliis papaveris erratici,*
Polyacantha. Cord. hiſt.	C. B. Pit. Tournef.
Spinaſtella. Tabern.	*Carduus muricatus.* Cluſ. hiſt.

En françois, *Chauffe-trape*, ou *Chardon-étoilé.*

Eſt une eſpece de Chardon étoilé, ou une plante qui croît à la hauteur d'environ deux pieds ; ſa tige eſt anguleuſe, un peu velue, rameuſe ; ſes premieres feuilles ſont pareilles à celles du Coquelicot ; les autres qui ſont placées alternativement le long des branches, ſont étroites, petites & dentelées ; ſes ſommitez ſont terminées par des têtes groſſes comme celles du bleuet, garnies d'épines roides, piquantes, diſpoſées en étoiles, & ſoutenant des bouquets de fleurons évaſez par le haut, découpez en lanieres, de couleur purpurine, quelquefois blanche : quand ces fleurs ſont tombées, il naît en leur place de petites graines oblongues, garnies chacune d'une aigrette ; ſa racine eſt longue d'un pied, groſſe d'un pouce, blanchâtre, remplie de ſuc. Cette plante croît dans les champs & proche des villes ; elle contient beaucoup de ſel eſſentiel & d'huile.

Vertus.   Sa racine eſt fort apéritive & propre pour le calcul du rein, pour exciter l'urine, pour lever les obſtructions, pour exciter la ſueur, pour purifier le ſang.

Calcatreppola & Calcitrapa, à *Calcitrare*, *ruer des pieds*, *regimber*, parce que les be-Etimolo-
ftiaux étant piquez par ce chardon, ruent des pieds & regimbent.gie.

CALCATRIPPA.

Calcatrippa. Cord. hift.	*Delphinium hortenfe flore minore.* Pit.
Confolida regalis hortenfis flore minore.	Tournef.
C.B.	*Flos regius flore purpureo.* Dod.
Confolida regalis fativa. Tabern. icon.	

En françois, *Pied d'Alouette.*

Eft une efpece de pied d'Alouette ou une plante qui pouffe des tiges à la hauteur d'un pied & demi, fe divifant en plufieurs rameaux ; fes feuilles font découpées profondé-ment en beaucoup de parties, de couleur verte-noirâtre ; fes fleurs font belles, agréa-bles, rangées par ordre aux fommitez des tiges, & en maniere d'épi, de couleur bleue ou cendrée, ou blanche, ou rouge, ou incarnate ; chacune d'elles eft à plufieurs feuil-les inégales, dont les plus grandes fe forment & s'alongent en éperon par derriere. Quand cette fleur eft paffée, il paroît un fruit compofé ordinairement de trois graines oblongues, rondes, noirâtres, dans lefquelles on trouve des femences anguleufes, noi-res, d'un goût défagréable : on cultive cette plante dans les jardins à caufe de la beauté de fes fleurs ; elle contient beaucoup d'huile & de phlegme, peu de fel.

Elle eft aftringente, confolidante, vulnéraire, propre pour temperer les ophthalmies,Vertus.
pour appaifer les ardeurs de l'eftomac & du bas ventre ; on s'en fert extérieurement & intérieurement.

Calcatrippa, à *Calcitrare*, *ruer des pieds*, *regimber* : on a donné ce nom au pied d'A-Etimolo-
louette, à caufe de fa fleur qui a la figure d'un éperon, avec lequel on fait regimber lesgies.
chevaux.

Confolida regalis, à caufe de la vertu confolidante de la plante & de la beauté de fa fleur.

CALCEOLUS.

Calceolus Marianus. Dod. P. Tournef.	*Damafonii fpecies quibufdam, five cal-*
Helleborine flore rotundo, five calceolus.	*ceolus D. Mariæ.* J. B.
C. B.	*Elleborine ferruginea*, Dalechampii.
Damafonium nothum. Dod. gal.	Lugd.

En françois, *Sabot*, ou *Soulier de Nôtre-Dame.*

Eft une plante qui pouffe une tige à la hauteur d'environ un pied, portant quelques feuilles larges, veneufes, reffemblantes à celles du plantain, rangées alternativement ; fon fommet eft garni d'une fleur ou deux, compofée de fix feuilles inégales, cinq oc-cupent le haut, & la fixiéme plus ample, repréfente en quelque maniere un fabot, de couleur jaune & ferrugineufe ou purpurine noirâtre ; après cette fleur il paroît à fa partie poftérieure un fruit qui a la figure d'une lanterne à trois côtez, & qui con-tient des femences femblables à de la fcieure de bois ; fa racine eft groffe, jettant plufieurs fibres menues. Cette plante croît fur les montagnes, dans les forêts, dans les bois.

Elle eft déterfive & vulnéraire, employée extérieurement.Vertus.
On a nommé cette plante *Calceolus*, parce que la figure de fa fleur a une figure appro-Etimolo-
chante d'un petit fabot, qui eft une efpece de foulier.gie.

CALCULUS HUMANUS.

Ludus.
Calcul.
Gravelle.

Calculus humanus, sive Ludus, en françois, *Calcul* ou *Gravelle*, est le sable ou les pierres qui se forment en plusieurs parties du corps humain, comme dans le rein, dans la vessie, dans le fiel : leur origine vient de la rencontre des matieres alkalines, des sels acides, & d'un peu de soufre qui se pénétrent, s'unissent intimément, se coagulent, & se pétrifient ensemble ; ces pierres ont des figures approchantes de celles du bezoar, tantôt unies, tantôt raboteuses ; on en trouve de grises, de blanches, de rouges, de verdâtres, de jaunes safranées comme celles du fiel.

Vertus.

On les estime apéritives, propres pour lever les obstructions, pour atténuer la pierre du rein étant prises intérieurement ; mais je craindrois qu'elles ne fussent plûtôt capables d'augmenter le calcul que de le diminuer.

Les pierres qui se tirent du fiel sont sudorifiques ; on pourroit appeller celle-là *Bezoar humain*, car elles ont beaucoup de rapport avec la pierre de Bezoar.

Bezoar humain.
Etimologie.

Calculus, *à calceo*, *soulier*, parce que les petites pierres ou le gravier se font sentir dessous les souliers.

CALIDRIS.

Chevalier.

Calidris, (Bellonii, Jonst.) en françois, *Chevalier*, est un oiseau aquatique gros comme un pigeon, fort garni de plumes ; son bec est long, rouge, noirâtre vers le haut, sa tête, son cou, ses aîles & sa queue sont de couleur cendrée ; son ventre est blanc, ses jambes sont fort longues.

Etimologie.

Comme son corps est haut monté, & qu'il marche vîte, on l'a appellé *Chevalier*, comme si l'on disoit *monté sur un cheval* Il habite les prez, les étangs, les rivages ; il entre dans l'eau jusqu'aux cuisses ; sa chair est fort délicate à manger, & de bonne odeur ; il y en a de plusieurs sortes qui différent dans leurs couleurs ; ils contiennent beaucoup de sel volatil & d'huile à demi exaltée.

Vertus.

Cet oiseau est restaurant, fortifiant.

CALIN.

Calin, est une espece de métal ressemblant au plomb & à l'étain, que les Chinois préparent, & dont on fait plusieurs utenciles au Japon, à la Cochinchine, à Siam ; ils en couvrent même leurs maisons : nous voyons souvent ici des boëtes de Thé fabriquées de ce métal ; on en apporte aussi des cafetieres.

CALTHA.

Caltha flore simplici. J. B.	*Chrysanthemum.* Lob.
Caltha vulgaris. C B. Pit. Tournef.	*Clymenon*, Dioscoridis. Col.
Cal. ndula. Dod.	
Calendula simplici flore. Ger. Eyst.	En françois, *Souci*.

Est une plante dont les tiges sont menues, un peu anguleuses, velues, rameuses, fongueuses, laissant quelque viscosité aux doigts quand on les touche ; ses feuilles sont attachées à leur tige sans queue, oblongues, assez larges, charnues, molles, velues, blanchâtres, d'un goût d'herbe accompagné d'un peu de chaleur ; ses fleurs naissent aux sommets des branches, belles, grandes, rondes, radiées, de couleur dorée, d'une odeur un peu forte & assez agréable ; elles sont suivies par des capsules courbes qui contiennent chacune une semence longuette ; ses racines sont ligneuses, fibrées. Cette plante croît dans les jardins ; elle contient beaucoup d'huile & de sel essentiel.

Elle eſt cardiaque, céphalique, apéritive ; elle excite les urines & les mois aux fem- *Vertus.*
mes ; elle provoque la ſueur ; elle réſiſte au venin.

Elle eſt bonne pour les écrouelles, priſe en tiſanne ou en ſirop ; elle en excite la
ſupuration, & ſouvent elle les guérit, pourvû qu'on en uſe long-tems.

On dit que *Caltha* eſt un diminutif de *Calendula*, & que cette plante a été appellée *Etimolo-*
Calendula, parce qu'elle fleurit ordinairement aux premiers jours des mois qu'on ap- *gies.*
pelle *Calendes*.

Chryſanthemum, à χρυσός, *aurum*, & ἄνθος, *flos* ; comme qui diroit *fleur dorée*, car la
fleur de Souci eſt d'un jaune doré.

CALUMBE.

* Eſt la racine d'un arbre des Indes ; on nous l'apporte coupée par morceaux de la
groſſeur du pouce, de la conſiſtance du Zedoaria : elle eſt jaune, amere au goût, & n'a
preſque point d'odeur.

On la donne dans les tranchées du ventre, les coliques, & les indigeſtions ; elle paſſe *Vertus.*
à Bengale pour le ſpécifique le plus puiſſant contre le mort de chien, qui eſt une maladie fâcheuſe dont les accidens ont rapport au *colera morbus*.

CALX.

Calx viva, en françois *Chaux vive*, eſt une pierre qui a été long-tems calcinée par un *Chaux vive*
grand feu dans des fourneaux faits exprès : cette pierre, auparavant qu'elle ait été calcinée, eſt appellée *Lapis calcarius* ou *Pierre à chaux* ; elle eſt dure, compacte, griſe. *Lapis cal-*
carius.
Pour faire la chaux, on range des pierres dans le fourneau, & l'on donne deſſous *Pierre à*
un grand feu de flamme toujours égal, juſqu'à ce que la pierre ſoit tout-à-fait calcinée : *chaux.*
il eſt eſſentiel aux ouvriers de conduire ce feu toujours d'une même force ; car ſi la
flamme qui a commencé à paſſer entre les pierres, étoit rallentie quelque tems avant la
fin de l'ouvrage, on ne pourroit jamais réduire ces pierres en chaux, quand on brûle-
roit cent fois autant de bois qu'il en faut ordinairement ; parce que dans cet intervale
de chaleur, les pores de la pierre que le grand feu avoit commencé à former, ſe ſont
refermez, & la matiere s'eſt affaiſſée tellement, qu'elle a tout confondu, enſorte que la
flamme n'y peut remonter, car elle ne trouve plus entre les pierres les mêmes interſti-
ces qui y étoient auparavant.

Dans l'opération de la chaux, toute l'humidité de la pierre eſt emportée par le feu ;
mais à la place de cette humidité, il s'y introduit une grande quantité de corps ignez qui
ſe cantonnent & ſe renferment dans les pores les plus étroits de la matiere, comme dans
des petites cellules.

C'eſt à ces corpuſcules ignez qu'il faut attribuer l'effet corroſif de la chaux, & ſon
bouillonnement lorſqu'on l'a miſe dans l'eau : car alors l'humidité ayant pénétré les
petites priſons de ces corps de feu, ils écartent par leur grand mouvement tout ce qui
s'oppoſe à leur paſſage ; & ils ſortent ſi impétueuſement, qu'ils font bouillir l'eau avec
chaleur conſidérable : le bouillonnement dure juſqu'à ce que toutes les parties de la
chaux ayant été dilatées, les corps de feu ſoient en liberté & ne faſſent plus d'efforts
pour ſortir.

Le plâtre cuit eſt auſſi une eſpece de chaux : mais comme dans la calcination, les po- *Le plâtre*
res de cette pierre n'étoient pas diſpoſez à retenir une ſi grande quantité de parties *cuit eſt une*
ignées que ceux de la chaux, elle ne s'échauffe pas ſi fort quand on jette de l'eau deſſus. *chaux.*

On trouve quelquefois en certains climats, lorſqu'on fouille bien avant dans la ter- *Chaux vive*
re, une chaux vive naturelle, ou qui a été faite par des feux ſouterrains. *naturelle.*

Les tuiles, les briques, & plufieurs autres terres & pierres qui ont été calcinées, ne font point devenues chaux, parce que leurs pores n'étoient point difpofez comme ceux de la pierre, à renfermer les parties de feu.

Le plomb, l'antimoine, & plufieurs autres matieres métalliques ou minérales reçoivent, quand on les calcine, une fi grande quantité de corpufcules de feu, qu'elles en augmentent confidérablement de volume & de poids : néanmoins ces efpeces de chaux ne s'échauffent & ne bouillonnent point avec l'eau, comme fait la chaux vive ; parce que leurs parties étant incomparablement plus folides & plus liées, les fecouffes de l'eau ne font pas capables de les ébranler, ni de pénétrer les cellules des corps ignez pour procurer leur fortie ; il faut réduire ces matieres en fufion par le feu, fi l'on veut en chaffer les corps de feu.

L'efprit de vin ni les huiles ne font point bouillonner la chaux vive qu'on met dedans ; au contraire, ces liqueurs fulphureufes bouchent par leurs parties rameufes les pores de la chaux, & empêchent que l'air n'y entre pour en faire fortir les corpufcules ignez ; à peu près de même qu'il arrive quand on couvre un fel volatil d'efprit de vin, pour empêcher qu'il ne fe diffolve & ne fe diffipe.

On ne peut point tirer de fel de la chaux, quelque peine qu'on s'y donne, & quelque éxactitude qu'on y apporte ; c'eft pourquoi je ne puis pas être de l'opinion commune, qui veut que la chaux vive agiffe par fon fel.

Mais on me dira fans doute que les corpufcules de feu que j'ai logez dans la chaux, ne font pas plus démonftratifs que le fel ; & que fi je n'admets point de fel dans cette pierre calcinée, parce que je n'y en trouve point, je n'y dois pas admettre non plus de corpufcules ignez, jufqu'à ce que j'en aye fait voir.

Je répons qu'il y a bien de la différence ; car le fel eft une matiere condenfable qui fe manifefte aifément à nos fens, qu'on doit voir, toucher, goûter : mais il n'en eft pas de même des particules ignées ; ce font des corps trop fubtils, trop raréfiez, & trop en mouvement pour qu'on puiffe les faire voir diftinguez des matieres groffieres ; on ne les connoît que par leurs effets ; & fi l'on avoit trouvé le moyen de les condenfer féparément, ils ne feroient plus corps de feu, parce qu'ils auroient perdu leur mouvement qui eft effentiel & abfolument néceffaire à leur nature.

Je ne peux pas non plus être du fentiment de ceux qui veulent que dans la chaux il y ait un acide, lequel étant délayé par l'eau qu'on jette deffus, & rencontrant l'alkali, faffe l'efferveſcence & la chaleur que nous voyons arriver quand on a jetté de l'eau fur la chaux ; car quelle apparence y auroit-il qu'un acide fût demeuré en fon entier dans la pierre après une fi forte calcination, où tout paroît être devenu alkali ? il y a bien bien plus lieu de croire que s'il eft entré de l'acide dans la compofition naturelle de la pierre dont on a fait la chaux, cet acide a changé de nature en brifant fes pointes, non feulement dans fon union étroite avec la terre lorfqu'il fe pétrifie, mais dans la calcination qu'on donne à la pierre pour la réduire en chaux.

La chaux vive mêlée avec des acides, fermente plus vîte & avec beaucoup plus de force qu'avec de l'eau ; parce qu'étant une matiere fort alkaline, les pointes acides qui font dans un grand mouvement, y entrent avec plus d'action, & en écartent d'abord rudement les parties, donnant iffue aux petits corps de feu qui fortent avec beaucoup de rapidité.

Vertus.
Eau de
chaux.

La chaux eft un peu corrofive ; elle confume les chairs baveufes : on la met éteindre & tremper dans de l'eau, puis on filtre l'infufion ; c'eft l'eau de chaux.

Elle eft déterfive & vulnéraire, appliquée extérieurement. On s'eft enhardi depuis quelques années de faire prendre par la bouche de la feconde eau de chaux mêlée avec trois ou quatre fois autant de lait, & un peu de fyrop violat, pour remédier à l'afthme & la phtifie ; ce remede a produit un bon effet à quelques-uns, mais il échauffe beaucoup, & peu de poitrines s'en accommodent.

Cette feconde eau de chaux fe fait en mettant tremper une feconde fois dans de nouvelle eau chaude, la chaux qui a été éteinte dans la premiere eau, & la filtrant par un papier gris ; elle a bien moins de force que la premiere. Il fe forme à la fuperficie de la premiere eau de chaux nouvellement faite, une maniere de peau glacée, ou de crême tranfparente, fragile, un peu fulphureufe, & fans goût apparent ; fi l'on fépare cette crême, & qu'on mette l'eau en évaporation quelque tems, il s'en formera une autre femblable à la premiere ; fi l'on fépare celle-là, & qu'on continue à faire encore évaporer l'eau de chaux à plufieurs reprifes, elle en produira de nouvelles ; & à mefure qu'on en féparera, cette eau perdra de fa force, & elle n'agira que foiblement fur la diftillation du fublimé corrofif où on l'employe : cette expérience peut faire conjecturer que les corpufcules de feu que la chaux contient, & qui lui donnent fa qualité, font principalement renfermez dans les parties de cette crême, puifqu'à mefure qu'on la fépare & qu'on l'en prive, fa force s'affoiblit ; mais on peut dire auffi que par l'évaporation qu'on fait d'une partie de l'eau, on laiffe échaper beaucoup des petits corps de feu.

La chaux éteinte & lavée eft propre pour la brûlure : cette matiere ne fait plus bouillonner ni échauffer l'eau qu'on met deffus ; mais fi l'on y verfe une liqueur acide, il fe fera une effervefcence & une chaleur confidérable, parce que les pointes acides pénétreront les particules de la chaux où l'eau n'avoit pas pû aller.

Calx, à χαίω, parce que la chaux eft une pierre brûlée & brûlante.

CAMELOPARDALIS.

Camelopardalis.	*Giraffa.*	*Saffarat.*
Camelopardalus.	*Anabula.*	*Nabula Æthiop.*
Ovis fera.	*Nabis.*	En françois, *Giraffe* ou *Panthere.*

Eft une efpece de chameau qui tient auffi du léopard, en ce qu'il eft marqueté ou parfemé de taches comme lui : il eft grand de corps à peu près comme le chameau ordinaire ; il porte à chaque côté de fa tête une petite corne, & au milieu du front un tubercule qui fait comme une troifiéme corne : fon cou eft fort long, ayant jufqu'à fept pieds d'étendue, garni de crins femblables à ceux du cheval : fa queue eft petite, menue, & couverte de poil vers le bout : fon pied eft fendu en deux comme celui du bœuf : fa langue eft longue de deux pieds, & ronde comme une anguille, de couleur obfcure tirant fur le violet : il mange des herbes ; il porte fa tête facilement aux rameaux des arbres, & il en broute les plus tendres : on le trouve en Afrique chez les Troglodites, & en Ethyopie.

Ses cornes & fes ongles font propres pour l'épilepfie, pour arrêter les cours de ventre, pour réfifter au venin, étant rapées, pulvérifées, & prifes intérieurement.

Cet animal eft doux & traitable ; c'eft pourquoi on l'a appellé *Ovis fera*, comme qui diroit *bête fauvage, douce comme un mouton.*

On appelle cet animal *Camelopardalis*, parce qu'il tient du chameau qu'on appelle en latin *Camelus*, & du léopard appellé *Pardus*.

CAMELUS.

Camelus, en françois *Chameau*, eft un animal à quatre pieds, fort haut, doux, traitable, & de grand fervice par toute l'Afrique & en Afie : fon cou eft long : fon corps eft fort gros & ample, ayant une boſſe ſur le dos, & quelquefois deux : ſa queue eſt ſemblable à celle de l'âne ; ſes feſſes ſont petites pour la groſſeur du corps ; ſes jambes ſont fort longues. Sa femelle porte onze ou douze mois ſon petit dans ſon ventre, & elle n'en fait ordinairement qu'un à chaque portée : dès qu'il eſt né, on lui plie les quatre pieds ſous le ventre, & l'on charge ſon dos afin qu'il ſe tienne en cette poſture pendant dix-huit ou vingt jours, & que ſes genoux ſoient rendus ſouples ; enſuite on le laiſſe relever. Quand il eſt parvenu à un âge & à une grandeur raiſonnable, on s'en ſert pour porter, comme on ſe ſert des chevaux en Europe ; mais comme cet animal eſt fort haut, & qu'il ſeroit difficile à charger, on l'accoutume dès ſa jeuneſſe à ſe mettre à genou, dès qu'on lui a donné pour avertiſſement un coup de baguette au genou & un au cou ; auſſi voit-on qu'il ſe baiſſe alors juſqu'à terre, & qu'il s'y tient tant qu'on veut, en ruminant continuellement & jettant quelques cris, s'il eſt jeune.

Cette ſituation où l'on le fait mettre ſouvent, lui fait venir un calus au genou, qui lui ſert de couſſinet, & qui lui empêche de ſentir la dureté de la terre. Quand il eſt chargé, il ſe releve au moindre ſigne qu'on lui donne, & on le conduit facilement avec une ſimple corde qu'on lui attache en façon de bride. Le chameau d'Afrique eſt de plus grand ſervice que ceux des autres pays : les Arabes en tirent un grand profit, car il travaille beaucoup, & il ſouffre aiſément la faim & la ſoif pendant pluſieurs jours. Il aime beaucoup le chant & les inſtrumens ; c'eſt pourquoi quand les chameaux vont en caravane, ceux qui les conduiſent, ont ſoin de chanter & de ſiffler pour les faire marcher plus vîte. On le nourrit avec de l'orge, du foin ; mais quand il eſt déchargé, on le laiſſe paître dans les champs, où il broute des herbes, des épines, des joncs, des chardons, des branches d'arbres, puis il rumine. On dit qu'étant dans les déſerts, il peut paſſer dix ou douze jours ſans boire ni manger ; on ne l'abreuve que de trois en trois jours : il préfére l'eau bourbeuſe à la claire ; il en avale une grande quantité à la fois, enſorte que ſon eſtomac eſt un réſervoir pour pluſieurs jours. Quelques-uns aſſurent que les Turcs ſe trouvant quelquefois dans les déſerts de la Lybie, où ils manquent d'eau, tuent leurs chameaux dans la grande extrêmité, & leur ouvrent le ventre pour tirer de leur eſtomac l'eau qui y eſt, & laquelle ils boivent pour s'empêcher de mourir.

<table><tr><td>Hugium.
Becheti.
Dromas.
Dromadarius.

Dromadaire.
Raguahil.</td><td>Il y a trois eſpeces de chameaux : le premier appellé Hugium, eſt le plus grand & le plus robuſte ; il porte juſqu'à la peſanteur de mille livres : le ſecond appellé Becheti, ne ſe trouve qu'en Aſie ; il eſt plus petit que le premier ; ſon dos eſt garni de deux boſſes qui le rendent plus facile à monter ; on les charge toutes deux : le troiſiéme appellé en latin Dromas ſive Dromadarius, en françois Dromadaire, & en arabe Raguahil, eſt le plus petit, le plus maigre, & le plus menu ; il ne ſert que de monture aux voyageurs ; & il marche ſi vîte, qu'il peut faire juſqu'à quarante lieues par jour, continuant ainſi huit ou dix jours de ſuite par les déſerts, ſans prendre que fort peu de nourriture. On ſe ſert du poil de chameau pour faire pluſieurs étoffes.</td></tr></table>

<table><tr><td>Vertus.</td><td>Toutes les parties du chameau contiennent beaucoup de ſel volatil & d'huile ; ſa chair excite l'urine, étant mangée ; ſa graiſſe eſt émolliente, adouciſſante, réſolutive, propre pour les hémorroïdes ; ſon cerveau étant deſſéché & pris en poudre, eſt bon pour l'épilepſie ; ſon fiel mêlé avec du miel, eſt eſtimé propre pour la ſquinancie ; ſon lait amollit le ventre, excite l'appétit, ſoulage les aſthmatiques ; ſon ſang eſt dit propre pour diſpoſer les femmes à la conception, ſi l'on en fomente la région de la matrice après les menſtrues : ſon urine eſt propre pour nettoyer les dents ; on en tiroit autrefois le ſel armoniac : ſa fiente eſt vulnéraire, déterſive, réſolutive : ſon lait & ſa chair ſont fort bons à manger ; les Arabes en font de bons repas.</td></tr></table>

Camelus,

Camelus, à χάμω, *laboro*, parce que le chameau travaille beaucoup; *vel à* χαμαὶ *humile & breve*, parce que quand on le veut le charger, il se baisse & se met à genou.

Ce nom peut venir encore du mot hébreu *gamal*, qui signifie *chameau*.

Dromas & Dromadarius, à δρ'μος, *cursus*, parce que le Dromadaire est fort agile à la course.

CAMMARUS.

Cammarus, sive Astacus, en françois *Hommard*, est une grosse écrevisse de mer fort bonne à manger; on en trouve aussi dans les lacs. Elle contient beaucoup de sel & d'huile; on trouve quelquefois près de sa tête deux petites pierres blanches.

Astacus.

Ce poisson est propre pour la phtisie, pour la fièvre hectique, pour les cancers, pour exciter l'urine, pour chasser la pierre du rein, pour la squinancie, contre la morsure d'une bête enragée; on en prend la décoction & l'on en mange la chair.

Vertus.

Les pierres de la tête sont apéritives, sudorifiques, résolutives, détersives.

Cammarus, grecè χάμμαρος, *a* χά'μπω, *flecto*, parce que le dos de cette écrevisse est courbé en voûte.

Etimolo- gie.

CAMPANULA.

Campanula. Ang. *major.* Fuch.	*Trachelium majus.* Dod. gal.
Campanula vulgatior foliis urticæ, vel major & asperior. C. B. Pit. Tournef.	*Vvularia major.* Trag.
	Cervicaria major. Dod. Tab.
Campanula major & asperior, folio urticæ. J. B.	En françois, *Campanule*, ou *Gantelée*, ou *Gands Notre-Dame.*

Est une plante qui pousse plusieurs tiges à la hauteur d'un pied & demi ou de deux pieds, velues: ses feuilles sont disposées alternativement le long des tiges, & semblables à celles de l'ortie, mais plus pointues, garnies de poils: ses fleurs sortent des aisselles des feuilles; elles sont faites en cloches, évasées, & coupées sur leurs bords en cinq parties, de couleur bleue, ou violette, ou blanche, soutenues chacune par un petit calice découpé aussi en cinq parties: lorsque la fleur est tombée, ce calice devient un fruit membraneux divisé en plusieurs loges, qui contiennent des semences menues, luisantes, roussâtres; sa racine est blanche, & ayant le goût de celle de la Raiponse. Cette plante est empreinte d'un suc laiteux; elle croît dans les prez, le long des vallées, aux lieux sombres; elle contient beaucoup d'huile & de phlegme, médiocrement du sel.

Gantelée, Gands No- tre-Dame.

Si après avoir retiré de la terre la racine de la Campanule, on la coupe par tranches ou par ruelles à l'épaisseur de trois ou quatre lignes, & qu'on remette ces ruelles séparément en terre, elles produiront chacune une plante de la même espece; c'est une expérience que M. Marchand, après l'avoir faite, a rapportée à l'Académie Royale des Sciences.

Elle est astringente, détersive, vulnéraire, propre pour les inflammations de la bouche & de la gorge.

Vertus.

Campanula, c'est-à-dire *petite cloche*; on a donné ce nom à la Campanule, à cause que ses fleurs sont faites en petites cloches.

Etimolo- gies.

Trachelium, à ϛραχὺτης, *asperitas*, parce que cette plante est rude au toucher, ou bien parce qu'elle est propre pour les inflammations de la trachée-artere.

Vvularia, à *Vvula, luette*, parce que la Campanule est bonne pour les maladies de la luette.

Cervicaria, à *cervice, le cou*, parce que cette plante est propre pour les maladies du gosier qui est contenu dans le cou.

CAMPHORA.

Camphora. Caphura. En françois, *Camphre.*

Est une espece de résine légere, blanche, fort volatile, & si combustible qu'elle brûle sur l'eau où elle nage, y conservant sa flamme, & s'y consumant tout-à-fait : elle est d'une odeur forte & pénétrante, d'un goût âcre tirant sur l'amer & échauffant beaucoup la bouche : cette résine découle du tronc & des grosses branches d'un arbre qu'on dit ressembler au Citronier, & qui croît dans l'Isle de Borneo en Asie & en la Chine; on la trouve au pied de l'arbre où elle s'est figée en grains de différentes grosseurs & figures, secs, légers, friables, blancs, transparens, de l'odeur & du goût qui a été dit : ces grains tombant les uns sur les autres, s'aglutinent légérement, & font des masses plus ou moins grosses, lesquelles si l'on les presse un peu entre les doigts, s'engrainent comme des grains de sel; c'est cette matiere qu'on appelle *Camphre brut*; on la ramasse doucement, évitant autant qu'on peut qu'il ne s'y mêle de la terre, du sable, ou quelque autre saleté; car elle est plus ou moins estimée, suivant qu'elle se rencontre plus ou moins pure : celle qui vient de la Chine n'est pas si bonne que celle qui naît en l'Isle de Borneo. *Voyez la premiere Centurie de Breynius.*

On rafine le Camphre brut en le faisant sublimer dans des vaisseaux sublimatoires par un petit feu, afin de le purifier d'un peu de terre qui s'y est mêlée quand il est tombé de l'arbre; cette terre reste au fond du vaisseau après la sublimation : on peut voir ce rafinement & plusieurs autres opérations sur le Camphre, décrites dans mon Cours de Chymie de la onziéme édition. On nous apporte d'Hollande le Camphre rafiné, en pains plats & orbiculaires comme un couvercle de pot; car on le fait fondre aisément sur un très-petit feu, & on lui donne la forme qu'on veut.

Le Camphre doit être choisi blanc, transparent, net, léger, friable, d'une odeur forte, pénétrante, désagréable, s'emflammant très-facilement, & brûlant sur l'eau : il est composé d'un souphre & d'un sel si subtils & si volatils, qu'à peine peut-on le garder quelque tems bien enfermé, sans qu'il diminue; on le couvre ordinairement de graine de lin, afin que par la viscosité de cette semence, ses parties volatiles soient retenues.

Il est hystérique, il appaise les vapeurs, il résiste au venin, il aide à la respiration, il réveille les esprits; on s'en sert extérieurement & intérieurement : on en fait sentir aux femmes hystériques, on leur en applique sur le nombril; on en pend au cou dans un nouet pour les fiévres intermittentes : on en mêle dans les remedes qui servent au scorbut, & à résister à la gangrene.

Le Camphre est employé dans la matiere des feux d'artifice, & c'étoit un des principaux ingrédiens qu'on faisoit entrer dans le feu grégeois dont on faisoit autrefois tant d'usage; on en mêle aussi dans quelques compositions de verni.

On tire par incision de la racine de l'arbre qui porte la canelle, une liqueur qui a une odeur de camphre assez forte : on trouve aussi quelque odeur de camphre dans plusieurs plantes, comme dans celle qui par cette raison a été appellée *Camphorata*, dans l'abrotanum, dans l'aspic ou grande lavande, dans le romarin.

Le Camphre est appellé chez les Arabes *Capur* & *Cafur*, d'où sont venus les noms de *Camphora* & *Caphura.*

CAMPHORATA.

Camphorata hirsuta. C. B. Raii hist.
Camphorata Monspeliensium. Ad. Lob.
J. B. Taber.

Camphorata major Monspeliensium. Park.
Chamæpeuce. Ang.
Selago, Plinii, *sive Camphorata.* Lugd.

Est une plante qui pousse plusieurs tiges à la hauteur d'un pied ou d'un pied & demi, grossettes, dures, ligneuses, rameuses, velues, blanchâtres, relevées alternativement par des nœuds, d'un chacun desquels sortent beaucoup de petites feuilles entassées les unes sur les autres, longuettes, menues, velues, médiocrement dures ou roides, d'une odeur légere de camphre quand on les écrase entre les doigts, d'un goût un peu âcre : elle fleurit au mois d'Août & de Septembre : sa fleur est un petit vase herbeux duquel sortent quatre petites étamines surmontées chacune par un sommet rouge ou de couleur de rose ; il succede à cette fleur une semence oblongue, noire : sa racine est presque aussi grosse que le pouce ; elle a plusieurs têtes ; elle croît aux lieux chaux & sablonneux ; elle est très-commune aux environs de Montpellier ; on en trouve aussi vers Frontignan : elle contient beaucoup d'huile éxaltée & de sel volatil, peu de phlegme.

Elle est céphalique, apéritive, résolutive, détersive ; elle résiste au venin ; elle excite les mois aux femmes ; elle abat les vapeurs ; elle est propre pour les vers. Elle provoque la sueur ; on l'estime beaucoup pour l'hydropisie, pour l'asthme, étant prise en décoction ou en poudre. *Vertus.*

Comme cette plante n'est pas commune partout, on lui substitue souvent l'*Abrotanum*, qui possede à peu près les mêmes qualitez. *Abrotanum*

On appelle cette plante *Camphorata*, à cause de son odeur qui approche de celle du Camphre, lorsqu'elle a été écrasée. *Etimologies.*

Selago, à *seligendo*, parce que cette herbe est choisie pour résister au venin.

CANCAMUM.

Cancamum est une gomme très-rare qui semble plutôt un assemblage de plusieurs especes de gommes ou résines unies ou aglutinées les unes contre les autres, qu'une seule gomme ; car elle est comme divisée en quatre différentes substances qui ont chacune leur couleur séparée : la premiere ressemble au Succin ; elle se liquéfie à la chaleur du feu, & elle a l'odeur de la gomme lacque : la seconde est noire ; elle se liquéfie aussi par le feu, mais elle rend une odeur beaucoup plus douce que la précedente : la troisiéme est semblable à de la corne, sans odeur : la quatriéme est blanche ; c'est la gomme Chibou, ou la gomme du Raisinier d'Amérique, dont je parlerai en son lieu.

On dit que ces gommes découlent d'un arbre de moyenne hauteur, dont les feuilles approchent de celles du mirthe ; il croît en Afrique, au Brésil, en l'Isle de S. Christophle.

Le *Cancamum* est propre pour déterger & consolider les playes, pour résoudre, pour fortifier, pour les maux de dents. *Vertus.*

On substitue au *Cancamum* entier la seule gomme animé.

Cancamum, à χανχαίνω, *calefacio*, parce que cette gomme excite de la chaleur dans la partie où on l'applique. *Etimologie.*

CANCELLUS.

Cancellus est une espece d'écrevisse fort petite, qu'on appelle en françois *Hermite* ou *Bernard l'Hermite*, parce qu'elle fuit les autres, & qu'elle se retire dans la premiere coquille qu'elle rencontre : la figure de son corps est longuette ; mais en gros elle a l'air d'une araignée, excepté qu'elle est un peu plus grosse ; elle porte sur sa tête deux petites cornes menues, rougeâtres ; ses yeux sont assez élevez ; sa bouche est entourée de petits filamens qu'on peut appeller de la barbe ; ses deux pattes supérieures sont fourchues, & elles lui servent de mains pour approcher de sa bouche ce qu'elle y veut met- *Hermite.* *Bernard l'Hermite.*

tre ; elle a des dents : on la trouve proche des rochers dans la boue , enclofe ordinairement dans une coquille groffe comme une noix , formée en cône , épaiffe , très dure ,
raboteufe , canelée , grife en dehors , polie & blanche en dedans : cette coquille renferme fi bien l'animal , qu'il eft fort difficile de l'en faire fortir par force ; quelques-uns en
mangent après l'avoir fait laver & cuire. Elle contient beaucoup de fel volatil.

Vertus. Elle eft apéritive & propre pour la pierre.

On trouve dans les Ifles de l'Amérique une efpece de *Cancellus* beaucoup plus grand
que celui dont je viens de parler , car il eft long de trois ou quatre pouces ; on l'appelle
Soldat. *Soldat* , à caufe qu'il fe revêt & s'arme d'une coquille étrangere ; ceux qui l'ont examiné , & entr'autres le R. P. du Tertre , difent qu'il a la moitié du corps femblable à
une fauterelle marine , excepté que fon écaille eft un peu plus dure que celle de la fauterelle : il a deux pattes mordantes , dont l'une eft affez menue , mais l'autre eft plus
large que le pouce & ronde ; elle bouche tout le trou de fa coquille , & elle lui fert non
feulement de main , mais de défenfe , car elle ferre & étreint fortement ce qu'elle a
attrapé : il a outre ces pattes , quatre autres pieds plus menus , affez femblables à ceux
d'un crabe ; le refte de fon corps eft long & gros environ comme la moitié d'un doigt ,
couvert d'une peau affez épaiffe & rude au toucher ; fa queue eft compofée de trois petits ongles ou écailles.

Cet animal vient tous les ans une fois au bord de la mer pour y jetter fes œufs &
pour y changer de coquille ; car comme celle qu'il a naturellement lui laiffe la partie de
derriere nue , il s'applique dès qu'il a affez de force , à en chercher une autre qui foit
proportionnée à fa grandeur ; & quand il l'a trouvée , il fourre fon derriere dedans , il
l'ajufte fur foi ; & ainfi revêtu des dépouilles d'autrui , il va dans les rochers , dans les
arbres creux , où il fe nourrit de bois pourri , de feuilles , comme font les crabes : mais
comme il croît , & que la coquille qu'il s'eft adaptée ne grandit point , il s'y trouve
tellement preffé , qu'il eft obligé d'en aller chercher une autre : il defcend donc au
bord de la mer , & c'eft un divertiffement pour ceux qui font curieux de l'éxaminer ;
car il s'arrête à toutes les coquilles qu'il rencontre pour les confidérer ; & quand il en
a trouvé une qu'il croit lui être propre ; il quitte la fienne , & fe fourre avec grande
précipitation le derriere dans la nouvelle , comme s'il avoit honte d'être nud. Or fi par
hazard deux de ces petits animaux fe trouvent en même tems dépouillez pour entrer
dans une même coquille , ils fe battent & fe mordent jufqu'à ce que le plus foible cede
& quitte la coquille au plus fort , qui en étant revêtu , fait trois ou quatre caracoles
fur le rivage : que s'il trouve que cette maifon ne lui foit pas propre , il la quitte , &
recourt vîte à fon ancienne , ou bien il en va chercher une autre ailleurs ; il change fouvent jufqu'à cinq ou fix fois , avant que d'en trouver une propre.

Quand on le prend , il jette un petit cri , & il tâche d'attraper avec fa patte mordante
celui qui le tient ; & s'il peut une fois l'attraper , on le tueroit plutôt que de lui faire
lâcher prife : cependant il ferre furieufement la main , & caufe de grandes douleurs ; le
plus prompt remede pour en être délivré , eft de chauffer fa coquille ; car alors il quitte
ce qu'il tenoit , & même fa coquille , & il s'enfuit nud : les habitans du pays le mangent
& en font grand cas ; mais il eft pernicieux pour les étrangers.

Eau qui On trouve dans fa coquille environ demi-cuillerée d'eau claire , qui eft un remede
fe trouve fouverain contre les puftules & veffies qu'excite fur la peau le lait ou l'eau qui tombe
dans fa co- de deffus les branches d'un arbre du pays nommé *Mancenilier.*
quille.
Vertus. Les habitans des Ifles pêchent ce poiffon ; & auffitôt qu'il eft pris , ils l'enfilent par la
Mance- tête , & ils l'expofent au Soleil qui le fait fondre enforte qu'il n'y refte que les écailles :
nilier. cette fubftance fondue eft une huile épaiffe comme du beure ; en hyver elle eft de cou-
Huile ou

leur blanche tirant sur le jaune, à demi liquéfiée ; en été elle est rougeâtre, d'une odeur *graisse qu'on en tire.* puante & d'un goût de poisson désagréable.

Sa vertu est estimée admirable pour les rhumatismes, à quoi les Sauvages sont fort *Vertus.* sujets ; il les guérit si promptement, que ceux qui en ont ressenti les effets, les attribuent à une espece de miracle : ils vendent cette huile fort chere, ce qui est cause qu'elle est fort rare en France. Le Frere Yon Jésuite m'ayant fait le plaisir de m'en envoyer de la Martinique à Paris, j'en ai fait des expériences pour les rhumatismes ; mais je ne me suis point apperçu que ce remede eût produit de meilleurs effets que nos huiles de vers, de lézard, de castor. Un remede n'agit pas toujours également dans les différens climats ; il se peut faire que les Sauvages ayant les pores plus ouverts qu'on ne les a ici, la transpiration de l'humeur du rhumatisme se fasse plus facilement & plus promptement quand on les frotte de cette huile ; peut-être aussi a-t-elle perdu une partie de son sel volatil & de sa vertu par le transport.

CANCER.

Cancer, en françois *Ecrevisse* ou *Cancre*, est un poisson à écaille dont il y a deux es- *Ecrevisse. Cancre.* peces générales, une de mer, & l'autre d'eau douce.

Les écrevisses de mer sont appellées *Hommars* ; elles sont la plupart beaucoup plus *Hommars.* grandes que celles de riviere ; on en trouve en Amérique d'une grosseur monstrueuse, & qui ont près de trois pieds de longueur ; les unes & les autres ont des mordans ou pattes fourchues, disposées en maniere de tenailles, noires, proportionnées à leur grandeur ; elles leur servent comme de mains pour nager, pour porter les alimens à leur bouche, & pour se défendre ; car elles pincent fortement : leur chair est ordinairement blanche & savoureuse, mais indigeste.

Leurs pattes noires appellées en latin *Chela cancrorum*, sont fort apéritives, propres *Chela can-* pour la pierre, pour la gravelle, pour exciter l'urine, pour purifier le sang. *crorum. Vertus.*

Les écrevisses d'eau douce ou de riviere sont connues de tout le monde ; il y en a de beaucoup d'especes & de grandeur différente : les mâles ont dessous la queue une espece de cordon qui regne tout le long, & auquel sont attachées des manieres de jambes courtes & foibles, de couleur blanchâtre ; les femelles n'ont point ce cordon, mais il paroît quelquefois à la place certains poils tendres & faciles à rompre : les Cuisiniers sçavent bien profiter de cette espece de cordon ; ils le tirent & le séparent de l'écrevisse pour le démêler dans les sauces, ce qui y donne un bon goût. En général les écrevisses considérées ou comme aliment ou comme médicament, sont toutes à estimer ; elles contiennent beaucoup de sel volatil & d'huile.

Elles sont propres pour la phtisie, pour l'asthme, pour réparer les forces abatues, *Vertus.* pour atténuer la pierre du rein & de la vessie, pour exciter l'urine, pour déterger les ulceres de la gorge, pour purifier le sang, prises en bouillon ou en substance. Un bouillon d'écrevisses écrasées fait dans du lait, est très-bon pour arrêter le vomissement, si l'on en use quelques jours de suite trois ou quatre fois par jour, ou même plus souvent.

Il naît dans l'écrevisse de riviere, immédiatement au-dessous de la tête, vers son *Pierre d'é-* estomac, deux pierres grosses comme des pois, applaties, orbiculaires, caves d'un *crevisse, ou* côté ou comme creusées, inégales ou rudes au fond, arondies & polies de l'autre côté, *yeux d'é-* ayant en quelque maniere la forme d'un œil, quoique ce n'en soit point, l'animal *crevisse.* ayant les siens propres situez à la place ordinaire de la tête : ces pierres ressemblent assez à de petites pastilles ; elles sont tendres, aisées à rompre ; leur couleur est d'un blanc grisâtre en dehors, très-blanches en dedans, sans odeur ni goût apparens ; elles s'y trouvent placées une de chaque côté, non pas vis-à-vis l'une de l'autre, mais tournées *Lapides cancri, oculi cancri.* obliquement; on les appelle en latin *lapides cancri, oculi cancri;* les écrevisses se déchargent de ces pierres deux fois l'année, au Printems & en Automne, après avoir frayé & s'être dépouillées de leur robe ou écaille pour en prendre une nouvelle qui naît à sa place, tendre aux premiers jours, mais qui s'endurcit peu à peu.

Les écrevisses femelles ont plus rarement de ces pierres; j'en ai trouvé souvent dans les jeunes & petites écrevisses males vivantes, elles avoient la même figure des autres; mais elles n'étoient pas plus grosses que des grains de vesse, de substance fort tendre, de couleur bleuâtre en dehors; on ne trouve point de ces pierres dans toutes les écrevisses mâles, & il n'est pas ordinaire d'en rencontrer en été pendant les grandes chaleurs. Les petites écrevisses dont j'ai parlé, ne font point le dépôt de leurs petites pierres jusqu'à ce qu'elles ayent grossi avec elles, & qu'elles ayent atteint le dégré de leur dureté & de leur perfection; ces pierres alors ne sont guéres moins grosses que les ordinaires: celles que nous achetons chez les Droguistes, & que nous employons en Médecine, viennent la plupart des Indes Orientales, où l'on en trouve souvent une si grande abondance aux bords des rivieres, qu'on les ramasse à poignées.

Les écrevisses des Indes Occidentales rendent aussi de ces pierres, mais elles sont plus petites; on les nettoye en les lavant, & on les fait sécher au soleil; quelques-uns croyent que les Indiens avant que de les envoyer en Europe, les font calciner par le feu, afin qu'elles se conservent mieux; cette méthode, s'ils l'observent, est non-seulement inutile, mais elle est préjudiciable à la qualité de ces pierres; car premierement elles se conservent fort bien étant simplement séchées au soleil, & en second lieu la calcination les prive d'un sel volatil qu'elles contenoient, & qui les rendoit apéritives.

Choix. On doit choisir les pierres d'écrevisses grosses, entieres, blanches, & prendre garde *Pierres d'écrevisses contrefaites.* qu'elles ne soient falsifiées, car on m'en a apporté de contrefaites qui étoient si bien sophistiquées, qu'il étoit mal-aisé de ne s'y pas laisser surprendre; mais j'y remarquai qu'elles étoient un peu plus pésantes que les véritables; & étant écrasées elles paroissent plus terreuses ou argilleuses; au reste elles étoient alkalines & absorbantes: mais par l'expérience que j'en fis, je n'y remarquai aucune qualité apéritive. Cette falsification est à craindre dans le tems que les pierres d'écrevisses sont cheres: elle est apparemment faite avec quelques coquilles & matieres terrestres blanches, broyées subtilement, mises en pâte avec une liqueur gommeuse, comme avec du mucilage de gomme adragant, formées & imprimées d'un cachet fait exprès, & enfin cuites au four.

Vertus. Les véritables pierres d'écrevisse sont astringentes, desiccatives, absorbantes, propres pour adoucir les humeurs trop acides, ou âcres, pour arrêter les cours de ventre, les hémorragies, le vomissement; elles provoquent un peu l'urine, elles purifient le *Dose.* sang étant prises en poudre subtile; la dose en est depuis demi scrupule jusqu'à deux scrupules: les pierres que nous tirons des écrevisses en Europe, ont tout autant de qualité pour la Médecine, que celles qu'on fait venir des Indes: cette qualité consiste principalement en ce qu'étant alkalines, elles absorbent & détruisent les pointes des sels acides ou âcres qui se rencontrent en trop grande quantité dans les corps, & y causent différentes sortes de maladies.

Etimologie. *Cancer à græco* καρκίνος, *à κα σκρός, Asper.*

* Les anciens & presque tous les modernes ont appellé *Cancer* toutes les especes d'animaux crustacez de riviere & de mer: il est bon aujourd'hui de les distinguer en genres & nommer *Astacus* l'écrevisse de fontaine, de riviere & de mer; *Locusta* les langoustes de mer, *Scilla* les squilles de mer, & *Cancer* les cancres de riviere & de mer.

CANINANA.

Caninana, (Jonſt.) eſt un ſerpent de l'Amérique, long d'un pied & demi ou de deux pieds ; ſon dos eſt vert, ſon ventre eſt jaune ; il eſt eſtimé un des moins venimeux ; il ſuit les hommes en rampant, & il ſouffre qu'on le prenne dans les mains ſans qu'il faſſe de mal : les Américains le mangent après en avoir coupé la tête & la queue. Il contient beaucoup de ſel volatil & d'huile.

Il eſt en uſage dans les antidotes des Indiens, comme la vipere l'eſt en Europe. Il ré-　*Vertus.*
ſiſte au venin.

Caninana vient de *Canis*, qui ſignifie *Chien*, parce que ce ſerpent ſuit les hommes,　*Etimolo-*
& ſe laiſſe prendre comme fait le chien.　*gie.*

CANIS.

Canis, en françois, *Chien*, eſt un animal à quatre pieds, dont il y a beaucoup d'eſ-　*Chien.*
peces aſſez connues. Il contient beaucoup de ſel volatil & d'huile.

La chienne porte ſes petits deux mois & deux ou trois jours.　*Chienne.*

Le petit chien nouveau né, appellé en latin *Catellus*, eſt fort propre pour amollir,　*Catellus.*
pour réſoudre, pour fortifier : on l'applique ouvert tout chaud ſur la tête pour les maladies du cerveau, ou ſur le côté douloureux dans la pleureſie.

La graiſſe de chien eſt vulnéraire, déterſive, conſolidante, propre pour la phtiſie, &　*Graiſſe de*
pour diſſoudre le ſang caillé de ceux qui ſont tombez de haut, étant priſe intérieure-　*chien.*
ment ; on s'en ſert auſſi extérieurement pour les douleurs de la goutte, pour la ſurdité &　*Vertus.*
pour les autres maladies des oreilles, pour la gratelle & le prurit.

L'excrement ou la crotte blanche du chien, appellée *Album græcum*, *Album canis*,　*Album*
Cynocoprus, eſt déterſif, atténuant, réſolutif, propre pour la ſquinancie, pour la pleure-　*Græcum.*
ſie, pour la colique, étant pris intérieurement. La doſe en eſt depuis demi ſcrupule juſ-　*Cynocoprus*
qu'à quatre ſcrupules : on l'applique auſſi extérieurement pour réſoudre les tumeurs, &　*Doſe.*
pour guérir la galle.　*Vertus.*

Le léchement du chien déterge & adoucit merveilleuſement les vieux ulceres des　*Léchement*
jambes, & guérit ſouvent des playes où d'autres remedes avoient été inutiles.　*du chien.*

On prépare la peau du chien, & l'on en fait des gants qui ſont propres pour amolir &　*Peau de*
adoucir la peau des mains ; & pour en guérir la démangeaiſon.　*chien.*

Les chiens ſont les animaux que nous connoiſſons les plus ſujets à la rage ou hydro-　*Maladies*
phobie ; on peut dire aſſez juſtement que cette maladie eſt une eſpece de fiévre chaude　*du chien.*
cauſée par un ſang ſec & brûlant ou très-échauffé, qui fait ſublimer à la tête des ſels　*Rage & ſes*
volatils armoniacaux : ce qui a donné lieu à cette fiévre chaude, eſt ordinairement une　*cauſes.*
abſtinence de boire & de manger pendant pluſieurs jours ; elle peut venir auſſi quelquefois de la mauvaiſe qualité des matieres corrompues dont ces animaux ſe nourriſſent
aſſez ſouvent. M. Mead Médecin Anglois, prétend que les chiens ſont plus ſujets à la
rage que les autres animaux, parce qu'ils ne ſuent jamais, & même dans les plus grandes chaleurs ; mais on voit aſſez ſouvent des chiens qui après avoir long-tems couru,
ont le poil mouillé & fumant par la ſueur ; quoiqu'il en ſoit, le chien enragé communique bien facilement ſon venin, & l'on en voit beaucoup d'effets tragiques, qui à la　*Remede*
vérité ſont long-tems à ſe manifeſter ; les remedes que j'ai reconnus les plus puiſſans,　*pour la*
quand une perſonne a été mordue d'un chien enragé, ſont un uſage fréquent de la pou-　*rage.*
dre de vipere, du ſel de vipere ou de corne de cerf, des herbes vulnéraires en guiſe de
thé, de la thériaque, de la poudre de *Palmarius* décrite dans ma Pharmacopée univerſelle ; on ne doit point négliger de s'aller baigner dans la mer avant que neuf jours ſoient

expirez depuis la morfure ; mais en y allant & après les bains, il faut prendre les remedes affidument pendant un mois.

Caufe de l'hydrophobie.

Ces remedes les plus falutaires, & une infinité d'autres dont on fe fert en pareille occafion étant la plupart Alkali, me donnent lieu de croire que le venin de la rage vient d'une efpece d'acide acerbe ou ftyptique, mais très échauffé & defféché qui s'eft introduit & répandu lentement dans toute l'habitude du corps; cet acide s'attache d'abord aux endroits du corps les plus humides, comme à la bouche, à la gorge, à l'eftomac, & y caufe une ardeur, un defféchement, & une irritation fi grande que le malade tombe dans une aliénation de raifon, dans des convulfions, & dans une horreur & une appréhenfion terrible de tout ce qui eft liquide, c'eft ce qu'on appelle *hydrophobia* : ce nom eft grec, & eft compofé de ὕδωρ *Aqua*, & de φεύγω *fugio* : fi la perfonne affectée de la rage a été mordue ou même feulement léchée à la bouche ou aux narines, elle demeure moins de jours à tomber dans les accès de ce mal, que fi elle avoit été mordue ailleurs ; elle prend en quelque maniere le naturel du chien qui l'a mordue ; car il femble qu'elle aboye & hurle ; elle mord ce qu'elle peut attraper ; elle devient furieufe, & elle fe jette fur ceux qui l'accompagnent, fans même diftinguer ni avoir égard pour les meilleurs amis.

Les faignées, & particulierement celles du front, de la gorge, des pieds, me paroiffent fort néceffaires dans ces occafions, pour ralentir & abattre les furies du malade : pour ce qui eft des bains dans l'eau de la mer qu'on fait ordinairement dans le commencement de ce mal, peu de tems après la morfure, & pour lefquels la plupart des gens font fi fort prévenus, il me femble qu'il y a de la témérité à les négliger ; puifque par l'expérience on voit peu de ces malades, qui après avoir fait ce remede dans le tems qui a été dit, tombent dans les paroxifmes de la rage, au moins n'en ai-je point vû : ces bains peuvent agir en manieres différentes ; la premiere, par l'effroi & l'horreur que le malade a de fe voir mettre rudement dans un liquide pour lequel il a déja une averfion outrée ; ce qui produit en lui une grande révolution dans les humeurs, une atténuation & une tranfpiration.

La feconde, par la compreffion que la pefanteur de l'eau de la mer fait fur tout fon corps ; car on prend foin de le plonger dans ce bain, lorfque les plus groffes vagues de la marée approchent, & qu'elles font en état de paffer fur le malade plufieurs fois : cette compreffion fixe peut-être le refte de la partie volatile & la plus active de l'humeur qui caufe la rage, & empêche par conféquent les mouvemens impétueux & les autres dérangemens qu'elle eût pû caufer dans l'habitude du corps. Le bain dans l'eau de la mer fera par ces raifons préferable à celui de l'eau de la riviere, parce que ce premier eft plus pefant, & fait une plus grande compreffion & fixation.

Quoiqu'il en foit, ce raifonnement eft en partie confirmé par une expérience, car on a plongé à force dans une cuve remplie d'eau falée tiéde un homme pendant qu'il étoit dans le paroxyfme de la rage, après l'avoir mis hors d'état de nuire & de mordre, en lui enveloppant la tête, & lui liant les bras, on s'apperçut que ce bain avoit diminué fa fureur ; & il y a de l'apparence que fi l'on eut réitéré ce remede encore plufieurs fois, le malade en auroit été foulagé, & peut-être guéri ; mais il eft difficile de perfuader à des gens qui travaillent à cette manœuvre de réiterer l'opération, à caufe de la crainte qu'on a d'être mordu malgré les précautions qu'on y peut apporter.

Les chiens font encore fujets à d'autres maladies, & particulierement les Bichons, qui à caufe de la quantité & de l'épaiffeur du poil dont ils font naturellement revêtus, font peu de tranfpiration ; ils font attaquez de vers, de coliques, de vomiffemens, de la pierre ; j'ai vû tirer par M. Meri à l'Académie, de la veffie d'un petit chien bichon,

une

une pierre groffe comme un œuf de poule , qui l'avoit fait mourir ; elle étoit de la même fubftance & dureté qu'on retire de la veffie de l'homme , de couleur grife , tirant
fur le blanc.

Canis à græco χυνός , *Chien.*

Cynocoprus à χυός , *Canis & κόπρος , Stercus ,* comme qui diroit excrément de
chien.

Etimolo-
gies.

CANIS SYLVESTRIS.

Canis Sylveftris , en françois , *Chien Marron ,* eft un animal à quatre pieds , de grandeur médiocre , qui tient du chien , du loup & du renard ; fon mufeau eft menu , fe terminant un peu en pointe : fes oreilles font courtes & pointues , fon corps eft grêle , fa
queue eft longue , fes jambes font hautes; il eft couverr d'un poil gris & roux ; il n'aboye
point , mais fon cri eft femblable à celui d'un enfant. Cet animal naît en la Chine , à
Siam : il eft d'un naturel très-vorace; il mange de la chair des animaux ; & quand la
faim le preffe bien fort , il entre dans les maifons & fe jette fur les perfonnes. Nous n'ap-
prenons point qu'il ait aucun ufage dans la Médecine.

Chien mar-
ron.

CANNABIS.

Cannabis. Matth. Brunf.	*Cannabis mas & fœmina.* J. B.
Cannabis fativa. C. B. Rajii Hift. Pit. Tournef.	*Cannabis fativa mas & fœmina.* Park.
Cannapus. Ger.	En françois , *Chanvre.*

Eft une plante qui croît du moins à la hauteur d'un homme : fa tige eft droite , quarrée , unique , velue , rude , creufe en dedans , couverte d'une écorce filamenteufe ; fa
feuille eft difpofée en main ouverte , divifée en quatre ou cinq parties , dentelées , vertes-
brunes , rudes au toucher , d'une odeur défagréable.

On diftingue cette plante en deux efpeces ; en mâle & en femelle , ou en féconde &
en ftérile.

Le chanvre mâle ou fécond eft appellé *Cannabis major ,* (Trag.) *Cannabis fœcunda ,*
(Dod.) Il ne porte point de fleurs , mais il produit beaucoup de petites coques ou fruits
couverts d'une maniere de coëffe , & renfermant chacun une femence prefque ovale.

*Cannabis
major.*

Le chanvre femelle eft appellé *Cannabis fterilis ,* (Dod. Cam.) *Cannabis fœmina ,* (J B.)
Cannabis erratica , (C. B.) Il eft un peu moins haut que le précedent : il porte des fleurs
à plufieurs étamines , un peu jaunes , qui naiffent au milieu d'un calice compofé de quelques feuilles difpofées en étoiles : ces fleurs ne laiffent aucunes femences après elles.

*Cannabis
fteri.is.*

Les racines de chanvres font fimples , ligneufes , blanches , entourées de quelques
fibres.

On cultive l'un & l'autre chanvre dans les champs aux lieux humides; leurs tiges fervent à faire les toiles de chanvre.

Il y a auffi un chanvre fauvage femelle qui croît vers les marais ; on l'appelle *Cannabis
erratica , paludofa , fylveftris ,* (Ad. Lob.) dont nous avons parlé au *Bidens.*

Chanvre
fauvage.
*Cannabis
erratica ,
paludofa ,
fylveftris.*

Les chanvres contiennent beaucoup d'huile , peu de fel. Ils font propres pour la brûlure , pour le bourdonnement d'oreille , pour tuer les vers : fa femence eft eftimée propre à ralentir les ardeurs de Venus , étant prife plufieurs jours de fuite ; elle appaife auffi
la toux. La dofe en eft depuis un fcrupule jufqu'à une dragme.

Vertus.
Dofe.

Cannabis vient du mot grec χανναβοί , qui fignifie *eau croupiffante.* On a donné ce nom
au chanvre , à caufe qu'il fe plait dans les lieux où l'eau croupit.

Etimolo-
gie.

Z

CANACORUS.

Canacorus latifolius vulgaris. Pit. Tournef.
Arundo Indica latifolia. C. B. J. B.
Harundo florida. Ger.
Calamacorus. Lob.

Arundo Indica florida. Lob.
Canacorus quorumdam.
Canna Indica. Gef. hor. Cluf. hifp.
(cui & flos Cancri nonnullis.) Cam.

En françois, *Canne d'Inde*, ou *Balizier*.

Balizier. Est une plante qui pousse de sa racine plusieurs tiges à la hauteur d'environ quatre pieds, grosses comme le doigt, nouées d'espace en espace comme les roseaux : ses feuilles sont larges, amples, nerveuses, pointues en leur extrémité, de couleur verte pâle, d'un goût d'herbe mêlé d'un peu d'acrimonie. Sa fleur naît en sa sommité, ressemblant en quelque maniere à celle du Glaieul, d'une belle couleur rouge. Cette fleur est un tuyau découpé profondement en six ou sept pieces inégales ; mais auparavant qu'elle soit bien ouverte, elle semble représenter les pattes d'une écrevisse ; d'où vient qu'on l'a **Floscancri.** appellée *Flos cancri*. Après cette fleur il paroît un fruit membraneux à trois coins arondis, gros comme celui du *Ricinus*, divisé en trois loges, qui renferment des femences sphériques, de couleur obscure ou noirâtre. Sa racine est noueuse, entourée de grosses fibres. Cette plante ne croît qu'aux lieux chauds, le froid lui est fort contraire : les feuilles qui enveloppent la gomme Elemi, appartiennent souvent à ce roseau.

Vertus. Sa racine est déterfive & apéritive.

Etimolo- Cette plante est appellé *Canacorus*, à cause qu'elle est d'une nature moyenne entre la **gie.** Canne & l'*Acorus*.

CANTHARIDES.

Mouches *Cantharides*, en françois, *Mouches Cantharides*, font des mouches de grosseur mé-
Canthari- diocre, oblongues, d'une très-belle couleur, verte-luisante, azurée, tirant fur le doré,
des. d'une odeur fort puante. On les trouve en Eté autour de Paris, & en plusieurs autres lieux, fur les feuilles du frefne, du peuplier, du rofier, fur les blez, dans les prez. Elles naiffent d'un vermifleau, ayant en quelque façon la figure approchante de celle de la chenille. Quand on a amaffé ces mouches, on les fait mourir à la vapeur du vinaigre chaud, puis on les fait fécher au foleil.

Il y a beaucoup d'efpeces de cantharides qui different par leur grandeur, par leur figure & par leur couleur. Nous en voyons en France de diverfes groffeurs ; mais il s'en trouve en Italie qui font groffes comme des hanetons, & plus longues, finiflant en pointe vers la queue. Les plus groffes que j'aie vûes autour de Paris font à peu près égales aux petits Efcarbots, appellez en latin *Scarabæi*. La figure de celles-là est oblongue, large, s'arondiffant aux deux bouts, ayant la tête petite. Les couleurs des cantharides different feulement en ce que les unes font un peu plus azurées, les autres plus vertes, les autres plus brunes ou tirant fur le châtain.

Les groffes cantharides ne font point en ufage en Médecine ; on fe fert des petites qu'on vend chez les Droguiftes ; elles font groffes à peu près comme les mouches guêpes, mais plus longues.

Choix. Il les faut choifir bien féches, nouvelles & bien entieres : quand elles font vieilles, elles fe réduifent d'elles-mêmes en une poudre très-légere, grife-brune ; & il ne leur refte guéres autre chofe que leurs aîles, qui n'ont prefque pas d'action dans les veflicatoires. Ces mouches féches contiennent beaucoup de fel, piquant, volatil & cauftique, mêlé avec un peu d'huile, de phlegme & de terre.

Elles font pénétrantes, corrofives ; elles excitent des veffies fur la peau, & elles en font fortir beaucoup de férofitez ; elles foulagent les parties malades, & elles détournent la fluxion qui y tomberoit : elles font la bafe des veficatoires qu'on applique derriere les oreilles à la nuque & entre les épaules ; pour les maladies des yeux, des gencives, du nez, pour l'apoplexie, pour la paralifie : on en applique auffi aux jambes pour les rhumatifmes, pour la goutte fciatique. *Vertus.*

On ne doit jamais fe fervir des cantharides pour l'intérieur, car c'eft un poifon qui s'attache particulierement à la veffie, & qui y caufe des ulceres mortels. Les remedes pour ceux qui en auroient malheureufement pris, feroient de boire beaucoup de lait, des émulfions, de l'huile d'amande douce, de faire feringuer dans la veffie des injections faites avec une décoction de racines de guimauve, de nénuphar, de laictue, de la nature de baleine & de l'huile de lin, de fe mettre dans le demi bain d'eau tiéde. *Canthari-des, poifon, Remedes.*

Il faut néceffairement que l'humeur glutineufe qui tapiffe la membrane intérieure de la veffie, foit plus difpofée à recevoir & à acrocher les particules âcres & falines de la cantharide, que celle qui enduit les parois des autres vifceres ; puifqu'on a toujours vû que cette mouche étant prife par la bouche, attaquoit particulierement la veffie, y caufant des piccotemens, des irritations, & enfin des ulceres, fans communiquer beaucoup fon impreffion aux autres parties du corps : j'ai même remarqué que les veficatoires étant laiffez plufieurs jours fur la chair, & principalement ceux qu'on applique fur le dos & fur les jambes, excitoient quelquefois une âcreté d'urine très-confidérable, laquelle on guériffoit en ôtant le veficatoire ; ce qui montre que les parties falines & volatiles de la cantharide ayant été mifes en mouvement par la chaleur du corps, elles ont entré par les pores, & fe font plûtôt arrêtées dans la veffie qu'ailleurs, par la raifon que j'ai dite, de même que du duvet ou de la poudre qui voltige dans une chambre s'accrochera plûtôt à du glu, s'il s'y en rencontre à découvert, qu'aux autres endroits ; mais cette âcreté d'urine caufée par des veficatoires, n'eft pas d'une conféquence approchante à celle d'avoir avalé des cantharides ; car l'impreffion n'en étant que légere, on en guérit aifément en ôtant, comme j'ai dit, le veficatoire, & en bûvant quelques émulfions. *Pourquoi elle s'attache plûtôt à la veffie qu'aux autres vifceres.*

Cantharides à χ ά. ϳα, ρος, *Scarabeus,* parce qu'on met les cantharides entre les efpeces d'efcarbots. *Etimologie.*

CAOLIN.

Eft une pierre talqueufe que l'on employe à la Chine pour la compofition de la pâte de la Porcelaine ; nous en parlerons au long à l'article du Petontzé.

CAPILLI HOMINIS.

Capilli hominis, en françois, *Cheveux de l'homme,* font une efpece de plante qui croît fur la tête de l'homme, & dans d'autres endroits ; il y en a de beaucoup de fortes qui different en longueurs, en groffeurs, en crefpure, en frifure, en dureté ou molleffe, en couleurs. Les Anciens les ont diftinguez par des noms différens qu'ils leur ont donnez ; ils ont appellé ceux des hommes qui pendent longs contre leurs joues, *Cæfaries à cadendo,* parce qu'on les coupe fouvent : ceux de derriere la tête, ou qui tombent fur le cou, *juba,* ou *crines* ; ceux des femmes *coma à* χομειν, verbe grec qui fignifie arifer & agencer foigneufement : ceux qui regnent vers les tempes & les oreilles *cincinni,* c'eft-à-dire cheveux bouclez ou frifez : ils contiennent tous beaucoup de fel volatil & d'huile *Cheveux de l'hom-me.* *Etimologies. Cæfaries, Juba, crines, coma. Cincinni.*

Ils font propres pour les vapeurs hyfteriques, fi on les brûle, & qu'on les faffe fentir. *Vertus.*

Le sel volatil qu'on en tire par la Chymie en la maniere ordinaire, est propre pour l'épilepsie, pour l'apoplexie, & pour les autres maladies du cerveau.

Etimologies. *Capillus, quasi capitis pilus*, poil de la tête.

Juba à jubeo, je commande; on compare ici les cheveux de derriere la tête de l'homme aux crins de dessus le cou du cheval, qui étant saisi avec les mains, l'animal est en état d'être dompté & d'obéir.

CAPILLI VENERIS.

Voyez Pl. III. fig. 13. *Capilli veneris*, en françois, *Cheveux de Venus*, c'est ce que l'on peut mettre au rang des Capillaires, dont on trouvera les différentes especes expliquées dans l'article *Adiantum*, page 14.

CAPITO.

Testu. *Capito anadromus*, (Gesn. Kentmanni,) en françois, *Testu*, est un poisson de mer & de riviere; il a la tête grosse, les yeux grands, beaux, blancs, les narines grosses, le corps long, couvert de petites écailles argentines, mêlées d'un peu de bleu; il pese environ deux livres quand il est en sa parfaite grandeur, il vit de petits poissons & d'insectes; il est fort bon à manger.

Vertus. Il est estimé propre pour purifier le sang, & pour exciter l'urine.

Etimologie. *Capito à capite*, parce que ce poisson a la tête grosse.

CAPIVARD.

Capivard, en françois, *Cochon d'eau*, est un animal à quatre pieds amphibie, qui a le corps d'un cochon & la tête d'un liévre, sans queue; il se tient presque toujours sur son derriere comme un singe; il naît au Brésil; il habite tout le jour dans la mer; mais il vient à terre la nuit, où il ravage les jardins & déracine les arbres; il est bon à manger.

Etimologie. *Capivard* est un nom Portugais appellé *Capybara*.

CAPO.

Capus. Chapon. *Capo, sive capus*, en françois, *Chapon*, est un coq châtré & engraissé; cet oiseau est assez connu dans les cuisines; il contient beaucoup de sel volatil & d'huile.

Vertus. Il est propre pour la phtisie, pour restaurer & réparer les forces abatues étant pris en bouillon.

CAPPARIS.

Caprier. *Capparis spinosa*. J. B.
Capparis spinosa fructu minore, folio rotundo. C. B. Pit. Tournefort.

Capparis retuso folio. Lob.

En françois, *Caprier*.

Est un petit arbrisseau garni d'épines crochues, ses rameaux sont un peu courbez, ses feuilles son rondes, d'un goût un peu amer; il pousse des rejettons ou petits pieds particuliers; portant en leurs sommitez des petites têtes ou des boutons verds, lesquels on cueille quand ils sont dans leur grosseur parfaite, pour les confire & pour les garder; ce sont les capres dont on se sert dans les ragoûts: si on laisse ces petits boutons sur la plante seulement quelques heures plus qu'il ne faut, ils ne feront plus en état d'être confits, car ils s'épanouiront en des fleurs blanches à trois feuilles disposées en rose, soutenues par un calice aussi à trois feuilles: du milieu de cette fleur s'éleve un pistile terminé en bouton; lorsque la fleur est passée, ce bouton devient un fruit charnu, de *Ecorce de la racine du Caprier.* figure approchante de celle d'une poire; il renferme dans sa chair plusieurs semences menues, logées chacune dans sa petite niche; ses racines sont longues & grosses, on

en fépare l'écorce, & on la fait fécher ; elle doit être épaiffe, dure, blanchâtre, difficile à rompre, d'un goût acerbe. On cultive le caprier en Provence, principalement
vers Toulon.

Il y a une autre efpece de caprier qui differe de celui qui vient d'être décrit, en ce
qu'il n'eft point épineux, & que fon fruit eft plus gros ; il eft appellé par C. Bauhin, *Capparis non spinofa fructu majore* ; ce Caprier croît en Arabie à la hauteur d'un arbre, &
il retient fes feuilles en hyver.

Capparis non spinofa fructu majore.

Les capres & l'écorce du caprier font employées en Médecine ; elles contiennent
beaucoup de fel volatil.

Les capres excitent l'appétit, elles fortifient l'eftomac, elles font apéritives ; on les
employe particuliérement pour les maladies de la ratte.

Vertus.

L'écorce de la racine du caprier eft fort apéritive, propre pour lever les obftructions
de la ratte & des autres vifceres, pour diffiper la mélancolie, pour réfifter au venin.

Capparis, *à capite*, parce que les boutons de fleurs qui naiffent fur cette plante ont
des figures de petites têtes.

*Etimolo-
gie.*

CAPREUS, CAPREA, CAPREOLUS.

Capreus eft une efpece de bouc ou de chévre fauvage, appellé en françois *Chevreuil* ;
fa femelle eft nommée en latin *Caprea*, en françois *Chevrelle* ou *Chevrette* ; & fon petit
Capreolus, en françois *petit Chevreuil fauvage*.

*Chevreuil
fauvage.
Capreus.
Caprea.
Capreolus.
Chevrelle.
Chevrette.*

Le Chevreuil fauvage tient beaucoup du cerf, mais il n'eft pas plus grand qu'une
chévre ordinaire ; fes cornes font rameufes ; fa vûe eft fort fine, car il voit la nuit
comme le jour ; il eft craintif & fort agile ; il court d'une grande vîteffe ; il habite les
bois, les montagnes, vers les Alpes, en Suiffe, & en plufieurs autres lieux : fa chair eft
bonne à manger ; elle contient beaucoup de fel volatil & d'huile.

Elle eft propre pour les cours de ventre.

Vertus.

Son fiel eft bon pour emporter les taches du vifage, pour diffiper les nuages des yeux
& les brouiffemens des oreilles, pour le mal de dent.

Ses cornes font propres pour arrêter les cours de ventre, pour l'épilepfie.

CAPRICALLA.

Capricalla (Jonfton.) en françois *Oye nonette* ou *Cravant*, eft une efpece d'oye fauvage, ou un oifeau un peu plus gros qu'un corbeau, de couleur noire ou plombée,
mais traverfée par des lignes larges, obfcures, en façon de bandelettes, fur le cou, fur
la poitrine, & fur le ventre : fa queue eft fort courte & noire ; il fait du bruit en volant ; il habite les marais ; il eft excellent à manger.

*Oye nonet-
te, Cravant*

Sa graiffe eft émolliente & fort réfolutive.

Vertus.

CAPRIFICUS.

Caprificus. Ang. Cord. in Diofc. | *Ficus fylveftris Diofcoridis*, C. B. Raii
Caprificus. Plin. J. B. Ger. Park. | hift. Pit. Tournef.

En françois, *Figuier fauvage.*

Eft un figuier fauvage qui porte des figues femblables à celles du ficomore, & qui
ne mûriffent point ; elles font remplies d'un fuc laiteux : les autres parties de l'arbre font
femblables à celles des autres figuiers.

Elles font propres pour amollir, pour humecter, pour réfoudre les tumeurs, pour
déterger & confolider les playes.

Vertus.

Ce figuier eft appellé *Caprificus*, comme qui diroit *figuier de chévre*, parce que les
chévres en broutent les feuilles & les fruits. *Ce qui fuit eft de M. Tournefort.*

*Etimolo-
gie.*

La manie-
re d'élever
les figuiers
dans les
Isles de
l'Archipel.

* La caprification ou la maniere d'élever les figuiers, dont les Anciens ont parlé avec tant d'admiration, n'est pas imaginaire, comme bien des gens le pensent : elle se pratique tous les ans dans la plupart des Isles de l'Archipel par le moyen des moucherons : les figuiers y portent beaucoup de fruit ; mais ces fruits qui font une partie des richesses du pays, ne profiteroient pas, si l'on ne s'y prenoit de la maniere que l'on va décrire. On cultive dans ces Isles deux sortes de figuiers : la premiere espece s'appelle *Ornos*, du grec littéral *Erinos*, qui signifie *figuier sauvage*, ou le *Caprificus* des Latins : la seconde espece est le figuier domestique. Le sauvage porte trois sortes de fruits qui ne font pas bons à manger, mais qui font absolument nécessaires pour faire mourir ceux des figuiers domestiques ; les fruits du sauvage sont nommez *Fornites*, *Cratitires*, & *Orni*.

Fornites.
Cratitires.
Orni.

Ceux qu'on appelle *Fornites*, paroissent dans le mois d'Août, & durent jusqu'en Novembre sans mûrir ; il s'y engendre de petits vers, de la piquure de certains moucherons que l'on ne voit voltiger qu'autour de ces arbres. Dans les mois d'Octobre & de Novembre, ces moucherons piquent d'eux-mêmes les seconds fruits des mêmes pieds de figuier. Ces fruits que l'on nomme *Cratitires*, ne se montrent qu'à la fin de Septembre ; & les *Fornites* tombent peu à peu, après la sortie de leurs moucherons. Les *Cratitires* au contraire restent sur l'arbre jusqu'au mois de May, & renferment les œufs que les moucherons des Fornites y ont laissez en les piquant. Dans le mois de May, la troisiéme espece de fruits commence à pousser sur les mêmes pieds des figuiers sauvages qui ont produit les deux autres. Ce fruit est beaucoup plus gros, & se nomme *Orni* : lorsqu'il est parvenu à une certaine grosseur, & que son œil commence à s'entr'ouvrir, il est piqué dans cette partie par les moucherons des *Cratitires*, qui se trouvent en état de passer d'un fruit à l'autre pour y décharger leurs œufs.

Il arrive quelquefois que les moucherons des *Cratitires* tardent à sortir dans certains quartiers, tandis que les *Orni* de ces mêmes quartiers font disposez à les recevoir : on est obligé dans ce cas-là d'aller chercher des *Cratitires* dans un autre quartier, & de les ficher à l'extrêmité des branches des figuiers dont les *Orni* font en bonne disposition, afin que les moucherons les piquent. Si l'on manque ce tems-là, les *Orni* tombent, & les moucherons des *Cratitires* s'envolent, s'ils ne trouvent pas des *Orni* à piquer. Il n'y a que les Paysans qui s'appliquent à la culture des figuiers, qui connoissent le vrai tems auquel il faut y pourvoir, & pour cela ils observent avec soin l'œil de la figue ; car cette partie ne marque pas seulement le tems que les piqueurs doivent sortir, mais aussi celui où la figue peut être piquée avec succès. Si l'œil est trop dur & trop serré, le moucheron n'y sçauroit déposer ses œufs, & la figue tombe lorsque cet œil est trop ouvert.

Ce n'est pas là tout le mystere : ces trois sortes de fruits ne font pas bons à manger ; ils font destinez par l'auteur de la nature, comme nous l'avons dit, pour faire mûrir les figues des figuiers domestiques. Voici l'usage qu'on en fait.

Dans les mois de Juin & de Juillet, les Paysans prennent les *Orni* dans le tems que leurs moucherons font prêts à sortir, & les vont porter sur les figuiers domestiques ; ils enfilent plusieurs de ces fruits dans des fétus, & les placent sur ces arbres à mesure qu'ils le jugent à propos. Si l'on manque ce tems-là, les *Orni* tombent, & les fruits du figuier domestique ne mûrissant pas, tombent aussi dans peu de tems. Les Paysans connoissent si bien ces prétieux momens, que tous les matins en faisant leur revûe, ils ne transportent sur les figuiers domestiques que les *Orni* bien conditionnez ; autrement ils perdroient leur récolte. Il est vrai qu'ils ont encore une ressource, quoique légere ; c'est de répandre sur les figuiers domestiques les fleurs d'une plante qu'ils nomment Scolymus *Ascolimbros* : il se trouve quelquefois dans les têtes de ces fleurs des moucherons propres à piquer ces figues, ou peut être que les moucherons des *Orni* vont chercher leur vie sur les fleurs de cette plante. Enfin les Payfans ménagent fi bien les *Orni*, que leurs moucherons font mûrir les figues du figuier domestique dans l'efpace d'environ quarante jours.

Ces figues fraîches font fort bonnes à manger. Pour les fécher, on les expofe au Soleil pendant quelque tems, après quoi on les paffe au four afin de les conferver pendant le refte de l'année : c'eft une des principales nourritures des Payfans de l'Archipel ; car ils n'ont ordinairement que du pain d'orge & des figues féches. Il s'en faut bien pourtant que ces figues foient aufli bonnes que celles que l'on féche en Provence, en Italie, & en Efpagne. La chaleur du four leur fait perdre tout leur bon goût ; mais d'un autre côté elle fait périr les œufs que les piqueurs de l'*Orni* y ont déchargez, & ces œufs ne manqueroient pas de produire de petits vers qui endommageroient ces fruits.

Voilà bien de la peine & du tems perdu, dira-t-on, pour n'avoir que de méchantes figues. Je ne pourrois affez admirer la patience des Grecs, qui paffent plus de deux mois à porter les piqueurs d'un figuier à l'autre : mais j'en appris bientôt la raifon ; car leur ayant demandé pourquoi ils ne cultivoient pas les efpeces de figuiers que l'on éleve en France & en Italie, ils me répondirent que la grande quantité de fruits qu'ils retiroient de leurs figuiers les leur faifoit préférer aux nôtres. Un de leurs arbres produit ordinairement jufqu'à deux cens quatre-vingt livres de figues, au lieu que les nôtres n'en produifent pas vingt-cinq livres. *Voyez les Mémoires de l'Académie des Sciences, 17 0 5.*

CAPRIFOLIUM.

Caprifolium.	*Volucrum majus.*
Matrifylva.	*Lilium inter fpinas.*
Periclymenum.	En françois, *Chévrefeuille.*

Eft un arbriffeau qui jette beaucoup de branches ou de rejettons longs, farmenteux, qui s'étendent d'un côté & d'autre, s'attachant & fe liant aux arbres voifins ; il y en a de deux efpeces principales.

La premiere eft appellée,

Caprifolium Germanicum. Dod. P. Tourn.	*Periclymenum non perfoliatum Germanicum.* C. B.
Periclymenum non perfoliatum. J B.	

Ses feuilles font attachées aux nœuds des rameaux, oppofées deux à deux de diftance en diftance, oblongues, pointues, médiocrement larges, molles, vertes en deffus, & un peu blanchâtres en deffous ; fes fleurs font ordinairement fix fur un même pédicule attachées à leurs calices, difpofées en rayons aux fommitez de fes branches, belles, blanches, agréables à la vûe, & d'une odeur fuave : chacune d'elles eft à une feule feuille formée en tuyau évafé par le haut ; elles font fuivies par des bayes groffes comme des raifins, molles, qui rougiffent en mûriffant, & qui renferment des femences aplaties, prefque ovales, affez dures ; cette baye eft défagréable au goût : fa racine eft longue, rampante, ligneufe.

La feconde efpece eft appellée,

Caprifolium Italicum. Dod. Pit. Tourn.	*Periclymenum vulgare alterum.* Cluf. hift.
Periclymenum perfoliatum. C. B. J. B.	*Vincibofcum vulgò.* Cæf.

Elle differe en ce que fes feuilles font plus rondes, oppofées, & s'uniffent fouvent, enforte qu'elles femblent n'être qu'une ; elles font percées par leur tige ou branche, de couleur verte-pâle, d'un goût tirant fur l'amer : fes fleurs font pareilles à celles de la premiere efpece, mais de couleur purpurine pâle.

L'un & l'autre Chévrefeuille croissent dans les jardins proche des autres arbrisseaux ; ils contiennent beaucoup de sel, d'huile, & de phlegme.

Vertus.

Ils sont apéritifs, détersifs, vulnéraires, dessicatifs, propres pour la toux, pour les maladies de la ratte, étant pris intérieurement ; on s'en sert aussi extérieurement pour les vieux ulceres, & pour emporter les taches du visage.

Etimologies.

Cette plante a été appellée *Caprifolium* ou *Chévrefeuille*, comme qui diroit *feuille de chévre*, parce que les chévres mangent ses feuilles & ses rejettons.

Periclymenum, à περι, *circum*, & κυλίω, *volvo*, parce que ses branches envelopent & embrassent les arbrisseaux voisins.

CAPRIMULGUS.

Tette-Chévre.

Caprimulgus (Aldovrand. Jonst.) en françois, *Tette-chévre*, est un oiseau nocturne un peu plus gros qu'un merle, & plus petit qu'un coucou ; sa tête est longue en son sommet, & comprimée ; ses yeux sont grands & noirs ; son bec n'est guéres plus grand que celui d'un moineau, un peu crochu ou recourbé en dessous, orné de quelques petites plumes menues comme des poils, vers les narines, & dessous le menton ; son corps est fait comme celui du coucou ; ses jambes & ses pieds sont fort petits, menus, courts ; son cri est si effroyable, qu'il donne la peur à ceux qui l'entendent ; il habite les lieux montagneux, principalement en Candie, au voisinage de la mer ; il s'approche autant qu'il peut des étables des chévres, parce qu'étant fort friant de leur lait, il tâche la nuit de s'y introduire & d'attraper leurs mammelles pour les retter ; son sucement est très-pernicieux à ces mammelles, car il les pique & les blesse si fort qu'elles en sont entiérement gâtées.

Vertus.

Son fiel est détersif, & propre pour consumer les cataractes des yeux.

Etimologie.

Caprimulgus est un mot composé de *caper*, chévre, & *mulgeo*, je tire du lait ; comme qui diroit *oiseau qui tire du lait de la chévre*.

CAPSICUM.

Capsicum siliquis longis propendentibus. Pit. Tournef.	*sive piper Indicum longioribus siliquis.* Lob.ic.
	Piper Indicum vulgatissimum. C. B.
Capsicum Actuarii, sive caninum. Zin.	*Siliquastrum.* Trag.
Zingiber Avicenna, Calecuticum piper,	*Cardamomum Arabicum.* Gesn. hort.

En françois,

Poivre d'Inde.	*Poivre du Brésil.*	*Piment.*
Poivre de Guinée.	*Corail de jardin.*	

Est une plante dont la tige croît à la hauteur d'un pied ou d'un pied & demi, anguleuse, dure, velue, rameuse, portant des feuilles longues & pointues comme celles de la persicaire, mais plus larges, assez charnues, de couleur verte-brune, attachées par des queues : sa fleur est une rosette à plusieurs pointes, de couleur blanche, soutenue par un pédicule charnu & rouge ; il lui succede, après qu'elle est tombée, un fruit qui est une capsule longue & grosse comme le pouce, droite, formée par une peau un peu charnue, unie, luisante, polie, verte au commencement, puis jaune, & enfin quand elle est mûre, rouge ou purpurine ; cette capsule est divisée intérieurement en deux ou trois loges qui renferment beaucoup de semences plates, faites le plus souvent comme un petit rein, de couleur jaunâtre tirant sur le rouge. Sa racine n'est pas plus grosse que sa tige, courte, mais jettant de ses côtez un grand nombre de fibres. Toutes les parties de cette plante ont beaucoup d'âcreté, mais particuliérement son fruit, car il brûle la

bouche

bouche quand on en met dedans. On la cultive aux pays chauds, comme en Espagne, en Portugal, au Languedoc, en Provence: la belle couleur de ses capsules l'a fait appeller par quelques-uns *Corail de jardin*.

Il y a plusieurs autres especes de poivre de Guinée, qui different par la figure de leurs capsules; car les unes sont plus menues & recourbées par le bout comme des petites cornes, ou en faucilles: on appelle cette espece *Capsicum siliquis recurvis*. (Dod.)

Les autres sont plus courtes, plus grosses, & presque arondies ou de figure ovale. On appelle cette espece *Capsicum siliquâ latiore & rotundiore*. (J. B.)

Le poivre d'Inde le plus commun, le plus en usage, & le moins âcre, est celui que j'ai décrit; on ne se sert que de ses capsules; elles doivent être choisies longues & grosses comme le pouce, droites, entieres, nouvelles, hautes en couleur: elles contiennent beaucoup de sel âcre & de l'huile: on nous l'apporte du Languedoc, où l'on en cultive beaucoup. Les Vinaigriers en mettent dans leur vinaigre pour le rendre fort.

Les Indiens mangent ce poivre tout crud, parce qu'ils y sont accoutumez dès leur jeunesse: on peut en Europe, sans s'écorcher la bouche & la gorge, & les mettre tout en feu, tâter de ce fruit; il faut pour cela ne point toucher aux côtes intérieures qui sont garnies de graines.

On confit ces gousses au sucre, & par-là on les rend en état d'être mangées: on en porte sur mer pour s'en servir dans les voyages.

Il dissipe les vents, il réveille les esprits, il raréfie la pituite trop visqueuse; il excite la digestion & la transpiration.

Les autres especes de poivre de Guinée ne sont en usage que chez les Indiens qui en mêlent dans leurs ragoûts: on s'en sert bien moins en France, à cause de leur trop grande acrimonie. *Du Renou* en donne une composition.

Capsicum, à *capsa*, boëte ou étui, parce que les semences de cette plante sont encloses dans une maniere d'étui; ou bien,

Capsicum, à χάπτω, parce que ce poivre est piquant ou mordant.

CARAMBOLAS.

Carambolas. Garz. Frag. Acostæ.	*Chamaroch*.
Camarix.	*Malus Indica, pomo anguloso, Carambo-*
Bolumbac.	*las dicta*. Raii hist.
Carabelli.	

Est un fruit des Indes gros comme un œuf de poule, un peu long, jaunâtre, comme divisé en quatre parties, ayant des rayes & des interstices qui l'embellissent: il contient au milieu certaines semences tendres, d'un goût aigre & agréable. Ce fruit croît à un arbre grand comme un Cognassier, ayant les feuilles semblables à celles du Pommier, un peu plus longues, de couleur verte-claire, un peu ameres. Ses fleurs sont petites, composées chacune de cinq feuilles, de couleur blanche tirant sur le rouge, sans odeur, mais très-belles à voir, d'un goût aigrelet comme l'Oseille.

Les Indiens de Goa se servent beaucoup de ce fruit en Médecine & dans les alimens; on l'ordonne pour les fiévres bilieuses, pour la dyssenterie: on le confit au sucre, & on le donne au lieu de sirop acéteux; il est très-agréable au goût; il excite l'appétit; il réjouit le cœur: les Canarins le font entrer dans leurs collyres pour les tayes & les nuages qui ternissent la vûe: les Sages-femmes le mêlent avec du betele, & le font prendre aux femmes qui viennent d'accoucher, pour faire sortir plus promptement l'arrierefaix; on l'employe aussi dans les gargarismes.

G. Pison donne une description de l'arbre qui porte ce fruit, un peu différente de celle de Garzias & d'Acofta : car il dit que fes feuilles font femblables à celles du Prunier, blanchiffantes en deffous comme celles du Peuplier, que fes fleurs font faites comme celles du Geneft, de couleur pâle-rougeâtre ; que fon fruit eft divifé en quatre parties par des interftices comme en la Couronne Impériale de Clufius, lefquelles contiennent fes femences ; qu'avant que ce fruit foit en maturité, il eft acide & aftringent, mais qu'étant mûr il eft vineux.

CARANDAS.

Carandas.
Auzuba.

Carandas, Garziæ.
Caranda. Frag.

Auzuba. Oviedo.

Eft un arbre ou un arbriffeau des Indes, dont les feuilles font pareilles à celles de l'Arboufier : il porte un grand nombre de fleurs qui ont l'odeur du Chévrefeuille : fon fruit eft femblable à une petite pomme, verd au commencement, empreint d'un fuc vifqueux & laiteux ; mais en mûriffant il devient noirâtre & d'un goût de raifin fort agréable : quelques-uns en tirent par expreffion un fuc vineux : on confit ce fruit mûr avec du fel & du vinaigre pour le garder. Cet arbre croît en Bengalate.

Vertus.
Son fruit excite l'appétit.

G. Pifon dit que les feuilles de cet arbre font femblables à celles de l'arbre qui porte les Tamarins.

CARANNA.

Caragna.
Caragne.

Caranna, five Caragna, en françois *Gomme de Caragne* ou *Caregne*, eft une gomme réfineufe, grife, molaffe, de bonne odeur, un peu aromatique, laquelle découle du tronc d'un arbre appellé *Arbor infania, Caragna nuncupata* (Hernand.) qui croît en la nouvelle Efpagne. Cette gomme nous eft apportée en maffes envelopées de feuilles de rofeaux.

Choix.
On doit la choifir nette, de bonne odeur ; elle contient beaucoup d'huile en partie éxaltée & de fel volatil.

Vertus.
Elle réfout puiffamment en raréfiant les matieres vifqueufes ; elle fortifie les nerfs ; elle appaife les douleurs des jointures, qui font caufées par des humeurs vifqueufes ; elle déterge, elle confolide les playes ; elle eft bonne pour le mal des dents & des yeux, étant appliquée fur la temple.

CARBO.

Charbon.
Carbo, en françois *Charbon*, eft du bois brûlé, étouffé, & rendu par l'action du feu, léger, très poreux & très-noir ; on le fait dans une grande foffe proche de quelque forêt, ou en un autre lieu à la campagne ; on remplit cette foffe de branches d'arbres coupées par morceaux & arrangées en pyramide ; on la couvre de pierres & de terre qui font enfemble une efpece de dôme, n'y laiffant qu'une petite ouverture en bas par où l'on met le feu au bois ; on la bouche quand le feu eft allumé : il s'éleve de cette efpece de fourneau, une groffe fumée, laquelle paffe par les pores du dôme & fe répand dans l'air ; il en réfléchit auffi une partie fur le charbon : on laiffe la matiere en cet état pendant plufieurs jours ; & l'on connoît que le charbon eft cuit & achevé, quand on ne voit plus fortir aucune fumée : on prend bien garde alors qu'il n'y paffe de l'air, car le feu réduiroit le charbon en cendres ; on bouche toutes les ouvertures qui pourroient s'être faites au dôme, afin que le feu s'éteigne entiérement, puis on laiffe refroidir ce charbon.

Les fumées qui font forties du bois, provenoient d'un mélange confus de phlegme, de fel effentiel & d'huile, qui avoit été pouffé par le feu ; mais comme ces fubftances manquoient d'air pour être en liberté de s'étendre & de se dissiper entiérement, la partie la plus grossiere & la plus épaisse de l'huile s'est précipitée, & a repandu une fuliginosité noire par tout le charbon: c'est cette substance onctueuse & raréfiée qui fait que le charbon prend feu si aisément, & qui lui donne quand il brûle une couleur tirant sur le violet, & une odeur de soufre; c'est elle aussi qui provoque par sa vapeur, le mal de tête, les étourdissemens, & plusieurs autres incommoditez qui arrivent à plusieurs personnes qui se sont trop approché du charbon nouvellement allumé, principalement quand c'est dans une petite chambre ou dans quelque lieu clos: le remede ou correctif qu'on peut faire pour éviter cet accident, est de mettre un morceau de fer immédiatement sur le charbon, car alors une bonne partie du soufre du charbon s'attachera au fer & s'y fixera. *Correctif du charbon*

Le charbon doit être choisi en morceaux de grosseur médiocre, longs, ronds, ayant peu de crevasses, sonnant, se cassant & s'éclatant aisément, sans poussiere, légers, d'un beau noir, luisant, brûlant aisément, & jettant une flamme en partie bleuâtre, en partie blanche; cette flamme vient de la partie fuligineuse qui est un soufre: le gros charbon pette davantage & fait plus d'éclats étant allumé, aussi se consume-t-il plus vîte que l'autre. *Choix.*

Une preuve que le charbon contient beaucoup de soufre éxalté, est qu'il brûle fortement en détonnant avec le salpêtre, comme on le peut voir dans l'opération du nitre fixé par les charbons, & en la poudre à canon.

Le charbon dont on se sert pour la poudre à canon, est celui qui a été fait avec du bois de saule, de coudrier, de rhamnus, parce qu'on prétend qu'il est plus léger & plus inflammable que le commun. *Charbon pour la poudre à canon.*

Le charbon cause des obstructions & des pâles couleurs à quelques filles & femmes qui prennent plaisir à en manger.

On fait en Chymie du charbon, quand on met en distillation par la cornue quelque bois que ce soit; car ce qui reste dans ce vaisseau après que les substances liquides ont été entiérement distilées, a été noirci par une fuliginosité qui est tombée dessus, & il s'en est fait un véritable charbon qui prend feu & se réduit en cendres comme le charbon commun.

Le miel distillé laisse un charbon noir qui paroît très-raréfié, quoique pesant; il ne se réduit point tout-à-fait en cendres, quelque degré de calcination qu'on lui donne. *Voyez ce que j'en ai dit dans mon Cours de Chymie.*

CARCAPULI.

Carcapuli, Acostæ.   *Arbor Indica, quæ gummi gutta fundit,*
Carcapuli malo aureo æmulo. C. B.   *fructu acido, sulcato, mali magnitudine Gho-*
Coddampulli. Hort. Malab.   *raba Cingalensibus.* Herman.

Carcapuli, sive Garcapuli (Acostæ) est un très-grand arbre de l'Amérique, lequel porte un fruit semblable à une orange, dont la peau est fort mince, unie, & luisante, de couleur dorée quand il est mûr. Ce fruit est tout rempli de petits grumeaux joints ensemble, & qu'on ne peut séparer les uns des autres, d'un goût âcre, mais agréable, à cause d'une certaine astriction qui l'accompagne: les Indiens l'employent dans leurs sauces. Cet arbre donne la gomme gutte. *Voyez* GUMMI GUTTA. *Carcapuli.*

Il est propre pour arrêter les flux de ventre, pour exciter l'appétit, pour hâter l'accouchement & la sortie de l'arrierefaix, pour augmenter le lait aux nourrices. *Vertus.*

On en pulvérise après l'avoir fait sécher, & l'on en souffle de la poudre dans les yeux pour éclaircir la vûe.

CARCHARIAS.

Canis ma-
rinus.
Galeus ca-
nis.

Carcharias, Plinii.
Canis marinus. Ariftot. Jonfton.　　*Galeus canis*, Oppiani.

En françois, *Requiem*, *Requin*, *grand Chien de mer*, *Poiffon à deux cens dents.*

En efpagnol, *Phiburon.*　En hollandois, *Haye.*

Eft une efpece de chien de mer ou un poiffon de l'Amérique, qui croît à une telle grandeur, qu'on en a vû pefer jufqu'à quatre mille livres ; il eft long & épais, couvert d'une peau rude ; fa tête eft fort grande, & approchante en figure de celle du chien ; fa gueule eft longue, ample, garnie d'un grand nombre de dents triangulaires, grandes quelquefois de plus d'un pouce, larges, plates, dures, aigues, crénelées, fort tranchantes, difpofées en trois rangs à chaque machoire : fes yeux font grands, ronds ; fon corps eft cartilagineux ; fa queue eft longue d'environ un pied & demi, fourchue ; fes nageoires font grandes ; il nage en pleine mer, mais il entre quelquefois dans les embouchures des rivieres en pourfuivant fa proye ; il vit de poiffons & de chair ; il eft fort friand de celle de l'homme. Il eft hardi, furieux, cruel ; il fe jette fur toutes fortes d'animaux, mais particuliérement fur les hommes ; & s'il ne peut pas les avoir tout entiers, il en emporte du moins une cuiffe ou un bras qu'il coupe en un inftant avec fes dents. Il fuit les canots ou petits bateaux des Indiens pour les attraper ; & quand il ne peut y parvenir, il mord les rames de rage. Il eft fort glouton, avalant tout fans mâcher, même jufqu'à des morceaux de bois, pourvû qu'ils foient gras. Il s'avance quelquefois fur le rivage, afin de s'élancer fur les hommes ; on lui tend des piéges pour l'attraper & le tuer. On trouve fouvent dans fon eftomac des bras, des cuiffes avec les jambes & les pieds, ou des moitiez d'hommes à demi digérez. Jonftonius rapporte qu'on avoit trouvé dans un de ces chiens de mer un homme entier tout armé. Il y en a de plufieurs grandeurs. On mange fa chair, mais elle n'eft guéres bonne ; fa peau eft d'un grand ufage chez plufieurs Artifans. Sa tête contient deux ou trois onces de cervelle très-blanche ; fes dents fervent dans les hochets des enfans pour exciter leurs dents à percer. On tire de fon foye de l'huile à brûler.

Chair.
Peau.
Cervelle.
Dents
Foye.
Huile.
Vertus.
Dofe.

Sa cervelle étant féchée & mife en poudre, eft fort apéritive & propre pour la gravelle ; on l'eftime bonne pour exciter l'accouchement : la dofe en eft depuis demi-fcrupule jufqu'à une dragme dans du vin blanc. Ses dents étant réduites en poudre fubtile fur le porphyre, font apéritives, alkalines, propres pour la pierre, pour arrêter les cours de ventre & les hémorragies : la dofe eft depuis demi-fcrupule jufqu'à deux fcrupules, ou même une dragme.

Dofe.

Langue de
ferpent de
Malte.

Les dents qu'on nous apporte de Malte fous le nom de *Langue de ferpent*, font des dents de chien de mer & d'autres grands poiffons, qui ont été pétrifiées dans la terre par le long féjour qu'elles y ont fait.

Etimolo-
gie.

On appelle le Carcharias *Requiem*, parce qu'en tuant & dévorant les hommes, il donne occafion de chanter pour eux le *Requiem*.

CARDAMINDUM.

Nafturtium Peru-
tium Peru-
vianum.
Petite Ca-
pucine.

Cardamindum minus & vulgare. Pit. Tournefort.
Flos fanguineus. Monard. Lugd.
Nafturtium Indicum folio peltato fcandens. J. B.

Nafturtium Indicum majus. C. B.
Nafturtium peregrinum, quod Peruvianum. Lugd.

En françois, *Petite Capucine.*

Eft une plante qui nous eft apportée de l'Amérique, & qui eft préfentement com-

mune dans les jardins ; sa tige est longue, déliée, ronde, rameuse, foible, s'entortillant autour des plantes voisines, ou des bâtons qu'on plante proche d'elle : ses feuilles
font ordinairement rondes, & quelquefois anguleuses, vertes, unies en dessus, un
peu velues en dessous ; il s'éleve d'entr'elles des pédicules rougeâtres qui soutiennent
des fleurs, belles, agréables à la vûe, & très-odorantes, composées chacune de cinq
feuilles jaunes, marquées de quelques taches rouges, ou de couleur de sang : leur calice est d'une seule piece découpée en cinq parties, & terminée en bas par une longue
queue qui a la figure d'un capuchon, d'un goût semblable à celui du cresson des jardins. Après que la fleur est passée, il paroît un fruit composé de trois capsules qui renferment chacune une semence presque ronde. Cette plante contient beaucoup de sel
essentiel & d'huile.

Elle est détersive, apéritive, propre pour exciter l'urine, pour le scorbut, pour la   Vertus.
pierre.

On confit sa fleur dans du vinaigre pour la manger en salade.

Monard dans son Histoire des Drogues, parle d'un certain Nasitord ou Cresson
qu'il a apporté du Pérou ; la plante est petite, portant des feuilles rondes, un peu plus
grandes que celles de la petite lentille, d'un goût de Cresson. Il dit que le suc de cette
herbe instillé dans les playes fraîches, & l'herbe pilée appliquée dessus, les guérit en les
cicatrisant, aussi-bien que feroit l'Herbe à la Reine.

Cardamindum, quasi Cardamum Indicum, comme qui diroit *Cresson d'Inde.*   Etimolo-
Gasp. Bauhin appelle cette plante *Nasturtium Indicum minus.*   gie.
*Nastur-
tium Indi-
cum minus,*
C. B.

CARDAMINE.

Cardamine pratensis magno flore. Pit.   *tense sylvestre.* J. B.
Tournef.   *Flos cuculi.* Brunf. Dod.
Nasturtium pratense magno flore. C. B.   *Lepidium minus.* Cord. in Dioscor.
Iberis Fuchsii, sive Nasturtium pra-

En françois, *Cardamine,* ou *Cresson des Prez,* ou *Passerage sauvage.*   Cresson des
prez.
*Passerage
sauvage.*

Est une plante qui pousse de sa racine des feuilles oblongues arondies, attachées à des
queues longues ; il s'éleve de leur milieu une tige à la hauteur de près d'un pied, revêtue de feuilles détoupées comme celles de la Roquette, & portant en sa sommité des
fleurs blanches ou un peu purpurines, composées chacune de quatre feuilles disposées
en croix. Après que ces fleurs sont passées, il paroît des petites siliques divisées chacune
en deux loges, renfermant des semences très-menues, presque rondes ; sa racine est
menue & fibreuse : elle croît dans les prez & aux autres lieux humides. Elle contient
beaucoup de phlegme, d'huile & de sel essentiel.

Elle est apéritive, propre pour la pierre, pour le scorbut.   Vertus.
Cardamine vient de *Cardamum,* qui signifie *Cresson.*   Etimologie.

CARDAMOMUM.

Cardamomum, en françois, *Cardamome,* est une semence qui nous vient des Indes.   Cardamo-
On en fait trois especes.   La premiere est appellée,   me.

Cardamomum majus. Matth.   *Malaguetta.* Garz.
Grana Paradysi. Cord. in Diosc.   *Milleguetta.* Adv. Lob.

En françois, *Maniguette,* ou *Graine de Paradis.*   Graine de
Paradis.

Est une graine environ grosse comme celle de la Violette, triangulaire, de couleur   V. Pl. III.
fig. 15.

rougeâtre , tirant fur le purpurin, d'un goût âcre & piquant comme celui du Poivre ; elle naît dans un fruit qui a la figure & la groffeur d'une Figue , d'un affez beau rouge ; la plante qui porte ce fruit a été affez inconnue jufqu'à préfent. Pomet en a pourtant donné une figure qui paroît être d'un arbriffeau dont les feuilles font oblongues , pointues , mais il n'en donne aucune Hiftoire. Le P. Labat ne la décrit guéres mieux ; il prétend cependant être en droit de la rejetter du nombre des Cardamomes ; plufieurs autres avant lui l'avoient déja dit.

Etimologie.

Cette graine étant à bon marchê, les Sophiftiqueurs en mêlent parmi le poivre pour y gagner davantage ; on l'appelle *Malaguetta* , à caufe d'une Ville d'Afrique nommée *Mélega* , d'où elle étoit autrefois apportée en France ; mais il nous en vient à préfent de différens endroits ; il faut la choifir récente , bien nourrie , haute en couleur , âcre & piquante au goût.

Cardamomum medium.

La feconde ou moyenne eft appellée en latin *Cardamomum medium* , ou *Cardamomum majus* ; c'eft une femence anguleufe , rougeâtre , âcre, contenue dans un fruit long comme le petit doigt d'un enfant, formé en triangle , beaucoup plus petit que celle du Malaguetta , mais d'une couleur approchante. Pomet dit qu'on lui a affuré que la plante qui porte cette gouffe eft rampante , que fes feuilles font difpofées trois à trois comme le trefle , finiffant en pointes , & fort dentelées , naiffant en divers endroits des grandes Indes.

Cette feconde efpece de Cardamome nous eft rarement apportée en France , parce qu'on ne la met guéres en ufage.

Cardamomummınus

La troifiéme ou petite Cardamome eft appellée *Cardamomum minus* , ou fimplement *Cardamomum* par excellence , parce qu'elle eft la meilleure & la plus ufitée des trois. Elle nous eft apportée en petites gouffes triangulaires , de couleur cendrée , tirant fur le blanc , ayant à peu près la figure de celle du Bëen, mais beaucoup plus petites & rayées, attachées à des petites queues de même couleur ; elles font remplies de femences plus menues que la Maniguette , prefque quarrées , arrangées & entaffées les unes fur les autres , mais féparées par des pellicules ou membranes très déliées , de couleur purpurine , d'un goût âcre , mordicant & aromatique. La plante qui donne le Cardamome eft bien repréfentée dans le onziéme Volume de l'*Hortus Malabaricus* , fous le nom de *Elettari.* Les gens du Pays mâchent cette graine qui leur rafraîchit la bouche lors des grandes chaleurs , & dans les accès de fiévre.

Choix

Il faut choifir les gouffes du petit Cardamome les plus récentes , les plus péfantes , & les plus remplies ; il ne faut point les ouvrir jufqu'à ce qu'on veuille s'en fervir , parce que leurs grains fe confervent mieux étant enfermez que quand on les a développez ; mais lorfqu'on voudra les mêler dans quelque compofition , il faut auparavant les féparer d'avec leurs gouffes , & choifir les grains les plus compaûs , les mieux nourris , les plus hauts en couleur , les plus aromatiques.

Tous les Cardamomes contiennent beaucoup de fel volatil & d'huile exaltée.

Vertus.

Ils font propres , & particulierement le petit , pour atténuer & raréfier les humeurs groffieres , pour chaffer les vents , pour fortifier le cerveau & l'eftomac , pour aider à la digeftion , pour exciter la femence , pour provoquer l'urine & les mois aux femmes , pour réfifter à la malignité des humeurs ; on en mâche pour exciter à cracher.

Etimologie.

Cardamomum , quafi nafturtium fuave , parce que le Cardamome a une odeur approchante de celle du creffon , lequel eft nommé en grec κάρδαμον.

CARDIACA.

Lycopus.

Cardiaca. J. B. Dod. Lob. P. T. | *Cardiaca , vel Lycopus.* Fuch.

Marrubium mas. Brunf.
Lycopſis, branca lupina. Ang.
Marrubium Cardiaca dictum, fortè pri- | *mum Theophraſti.* C. B.
Meliſſa ſylveſtris. Trag.
En françois, *Agripaume.*

Branca lu-pina.

Eſt une plante ſemblable au Marrube ſauvage; elle pouſſe pluſieurs tiges à la hauteur de deux ou trois pieds, groſſes, anguleuſes, fermes, fongueuſes & moëlleuſes en dedans; ſes feuilles ſont plus grandes que celles du Marrube, preſque rondes, approchantes de celles de l'ortie, mais découpées profondément, d'un vert obſcur: ſa fleur eſt en gueule, ou ayant la figure d'un tuyau découpé par le haut en deux lévres, velues, de couleur purpurine blanchâtre, ſoutenue par un calice fait en cornet fort cour, dur, épineux: après que cette fleur eſt paſſée, il paroît quatre petites ſemences à trois coins, noirâtres, contenues dans une capſule qui a ſervi de calice à la fleur; ſes racines conſiſtent en des fibres; toute la plante a une odeur forte & un goût amer: elle croît aux lieux incultes, rudes, pierreux, contre les hayes, aux pieds des murailles: elle eſt en vigueur tout l'Eté; elle contient beaucoup de ſel eſſentiel & d'huile.

*Voy. Pl.
VIII.fig. 3.*

Elle eſt atténuante, deſſicative, déterſive, cordiale; elle excite l'urine & les mois aux femmes; elle aide à l'accouchement; elle facilite la reſpiration; elle diſſipe la palpitation; elle répare les eſprits étant priſe en poudre ou en décoction.

Vertus.

Cardiaca à καρδία, *cor,* car cette plante eſt eſtimée cordiale.

Etimologies.

Lycopus à λύκος, *lupus,* & πούς, *pes,* comme qui diroit *pied de loup,* car la feuille de cette plante a la figure de la patte d'un loup.

Lycopſis, à λύκος, *lupus,* & ὄψις, *facies,* comme qui diroit *plante qui reſſemble en quelque choſe à un loup.*

CARDUELIS.

Carduelis,
Carduelus, | *Cardelus.*
En françois, *Chardonneret.*

Chardon-neret.

Eſt un petit oiſeau fort agréable par ſes belles couleurs & par ſon chant; il eſt fort connu chez les Oiſeliers; il vit de ſemences de chardon, de chanvre, de pavot; il fait ſon nid dans les trous des arbres; il contient beaucoup de ſel volatil & d'huile.

On prétend qu'il eſt bon pour la colique étant roti & mangé.

Vertus.

Carduelis à *Carduo, Chardon,* parce que le Chardonneret aime la graine du chardon.

Etimologie.

CARDUUS BENEDICTUS.

Carduus benedictus. Brunf. J. B. Dod.
Cnicus ſylveſtris hirſutior, ſive Carduus benedictus. C. B. Pit. Tourn. | *Acanthium.* Cord. in Dioſc.
Acanthus germanicus. Matth.
Atractilys hirſutior. Fuch. Dod. gal.

En françois, *Chardon-béni.*

Chardon-béni.

Eſt une eſpece de Cnicus, ou une plante dont la tige croît à la hauteur de deux ou trois pieds, groſſe, rameuſe, en partie droite, en partie courbée, velue, portant des feuilles longues, aſſez larges, découpées à peu près comme celle du *Taraxacon* ou du *Sonchus,* velues, garnies de pointes épineuſes, d'une couleur ſemblable à celles de la Bourache; ſes branches portent en leurs ſommets des têtes écailleuſes, entourées de quelques feuilles qui forment une maniere de chapiteau: ces têtes ſoutiennent chacune un bouquet de fleurs à fleurons découpez en lanieres, de couleur jaune: quand ces fleurs ſont paſſées, il naît en leur place des ſemences oblongues preſque auſſi groſſes que des petits girofles, griſes ou jaunâtres, garnies chacune d'une aigrette; ſa racine eſt pe-

tite , menue. Cette plante eſt remplie de ſuc, & fort amere au goût. Elle contient beaucoup de phlegme, d'huile & de ſel eſſentiel.

Vertus.   Elle eſt ſudorifique , elle réſiſte au venin ; elle tue les vers ; elle eſt bonne pour les
fiévres intermittentes.

CARDUUS MARIANUS.

Chamæ-
leon.

Carduus Marianus. Cod. in Dioſcor.	*Carduus Marianus , ſive laĉteis maculis*
Carduus Maria. Trag. Fuch. Icon.	*notatus.* J. B.
Carduus albus & Chamæleon. Brunf.	*Carduus laĉteus.* Matth. Lugd.
Carduus leucographus. Dod.	*Spina alba hortenſis.* Fuch.
Carduus albis maculis notatus vulgaris.	*Silybum.* Ang. Adv. Lob.
C. B. Pit. Tourn.	*Spina alba.* Dod. gal.

Chardon
argentin.
Artichault
ſauvage.

En françois, *Chardon de Nôtre-Dame* , ou *Chardon argentin* , ou *Artichault ſauvage.*

Eſt une eſpece de chardon ou une plante dont la tige croît à la hauteur de trois ou quatre pieds , groſſe comme le doigt , rameuſe , blanchâtre , lanugineuſe ; ſes feuilles ſont
longues, larges , pointues , épineuſes, piquantes , marquées de taches blanches comme
du lait ; ſes ſommitez ſont chargées de têtes armées de pointes dures & très-aigues; elles
ſoutiennent chacune un bouquet de fleurons évaſez par le haut , découpez en lanieres ,
de couleur purpurine ; il leur ſuccede des graines reſſemblantes à celles du Cartame ; ſa
racine eſt longue & groſſe , bonne à manger. Cette plante croit aux lieux incultes ; on
la cultive auſſi dans les jardins.

Elle contient beaucoup de ſel & d'huile ; on ſe ſert en Médecine de ſa racine , de ſa
ſemence , & quelquefois de ſes feuilles.

Vertus.   Le chardon de Nôtre-Dame eſt peĉtoral, apéritif, réſolutif, inciſif, propre pour la
pleureſie , pour l'hydropiſie.

CARDUUS VINEARUM REPENS.

Chardon
hémorroï-
dal.

Carduus vinearum repens folio Sonchi.	*Cirſium arvenſe Sonchi folio , radice re-*
C. B.	*pente.* Pit. Tournef.
Ceanothus. Theophr. Ang. Lugd.	

En françois, *Chardon aux aſnes* , ou *Chardon hémorroïdal.*

Eſt une eſpece de *Cirſium* , ou une plante qui pouſſe une tige à la hauteur d'un pied
rarement droite, courbée , rampante, blanchâtre , ſe diviſant vers ſa ſommité en quel -
ques petits rameaux ; ſes feuilles approchent en figure de celles du Sonchus , longues,
vertes, noirâtres en deſſus, blanches & lanugineuſes en deſſous, profondément découpées, garnies de piquans fort légers ; ſes rameaux portent en leurs ſommets des têtes écailleuſes, oblongues, un peu plus groſſes que des glans de chêne , ſans épines ,
chargées chacune d'un bouquet de petits fleurons découpés en lanieres, rougeâtres ;
quand ces fleurs ſont paſſées, il leur ſuccede des ſemences garnies chacune d'une aigrette ; ſa racine eſt rampante , noirâtre. Cette plante croît entre les vignes ; elle contient beaucoup de ſel & d'huile.

Vertus.   Elle eſt apéritive étant priſe en décoĉtion ; ſa tête ſéchée & portée dans la poche,
guérit les hémorroïdes : J'ai reconnu cet effet par pluſieurs expériences, il faut l'attribuer à des particules ſalines ou ſulfureuſes qui ayant été détachées de cette tête par la
chaleur de la poche , viennent tomber en partie ſur les hémorroïdes , & les adouciſſent
en les reſolvant. Les têtes de ce chardon ſont des nœuds de la tige occaſionnez par la piquure d'un inſeĉte qui dépoſe ſes œufs dans cette tumeur.   CAR-

CARLINA.

Carlina, en françois, *Carline*, est une plante dont il y a deux especes principales.

La premiere est appellée,

Carlina acaulos. J. B.	*Carduus panis seu pacis,* Ericio, Cord.
Carlina acaulos magno flore. C. B. P. T.	*Chamæleon albus.* Matth.
Carlina herbariorum. Adv. Lob.	*Cardopatium caule nullo.* Gesn. hort.
Carlina humilis (vel altera.) Dod. Col.	*Ixine,* Theophrasti, Ang.
Spina Arabica. Dod. gal.	

En françois, *Carline*, ou *Caméleon blanc*, ou *Chardonnerette*.

Elle pousse de sa racine des grandes feuilles, longues, larges, découpées profondé-ment, couchées à terre & rangées en rond, garnies de pointes dures & fort piquantes, de couleur verte-pâle, ondée ; il naît entre les feuilles sur la racine sans tige une tête lar-ge, orbiculaire, épineuse, garnie de feuilles, & soutenant des fleurs à fleurons, gar-nis & entourez de feuilles plates, pointues, blanches ou purpurines, disposées en rayon : quand cette fleur est passée, il paroît en sa place des graines oblongues, garnies cha-cune d'un bon nombre de poils blancs qui représentent une brosse ; ces graines sont sé-parées l'une de l'autre par des feuilles pliées en goutiere ; sa racine descend droite dans la terre, longue quelquefois de deux pieds, grosse comme le pouce, de couleur obscu-re en dehors, blanche en dedans, d'une odeur forte & aromatique, d'un goût assez agréable.

La seconde espece est appellée,

Carlina caulescens magno flore. C. B. Pit. Tournef.	*Chamæleon niger vulgaris.* Trag. Eyst.
Carlina sive Leucacantha. Dod.	*Crocodilium*, *Carlina caulem habens.* Lugd.
Carlina caulifera. J. B.	

En françois, *Carline*, ou *Caméleon noir*.

Elle differe de la précedente, en ce que sa tête est moins grosse & moins étendue, elle naît ordinairement seule au sommet d'une tige qui s'éleve d'entre les feuilles à la hau-teur d'environ un pied ; sa fleur est ordinairement blanche, rarement rouge, sa racine est souvent à demi ouverte & moins nourrie que celle de la Carline blanche. L'une & l'autre Carline croissent aux lieux montagneux, au Mont d'or en Auvergne, sur les Alpes, sur les Pyrenées. Les paysans en mangent les têtes pendant qu'elles sont encore jeunes & tendres. On tire de terre leurs racines au Printems, & on les fait sécher pour les conserver. Elles sont employées en Médecine. On doit choisir & préférer celle de la premiere espece, récente, grosse, bien nourrie, brune & gersée en dehors, blanche en dedans, d'une odeur forte, & d'un goût qui n'est point désagréable ; elle contient beau-coup d'huile à demi exaltée, & du sel essentiel.

Elle est sudorifique, apéritive ; elle résiste au venin ; elle tue & chasse les vers ; elle excite les mois aux femmes ; elle est propre pour les maladies contagieuses, en tems de peste.

Carlina, quasi *Carolina à Carolo*, *Charles*, parce qu'on reconnut sous l'Empire de Charlemagne que cette plante étoit propre contre la peste.

Chamæleon, parce que les feuilles de la Carline paroissent changer de couleur, suivant que le soleil donne dessus, à la ressemblance de l'animal appellé *Caméleon*, qui prend des couleur différentes suivant les différentes passions qui l'agitent.

B b

Leucacantha à λευκὴ, *alba* & ἄκανθα *spina*, comme qui diroit *plante épineuse*.

CARMIN.

Carmin.

Carmin, est une fécule ou une poudre d'un très-beau rouge foncé & velouté qu'on tire de la Cochenille par le moyen d'une eau dans laquelle on a fait infuser du Chouan & de l'Autour.

La Cochenille sauvage.

La Cochenille qu'on employoit en cette opération est une espece de Cochenille sauvage qui se trouve naturellement sur les figuiers d'Inde, sans qu'on l'y ait apporté, comme dans les bois de la Province de Chiapa en la nouvelle Espagne ; mais cette cochenille qui vient ainsi d'elle-même, est de beaucoup inférieure à l'autre, & à plus bas prix : on ne fait plus aujourd'hui cette différence, puisqu'on employe la meilleure cochenille pour le Carmin.

Choix.

Le Carmin doit être en poudre impalpable, & haut en couleur.

Usage.

Il est employé pour peindre en mignature, & pour faire les draperies rouges des tableaux de conséquence.

CAROTTA.

Carotta.

Carotta vulgaris radice flava. Adv.
Pastinaca tenuifolia sativa, radice lutea vel alba. C. B.
Daucus sativus radice lutea vel alba.

Carotte.

Pit. Tournef.

Pastinaca sive Carotta lutea. J. B.
Pastinaca tenuifolia sativa. Dod.
Staphylinus sativus & Daucus domesticus. Gal.

En françois, *Carotte*.

Est une espece de *Daucus*, ou une plante qui pousse des feuilles grandes, amples, mais découpées menu, vertes, velues, d'une odeur & d'un goût assez agréable ; sa tige croît à la hauteur de trois ou quatre pieds, droite, ronde, un peu velue, creuse, rameuse, chargée en ses sommets d'ombelles ou parasols qui portent des petites fleurs blanches composées chacune de cinq feuilles inégales, échancrées & disposées en fleur de lys à l'extrêmité du calice : quand cette fleur est passée, son calice devient un fruit composé de deux semences jointes ensemble, velues, rudes au toucher ; sa racine est longue d'un pied, grosse, charnue, jaune ou blanche pâle, se rompant aisément, d'un goût douceâtre : elle est fort en usage dans les cuisines. On cultive cette plante dans les jardins potagers ; elle contient beaucoup d'huile & du sel essentiel.

Vertus.

Sa racine & sa semence sont apéritives, propres pour la pierre, & pour exciter les mois aux femmes ; ses feuilles sont vulnéraires & sudorifiques.

Etimologie.

Carotta vient de *caro*, *chair*, parce que la racine de cette plante est charnue.

CARPINUS.

Ostrys Theophrasti.
Charme.

Carpinus. Dod. Pit. Tournefort.
Fagus sepium vulgò Ostrys. Theophr.
J. B.

Ostrya ulmo similis fructu in umbilicis foliaceis, C. B.

En françois, *Charme*, ou *Charmille*.

Est tantôt un arbre, tantôt un arbrisseau dont les rameaux s'étendent beaucoup ; il est couvert d'une écorce un peu raboteuse & rude, de couleur blanchâtre ; son bois est dur, blanchâtre ; ses feuilles sont assez larges, dentelées, approchantes de celles de l'Orme, mais plus tendres : il porte des chatons à plusieurs feuilles rangées en écailles le long d'un nerf, ne laissant aucun fruit après eux ; mais les fruits naissent sur les mêmes pieds, & en des endroits séparez des chatons entourez de petites feuilles ; ils sont durs ; leur figure est oblongue ; ils sont garnis chacun d'une couronne, & ils renferment dans leur cavité une semence oblongue.

Les feuilles, les chatons & les racines du charme sont astringentes, mais on ne s'en sert point en Médecine. Vertus.

Carpinus quòd facilè carpatur; car le bois de cet arbre est aisé à fendre. Etimologie.

CARTHAMUS.

Carthamus officinarum. Pit. Tournef.	*Cnicus vulgaris.* Cluf. hist.
Carthamus, sive Cnicus. J. B.	*Crocus sylvestris.* Ang.
Cnicus sativus, seu Carthamum officinarum. C. B.	*Cnecus.* Tur. *vel Cnicus.* Gef. hor.

En françois, *Cartame*, ou *Safran bâtard*. Safran bâtard.
Voyez Pl.
III. fig. 15

Est une plante qui pousse une tige seule à la hauteur d'environ deux pieds, droite, ronde, ligneuse, dure, se divisant vers le haut en plusieurs rameaux : ses feuilles sont oblongues, médiocrement larges, pointues, véneuses, garnies tout autour en leurs bords de petites épines : ses sommitez soutiennent des têtes écailleuses, grosses comme des avelines, blanchâtres, garnies chacune d'un chapiteau de feuilles. Ces têtes, en s'épanouissant, laissent paroître chacune un bouquet de fleurs à plusieurs fleurons découpez en lanieres, de couleur rouge approchante de celle du safran. Quand ces fleurs sont tombées, il leur succede des semences oblongues, un peu plus grosses que des grains d'orge, lisses, blanches, luisantes, couvertes d'une écorce dure, & pleines de moëlle blanche, douce, huileuse : sa racine est annuelle, menue. On cultive cette plante dans les jardins; sa fleur est appellée, *Safran bâtard*, ou *Safran d'Allemagne*. Elle est employée par les Teinturiers, par les Plumaciers, & pour faire le rouge d'Espagne & celui de Portugal, desquels on se sert pour rougir le visage. On doit choisir celle qui est la plus haute en couleur, & qui approche le plus de celle du safran véritable : elle nous est apportée séche d'Alsace, de Provence. Mais la plus belle & la meilleure est celle du Levant, qui vient ordinairement d'Alexandrie; les Droguistes l'appellent *Saffranum;* ses filets sont fort courts, déliez, frisez, d'un beau rouge velouté, exempts de filets jaunes qui se trouvent mélangez dans le Safran bâtard d'Allemagne; la plante qui porte cette fleur ne differe de notre Cartame qu'en ce qu'elle est plus petite. Safran bâtard, Safran d'Allemagne rouge, ou vermillon d'Espagne & de Portugal.
Saffranum.
Usage.
Choix.

La semence du Cartame est en usage en Médecine; on doit la choisir nouvelle, grosse, entiere, bien nourrie & bien remplie de moëlle ; elle contient beaucoup d'huile, & un peu de sel volatil. Semence du Cartame Choix.

Elle est un peu purgative; on l'estime propre pour évacuer la pituite ; elle donne le nom aux tablettes *Diacartami*. Vertus.

Carthamus vient du mot *Karten*, qui signifie chez les Mores la même plante ; ou du grec καθαειζειν, *purgare*, parce que la semence du Cartame est purgative. Etimologies.

CARVI.

Carvi. Cæsalp. Pit. Tourn.	*Caros.* Brunf. J. B.
Carum. Dod.	*Cuminum pratense, Carvi officinarum.*
Careum. Fuch.	C. B.

Est une plante qui pousse plusieurs tiges à la hauteur d'environ un pied & demi, quarrées, nouées, vuides, rameuses : ses feuilles naissent comme par paires découpées menu le long d'une côte : ses sommets soutiennent des ombelles ou parasols sur lesquels naissent des fleurs composées chacune de cinq feuilles inégales, disposées en fleur de lys, de couleur blanche : ces fleurs ne durent guéres, & elles font bien-tôt place en *Voyez* Pl.
III.fig. 16.

tombant à des graines longuettes, étroites, jointes ensemble deux à deuxen maniere d'un petit fruit, canelées sur le dos, grises, d'un goût d'anis âcre, un peu piquant. Sa racine est longue, charnue, assez grosse, blanche, quelquefois jaune, mais rarement, d'un goût de Panais. Cette plante croît dans les terres grasses, dans les prez, dans les jardins. Sa semence est en usage en Médecine; la meilleure nous est apportée des pays chauds, comme du Languedoc, de la Provence. On doit la choisir nouvelle, bien nourrie, verdâtre, d'une odeur aromatique, d'un goût âcre & piquant: elle contient beaucoup de sel volatil & d'huile.

Semence du Carvi. Choix.

Elle est incisive, apéritive, carminative: elle fortifie l'estomac; elle aide à la digestion; elle donne une bonne haleine étant machée; elle est propre pour la colique, pour le vertige, pour augmenter le lait aux nourrices.

Vertus.

Carvi vient de *Carie*, qui est un pays de l'Asie mineure, où les Anciens trouverent cette plante.

Etimolo-gie.

CARVIFOLIA.

Carvifolia. C. B.	Fœniculum erraticum alterum. Lon.
Cyminum equinum & sylvestre. Trag.	Peucedanum. Lon. icon.
Hippomarathrum. Bot. Franc.	

Est une plante qui pousse des tiges à la hauteur d'environ trois pieds, anguleuses, menues, rameuses, remplies d'une moëlle fongueuse, blanche. Ses feuilles sont semblables à celles du Carvi, d'un goût un peu âcre & aromatique: ses sommitez portent des ombelles ou parasols, où sont attachées des petites fleurs blanchâtres & rougeâtres, lesquelles sont suivies par des semences presque semblables à celles du Panais, d'un goût âcre, amer & aromatique. Ses racines sont fort longues, menues, blanches, de mauvais goût. Cette plante croît dans les bois, dans les jardins.

Vertus.

Sa semence & sa racine sont apéritives & carminatives.

CARYOPHYLLATA.

Caryophyllata vulgaris. C. B. Pit. Tournefort.	Vulgaris Caryophyllata. Lob. icon.
Caryophyllata. Brunf. Trag. Dod. gal.	Herba benedicta. Brunf. 4.
Sananunda quibusdam.	Benedicta. Gesn. hort.
Caryophyllata vulgaris flore parvo luteo. J. B.	Geum, Tur, urbanum. Gesn. hort.
	En françois, Benoite, Galliote.

Benoite, Galliote.

Voyez Pl. V. fig. 13.

Est une plante qui pousse des feuilles oblongues, velues comme celles de l'aigremoine, mais plus rudes, plus dures, d'un verd plus obscur, dentelées en leurs bords, disposées par paires le long d'un nerf, les unes plus grandes, les autres plus petites. Ses tiges croissent à la hauteur d'un pied & demi ou de deux pieds, menues, rameuses, un peu rudes au toucher, garnies de feuilles alternes, & soutenant en ses sommets des fleurs à plusieurs feuilles jaunes disposées en rose. Quand cette fleur est passée, il se forme en sa place un fruit arondi en maniere de tête, chevelu, rude, composé de plusieurs semences oblongues, terminées chacune par une queue assez longue. Sa racine est oblongue, ou presque ronde, entourée de fibres, de couleur obscure, d'une odeur de gérofle, pourvû qu'on la tire de terre au Printems. Cette plante croît aux lieux incultes, sombres, contre les hayes. Sa racine est employée en Médecine; elle contient beaucoup de sel essentiel & d'huile.

Vertus.

Elle est fibreuse, incisive, atténuante, céphalique, cordiale, propre pour les catharres, pour dissoudre le sang caillé, étant prise en poudre ou en décoction.

Caryophyllata, à *caryophyllo*, parce que la racine de cette plante ayant été retirée de
terre au Printems & écralée, rend une odeur de gérofle. On lui a donné encore les
noms de *Sanamunda* & de *Benedicta*, à caufe de fes grandes vertus. Etimolo-
gie.

CARYOPHYLLUS HORTENSIS.

Caryophyllus domesticus. Matth.	*Viola flammea Scaligero.* Gef. hort.
Betonica altilis, coronaria. Fuch. Lac.	*Tunica.* Fuch.
Cantabrica. Tur.	*Herba tunica quibufdam.*
Caryophyllæa. Trag.	*Flos garyophylloruin.* Lon.
Vetonica altilis. Dod. gal.	
Coronaria. Gef. hor.	En françois, *Oeillet.*

Eft une plante qui pouffe de fa racine des feuilles longues, étroites, dures, épaiffes, vertes; il s'éleve de leur milieu beaucoup de tiges de hauteur différente, rondes,
dures, unies, portant en leurs fommitez des fleurs longues, à plufieurs feuilles, belles,
difpofées en rond, étroites en bas & larges en haut, d'un goût doux, foutenues par un
calice qui eft un tuyau cilindrique & membraneux, d'où il s'éleve un piftile qui devient
dans la fuite un fruit cilindrique, rempli de femences plates & comme feuillées; ces
fleurs font rouges, ou blanches, ou purpurines, ou marbrées de couleurs diverfes fort
agréables à la vûe, d'une bonne odeur fort aromatique, approchante de celle du gérofle. On cultive cette plante dans les jardins: il y en a de beaucoup d'efpeces: on fe fert
en Médecine de fa fleur; on préfere l'œillet fimple au double; & l'on choifit entre les
fimples, le rouge, haut en couleur, & bien odorant; il contient beaucoup d'huile
éxaltée & de fel eflentiel & volatil. Oeillet. Choix;

Il eft cordial & céphalique, propre pour l'épilepfie, pour la paralyfie, pour les vertiges, pour réfifter au venin, pour exciter la tranfpiration. Vertus;

On a nommé l'œillet *Caryophyllus*, à caufe qu'il a l'odeur de gérofle. Etimolo-
gie.

CARYOPHYLLI.

Caryophylli, five Garyophylli, en françois *Gérofles* ou *clous de Gérofle,* font les fruits ou
æmbrions des fleurs defféchées d'un arbre des Indes, dont les feuilles font longues, affez larges, pointues. Quand ce fruit commence à paroître, fa couleur eft verte-blanchâtre, il devient roux, puis il brunit en mûriflant, comme nous le voyons; on le fait
tomber en fecouant l'arbre: mais comme il en refte toujours quelques-uns des plus attachez, ils augmentent fi bien en grandeur, qu'ils deviennent gros comme le pouce;
& il y naît une gomme dure, noire, odorante, d'un goût aromatique: ces gros gérofles font appellez en latin *Antophylli,* & en françois *meres de gérofles,* que l'on apporte
quelquefois confits. Quelques Auteurs en demandent dans des defcriptions de reme-
des, mais on leur fubftitue ordinairement les gérofles ordinaires. *Garyophyl-
li,*Gérofles,
cloux de gé-
rofle.
Voyez Pl.
IV. fig. 1. *Antophylli,*
Meres de
gérofles.

Le gérofle a la figure d'un clou, d'où vient qu'on l'appelle *clou de gérofle.* On doit le
choifir gros, bien nourri, récent, entier, de couleur brune ou obfcure, facile à rompre, fort odorant, d'un goût piquant, aromatique: il contient beaucoup d'huile à
demi éxaltée & de fel volatil. Choix.

Il eft cordial, céphalique, ftomacal; il réfifte à la malignité des humeurs, il atténue
la pituite groffiere du cerveau, il excite le crachat, il foulage le mal de dents. Vertus;

Caryophyllus, ex χάρυον, *juglans,* & φύλλον, *folium;* comme qui diroit *feuille de noyer,*
parce que la feuille de l'arbre qui porte le gérofle, reffemble à une de celles du noyer. Etimolo-
gie.

CARYOPHYLLUS REGIUS.

Caryophyllus regius (G. Pifon) en françois *Gérofle royal,* eft une efpece de petit gérofle
fort rare & très-prétieux, long & gros à peu près comme un grain d'orge, anguleux, Gérofle
Royal.

relevé de fix ou huit pointes qui forment en fon fommet une efpece de petite couronne, repréfentant en figure plutôt une fleur qu'un fruit, de couleur ferrugineufe, d'une odeur & d'un goût de gérofle ordinaire, mais plus aromatique & plus piquant. Ce petit fruit naît à un arbre dans les Indes Orientales. Le Roy de l'Ifle Maccia fait garder cet arbre à vûe par fes foldats, de peur que quelqu'autre que lui n'en recueille les fruits ; & comme les chofes cachées & rares deviennent toujours myftérieufes, on fait croire au vulgaire des Indiens, que quand l'arbre eft chargé de ce gérofle, les autres arbres s'inclinent devant lui comme pour lui rendre leurs hommages.

Vertus.   Ce fruit a les vertus du gérofle ordinaire, mais il a plus de force.

Tinca radoi.   Les Indiens l'appellent *Tinca Radoi*, c'eft-à-dire *Gérofle Royal* ; foit parce qu'il porte une efpece de couronne ; foit parce que le Roy du pays s'en eft réfervé la poffeffion ;

Etimologie.   foit à caufe de l'opinion 'commune & fabuleufe, qui veut que les arbres s'inclinent devant lui comme devant leur Roy.

CASCARILLA.

Quinaquina aromatica.	*Cortex Elatorii. Chacarilla.*
Quinaquina fpuria.	*Cortex aromaticus Peruvianus.*

En françois, *la Chacrille*, ou *Chacril.*

Chacrille, ou Chacril.   * Eft une écorce du Pérou, de la groffeur & figure du Quinquina, mais grifâtre, & d'un goût douceâtre aromatique, d'une odeur fuave lorfqu'on la brûle.

Vertus.   Elle eft bonne pour les fiévres, les maux de gorge. *Voyez les Mém. de l'Acad.* 1719.

CASEUS.

Fromage.   *Cafeus*, en françois *Fromage*, eft le caillé du lait féparé du *Serum*, & endurci par une chaleur lente ; il contient beaucoup d'huile, un peu de fel acide, de terre, & de phlegme ; on y mêle du fel marin pour le conferver, & pour en augmenter le goût.

Vertus.   Il aide à la digeftion, étant mangé en petite quantité à la fin du repas ; il refferre un peu le ventre.

Etimologies.   *Cafeus*, à *cafare*, choir, tomber, parce que le fromage fe féparant du *ferum* du lait, fe précipite au fond du vaiffeau ; ou bien *cafeus à coeundo*, *vel à lacte coacto*, parce qu'on fait le fromage avec du lait caillé

Fromage vient du latin *forma*, car on prononçoit autrefois *formage.*

CASSIA.

Caffia fiftula Alexandrina. C.B.	*Caffia folutiva.* Bellon. Monard.
Caffia fiftula laxativa. Lon.	*Siliqua Ægyptia.* Matth.
Caffia Ægyptia, five purgans. Cam.	*Canna fiftula,* Acoftæ.
Caffia nigra. Dod.	En françois, *Caffe.*

Caffe. Voyez Pl. IV. fig. 2.   Eft une filique longue ordinairement comme le bras, plus groffe que le pouce, prefque ronde ou cilindrique, ligneufe, de couleur noirâtre ; fon écorce eft dure comme du bois, compofée de deux coffes tellement jointes & attachées enfemble, qu'on ne peut point les féparer qu'en caffant leurs jointures. Son creux eft divifé en cellules par des cloifons minces, mais affez dures, enduites d'une pulpe ou fubftance moëleufe, fort noire, douce comme du fucre ; chacune de ces cellules renferme une femence groffe comme un lupin, plate & prefque ronde, de couleur jaunâtre. Cette filique eft le fruit d'un arbre grand & fort gros, qui croît en Egypte, en Aléxandrie, aux Indes, & en plufieurs autres lieux : il eft revêtu d'une écorce grife ayant un goût aftringent ; fa feuille approche en figure de celle du noyer, verte : fes feuilles naiffent plufieurs fur un pédicule, compofées chacune de cinq feuilles difpofées en rond, de couleur jaune.

Quand ces fleurs font tombées , les bâtons de caffe croiffent & fe durciffent , enforte que le frapant les uns contre les autres quand le vent eft fort , ils font tant de bruit , qu'on les entend de loin.

La meilleure caffe eft celle qui vient du Levant : il faut la choifir nouvelle , en bâtons affez gros , unis , entiers , pefans , ne fonnant point quand on les fecoue ; que leur écor-ce foit mince , de couleur obfcure , luifante en dehors , blanche en dedans ; qu'ils con-tiennent beaucoup de moëlle ou pulpe d'une bonne confiftence liée , ni trop humide , ni trop féche , fe féparant facilement de fon écorce , & la laiffant nette , de couleur fort noire , d'une odeur douce , éxempte d'aigre , & d'un goût fucré agréable. Cette caffe eft rare & fi chere en France , principalement en tems de guerre , que nous fommes obli-gez de nous fervir communément de celle qui vient d'Egypte & des Ifles Antilles. *Caffe du Levant. Choix.*

La caffe du Levant & celle d'Egypte nous font apportées par Marfeille ; mais celle des Ifles vient par Dieppe , par la Rochelle.

On confit des bâtons de caffe pendant qu'ils font encore jeunes & tendres , & l'on en mange quand on veut fe lâcher le ventre. On appelle en latin ces bâtons de caffe confits *Canificium* , & en françois *Canefice* , on a donné le nom de *Caneficier* à l'arbre qui les porte. *Bâtons de caffe con-fits. Canificium Canefice.*

La moëlle de caffe eft appellée en latin ,

Medulla caffiæ. Pulpa caffiæ. Flos caffiæ. Caffia extracta.

Elle doit avoir été tirée d'une caffe auffi approchante qu'il fe pourra de la caffe du Le-vant : elle doit être employée récemment mondée ; car fi on la laiffe quelques jours hors du bâton , elle fermente & s'aigrit. Elle contient beaucoup de phlegme , d'huile , & de fel effentiel.

Elle purge doucement les humeurs bilieufes , & elle ne laiffe guéres d'impreffion de chaleur dans le corps ; mais elle eft venteufe , & elle excite des vapeurs à ceux qui y font fujets. Pour corriger cette qualité importune , on la fait bouillir légerement après l'a-voir diffoute dans une liqueur : par ce moyen on atténue & l'on raréfie fa fubftance trop vifqueufe , qui ne paffant point affez vîte dans les vifceres , s'y fermentoit & y produifoit le vent & la vapeur qui font une même chofe. La dofe de la moëlle de caffe eft depuis demi-once jufqu'à une once & demie. *Vertus. Dofe.*

Il croît au Bréfil une efpece de caffe appellée par Gafpard Bauhin *Caffia fiftula Brafi-liana :* elle eft groffe comme le bras , & aftringente ; on en voit très-rarement en France. *Caffia fi-ftula Bra-filiana.*

CASSIA LIGNEA.

Caffia lignea. | *Caffia odorata.* | *Xylocaffia.*

Eft une écorce qui a la forme , la couleur , le goût & l'odeur de la canelle ; mais elle eft plus épaiffe , moins aromatique , moins piquante au goût , fe rendant vifqueufe dans la bouche quand on la mâche , & s'y délayant peu à peu ; ce qui n'arrive pas à la canelle. Cette écorce eft tirée d'un arbre affez femblable à celui qui porte la canelle , & qui eft confondu avec lui dans l'Ifle de Ceylan aux Indes ; car ces deux arbres ne peuvent être différentiez que par leurs écorces qui ont un goût aromatique plus ou moins vif. *Voy Pl. IV, fig. 3.*

On doit choifir le *Caffia lignea* le plus récent , le plus odorant , le plus haut en cou-leur , d'un goût aromatique , agréable , un peu piquant. Il contient beaucoup d'huile en partie éxaltée , du fel volatil , & peu de terre. *Choix.*

Il fortifie l'eftomac & le cœur , il réfifte au venin , il pouffe les humeurs par tranfpi-ration , il excite les mois aux femmes. *Vertus.*

CASSIDA.

Cassida. Colum. Pit. Tournef.	*Scutellaria teucrii facie.* J. B.
Lamium peregrinum, sive scutellaria. C. B.	*Betonica sylvestris*, Pauli, Quadrip.
Lamium Astragaloides. Corn.	*Scordotis secunda*, Plinii, Pœnæ.

En françois, *Toque.*

Toque. Est une plante qui pousse une tige à la hauteur d'un pied & demi, droite, quarrée, velue, parsemée de nœuds, d'où sortent des feuilles oblongues, découpeés profondément, molles, velues, d'un vert obscur, attachées par des queues longuettes, velues, molles ; il s'éleve devers le milieu de sa tige des petits rameaux longs comme la main, garnis de petites feuilles étroites, pointues, non dentelées, & soutenant des fleurs en gueule disposées en épis oblongs comme en l'Horminum, de couleur purpurine, & rarement blanche ; chacune de ces fleurs est un tuyau découpé par le haut en deux lévres, dont la supérieure est un casque accompagné de deux petites oreillettes ; la lévre inférieure est le plus souvent échancrée : cette fleur étant tombée, il paroît quatre graines presque rondes, dures, raboteuses, qui mûrissent dans une capsule, laquelle a servi de calice à la fleur, & qui a la figure d'une tête couverte d'une toque : sa racine est semblable à celle de l'ortie, jaunâtre, fibreuse ; elle croît aux lieux montagneux, humides & pierreux, & dans les bois.

Vertus. Elle est détersive, vulnéraire, apéritive, dessicative, propre pour les cours de ventre.

Etimologie. Fabius Columna a nommé cette plante *Cassida*, à cause que sa capsule a la figure d'un casque, lequel on appelle en latin *Cassis*,

CASSUMUNIER.

Casmunar. Rysagone. Zedoaria Geiduar. C. B.

Cassumunier. * Est une racine grosse comme le *Zedoaria*, coupée par rouelles, ridée, brune en dehors, & jaunâtre en dedans, d'une odeur & d'un goût amer un peu aromatique.

Vertus. On l'apporte des Indes, où elle est employée pour l'épilepsie, les mouvemens convulsifs, les tranchées, les passions hystériques ; & par les Médecins d'Europe comme un correctif du Quinquina.

CASTANEA.

Châtaigner *Castanea*, en françois *Châtaigner*, est une arbre dont on fait deux especes génerales ; une domestique, & l'autre sauvage.

Premiere espece. La domestique est appellée,

Castanea. J. B.	*Castanea sativa.* C. B. Pit. Tournef.
Castanea majores. Gef. hort. Lugd.	En françois, *Maronnier.*

Maronnier. C'est un grand & gros arbre, couvert d'une écorce unie, brune, tachetée : son bois est dur & assez incorruptible, petant fort au feu, & rendant un charbon qui s'éteint en peu de tems : ses rameaux s'étendent de tous côtez & font beaucoup d'ombre ; ils sont garnis de feuilles grandes, amples, longues, larges, minces, un peu rudes, dentelées en leurs bords, nerveuses sur le dos ; ils portent aussi des chatons longs à plusieurs fleurs jaunâtres, attachées le long d'un nerf ou filet, composées chacune de cinq feuilles, ne laissant aucun fruit après elles : les fruits néanmoins naissent sur le même pied de Châtaigner, mais en des endroits séparez : ces fruits sont des hérissons couverts d'une peau semblable à du cuir, & armée tout autour de pointes, laquelle s'ouvre en trois ou quatre parties mollettes en dedans comme de la soye ; elle renferme une ou plusieurs châtaignes assez connues de tout le monde.

Seconde espece. Le Châtaignier sauvage est appellé,

Castanea

Caftanea sylveftris, quæ peculiariter cafta-
nea. C. P. Pit. Tournef.

Caftaneæ populares & coctivæ. Plin.

Caftanea. Brunf. Trag. Dod.

Caftaneæ minores. Matth. Lugd.

En françois, *Châtaigne.*

Il ne differe du précédent qu'en ce que n'ayant point été cultivé, il eft moins grand & son fruit plus petit; il croit en grande quantité dans le Limofin, dans le Languedoc, & il nourrit beaucoup de monde, principalement des pauvres. *Châtaigne.*

Les plus groffes châtaignes qui croiffent aux pays chauds, font appellées en latin *Maronæ* ou *Marones*, & en françois *Marons*. On nous les apporte la plupart du Lyonnois, du Vivarets, & de Limoges: on doit choifir les uns & les autres les plus gros, les plus charnus, & les mieux nourris; ils contiennent beaucoup d'huile, peu de fel. *Maronæ, Marons.*

Les châtaignes & principalement les petites font aftringentes; leur écorce eft employée pour arrêter les fleurs blanches des femmes. *Vertus.*

Le nom de *Caftanea* eft tiré de *Caftanum* ville d'une Province appellée *Magnéfie*, d'où l'on apportoit autrefois les châtaignes. *Etimologie.*

CASTOR.

Eft un animal à quatre pieds, amphibie, gros environ comme un cochon de fix mois, ou pour mieux dire, fuivant la Relation que M. Sarrazin Médecin du Roy en Canada, à envoyé à M. Tournefort, & qui a été inférée dans les Mémoires de l'Académie Royale des Sciences de l'année 1704, les plus gros Caftors ont trois ou quatre pieds de long fur douze ou quinze pouces de large, au milieu de la poitrine, & depuis une hanche jufqu'à l'autre: ils pefent ordinairement depuis quarante livres jufqu'à foixante: fa tête a la figure de celle d'un rat de montagne; fon mufeau eft long: fes machoires font prefque égales, très-fortes, garnies chacune de dix dents grandes & tranchantes, deux incifives & huit molaires; les incifives font fituées au bout du mufeau, celles d'en haut font longues d'environ huit lignes, & celles d'en bas d'environ un pouce; les racines des fupérieures ont deux pouces & demi de longueur; celles des inférieures en ont plus de trois, & elles fuivent la courbure des machoires, ce qui leur donne une force prodigieufe; auffi le caftor abat-il avec fes dents de grands arbres: il eft à remarquer que ces dents ne font pas directement oppofées, mais qu'elles paffent les unes par-deffus les autres, étant difpofées à agir à la maniere des cifeaux. Ses yeux font fort petits, fes oreilles font courtes, rondes, velues par-dehors, & fans poil par dedans: fon corps eft court & maffif, couvert de deux fortes de poil, ordinairement brun, luifant, quelquefois noir, rarement blanc; le poil de deffus eft long d'un pouce & demi jufqu'à deux pouces; & il diminue en longueur en approchant de la tête & de la queue; c'eft le moins doux au toucher & le plus luifant; il eft délié comme les cheveux. Le poil de deffous eft une efpece de duvet très-fin & très-ferré, long d'environ un pouce; il garantit l'animal du froid, & fert à faire des chapeaux & d'autres ouvrages; les ouvriers le nomment improprement *Laine de Mofcovie.* Sa queue n'a point de rapport avec celle *Laine de Mofcovie.* d'un animal terreftre; elle approche bien plus de la nature du poiffon, & elle en a le goût, auffi-bien que fes pattes de derriere; elle eft longue d'environ un pied, épaiffe d'un pouce, fans poil, de figure ovale, large en fa racine d'environ quatre pouces, & de cinq au milieu, couverte d'une peau écailleufe, fous laquelle on trouve une graiffe ferme qui reffemble affez à la chair du marfouin; fes écailles font de figure héxagone irréguliere, épaiffes comme un parchemin, & longues de trois ou quatre lignes, couchées les unes fur les autres, jointes enfemble par une pellicule tendre.

Le caftor fe fert de fa queue non feulement pour nager avec l'aide de fes pattes de derriere, mais il s'en fert de battoir, de truelle & d'auge à préparer & porter le mortier quand il veut maçonner & bâtir son logement qui a quelquefois deux ou trois étages : il tient cette queue presque toujours dans l'eau, dont il fait un réservoir exprès pour n'en pas manquer : ses jambes font courtes, principalement celles de devant, car elles n'ont que quatre ou cinq pouces de long ; elles font couvertes d'un poil très-court ; ses pieds qui y font attachez, & dont il se sert comme de mains pour tenir sa proye, ont de longueur environ deux pouces & demi ; ils ressemblent à ceux du blaireau ; ses ongles font taillez de biais, & creux en dedans comme des plumes à écrire : ses pieds de derriere n'ont aucun rapport avec ceux de devant ; ils font plats, poissonneux, & semblables à ceux des canards, des cignes, & des autres oiseaux de riviere ; ce qui fait que le castor est en état de marcher sur la terre & de nager dans l'eau, mais il marche lentement : tout ses muscles font gros, & extrêmement forts & robustes : sa poitrine est étroite par haut, plus large par bas : ses poumons ont six lobes, & son foye sept, qui couvrent l'estomac de tous côtez ; sa ratte est petite, ronde, de substance ferme ; ses testicules font petits, situez dans les aînes, ils ont la figure d'un cône, & ils ressemblent parfaitement, quand ils font dévelopez, à ceux du chien.

<table>
<tr><td>Castor femelle & les petits castors.</td><td>Le castor femelle a quatre mammelles ; on dit qu'elle porte quatre mois ses petits, & qu'elle en fait quatre à chaque portée.</td></tr>
</table>

Castor femelle & les petits castors.

Le castor femelle a quatre mammelles ; on dit qu'elle porte quatre mois ses petits, & qu'elle en fait quatre à chaque portée.

Cet animal mâle ou femelle a au bas de l'os pubis intérieurement quatre grandes poches, dont les deux premieres plus élevées que les deux autres ont la figure d'une poire, & se communiquent ensemble ; elles ont ordinairement trois pouces de long, sur un pouce & demi de large dans le fond, & elles contiennent une matiere résineuse

Castoreum. fétide qu'on appelle *Castoreum*, & dont je parlerai dans un article particulier ; les deux autres poches d'en bas résident dans les cavitez inférieures ; elles font arondies par le fond, quand on a découvert la membrane commune qui les envelope : on en trouve quelquefois jusqu'à trois disposées comme par paquets, qui font remplis d'une matiere

Matiere huileuse du castor. huileuse, jaunâtre, de mauvaise odeur ; chaque poche est ordinairement longue de deux pouces & demi sur environ quatorze ou quinze lignes de diametre.

Le castor depuis le museau jusqu'aux cuisses est semblable à un rat sauvage ; mais depuis les cuisses jusqu'à la queue, il ressemble assez aux oiseaux de riviere qui ont les pieds plats ; il se nourrit sur terre de fruits, de feuilles & d'écorces d'arbres ; mais quand il est dans la riviere, il mange des écrevisses & d'autres poissons qu'il peut attraper : cet animal est bon à manger ; on l'estime moitié chair & moitié poisson : sa partie supérieure jusqu'aux cuisses est de la chair véritable, qu'il n'est permis de manger qu'aux jours gras chez les Catholiques ; mais sa partie inférieure du côté de la queue qui entre le plus dans l'eau, est de la nature & du goût du poisson ; il est permis d'en manger aux jours maigres.

Le castor se retire ordinairement dans les grands creux, ou dans les cavernes qu'il rencontre sur les bords des grandes rivieres ; on en voit en France le long du Rhosne, de Lizerre, de l'Oise ; il se rencontre encore plus fréquemment en Allemagne, en Pologne, le long de l'Elbe & des autres rivieres : mais la plus grande quantité est en Canada ; il s'y en fait une maniere de république qui est digne d'admiration.

Logemens ou cabanes des castors qu'ils construisent eux-mêmes

Premiéremens ils font leur demeure dans des petites cabanes qu'ils ont bâties eux-mêmes dans le lit de quelque riviere qui n'est ni trop large ni trop profonde, & qui est abondante en vivres ; mais ils ne commencent ordinairement que vers le mois de Juin, lorsque les eaux font tout-à-fait basses. Ce bâtiment s'acheve heureusement, quand proche de la riviere il se trouve quelque gros arbre dont le tronc panche vers l'eau : ils le coupent en le rongeant tout autour avec leurs dents, & il tombe au-travers de la riviere dont il ralentit le cours : si les branches de l'arbre empêchent qu'il n'appuye

bien contre le fond, ils les ont bientôt coupées, & ils font un bon ciment de côté &
d'autre avec des pierres, des branches, & du limon ou de la terre glaise pour fermer
éxactement le paſſage à l'eau : ſi l'arbre n'a pas aſſez de longueur pour joindre les deux
bords, ils en vont couper un autre au rivage oppoſé, ou s'ils n'en rencontrent pas, ils
font des eſpeces de bàtardeaux pour arrêter le cours de l'eau ; mais comme le cours de la
riviere pourroit inonder ou rompre la digue par ſa violence, ils laiſſent de diſtance en
diſtance quelques ouvertures à la chauſſée par où l'eau puiſſe s'écouler : cette chauſſée
eſt longue, mais moins élevée que dans les valons ; elle a dix ou douze pieds d'épaiſſeur dans ſon fondement, & elle diminue peu à peu juſqu'au haut où elle n'en a ordinairement que deux ; c'eſt de cette maniere qu'ils commencent leur bâtiment: ils ſe
mettent enſuite à maçonner ; pour tout ciment ils ſe ſervent de limon ou de terre graſſe
qu'ils battent & rebattent avec leur queue ; il l'appliquent couche ſur couche avec les
mêmes matériaux dont ils ſe ſont ſervis pour faire la chauſſée, juſqu'à ce qu'ils ayent
élevé leur édifice ou cabane qui ſert à les loger à trois pieds de haut ; ils la font ronde
ou ovale, & elle déborde des deux tiers hors de l'eau, mais ils ont la précaution d'y
laiſſer une porte que la glace en hyver ne puiſſe pas boucher. Quelquefois ils bâtiſſent la
cabane entiere ſur la terre, & font des foſſez de cinq ou ſix pieds de profondeur qu'ils
conduiſent juſqu'à l'eau : ce bâtiment eſt terminé en maniere de dôme ; ſes murailles
ont ordinairement deux pieds d'épaiſſeur ; ils coupent avec leurs dents tous bouts de
bois qui excedent les murailles, & y appliquent en dehors & en dedans un enduit qui
eſt une eſpece de torchis fait avec de la terre glaiſe & des herbes ſéches ; c'eſt dans
cette occaſion que leur queue leur eſt bien utile pour mieux affermir & polir cet enduit. Le dedans de la cabane eſt ordinairement oval & vouté en anſe de panier ; elle a
huit ou dix pieds de large ſur dix à douze pieds de long, & alors elle eſt capable de
loger huit ou dix caſtors ; on en trouve quelquefois, mais rarement, qui ſont ſi grandes qu'elles en logent juſqu'à trente ; il y en a auſſi pluſieurs ſituées les unes contre les
autres : tous ces logemens ſont diſpoſez par étages, afin que les caſtors puiſſent monter quand les eaux croiſſent ; & chaque logement eſt diviſé en pluſieurs chambres qui
communiquent les unes aux autres ; ils logent dans les unes, & ſerrent leurs proviſions
dans les autres : dans un de ces appartemens ils font une eſpece d'aqueduc ou de canal
ſouterrain qui va juſqu'à la riviere, & qui leur ſert de baſſin ou de réſervoir dans lequel ils mouillent toujours leur queue, faute dequoi ils mourroient bientôt ; & en
cas de péril, ce canal leur ſert de réfuge & de chemin dérobé pour gagner la riviere.
Quand ils ſont en repos, ils demeurent toujours couchez ſur le ventre. On dit que ſi
pendant qu'ils bâtiſſent, quelqu'un d'eux a écorché ſa queue à force de taper la terre,
il renverſe cette queue ſur ſon dos, comme pour montrer au reſte de la troupe qu'il
n'eſt plus en état de travailler. Si leurs maiſons ſont endommagées par les groſſes eaux ;
ils les racommodent avec la même manœuvre & la même propreté qu'ils les ont
bâties.

On appelle *Caſtors terriers* ceux qui ſe logent dans les cavernes pratiquées dans un   Caſtors
terrain élevé ſur le bord de l'eau ; ils couvrent les endroits où ils ſe couchent avec de   terriers.
l'herbe ; ils font en hyver des coipeaux qui leur ſervent de matelats.

Les ouvrages des caſtors ſont ordinairement achevez aux mois d'Août ou de Septembre ; c'eſt alors le tems où ils commencent à faire des proviſions pour vivre pendant l'hyver ; ces proviſions ſont du bois qu'ils ont coupé par morceaux de différentes
longueurs & groſſeurs ; les gros morceaux ſont traînez par pluſieurs de ces animaux,
& les petits par un ſeul, mais par des chemins différens, pour ne bas s'embarraſſer ; ils
entaſſent ce bois piéce ſur piéce dans l'eau juſqu'à ce qu'il y en ait aſſez pour le nombre
des caſtors qui logent enſemble.   C c ij

<table>
<tr><td>Chaſſe du
caſtor.</td><td>Les Sauvages vont à la chaſſe des caſtors depuis le commencement de Novembre juſqu'au mois d'Avril ſuivant, parce qu'alors ces animaux ſont bien garnis de poil: ils parcourent le long des petites rivieres ; & dès qu'ils apperçoivent une chauſſée, ils peuvent compter que la cabane du caſtor n'eſt pas loin ; ils s'en approchent le plus près</td></tr>
</table>

qu'ils peuvent. D'abord que le caſtor voit ou entend les chaſſeurs, il s'enfonce dans

M. le Che-
valier Ton-
ti.

ſon baſſin ou aqueduc, & ſuivant le courant de l'eau par deſſous terre, il ſe retire dans le lit de la riviere ; mais comme il ne peut ſe paſſer d'air, il leve de tems en tems la tête hors de l'eau, & le Sauvage prend ce moment, ſi c'eſt en été, de le percer de ſon trait & de le tuer dans l'eau même ; ou ſi c'eſt en hyver, quand les rivieres ſont glacées, n'y ayant pas moyen de le tirer, le chaſſeur fait divers trous dans la glace d'eſpace en eſpace, & ſe couche ſur le glacis proche de ces trous ; le caſtor paſſant par deſſous, leve ſa tête hors du trou pour reſpirer ; alors le chaſſeur enfonce & gliſſe ſa main ſur le corps du caſtor qui nage, & quand il a paſſé l'endroit ou la queue s'élargit, il ſerre la main, & l'empoignant fortement, le tire & le jette ſur la glace ; l'animal ſe ſentant pris, fait ſon poſſible pour ſe ſauver ; mais comme il ne marche que fort lentement, on le ratrape auſſitôt & on l'aſſomme. Il eſt à remarquer ici que le meilleur moyen de s'aſſurer du caſtor vivant, eſt de le ſaiſir à la queue, car alors il ne peut ſe détourner pour venir mordre celui qui le tient ; on l'attache par une échancrure qui eſt à la racine de ſa queue, & on le conduit où l'on veut. On trouve quelquefois huit ou dix chauſſées dans l'eſpace de deux lieues ; aucun caſtor n'en échappe.

Une autre maniere de chaſſer cet animal, eſt de lui tendre des piéges : quoique les caſtors ayent fait leurs proviſions, ils ne laiſſent pas d'aller de tems en tems dans les bois chercher de nouvelle nourriture ; les chaſſeurs mêmes qui ſçavent qu'ils aiment mieux le bois frais que celui qui eſt floté, leur en apportent tout près de leurs cabanes, & leur dreſſent des piéges ſemblables en figure à ces 4 de chifre qui ſervent à prendre des rats.

Etimolo-
gies.

Caſtor, à *caſtrare*, châtrer, parce que les Anciens ont crû que le caſtor étant pourſuivi par les chaſſeurs, s'arrachoit les teſticules avec ſes dents, & les laiſſoit comme pour prix de ſa rançon ; mais cette fable n'a pas beſoin d'être réfutée. Les Naturaliſtes modernes ſont aſſez convaincus du contraire, & de l'impoſſibilité du fait : de plus, il y avoit équivoque, car on prenoit pour les teſticules du caſtor, le *Caſtoreum*, ce qui eſt bien différent, comme il ſera dit dans l'article ſuivant.

Biévre.

* Le Biévre ou Fiber eſt un autre animal aquatique qui approche du caſtor ; on le nomme *Fiber*.

Fiber, quia hoc animal extremitates amnium colit.

CASTOREUM.

Les Anciens qui n'étoient pas auſſi éxacts dans l'Anatomie qu'on l'eſt aujourd'hui, ne s'étoient pas apperçus des véritables teſticules du caſtor, parce qu'ils ſont fort petits, & placez en des lieux aſſez cachez dans les aînes ; j'en ai parlé dans l'article précédent : ils ont tous pris pour les teſticules de cet animal, les bourſes ou poches du Caſtoreum qui en ſont fort différentes ; Meſſieurs de l'Académie Royale des Sciences ont les premiers découvert les teſticules du caſtor, & diſtingué toutes ſes autres parties avec éxactitude.

Poches ſu-
périeures.

On trouve au bas du ventre du caſtor, vers la partie ſupérieure de l'os pubis, quatre grandes poches ou bourſes, dont les deux premieres qu'on peut nommer *ſupérieures*, parce qu'elles ſont plus élevées que les autres, ont la figure d'une poire, & ſe communiquent enſemble de façon qu'elles reſſemblent aſſez bien à une beſace : chaque poche a environ trois pouces de long fur un pouce & demi de large dans le fond ; elles fe trouvent placées l'une à droite & l'autre à gauche de la verge ; elles décrivent un demi cercle en approchant de la verge , & fe retrécifient peu à peu jufqu'à leurs ouvertures, qui font d'environ un pouce , & qui répondent dans la cloaque.

M. Sarrazin Médecin en Canada , duquel j'ai déja parlé , a obfervé trois membranes dans la tiffure de ces poches ; la premiere eft fimple , mais très-ferme ; la feconde eft beaucoup plus épaiffe , moëlleufe & fort garnie de vaiffeaux , la troifiéme eft particu- liere au Caftor ; elle eft féche comme un vieux parchemin , elle en a l'épaiffeur , & elle fe déchire de même ; mais elle eft tellement repliée fur elle-même , qu'elle acquiert , quand on l'a développée , trois fois plus de volume qu'elle n'avoit auparavant ; cette membrane eft fort liffe en dehors , d'un gris de perle , marquetée affez fouvent de ta- ches brunes , quelquefois rougeâtres : elle eft inégale en dedans , & garnie de petits fi- lets : cette derniere membrane renferme une matiere réfineufe , mollaffe , adhérante à fes petits fibres , de couleur grifâtre en dehors , jaunâtre en dedans , inflammable , d'une odeur forte , pénétrante & défagréable , c'eft le véritable *Caftoreum* ; il fe durcit peu à *Caftoreum* peu à l'air en peu de tems , & devient plus brun , caffant & friable , mais fi l'on *verum.* veut qu'il fe durciffe plus promptement , il n'y a qu'à attacher les poches qui le contien- nent à la cheminée , & les y laiffer quelques jours , elles s'y fécheront , & l'on connoî- tra aifément par le toucher fi la matiere eft de confiftence dure & féche.

Les deux fecondes poches qu'on peut appeller poches ou bourfes inférieures , font Poches in- placées l'une à la droite , & l'autre à la gauche de la cloaque : elles font arondies par le férieures. fond , & elles diminuent infenfiblement en approchant de cette cloaque ; elles contien- nent une liqueur onctueufe & adipeufe qui reffemble à du miel , de couleur jaune pâ- le , d'une odeur fétide femblable à celle du *Caftoreum* , mais un peu plus foible & plus fade ; cette liqueur fe condenfe en vieilliffant , & prend la confiftence & la couleur du fuif.

On trouve chez les Marchands des bourfes de *Caftoreum* , les unes plus groffes , les autres plus petites , fuivant que le Caftor dont elles ont été tirées étoit plus ou moins grand. Les meilleures nous font apportées de Dantzic , elles font les plus groffes.

Il faut les choifir groffes , pefantes , de couleur brune , d'une odeur forte & péné- Choix. trante , remplies d'une matiere dure , caffante & friable , jaunâtre , brune , entrelacée de membranes fort déliées , d'un goût âcre ; elles contiennent beaucoup d'huile éxaltée & du fel volatil.

Le *Caftoreum* atténue les humeurs vifqueufes ; il fortifie le cerveau ; il excite les mois Vertus aux femmes ; il abaiffe les vapeurs ; il réfifte à la corruption , il chaffe par tranfpiration du Cafto- les mauvaifes humeurs ; il eft propre pour l'épilepfie , pour la paralifie , pour l'apoplé- reum. xie ; il remédie à la furdité.

La liqueur onctueufe contenue dans les bourfes intérieures du Caftor , eft fort réfo- Vertus de lutive ; elle fortifie les nerfs étant appliquée extérieurement. la liqueur onctueufe.

Caftoreum à graco καϛϱιον , *à* καϛωρ , on entend par ce nom des poches ou Etimolo- bourfes qu'on tire du bas ventre du Caftor , & qu'on fait fécher pour s'en fervir en gie. Médecine.

CATANANCE.

Catanance quorumdam. Lugd. Pit, Tournef.

Sefamoides parvum. Matth. Caft.

Catanance Dalechampii flore Cyani ,

folio Coronopi. J. B.

Chondrilla carulea Cyani capitulo. C. B.

Coronopus quibufdam flore caruleo. Gefn.

Col.

Eſt une plante dont les feuilles ſont ſemblables à celles du *Coronopus*, mais blanchâtres, velues, & ayant un goût déſagréable ; il s'éleve d'entr'elles des tiges à la hauteur de deux ou trois pieds, rameuſes, garnies de quelques feuilles velues, un peu rudes ; ſes fleurs ſont en ſes ſommitez attachées à des petites têtes de la groſſeur de celles du *Cyanus*, de couleur bleue ; leur calice eſt compoſé de pluſieurs feuilles en écailles ; il contient des ſemences dont le haut eſt feuillé ; ſa racine eſt longue, groſſe, rougeâtre ; elle croît dans les champs.

Vertus.   Elle eſt apéritive, deſſicative, vulnéraire, mais on ne s'en ſert guéres en Médecine.

CATAPHRACTUS.

Cataphractus, (Schonueld. Jonſt.) eſt un poiſſon de mer long d'environ demi pied, ſa tête eſt large de deux doigts, anguleuſe & preſque triangulaire, ſon muſeau eſt camus & barbu en deſſous, il n'a point de dents, mais à leur place ou à leur défaut il a les lévres rudes & le palais parſemé de petits os piquans ; ſon corps en ſa partie ſupérieure ou vers la tête, eſt de figure octogone, & en ſa partie de devers ſa queue ſexagone ; il eſt couvert par tout d'écailles oſſeuſes, au milieu deſquelles eſt une éminence ou boſſette dure, ſa queue eſt petite, ronde, noire ; on le trouve vers l'Iſle de Nortſlande, il vit de petits poiſſons ; il eſt excellent à manger.

Vertus.   Il eſt pectoral & apéritif.
Etimolo-
gic.   *Cataphractus*, χατάφϱακτις, ſignifie *clos & couvert de toutes parts* ; on a donné ce nom à ce poiſſon, à cauſe qu'il eſt couvert d'écailles dures par tout ſon corps.

CATE.

Lycium.   *Cate*, *ſive Lycium*, (Garz. Acoſt.) eſt une eſpece de Trochiſque ou de Tablette que les Indiens compoſent avec l'extrait des rameaux d'un arbre épineux qu'ils appellent
Hacchic.   *Hacchic*, dont le bois eſt maſſif, péſant, dur, compact, portant des feuilles ſemblables à celles de la bruiere ; ils mêlent cet extrait avec de la farine d'une ſemence menue,
Nachani.   nommée *Nachani*, ayant le goût du ſégle, propre à faire du pain, & de la raclure d'un certain bois noir, ils forment de ce mélange des Trochiſques ou Tablettes qu'ils font ſécher à l'ombre ; ils ſont amers & aſtringens.

CATECHU.

Terra Ja-   *Catechu*, *ſive terra Japonica*, en françois, *Cachou*, eſt une maniere de pâte ſéche, du-
ponica   re, un peu gommeuſe, rougeâtre, ayant la forme & preſque la dureté d'une pierre,
Cachou.   rougeâtre, d'un goût amer & auſtere au commencement, mais laiſſant enſuite dans la bouche une impreſſion douce & agréable ; il y en a de deux eſpeces ; la premiere & la plus commune eſt compacte, péſante, de couleur rougeâtre brune, traverſée de petites rayes blanchâtres. La ſeconde eſt plus poreuſe, moins péſante, & plus pâle que la premiere.

On n'eſt pas encore bien éclairci ſur la nature du Cachou ; les uns veulent que ce ſoit une pâte préparée par les Japonois avec les extraits d'*Areca*, de *Calamus aromaticus*, de Régliſſe & de graine de Bangue mêlez & endurcis dans le feu.

Les autres prétendent qu'il ſoit fait avec les ſucs d'Areca & l'écorce verte d'un arbre épineux du Japon appellé *Catechu*, épaiſſi enſemble par la châleur.

Les autres, comme quelques Modernes, ſoutiennent que c'eſt une terre du Levant
Maſquiqui.   nommée par les Indiens *Maſquiqui*, laquelle ſe trouve ordinairement ſur les hautes montagnes ſous les racines des Cedres ; mais cette derniere opinion n'eſt pas bien vrai-

ſemblable ; car le Cachou étant mis dans la bouche, ne paroît aucunement une terre, mais plutôt un ſuc épaiſſi ; de plus on en tire par la Chymie beaucoup d'huile & de ſel eſſentiel pareils à ceux qu'on tire des plantes. On en extrait auſſi par le moyen de l'eau une teinture rouge agréable au goût.

Il faut choiſir le Cachou péſant, compact, de couleur rougeâtre, d'un goût amer & ſtyptique. Choix.

Il eſt propre pour fortifier le cerveau, les poumons, l'eſtomac ; pour les cathares, pour l'enrouement de la voix, pour corriger la mauvaiſe haleine ; mais comme le goût n'en eſt pas d'abord fort agréable, on le prépare en le mêlant avec du ſucre, du muſc, & de l'ambre gris, & on le forme en des trochiſques très-petits, comme je l'ai décrit dans ma Pharmacopée univerſelle. On l'employe heureuſement pour arrêter la dyſſenterie & les autres cours de ventre. La doſe en eſt depuis vingt grains juſqu'à une dragme. Vertus. Doſe.

On a ajouté à ce que l'on vient de dire du Cachou, l'Hiſtoire de cette drogue telle qu'on la trouve écrite dans les Mémoires de l'Académie de l'année 1720. page 340.

HISTOIRE DU CACHOU, PAR M. DE JUSSIEU.

Il eſt du Cachou comme de la plûpart des autres drogues, ſur l'hiſtoire deſquelles il y a autant de variations que de rélations de Voyageurs, qui pour ſe diſtinguer les uns des autres, en ont chacun parlé différemment, & peut-être dans la vûe de ſe faire un mérite d'ajouter quelque choſe à ce qu'en ont dit ceux qui ont été avant lui dans le pays où on le fait.

Il s'agit donc aujourd'hui d'apprendre, touchant cette drogue, quelque choſe qui puiſſe concilier les Auteurs qui en ont parlé ; & il eſt important, par rapport à l'uſage que l'on en fait, de donner des obſervations ſur le pays d'où il vient, & ſur la maniere dont on l'y façonne.

Je ne m'étendrai pas beaucoup ſur les différentes opinions que l'on a eûes ſur la nature du cachou, parce que M. Geoffroy nous les a détaillées au mois de Janvier 1710. Je n'entrerai point non plus dans un examen analytique de ſes principes ; parce que M. Boulduc, dans un autre Mémoire qu'il nous a donné en 1709, a détrompé ceux qui s'imaginoient que le cachou étoit une eſpece de terre. Il me ſuffit de prévenir le Public que cette ſubſtance que l'on a regardée juſqu'ici comme compoſée de pluſieurs ſortes d'extraits, eſt très-ſimple en elle-même.

Le cachou, en effet, n'eſt autre choſe qu'un extrait de l'Arec rendu ſolide par l'évaporation de toute l'humidité que cet extrait contenoit.

Il eſt inutile de décrire l'arbre qui porte l'arec, parce que la figure & la deſcription que nous en ont donné les Auteurs de l'*Hortus Malabaricus, vol.* 1. *pag.* 9. étant très-éxactes, peuvent paſſer pour ſuffiſantes, pour faire connoître cet arbre, & le fruit dont ſe tire cet extrait.

Suivant la deſcription de ces Auteurs & celle de *Garcias ab horto*, qui eſt un des premiers qui en ait parlé, cet arbre eſt une eſpece de Palmier qui croît ſur les côtes maritimes des Indes Orientales ; & à juger de ſon fruit par celui qui m'a été envoyé de Pontichery, il eſt ovale, de la groſſeur d'un œuf de poule, garni à ſa baſe d'un calice compoſé de ſix écailles, rarement de neuf, appliquées les unes ſur les autres de trois en trois ; l'extrémité oppoſée de ce fruit ſe termine en une eſpece de nombril relevé, aſſez dur.

L'extérieur de ce fruit deſſéché eſt coriace, tantôt blanchâtre, tantôt d'un gris tirant fur le verdâtre, & tantôt jaunâtre, affez femblable à la bourre de foye, & entre-mêlée de plufieurs côtes ligneufes pour la foûtenir, & qui partent de la bafe de ce fruit, & vont fe terminer à fa pointe.

Dans le centre de cette filaffe eft une capfule qui renferme une femence ou noyau, de figure tantôt arondie, tantôt fe terminant en pointe à une de fes extrémitez, comme le gland de chêne, & toujours aplatie à fa bafe, qui eft la partie qui occupe le côté du pédicule.

Cette femence eft de couleur grifâtre, femblable à celle de la noix mufcade, d'une fubftance fort dure étant féche, & marbrée intérieurement, de couleur rougeâtre, ou café, & blanchâtre.

C'eft cette femence qui a proprement le nom d'*Areca*, que nous appellons *Arec*, & que les Arabes nomment *Faufel*.

Son goût eft un peu aftringent; & l'expérience que les gens du pays ont qu'il eft utile à l'eftomac, & propre à adoucir la falive, le fait fervir parmi eux d'une efpece de régal dans les vifites qu'ils fe rendent.

Leur maniere de fervir l'Arec, eft de le préfenter ou entier, ou coupé en plufieurs tranches. Lorfqu'on le préfente entier, on fert en même tems un inftrument propre à le couper, qui eft une efpece de cifeau compofé de deux branches mobiles, arrêtées par une de leur extrémité, & qui s'ouvre de l'autre. C'eft par l'extrémité par laquelle ce cifeau s'ouvre, que l'on preffe l'Arec que l'on met entre ces deux branches pour le couper en tant de parties que l'on veut; & de ces deux branches il n'y en a qu'une, qui eft la fupérieure, deftinée à couper; l'inférieure ne fert que d'appui pour foutenir cette femence dans le tems de l'effort que l'on fait par l'abaiffement de la partie fupérieure du cifeau.

Lorfqu'on le fert coupé en tranches, c'eft ordinairement fur des feuilles de Betel, dans lefquelles on enveloppe ces morceaux, après les avoir auparavant couverts d'une couche légere de chaux propre à fe charger du fuc de l'Arec & du Betel, quand on les mâche, pour en faire conferver plus long-tems dans la bouche une faveur agréable qui teint la falive en rouge.

Comme les Auteurs de l'*Hortus Malabaricus* ont auffi donné une excellente figure de la plante & de la feuille du Betel, nous renvoyons ceux qui feront curieux de les connoître, au tome 7. de leur ouvrage.

A l'égard du cachou, qui dans le pays a le nom de *Caché*, & que les Portugais nomment *Catté*, ce n'eft que l'extrait des femences, que nous appellons *Arec*, que l'on coupes vertes en tranches, lefquelles on met infufer à une chaleur égale pendant long-tems dans l'eau; & lorfque cette eau eft chargée d'une teinture forte, on la paffe, & on en fait évaporer tout l'humide, jufqu'à ce qu'il ne refte au fond du vaiffeau qu'un extrait, auquel on donne telle forme que l'on veut, & qui fe durcit bientôt après.

Les morceaux d'Arec qui ont fervi à cette teinture, font d'un rouge-brun, & ne font point rejettez après cette infufion; mais ils fe revendent fous le nom d'*Arecs Pacheli*, & fe mangent également avec le Betel. Leur goût eft cependant beaucoup inférieur à celui qu'ils avoient avant leur infufion.

Ce qui a donné lieu à prefque tous ceux qui ont traité du cachou, de croire que ces morceaux de différente figure que nous en voyons, font des fucs extraits de parties différentes de plufieurs plantes, eft la variété des couleurs, des formes & des faveurs qu'ils ont obfervées dans différens morceaux: car les uns, foit qu'ils foient formez en boule, foit qu'ils foient en maniere d'écorce d'arbre, ont une fuperficie brune qui couvre un intérieur rougeâtre; les autres qui font formez en maffes aplaties, plus ou

moins

moins groſſes, ſont à l'intérieur d'un rouge brun aſſez foncé, ſous un extérieur tirant ſur un noirâtre de la couleur & du poli de la réſine & du bitume ; preſque tous ont d'abord une ſaveur plus ou moins amere, qui, en ſe fondant, ſe change en une douceur accompagnée d'un peu d'aſtriction.

On a même jugé que par le poids de ces morceaux, que la chaux de certains coquillages du pays entroit dans leur compoſition.

Mais il eſt aiſé de faire voir que ceux qui ont jugé de la nature du cachou par ces apparences, ne l'ont fait que par conjectures ; puiſque tous les accidens qu'ils y remarquent, peuvent s'y trouver avec la maniere la plus ſimple de le façonner.

La couleur & la ſaveur ſe rencontrent dans l'Arec, dont il tire ſon origine.

La différence des couleurs de l'intérieur & de l'extérieur des maſſes, ne dépend que du plus ou du moins de cuiſſon du ſuc extrait, qui ayant été expoſé au feu & au ſoleil pour être deſſéché, a reçû à l'extérieur plus d'impreſſion de feu qu'à l'intérieur.

Il ne faut d'ailleurs qu'un peu d'expérience ſur les différens effets qu'eſt capable de produire le plus ou le moins de maturité dans les fruits & les ſemences dont on extrait des ſucs, pour juger de la cauſe de cette diverſité de couleur dans les différentes maſſes de cachou qui nous ſont apportées des Indes.

Le plus ou le moins de ſéchereſſe de l'Arec ne contribue pas peu auſſi à rendre ces morceaux de cachou plus ou moins terreux, & à les faire paroître plus ou moins réſineux ; puiſqu'il eſt impoſſible qu'à proportion de l'un de ces deux états dans lequel cette ſemence aura été employée, il n'y ait plus ou moins de fécule, dont la quantité le rendra plus terreſtre & plus friable ; il ſera au contraire plus compact, moins caſſant, & paroîtra plus réſineux, plus il y aura d'extrait gommeux.

Ces obſervations, dont je dois la plus grande partie à M. Albert Chirurgien Major, établi depuis pluſieurs années à Pontichery, ſe trouvent très-conformes avec le ſentiment d'Helbigius cité par Dale. Cet Auteur, de même que Cleyer, pendant le ſéjour qu'il a fait dans les Indes, a remarqué qu'avec le ſeul Arec on formoit des maſſes d'extraits qui ſont d'uſage dans le pays, & que nous employons en Europe, ſurtout dans la Médecine depuis près d'un ſiécle.

Une autre cauſe de l'idée qu'on s'eſt formée que le cachou eſt compoſé de pluſieurs extraits, dont on a ſuppoſé que la baſe eſt une terre ou une chaux de coquilles calcinées, eſt l'uſage dans lequel les Voyageurs ont remarqué que font les Indiens & les Portugais de faire différentes compoſitions, dont le cachou eſt la baſe, dans leſquelles ils lui ajoutent tantôt la poudre de régliſſe ou ſon extrait, tantôt des aromates avec des baumes deſſéchez dont ils font des paſtilles appellées dans le pays *Cachou*, ou *Catechu*, & que les Portugais nomment *Cachondé*.

Le nom même de *Terra Japonica*, terre du Japon, ſous lequel depuis près d'un ſiécle le cachou eſt connu parmi les Droguiſtes, n'a pas peu contribué à faire croire qu'il y a une terre ou chaux de coquillages qui lui ſervoit de baſe : mais il eſt ſurprenant que depuis le tems qu'ils l'ont connu ſous ce nom, ils ne ſe ſoient pas déſabuſés de l'opinion qu'ils ont eûe de ce mélange en le brûlant, puiſqu'il ſe réduit preſque tout en cendres, & par la diſſolution de ces maſſes, dont la ſubſtance ſe fond entiérement, ou par la ſalive, lorſqu'on le tient pendant quelque tems dans la bouche ou dans l'eau dans laquelle on obſervera qu'il ne ſe fait preſque aucune précipitation de terre au fond du vaſe où on l'a miſe en diſſolution ; ce qui devroit arriver ſi la chaux ou quelque autre terre avoit part à ſa compoſition.

Si nous faiſons attention aux uſages auſquels les Indiens employent le cachou, nous ſerons d'abord prévenus, ſuivant la rélation de *Garcias ab horto*, de Linſchot, de Bon-

D d

tius, de Cleyer, d'Helbigius, d'Herman, & des autres Voyageurs qui en ont parlé, qu'il eſt très-utile pour adoucir l'haleine à ceux qui l'ont forte & mauvaiſe ; qu'il eſt ſalutaire dans les fluxions de la gorge, qu'il arrête les vomiſſemens & les diarrhées, & qu'il convient dans les dyſſenteries.

Par l'uſage que nous en avons fait dans ce pays, nous y remarquons à peu près les mêmes effets ; & ſi nous pénétrons juſques dans les principes qui peuvent les opérer, il ſemble que ce ſoit à l'aſtriction dont cette drogue eſt principalement douée, que l'on doive ces vertus.

En effet, c'eſt par cette aſtriction que l'eſtomac plus capable de retenir plus long-tems les alimens, eſt en état de les mieux digérer ; ce qui eſt le vrai remede de la plupart des diarrhées, qui ont pour cauſe la foibleſſe de l'eſtomac.

C'eſt par cette même aſtriction que réuniſſant les principes du ſang qui étoient diviſez, elle arrête la dyſſenterie & les fluxions dans leſquelles le ſang ou ſa ſéroſité s'épanchoient avec trop de facilité.

Le caractere ſpécifique du cachou eſt donc d'être comme un compoſé des ſucs d'*Hypociſtis* & d'*Acacia*, deſquels il a l'aſtriction, & par ſa douceur il approche de celle de la régliſſe & du ſang-dragon ; en ſorte qu'il réunit en ſoi les vertus de ces différens ſucs, en modifiant ce qu'ils ont de trop aſtringent ou de trop difficile à diſſoudre dans l'eau ſimple.

Nous avons encheris ſur les Indiens par les différentes préparations que nous donnons au cachou pour le rendre plus agréable. On le diſſout dans l'eau ſimple, qui dans peu de tems ſe charge de ſes parties les plus pures ; on la coule ; on laiſſe évaporer la colature, & l'on ne trouve au fond du vaſe qu'un extrait rouge brun, qui eſt le cachou purifié, auquel on ajoute les aromates les plus convenables au goût d'un châcun, quelquefois même le ſucre, pour en corriger cette amertume qui ne prévient pas d'abord en ſa faveur.

Les formes ſous leſquelles on le réduit, ſont celles ou de pilules, ou de paſtilles, ou de tablettes, pour s'accommoder au goût des diverſes perſonnes qui en font uſage ; l'Ambre gris, dont l'odeur eſt utile à ceux qui ont l'haleine mauvaiſe, s'y retranche ordinairement pour les Dames à qui elle pourroit cauſer des vapeurs.

Son uſage, ſous quelqu'une de ces formes que ce ſoit, convient le matin à jeun, avant & après le repas, & dans les cas où l'on veut faciliter la digeſtion.

Enfin une qualité particuliere par laquelle le cachou ſe fait diſtinguer des autres drogues avec leſquelles il a quelque analogie, eſt qu'au lieu que celles-ci ſe déguiſent aiſément par le mélange des autres ingrédiens que l'on y joint, le cachou ſe fait toujours reconnoître dans quelque compoſition où l'on le faſſe entrer.

Je ne puis oublier un avantage que l'on peut tirer du cachou en faveur de ceux qui ont une répugnance pour les tiſanes, & pour la commodité de ceux qui veulent faire ſur le champ une boiſſon convenable dans les dévoyemens, dans les fiévres bilieuſes & ardentes, qui eſt que la quantité d'un gros de cette ſubſtance jettée dans une pinte d'eau, eſt capable de lui donner une teinture rougeâtre, & une ſaveur douce & un peu aſtringente, telle qu'il convient dans ces occaſions.

CAUCALIS.

Caucalis. Dod.
Caucalis alia vulgaris. Lugd.
Caucalis arvenſis echinata magno flore.
C. B. Pit. Tournefort.

Echinophora πυκνόκαρπος, *an Dioſcoridis gingidium.* Col.
Lappula canaria, flore pulchro magno, albo. J. B.

Est une plante dont les feuilles ressemblent en quelque maniere à celles du *Daucus* ou Panais sauvage; mais elles sont découpées plus menu, velues: sa tige croît à la hauteur d'environ un pied, rameuse, velue, portant aux sommets de ses branches des ombelles qui soutiennent des petites fleurs blanches, odorantes, composées chacune de cinq feuilles inégales, disposées en fleur de lys. Quand cette fleur est passée, il paroît des graines jointes deux à deux, oblongues, herissées de pointes: sa racine est petite, blanche. Cette plante croît aux lieux incultes, elle contient beaucoup de sel essentiel & d'huile.

Elle est apéritive, propre pour la pierre, pour exciter les mois aux femmes, pour raréfier les humeurs crasses, pour aiguiser la vûe. *Vertus,*

CAYMANES.

Caymanes, (Monard. Acostæ, Clus.) sont des grands Lézards ou Crocodiles des Indes, qui ont quelquefois jusqu'à trente-deux pieds de longueur ; & si l'on croit un Historien Espagnol nommé Gomara, dans le tems que les Espagnols commencerent à occuper plusieurs pays de l'Amérique, on tua aux environs de Panaman un de ces Lézards qui avoit cent pieds de longs. Ils ont la gueule fort fendue & bayante, garnie de plusieurs rangées de dents; ils habitent vers les rivages des rivieres & quelquefois dans la mer, aux embouchures des fleuves. On en trouve principalement dans la Province de Carthage, au Nom de Dieu & aux autres lieux circonvoisins. On dit qu'ils sont en grand nombre dans le Fleuve Cranganor. Ces animaux sont fort cruels ; ils se ruent dans les navires ou sur les rivages, pour attraper un homme, un bœuf, un sanglier, un cochon, ou quelqu'autre proye ; & ils la dévorent ou l'engloutissent en un instant dans leur estomac; leur peau est si dure, qu'elle ne peut être percée par une arquebusade ni par un mousqueton: on les prend avec des hameçons de fer : ils font leurs œufs à terre, & ils y font éclore leurs petits comme la Tortue. On trouve dans leur estomac un grand amas de gravier & de petites pierres de riviere: Les gens du pays mangent leur chair & leurs œufs. *Lézards; Crocodiles.* *Pierres de Caymanes.*

Les pierres qu'on retire de leur estomac sont estimées propres pour la fiévre quarte ; on en applique sur les deux temples pendant l'accès. *Vertus.*

CEDRUS.

Cedrus. Tabern. icon.
Cedrus magna, sive Libani conifera. J. B.

Cedrus conifera, foliis laricis. C. B.
Larix Orientalis fructu rotundiore obtuso. Pit. Tournef.

En françois, *Cedre du Liban.*

Est une espece de mélese, ou un très-grand arbre, gros, droit, élevé en piramide ; son écorce est unie, son bois est fort dur & comme incorruptible ; ses feuilles sont petites, étroites, vertes, rangées par bouquets le long des branches, naissant au Printems, & tombant au commencement de l'hyver : ses fleurs ont des chatons qui ne laissent aucun fruit après eux. Les fruits naissent en des endroits séparez sur le même pied ; ils ressemblent à nos pommes de Pin. Ils renferment sous leurs écailles des semences feuillées. Cet arbre croît sur les montagnes, comme sur le mont Liban: on l'estime un des premiers & des plus grands arbres du monde : il en découle sans incision, pendant les grandes chaleurs de l'été, une résine claire, transparente, blanche, se formant & s'endurcissant en grains comme le mastic. On l'appelle en latin *Cedria,* & en françois *Gomme de Cedre,* ou *Manne mastichine.* *Cedre du Liban.* *voy Pl. IV. fig. 7.* *Cedria.* *Gomme de Cedre.* *Manne mastichine.*

D d ij

Réfine de Cedre. Quand il ne fort plus rien de l'arbre, on y fait des incifions, par où il diftile une réfine liquide qui s'endurcit en coulant le long de l'arbre ; c'eft ce qu'on appelle réfine de Cedre : elle eft belle, tranfparente, jaune, friable, odorante. Nous voyons rarement en France de ces gommes & réfines de Cedre.

Bois. Le bois de Cedre eft employé pour faire les beaux ouvrages de Menuiferie ; il contient beaucoup d'huile & de fel effentiel.

Vertus. Il eft fudorifique, étant pris en décoction ou en poudre.

Le *Cedria* eft improprement appellé *gomme de Cedre* ; car c'eft la partie réfineufe, la plus pure de l'arbre : elle eft digeftive, réfolutive, confolidante, fortifiante, propre pour réfifter à la gangrène, pour les diflocations ou fractures.

La réfine de Cedre eft digeftive, amoliffante, déterfive, confolidante, fortifiante.

Etimologie. *Cedrus*, à κεδω, *uro*, je brûle ; parce qu'on brûle les rameaux du Cedre qui font empreints de réfine, comme on brûle les flambeaux pour s'éclairer la nuit.

CEDRUS BACCIFERA.

Cedrus minor baccifera Oxycedre.

Cedrus Baccifera. C. B.   *Cedrus minor.* Cord. in Diofc.

En françois, *petit Cedre*, ou *Oxycedre.*

Voyez Pl. IV. fig. 8. Eft un arbre dont il y a trois efpeces.

Premiere efpece. La premiere eft appellée,

Sabina major.

Cedrus Lycia, retufa Bellonio dicta. J. B.	*Oxycedrus folio cupreffi, aut Sabina major, Monfpel.* Lob.
Cedrus folio cupreffi major, fructu flavefcente. C. B. Pit. Tourn.	*Cedrus minor.* Cord. in Diofc. Porta.
Cedrus Phænicia, Plinii.	*Cedrus pumila foliis obtufis & Phænicia,* Belli.
Cedrus Lycia. Matth. Gef. hort.	*Juniperus major, feu cupreffus fylveftris.*
Oxycedrus Lycia. Dod. Ger.	Diofc. in cod. Hermolai.

Son tronc & fes rameaux font tortus & noueux ; fon bois eft rougeâtre, rendant une odeur femblable à celle du Ciprès ; fes feuilles font étroites, pointues, plus dures que celles du génevre & plus piquantes, toujours vertes, reffemblantes à celles du Ciprès ; fes chatons font à plufieurs petites écailles, au bas defquels on trouve quelques bourfes membraneufes remplies de poufliere. Les fruits naiffent fur le même pied que les chatons, mais en des endroits féparez ; ce font des bayes qui deviennent jaunes en mûriffant, un peu charnues, odorantes, d'un goût agréable, renfermant chacune ordinairement trois offelets ligneux, durs, arondis fur le dos, & aplatis par les autres côtez : chaque offelet contient une femence oblongue. Il fort du tronc de cet arbre dans les **Vernix.** pays chauds une gomme qu'on appelle *Vernix.*

Seconde efpece. La feconde efpece eft appellée,

Cedrus folio Cupreffi media, majoribus baccis. C. B. Pit. Tourn.	*Cedrus Phænicea altera,* Plinii & Theophrafti, *vel prima.* Lob.
Cedrus Lycia. Bellon.	*Thuia Maffilienfium.* Lugd.
Cedrus minor altera. Diofcor.	

Cet arbre differe du précédent, en ce qu'il eft plus bas, & en ce que fes bayes font plus groffes.

Troifiéme efpece. La troifiéme efpece eft appellée,

Cedrus Hifpanica procerior, fructu maximo nigro. Pit. Tournefort.

Elle eſt plus haute que les autres, & ſes bayes ſont beaucoup plus groſſes, de couleur noire.

Ces Cedres croiſſent en Italie, en Eſpagne, en Provence, en Languedoc; ils demeurent toujours verds; ils contiennent beaucoup d'huile.

Leurs feuilles ſont ſtomacales, propres pour chaſſer les vents, pour aider à la digeſtion, pour la colique venteuſe; on en mâche un ou pluſieurs petits morceaux; on en peut prendre auſſi en décoction. *Feuilles. Vertus.*

Leur bois eſt ſudorifique étant pris en décoction. *Bois.*

Leurs fruits qu'on appelle *Cedrides*, ſont propres pour fortifier l'eſtomac, pour aider à la digeſtion. *Fruits. Cedrides.*

Oxycedrus ab ὀξὺς, *acutus, &* κέδρος, *cedrus,* comme qui diroit *Cedre à feuilles pointues.* *Etimologie.*

On tire par la cornue, à la maniere ordinaire, une huile noire du bois de Cedre, laquelle on tient être la véritable huile de Cade. Quoiqu'il en ſoit, elle eſt fort propre pour les dartres farineuſes, pour la galle, pour la ſurdité, pour les maladies hyſtériques. On peut s'en ſervir intérieurement & extérieurement. *Huile de Cade véritable. Vertus.*

La doſe en eſt depuis deux gouttes juſqu'à ſix. *Doſe.*

CELTIS.

Celtis fructu nigricante. Pit. Tourn.	*Lotus arbor.* Lob. icon.
Lotus arbor, ſive Celtis.	*Lotus arbor fructu Ceraſi.* J. B.
Bagolarus Tridentinis. Guil.	*Cacavia Cretenſibus.* Geſn. hort.
Lotus fructu Ceraſi. C. B.	

En françois, *Micocoulier,* ou *Micacoulier.* *Micacoulier.*

Eſt un arbre grand & gros, rameux; ſon écorce eſt unie, blanchâtre, ſes feuilles reſſemblent à celles de l'Orme, mais elles ſont plus longues & plus pointues, vertes deſſus, blanchâtres en deſſous, rudes, dentelées en leurs bords; ſes fleurs ſont à cinq feuilles diſpoſées en roſe, au milieu deſquelles ſont pluſieurs étamines fort courtes: ces fleurs paſſent en peu de tems, & il leur ſuccede des bayes ſphériques noirâtres, reſſemblantes aux ceriſes, mais plus petites, attachées par des queues longues, contenant un peu de chair blanche, d'un goût doux ſtyptique aſſez agréable, & un noyau gros à proportion du fruit, preſque rond: cet arbre croît principalement aux pays chauds.

Son fruit & ſes feuilles ſont propres à arrêter les cours de ventre & les hémorragies. *Vertus.*

CENCHRUS.

Cenchrus, ſive Miliaris, (Jonſt.) eſt une eſpece de ſerpent long d'environ trois pieds, gros, de couleur verte-jaunatre, parſemé de pluſieurs taches; on le trouve en Lemnos & en Samos: il ſe promene en été par les montagnes, aux chemins ouverts, évitant les épines & les ronces; il ſe jette ſur les animaux qu'il rencontre; & leur ayant ouvert les veines jugulaires, il en ſucce le ſang. Sa morſure eſt mortelle ſi l'on n'y apporte promptement les mêmes remedes qu'à la morſure de la vipere. Il contient beaucoup de ſel volatil & d'huile. *Miliaris.*

Il eſt propre pour réſiſter au venin, pour chaſſer les mauvaiſes humeurs par la tranſpiration. On peut le préparer comme la Vipere. *Vertus.*

Cenchrus à græco κέγχρος, qui ſignifie le même ſerpent. *Etimologies.*

D d iij

Miliaris, parce que ce serpent est marqueté de taches blanches qui repréfentent des grains de millet.

CENTAURIUM MAJUS.

Rhaponti-cum Phar-mac.
Centaurea major.
Grande Centaurée.

Centaurium majus juglandis folio. J. B.
Centaurium majus folio in lacinias plures divifo. C. B. Pit. Tournef.
Centaurium magnum. Matth. Dod. Caft.

Centaurium majus , feu Rhaponticum Pharmaceuticum. Cord. in Diofcor.
Rhapontica, quæ hodie Centaurea major. Trag. Cord.

En françois, *grande Centaurée.*

Eft une plante qui pouffe des tiges à la hauteur de quatre ou cinq pieds, rondes, droites, rameufes ; fes feuilles font grandes, oblongues, divifées en plufieurs parties, crenelées en leurs bords ; fes fommitez foutiennent de groffes têtes rondes, écailleu-fes, où naiffent des bouquets de fleurs à fleurons évafez, & découpez en lanieres, de couleur tirant fur le purpurin ; il leur fuccede des graines oblongues, luifantes, gar-nies d'aigrettes ; fa racine eft longue, groffe, droite, charnue, facile à rompre, noi-râtre en dehors, rougeâtre en dedans, d'un goût doux, accompagné d'aftriction & d'âcreté. Cette plante croît aux lieux montagneux & rudes ; elle contient beaucoup de fel & d'huile.

Rhapontic. * Il y a d'autres efpeces de grande Centaurée ufitées dans les Alpes, où elles croiffent, & où elles s'employent comme Rhapontic ; telles font le *Centaurium Alpinum luteum*, (C. B.) & le *Centaurium majus, folio Helenii incano.* (Pit. Tournef.)

Vertus. Sa racine eft vulnéraire, aftringente ; elle arrête les cours de ventre & les hémorra-gies ; elle leve les obftructions ; elle excite l'urine.

Rhapontic vulgaire. On l'appelle *Rhapontic vulgaire.*

CENTAURIUM MINUS.

Petite Centaurée.

Centaurium minus. C. B. Dod. Pit. Tour-nefort.
Centaureum parvum. Ad. Lob. Ger.

Centaurium minus, flore purpureo. J. B.
Centaurea. Brunf. Cæf.
Fel terræ. Ger.

En françois, *petite Centaurée.*

Eft une plante qui pouffe une ou plufieurs petites tiges à la hauteur d'environ demi-pied, ou un peu plus haut, anguleufes, liffes ; fes feuilles font oblongues, femblables à celles du Millepertuis, mais un peu plus grandes, les unes fortant de la racine, les au-tres oppofées fur la tige deux à deux ; fa fommité fe divife en plufieurs petits rameaux qui foutiennent des fleurs amaffées les unes proche des autres en maniere de petits bou-quets, de couleur rouge tirant fur le purpurin, quelquefois blanche, & rarement de couleur ferrugineufe, agréable à la vûe ; chacune de ces fleurs eft un tuyau fermé dans le fond, ouvert par le haut, évafé en entonnoir, & découpé en plufieurs parties ; quand cette fleur eft paffée, il lui fuccede un fruit ovale ou oblong, gros comme un grain de blé, partagé en deux loges qui renferment des femences menues ; fa racine eft petite, ligneufe, infipide. Cette plante croît dans les terres féches & fablonneufes.

Vertus. La petite centaurée eft déterfive, apéritive, vulnéraire, fudorifique, fébrifuge ; on s'en fert pour les fiévres intermittentes, pour exciter les mois aux femmes, pour le fcorbut, pour les vers, pour la morfure du chien enragé ; on l'employe intérieurement & extérieurement.

Etimolo-gies. On a appellé cette plante *Centaurium*, parce qu'on a crû qu'elle avoit guéri le Cen-taure Chiron d'une bleffure qu'il s'étoit fait au pied.

On l'appelle *Fel terræ*, fiel de la terre, à caufe qu'elle eft extrêmement amere ; elle contient beaucoup de fel effentiel & d'huile : on fe fert en Médecine de fes fommitez fleuries.

La petite centaurée eft d'un genre tout-à-fait différent de la grande centaurée.

CENTRINE.

Centrine (Jonft.) eft un poiffon de mer que les Italiens appellent *Pefce porco*: il eft **Pefce porco.** gros, épais, court, de figure triangulaire, couvert d'une peau fort rude, parfemée de pointes fortes, principalement à la tête & au dos, de couleur obfcure : fa tête eft petite & comprimée ; fes yeux font vifs, fa gueule eft prefque toujours ouverte & béante ; fes dents font larges & tranchantes ; fa chair eft nerveufe, vifqueufe, & nullement bonne à manger.

Son foye étant rôti, rend une huile propre pour ramolir les fchires & les autres du-   **Foye.** retez du foye, pour adoucir les douleurs.

Sa chair étant féchée & pulvérifée, eft propre pour exciter l'urine.   **Vertus.**

CEPA.

Cepa. Trag. Fuch. Tur. Matth.	*Cepa alba & rubra*. Gef. hort.
Cepa vulgaris. C. B. Pit. Tournef.	*Cepe*. Brunf. Gefn. Lob.
Cepa rotunda. Dod.	En françois, *Oignon*.

Eft une plante dont les feuilles fortent de la racine longues d'un pied, étroites, fiftu-   **Oignon.** leufes, âcres au goût ; il s'éleve de leur milieu une tige nue, droite, ronde, haute d'environ trois pieds, creufe, groffe vers le bas, portant en fon fommet une groffe tête qui foutient un bouquet de fleurs compofées chacune de fix feuilles blanches ou purpurines, difpofées en rond ; quand ces fleurs font paffées, il leur fuccede des fruits triangulaires, divifez chacun en trois loges remplies de femences prefque rondes, noirâtres : fa racine eft une bulbe qui varie en groffeur, en figure, & en couleur ; car elle eft quelquefois groffe comme une petite pomme, quelquefois comme une noix, quelquefois comme une prune, ordinairement ronde ou orbiculaire, quelquefois ob- longue, compofée de tuniques rouges ou blanches, contigues ou unies les unes aux autres, d'une odeur forte & défagréable, excitant à pleurer à caufe d'un fel volatil aci- de très-fubtil qui s'en éleve, principalement quand on la coupe, & qui irrite les yeux, d'un goût âcre & piquant : c'eft l'oignon qu'on employe fi fouvent dans les cuifines ; on y trouve quelques fibres en deffous. On cultive cette plante dans les jardins pota- gers en terre graffe : fa racine eft employée en Médecine ; elle contient beaucoup de fel volatil très-piquant & pénétrant, du phlegme & de l'huile en quantité médiocre.

Elle eft apéritive, incifive, digeftive, réfolutive, propre pour la pierre, pour l'hy-   **Vertus.** dropifie, pour le fcorbut, pour l'afthme, pour réfifter au venin, pour les vers, pour la furdité, pour faire mûrir les abfcès ; on l'employe extérieurement & intérieure- ment.

L'oignon blanc eft ordinairement plus petit & moins âcre que le rouge.

* L'oignon blanc d'Efpagne ou l'oignon doux eft une autre efpece d'oignon qu'on cultive dans les jardins ; fes bulbes font extrêmement gros & très-doux. C'eft le *Cepa Africana maxima, bulbo lignario, dulci*. (Hort. Reg. Parif.)

Cepa vel capa, à κεφαλὴ, *caput*, à caufe que fa fommité & la racine de cette plante   **Etimolo-** ont des figures de têtes.   **gie.**

CERA.

Cera, en françois *Cire*, eft une matiere dure, huileufe, jaune qui fe trouve dans les   **Cire.**

Comment les abeilles la font. ruches: les abeilles commencent à la faire au printems, dès que la saison est douce; elles la tirent des fleurs, & elles la portent attachée à leurs pattes de derriere en forme de petites lentilles; elles s'en débaraffent fort adroitement dans leurs ruches, & elles en forment des trous ou logemens de figure héxagone, joints les uns aux autres, dont les parois font minces & prefque tranfparens : c'est dans ces trous ou creufets qu'elles font leur germe, ou frêlement, ou œufs qui éclofent en petites abeilles; elles y déchargent auffi le miel qu'elles ont recueilli. Cette cire la premiere année est blanchâtre, la feconde jaune, & la troifiéme brune; elle devient même noire en vieilliffant dans la ruche, mais alors les mouches n'y refferrent ni miel ni frêle.

Séparation de la cire d'avec le miel. On fépare la cire d'avec le miel en deux manieres : la premiere, en faifant le miel blanc; on met la matiere, laquelle on a retirée des ruches formée en tablettes, fur des nattes d'ofier ou clayes, & l'on en laiffe couler le miel jufqu'à ce que la cire demeure feule deffus.

La feconde, en faifant le miel jaune, on met la matiere qu'on retire des ruches à la preffe, après y avoir ajouté très-peu d'eau, l'avoir chauffée fur le feu, & envelopée dans une groffe toile claire; car le miel paffe, & la cire refte en forme de gâteau.

Purification de la cire. Mais comme l'une & l'autre cire contiennent quelques impuretez, on les fait fondre enfemble ou féparées dans une baffiné; on y ajoute de l'eau pour les nettoyer d'un peu de miel qui y demeure toujours attaché; puis on les coule par expreffion, on les écume, on les fépare d'avec l'eau, & on les jette en moule, où on les laiffe refroidir : on renverfe enfuite le pain de cire pour le retirer hors du moule, & pour le nettoyer de certaines feces ou faletez qui s'étoient précipitées au fond, & qu'on appelle *pied de cire*; on **Pied de cire.** les fépare avec un couteau, ou quelqu'autre inftrument de fer, & l'on fait refondre la cire pure pour en former des pains; c'est la cire jaune qu'on vend chez les Droguiftes; **Choix.** elle doit être nouvelle, folide, mais un peu glutineufe au toucher, de belle couleur jaune, d'une odeur agréable tenant un peu de celle du miel, infipide au goût; elle durcit, & perd en vieilliffant une partie de fa couleur & de fon odeur.

Cireneuve. La cire nouvellement faite, & qui n'a point encore été employée à aucuns ouvrages, est appellée *cire neuve*.

Vertus. La cire est un compofé naturel d'huile, d'un peu de fel volatil, & de beaucoup de phlegme fans terre, comme je l'ai prouvé dans mon Traité de Chymie; elle est émolliente & réfolutive; on s'en fert en Pharmacie dans les emplâtres, dans les cérats, dans les onguens.

Maniere d'augmenter la couleur de la cire vieille. Quand la cire en vieilliffant a perdu une partie de fa couleur, & est devenu un peu pâle, les Marchands pour remédier à ce petit défaut, la font fondre fur un feu médiocre, & lui donnent une teinture avec du fafran bâtard, ou avec du roucou qu'ils mettent infufer dedans, puis ils la coulent & la laiffent refroidir; il est aifé de diftinguer cette cire teinte d'avec la cire neuve; elle est moins glutineufe, plus féche, plus caffante, & elle a moins d'odeur.

Cire noire de Mofcovie & des Indes. On trouve quelquefois en Mofcovie & aux Indes, dans les troncs des vieux arbres, certaine cire noire formée en morceaux ronds ou ovales de la groffeur d'une mufcade; elle est faite ou formée par des petites abeilles qui conftruifent leur ruche dans le creux de ces troncs, & qui y portent un miel de couleur citrine, & d'un goût agréable : cette cire étant échauffée, a une odeur de baume : elle est très rare en France; les Indiens en font des cierges; ils en forment auffi des petits vaiffeaux dont ils fe fervent pour recueillir de l'arbre le baume de Tolu.

Cire blanche de la Chine. * La cire blanche de la Chine est différente de toutes celles que nous connoiffons, non feulement par fa blancheur qui ne s'altere point par le tems, mais encore par fa texture;

ture ; on diroit qu'elle eſt compoſée de petites piéces écailleuſes , ſemblables à celles du blanc de baleine, que nous ne ſçaurions mettre en pains auſſi fermes que les pains de cire de la Chine.

La cire blanche eſt de la cire jaune qu'on a bien lavée & expoſée à l'air & à la roſée, où elle a acquis ſa blancheur, & où elle s'eſt rendue plus dure & plus caſſante en perdant preſque toute ſon odeur. *Cire blanche.*

Les meilleurs Blancheries de la cire en France, ſont celles de Bretagne & d'Anjou ; l'on commence à y travailler ordinairement vers la fin d'Avril : on fait fondre la cire jaune ſur le feu, & quand elle eſt bien chaude, on la verſe ſur un rouleau que les ouvriers appellent *tour*, qui eſt placé ſur une auge remplie d'eau froide ; la cire fondue tombant dans cette eau, s'y condenſe & s'y réduit en papillottes ; on lave ces papillottes pluſieurs fois & en pluſieurs eaux ; on les ramaſſe, & on les étend ſur des toiles qui ſont poſées ſur de grands quarrez de bois expoſez à l'air & à la roſée ; on laiſſe à ces toiles des bords aſſez grands pour qu'on en puiſſe couvrir la cire quand il fait du vent ; on remue cette cire de trois en trois jours, & même plus ſouvent, lorſqu'il fait grand chaud : on la laiſſe ainſi expoſée pendant cinq à ſix ſemaines, puis on la met dans des baſſines ; on la fait refondre ſur le feu, & l'on y ajoute du tartre blanc ou du criſtal de tartre ; on la laiſſe quelque tems en fuſion, afin que ce tartre la purifie en faiſant ſéparer la craſſe qui y peut être ; on la coule enſuite, & on la forme en petits pains plats orbiculaires, comme nous les voyons chez les Droguiſtes. *Maniere de blanchir la cire.*

On peut préparer de même en chaque Blancherie par année trois ou quatre fontes de cire, commençant en Avril, & finiſſant en Octobre.

La cire blanche doit être choiſie bien blanche, claire, nette, tranſparente, dure, caſſante, n'adhérant point aux dents quand on la mâche, inſipide au goût : on l'appelle vulgairement *cire vierge*, mais improprement ; car la véritable cire vierge eſt le propolis ou cire jaune, dont il ſera parlé en ſon lieu. *Choix.* *Cire vierge*

La cire blanche eſt rafraîchiſſante, émolliente, adouciſſante, moins réſolutive que la cire jaune, parce que les lotions l'ont privée d'une grande partie de ſon ſel ; on s'en ſert dans les pommades, dans les cérats, dans les onguens. *Vertus de la cire blanche.*

Pluſieurs filles & femmes, par des envies & des gouts dépravez, mangent de la cire jaune ou de la cire blanche ; ce qui leur cauſe des obſtructions dans les viſceres, les pâles couleurs, & d'autres maladies.

On trouve chez les Droguiſtes une cire de couleur de paille ou citrine ; elle eſt faite avec des petits morceaux de cire blanche de rebut qu'on a fait fondre enſemble, & où l'on a mis infuſer du *terra merita* concaſſé ; puis on la coule & on la laiſſe refroidir ; elle ſert à faire des bougies. *Cire citrine ou de couleur de paille.*

La cire verte eſt faite avec de la cire blanche ramolie avec un peu de terebenthine, & teinte avec du vert de gris broyé ; elle eſt propre pour ramolir les cors des pieds, étant appliquée deſſus en emplâtre. *Cire verte.*

La cire rouge eſt de la cire blanche amolie avec un peu de terebenthine, & rougie avec de la racine d'orcanette, ou bien avec du vermillon ; les Commiſſaires s'en ſervent pour appoſer leurs ſcellez : elle eſt réſolutive appliquée extérieurement. *Cire rouge. Vertus.*

La cire à gommer eſt de la cire fondue & mêlée avec de la poix graſſe ; les Tapiſſiers s'en ſervent pour gommer leurs coutils. *Cire à gommer.*

Cera vient du mot grec χηρὸς, qui ſignifie auſſi *de la cire*. *Etimologie.*

CERASA.

Ceraſa, ſive Ceraſia, en françois *Ceriſes*, ſont de petits fruits ronds aſſez connus. Il y *Ceraſia, Ceriſes.*

Cerasa agriotta. Cerasia acida & vulgaria. Agriottes. Cerasus sativa. en a de plusieurs especes. Les plus communes sont appellées en latin *Cerasa agriotta* (Cæs.) *Cerasia acida & vulgaria* (Trag.) en françois *Aigriottes :* elles sont rondes, rouges, d'un goût aigrelet fort agréable ; elles croissent à un arbre de hauteur médiocre, appellé *Cerasus sativa fructu rotundo, rubro & acido* (Pit. Tournef.) *Cerasus acida* (Brunf. Matth.) en françois *Cerisier domestique,* ou cultivé, à fruit rond, rouge & aigre : ses feuilles sont longuettes, pointues, dentelées en leurs bords. Sa fleur est à cinq feuilles disposées en rose, de couleur blanche.

Bigarreaux Guignes, Cerises blanches & noires. Merises. Cerisier sauvage, ou Merisier. Bois de Merisier en usage. Noyaux. Nous voyons une autre espece de cerises blanches & rouges, plus grosses que les précedentes, & d'une chair plus dure & plus douce. On les appelle *Bigarreaux* ou *Guignes,* & en latin *Cerasa alba dulcia* (C. B.) On en trouve aussi de noires.

Il y a encore de petites cerises sauvages noires à longues queues, lesquelles on appelle en françois *Merises :* elles sont empreintes d'un suc doux & agréable, mais teignant beaucoup les mains & la bouche en noir ou en purpurin ; elles croissent à un arbre appellé *Cerasus major ac sylvestris fructu subdulci, nigro colore inficiente* (C. B.) en françois *Cerisier sauvage* ou *Merisier.* Son bois est employé pour les clavecins & pour les autres instrumens de musique, parce qu'il est sonore.

Toutes ces cerises renferment chacune un noyau quasi sphérique, dur, où est contenu une petite amande ou semence d'un goût agréable, un peu amer.

Vertus. Les cerises contiennent beaucoup de phlegme, un peu d'huile, & du sel essentiel.

Elles sont cordiales, stomacales, apéritives ; elles rafraîchissent, elles adoucissent l'âcreté des humeurs ; elles tiennent le ventre libre ; elles résistent au venin ; elles sont propres pour les maladies du cerveau, pour l'épilepsie, surtout les merises.

Les noyaux de cerises sont estimez bons pour la pierre du rein & de la vessie, étant mangez ; on en mêle aussi dans les frontaux pour les douleurs de tête pendant la fiévre.

Gomme de Cerisier. Vertus. Il sort du tronc & des branches du cerisier une gomme luisante, rougeâtre, laquelle on appelle *Gomme de Cerisier :* elle est apéritive, propre pour exciter l'urine, pour rompre la pierre, étant prise intérieurement ; on l'employe aussi extérieurement pour la gratelle, pour les dartres, étant dissoute dans de l'eau.

Etimologie. Le cerisier a pris son nom d'une ville de Ponte appellée autrefois *Cerasus,* & aujourd'hui *Cerasonte, Chirrisonda,* d'où il fut apporté à Rome par Lucullus Capitaine Romain.

On l'appelle en grec κέρασος, & les cerises κεράσια.

CERASTES.

Cerasta. *Cerastes* ou *Cerasta* (Bellon. Jonston.) est une espece de serpent qui porte sur son front deux petites cornes ressemblant à des grains d'orge : sa tête est large de deux doigts, & comprimée ; son corps est long d'environ trois pieds, & gros presque comme le bras, ayant le col menu : il est couvert d'écailles cendrées partout, excepté en sa queue qui est fort menue : son dos est orné de quelques lignes rouges : ses dents sont semblables à celles de la vipere, & elles causent en mordant des accidens pareils qui demandent des remedes semblables à ceux qu'on donne contre la morsure de la vipere. Ce serpent se trouve dans la Lybie & en plusieurs autres lieux ; il fait en rampant un petit bruit qui approche du sifflement : on peut le préparer comme la vipere ; il contient beaucoup de sel volatil & d'huile.

Vertus. Il est sudorifique, il résiste au venin, il purifie le sang ; il est propre pour la petite vérole, pour la peste, pour la lépre, pour la gratelle.

Etimologie. Cet animal est appellé *Cerastes,* du grec κέρας, qui signifie *une corne,* parce qu'il porte des petites cornes à la tête.

CERAUNIAS.

Ceraunias, G. Agricolæ. En françois, *Pierre de foudre*.

Est une pierre tantôt ronde, tantôt longue de cinq doigts, grosse comme le pouce, tantôt ayant la figure piramidale, tantôt celle de cône, tantôt celle d'un coin avec lequel on fend du bois; pesante, dure, principalement dans son milieu, comme de la pierre à fusil, unie, douce au toucher, de couleur blanche, luisante, ou brune, ou noire, ou rouge, ou verte. Elle naît en plusieurs lieux d'Allemagne & d'Espagne : le peuple s'imagine qu'elle tombe avec teinture.   *Pierre de foudre.*

On lui attribue la vertu de guérir ou d'empêcher les hernies aux enfans, si on l'applique dessus. Les Anciens avoient attribué d'autres vertus superstitieuses à cette pierre. *Voyez les Mémoires de l'Académie.*   *Vertus.*

Ceraunias, à κέρας, *cornu*, à cause que quelques-unes des pierres de tonnerre ont une figure approchante de celle d'une corne.   *Etimologie.*

CERCIO.

Cercio (Jonst.) est un oiseau des Indes gros comme un étourneau, de diverses couleurs, remuant presque toujours la queue : on lui apprend à parler, & il est encore plus disciplinable que le perroquet; on ne lui attribue aucun usage en Médecine.

CEREBRUM HUMUMANUM.

Cerebrum humanum. En françois, *le Cerveau humain.*

Est une matiere humide, visqueuse, glanduleuse, blanche, contenant du sel volatil & de l'huile enveloppez dans beaucoup de phlegme & un peu de terre. Il est employé en Médecine.   *Cerveau humain.*

Il doit être tiré d'un jeune homme sain, nouvellement mort de mort violente, comme d'un pendu qui n'ait point été enterré.   *Choix.*

Il est propre pour l'épilepsie, étant distilé comme je l'ai décrit ailleurs : mais si l'on prend en substance de la cervelle humaine au poids de deux dragmes pendant douze ou quinze jours, elle produira encore de meilleurs effets.   *Vertus. Cervelle humaine prise en substance.*

Cerebrum, *quasi carabrum*, à κάρη, *caput.*   *Etimologie.*

CEREFOLIUM.

Cerefolium. Matth. Cast. Lugd. | *Chærophyllum sativum.* C. B. Pit. Tourn.
Cherefolium. Brunf. Dod. | *Gingidium.* Fuch. Tur.
Chærephyllon. J. B. | En françois, *Cerfeuil.*

Est une plante potagere & fort commune, qui croît à la hauteur d'environ un pied; elle pousse de sa racine beaucoup de tiges, grêles, rameuses, tendres, arondies, lisses, d'un vert blanchâtre, principalement en bas, quelquefois rougeâtres en haut, quand elles portent leurs semences, remplies de beaucoup de suc : ses tiges portent ses feuilles ressemblantes à celles du persil, mais plus petites, découpées un peu plus profondément, & plus molles au toucher, vertes dans leur jeunesse, couvertes sur le dos de poils fort petits, quelquefois rougeâtres, pleines de suc; ses fleurs naissent aux sommets des branches en ombelles peu serrées, petites, blanches, composées ordinairement chacune de cinq feuilles inégales, rangées en rose, & d'autant d'étamines, le tout soutenu par un calice qui, quand la fleur est passée, devient un petit fruit oblong, rempli de deux semences longuettes, menues, pointues, & d'une figure approchante de celle du bec d'un oiseau, de couleur grise-brune, les unes lisses, les autres rudes au toucher :   *Cerfeuil.*

fa racine s’étend en longueur de plus d’un demi pied , droite , unie, groffe vers fa tête comme le petit doigt , diminuant peu à peu en queue de rat jufqu’à fon extrémité ; qui eft prefque en pointe, garnie de fibres placées en fa partie fupérieure, affez près l’une de l’autre, mais plus éloignées en defcendant ; cette racine eft blanche , un peu charnue, tendre, d’un goût doux & agréable ; elle renferme dans fa longueur un nerf ou une maniere de corde grêle, affez tendre & fragile ; on cultive cette plante dans les jardins ; elle eft ordinairement dans fa vigueur au Printems ; toutes fes parties ont une odeur & un goût doux & agréables ; elle contient beaucoup de phlegme , d’huile à demi exaltée, & du fel effentiel.

Vertus.   Elle eft fort apéritive ; elle leve les obftructions ; elle atténue la pierre du rein ; elle diffout le fang caillé ; elle eft febrifuge ; elle purifie le fang étant prife intérieurement : on l’applique auffi en cataplafme ou en fomentation , pour la colique néphretique, pour la rétention d’urine , pour l’érefipelle.

Etimolo-   *Chærophyllum* à χαίρω, *gaudeo* , & φύλλον, *folium* , comme qui diroit *plante rejouiffante*
gies.   *pour la multiplicité de fes feuilles.*

Cerefolium , eft une corruption de *Chærophyllum* , ou bien *Cerefolium* , comme qui diroit *feuille de Cerés* , parce que le Cerfeuil eft employé dans le manger , où l’on vouloit autrefois que la Déeffe Cerés préfidât.

Gingidium à græco γιγγίδιον, c’eft un nom Syriaque qui a été reçû par les Grecs & par les Latins.

CEREVISIA.

Cerevifia ,	*Curmi.*
Bera ,	*Vinum regionum Septentrionalium.*
Vinum hordeaceum,	
Zythum ,	En françois , *Biere* , *Cervoife.*

Biere, Cer-
voife.

Eft une liqueur vineufe affez connue ; on la compofe avec de l’orge ou avec du blé ; avec de l’avoine, ou avec une autre efpece de froment & de la fleur de houblon ; on met bouillir & fermenter ces ingrédiens enfemble dans l’eau , jufqu’à ce que leurs parties falines & huileufes fe foient raréfiées & éxaltées ; mais pour exciter cette fermentation & raréfaction, on agite le tout long-tems à force de bras, le verfant & le reverfant dans différens vaiffeaux pendant qu’il eft chaud. C’eft ce qu’on appelle *braffer*; puis on coule la liqueur, & on la laiffe repofer : c’eft la biere qu’on boit ordinairement.

Avant que d’employer le grain à la compofition de la biere , on a coutume de lui laiffer venir un commencement de germination , puis de le faire fécher & de le moudre groffiérement, ce qui lui donne toute la difpofition néceffaire pour communiquer aifément fa fubftance à l’eau; la fleur du houblon qu’on y mêle , donne de la force & du
Biere d’ab-   goût à la biere ; ceux qui la veulent bien amere & aromatique, y mettent tremper ,
finthe ame-   quand elle eft dans les tonneaux, de l’abfinthe , du gérofle , de la canelle , de la corian-
re & aro-   dre , du faffafras, d’autres y ajoutent du fucre ou du miel & des épices ; enfin on pré-
matique.   pare des bieres différentes fuivant les goûts différens ; je n’approuverois pas de mêler parmi l’orge ou le blé, ou l’avoine qu’on y employe quelque quantité d’orvale, comme quelques-uns font pour la rendre plus piquante , parce que cette plante rend la biere plus enyvrante.

Eaux bon-   Il eft à remarquer que toutes les eaux ne font pas également bonnes pour faire de la
nes pour   biere : les Braffeurs préferent celles des puits & des fontaines qui font bien claires, bien
faire de la   froides & bien vives, parce qu’étant moins fujettes à fe fermenter, la biere s’en con-
Biere.

ferve plus long-tems fans s'aigrir : car quoiqu'il foit néceffaire d'une fermentation pour faire la biere ; il faut éviter que cette fermentation ne foit trop prompte & trop forte, de peur que les principes volatils de la liqueur ne trouvant point affez de parties vifqueufes qui les aglutinent & les retiennent, ne s'échapent & ne donnent lieu par leur abfence, au fel fixe de s'étendre & de communiquer fon goût acide à la biere.

On choifit auffi le tems pour faire de la biere ; il faut la braffer en des faifons froides comme au commencement & à la fin de l'hyver, fi l'on veut qu'elle fe garde.   *Tems propres.*

Celle qu'on braffe en été ne fe conferve pas long-tems bonne, parce qu'elle fe fermente trop.

Plus les pays font feptentrionaux, & plus ils font favorables pour y faire de bonne biere ; parce que les eaux y étant fort crues, & le foleil y ayant peu de force, la biere, après qu'elle a été braffée, retient fes principes actifs comme concentrez par le froid. C'eft la raifon pourquoy les bieres qu'on fait en Suede, en Danemarc, en plufieurs lieux de l'Allemagne, en Flandres, en Angleterre, font beaucoup meilleures, & fe gardent plus long-tems que celles qu'on braffe en France. On fçait fi bien dans les pays chauds comme en Provence, en Dauphiné, en Languedoc, qu'on n'y pourroit point faire de bonne biere, que perfonne s'eft avifé d'y en braffer, & l'on n'y connoît pas même cette efpece de boiffon.   *Pays favorables pour faire la Biere.*

Il y a deux efpeces générales de bieres, une blanche & l'autre rouge ; elles ne different que par la qualité du houblon qu'on y a employé ; la biere rouge en eft plus chargée que la blanche. Ces bieres font plus ou moins fortes, fuivant qu'on y fait entrer plus ou moins des ingrédiens. La biere forte eft appellée biere double.   *Deux efpeces de Biere. Biere double.*

On peut tirer de la biere par la diftilation, un efprit fulfureux inflammable femblable à celui du vin, & l'on peut faire de l'aigre de biere affez fort, comme on fait le vinaigre.   *Efprit inflammable de la Biere. Aigre de Biere.*

La biere la plus faine pour la boiffon eft la blanche ; il faut la choifir d'un âge moyen, entre nouvelle & vieille, claire, mouffant beaucoup quand on la verfe, d'une belle couleur jaunâtre, d'un goût piquant & agréable. La biere rouge ou double eft quelquefois groffiere & trouble, mais la meilleure eft celle qui eft claire, d'un beau rouge, & d'un goût fort & piquant.   *Choix.*

La biere contient une fubftance vifqueufe qui la rend humectante, rafraîchiffante, nourriffante, mais un peu flatueufe : elle défaltere ; elle engraiffe ; elle fortifie. Si l'on en boit dans le tems qu'elle eft trop nouvelle, elle excite fouvent des ardeurs d'urine, à caufe que fon fel n'ayant point encore été fuffifamment raréfié & exalté par la fermentation, il s'en précipite une partie par le cours de l'urine, où il irrite & picote les conduits, faifant une efpece de chaudepiffe, mais qui n'eft ni dangereufe, ni de longue durée. Le remede à cet accident eft de boire un peu d'eau de vie, afin d'exalter ce fel âcre de la biere, en raréfiant une vifcofité dans laquelle il eft embarraffé.   *Vertus. Chaudepiffe excitée par la Biere. Remede.*

Toutes les bieres enyvrent quand on en boit avec excès, & principalement les bieres doubles ; l'yvreffe même qu'elles excitent dure plus long-tems que celle qui vient du vin, à caufe qu'elles contiennent plus de parties gluantes & plus difficiles à fe digérer.   *Yvreffe qu'excite la Biere.*

On fait auffi de la petite biere, c'eft proprement une décoction du marc qui refte de la biere blanche ; l'on en donne à boire aux perfonnes délicates & aux enfans : on pourroit appeller cette petite biere *bochetum cerevifiæ.*   *Petite Biere, Biere foible. Bochetum cerevifiæ.*

Il s'éleve aux bondons des tonneaux qu'on a remplis de biere nouvellement faite une écume groffiere & vifqueufe, qu'on appelle levûre ou levain de biere.   *Levûre ou levain de Biere.*

E e iij

On prépare encore en Angleterre une espece de biere que les Anglois appellent *Aile* ; j'en ai fait un chapitre particulier sous le nom latin *Alla*.

Cerevisia, *à cerere*, parce que Cerés étoit chez les anciens la Déesse du froment dont on compose la biere.

Etimologies.

Zythum à ζύθος, Biere.

Vinum hordeaceum, parce que la biere est une liqueur vineuse faite ordinairement avec l'orge.

Vinum regionum Septentrionalium, parce que dans les pays Septentrionaux qui ne produisent point de raisin, la biere y tient lieu de vin.

Biere, en allemand *Bier*, vient peut-être du latin *Bibere*.

CERINTHE.

Cynoglossum montanum majus,

Cerinthe quorumdam major versicolore flore. J. B. Cluf. hist. P. Tourn.

Cerinthe, seu cynoglossum montanum majus. C. B.

En françois, *Melinet.*

Melinet.

Est une plante qui pousse de sa racine quatre ou cinq tiges ou rameaux à la hauteur d'un pied ou d'un pied & demi, ronds, remplis de suc, revêtus d'un grand nombre de feuilles oblongues, plus larges vers la queue qu'à l'autre bout, un peu velues, de couleur verte-bleuâtre, marquetées de taches blanches ; il s'éleve d'entre les aisselles de ces feuilles plusieurs petits rameaux contournez comme ceux du grand Heliotrope, garnis tout du long de fleurs longuettes, creuses, & représentant en quelque maniere un petit gobelet, de couleur diversifiée, jaune, rouge, purpurine, les abeilles s'y délectent beaucoup. Quand cette fleur est passée, il naît en sa place deux coques divisées en deux loges, qui renferment chacune une semence grosse comme celle de l'Ers ou de l'Orobe, de figure ovale, pointue ; sa racine est blanche. Cette plante croît aux lieux ombrageux, montagneux ; elle contient beaucoup de phlegme, de l'huile & peu de sel.

Vertus.

Elle est astringente, rafraîchissante, vulnéraire, propre pour les inflammations des yeux.

Etimologie.

Cerinthe à κηρός, *cera, cire,* parce que les abeilles étant friandes de la fleur de cette plante, elle leur fournit la matiere dont elles font la cire.

CERUSA.

Ceruse.

Cerusa, en françois, *Ceruse*, est un plomb pénétré, raréfié, à demi dissout par la vapeur du vinaigre, & réduit en une matiere fort blanche, pesante & friable. Lors-

Maniere de la faire.

qu'on veut faire cette Ceruse, on bat du plomb pour l'étendre en lamines minces & déliées, on roule ces lamines, on les range sur des petits bâtons qui sont arrêtez dans des grands pots de terre, en sorte que le plomb y demeure suspendu ; on met du vinaigre au fond des pots ; & quand ils sont remplis de ce plomb roulé, on les bouche éxactement, & on les place dans le fumier ou à quelque chaleur approchante, afin que le vinaigre étant échauffé rende une vapeur qui pénetre & atténue insensiblement la matiere : Après que ces pots ont demeuré du moins un mois dans le fumier, on les retire ; & les ayant débouchez, on trouve toutes les feuilles de plomb converties en une matiere

Blanc de plomb.

Choix.

blanche & cassante, qu'on appelle blanc de plomb ; on brise ces lamines en morceaux, les Peintres s'en servent : on doit les choisir tendres, belles, nettes, bien blanches en dehors & en dedans.

Comment

On broye ce blanc de plomb sur le porphyre avec un peu d'eau, & l'on en fait une pâte dont on forme dans des moules des petits pains piramidaux , lesquels on met sécher pour les transporter ; les ouvriers les enveloppent toujours dans du papier bleu plutôt que dans d'autres , afin de faire paroître la Ceruse plus blanche : la meilleure, la plus pure & la plus blanche nous est apportée de Venise ; celles qui viennent d'Hollande & d'Angleterre sont mélangées d'une espece de craye ou marne, comme l'a remarqué M. Pomet. On doit la choisir en pains entiers ou en gros morceaux, très-blanche, séche , douce au toucher, friable ; c'est proprement un plomb empreint des pointes du vinaigre.

Elle est dessicative , rafraîchissante , résolutive ; on l'employe dans les onguents, dans les emplâtres.

Cerusa vel cerussa, græcè, κενοῦωσα à κηρòς *, cera,* parce que la Ceruse a la douceur & la blancheur de la cire blanche.

C E R V U S.

Cervus , en françois, *Cerf,* est un animal à cornes & à quatre pieds, grand comme un petit cheval, très-vif, leger à la course, sauvage, vivant très long-tems, couvert d'un poil fauve ou rougeâtre, le devant de sa tête est plat : ses cornes sont grandes, longues , rameuses, fortes, dures, robustes; on les appelle *bois de Cerf,* ou *teste de Cerf,* il s'en sert de défenses : ses oreilles sont petites ; son cou est long ; sa queue est courte, son pied est fourchu; il habite dans les bois ; il se nourrit de plantes, de fruits , de serpens , & d'autres petits animaux ; on dit qu'il vit pendant plusieurs siécles ; sa chair est bonne à manger, pourvû qu'il ait été tué jeune, & avant que d'avoir été en rut.

Le Cerf met bas ses cornes tous les ans, vers le mois d'Avril, & alors on ne le voit guéres paroître ; il se tient reclus dans les buissons, comme honteux d'avoir perdu ses défenses & son ornement, jusqu'à ce que de nouvelles cornes ayent poussé & pris la place des premieres : ces cornes, pendant qu'elles croissent, sont naturellement envelopées , ou couvertes d'une peau épaisse, cuirassée, garnie d'un poil, ou duvet serré , court, gris ; & leurs extrémitez sont arondies. Les Cerfs les plus vigoureux poussent leurs cornes plus vîte que les autres , & elles sont plus grandes & plus fortes ; si on les coupe pendant qu'elles sont encore tendres & couvertes de leur peau , elles jettent beaucoup de sang. Ces cornes étant dans leur grandeur parfaite , deviennent dures & osseuses par tout ; mais les endroits les plus tardifs à prendre de la dureté, sont les extrémitez : alors la peau velue ne recevant plus de nourriture, se séche , se détache , & tombe par morceaux , laissant les cornes nues , unies , lisses, de couleur différentes, & leurs bouts ou extrémitez n'étant plus envelopez , deviennent plus pointus. Si la peau ne se détache pas assez vîte, le Cerf a coutume de froter ses cornes contre des pierres ou contre des arbres , afin de s'en débarrasser.

La femelle est appellée en latin *Cerva,* & en françois *Biche,* elle est grande comme lui , elle n'a point de cornes à la tête : son poil est rougeâtre, elle a la vûe fine , & elle court d'une grande vîtesse, elle entre en rut comme le Cerf, vers les mois d'Aoust & de Septembre ; elle porte huit mois son petit , & elle n'en fait qu'un à la fois On l'apprivoise plus facilement que le Cerf.

On voit dans les Indes vers *Batavia,* des petites biches qui ne croissent jamais plus hautes qu'un petit chien ; leurs jambes ne sont pas plus grosses que le petit doigt d'un enfant , & leurs pieds sont de la grosseur d'une féve médiocre, de la figure d'un pied de biche ordinaire, de couleur grise : ces petites biches sont si sauvages, que quand elles ont été prises ; elles sont dans une perpétuelle inquiétude & agitation ; on ne peut pas les apprivoiser , & elles meurent faute de prendre de la nourriture.

Hinnulus.
Faon, Fan.

Le petit du Cerf & de la Biche est appellé en latin *Hinnulus*, & en françois, Faon ou Fan.

Le Cerf en toutes ses parties contient beaucoup de sel volatil & d'huile.

Cornichons ou teste, ou cru de cerf.

Typhus Cervi.

Ses cornichons ou ses cornes nouvellement sorties , qu'on appelle vulgairement *tête ou cru de Cerf*, en latin *Typhus Cervi*, sont si tendres pendant un mois, qu'on peut les couper facilement par tranches. On en pourroit faire de la gelée , les mettant bouillir long-tems dans l'eau : elles sont employées pour exciter l'accouchement.

Corne de cerf rapée.
Vertus.

On rape les grandes cornes de Cerf , & l'on se sert de la rasure pour faire de la tisane, de la gelée ; on en fait aussi entrer dans plusieurs poudres & dans des électuaires ; elle est propre pour arrêter les cours de ventre , les hémorragies , pour fortifier , pour restaurer pour résister au venin.

Os de corde Cervi.

Choix.

Vertus.

On trouve dans le cœur du Cerf un os qu'on appelle en latin *os de corde cervi* , & en françois, *os de cœur de Cerf* ; il est long comme la moitié du petit doigt, large comme l'ongle , plat , mince , ordinairement triangulaire , blanc ; il est employé dans plusieurs compositions de Pharmacie. On doit le choisir plutôt petit que gros , parce qu'on vend en sa place l'os de cœur de bœuf, qui n'en est différent qu'en ce qu'il est plus grand. Cet os dans le Cerf vivant n'est qu'un cartilage , mais il se durcit en peu de tems quand l'animal est mort. Il est estimé cordial , il résiste au venin ; il arrête le crachement de sang.

Os du talon
Vertus.
Dose.
Moëlle.
Vertus.

L'os du talon du Cerf est propre pour la dyssenterie étant pris en poudre au poids d'une dragme.

La moëlle du Cerf est jaunâtre, tirant sur le blanc ; on l'employe extérieurement pour les rhumatismes , pour la goute sciatique , pour les fractures , pour fortifier les nerfs, pour résoudre.

La graisse ou le suif du Cerf est émolliente , nervale , résolutive.

Suif du cerf
Vertus.
Sang.
Vertus.
Dose.
Pryape.
Vertus.
Dose.
Vessie.
Vertus.
Etimologie.

Le sang du Cerf étant desséché au soleil pour être gardé ; il est sudorifique & résolutif ; on peut s'en servir dans la pleuresie , pour la goutte ; la dose en est depuis demi scrupule jusqu'à une dragme.

Le pryape du Cerf étant séché & réduit en poudre, est propre pour exciter la semence ; la dose en est depuis demi scrupule jusqu'à une dragme.

La vessie du Cerf est propre pour la teigne , étant appliquée dessus.

Cervus à χέρας , *cornu, corne* , parce que le Cerf a des grandes cornes.

CERVUS VOLANS.

Cervus volans.	*Scarabelaphus.*
Scarabæus cornutus.	*Scarabæus bicornis.*
Lucanus.	En françois , *Cerf-volant.*

Cerf-volant.

Est une espece d'escarbot ou une mouche grosse comme un hanneton , rougeâtre ou purpurine , luisante , laquelle porte sur sa tête deux cornes branchues & de la figure de celles du Cerf, fort pointues par le bout , elles lui servent de défenses ; car quand on les prend, elle serre tellement le doigt, si elle peut l'attraper entre les deux pointes de ses cornes, qui sont disposées en façon de tenailles, qu'elle en fait sortir du sang avec beaucoup de douleur : Il y a plusieurs especes de cerf-volant , qui different non-seulement par leurs grandeurs, mais par le nombre de leurs cornes ; car on en trouve quelques-unes qui n'ont qu'une corne crochue sur le milieu de la tête ; elles contiennent les unes & les autres beaucoup de sel volatil & d'huile.

On

On les eſtime propres pour appaiſer les convulſions & la douleur des nerfs, étant **Vertus.**
écraſées & appliquées, ou cuites dans un onguent ou dans une huile appropriée; on
porte cette mouche vivante enveloppée & ſuſpendue au cou en amulette pour guérir la
fiévre quarte dans le tems du friſſonnement; on attache auſſi ſes cornes au cou des enfans pour les empêcher de piſſer au lit; mais on ne doit faire aucun fond ſur ces amulettes.

Cervus volans, à cauſe que cet inſecte porte des cornes ſemblables à celle du cerf, & **Etimolo-**
qu'il vole.   **gie.**

CETERACH.

Ceterach officinarum. C. B.	*Aſplenium.* Dod.
Aſplenium, ſive Ceterac. J. B. Pit. Tourn.	*Scolopendria.* Ang. *vera.* Trag.
Scolopendrium. Cord. hiſt. *verum.* Lob.	En françois, *Ceterac.*

Eſt une eſpece de Capillaire, ou une plante dont les feuilles reſſemblent en quelque **Ceterac.**
façon à celles du Polipode, mais elles ſont beaucoup plus petites, découpées juſques **Voyez Pl.**
vers leurs côtes en parties aſſez rondes & comme ondées; leur dos eſt rougeâtre ou **VIII. fig. 5.**
jaune, velu, & couvert d'une poudre écailleuſe, entre laquelle M. de Tournefort a remarqué par le moyen d'un microſcope, des petits fruits ou boules membraneuſes entaſſées les unes ſur les autres, & garnies chacune d'un cordon à grains de chapelet, qui
par ſa contraction fait ouvrir ce fruit en deux parties comme une boëte à ſavonnette,
& répand quelques ſemences fort menues: ſa racine eſt filamenteuſe. Cette plante
croît aux lieux rudes, pierreux, ſur les murailles, principalement aux pays chauds:
les Languedociens l'appellent vulgairement *herbe daurade*, c'eſt-à-dire *herbe dorée*, à **Herbe**
cauſe que le ſoleil donnant deſſus, elle paroît de couleur d'or; elle contient beaucoup **daurade.**
d'huile & de ſel eſſentiel, peu de phlegme.

Elle eſt pectorale, apéritive; on s'en ſert pour les maladies de la poitrine & de la **Vertus.**
ratte.

Ceterach eſt un nom arabe.

Aſplenium vient du latin *ſplen*, qui ſignifie *la ratte*; on a donné ce nom au Ceterac, **Etimolo-**
parce qu'il eſt propre pour les maladies de la ratte.   **gies.**

Scolopendrium, vel Scolopendria, à cauſe que la feuille de cette plante repréſente par
ſa figure & par ſes découpures le corps & les pattes d'un inſecte appellé *Scolopendre.*

CEVADILLA.

Cevadilla, ſive Hordeolum (Monardi & Frag.) en françois *petite Orge*, eſt une gouſſe **Hordeolum**
ou graine de la nouvelle Eſpagne qui a la figure de l'orge; elle naît à une plante qui **Petite orge.**
porte un épi ſemblable à celui de l'orge: cette plante eſt du genre des pédiculaires.

Elle eſt eſtimée extrêmement cauſtique & brûlante, bonne pour faire mourir les **Vertus.**
poux; on ne s'en ſert jamais intérieurement, mais on en applique en poudre ſur les ulceres putrides pour manger les chairs baveuſes, ſur les parties attaquées de gangrene;
elle produit le même effet que le ſublimé; on la tempere en la démêlant dans de l'eau
de plantain.

CHAA.

Chaa, ſive Tcha, eſt une eſpece de Thé du Japon, ou une feuille faite comme le Thé **Tcha.**
ordinaire, mais plus petite, plus agréable au goût & à l'odeur, de couleur verte plus
claire tirant ſur le jaune; elle croît à un petit arbriſſeau de la grandeur d'un groſeiller,
qu'on cultive avec ſoin au Japon; on la fait ſécher & on nous l'envoye.

Il faut choiſir le Chaa en petites feuilles récemment apportées, bien ſéchées, de cou- **Choix.**
F f

leur verte, d'une bonne odeur, & d'un goût tirant fur celui de la violette ; on doit le conferver dans des vafes de verre bien bouchez, de peur qu'il ne s'évente, & qu'une partie de fon odeur ne fe diffipe : on l'appelle improprement *fleur de Thé* : il contient beaucoup d'huile à demi éxaltée, & de fel volatil ou effentiel.

Fleur de Thé.

On met infufer pendant demi-heure au plus, une pincée de cette petite feuille dans environ une livre d'eau bien chaude en un vaiffeau couvert ; elle rend une teinture jaunâtre tirant fur le vert, d'un goût de violette ; on y ajoute un peu de fucre, & l'on boit cette liqueur autant chaude qu'on la peut fouffrir ; la prife eft de quatre ou cinq onces.

Chaa en li-queur.

Elle purifie le fang, elle adoucit & fortifie la poitrine, elle abat les vapeurs, elle ex-cite de la gayeté, elle réveille les efprits en les agitant doucement, & elle empêche l'af-foupiffement.

Vertus.

CHAGRIN.

Chagrin ou *Chagraiu* eft la peau du bas du dos & des feffes d'une efpece d'âne ou de mulet fort commun en Turquie & en Pologne, duquel on fe fert pour porter le baga-ge comme nous faifons ici du mulet : quand cet animal eft mort, on en fépare la peau de derriere, on en ôte le poil, on la lave comme les autres peaux ; & pendant qu'elle eft encore toute molle & récente, on la faupoudre avec de la graine de moutarde ; on l'é-tend enfuite à l'air, & on l'y laiffe expofée pendant plufieurs jours, puis on la retire & on la tanne : cette peau eft fort dure quand elle eft féche ; mais fi on veut la ramollir, on n'a qu'à la mettre tremper quelque tems dans l'eau.

Chagrain.

Il y a deux efpeces de chagrin ; un gris qui eft le plus eftimé, & un blanc & falé : on doit le choifir en belles peaux, grandes, égales, d'un petit grain rond, bien formé & égal ; les moins remplies de miroirs ou de places luifantes, unies, qui ne font point grenelées ; les meilleurs viennent de Turquie ; on leur donne telle couleur qu'on veut par la teinture ; on s'en fert pour couvrir des livres, des tablettes, des écritoires, des montres.

Choix.

Ufage.

Il y a bien de l'apparence que la graine de moutarde qu'on employe à la préparation du chagrin, le pénetre pendant qu'il eft encore tendre ou mollet, & que par fa partie âcre elle contribue à le faire gréneler : on peut croire auffi que les miroirs qui s'y trou-vent, font des places où la graine de moutarde n'a point été bien appliquée, & n'a point fait affez d'impreffion.

CHALCEDONIUS.

Chalcedonius, vel Charcedonius. En françois, *Calcedoine.*

Charce-donius. Calcedoine

Eft une efpece d'Onix, ou une pierre prétieufe de couleur différente, reffemblante à la Sardoine, mais plus blanche, luifante, tranfparente. Il y en a de deux efpeces gé-nérales ; une Orientale, & l'autre Européenne : l'Orientale eft la plus dure, la plus belle, & la plus eftimée, principalement celle où il paroît un certain mélange confus de bleu, de blanc, de jaune, & de rouge, fort agréable à la vûe, & qui étant expofée au Soleil, rédéchit une couleur d'arc-en-ciel : elle naît dans les montagnes aux Indes.

Orientale.
Choix.

L'Européenne eft belle, luifante, mais moins dure que l'Orientale, & d'une couleur blanche plus obfcure : on la trouve en plufieurs lieux d'Allemagne & de Flandre, pro-che de Louvain & de Bruxelles.

Européen-ne.

La Calcedoine étoit en grande eftime chez les Anciens ; ils en formoient des petits vafes, & ils s'en fervoient dans les plus beaux ornemens de leurs édifices ; le Roy Sa-lomon en employa beaucoup dans le magnifique Temple qu'il fit bâtir à Jérufalem ; & les Empereurs Romains recherchoient cette pierre comme une matiere rare & prétieufe.

Elle eſt devenue plus commune depuis pluſieurs ſiécles qu'on en a découvert en Europe, mais l'Orientale eſt toujours aſſez rare.

On attribue à la Calcedoine la vertu de diſſiper la bile, de chaſſer la mélancolie; mais cette vertu n'eſt qu'imaginaire. Sa qualité médecinale conſiſte à être alkaline, quand elle a été broyée ſubtilement ſur le porphyre; elle adoucit les acides trop violens de l'eſtomac & des autres viſceres; elle arrête les hémorragies & les cours de ventre: la doſe en eſt depuis un ſcrupule juſqu'à une dragme; elle n'eſt guéres en uſage.

Cette pierre a pris ſon nom de la Chalcide, d'où elle étoit autrefois envoyée dans les autres pays.

Vertus.

Doſe.

Etimolo-gie.

CHALCITIS.

Chalcitis, en françois, *Chalcite*, ou *Colchotar naturel.*

Eſt un vitriol calciné naturellement par des feux ſouterrains, & rendu en morceaux pierreux, aſſez gros, rouges, traverſez quelquefois en dedans par des veines jaunes un peu brillantes: il ſe trouve dans les mines de cuivre, & il participe en dedans de ce métal; il ſe met en fuſion par le feu: on nous en apporte quelquefois d'Allemagne, de Suede; mais il eſt ordinairement fort rare en France.

On doit le choiſir en beaux morceaux, d'un rouge-brun en dehors, qui étant caſſez ayent une couleur de cuivre un peu brillante, d'un goût de vitriol, ſe diſſolvant aiſément dans l'eau.

Le Chalcitis eſt déterſif & fort aſtringent; il arrête les hémorragies; on s'en ſert extérieurement & intérieurement: il en entre dans la compoſition de la thériaque; mais comme l'on n'en trouve pas bien communément, on lui ſubſtitue le colchotar artificiel, qui eſt du vitriol vert calciné en rougeur.

Chalcitis, à χαλκός, *as*, parce que ce minéral participe beaucoup du cuivre.

Chalcite, Colchotar naturel.

Choix.

Vertus.

Etimolo-gie.

CHALYBS.

Chalybs. En françois, *Acier.*

Eſt un fer rendu plus dur, plus compact, & qui prend mieux le poli que le fer après avoir été trempé. Pour le faire, on ſtratifie le fer avec des ongles d'animaux dans des fourneaux faits exprès proche des mines: on y met le feu; & quand le métal eſt amoli ou preſque fondu, on le trempe dans de l'eau froide, afin que ſes pores qui étoient ouverts par l'action du feu, ſe ferment tout d'un coup: on réitere pluſieurs fois la calcination & la trempe.

Les ongles d'animaux, en brûlant avec le fer, produiſent deux effets: le premier eſt qu'ils font diſſiper les parties les plus volatiles, les plus ſalines, & les plus raréfiées du métal: le ſecond eſt qu'une portion du ſel volatil dont ces ongles ſont naturellement empreints, s'introduit dans les pores du fer; or comme ce ſel a été rendu alkali par la calcination, il abſorbe & détruit les pointes du ſel vitriolique & acide qui eſt reſté dans le fer; enſorte que le mouvement de ce ſel étant ralenti, le métal ne ſe raréfie plus tant, ce qui peut contribuer à donner une bonne qualité à l'acier; mais la principale qu'il acquiert vient de la trempe faite à propos. On fait de l'acier en pluſieurs lieux de France, en Italie, en Piémont, en Hongrie; mais le meilleur ſe prépare en Allemagne en un ville appellée *Kernent:* les ouvriers l'appellent par corruption *Acier de carme*, & *Acier à la double marque*; on l'apporte ordinairement en bille ou en barre. Il doit être caſſant, d'un grain fin, blanc.

L'acier a beaucoup de reſſemblance avec l'aimant dans ſes effets, & l'on voit qu'il ſe convertit quelquefois en aimant parfait: ſi l'on veut ramolir aiſément l'acier, il faut

Acier.

Acier de carme.

Acier à la double marque.

l'enveloper d'excrément humain, & le mettre ainsi calciner dans le feu.

Limaille d'acier.
Vernis.
Dose.
La limaille d'acier est propre pour lever les obstructions, pour la jauniffe, pour les maladies de la ratte : la dose en est depuis un scrupule jusqu'à une dragme : elle est aussi employée pour la teinture.

Aqua chalybeata
L'eau dans laquelle on a éteint l'acier rougi au feu, est appellée *aqua chalybeata* ; elle est astringente & propre pour les cours de ventre. *Voyez les Mém. de l'Acad. & le Traité du fer donné par M. de Reaumur*, 17...

Etimologie.
Chalybs est un nom tiré d'un certain peuple du Pont qu'on appelloit autrefois *Chalybes*, & qui travailloit particuliérement à tirer le fer des mines, & à le préparer ou affiner ; c'est lui dont parle Virgile :

> *India mittit ebur, molles sua thura Sabæi,*
> *At Chalybes nudi ferrum.*

Ce peuple habitoit aux environs de Thermodonte, & l'on prétend qu'il fut depuis appellé *Chaldæi*.

CHAMÆBALANUS.

Chamæbalanus. Dod. gal. Tabern.
Lathyrus arvensis repens tuberosus. C. B. Pit. Tournef.
Panis porcinus. Lonic.
Terra glandes. Dod. Adv. Lob. Ger.
Chamæbalanus leguminosa. J. B.

Ornithogalum purpureum. Cord. in Diosc.
Glandes terrestres. Cluf. pan. & hist.
Arachidna. Theophrast. Colum.

En françois, *Vesse sauvage, Magjon.*

Vesse sauvage, Magjon.
Est une espece de vesse ou de plante qui pousse plusieurs tiges foibles, longues d'environ un pied & demi, rameuses, rampantes, se couchant à terre, aplaties & comme feuilletées, relevées dans leur longueur d'une côte en dos d'âne : ses feuilles sont semblables à celles de la vesse, rangées deux à deux l'une vis-à-vis de l'autre sur une queue terminée par une vrille ou une main : ses fleurs sont légumineuses, purpurines, odorantes : quand elles sont passées, il paroît en leur place des gousses grêles & étroites, composées de deux cosses qui renferment quelques semences presque cilindriques : ses racines sont des tubercules en forme de glands, attachées par des fibres très-longues ; elles sont remplies d'une chair blanche, douce, bonne à manger : elle croît aux bords des chemins.

Vertus.
Sa racine est bonne à manger, propre pour arrêter les cours de ventre & les hémorragies, étant mangée ou prise en décoction ou en poudre.

Etimologie.
Chamæbalanus est un nom composé du grec χαμαὶ, *terra*, & βάλανος, *glans* ; comme qui diroit *gland de terre*, car les racines de cette plante ont la figure d'un gland.

CHAMÆBATUS.

Chamæbatus, sive rubus idæus alter. Trag.
Rubus Idæus lævis. C. B. P. Tournef.
Rubus Idæus non spinosus. J. B.

Rubus hircinus. Tab. icon.

En françois, *Ronce sans épines.*

Ronce sans épines.
Est une espece de ronce ou un petit arbrisseau qui pousse plusieurs tiges à la hauteur de deux ou trois pieds, garnies de feuilles semblables à celles du Framboisier, blanchâtres & lanugineuses par dessous : ses fleurs sont à cinq feuilles disposées en rose ; quand elles sont tombées, il paroît un fruit gros comme une framboise, ovale, rouge, composé de plusieurs bayes pleines d'un suc acide, entassées ensemble comme une piramide sur un placenta, & renfermant chacune une semence oblongue. Cette plante croît aux lieux montagneux.

Ses sommitez & son fruit sont détersifs & astringens, propres pour les gargarismes. *Vertus.*

Chamæbatus, à χαμαὶ, *humilis,* & βάτος, *rubus;* comme qui diroit *ronce basse* ou *petite ronce.* *Etimologie.*

CHAMÆCERASUS.

Chamæcerasus. Cast.
Chamæcerasus Alpigena. Adv. Lob.
Chamæcerasus Alpina, fructu rubro gemino, duobus punctis notato. C. B. Pit. Tournefort.

Chamæcerasus Gesneri, vel Chamæpericlymenon quoddam Alpinum. J. B.
Periclymenum rectum vel mas. Gesn.
Xylosteum alterum. Dod. Eyst.
Idæa ficus nostra, vulgò frangula. Lugd.

Est un petit arbrisseau qui croît à la hauteur d'un pied & demi ou de deux pieds : ses rameaux sont ligneux, fragiles, revêtus d'une écorce blanchâtre, remplis d'une moëlle blanche : ses feuilles sont faites comme celles du Periclymenum ou du Xilosteon, mais plus grandes, plus larges, plus dures, moins vertes, pointues, velues principalement en dessous, rangées l'une vis-à-vis de l'autre : ses fleurs naissent deux à deux sur un pédicule qui sort des aisselles des feuilles : elles sont petites, blanchâtres, formées en tuyaux évasez & découpez en deux lévres, soutenues chacune par un calice semblable à une petite grenade, lequel devient dans la suite un fruit ou une baye rouge, semblable à une petite cerise, marquée de deux points, remplie d'un suc amer de mauvais goût, & de quelques semences aplaties & presque ovales, blanches. Cet arbrisseau croît aux lieux montagneux, comme sur les Alpes, sur les Pirénées : ses fruits naissent comme ses fleurs, attachées deux à deux sur une même queue. Ils contiennent beaucoup de sel essentiel & fixe, & d'huile.

Ils excitent le vomissement, si l'on en avale quatre ou cinq, purgent très-violemment, & causent des convulsions. *Vertus.*

Chamæcerasus, à χαμαὶ, *humilis,* & *cerasus;* comme qui diroit *Cerisier bas* ou *petit Cerisier.* *Etimologie.*

CHAMÆDRYS.

Chamædrys major repens. C. B. Dod.
Chamædrys vulgò vera existimanda. J. B.
Trissago. Matth.

Trixago. Cast.
Quercula calamandrina, Schroderi.
En françois, *Germandrée* ou *petit Chêne.*

Est une petite plante basse qui pousse plusieurs tiges à la hauteur d'environ demi-pied, grêles, rougeâtres, lanugineuses : ses feuilles sont petites, rangées par intervalles deux à deux presque vis-à-vis l'une de l'autre, oblongues, fermes, velues, dentelées comme celles du chêne, d'un goût amer, un peu âcre & aromatique : ses fleurs naissent dans les aisselles des feuilles le long des tiges, de couleur purpurine, d'une odeur agréable ; chacune d'elles est un tuyau évasé par le haut en forme de gueule ; quand cette fleur est tombée, il lui succede quatre semences presque rondes, renfermées dans une capsule qui a servi de calice à la fleur : ses racines sont petites, ligneuses, fibrées. Cette plante croît aux lieux incultes, pierreux, montagneux : elle contient beaucoup de sel essentiel & volatil, & d'huile. *Petit Chêne.* *Voy Pl. V, fig. 14.*

Elle est incisive, apéritive, sudorifique, artritique, vulnéraire ; elle leve les obstructions, elle excite les mois aux femmes, elle déterge les vieux ulceres. On s'en sert extérieurement & intérieurement. *Vertus.*

Il y a plusieurs especes de Germandrées qui s'employent à l'absence de celle-ci.

Chamædris, à χαμαὶ, *humilis,* & δρῦς, *quercus;* comme qui diroit *Chêne bas* ou *petit Chêne,* car les feuilles de la Germandrée ressemblent à celles du Chêne. *Etimologie.*

CHAMÆLEA.

Chamælea. Dod. C. B	*Chamælea latifolia vel alba*, Serapioni.
Chamælea tricoccos. C. B. Pit. Tournef.	*Thymelæa foliis magnis & tenuibus.* Mef.
Chamælea vera. Cam.	*Mezereon Arabum.* Ad. Lob. icon.

En françois, *Camelée.*

Camelée. *Voy.* Pl. IV. fig. 4.

Eſt une plante qui croît à la hauteur d'un pied ou d'un pied & demi, pouſſant en maniere d'arbriſſeau pluſieurs tiges menues, rameuſes, garnies de feuilles ſemblables à celles de l'Olivier, mais plus petites & plus noirâtres : ſes fleurs naiſſent dans les aiſſelles des feuilles, petites, jaunâtres, le plus ſouvent d'une ſeule piéce coupée en trois parties ; quand cette fleur eſt paſſée, il paroît en ſa place un fruit à trois noyaux, peu charnu, verd au commencement, mais en mûriſſant il devient rouge : ces noyaux ſont oſſeux ou fort durs ; ils contiennent chacun une ſemence ordinairement oblongue. Ce fruit étant cueilli & gardé quelque tems, noircit & devient graiſſeux comme les olives : ſa racine eſt dure & ligneuſe : cette plante croît dans les pays chauds comme en Italie, au Languedoc, aux lieux déſerts, rudes & incultes : ſon fruit, ſes feuilles & ſon écorce ont un goût âcre & brûlant. Toute la plante contient beaucoup de ſel eſſentiel & fixe, & d'huile ; elle demeure toujours verte.

Vertus.

La Camelée eſt un purgatif très-violent dont les Anciens ſe ſervoient ; mais on ne l'employe plus préſentement, à cauſe de ſa qualité brûlante qui pourroit cauſer de l'inflammation dans les viſceres : on s'en ſert dans les remedes extérieurs pour déterger les vieux ulceres.

Etimologie.

Chamælea, à χαμαὶ, *humilis,* & ἐλαία, *olea* ; comme ſi l'on diſoit *Olivier bas*, car cette plante reſſemble à un petit Olivier.

CHAMÆLEON.

Chamæleon.

Chamæleon eſt un petit animal à quatre pieds qui a la figure d'un lézard, mais dont les jambes ſont plus courtes & plus menues : ſa tête eſt fort groſſe à proportion du reſte de ſon corps ; elle eſt relevée d'une eſpece de crête cartilagineuſe, large, de figure triangulaire, pointue par haut, aigue par devant : ſon muſeau eſt formé en pointe obtuſe, & il a deux petites ouvertures qui lui ſervent de narines : il ne paroît point qu'il ait des oreilles : ſes yeux ſont grands, ſa gueule eſt ample, ſes machoires ſont garnies de très-petites dents ; ſa langue eſt longue, ronde, épaiſſe, aplatie par le bout où elle eſt ouverte, creuſe, & ſemblable en quelque façon à la trompe d'un éléphant, humectée d'une ſalive fort viſqueuſe : ſa gorge eſt groſſe ; ſon corps eſt long d'environ ſix pouces, quelquefois plus long, gros comme le poignet d'un enfant : ſon ventre eſt gros ; l'épine de ſon dos eſt relevée & aigue, & continuée avec ſa queue par un grand nombre de vertebres aſſez rudes au toucher : ſa queue eſt plus longue que ſon corps, rude, recourbée, & pointue vers le bout : ſes jambes ſont longues de quatre ou cinq doigts, groſſes comme des tuyaux de plumes à écrire : ſes pieds ſont fendus en deux parties, dont la plus large eſt compoſée de trois doigts, & la plus étroite de deux, tous armez d'ongles ou griffes pointues & crochues. Tout ſon corps eſt couvert d'une peau très-fine, de couleur changeante ſuivant les différentes paſſions qui l'agitent : dans la joye, il eſt d'une couleur verte d'émeraude mêlée d'oranger, & entrecoupée par des bandes griſes & noires ; dans la colere, il eſt obſcur & livide ; dans la crainte, il eſt pâle & d'un jaune effacé : quelquefois toutes ces couleurs & pluſieurs autres ſe confondent enſemble ; & il ſe fait alors un ſi beau mélange d'ombre & de lumiere, qu'on ne voit point de plus belles nuances dans la nature. On trouve dans le bas-ventre de ſa femelle un nombre

considérable d'œufs gros comme des pois, jaunâtres, disposez en deux grapes envelopées chacune d'une membrane très-mince.

Cet animal naît en Arabie, en Egypte, à Siam ; il habite les rochers ; les cavernes,
& les autres lieux cachez & humides ; il est de nature froid, gluant, humide, fort lent
en tous ses mouvemens, se traînant & rampant plutôt que de marcher : il se nourrit de
plusieurs petits insectes, comme de mouches, de sauterelles, lesquelles il attrape avec
sa langue qu'il darde à six ou sept doigts hors de sa gueule, d'une vitesse & d'une adresse
merveilleuse : cette langue est quelquefois longue de plus d'un demi-pied. Il ne fait
aucun cri : son plus grand ennemi est un animal appellé *Mangouste*, dont je parlerai en
son lieu ; il en est tellement effrayé, qu'à son approche il s'aplatit tout d'un coup &
tombe en défaillance.

Le Chamæleon en mourant prend une couleur grise, laquelle lui demeure toujours
aprés sa mort ; on dit qu'il est bon à manger étant cuit : il contient, comme les lézards,
beaucoup d'huile & de phlegme, & du sel volatil.

Il est résolutif, propre pour l'épilepsie, pour la goutte, pour les rhumatismes. On
voit cet animal desséché dans plusieurs Cabinets.

Chamæleon, à χαμαὶ, *humilis*, & λέον, *leon*, comme qui diroit *petit Lion* ; parce qu'on
s'est imaginé autrefois que cet animal avoit quelque ressemblance avec le Lion.

Œufs de Chamæ-leon.

Vertus.

Etimolo-gie.

CHAMÆMELUM.

Chamæmelum, en françois *Camomille*, est une plante dont il y a plusieurs especes ; j'en
décrirai ici trois qui sont employées en Médecine.

Camomille

La premiere est appellée,

Chamæmelum vulgare. Diosc.	*Chamæmelum vulgare amarum.* J. B.
Chamæmelum vulgare, Leucanthemum.	*Chamæmelum (Parthenii 3. species.)* Brunf.
Dioscor. C. B. Pit. Tournef.	*Chamamilla.* Ang.
Chamomilla. Amat. 3.	*Anthemis.* Tur. Cor. in Dioscor.
Camæmelum sylvestre. Matth. Dod.	En françois, *Camomille ordinaire.*

Premiere espece. *Leucanthe-mum Dios-coridis.*

Elle pousse plusieurs tiges menues à la hauteur d'environ un pied & demi, revêtues
de feuilles laciniées ou découpées fort menu : ses fleurs naissent aux sommets des tiges,
disperſées de part & d'autre, radiées, ayant le disque jaune & la couronne blanche,
soutenues par un calice composé de feuilles en écailles ; après ces fleurs il paroît des semences oblongues : sa racine est menue & filamenteuse. Toute la plante a une odeur qui
n'est point désagréable : cette plante croît dans les champs aux lieux sablonneux.

Camomille ordinaire.

La seconde espece est appellée,

Chamæmelum odoratum. Dod.	*simplici.* J. B.
Chamæmelum nobile, sive Leucanthemum	*Chamomilla nobilis.* Lon.
odoratius. C. B. Pit. Tournef.	*Parthenium nobile.* Dod. ap.
Chamæmelum hortense. Ges. hort.	*Leucanthemum odoratum.* Dod.
Chamæmelum Romanum. Tab. Ger.	*Anthemis Leucanthemos.* Lugd.
Chamæmelum odoratissimum repens flore	En françois, *Camomille romaine.*

Seconde espece.

Ses tiges sont courtes, couchées par terre, rampantes : ses feuilles sont semblables à
celles de la premiere espece, mais plus petites & plus blanchâtres : ses fleurs sont aussi
plus petites & plus belles, d'une odeur forte & agréable. On cultive cette plante dans
les jardins, lorsque ses fleurs sont blanches & doubles.

Camomille romaine.

L'une & l'autre Camomille contiennent beaucoup d'huile à demi éxaltée & de sel
essentiel.

Vertus.

Vertus. Elles sont émollientes, digestives, carminatives, résolutives, adouciffantes : elles chaffent les vents, elles excitent les mois aux femmes, elles adouciffent les douleurs, elles fortifient : on se fert principalement de leurs fleurs dans les remedes extérieurs & intérieurs, comme dans les lavemens, dans les cataplafmes, dans les fomentations.

Troifiéme efpece.

La troifiéme efpece eft appellée,

Chamæmelum fœtidum. C. B. & Pit. Tournefort. *Cotula alba.* Dod.	*Chamæmelum fœtidum, five Cotula fœtida.* J. B. En françois, *Maroutte.*

Maroutte. Ses tiges font droites, branchues, garnies de feuilles plus épaiffes, & d'une odeur plus défagréable que les précedentes.

Vertus. Cette plante vient dans les champs ; elle eft fébrifuge & réfolutive.

Etimologie. *Chamæmelum,* à χαμαὶ, *humile,* & μῆλον, *malum ;* comme qui diroit *petite pomme,* parce que quelques efpeces de Camomille ont une odeur de pomme.

CHAMÆNERION.

Chamænerion latifolium vulgare. Pit. Tournef. *Chamænerion & Epilobion.* Gefn. ad Cord. *Lyfimachia fpeciofa, quibufdam onagra dicta filiquofa.* J. B.	*Lyfimachia Chamænerion dicta latifolia.* C. B. *Antoniana, feu fancti Antonii herba maxima.* Gef. hort. ap. *Onagra.* Lugd. Cæf. En françois, *Aerbe St Antoine.*

Epilobion.

Herbe St Antoine. Eft une plante dont la tige eft haute de cinq ou fix pieds, rougeâtre, rameufe, remplie de beaucoup de moëlle blanche, fongueufe : ses feuilles font oblongues, affez étroites, pointues, unies, approchantes de celles du Saule, d'un goût aftringent, glutineux, avec quelque légere acrimonie. Ses fleurs font grandes, belles, ordinairement à quatre feuilles difpofées en rofe, de couleur pourpre, bleue, rarement blanche, agréables à la vûe ; il leur fuccede des filiques longues, taillées chacune à quatre pans arondis, divifée en quatre loges remplies de femences longuettes, menues, cendrées, velues, & comme aigrettées : fa racine s'étend dans la terre en long & en large, de couleur blanche, d'un goût vifqueux, infipide. Cette plante croît aux lieux montagneux & dans les jardins : elle contient beaucoup d'huile & de phlegme, modérément du fel effentiel.

Vertus. Ses feuilles font vulnéraires, déterfives, & aglutinatives. On dit que fa racine étant féchée, rend une odeur vineufe.

Etimologie. *Chamænerion,* à χαμαὶ, *bas,* & νήριον, *Laurier-rofe,* comme qui diroit *petit Laurier-rofe.*

CHAMÆPITYS.

Ivette. *Chamæpitys,* en françois *Ivette,* eft une petite plante fort baffe, dont il y a deux efpeces.

Premiere efpece.

La premiere eft appellée,

Chamæpitys mofchata, foliis ferratis, an prima Diofcoridis ? C. B. Pit. Tournef. *Chamæpitys altera & major.* Cæf. *Iva mofchata Monfpelienfium.* Adv. Lob. Tab. Ger.	*Chamæpitys fpuria prior, five Anthyllis altera.* Dod. *Anthyllis Chamæpitydes minor.* Lob. *Chamæpitys, five Iva mofchata Monfpelienfium.* J. B.

Voyez Pl. V. fig. 15. Elle pouffe plufieurs petites tiges longues comme le travers de la main, ligneufes, velues, rampantes à terre, revêtues de beaucoup de feuilles oblongues, étroites, dentelées,

lées, velues, blanchâtres : ses fleurs sont assez grandes, velues, formées en gueule, de couleur purpurine, clairsemées, & souvent opposées deux à deux dans les aisselles des feuilles ; quand ces fleurs sont tombées, il naît à la place de chacune d'elles quatre semences jointes ensemble, oblongues, noires, enfermées dans une capsule lanugineuse qui a servi de calice à la fleur : sa racine est ligneuse, longue & grosse comme la racine de la Chicorée : toute la plante a une odeur forte, résineuse, & qui n'est pas agréable ; son goût est un peu amer. Cette plante croît communément aux environs de Montpellier, aux lieux montagneux, pierreux, secs, dans les olivettes, dans les champs.

La seconde espece est appellée,

Chamæpitys. 1. Matth. Dod.	Adv. Lob.
Chamæpitys vulgaris odorata flore luteo.	*Chamæpitys lutea vulgaris, sive folio tri-*
J. B.	*fido.* C. B. Pit. Tournef.
Arthetica.	*Peristerona Cratevæ.* Ang.
Arthritica.	*Abiga.*
Ajuga, sive Chamæpitys mas Dioscoridis.	*Iva arthetica.*

Elle pousse, comme la premiere, plusieurs petites tiges, mais un peu plus grosses & moins dures, branchues, velues, s'étendant à terre, revêtues de feuilles oblongues, étroites, fendues en trois parties, ou en maniere de trident, d'un verd tirant sur le jaune, un peu velues, d'une odeur & d'un goût de Pin ou de résine : ses fleurs different de celles de la précédente espece, en ce qu'elles sont jaunes & un peu plus petites ; elles sont aussi suivies par des semences oblongues, enfermées quatre dans une capsule : sa racine est petite, oblongue, dure, simple. Cette plante croît aux lieux incultes, arides, sablonneux ; elle est plus en usage en Médecine que la précedente, parce qu'elle est la plus commune.

L'une & l'autre espece d'Ivette contiennent beaucoup de sel essentiel & d'huile, peu de phlegme : la premiere espece est empreinte d'une huile éxaltée & d'un sel volatil.

Elles sont incisives, apéritives, artritiques, vulnéraires ; elles fortifient les nerfs & les jointures, elles purifient le sang, elles adoucissent les tranchées ; elles sont propres pour la colique, pour l'épilepsie.

Chamæpitys, à χαμαὶ, *humilis,* & πίτυς, *pinus,* comme qui diroit *petit Pin ;* car cette plante a quelque ressemblance avec le Pin.

CHAMÆSYCE.

Chamæsyce. C. B. Dod. | *Tithymalus exiguus glaber Nummulariæ folio.* P. Tournef.

Est un petit Titimale qui pousse beaucoup de petites tiges ou rameaux tendres, rou- geâtres, couchez en rond par terre : ses feuilles sont petites, presque rondes comme celles du *Nummularia,* opposées l'une à l'autre sur la branche, vertes par-dessus, & quelquefois marquetées au milieu de taches purpurines, rougeâtres en dessous : ses fleurs sortent d'entre les feuilles, petites, formées en godet découpé en quatre ou cinq quartiers, de couleur purpurine ; quand cette fleur est tombée, il se forme à sa place un petit fruit relevé de trois coins, & divisé en trois cellules qui renferment chacune une semence oblongue : sa racine est longue, menue, garnie de filamens. Toute la plante est remplie de lait : elle croît aux lieux pierreux, secs & arides, dans les vignobles, dans les olivettes, sur les montagnes ; elle contient beaucoup de sel & d'huile.

Elle est fort détersive ; on se sert de son suc extérieurement pour consumer les verrues, pour guérir la gale, les dartres, pour résoudre les tumeurs.

Gg

Etimolo-
gic.

Chamæfyce, à χαμαὶ, *humilis, &* συκῆ, *peplus,* comme qui diroit *petit Peplus;* cat cette plante reffemble beaucoup à une autre efpece de Titimale qu'on appelle *Peplus.*

CHANNE.

Channe, grecè χάννη. Jonfton. | *Hiatula quibufdam.*

Eft un poiffon de mer qui reffemble beaucoup à la perche : fa tête eft grêle, fon mufeau eft pointu & toujours entr'ouvert, fes dents font menues ; on trouve des petites pierres dans fa tête ; fon corps eft couvert d'écailles minces & de différentes couleurs.

Vertus.

Les pierres de fa tête font apéritives & alkalines ; elles arrêtent les cours de ventre, étant prifes en poudre.

Etimolo-
gie.

Hiatula, ab hiando, parce que ce poiffon étant dans la mer, a toujours le mufeau entr'ouvert.

CHARAMAIS.

Ambela.

Premiere
efpece.

Charamais & Ambela (Acoftæ, Lugd. Caft.) eft un arbre des Indes dont il y a deux efpeces : l'un eft grand comme un néflier, & fes feuilles font femblables à celles du poirier, de couleur verte-claire : fon fruit naît en grape ; il reffemble à une aveline, fe terminant en plufieurs angles, de couleur fort jaune, d'un goût ftiptique accompagné d'une acidité très-agréable : les Indiens le mangent communément mûr ou non mûr, confit avec du fel, pour exciter l'appétit ; ils en mêlent auffi dans leurs fauces.

Seconde
efpece.

L'autre efpece eft de la même grandeur ; mais fon fruit eft plus gros, fes feuilles font plus petites que celles du pommier ; fa racine jette du lait ; fon fruit eft comme l'autre bon à manger. Ces arbres croiffent dans les forêts & fur les montagnes éloignées de la mer, en Canara, en Decan.

Vertus.

Les Canarins & les Decanois s'en fervent en décoction contre les fiévres ; ils prennent la longueur de quatre doigts d'écorce de la racine de la premiere efpece, ils la broyent avec une dragme de moutarde, & ils la font prendre aux afthmatiques ; ce remede purge vigoureufement par haut & par bas.

CHELIDONIA.

Chelidonia rotundifolia minor. C. B. | *Ranunculus latifolius.* Lugd
Chelidonium minus. Matth. Dod. | *Ranunculus vernus rotundifolius minor.*
Scrophularia minor, five Chelidonium mi- | Pit. Tournef.
nus vulgò dictum. J. B. | *Hæmorrhoidum herba.* Hier. Brunfvic.
   Tefticulus facerdotis, fylvatico-ficaria & | *Favagello.* Cæf.
fcrophularia minor, vel fecundus. Brunf. | *Malacociffus minor.* Fufch. icon.

En françois, *petite Chélidoine,* ou *petite Scrophulaire.*

Petite
Scrophu-
laire.

Eft une efpece de renoncule ou une petite plante qui pouffe des feuilles prefque rondes, vertes, liffes, luifantes, nerveufes, plus petites que celles du lierre & plus molles, marquées quelquefois d'une tache purpurine, attachées chacune par une queue longue, fe couchant en partie par terre : il s'éleve d'entre ces feuilles des petites tiges environ à la hauteur de quatre pouces, blanchâtres en bas, purpurines en haut, portant en leurs fommets des petites fleurs femblables à celles des autres renoncules, compofées chacune de plufieurs feuilles difpofées en rofe, d'une belle couleur dorée éclatante ; après que cette fleur eft paffée, il paroît un fruit arondi en maniere d'une petite tête verte-jaunâtre, remplie de femences oblongues : fes racines font des fibres aufquelles font attachez des tubercules oblongs, gros environ comme de petits pignons, formez les uns en maniere de poire, les autres en grains d'orge, pâles en dehors, blancs en dedans. Cette plante croît dans les marais & autres lieux aquatiques ; elle contient beaucoup d'huile, & du sel essentiel.

Elle est humectante, rafraîchissante, résolutive, apéritive, propres pour les maladies dela ratte, pour le scorbut ; on applique sa racine pilée sur les hémorroïdes ; elle les adoucit & les résout.   *Vertus.*

Chelidonia, à χελιδὼν, *hirundo*, parce qu'on dit que l'hirondelle se sert de cette plante pour rétablir la vûe de ses petits.   *Etimologies.*

Hæmorrhoidum herba, parce que ses racines ont la figure des hémorroïdes, & qu'elles les résolvent.

On appelle la petite Chélidoine *Scrophularia minor*, à cause de ses racines qui ont la figure approchante de celle des Scrofules.

Il croît vers Montpellier, aux lieux humides, une petite Chélidoine plus grande qu'ailleurs ; c'est celle que Gaspard Bauhin appelle *Chelidonia rotundifolia minor*.   *Chelidonia rotundifolia minor.*

CHELIDONIUM.

Chelidonium majus. Dod.	*Chelidonia.* J. B.
Chelidonium majus vulgare. C. B. Pit. Tournefort.	*Hirundinaria major.* Lob. Cast.

En françois, *Eclaire. Grande Chélidoine. Felongne.*

Est une plante qui pousse plusieurs tiges à la hauteur d'un pied & demi, grêles, rondes, nouées, rameuses, un peu velues : ses feuilles ressemblent en quelque maniere à celles de l'Ancolie ou à celles de la Renoncule des jardins, mais plus grandes, plus tendres, & plus lisses, découpées & dentelées en leurs bords, rangées plusieurs sur une côte qui est terminée par une seule feuille, de couleur de vert de mer : ses fleurs sont composées chacune de quatre feuilles jaunes disposées en croix ; elles sont suivies par des siliques semblables à des petites cornes, remplies de semences presque rondes, grosses comme celles du Pavot, jaunâtres : sa racine est grosse comme le doigt, garnie de fibres : toute la plante est remplie d'un suc jaune safrané, d'une odeur forte, d'un goût âcre & amer. Elle croît dans les hayes, dans les fentes des murailles, des vieux édifices ; elle contient beaucoup de sel essentiel & d'huile.   *Grande Chélidoine*

Elle est incisive, détersive, dessicative, résolutive ; elle lâche le ventre, elle excite l'urine, elle aiguise la vûe ; elle est propre pour les obstructions de la ratte, du foye, des ureteres ; sa racine est estimée bonne pour résister au venin : on se sert du suc de Chélidoine pour effacer les verrues, les dartres, la gratelle, étant appliquée extérieurement.   *Vertus.*

L'étimologie de *Chelidonium* est la même que celle de *Chelidonia*.   *Etimologie.*

Hirundinaria, *ab hirundine*, hirondelle, parce qu'on a crû que cette plante étoit employée par l'hirondelle pour rétablir la vûe à ses petits.

CHENOPODIUM.

Chenopodium. 1. Tab. Pit. Tourn.	*Atriplex dicta, pes anserinus.* J. B.
Pes anserinus. Fuch. Dod. Lon.	*Atriplex sylvestris latifolia.* C. B.
Cynocrambe alterum genus. Cæsalp.	En françois, *Patte d'Oye.*

Est une plante dont la tige croît à la hauteur d'environ un pied & demi, assez grosse, droite, rameuse, portant des feuilles semblables à celles de l'Atriplex sauvage commun, mais plus amples, moins sinueuses, de couleur verte-brune luisante, d'une odeur forte : ses fleurs naissent en grape ou épis ; chacune d'elles est à cinq ou six étami-   *Patte d'Oye.*

nes rougeâtres, soutenues par un calice découpé jusqu'à sa base : sa semence est menue, presque ronde & aplatie, contenue dans une capsule comme étoilée qui a servi de calice à la fleur : sa racine est ligneuse & fibreuse. Cette plante croît le long des vieilles murailles, sur les chemins, aux lieux déserts & incultes. On tient qu'elle seroit un poison, si on la prenoit intérieurement ; elle fait mourir les cochons qui en mangent : on ne s'en sert point en Médecine ; elle contient beaucoup de phlegme, d'huile, & de sel essentiel.

Chenopodium, à χἡὼ, *anser*, & πōὶς, *pes*, comme qui diroit *pied d'Oye* ; car on prétend que la feuille de cette plante a la figure du pied d'un Oye.

Etimologie.

CHERMES.

Chermes.	*Coccum infectorium.*	*Granum tinctorium.*
Kermes.	*Granum & coccus baphica.*	*Coccus infectoria.*
Kermen.	*Scarlatum.*	

En françois, *Graine d'ecarlate.*

Est une coque grosse comme une baye de geniévre, ronde, lisse, luisante, d'un beau rouge, remplie d'un suc de la même couleur, d'une odeur vineuse, d'un goût un peu amer assez agréable ; elle se trouve attachée & adhérante en maniere d'excroissance à l'écorce d'en bas, & sur les feuilles d'une espece de chêne verd que Gaspard Bauhin appelle *Ilex aculeata cocciglandifera* ; & Jean Bauhin, *Ilex coccigera.* C'est un petit arbrisseau dont les feuilles sont faites comme celles du houx, mais beaucoup plus petites, dentelées en leurs bords, épineuses, piquantes : ses rameaux portent beaucoup de chatons garnis de fleurs formées en godet découpé, qui ne laissent point de fruits après elles : ses fruits naissent en des endroits séparez ; ce sont des glands ovales, assez gros, couverts par un bout d'une calote rude en dehors, grise ; la peau du gland est d'une nature approchante de celle du cuir ; elle renferme une amande qui se divise en deux moitiez. Cet arbrisseau croît aux pays chauds, comme en Espagne, en Portugal, en Provence, au Languedoc.

L'origine du Kermes vient de ce qu'une espece de petite punaise couverte d'un duvet très-fin, s'attache sur l'arbrisseau, & le piquant pour en tirer sa nourriture, y fait naître une tumeur qui s'arondit en une coque d'environ deux lignes de diametre, & qui se remplit d'un suc, lequel en mûrissant prend une couleur rouge très-vive. Ce petit insecte s'envelope aussi dans la coque, & y fait des vers qui dans la suite deviennent moucherons, & s'échapent en s'envolant. Nous devons cette découverte très-curieuse à M. Fagon, Premier Médecin du Roy, & elle est confirmée par une circonstance qui arrive quand on fait sécher le Kermes : c'est qu'il en sort une si grande quantité de petits vers & de moucherons presqu'imperceptibles, que toute sa substance intérieure semble s'être convertie en ces petits insectes, & il ne reste qu'une peau vuide & légere. Il est aisé de comprendre que ces vermisseaux & ces moucherons sont venus des œufs que les premiers vers qui sont entrez dans la coque y ont produit. Pour remédier à cet accident qui emporte toute la bonne qualité du Kermes, quelques-uns mettent tremper un peu de tems leurs coques dans du vinaigre auparavant que de les faire sécher, afin que cette liqueur acide tue les petits vers.

Les paysans cueillent le Kermes quand il est mûr, & ils le portent aux Apoticaires qui en tirent le suc ou la pulpe pour en faire du sirop de Kermes, comme je l'ai décrit dans ma Pharmacopée universelle.

On fait aussi sécher de la pulpe de Kermes séparée de son écorce ; on appelle cette pulpe séche *Pastel d'ecarlate* ; les Teinturiers s'en servent.

Graine d'écarlate. *Voyez* Pl. IV. fig. 5.

Ilex aculeata cocciglandifera. C. B. *Ilex coccigera.* J. B.

Origine du Kermes.

Découverte curieuse de M. Fagon.

Sirop de Kermes.

Pastel d'écarlate.

On fait fécher une grande quantité de Kermes entier pour l'ufage de la Médecine & pour la teinture ; on doit préférer celui qui vient de Montpellier à celui de Portugal & d'Efpagne, parce qu'il eft plus gros & d'une couleur plus vive : on le choifira nouveau, entier, le plus rempli & le moins léger. La graine d'écarlate mûre & récemment cueillie, contient beaucoup d'huile & de fel en partie volatil & en partie fixe. Mrs Marfigli, Niffole & Garidel ont donné fur cette drogue de fort belles obfervations.

Elle eft cardiaque, defficative, aftringente ; elle fortifie l'eftomac, elle répare les forces abatues, elle empêche l'avortement : on l'employe ordinairement féche & en poudre ; mais il vaudroit bien mieux fe fervir du firop ou de la confection alkermes, puifque ces coques ont perdu leur meilleure qualité en féchant.

Le gland de l'arbriffeau eft aftringent & propre pour la colique venteufe, étant pris en poudre au poids d'une dragme.

Chermes ou *Kermes* eft un nom arabe.

Coccus, à κόκκος, *granum*.

Choix.

Vertus.

Gland de l'arbriffeau Vertus. Dofe. Etimologies.

CHIBOU GUMMI.

Chibou gummi, en françois *Gomme de Gommier*, eft une gomme ou une réfine blanche, femblable au galipot, mais qui n'eft pas fi puante ; elle découle en abondance d'un grand arbre des Ifles de l'Amérique appellé *Gommier blanc*, à caufe de la grande quantité de gomme qu'il jette ; fon bois eft dur, blanc ; fes feuilles font femblables à celles du rier, mais beaucoup plus grandes.

Ses fleurs font petites, blanches, difpofées par bouquets aux fommets des rameaux : fon fruit eft gros comme une olive, prefque triangulaire, uni, vert au commencement, & enfuite rouge-brun : fa chair eft tendre, & remplie d'une réfine gluante & blanchâtre. Cette gomme nous eft apportée dans des barils, envelopée dans des grandes & larges feuilles qui naiffent fur un grand arbre nommé *Cachibou*, qui croît dans le pays ; c'eft d'où eft venu le nom de la gomme. Les Amériquains & les Sauvages employent ces feuilles à plufieurs ouvrages, & principalement pour mettre dans leurs paniers d'aromats, afin d'empêcher que l'air n'y pénetre : ils brûlent quelquefois de la gomme au lieu d'huile.

Quelques Marchands trompeurs vendent cette gomme pour de la gomme Elemi, les autres pour de la gomme Animé, les autres pour de la gomme Tacamahaca ; mais il eft facile defe garder de cette tromperie pour peu qu'on s'y connoiffe.

La gomme de gommier eft très-bonne pour la douleur nephrétique, pour la gravelle, pour la dyffenterie, pour les pertes de fang, étant avalée comme la terebenthine en bolus dans une cuillerée d'eau : la dofe en eft depuis demi-fcrupule jufqu'à une dragme ; on s'en fert auffi extérieurement pour amolir, pour réfoudre, pour fortifier les nerfs.

Les feuilles du Gommier font vulnéraires.

Il fe trouve dans la Guadeloupe encore une autre efpece de Gommier nommé *Gommier rouge* ; c'eft un arbre dont le bois eft tendre & blanchâtre, revêtu d'une écorce épaiffe & verdâtre, couvert d'une peau mince ou fort déliée, de couleur rouffe, fe féparant aifément ; fes branches font étendues à peu près comme celles de nos grands Pins, portant en haut des feuilles difpofées par touffes reffemblant à celles du Frêne, mais un peu plus larges, liffes, fans dentelures, de couleur verte-foncée : fes fleurs naiffent par bouquets aux fommets des branches ; elles font petites, blanches ; il leur fuccede des fruits charnus femblables aux piftaches, de couleur rouge-brune, remplis d'une chair tendre, réfineufe, gluante, blanchâtre, au milieu de laquelle eft un noyau dur, un peu preffé par les côtez, & prefque auffi gros qu'un grain de mays : cet arbre rend

Gomme de Gommier. Gommier blanc.

Cachibou.

Vertus.

Dofe.

Gommier rouge.

par des incisions qu'on y fait, une résine liquide semblable à de la terebenthine ; il croît dans toutes les Isles de l'Amérique, mais principalement aux lieux secs & arides ; il est moins estimé que le Gommier blanc ; son bois est de peu de durée, il se pourrit bientôt ; *Vertus.* sa résine a les mêmes vertus que la terebenthine.

Le Pere Plumier prétend que les Gommiers dont il a été parlé, ne different de nos terebinthes que par la structure de leurs fleurs qui ne sont pas à étamines.

CHINA RADIX.

| *Chinna radix.* | *Cina.* | *Senecio Asiaticus, Jacobæa folio, radice li-* |
| *Chinna.* | *Cinna.* | *gnosa , China offic. dicta.* Commel. |

En françois, *Esquine.*

Esquine. Est une racine ordinairement grosse comme le poignet d'un petit enfant, longue comme la main, tortue, noueuse, rougeâtre en dehors, de couleur de chair en dedans, sans odeur, insipide au goût : on nous l'apporte séche des Indes Orientales ; elle naît en la Chine, & elle pousse des feuilles pareilles à la Jacobée, & des fleurs semblables au Séneçon.

Choix. On doit choisir la racine d'Esquine bien nourrie, pesante, compacte, rougeâtre, prenant garde qu'elle ne soit cariée ; car le ver s'y met souvent : elle contient beaucoup d'huile & de sel essentiel.

Vertus. Elle est sudorifique, dessicative, diurétique, un peu astringente ; on en use ordinairement en décoction, & quelquefois en poudre.

Etimologie. Cette racine a retenu le nom de la Chine d'où elle vient.

CHIVEF.

Chivef (Theveti Lugd.) est une espece de figuier des Indes qui croît en l'Isle de Zipangu : ses feuilles sont rondes, de la grandeur & de la figure d'un écu d'or, de couleur fort verte : son fruit est gros comme un gros melon, de couleur safranée, d'un goût très-agréable, se fondant en la bouche ; il contient des semences semblables à celles de *Papayer.* notre concombre. Cette description & la figure de la plante conviennent au Papayer, dont nous parlerons en son lieu.

Vertus. Ce fruit est humectant, rafraîchissant, cordial, pectoral.

Etimologie. *Chivef* en Langue Syriaque signifie un *Figuier.*

CHLORIS.

Fringilla viridis. *Chloris, sive fringilla viridis* (Jonst.) est une espece de Pinson, ou un petit oiseau gros comme une Alouette, tantôt vert, tantôt jaune ; il vit de vers, de semences de rave & de chardon ; son ramage est agréable ; il contient beaucoup de sel volatil & d'huile.

Vertus. On l'estime propre pour l'épilepsie, étant mangé ou pris en bouillon.

Etimologie. *Chloris, à* χλῶν *, herba virens*, comme qui diroit *Oiseau vert comme de l'herbe.*

CHOCOLATUM.

| *Chocolatum.* | *Chocolate.* | *Cholatl.* | *Succolata.* |

En françois, *Chocolat.*

Chocolat. Est une pâte, séche, dure, assez pesante, formée en petits pains quarrez ou en rouleaux gros comme le poignet, ou en tablettes rondes, de couleur brune-rougeâtre, d'une odeur & d'un goût agréable & réjouissant. Cette pâte est une composition dont le Cacao fait la base : nous en devons l'invention aux Amériquains ; ils la montrerent

aux Chrétiens peu de tems après la découverte de leur pays : mais on a beaucoup rafiné
fur eux, & le chocolat qu'on fait en France eft beaucoup plus délicieux que celui qu'ils
nous envoyent.

Pour faire le chocolat, il faut avoir du plus gros & du meilleur cacao qu'on appelle *Maniere de faire le Chocolat.*
gros Caraque : on le mettra rôtir dans une baffine fur du feu, le remuant continuellement
jufqu'à ce que la pelure ou écorce quitte aifément les amandes. On féparera & l'on re-
jettera cette écorce rotie ; puis ayant remis les amandes pelées dans la baffine, on les fera
rôtir de nouveau, mais à un feu moderé, jufqu'à ce qu'elles foient bien féches extérieurement fans fentir le brûlé. On les pilera alors dans un mortier bien chaud, ou bien
on les écrafera & on les broyera comme font les Indiens, avec un rouleau de fer, fur
une pierre plate & bien dure qu'on aura fait chauffer, & fous laquelle on mettra encore
du feu pour y entretenir la chaleur : on continuera à piler ou broyer le cacao jufqu'à ce
qu'il foit bien en pâte, & qu'il n'y refte rien de dur ni de grumeleux. Cette pâte toute
fimple, & à laquelle on ajoute un peu de fucre en la cuifant, fe nomme *Chocolat de* *Chocolat de fanté.*
fanté.

On pefera quatre livres de cette pâte, on la remettra fur la pierre chaude, on y in- *Chocolat avec odeur.*
corporera avec le même rouleau de fer trois livres de fucre fin réduit en poudre fubtile;
on broyera quelque tems le mélange jufqu'à ce que le fucre fe foit fondu & bien lié
avec le cacao, puis on ajoutera une poudre compofée de dix-huit gouffes de Vanille,
d'une dragme & demie de canelle, de huit gérofles, de deux grains d'ambre gris, &
d'un grain de mufc. Quand on aura mêlé exactement le tout enfemble, on levera la
pâte de deffus la pierre, & l'on en formera de pains ou des tablettes de la grandeur
& de la figure qu'on voudra, puis on les mettra fécher ou durcir fur un papier blanc.
On gardera ce chocolat dans des boëtes.

Notez que la poudre aromatique ne doit être mêlée que fur la fin, lorfqu'on a donné
une liaifon éxacte à la pâte, & qu'on ne doit pas après ce mélange laiffer la pâte trop
long-tems fur la pierre chaude, parce que les parties volatiles & fpiritueufes des aromates qui font leur vertu & leur agrément, feroient diffipées par la chaleur.

Le chocolat doit être choifi nouveau fait, & ayant les marques qui ont été dites. On
retranche affez fouvent de fa compofition l'ambre & le mufc, à caufe qu'ils excitent
des vapeurs aux femmes : mais il en entre une fi petite quantité dans cette defcription,
que l'on n'en doit pas craindre de mauvais effets : d'ailleurs ces aromates y donnent un
grand agrément.

La plûpart des defcriptions du chocolat y demandent du poivre d'Inde & du gingembre ; mais ces ingrédiens trop âcres ne font guéres du goût des François, ils conviennent
mieux à celui des Efpagnols, des Allemans, des Hollandois. Le meilleur chocolat que
nous ayons en France eft préparé à Paris ; & l'on ne fait pas préfentement un fi grand
cas de celui qui vient d'Efpagne & de l'Amérique.

On mange du chocolat en tablettes, & l'on en prépare une liqueur délicieufe & *Liqueur ou boiffon de Chocolat.*
nourriffante en la maniere fuivante.

Mettez dans une chocolatiere une pinte ou deux livres d'eau commune bien claire,
approchez-la du feu ; & quand elle bouillira, mêlez-y quatre onces de bon chocolat, &
autant de fucre en poudre : couvrez le vaiffeau, & laiffez bouillir doucement la liqueur
pendant environ un quart d'heure, l'agitant fur la fin avec un moulinet qu'on tour-
nera dedans la chocolatiere : éloignez-la enfuite du feu, & laiffez digérer ou mitonner
la matiere un autre bon quart d'heure ; puis l'ayant encore remuée avec le moulinet
pour la faire mouffer, verfez-la dans des taffes : il faut la boire auffi chaude qu'on peut
la fouffrir.

La chaleur que donne le chocolat est plus sensible, & dure plus long-tems que celle qui vient du café ; parce que le chocolat étant plus gras & plus visqueux, s'imprime davantage sur l'endroit qu'il touche, & y communique plus d'action.

Quelques-uns ajoutent dans la boisson du chocolat un ou deux jaunes d'œufs frais, afin qu'elle mousse davantage, & pour la rendre plus nourrissante. On se sert aussi assez souvent de lait au lieu d'eau pour le même dessein.

Vertus.   Le chocolat en quelque maniere qu'il soit pris, est un bon restaurant propre pour rappeller les forces abattues, & pour exciter de la vigueur ; il résiste à la malignité des humeurs : il fortifie l'estomac, le cerveau, & les autres parties vitales ; il adoucit les sérositez trop âcres qui descendent du cerveau sur la poitrine ; il excite la digestion, il abat les fumées du vin.

Etimologie.   *Chocolate* est un nom Indien composé de *Choco, sonus, son*, & de *atte, aqua, eau*, parce qu'on prépare la liqueur du chocolat dans de l'eau, & que le moulinet qu'on tourne dedans pour la faire mousser, excite un petit bruit.

On dit que *Chocolate* chez les Méxicains signifie *confection*.

CHONDRILLA.

Chondrilla. Tur.

Chondrilla juncea viscosa arvensis, quæ prima Dioscoridis. C. B. Pit. Tournef.

Chondrilla juncea viminea arvensis. Tab. icon.

Chondrilla viminea. J. B.

Cichorea proceræ vel 5. Trag.

Cichoreum sylvestre luteum. Dod.

En françois, *Condrille.*

Condrille.   Est une plante qui pousse en premier lieu de sa racine des grandes feuilles qui ressemblent à celles de la Chicorée sauvage, découpées profondément sans poil, éparses en rond dessus la terre ; il s'éleve d'entr'elles une tige à la hauteur de trois ou quatre pieds, hérissée en bas de plusieurs petits poils, & divisée en beaucoup de rameaux ou verges pliantes, nues, où ne portant que quelques feuilles étroites comme celles du Gramen : ses fleurs naissent aux extrêmitez des rameaux, à demi fleurons jaunes, soutenus par un calice fait en tuyau cilindrique, & découpé en plusieurs parties ; elles sont suivies par des graines oblongues, garnies chacune d'une aigrette, de couleur cendrée : sa racine est longue d'un pied & demi ou de deux pieds, grosse au moins comme le pouce, empreinte d'un suc laiteux fort gluant, d'un goût doux qui n'est point désagréable. Elle croît dans les champs, aux bords des chemins : elle contient beaucoup de phlegme & d'huile, médiocrement du sel.

Vertus.   Elle est humectante, adoucissante, apéritive.

Etimologie.   *Chondrilla* vient du grec χονδρὸς, *grumeau*, parce que le lait qui sort de cette plante, se grumelle facilement.

CHOUAN.

v. Pl. IV. fig. 6.   *Chouan* est une petite semence assez semblable au *Semen contra*, mais un peu plus grosse & plus légere, de couleur verte-jaunâtre, d'un goût tant-soit-peu salé & aigrelet ; elle croît à une plante étrangere, basse, où elle est disposée par petits bouquets en sa sommité : on l'apporte du Levant.

On s'en sert pour faire le Carmin.

CHOYNÉ.

Choyne (Thevet. Ler. Clus.) est un fruit Amériquain gros comme une citrouille médiocre, ayant la forme d'un œuf d'Autruche ; son écorce est dure ; on en fait des vaisseaux

pour

pour mettre la boisson. Ce fruit croît à un arbre dont les feuilles ressemblent à celles du Laurier, dans un pays de l'Amérique appellé *Marpio*; il n'est point bon à manger ni en usage en Médecine. C'est le *Cuieté* de Pison, que l'on connoîtra en lisant cet article.

CHRISTOPHORIANA.

Christophoriana. Dod. Cluf. hist.
Christophoriana vulgaris nostras racemosa & ramosa. Mor. hist. Pit. Tournef.
Napellus racemosus. Lugd.

Aconitum racemosum, an Actæa Plinio? C. B.
Barba capri quibusdam. Cæf.
En françois, *Herbe de S. Cristofle.*

Est une plante qui pousse des tiges à la hauteur d'un pied & demi ou de deux pieds, menues, tendres, rameuses : ses feuilles sont grandes, amples, divisées en plusieurs parties oblongues, pointues, dentelées en leurs bords, de couleur verte-blanchâtre : ses fleurs naissent aux sommitez des branches, disposées en grapes ou épis, composées chacune de quatre feuilles blanches rangées en maniere de rose ; quand cette fleur est passée, il naît en sa place une baye molle, ovale, peu charnue, laquelle noircit en mûrissant comme le raisin : elle renferme deux rangées de semences plates posées les unes sur les autres : sa racine est assez grosse, garnie de quelques fibres, noire en dehors, jaune ou de couleur de buis en dedans. Cette plante croît dans les bois montagneux.

On peut s'en servir extérieurement pour guérir la galle & pour faire mourir la vermine, étant appliquée en fomentation, ou mêlée dans quelque onguent ; mais il faut bien prendre garde qu'on n'en use intérieurement, car cette plante est un poison comme l'Aconit ordinaire.

Christophoriana, à *Christophoro*, Cristofle : on ignore la raison pourquoi on appelle cette plante *Herbe de S. Cristofle.*

CHRYSANTHEMUM.

Chrysanthemum. Matth. Lac.
Chrysanthemum foliis Matricariæ. C. B. Pit. Tournef.
Tinctorius flos. 4. Trag.

Chrysanthemum & Chalcitis. Tab.
Chrysanthemum segetum. Ger.
Chrysanthemum majus, folio valdè laciniato, flore croceo. J. B.

Est une plante qui pousse plusieurs tiges à la hauteur de trois ou quatre pieds : ses feuilles sont semblables à celle de la Matricaire, découpées, tendres, d'un goût d'herbe potagere : sa fleur est ronde, radiée, composée d'un amas de beaucoup de fleurons bordez par une couronne assez grande, belle, de couleur jaune dorée, luisante, d'une odeur qui n'est point désagréable, soutenue par un calice écailleux ; quand cette fleur est passée, il lui succede des semences anguleuses, canelées : sa racine est ligneuse & entourée de fibres. Cette plante croît dans les champs, entre les blez, dans les prez, dans les pays chauds. Elle contient beaucoup d'huile & de sel essentiel. On cultive cette plante dans les jardins, où elle devient plus belle, & donne des fleurs doubles.

Elle est détersive, apéritive, vulnéraire.

Chrysanthemum, à χρυσός, *aurum*, & ἄνθος, *flos*, comme qui diroit *fleur dorée* ; car la fleur de cette plante est jaune & resplendissante comme de l'or.

CHRYSOSPLENIUM.

Chrysosplenium. Tab.
Chrysosplenium foliis amplioribus auriculatis. P. T. *Hepatica palustris.* Eyst.

Saxifraga aurea Dodonæi. J. B.
Saxifraga rotundifolia aurea. C. B.
En françois, *Saxifrage dorée.*

Est une petite plante qui pousse de sa racine plusieurs feuilles semblables a celles du

H h

Lierre terreftre, rondes, dentelées en leurs bords, velues, pleines de fuc, d'un goût ftiptique & amer: il s'éleve d'entr'elles des petites tiges à la hauteur de la main, divifées ordinairement en deux ou trois petits rameaux anguleux, qui portent en leurs fommitez des petites fleurs formées en rofettes à quatre quartiers, d'une belle couleur jaune dorée, refplendiffante: ces fleurs font fuivies par des capfules à deux cornes, qui renferment des femences menues, rouges brunes ou noires: fes racines font longues, quelquefois affez groffes, noueufes, rampantes, de couleur blanche-rougeâtre, aifées à rompre, garnies de fibres menues. Cette plante croît dans les marais, aux bords des ruiffeaux, & aux autres lieux humides & ombrageux des montagnes: elle contient beaucoup de phlegme, modérément de l'huile & du fel effentiel.

Vertus. Elle a le goût & les vertus de l'hépatique; elle eft apéritive, & propre pour lever les obftructions du foye & de la ratte.

Etimologie. *Chryfofplenium*, à χρυσὸ:, *aurum*, & πλὼ', *lien*, comme qui diroit *plante à fleur de couleur d'or*, propre pour la ratte.

CICADA.

Cigale. *Cicada*, en françois *Cigale*, eft une mouche plus groffe qu'un haneton, de couleur noire luifante fur le dos, jaunâtre fous le ventre: fa tête eft immédiatement attachée à fes épaules: fes yeux font fort gros & élevez: il ne lui paroît point de bouche; mais il y a en fa place un corps ample, triangulaire, compact, caché en dedans, de couleur de châtaigne; ce corps lui fert de trompe, de bouche, de langue: fes aîles font doubles, belles, grandes, minces, déliées, de couleur argentine, veineufes, marquetées; celles de deffus font plus grandes que celles de deffous; elles paffent la longueur du corps. Cette mouche naît d'un petit ver aux pays chauds, comme au Languedoc, en Provence; on dit qu'elle ne vit que de rofée, laquelle elle fuce avec fa trompe comme avec une éponge: elle fait beaucoup de bruit par fon chant: elle contient beaucoup de fel volatil & d'huile.

Vertus.
Dofe. Elle eft apéritive, propre pour la colique & pour les maladies de la veffie: on la pulvérife & l'on en fait prendre par la bouche: la dofe eft depuis huit grains jufqu'à quinze.

Les Orientaux mangent les cigales: il y en a de muettes ou qui ne chantent point, & qui n'ont point d'aîles; on croit que ce font les femelles.

Etimologies. *Cicada*, *quafi citò cadens*, parce que cette mouche ne vit pas long-tems. Ou bien, *Cicada*, à κὶκ, & ἄδον *ex* ἄδω, *canto*, parce qu'elle chante prefque toujours.

CICER.

Cicer. Brunf. Matth.	*Cicer rubrum & album*. Lon.
Cicer fativum. C. B. Pit. Tournef.	*Cicer nigrum*. Fuch.
Cicer arietinum. Dod. J. B.	En françois, *Pois chiche*, ou *Pois bécu.*

Pois chiche
Pois Bécu. Eft une plante qui pouffe plufieurs tiges grêles, ligneufes, dures, rameufes, un peu velues, fe panchant de côté. Ses feuilles font petites, velues, dentelées en leurs bords, rangées comme par paires le long d'une côte. Ses fleurs font petites, légumineufes, blanches, ou d'un rouge qui tire fur le purpurin, foutenues par un calice formé en cornet. Quand ces fleurs font tombées, il naît en leur place des gouffes courtes qui reffemblent à des veffies, & qui renferment des pois gros comme les pois communs, & ayant une figure approchante de celle de la tête d'un bélier, d'où vient qu'on appelle la plante *Cicer arietinum*: la couleur de ces pois eft rouge, ou rouffe, ou noire, ou purpurine, ou blanche: leur goût eft femblable à celui des pois ordinaires. Sa racine eft lon-

Etimologie.

gue, menue, blanche: on cultive cette plante comme les autres pois.

Les pois chiches rouges font préferez dans la Médecine à ceux qui ont une autre *Cicera rubra.* couleur ; mais ils ont tous une même vertu : ils contiennent beaucoup d'huile & de fel volatil & effentiel.

Ils font émolliens, déterfifs, apéritifs, propres pour la pierre, pour la colique né- *Vertus.* phrétique, étant pris en décoction.

Tous les pois chiches rôtis jufqu'à noirceur, pulvérifez, & bouillis dans de l'eau, imitent beaucoup le café en boiffon ; ils n'ont pas, à la vérité, un fumet fi agréable, & la boiffon en eft un peu plus amere, mais cette amertume n'eft aucunement infuportable: on rend cette boiffon plus gracieufe & revenante au goût, fi l'on y employe un mé- lange de pois chiches & de café en parties égales: ces pois en rotiffant diminuent du moins autant que le café. On peut dire que tous les grains ou légumes qu'on a effayez pour imiter le café, il n'y en a pas un qui ait fi bien réuffi que celui-là: j'ai remarqué que les pois chiches qui viennent d'Efpagne, approchent un peu plus en goût du café que les autres, & qu'ils perdent plus éxactement leur goût de pois par la torréfaction.

Cicer, à χίχυς, *robur*, force, parce qu'on croit que les pois chiches fortifient ; ou *Etimolo-* bien parce qu'ils brûlent la terre où on les a femez. *gies.*

Pois bécu, comme qui diroit *pois qui a une forme de bec*, parce que ce pois eft relevé d'une petite boffe qui a la figure d'un bec.

CICHORIUM.

Cichorium fylveftre. J. B.	*Cichorium fylveftre picris.* Dod.
Cichorium fylveftre, five officinarum. C.B.	*Seris fylveftris picris, cichorium.* Ad. Lob.
Pit. Tournef.	*Hyppochæris Dalechampii.* Lugd.
Intybum erraticum, Plinio.	*Hieracium latifolium.* Ger. ico.
Solfequium. Brunf,	
Cichorea. Trag. *fylveftris.* Matth.	En françois, *Chicorée fauvage.*

Eft une plante qui pouffe des feuilles longues, découpées ordinairement jufques vers *Chicorée* la côte, & quelquefois entieres ou légérement incifées, un peu velues : fes tiges font *fauvage.* tortues, groffes, rondes, velues, vuides, rameufes: fes fleurs naiffent le long des ra- meaux d'en haut, compofées chacune de plufieurs demi-fleurons difpofez en bouquet de couleur bleue ; quand cette fleur eft paffée, il fe forme une capfule qui vient du ca- lice: elle contient des femences anguleufes, blanchâtres : fa racine eft longue, groffe comme le doigt, blanche : toute la plante eft empreinte de beaucoup de fuc laiteux, amer ; elle croît le long des chemins, aux lieux incultes. On la cultive dans les jardins ; elle contient beaucoup de phlegme, d'huile, & de fel effentiel.

Elle eft apéritive, déterfive, propre pour lever les obftructions, pour purifier le *Vertus.* fang ; elle eft employée particuliérement dans les maladies du foye.

Cichorium, à χιχέω, *invenio*, parce qu'on trouve cette plante partout dans les champs *Etimolo-* & dans les jardins. *gies.*

Seris, à *ferere*, femer ; *picris*, à πιχρὸς, *amer* ; comme qui diroit *plante qu'on feme & qui eft amere.*

CICINDELA.

Cicindela. Cantaris noctiluca. Lampyris alata. Nitidula.

En françois, *Ver-luifant.*

Eft une mouche groffe comme une Cantaride, qui luit la nuit comme une petite *Ver-luifant* chandelle allumée: elle naît dans les prez, dans les bois, dans les blez, & en plufieurs autres lieux ; elle vole peu souvent. C'est une espece de phosphore : elle contient beau-coup de sel volatil.

Vertus. On l'estime propre pour atténuer la pierre du rein & de la vessie ; je n'en ai vû aucu-ne expérience.

Mouches luisantes des Indes. Cucucji. On trouve dans les Indes des mouches qui luisent dans les ténebres, comme celles dont je viens de parler ; mais elles sont beaucoup plus grandes ; on les appelle *Cucucji*.

Le P. du Tertre, dans son Histoire génerale des Antilles, rapporte que dans ces Isles il y a communément de ces mouches luisantes, de couleur brune ; que pendant le jour, elles ne paroissent aucunement lumineuses, & qu'on les prendroit pour des mouches communes ; mais que quand la nuit est venue, elles jettent tant de lumiere, qu'il sem-ble que ce soit de petites étoiles qui courent par la campagne : les habitans les pren-nent pour éclairer dans leurs maisons pendant la nuit ; & avec une de ces mouches, dit le même Auteur, on lit aussi facilement qu'avec une chandelle. Pour les attraper, il ne faut que mettre le soir à la fenêtre une chandelle allumée ou un tison allumé ; mais étant prises, elles ne vivent que quinze jours ou trois semaines au plus : leur lumiere s'affoiblit lorsqu'elles sont malades, & elle s'éteint entiérement quand elles meurent.

Etimolo-gies. *Cicindela, quasi parva candela*, parce que cette mouche éclaire la nuit comme une pe-tite chandelle.

Lampyris, à λάμπειν, *lucere*, luire, parce que cette mouche est luisante.

On l'appelle *ver*, soit parce qu'elle ne remue guéres plus qu'un ver, soit parce qu'elle a été ver avant que d'être mouche.

CICONIA.

Ciconia, Jonston. *Pelargus. Ibis*. En françois, *Cigogne*.

Cicogne. Est un oiseau aquatique de grosseur médiocre : son bec est fort long : ses jambes sont hautes & de couleur rouge ; ses plumes sont noires & blanches ; son humeur est traita-ble, & il s'apprivoise aisément ; il est pris chez plusieurs nations pour le simbole de la paix & de la reconnoissance. Il mange des serpens, des grenouilles, & plusieurs autres **Cigoneau.** insectes. Son petit est appellé en françois *Cigoneau*; il contient beaucoup de sel & d'huile.

On dit qu'elle injecte avec son bec de l'eau dé la mer dans le derriere de ses petits, quand ils sont incommodez ; & l'on suppose que c'est de-là qu'est venue aux hommes l'invention des lavemens : je ne suis pas assuré que le fait soit bien vrai ; mais cette in-venrion étoit-elle si difficile à imaginer qu'il en faille tirer l'origine d'un oiseau ?

Vertus. Sa chair résiste au venin, & fortifie les nerfs.

Sa graisse est bonne pour la goutte, appliquée extérieurement ; son fiel éclaircit la vûe, étant mis dans l'œil.

Ses excrémens sont propres pour l'épilepsie, étant pris par la bouche.

Etimolo-gies. *Ciconia* est, à ce que quelques-uns prétendent, un nom tiré du cri de la Cigogne ; ou bien *Ciconia* vient de *cicur*, aprivoisé, parce que cet oiseau est d'une nature douce & facile à aprivoiser.

Pelargus, gracè πελαργὸς, à πελὸς, *niger*, & ἀργὸς, *albus*; parce que cet oiseau est couvert de plumes noires & blanches.

CICUTA.

Cigue. *Cicuta*, en françois *Cigue*, est une plante dont il y a deux especes.

Premiere espece. La premiere est appellée,

Cicuta. Dod. J. B.	*Cicutaria vulgaris*. Clus. hist.
Cicuta major. C. B. Pit. Tournef.	

Elle pouſſe une tige à la hauteur de quatre ou cinq pieds, groſſe, liſſe, marbrée comme la peau d'un ſerpent, de pluſieurs taches rougeâtres, férulacée, vuide en dedans. Ses feuilles ſont découpées menu à peu près comme celles du Perſil : ſes fleurs naiſſent en ombelles ou paraſols de couleur blanche ; elles ſont compoſées chacune de cinq feuilles diſpoſées en fleur de lys : quand cette fleur eſt paſſée, ſon calice devient un fruit preſque rond, compoſé de deux graines arondies reſſemblantes à celles de l'Anis, canelées. Sa racine eſt longue d'environ un pied, groſſe comme le doigt, blanche : toute la plante rend une odeur fort déſagréable ; ſon goût eſt un peu âcre.

La ſeconde eſpece eſt appellée,

Seconde
eſpece.

Cicuta minor. Cord. hiſt. Cam.	*Cicutaria Apii folio.* J. B.
Cicuta minor Petroſelino ſimilis. C. B. Pit. Tourn.	*Apium cicutarium.* Thal.
	Petroſelinum caninum. Tab.
Cicutaria fatua. Adv. *quæ minus fœtida.* Lob.	*Siſon.* Lon.

Elle differe de la premiere eſpece en ce qu'elle eſt plus petite, en ce que ſa tige n'eſt point marbrée, & en ce qu'elle a moins d'odeur ; ſes feuilles ſont ſemblables à celles du Perſil.

L'une & l'autre eſpece de cigue croiſſent dans les lieux ombrageux, dans les prez ; elles contiennent beaucoup d'huile & de ſel eſſentiel & fixe. La grande cigue a plus de force & de vertu que la petite.

Elle eſt fort réſolutive, propre pour les ſchirres, pour les loupes naiſſantes, pour les duretez de la ratte, du foye, du méſentere, étant appliquée ſur la tumeur. On en fait entrer dans les compoſitions de pluſieurs onguens : on ne doit point s'en ſervir intérieurement ; parce qu'elle cauſe des ſtupeurs, &c.

Vertus.

Cicuta ſignifie les tuyaux fiſtuleux qui ſont entre les nœuds des tiges du blé : on a donné ce nom à la cigue, à cauſe que ſes tiges ſont creuſes d'un nœud à l'autre.

Etimolo-
gie.

CIMEX.

Cimex, en françois *punaiſe*, eſt un inſecte gros comme une petite lentille, plat, preſque rond ou de figure rhomboïde, rougeâtre, mou, facile à écraſer, rendant une odeur fort puante : il naît dans les lits, dans les vieilles ſolives des maiſons, principalement aux chambres d'en haut, aux lieux ſecs : il incommode fort dans les lits ceux ſur leſquels il ſe met ; il ſuce le ſang : il multiplie prodigieuſement. Il contient beaucoup de ſel volatil & d'huile.

Punaiſe.

Les punaiſes excitent l'urine étant priſes intérieurement, elles pouſſent l'arrierefaix, elles chaſſent les fiévres intermittentes ; on en avale ſept ou huit à l'entrée de l'accès ; on les eſtime propres contre les morſures des ſerpens.

Vertus.

Cimex, à κεῖμαι, *cubo*, je ſuis couché, parce que ce petit inſecte ſe trouve ordinairement dans les lits.

Etimolo-
gies.

Punaiſe vient du mot latin *punicea*, à cauſe de la couleur de ce petit animal.

Il y a auſſi des punaiſes de jardins qui naiſſent ordinairement ſur les orangers, & que l'on pourroit comparer aux cochenilles ; mais elles ne ſont point rouges comme celles des Indes, qui ſont les véritables cochenilles.

Punaiſes
de jardins.

CIMOLIA.

Cimolia eſt une terre argileuſe dont les Anciens ſe ſervoient autrefois comme nous nous ſervons de la terre ſigillée ; on en trouvoit de deux eſpeces, une blanche, & l'au-

H h iij

tre rougeâtre : on choisissoit comme la meilleure, celle qui étoit graisseuse & froide au toucher ; on l'employoit pour effacer les taches des habits.

Etimologie.
Cette terre se tiroit d'une Isle de Crete appellée *Cimolis*, d'où vient son nom.

Vertus.
Elle est résolutive & astringente ; on l'appliquoit sur les parotides & sur les autres tumeurs du corps.

Cimolée.
On a donné par ressemblance le nom de *Cimolée* à une terre liquide qui tombe dessous les meules des Couteliers pendant qu'ils aiguisent leurs ferremens. Cette terre est un mélange des parties de la meule même & du fer liquéfiées dans l'eau.

Vertus.
Elle est astringente & résolutive : on l'employe dans la teinture pour teindre en noir ; elle donne cette couleur, à cause du fer qu'elle contient, & qui produit l'effet du vitriol.

CINARA, *sive* SCOLYMUS.

Scolymus, Artichaud. Premiere espece.
Cinara, en françois *Artichaud*, est une plante dont il y a deux especes principales.

La premiere est appellée,

Cinara. Dod. gal.	*Carduus, sive scolymus sativus, non spinosus.* J. B.
Cinara hortensis foliis non aculeatis. C. B. Pit. Tournef.	*Carduus hortensis.* Ges. hort.
Cinara, seu Artischochi vulgatior. Eyst.	*Scolymus non aculeatus.* Ang. Tab.

Artischochi vulgatior.
Elle pousse de sa racine des feuilles longues d'un pied ou d'un pied & demi, larges, amples, découpées profondément, de couleur verte-cendrée ou blanchâtre, ne portant aucunes pointes ni épines ; il s'éleve d'entre ces feuilles une tige à la hauteur d'environ deux pieds, canelée, cotoneuse, grosse, moëlleuse en dedans, jettant plusieurs rameaux qui soutiennent chacun à son sommet une tête écailleuse & épineuse, qui est l'artichaud sur lequel naît une grande fleur qui a la figure d'un bouquet ; elle est composée d'un grand nombre de fleurons bleuâtres, évasez par le haut & découpez en lanieres ; lorsque la fleur est passée, il se forme en sa place des graines oblongues, garnies chacune d'une aigrette : sa racine est médiocrement longue & grosse.

Seconde espece.
La seconde espece est appellée,

Cinara hortensis aculeata. C. B. Pit. Tournef.	*Carduus, sive Scolymus sativus spinosus.* J. B.
Cinara aliud genus. Dod. gal.	*Scolymus.* Trag. Fuch. Cord.
Carduus altilis. Lugd.	*Carduus hortensis foliis spinosis.* Ges. hort.

Elle ne diffe re de la premiere espece, qu'en ce que ses feuilles sont garnies d'épines, & en ce que les lamines ou écailles de ses têtes sont plus dures & plus piquantes.

L'une & l'autre especes sont cultivées dans les jardins ; la premiere est la plus commune & la plus en usage dans les cuisines : elles contiennent beaucoup d'huile & de sel essentiel & fixe.

* A ces especes d'artichaud, on peut joindre l'artichaud à la poivrade, qui est le *Cinara capite rubente* ; l'artichaud qui donne les cardons d'Espagne, *Cinara spinosa cujus pediculi esitantur* (C. B.) & l'artichaud sauvage ou la cardonette, *Cinara sylvestris latifolia* (C. B. & Pit. Tournef.) les fleurs de ce dernier sont bleues comme celles de tous les artichauds ; elles servent à cailler le lait.

Vertus.
L'artichaud est cordial, apéritif, sudorifique, nourrissant, restaurant, propre pour purifier le sang.

Etimologies.
Cinara, suivant le sentiment de quelques-uns, est le nom d'une fille que les anciennes fables disent avoir été changée en artichaud ; ou bien *Cinara*, à *cinere*, cendre, parce

que cette plante semble se délecter dans les terres où l'on a épars de la cendre pour les rendre plus fertiles.

Scolymus, à σκολιός, *asper*, parce que l'artichaud est piquant au toucher.

CINIS CÆRULEUS.

Cinis cæruleus, en françois, *cendre bleue*, est une pierre broyée, ou une composition bleue qui nous est apportée de Pologne ; elle sert pour la peinture.

Cendre bleue.
Usage.

CINIS CLAVELLATUS.

Cinis clavellatus, cinis fecinius, en françois, *cendre gravelée*, est de la lie de vin qu'on a fait sécher & calciner au feu.

Cendre gravelée.

On prend de la baissiere de vin avec toute sa lie ; on la coule avec expression ; on fait distiler la colature pour en avoir de l'eau-de-vie, ou bien on en fait du vinaigre ; on met sécher les pains de lie exprimez ; quelques-uns les appellent *Gravelée* : puis quand on en a amassé une bonne quantité, on va les brûler & calciner à la campagne dans quelque grand creux ; car il n'est pas permis de les brûler dans la ville, à cause de la fumée épaisse qu'ils produisent, laquelle seroit incommode aux habitans. Le sel volatil de la lie se dissipe par cette calcination ; mais il reste dans la matiere brûlée beaucoup de sel fixe, qui la tient en partie en morceaux comme des pierres, en partie égrénée en maniere de cendre grumeleuse, ressemblant entiérement au tartre calciné : mais son sel a plus d'action que le sel de tartre ordinaire, parce que la lie étant liquide a reçû plus de fermentation que le tartre sec, comme je l'ai expliqué en mon Livre de Chymie, en l'opération de la pierre caustique.

Comment elle se fait.
Gravelée.

La cendre gravelée doit être choisie en pierre bien séche, nouvellement faite, de couleur blanche-verdâtre, d'un goût salé & amer, bien remplie de sel alkali ; on estime celles qui viennent de Lyon, de Bourgogne ; on en fait aussi à quelques lieues de Paris ; c'est ordinairement l'ouvrage des Vinaigriers. Les Teinturiers & les Dégraisseurs en employent.

Choix.

Elle est fort détersive, brûlante, résolutive, apéritive ; on en fait entrer dans les caustiques, dans les dépilatoires, dans les fomentations résolutives ; on peut en faire prendre par la bouche, étant dissoute dans beaucoup d'eau ou d'autre liqueur appropriée, pour lever les obstructions, pour dissoudre les humeurs glaireuses ; la dose en est depuis quatre grains jusqu'à vingt.

Vertus.

Dose.

Il nous vient de Pologne, d'Allemagne, de Dantzic, de Moscovie, une espece de cendre gravelée, que les artisans appellent *Potasse* ou *Vedasse*. Elle est en morceaux gros & menus, compacts, pesans, salez, âcres au goût, remplis d'un sel alkali fixe lixiviel ; on la fait en brûlant du bois & des rameaux d'arbres dans des fosses qu'on a creusées à la campagne, & qu'on a garnies en dedans de briques en maniere de fourneau ; pendant que les cendres de ce bois sont encore toutes rouges & bien en feu, on les arrose à plusieurs reprises avec de la lessive commune, afin qu'en calcinant elles s'amassent & forment des morceaux durs & bien empreints de sel ; on continue long-tems la calcination de cette matiere, afin qu'elle soit assez cuite & bien dure. On peut faire de la potasse en tout pays : on ne l'employe guéres pour les lessives ordinaires, quoiqu'elle y fasse un fort bon effet, pourvû qu'on n'y en mette qu'en une quantité médiocre ; mais les Teinturiers s'en servent.

Potasse.
Vedasse.
Maniere de la faire.

La cendre gravelée, quelle qu'elle soit, doit être gardée dans un vaisseau clos en un lieu sec ; car à cause du sel poreux ou alkalin qu'elle contient, l'humidité de l'air s'y introduit facilement & la résout en liqueur.

Etimolo-
gies.

Cinis, à κόνις, *pulvis*, parce que la cendre est ordinairement en poudre ; *clavellatus*, à *claudendo*, parce qu'on enferme dans quelque vaisseau la cendre gravelée pour la mieux conserver.

Fecinius, à *fece*, lie, parce que la cendre gravelée est tirée sur la lie.

Gravelée, parce que cette cendre est en grumeaux comme du gravier.

CINNABARIS.

Cinabre.

Cinnabaris, en françois, *Cinabre*, est une matiere minérale, dure, compacte, pesante, brillante, cristaline, très-rouge, composée de soufre & de vif-argent éxactement unis & sublimez par l'action du feu : il y en a de deux especes, un naturel appellé *Cinabre minéral*, & l'autre artificiel nommé simplement *Cinabre* : le naturel se trouve tout formé dans les mines mercurielles en pierres pesantes, brillantes, rouges en Espagne, en Hongrie, en Allemagne, en France, & en plusieurs autres lieux du monde ; celui d'Almaden en Espagne est le plus estimé. Il le faut choisir pesant, le plus net, le plus rouge, & le plus brillant ; car plus il est haut en couleur, & plus il contient de vif-argent. Le Cinabre naturel a été sublimé par des feux souterrains, à peu près de la même maniere que le Cinabre artificiel ; mais comme en se sublimant il s'est mêlé avec de la terre qu'il a rencontrée, il n'est pas si pesant, si pur, ni si beau que l'artificiel, & il contient ordinairement moins de mercure.

Cinabre minéral.

Choix.

Cinabre artificiel.

Le Cinabre artificiel est fait avec trois parties de mercure cru & une partie de soufre mêlez & sublimez ensemble dans des pots sublimatoires par un feu gradué. Il faut le choisir en belles pierres, fort pesantes, brillantes, à longues & belles aiguilles nettes & d'une belle couleur rouge-brune : chaque livre de cinabre renferme quatorze onces de vif-argent sous deux onces de soufre, comme je l'ai prouvé ailleurs par la révivication du cinabre en vif-argent. Le cinabre artificiel ayant été broyé long-tems sur le porphyre, se réduit en poudre très-fine & d'une des plus belles couleurs rouges qu'il y ait ; c'est ce qu'on appelle *Vermillon* ; il sert dans la peinture : on en rougit la cire d'Espagne.

Choix.

Vermillon.

Vertus.
Dose.

Les cinabres sont employez pour l'épilepsie, pour l'asthme ; on en fait prendre intérieurement depuis deux grains jusqu'à demi-scrupule : on s'en sert extérieurement dans les pommades, pour la gratelle, pour les dartres ; on les employe aussi en fumigation pour exciter le flux de bouche.

Etimolo-
gie.

Cinnabaris est un mot indien qui signifie du *sang de dragon & d'éléphant* : on a donné ce nom au cinabre à cause de la ressemblance de sa couleur avec celle de ces sangs.

CINNAMOMUM.

Canelle.
Voyez Pl.
IV. fig. 9.

Cinnamomum, *seu Canella*, en françois, *Canelle*, est une écorce assez mince, unie, longue, roulée dans sa longueur, de couleur rousse ou jaunâtre tirant sur le rouge, d'une odeur très-suave, d'un goût doux, piquant, aromatique, & très-agréable : elle est tirée des branches d'un arbre nommé *Canelier*, qui croît à la hauteur d'un saule, & qui porte des feuilles semblables en figure à la feuille Indienne, que nous appellons *Malabathrum*, d'une odeur & d'un goût de canelle : ses fleurs sont faites en petits calices, blanches & odorantes ; elles sont suivies par des fruits qui ont la figure & la grosseur des petites olives, verts au commencement, mais qui noircissent en mûrissant : cet arbre croît en l'Isle de Ceylan qui est en la partie méridionale des Indes. Les voyageurs disent qu'on y en voit des forêts de douze lieues ; qu'il porte du fruit deux fois l'année ; & que ce fruit étant tombé à terre, y germe & s'éleve si vîte en canelier, que si les habitans du pays n'entretenoient soigneusement les routes qui sont dans ces forêts,

Canelier.

Malaba-
thrum.

rêts, elles feroient bouchées en peu d'années par la quantité des arbres, & l'on n'y pourroit plus entrer. Son bois n'a ni goût ni odeur : sa vertu principale est dans son écorce, qui étant récente est grisâtre en dehors, & jaunâtre en dedans ; quand elle est séparée de l'arbre, on la divise facilement en deux écorces, & l'ont retient comme la meilleure celle de dessous. Ainsi la canelle est une seconde écorce : on la met sécher au soleil où elle se roule d'elle-même comme nous la voyons, & où elle acquiert par une fermentation intérieure son odeur & son goût, car elle a moins de l'un & de l'autre lorsqu'on la retire de l'arbre ; mais il faut prendre garde que le soleil où l'on l'expose ne soit trop chaud, car elle se noirciroit & beaucoup de ses parties les plus volatiles & les plus essentielles se dissiperoient. Au-contraire si en tems humide elle demeuroit trop long-tems à sécher, elle acquerroit une couleur grise, & elle n'auroit pas assez de force, parce que ses premiers principes n'auroient pas été suffisamment exaltez ; il lui faut une chaleur moderée. On doit la choisir en belles écorces, minces, hautes en couleur, ayant   Choix. beaucoup d'odeur, & piquantes au goût. Voyez *India litterata Valentini*.

On dit que si après avoir dépouillé l'arbre de son écorce on le laisse trois années en repos, il en prend d'autre aussi bonne. La canelle contient beaucoup d'huile exaltée & de sel volatil.

Elle est propre pour fortifier le cerveau, le cœur, l'estomac, pour résister au venin, Vertus. pour chasser les vents, pour aider à la digestion, pour exciter les mois aux femmes & l'accouchement.

Nous trouvons quelquefois chez les Droguistes de l'écorce tirée du tronc de l'arbre Canelle de Canelle, elle est large & épaisse, mais elle n'a ni goût ni odeur ; on l'appelle *Canelle* matte. *matte* ; c'est peut-être ce que les Arabes ont nommé *Darcheni* ; elle n'a aucun usage dans Darcheni. la Médecine.

La feuille de l'arbre de Canelle est cordiale étant prise en poudre. Feuilles.

On tire du fruit de cet arbre par expression un suc huileux, verdâtre, âcre & ayant Vertus. un peu de l'odeur & du goût de l'huile de canelle. Les habitans de l'Isle s'en servent pour Huile tirée fortifier l'estomac, & pour faire des bougies à brûler. du fruit.

 Vertus.

On tire de la racine de l'arbre par incision une liqueur qui sent le Camphre.

Cinnamomum signifie *Amomum de la Chine*. Voyez *Hortus Lugduno-Batavus*. Etimolo-

Canella est un diminutif de *Canna* ; ce nom a été donné à cette écorce, parce que ses gies. bâtons ressemblent à des petites cannes.

<h2 style="text-align:center">C I R C Æ A.</h2>

Circæa Lutetiana. Lob. icon. Pit. Tournef.	*Solanifolia Circæa dicta major.* C. B.
	Lappa sylvestris. Trag.
Ocimastrum verrucarium. J. B. Gesf. hort.	*Helxine sylvestris, sive fluviatilis.* Thal.
	Herba D. Stephani. Tab.

En françois, Circée, ou Herbe de St Estienne.

Est une plante qui pousse des tiges à la hauteur d'un pied ou d'un pied & demi, grê- Circée. les, rondes, droites, velues, remplies de moëlle ; ses feuilles naissent opposées le long des tiges, larges vers leur base, & pointues par le bout, dentelées en leurs bords, attachées à des queues ; ses fleurs sont en épis longs aux sommitez des tiges, composées chacune de deux petites feuilles blanches, soutenues par un calice qui est aussi à deux feuilles. Quand cette fleur est passée, son calice devient un fruit formé en petite poire, herissé & panché en bas ; ce fruit contient des semences longuettes : sa racine est longue, rampante sous terre, nouée, blanche, garnie de quelques fibres.

Ii

Cette plante croît aux lieux ombrageux, humides, dans les bois, contre les hayes.

Vertus. Elle est estimée résolutive, détersive, vulnéraire, appliquée extérieurement.

Etimologie. *Circæa à Circe*, parce que le fruit de cette plante qui est herissé, s'attache aux habits, & attire les hommes, de même que la Circé des Poëtes les attiroit par ses enchantemens.

CIRCUS.

Circus, (Bellon. Jonston.) est un oiseau de proye qui n'est guéres moins gros qu'un milan ; le dessus de sa tête & sa gorge sont rougeâtres, tirant sur le blanc ; son bec est noir ; son cou est court ; ses jambes sont menues, jaunes ; il habite les bords de la mer ; sa voix est aigue, il vole rapidement, mais en rond ; il se rue sur les perdrix, sur les pigeons, sur les alouettes, sur les lapreaux, sur les petits renards : il va toujours seul ; il contient beaucoup de sel volatil & d'huile.

Vertus. Sa graisse est émolliente, résolutive, nervale ; ses excrémens sont sudorifiques & résolutifs.

Etimologie. *Circus*, à cause que cet oiseau vole en circulant.

CIRSIUM.

Cirsium maximum Asphodeli radice. C. Bauh. Pit. Tournefort.

Cirsium maximum foliis carnosis, bulbosa radice, forcè lutetianum. J. B.

Cirsium maximum montanum, incano folio, bulbosa radice. Clus. pan. & hist.

Est une plante qui pousse une tige à la hauteur de trois ou quatre pieds, grosse comme le pouce, canelée, couverte de coton ; ses feuilles sont grandes, larges, pointues, dentelées en leurs bords, d'un verd blanchâtre, charnues, armées de petites épines foibles & peu piquantes ; ses sommets sont chargez de têtes écailleuses sans épines, qui soutiennent chacun un bouquet de fleurons purpurins découpez en lanieres. Quand cette fleur est passée, il se forme des semences oblongues garnies d'aigrettes : sa racine est disposée par petits navets comme en l'asphodele. Cette plante croît aux lieux montagneux & humides, dans les prez, sur les rivages ; elle contient beaucoup d'huile & de sel essentiel.

Vertus. Elle est apéritive, résolutive, propre pour adoucir & appaiser les douleurs des varices, étant pilée & appliquée dessus.

Etimologie. *Cirsium*, à κιρσός, *varix*, *varice*, parce que cette plante est estimée propre pour remedier aux varices.

M. Tournefort distingue le Cirsium du *Chardon* & du *Jacea*, en ce que les têtes du Chardon sont épineuses, & celles du Cirsium ne le sont point ; les feuilles du Cirsium sont garnies de petits piquans, & le Jacea n'a ni la tête ni les feuilles épineuses.

CISTUS:

Ciste.
V. Pl. IV.
fig. 10. *Cistus*, en françois, *Ciste*, est un arbrisseau dont il y a deux especes générales, une mâle & l'autre femelle. Le mâle est distingué en beaucoup d'especes ; j'en décrirai une des principales ; elle est appellée,

Premiere espece.
Ciste mâle. *Cistus mas.* Matth. Lugd.
Cistus mas, folio rotundo hirsutissimo. C. B.

Cistus mas major folio rotundiore. J. B. Pit. Tournefort.

Ses feuilles sont presque rondes, velues, rudes ; sa fleur est à plusieurs feuilles disposées en rose, de couleur rouge ; il luy succede un fruit presque rond, velu, dur, qui renferme en plusieurs loges des semences menues, roussses : ses racines sont ligneuses, branchues, s'étendant beaucoup.

Le Ciste femelle est appellé,

Cistus fœmina folio Salvia. C. B.
Cistus. Cord. in Dioscor. Cæs.
Cistus fœmina, Monspeliana flore albo.
J. B.

Cistus fœmina. Matth. Dod. Clus. hisp.
& hist.
Cistus flore albo. Rauvvolf.

Il est plus petit que le Ciste mâle ; il pousse ses rameaux tantôt élevez & droits, tantôt courbez & épars à terre ; ses feuilles ressemblent à celles de la sauge ; ses fleurs, ses fruits, ses semences & sa racine sont semblables à celles du Cistus mâle, mais la couleur de sa fleur est blanche, ou quelquefois jaune comme de l'ocre.

L'un & l'autre Ciste croissent aux lieux pierreux, principalement dans les pays chauds ; ils contiennent beaucoup d'huile & de sel essentiel.

Leurs feuilles & leurs fleurs sont astringentes & propres pour la dyssenterie.

Cistus à grec. κίσος, *vel à* κισσὸς, *hedera*, parce qu'on a trouvé que les feuilles du Ciste avoient quelque ressemblance en figure avec celles du Lierre terrestre.

C I T R E U M.

Citreum vulgare. Pit. Tournef.
Malum Citreum vulgare. Ferr.
Citria & Mala Medica. Bellon.
Mala citrina, & poma citria. Ind.
Occid. p. 8.
Malus medica. C. B.

Citrus. Ang. Tab. Cæs.
Citrum. Brunf.
Citria. Trag.
Citrangula. Monard.
Citrones. Rauvvolff.
    En françois, *Citronnier.*

Est un petit arbre toujours verd, dont les rameaux sont étendus, plians, revêtus d'une écorce unie & verte ; ses feuilles sont simples, sans talon, longues, larges comme celles du Noyer, pointues, ressemblantes à celles du Laurier, mais plus charnues, dentelées en leurs bords, d'une belle couleur verte luisante, principalement en dessus, d'une odeur forte : sa fleur est à cinq feuilles disposées en rond, de couleur blanche tirant sur le rouge ou sur le purpurin, d'une odeur agréable, soutenues par un calice rond, dur. Quand cette fleur est passée, il se forme un fruit ordinairement oblong, quelquefois ovale, quelquefois même presque rond, gros comme une petite poire, couvert d'une écorce raboteuse & inégale, charnue, épaisse, de couleur au commencement verte ; mais en mûrissant elle devient citrine & luisante en dehors, blanche en dedans, d'une odeur très-agréable, & d'un goût aromatique piquant. Cette écorce couvre une substance vessiculeuse, divisée en plusieurs cellules pleines d'un suc acide très-agréable au goût, & de quelques semences dures en dehors, oblongues, blanches, moëlleuses, d'un goût un peu amer ; ce fruit retient le nom de l'arbre qui le porte ; car on l'appelle *citrum* ou *citro*, ou *malum citreum*, & en françois, *Citron.* Le Citronnier est cultivé dans les pays chauds, comme en Italie, en Provence, au Languedoc ; on se sert en Médecine principalement de son fruit, rarement de sa feuille & de sa fleur.

La feuille & la fleur du Citronnier contiennent beaucoup d'huile à demi éxaltée & des sels volatil & essentiel.

Elles sont cordiales & fortifiantes.

Ecorce du Citron.

L'écorce du Citron, & principalement sa partie extérieure, jaune, contient beaucoup de sel volatil & d'huile à demi éxaltée.

Vertus.

Elle est propre pour fortifier le cœur, l'estomac & le cerveau, pour résister au venin.

Suc du Citron.

Le suc du Citron contient beaucoup de sel essentiel & de phlegme, très-peu d'huile.

Vertus.

Il est cordial, rafraîchissant, propre pour calmer les ardeurs du sang, pour précipiter la bile, pour désalterer, pour résister au venin.

Semence du Citron.

La semence du Citron contient beaucoup d'huile & un peu de sel volatil.

Vertus.

Elle est cordiale, propre pour résister à la corruption, pour chasser les vers.

On larde un Citron tout autour avec des cloux de gérofle, & on le porte dans sa poche pour le sentir souvent dans le tems des maladies épidémiques, afin de se garantir de la contagion.

Citron doux.

Il y a une autre espece de Citron qu'on appelle *Citron doux*, parce qu'il n'est point aigre comme l'autre ; son goût est assez fade, & on ne l'estime guéres si ce n'est pour sa beauté, car il est ordinairement plus gros que le Citron commun ; il n'a point d'usage dans la Médecine.

Essence de Cedra ou bergamote.

L'essence de Cedra ou Bergamote, si odorante, si cordiale & si estimée dans les parfums, est tirée d'une espece de Citron d'Italie nommé *Bergamote*, dont on dit que l'origine vient de ce qu'un certain Italien s'avisa d'enter un branche de Citronnier, sur le tronc d'un Poirier bergamote, les Citrons qui en sont provenus tiennent du Citronnier & du Poirier ; l'inventeur fit un secret de cette découverte pendant long-tems, & en fut enrichi. La bergamote est une orange différente du cedra.

Maniere de tirer l'essence de Cedra.

Pour tirer l'essence de cedra, on coupe l'écorce jaune ou superficielle du Citron cedra par petits morceaux, & on les rompt tout d'un coup l'un après l'autre, en les pressant avec les doigts dans un vaisseau de verre, comme on presse le zest d'Orange dont on veut parfumer un verre de vin ; mais il faut que ce vaisseau soit étroit d'embouchure, en sorte qu'il n'y ait d'ouverture que pour laisser entrer les bouts des deux doigts qui presseront l'écorce, & que même cette ouverture soit fermée autant qu'il se pourra les bouts des deux doigts y étant entrez, avec du parchemin mouillé, afin d'empêcher l'évaporation de ce qu'on recherche : il est bon aussi que le vaisseau soit ventru, & que sa capacité soit beaucoup plus large que son cou, pour donner de l'espace & de la facilité à la partie essentielle de l'écorce qui a été exprimée par les doigts, de circuler en sortant, & de se résoudre en liqueur ; cette liqueur est une huile æthérée très-subtile, & d'une odeur charmante ; mais il faut employer dans ce procedé un grand nombre de petits morceaux de l'écorce de Citron Bergamote nouvellement coupez pour avoir un peu d'essence.

L'essence de Cedra étant préparée sans feu, comme il a été dit, est bien plus agréable à l'odeur, & a beaucoup plus de qualité que l'essence qu'on peut tirer de l'écorce de Citron Bergamote par la distinction à la maniere des autres essences. Elle est cordiale, stomachale, céphalique, propre pour résister à la malignité des humeurs : la dose en est depuis une goutte jusqu'à six.

Vertus. Dose.

Le Poirier Bergamote est appellé par Pit. Tournefort, *Pyrus sativa, fructu autumnali, sessili, saccharato, odorato, è viridi flavescente, in ore liquescente.*

Pyra Bergamotta.

La Poire Bergamote est appellée par J. Bauhin, *pyra Bergamotta.*

Quelques-uns croyent qu'elle a pris son nom de Bergame ville d'Italie, où ils supposent qu'elle a été premierement cultivée ; mais M. Ménage prétend que ce nom vienne des mots Turcs *Beg*, qui signifie *Seigneur*, & *Armout, Poire*, comme qui diroit *Poire du Seigneur.*

Etimologies.

Citreum, *citrum*, *citrus*, κίτρος, *quod deducatur à* κέδρος, *cedrus* ; parce que le Citron, de même que le Cedre, répand une odeur agréable.

Cedra est un nom italien qui vient de *cedrus*.

CITRINELLA.

Citrinella (Gesn.) en françois *Tarin*, est un petit oiseau gros comme une alouette, de couleur jaune ; il chante agréablement ; il se nourrit de semences. Il contient beaucoup de sel volatil & d'huile.   Tarin.

Il est estimé propre pour l'épilepsie, étant mangé.   Vertus.

Citrinella, *à citrino colore*, parce que cet oiseau a une couleur citrine ou jaune.   Etimologie.

CITRULLUS.

Citrullus. Trag. Ges. hort. Lon.	*Citrullus officinarum* Ger. Ad. Lob.
Anguria Citrullus dicta. C.B. P. Tourn.	*Citrullus folio colocynthidis secto, semine*
Anguria. Matth. Ang. Lac.	*nigro, quibusdam Anguria*. J. B.
Anguria, cucumis, citrullus. Dod.	En françois, *Citrouille*, ou *Pasteque*.

Est une espece d'*Anguria* ou une plante qui pousse plusieurs tiges sarmenteuses, foibles, tendres, rampantes à terre, velues, revétues de feuilles grandes, amples, découpées fort profondément, velues, rudes ; il sort de leurs aisselles des mains & des pédicules qui soutiennent des fleurs jaunes formées en maniere de cloches, taillées en cinq parties ; quand ces fleurs sont tombées, il leur succede des fruits ronds, charnus, couverts d'une écorce assez dure, mais unie & lisse, de couleur verte-obscure, marbrée ou parsemée de taches fort vertes ou blanches : sa chair est semblable à celle du concombre, ferme, blanche ou rougeâtre, d'un goût doux & agréable ; elle renferme une pulpe ou une substance moëlleuse, dans laquelle on trouve des semences oblongues, larges, aplaties, ridées, noires, ou rousses, ou rouges : leur écorce est dure ; on la sépare en la cassant, & l'on trouve dedans une petite amande blanche, moëlleuse, d'un goût doux & agréable. On cultive la citrouille dans les jardins ; elle contient beaucoup de phlegme & d'huile, peu de sel.   Citrouille.

La chair de citrouille est humectante, pectorale, rafraîchissante, propre pour tempérer la chaleur des entrailles, prise en décoction.   Vertus.

La semence de la citrouille est une des quatre grandes semences froides ; elle est humectante, pectorale, anodine, rafraîchissante ; on l'employe dans les émulsions, dans des bouillons, dans des décoctions. On tire par expression de cette semence une huile blanche & douce qui est propre pour adoucir la peau & pour amolir.   Semence de citrouille. Huile de semence de citrouille.

Citrullus, *à citreo colore*, parce que la citrouille prend une couleur citrine quand elle est mûre.   Vertus. Etimologie.

* On appelle à Paris citrouille le *Pepo oblongus* (C. B. Pit. Tournef.) qui est une autre plante cucurbitacée, & fort différente de celle qu'on vient de décrire.

CLEMATITIS.

Clematitis sylvestris latifolia. C. B. Pit. Tournef.	*Clematitis latifolia dentata*. J. B.
Clematitis. 3. Matth. Cast.	*Viburnum Gallorum*. Bellon.
Clematitis, sive Viorna vulgi, Lobelii, Eyst.	*Viorna vulgi*. Adv. Lob. Ger.
	Atragene. Theophr. Ang. Clus. hist.
Vitalba. Dod.	*Vitis nigra*. Fuch. Tur.
	En françois, *Clématite*, ou *Herbe aux gueux*.

Est une plante qui pousse comme la vigne des sarmens gros, rudes, pliants, angu-   Clematite,

Herbe aux gueux.

leux, rameux, rampans, & s'attachans aux plantes & aux arbrisseaux voisins: ses feuilles sont larges comme celles du lierre, crénelées en quelques endroits, rangées ordinairement cinq sur une côte: ses fleurs naissent en grapes ou en maniere d'ombelles, composées chacune de quatre feuilles disposées en rose, blanches, odorantes, attachées sans calice à des pédicules blanchâtres; quand cette fleur est passée, il lui succede un fruit chevelu, arondi en maniere de tête, formé par plusieurs semences barbues: sa racine est fibreuse, rougeâtre. Toute la plante a un goût âcre & brûlant; elle croît aux bords des chemins, entre les épines & les buissons: on s'en sert pour lier des bottes d'herbe; elle contient beaucoup de sel très-âcre, & de l'huile.

Vertus.

Elle est incisive, raréfiante, résolutive, propre pour la gratelle, appliquée en décoction.

Etimologie.

Clematitis, à κλῆμα, *virga vitea*, parce que cette plante pousse beaucoup de verges sarmenteuses & fléxibles.

CLINOPODIUM.

Clinopodium. En françois, *Basilic sauvage.*

Basilic sauvage.

Est une plante dont il y a plusieurs especes. Je décrirai ici les deux principales, ou qui sont les plus usitées en Médecine.

La premiere est appellée,

Premiere espece.

Clinopodium. Cord. in Diosc. Cast.
Clinopodium vulgare. Matth.
Clinopodium Origano simile. C. B. Pit. Tournef.
Acynus, sive sterilis. Adv. Lob.
Acinos, Lob. Ger.

Clinopodium quorumdam, origani facie. J. B.
Origanum quartum & minus. Trag.
Betonica Pauli. Guil.
Pulegium montanum. Lon.
Calamintha prima. Tur.

Elle pousse plusieurs tiges à la hauteur d'environ un pied & demi, grêles, quarrées, velues: ses feuilles sont semblables à celles de la marjolaine sauvage, moins odorantes, opposées l'une à l'autre le long des tiges, velues, d'un goût de sauge: ses fleurs sont verticillées ou rangées par étages ou par anneaux épais ou touffus autour des tiges & des branches: chacune de ces fleurs est formée en gueule ou en tuyau découpé par le haut en deux lévres, de couleur purpurine, rarement blanche; quand la fleur est tombée, il lui succede quatre semences oblongues, menues, rougeâtres, enfermées dans une capsule qui a servi de calice à la fleur: sa racine est fibreuse. Cette plante croît dans les bois, le long des hayes; il y en a de différentes grandeurs.

La seconde espece est appellée,

Seconde espece.

Clinopodium. Ang. Tur. Cæs.
Clinopodium vulgare. Lob. Cluf. hist.
Clinopodium arvense Ocimi facie. C. B. Pit. Tournef.
Clinopodium, aut Lectipes. Adv.

Pulegium petræum. Ges. hort.
Acinos multis. J. B.
Basilicum tertium. Trag.
Ocimum sylvestre, sive Acinos. Dod. Ger.
Ocymastrum. Fuch. Lugd.

Elle pousse plusieurs tiges quarrées, foibles, s'inclinant vers la terre: ses feuilles sont opposées l'une à l'autre, petites, ressemblantes à celles du petit Basilic, un peu velues & rudes: ses fleurs sont verticillées comme celles de l'espece précedente, de couleur purpurine & bleuâtre, rarement blanche; elles sont suivies chacune par quatre semences menues, oblongues, encloses dans une capsule qui a servi de calice à la fleur: sa racine est fibrée. Cette plante a une odeur foible; elle croît aux lieux incultes.

L'un & l'autre Clinopodium contiennent de l'huile à demi éxaltée , & du sel volatil & essentiel : la premiere espece est un peu plus estimée en Médecine que la seconde , mais elles ont des vertus bien approchantes.

Elles sont un peu astringentes, dessicatives , résolutives , digestives ; elles fortifient le cerveau & les visceres ; elles excitent les mois aux femmes. *Vertus.*

Clinopodium, ex χλίνη *, lectus,* πὸὺς *, gen.* ποδὸς *, pes ,* comme qui diroit *pied de lit ;* parce que les tiges de la premiere espece de Clinopodium, qui sont chargées de fleurs verticillées , représentent, suivant Dioscoride, le pied d'un lit. *Etimolo-gie.*

CLYMENUM.

Clymenum est une plante légumineuse dont il y a deux especes.

La premiere est appellée , *Premiere espece.*

Clymenum Hispanicum flore vario , siliquâ plana. Pit. Tournef. *Lathyrus Viciaoides vexillo rubro , labiali-*	*bus petalis rostrum ambientibus cæruleis,siliquâ plana.* Mor.

La seconde espece est appellée *Gesse d'Espagne.* *Seconde espece. Gesse d'Es-pagne.*

Clymenum Hispanicum flore vario , siliquâ articulata. Pit. Tournef. *Lathyrus Viciaoides floris vexillo phæni-*	*ceo , foliis labialibus subalbescentibus ,siliquis Orobi.* Mor. hist.

Ces plantes sont semblables à la Gesse , excepté que leurs côtes portent plus de feuilles que celles de la Gesse.

Elles ont les mêmes vertus que la Gesse. *Voyez* LATHYRUS. *Vertus.*

Clymenum, à κυλίω *, volvo ,* parce que les branches de cette plante sont terminées par des mains qui s'accrochent & s'entortillent autour des plantes voisines. *Etimolo-gie.*

CNICUS.

Cnicus exiguus capite cancellato , semine tomentoso. Pit. Tournef.	*Carduus parvus.* J. B.

Est une petite plante qui pousse plusieurs tiges à la hauteur de la main, grêles, rameuses : ses feuilles sont petites , oblongues , un peu velues , garnies en leurs bords de piquans ; ses sommets portent de petites têtes écailleuses entourées de feuilles lanugineuses qui forment une maniere de petits rets ou de treillis ; ses fleurs naissent sur ces têtes ou bouquets à fleurons découpez en lanieres ; sa semence est cotonneuse , garnie d'une aigrette ; sa racine est longue & menue. Cette plante est rare ; on ne s'en sert point en Médecine.

Cnicus, à κνίζειν *, mordere , pungere ,* parce que les feuilles de cette plante sont garnies de pointes qui piquent ceux qui la touchent. *Etimolo-gie.*

COBALTUM.

Cobaltum. Kobaltum.	En allemand, *Kobold ,* ou *Michen pluuer.*

Est une espece de marcassite , ou une pierre dure, pesante, disposée en différentes figures, polie , luisante , représentant tantôt des grains de raisin , tantôt des petites coquilles de couleur purpurine , ou rougeâtre , ou noirâtre , ou cendrée , assemblées & unies ensemble par une matiere semblable en quelque maniere à de l'antimoine minéral : cette pierre est mise chez les Auteurs entre les especes de cadmie naturelle ; on la trouve dans les mines d'argent de Scheneberg en Allemagne dans la Misnie ; elle est *Kobaltum. Cadmie naturelle.*

reconnuë pour un fort & puissant poison, & un caustique si dangereux, que si les ouvriers qui travaillent aux mines marchent dans l'eau où elle ait trempé, ils en ont les pieds & les jambes ulcérées.

Le Cobolt se trouve dans les mines d'argent, de Bismut en Alsace.

Vertus. On peut se servir extérieurement de ce minéral pour faire escarre sur la chair, pour consumer les excroissances.

On tire du Cobolt par sublimation, l'arsenic, comme il a été dit en son article; & il reste le safre dont il sera parlé en son lieu.

Etimologies. *Kobold* signifie en allemand *une chose qui ne vaut rien*; les Allemands ont donné ce nom à ceux qu'ils croyoient être sorciers.

Les Allemands ont donné au Cobolt le nom de *Michen puluer*, comme pour dire *poudre aux mouches*, parce qu'il tue ces insectes; il est aussi un poison pour les rats & les souris qui en mangent.

COCA.

Myrto similis Indica, fructu racemoso. C. B.

Coca. *Coca* (Monard) est un petit arbre ou un arbrisseau de l'Amérique haut d'environ une aulne; sa feuille est semblable à celle du Myrthe, ou comme disent quelques-uns, au Sumach, molle, verte; son fruit est disposé en grapes, rouges comme le Mirtille, quand il commence à mûrir, de même grosseur, & noir quand il a atteint sa parfaite maturité : alors il est tems de cueillir les feuilles pour les mettre sécher & les conserver.

Usages. Les Occidentaux se servent du Coca comme les Orientaux du Bétel & les Européens du Tabac; il est en grand usage au Pérou, pour fortifier & réparer les forces abatuës, pour désaltérer & nourrir; on en mêle avec des écailles d'huîtres calcinées, & l'on en forme des pastilles qu'on tient long-tems dans la bouche, les mâchant avec grand plaisir.

COCCI ORIENTALES.

Cocci Orientales. Tab. Ger.	*Bacca Coccula Elephantina Germanis*
Cocculæ officinarum. C. B.	*Pharmacop.* Matth. epist.
Cuculi fructus Solani furiosi in Ægypto.	*Coco de Levanti, quidam fructum tithymali paralii, esse putant.* Lac.
Cord. in Diosc. hist.	
Grana Orientis. Cornut.	*Cucculus Indicus.* Cast.
Arbor Indica cocculos officinarum ferens.	*Natjatam.* Hort. Malab.
Breyn.	En françois, *Coques du Levant.*

Coques du Levant. Sont des petits fruits ou des bayes grosses comme des pois, presque rondes, de couleur obscure, lesquelles on nous envoye séches des Indes Orientales. Elles contiennent chacune une semence jaunâtre, friable, facile à se vermoudre, & se dissipant à mesure qu'elle vieillit, ensorte que la coque demeure vuide & fort légere : ce fruit est attaché par une petite queuë, mais on ne sçait pas au juste à quelle plante il croît; les uns veulent que ce soit à une espece de Clématite, les autres à un Tithymale, les autres à un

Choix. Solanum d'Egypte. Quoiqu'il en soit, il doit être choisi nouveau, assez gros & pesant, bien nourri.

Vertus. On s'en sert comme du Staphisaigre pour faire mourir les poux; il enyvre & endort tellement les poissons qui en ont mangé, qu'ils paroissent comme morts, & on les prend facilement.

Etimologie. *Cocci, à κόκκος, granum, sive bacca.*

COCCOST-

COCCOSTHRAUSTES.

Coccofthrauftes (Gefneri , Bellon. *fringilla noftras*) en françois, *Grosbec* , eſt un oiſeau un peu plus petit qu'un étourneau ; ſon bec eſt très-gros à proportion de ſon corps , large , court , dur , fort ; ſa tête eſt ordinairement jaune , avec une tache noire vers la gorge ; ſon cou eſt gris-cendré ; ſon dos eſt fauve ; les bouts de ſes aîles ſont vertes-jaunâtres ; l'extrêmité de ſa queue eſt blanche : il habite les bois ; il fait ſon nid dans le creux des arbres ; il vit , en été principalement , de noyaux de ceriſes qu'il caſſe avec ſon bec , & de bayes différentes , d'où vient ſon nom : il change de couleur à meſure qu'il vieillit ; on le voit principalement en Italie , en Allemagne. Il contient beaucoup de ſel volatil & d'huile. — *Grosbec.*

Il eſt propre pour l'épilepſie, pour exciter l'urine,étant mangé ou pris en décoction. — *Vertus.*

COCHINILLA.

Cochinilla. Coccinilla. Coccinella. En françois, *Cochenille.*

Eſt un petit inſecte gros comme une lentille, preſque rond, ou demi-ſphérique, reſſemblant en quelque maniere à une punaiſe , mais blanchâtre , ou comme farineux en dehors , & rouge en dedans comme de l'écarlate , d'un mouvement très-lent ; on le trouve ſur pluſieurs ſortes d'arbres de la nouvelle Eſpagne. Les Indiens le ramaſſent & le tranſportent ſur une eſpece de figuier du pays, dont le fruit eſt rempli d'un ſuc rouge comme du ſang ; on appelle ce figuier, — *Cochenille.*

Opuntia major ſpinoſa fructu ſanguineo , ſive Tuna. En françois , *Raquette , ou Cardaſſe , ou Nopal.*

Eſt une plante que l'on cultive , & dont les branches ſont des feuilles grandes & ovales, ayant la forme d'une raquette, longues chacune de douze ou quatorze pouces , larges de ſix ou environ, épaiſſes de près d'un pouce, charnues, graſſes, épineuſes ; le fruit naît au bout de la feuille, gros comme une poire ou comme une groſſe figue , couvert d'une écorce épaiſſe comme celle de l'orange, toujours verte, hériſſée d'épines d'eſpace en eſpace, ayant au bout une couronne fort épineuſe & fort aſtringente étant priſe intérieurement : ce fruit eſt rempli de petites graines très-dures , groſſes à peu près comme des grains de coriandre, & d'un ſuc rouge comme de l'écarlate, d'un goût doux ; il eſt appellé par les Indiens *Tuna* , & par les François *figue d'Inde* ; mais le nom de *Tuna* eſt donné auſſi-bien à l'arbriſſeau qu'au fruit : les François lui ont encore donné le nom de *Raquette*, à cauſe de la figure de ſa feuille. — *Opuntia major ſpinoſa fructu ſanguineo. Tuna. Raquette. Cardaſſe. Nopal.*

Pour faire naître un Nopal , il n'y a qu'à mettre à moitié en terre une feuille de cette plante ; il arrivera qu'en peu de jours la moitié qui ſera hors de terre produira une autre feuille , & celles-ci en fera pouſſer d'autres, pendant que la premiere groſſira, & formera le tronc & les branches d'un arbriſſeau de huit à neuf pieds de haut. — *Tuna. Figue d'Inde.*

Le petit animal qu'on appelle *Cochenille* s'étant nourri ſur cette plante , il acquiert ſa belle couleur ; & quand il a atteint une groſſeur ſuffiſante, on l'amaſſe avec grand ſoin, on le tue avec de l'eau froide , & on le fait ſécher pour le tranſporter.

La cochenille qu'on ſurnomme *Meſtech* ou *Meſteque*,nous eſt envoyée du Pérou,de Méxique , de l'Étang ſalé , de Cadix , & de pluſieurs autres endroits de l'Amérique. On doit la choiſir groſſe , nette , bien nourrie , peſante , ſéche , de couleur argentée , brillante en deſſus, rendant quand elle eſt écraſée une couleur rouge-foncée ; elle eſt employée par les Teinturiers pour teindre en écarlate. — *Cochenille Meſtech ou Meſteque. Choix Uſage.*

On l'eſtime en Médecine propre pour la pierre, pour la gravelle, pour arrêter les — *Vertus.*

K k

Dose.

cours de ventre, pour empêcher l'avortement, étant prise en poudre par la bouche ; la dose en est depuis douze grains jusqu'à demi-dragme.

Cochenil-
les Campes-
chane, Te-
trechale,
sylvestre.

Il y a encore plusieurs autres sortes de cochenille, comme la Campeschane, la Te-trechale, la Sylvestre.

La cochenille campeschane est le grabeau ou les criblures de la mesteque, ou celle qui a déja servi à la teinture.

La cochenille tetrechale n'est que la partie terrestre qui se trouve dans la campeschane.

Boucage.

La cochenille sylvestre ou cochenille de graine est celle qu'on trouve entre les racines de la grande pimpinelle ou boucage appellée *Tragoselinum majus.*

*Tragoseli-
num majus*

* Il y auroit plusieurs autres choses à dire sur cette drogue ; mais nous renvoyons le Lecteur au *Traité de la Cochenille*, imprimé en Hollande, in 8°. 1724.

Etimolo-
gie.

Cocchinilla est un nom espagnol diminutif de *coccus*, *quasi coccinula*, petit grain, parce qu'on a crû que la cochenille étoit une graine.

COCHLEARIA.

Cochlearia. Dod. J. B. Matth.
Cochlearia folio subrotundo. C. B. Pit.
Tournef.

Cochlearia Batava. Ad. & Lob.
Britannica. Gesn. hort.
En françois, *Herbe aux cuilliers.*

Herbe aux
cuilliers.
V. Pl. VIII.
fig. 12.

Est une plante basse qui pousse de sa racine des feuilles presque rondes, médiocrement larges, charnues, creusées quelquefois comme le cuilleron d'une petite cuillier, vertes, luisantes, pleines de suc, attachées par des queues de longueur médiocre, purpurines ; il s'éleve d'entr'elles plusieurs tiges à la hauteur d'environ un pied, anguleuses, rougeâtres, rameuses, revêtues de petites feuilles oblongues & sans queue ; ses fleurs naissent le long des sommitez des tiges, composées chacune de quatre feuilles blanches disposées en croix ; il leur succede des fruits presque ronds & enflez, composez chacun de deux capsules ou coques, qui contiennent des semences menues, presque rondes, rousses ; ses racines sont petites, droites, entourées de quelques filamens blancs. Toute la plante a une odeur pénétrante quand elle est écralée, & un goût âcre : elle croît ordinairement aux lieux maritimes, ombrageux. Elle contient beaucoup de phlegme, d'huile, & de sel volatil & fixe.

Vertus.

Elle est propre pour le scorbut, pour les maladies de la ratte ; elle leve les obstructions, elle excite l'urine, elle dissout l'humeur tartareuse, elle atténue la pierre, elle déterge & raffermit les gencives, elle est vulnéraire ; on en fait prendre le suc ou la décoction.

Etimolo-
gie.

Cochlearia, à cochleare, cuillier, parce que les feuilles de cette plante sont souvent creusées comme une petite cuillier.

COHYNE.

Cuieté de
Pison.

Le *Cuieté de Pison*, ou *Cohyne* (Thevet. Lugd.) est un arbre qui croît aux pays des Cannibales en Amérique : sa feuille est semblable à celle du Laurier ; son fruit est gros comme une citrouille médiocre, formé en œuf d'autruche, beau à voir, principalement lorsque l'arbre en est chargé ; on ne le mange point : les Cannibales en font des petits vases qu'ils employent particuliérement pour un mystere qui regarde leur Divinité ; ils le creusent ; ils l'emplissent de maiz & d'autres semences, ou de petites pierres, & l'ornent au dehors de plusieurs sortes de plumes ; puis l'ayant percé par le bas, ils y mettent un petit bâton, & le fichent dans la terre. Ils ont coutume de garder avec beaucoup de respect trois ou quatre de ces fruits ainsi accommodez dans chacune de leurs cahutes; ils les appellent *Maraka* & *Tamaraka*. Ils croyent, quand ils manient ce fruit, & l'entendent faire quelque bruit à cause des grains & des petites pierres qui sont dedans, qu'ils parlent avec leur Toupan, c'est-à-dire leur Dieu, & qu'ils ont de lui certaines réponses. Ils sont entretenus dans cette superstition par leur Paigi ou Devin, qui leur fait croire qu'avec le parfum du tabac & certains enchantemens & marmotemens, ils donnent une vertu divine à leur Tamaraka.

Le dedans du fruit de cohyne est propre pour appaiser la douleur de tête, étant écrasé & appliqué sur le front.

La description de cet arbre sera plus éxacte à l'article du C U I E T E'.

C O L A.

Palma cujus fructus Cola dicitur. C. B.

Cola (J. B.) est un fruit de Guinée, gros comme une pomme de pin, lequel renferme sous son écorce d'autres fruits semblables à des châtaignes, dans chacun desquels sont contenues trois petites noisettes rouges ou incarnates. Ce fruit naît à un arbre qui croît au Royaume de Congi.

On dit que ces noisettes étant écrasées sous les dents & tenues dans la bouche, éteignent la soif; qu'elles donnent bon goût à l'eau dans laquelle on les fait tremper, & qu'elles la rendent propre pour fortifier l'estomac & le foye.

C O L C H I C U M.

Colchicum. Dod. J. B. Matth.	*Colchicum nigrum & subrubens.* Cord. hist.
Colchicum commune. C. B. Pit. Tournef.	
Colchicum Ephemerum. Lugd.	*Ephemerum venenosum.* Amat.
Colchicum sive strangulatorium & Ephemerum crocifolium & bulbifolium. Ad. Cost. Lob.	*Hermodactylus niger & rufus.* Mes. & Serap.

En françois, *Colchique*, ou *Mort au chien*, ou *Tue-chien*.

Est une plante qui pousse au printems trois ou quatre feuilles semblables à celles du Lys: il s'éleve d'entr'elles, & immédiatement de la racine, trois ou quatre tuyaux longs, grêles, blanchâtres, tendres, qui s'évasent ou s'épanouissent vers le haut en six parties, formant comme une fleur de lys, de couleur purpurine, ou quelquefois blanche: cette fleur ne paroît qu'en automne; elle a dans son milieu quelques filets déliez, pâles: quand la fleur est passée, il paroît un fruit oblong, noirâtre, relevé de trois coins, & rempli de semences presque rondes. Sa racine est composée de deux tubercules blancs, un charnu & l'autre barbu, envelopez de quelques tuniques noirâtres ou rougeâtres; ces deux tubercules sont remplis d'un suc laiteux. La colchique croît dans les prez, sur les montagnes; elle contient beaucoup d'huile, de phlegme, & de sel essentiel & fixe.

Sa racine a été regardée mortelle, prise intérieurement; car elle gonfle comme une éponge dans la gorge & dans l'estomac, ensorte qu'elle fait suffoquer, si l'on en prend une certaine quantité.

Elle est propre pour les maux de gorge, pour les rhumatismes, & pour la goutte, appliquée extérieurement.

Colchicum, à *Colchide*, parce que cette plante étoit autrefois fort commune dans la Colchide Province du Levant, qu'on appelle présentement *la Mengrelie*.

Ephemerum, ab ἐπὶ & ἡμέρα, *dies*, parce qu'on dit que la fleur de cette plante ne dure qu'un jour.

COLIAS.

Colias, sive Colia. Arift. | *Lacertus marinus minor*, Pliniï.

Eft un poiffon qui reffemble beaucoup au maquereau, mais il eft marqué de points noirs & de lignes obliques fur la peau; il eft bon à manger, mais fa chair eft indigefte: on le fale.

Vertus. Il eft réfolutif étant écrafé & appliqué; fa faumure eft propre pour la douleur des dents, étant tenue dans la bouche.

COLLA TAURINA.

Colle de Taureau. Colle forte.   *Colla taurina*, En françois, *Colle de taureau*, ou *Colle forte.*

Eft une colle faite avec des cartilages & des nerfs de bœuf; on les coupe par morceaux; on les fait bouillir dans de l'eau jufqu'à ce qu'ils foient tout-à-fait diffouts, & que la liqueur étant prefque refroidie, prenne une confiftence de glu affez épaiffe: on l'étend alors en feuilles épaiffes, & on la met fécher. La meilleure colle forte nous eft apportée d'Angleterre & de Flandre.

Choix. Elle doit être choifie nette, féche, claire, tranfparente, unïe, de couleur rouge-brune, non graveleufe, & qui étant fondue ne fente point trop mauvais. Elle eft employée par les Chapeliers, les Menuifiers, & par plufieurs autres Artifans; elle contient beaucoup d'huile & un peu de fel volatil.

Vertus. Elle eft digeftive, émolliente & réfolutive, diffoute & appliquée extérieurement. On pourroit la faire entrer dans des compofitions d'emplâtres comme on y fait entrer l'*ichthiocolla*; mais jufqu'icy on ne l'a point mife en ufage dans la Médecine, apparemment parce qu'elle eft trop commune.

Etimologie. *Colla à græc.* κέλλα, *gluten, colle.*

COLOCASIA.

Colocafia. Gefn. hort. Cluf. hifp. J. B. | *Aron magnnm, Colocafia vulgò, Pampina paradyfi.* Cæf.
Arum Ægyptium. Matth. Lob. Dod. |
Faba Ægyptia-Féve d'Egypte.   *Arum maximum Ægyptiacum quod vulgò* | *Faba Ægyptia.* Bellon.
Colocafia. C. B. Pit. Tournef. | En françois, *Féve d'Egypte*, ou *Chou caraibe.*

Eft une plante femblable à l'Arum, à feuilles auffi larges que celles d'un Choux; fa tige eft haute de trois à quatre pieds, groffe comme le doigt; fes feuilles font grandes, rondes, nerveufes en deffous, attachées à des queues longues & groffes, remplies d'un fuc aqueux & vifqueux; fes fleurs font grandes & amples comme celles de l'Arum, de couleur purpurine; il s'éleve de chacun de leurs calices un piftile qui dévient enfuite un fruit pareil à celui de nos Arums; fes femences viennent rarement en maturité; fa racine eft grande, groffe, charnue, bonne à manger, d'un goût de Châtaigne. Cette plante naît dans les lacs, dans les marais, aux bords des rivieres, en Candie, en Egypte, en Alexandrie. Mathiole donne une figure extraordinaire de cette plante.

Vertus. La féve d'Egypte eft aftringente & propre pour la dyffenterie. Ses feuilles fe mangent en foupe. Sa racine eft digeftive & propre pour fortifier l'eftomac.

COLOCYNTHIS.

Colocynthis. Dod. Ger. J. B. | *Colocynthis fungofa & levis.* Cord. hift.
Colocynthis vulgaris. Park. | *Cucurbita fylveftris fructu rotundo minor.*
Colocynthis minor. Gefn. append. | Cæfalp.
Colocynthis fructu rotundo minor. C. B. | En françois, *Coloquinte.*

Eſt une plante qui pouſſe pluſieurs tiges rampantes à terre, velues, rudes ; ſes feuilles naiſſent ſeules attachées à des queues aſſez longues, éloignées l'une de l'autre, larges, découpées profondément, velues, rudes, blanchâtres, principalement en deſſous, marquées de pluſieurs points blancs : ſes fleurs ſont jaunes pâles ; il leur ſuccede un fruit gros comme une orange médiocre, preſque rond, naturellement aſſez ſec & léger, couvert d'une écorce dure, unie, de couleur jaunâtre & verdâtre, luiſante. Les Indiens ſéparent cette écorce ; & ayant fait ſécher le dédans, qui eſt la chair du fruit, ils nous l'envoyent en pommes de différentes groſſeurs, blanches, fongueuſes, légeres, & d'une amertume inſupportable ; c'eſt ce qu'on appelle *Colocynthis officinarum*. On y trouve pluſieurs loges remplies de ſemences groſſes comme celles du Melon, plus courtes, plus charnues & beaucoup plus dures, de couleur jaunâtre, tirant ſur le blanc. On cultive la plante de la Coloquinte en pluſieurs lieux du Levant.

Il y a pluſieurs eſpeces de Potiron & de Citrouille qui devenant ameres, pourroient être placées parmi les Coloquintes.

On doit choiſir la Coloquinte nouvelle, en belles pommes groſſes, blanches, charnues, bien ſéches, légeres, ſe briſant aiſément, très-ameres ; elles contiennent beaucoup d'huile & de ſels volatil & eſſentiel.

La Coloquinte ſéparée de ſes ſemences, eſt appellée par les Auteurs *Pulpa Colocynthidos* ; on l'employe fort ſouvent dans la Médecine.

Elle purge violemment par les ſelles ; elle eſt propre pour évacuer la pituite la plus groſſiere des parties les plus éloignées : on s'en ſert pour l'épilepſie, pour l'apoplexie, pour la létargie, pour la verole, pour la galle, pour la goutte ſciatique, pour les rhumatiſmes : on ne l'employe point ſeule, mais on la fait entrer dans les compoſitions de pluſieurs pilules & confections. On fait avec la Coloquinte des paſtilles qu'on nomme *Trochiſques alhandal*, qui ſont très-purgatifs.

Colocynthis, gracè χολοχύνϑη, quòd χολίαν χινεῖ, *alvum movet*, parce que la Coloquinte émeut le ventre. Ou bien, *Colocynthis*, quòd ſit χόλον χυνῶν, *eſca canis, ſive cibus canum* ; parce que la Coloquinte eſt appellée par dériſion un manger de chien, à cauſe de ſa grande amertume.

COLOPHONIA.

Colophonia,	*Reſina fricta*,	En françois, *Colofone*, &
Pix Græca,	*aut toſta*,	improprement *Colofane*.

Eſt une Terebenthine cuite, dont il y a deux eſpeces : la premiere & la meilleure eſt de la terebenthine fine qu'on a fait bouillir ou cuire dans de l'eau juſqu'à ce qu'elle ſoit devenue ſolide, blanche & caſſante.

La ſeconde, appellée par les Marchands *Arcançon*, ou *Bray ſec*, eſt une matiere noire, ſéche, caſſante ou friable, réluiſante, reſſemblante à la poix noire, mais plus dure & plus nette, laquelle on trouve reſtée dans les cornues après la diſtilation de l'huile de terebenthine.

La premiere Colofone eſt fort apéritive, réſolutive, déterſive, conſolidante, ſarcotique ; on en forme des pilules qu'on employe ordinairement pour les gonorrées, pour la gravelle : on peut auſſi s'en ſervir extérieurement.

La ſeconde Colofone eſt digeſtive, réſolutive ; on l'employe dans les emplâtres, dans les onguents ; elle n'a pas tant de vertu que la premiere, parce qu'on en a tiré par la diſtillation l'huile la plus eſſentielle.

Colophonia, parce qu'on préparoit autrefois cette eſpece de poix dans Colophon ville de l'Ionie, d'où l'on la tranſportoit par tout ailleurs.

COLUBRI.

Colubri.   *Colubri*, eſt un très-petit oiſeau remarquable par ſa petiteſſe & par la beauté de ſes plumes ; il naît aux Iſles de la Martinique, d'où on nous l'apporte ſec en Europe. Il eſt ordinairement comme le petit doigt depuis le bout de ſon bec juſqu'à l'extrêmité de ſa queue ; ſa tête eſt groſſe à peu près comme un gros pois ; ſon bec eſt long d'un pouce, un peu recourbé, pointu, noir ; ſa langue eſt longue, cartilagineuſe, mince, aigue ; ſon cou eſt long d'un doigt ; ſon corps eſt gros comme une noiſette ; ſa queue eſt longue d'environ deux doigts, ſes jambes ſont courtes & déliées ; ſes pieds ont chacun quatre doigts de couleur griſe, garnis d'ongles pointus ou petites grifes ; cet oiſeau eſt magnifiquement paré d'un plumage de très-belle couleur bleue, luiſante, azurée, changeante ; ſa tête eſt ornée d'une belle panache de la même couleur ; ſes aiſles ſont grandes pour la groſſeur de l'oiſeau ; il ſucce les fleurs pour ſa nourriture ; il fait ſon nid ſur les arbres comme les autres oiſeaux.

Il y a deux eſpeces de Colubris qui différent principalement par leur grandeur ; car les uns ſont un peu plus gros que les autres ; la plus petite eſpece a la langue ſimple, & la plus grande l'a double.

Le P. Plumier en parlant des Colubris, dit que nonobſtant leur petiteſſe ils ne laiſſent pas de ſe faire bien craindre à d'autres oiſeaux infiniment plus gros qu'eux : je les ai vû, dit-il, pourſuivre certains oiſeaux qu'on appelle *groſbec*, & qui ſont un peu plus gros que des Grives ; ils ont le bec gros, large, pointu & très propre pour gober les petits du Colubri dans leur nid ; mais gare le pere ou la mere ; c'eſt un plaiſir agréable de voir fuir & crier ce groſbec, le petit Colubri étant à ſes trouſſes ; ſi celui-ci l'attrape, il s'attache avec ſes petites griffes ſous ſes aîles, & le pique avec ſon petit bec pointu comme une aiguille, juſqu'à ce qu'il l'ait mis hors de combat ; je n'ai jamais remarqué, pourſuit le pere Plumier, aucune mélodie dans le Colubri ; c'eſt une maniere de grincement fort aigu ; il voltige continuellement d'une fleur à l'autre, mais d'une viteſſe ſi grande qu'on a de la peine à l'appercevoir : J'entendis un jour à la Martinique d'aſſez loin un gros bourdonnement à peu près comme celui d'un eſſain d'abeilles ; c'étoit plus de cinq cens de ces petits oiſeaux qui voltigeoient à l'entour d'un grand arbre tout couvert de fleurs dont ils prenoient le ſuc.

Les plumes de ces petits oiſeaux ſervent de parure & d'ornement aux Indiens.

On dit que les Colubris prennent une odeur de muſc en ſéchant ; je n'en ai vû qu'un ſeul qui eût pris cette odeur.

COLUBRINA VIRGINIANA.

Radix Snaqroel novæ Angliæ. Corn. | *Piſtolochia Virginiana.* Ger.

En françois, *Coluvrine de Virginie.*

Coluvrine de Virginie   * Eſt la racine d'une Ariſtoloche qui eſt fibreuſe, compoſée de filamens longs, bruns, jaunâtre en dedans, d'une odeur forte, de réſine preſque ſemblable à la Serpentaire de Virginie.

Vertus.   Elle eſt alexipharmaque, bonne dans les fiévres malignes & les petites véroles.

COLUBRINUM LIGNUM.

Lignum colubrinum, | *peæ minoribus, fructu rotundo, duro, & ſe-*
Lignum ſerpentarium, | *mine orbiculari, compreſſo.* Breyn.
Solanum arboreſcens Indicum, foliis Na- |

En françois , *Bois couleuvré* , ou *l'Arbre de la Noix vomique.*

Est une racine ligneuse , ou un bois dur , compact , pesant , blanchâtre en dedans , **Bois cou-** mais couvert d'une écorce mince , rougeâtre ou brune marbrée , sans odeur , d'un goût **leuvré.** très-amer : on nous l'apporte en morceaux longs ordinairement comme le doigt , & de la grosseur du poignet d'un enfant ; mais il y en a de gros comme le bras. Ce bois est ti- ré d'un arbre ou arbrisseau dont les branches rampent & s'attachent comme celles du Lierre aux arbres voisins ; ses feuilles ressemblent beaucoup à celles de la Bryone ; il croît aux Isles de Ceylan & de Timor ; on prétend dans le pays que par son seul attou- chement il fasse mourir les serpens dont on est fort tourmenté. Plusieurs tiennent que les noix vomiques soient les noyaux d'un fruit gros comme une orange qui naît à cet arbre ; j'en parlerai en son lieu.

Le bois couleuvré contient beaucoup d'huile & de sel essentiel.

Il est déterfif & deffcatif , propre contre les fiévres intermittentes ; on s'en sert con- **Vertus.** tre les morsures des serpens & des autres animaux vénimeux , contre les fiévres mali- gnes , pour exciter l'urine , pour faire mourir les vers : la dose en est de demi dragme en **Dose.** poudre.

Il faut le choisir vieux , car le nouveau cause souvent des maux de cœur & des vomis- **Choix.** femens , même à ceux qui le scient ou qui le pulvérisent.

Colubrinum , parce que l'écorce de ce bois est marbrée ou marquetée de taches cen- **Etimolo-** drées comme la peau d'une couleuvre , qui est appellée en latin *coluber.* **gie.**

COLUMBA.

Columba , *five Columbus* , en françois , *Pigeon* , est un oiseau assez connu ; sa chair **Columbus,** est massive , & un peu difficile à digérer ; elle contient beaucoup de sel volatil & **Pigeon.** d'huile.

On l'applique ouvert encore vivant sur la tête après en avoir ôté les cheveux , pour **Vertus.** ouvrir les pores & pour faire transpirer les fuliginositez du cerveau , dans les transf- ports excitez par la fiévre maligne , pour la phrénesie , pour l'apoplexie , pour la lé- thargie.

Le petit du Pigeon est appellé *Pigeonneau.* **Pigeon-**

Le sang du Pigeon récemment tiré & encore tiéde , adoucit les âcretez des yeux & en **neau.** guérit les playes nouvellement faites ; on préfere celui du Pigeon mâle qui a été tiré de **Sang.** dessous l'aîle comme le plus spiritueux.

La fiente du Pigeon est difcuffive , résolutive & fortifiante ; l'on en mêle dans les ca- **Fiente,** taplasmes.

Pigeon , ce nom françois dérive du latin *pipio ;* car on disoit autrefois *Pipion* , d'où l'on a tiré *Pigeon.*

COLUTEA.

Colutea. Fuch. Matth. Dod.	*Senna sylvestris quibusdam malè.* Gefn,
Colutea vesicaria. C. B. J. B. Pit.	hort.
Tournef.	En françois , *Baguenaudier.*

Est un petit arbre ou un arbrisseau dont le bois est creux en dedans , presque comme **Baguenau-** celui du Sureau , mais plus dur & sans moëlle , revêtu d'une double écorce cendrée en **dier.** dessus , verte en dessous , portant beaucoup de feuilles , neuf ou onze , attachées à une même côte , ressemblantes à celles du Senné , mais un peu plus grandes , plus molles , plus arondies , & ne finissant pas en pointe , unies en dessus , & plus vertes que celles du

Senné, blanchâtres en deſſous, d'un goût amer; ſa fleur eſt légumineuſe, de couleur jaune; quand elle eſt tombée il paroît une gouſſe ou follicule membraneuſe, enflée comme une veſſie, luiſante, ordinairement rougeâtre, compoſée de deux coſſes entre leſquelles ſe trouvent pluſieurs ſemences de la figure d'un petit rein, jaunes avant leur maturité, & enſuite preſque noires, d'un goût de féves ou de pois. On cultive cet arbre dans les jardins; ſes feuilles & ſes follicules contiennent beaucoup d'huile & de ſel eſſentiel.

Vertus.   Ses feuilles & ſes follicules ſont purgatives, mais on ne s'en ſert guéres en Médecine.

CONCHA VENEREA.

Porcelaine. Pucelage.   *Concha venerea*, en françois, *Porcelaine* ou *Pucelage*, eſt une petite coquille groſſe au plus comme un pignon, longuette, blanche, polie, qu'on nous apporte des Indes enfilées pluſieurs enſemble en maniere de chapelet; les Indiens les font ſervir de monnoye.

Choix.   On doit choiſir les plus petites & les plus blanches; étant broyées on les employe pour le fard, car elles font un blanc de perle.

Vertus.   Elles ſont alkalines, adouciſſantes & réſolutives, mais on ne les met guéres en uſage dans la Médecine.

Etimologie.   On appelle cette petite coquille *Concha venerea* & *pucelage*, à cauſe de ſa figure.

Il y a un grand nombre d'eſpeces de *Concha venerea*, qui différent par leurs figures, par leurs groſſeurs, par leurs belles couleurs variées; on montre dans les cabinets un coquillage gros comme une pomme d'Api, bivalve, de figure preſqu'ovale, voutée, ſillonnée tout autour par des lignes paralleles, s'arondiſſant vers le dos, & s'applatiſſant en bas où il y a un creux; le devant de la coquille repréſente la vulve ou l'entrée de la partie génitale d'une femme; il eſt garni tout autour de gros piquans; la couleur de toute la coquille eſt blanche, excepté au devant & au creux d'en bas, où elle eſt rougeâtre. Cette coquille différente des précédentes qui ſont univulves s'appelle *Concha venerea*.

Si l'on met tremper quelque tems ce coquillage dans de l'eau, il s'ouvre, puis il ſe referme étant hors de l'eau, mais non pas ſi éxactement qu'il étoit; il contient un petit poiſſon oblong : il naît dans la mer comme les autres coquillages.

CONGER.

Congrus. Congre.   *Conger*, ſive *Congrus*, en françois, *Congre*, eſt un poiſſon de mer & de riviere qui ne différe guéres de l'Anguille; il eſt bon à manger.

Vertus.   Il eſt eſtimé apéritif; ſa graiſſe eſt réſolutive.

CONTRAYERBA.

* Eſt une racine de figure pareille à celle du Zedoaria, légerement aromatique, blanchâtre, très-tendre, & d'un goût piquant. Cette racine eſt apportée des Philippines, & paſſe chez les Eſpagnols pour un aléxitaire puiſſant, & d'uſage pour les fiévres malignes: elle differe beaucoup de la plante ſuivante.

CONTRAYERVA.

Voy. Pl. IV. fig. 12.   *Contrayerva* eſt une racine groſſe à peu près comme une féve, noueuſe, entourée de fibres longues, rougeâtre ou de couleur tannée au dehors, blanchâtre en dedans, d'une odeur approchante de celle des feuilles de figuier, d'un goût aromatique un peu âcre; on nous l'apporte de Charcis Province du Pérou : étant en terre elle pouſſe des feuilles qui ſe couchent & s'étendent en bas de tous côtez, vertes, nerveuſes, ayant la figure d'un cœur; il s'éleve auſſi de leur milieu une tige nue, groſſe comme le doigt, qui ſoutient

tient fa fleur. Quelques Auteurs ont crû que le Contrayerva étoit la racine du Caapéba.
Voyez Lochner.

On doit choisir cette racine nouvelle, bien nourrie, pefante, de belle couleur &   Choix.
d'un goût affez aromatique ; elle contient beaucoup d'huile éxaltée & de fel volatil.

Elle réfifte au venin ; elle excite la fueur ; elle remedie aux poifons coagulans, com-   Vertus.
me à ceux de la vipere, du fcorpion ; elle tue les vers.

Contrayerva eft un nom compofé du latin *contra*, *contre*, & de l'Efpagnol, *yerva*, ve-   Etimolo-
nin, comme qui diroit *contre-venin.*   gie.

CONVOLVULUS.

Convolvulus, en françois, *Liferon*, eft une plante dont il y a plufieurs efpeces ; j'en   Liferon.
décrirai icy deux les plus communes, & qui ont quelque ufage dans la Médecine.

La premiere eft appellée,   Premiere
efpece.

Convolvulus major. J. B.	*Malacociffus*, Damocratis, Ang.
Convolvulus major albus. C. B. Pit.	*Smilax lævis major.* Dod.
Tournef.	*Helxine ciffampelos.* Cord. in Diofc.
Volubilis major. Trag. Lon. Tab.	En françois, *grand Liferon* ou *Lizet.*

Elle pouffe des tiges longues, gréles, farmenteufes, qui s'élevent haut, en rampant,   Lizet.
embraffant les troncs des arbres & des arbriffeaux voifins, & fe liant à leurs branches ;
fes feuilles font en cœur plus grandes, plus molles, plus douces au toucher que celles
de la fuivante, pointues, vertes ; fa fleur a la figure d'une cloche, de couleur blanche ;
elle naît attachée à un pédicule qui fort d'entre les feuilles : quand cette fleur eft tombée, il lui fuccede un fruit prefque rond, gros comme une petite cerife, membraneux,
contenant des femences anguleufes, noirâtres ou quelquefois rougeâtres ; fes racines
font longues, menues, blanches en dedans. Cette plante croît dans les hayes, entre
les arbriffeaux ; elle eft un peu amere & âcre.

La feconde efpece eft appellée,   Seconde
efpece.

Convolvulus minor arvenfis. C. B. Pit.	*volvulus minor.* J. B.
Tournefort.	*Smilax lævis minor.* Dod. ut Ger.
Volubilis minor. Trag. Lon. Thal.	*Scammonea parva.* Ang. Cam.
Helxine ciffampelos, multis, five con-	En françois, *petit Liferon.*

Elle pouffe plufieurs petites tiges menues, tendres, rampantes à terre, & fe liant aux   Petit Life-
autres plantes voifines : fes feuilles font faites comme celles du grand Liferon, mais beau-   ron.
coup plus petites, plus rudes, plus nerveufes ; fes fleurs fortent des aiffelles des feuilles,
ayant auffi la même figure que celles du grand Liferon, mais plus petites, blanches ou de
couleur de rofe, ou quelquefois purpurines ; fa racine eft longue, menue, rampante ;
elle croît dans les blés & aux lieux incultes.

L'un & l'autre Liferon rendent du lait ; ils contiennent beaucoup de fel effentiel, de
phlegme, modérement de l'huile.

Ils font déterfifs, apéritifs, réfolutifs, vulnéraires, propres pour l'afthme, pour les   Vertus.
ulceres des oreilles, pour lâcher le ventre.

Convolvulus à convolvere, parce que ces plantes s'entortillent & fe roulent autour des   Etimolo-
plantes voifines.   gie.

CONYZA.

Conyza major vulgaris. C. B. Pit. Tourn.	*Conyza Helenitis.* Cord. hift. Thal.
Conyza major altera. Dod.	*Baccharis.* Matth. Lac. Lon. Tab.

En françois, *Conise*, ou *Herbe aux moucherons*.

Conise.
v **Pl. VIII.**
fig. 13.

Est une plante qui pousse plusieurs tiges à la hauteur de trois ou quatre pieds, de couleur obscure, velues ou couvertes d'une laine blanchâtre, rameuses : ses feuilles sont faites comme celles du Verbascum noir, odorantes, âcres & un peu ameres : ses fleurs sont des bouquets à fleurons évasez en étoile par le haut, jaunes, d'une odeur forte, soutenus par un calice écailleux qui est comme cilindrique ; lorsque les fleurs sont passées, il leur succede des graines longuettes, garnies d'aigrettes : ses racines sont éparses, ligneuses, odorantes, ameres & âcres. Elle croît dans les bois, sur les montagnes, le long des chemins, contre les murailles : elle contient beaucoup d'huile éxaltée & du sel volatil, peu de phlegme.

Vertus.

Elle excite l'urine & les mois aux femmes, elle chasse les vents, elle résiste à la corruption, prise intérieurement ; on s'en sert aussi extérieurement pour la gale & pour faire mourir ou chasser les puces & les moucherons.

Etimologies.

Conyza, à κώνωψ, *culex*, moucheron, parce qu'on prétend que cette plante chasse les moucherons par son odeur.

Baccharis, à *Baccho*, parce qu'on s'est imaginé que cette plante avoit une odeur vineuse.

COPAL.

Pancopal.

Copal (Monard. Cæs. Lugd.) *sive Pancopal* (Frag.) est une résine dure, jaune, luisante, transparente, dont nous voyons deux especes. La premiere & la plus belle qu'on appelle *Copal Oriental*, est fort rare ; on nous l'apporte des grandes Indes & de la nouvelle Espagne ; elle découle par incisions du tronc d'un arbre de moyenne hauteur, dont les feuilles sont deux à deux sur une même queue, longues, assez larges, pointues ; & les fruits sont oblongs, assez plats, d'une couleur brune, dans lesquels il se rencontre une maniere de farine d'un très-bon goût.

Copal Oriental.
Premiere espece.

Choix.

On doit choisir cette résine en beaux morceaux, d'un jaune doré, bien transparent, friable, se liquéfiant facilement, & rendant sur le feu une odeur approchante de celle de l'Oliban.

Vertus.

Elle ramollit, elle résout ; on s'en sert extérieurement pour les maladies de la tête.

Seconde espece.

La seconde découle sans incision d'un grand arbre semblable au précédent, qui croît abondamment sur les montagnes des Isles Antilles : cette gomme est portée aux bords des rivieres par des pluyes, & par les torrens d'eau qui ont passé aux pieds des arbres où elle est tombée : quelques-uns l'appellent improprement *Karabe*, à cause qu'elle lui ressemble. Cette seconde espece ne peut point être confondue avec le Karabe ; sa couleur ne suffit pas pour les confondre.

Faux Karabe.

Cette seconde espece de Copal nous est apportée par Nantes ou par la Rochelle : on doit choisir la plus belle & la plus nette ; elle n'est employée qu'à faire du verni.

Choix.

Vertus.

Elle est résolutive, astringente, dessicative.

COPALXOCOTL.

Copalxocotl.

Copalxocotl est un arbre de l'Amérique dont le bois est gommeux, tendre, se coupant aisément, mais n'étant point sujet aux vers, d'une odeur & d'un goût approchant de ceux du Copal ; ses feuilles sont à peu près semblables à celles du Cerisier ; il porte pour fruits des petites pommes qui ont un goût doux & astringent ; il en découle une liqueur gluante. Cet arbre croît dans la nouvelle Espagne ; les Espagnols appellent son fruit *Cerise gommeuse* : on prétend que la liqueur gluante de ce fruit étant appliquée, arrête les pertes de sang, le crachement de sang, la dyssenterie, la fiévre : on en donne aussi intérieurement pour les mêmes maladies. Cet arbre paroît être la Savonier ou *Sapindus*.

Cerise gommeuse.
Vertus.

C O Q U O.

Coquo, Garziæ. *Coccos*, Accoftæ. *Nux Indica.* J. B.

Eſt une noix des Indes plus groſſe que la tête d'un homme, de figure triangulaire ou preſque ronde, de couleur verdâtre ou griſe luiſante : elle naît ſur une eſpece de Palmier grand & droit, de médiocre groſſeur, allant peu à peu en étreſſiſſant depuis ſon pied juſqu'à ſon ſommet, de couleur griſe : les Indiens environnent ſon tronc de petits échelons faits de jonc ou d'autres choſes ſemblables, pour y monter facilement : ſes feuilles ſont fort grandes, dures, épaiſſes, unies ; ſes ſleurs ſont ſemblables à celles des autres palmiers ; ſon bois ſert à bâtir des maiſons & des navires ; ſa feuille eſt employée dans le pays comme du papier ou du parchemin, on y écrit les choſes mémorables & les contrats publics ; on l'appelle *Ola :* d'autres veulent que ce nom ſoit adapté aux branches de l'arbre ; on s'en ſert auſſi pour couvrir les maiſons & les navires, & pour faire des voiles ; car ſi l'on en croit Cluſius, chacune de ces feuilles eſt longue de ſix ou ſept pieds, large de trois pieds, & épaiſſe comme un cuir de bœuf en double. Cet arbre croît dans les terroirs ſablonneux aux environs de la mer : il en ſort par des inciſions qu'on fait aux jeunes pieds, un ſuc vineux que les Indiens apellent *Sura* ; ils en tirent par la diſtilation de fort bonne eau-de-vie ; ils en font auſſi du vinaigre en l'expoſant au Soleil ; d'autres cuiſent le Sura ſur le feu, pour en faire un vin doux qu'ils appellent *Orraca.*

Après avoir tiré le premier ſuc des pieds de cet arbre, ils en reçoivent encore un ſecond qui n'eſt pas ſi ſpiritueux ; ils en font par évaporation ſur le feu ou au Soleil, une eſpece de ſuc qu'ils appellent *Jagra.*

Les fruits de cet arbre naiſſent enclos un grand nombre dans une grande gaîne appellée *Spatha*, ou groſſe envelope qui s'étend & creve à meſure que ces noix groſſiſſent.

La noix de coquo étant encore récente, eſt couverte d'une groſſe écorce verte, tendre, & d'une autre écorce brune : ſa ſubſtance eſt une moëlle blanchâtre, douce, bonne à manger, ayant un goût de noiſette ; elle contient beaucoup d'eau claire, odorante, agréable au goût, reſtaurante, déſaltérante, propre pour rafraîchir les reins & le foye : cette liqueur eſt aſſez commune ; car tout le long de l'année on trouve des noix de coquo vertes dont quelques-unes contiennent trois ou quatre livres d'eau.

Quand la noix en vielliſſant s'eſt endurcie, & que ſa moëlle eſt devenue plus ferme, il demeure en ſa cavité une eau claire à la vérité, mais qui n'eſt pas ſi douce que la premiere ; en ce tems-là les Malabariens appellent la noix *Elevi.* Cette eau dans les noix qui ont un an, ſe condenſe en partie en une ſubſtance ronde comme une pomme, blanche, ſpongieuſe, légere & douce, ſentant l'amande.

Les habitans du lieu ne mangent que la moëlle de la noix récente, qui eſt tendre & douce, avec du jagra : de cette même moëlle on tire un lait comme on en tire des amandes ; il eſt employé pour des ſauces.

Ils font deſſécher au Soleil beaucoup de cette moëlle pour la conſerver, comme on fait au Languedoc des châtaignes ; ils l'appellent *Copra* ; elle a une bonne odeur & un goût d'amande fort agréable.

Ils tirent auſſi de la moëlle ou de la ſeconde écorce des noix de cocos fraîches, par la preſſe, après l'avoir pilée, une huile claire qui leur ſert non ſeulement pour leurs lampes, mais pour cuire leur ris.

Elle eſt un peu laxative ; ils l'employent extérieurement pour amollir & fortifier les nerfs, pour les douleurs des jointures.

Quand la noix de coquo eſt ſéche de la maniere qu'on nous l'envoye, ſa premiere

L l ij

Palma Indica coccifera, anguloſa. C. B.

Ola, feuille de l'arbre.
Uſage.

Sura.
Suc vineux

Orraca.

Jagra, eſpece de ſucre.
Spatha.
Noix de coquo récente.
Moëlle.
Eau de coquo.
Vertus.

Elevi.

Moëlle de coquo ſéche.
Copra.

Huile de cocos.
Vertus.

Coquo

comme on
nous l'en-
voye.
Cairo,
boure du
coquo.
Ufage.

écorce eſt unie & liſſe en dehors, de couleur griſe claire ; mais elle eſt garnie en dedans d'une grande quantité de boure rougeâtre, que les Malabarois appellent *Cairo* ;
on en fait des cables & des cordages de navires, leſquels ne ſe pourriſſent point en l'eau
marine ; ils en calfeutrent auſſi toutes ſortes de vaiſſeaux : elle eſt plus commode que
des étoupes ; non ſeulement parce qu'elle ne ſe pourrit point, mais auſſi parce qu'étant
imbue d'eau, elle s'enfle & ſe reſſerre : elle ſert encore à pluſieurs autres ouvrages.

Sous cette boure ou envelope on trouve la noix groſſe ordinairement comme une
poire de coin, ou comme un petit melon, de figure ovale, de couleur griſe ; ſon écorce
eſt groſſe, dure, ligneuſe, ridée ; on la polit, & l'on en fabrique des taſſes, des gobelets,
& d'autres vaſes pour l'uſage du peuple ; on en fait auſſi du charbon pour les Orfévres.

Sous cette écorce eſt contenue la ſubſtance ſpongieuſe, blanche, & d'un goût d'a-
mande, de laquelle j'ai parlé ; on y trouve auſſi une liqueur claire qui a un goût de petit lait, & qui rancit en vieilliſſant.

Autre eſ-
pece de
coccos des
Maldives.
Voy Pl.
V. fig. 4.

Il y a une autre eſpece de noix Indienne ou de coquo, appellée,

Tavarcare, ſive nux Maldivenſium. Piſon.	*Nux Indica ad venena celebrata, ſive coc-*
Coccos de Maldiva. Garz. Acoſt.	*cus de Maladiva.* J. B.
Nux medica. Clut.	En françois, *Coccos des Maladives.*

La noix ſéparée de la boure eſt ordinairement de la groſſeur d'une groſſe poire, de
figure ovale, pointue par les deux bouts, dure, noire, luiſante, liſſe, polie, relevée
dans ſa longueur de trois côtes : ſa moëlle deſſéchée devient fort dure & de couleur
blanche tirant un peu ſur le pâle, ayant beaucoup de fentes en deſſus, & étant fort poreuſe, ſans ſaveur. On trouve de ces coccos grands & petits jettez ſur le rivage : car le
commun bruit eſt que toutes les Iſles Maldives ont été un continent ; mais qu'ayant été
ſubmergées par l'inondation de la mer, elles avoient été enſuite faites iſles ; que les
palmiers qui produiſoient ces coccos avoient été couverts d'eau, & que les fruits s'é-
toient rendurcis. Il eſt mal-aiſé de juger s'ils ſont de même eſpece que les autres, parce
que perſonne ne peut voir l'arbre qui les produit ni ſes feuilles : il n'eſt pas même permis à un particulier de les recueillir, à cauſe que tout ce qui eſt pouſſé au bord de la
mer appartient au Roy ; c'eſt pourquoi ils ſont rares : on en voit dans quelques Dro-
guiers. Ce coccos n'a aucun rapport avec le coccos des palmiers : ſa rareté le fait regarder comme un remede univerſel, & les Indiens le font entrer dans toutes les compoſitions de leurs remedes.

Vertus du
coccos des
Maldives.
Doſe.

La moëlle de ces coccos deſſéchée eſt eſtimée par les habitans de ces Iſles, un grand
remede pour réſiſter au venin, pour la colique, pour la paralyſie, pour l'épilepſie, pour
les maladies des nerfs ; elle provoque doucement à vomir : la doſe en eſt de dix grains.
On fait auſſi boire de l'eau qui a été gardée dans ces noix, où l'on ajoute un peu de la
moëlle.

On fabrique avec ces derniers coccos des tabatieres, des taſſes, & pluſieurs autres
petits vaſes ; mais comme ils ſont rares, on employe ordinairement pour ces ouvrages
ceux qui viennent des Iſles Antilles, & qui ſont préſentement aſſez communs : on en
apporte de différentes groſſeurs.

Coccos du
Pérou.

Il croît encore au Pérou une autre eſpece de coccos très-curieux, que le **P.** Acoſta
Jéſuite a décrite dans ſon Hiſtoire naturelle & morale des Indes : ce fruit eſt d'une figure aſſez extraordinaire ; il eſt fait comme une cloche ; ſa tête eſt fermée par une eſpece de champignon ; ſon écorce a un doigt d'épaiſſeur, & eſt auſſi dure que celle des autres coccos ; on l'ouvre vers la tête, & l'on trouve dans ſa pulpe ou moëlle, un grand
nombre d'amandes trois fois plus groſſes que nos amandes ordinaires, & d'un très-bon

goût; on les appelle *amandes d'Andos*, parce que l'arbre qui porte cette espece de coc- Amandes
cos se trouve particuliérement dans les montagnes d'Andos au Pérou : ces amandes sont d'Andos.
renfermées dans une coque si dure, qu'elle ne peut être cassée que par un marteau.

Au reste, il n'y a point d'arbre dans le monde qui rapporte tant d'utilité que le Usages.
palmier du coccos ; car son bois sert à faire des maisons, des navires, des planchers ; sa
feuille à couvrir des maisons, des navires, & plusieurs autres choses, à écrire comme
sur du parchemin, à faire des voiles ; on tire de ses branches un vin qui produit de
l'eau-de-vie, du sapa ou vin cuit, du sucre, du vinaigre : de son fruit on tire une boure
ou filace qui sert à faire des cordages, des cables de navires, des toiles à calfeutrer les
vaisseaux, & à plusieurs autres ouvrages : la coque ou l'écorce de la noix est employée
à faire des vases, des cuilliers, & plusieurs autres ustenciles : sa sciure sert à faire de
l'encre ; la moëlle qui sent l'amande, à faire de l'huile bonne à manger, à brûler, & à
lâcher le ventre ; la même moëlle & l'eau qui est dedans, à nourrir une infinité de personnes dans l'Amérique, en Afrique, en Arabie, à élever les petits enfans comme on
fait avec le lait, & à désaltérer les grands. Mais je m'étendrois trop, si je voulois rapporter tout ce qu'il y auroit à dire sur ce sujet.

CORALLINA.

Corallina, en françois, *Coralline*, ou *Mousse marine*, ou *Brion*.

Est une espece de mousse qui se trouve attachée dans la mer, à des roches, à des co- Coralline,
quillages, à des pierres ; il y en a de plusieurs especes : celle que nous employons en Mousse ma-
Médecine est appellée, rine, Brion,
Voyez Pl.
IV. fig. 13.

Corallina. Lob. Lon. Lem.	narum. C. B.
Muscus marinus. Matth. Ang. Dod.	*Fucus capillaceus.* Lugd.
Muscus maritimus, sive Corallina offici-	*Corallina.* J. B. Pit. Tournefort.

C'est une petite plante touffue qui croît à la hauteur d'environ trois doigts, poussant un grand nombre de petites tiges menues & déliées comme des fibres, toutes
noueuses & articulées, rameuses, pierreuses, garnies de très-petites branches, de
couleur cendrée-verdâtre, d'une odeur de poisson, d'un goût salé & désagréable, cra-
quant entre les dents comme des petites pierres, & se brisant entre les doigts ; ces tiges
sont attachées à une racine de pierre. On nous apporte cette coralline séche de plusieurs
endroits de la Méditerranée & du Bastion de France.

On doit la choisir entiere, nette, de couleur verte-blanchâtre, d'une odeur assez Choix.
forte. Elle contient beaucoup de sel & d'huile.

Elle est propre pour tuer les vers, pour abattre les vapeurs, pour exciter les mois aux Vertus.
femmes, pour arrêter les cours de ventre.

Corallina, à *Corallo*, Corail, parce que cette plante croît sur les rochers en façon Etimolo-
d'un petit corail. gie.

CORALLOIDES.

Coralloides est une plante maritime à demi pétrifiée, rameuse, ayant l'apparence *v.* Pl. IV.
d'un petit arbrisseau, mais sans feuilles : il y en a de beaucoup d'especes qui different en fig. 14.
grandeur, en figure, en dureté, en couleur. Elle differe du Lichen qui porte ce nom.

Le coralloides est ordinairement astringent par le ventre, & apéritif par les urines ; Vertus.
mais on ne s'en sert guéres en Médecine.

Coralloides, à *corallo*, parce que cette plante approche du corail en figure & en du- Etimolo-
reté. gie.

Ll iij

CORALLUM.

Corallum. Corallium. Corallus. Lithodendrum. En françois, *Corail.*

Corail.　Est une plante pétrifiée, rameuse, qu'on trouve attachée sous des roches creuses en plusieurs endroits profonds de la Mer Méditerranée : il y en a de trois especes ; une rouge, une blanche, & une noire ou fausse.

Premiere espece.　La premiere est appellée,

Corallum rubrum. C. B.　En françois, *Corail rouge.*

Corail rouge.　Elle croît ordinairement à la hauteur de trois ou quatre doigts, mais on garde dans des cabinets par curiosité des coraux longs comme le bras : cette plante a le port d'un petit arbrisseau ; elle pousse plusieurs branches sans feuilles, fort dures, lisses, luisantes, d'un beau rouge, étant polies ; sa racine est pierreuse & de la même dureté. Le co-Choix.　rail rouge est le plus estimé de tous les coraux pour la Médecine : on doit le choisir compact, uni, poli, luisant, haut en couleur.

Seconde espece.　La seconde espece est appellée,

Corallium album. C. B. *Madrepora vulgaris.* Pit. Tournef. En françois, *Corail blanc.*

Corail blanc. *v.* Pl. IV. fig. 15.　Elle croît à la même hauteur, & elle a le même port que le corail rouge. Il y en a de plusieurs especes ; la plus belle & la meilleure est appellée *Corallium album oculatum*, qui est une espece de *Madrépore* ; c'est une petite plante pétrifiée, dure, lisse, polie, luisante, rameuse, dont les extrêmitez des branches sont rondes, & représentent en quelque maniere de petits yeux, ou des trous ronds feuilletez intérieurement : ces trous sont aussi répandus sur la tige & sur les branches de cette plante pierreuse qui est plus dure que le vrai corail.

Choix.　Le corail blanc doit être choisi compact, poli, très-blanc.

Troisiéme espece.　La troisiéme espece est appellée,

Corallum nigrum. C. B.	*Antipathes, sive Corallium nigrum.* Diosc.
Corallium nigrum. Gesn. Cæs.	Lob. Lugd.
Corallum nigrum, sive Antipathes & adulterinum. J. B.	*Lithophyton nigrum majus & crassius.* P. T. En françois, *Corail noir*, ou *faux Corail.*

Corail noir, faux corail.　C'est une espece de *Lithophyton*, ou une plante haute, rameuse, dure, de substance cornée, un peu fléxible & ténace, qui a été dépouillée de son écorce, & qui a été polie avec de la potée & de l'émail, noire comme du jays, ne portant ni feuilles ni fleurs apparentes ; elle croît dans la mer contre les rochers en maniere d'un petit arbre.

Choix.　On doit choisir le corail noir, compact, lisse, luisant, haut en couleur ; il est fort peu en usage dans la Médecine.

Quand les coraux sont encore jeunes & tendres, on trouve les extrêmitez de leurs branches arrondies en petites boules, grosses comme des groseilles rouges, mollettes, qui s'ouvrent ordinairement en six petits quartiers, & sont remplies d'une liqueur laiteuse, graisseuse, d'un goût âcre & styptique ; ce sont les fleurs du corail qui sont répandues sur plusieurs endroits du corail.

Flores coralli.　On appelle ces petites boules *flores coralli* ; elles sont suivies de fruits & de graines menues & rondes : on a observé que la liqueur blanche qu'elles contiennent étant répandue, produit des plantes de corail : ces petites boules se durcissent & se pétrifient à mesure que le corail croît, ensorte qu'il n'y demeure plus aucun suc. Le Comté dé Marsigli a fait sur les fleurs & sur les graines du corail des observations très-curieuses.

La plante du corail, pendant qu'elle est encore tendre, reçoit par les pores de son écorce plutôt que de sa racine, son suc nourricier, qui circule par toute la plante comme fait le suc de la terre dans les plantes ordinaires ; elle s'y élabore, elle s'y sublime : mais elle ne peut pas s'étendre beaucoup ni continuer sa circulation bien long-tems ; elle est arrêtée par une pétrification forte & éxacte qui se fait dans toutes les parties de cette plante, & c'est la raison pourquoi le corail est toujours petit & bas ; car on ne trouve que rarement des grandes branches de corail : il faut qu'en celles-là les parties soient demeurées tendres plus long-tems, afin que les sucs de la pierre y ayent fait un plus long progrès.

La pêche du corail, suivant que le rapporte M. Tavernier dans le Livre de ses Voyages, se fait depuis le commencement d'Avril jusqu'à la fin de Juillet : les pêcheurs attachent deux chevrons en croix, les appesantissant par un gros morceau de plomb qu'ils mettent au milieu pour les faire tomber au fond ; ils entortillent négligemment du chanvre à la grosseur du pouce, & ils en entourent les chevrons ; ils attachent ce bois à deux cordes, dont l'une prend à la proue & l'autre à la poupe de la barque ; ensuite ils le laissent aller au courant le long des rochers, & ce chanvre s'entortillant autour du corail, on employe cinq ou six bateaux pour tirer les chevrons, & pour arracher le corail qui tombe au fond de la mer, où les plongeurs le vont chercher. Le détail de cette manœuvre est très-éxact dans l'Histoire de la mer donnée par M. le Comte de Marsigli.

On estime beaucoup plus pour les ornemens les coraux en grandes & grosses branches, que ceux qui sont petits à l'ordinaire ; mais en Médecine ils sont égaux en vertu.

Les plantes de corail se trouvent ordinairement au sortir de la mer couvertes d'une croute ou écorce tartareuse, parsemée de pores étoilez, grossiers, grise ou rougeâtre, qui se sépare facilement du corps de la plante ; elle provient peut-être d'une écume de la mer, qui s'est attachée & pétrifiée à la superficie du corail : quoiqu'il en soit, on en tire par la distilation, de l'esprit urineux, de l'huile, & considérablement du sel volatil alkali ressemblant beaucoup à celui de la corne de cerf.

Il est bien rare que le ver s'attache au corail & le ronge ; mais la chose n'est pas sans éxemple, car on conserve dans des cabinets de curiositez quelques branches de corail pénétrées & cariées par des vers.

Le corail rouge est préféré au blanc pour la Médecine à cause de sa teinture, qui est dite avoir de grandes vertus pour purifier le sang, pour réjouir & fortifier le cœur ; mais cette couleur rouge ne consiste que dans une fort petite quantité de matiere bitumineuse qui n'a aucune qualité ; ainsi le corail blanc & le corail rouge produisent un même effet dans les maladies où l'on les employe comme absorbans ; ce sont des matieres alkalines propres à absorber & adoucir les sels âcres & trop acides du corps. Voyez ce que j'en ai écrit dans mon Livre de Chymie.

Ils sont bons étant broyez en poudre subtile, pour arrêter les cours de ventre, les hémorragies, pour corriger & adoucir les âcretez de la luette, de l'estomac : la dose en est depuis huit grains jusqu'à demi-dragme.

On retire du corail bien calciné & réduit en poudre, beaucoup de particules de fer, par le moyen d'un couteau aimanté.

Corallum, *sive Corallus*, à κόρη ἁλός, *virguncula maris*, parce que le corail pousse dans la mer des petites branches ou verges.

Lithodendrum, ex λίθος, *lapis*, & δένδρον, *arbor* ; comme qui diroit *arbre de pierre*.

Lithophyton, ex λίθος, *lapis*, & φυτόν, *planta* ; comme qui diroit *plante qui approche de la nature de la pierre*.

CORCHORUS.

Corchorus, five Melochia. J. B. Cam. | *Melochia Alpini Ægypt.*
Pit. Tournef.

Est une plante dont la tige s'éleve à la hauteur d'environ un pied & demi ; ses feuilles font rangées alternativement, reffemblantes à celles de la Mercuriale, mais plus grandes, dentelées en leurs bords, accompagnées en leur bafe de chaque côté, d'une maniere de languette fort étroite, déliées ; ses fleurs font petites, & ordinairement à cinq feuilles difpofées en rofe, de couleur jaune ; quand elles font tombées, il leur fuccede des fruits cilindriques, pointus, divifez chacun en cinq loges qui renferment des femences menues, anguleufes, de couleur cendrée, d'un goût vifqueux. Cette plante croît dans les jardins ; on la cultive particuliérement en Egypte, en Judée, où elle fert dans les alimens : les Indiens la mettent du nombre de leurs plantes potageres, & ils en ont plufieurs efpeces.

Vertus. Elle est émolliente, digeftive, réfolutive, pectorale, ayant les mêmes qualitez que l'Althæa.

Etimolo-gie. *Corchorus,* à corde, cœur, parce qu'on a crû trouver quelque reffemblance en figure du fruit de cette plante avec un petit cœur.

CORCULUS.

Etimolo-gie. *Corculus* (Jonft.) est un infecte aquatique dont le corps féparé de fa tête & de fes pieds a la figure d'un petit cœur, d'où vient fon nom ; fes yeux font petits & noirs ; il a fix jambes, & au bout de chacune deux doigts.

CORIANDRUM.

Coriandre. *Coriandrum,* en françois *Coriandre,* est une plante dont il y a deux efpeces.

Premiere efpece.

La premiere est appellée,

Coriandrum. Brunf. J. B. Lob. Ger. | *Coriander.* Tur.
Coriandrum majus. C. B. Pit. Tournef. | *Corion Diofcoridis.* Plin.
Coriandrum vulgare. Park.

Elle pouffe une tige à la hauteur d'un pied & demi ou de deux pieds, ronde, grêle, remplie de moëlle, rameufe : fes feuilles d'en bas naiffent femblables à celles du Perfil, mais celles d'en haut qui font attachées à la tige, font découpées beaucoup plus menu, & à peu près comme celles de la Camomille, & ont une odeur forte & défagréable : fes fleurs font petites, difpofées en ombelles ou parafols aux fommets des branches, de couleur de chair ou blanche, compofées chacune de cinq feuilles rangées en rofe ; quand cette fleur est paffée, fon calice devient un fruit compofé de deux graines rondes, d'une odeur très-défagréable : fa racine est petite, droite, fimple, garnie de fibres.

Seconde efpece.

La feconde efpece est appellée,

Coriandrum 2. inodorum. Tab. | *Coriandrum alterum minus odorum.* Lob.
Coriandrum minus odoratum. J. B. Park. | icon. Lug.
Coriandrum minus tefticulatum. C.B.P.T.

Elle differe de l'efpece précédente en ce qu'elle est plus petite, en ce que fes branches font courbées, en ce qu'elle a moins d'odeur, & en ce que fes fruits font compofez chacun de deux boules qui repréfentent en quelque maniere des petits tefticules.

L'une & l'autre efpece de coriandre font cultivées dans les jardins ; nous nous fervons

vons de leurs graines en Médecine ; elles sont vertes sur la plante ; mais on les fait sécher, & elles deviennent légeres, jaunes-blanchâtres, d'une odeur & d'un goût aromatique fort agréable ; on les employe dans les confitures & dans les liqueurs délicieuses,
& même dans la biere.

La plus grande partie de la semence de coriandre que nous employons, nous est apportée d'Aubervilliers & de plusieurs autres lieux autour de Paris. Il faut la choisir nou- Choix.
velle, grosse, bien nourrie, nette, bien séche, blanchâtre, de bonne odeur & de bon
goût : elle contient beaucoup d'huile exaltée & de sel volatil.

Elle fortifie l'estomac, elle aide à la digestion, elle corrige la mauvaise haleine, elle Vertus.
chasse les vents, elle résiste au mauvais air.

Plusieurs des anciens Auteurs Botanistes assurent que le suc des feuilles de la coriandre étant pris en breuvage, est un aussi grand poison que la cigue ; qu'il affoiblit d'a-
bord la mémoire, qu'il excite des vertiges, des grandes douleurs dans les entrailles, &
qu'étant bû en grande quantité il cause la mort.

Coriandrum, à κόϱις, cimex, parce que cette plante a une odeur approchante de celle Etimolo-
de la punaise.   gie.

COR-INDUM.

Cor-Indum, en françois, Pois de merveille, est une plante dont il y a deux especes. Pois de
                                                                                    merveille.
La premiere est appellée,   Premiere
                                                                                    espece.

Cor-Indum ampliore folio fructu majore. | Halicacabum peregrinum multis, sive
Pit. Tournef. | Cor Indum. J. B.
Pisum vesicarium fructu nigro, albâ macu- | Halicacabum peregrinum. Dod. Gesn.
lâ notato. C. B. | hort.

Elle pousse des tiges menues & branchues, hautes de trois ou quatre pieds, sans
poil, canelées, foibles, ayant besoin d'être soutenues : ses feuilles sont divisées à peu
près comme celles de l'ache, d'une belle couleu. verte, d'un goût visqueux ; il sort de
leurs aisselles des pédicules chargez de fleurs, composées chacune de huit feuilles blanches, quatre grandes & quatre petites, disposées en croix, soutenues par un calice à
quatre feuilles ; quand ces fleurs sont passées, il leur succede des fruits en vessies à trois
coins, divisées chacune en trois loges qui renferment des semences semblables à des petits pois, en partie noirs, en partie blancs, & marquez ordinairement d'un cœur : sa
racine est grosse comme le doigt, mais plus courte, ligneuse, assez dure, fibreuse.

La seconde espece est appellée, Seconde
                                 espece.
Cor-Indum folio & fructu minore. Pit. Tournefort.

Elle differe de la premiere en ce que ses feuilles & ses fruits ou vessies sont plus petites, & ses graines plus menues. On cultive ces plantes dans les jardins.

Quelques-uns estiment leurs semences pour toutes les maladies du cœur, à cause de Vertus.
la marque d'un cœur qu'elles portent ; mais on ne s'en sert guéres en Médecine.

Cor-Indum, à cause que la semence de cette plante est marquée d'un cœur, & que Etimolo-
l'origine de la plante est des Indes.   gies.

Halicacabum, à κάϱιϑον, vas, parce que le fruit de cette plante est fait comme un petit vaisseau ; ou parce qu'il approche en figure de l'alkékenge ou coqueret, qu'on appelle aussi Halicacabus.

Pois de merveille, parce que ses semences sont faites comme des petits pois merveilleusement beaux.

M m

CORIS.

Coris cærulea maritima. C. B. Pit. Tourn. | *leo.* Cluf. hifp. & hift.
Coris quorumdam flore ex purpurea cæru- | *Coris Monſpeſſulana cærulæa.* J. B.

Eſt une plante baſſe, agréable à la vûe, qui pouſſe de ſa racine des petites tiges ou verges en aſſez grand nombre, éparſes par terre à la longueur d'environ la main, grêles, rougeâtres, revêtues d'une grande quantité de feuilles ſemblables en quelque maniere à celles du thim, mais plus longues & moins brunes : chaque ſommet de ces petites verges ſoutient un épi long d'environ deux pouces, où ſont entaſſées beaucoup de fleurs à une ſeule feuille, formée par bas en petit tuyau, & s'evaſant agréablement en haut où elle ſe diviſe en quatre parties, de couleur bleue ou tirant ſur le purpurin. Quand cette fleur eſt paſſée, il s'éleve de ſon calice un piſtile qui devient un fruit preſque rond, lequel ſe diviſe en pluſieurs parties, & contient des ſemences petites, preſque rondes, noires : ſa racine eſt groſſe, ligneuſe, noirâtre ; elle croît aux pays chauds maritimes, vers Montpellier. On ne reconnoît dans les parties de cette plante aucune odeur ni goût ſenſible : elle fleurit au mois de May ; elle contient beaucoup d'huile & de ſel fixe.

Vertus. Elle eſt déterſive & vulnéraire.

CORNALINA.

| *Cornalina.* | *Corneolus.* | *Sardius lapis.* | En françois, *Cornaline.* |
| *Carnalina.* | *Carneolus.* | *Sarda.* | |

Cornaline. Eſt une pierre préticuſe à demi tranſparente & qui ne brille point, ordinairement de couleur de chair, mais quelquefois rouge, & quelquefois jaunâtre : on en tiroit autrefois uniquement de Sardaigne ; mais la meilleure vient préſentement de Babilone, d'Egypte, de l'Arabie, des Indes ; on en trouve auſſi en Boheme & en pluſieurs autres lieux de l'Europe.

Vertus.
Doſe. Elle eſt propre, étant broyée ſubtilement, pour arrêter les cours de ventre & toutes les hémorragies ; elle agit par une vertu alkaline en détruiſant les acides : la doſe en eſt depuis demi-ſcrupule juſqu'à demi-dragme.

Etimologies. *Carnalina, ſeu Carneolus, à carne,* parce que cette pierre eſt de couleur de chair ; on l'appelle *Cornaline* par corruption, ou bien parce qu'elle reſſemble à de la corne polie. *Sarda, ſive Sardius,* parce qu'on la tiroit autrefois de l'Iſle de Sardaigne.

CORNIX.

Corneille. *Cornix,* en françois, *Corneille,* eſt un oiſeau carnacier, un peu moins gros que le corbeau, fort noir partout ; ſon bec eſt gros, long, & dur ; il fait ſon nid aux ſommets des arbres ; il ſe tient ordinairement au bord de la mer, vers les villes ; il ſe nourrit de charogne, de vers, de poiſſons, de fruits.

Cornicula. Les corneilles & leurs petits qu'on appelle *Cornicula,* contiennent beaucoup de ſel volatil & d'huile.

Vertus. Elles ſont propres pour réparer les forces abatues, pour fortifier le cerveau ; on en mange, ou bien l'on en fait des bouillons.

L'excrément de la corneille eſt bon pour la dyſſenterie, pris dans du vin.

Etimologie. *Cornix, à græco* χορώνη, *Corneille.*

CORNU AMMONIS.

Cornu Hammonis. *Cornu Ammonis vel Hammonis* eſt une pierre de différente groſſeur, qui a la figure d'une corne de bélier roulée, noueufe, de couleur cendrée : elle naît en plufieurs lieux d'Allemagne ; elle eft ordinairement grande environ comme la main ; mais on en trouve quelquefois qui pefent jufqu'à trois livres, & d'autres qui ne font pas plus groffes qu'une noix ; elles n'ont point d'ufage en Médecine.

* Plufieurs Naturaliftes ont parlé de la corne d'Ammon, & l'ont regardée comme un coquillage pétrifié : l'hiftoire de cette pétrification fe trouve dans les Mémoires de l'Académie, & l'on y obferve qu'il eft furprenant qu'un tel coquillage qui eft le plus commun de tous ceux que l'on appelle *foffiles*, formez dans des pierres, dans des carrieres, & qui repréfentent un très grand nombre de formes & de figures qui font autant d'efpeces, ne fe rencontre jamais dans nos mers : ce coquillage eft du genre des Nautiles.

Cornu Ammonis, à caufe que cette pierre a la figure d'une corne, & qu'elle étoit autrefois confacrée dans les dévotions qu'on faifoit à Jupiter Ammon ; car on croyoit qu'elle avoit la vertu de faire expliquer les fonges myftérieux.

Etimologie.

CORNUS.

Cornus, en françois, *Cornouiller* ou *Cornier*, eft un arbre dont il y a deux efpeces générales, une mâle, & l'autre femelle : le mâle eft diftingué en deux autres efpeces, en domeftique, & en fauvage.

Cornouiller.
Cornier.

Le cornouiller mâle domeftique eft appellé,

Mâle domeftique.

Cornus. Brunf. Trag. Matth. Dod.	*Cornus vulgaris mas.* Cluf. hift.
Cornus mas. Dod. gal. Gefn. hort.	*Cornus hortenfis mas.* C. B. P. Tourn.
Cornus fativa, feu domeftica. J. B.	En françois, *Cornouiller mâle.*

C'eft un arbre affez grand & étendu, dont le bois eft dur, compact, blanc, couvert d'une écorce rude, rougeâtre ou cendrée, d'un goût aftringent : fes feuilles font longues, larges, douces au toucher, véneufes : fes fleurs naiffent en bouquets fur les extrêmitez des branches, attachées à un pédicule court ; elles font compofées chacune de quatre feuilles jaunâtres difpofées en rond : lorfque cette fleur eft paffée, fon calice devient un fruit charnu, ovale, approchant en figure d'une olive, mais plus petit, premiérement verd & acerbe au goût, puis en mûriffant il devient rouge, & quelquefois jaunâtre, d'un goût aigrelet agréable, avec tant foit peu d'aftriction. On trouve dans ce fruit un noyau offeux, oblong, blanchâtre, divifé intérieurement en deux loges qui renferment chacune une petite femence oblongue : ce fruit eft appellé en latin *Cornum*, &en françois, *Cornouille* ou *Corne* ; il eft fort bon à manger : on cultive cet arbre dans les jardins.

Cornum,
Cornouille,
corne.

Le cornouiller mâle fauvage eft appellé,

Cornouiller mâle fauvage.

Cornus fylveftris. Cam.	*Cornus mas pumilio.* Cluf. hift.
Cornus fylveftris mas. C. B. Pit. Tourn.	En françois, *Cornouiller fauvage.*

Il differe du précédent en ce qu'il eft beaucoup plus bas & en maniere d'arbriffeau ; mais fi on le cultive, il croît en un bel arbre.

Cornouiller femelle.

Le cornouiller femelle eft appellé,

Cornus fœmina. C. B. Pit. Tourn.	*Virga fanguinea.* Matth. Ruel.
Cornus fœmina putata virga fanguinea. J.B.	*Offea.* Lon. Caft.
Liguftrum. Brunf. icon.	En françois, *le faux Cornouiller.*

C'eft un arbriffeau qui pouffe des tiges fermes, dures, couvertes d'une écorce rouge comme du fang, d'une odeur vineufe : fon bois eft blanc & fort dur : fes feuilles font

M m ij

femblables à celles du cornouiller mâle, rangées comme par paires, ou oppofées le long des branches, de couleur verte-brune, mêlées quelque fois d'un peu de rougeur. Ses fleurs naiffent en parafol au fommet des tiges; elles font compofées chacune de quatre feuilles blanches difpofées en rond, odorantes : il leur fuccede des fruits ou bayes groffes comme celles du lierre, de couleur verte au commencement, mais en mûriffant elles deviennent noires; leur chair eft verdâtre, acerbe, de mauvais goût, un peu amcre : elle renferme un petit noyau offeux, blanc. Cet arbriffeau croît aux lieux montagneux & pierreux, dans les hayes, dans les bois; on tire de fon fruit une

Huile. huile propre à brûler.

On dit que fi une perfonne mordue d'un chien enragé tient en fa main une branche de cet arbriffeau, la vapeur ou l'odeur qui en fort excitent en lui le paroxifme de la rage.

Vertus. Les feuilles & les fruits des Cornouillers font aftringens, ils arrêtent les cours de ventre & les hémorragies.

**Etimolo-
gie.** *Cornus*, *à cornu*, *corne*, parce que le bois des efpeces de Cornouiller & les noyaux de leurs fruits font durs comme de la corne.

CORONA IMPERIALIS.

Tufai. *Corona Imperialis.* Dod. pempt. Pit. Tournef. | *Corona Imperialis, five Tufai aliis.* J. B. *Lilium, five Corona Imperialis.* C. B.

En françois, *Couronne Impériale.*

Couronne Imperiale. Eft une plante dont la tige & les feuilles font femblables à celles du Lis fauvage : fes fleurs font difpofées comme en couronne, furmontée d'un bouquet de feuilles. Chacune de ces fleurs eft à fix feuilles, formant enfemble une maniere de cloche, de couleur jaune ou pâle, ou d'hyacinthe, ou purpurine tirant fur le rouge. Quand cette fleur eft paffée il luy fuccede un fruit oblong, canelé, divifé intérieurement en trois loges remplies de femences plates : fa racine eft une bulbe non écailleufe ou lamineufe comme celle des autres Lis, mais folide comme celle de l'oignon, compofée de tuniques qui s'emboitent les unes dans les autres. Cette racine eft garnie de fibres en deffous, & elle a une odeur d'ail.

On cultive la Couronne Imperiale dans les jardins; elle tire fon origine des pays Orientaux; elle contient beaucoup d'huile & de phlegme, peu de fel.

Vertus. Elle eft émolliente, adouciffante, réfolutive; fa racine eft digeftive.

**Etimolo-
gie.** Cette plante prend fon nom de la difpofition de fes fleurs.

CORONA SOLIS.

**Soleil.
Herbe au
Soleil.
Fleur au
Soleil.** *Corona Solis*, en françois, *Soleil*, ou *Herbe au Soleil*, ou *Fleur au Soleil.*

Eft une plante dont il y a beaucoup d'efpeces; j'en décrirai ici deux.

La premiere eft appellée,

**Premiere
efpece.
Corona re-
gia, Crater
Jovis.
Amoris tu-
ba, Rofa
Hiericontis** *Corona Solis.* Tab. ic. Pit. Tournef. *Solis flos Peruvianus.* Lob. *Herba Solis*, Monardi. *Flos Solis gigantea, Corona regia, Crater Jovis, Amoris Taba, Rofa Hiericontis.* Frag. | *Herba maxima.* J. B. *Sol Indianus.* Lon. *Helenium Indicum maximum.* C. B. *Chryfanthemum Peruvianum.* Dod. Lugd. *Helianthemum Peruvianum.* Cam. ep.

Elle monte fort haut en peu de tems, & principalement en Efpagne, où l'on en a vû croître à la hauteur de ving-quatre pieds. Celle qu'on cultive en France ne furpaffe guéres la hauteur d'un homme ; elle ne pouffe qu'une tige groffe, droite, fans rameaux : fes feuilles font grandes & larges comme celles de la Bardane, crenelées en leurs bords, pointues. Elle porte en fon fommet une grande & belle fleur large, ample, magnifique, radiée, jaune, de figure orbiculaire, repréfentant une couronne formée par des demi-fleurons qui entourent un grand amas de fleurons. Cette fleur eft toujours panchée du côté du Soleil ; parce qu'étant pefante, & fa tige échauffée & amolie de ce côté-là, elle y doit naturellement incliner. Quand elle eft paffée, il lui fuccede un grand nombre de femences oblongues, plus groffes que celles du Melon, garnies dans le haut chacune de deux feuilles, & enchaffées dans une feuille pliée en goutiere.

Pourquoy la fleur de cette Plante fe tourne & fe panche vers le Soleil.

La feconde efpece eft appellée,

Seconde efpece.

Corona Solis 2. Tab. ic. Pit. Tournef.	*Chryfanthemum Peruvianum alterum.* Dod.
Helenium Indicum ramofum. C. B.	
Flos Solis ramofus. Cam.	*Helianthemum Peruvianum proliferum.* Cam. ep.
Chryfanthemum Canadenfe, latifolium humilius. Morif. Horr. Reg. Blef.	

Elle differe de la premiere en ce qu'elle eft plus baffe & divifée en plufieurs rameaux qui portent chacun une fleur beaucoup plus petite que l'autre : au refte cette efpece n'eft qu'une varieté de la précédente.

Ces plantes ont pris leur origine du Perou ; on les cultive préfentement dans tous les jardins en Europe, à caufe de la beauté de leurs fleurs. Les femences de la grande efpece fervent dans la Virginie à faire du pain & de la bouillie pour les enfans. On mange auffi les fommitez de cette plante encore jeune, après les avoir fait cuire & les avoir trempées dans de l'huile & du fel.

* Il y a plufieurs autres Soleils que l'on cultive dans les jardins ; les fauvages du continent de l'Amérique en mangent les graines, & en tirent une huile propre pour différens ufages.

On dit que toute la plante eft nourriffante, reftaurante, propre pour exciter la femence ; elle contient beaucoup d'huile & de phlegme, médiocrement du fel.

Vertus.

Corona Solis, parce que la fleur de cette plante a la figure d'une couronne, laquelle fe tourne toujours du côté du Soleil.

Etimologie.

C O R O N I L L A.

Coronilla, five Colutea minima. Lob. ic. Pit. Tourn.	*Polygala altera.* C. B. *Colutea five Polygala Valentina.* Ger.

Eft un arbufte ou un fort petit arbriffeau qui pouffe des branches ligneufes, dures ; fes feuilles font petites, oblongues, charnues, rangées ordinairement cinq ou fept fur une côte : les fleurs naiffent aux fommitez de fes rameaux, petites, legumineufes, de couleur jaune. Quand ces fleurs font paffées, il leur fuccede des gouffes affez déliées, compofées de plufieurs pieces prefque cilindriques, articulées bout à bout, & renfermant chacune fa femence oblongue, noire, d'un goût défagréable. Sa racine eft longue, affez groffe, dure. Cet arbriffeau croît aux lieux fablonneux, principalement en Efpagne, où on l'appelle *Coronilla del Rey.*

Coronilla del Rey.
Vertus.

Ses fleurs font employées, comme celles du Melilot, pour amolir, pour réfoudre, pour chaffer les vents : on en met dans les lavemens, dans les fomentations, dans les cataplafmes.

M m iij

Etimologie.　*Coronilla* est un mot espagnol qui signifie *petite couronne*, ou un *chapiteau de fleurs* ; on a donné ce nom à cette plante, parce que ses fleurs sont disposées au haut des branches en maniere d'une petite couronne, ou d'un petit chapeau.

CORONOPUS.

Corne de Cerf.　*Coronopus*, en françois, *Corne de cerf*, est une plante dont il y a deux especes ; une domestique, & l'autre sauvage.

Premiere espece domestique.

La premiere est appellée,

Coronopus. Trag. Matth.	*Coronopus vulgaris, sive cornu cervinum.*
Coronopus hortensis. C. B. Pit. Tournef.	Park.
Coronopus, sive cornu cervinum, vulgò spica plantaginis. J. B.	*Cornu cervinum.* Lob. Ger.
Coronopus sativus. Cord. hist. Cast.	*Herba stella, sive cornu cervinum.* Dod,

Elle pousse de sa racine beaucoup de feuilles longues, étroites, nerveuses, découpées profondément, représentant en figures des petites cornes de cerf, d'un goût un peu astringent, mais agréable. Il s'éleve d'entre ces feuilles des tiges grêles, rondes, roides, velues, à la hauteur d'un pied ou d'un pied & demi, portant des fleurs & des semences tout à-fait semblables à celles du Plantain, & disposées de même. Sa racine est ordinairement menue ; mais quelquefois, pendant sa plus grande vigueur, on la trouve grosse comme le doigt, blanche, d'un goût un peu astringent. On cultive cette plante dans les jardins potagers ; on en mange en salade.

Seconde espece sauvage.

La seconde espece est appellée,

Coronopus sylvestris. Gesn.	*Coronopus Prochyta.* Col.
Coronopus sylvestris, hirsutior. C. B. P. T.	

Voyez Pl. VII.fig. 15　Elle pousse un grand nombre de feuilles semblables à celles de l'espece précédente, mais plus longues, plus découpées, plus dures, se couchant par terre en rond, herissées de poils roides, blanchâtres ; il s'éleve d'entr'elles des tiges à la hauteur de plus d'un demi pied, dures, rudes, portant un épi velu où il naît des fleurs & des semences semblables à celles du Plantain ; sa racine est médiocrement longue, assez grosse, ligneuse, fibrée. Cette plante croît aux lieux incultes, secs, sablonneux, & principalement proche de la mer.

L'une & l'autre espece contiennent beaucoup de sel essentiel & d'huile ; on employe en Médecine celle qu'on cultive dans les jardins.

Vertus.　Elle est astringente, apéritive, provoque les urines, est vulnéraire, propre pour arrêter les cours de ventre & les hémorragies, bonne pour la colique néphretique, pour la rétention d'urine, pour atténuer la pierre, pour déterger & consolider les playes.

Etimologies.　*Coronopus* à κορώνη, *cornix*, & πους, *pes*, comme qui diroit *pied de corneille*, parce qu'on a crû trouver quelque ressemblance entre les feuilles de cette plante & le pied d'une Corneille.

Corne de cerf, parce que ses feuilles ont la figure d'une petite corne de cerf.

CORONOPUS RUELLII.

Cornu cervi alterum repens. Dod.	*Coronopus Ruellii, sive Nasturtium verrucosum.* J. B.
Ambrosia campestris repens. C. B.	
Nasturtium sylvestre, capsulis cristatis. Pit. Tournef.	En françois, *Corne de cerf d'eau.*

* Cette plante est une espece de Cresson qui vient le long des chemins, dans les endroits humides, & qui est couchée par terre en rampant; ses feuilles ressemblent à la corne de cerf & au cresson; ses fleurs sont petites & en croix à quatre pieces; ses fruits sont autant de verrues grosses comme un petit pois, & qui renferment entre deux panneaux des graines menues, arondies, de la figure & du goût du cresson Nasitor.

On frotte les poireaux des mains avec les feuilles de cette plante.

(Corne de Cerf d'eau.)
(Vertus.)

CORRUDA.

Corruda. J. B. | *Asparagus foliis acutis.* C. B. Pit.
Corruda prior. Cluf. hisp. & hist. | Tournefort.

En françois, *Asperge sauvage.*

Est une espece d'Asperge, ou une plante qui pousse des verges tortues & anguleuses à la hauteur d'un homme, jettant beaucoup de petites branches canelées, rangées presque alternativement, & portant des petites feuilles roides, sortant plusieurs d'un point comme au larix, plus courtes & plus dures que celles de l'Asperge cultivée, un peu piquantes: ses fleurs sont petites, pâles, composées chacune de six feuilles disposées en rose. Quand ces petites feuilles sont tombées, le pistile qui en faisoit le milieu devient un fruit ou une baye sphérique grosse comme un pois, molle, rougeâtre ou noirâtre, renfermant une ou deux semences dures, blanches; cette baye est de mauvais goût, & il s'y engendre souvent un ver qui la ronge; ses racines sont nombreuses, longues, menues, attachées à une tête dure, inégale, raboteuse, de couleur grise, blanche en dedans, d'un goût fade, visqueux; cette plante croît aux lieux secs, chauds & arides; elle contient beaucoup de sel & d'huile, peu de phlegme.

Elle est apéritive dans toutes ses parties, mais on ne se sert guéres en Médecine que de sa racine & de sa semence; on les employe pour la pierre, pour la gravelle, pour lever les obstructions, pour exciter les mois aux femmes, pour provoquer l'urine.

Corruda à corruo, je tombe, parce qu'on a dit que cette plante en s'élevant de la terre faisoit un certain effort, & retomboit facilement.

(Asperge sauvage.)
(Vertus.)
(Etimologie.)

CORTEX CARYOCOSTINUS.

En françois, *Ecorce Caryocostin.*

* Est une écorce grosse, longue d'un, de deux & de trois pieds, large de deux à trois doigts, épaisse de deux lignes, & quelquefois de trois, rouge matte comme la canelle matte, mais d'une odeur piquante & d'un goût aromatique mélangé de poivre & de gérofle.

Les Droguistes la vendent sous le nom de *Caroycostin.*

(Ecorce caryocostin.)

CORTEX CARYOPHYLLATUS,

Cortex caryophyllatus. | *Canella caryophyllata.*

En françois, *Canelle géroflée. Ecorce de gérofle. Capelet. Bois de crabe.*

Est une écorce qui ressemble beaucoup à la Canelle, mais qui est brune & qui a le goû. & l'odeur du gérofle; elle ne vient point de l'arbre qui porte les gérofles, comme plusieurs croyent, mais elle est tirée du tronc & des branches d'un autre arbre dont les feuilles approchent de celles du Laurier; ses fruits sont gros comme des noix de galle, de couleur de châtaigne, légers, ayant l'odeur & le goût des gérofles, ce qui les a fait appeller *Noix de gérofle;* on les nomme aussi *Noix de Madagascar,* parce que l'arbre qui

(Canelle géroflée. Voyez Pl. V. fig. 1. Noix de gérofle ou de Madagascar.)

les porte croît communément dans l'Isle de Madagascar ; les Indiens l'appellent en leur langue *Ravendsara*, & les fruits *Varoavendsara* ; il en croît aussi beaucoup dans le Brésil & à Cayenne.

Ravend-sara.
Varoa-vendsara.

Cette écorce & les fruits de l'arbre doivent être choisis les plus odorants, & d'un goût aromatique approchant de celui du girofle ; ils contiennent beaucoup d'huile à demi éxaltée, & de sel volatil & essentiel.

Choix.

Ils sont propres, & particulierement l'écorce, pour fortifier le cerveau, l'estomac, le cœur, & pour résister à la malignité des humeurs, & peuvent s'employer dans les ragoûts.

Vertus.

CORTEX SINE PARI.

En françois, *Sans pareille.*

* Est une écorce aromatique fine & rouge comme le *Cassia lignea*, d'un goût de canelle, de muscade, de girofle & de poivre mêlez ensemble : les Portugais l'apportent du Brésil, & en font usage dans leurs cuisines & dans leur Pharmacie.

Sans pa-reille.

CORTEX WINTERANUS.

Cortex Winteranus. Clus. Lugd. Tab.	*Laurifolia Magellanica cortice acri.* C. B.

Est une écorce qui ressemble en quelque façon à la Canelle blanche ; mais elle est plus épaisse, plus forte, de couleur blanchâtre, d'un goût fort âcre ; elle est tirée du tronc & des grosses branches d'un arbre dont les feuilles sont semblables à celles du Laurier, mais plus molles, de couleur de vert de mer, & d'une odeur agréable ; son fruit est rond, d'un beau rouge. Cet arbre croît abondamment à Madagascar : on l'appelle en la langue du pays *Fimpi* ; il aime les lieux pierreux ; il en découle pendant les grandes chaleurs une gomme noirâtre odorante, qu'on appelle *Gomme Alouchi* ; les Indiens l'employent dans leurs parfums.

Voyez Pl. V. fig. I.
Fimpi.
Gomme Alouchi.

Elle contient beaucoup d'huile & de sel.

Elle est propre pour fortifier l'estomac, pour chasser les vents, pour résister au venin, pour le scorbut.

Vertus.

Cortex Winteranus, parce que Winter fut le premier qui apporta de cette écorce en Angleterre, & qui la mit en usage.

Etimolo-gie.

Il ne faut pas confondre cette écorce avec la canelle blanche.

CORTUSA.

Cortusa. Matth. Cast. Lugd. Cam.	*Caryophyllata Veronensium flore sanicula ursinæ.* Ad. Lob.
Sanicula montana latifolia laciniata. C. B.	*Sanicula alpina.* Tab. Ger.
Auricula ursi laciniata, sive Cortusa Matthioli, flore rubra. Pit. Tournef.	En françois, *Cortuse.*

Est une plante dont les feuilles sortent de la racine, larges, rondes, découpées, rudes, d'un goût stiptique, attachées par des queues assez longues ; il s'éleve d'entr'elles des petites tiges nuës, qui portent en leurs sommitez des fleurs d'une seule piece, semblable à celle de l'oreille d'ours, & purpurines ; sa racine consiste en un grand nombre de fibres ; toute la plante est odorante ; elle croît aux lieux ombrageux en terre argilleuse ; elle contient beaucoup de sel essentiel & d'huile.

Cortuse.
v. Pl. VIII. fig. 16.

Elle est astringente & vulnéraire ; elle appaise les douleurs ; elle fortifie les nerfs ; on s'en sert pour les ulceres de la poitrine, pour arrêter les cours de ventre, les hémorragies, pour fortifier le cerveau ; on l'employe intérieurement & extérieurement.

Vertus.

Mathiol

Mathiole appelle cette plante *Cortufa*, du nom d'un noble Venitien, fon protecteur & fon ami. Etimolo-
gie.

CORU.

Coru, (Acoftæ,) eft un arbre des Indes reffemblant à un petit Oranger ; fa fleur eft jaune, n'ayant prefque point d'odeur : Garzias, Fragofus & Caftor lui donnent des feuilles femblables à celles du Pefcher & des fleurs blanches ; l'écorce de fa racine eft mince, unie, de couleur verte claire, empreinte d'un fuc laiteux : vifqueux, tant foit peu amer. Coru.

Cette écorce eft propre pour fortifier l'eftomac, pour arrêter le vomiffement, les cours de ventre, la dyffenterie, les hémorragies. Vertus.

CORVUS.

Corvus, en françois, *Corbeau*, eft un oifeau de rapine gros comme un chapon, de couleur fort noire ; il habite dans les tours, dans les maifons ruinées, aux lieux humides & incultes ; il fe nourrit de chair de cadavre, de poiffons, de petits oifeaux, de fruits ; il contient beaucoup de fel volatil. Corbeau.

Les petits Corbeau & le cerveau des grands font bons pour l'épilepfie & pour la goutte.

On prétend que la graiffe, le fang & les œufs de cet oifeau noirciffent les cheveux.

La fiente du Corbeau eft eftimée propre pour la douleur des dents, & pour la toux des enfans. Vertus du
cerveau, de
la graiffe,
des œufs &
du fang des
petits cor-
beaux.
Leur fiente.

Corvus, gracè κιραξ, ex κόρος, *niger*, parce que le Corbeau eft le plus noir de tous les oifeaux. Etimolo-
gie.

CORVUS AQUATICUS.

Corvus aquaticus, Plinii.　　　　　*Phalacrocorax*, Aldrovandi, Jonfton.
Cornix marina, Ariftotelis.

En françois, *Cormoran. Corman. Corbeau pêcheur. Corbeau marin.*

Eft une efpece de Corbeau aquatique, ou un oifeau de rapine, plongeon & pêcheur, gros comme un chapon, qui fe trouve tantôt dans la mer, tantôt dans les rivieres ; il fe perche auffi quelquefois fur les arbres, mais rarement : fa tête eft prefque nue, ou n'eft couverte que d'un grand duvet ; fon bec eft long d'environ trois pouces, pointu & crochu, de couleur grife, rougeâtre & noire ; fon œfophage eft large, fes yeux font petits ; fon cou eft long, garni de grandes plumes pendantes, noires ; fon corps eft revêtu en deffus de plumes noires & un peu verdâtres aux aîles, blanches fous le ventre, & bordées de noir ; fous ces plumes eft un duvet gris fort fin comme au cigne, qui entoure non-feulement la peau du corps, mais celle du cou, Ses pieds font plats, courts, couverts d'écailles noires & luifantes ; fes doigts font au nombre de quatre à chaque pied, joints par des membranes fortes & cuiraffées, comme plufieurs autres oifeaux aquatiques, grenées comme le chagrin : le plus grand doigt a cinq phalanges, celui d'après quatre, le troifiéme trois, le quatriéme deux ; ces doigts font terminez par des ongles pointues & crochues de couleur noire. Cet oifeau ne vole guéres fouvent à caufe de la pefanteur de fon corps ; il eft vorace ; il fe jette fur les poiffons gros & petits ; mais après les avoir pris avec fon bec, il ne les avale point qu'après avoir jetté fa proye en l'air affez adroitement pour qu'elle retombe la tête devant dans fon bec, & qu'elle ait plus de pente & de facilité à couler dans fon œfophage. On fe fert de cet oifeau pour pêcher, mais il faut avoir eu la précaution de lui attacher au bas du cou un anneau de Cormoran.

fer ou de corde qui arrête le poiſſon quand il l'a reçû en tombant dans ſon bec , & qui l'empêche de l'avaler, car ſon goſier eſt fort large, il s'y fait une poche dans laquelle le poiſſon ſe conſerve quelque temps ; puis quand l'oiſeau en a pris aſſez pour remplir cette poche , on le contraint de venir à bord & de dégorger ſon poiſſon tout entier ; c'eſt un divertiſſement très agréable pour la pêche , & qui n'eſt pas commun.

Vertus.   La peau du cormoran , comme celles du vautour & du cigne , ſont propres pour échaufer & fortifier les eſtomacs froids étant appliquée deſſus.

Sa graiſſe eſt émolliente & réſolutive.

CORYLUS.

Nux avellana. Coudrier. Noiſettier.   *Corylus , ſive nux avellana*, en françois, *Coudrier* ou *Noiſettier* , eſt un arbriſſeau qui pouſſe beaucoup de tiges ou rameaux longs, plians , ſans nœuds, couverts d'une écorce mince ; ſon bois eſt tendre , blanc ; ſes feuilles ſont larges , plus grandes & plus ridées que celles de l'Aune , dentelées en leurs bords, pointues, de couleur verte en deſſus, & blanchâtres en deſſous ; ſes fleurs ſont des petits chatons à pluſieurs feuilles , jaunâtres , écailleuſes , elles ne laiſſent après elles aucun fruit ; les fruits naiſſent ſur les mêmes pieds, mais en des endroits ſéparez : ce ſont les noiſettes que tout le monde connoît ; elles ſont enveloppées chacune dans une coëffe membraneuſe, & ordinairement frangée par les bords ; leur figure eſt preſque ronde ou ovale ; leur écorce eſt dure , ligneuſe , blanchâtre ou rougeâtre, elle renferme une amande preſque ronde , rougeâtre & d'un goût excellent ; la racine du noiſettier eſt longue , groſſe , robuſte : cet arbriſſeau croît dans les bois, dans les hayes & en pluſieurs autres lieux incultes ; on le cultive auſſi dans les jardins.

Avelines.   Les noiſettes les plus groſſes , les meilleures & les plus eſtimées ſont celles qu'on appelle *Avelines* ; elles nous ſont apportées du Lionnois & d'Eſpagne ; elles contiennent beaucoup d'huile & du ſel volatil & eſſentiel.

Vertus.   Elles ſont pectorales , nourriſſantes , aſtringentes , propres pour reſſerrer le ventre & exciter les urines.

Huile d'avelines.   On en tire par expreſſion une huile dont j'ai parlé dans ma Pharmacopée.

Les chatons du noiſettier ſont aſtringens & propres pour les cours de ventre.

Etimologie.   *Corylus* à καρύα , *nux* , comme qui diroit *petite noix* .

Avellana , quaſi Abellina , ce nom a été tiré de celui d'une Ville de la Campanie nommée autrefois *Abella* , & où il croiſſoit un grand nombre de Coudriers.

COS.

Lapis naxius. Queux. Pierre à aiguiſer. Cimolée.   *Cos, ſive lapis naxius* , en françois, *queux* ou *pierre à aiguiſer* , eſt une pierre dont les Couteliers ſe ſervent pour aiguiſer leur couteaux & autres ferremens. La pierre à repaſſer les raſoirs eſt auſſi appellée du même nom.

Le limon qui ſe trouve deſſous la pierre avec laquelle on a aiguiſé beaucoup de ferremens eſt appellé *Cimolée* ; c'eſt un mélange de fer & de pierre liquefiez par l'eau qu'on a employée en aiguiſant.

Vertus.   Cette matiere eſt réſolutive , propre pour arrêter le ſang , on en mêle dans les cataplaſmes.

Etimologie.   *Cos , κόπίω , ſcindo , je coupe* , parce que cette pierre aiguiſe les couteaux & les rend coupans.

COSSUS.

Ver de bois.   *Coſſus* , en françois, *ver de bois* , eſt une eſpece de ver gros comme une chenille, qui s'engendre dans le bois qui a été coupé trop tôt ; ſa tête eſt groſſe & noire ; ſes yeux sont petits, son corps est blanc, entouré de douze anneaux ; son dos est rond , son ventre est un peu concave ; cet insecte est paresseux, & il ne se met t qu'imperceptiblement ; les Anciens en mangeoient comme un mets délicat ; il contient beaucoup d'huile & de phlegme, peu de sel volatil.

Il est propre pour augmenter le lait, pour guérir les ulceres, pour fortifier les nerfs ; on peut s'en servir extérieurement & intérieurement. *Vertus.*

Cossus, à κìς, κιός, vermis, qui in frumento lignove nascitur, eaque rodit. *Etimologie.*

COSTUS.

Costus, est une racine dont les Auteurs anciens nous ont décrit trois especes, *Costus Arabicus, costus dulcis, & costus amarus* ; mais de ces trois especes on ne nous en apporte qu'une, qui est le *Costus Arabique* ; c'est une racine grosse comme le pouce, de différentes longueurs, allant rarement jusqu'à demi pied, pesante, compacte, de couleur grise cendrée en dehors, rougeâtre en dedans, d'un goût âcre aromatique mêlé de quelque amertume ; elle est tirée d'un arbrisseau ressemblant beaucoup au Sureau, qui croît abondamment dans l'Arabie heureuse ; il porte une fleur odorante. C'est le *Costus Iridem redolens*, (C. B.) & le *Chianfou* des Chinois. *Costus Arabique. Voyez Pl. V. fig. 3.*

Le Costus doux est une racine qui ressemble en figure, en grosseur & en couleur au *Terra merita*. *Costus dulcis.*

Le Costus amer appellé par quelques-uns *costus Indicus*, est une racine grosse , dure, unie , luisante, ressemblant plutôt à un morceau de bois de chêne qu'à une racine ; ces deux dernieres especes sont fort rares. *Costus amarus, seu Indicus.*

Quelques Auteurs ont prétendu que la différence des costus anciens ne provenoit que des différens pays d'où l'on tiroit ces racines ; mais qu'au fond c'étoit toujours la même espece de plante qui les produisoit.

Le costus arabique doit être choisi récent, non carié, gros, compact, odorant, âcre & un peu amer au goût ; il contient beaucoup d'huile éxaltée & de sel essentiel. *Choix.*

On vendoit autrefois un costus noir , *costus nigra*, qui n'étoit autre chose que la racine d'artichaud desséchée. *Costus noir*

Il est propre pour fortifier l'estomac, pour aider à la digestion, pour pousser la pierre du rein & de la vessie, pour exciter l'urine & les mois aux femmes. *Vertus.*

COSTUS HORTORUM.

Costus hortorum. Gef. hort. Ad. Lob.
Costus hortorum major. Park. Raii Histor.
Mentha corymbifera, sive costus hortensis. J. B.
Herba sancta Maria, vulgò. Cæf.
Tanacetum hortense foliis & odore men-
thæ. H. L. Bat. ap. Pit. Tournef.
Mentha hortensis corymbifera. C. B.
Alisma. Trag.
Mentha Græca. Matth. Gesn. hort.
Mentha Romana. Lac.
Balsamita. Brunf. *major.* Dod. gal.
Ovaria. Gef. hort.

En françois , *Coq. Herbe du Coq. Pasté. Coq des Jardins.*

Est une espece de Tanésie, ou une plante qui pousse des tiges à la hauteur d'environ deux pieds, canelées, velues, rameuses, de couleur pâle ; ses feuilles sont oblongues, semblables à celles de la Passerage, dentelées en leurs bords ; ses fleurs naissent comme celles de la Tanésie, en bouquets ou petites ombelles, aux sommets des branches, ramassées & jointes plusieurs ensemble en rond en forme de boulette, de couleur jaune dorée. Il leur succede quand elles sont tombées des semences menues & sans aigrette, *Herbe du Coq.*

enfermées dans le fond du calice de la fleur, oblongues, qui renferment des femences menues : fes racines font femblables à celles de la Mente, fibreufes. Cette plante a une odeur forte & agréable, fon goût eft amer & aromatique; on la cultive dans les jardins. Elle contient beaucoup d'huile éxaltée & de fel.

Vertus.   Elle eft propre pour fortifier le cerveau & les nerfs, pour exciter les mois aux femmes, pour réfifter au venin, pour chaffer les vers.

Etimolo-
gie.   On en mettoit autrefois dans les pâtez pour en relever le goût, c'eft ce qui a fait appeller la plante Pafté : quelques Cuifiniers en mettent encore une feuille ou demi feuille dans le bœuf à la mode, elle y donne un bon goût.

COTINUS.

Cotinus coriaria. Dod. Pit. Tournef.	*Coggygria, five Cotinus putata.* J. B.
Scotanum. *Coccigria Theophrafti.* Ad. Lob.	*Scotanum vulgò.* Cæfalp.

En françois, *Fuftet.*

Fuftet.   Eft un arbriffeau haut de fix ou fept pieds, jettant des rameaux ronds, couverts d'une écorce rougeâtre, obfcure; fes feuilles font larges, véneufes, prefque rondes, unies & vertes; fes fleurs naiffent aux fommitez des branches, difpofées en maniere de grapes, molles comme de la laine, de couleur obfcure tirant fur le purpurin; chaque fleur eft à cinq feuilles difpofées en rofe. Quand ces fleurs font paffées, on trouve parmi une boure de papillotes, des graines clair-femées, groffes comme des lentilles, for-

Bois de
Fuftet.   mées en cœur, de couleur rouge-brune ou noire; fa racine eft ligneufe. Cet arbriffeau croît aux lieux montagneux, en Italie, en Hongrie, en Provence; fon bois eft jaune,

Ufage.   il fert aux Teinturiers pour teindre en feuille morte; fa feuille eft employée chez les Corroyeurs.

Vertus.   Ses feuilles, les bouts tendres de fes branches, & fes femences, font aftringentes, rafraîchiffantes, defficatives, vulnéraires. On s'en fert comme du Sumac dans les gargarifmes, pour les ulceres de la bouche, de la gorge & des autres parties, pour le mal des dents.

Etimolo-
gie.   *Coccigria*, à κόκκος, *granum*, & ἀγρίος, *fylveftris*, comme qui diroit *grain fauvage*.

    Le mot vulgaire & banal de Coccigrue vient de *Coccigria*, comme qui diroit *un rien* : car fi l'on confidere la petiteffe du fruit, ou plutôt de la graine du Fuftet, c'eft un rien en comparaifon de la grandeur de l'arbriffeau.

COTULA.

Cotula flore luteo radiato. Pit. Tournef.	*Buphthalmum Cotulæ folio.* C. B.
Chryfanthemum tenuifolium Bœticum, Boelii.	*Buphthalmum tenuifolium, folio millefolii ferè.* J. B.

    Eft une plante qui pouffe des tiges à la hauteur d'un pied & demi ou de deux pieds, gréles, cahelées, cotoneufes, rougeâtres, fe divifant en beaucoup de rameaux, chargez de feuilles découpées plus menu que celles de la Millefeuille, & légerement velu. Chacun de ces rameaux porte en fon fommet une grande fleur radiée, jaune, foutenue par un calice compofé de plufieurs feuilles en écailles, lanugineufes, blanchâtres. Quand cette fleur eft paffée, il naît en fa place beaucoup de femences aplaties, coupées en cœur, & bordées chacune d'un feuillet délié. Sa racine eft courte, menue, blanche, garnie de quelques fibres. Cette plante croît dans les champs, principalement aux pays chauds. Elle contient beaucoup d'huile, & médiocrement de fel effentiel.

Vertus.   Elle eft déterfive, aftringente, vulnéraire.

Ce cotula eft quelquefois à fleur nue, & fe nomme *Cotula flore luteo nudo.* P. Tourn.

COTULA FOETIDA.

Cotula alba. Dod.
Cotula fœtida, Parthenii quarta fpecies.
Brunf.
Chamæmelum fœtidum, five Cotula fœtida.
J. B.

Chamomilla 2. & fylveftris. Trag.
Chamæmelum album, feu fœtidum. Thal.
Chamæmelum fœtidum. C. B. Pit. Tourn.
Parthenion Lepthophyllon, Hippocratis.
Buphthalmum minus. Cord. in Diofc.

En françois, *Camomille puante,* ou *Maroutte*

Eft une efpece de camomille, ou une plante qui pouffe des tiges ordinairement à la hauteur d'un pied ou d'un pied & demi, furpaffant celles de la camomille vulgaire, rondes, vertes, fragiles, pleines de fuc, divifées en plufieurs rameaux chargez de feuilles découpées fort menu, d'un vert obfcur : fes fleurs naiffent aux fommets des branches, radiées, jaunes, foutenues chacune par fon calice compofé de plufieurs feuilles en écailles. Quand cette fleur eft paffée, il lui fuccede des femences comme en la camomille. Cette plante a une odeur forte & très-puante : elle croît dans les champs ; elle contient beaucoup de fel & d'huile éxaltée. *Voyez l'article des* CAMOMILLES. Maroutte, Camomille puante.

Elle eft apéritive, carminative, hyftérique : on l'employe particuliérement pour les maladies de la matrice ; elle abat les vapeurs, elle excite les mois ; on s'en fert en lavemens & en fomentations ; on en applique fur le nombril. Vertus.

Il y a une autre efpece de cotula, qui ne differe de la camomille vulgaire qu'en ce qu'elle n'a point d'odeur, & qu'elle ne s'éleve pas fi haut : on l'appelle,

Cotula. Brunf. Tabern.
Cotula inodora. Ad.
Cotula non fœtida. Dod. gal. Gef. ap.
Chamomilla fatua, & 4. Trag.

Chamæmelum inodorum. C. B. P. Tourn.
Buphthalmum. Fuch.
Chamæmelum inodorum, five Cotula non fœtida. J. B. Autre efpece.

Elle n'eft point en ufage dans la Médecine.

COTURNIX.

Coturnix, en françois, *Caille,* eft un petit oifeau un peu plus gros qu'une grive, couvert d'un beau plumage ; on le trouve dans les blez ; il eft gras : fon ramage eft agréable à entendre. Cet oifeau eft très-délicat & bon à manger : il contient beaucoup de fel volatil & d'huile. Caille.

Sa graiffe eft propre pour emporter les taches des yeux ; fa fiente eft eftimée bonne pour l'épilepfie, étant féchée & pulvérifée. Vertus.

COTYLEDON.

Cotyledon major. C. B. Pit Tournef.
Umbilicus Veneris. Matth. Lac. Tur.
Cotyledon vera, radice tuberofa. J. B.

Cotyledon, five Umbilicus Veneris. Cluf. hifp. & hift.
En françois, *Nombril de Venus.*

Eft une plante dont les feuilles fortent de la racine, rondes, graffes, pleines de fuc, tendres, creufées en baffin, d'un goût vifqueux & infipide, attachées par des queues longues, d'entre lefquelles s'éleve une tige à la hauteur d'environ demi-pied, qui fe divife en plufieurs rameaux revêtus de petites fleurs formées en cloche allongée en tuyau, & découpées en plufieurs pointes, de couleur blanche ou tirant fur le purpurin. Quand ces fleurs font tombées, il naît en leur place des fruits compofez chacun de plufieurs graines membraneufes, ramaffées en maniere de tête, & renfermant des femences menues. Sa racine est tubéreuse, charnue, blanche, poussant en dessous des petites fibres. Cette plante croît aux lieux pierreux & chauds, vers les vieux édifices, contre les murailles des villes : elle conserve ses feuilles le long de l'hyver ; elle contient beaucoup de phlegme & d'huile, peu de sel.

Vertus. Elle est humectante, rafraîchissante, détersive, répercussive, résolutive : on s'en sert pour les inflammations extérieurement & intérieurement.

Etimologie. *Cotyledon*, à κοτυλη, parce que les feuilles de cette plante sont creusées.

COURBARI.

Courbari. Courbaril bifolia, flore pyramidato. Plum.

Voyez Pl. V. fig 6. * Est une espece de gousse ou de noix longue & large presque comme la main, ayant à peu près la figure d'une poire, mais aplatie : son écorce est dure, épaisse, ligneuse, lisse, de couleur rouge-brune en dehors, ayant tout autour de sa longueur comme les autres gousses une jointure, par où l'on peut la séparer en deux cosses grises en dedans ; elle renferme plusieurs noyaux très-durs, de la figure & de la grosseur de nos féves de marais, de la couleur des châtaignes ; ils sont garnis & entourez tout autour d'une assez grande quantité de matiere spongieuse, grise ou rougeâtre, d'un goût aigrelet, & qui devient une espece de coton ; on s'en sert pour faire du pain : on nous l'apporte des Indes, & surtout des Isles Antilles.

Vertus. Son écorce est astringente. Le P. Plumier met l'arbre qui porte ce fruit au nombre de ceux qui ont leurs fleurs légumineuses ; ses feuilles sont deux à deux attachées à une même queue.

CRABRO.

Frélon, Foulon. *Crabro*, en françois, *Frélon* ou *Foulon*, est une espece de mouche qui ressemble à la guespe, mais qui est plus grosse : le devant de sa tête est ordinairement jaune : son corps est comme divisé par anneaux jaunes, marquetez de rouge : sa poitrine est épaisse & velue ; elle a six pattes, & quatre aîles membraneuses qui en couvrent d'autres plus petites, plus minces, & plus foibles ; elle est armée vers la queue d'un aiguillon fort pénétrant & venimeux ; car la partie sur laquelle il a été lancé, s'enfle avec une douleur insuportable. Elle vit de cadavres de chevaux, de miel, de petites mouches qu'elle chasse ; elle est fort vorace ; aussi les Bouchers attirent les frélons avec des morceaux de foye : on croit qu'elle vit deux années, & qu'elle est ennemie des abeilles ; on ne s'en sert point en Médecine.

Etimologie. *Crabro*, à κρέας, *caro*, & βορά, *cibus*, parce que cette mouche vit de chair.

CRAMBE.

Crambe maritima Brassicæ folio P. Tourn.	*Brassica marina Anglica.* Ger. icon.
Brassica sylvestris. Tur.	En françois, *Chou marin sauvage d'An-*
Brassica maritima monospermos. C. B.	*gleterre.*

Chou-marin sauvage d'Anglet. Est une plante dont les feuilles sont faites à peu près comme celles du chou, mais plus épaisses, plus charnues, & d'un aspect plus agréable, frangées & plissées par ondes, d'un assez bon goût : il s'éleve d'entre ces feuilles des tiges qui soutiennent en leurs sommitez des bouquets de fleurs à quatre feuilles blanches ou pâles, disposées en croix : il leur succede des fruits ou coques ovales d'une matiere spongieuse, composez chacun de deux piéces assemblées dans leur longueur l'une contre l'autre, renfermant dans leur cavité une semence le plus souvent oblongue. Cette plante se trouve aux lieux maritimes en Angleterre.

Elle eſt vulnéraire ; ſes feuilles & ſa ſemence ſont propres pour faire mourir les vers, pour déterger & conſolider les playes, priſes intérieurement & appliquées extérieurement.   *Vertus.*

Crambe, quaſi κοράμβη, ϖαϱὰ τὸ τὰς κόϱας ἀμβλύεϛαι, quòd oculorum pupillas obtundat.   *Etimologies.*

Monoſpermus, ex μόνος, ſolus, & ϭϖέϱμος, ſemen, parce que le fruit de cette plante ne contient qu'une ſeule ſemence.   *M. de la Duquerie.*

CRANIUM HUMANUM.

Cranium humanum, en françois, *Crane humain*, eſt une boëte oſſeuſe qui renferme le cerveau de l'homme, & qui lui ſert de barriere ou de couverture contre les injures de l'air & des autres corps extérieurs.   *Crane humain.*

On doit choiſir celui d'un jeune homme d'un bon tempérament, qui ſoit mort de mort violente, & qui n'ait point été inhumé : il faut ſe contenter de le raper & de le mettre en poudre ſans le calciner, comme le vouloient les Anciens ; parce que dans la calcination l'on en fait diſſiper le ſel volatil, en qui conſiſte ſa principale vertu.   *Choix.*

Il eſt propre pour l'épilepſie, pour l'apopléxie, & pour les autres maladies du cerveau ; il réſiſte au venin, il excite la tranſpiration, il arrête les cours de ventre.   *Vertus.*

La doſe en eſt de demi-ſcrupule juſqu'à deux ſcrupules.   *Doſe.*

Cranium, à κράνος, galea, bonnet de fer, heaume ; parce que le crane couvre le cerveau, comme un heaume ou bonnet de fer couvre la tête d'un homme de guerre.   *Etimologie.*

CRETA.

Creta, en françois, *Craye*, eſt une terre un peu graſſe, fort blanche, aſſez légere, qui a pris ſon nom de l'Iſle de Crete où elle abonde. Celle qu'on employe à Paris, vient ordinairement de Champagne, où l'on en trouve auſſi en grande quantité : on dit que la bonté ſinguliere des vins de Champagne vient en partie de ce que les vignes ſont cultivées ſur des collines de craye.   *Craye. Etimologie.*

Elle eſt alkaline, déterſive, deſſicative, abſorbante : on l'employe en Médecine intérieurement, après l'avoir bien lavée, pour adoucir les acides de l'eſtomac & de la poitrine, pour les crachemens de ſang, pour la dyſſenterie, & pour les autres pertes trop violentes : la doſe en eſt depuis demi-ſcrupule juſqu'à deux ſcrupules ; on peut auſſi en uſer extérieurement. Les Artiſans s'en ſervent pour polir & pour blanchir.   *Vertus.*   *Doſe.*

CRETA BRIGANTINA.

* *Creta Brigantina*, en françois, *Craye de Briançon*, eſt une pierre tendre, graſſe au toucher, de couleur griſâtre ou blanche, & qui ſert aux Tailleurs d'habits pour tracer ſur les draps les endroits qu'ils ont deſſein de tailler.   *Craye de Briançon.*

Cette craye eſt abſorbante, & bonne pour les aigreurs.   *Vertus.*

CRISTA GALLI.

Criſta galli. Lob . Dod . Thal.	*Pedicularis campeſtris* 2 . Trag.
Criſta galli mas & fœmina. J. B.	*Pedicularis pratenſis lutea, vel Criſta galli.*
Alectorolophos. Ang.	C. B. Pit. Tournef.
Pedicularia lutea. Tab.	En françois, *Crête de coq.*

Eſt une eſpece de pédiculaire, ou une plante que Jean Bauhin diviſe en deux autres eſpeces, une mâle, & l'autre femelle.   *Crête de coq.*

La premiere pouſſe des tiges à la hauteur d'un pied ou d'un pied & demi, droite, grê   *Mâle.*

le, quarrée, vuide, se divisant en quelques rameaux : ses feuilles naissent sans queue, un peu larges en leur base, & s'étrécissant insensiblement en pointe, crénelées en leurs bords, & représentant en quelque maniere la crête d'un coq : ses fleurs sortent des aisselles des feuilles aux sommitez des branches, de couleur jaune ; ces fleurs sont des tuyaux jaunes terminez en devant, & comme formez par un musle à deux machoires, dont la supérieure est en casque, & l'inférieure est découpée ordinairement en trois parties : quand la fleur est passée, il paroît un petit fruit membraneux, luisant, qui renferme des semences menues, oblongues, bordées d'une aîle membraneuse, de couleur obscure ; sa racine est petite & déliée.

Femelle. La seconde differe de la précédente en ce qu'elle est plus basse, en ce que sa tige est moins robuste, en ce que ses feuilles sont plus étroites, & en ce que ses fleurs sont beaucoup plus petites & jaunes. L'une & l'autre espece croissent dans les champs, dans les prez ; on ne s'en sert point en Médecine.

Etimologies. *Crista galli,* parce que la feuille de cette plante a la figure approchante de celle de la crête d'un coq.

Pedicularis vient de *pediculus,* pou ; & l'on a donné le nom de *Pedicularis* à ce genre de plante, parce que l'on a crû que les animaux qui mangeoient quelques-unes de leurs especes, étoient sujets à être attaquez d'une grande quantité de poux.

CRITHMUM.

Bacille. Fenouil marin. *Crithmum,* en françois, *Bacille* ou *Fenouil marin,* est une plante dont il y a deux especes ; une grande, & une petite.

La premiere est appellée,

Crithmum, sive Fœniculum maritimum majus, odore Apii. C. B. Pit. Tournef.	*Crithmum Siculum Baticulæ alterum genus ex Sicilia.* Cæs. Boccon.
Crithmum, sive Fœniculum marinum grandius, cui succus luteus. J. B. Raii hist.	*Crithmum marinum majus.* Park.

Elle pousse des tiges longues d'environ un pied & demi, rameuses, grosses, ligneuses, se couchant ordinairement par terre, mais quelquefois droites : ses feuilles sont découpées menu ou étroites, fermes, charnues, subdivisées trois à trois, d'une odeur d'ache, d'un goût salé : ses fleurs naissent en ombelles composées chacune de cinq feuilles blanches disposées en rose : quand ces fleurs sont passées, il paroît des semences jointes deux à deux, plates, rayées sur le dos, blanches, odorantes, d'un goût âcre ; sa racine est longue, grosse, ligneuse, branchue, blanchâtre. Cette plante croît aux lieux *Larmes du bacille.* maritimes & pierreux, en Sicile. On dit que si l'on fait des incisions à ses tiges pendant leur vigueur, il en découle un suc laiteux qui se fige en larmes roussâtres

Seconde espece. ### La seconde espece est appellée,

Crithmum. Ang. *& Herba S. Petri.* Dod. gal.	*Crithmum, sive Fœniculum maritimum minus.* C. B. Pit. Tournef
Crithmus, vulgò Creta, seu Salsa marina. Ges. ap.	*Crethamum marinum.* Cord. hist.
Creta marina. Lon.	*Fœniculum marinum, sive Empetrum.* Ad.
Baticula, quasi parva Batis. Cæs.	*Calcifraga.* Lob.
Crithmum marinum. Ges. hort. Dod.	*Batis.* Ges. hort.
Crithmum multis, sive Fœniculum marinum. J. B.	En françois, *Perce-pierre* ou *Passe-pierre, Bacille, Criste marine.*

Passe-pierre. Elle est haute d'environ un pied, s'étendant en large : ses feuilles sont étroites, charnues,

nues, fubdivifées trois à trois comme celles de la grande efpece, mais un peu plus larges, de couleur verte-brune, d'un goût tirant fur le falé: fes fleurs font aux fommitez
de fes branches comme en l'autre efpece, difpofées en ombelles jaunâtres. Elle croît fur
les rochers, dans les pays chauds, proche de la mer; elle fort des fentes des pierres,
qu'elle femble avoir faites, d'où vient qu'on l'appelle *Perce-pierre.* On la confit dans du
vinaigre, après l'avoir cueillie dans fa vigueur, pour la conferver, & en manger l'hyver en falade.

    L'une & l'autre efpece de Bacille contiennent beaucoup de fel, d'huile, & de phlegme.

    Elles font apéritives, & particuliérement la grande, propre pour la gravelle, pour
atténuer la pierre du rein & de la veffie, pour exciter l'urine & les mois aux femmes.

CROCODILUS.

    Crocodilus, en françois, *Crocodile*, eft le plus grand de tous les lézards; il eft am-
phibie, couvert d'une peau fort dure, écailleufe, jaunâtre & blanche: fa tête eft large;
il a un mufeau de cochon qui s'ouvre jufqu'aux oreilles, faifant voir en dedans des machoires garnies de dents canines, longues, rondes ou cilindriques, pointues, canelées
tout autour, blanches, fortes & bien tranchantes; les racines de ces dents font creufes, & deux fois plus longues que les dents mêmes: fes yeux font femblables à ceux du
cochon: fes pieds font armez de griffes fort aigues: fa queue eft fort longue. On trouve des Crocodiles en Afie, en Afrique & en Amérique; ceux que nous voyons en
France viennent du Nil en Egypte où il y en a grande quantité: mais les plus gros fe
trouvent en Amérique, aux environs de Panama; on en a vû de cent pieds de long;
on les appelle *Caymanes*; ils habitent dans les rivieres & aux rivages; ils mangent tout
le poiffon; ils font friands de chair humaine: ceux du Nil dévorent des enfans, & ceux
de l'Amérique les hommes qu'ils peuvent attraper; ils pondent leurs œufs comme les
tortues, fur les rivages. On ne peut prendre les crocodiles qu'avec des hameçons de
fer; car leur peau eft fi dure, qu'elle ne peut être percée d'aucune arquebufade.

    Le peuple en Amérique mange des crocodiles, & même leurs œufs qui font gros
comme des œufs d'oye, & d'un goût qui n'eft point agréable. En l'Ifle de Bontan on
apprivoife quelques-uns de ces animaux, on les engraiffe, & on les tue pour en faire
un mets très-eftimé: fi on les éventre, leurs entrailles rendent une odeur fort agréable à
ceux qui aiment l'odeur du mufc.

    La graiffe des crocodiles eft réfolutive & propre à fortifier les nerfs.

    Crocodilus, à κρίκος, *crocus*, fafran, & δειλιάων, *reformidans*; comme qui diroit *crai-
gnant le fafran*, parce que le crocodile craint beaucoup le fafran à la vûe, & encore plus
à l'odeur.

CROCUS.

Crocus. J. B. Dod. Cord. Lac.	Raii hift.
Crocus fativus. C. B. Pit. Tournefort.	*Crocum.* Matth. Caft. Cæf. hort.
Crocus verus fativus autumnalis. Park.	En françois, *Safran.*

    Eft une plante qui pouffe quelques feuilles longues, fort étroites, canelées; il s'éle-
ve d'entr'elles à la fin du mois d'Aouft ou au commencement de Septembre, une tige
bafie, ou plutôt un pédicule qui foutient une feule fleur à peu près femblable à celle du
colchique, ou difpofée comme celle du lys, mais plus petite, divifée en fix parties, de
couleur bleue mêlée de rouge & de purpurin; il naît en fon milieu une maniere de
houpe partagée en trois cordons creux découpez en crête de coq, d'une belle couleur
rouge, d'une odeur agréable: c'eft cette houpe que nous appellons *Safran*; quand elle

O o

(marginal notes: Etimolo-gie. — Vertus. — Crocodile. — Caymanes. — Vertus. — Etimolo-gie. — Safran. v. Pl. V. fig. 8.)

eſt dans ſa vigueur, on la cueille avant le lever du Soleil afin de la faire ſécher. Ces trois cordons ne ſont autre choſe que les trois cornes du piſtile, dont la baſe qui eſt cachée en terre devient un fruit placé au-deſſous de la fleur ; il eſt oblong, relevé de trois coins, diviſé intérieurement en trois loges qui contiennent des ſemences preſque rondes.

Racine de ſafran. La racine du ſafran eſt une bulbe ou un tubercule double, gros ordinairement comme une aveline, mais quelquefois plus gros, charnu, doux au goût, couvert de quelques tuniques blanchâtres ou cendrées, garni en deſſous de beaucoup de fibres qui l'attachent à la terre ; une de ces bulbes eſt plus groſſe que l'autre.

On cultive cette plante en pluſieurs lieux de France, comme en Gâtinois, au Languedoc, vers Toulouſe, vers Orange, à Angoulême, en Normandie ; mais le meilleur ſafran & le plus généralement eſtimé, eſt celui de Boiſne & de Bois-commun en Gâtinois ; le moins bon eſt celui de Normandie.

Choix. Il doit être choiſi nouveau, bien ſéché, mais mollaſſe & doux au toucher, en longs filets, de très-belle couleur rouge, les moins chargez de parties jaunes, fort odorans, d'un goût balſamique agréable ; on le conſerve dans des boëtes bien fermées. Pluſieurs ouvriers l'employent pour teindre en jaune : il contient une huile éxaltée, mêlée de ſel volatil.

On demande dans la plupart des diſpenſaires de Pharmacie du ſafran de Levant ; mais il n'eſt pas beſoin d'aller chercher ſi loin cette drogue, puiſque nous l'avons en France auſſi belle & auſſi bonne qu'elle peut être en aucun autre lieu.

Vertus. Le ſafran eſt cordial, pectoral, ſomnifere, anodin, hiſtérique, aléxitaire, apéritif ; on l'employe dans les alimens & dans les remedes, pour fortifier, pour réſoudre, pour adoucir ; on le mêle dans les collires pour conſerver les yeux dans la petite vérole ; il en entre dans pluſieurs emplâtres, mais ſon uſage principal eſt pour l'intérieur.

Etimologies. On dit que le nom de *Crocus* vient d'une fable ancienne, qui rapporte qu'un petit garçon nommé *Crocus* étant devenu extrémement amoureux d'une petite fille, fut métamorphoſé par la force de l'amour en cette plante. Mais il y a plus d'apparence que ce nom vienne du grec κροκὶς ou κροκή, qui ſignifie *un fil, un poil, la trame d'un Tiſſerand,* à cauſe que le ſafran ſec eſt par filets. On appelle auſſi en grec les étamines ou filets qui ſe trouvent au milieu des fleurs, κροκίδες ; mais on a donné au ſafran le nom de *Crocus,* comme qui diroit *étamine par excellence,* parce qu'on ne voit point d'étamine de fleur qui ſoit auſſi belle & auſſi utile qu'eſt le ſafran.

Le nom françois *Safran* vient de l'arabe *Zaperan,* qui ſignifie la même choſe. Les Turcs appellent le ſafran comme nous *Safran.*

CROPIOT.

Cropiot. *Cropiot* (Cluſ. J. B.) eſt un petit fruit de l'Amérique, ridé, renfermant une ſemence noire ſemblable au poivre d'Ethyopie, d'un goût très-âcre : les Indiens en mêlent avec leur tabac quand ils veulent fumer.

Vertus. Il ſoulage le mal de tête, comme fait quelquefois le tabac.

CROTALARIA.

Crotalaria Aſiatica, folio ſingulari verrucoſo, floribus cæruleis. H. L. B. Raii hiſt. P. Tourn.
En françois, *Crotalaire.*

Crotalaire. Eſt une plante étrangere qui pouſſe une tige à la hauteur d'un pied & demi, quelquefois plus haut, anguleuſe, noueuſe, jettant beaucoup de rameaux diſpoſez en rond : ſes feuilles naiſſent alternativement & ſeules le long des branches comme celles du Genet, attachées à des queues fort courtes ; ces feuilles ſont longues d'un demi-doigt, larges de deux à trois lignes, obtufes, nerveufes, vertes en deffus, blanchâtres en deffous, parfemées de verrues, ondées en leurs bords ; fes fleurs font difpofées en épis aux fommitez des rameaux, légumineufes, femblables à celles du Genet, de couleur bleue ; quand ces fleurs font paffées, il leur fuccede des gouffes enflées & arondies comme celles de l'Arrête-beuf, noirâtres, garnies de quelques poils éloignez ; elles renferment de petites femences jaunes qui ont la figure d'un petit rein, d'un goût un peu âcre & ingrat : fa racine eft ligneufe, blanchâtre, garnie de fibres. Cette plante croît en Afie & en plufieurs lieux du Levant : on la cultive en Europe dans quelques jardins.

Sa femence eft eftimée purgative. *Vertus.*

Crotalaria, à κρόταλον, *crepitaculum*, parce que les enfans des Indiens fe fervent des rameaux de cette plante chargez de leurs gouffes pour faire du bruit en maniere de fonnettes. *Etimologie.*

CRUCIATA.

Cruciata. Dod.	*flore luteo.* J. B.
Cruciata hirfuta. C. B. Pit. Tournef.	*Cruciata minor.* Ad. Lob.
Cruciata herniaria. Thal.	*Gallion.* Tur.
Gallium latifolium, Cruciata quibufdam	*Crucialis.* Hermol. Cæf.

En françois, *Croifette.*

Eft une plante qui pouffe des tiges à la hauteur d'environ un pied, grêles, tendres, foibles, quarrées, velues, nouées : il fort de chacun de leurs nœuds quatre feuilles difpofées en croix, petites, velues, longuettes, femblables à celles du Grateron ; fes fleurs font petites, verticillées ou difpofées en anneaux autour de leurs tiges, de couleur iaune ; chacune d'elles eft une maniere de godet découpé en quatre parties ; quand cette fleur eft tombée, il naît en fa place deux graines jointes enfemble, prefque fphériques, couvertes d'une peau féche, velue, qui a fervi de calice à la fleur ; fes racines font menues. Cette plante croît aux bords des foffez & des ruiffaux, aux bords des chemins ; elle ne differe du Grateron & du Caille-lait, qu'en ce qu'elle porte feulement quatre feuilles difpofées en croix, au lieu que les autres en portent davantage ; elle contient beaucoup de flegme & d'huile, peu de fel. *Croifette.*

Elle eft un peu aftringente, vulnéraire, propre pour les hernies, étant prife en décoction & appliquée fur la partie. *Vertus.*

Cruciata, à cruce, parce que les feuilles de cette plante font difpofées en croix. *Etimologie.*

CRYSTALLUS.

Cryftallus, en françois, *Criftal*, eft une pierre blanche, claire, luifante, tranfparete, faite par la congélation d'un eau très-limpide, chargée d'une matiere pierreufe qu'elle a intimement diffoute ; on en trouve de différentes figures & groffeurs aux lieux fouterrains, creux, aquatiques ; les grains de fable font auffi de petits criftaux qu'on apperçoit aifément en les regardant avec un microfcope : il fe rencontre auffi quelquefois du criftal noir, mais rarement. *Criftal.*

On trouve dans la campagne de Rome, fous la terre, de certains petits criftaux gros comme des noifettes, noirâtres, de figure dodecaedre, ou bornée par douze pentagones : ces petits criftaux font rangez par veines l'un près de l'autre. C'eft une découverte de M. Maraldi, de l'Académie Royale des Sciences.

* Les criftaux de roche que l'on trouve auprès de la fontaine de Gabian qui donne l'huile Pétrole, font très-clairs, très-vifs ; on les prendroit pour des diamans taillez. *Criftal de Gabian.*

* On appelle *Diamans de Canada*, des criftaux plus petits & plus brillans que ceux *Diamans de Canada.*

de Gabian ; ces criftaux fe trouvent fur un Cap que l'on nomme *Cap aux diamans.*

M. Hombert, de la même Académie, a obfervé que le criftal de roche ne fe fond point au feu ni au miroir ardent, s'il n'eft mêlé avec de la chaux ; cependant la chaux feule ne fe met non plus en fufion par ces feux que le criftal feul ; il faut que les parties de feu qui font dans la chaux paffent dans le criftal pour aider à le mettre en fufion.

Le même M. Hombert a encore obfervé qu'on peut teindre le criftal de roche taillé , en le mettant tremper dans une teinture ou diffolution de fandragon en larme , faite dans de l'efprit de vin ; le criftal fe fendra par petites crevaffes imperceptibles en tous les endroits , & la teinture y entrant fera prendre à tout le criftal une couleur rouge ; on peut donner aux criftaux par la même méthode , diverfes autres couleurs , pourvû que les teintures ayent été faites dans de l'efprit de vin.

Quand on veut pulvérifer le criftal , il faut le mettre rougir au feu , l'éteindre tout d'un coup dans de l'eau froide pour l'attendrir , puis le broyer fur le porphyre ou dans un mortier.

Vertus. Il eft aftringent & propre pour arrêter le cours de ventre ; on lui attribue la qualité d'exciter le lait aux nourrices , d'atténuer la pierre dans le rein & dans la veffie ; mais **Dofe.** ces qualitez ne m'ont pas paru dans l'expérience : la dofe en eft depuis demi-fcrupule jufqu'à deux fcrupules.

Criftal artificiel, Criftalin. Le criftal artificiel qu'on appelle *Criftalin* , eft fait avec du fable & de la foude d'Alicant , qu'on met vitrifier enfemble par un très-grand feu dans des fourneaux de verrerie , puis on forme les verres & les vafes de criftal dont nous nous fervons : on colore ce criftal artificiel diverfement pendant qu'il fera encore en fufion , en y ajoutant différentes drogues , comme du cuivre de rofette pour le rendre d'un rouge clair , de l'or avec du cuivre de rofette pour le rendre de couleur de rubis , de la magalaife ou du périgueux pour le rendre purpurin , du cuivre jaune pour le rendre vert , du minium pour **Rocaille.** le rendre de couleur jaune ou d'ambre en *rocaille* , de l'argent & du foufre pour le ren- **Emaux clairs.** dre de couleur d'agathe. On appelle ces vitrifications chez les ouvriers , *Emaux clairs.*

Le fable le meilleur & le plus propre qui puiffe être employé à l'opération du criftal artificiel , eft celui qui eft pur , molet , blanc ; on le lave , on le fait féher , & on le tamife.

Les proportions du mélange font ordinairement de cent livres de fable , & de foixante & cinq livres de foude d'Alicant : quand le mélange eft fait , on le prépare en lui **Frite.** donnant une premiere calcination qu'on appelle *frite* ; on met la matiere dans un fourneau qu'on a auparavant échauffé ; on continue deffous un feu médiocre environ une heure , la remuant inceffamment avec un rateau de fer ; on augmente enfuite le feu , & on le continue pendant cinq heures , remuant toujours la matiere ; elle devient grumelée & jaunâtre , puis enfin blanche : on connoît que la frite eft achevée , quand elle eft réduite en morceaux gros à peu près comme des noifettes , légers , blancs ; les ouvriers **Tarce.** appellent cette frite achevée *Tarce* : cette préparation étant achevée & la matiere refroidie , on la retire du fourneau , & on la met fur des planches en un lieu frais qui foit bien fec , pour éviter qu'elle ne s'humecte trop : on la couvre & on la garde en cet état trois ou quatre mois , afin que le fable & la foude s'uniffent mieux , après quoi on la met au feu de vitrification.

Ceux qui veulent rafiner fur cet ouvrage , & faire un criftal très-beau , employent en la place du fable , plufieurs efpeces de pierres dures , blanches , après les avoir réduites en poudre fubtile ; mais cette derniere préparation coûte beaucoup plus que la premiere , & le criftal en eft confidérablement plus cher.

Choix. Le criftal doit être choifi beau , pur , tranfparent.

Cryſtallus, à *κρύος*, *frigus*, & *ὕδωρ*, *aqua* ; comme qui diroit *une eau congelée par le froid*.   Etimologie.

Le criſtal naturel eſt appellé *Criſtal de roche*, à cauſe qu'il eſt ordinairement formé en roche : on diſtingue celui des Indes de ceux d'Europe, en ce qu'ils ſont extrêmement gros & fort clairs.   Criſtal de roche.

C U A M B U.

Cuambu , ſive Caryophyllata. G. Piſon. Marcgrav.

Eſt une plante de l'Amérique, eſpece de Bidens, qui pouſſe une tige à la hauteur de trois ou quatre pieds, droite, grêle, quarrée, anguleuſe & canelée, d'un verd purpurin, ſe diviſant en pluſieurs rameaux : ſes feuilles ſont oblongues, pointues, s'élargiſſant vers le milieu, & ayant la figure d'un fer de pique, un peu velues, dentelées en leurs bords, diſpoſées par cinq le long d'un nerf, de couleur verte-obſcure, les unes plus grandes, les autres plus petites. Ses fleurs naiſſent aux ſommets des branches ; chacune d'elles eſt un bouquet à pluſieurs fleurons jaunes : quand ces fleurs ſont paſſées, il ſe forme en leur place des petites têtes rondes, garnies de deux crochets comme en la bidens, qui s'attachent aux habits de ceux qui en approchent ; dans ces petites têtes ſont enfermées des ſemences longuettes, armées de deux dents à leur ſommet : ſes racines ſont menues, rameuſes, deliées ou filamenteuſes, ayant une odeur de géroſle quand on les concaſſe, comme celles de la benoîte. Cette plante croît aux bords des eaux ; elle contient beaucoup de ſel eſſentiel & d'huile.

Elle eſt déterſive, inciſive, atténuante, céphalique, vulnéraire, propre pour diſſoudre le ſang caillé, étant priſe en décoction ou en poudre.   Vertus.

Le Frere Yon, Apoticaire des RR. PP. Jéſuites, m'envoya de cette plante en l'année 1701, du Fort S. Pierre en la Martinique ; & il me manda que dans ce pays-là, elle étoit appellée *Thé*, & qu'on s'en ſervoit comme nous nous ſervons en Europe du véritable thé : ce qui n'eſt pas étonnant, puiſqu'on prend préſentement en France pluſieurs eſpeces de feuilles en guiſe de thé, comme celles des capillaires de Canada, de la véronique, de la petite ſauge, de la fleur de coquelicot.

C U·B E B Æ.

Cubeba (Garz. Acoſt.) en françois, *Cubebes*, ſont des petits fruits ſecs, ronds, ſemblables au poivre noir, mais un peu plus petits, ridez, de couleur brune griſâtre, d'un goût aromatique agréable : on nous les apporte des Indes attachez à des petites queues ; ils croiſſent abondamment aux Iſles de Java, à un petit arbre ou arbriſſeau rampant & s'attachant aux arbres voiſins comme le lierre : ſes feuilles ſont petites, longues & étroites : ſes fleurs ſont fort odorantes ; quand elles ſont paſſées, il paroît des grapes chargées de bayes rondes qui font les cubebes ; on les met ſécher au ſoleil pour les tranſporter. Cet arbre croît ſans culture. On dit que les habitans du pays font bouillir les cubebes dans de l'eau avant que de les vendre aux marchands, afin d'empêcher qu'elles ne ſoient en état d'être ſemées ailleurs : mais cette hiſtoire ſe détruit d'ellemême, ſi l'on conſidere bien ce fruit ; car les rides qui paroiſſent ſur ſa peau, ſont une marque qu'il a été ſéché en ſortant de l'arbre : s'il eût été infuſé ou qu'on l'eût fait bouillir auparavant, il ſe feroit gonflé comme le poivre blanc ; de plus il auroit perdu ſon goût aromatique par cette coction, & il ne lui feroit reſté aucune bonne qualité.   Cubebes.

* Les habitans de Maſcaraigne qu'on nomme aujourd'hui *Iſle Bourbon*, appellent *Cubebes*, *Poivre à queue*, un poivre aromatique qui n'eſt guéres plus gros qu'un grain de millet ; il vient en bouquet à l'extrémité des branches d'une plante ſarmen-   Poivre à queue, ou Cubebes de Bourbon.

teufe qui croît dans les bois, & s'entortille autour des arbres comme nos vignes fauvages.

Cette graine, quoique d'un goût piquant & poivré, n'a point de rapport avec les vrayes cubebes.

Choix. On doit choifir les cubebes récentes, groffes, bien nourries, aromatiques & âcres au goût ; elles contiennent beaucoup d'huile & de fel volatil.

Vertus. Elles fortifient le cerveau & l'eftomac ; elles excitent l'appétit ; elles réfiftent à la malignité des humeurs ; elles corrigent la mauvaife haleine.

Etimologie. Le nom de *Cubeba* vient des mots arabes *Cubebes* ou *Quabebes*, qui fignifient la même chofe.

C U C I.

Cuci, Plinii, Linfc. *Cuciophera*, Matthioli.

Eft un fruit des Indes Orientales & d'Ethiopie, rond & oblong de groffeur capable de remplir la main, de couleur jaunâtre, d'un goût doux & agréable, renfermant un gros *Cuciophera* noyau très-dur ; il croît à une efpece de palmier appellé *Cuciophera*, Matth. ou *Cucio-* *Cuciopho-* *phoron*, Ang. *ron.*

Vertus. Ce fruit eft cordial, reftaurant.

C U C U B A L U S.

Cucubalus, Plinii, Lugd. Pit. Tournef. | *Alfine baccifera.* Ger. Raii hift.
Cucubalum quibufdam, vel *Alfine bacci-* | *Alfine major.* Cluf. hift. *maxima.* Thal.
fera. J. B. | *Alfine fcandens baccifera.* J. B.
Cyclaminus altera. Diofc. |

Eft une plante qui pouffe plufieurs tiges farmenteufes furpaffant la hauteur d'un homme, fléxibles, foibles, grêles, rondes, nouées, rampantes à terre fi elles ne font foutenues par des arbres voifins ou par des perches ; il fort de chacun de fes nœuds deux feuilles oppofées, femblables à celles de la Marjolaine, mais plus grandes & égalant celles de la Pariétaire, molles : fes fleurs fortent d'une envelope ou follicule, compofées de cinq ou fix feuilles blanches-verdâtres, difpofées en œillet ; il leur fuccede des bayes groffes comme celles du Lierre, de figure ordinairement ovale, vertes au commencement ; mais en mûriffant elles deviennent noires & molles : elles renferment des femences qui ont le plus fouvent la figure d'un petit rein, entaffées enfemble, noires, luifantes ; fa racine eft longue, menue, farmenteufe, rampante, fibrée, blanche. Cette plante croît aux pays chauds, comme en Efpagne, en Italie, au Languedoc, aux lieux humides & ombrageux, contre les hayes, dans les buiffons, proche des fontaines. Elle contient beaucoup de phlegme & d'huile, peu de fel.

Vertus. Elle eft humectante, rafraîchiffante, propre pour les pertes de fang, étant prife en décoction.

C U C U L U S.

Coucou. *Cuculus*, en françois, *Coucou*, eft un oifeau vorace & carnacier, qui a quelque reffemblance avec l'Eprevier ; il fe tient l'été fur les arbres, fur les pierres & aux bords des rivieres ; il fe cache l'hyver fous terre, dans les creux des pierres & des racines d'arbres où il mue & change de plumes au printems ; il fe nourrit de chair de cadavres, *Etimolo-* de petits oifeaux, de chenilles, de mouches, de fruits ; fon cri ordinaire eft *Coucou*, *gie.* d'où vient fon nom. Il y en a de deux efpeces, de grands & de petits, qui ne différent qu'en grandeur. Ses petits tirez de leur nid, font bons à manger ; ils contiennent beaucoup de fel volatil & d'huile.

On eſtime le coucou & ſes petits pour l'épilepſie, pour la pierre, pour les fiévres in-　Vertus.
termittentes, pour la colique. La coutume eſt de les réduire en cendres auparavant que　Petits du
de s'en ſervir ; mais cette méthode eſt inutile ſi l'on peut les donner en bouillons qu'on　Coucou.
fera prendre au malade pluſieurs jours de ſuite.

La fiente du coucou eſt propre pour préſerver de la rage, étant priſe intérieure-　Sa fiente.
ment.

Cuculus à græco, κόκκυξ, *coccya*, *coucou*.　Etimologie.

CUCUMER, ſeu CUCUMIS.

Cucumis. Trag. Ang. Tur. Lac.	*Cucumis ſativus vulgaris.* C. B. P. T.
Cucumis ſativus. Brunf. Matth. Fuch.	*Cucumis ſativus & eſculentus.* Ad. Lob.
Dod. gal. Lon. Caſt.	Lugd.
Cucumis vulgaris viridis & albus. J. B.	*Cucumer ſativum.* Cord. in Dioſc.
Cucumis vulgaris. Dod.	En françois, *Concombre*.

Eſt une plante qui pouſſe pluſieurs tiges groſſes, velues, ſe répandant à terre, auſ-　Concom-
quelles naiſſent alternativement des grandes feuilles amples, larges, anguleuſes, inci-　bre.
ſées & dentelées, rudes au toucher, rampantes ; il ſort de leurs aiſſelles des tenons ou
mains, & des fleurs faites en cloches, taillées chacune en cinq parties, de couleur
jaune pâle. Quand elles ſont paſſées, il ſe forme un fruit long d'environ demi-pied, gros
comme le bras, rond, droit ou tortu, vert ou blanc, ou jaunâtre, ſouvent parſemé de
verrues ou petits boutons, charnu, couvert d'une écorce tendre ; ſa chair eſt blanche,
ſucculente, ferme ; ce fruit eſt diviſé par dedans en quatre loges remplies d'un grand
nombre de *ſemences* ovales, pointues, blanches, couvertes d'une écorce dure comme　Semences
du parchemin, qui étant ſéparée, laiſſe une petite amande blanche, douce, onctueuſe,　deConcom-
agréable au goût : c'eſt une des quatre grandes ſemences froides. Les racines de la plante　bre.
ſont fibreuſes, droites, blanches. On la cultive dans les jardins potagers ; car ſon fruit
eſt employé fort communément dans les cuiſines. Il contient beaucoup de phlegme &
d'huile, peu de ſel.

Le concombre crud eſt fort indigeſte, à cauſe du phlegme viſqueux dont il eſt rempli ;
mais étant bouilli, il humecte, il rafraîchit, il adoucit, il tempere l'âcreté des humeurs ;　Vertus.
il modere le trop grand mouvement du ſang : on l'employe dans les bouillons, dans les
lavemens.

Sa ſemence eſt apéritive, adouciſſante, humectante ; on l'employe dans les émulſions.

Cucumis, *ſive cucumer*, *à curvatura*, *quaſi curviner*, à cauſe que les tiges de cette　Etimolo-
plante ſont courbées.　gie.

CUCUMIS ASININUS.

Cucumis Aſininus. Tab. Ger.	*Cucumis ſylveſtris.* Matth. Dod.
Cucumis ſylveſtris Aſininus dictus. C. B.	*Cucumis ſylveſtris, ſive Aſininus.* J. B.
Pit. Tournef.	Raii hiſt.
Cucumis erraticus vel Aſininus. Geſ. hort.	*Cucumis agreſtis.* Brunf. Lugd.
Elaterium officinarum.	*Cucumis anguinus.* Tur. Cord. hiſt.

En françois, *Concombre ſauvage*, *Concombre d'aſne*, ou *Elaterium*.

Eſt une plante qui pouſſe pluſieurs tiges groſſes, rampantes à terre, remplies de ſuc,　Concom-
rameuſes, velues, portant des feuilles ſemblables à celles du Concombre cultivé, mais　bre d'Aſne.

plus petites, plus blanchâtres, principalement en deſſous, plus charnues, couvertes d'un poil plus piquant & plus rude au toucher ; ſes fleurs ſont beaucoup plus petites que celles du concombre ordinaire, mais formées de même, de couleur herbeuſe, tirant un peu ſur le jaune : ſon fruit eſt gros comme la moitié du pouce, & de la figure d'une Olive, garni tout autour de poils courts, rudes au toucher, de couleur verte au commencement ; mais en mûriſſant il devient jaunâtre, rempli d'un ſuc fort viſqueux, amer, & d'une ſemence qui a la figure de celle de la coloquinte, mais plus petite, de couleur obſcure. Pour peu qu'on touche à ce fruit, en le preſſant quand il eſt mûr, il ſe creve par la pointe, & il élance avec violence ſon ſuc & ſes ſemences par tout le viſage. La raiſon en eſt, que ſon écorce ou la peau qui le couvre, s'étant fort attendrie & tendue par la maturité, principalement en ſon extrémité, elle s'y rompt à la moindre compreſſion qu'on fait en touchant ce fruit ; d'autant plus que leur ſuc viſqueux qui étôit fort preſſé ſous cette peau, eſt pouſſé & déterminé par le même preſſement à ſortir par la pointe, entraînant avec lui les ſemences. Or comme l'ouverture eſt petite, la matiere eſt élancée en droite ligne, qui va ordinairement au viſage, parce qu'on a la tête baiſſée lorſqu'on touche au concombre pour le cueillir. Ce ſuc entrant dans les yeux y communique ſon âcreté, & y cauſe de l'inflammation ; ce qu'on peut ſoulager en les lavant promptement avec de l'eau de Plantain.

Elaterium.

On tire par expreſſion le ſuc des concombres ſauvages mûrs, & on le fait épaiſſir ſur le feu en conſiſtence d'extrait ; c'eſt ce qu'on appelle *Elaterium* ; j'en ai parlé aſſez au long dans ma Pharmacopée.

La racine de la plante eſt longue, groſſe, blanche ; elle croît dans les pays chauds, aux lieux incultes, au Languedoc, en Provence ; on la cultive auſſi dans des jardins à Paris, mais elle n'a pas tant de force ni de vertu que celle du Languedoc.

Sa racine & ſon fruit ſont employez en Médecine ; ils contiennent beaucoup de phlegme, d'huile & de ſel âcre.

Vertus.

Ils purgent fort violemment les ſéroſitez ; on s'en ſert pour l'hydropiſie, pour les rétentions des mois, pour la létargie, pour l'apoplexie. On en prend la décoction en lavement, ou même en breuvage, proportionnant la doſe au tempérament du malade, & à l'état de la maladie : on en fait entrer dans la compoſition de quelques onguents dont on ſe ſert pour froter le ventre dans l'hydropiſie : on y applique auſſi chaudement toute la plante ; elle émeut aſſez ſouvent les humeurs par cette ſimple application, & les fait couler par les voyes naturelles.

Concombre de mer.

On trouve auſſi dans la mer des concombres de la longueur & de la groſſeur du doigt, ils ont en leurs ſurfaces des petites boſſes comme les concombres terreſtres. Ils croiſſent ſur des rochers ; ils ſont durs & pétrifiez : on les appelle *Concombres de mer.*

CUCURBITA.

Calebaſſe, Courge.

Cucurbita, en françois, *Calebaſſe*, ou *Courge*, eſt une plante dont il y a trois eſpeces.

La premiere eſt appellée,

Premiere eſpece.

Cucurbita longa, folio molli, flore albo. J. B. Pit. Tourn.	*Cucurbita oblonga flore albo, folio molli.* C. B.
Cucurbita anguina. Dod. gal. Gerard.	*Zuccha longa.* Anguil.

Elle pouſſe pluſieurs tiges ſarmenteuſes groſſes comme le doigt, longues, rampantes à terre, ou s'élevant & s'agrippant à des perches par ſes mains ou tenons. Ses feuilles ſont grandes, larges, rondes, molles, lanugineuſes, crénelées en quelques endroits de
leurs

leurs bords. Ses fleurs font des cloches découpées ordinairement en cinq parties jusqu'à la bafe, blanches comme la neige, velues. Quand cette fleur eft tombée, fon calice de-vient un fruit cilindriquequi s'étend prodigieufement; car on en voitqui ont trois ou qua-tre pieds de longeur,&de la groffeur à proportion.Ce fruit eft couvert d'une écorce dure, ligneufe, jaunâtre : fa chair eft un peu fongueufe, moëlleufe, blanche, infipide ; elle renferme beaucoup de femences applaties, oblongues, couvertes d'une écorce dure, un peu ligneufe, blanchâtre ou grife. Sous cette écorce l'on trouve une petite amande blanche, douce & agréable au goût ; c'eft ce qu'on appelle *femence de courge mondée*; elle eft une des quatre grandes femences froides : fa racine eft tendre & fibreufe.

Semencede Courge mondée.

La feconde efpece eft appellée,

Seconde efpece.

Cucurbita latior, folio molli, flore albo. | *Cucurbita major feffilis, flore albo.* C. B.
J. B. Pit. Tournef. | *Zuccha rotunda.* Anguil.

Elle differe de la précédente par fon fruit qui a la figure d'un flacon rond & ventru , & qui groffit confidérablement.

La troifiéme efpece eft appellée,

Troifiéme efpece.

Cucurbita lagenaria. J. B. P. Tourn. | *Cucurbita.* Brunf. prior. Dodon.
Cucurbita lagenaria, flore albo, folio molli. | *Cucurbita minor.* Fuch. Dod. gal.
C. B. | En françois, *Calebaffe.*

Elle differe de la precédente par la figure de fon fruit ; car il eft fait en bouteille , ayant le cou étroit, & la pance groffe : fa femence eft plus brune qu'aux autres efpeces.

Calebaffe.

On cultive les courges dans les jardins ; leurs fruits font bons à manger étant cuits ; on s'en fert auffi pour faire des *Flaccons* après qu'on les a vuidées , & qu'on les a fait fécher.

Flacconsde Calebaffe.

Le fruit de la courge contient beaucoup de phlegme & d'huile, peu de fel,

Il eft humectant, rafraîchiffant, adouciffant. Sa femence eft apéritive, pectorale : on en tire par expreffion une huile fort propre pour adoucir la peau.

Vertus.

Cucurbita, quafi curvata, parce que cette plante fe courbe naturellement, fi elle n'eft foutenue.

Etimolo-gie.

CUIETE'.

* *Cuieté*, ou *Choyne*, en françois, *Coüis*, eft un arbre dont la feuille eft longue, étroite, d'un beau vert ; fes fleurs font blanches, d'une feule piece, en forme de clo-ches, dont les bords font découpez irrégulierement ; le piftile qui enfile la fleur devient un fruit charnu gros comme nos potirons ; fon écorce eft liffe, & en couvre une fecon-de qui eft dure, ligneufe, épaiffe d'une ou de deux lignes, & enferme une chair dans le milieu de laquelle font placées les femences, qui font noirâtres, de la grandeur d'une lentille, & taillees en cœur. Il y a plufieurs efpeces de ce genre. *Voyez le P. Plumier.*

Couis.

On fait avec ce fruit différens ouvrages.

Ufages.

CULEX.

Culex, en françois, *Coufin*, eft une efpece de moucheron qui n'eft que trop connu par l'incommodité qu'il donne en été. Son corps eft fort petit, grêle, de couleur bru-ne ; fes ailes font plus longues que fon corps, & elles forment en leur extrémité comme une queue quand l'animal ne vole point. Sa tête eft ornée d'une petite panache entre deux cornes ; il a une trompe aigue qui lui fert pour prendre fa nourriture : il a fix jam-bes ; il fe nourrit de rofée & de la fubftance la plus tenue des plantes : il eft fort friand

Coufin.

P p

de fang ; il pique la chair pour en fuccer , puis il le rejette auffi-tôt comme fait la puce, par le derriere, en forte que ce fang ne fait que paffer le long de fon corps fans prefque s'y arrêter. Il caufe aux endroits où il a piqué une démangeaifon fuivie de puftules avec enflure : le remede eft de laver le mal avec de l'eau de Plantain. Le coufin n'habite guéres dans les Villes ; il fe tient fur les herbes , fur les arbres. Il accourt à la lumiere de la chandelle ou de la bougie.

Etimolo-
gie.   *Culex ab aculeo , petit aiguillon*, parce que cette mouche eft armée d'un aiguillon.

CUMINOIDES.

Cuminoides vulgare. Pit. Tourn.	*Cuminum fylveftre capitulis globofis.* C. B.
Cuminum fylveftre. Ang. Dod. Park. Raii hift.	
Lagochymeni, id eft, leporis cubile in infula Lemno. Bellon.	*Cuminum fylveftre primum valdè odoratum, globulofum.* J. B.

Eft une plante qui pouffe une tige à la hauteur d'environ un pied, rameufe, remplie de moëlle blanche : fes feuilles font petites, oppofées comme par paires le long d'une côte, comme celles de la Pimprenelle, dentelées ou crénelées affez profondément. Ses fleurs naiffent aux fommets de fes branches fur des petites têtes rondes, molles, blanches ; chacune de ces fleurs eft à plufieurs feuilles ordinairement frangées & difpofées en rofe : quand elles font paffées, il leur fuccede une graine oblongue, velue ou pailleufe. Cette plante a une odeur approchante de celle du Daucus ; elle croît dans les terres graffes, fur les collines aux pays chauds ; elle contient beaucoup de fel effentiel & d'huile à demi éxaltée.

Vertus.   Elle eft apéritive, digeftive, incifive, réfolutive, propre pour exciter l'urine & les mois aux femmes.

Etimolo-
gie.   *Cuminoides à cumino, cumin*, parce qu'on a confondu cette plante avec les efpeces de cumin. M. Tournefort en a fait depuis peu un genre différent.

CUMINUM.

Cuminum. Tur. Lon. Ad.	*Cuminum vulgare*. Park.
Cuminum fativum. Brunf. Trag. Matth.	*Cuminum femine longiore*. C. B.
Cyminum. Ang. Cord. in Diofcor.	*Cyminum, five Cuminum fativum*, J. B.

En françois , *Cumin.*

Cumin.
Voyez Pl.
V. fig. 5.   Eft une efpece de Carvi, ou une plante qui pouffe une tige à la hauteur d'environ un pied, divifée en quelques branches. Ses feuilles font découpées menu comme celles du Fenouil, mais beaucoup plus petites, rangées par paires le long d'une côte. Ses fleurs naiffent en parafols aux fommets des branches fleurdelifées, de couleur blanche : il leur fuccede des femences jointes deux à deux, oblongues, canelées comme celles du Fenouil, plus menues, pointues par les deux bouts, de couleur grife jaunâtre ou verdâtre, d'une odeur forte & défagréable, d'un goût un peu âcre tirant fur l'amer. Sa racine eft menue, longuette ; elle périt quand la femence eft mûre. On cultive cette plante en l'Ifle de Malte comme l'on cultive ici le blé ; & l'on nous envoye fa femence féche : on
Anis âcre.   l'appelle dans le pays *Anis âcre*, ou *Cumin âcre*, pour la différencier d'avec celle de l'Anis qu'on cultive de même, & que les Maltois appellent *Anis doux*, ou *Cumin doux*. Cette
Cumin
doux.   circonftance a fait faire une équivoque à plufieurs Botaniftes, qui ont crû qu'il y avoit une efpece de Cumin dont la femence étoit douce.

Choix.   On doit choifir la femence de cumin récente, bien nourrie, nette, entiere, verdâtre, d'une odeur forte & défagréable. Elle contient beaucoup d'huile à demi éxaltée, & de fels effentiel & volatil.

Elle eft réfolutive, digeftive, atténuante, carminative : elle excite les urines & les mois aux femmes. Les Hollandois mêlent de la femence de cumin dans leurs fromages. *Vertus.*

Les Pigeons font attirez par l'odeur du cumin qu'ils aiment fort : on en mêle de la poudre avec de la terre & de l'huile d'afpic, & l'on en fait une pâte qu'on place dans les colombiers où l'on veut qu'ils viennent.

Cnminum vel cyminum, vient de l'hébreu & du grec κύμινον, *cumin.* *Etimologie.*

CUNICULUS.

Cuniculus, en françois, *Lapin*, eft un animal timide, fauvage, gros comme un chat médiocre, reffemblant au Liévre, mais plus petit, de couleur grife & blanche, quelquefois variée d'autres couleurs ; fa tête reffemble un peu à celle du chat, mais fes oreilles font beaucoup plus longues, droites, fes yeux font grands, il a quatre dents fituées à chaque machoire ; celles d'en bas font ordinairement jointes de fi près, qu'elles femblent être d'une feule piece : fa queue eft courte & grêle, mais bien garnie de poil ; fa femelle eft appellée *Lapine* : & quand elle eft vieille on la nomme *Haze* ; elle multiplie beaucoup, car elle porte tous les mois cinq ou fix lapereaux. Le lapin habite ordinairement dans des trous qu'il fait fous terre ; il fe nourrit de gramen, de choux, de génievre, de ferpolet, de fruits : il eft plus employé dans la cuifine que dans la Médecine : il contient beaucoup de fel volatil & d'huile ; le meilleur eft celui qui fait fa demeure dans les bois, dans les garennes, & qui fe nourrit de génievre, de ferpolet, & d'autres plantes aromatiques : on ne le chaffe point, on le prend à l'affuft. *Lapin.* *Lapine.* *Haze.*

Sa graiffe eft nervale, réfolutive. *Vertus.*

Cuniculus, parce que le lapin creufe deffous terre pour fe faire une efpece de mine ou de taniere, qui eft auffi appellée en latin *cuniculus*. *Etimologie.*

CUNTUR.

Cuntur, (Jonft.) *Condor. Patr. Balivar*, eft une efpece d'Aigle ou un oifeau de proye de l'Amérique qui croît à une grandeur fi prodigieufe, qu'en étendant fes aîles, il occupe jufqu'à douze pieds d'efpace ; il differe de l'Aigle ordinaire, en ce qu'il n'a point de ferres : fa tête eft ornée d'une crête faite en façon de rafoir ; il eft fort, robufte, vorace, carnacier, dangereux ; fes plumes font blanches & noires, celles des aîles font fi groffes qu'elles égalent quelquefois le poignet d'un homme : fon bec eft fi fort qu'il perce une vache & la dévore ; les hommes mêmes ne font pas hors de danger d'en être mangez ; fes pieds font femblables à ceux des poules & fans ongles ; il naît dans l'Ifle de Maragnan, vers les rivages de la mer & des rivieres. Il fait un fi grand bruit en volant, qu'il étourdit ceux qu'il approche : les habitans du Pérou l'ont autrefois reveré comme un Dieu du premier ordre. *Cuntur.*

Sa graiffe eft réfolutive & nervale. *Vertus.*

CUPRESSUS.

Cupreffus. Dod. Pit. Tournef. | *Cypariffus.* Caft.

En françois, *Ciprés.*

Eft un grand arbre droit, fort rameux vers le milieu de fa hauteur, & s'élevant en piramide ; fon bois eft dur, compact, odorant, de couleur jaunâtre, fe corrompant *Ciprés.*

difficilement ; fes feuilles font découpées menu comme celles du Tamarifc , mais plus charnues , plus dures, plus fermes , & leurs pices font comme articulées bout à bout ; fes chatons font à plufieurs feuilles en écailles , accompagnées en leur bafe de quelques bourfes pleines d'une pouffiere menue ; ces chatons ne laiffent rien après eux : fes fruits

Noix de Ciprés. naiffent fur les mêmes pieds, mais en des endroits féparez ; ce font des efpeces de *Noix* groffes comme des mufcades, rondes, féches, grifes, s'ouvrant & fe crevaffant du centre à la circonférence , en quelques pieces femblables à des écailles, & laiffant voir dans leurs fentes plufieurs femences aplaties , anguleufes, rouffes, moëlleufes ; dont les fourmis font fort friandes : cet arbre eft toujours verd; il croît dans les bois montagneux, on le cultive dans les jardins. Celui qui croît aux pays chauds rend de la réfine par les incifions qu'on fait à fon tronc.

Les Noix de Ciprès font appellées,

Coni , vel *Nuces cupreffi. Pillulæ cupreffi. Gabulæ. Galbuli.*

Elles contiennent un peu d'huile , un peu de fel effentiel & du phlegme , beaucoup de terre.

Vertus. Elles font aftringentes , propres pour la dyffenterie , pour les hernies, pour arrêter

Febrifuge. les gonorrées ; on s'en fert extérieurement & intérieurement ; elles guériffent les fiévres

Dofe. intermittentes , fi l'on en fait avaler demi dragme en poudre ou en bol , de quatre en quatre heures dans l'intermiffion des accès ; mais il eft à propos d'avoir fait les remedes géneraux, qui font la faignée & la purgation, avant que de commencer l'ufage de ce febrifuge.

Le bois & les feuilles de Ciprès font auffi fort aftringens , mais on ne les employe point en Médecine : la fumée qui en fort quand on les brûle , chaffe les moucherons ; on dit que fi l'on en met quelques branches dans les habits , les vers ne s'y engendreront point.

Etimologie. *Cupreffus* , ou *Cypariffus* , font des noms qui viennent , dit-on , d'un enfant nommé *Cyparus* , que les Poëtes ont feint avoir été métamorphofé en Ciprès.

C U R C A S.

Curcas , (Garz.) eft un fruit de l'Amérique gros comme une aveline avec fa coque ; mais moins rond ; de couleur blanche , d'un goût de truffe cuite ; il croît en Malavar

Carpata. fufpendu aux rameaux d'une plante qu'on feme, & en Cambaya où il eft appellé *Carpata;*

Habelculful. il foifonne auffi au Caire ; c'eft peut-être ce que Sérapion appelle *Habelculcul* ; il n'eft point en ufage dans la Médecine.

C U R C U L I O.

Curculio. Curgulio. En françois , *Calendre. Charanfon* , ou *Charançon.*
Chatepeleufe.

Charanfon Eft une efpece de ver ou une petite chenille qui ronge le froment & les féves ; elle a la gueule & le gofier fort grand ; elle fe tient ordinairement fur la Sabine , fur le Lierre, fur les feuilles du Noyer, de l'Abfinthe, de l'Abrotanum, du Nigella ; elle va au blé peu de tems après la moiffon, pendant qu'il eft encore tendre ; cet infecte dégenere en une mouche ; il multiplie beaucoup en peu de tems.

Vertus. Il eft propre pour arrêter le fang étant brûlé & appliqué fur la playe.

Etimologies. *Curculio, curgulio, quafi gurgulio* , parce que ce petit animal a la gueule & le gofier fi grands , qu'on ne voit en lui prefque autre chofe.

Charanfon vient du participe grec χαρδασων, qui fignifie *rongeant le blé.*

CUSCUTA.

Cuscuta. Matth. Park. Ang.
Cuscuta major. C. B. P. Tournef.
Androsaces, vulgò Cuscuta. Trag.
Cassutha. Dod. Fuch. Lugd. Thal.

Cassutha, sive Cuscuta. J. B.
Cassytha. Dod. gal. Gesn. hort.
Androsace. Dioscor.
En françois, *Cuscute,* ou *Goutte du lin.*

Est une plante qui pousse au lieu de tiges, des filets longs, déliez, sans feuilles, Goutte du lin. de couleur rougeâtre, grimpant & s'entortillant aux plantes voisines comme au lin, à l'ortie, au houblon, à la ronce, & prenant racine & nourriture dans leurs aisselles : ses fleurs naissent par petits globules attachez d'espace en espace à ces filets ; chacune d'elles, selon M. Tournefort, est un petit godet percé d'un trou dans le fond, évasé en haut, & découpé en quatre ou cinq pointes ; quand cette fleur est passée, il paroît un fruit, presque rond, membraneux, relevé de trois ou quatre côtes arondies ; il renferme quelques semences menues, brunes. Cette plante contient peu de phlegme, modérement de l'huile & du sel essentiel. *Voyez* Pl. V. fig. 7.

Elle est apéritive & détersive ; on s'en sert pour purifier le sang, pour les maladies du Vertus. foye & de la ratte.

Cuscuta ou *Cassutha* est un mot syriaque, qui signifie *herbe sans racine & sans feuilles.* Etimologies. *Goutte de lin,* parce que cette plante étant entortillée au pied du lin, l'empêche de croître.

CYANUS.

Cyanus. Dod. J. B. Raii hist.
Cyanus segetum. C. B.
Lychnis agria, & Flos frumenti. Brunf.

Cyanus vulgaris. Ad. Lob. Ger.
Cyanus minor vulgaris. Lob. Ger. Park.
Baptisecula. Trag.
En françois, *Bluet. Barbeau. Blaveole. Aubifoin. Peroole.*

Est une plante qui pousse plusieurs tiges à la hauteur d'un pied & demi ou de deux Barbeau. pieds, anguleuses, creuses, lanugineuses, blanchâtres, rameuses ; ses feuilles sont oblongues, étroites, découpées profondément comme celles de la dent de lion, velues, d'un verd blanchâtre ; ses fleurs naissent aux sommets des branches, grandes, larges, belles, orbiculaires, composées chacune de plusieurs fleurons découpez les uns plus profondément que les autres, d'une belle couleur bleue réjouissante, quelquefois rouge ou blanche, mais rarement ; ces fleurons sont soutenus par une petite tête ou calice écailleux ; quand cette fleur est passée, il naît sous chacun de ces fleurons une graine oblongues, garnie d'une aigrette ; sa racine est ligneuse, menue, entourée de quelques fibres. Cette plante croît abondamment dans les bleds ; elle contient beaucoup d'huile & de phlegme, peu de sel : on se sert de sa fleur dans la Médecine. *Flos frumenti.*

Elle est astringente & rafraîchissante, propre pour les maladies des yeux ; on en tire Vertus. par la distilation une eau qu'on appelle *Eau de casselunette,* parce qu'elle éclaircit la Eau de casselunette. vûe.

Cyanus, à cyaneo colore, parce que la fleur de cette plante est ordinairement bleue. Etimologie.

CYCLAMEN.

Cyclamen orbiculato folio inferni purpurascente. C. B. Pit. Tournef.
Cyclamen autumnale vulgare folio rotundo. Park.
Cyclaminus minor & Umbilicus terræ. Trag.
Cyclaminus orbicularis rotundifolius. Dod.

Cyclamen vulgare. Eyst. *officinarum orbiculato folio, Panis porcinus, & Arthanita.* Lob. icon.
Cyclaminus folio rotundiore vulgatior. J. B. Raii hist.
En françois, *Pain de pourceau.* Panis porcinus. Arthanita. Umbilicus terræ.

Pain de pourceau.

Eſt une plante qui pouſſe des feuilles preſque rondes, larges, de couleur verte-brune, marbrée de blanc en deſſus, purpurines en deſſous, portées ſur des queues : il s'éleve d'entr'elles des pédicules longs, tendres, qui ſoutiennent des petites fleurs purpurines d'une odeur agréable ; quand elles ſont paſſées, il leur ſuccede un fruit ſphérique & membraneux qui s'ouvre en pluſieurs parties ; il renferme des ſemences anguleuſes ; ſa racine eſt groſſe, large, ronde ou orbiculaire, de couleur obſcure en dehors, blanche en dedans, garnie de fibres noirâtres. Cette plante croît dans les bois, dans les buiſſons, aux lieux ombrageux, ſous les arbres ; ſa racine eſt en uſage dans la Médecine ; elle contient beaucoup de phlegme, d'huile, & de ſel eſſentiel.

Vertus.

Elle eſt inciſive, atténuante, déterſive, apéritive, propre pour diſſoudre la pierre du rein, pour faire ſortir l'arrierefaix après l'accouchement, pour diſſoudre les glandes, pour lever les obſtructions, pour réſoudre les tumeurs ; on l'employe intérieurement & extérieurement ; on en fait entrer auſſi dans les errhines pour exciter l'éternuement.

Il m'eſt arrivé une fois qu'ayant mis ſécher au plancher à l'ombre, proche de mon laboratoire, une racine entiere de cyclamen entiere, percée & attachée à une ficelle en tems fort ſec dans l'automne, je voulus voir deux mois après ſi elle avoit ſéché ; mais je fus ſurpris d'appercevoir que quoiqu'elle fût ſeche juſqu'à la moitié de ſon épaiſſeur, elle avoit pouſſé de ſon fond douze ou treize pédicules longs d'un demi-pied, fort tendres, pleins de ſuc, & portant à leur ſommet chacun une fleur auſſi belle que ſi la plante eût été dans la terre.

Etimologies.

Cyclamen, græcè κυκλάμινος, à κύκλος, *circulus*, parce que la racine de cette plante eſt orbiculaire ou ronde comme un cercle.

Panis porcinus, parce que cette racine eſt faite comme un petit pain, & que les cochons en mangent.

CYDONIA.

Cognaſſier.

Cydonia, en françois, *Cognaſſier*, eſt un petit arbre dont le bois eſt tortu, dur, pâle, blanchâtre, couvert d'une écorce médiocrement groſſe, peu raboteuſe, aſſez unie, de couleur cendrée en dehors & rougeâtre en dedans : ſes feuilles ſont grandes comme celles du pommier, entieres, ſans aucune découpure ni crénelure, blanchâtres, lanugineuſes en deſſous : ſes fleurs ſont à cinq feuilles diſpoſées en roſe, & reſſemblantes aux roſes de chien, de couleur de chair ; quand cette fleur eſt paſſée, il naît un fruit qui eſt

Poire de Coings.

une eſpece de poire appellée *Poire de Coings*, & que tout le monde connoît ; elle eſt cotoneuſe en deſſus, charnue & blanche en dedans, d'une odeur agréable ; elle contient cinq loges qui renferment des pepins ou ſemences oblongues, plus pointues par un bout que par l'autre, rougeâtres, fort viſqueuſes ou mucilagineuſes ; ſes racines ſont grandes, étendues, abondantes, de couleur obſcure.

Diviſion des cognaſſiers.

Il y a deux eſpeces générales de cognaſſier ; une cultivée, & l'autre ſauvage : la premiere eſt ſubdiviſée en deux autres eſpeces qui different par la groſſeur de leurs fruits.

La premiere eſt appellée,

Premiere eſpece cultivée.

Cydonia minora, Raii hiſt. Pit. Tournef.	*Malus cydonia*. Geſ. hort. Lac.
Cotonea & Cydonia mala. Lob.	*Mala Cotonea minora*. C. B.
Cotoneus. Cord. hiſt.	

Les poires qu'elle porte ſont les plus communes, les plus petites, mais les meilleures & les plus odorantes ; elles ne ſont pas plus groſſes que le poing, de couleur verte au commencement, mais elles prennent une couleur jaune dorée en mûriſſant ; leur

écorce eſt couverte de beaucoup de cotton ; elles répandent tant d'odeur, qu'elles excitent une douleur de tête à pluſieurs perſonnes.

La ſeconde eſpece eſt appellée,

Cydonia majora, Raii hiſt. Pit. Tourn. | *Mala cotonea majora.* C. B.
Cotonea magna, *& Pyra cotonea.* Geſ. | *Pyra cotonea.* Cæſ.
hort. | *Pyrum cydonium.* Ger.
Cotonea majora, *ſive Struthia.* Cam. ep. | *Mala cotonea oblongiora & majora.* Dod.

Seconde eſpece cultivée.

Struthia.

Les poires qu'elle porte ſont non ſeulement plus groſſes que celles de la premiere eſpece, mais plus longues vers la queue & moins arondies : leur couleur eſt d'un jaune
plus pâle ; leur écorce ne porte preſque pas de cotton ; leur chair eſt plus molle que
celle des petites, & elle n'a pas tant d'odeur ni de goût.

Le cognaſſier ſauvage eſt appellé,

Cydonia anguſtifolia vulgaris. Pit. Tourn. | *Malus cotonea ſylveſtris.* C. B. & J. B.
Cydonia ſylveſtria. Pit. Tournef. |

Cognaſſier ſauvage.

Il differe du cognaſſier cultivé, en ce que ſa tige eſt plus droite, en ce que ſes rameaux ſont plus petits, en ce qu'il porte moins de fleurs, en ce que ſes fruits ſont plus
tardifs & beaucoup plus petits : il croît aux lieux pierreux & montagneux.

On ſe ſert en Médecine de la poire du coing cultivé.

Elle contient beaucoup de ſel acide, de phlegme & d'huile.

Elle eſt fort aſtringente, elle fortifie l'eſtomac, elle réjouit le cœur ; on l'employe
pour les cours de ventre, pour les hémorragies, pour aider à la digeſtion ; on en fait
des confitures.

Vertus.

Sa ſemence eſt propre pour adoucir l'âcreté des humeurs, pour le crachement de
ſang, pour les ulceres du poumon, pour les hémorroïdes ; on s'en ſert en mucilage intérieurement & extérieurement.

Cydonia, à Cydone, parce que l'origine du cognaſſier vient d'une ville de Candie
nommée *Cydon,* d'où il fut porté dans la Grece.

Cotonea vel Cotoneus, à Cotone, parce que les feuilles & le fruit de cet arbre ſont couverts de cotton.

Etimolo-
gies.

C Y G N U S.

Cygnus, ſive Olor, en françois, *Cigne,* eſt un oiſeau aquatique de la figure & de la
groſſeur d'un oye, mais ayant le cou beaucoup plus long : ſon bec eſt petit, gros en haut,
plus menu en bas, obtus & un peu recourbé en ſon extrémité, de couleur rouſſe : ſon
cou a vingt-huit vertebres ; il eſt couvert partout de beaucoup de plumes molles &
très-blanches. Il ſe tient ordinairement dans les rivieres, où il nage avec beaucoup de
gravité & une preſtance magnifique ; mais il va auſſi ſur la terre dans les iſles : il n'eſt
point blanc dans ſa premiere jeuneſſe ; il ſe nourrit de petits poiſſons, d'œufs de poiſſons, d'herbe, de pain ; ſes plumes ne ſont point pénétrées par l'eau, & ſa chair demeure toujours ſéche & chaude quoiqu'il ſoit dans la riviere. Il n'eſt guéres bon à manger ;
ſa chair eſt coriaſſe & de difficile digeſtion : il contient beaucoup de ſel volatil &
d'huile.

Olor.
Cigne.

La peau du cigne eſt propre pour les rhumatiſmes qu'il eſt beſoin d'échauffer & de
faire tranſpirer, pour amollir & fortifier les nerfs, pour rappeller la chaleur naturelle,
pour fortifier l'eſtomac, pour chaſſer les vents, pour aider à la digeſtion, étant appliquée ſur les parties malades.

Peau.
Vertus.

Sa graiſſe adoucit & réſout les hémorroïdes.

Graiſſe.

Les plumes de ſes ailes ſont employées pour écrire.

Plumes.

CYMBALARIA.

Cymbalaria. C. B. Cæf. Lugd.	*Cymbalaria Italica hederacea.* Park.
Cymbalaria flofculis purpurafcentibus. J.B.	*Linaria hederæ folio.* Col.
Linaria hederaceo folio, feu Cymbalaria.	*Umbilicus Veneris officinarum.* Lonic.
Pit. Tournef.	

Eſt une eſpece de Linaire, ou une plante qui ſort des fentes des murailles : ſes tiges ſont menues comme des filets, longs, ronds, purpurins, pendants, ſe diviſant en beaucoup d'autres brins plus menus, auſquels ſont attachées des feuilles anguleuſes comme celles du lierre, vertes-brunes en deſſus, purpurines en deſſous comme celles du pain de pourceau, tendres, pleines de ſuc, d'un goût tirant ſur l'amer ; ces feuilles ſont ſoutenues par des queues longues, du pied deſquelles s'élevent des pédicules qui portent chacun une fleur purpurine, reſſemblante à celle du mufle de veau, mais plus petite, & terminée en bas par un éperon ou queue ſemblable à la pointe d'un capuchon, au lieu que celle du mufle de veau n'a qu'une tetine émouſſée ; quand cette fleur eſt paſſée, il paroît un fruit ou une coque partagée en deux loges remplies de petites ſemences plattes & bordées d'une aîle fort déliée. Cette plante croît contre les murailles humides, en Italie, & aux autres pays chauds. Elle contient beaucoup de phlegme, médiocrement de l'huile, peu deſel eſſentiel.

Vertus.

Elle eſt humectante, rafraîchiſſante, aſtringente ; elle arrête les pertes de ſang, étant priſe en décoction.

Etimologie.

Cymbalaria, à κύμβος, *cavitas,* parce que les feuilles de cette plante ſont un peu creuſées : c'eſt auſſi pour cette raiſon qu'on l'appelle *Umbilicus Veneris.*

CYNOCEPHALUS.

Cynocephalus (Jonſt.) Eſt une eſpece de ſinge des plus féroces : il eſt grand comme un mouton ; ſon cou eſt garni de longs poils comme celui du lion ; ſa tête reſſemble à celle du chien. Il naît en Ethyopie ; il ſe nourrit de chair, de coquilles, de fruits ; ſa voix eſt rude & diverſifiée.

Vertus.

Sa graiſſe eſt réſolutive.

Etimologie.

Cynocephalus, à κυιὸς, *canis,* & κεφαλὴ, *caput,* comme qui diroit *tête de chien,* parce que la tête de cet animal reſſemble à celle du chien.

CYNOCRAMBE.

Cynocrambe mas & fœmina. Ger. emacul.	*Cynocrambe mas & fœmina, ſive Mercurialis repens.* J.B.
Mercurialis ſylveſtris, Cynocrambe dicta vulgaris mas & fœmina. Park.	

En françois, *Mercuriale ſauvage,* ou *Chou de chien.*

Chou de chien.

Eſt une eſpece de Mercuriale qu'on ſubdiviſe en deux autres eſpeces ou individus, mâle & femelle.

Premiere eſpece.

La premiere eſt appellée,

Mercurialis maſcula ſylveſtri. Cord. hiſt.	*Mercurialis canina mas.* Colum.
Thal.	*Mercurialis montana teſticulata.* C.B.P.T.

Elle pouſſe des tiges longues d'environ un pied, rondes, creuſes, nouées, rampantes à terre ſans rameaux, purpurines du côté de la terre ; ſes feuilles ſont oppoſées ou rangées deux à deux, une vis-à-vis de l'autre, ſemblables à celles de la Mercuriale vulgaire, mais un peu plus longues, lanugineuſes, tendres, pointues, dentelées en leurs bords,

bords, attachées par des queues courtes, d'un goût fade & mauvais. Il sort des aisselles de ses feuilles des pédicules qui portent dés petites fleurs à plusieurs étamines, soutenues par un calice à trois feuilles, de couleur herbeuse; ces fleurs ne laissent rien après elles. Les fruits naissent sur des pieds qui ne fleurissent pas; chacun d'eux est composé de deux capsules ou testicules gros comme des lentilles, qui renferment chacun une semence ovale. Sa racine est fibreuse.

La seconde espece est appellée,

Mercurialis sylvestris fœmina. Cord. hist. | *Mercurialis montana spicata.* C. B. P. T.
Mercurialis canina fœmina. Colum. | *Cynocrambe fœmina.* Cam. ep. Matth.

Elle differe de la précédente, en ce qu'elle est quelquefois plus chargée de feuilles, en ce que les pédicules qui portent ses fleurs sont plus longs, & en ce que ses fleurs sont disposées en épi, ne laissant après elles aucun fruit ni semence.

Il me semble qu'on auroit donné à plus juste titre le surnom de *femelle* à l'espece qui porte du fruit, qu'à celle qui n'en porte point; mais il faut suivre en cette circonstance assez indifférente, ce qu'ont établi les premiers Botanistes.

L'une & l'autre espece croissent dans les bois & aux autres lieux ombrageux, montagneux; elles contiennent beaucoup de phlegme, d'huile, & de sel essentiel.

Leurs vertus ne sont pas semblables à celles de la Mercuriale commune; elles sont aussi dangereuses que le Ricin ou *Palma Christi.*

Cynocrambe, ex κυνός, *canis, &* κράμβη, *brassica,* comme qui diroit *Chou de chien.*

CYNOGLOSSUM.

Cynoglossum. Dod. Ad. Tab. Ger. officinarum. Lon. | *Cynoglossum majus vulgare.* C. B. P. T.
| *Cynoglossus vulgaris.* Ges. hort.
Cynoglossum vulgare. J. B. Raii hist. | *Cynoglossa major.* Brunf.

En françois, *Langue de chien,* ou *Cynoglose.*

Est une plante qui pousse plusieurs tiges à la hauteur de deux pieds, rameuses, lanugineuses: ses feuilles sont longues, étroites, pointues, lanugineuses, molles, blanchâtres, d'une odeur forte: ses fleurs naissent le long des branches, à peu près semblables à celles de la buglose, de couleur rouge tirant sur le purpurin, soutenues par un calice velu, blanchâtre, découpé en cinq parties; quand cette fleur est tombée, il lui succede un fruit à quatre capsules hérissées de poils piquans qui s'attachent aux habits: chaque capsule contient une semence: sa racine est longue, grosse, droite, noirâtre ou brune en dehors, blanche en dedans, d'une odeur forte, d'un goût fade. Cette plante croît aux lieux arides, déserts, dans les cimetieres: elle contient beaucoup d'huile, peu de sel.

Elle est incrassante, assoupissante, rafraîchissante, adoucissante, propre pour arrêter les hémorragies, les cours de ventre, les catarres, la gonorrhée.

Cynoglossum, à κυνός, *canis, &* γλῶσσα. *lingua,* comme qui diroit *Langue de chien,* parce que les feuilles de cette plante ont la figure de la langue d'un chien.

CYNORRHODOS.

Cynorrhodos, seu Rosa canina. Thal. | *Rosa sylvestris vulgaris, flore odorato incarnato.* C. B. Pit. Tournef.
Cynosbatos Dioscoridis. Lon. Adv. |
Rosa sylvestris alba cum rubore, folio glabro. J. B. | *Rosa canina.* Cam.
| *Sentis canis & Cynosbatos.* Brunf.

Q q

En françois, *Rosier sauvage. Rose de chien. Eglantier. Chinorrodon. Gratecu.*

Rosier sauvage. *Voyez* Pl. IX. fig. 3.
Est une espece de Rosier, ou un arbrisseau grand, haut, épineux, qui croît sans culture dans les hayes, dans les buissons. Ses feuilles sont semblables à celles du Rosier domestique, sans poil. Sa fleur est une rose simple à cinq feuilles, de couleur blanche, tirant sur l'incarnat, odorantes, de peu de durée ; car le moindre vent les fait tomber : il leur succede un fruit ovale ou oblong, gros comme un gland, verd au commencement, mais prenant une couleur rouge de corail à mesure qu'il mûrit : son écorce est charnue, moëlleuse, d'un goût doux, acide agréable : elle renferme en sa cavité beaucoup de semences oblongues, anguleuses, blanches, dures, entourées d'un poil dur qui s'en sépare aisément : si ce poil s'attache aux doigts ou à quelqu'autre partie, il pénetre la peau & y cause des démangeaisons importunes ; on appelle vulgairement ce **Gratecu.** fruit *Gratecu* & *Chinorrodon*.

Chinorrodon.
Il naît au tronc & aux branches du Rosier sauvage, une espece d'éponge grosse comme une petite pomme, ou comme une grosse noix, légere, de couleur rousse ; elle est appellée,

Spongiola sylvestris rosæ. Dod.	*Bedeguar officinis perperam*. C. B.
Spongia Bedeguaris. Adv.	En françois, *Eponge d'Eglantier*.

Eponge d'Eglantier.
Elle renferme souvent des pierres & des petits vers ; elle contient beaucoup de sel essentiel & d'huile.

Roses de chien.
Les roses de chien contiennent un peu d'huile à demi éxaltée, du sel essentiel, & beaucoup de phlegme.

Vertus.
Elles sont astringentes ; on en tire par la distilation une eau propre pour les maladies des yeux.

Fruit.
Son fruit contient du sel acide enveloppé dans beaucoup d'huile. On monde ce fruit de sa semence & de son poil ; puis on s'en sert dans la Médecine en tisanne ou en conserve.

Vertus.
Il est apéritif par les urines, & astringent par le ventre ; on le donne dans la colique néphrétique pour atténuer la pierre du rein & de la vessie, pour arrêter les cours de ventre.

Semence.
La semence est astringente ; on l'employe pour arrêter les gonorrhées.

Eponge. Vertus. Dose.
L'éponge du Rosier sauvage est propre pour la pierre, pour le scorbut, pour exciter l'urine, pour le goëtre, pour les vers, étant prise en poudre. La dose est depuis demiscrupule jusqu'à deux scrupules.

Etimologies.
Cynorrhodos, à κυνὸς, *canis*, & ρόδον, *rosa* ; comme qui diroit *Rose de chien*.
Cynosbatos, à κυνός, *canis*, & βάτος, *rubus* ; comme qui diroit *Ronce de chien*.

CYPEROIDES.

Cyperoides latifolium, spicâ rufa, sive caule triangulo. Pit. Tournef.	*sive caule triangulo*. C. B.
Gramen Cyperoides latifolium, spicâ rufa,	*Carex*. Trag. Lugd.
	En françois, *Léche*.

Léche.
Est une plante que les Botanistes anciens ont tous placée entre les especes du Gramen ; mais M. Tournefort en a fait un genre séparé. Ses feuilles sont longues d'un pied ou d'un pied & demi, assez larges, triangulaires : sa tige croît assez souvent à la hauteur de trois pieds, sans nœuds, portant à sa cime des épis à écailles, entre lesquelles sont attachées des fleurs à étamines rousses : ces fleurs ne laissent rien après elles ; mais les épis qui sont au-dessous portent des graines, & ne fleurissent point : ces graines naissent

fous les écailles qui compofent les épis ; elles font triangulaires , & renfermées chacune dans une capfule membraneufe. Ses racines font affez groffes , noueufes , & femblables à celles du Cyperus long ; elles font garnies de quelques fibres. Cette plante croît aux lieux aquatiques.

Les qualitez de fa racine approchent de celles du Cyperus long, mais on ne la met guéres en ufage.
Ses fleurs font déterfives , apéritives.
Cyperoides, parce que cette plante a beaucoup de rapport avec le Cyperus.

Vertus.

Etimolo-
gie.

CYPERUS.

Cyperus, en françois, *Souchet*, eft une plante dont il y a beaucoup d'efpces ; j'en dé- crirai deux qui font les plus en ufage dans la Médecine.

Souchet.

La premiere eft appellée,

Cyperus. Trag. Lob. obf.	*Cyperus alter radice Olivari.* Cæf.
Cyperus rotundus vulgaris. C.B. P. Tourn.	*Juncus angulofus & triangularis.* Plin.

Premiere
efpece.
Voyez Pl.
V. fig. 9.

En françois, *Souchet rond.*

Ses feuilles font longues & étroites ; fes tiges font triangulaires, dures ; elles portent en leurs fommitez des têtes ou des épis écailleux qui foutiennent des fleurs à étamines : quand ces fleurs font paffées, on trouve fous chacune des écailles des femences ou graines triangulaires, dures, noires : fa racine eft groffe comme une olive, oblongue, de couleur grife, d'une odeur foible, mais affez douce, d'un goût aftringent, & bonne à manger.

Souchet
rond.
Epis.

La feconde efpece eft appellée,

Cyperus longus. Ger. Raii hift.	*Cyperus odoratus, radice longâ, five Cype-*
Cyperus longus odoratus. Park.	*rus officinarum.* C. B. Pit. Tournef.
Cyperus panicula fparfa fpeciofa. J. B.	*Cyperus Romanus, five longus.* Cord. in
Cyperida. Plin.	Diofc.

Seconde
efpece.

En françois, *Souchet long,* ou *Souchet odorant.*

Elle pouffe beaucoup de feuilles qui tiennent de celles du Rofeau, reffemblantes en quelque maniere à celles du *Cyperoides*, mais plus longues, plus grêles, plus dures, ayant le dos relevé & aigu : fa tige croît à la hauteur de deux pieds, droite, fans nœuds, trian- gulaire, remplie de moëlle blanche, portant en fes fommitez des feuilles larges, rouffâtres, qui foutiennent des épis de fleurs à étamines, & des femences relevées de trois coings, comme en l'efpece précédente. Sa racine eft longue, groffe comme une plume de cigne, nouée, rampante, pliante, mal-aifée à rompre, entourée de fibres, de couleur obfcure en dehors, grifâtre en dedans, d'une odeur forte & agréable.

Souchet
odorant.

L'une & l'autre efpece de Souchet croiffent dans les marais, le long des ruiffeaux & des foffez. Leurs racines font employées dans les remedes ; on nous apporte celles du dernier, d'Etampes, & de plufieurs autres lieux des environs de Paris.

Racines.

On doit les choifir groffes, nouvelles, bien nourries, ayant quelque odeur : elles contiennent beaucoup d'huile & de fel effentiel.

Choix.

Elles fortifient l'eftomac, elles excitent l'urine & les mois aux femmes ; elles réfi- ftent au venin, elles chaffent les vents.

Vertus.

La racine du Cyperus long eft particuliérement employée dans les pomades, dans les parfums.

Cyperus, gracè κύπειρος, *à* κύπαρος, *Pyxidicula, aut vafculum pufillum* ; parce que les

Etimolo-
gie.

Q q ij

racines de quelques efpeces de Souchet reffemblent à une petite boëte, ou a une petite urne, ou à un godet.

CYPRINUS.

Cyprinus. Carpus. Carpa. Carpio. Carpo. En françois, *Carpe.*

Carpe.　Eſt un poiſſon d'eau douce fort commun & bien connu dans les cuiſines. Il y en a de pluſieurs eſpeces, ou plutôt de pluſieurs grandeurs ; il eſt couvert d'écailles aſſez larges, bleuâtres ou verdâtres ; on le trouve dans les rivieres, dans les étangs, dans les marais ; il multiplie beaucoup. Sa machoire ſupérieure eſt garnie de ſix dents molaires, rangées trois à trois, & en l'inférieure il y a un os cartilagineux qui a la forme d'une olive aplatie : cet os ſert apparemment au poiſſon pour appuyer & aider à broyer ſes alimens : ce qu'on appelle ſa *langue* eſt proprement ſon palais : ſa nourriture ordinaire eſt de la boue, du limon ; il eſt fort bon à manger & de facile digeſtion : il contient beaucoup d'huile & de ſel volatil.

Os pierreux.　On trouve dans la tête de la carpe un os pierreux aſſez large, plat, triangulaire, blanc ; il eſt placé au haut de ſon palais ; c'eſt proprement l'os hyoïde.

Vertus.　Il eſt propre pour exciter l'urine, pour atténuer les pierres du rein & de la veſſie, pour l'épilepſie, pour adoucir l'âcreté des humeurs, pour arrêter les cours de ventre. La doſe en eſt depuis demi-ſcrupule juſqu'à demi-dragme, étant réduit en poudre ſubtile.

Doſe.

Fiel.　Le fiel de carpe eſt propre pour éclaircir la vûe.

Etimologie.　*Cyprinus*, à *Cypride*, *id eſt Venere* ; on dit que ce poiſſon engendre ſix fois en l'année.

CYTISO-GENISTA.

v. Pl. IX. fig. 4.

Cytiſo Geniſta ſcoparia, vulgaris, flore luteo. Pit. Tournef.

Cytiſus ſcoparius vulgaris. Pit. Tournef.
Geniſta anguloſa trifolia. J. B.
Geniſta vulgaris trifolia. Raii hiſt.

Geniſta minor, ſeu non aculeata. Lon.
Geniſta. Brunf. Dod. Ger.
Geniſta anguloſa & ſcoparia. C. B.
Geniſta vulgaris & ſcoparia. Park.
　En françois, *Genêt à balais.*

Genêt à balais.　Eſt un arbriſſeau qui croît à la hauteur de quatre ou cinq pieds ; ſes tiges ſont menues, ligneuſes, jettant beaucoup de rameaux anguleux, fléxibles, verts, chargez de feuilles tantôt ſimples, tantôt trois à trois ſur une queue, velues ; ſes fleurs ſont belles, légumineuſes, de couleur jaune, rarement blanche ; elles ſont ſuivies par des gouſſes fort aplaties, larges, noires, velues, compoſées chacune de deux coſſes, entre leſquelles il y a quelques ſemences plates & oblongues ; ſa racine eſt diviſée en pluſieurs branches nerveuſes, fléxibles, jaunes : toute la plante a une odeur forte & un goût amer ; elle croît dans les champs incultes, aux lieux montagneux, ſablonneux ; elle eſt fort commune. On ſe ſert en Médecine de ſa fleur & de ſa ſemence ; elles contiennent beaucoup de ſel eſſentiel & d'huile.

Vertus.　Elles ſont fort apéritives, propres pour la colique néphrétique, pour la pierre, pour les obſtructions de la ratte, pour l'hydropiſie, pour la goutte ſciatique, pour les ſcrofules. On amaſſe au Printems des fleurs de ce genêt en boutons, auparavant qu'elles

Fleur de Genêt.　ſoient épanouies, & on les confit avec du vinaigre & du ſel, ou avec de l'eſprit de vin ; ces boutons ſont bons pour arrêter le vomiſſement, étant mangez.

Etimologie.　*Scoparius*, à *ſcopa*, balai ; on employe de ſes branches pour faire des balais.

CYTISO-GENISTA LUSITANICA.

Cytiſo-Geniſta Luſitanica foliis Myrti, ſiliquis tomentoſis. Pit. Tourn.

Eſt un arbriſſeau qui convient avec le Genêt, en ce qu'une partie de ſes feuilles

naiſſent ſeules & alternes pour l'ordinaire,& quelquefois trois à trois ſur un même pédicule, ſemblables à celles du Mirte ; ſes feüilles ſont légumineuſes ; il leur ſuccede des
gouſſes plates & cotoneuſes. Cet arbriſſeau croît en Eſpagne , en Portugal. Je ne connois point ſes vertus pour la Médecine ; mais il y a apparence qu'il produit des effets pareils à ceux du Genêt ou à ceux du Cytiſe.

Vertus.

Cytiſo-Geniſta , parce que cette plante participe du Genêt & du Cytiſe.

*Etimolo-
gies.*

CYTISUS.

Cytiſus , en françois, *Cytiſe*, eſt un arbriſſeau dont on connoît aujourd'hui beaucoup d'eſpeces ; je me contenterai de rapporter ici celle qui eſt cultivé dans les jardins
par les Fleuriſtes.

Cytiſus glabris foliis ſubrotundis , pedicu- *lis breviſſimis.* C. B. Pit. Tournef.	*Cytiſus glaber , ſiliquâ latâ.* J. B. En françois, *Cytiſe.*

Eſt un arbriſſeau qui s'éleve à la hauteur de trois à quatre pieds, fort branchu , &
très-touffu, que l'on taille en boule dans les jardins , & qui eſt garni de quantité de
feuilles , qui ſont au nombre de trois ſur un même pédicule, arondies , liſſes , un peu
luiſantes, d'un vert foncé, ſans odeur ; ſes fleurs ſont jaunes, légumineuſes, en ſi
grand nombre que cet arbriſſeau paroît tout jaune lorſqu'il eſt fleuri ; à ces fleurs ſuc-
cedent des fruits compoſez de deux coſſes liſſes , aplaties, longues d'un pouce au
moins , ſur trois lignes de largeur , & qui renferment des ſemences dures , taillées en
cœur.

Cytiſe.

On ne fait aucun uſage du Cytiſe en Médecine , il a cependant les mêmes vertus que
le Genêt.

On croit que ſon nom eſt tiré de celui d'une Iſle appellée *Cythiſus:*

*Etimolo-
gie.*

D

DACTYLI.

Dactyli , *Phœnicobalani ,*	*Palmula ,* *Caryota ,*	*Cariotides ,* *Fructus palmæ.*

En françois, *Dactes* , ou *Dattes.*

Sont des fruits oblongs, ronds, un peu plus gros que le pouce, charnus , de couleur
jaune , d'un goût doux & agréable ; ils renferment un noyau long , rond , fort dur ,
oſſeux, fendu en un côté dans ſa longueur , de couleur griſe cendrée , enveloppé d'une
pellicule très-mince , blanche ; ce noyau contient une amande longue , grêle, rougeâtre, d'un goût un peu amer. On nous apporte ce fruit ſec de Tunis ; il naît à un grand
arbre appellé ;

Dattes,

*Noyau, &
ſon aman-
de.*

Palma. Trag. Matth. Dod. Ger. *Palma major.* C. B. *Palma vulgaris.* Park.	*Palma , ſive Dachel* , Alpino. *Palma Dactylifera.* Linſcot. 4. p. Ind. Orient.

Gracè , Φοῖνιξ , En françois, *Palmier, Palmier Dattier:*

Son tronc eſt gros, rond, droit , haut, couvert d'une écorce épaiſſe & relevée

*Palmier
Dattier.*

tout au long de plusieurs petites bosses écailleuses, qui le rendent commode pour y monter : ces inégalitez sont des vestiges de rameaux ou de feuilles qui n'ont pas pû sortir ; ses feuilles nouvelles croissent seulement en son sommet, longues, pointues comme celles de l'Iris, roides, rangées l'une vis-à-vis de l'autre le long d'une côte ou rameau simple, long d'environ quatre pieds, & gros comme le petit doigt, triangulaire, canelé, fongueux, plié en arc ; ses fleurs naissent encloses dans une grosse envelope qu'on

Elate.

appelle *Elate* ; cette envelope s'ouvre quand elle a atteint une certaine grosseur, & elle laisse paroître des fleurs blanches disposées en grape : à ces fleurs succedent les dactes, qui étant mûres servent de nourriture à un grand nombre de personnes dans les Indes, en Syrie, en Afrique, en Egypte. Celles qu'on nous envoye ne sont employées que

Choix.

pour la Médecine : on doit les choisir nouvelles, grosses, charnues, pleines, fermes au toucher, le noyau s'en séparant aisément, jaunes, douces comme sucrées ; les meilleures sont celles qui viennent du Royaume de Tunis ; on nous en apporte de Salé, mais elles sont maigres & séches ; il nous en vient encore de Provence, & celles-là sont fort belles & de bon goût ; mais elles ne peuvent pas être gardées, car les vers s'y engendrent aisément, & elles se séchent ensorte qu'il n'y reste plus d'humeur.

Vertus.

Les dactes sont un peu détersives & astringentes ; elles adoucissent les âcretez de la gorge ; elles fortifient l'enfant dans le ventre de sa mere ; elles moderent le cours de ventre : on s'en sert intérieurement & quelquefois en cataplasme.

Etimologies.

La dacte a été nommée *Dactylus*, à cause que sa figure approche de celle du doigt qu'on appelle en grec δάκτυλος.

Elate, *græcè*, ἐλάτη, *ab* ἐλάω, *agito*, *expello*, parce que cette envelope en s'ouvrant pousse dehors les fleurs du palmier.

Palma, à παλάμη, *manus*, parce que les feuilles du palmier sont disposées en main ouverte.

Phœnicobalanus est un mot composé du grec φοίνιξ, *palma*, palmier, & du latin *balanus*, gland ; comme qui diroit *gland de palmier*.

DAMASONIUM.

Damasonium stellatum. Lug. Pit. Tourn.	*Plantago aquatica stellata.* C. B.
Alisma pusillum angustifolium muricatum. Lob. obs.	*Plantago aquatica minor altera.* Lob. icon.

Est une plante qui pousse de sa racine des feuilles semblables à celles du plantain aquatique, mais beaucoup plus petites, attachées à des queues longues ; il s'éleve d'entr'elles des petites tiges à la hauteur de la main, rondes, vuides, portant des fleurs ordinairement à trois feuilles disposées en rose ; lorsque cette fleur est passée, il paroît un fruit en étoile composé de plusieurs piéces creuses qui renferment chacune une ou deux semences oblongues ; ses racines sont menues, fibreuses comme celles du plantain aquatique. Cette plante croît aux lieux humides ; elle contient beaucoup d'huile & de phlegme, peu de sel essentiel.

Vertus.

Elle est détersive, astringente, rafraîchissante, propre pour faire perdre le lait aux femmes, étant appliquée sur le sein.

DANTA.

Danta. Jonst. *Tapiroussu & Dovenare Lærii. Capa quibusdam.* En françois, *Dantę.*

Dante.

Est un animal à quatre pieds qui naît dans l'Amérique : il est semblable à un mulet ; mais ses lévres sont faites comme celles d'un veau ; ses dents sont fortes & très-aigues ; son cou est long : il porte pour défense deux dents tournées en rond comme un anneau ;

ſes jambes ſont courtes ; ſes pieds ſont garnis d'ongles fendus & noirs ; ſon poil eſt roux ; ſa queue eſt beaucoup plus courte que celle d'un mulet, & en quelques-uns on n'en trouve point ; ſa peau eſt ſi dure qu'elle eſt preſque impénétrable : il ſe retire dans les eaux quand on le pourſuit à la chaſſe, & il déchire ſouvent les chiens avec ſes dents ; ſa chair eſt fort bonne à manger : ſa peau eſt d'un grand prix chez les Indiens ; car étant ſéchée au Soleil, ils en font des habillemens qui ne peuvent être percez par les fleches.

Les ongles de ſes pieds rapez & pulvériſez ſont eſtimez ſudorifiques, propres pour l'épilepſie, pour réſiſter au venin ; cet effet provient du ſel volatil qu'ils contiennent : la doſe en eſt depuis un ſcrupule juſqu'à une dragme.

Ongles.
Vertus.
Doſe.

DATURA.

Datura. Garz. Acoſt. Caſt.
Stramonium fructu ſpinoſo oblongo. Pit. T.
Solanum fœtidum, pomo ſpinoſo oblongo. C. B.
Solanum ſomniferum. Bellon.
Stramonium majus album. Park.
Stramonia altera major, ſive Tatura quibuſdam. J. B.

Stramonium ſpinoſum. Ger.
Solanum manicum. Col.
Tatoula, quæ nux methel Arabum.
Dutroa, Hiſpanis ; Burlatoria, Luſitanis ; Marana, Arabibus ; Datula, Perſis & Turcis. Palud. in Linſc.
Hippomanes, Crateva quibuſdam.

Nux methel Arabum.

Eſt une eſpece de *Stramonium*, ou une plante étrangere qui croît à la hauteur d'un homme ; ſa tige eſt groſſe, rameuſe ; ſes feuilles ſont ſemblables à celles de l'Epinar, moins épaiſſes, mais plus larges, dentelées, d'une odeur très-puante ; ſa fleur eſt une grande campane qui reſſemble en quelque maniere à un verre à boire, d'une belle couleur blanche, ou purpurine-violette, d'une odeur aſſez déſagréable ; quand cette fleur eſt paſſée, il paroît un fruit gros comme une petite pomme, ou comme une noix encore garnie de ſa premiere écorce, preſque rond, de couleur verte, tout environné d'épines molles & qui ne piquent point ; ce fruit ſe diviſe en quatre loges remplies de ſemences groſſes comme des lentilles ayant la figure d'un petit rein, noires en dehors, blanches & moëlleuſes en dedans, d'un méchant goût ; ſa racine eſt fibreuſe, blanche, d'une odeur de réfort : toute la plante a un goût amer. Elle croît dans l'Amérique, en Malavar, aux lieux ombrageux & le long des eaux : les habitans de Malavar l'appellent *Unmata caya*, & ceux de Canarie *Datiro*.

Unmata caya.
Datiro.

Acoſta decrit trois eſpeces de Datura : la premiere eſt celle dont j'ai parlé ; les deux autres ſont preſque ſemblables à la précedente, mais les fleurs de la ſeconde ſont jaunâtres en ſe paſſant, & celles de la troiſiéme approchent de celles de la Juſquiame.

La premiere eſpece eſt en uſage chez les Indiens : ſi l'on avale demi-dragme de ſa ſemence en poudre, on devient ébêté pour quelque tems, riant, ou pleurant, ou dormant ; ſi l'on en prend une plus grande doſe, on eſt empoiſonné. Le remede qu'on y apporte, eſt d'exciter le vomiſſement & la ſueur. La même ſemence infuſée dans du vinaigre eſt fort propre pour les dartres & pour les autres démangeaiſons du cuir. La racine de la plante étant tenue au nez, excite l'éternuement ; ſi l'on en fait prendre une dragme en poudre, elle jette la perſonne dans un profond ſommeil.

Effets de la ſemence de Datura.

Les autres eſpeces de Datura ne ſont employées que rarement. Quelques Médecins Brachmanes font entrer la ſemence de la ſeconde eſpece dans une compoſition de pilules, qu'ils eſtiment être d'un grand uſage pour arrêter le flux de ventre & la dyſſenterie, quand même ces maladies ſeroient accompagnées d'une fiévre ardente.

Poterius en fait cas pour les dyſſenteries, & donne ſa graine en teinture.

DAUCUS CRETICUS.

Daucus creticus. Caſt. Dioſc. Geſ. Tab.	*Daucus creticus femine hirſuto.* J. B.
Daucus cretenſis verus. Dioſc. Ad. Lob.	*Daucum montanum.* Cæſ.
Daucus foliis Fœniculi tenuiſſimis. C. B.	*Myrrhis annua, femine ſtriato, villoſo, in-*
Daucus alpinus multifido longoque folio,	*cano.* Moriſ. umb. Pit. Tournef.
ſive montanus umbella candida. C. B.	

Voyez Pl. V. fig. 12. Eſt une plante qui pouſſe une tige à la hauteur d'environ un pied & demi, ronde, canelée, velue : ſes feuilles ſont découpées comme celles du fenouil, mais en parties encore plus déliées, lanugineuſes ; les ſommets de ſes branches ſoutiennent des ombelles ou paraſols velus, blanchâtres, garnis de fleurs blanches ; leſquelles étant tombées, il leur ſuccede beaucoup de ſemences plus petites que celles du Cumin, oblongues, canelées, un peu velues, blanchâtres, d'une odeur agréable & d'un goût piquant : ſa racine eſt longue, groſſe comme le doigt, garnie de fibres, d'un goût de panais, odorante.

Semence. Cette plante croît aux lieux pierreux & montagneux ; ſa ſemence nous eſt envoyée ſéche de Candie & des autres pays chauds : il faut la choiſir récente, bien nourrie, nette, *Choix.* odorante, piquante au goût Celle qui vient immédiatement de Candie eſt la meilleure ; elle contient beaucoup d'huile & de ſel volatil.

Vertus. Elle eſt apéritive, elle excite les mois aux femmes, elle chaſſe les vents, elle réſiſte *Doſe.* au venin, elle atténue la pierre du rein ; la doſe en eſt depuis demi-ſcrupule juſqu'à deux ſcrupules.

    * On lui ſubſtitue la ſemence du *Chærophyllum Siculum, Sophiæ foliis, femine villoſa.* (Pit. Tournef.)

DAUCUS VULGARIS.

Daucus vulgaris. Cluſ. hiſt. P. Tournef.	*Staphylinus ſylveſtris.* Trag. Dod. Cæſ.
Daucus officinarum uſitatius. Ad.	*Daucus agreſtis.* Gal de alim.
Paſtinaca tenuifolia ſylveſtris. Dioſcor.	*Paſtinaca ſylveſtris.* Matth. Lac. Lon.
vel Daucus officinarum. C. B.	

    En françois, *Carotte ſauvage*, ou *le faux Chervi.*

Carotte ſauvage. Eſt une plante qui pouſſe pluſieurs tiges à la hauteur d'environ deux pieds, canelées, velues, diviſées en aîles ; ſes feuilles ſont découpées menu, velues, de couleur verte-obſcure ; ſes fleurs ſont diſpoſées en ombelles ou paraſols au haut des tiges, blanches & purpurines, ou rougeâtres ; chacune de ces fleurs eſt compoſée de cinq feuilles inégales, échancrées, diſpoſées en fleurs de lis ; quand elles ſont paſſées, il paroît des graines oblongues, jointes deux à deux, garnies de poils, griſes ; & le paraſol prend la figure d'un nid d'oiſeau, ce qui a donné lieu à quelques Auteurs d'appeller la plante *nidus* *Nidus avis.* *avis.* Sa racine eſt plus petite que celle de la carotte cultivée, & plus âcre. Cette plante *Semence.* croît dans les prez & dans les champs aux lieux ſablonneux & ſecs. Sa ſemence eſt employée dans la Médecine : elle contient beaucoup d'huile, & un peu de ſel volatil & eſſentiel.

Vertus. Elle a une vertu approchante de celle du Daucus Creticus, mais plus foible.

Etimologie. *Daucus,* à δαῦκος, *Paſtinaca.*

DAULONTAS.

Daulontas frutex (G. Piſon) eſt un arbriſſeau de l'Amérique, haut comme un homme, fort rameux, & dont les branches ſe répandent & s'étendent tellement dans les jardins, qu'on eſt contraint de les conſumer par le fer & par le feu ; ſes feuilles reſſemblent

blent à celles du Balſamina, découpées en leurs bords : ſes fleurs naiſſent en grapes comme celles du Sureau ; il leur ſuccede des bayes qui ont un goût amer.

Cette plante a l'odeur & les qualitez de la Camomille ; on employe ſa fleur dans les fomentations, & dans les cataplaſmes pour ramolir, pour diſcuter, pour réſoudre. On ſe ſert auſſi de ſes bayés intérieurement pour l'aſthme, pour exciter les mois aux fem-mes, pour la colique.   Vertus.

DELPHINIUM.

Delphinium. Dod. gal.
Delphinium majus, ſive vulgare. Park.
Delphinium vulgatius. Cluſ.
Flos regius. Dod.
Conſolida regalis. Matth. Lob. icon. Caſt.

Conſolida regalis hortenſis, flore majore & ſimplici. C. B.
Delphinium hortenſe, flore majore & ſimplici. C. P. Pit. Tournef.
En françois, *Pied d'alouette.*

Eſt une plante haute, rameuſe, qui pouſſe des feuilles découpées en pluſieurs parties longues, & preſque auſſi déliées que celles du Fenouil : ſes ſommitez ſont garnies de bel-les fleurs rangées par ordre en maniere d'épi, de couleur bleue ; chacune de ces fleurs eſt compoſée de pluſieurs feuilles inégales, cinq deſquelles ſont plus grandes que les au-tres, & diſpoſées en rond ; la ſupérieure s'allonge ſur le derriere en une maniere de pe-tite corne pointue repréſentant un éperon, & elle reçoit dans cet éperon l'éperon d'une autre feuille ; quand la fleur eſt tombée, il paroît un fruit compoſé de trois gaînes noi-râtres, qui renferment des ſemences anguleuſes, noires, d'un goût amer & déſagréa-ble. On cultive cette plante dans les jardins à cauſe de la beauté de ſa fleur : elle con-tient beaucoup d'huile & de phlegme, peu de ſel.   Pied d'a-louette.

Elle eſt un peu aſtringente, conſolidante, vulnéraire ; elle excite l'accouchement ; on peut s'en ſervir extérieurement & inté ieurement, mais on n'employe guéres en Mé-decine cette eſpece de pied d'alouette ; les Fleuriſtes la réſervent pour un ornement de leurs jardins. On ſe ſert pour les remedes, d'une eſpece de pied d'alouette ſauvage qui croît dans les champs entre les bleds, & qu'on appelle par cette raiſon *Delphinium ſe-getum.* Elle differe de l'autre en grandeur & en beauté, mais elle a du moins autant de vertus.   Vertus.   Delphini-um ſegetum

Delphinium, δελϕὶν, *delphinus,* parce que le bouton de la fleur du pied d'alouette étant prête à s'épanouir, a quelque reſſemblance avec un dauphin, tel que les Peintres le repréſentent.   Etimolo-gie.

DELPHINUS.

Delphinus. Delphin. Porcus marinus.   En françois, *Dauphin.*

Eſt un grand poiſſon de mer fort agile, d'un grand mouvement, ſautant preſque tou-jours, & nageant avec beaucoup de viteſſe ; on l'appelle vulgairement *Simon, quaſi roſtrum habens,* parce qu'il eſt camus : ſa langue eſt courte, large, charnue, mobile ; ſes dents ſont petites, aigues, rangées en peigne ; ſes yeux ſont grands, mais telle-ment couverts d'une peau, qu'il n'y paroît que la prunelle ; ſa vûe eſt pourtant fort ſubtile ; ſa voix eſt ſemblable à celle d'une perſonne qui ſe plaint ; ſon dos eſt cambré & recourbé en dehors : il nage par le moyen de deux aîles ou nageoires fortes & robuſtes qui ſont attachées à la place des épaules ; il prend ſon accroiſſement en dix ans, & il vit juſqu'à trente ans. Il fait la guerre au Muge & le mange ; il habite dans la mer Médi-terranée. Il aime les hommes ; Pline rapporte pluſieurs hiſtoires vrayes ou fauſſes à ce ſujet ; il ſaute autour des navires ou des batteaux, ordinairement accompagné d'un au-tre dauphin ; ces deux poiſſons font leurs ſauts ſi uniformes, qu'on diroit qu'ils ſeroient joints enſemble. On voit beaucoup de dauphins à la pêche du thon, qui ſe fait en Pro-   Dauphin. Simon.

vence, en Espagne ; ils sont bons à manger ; ils contiennent beaucoup d'huile & de sel volatil.

Vertus. L'estomac du dauphin desséché & pulvérisé est propre pour les maladies de la ratte.

Estomac. *Foye.* Son foye étant desséché & réduit en poudre, est bon pour les fiévres intermittentes, pris intérieurement.

Marsouins. Les marsouins sont faits à peu près comme les dauphins, mais ils ne sont pas si gais.

Graisse. La graisse du dauphin & du marsouin sont résolutives, ramollissantes.

Etimologies. *Delphinus, vel Delphin,* δελφὶν à δελφας, *porcellus,* parce qu'on a trouvé quelque ressemblance du dauphin avec un petit cochon, d'où vient qu'on l'a appellé *Porcus marinus.*

Marsouin, quasi maris sus, parce que le marsouin est aussi un cochon de mer.

DENS CANIS.

Dens canis, en françois, *Dent de chien,* est une plante dont il y a deux especes.

Premiere espece.   La premiere est appellée,

Dens canis. Gesn. hort.	*Satyrium quorumdam Erythronium bifo-*
Dens caninus. Dod. Ger.	*lium, flore unico, radiato, albo, & purpureo.*
Dens canis latiore rotundioreque folio. C.B.	J. B.
Pit. Tournef.	*Hermodactylus,* Mesuæi, *folio maculoso,*
Mithridatium Cratevæ. Plin. Ang. Cæsal.	*& Dens canis.* Ges. hort.
Dentali. 1. Clus. pan.	

Dent de chien. Elle pousse ordinairement deux feuilles & quelquefois trois, répandues à terre, ayant la figure approchante de celle du Lis des vallées, mais plus grosses & plus chatnues, arondies, marbrées de grandes taches blanches tirant sur le purpurin. Il s'éleve d'entr'elles un pédicule haut comme la main, lisse, rouge, portant une belle fleur à six feuilles, oblongues, pointues, panchées & recoquillées vers le haut, quelquefois blanches, quelquefois purpurines, marquées en dedans de taches laiteuses, ayant en leur milieu six étamines purpurines. Quand cette fleur est tombée, il naît en sa place un fruit presque rond & relevé de trois coins, de couleur verte marbrée de rouge. Ce fruit renferme en trois loges des semences oblongues, jaunâtres : sa racine est oblongue, blanche, charnue, plus menue en haut qu'en bas, & ayant en quelque maniere la figure de la dent d'un chien : elle pousse plusieurs fibres.

Seconde espece.   La seconde espece est appellée,

Dens canis angustiore longiore folio. C.B.	*Erythronium flore albo, angustioribus foliis.*
Pit. Tournef.	Lob. icon.
Dens caninus flore albo, angustioribus fo-	*Satyrii Erythronii aliud genus.* J. B.
liis. Clus. hist. Cam.	*Dentali.* 2. Clus. pan.

Elle differe de la précédente en ce que ses feuilles sont plus longues & plus étroites, en ce que sa fleur est ordinairement plus grande, de couleur blanche, ou purpurine & blanche, & en ce que sa racine est plus grosse.

L'une & l'autre espece croissent aux lieux montagneux ; on les cultive dans les jardins. Elles contiennent beaucoup d'huile & de phlegme, médiocrement de sel essentiel.

Vertus. Leurs racines sont résolutives, digestives, amollissantes.

Etimologie. *Dens canis,* à cause que la racine de cette plante a la figure de la dent d'un chien.

DENS LEONIS.

Dens leonis. Brunf. Matth. Dod. Lob.	*Chondrilla altera & Rostrum porcinum.*
Dens leonis latiore folio. C. B. Pit. Tourn.	Dod. gal. Thal.
Chondrilla Galeni. Ang. *quibusdam*, *Ta-*	*Dens leonis vulgaris.* Park.
raxacon.	*Hedypnois, sive dens leonis.* Fuch. J. B.
Aphaca. Cæsalp.	*Taraxacon minus.* Lon.
Hieracium minus. Gesn. hort.	*Corona & caput monachi.* Tab. Ger.

Caput mo-
nachi.

En françois, *Dent de lion*, ou *Pissenlit*.

Est une plante fort commune, basse, qui pousse de sa racine des feuilles longues, mé- Pissenlit.
diocrement larges, se couchant à terre, découpées d'un côté & d'autre profondément
comme celles de la chicorée sauvage, mais sans poil, pointues au bout en forme de
fléche. Il s'éleve d'entr'elles des pédicules à la hauteur de la main, ronds, nuds, creux,
tendres, sans branches, rougeâtres, empreintes d'un suc laiteux, soutenant chacun en
son sommet une belle fleur ronde, ou un bouquet à demi-fleurons jaunes, d'une
odeur assez agréable. Quand cette fleur est passée, il lui succede des graines disposées
en rond, garnies chacune d'une aigrette: sa racine est divisée en plusieurs branches
grosses comme le petit doigt, tendres, laiteuses. Cette plante croît aux lieux herbeux,
incultes: toute la plante a une légere amertume; on en fait des salades au printems,
quand la feuille commence à croître, & pendant qu'elle est encore tendre. Elle contient beaucoup de sel essentiel & d'huile; en Médecine on la met entre les chicoracées.

Elle est détersive, apéritive, propre pour purifier le sang. Vertus.

Dens leonis, à cause que les feuilles de cette plante représentent dans leurs découpu- Etimolo-
res la machoire d'un lion garnie de ses dents. gies.

Caput monachi, parce qu'après la chute des fleurs de cette plante, il paroît une maniere de tête nue.

DENTALIUM.

Dentalium, seu Dentale, Syringites, est un petit coquillage fort rare; il est long d'en- Syringites.
viron trois pouces, ayant la figure de la dent d'un chien, gros en sa partie d'en haut
comme un tuyau de plume à écrire, diminuant peu à peu jusques à l'autre bout, léger,
poli, luisant, verdâtre, marqué de lignes droites d'un bout à l'autre. Il y naît une espece de ver qui sort en partie pour aller chercher sa nourriture. On trouve ce coquillage sur les rochers proche de la mer, & sur les vieux coquillages. Il contient un peu
de sel volatil.

Il est alkali, & propre pour adoucir les acides, pour arrêter les cours de ventre & le Vertus.
crachement de sang, étant pris intérieurement: on s'en sert aussi extérieurement pour
dessécher.

Dentalium, Dentale, à dente, dent, parce que ce petit coquillage a la figure d'une Etimolo-
dent. gies.

Syringites, à σύριγξ, *fistula*, parce que ce coquillage a la figure d'un petit chalumeau.

DENTARIA.

Dentaria, en françois, *Dentaire*, est une plante dont il y a quatre especes.

La premiere est appellée, Premiere
espece.

Dentaria heptaphyllos. C. B. P. Tourn.	*Viola dentaria altera.* Dod.
Dentaria major. Cæs. *altera.* Tab.	*Alabastrites altera.* Lob.
Dentaria coralloides altera, sive septifolia.	*Dentellaria altera.* Lugd.
J. B.	

Dentaire.   Eſt une plante qui pouſſe une tige à la hauteur d'environ un pied : ſes feuilles ſont ſemblables à celles de la Quintefeuille, mais rangées ordinairement ſept ſur une côte comme celles du Freſne, oblongues, pointues, dentelées tout autour, vertes, rudes au toucher ; ſes fleurs naiſſent attachées par des pédicules à ſes ſommitez, reſſemblantes à celles du *Leucoium* ou Géroflier, compoſées chacune de quatre feuilles diſpoſées en croix, de couleur blanche : quand cette fleur eſt paſſée, il lui ſuccede une ſilique qui eſt diviſée intérieurement en deux loges où l'on trouve des ſemences preſque rondes ; ſa racine eſt un peu écailleuſe, charnue, blanche comme de l'albâtre, & repréſentant une machoire garnie de ſes dents.

Seconde eſpece.

La ſeconde eſpece eſt appellée,

Dentaria pentaphyllos. C. B. Pit. Tournefort.	*Dentaria coralloides prima quinquefolia.* J. B.
Dentaria minor. Matth. Lugd.	*Viola dentaria prima.* Dod.
Dentaria corallina altera. Tab.	*Dentellaria rubra.* Dalech. Lugd.

Elle pouſſe une tige à la hauteur d'un pied, ronde, portant des feuilles diſpoſées cinq à cinq ſur une queue comme en la Quintefeuille, oblongues, dentelées en leurs bords, plus petites que celles de la précedente eſpece, quelquefois rudes & d'un beau verd, d'autrefois molles & moins vertes : ſes fleurs ſont purpurines ; ſes ſiliques, ſa ſemence & ſa racine ſont ſemblables à celles de l'autre Dentaire.

Troiſiéme eſpece.

La troiſiéme eſpece eſt appellée,

Dentaria heptaphyllos baccifera. C. B. Pit. Tournef.	*Dentaria bulbifera.* Ger. Park.
Dentaria baccifera. Cluſ. pan. & hiſt.	*Dentaria coralloides minor bulbifera.* J. B.

Ses feuilles ſont ordinairement rangées ſept ſur une côte comme en la premiere eſpece : ſes fleurs ſont blanches tirant ſur le purpurin ; il leur ſuccede auſſi des ſiliques qui renferment des ſemences comme aux autres eſpeces : mais outre ces ſemences, il naît ſur la tige à preſque toutes les aiſſelles des feuilles, certains tubercules écailleux, verds au commencement, puis noirs, d'un méchant goût : ces tubercules ſont des petites racines qui ſe détachent d'elles-mêmes de deſſus la plante, & qui tombent dans la terre, où elles produiſent chacune une plante ſemblable à celle d'où elles ſortent.

La racine de cette eſpece de Dentaire eſt longue, ſerpentante, écaillée, nouée, menue, blanche, & quelquefois un peu purpurine, d'un goût déſagréable, âcre.

Quatriéme eſpece.

La quatriéme eſpece eſt appellée,

Dentaria triphyllos. C. B. Pit. Tourn.	*taria enneaphyllos.* Cluſ. pan. Ger.
Dentaria enneaphyllos. J. B. Cluſ. hiſt.	*Ceratia Plinii.* Col.
Dentaria coralloide radice 2. *ſive Den-*	

Elle pouſſe une tige à la hauteur d'un pied, ferme, ronde, liſſe, portant en haut, preſqu'en ſa ſommité, trois ou quatre queues qui ſoutiennent chacune trois feuilles amples, pointues, dentelées en leurs bords, vertes, d'un goût brûlant. Son ſommet eſt orné de cinq ou ſix fleurs courbées, pendantes, ſemblables à celles des eſpeces précédentes, de couleur herbeuſe, pâle ; elles ſont ſuivies par des ſiliques qui renferment des ſemences ; ſa racine eſt écaillée, dentelée, blanche.

Toutes les eſpeces de dentaires croiſſent aux lieux ombrageux & montagneux ; elles contiennent beaucoup d'huile & de ſel eſſentiel & fixe. La derniere eſpece contient plus de ſel que les autres.

Elles font déterſives, deſſicatives, carminatives, vulnéraires : on ſe ſert des deux premieres eſpeces intérieurement pour les ulceres du poumon, pour la colique venteuſe ; mais les deux dernieres ne doivent être employées que pour l'extérieur.

Dentaria, à *dente*, dent, à cauſe que les racines de ce genre de plante ſont comme dentées.

Heptaphyllos, ex ἑπτά, *ſeptem*, & φύλλον, *folium*, comme qui diroit *Plante à ſept feuilles* ; car cette eſpece de Dentaire porte ſept feuilles ſur une côte.

Pentaphyllos, à πεντα, *quinque*, & φύλλον, *folium*, comme qui diroit *Plante à cinq feuilles* ; parce que cette eſpece de Dentaire porte cinq feuilles ſur une queue.

Enneaphyllos, ab ἐννεά, *novem*, & φύλλον, *folium*, comme qui diroit *plante à neuf feuilles* ; car cette eſpece de Dentaire ne porte ordinairement que neuf feuilles ſoutenues trois à trois ſur trois queues.

Alabaſtrites, ſeu *Coralloides*, parce que les racines de ce genre de plante ſont nettes, polies, luiſantes comme du corail, & le plus ſouvent blanches comme de l'albâtre.

Dodonée a donné le nom de *Viola* à ces plantes, à cauſe que leurs fleurs reſſemblent à celles du Leucoium qu'on appelle auſſi *Viola*.

DENTARIA OROBANCHE.

Dentaria orobanche eſt une plante dont il y a trois eſpeces principales.

La premiere eſt appellée,

Dentaria major. Matth. Lob. Lugd. Ger.	*Orobanche radice dentata major.* C. B.
Dentaria abſque foliis. Caſt.	*Anblatum, id eſt, Aphyllon (quod foliis*
Dentaria crocodilia. Tab.	*careat.)* Cord. hiſt. Dodon.
Anblatum Cordi, ſive Aphyllon. J. B.	*Arachidum è genere Orobanches.* Cæſ.
Dentaria aphyllos, Raii hiſt.	

Elle pouſſe une tige à la hauteur d'environ un pied, preſque auſſi groſſe que le petit doigt, ronde, fragile, couverte d'une peau mince, remplie d'une pulpe aqueuſe : elle ne porte point de feuilles, mais il naît à leur place certaines oreillettes membraneuſes, éloignées les unes des autres : ſes fleurs ſont attachées par des petits pédicules vers le haut de la tige ; elles ſont faites en tuyaux évaſez par le haut, de couleur rouſſe ou purpurine blanchâtre. Quand ces fleurs ſont paſſées, il paroît des fruits preſque auſſi gros que des avelines, revêtus à moitié d'un calice feuillu, un peu velu, tendre, rempli de ſuc, diviſé par des lignes extérieures en quatre parties. Ces fruits contiennent des ſemences rondes comme des petits œufs de poiſſon, noires quand elles ſont mûres. Ses racines ſont des tubercules écaillez & dentez, de ſubſtance molle, ſucculente, blanche, ramaſſez & rangez en grand nombre, les uns touchans aux autres. Toute la plante a un goût aqueux, un peu amer & acerbe.

La ſeconde eſpece eſt appellée,

Dentaria aphyllos altera, ſeu minor. Cluſ. pan. & hiſt.	*Orobanche radice dentata minor.* C. B.

Sa tige croît à la hauteur d'environ demi-pied, blanche, comme tranſparente, pleine de ſuc, ſoutenant en ſon ſommet deux ou trois fleurs fort tendres, de couleur blanche tirant ſur le purpurin ; ſa racine eſt dentée, blanche.

La troiſiéme eſpece eſt appellée,

Dentaria minor. Ger.	*Aphyllos minor.* Tab.

Aphyllos 3. | *Dentaria coralloide radice , five Aphyl-los 3. Cluf.* | *Dentaria Aphyllos minor.* Ger. Tab. J. B.
Orobanche radice coralloide. C. B.

C'eft une petite plante baffe , pleine de fuc : fes fleurs font petites, approchantes en figure de celles de l'Orchis , de couleur herbeufe pâle. Sa racine eft rameufe comme le Corail , blanche , remplie de fuc , fans fibres , d'un goût tirant fur l'amer.

L'une & l'autre efpece croiffent aux lieux montagneux, ombrageux, fous les arbres : elles contiennent beaucoup de phlegme & d'huile , peu de fel.

Vertus. Elles font déterfives, aftringentes, humectantes, incraffantes, vulnéraires , propres pour les ulceres du poumon & de la poitrine , pour les hernies , pour la colique.

Etimolo-gies. *Dentaria* , parce que les racines de cette plante font formées en dents.

Aphyllos , *ab à privativo* , & φύλλον , *folium* , comme qui diroit , *Plante fans feuilles.*

DENTELLARIA.

Dentellaria , Rondeletii , J. B. | *Plumbago quorumdam.* Cluf. hift. Pit. Tournef.
Dentellaria Monfpel. & Flamula. Gefn. hort. |
Molybdena Plinii. Ang. Cam, *cui & Crepanella Italorum : Sarcophago Cretenfi-bus : Phrocalida in Lemno : Mauronia Lefbis.* Beilon. | *Herba S. Antonii Roma.* Gefn. ob. ad Cord. hift.
| *Trifolium Diofcoridis.* Col.
Ifatis fyl-veftris. | *Glaftum fylveftre , five Ifatis fylveftris.* Diofc.
Lepidium Dentellaria dictum. C. B. | En françois , *Dentelaire.*

Dentelaire. Eft une plante qui pouffe plufieurs tiges à la hauteur d'environ deux pieds, cane-lées, purpurines ou noirâtres, fe divifant en beaucoup de rameaux. Ses feuilles font femblables à celles du *Conyfa* , ou *Herbe aux puces* , mais plus petites , embraffant leurs tiges, dentelées en leurs bords, vertes-brunes, d'un goût âcre. Ses fleurs naiffent en fes fommitez, ramaffées les unes proche des autres, de couleur purpurine : chacune d'elles eft un tuyau évafé en baffin , découpé ordinairement en fix parties , foutenu par un calice formé auffi en tuyau velu. Quand cette fleur eft paffée, fon calice devient une capfule qui renferme une femence oblongue, prefque auffi groffe qu'un grain de blé, plus pointue par le bout d'enhaut que par celui d'enbas , couverte d'une écor-ce mince , verdâtre , qui noircit en féchant , remplie d'une moëlle blanche & ame-re. Sa racine confifte en des groffes fibres longues , charnues , odorantes , d'un goût brûlant. Cette plante croît aux pays chauds, comme vers Rome , dans la Sicile , au Languedoc , aux environs de Montpellier : elle contient beaucoup d'huile & de fels effentiel & fixe.

Vertus. Quelques-uns eftiment cette plante propre pour guérir les cors des pieds, & con-fumer les durillons qui fe font proche le fondement en allant à cheval ; on l'écrafe & on l'applique deffus.

Sa racine étant tenue dans la bouche , excite la falivation comme fait la Pirette, & elle foulage le mal des dents.

Etimolo-gies. *Dentellaria* , parce que les feuilles de cette plante font dentelées , ou bien parce que fa racine foulage la douleur des dents.

Plumbago à Plumbo , plomb , foit parce qu'on a trouvé que les feuilles de cette plante avoient une couleur plombée , foit parce que fa racine étant écrafée entre les doigts , y imprime une couleur de plomb.

On a appellé cette plante *Molybdæna* , par la même raifon ; car ce nom vient du grec μόλιβδος , qui fignifie *plomb.*

DICTAMNUS CRETICUS.

Dictamnus Creticus. C. B. Raii hist,
Dictamnus Cretica seu vera. J. B.
Dictamnum Creticum verum. Matth. Dod.

Origanum Creticum latifolium tomentofum, *seu Dictamnus Creticus.* Pit.
Tournefort.

En françois, *Dictame de Crete.*

Est une espece d'Origan, ou une belle plante blanche & agréable à la vûe : ses tiges Dictame de croissent à la hauteur d'environ un ou deux pieds, velues, un peu purpurines, rameuses, Crete. ou divisées en aîles. Ses feuilles sont grandes comme l'ongle du pouce, rondes & poin- *Voy.* Pl. tues par un petit bout, couvertes d'un côté & d'autre d'un coton blanc, odorantes, V. fig. II. d'un goût âcre. Ses fleurs naissent dans des épis grêles & écailleux, qui forment des gros bouquets aux sommitez des tiges & des branches, de couleur purpurine ou violette. Chaque fleur est en gueule, ou formée en tuyau découpé en deux lévres. Quand cette fleur est passée, il lui succede quatre semences presque rondes, enfermées dans une capsule qui a servi de calice à la fleur. Ses racines sont petites, nombreuses ; elle croît en Candie sur le mont Ida, d'où l'on nous l'apporte séche.

On doit choisir le Dictame de Crete récent, en belles feuilles larges, épaisses, blan- Choix. ches, cotonneuses, douces au toucher, légeres, d'un goût assez agréable & un peu aromatique. Il faut les monder des petits morceaux de bois ausquels elles sont souvent attachées, & ne retenir que les feuilles & les fleurs ; elles contiennent beaucoup de sel essentiel & d'huile.

Elles sont apéritives, cordiales, propres pour exciter les mois aux femmes, pour hâ- Vertus. ter l'accouchement, pour lever les obstructions, pour résister au venin, pour chasser par transpiration les mauvaises humeurs.

Dictamnus, gracè, δίκταμνος, ἀπὸ τȣ τίκτειν, *id est parere,* accoucher ; parce que cette Etimolo-plante est estimée propre pour hâter l'accouchement. gie.

DIGITALIS.

Digitalis purpurea. J. B. Ger. Raii hist.
Pit. Tournefort.

Digitalis purpurea vulgaris. Park.
En françois, *Digitale*, ou *Gands de N. D.*

Est une plante qui pousse une tige à la hauteur de deux ou trois pieds, grosse comme Digitale. le pouce, anguleuse, velue, rougeâtre, creuse : ses feuilles approchent en figure de celles du Bouillon blanc, oblongues, finissant en pointe, velues, dentelées en leurs bords, vertes-brunes en dessus, blanchâtres en dessous. Ses fleurs sont évasées par le haut, découpées ordinairement en deux lévres, & trouées par le fond, ressemblant en quelque maniere à un dé à coudre, de couleur purpurine ou diversifiée : elles naissent attachées & rangées le long d'un côté de la tige, par des pédicules courts, velus, qui portent chacun, outre sa fleur, une petite feuille verte, pointue. Quand ces fleurs sont passées, il leur succede des fruits oblongs, velus, qui sont des coques divisées chacune en deux loges remplies de semences menues. Sa racine est fibrée, amere au goût. Cette plante croît aux lieux pierreux ou sablonneux, sur les montagnes : elle contient beaucoup d'huile & de sel fixe.

Elle est détersive, un peu laxative. Vertus.

On a nommé cette plante *Digitalis*, à cause que sa fleur a quelque rapport dans sa Etimolo-figure à un dé à coudre. gie.

DIONYSIA.

Dionysia, sive Dionysias, (Plinii.) Est une espece de pierre prétieuse fort dure, noire, Dionysias.

Vertus.

marbrée de taches rougeâtres. On dit qu'étant broyée subtilement elle donne un goût de vin à l'eau dans laquelle on l'a laissé tremper, & qu'elle empêche l'yvresse.

Etimologie.

Cette pierre a été appellée *Dionyfias* à caufe de fon goût de vin, faifant allufion à une des Ifles Ciclades nommée *Naxos*, ou vulgairement *Niofia*, & que Pline dit avoir été nommée *Dionyfia*, à caufe qu'elle eft fertile en vignes.

DIOSANTHOS.

Diofanthos, Theophrafti, Ang.	*Superba*. Trag. Lon.
Caryophyllus flore tenuiffimè diffecto. C. B.	*Caryophyllæus minor*. Dod.
Caryophyllus fylveftris flore albo picto. Eyft.	*Caryophyllus plumarius albus*. Tab. Ger.

En françois, *Oeillet frangé*, ou *la Mignardife*.

Oeillet frangé.

Eft une efpece d'œillet fauvage fimple, dont les fleurs font petites & découpées menu comme de la frange ou de la plume, de couleur blanche ou incarnate.

* On cultive dans les jardins cette efpece à fleur double, blanche; & comme elle repréfente par la fineffe de fes découpures les franges ou effilures du linge qu'on porte dans le deuil, on l'a nommée *effilée*, & en latin, *Caryophyllus flore tenuiffimè diffecto, albo, pleno*.

Vertus.

Ses fleurs font céphaliques, propres pour réfifter au venin, pour la pierre, pour l'épilepfie.

DIOSPYROS.

Diofpyros. J. B. Raii hift.	*dulci*. Pit. Tournef.
Alni effigie lanato folio minor. C. B.	*Amelanchier*. Lob.
Vitis Idæa tertia. Cluf. pan. & hift. 4. Tab.	*Pyrus cervina Italis*.
Pyrafter Idæus vel petræus. Gefn. ap.	*Diofpyros, quæ Sorbis cognata videtur*. Gefn. hift.
Hamamelis Athenæi. Lugd.	*Myrtomelis*. Gefn. ep.
Vaccinia alba. Ger.	*Codomalo Cretenfium*. Bellon.
Mefpilus folio rotundiori, fructu nigro fub-	En françois, *Amelanchier*.

Amelanchier.

Eft un bel arbriffeau qui pouffe de fa racine beaucoup de tiges plus hautes qu'un homme, rameufes, couvertes d'une écorce rougeâtre; fes feuilles font plus petites que celles du poirier, arondies, de grandeurs différentes, vertes en deffus, blanchâtres & lanugineufes en deffous, arondies en leur extrémité, crênelées en leurs bords, nerveufes. Ses fleurs naiffent entre les feuilles plufieurs jointes enfemble, blanches, compofées chacune de cinq feuilles oblongues, prefque fans odeur; elles font fuivies par des bayes groffes comme celles du Mirte, violettes ou noires, creufées & couronnées de cinq découpures, d'un goût doux agréable; elles contiennent plufieurs femences oblongues, noirâtres, femblables à celles des poires. Cet arbriffeau croît aux lieux rudes, montagneux & pierreux.

Vertus.

Son fruit eft ftomacal & cordial.

DIPHRYGES.

Diphryx.

Diphryges, *Diphryx*; eft une lie ou fece métallique qui fe trouve fous la bronze fendue où l'on a jetté de l'eau; on met fécher cette matiere fur le feu pour la garder; elle a un goût âcre.

Vertus.

Elle eft déterfive & aftringente, on s'en fert pour nettoyer & deffécher les vieux ulceres; mais comme elle eft rare, on lui fubftitue la Tutie.

Diphryges

Diphryges à Δὶς, *bis,* Φρύγω, *torreo, je rotis,* comme qui diroit, *matiere qui a été deux fois rotie ou calcinée.* Etimolo-
gie.

DIPSACUS.

Dipsacus, en françois, *Chardon à Bonnetier. Chardon à carder. Chardon de foulon. Verge à Berger.* Chardon
Bonnetier.

Eſt une plante dont il y a deux eſpeces générales, une cultivée, & l'autre ſauvage.

La premiere eſt appellée, Premiere
eſpece.

Dipſacus ſativus. J. B. C. B. P. Tourn. *Carduus fullonum.* Lob. *& an Spina Si-lenitis, Theophraſti.* Guilland.	*Labrum veneris.* Matth. *Flore candido.* Cæſ. *Galedragon,* Xenocratis, Anguil.

Elle pouſſe une tige à la hauteur de quatre ou cinq pieds, groſſe d'un pouce, droite, ferme, rameuſe, canelée, garnie de quelques petites épines; ſes feuilles ſont longues, larges, oppoſées deux à deux le long de la tige & des branches, heriſſées de pointes ſur le dos & aux côtez, embraſſant leur tige & faiſant dans leurs aiſſelles une cavité en for-me d'un petit baſſin, où ſe ramaſſe de l'eau de la pluye ou de la roſée, qui ſemble être réſervée pour l'humectation de la plante. Il naît aux ſommets des branches des têtes oblongues, groſſes, épineuſes, ſemblables en quelque maniere à une ruche, compo-ſées de pluſieurs feuilles pliées ordinairement en goutiére, poſées par écailles fermes, crochues à leur extrémité, & qui laiſſent entr'elles des intervalles ſemblables à des cel-lules; chacune de ces cellules contient un fleuron évaſé par le haut, & découpé en quelques pointes, de couleur blanche tirant un peu ſur le purpurin : quand ces fleurs ſont paſſées, il leur ſuccede des ſemences oblongues à quatre angles, canelées; ſa racine eſt unie, blanche : on cultive cette plante dans les champs; ſes têtes ſont d'un grand uſage chez les Bonnetiers & chez les Cardeurs. Uſage.

La ſeconde eſpece eſt appellée, Seconde
eſpece.

Dipſacus ſylveſtris. Dod. Geſn. hort. *Dipſacus ſylveſtris, aut Virga paſtoris ma-jor.* C. B. Pit. Tournef. *Dipſacus ſylveſtris, ſeu Labrum veneris.* J. B.	*Carduus fullonum.* Brunf. *Labrum Veneris flore purpureo.* Cæſ. En françois, *Chardon Bonnetier ſauvage.*

*Virga Pa-
ſtoris ma-
jor.*

Elle differe de la précedente, en ce que ſa tige & ſes têtes ſont moins groſſes : en ce que ſes feuilles d'en bas ſont plus molles & plus tendres : en ce que les écailles dont ſes têtes ſont formées ne ſont point fermes ni crochues : & en ce que ſa fleur eſt de couleur purpurine pâle; ſa racine eſt ſimple & garnie de fibres : elle croît aux lieux aquatiques, le long des foſſez, & dans les terres ſablonneuſes; l'une & l'autre eſpece contiennent beaucoup de ſel & d'huile. Chardon
Bonnetier
ſauvage.

Leurs têtes & leurs racines ſont ſudorifiques & apéritives. Vertus.

On trouve quelquefois en automne dans la tête du chardon à Bonnetier, après qu'el-le a été ſéchée, un petit ver que quelques-uns eſtiment propre pour la fiévre quarte, étant ſuſpendu au cou en amulette dans le tems de l'accès. Petit ver
de la tête.

Dipſacus à δίψα, *ſitis, ſoif;* parce que cette plante conſerve toujours dans les aiſſel-les de ſes feuilles des petits reſervoirs d'eau comme pour la ſoif à venir; c'eſt par la même raiſon qu'on l'appelle *labrum veneris.* Etimolo-
gie.

DIPSAS.

Dipfas.   *Dipfas*, eſt un petit ſerpent ou aſpic menu, blanchâtre, marbré de taches noires &
rougeâtres; ſa queue eſt longue & marquée de deux lignes noires. On le trouve en
Afrique, en Arabie; il habite ordinairement dans le ſable. Sa morſure eſt fort dangereuſe; elle excite une ſoif qu'on ne peut éteindre; mais à force de boire on enfle beaucoup
Remedes.   & l'on devient hydropique. Les remedes qu'on employe contre ce venin ſont les émetiques, les apéritifs, les ſudorifiques.

Vertus.   Sa chair a la même vertu que celle de la vipere.

Etimolo-   *Dipfas à* ΔΙΨΑ, *ſitis, ſoif*, parce que la morſure de ce ſerpent excite une grande ſoif.
gie.

DORONICUM.

Doronicum. Ang. Cord. hiſt. Lon.	*Doronicum radice ſcorpii.* C. B. Pit.
Doronicum vulgare. Park. Raii hiſt.	Tournef.
Doronicum majus officinarum. Ger. hiſt.	*Doronicum latifolium.* Cluſ. pan. & hiſt.
emac.	*Aconitum pardalianches minus.* Matth.
Doronicum Romanum. Geſ. hort. Lugd.	Lugd. *primum.* Dod.

En françois, *Doronic.*

Doronic.   Eſt une plante qui pouſſe des feuilles larges, arondies, vertes, couvertes de laine,
v Pl. **V.**   reſſemblantes à celles du Concombre, mais plus petites & plus molles; ſa tige eſt haute
fig. 5.   d'environ un pied, un peu lanugineuſe, ronde, canelée, diviſée vers ſa ſommité en
pluſieurs petits rameaux qui ſoutiennent des fleurs radiées, jaunes, ſemblables à celles
du Chryſanthemum; il leur ſuccede des ſemences menues, noirâtres, garnies chacune
d'une aigrette; ſes racines ſont des tubercules blancs attachez à des fibres qui ſerpentent
comme le Gramen; chacune de ces racines repréſente en figure un ſcorpion. Cette plante croît ſur les montagnes, en Suiſſe, proche de Genéve, en Allemagne, en Provence,
au Languedoc, d'où l'on nous apporte les racines ſéches & mondées de leurs fibres.

Choix.   Elles doivent être choiſies groſſes comme des petites noiſettes, charnues, jaunâtres
en dehors, blanches en dedans, d'un goût douceâtre & aſtringent; elles contiennent
beaucoup d'huile & de ſel eſſentiel.

Vertus.   Elles ſont propres pour réſiſter au venin, pour fortifier le cœur, contre les palpitations, contre les vertiges, pour chaſſer par tranſpiration les mauvaiſes humeurs.

On dit que le Doronic eſt un poiſon pour les chiens & pour les autres bêtes à quatre
pieds. Il y a pluſieurs Doronics entre leſquelles ſe trouve l'*Arnica* ou *Aliſma* dont nous
avons parlé.

Etimolo-   *Doronicum* eſt tiré de l'arabe *Doronigi*, ou *Durungi*, qui ſignifient la même choſe.
gie.

DORYCNIUM.

Dorycnium Monſpelienſium. Lob. icon.	
Pit. Tourn.	*Trifolium album anguſtifolium, floribus*
Dorycnium Monſpeſſulanum fruticoſum.	*velut in capitulum congeſtis.* C. B.
J. B.	

Eſt une plante toute blanche qui croît ordinairement à la hauteur de deux pieds, jettant des rameaux plians, auſquels ſont attachées des feuilles ſimples, découpées juſqu'à
la baſe en pluſieurs parties oblongues, quelquefois plus larges, quelquefois plus étroites, ſans queue, couvertes d'une laine blanche, d'un goût aſtringent. Ses fleurs naiſſent
aux ſommets de ſes branches, légumineuſes, ramaſſées en rond ou comme en une tête,

de couleur blanche ; il leur succede des gousses ou coques qui renferment chacune une semence ; sa racine est assez grosse, dure, ligneuse, noire en dehors, blanche en dedans ; elle croît aux pays chauds, comme en Espagne, au Languedoc vers Montpellier, vers Sommiere.

Elle est détersive & astringente. Vertus.

DRABA.

Draba. Diosc. Cæs. Colum.
Draba vulgaris. 1. Park. Raii hist.
Draba multis flore albo. J. B.
Draba umbellata, vel Draba major capitulis donata. C. B.

Arabis sive Draba. Matth. Ang. Ad.
Lepidium humile incanum arvense. Pit.
Tourn.

En françois, Drave.

Est une espece de Passerage ou une plante qui croît à la hauteur d'un pied & demi ; sa tige est grêle, ronde, ferme, canelée, se divisant vers sa sommité en beaucoup de petits rameaux feuillus ; ses feuilles sont oblongues, assez larges, dentelées, de couleur verte-cendrée, rangées alternativement & embrassant leur tige ; ses fleurs sont petites, blanches, attachées à des ombelles aux sommets des branches ; chacune de ces fleurs est à quatre feuilles disposées en croix : lorsqu'elles sont tombées, il leur succede un fruit formé en petit cœur ou en forme de pique, il se divise en deux loges remplies de semences menues, oblongues, roussies, âcres ; sa racine est ligneuse, menue, blanchâtre, serpentante, garnie de quelques fibres. Cette plante croît aux pays chauds, comme au Languedoc, aux bords des chemins. Drave.

Elle est carminative, incisive, apéritive. Vertus.

DRACO ARBOR.

Draco arbor ; est un grand arbre des Indes ainsi appellé par les Auteurs, à cause qu'il porte le sang-dragon, qui est un suc gommeux que les Habitans de ces pays tirent par incision du tronc & des branches de plusieurs de ces arbres, dont il croît quantité aux Canaries ; c'est sur quoy nous nous expliquerons plus au long au chapitre de Sanguis Draconis. v. Pl. V. fig. 12.

DRACO MARINUS.

Draco marinus, sive Viva, en françois, Vive, est un poisson de mer assez connu dans les poissonneries. Il y en a de deux especes, une grande & l'autre petite : mais on n'employe la grande à rien. Viva. Vive.

La Vive est armée au haut du dos de plusieurs petits os ou arrêtes, pointues, tranchantes & vénimeuses, avec lesquelles elle se défend contre les Pêcheurs. La blessure qu'elle fait étant vivante, est dangereuse ; il en arrive enflure à la partie, inflammation, grande douleur & la fiévre ; les Cuisiniers s'en piquent souvent par mégarde ; & quoique l'animal soit mort, l'aiguillon ne laisse pas d'avoir retenu une partie de son venin ; car sa piquure cause des accidens fâcheux & approchans de ceux qu'elle produit quand le poisson est vivant. Son arrête la plus dangereuse est celle qui est située le plus près des oüies. Piquure dangereuse.

Les remedes sont d'appliquer promptement sur la playe de l'esprit de vin, ou un mélange d'oignon & de sel pilez ensemble, pour ouvrir les pores & pour faire dissiper le venin. On prétend que le foye ou le cerveau du poisson même étant appliqué dessus, guérisse le mal. Remede contre la piquure.

La chair de la vive est ferme, tendre, friable, blanche, d'un bon goût, nourrissante, aifée à digérer : elle contient beaucoup de fel volatil & d'huile.

Vertus du cerveau. On tient que le cerveau de la vive étant réduit en cendres, eft bon contre toutes fortes de venins ; mais il produiroit peut-être un meilleur effet, fi on le faifoit prendre comme il fort de la tête fans avoir été brûlé, parce que le feu emporte fes parties volatiles qui doivent faire fa vertu.

Etimologie. *Draco à* δράκος, *oculus*, parce que ce poiffon a la vûe très-aigue.

DRACUNCULUS.

Dracunculus. Fuch. Tur. Gefn. hort. Cæf.	*Dracunculus major vulgaris.* J. B. Park. Raii hift.
Dracunculus polyphyllus. C. B. P. Tourn.	*Dracontium majus.* Brunf. Dod. Ger.
Serpentaria Dracunculus major verus. Ang.	*Anguina Dracontia.* Ad.
	En françois, *Serpentaire.*

Serpentaire. Eft une plante qui pouffe une feule tige à la hauteur d'environ trois pieds, plus groffe que le pouce, droite, couverte d'une écorce qui repréfente la peau d'un ferpent par fes marbrures ou taches de couleurs diverfifiees ; fes feuilles font découpées profondément en fix ou fept pieces longues & étroites comme le doigt, unies, charnues, luifantes, & de la même couleur que celles du pied de veau, attachées à des queues longues, fongueufes ; fa fleur eft d'une feule feuille longue, coupée en langue, & roulée en cornet, de couleur herbeufe en dehors, purpurine en dedans, de mauvaife odeur ; il s'éleve du fond de cette fleur un piftile noir, plus grand que celui du pied de veau, chargé dans fa bafe d'un tas de jeunes fruits, au-delà defquels on trouve un amas de petits corps qui approchent de la nature des fommets. Enfin ce piftile fe termine par une efpece de pilon ; & lorfque la fleur eft paffée, chacun des jeunes fruits devient une baye qui rougit en mûriffant, & qui renferme une ou deux femences prefque rondes ; fa racine eft groffe, prefque ronde, charnue, de couleur jaunâtre en dehors, blanche en dedans, d'un goût âcre, brûlant. Cette plante croît aux lieux ombrageux, particulierement aux pays chauds : elle contient beaucoup de fel effentiel & fixe, & de l'huile.

Vertus. Sa racine eft purgative, elle détache les humeurs groffieres, pituiteufes, & vifqueufes ; elle purge les férofitez ; on la fait fécher & on la prend en poudre.

Dofe. La dofe en eft depuis un fcrupule jufqu'à une dragme.

Ses feuilles font déterfives & vulnéraires; on les eftime propres pour réfifter au venin, contre les morfures des ferpens.

Les noms de cette plante lui ont été donnez à caufe de fa tige qui eft marbrée de différentes couleurs comme la peau d'un ferpent.

Etimologie. *Polyphyllus à* πολὺ, *multum,* & φύλλον, *folium,* comme qui diroit *Serpentaire à beaucoup de feuilles.*

La Serpentaire differe de l'Arum ou pied de veau, en ce que fes feuilles font découpées profondement, au lieu que celles du pied de veau font entieres.

DRACUNCULUS ESCULENTUS.

Dracunculus hortenfis. C. B.	*Abrotanum mas Lini folio acriori* & *odorato.* Pit. Tourn.
Dracunculus hortenfis, five Tarchon. J. Bauh.	*Draco.* Ruel. Dod. gal. Ad. Lob.
Tarchon Avicennæ & *Sethi.* Gefn. hort.	*Draco herba.* Dod. Ger.
	Draco herba acetaria. Cord. obf.
En françois, *Eftragon.*	

Eftragon. Eft une efpece d'Aurone, ou une plante qui pouffe plufieurs tiges ou verges à la hauteur de trois pieds, grêles, dures, un peu anguleufes, rameufes, portant beaucoup de feuilles longues & étroites comme celles du Lin, odorantes, de couleur verte-obfcure, luifante, d'un goût âcre, aromatique & accompagné de certaine douceur agréable, approchante de celle de l'Anis. Ses fleurs naiffent aux fommitez des branches comme en l'Aurone ordinaire; mais elles font fi petites, qu'à peine peut-on les voir: elles font compofées de fleurons évafez en étoile, & ramaffez prefque en rond, formant enfemble des petits bouquets. Lorfque les fleurs font paffées, il paroît des petits fruits arondis & écailleux, qui ne font autre chofe que le calice des fleurs, dans lefquels font renfermées des femences nues & fans aigrette: fa racine eft longue, branchue. On cultive cette plante dans les jardins: elle eft employée dans les falades pendant qu'elle eft encore jeune & tendre. Elle contient beaucoup de fel & d'huile.

Elle eft cordiale, ftomacale, incifive, déterfive, apéritive, fudorifique; elle excite l'urine & les mois aux femmes, elle chaffe les vents, elle provoque l'appétit, elle réfifte au venin; elle eft bonne pour le fcorbut, elle fait cracher étant mâchée. *Vertus.*

DRAKENA RADIX.

Drakena radix. Ger. J. B. Cluf. exot.　　*Contrayerva Hifpanorum, five Drakena*
Drak. Pomet.　　　　　　　　　　　　　*radix.* Cluf. Park.
Bezoardica radix. Tab.　　　　　　　　*Cyperus longus inodorus Peruanus.* C. B.

Eft une racine qui reffemble beaucoup au *Contrayerva*, mais moins rouge, moins odorante, & d'un goût inférieur: on nous l'apporte féche du Pérou; elle contient beaucoup d'huile & de fel volatil & effentiel. *Voyez Pl. IX. fig 5.*

Elle eft aléxitaire, propre pour réfifter au venin, pour fortifier, pour chaffer par tranfpiration les mauvaifes humeurs, étant prife en poudre. *Vertus,*

La dofe en eft depuis demi-fcrupule jufqu'à deux fcrupules. *Dofe,*

On dit que le nom de cette racine vient de François Drak, qui en apporta le premier en Angleterre. *Etimolo-gie,*

DRONTE.

Dronte, five Dod-aers (G. Marcgravii) eft un oifeau d'une figure particuliere, lequel habite dans une Ifle des Indes Orientales qu'on croit être l'Ifle Maurice, renommée par le beau bois d'ébene noir qui en vient: la grandeur de cet oifeau eft entre celle de l'autruche & celle du coq-d'Inde, & il tient en quelque chofe de l'un & de l'autre, mais il en eft différent par plufieurs circonftances. Sa tête eft longue, groffe, difforme, laide, couverte d'une peau qui a la figure d'un coqueluchon; fes yeux font grands & noirs; fon bec eft fort long, gros, robufte, pointu & crochu, de couleur bleue-blanchâtre, excepté en fon extrémité où il eft jaunâtre en deffus, & noirâtre en deffous; fon cou eft grand, gras, courbé; fon corps eft gros, rond, couvert de plumes molles, grifes comme en l'autruche; fes jambes font courtes, groffes, jaunâtres; fes pieds ont chacun quatre doigts, longs, durs, comme écailleux, armez d'ongles forts, noirs. Au refte, cet oifeau eft ftupide, marchant doucement, & fe laiffant prendre aifément; il avale des pierres affez groffes, que l'on trouve fouvent dans fon eftomac; fa chair eft graffe & fi nourriffante, que trois ou quatre drontes fuffifent pour repaître cent perfonnes.

La graiffe de cet oifeau eft amolliffante, réfolutive. *Vertus,*

DRYINUS.

Dryinus (Jonfton.) *five Querculus* (Scalig.) eft une efpece de ferpent long & gros comme une anguille, de couleur cendrée, qui fe tient ordinairement dans les troncs des *Querculus,*

chênes ; il habite auſſi dans les prez ; il ſe nourrit de grenouilles : ſa piquure eſt dangereuſe. Il contient beaucoup de ſel volatil & d'huile.

Vertus.   Il eſt propre pour réſiſter au venin, pour chaſſer par tranſpiration les mauvaiſes humeurs. On peut le préparer comme la vipere.

Etimolo-   *Dryinus*, à δρύς, *quercus*, parce que ce ſerpent habite dans les chênes : on l'appelle
gies.   encore *Querculus* par la même raiſon, ou parce que ſa peau écailleuſe reſſemble à l'é-
corce du chêne.

DULCAMARA.

Dulcamara. Dod. Lugd.	*Solanum ſcandens, ſeu Dulcamara.* C.B.
Dulcis amara. Trag.	Pit Tournef.
Amara dulcis. Geſ. hort. Lon. Ger.	*Solanum lignoſum, ſeu Dulcamara.* Park.
Amarum dulce. Cord. in Dioſc.	*Salicaſtrum.* Plin. Guil. theon. Cæſ.
Glycypicros, ſive amara dulcis. J. B.	*Circæa Monſpelienſium.* Ad. Lob. obſ.
Vitis ſylveſtris. Matth. Lac. Caſt. Cam.	En françois, *Vigne de Judée* ou *Douce-amere.*

Douce   Eſt une eſpece de Solanum, ou une plante qui pouſſe des branches ou ſarmens longs
amere.   ordinairement de deux ou trois pieds, & quelquefois de cinq ou ſix, grêles, ligneux,
rameux, fragiles, les uns montant & embraſſant les arbriſſeaux voiſins, les autres ſe
courbant à terre, couverts d'une écorce verte pendant qu'ils ſont encore jeunes, mais
qui en vieilliſſant devient blanchâtre & rude par dehors, d'un goût d'abord amer,
mais enſuite doux. Son bois eſt fragile, moëlleux ; ſes feuilles ſont oblongues, liſſes,
pointues, rangées alternativement le long des branches, plus petites que celles du Smilax, aſſez ſemblables à celles du Solanum ordinaire, de couleur verte-brune, accompagnées ſouvent en bas de deux petites feuilles en maniere d'oreilles, une de chaque
côté. Ses fleurs naiſſent en bouquets aux ſommitez des branches, petites & de mauvaiſe odeur, mais agréables à la vûe, de couleur bleue tirant ſur le purpurin, rarement
blanche. Chacune de ces fleurs eſt une roſette découpée en cinq parties, étroites &
pointues. Quand ces fleurs ſont tombées, il leur ſuccede des bayes ovales, molles,
pleines de ſuc, rouges comme du corail, quelquefois blanches, d'un goût viſqueux &
déſagréable, contenant pluſieurs ſemences. Sa racine eſt petite & fibreuſe. Elle croît
aux lieux aquatiques, le long des ruiſſeaux & des foſſez : elle contient beaucoup d'huile
& de ſel eſſentiel.

Vertus.   Ses feuilles & ſes bayes ſont deſſicatives, digeſtives, déterſives, réſolutives, propres
pour les obſtructions du foye, pour les hernies, pour ceux qui ſont tombez de haut,
pour diſſoudre le ſang caillé, étant priſes en décoction ou autrement.

Etimolo-   *Du'camara, Dulcis amara, & Amara dulcis*, à cauſe que ſon écorce a un goût amer
gies.   & doux.

Glycypicros, à γλυκὺς, *dulcis*, & πικρὸς, *amarus*.

DURIO.

Durio. Garz. & Acoſt.	*Arbor pomifera fructu aculeato Melonis*
Durion. Coſtin. Scalig. Lugd.	*magnitudine.* C. B.
Guanabanus. Oved. Cluſ. in Garz.	*Jaca major.* Caſt.
Duryoens ex Malacca. Linſc. part. 4. Ind.	*Batan arbor, cujus fructus Duryaoen, flos*
Orient.	*Buaa dicitur.* Palud. in Linſcot.
Duriones. Acoſt. J. B.	

Eſt un grand arbre des Indes, dont le bois eſt fort & ſolide, couvert d'une groſſe
écorce cendrée, pouſſant pluſieurs rameaux garnis de feuilles longues comme la moitié

de la main, larges de deux doigts au moins, dentelées fort près à près tout autour, d'un verd clair en deſſus, & obſcur en deſſous, approchant du roux. Sa fleur eſt blanche tirant ſur le jaune ; on l'appelle dans le pays *Buaa* : elle eſt ſuivie par un fruit gros comme un melon, couvert d'une écorce ferme, épaiſſe, toute hériſſée d'aiguillons gros, courts & piquans, verte en dehors & ayant des rayes ou ſillons tout de ſon long comme le melon. Ce fruit eſt diviſé intérieurement dans ſa longueur en quatre cellules qui contiennent chacune trois ou quatre réceptacles, où l'on trouve des fruits fort blancs de la groſſeur d'un œuf de poule, paroiſſant d'abord à ceux qui n'en ont point mangé d'un goût déſagréable, & d'une odeur d'oignons pourris ; mais après en avoir goûté, on le trouve d'un goût ſi délicieux & d'une odeur ſi agréable, qu'on croit n'avoir jamais rien mangé de meilleur. Cet arbre croît en Malaca ; il eſt abondant en fruits ; les Indiens l'appellent *Batan*, & ſon fruit *Duryaoen*.

    Son fruit eſt eſtimé apéritif, carminatif, ſudorifique, digeſtif, propre pour atténuer & mûrir les phlegmes de la poitrine, pour exciter l'urine & chaſſer les vents.

    Quand les Indiens ont mangé beaucoup du fruit du Durio, & qu'ils craignent qu'il ne leur demeure indigeſte ſur l'eſtomac, ils mâchent par deſſus du Bétel pour ſervir de correctif.

Marginal notes: Buaa. — Batan, Duryaoen. Vertus.

***

E

EBENUS.

EBenus, en françois, *Ebene*, eſt un bois dur, compact, fort noir, doux & poli au toucher comme l'yvoire, lequel on nous apporte d'une des Iſles Orientales, appellée l'Iſle *Maurice*. Il eſt tiré d'un arbre grand & gros, couvert d'une groſſe écorce : on dit que ſes feuilles ſont faites comme celles du Laurier, & qu'il porte un fruit ſemblable en quelque façon au gland du Chêne, ſoutenu par une petite queue.

    Son bois doit être maſſif, net, ſans veines : les Anciens l'ont crû être le bois d'Aloës, d'où vient qu'il eſt appellé par quelques-uns *Hebenum*, *ſive Xyloaloes officin.* mais ils ſe ſont trompez.

    Il y a encore deux autres eſpeces d'Ebene ; un rouge que les Marchands appellent *Grenadille*, & l'autre verd. Tous ces bois ſont employez par les Ebéniſtes pour pluſieurs ouvrages de marqueterie : les deux derniers doivent être choiſis compacts, véneux, hauts en couleur, mondez de leurs écorces : ils contiennent beaucoup d'huile & de ſel eſſentiel.

    L'Ebene noir eſt ſudorifique & deſſicatif ; on peut l'employer en décoction comme le Gayac : mais on le met peu ſouvent en uſage pour la Médecine.

    Ebenus vient du mot *Eben* qui ſignifie *pierre*, parce que le bois d'ébene eſt dur comme de la pierre.

Marginal notes: Ebene noir. — Choix. — Grenadille, ou Ebene rouge. Ebene verd. — Vertus. — Etimologie.

EBULUS.

Ebulus. Brunf. Matth. Fuch. Ang.	*Ebulus, ſive Sambucus herbacea.* J. B.
Ebulus, ſive humilis Sambucus. Dod.	*Sambucus humilis, ſive Ebulus.* C. B. Pit.
Chamæacte. Dioſcor.	Tournef.

Marginal note: Sambucus herbacea.

En françois, Yeble.

Eſt une plante qui ne diffère du Sureau ordinaire, qu'en ce qu'elle eſt beaucoup plus

Marginal note: Yeble.

baſſe ; car elle ne croît guéres plus haute que trois pieds. Sa tige eſt herbeuſe, anguleuſe, nouée, moëlleuſe en dedans, rameuſe : ſes feuilles ſont ſemblables à celles du Sureau, mais un peu plus longues, plus pointues, & ayant une odeur plus forte : ſes
fleurs ſont des petits baſſins ou des roſettes à cinq quartiers, de couleur blanche, odorantes, diſpoſées en ombelles : il leur ſuccede, quand elles ſont tombées, des bayes
rondes qui deviennent noires en mûriſſant, & pleines de ſuc : elles renferment quelques
ſemences longuettes : ſa racine eſt longue, groſſe comme le doigt, traçante & répandue
au large. Cette plante croît aux lieux incultes : elle contient beaucoup de ſel & d'huile.

Vertus.   Ses feuilles ſont employées en fomentation pour diſcuter, pour réſoudre, pour fortifier les nerfs, pour la goutte ſciatique, pour la paralyſie, pour les rhumatiſmes.

La ſeconde écorce de ſa tige, ſa racine & ſa ſemence ſont purgatives, hydragogues,
étant priſes par la bouche ; elles évacuent les ſéroſitez : on s'en ſert pour l'hydropiſie.

Etimologie   *Ebulus, ab* ἔβυσος, *mutato* σ *in* λ; c'eſt une Iſle d'Eſpagne en laquelle cette plante
de la Du-   croît abondamment.
querie.

Chamæacte, à χαμαὶ, *humilis, &* ἄκθη, *ſambucus;* comme qui diroit *petit Sureau.*

ECHINOMELOCACTOS.

Echinomelocactos. Ad. Lob. icon. Cluſ. J. B.	*Melocarduus echinatus,* Penæ. Lugd. Raii hiſt.
Melocactus Indiæ Occidentalis. C. B.	*Melocarduus Americanus.* Park.
Pomum ſpinoſum opuntiatum. Munting.	*Ficoides Occidentale ſpinoſum Melonis fa-cie, ſulcis rectis.* Herman.

Eſt un chardon des Indes Occidentales, très-curieux & admirable : ſa tête eſt fort
groſſe, de figure ovale, garnie d'épines robuſtes, les unes droites, les autres courbes.
Elle paroît être un aſſemblage naturel de concombre, de melon, & de chardon par les
racines, d'où vient ſon nom. Son écorce eſt verte, rayée ou diviſée par côtes ; ſa chair
eſt blanche, ſolide, épaiſſe, pliante, difficile à rompre, ayant un goût de courge, de
difficile digeſtion : elle pouſſe en haut une eſpece de coton ſemblable à la pierre Amiante, gris extérieurement, & très-blanc en dedans, contenant pluſieurs petites épines
menues, purpurines, qui s'élevent peu à peu en ſa ſuperficie, & qui deviennent dures
& piquantes. On trouve auſſi au bas du même coton des fruits ou folicules membraneuſes, de couleur de ſang, remplies de ſemences menues, noires & luiſantes comme celles
de l'Amarante. Cette tête de chardon eſt employée dans les alimens.

Vertus.   Elle eſt pectorale, adouciſſante, apéritive, étant priſe en décoction.

ECHINOPUS.

Echinopus eſt une plante dont il y a pluſieurs eſpeces principales, une grande & une
petite.

Premiere   La premiere eſt appellée,
eſpece.

Echinopus major. J. B. Pit. Tourn.	*Carduus ſphærocephalus, ſive globoſus ma-jor.* Park.
Carduus ſphærocephalus latifolius vulgaris. C. B. Raii hiſt.	*Crocodilium.* Lac. Adv. Lob. obſ.
Tetralix ſpinoſa. Lugd.	*Spina peregrina.* Dod. gal.

Elle croît à la hauteur de deux ou trois pieds : ſes tiges ſont groſſes comme le doigt,
canelées, lanugineuſes, graiſſeuſes au toucher, d'une couleur approchante du purpurin, douçâtres au goût : ſes feuilles ſont oblongues, larges en leur baſe, découpées
profondément, vertes, brunes en deſſus, blanchâtres en deſſous, embraſſant leur tige
par

par leur bafe , velues, & particuliérement en deſſous, glutineuſes au toucher : les ſommets de ſes tiges ſont chargez de têtes ſphériques, qui portent des fleurons évaſez par le haut & découpez en lanieres, de couleur bleue, blanchâtre. Quand ces fleurs ſont tombées, il leur ſuccede des graines ordinairement oblongues , contenues dans des envelopes écailleuſes qui ont ſervi de calice aux fleurons. Sa racine eſt d'une groſſeur médiocre, noirâtre en dehors. Cette plante croît aux lieux montagneux & pierreux.

La ſeconde eſpece eſt appellée,

Seconde
eſpece.

Echinopus minor. J. B. Pit. Tournef.	*Crocodilium Monſpelienſium.* Dalech.
Carduus ſphærocephalus cæruleus minor.	Lugd.
C. B.	*Ritro floribus cæruleis.* Adv. Lob.
Spina alba putata flore cæruleo. Cam. ep.	*Ruthrum.* Theophraſt. Lugd.

Elle pouſſe pluſieurs tiges à la hauteur d'environ un pied, toutes couvertes d'une laine épaiſſe & blanche, portant beaucoup de feuilles rangées alternativement, longues, découpées menu & juſqu'à leur côte, épineuſes, vertes en deſſus, lanugineuſes & blanches en deſſous ; les ſommets de ſes tiges portent des têtes ſphériques ſemblables à celles de la grande eſpece, mais plus petites, garnis de fleurons bleus qui ſont ſuivis par des ſemences oblongues contenues dans des enveloppes écailleuſes : ſa racine eſt groſſe preſque comme le petit doigt, ridée, diviſée en pluſieurs têtes qui pouſſe chacune ſa tige. Cette plante croît principalement au Languedoc dans les lieux ſecs, vers Montpellier.

L'une & l'autre eſpece contiennent beaucoup de ſel & d'huile.

* On peut ajouter à ces deux eſpeces une troiſiéme qui eſt annuelle, & dont les têtes Troiſiéme ſont fort groſſes : ſes feuilles en naiſſant ſont chargées d'un coton que l'on en ſépare, eſpece d'E- en les faiſant bouillir dans une leſſive de cendre de ſarments. Ce coton ainſi prépar é chinopes. ſert de mêche ou d'amadou dans les Royaumes de Valence & d'Andalouſie en Eſpagne. Amadou, Peut-être que le moxa des Chinois, qui n'eſt point différent de cet amadou, ſe tire de ou Moxa l'armoiſe de cette maniere. On nomme cette troiſiéme eſpece *Echinopus minor, annuus,* d'Eſpagne. *magno capite* (Pit. Tourn.) *Sphærocephalus annuus.* (Camer.)

Elles ſont apéritives, ſudorifiques, propres pour la pierre, pour la pleuréſie, pour Vertus. les rhumatiſmes, pour la goutte ſciatique.

Echinopus, ab ἐχίνος, *erinaceus,* parce que les têtes de cette plante ont la figure d'un Etimoló- petit hériſſon. gies.

Sphærocephalus, à σφαῖρα, *ſphæra, globus,* & κεφαλὴ, *caput ;* comme qui diroit *tête ſphérique* ou *ronde.*

ECHINUS MARINUS.

Echinus marinus. Erinaceus. Carduus marinus. Hericius marinus.

En françois, *Hériſſon de mer, Châtaigne de mer, Ourſin.*

Eſt un poiſſon couvert d'une peau dure & pierreuſe, & hériſſé tout autour d'épines Châtaigne fortes & piquantes qui lui ſervent de défenſes ; nous en voyons de deux eſpeces, un preſ- de mer, que rond ou ovale, & l'autre oblong. Ourſin.

Le premier eſt gros comme le poing, quelquefois comme un petit balon, & le plus Premiere ſouvent de la figure d'une châtaigne garnie de ſes piquans, paroiſſant tout d'une piéce, eſpece. car à peine ſa tête peut-elle être diſtinguée de ſon corps, de couleur jaunâtre, ou purpurine, ou noire, ou blanche ; ſa bouche eſt petite, & garnie de quelques dents & d'une petite langue.

Le ſecond eſt ovale ou en cœur, de couleur obſcure, ayant la bouche grande. On Seconde
T t
eſpece.

trouve ces animaux fur les bords de la mer où ils fe retirent quand les vagues commencent à s'enfler par quelque tempête ; ce qui a fait dire qu'ils étoient un pronoftic d'un orage prochain. On s'en fert pour la nourriture en quelques pays ; on mange leur chair & leurs œufs ; ils font humides & faciles à digérer. *Voyez les Mémoires de l'Académie au fujet du mouvement progreffif de ces animaux.*

·Les hériffons de mer contiennent beaucoup de fel volatil & d'huile.

Vertus. Ils font apéritifs, déterfifs, incififs, digeftifs, réfolutifs, propres pour nettoyer les vieux ulceres ; on s'en fert extérieurement & intérieurement.

ECHINUS TERRESTRIS.

Echinus terreftris. Hermol. Jonft.
Acanthio terreftris, Galeni.
Erinaceus.

Herix.
Hericius, Plinii.
En françois, *Hériffon.*

Hériffon. Eft un animal terreftre gros comme un lapin, jaunâtre, entouré d'épines ou de pointes qui lui fervent de défenfes. Il y en a de deux efpeces principales; un dont le mufeau eft femblable à celui du chien, & l'autre à celui du cochon : fes pieds ont cinq doigts garnis chacun d'ongles longs, pointus, creux ; il habite ordinairement fous terre & aux autres lieux cachez, comme dans les creux des arbres, aux pieds des vieilles mafures, dans les cavernes ; il ne fort que la nuit : il fe nourrit de rats, de glands, de poires, de raifins ; il eft friand de ce dernier fruit, c'eft pourquoi on le trouve quelquefois la nuit dans les vignes. Lorfqu'il a peur, il cache fa tête & fes pieds, & il prend la figure d'une boule : fa femelle a huit mammelons. Il contient beaucoup de fel volatil & d'huile.

Chair. Sa chair a bon goût ; elle eft eftimée propre pour exciter l'urine & lâcher le ventre,
Vertus. étant mangée ou prife en bouillon.

Foye. Son foye étant féché & pulvérifé eft propre pour les maladies des reins, pour la cachéxie, pour l'hydropifie, pour les convulfions, pour l'épilepfie, pour les catarres ; la
Dofe. dofe en eft depuis un fcrupule jufqu'à une dragme.

Eftomac. Son eftomac étant féché & pulvérifé, eft propre pour la colique venteufe, étant pris en la même dofe.

Graiffe. Sa graiffe eft eftimée propre pour les hernies, appliquée extérieurement.

Etimologie de M. de la Duquerie. *Echinus,* παρὰ τὸ ἔχειν, *feu* συνέχειν ἑαυτὸν, parce que cet animal fe ramaffe quand on le tourmente ou qu'on lui fait peur.

ECHIUM.

Echium vulgare. C. B. J. B. Park. Raii hift. Pit. Tournef.
Echium Bugloffum agrefte. Ad.

Echium, five Alcibiacum. Dod. gal.
Bugloffum fylveftre. Lon.
Lycopfis. Cord. in Diofcor.

En françois, *Herbe aux Viperes,* ou *Vipérine.*

Vipérine. Eft une plante qui pouffe plufieurs tiges à la hauteur de plus de deux pieds, velue, verte, marquée de points rudes ; fes feuilles font oblongues, étroites, velues, rudes au toucher, d'un goût fade : fes fleurs environnent les tiges prefque depuis le bas jufqu'en haut ; elles font formées en entonnoir courbé & découpé par les bords en cinq parties inégales, d'une belle couleur bleue, tirant quelquefois fur le purpurin, ou quelquefois cendrée, ayant au milieu quatre étamines purpurines & un piftile blanc ; cette fleur eft foutenue par un calice fendu jufqu'à la bafe en cinq parties longues, étroites, pointues, canelées. Quand elle eft tombée, il lui fuccede quatre femences jointes enſemble, ridées, & ayant ſéparéinent la figure de la tête d'une vipere, d'où vient qu'on appelle la plante *Herbe aux viperes.* Sa racine eſt longue, groſſe comme le pouce, ligneuſe. Cette plante croît dans les champs, contre les murailles, le long des chemins, aux lieux ſablonneux & ſtériles ; elle contient beaucoup d'huile, peu de ſel.

On eſtime cette plante propre contre la morſure de la vipere, à cauſe de la figure de ſa ſemence, mais on ne doit pas faire beaucoup de fond ſur cette qualité : elle eſt humectante, émolliente, pectorale ; elles adoucit les âcretez du ſang & elle le purifie. .Vertus.

Echium, ab ἔχις, *vipera,* parce que la ſemence de cette plante reſſemble à la tête d'une vipere, ou parce qu'on a crû que cette plante étoit bonne contre les morſures des viperes. Etimologie.

E L A P S.

Elaps, ſive Elops, eſt une eſpece de ſerpent long d'environ trois pieds, gros comme une vipere, de couleur jaunâtre, marqué dans ſa longueur de trois lignes noires depuis la tête juſqu'à la queue ; on le trouve en l'Iſle de Lemnos : il n'eſt pas fort dangereux ; ſa morſure néanmoins excite des tranchées ; on en guérit par des remedes apéritifs & ſudorifiques, comme avec les ſels de vipere & de corne de cerf. Elops. Vertus.

Sa chair, ſon cœur, ſon foye & ſa graiſſe ſont ſudorifiques & propres pour réſiſter au venin.

E L A T I N E.

Elatine eſt une plante que M. Rai & M. Tournefort ont placée entre les eſpeces de Linaires ; il y en a de trois eſpeces.

La premiere eſt appellée, Premiere eſpece.

Elatine, Dioſcoridis. Ad. Lob.	*Linaria ſegetum Nummulariæ folio villoſo.*
Elatine folio ſubrotundo. C. B.	Pit. Tournef.
Linaria Elatine dicta, folio ſubrotundo.	*Veronica fœmina.* Matth. Fuch.
Raii hiſt.	*Verbaſculum quorumdam.* Lugd.
	Elatine mas folio ſubrotundo. J. B.

En françois, *Velvote,* ou *Véronique femelle.*

Elle pouſſe une petite tige qui ſe diviſe en pluſieurs verges grêles, velues, un peu rougeâtres, ſe répandant à terre ; ſes feuilles ſont ſemblables à celles du Nummularia, ou à celles de la Véronique, mais moins pointues, preſque rondes, molles, velues, lanugineuſes, de couleur blanchâtre, d'un goût tirant ſur l'amer ; il ſort d'entre chacune des aiſſelles de ſes feuilles un pédicule court, velu, rougeâtre, ſoutenant une petite fleur velue, de couleur herbeuſe jaunâtre, ſemblable à celle de la Linaire ordinaire. Quand cette fleur eſt paſſée, il paroît en ſa place une coque ou un fruit oblong, diviſé intérieurement en deux loges remplies de ſemences preſque rondes : ſa racine eſt ſimple, menue, droite, blanche, garnie de quelques fibres. Véronique femelle.

La ſeconde eſpece eſt appellée, Seconde eſpece.

Elatine. Matth. Caſt. Lugd.	*Linaria Elatine dicta, folio acuminato.*
Elatine altera. Dod. Lob. icon. Tab.	Raii hiſt.
*Elatine folio acuminato, in baſi auriculato, flore luteo.*C. B.	*Linaria hederulæ folio.* Col.
Elatine folio acuminato, ſeu fœmina, foliis anguloſis. J. B.	*Linaria ſegetum Nummulariæ folio aurito & villoſo, flore luteo.* Pit. Tournef.

Elle differe de la précedente en ce que ſes feuilles ſont oblongues, pointues en forme

T t ij

de fléches, & oreillées en leur bafe ; & en ce que fes fleurs font plus petites & de couleur jaune.

La troifiéme efpece eft appellée,

Troifiéme efpece.

Elatine folio acuminato, flore cæruleo. C. B.	*Linaria fegetum Nummulariæ, folio auritô & villofo, flore cæruleo.* Pit. Tournef.

Elle differe de la feconde efpece en ce que fes feuilles font plus arrondies & moins oreillées en leur bafe, & en ce que les fleurs font bleues ou bleuâtres.

Ces plantes croiffent dans les champs entre les bleds ; elles contiennent de l'huile & peu de fel.

Vertus. Elles font déterfives, vulnéraires, propres pour arrêter les cours de ventre, pour les maladies des yeux, pour les ulceres.

ELEATERIUM.

Eleaterium *Eleaterium* eft une écorce des Indes qui reffemble au Quinquina, mais qui n'en a pas la qualité ; on dit qu'étant mêlée avec du tabac & fumée dans une pipe, elle ôte à la fumée du tabac toute fa mauvaife odeur. Nous en avons parlé à l'article CASCARILLA, ou *Chacrille*.

ELEMI.

Gummi Elemi   Refina Elemi.

Gummi, Refina elemi. Eft une efpece de réfine blanche tirant fur le verdâtre, odorante, qu'on nous apporte du Méxique en pains de deux ou de trois livres, enveloppez dans des feuilles de canne d'Inde, d'où vient qu'on l'appelle *Gomme Elemi en rofeaux.* On dit qu'elle découle par incifion d'une efpece d'olivier fauvage de moyenne hauteur, dont les feuilles font longues & étroites, de couleur verte-blanchâtre, argentée : fa fleur eft rouge, foutenue par un petit calice de la couleur des feuilles : fon fruit eft femblable à l'olive. Cet arbre croît au Méxique.

Choix. On doit choifir la gomme élemi féche en dehors, molaffe en dedans, nette, de couleur blanche tirant fur le verd, affez agréable à l'odeur : elle contient du fel effentiel enveloppé dans une grande quantité d'huile, peu de phlegme & de terre.

Vertus. Elle eft propre pour amollir, pour digérer, pour atténuer, pour réfoudre, pour déterger, pour confolider ; on s'en fert pour les piquures, pour les playes, pour les tumeurs, pour fortifier les nerfs, pour les fractures, pour les diflocations ; on ne l'employe qu'extérieurement dans les emplâtres, dans les onguens.

Etimologie. *Elemi ab elea pro olea,* olivier, parce que cette gomme fort d'une efpece d'olivier.

ELEPHAS.

Elephantus Eléphant. *Elephas, five Elephantus, five Barrus,* en françois, *Eléphant,* eft un animal à quatre pieds, eftimé le plus grand & le plus gros des animaux terreftres, d'une figure monftrueufe : fa tête eft laide & effroyable ; fes oreilles font petites ordinairement, mais il fe trouve des éléphans qui les ont grandes & fortes ; fes yeux font grands, mais ils paroiffent petits à proportion de la groffeur de fa tête. Son nez eft ce qu'on appelle *fa*

Probofcis, tuba, manus nafuta. *trompe,* & en latin *probofcis, feu tuba, feu manus nafuta :* c'eft un corps affez long pour qu'il puiffe aller jufqu'à terre, charnu, nerveux, large vers la tête, & s'étréciffant peu à peu, creux en dedans, percé en fon extrémité, où il reçoit l'odeur des chofes qu'il fleure, pliant, fléxible en maniere de ferpent : cette extrémité eft plus large que le milieu, & il en fort un doigt duquel il fe fert comme d'une main pour prendre tout ce qu'il porte à fa bouche, foit de liquide, foit de folide ; il refpire par le canal qui eft en dedans ; cette trompe lui fert aufli de défenfe , car elle a une grande force. Sa bouche eft vers fa poitrine ; fa langue eft petite ; il a quatre dents pour macher, outre les deux grandes, longues, pointues, blanches, luifantes, qui fortent bien avant hors de fa machoire inférieure, en forme de cornes ; pour lui fervir de défenfes , & lefquelles on appelle *Ebur* , & en françois, *Yvoire*. Son corps eft d'une prodigieufe groffeur, long de neuf ou dix pieds, quelquefois plus long : fa couleur eft ordinairement obfcure ; on en a vû de blancs, mais ils font fort rares : fa peau eft rude, & fi dure qu'elle ne peut être pénétrée par les fléches : les Maures en font des boucliers : elle eft couverte d'un poil très-court, quelquefois même elle eft nue : fa queue eft pareille à celle du Bufle ; fes jambes font fort groffes, fes pieds font ronds comme ceux du cheval, mais beaucoup plus gros : fon calus ou la corne de fes pieds eft fort ample & fort noire , les doigts de fes pieds font au nombre de cinq, mais joints les uns aux autres fans divifion. Cet animal naît en Afie, en Afrique, aux Indes Orientales, aux pays qui dépendent du Grand Mogol : on en trouve de mâles & de femelles, mais les femelles ne font point armées de grandes dents comme les mâles ; il y en a de différentes grandeurs. Cet animal fait autant de chemin en marchant de fon pas, qu'un homme qui court en peut faire.

Ebur.
Yvoire.

   L'éléphant eft difciplinable, on luy voit faire des actions qui paroiffent d'une prudence confommée : on s'en fert pour porter des fardeaux, & pour plufieurs autres travaux ; on tient qu'il eft de tems en tems atteint d'une maladie qui le rend fi furieux , qu'il rompt fes chaînes, & qu'il déchire tout ce qu'il rencontre : que pour remedier à ce mal, fon gouverneur le reprimande par des paroles aigres & injurieufes : il fe plaît dans les lieux marécageux & dans les rivieres ; il s'y lave, prenant de l'eau avec fa trompe & la jettant fur fon corps ; il ne peut pas fouffrir le grand froid ; il mange des herbes, des branches tendres & des feuilles d'arbres, des fruits, des racines, des grains, & avale quelquefois de la terre & des pierres. Il aime le vin ; il peut paffer jufqu'à huit jours fans boire ; il vit plus long-tems qu'aucun autre animal, lorfqu'il n'eft point atta-maladie. On dit que certains dragons volans qui s'entortillent autour de fes jambes , & qui cachent leurs têtes dans fes narines, lui crevent les yeux, le piquent & en fuccent le fang jufqu'à ce qu'il foit mort. On tue quelquefois des élephans pour en avoir l'yvoire : les Maures mangent de fa chair crue.

   Le meilleur yvoire nous eft apporté de Ceylan & de plufieurs autres endroits des grandes Indes.

   On doit choifir le plus poli, le plus blanc : il contient beaucoup d'huile & de fel volatil & de terre, peu de phlegme.

   Il eft propre, étant rapé, pour arrêter les cours de ventre, pour fortifier le cœur , pour tuer les vers, pour réfifter au venin, pris en poudre ou en décoction. On fait calciner l'yvoire dans un pot de terre couvert d'un autre pot , & la jointure bien bouchée ; il devient très-noir, parce que la fuliginofité qui s'en éleve retombe deffus; dans cet état, étant broyé fubtilement, il eft propre pour la peinture : on fait la même opération fur la corne de cerf qui fert aufli pour les Peintres ; mais il eft à remarquer que plus les matieres dont on fait les noirs font blanches, plus les noirs font beaux & hauts en couleur.

Vertus.
Calcinations de l'yvoire & de la corne de cerf pour la peinture.

   Barrus à grec. βαρύς, *gravis* ; on a donné ce nom à l'élephant, parce que c'eft un animal fort maffif & pefant.

Etimologies.

   Ebur à barro, élephant, car l'yvoire eft une dent de l'élephant.

ELEPHAS HERBA.

Elephas Campoclarenfium. Col. | *Elephas Italica, flore magno, probofcide furrecta.* Pit. Tourn.

T t iij

*Est une plante qui par son port extérieur ressemble aux pédiculaires des prez ; ses feuil-les sont cependant plus tendres , d'un vert plus gai ; ses tiges un peu plus branchues ; ses fleurs sont grandes , divisées en deux lévres , dont la supérieure est garnie d'une appendice longue qui a la figure d'une trompe d'éléphant, d'où cette plante a pris son nom. Son fruit est à deux loges. Cette plante croit en Italie & au Levant , où M. de Tournefort en a remarqué deux autres especes , l'une à trompe courbée , & l'autre à petites fleurs & à trompes droites.

Ces plantes ont les usages de l'eufraise.

ELICHRYSUM.

Elichrysum seu Stœchas citrina angustifolia. C. B. Pit. Tourn.
Helichrysum & Amaranthus , Galeni , Cæsalp.
Heliochrysum. Cord. in Diosc.
Coma aurea. Lob. icon.
Amaranthus luteus. Fuch. Lac. Lon.

Stœchas citrina latifolia Narbonensis. J. Bauh.
Chrysocome sive coma aurea , & Stœchas citrina vulgaris. Park.
Stœchas citrina , sive Helichrysum , Raii hist.

En françois , *Immortelle dorée* , *Amarante jaune* , ou *Bouton d'or.*

Amarante jaune.
Bouton d'or.

Est une plante qui pousse plusieure tiges ligneuses à la hauteur d'un pied ou d'un pied & demi , lanugineuses , blanches , garnies de petites feuilles étroites , velues , blanchâtres : ses fleurs naissent aux sommitez des tiges , ramassées en maniere de têtes ou de bouquets composés de plusieurs fleurons réguliers , découpez sur le haut en étoiles , de couleur jaune-pâle ou citrine , & soutenus par des calices écailleux , fort secs , jaunes & resplendissans comme l'or. Cette fleur peut-être gardée plusieurs années sans qu'elle se flétrisse , ni se pourrisse , à cause que son calice est privé de phlegme , c'est ce qui l'a fait appeller *Immortelle.* Son odeur est forte & agréable ; la graine qui succede à chaque fleuron est oblongue , rousse , garnie d'une aigrette , odorante , âcre. Sa racine est simple , grosse , ligneuse , rendant quelque odeur approchante de celle de la gomme Elemi. Cette plante croît aux lieux secs , chauds , sablonneux , comme au Languedoc , proche de Montpellier , en Provence : elle contient beaucoup de sel essentiel & d'huile , peu de phlegme.

Vertus.

Elle est incisive , apéritive , vulnéraire ; elle leve les obstructions ; elle excite les mois aux femmes , elle tue les vers , elle dissout le sang caillé.

Etimologie.

Elichrysum , ab ἥλιος *, sol , &* χρυσὸς *, aurum* , parce que le soleil donnant sur cette plante , fait paroître sa fleur de couleur d'or.

EMERUS.

Emerus est un petit arbrisseau dont il y a deux especes : une grande & une petite.

Premiere espece.

La premiere est appellée ,

Emerus. Cæsalp. Pit. Tourn.
Colutea Scorpioides. Ger. J. B. Raii hist.

Colutea siliquosa , sive Scorpioides major. C. B.

En françois , *Sené sauvage.*

Sené sauvage.

Ses rameaux les plus grands sont couverts d'une écorce cendrée , & les petits d'une écorce verte : ses feuilles sont rangées sur une côte cinq à cinq , ou sept à sept , ou neuf à neuf : elles approchent en figure de celles de la Lentille , mais elles sont plus arondies & plus grasses , semblables à celles du Baguenaudier , si l'on en excepte la grandeur , d'un goût amer & défagréable : fa fleur eft légumineufe, reffemblant à celle du Genêt, de couleur jaune , un peu odorante : elle eft fuivie d'une gouffe longue, grêle, déliée, articulée, c'eft-à-dire compofée de plufieurs pieces qui renferment chacune une femence prefque cilindrique, de couleur obfcure , douce au toucher, d'un mauvais goût. Sa racine s'étend de tous côtez dans la terre.

La feconde efpece eft appellée ,

Seconde
efpece

Emerus minor. Pit. Tournef.	*Colutea Scorpioides humilis.* Ger. J. B.
Colutea humilior. Park.	Raii hift.
Colutea filiquofa minor. C. B.	

Elle ne differe de la précédente qu'en ce qu'elle eft plus baffe, plus petite , & qu'elle répand fes rameaux à terre. L'une & l'autre croiffent aux lieux montagneux, fombres, dans les bois, aux pays chauds : elles contiennent beaucoup d'huile & de fel effentiel.

Leurs feuilles font un peu laxatives. Vertus.

E M E U.

Emeu , five Eme. Cluf.	*Emeu , vulgò Cafoaris.* G. Pifon.

En françois, Cafouar.

Eft un grand oifeau des Ifles Moluques en Amérique, duquel le cou & la tête font Cafouar. fort élevez , enforte qu'il peut avoir depuis les pieds jufqu'à la tête prefque cinq pieds de hauteur ; fon corps, depuis la poitrine jufqu'au croupion, eft long de trois pieds ; fa tête eft petite à proportion des autres parties , nue, de couleur noire-bleuâtre : fes yeux font grands, ardens, rudes, féroces : proche d'eux font les conduits des oreilles , petits , nuds ; il a deux trous un peu au-deffus de la pointe de fon bec qui lui fervent de narines : fa tête eft ornée d'une efpece de diadême de fubftance cornée , de couleur jaune foncée , étendue depuis fon fommet jufqu'à la moitié du bec, tombant à chaque année en même tems que les plumes, quand il mue, & fe renouvellant auffi avec elles : le haut de fon cou eft couvert de deux membranes en quelque façon femblables à celles des Coqs d'Inde , de couleur rouge : fes jambes font hautes, groffes, couvertes de peau calleufes : fes pieds fon gros, ayant chacun cinq gros doigts , durs, écailleux, armez d'ongles longs & durs, fans talon. Sa figure approche beaucoup de celle de l'Autruche, & l'on peut dire que c'en eft une efpece : il eft revêtu de plumes rouges & noires difpofées, en forte qu'étant regardées de loin , elles paroiffent des poils , & d'autant plus que fes aîles font fi petites , qu'elles font prefque cachées fous fes plumes : auffi ne lui fervent-elles pas pour voler, mais feulement de voile pour courir plus vîte. Il n'a point de queue , mais les plumes qui couvrent fon croupion font plus longues & plus dures que les autres. La force de cet oifeau confifte plus en fes pieds qu'en fon bec : fes œufs different de ceux de l'Autruche , non-feulement en ce qu'ils font plus petits , mais auffi en ce que leur coquille eft verdâtre & ornée tout autour de tubercules d'une belle couleur verte : les payfans en mangent le jaune ; cet oifeau devore fans choix tout ce qu'il rencontre , & il rend par le fondement ce qu'il a avalé de trop dur, fans être digeré.

Sa graiffe eft émolliente , nervale, réfolutive, digeftive. Vertus.

E M P E T R U M.

Empetrum eft une plante dont il y a deux efpeces.

La premiere eft appellée ,

Premiere
efpece.

Empetrum montanum fructu nigro. Pit. Tournefort.

Erica baccifera procumbens nigra. C. B. | *Erica prima.* Cluf. pan.
Erica baccifera. Matth. Caft. | En françois, *Génievre doux.*

Génievre doux. Elle pouffe des tiges rameufes, fléxibles, ligneufes, étendues à terre, ferpentant & occupant beaucoup de place, couvertes d'une écorce brune-rougeâtre : fes feuilles font petites, oblongues ; fes fleurs naiffent en fes fommitez, difpofées en bouquets à étamines, de couleur herbeufe, blanchâtre, ne laiffant aucun fruit après elles, mais les mêmes branches portent féparement des bayes rondes, noires, qui renferment chacune deux ou trois offelets ou quelques graines menues : fa racine eft-ligneufe, dure ; cette plante croît aux lieux montagneux & pierreux ; elle n'eft point en ufage dans la Médecine.

Seconde efpece. La feconde efpece eft appellée,

Empetrum Lufitanicum fructu albo. Pit. Tourn. | *Frutex Lufitanis Camarinnas dictus.* Linf-cot. Indiæ Orient part. 4.
Acacalis Diofcoridis, Amat. | *Erica baccifera tenuifolia.* Tab. Ger.
Erica erecta baccis candiais. C. B. | En françois, *Camarigne.*

Camarigne Elle pouffe des tiges rameufes, droites, à la hauteur d'environ un pied & demi, aifées à rompre, couvertes d'une écorce noirâtre ; fes feuilles font menues comme celles de la bruyere, d'un goût aftringent, échauffant un peu la bouche, de couleur verte-brune ; fes fleurs font faites comme en la précédente ; fes fruits naiffent auffi féparement fur les mêmes pieds qui portent les fleurs ; ces fruits font des bayes rondes, blanches, repréfentant en figure des perles pleines de fuc, d'un goût acide, contenant chacune deux ou trois offelets ou femences dures, menues: cette plante croît principalement en Portugal aux lieux fablonneux.

Vertus. Son fruit eft propre pour défalterer les fébricitans ; car il eft aigre & affez agréable au goût : on en met tremper dans de l'eau pour faire un colyre dont on lave les yeux, afin d'aiguifer la vûe affoiblie.

Etimologie. *Empetrum ab* ἐν & πέτρος, *faxum*, parce que cette plante croît en des lieux pierreux.

ENCAUSTUM.

Email. *Encauftum*, en françois, *Email*, eft une vitrification de métaux, de fable & de foude d'Alican, mêlez & fondus enfemble par un feu violent : on en fait de plufieurs couleurs, comme de blanc, de bleu, de jaune, de vert, de gris de lin, de couleur de chair.

Email blanc. Potée. L'émail blanc eft la bafe des autres émaux ; il eft fait avec de l'étain calciné qu'on appelle *Potée*, du fablon & de la foude qu'on a réduits enfemble par la fufion en une belle pierre, polie, luifante, blanche ; on s'en fert pour fayancer les pots ; il eft auffi employé par les Emailleurs & par les Orfévres : il eft plus ou moins blanc & beau, fuivant que l'étain qu'on a employé à le faire a été pur.

Email bleu de deux efpeces. Faux lapis. L'émail bleu eft de l'émail blanc, dans lequel on a jetté pendant qu'il étoit encore en fufion, du cuivre de rofette & du vitriol de Cypre : fi au lieu de ces ingrédiens on y jette du fafre, l'émail prendra une couleur bleue plus pâle : les émailleurs appellent ce dernier *Faux Lapis.*

Email jaune. L'émail jaune eft de l'émail blanc coloré avec un peu de rouillure de fer qu'on y jette pendant la fufion.

Email verd L'émail verd eft de l'émail blanc qu'on a coloré avec de la limaille de léton.

Email gris de lin. L'émail gris de lin eft de l'émail blanc, dans la compofition duquel on a mêlé de l'azur.

L'émail

L'émail de couleur de chair est de l'émail blanc coloré avec du Perigueux.

On peut encore donner à l'émail blanc plusieurs autres couleurs, suivant qu'on y mêlera plus ou moins des drogues dont je viens de parler.

Quoiqu'on ne se serve point des émaux en Médecine, ils ont néanmoins leurs vertus suivant les qualitez des drogues dont ils ont été composez ; mais il faut les broyer bien subtilement sur le porphyre avant que de les employer, si l'on veut qu'ils produisent quelque effet.

L'émail blanc, l'émail bleu, l'émail jaune sont purement dessicatifs, mais les autres sont détersifs & dessicatifs.

Encaustum à κλίω, *comburo*, parce que l'émail se fait par un grand feu.

Email de couleur de chair.

Vertus.

Etimologie.

ENDIVIA.

Endivia, en françois, *Endive*, ou *Scariole*, est une espece de Chicorée dont il y a trois especes.

Scariole.

La premiere est appellée,

Premiere espece.

Endivia sativa. Park.	*Intubus.* Tur. *major.* Matth.
Intybus sativa latifolia, sive Endivia vulgaris. C. B.	*Intubum sativum latifolium.* Fuch. Dod. gal. Lob. Lugd.
Seris domestica latifolia. Diosc.	*Cichorea sativa.* Trag.
Scariola Arabum, Interpretibus.	*Cichorium latifolium, sive Endivia vulgaris.* Pit. Tourn.
Intybum sativum latifolium. J. B.	

En françois, *Endive vraie.*

Elle pousse des feuilles longues, larges, couchées à terre, semblables à celles de la Laitue, crénelées en leurs bords, d'un goût tirant sur l'amer : il s'éleve d'entr'elles une tige à la hauteur d'un pied & demi ou de deux pieds, lisse, canelée, vuide, rameuse, tortue, empreinte d'un suc laiteux ; ses fleurs sont semblables à celles de la chicorée sauvage, de couleur bleue : elles sont suivies par des capsules oblongues qui renferment des semences anguleuses ; ses racines sont fibreuses, laiteuses.

Endive vraie.

La seconde espece est appellée,

Seconde espece.

Intybus, sive Endivia minor angustifolia. Park.	*Intubus sive Endivia minor.* Matth.
Intybus sativa angustifolia. C. B.	*Intybum sativum angustifolium.* J. B.
Seriola, aut Endiviola. Ad.	*Cichorium angustifolium, sive Endivia angustifolia.* Pit. Tourn.

En françois, *Cichorée blanche.*

Elle differe de la précédente, en ce que ses feuilles sont plus étroites & d'un goût plus amer, & en ce que sa tige est plus rameuse.

Chicorée blanche.

La troisiéme espece est appellée,

Troisiéme espece.

Intybus crispa. C. B. Raii hist.	*Intybum sativum crispum.* J. B.
Cichorium crispum. Pit. Tourn.	*Seris, sive Intybus crispa.* Ad.
Endivia crispa. Ger. *Romana crispa.* Cam.	En françois, *Chicorée frisée.*

Elle pousse des feuilles plus grandes que celles de la premiere espece, crêpées tout autour & sinueuses ; sa tige croît plus haute, plus grosse & plus tendre que celle des especes précédentes ; sa fleur est semblable à celle des autres ; sa semence est noire.

Chicorée frisée.

On cultive toutes les especes d'Endive dans les jardins potagers ; elles contiennent beaucoup de phlegme, peu d'huile & de sel.

Vertus. Elles font humectantes, apéritives, déterfives, rafraîchiffantes ; on fe fert en Médecine de leurs feuilles & de leurs femences.

Etimologies. *Intybus vel intubus à tubo*, tuyau, parce que les tiges des endives font ordinairement creufes en dedans, & en forme des tuyaux.

Cichorium vient à ce que l'on dit de χιχείω, *invenio*; car cette plante fe trouve par tout.

EPERLANUS.

Eperlan. *Eperlanus, Epelanus*, en françois, *Eperlan*, eft un petit poiffon qui prend naiffance dans la mer, mais qui monte dans les rivieres ; il eft long comme le doigt, & du moins auffi gros que le pouce, reffemblant au Goujon, beau, luifant de couleur de perles ; on le pêche dans la riviere de Seine vers Rouen, d'où l'on nous l'apporte lié fur des petits paniers plats ; fa chair eft molle, tendre, délicieufe au goût, fentant la violette. Il contient beaucoup d'huile, & de fel volatil.

Vertus. Il eft apéritif, propre pour la pierre, pour la gravelle.

Etimologie. *Eperlanus à perla*, perle, parce que la couleur de ce poiffon eft femblable à celle de la perle.

EPHEDRA.

Ephedra eft une plante dont il y a quatre efpeces.

Premiere efpece. Anabafis.

La premiere eft appellée,

Ephedra, five Anabafis. Bellon. Dod. Pit. Tourn.
Caucon & Ephedra. Plin.

Polygonum bacciferum fcandens. C. B. Raii hift.

C'eft un arbriffeau qui reffemble à l'Equifetum, mais il eft plus grand & plus haut ; fon tronc eft gros comme le bras, fes branches montent & s'étendent dans celles des arbres voifins ; fes fleurs font petites, mouffeufes, pâles ; il leur fuccede des fruits qui reffemblent à des petites bayes, de couleur rouge, remplis de fuc aigre ; fa racine eft dure & ligneufe. Cet arbriffeau croît particulierement le long des vallées du mont Olympe, & dans l'Illyrie.

Seconde efpece.

La feconde efpece eft appellée,

Ephedra maritima major. P. Tournef.
Polygonum bacciferum maritimum majus, five Uva maritima major. C. B. Raii hift.

Uva marina. Dod. *major.* Ger.
Tragos, five Uva marina major. Lob. J. Bauh.

En françois, *Raifin de mer.*

Raifin de mer. C'eft un arbriffeau qui croît à la hauteur d'un homme ; fon tronc eft quelquefois gros comme le bras ; il jette plufieurs rameaux grêles, déliez prefque comme ceux du jonc, féparez par des nœuds comme en l'Equifetum, de couleur noirâtre, fe divifant en plufieurs autres rameaux, defquels les extrémitez ou fommets font pointus, durs & épineux : cet arbriffeau ne porte point de feuilles ; fes fleurs fortent des nœuds des branches attachées à un pédicule menu, & difpofées en petites grapes, de couleur herbeufe blanchâtre ; il leur fuccede des fruits ou bayes pleines de jus, foutenus par un calice en forme de calotte, & prenant une couleur rouge quand ils font mûrs, d'un goût acide & agréable ; ils renferment des femences triangulaires, pointues, dures, aftringentes ; fa racine eft oblongue, noueufe. Cette plante croît aux lieux fablonneux & maritimes, au Languedoc, en Provence.

La troifiéme efpece eft appellée,

Ephedra maritima minor. Pit. Tournef.
Polygonum bacciferam maritimum minus.
C. B. Raii hift.
Uva marina quarta , vel minor. Ger.

Tragos , five Uva marina minor. J. B.
Equifetum quartum. Matth. Lugd.
Croton , Nicandri. Ang.

C'eft un petit arbriffeau qui croît à peine à la hauteur d'un pied & demi ; fa tige eft ligneufe, pouffant plufieurs rameaux verds, canelez, faciles à rompre, nouez, remplis de moëlle vifqueufe, qui rougit en féchant ; cette plante ne porte point de feuilles ; fes fleurs naiffent aux fommets de fes branches, petites, jaunes, ramaffées plufieurs enfemble ; il leur fuccede des fruits femblables à ceux de l'If, rouges, d'un goût doux, renfermant des femences oblongues jointes deux à deux, voûtées d'un côté, & plates de l'autre. Cette plante croît au Languedoc proche du port de Cete, vers Frontignan, aux lieux pierreux & voifins de la mer.

La quatriéme efpece eft appellée,

Ephedra Hifpanica arborefcens tenuiffimis & denfiffimis foliis. Pit. Tournef.

Elle differe des autres en ce qu'elle porte beaucoup de feuilles très-menues ; elle croît en Efpagne.

Les branches tendres ou les fommitez de ces arbriffeaux & leurs fruits font déterfifs, aftringents, propres pour les hernies, pour arrêter les cours de ventre & les hémorragies.

E P H E M E R O N.

Ephemeron. Arift. | *Diaria.* Jonft.

Eft une efpece de mouche qui vole d'une grande viteffe : elle eft garnie de quatre aîles & quelquefois de fix ; elle a quatre pieds ; fa tête eft petite, jaunâtre, fes yeux font grands, gros, noirs ; elle a près de fa bouche une trompe jaunâtre avec laquelle elle fucce les fubftances des fleurs pour fa nourriture ; elle porte fur fa tête deux cornes longuettes, noires ; fon corps eft long comme celui d'un papillon, affez ventru ; fon ventre & fes aîles font d'une couleur plombée, fa queue eft jaunâtre, longue, fourchue ; fa vie eft de peu de durée, car on a prétendu qu'elle naît le matin au lever du foleil, qu'elle prend fon accroiffement pendant le jour, & qu'elle meurt le foir ou la nuit ; ce qui n'eft pas bien facile à croire.

Ephemeron ab ἐπὶ, *&* ἡμερα, *dies,* parce que cette mouche, dit-on, ne vit qu'un jour.

Diaria à die, par la même raifon.

E P I M E D I U M.

Epimedium. Dod. Pit. Tournef.

Eft une plante qui pouffe beaucoup de feuilles attachées trois à trois à des queues menues, rondes ; ces feuilles font amples, larges, pointues comme celles du lierre, vertes, affez dures, dentelées tout autour ; il s'éleve d'entr'elles une tige à la hauteur d'environ un pied qui foutient des petites fleurs, de couleur variée, rougeâtres, jaunes, rayées de blanc ; chacune de ces fleurs eft à quatre pieces difpofées en croix ; il leur fuccede des gouffes compofées de deux parties, & qui contiennent des femences prefque rondes ; fa racine fe divife en plufieurs branches garnies de fibres en deffous. Cette plante croît aux lieux humides , dans les prez, dans les jardins.

Vertus. Elle eft humectante & rafraîchiffante.

Etimolo-gie. *Epimedium ex* ἐπὶ *, & μήδιον , id eft fupra triphyllum ,* comme qui diroit *grand trefle* ; à caufe que cette plante a les feuilles grandes & difpofées trois à trois.

EPITHYMUM.

Epithymum. Matth. Lac. Ad. Caft.	*Caffutha minor.* Dod.
Epithymum , five Cufcuta minor. C. B.	*Cufcuta minor.* Pit. Tournef.

En françois, *Epithyme.*

Epithyme. Eft une efpece de Cufcute ou une plante filamenteufe femblable à des cheveux , de couleur rougeâtre ou brune , d'une odeur affez forte ; elle croît & s'entortille autour de plufieurs efpeces de plantes ; mais on préfere celle qui a pris naiffance fur le thim , parce qu'elle en a tiré de la vertu : elle pouffe des fleurs & des femences femblables à celles de la Cufcute ; on nous l'apporte féche de plufieurs pays chauds, comme de Candie , de Venife. Celle qui vient de Candie eft en filamens longs ; au contraire celle qui vient de Venife eft en filamens courts, frifez. L'une & l'autre font ufitées en Médecine.

Choix. On doit choifir l'épithyme nouvelle , nette , entiere, d'une odeur forte ; elle contient beaucoup de fel effentiel & d'huile éxaltée.

Vertus. Elle eft apéritive, arthritique, elle lâche un peu le ventre , elle purifie le fang ; on s'en fert pour les maladies qui viennent de mélancolie , pour les maux de ratte , pour la gale , pour les rhumatifmes , pour la goutte , étant prife en poudre ou en infufion.

L'épithyme qui peut croître fous notre climat n'a point de force ni de vertu approchante de celle des pays chauds.

Etimolo-gie. *Epithymum ab* ἐπὶ *, fuper, &* θύμον *, thymum ,* parce que cette plante fe trouve attachée fur le thim.

EQUISETUM.

Queue de cheval. *Equifetum. Cauda equina. Herba equina.* En françois, *Prêle* ; ou *queue de cheval.*

Eft une plante dont il y en a de deux efpeces.

Premiere efpece. La premiere eft appellée ;

Equifetum majus aquaticum. J. B. P. T.	*Equifetum majus.* Ger. Raii hift.
Equifetum majus paluftre. Park.	*Hippuris major.* Brunf. Dod.
Equifetum paluftre longioribus fetis. C. B.	*Hippofeta ,* Arnod. Villani.

En françois , *Prêle vraie.*

Prêle vraie. Elle pouffe des tiges à la hauteur d'un pied & demi ou de deux pieds , rondes, rudes, vuides , compofées de plufieurs tuyaux emboitez les uns dans les autres, & faifant des nœuds d'efpace en efpace, defquels fortent des feuilles compofées de plufieurs tuyaux articulez & affemblez bout à bout ; fes fommitez fe terminent en maniere d'afperge ou de colomne enflée par le milieu, formée par un grand nombre de petites fleurs ou étamines rougeâtres tirant fur le blanc ; ces fleurs ne laiffent aucunes femences après elles ; les femences naiffent fur des pieds qui ne portent point de fleurs, ce font des grains trèspetits & noirs. Ses racines confiftent en un grand nombre de fibres longues, menues, déliées ,noirâtres. Cette plante croît dans les prez , dans les marais , le long des ruiffeaux.

La seconde espece est appellée,

Equisetum minus terrestre. J. B. Pit. Tournef.	*Equisetum arvense, longioribus setis.* C. B. Park. Raii hist.
Hippuris minor. Trag. Dod. Thal.	*Equisetum segetale.* Ger.

Elle differe de la précédente en ce que ses feuilles & ses asperges sont plus longues, plus grêles, plus lâches : elle croît aux lieux sablonneux ; on en trouve aussi aux lieux humides ; elle est naturellement fort séche.

L'une & l'autre espece contiennent un peu de sel essentiel & de l'huile ; on se sert en Médecine de la derniere espece préférablement à la premiere.

L'équisetum est détersif, astringent, consolidant, vulnéraire, propre pour les hémorragies, pour les cours de ventre, étant pris en décoction. *Vertus.*

Equisetum est composé de mots latins *equus, cheval,* & *seta, soye* ou *crin,* comme qui diroit *crin de cheval*; car les branches & les feuilles de la Prêle ressemblent aux crins du cheval. *Etimologies.*

Hippuris ab ἵππος, *equus,* & ϐρα, *cauda,* comme qui diroit, *queue de cheval.*

Hypposeta ab ἵππος, *equus,* & *seta, soye* ou *crin,* comme qui diroit, *crin de cheval.*

E Q U U S.

Equus, en françois, *Cheval,* est un grand animal à quatre pieds assez connu ; sa femelle est appellée *equa,* & en françois, *Cavale* ou *Jument*; elle porte son petit onze mois & quelques jours ; le jeune Cheval est nommé *equulus,* en françois, *Poulain*; la jeune Jument est appellée *equula.* *Cheval. Cavale. Poulain.*

Le lait de la Cavale est estimé propre pour l'épilepsie, pour la phtisie, pour l'asthme, pour la toux. *Vertus du lait de Cavale.*

Les verrues & les duretez calleuses appellées *lichenes,* lesquelles s'engendrent aux genoux, aux jambes & aux pieds des chevaux, étant coupées au Printems sont employées pour l'épilepsie, pour abattre les vapeurs hystériques, pour exciter les menstrues, pour résoudre les duretez de la matrice, pour la pierre du rein & de la vessie, étant prises en poudre : la dose en est depuis un scrupule jusqu'à une dragme ; elles contiennent beaucoup de sel volatil & d'huile qui font leur vertu. *Lichenes, Dose.*

L'excrément du cheval est bon pour la squinancie, pour la pleuresie, étant donné intérieurement ; il excite la crise, on l'applique aussi extérieurement pour résoudre. *Excrément.*

Equus ab ὀχέω, *veho,* parce que le cheval sert à tirer les chariots. *Etimologie.*

E R A W A Y.

Eravvay. Clus. exot.	*Ricinus Americanus minor.* C. B.

Ricinus Americanus.

Est un petit Ricinus de l'Amérique dont la semence est menue. *Voyez Ricinus.* Elle est fort purgative & propre pour l'hydropisie, & pour l'apoplexie. *Vertus.*

E R E T R I A   T E R R A.

Eretria terra, (Diosc.) en françois, *terre Eretrienne,* est une terre argilleuse approchante de la terre sigillée, qu'on tiroit autrefois d'un champ voisin d'une ville appellée *Eretria* dans l'Isle Eubée, d'où est venu son nom ; il y en a de deux especes, une très-blanche, & l'autre cendrée ; la derniere est préferée pour la Médecine. *Terre éretrienne. Etimologie.*

Elle est astringente & propre pour arrêter le sang, étant prise intérieurement. La blanche est employée pour la peinture. *Vertus.*

V v iij

ERICA.

Erica vulgaris glabra. C. Bauh. Pit. T.
Erica prima Matth. Lac. Dod. Lugd.
Erica vulgaris, humilis semper virens, | *flore purpureo & albo.* J. B. Raii hist.
Erica Myrica folio. Ad. Lob. Cluf.
En françois, *Bruyere.*

Bruyere. Est un petit arbriffeau bas qui pouffe plufieurs verges ou tiges à la hauteur d'un pied ou d'un pied & demi, dures, ligneufes, rameufes, de couleur rougeâtre-brune, ou obfcure, garnies de petites feuilles un peu dures & rudes, toujours vertes, approchantes de celles du Tamarifc ou du Cyprès, qui dans la fuite deviennent plus fenfibles; fes fleurs font des petites cloches ou grelots rangées le long des rameaux depuis le milieu jufqu'au haut, de belle couleur purpurine ou quelquefois blanche, attachées & fufpendues par des petites queues ou pédicules courts : du fond de ces fleurs fort un piftile qui devient dans la fuite un fruit prefqu'ovale; il contient des femences fort menues renfermées en quatre loges. Sa racine eft ligneufe & éparfe dans la terre. Il croît dans les Landes féches, dans les bois, dans les forêts; il contient beaucoup de fel & d'huile.

Vertus. Ses feuilles & fes fleurs font propres pour la pierre, pour exciter l'urine, pour les morfures des bêtes vénimeufes, pour réfifter au venin, on les prend en décoction.

Etimologie. *Erica ab* ἐρείκω, *five* ἐρείκω, *frango*, parce que cette plante eft eftimée propre pour rompre ou brifer la pierre du rein & de la veffie.

ERINACEA.

Erinacea. Cluf. hifp. Pit. Tournef.
Genifta erinacea. J. B.
Spartium aphyllon fruticofum junceis aculeis, lanatis capitulis. Ad. Lob. Lugd. | *Genifta fpartium fpinofum, foliis Lenticula, floribus ex caruleo purpurafcentibus.* C. B.
Scorpius quartus. Taber.

Est une plante difpofée en arbriffeau bas, d'un bel afpect, & dont les branches s'étendent & fe difpofent toutes enfemble comme en rond, garnies d'épines vertes, piquantes; fes fleurs font légumineufes, plus petites que celles du Genêt, de couleur bleue tirant fur le purpurin, foutenues par des petits calices velus ou lanugineux, blanchâtres, joints deux à deux, ou trois à trois enfemble : après ces fleurs naiffent des gouffes plates : cette plante eft ordinairement fans feuilles, elle en pouffe quelquefois quelques unes dans le tems qu'elle fleurit, mais rarement; elles font femblables à celles du Lenticula; elles fe flétriffent en peu de tems, & elles tombent. Sa racine eft grande, ligneufe; elle croît aux lieux rudes, le long des chemins au Royaume de Valence en Efpagne.

Vertus. Ses fommitez, fes fleurs, fes gouffes, fa racine font aftringentes, defficatives, propres pour arrêter les cours de ventre, les hémorragies.

Etimologie. *Erinacea ab erinaceo, hériffon,* parce que les épines de cette plante font difpofées en hériffon, ou ramaffées à peu près comme les plumes piquantes du porc-épi.

ERINACEUS.

Erinaceus Lufitanorum. Linfc. Bonduc. | *Echinus porcinus.* Holand.

Est un fruit des Indes qui a la figure & la groffeur d'une poire, mais qui eft couvert d'une écorce hériffée d'épines tout autour, reprefentant un petit hériffon, d'où eft venu fon nom : il croît par grapes abondamment à des arbres hauts & rameux en l'Ifle Baly. Ce fruit étant confit eft doux & favoureux; on en fait provifion fur mer dans les voyages.

ERUCA.

Eruca, en françois, *Roquette*, eſt une plante dont il y a deux eſpeces générales, une cultivée, & l'autre ſauvage.

Roquette cultivée.

La premiere eſt appellée,

Premiere eſpece.

Eruca ſativa. Matth. Lac. Ad. Lob.
Eruca major. Cam.
Eruca ſativa alba. Park.

Eruca latifolia, alba, ſativa. Dioſcorid. C. B. Pit. Tournef.
Eruca major, ſativa, annua, flore albo ſtriato. J. B. Raii hiſt. Moriſſ.

Elle pouſſe des tiges à la hauteur d'environ deux pieds, un peu velues : ſes feuilles ſont ſemblables à celles de la moutarde blanche, mais plus petites, tendres, ſans poil : ſes fleurs ſont à quatre feuilles, diſpoſées en croix, de couleur bleue tirant ſur le blanc, rayées de noir, ſoutenues par des calices, velues ; il leur ſuccede des ſiliques longues, qui ſe diviſent en deux loges remplies de quelques ſemences preſque rondes, jaunes : ſa racine eſt menue, ligneuſe, blanche. On cultive cette plante dans les champs.

La ſeconde eſpece eſt appellée,

Seconde eſpece.

Eruca ſylveſtris. Ger. Raii hiſt.
Eruca tenuifolia perennis, flore luteo. J. B. Pit. Tournef.

Eruca major ſylveſtris. Matth. Dod.
Eruca ſylveſtris vulgatior. Park.
Eruca ſylv. major lutea, caule aſpero. C. B.

En françois, *Roquette ſauvage.*

Elle pouſſe des tiges diviſées en beaucoup de rameaux un peu velus, portant des feuilles plus découpées que celles de la Dent de lion, de couleur verte-brune : ſes fleurs ſont ſemblables à celles de la Roquette cultivée, mais de couleur jaune, odorantes ; elles ſont ſuivies par des ſiliques longues & anguleuſes, qui renferment en deux loges des ſemences comme en la précédente : ſa racine eſt aſſez longue, groſſe, blanche : elle croît contre les murailles, aux lieux incultes, ſablonneux.

Roquette ſauvage.

Il y a encore pluſieurs autres eſpeces de Roquette cultivée & ſauvage, mais il ſuffit que j'aye décrit les principales ; elles ont les unes & les autres en toutes leurs parties un goût âcre & brûlant, mais principalement les ſauvages : elles contiennent beaucoup de de ſel, médiocrement de l'huile.

La Roquette eſt propre pour inciſer, pour atténuer, pour raréfier la pituite, pour exciter la ſemence, pour faire éternuer.

Vertus.

Eruca, ab erodere, ronger, parce que cette plante a un goût âcre & piquant.

Etimologie.

On nous apporte de S. Jean d'Acre, à dix lieues de Jéruſalem, beaucoup de cendres de Roquette, laquelle les Marchands appellent *Cendre du Levant :* il en vient auſſi de Tripoli, de Syrie ; mais elle n'eſt pas ſi bonne que l'autre, en ce qu'elle ne contient pas tant de ſel : l'une & l'autre ſervent à faire du ſavon & du verre, comme celle de Fougere ou du Kali.

Cendre du Levant.

Uſage.

ERUCA.

Eruca, ſeu Bruchus, ſeu Campa. En françois, *Chenille.*

Eſt une eſpece de ver ou un inſecte long & gros comme le petit doigt, molaſſe, humide, fort commun & connu de tout le monde : il y en a de beaucoup d'eſpeces. *Jean Goedart, dans ſon hiſtoire des Inſectes,* en a remarqué juſqu'à 150. Ils ſe trouvent ſur les branches des arbres, ſur des herbes : on croit que leur différence vient de la nature des plantes où ils naiſſent, & d'où ils tirent leur nourriture. Quoiqu'il en ſoit, nous voyons que les chenilles qui ſe tiennent ſur les orties, croiſſent quelquefois juſqu'à la groſſeur

Chenille.

du pouce, & qu'elles font vertes & velues : quand elles font arrivées à leur groffeur parfaite, elles commencent à manger moins qu'auparavant, puis en peu de tems elles ceffent de prendre aucune nourriture ; elles filent, à la maniere des vers à foye, une efpece de cotton ou de laine blanche très-foible qui fort de plufieurs endroits de leur

Coccon de chenille. corps, & qu'elles ourdiffent ou conduifent avec leur bouche : elles font leur *coccon*, dans lequel elles fe renferment, y paroiffant alors en figure d'une féve de couleur jaune dorée, fans mouvement apparent, fi ce n'eft quand on les touche, qu'elles fe meuvent un peu ; il n'y paroît ni bouche ni pieds : on appelle la chenille, quand elle eft en cet

Aurelia, Chryfolis, Nymphe. état, *Aurelia* ou *Chryfolis*, & en françois, *Nymphe* ; mais ces noms lui font communs avec plufieurs autres vers, qui comme la chenille fe métamorphofent en une figure pareille & de la même couleur. Cet infecte demeure affez long-tems en cette forme, & enfin il fe dépouille de fa peau comme d'une robe de chambre, & il fort de fon coccon transformé en un très-beau papillon, orné en fes aîles de couleurs magnifiques & fort agréables à la vûe ; les papillons femelles s'accouplent avec les mâles, & font des œufs qui éclofent au printems : le papillon ne vit pas bien long-tems. Il arrive quelque-

Maladie de la chenille. fois une *maladie à la chenille* pendant qu'elle eft en nymphe dans fon coccon, c'eft qu'il s'engendre des vers dans fon corps, apparemment parce que dans le tems qu'elle étoit encore verte & en ver, elle a avallé des œufs qui étoient dans l'herbe dont elle fe nourriffoit, & ces œufs ont éclos en leur tems au-dedans du corps ; cette maladie eft fi grande que l'animal en meurt ; mais il eft à remarquer que ces vers fortis de la nymphe dorée tiennent beaucoup de la nature de la chenille, car ils filent, ils s'envelopent dans des coccons de laine d'où ils fortent en mouches. Les chenilles contiennent beaucoup de phlegme, d'huile, & du fel volatil.

Vertus. Les chenilles brûlées & mifes dans les narines, arrêtent le fang du nez.

Chenilles du Bréfil transformées en oifeaux. On dit que dans le Bréfil certaines chenilles fe transforment en petits oifeaux de la groffeur des cigales, couverts & ornez de plumes de couleur d'or & de rubis, très-éclatantes, & furpaffant de beaucoup en beauté celles des paons, & que leur vol eft fi rapide qu'on les perd de vûe en un inftant : leur bec eft fort long.

Etimologies. *Bruchus*, à βρύκω, *rodo*, parce que la chenille ronge les feuilles des arbres.

Aurelia, *ab auro*, or, parce que cet infecte étant dans fon coccon a une couleur d'or.

Chryfolis, à χρυσός, *aurum*, par la même raifon encore de fa couleur d'or.

E R U C A G O.

Erucago fegetum. Pit. Tournef. | *Eruca Monfpeliaca filiquâ quadrangula*
Sinapi echinatum. Lugd. | *echinata.* C. B.

En françois, *Roquette fauvage.*

Roquette fauvage. Eft une plante qui pouffe plufieurs tiges, au commencement purpurines, à la hauteur d'un pied ou d'un pied & demi, rondes, canelées, rudes, s'élevant en gros rameaux : fes feuilles d'en bas font éparfes à terre, oblongues, étroites, velues, rudes ; celles des tiges font jointes deux à deux ou trois à trois : fes fleurs font petites, à quatre feuilles difpofées en croix, de couleur jaune : il leur fuccede des fruits affez femblables à une maffe d'armes, garnis de pointes fortes, contenant chacun trois ou quatre niches qui renferment chacune fa femence ronde, rouffe, garnie ordinairement d'un petit bec : fa racine eft longue d'un pied au plus, affez groffe, blanchâtre, jettant plufieurs fibres : elle croît en Languedoc, aux environs de Montpellier, entre les bleds, & autres lieux chauds.

Vertus. Elle eft incifive, atténuante, propre pour raréfier la pituite du cerveau, pour faire éternuer.
Eruc-

Erucago, ab Eruca, car cette plante approche en plusieurs choses de la Roquette.

ERVUM.

Ervum, en françois, *Ers,* est une plante dont il y a deux especes. Ers.

La premiere est appellée, Premiere
espece.

Ervum verum. Cam. hort. Pit. Tourn.	*Orobus sive Ervum multis.* Matth. J. B.
Orobus siliquis articulatis semine majore.	Raii hist. Gesn. hort. Ang.
C. B.	*Orobus receptus herbariorum.* Ger.
Orobus vulgaris herbariorum. Park.	*Mochus sive Cicer sativum.* Dod.

Elle pousse des tiges à la hauteur d'environ un pied, foibles, anguleuses, rameuses, s'étendant au large : ses feuilles sont semblables à celles de la Lentille, rangées par paires le long d'une côte : ses fleurs sont légumineuses, petites, purpurines, ou quelquefois blanches, portées par des calices formez en cornet dentelé : lorsque ces fleurs sont passées, il leur succede des gousses ondées de chaque côté, pendantes ; elles renferment quelques semences presque rondes, qui ressemblent aux petits pois, d'un goût qui n'est point désagréable : ses racines sont menues. On cultive cette plante dans les champs.

La seconde espece est appellée, Seconde
espece.

Ervum semine minore. Pit. Tournef.	*Orobus Creticus.* Matth. Lugd.
	Orobus semine minore. C. B.

C'est une petite plante qui s'étend en large : ses feuilles sont oblongues, étroites, rangées par paires le long d'une côte : ses fleurs & ses gousses sont semblables à celles de la précédente, mais ses semences sont plus petites, de mauvais goût. Cette plante croît en terre maigre ; on la cultive entre les choux.

Les semences de l'une & de l'autre espece contiennent beaucoup d'huile, peu de sel essentiel.

Elles sont apéritives, adoucissantes ; elles purifient le sang, elles augmentent le lait Vertus.
aux nourrices.

Ervum, ab ερέπλα, *edo, &* ϐοῦς, *bos;* comme qui diroit *herbe que le bœuf mange.*

ERYNGIUM.

Eryngium. Fuch. Ang. Lac. Cæs.	*Eryngium Mediterraneum, sive campestre.*
Eryngium vulgare. C. B. Pit. Tournef.	Park.
Iringus, quibusdam.	*Eryngium montanum, sive campestre.*
Centum capita. Plin.	Matth. Cast. Lugd.

En françois, *Panicaut. Chardon Roland. Chardon à cent têtes.*

Est une plante dont la tige croît à la hauteur d'un pied & demi ou de deux pieds, Panicaut.
ronde, canelée, remplie de moëlle blanche, divisée vers sa sommité en beaucoup de rameaux : ses feuilles sont larges, découpées profondément, dures, épineuses, rangées alternativement sur leur tige : ses sommets sont chargez d'un grand nombre de têtes épineuses, dont la base est une couronne de petites feuilles pointues & piquantes en leurs bords ; ces têtes soutiennent des fleurs blanchâtres à cinq feuilles disposées en rose : quand ces fleurs sont tombées, il leur succede des graines doubles & ovales : sa racine est fort longue, grosse comme le doigt, & souvent comme le pouce, blanche, d'un goût doux & agréable. Cette plante croît aux lieux sablonneux, dans les champs, aux rivages de la mer ; on se sert en Médecine de sa racine ; elle contient beaucoup de sel essentiel & d'huile.

Vertus.

Elle est apéritive, propre pour provoquer les mois aux femmes, pour pousser le sable ou les phlegmes du rein & de la vessie, pour les maladies du foye & de la ratte, pour la colique néphrétique.

ERYNGIUM MARITIMUM.

Panicaut de mer.

Eryngium maritimum (C.B.) en françois, *Panicaut de mer*, est une plante qui a rapport à la précédente par ses têtes, ses fleurs & ses graines, mais qui est différente par ses tiges qui sont courbées par terre, & ses feuilles qui sont rondes, entieres, & très-épineuses à leurs bords. Ses racines sont charnues, & fort estimées en conserve pour la phtisie. Cette plante croît sur le rivage de la mer.

Vertus.

Etimologie de la Duquerie.

Eryngium, grecè ηρύγιον, *id est*, *barba capræ* : on a donné ce nom au chardon roland, parce que la tête ou le haut de sa racine, avant qu'elle pousse sa tige & ses feuilles, représente, à ce qu'on prétend, la barbe d'une chévre.

ERYSIMUM.

Erysimum vulgare. C.B. Pit. Tournef.	*Hierobotane fœmina.* Brunf. 4.
Erysimum. Trag. *flosculis luteis juxta mu-*	*Verbena fœmina & sinapi* 7. Trag.
ros proveniens. J.B.	*Irio sive Erysimum.* Ad. Lob. Dod.
Cleome Octavii. Ang.	En françois, *Velar.*

Velar.

Est une plante qui pousse une tige à la hauteur d'environ deux pieds, rougeâtre, velue, jettant quelques rameaux fléxibles : ses feuilles naissent deux à deux l'une vis-à-vis de l'autre, ressemblantes à celles de la Roquette, ou plutôt à celles de la Moutarde, incisées profondément : ses fleurs sont petites, à quatre feuilles jaunes disposées en croix : quand elles sont passées, il leur succede des siliques grêles, rondes, droites, divisées chacune en deux loges qui renferment quelques semences menues, rondes, d'un goût brûlant : sa racine est grosse comme le petit doigt, ligneuse, blanche, âcre, ayant un goût de rave. Cette plante croît aux lieux pierreux, contre les murailles, sur les sépulcres, & aux autres lieux incultes, rudes, humides, déserts : elle contient beaucoup de sel essentiel & de l'huile.

Vertus.

Elle est incisive, détersive : apéritive ; elle excite le crachat ; elle facilite la respiration ; elle est vulnéraire ; on se sert de sa semence pour l'asthme, pour le scorbut, pour la pierre.

Etimologie.

Erysimum, *ab* ερίημος, *estimé*, parce que cette plante est estimable par ses vertus.

ERYTHRINUS.

Rubellio, Rouget,

Erythrinus, *sive Rabellio*, en françois, *Rouget*, est un poisson de mer long environ comme la main, épais, rouge en dehors, blanc en dedans : sa tête est grosse, son museau est court & pointu, sa gueule est petite, ses dents sont médiocres, ses yeux sont grands ; il est armé sur le dos de plusieurs pointes piquantes ; il nage l'hyver en pleine mer, & il approche du rivage en été : il est gourmand, il mange les petits poissons ; on le connoît assez dans les poissonneries : sa chair est tendre & délicieuse, de bon suc, facile à digérer ; il contient beaucoup d'huile & du sel volatil.

Vertus.

Il est propre pour arrêter les cours de ventre, pour restaurer & rétablir les forces abatues, pour exciter la semence, étant mangé.

Etimologie.

Erythrinus, *ab* ερυθρός, *ruber*, parce que ce poisson est rouge ; il est appellé *Rubellio* par la même raison.

ESCHARA.

Ce nom est donné à certaines plantes qui naissent au fond de la mer, & qui sont d'une matiere pierreuse, aplaties en feuille, & d'une tissure approchante de celle de la toile.

Eschara. Rondel. J. B. Pit. Tournef. *Porus reticulatus & Eschara marina.* C. B. Imper.	*Retepora Eschara marina.* Imper. *Rosa marina inter muscos marinos.* Cæs. En françois, *Giroflée de mer.*

Est une plante qui pousse une substance pierreuse, grossiere, ayant la forme d'une laitue, crépée, poreuse comme un crible, blanche, fragile, ayant en dedans beaucoup de crevasses ou fentes longuettes, se brisant facilement sous les dents, sans goût ni odeur manifeste : sa racine est assez large, & étendue sur des rochers ou des coquillages.

Elle est astringente.

Eschara est un mot grec qui signifie *croûte* ; on a donné ce nom à ces especes de plantes, à cause qu'elles sont croûteuses ou pierreuses.

Giroflée de mer.

Vertus.

Etimologie.

ESULA.

Esula minor. Dod. Lugd. *Pityusa sive pinea, Esula minor officinarum.* Ad. Lob. obs. *Tithymalus foliis Pini, fortè Dioscoridis Pityusa.* C. B.	*Pityusa Esula vulgò dicta.* Gesn. hort. *Esula vulgaris major & quinta.* Trag. *Tithymalo Cyparissiæ similis, Pityusa multis.* J. B. En françois, *petite Esule.*

Est une espece de titymale, ou une plante qui pousse plusieurs tiges à la hauteur d'un pied, rameuses, portant des feuilles étroites comme celles du Pin, empreintes de lait : ses fleurs sont petites, herbeuses : sa racine est petite rougeâtre. Cette plante croît dans les champs, sur les chemins, dans les jardins : elle contient beaucoup de sel âcre, essentiel & fixe, & de l'huile.

On se sert en Médecine de l'écorce de sa racine ; on nous l'apporte séche du Languedoc & de la Provence : on lui substitue plusieurs autres titimales. *Voyez* TITHYMALUS.

Elle purge violemment par les selles, la pituite, les sérositez & l'humeur mélancolique ; elle est propre pour l'hydropisie, pour la létargie, pour la frénésie, & pour les autres maladies produites par des humeurs grossieres.

Petite ésule.

Vertus.

ETTALCHE.

Etthalche. J. B. *Ettalch.* Scalig. *Grandior Juniperus.* Lugd.

Est un arbre étranger, grand, épineux, ressemblant au Cédre ou au Génevrier ; ses feuilles sont faites comme celles du Génevrier ; son bois en Numidie est blanc, en Lybie violet & noir, & en Ethyopie très-noir ; les Italiens l'appellent *Sangu*. On en prépare des instrumens de musique. Il jette par incision une gomme semblable au mastic. Cet arbre est apparemment une espece de grand Génevrier, que C. Bauhin appelle *Juniperus major baccâ rufescente*, & Théophraste *Oxycedrus* : sa gomme est du verni.

Son bois est sudorifique, dessicatif ; on s'en sert comme du gayac pour la vérole.

Sangu.

Juniperus major baccâ rufescente, Oxycedrus.

Vertus.

EVONYMUS.

Evonymus vulgaris granis rubentibus. C. B. Pit. Tournef. *Tetragonia Theophrasti.* Lugd.	*Evonymus multis, aliis Tetragonia.* J. B. *Fusanus.* Crescent. *Anonymos, aliis Evonymus.* Cord. hist.

En françois, *Fusain*, ou *Bonnet de Prêtre*.

Est un petit arbre haut à peu près comme le Grenadier, rameux ; son bois est dur, &

Fusain.

toutefois facile à fendre, de couleur jaunâtre tirant sur le blanc, couvert d'une écorce verte ; ses branches jeunes encore tendres & vertes paroissent quadrangulaires à cause de certaines éminences de leur écorce ; ses feuilles sont oblongues, pointues, crénelées, molles ; ses fleurs sont petites, de couleur pâle ou herbeuse, composées de quatre ou cinq feuilles disposées en rond dans la rénure d'une rosette qui se trouve au milieu d'un calice découpé en quatre ou cinq crénelures : lorsque les fleurs sont passées, cette rosette devient un fruit membraneux, relevé de quatre ou cinq côtes de couleur rouge, rarement blanche, composé de quatre capsules qui renferment chacune une semence oblongue, solide, de couleur safranée en dehors, remplie d'une moëlle blanche, ayant un goût amer & désagréable. Cet arbrisseau a une odeur forte ; il croît dans les hayes, aux lieux rudes & incultes ; son bois est employé pour faire des lardoires, des fuseaux, & plusieurs autres instrumens.

Son fruit & ses feuilles sont un poison mortel aux brebis & aux chévres qui en mangent, à moins qu'elles n'en soient purgées par haut & par bas.

Vertus. — Si un homme avale trois ou quatre de ces fruits, il en est purgé par le vomissement & par les selles : il tue les poux & les lentes ; il guérit la gratelle, étant appliqué en décoction extérieurement.

Les feuilles & les fruits du fusain contiennent beaucoup d'huile & de sel essentiel & fixe.

Etimologies. — *Evonymus, ab* εὖς, *bonum, &* ὄνομα, *nomen,* comme qui diroit *plante de bon nom ;* mais c'est par ironie, à cause qu'elle est nuisible aux bestiaux.

Fusanus, à fusis, parce que le bois de cet arbrisseau est employé à faire des fuseaux.

Bonnet de Prêtre, parce que son fruit a une figure à quatre angles comme un bonnet quarré.

EUPATORIUM.

Eupatorium Cannabinum. C. P. Park. Raii hist. Pit. Tournef.	*Trifolium cervinum aquaticum.* Ges. hort.
Eupatorium Cannabinum mas. Colum.	*Eupatorium vulgare.* Matth. Dod. Lugd.
Pseudohepatorium mas. Dod. gal. Thal.	*Eupatorium adulterinum.* Fuch. J. B.
Cannabina aquatica mas. Ad. Lob.	*Eupatorium aquaticum.* Gesn. col.
	Herba S. Kunigundis. Trag. 1. Tab.

En françois, *Eupatoire.*

Eupatoire. — Est une grande plante rameuse dont la tige croît à la hauteur de quatre ou cinq pieds, droite, ronde, cotoneuse, d'un vert purpurin, remplie d'une moëlle blanche, jettant une odeur aromatique & agréable quand on la coupe : ses feuilles sont placées d'intervale en intervale, plusieurs ensemble, oblongues, pointues, dentelées tout autour, velues, ressemblantes à celles du chanvre, d'un goût amer : ses fleurs sont des bouquets à fleurons évasez, à cinq pointes, & du fond desquels sortent des filets longs & fourchus, de couleur blanche tirant sur le purpurin, qui surmontent la fleur : lorsqu'elle est passée, il paroît des graines garnies d'aigrettes : sa racine est fibreuse, blanche, amere. Cette plante croît aux lieux humides ; elle contient beaucoup d'huile & de sel essentiel.

Vertus. — Elle est apéritive, atténuante, astringente, vulnéraire, propre pour la cachéxie, pour les mois retenus, employée en décoction & en fomentation, pour les maladies du foye & de la ratte.

Etimologie. — *Eupatorium, ab Eupatore,* parce que le Roy Eupator la mit en usage ; ou bien *Eupatorium, quasi* ἡπατόριον *seu* ἡπατῖτις*, ab* ἡπάρ*, hepar,* parce que cette plante est estimée bonne pour les maladies du foye.

EUPHORBIUM.

Euphorbium, (Renod.) en françois, *Euphorbe*, est une gomme résineuse, jaune, en   *Euphorbe.*
petits morceaux, friable, très-âcre ou brûlante à la bouche ; elle sort par incision d'une
plante qui porte le même nom, & que les Botanistes modernes ont mis sous le genre des
titimales à cause de leurs fleurs. Elles sont composées chacune de cinq feuilles taillées
en croissant, de couleur verte-jaunâtre ; il leur succede un fruit gros comme un pois,
relevé de trois coins, & divisé en trois cellules, remplies chacune d'une semence oblongue. Cette plante croît dans la Lybie, sur le Mont Atlas, & en Afrique. Quand on veut
y faire des incisions, on se couvre le visage autant qu'on peut, ou bien on les fait de
loin avec une lance, afin d'éviter d'être incommodé par l'exhalaison subtile, pénétrante
& violente, d'un suc laiteux volatil & très-âcre qui en sort en grande quantité : on reçoit
ce suc dans des peaux de mouton qu'on place autour de la plante, où il se condense en
cette sorte & se durcit en gomme.

  * Ce genre de plante comprend sept à huit especes différentes, qui ont la plupart
beaucoup de praport avec le cierge-épineux, dont elles different non-seulement par la
fleur & par le fruit, mais encore par le suc laiteux & âcre dont elles regorgent. *Voyez*
l'Histoire des plantes rares du Jardin d'Amsterdam par Commelin.

  On montre dans les pays où croît l'*Euphorbe* une plante qu'on regarde comme son
contre-poison. Dodonée la nomme *Antieuphorbium.*

  On doit choisir l'euphorbe en larmes nouvelles, nettes, séches, friables, de cou-   Choix.
leur jaune tirant sur le blanc. Elle contient beaucoup de sel brûlant & caustique, &
d'huile.

  Elle purge les sérositez & la pituite grossiere ; elle dissout les humeurs, elle provo-   Vertus.
que l'éternuement ; elle excite les mois aux femmes ; mais elle agit avec tant de violence & d'âcreté, qu'elle cause souvent des inflammations dans les entrailles. C'est
pourquoy je ne conseillerois à personne de s'en servir pour l'intérieur, quoique plusieurs Auteurs en fassent entrer dans des compositions de Pharmacie, qu'ils destinent
pour être prises par la bouche. On doit même éviter de mêler cette gomme dans les
sternutatoires, à cause qu'elle excite une trop grande fonte des humeurs. On peut l'employer avec succès dans les emplâtres, dans les onguens, dans les huiles qui ne servent
qu'extérieurement. Elle atténue, elle déterge, elle résoud ; on en mêle aussi dans les
vesicatoires. Ceux qui la mettent en poudre doivent l'arroser de quelques goutes de
vinaigre, & détourner autant qu'ils peuvent le visage de dessus le mortier, afin d'é-
viter que ses parties volatiles n'entrent dans le nez & dans les yeux ; car elles y cause-
roient des âcretez très-grandes, & des éternuemens violens.

  Les Maréchaux se servent de l'Euphorbe pour le farcin & la gale des chevaux.

  Cette gomme a pris son nom d'Euphorbius Médecin du Roy Juba, lequel la mit le   Etimolo-
premier en usage, & en guérit Auguste Cæsar.   gie.

EUPHRASIA.

Euphrasia. J. B. Raii hist. | *Euphrasia & Eufrasia.* Fuch. Dod. Lac.
Euphrasia officinarum. C. B. P. Tourn. | *Eufrasia alba.* Brunf. *vulgaris.* Col.   *Eufrasia,*
Euphrasia vulgaris. Park. | *Ophtalmica, sive ocularia.* Euric. Cord.   *Ocularia.*

En françois, *Euphraise.*

Est une petite plante qui pousse plusieurs tiges à la hauteur de la main, grêles, ve-   *Euphraise.*
lues, noirâtres ; ses feuilles sont petites, oblongues, vénées & incisées autour ; ses

fleurs sortent des aisselles des feuilles, formées en petit tuyau évasé par le haut, & représentant un mufle à deux lévres, de couleur blanche, marquetée de plusieurs points purpurins & jaunes. Quand cette fleur est passée, il paroît un petit fruit oblong divisé en deux loges, qui renferment des semences menues, blanches; sa racine est menue, ligneuse. Cette plante croît aux lieux incultes, aux bords des chemins, dans les prez : elle contient peu de sel & d'huile.

Vertus. — Elle est détersive, astringente, propre pour les maladies des yeux, pour éclaircir & fortifier la vûe. On s'en sert intérieurement & extérieurement.

Etimologie. — *Euphrasia, gracè, ἐυφροσύνη, quod animi lætitiam adferat & oculorum caliginem discutiat.*

F

FABA.

Féve. — **F**Aba, en françois, *Féve*, est une plante dont il y a deux especes.

Premiere espece.

La premiere est appellée,

Faba. C. B. Brunf. Raii hist.	*Faba major hortensis.* Park. Ger.
Faba, Cyamos, leguminosa. J. B.	*Faba major recentiorum.* Lob. icon. P. T.
Faba major vulgaris. Ad.	*Bona, seu phaseolus major.* Dod.
Phaseolus sativus. Dod. gal.	En françois, *Féve de Marais.*

Féve de Marais. — Elle pousse des tiges à la hauteur d'environ trois pieds, quarrées, creuses ou vuides en dedans; ses feuilles sont oblongues, arrondies, grasses, charnues, rangées par paires sur une côte terminée par une petite pointe; ses fleurs sont légumineuses, oblongues, de couleur tantôt blanche, marquée de taches noires, tantôt purpurine, noirâtre; il leur succede des gousses longues, grosses, relevées, charnues, composées chacune de deux cosses qui renferment quatre ou cinq grosses féves aplaties, quelquefois plus grosses, quelquefois plus petites, ordinairement blanches, mais quelquefois rouges-purpurines : sa racine est longue, en partie droite, en partie serpentante, garnie de fibres. On cultive cette plante dans les jardins.

Seconde espece.

La seconde espece est appellée,

Faba minor, sive Equina. C. Bauh. Raii hist. Pit. Tournefort.	*Faba minor sylvestris.* Park. *communis.* Ger.
Bona sive phaseolus minor. Dod.	En françois, *Féverolle.*

Féverolle. — Elle differe de la précedente, en ce qu'elle pousse des tiges moins hautes; en ce que ses feuilles & ses fleurs sont plus petites; en ce que ses gousses sont aussi moins grandes, & de figure oblongue arrondie, contenant des féves oblongues & rondes, de couleur blanchâtre, ou jaunâtre, ou noire. On cultive cette plante dans les champs; elle est plus garnie de feuilles que la grande; elle porte aussi plus de fleurs & plus de fruits.

Les féves de l'une & de l'autre espece contiennent beaucoup de sels volatil & fixe, & d'huile.

Vertus. — Leurs tiges, leurs feuilles & leurs gousses sont apéritives, prises en décoction.

La fleur de la féve est adoucissante, rafraîchissante & un peu apéritive, étant prise en décoction; on en tire par la distillation une eau fort estimée pour décrasser & adoucir la peau.

La gousse de la féve est appellée en latin *Theca fabarum* ; elle est bonne étant prise en décoction pour la pierre, pour la gravelle, pour la néphrétique. *Theca Fabarum.*

La féve prise en décoction est détersive & astringente, on en fait de la farine qu'on employe dans les cataplasmes pour ramollir, pour digérer, pour résoudre, pour exciter la supuration.

Faba à φάγω, *comedo*, parce que la féve est une des légumes dont on mange le plus. *Etimologie.*

FABA PURGATRIX.

Faba purgatrix. Monard. Frag.
Faba Indica purgatrix. C. B.

Phaselus Peruanus, Petri de Osma ad Monard.

Est une espece de féve de l'Amérique semblable aux nôtres, mais plus petite, de même figure & couleur, séparée par le milieu d'une petite peau déliée comme celle d'un oignon ; elle naît en Carthage & au nom de Dieu.

Elle purge par haut & par bas avec telle violence, qu'elle met en danger de la vie celui qui en prend. Pour la corriger on la monde de son écorce & de sa petite peau déliée, puis l'ayant fait rôtir on la met en poudre subtile. Les Indiens prennent une cuillerée de cette poudre à la dose quand ils veulent se purger, l'ayant démêlée avec du vin ou du sucre ; elle purge la bile, la pituite, les humeurs grossieres & visqueuses assez bénignement ; on en fait prendre dans les fiévres longues & importunes, dans la colique & dans les douleurs des jointures. *Vertus. Maniere de la corriger.*

FABA SANCTI IGNATII.

Faba sancti Ignatii, Michael. Valentini.
Igasur, seu Nux vomica legitima Serapionis. Camell.

Faba febrifuga. C. Biron.

En françois, *Féve de Saint Ignace.*

Est un petit fruit des Indes Orientales qui naît principalement aux Isles Philippines : sa figure & sa grosseur approchent de celles d'une hermodacte, de consistence dure comme de la corne, difficile à rompre, mais facile à raper ; sa couleur est en dehors, grise, rougeâtre, & en dedans blanchâtre ; son goût est amer. Un Jesuite Espagnol fut le premier qui le fit connoître à des Marchands Portugais, & qui lui donna le nom de féve de Saint Ignace. *Féve de S. Ignace.*

C'est un puissant purgatif qui emporte souvent les fiévres intermittentes ; on en donne demi heure avant l'entrée de l'accès aux grandes personnes la dose de dix ou douze grains en poudre, & aux enfans trois grains ; on s'en sert aussi pour l'épilepsie, pour la colique : on en donne alors sept ou huit grains à la dose infusez dans un peu d'eau de menthe : la même poudre étant appliquée sur une blessure, en arrête le sang. *Vertus. Dose.*

On prépare aussi une huile avec les féves de S. Ignace ; on en fait bouillir une certaine quantité dans de l'huile commune, puis on la coule ; on l'estime un grand remede contre la gale, contre les douleurs des articles. *Huile. Vertus.*

FABAGO.

Fabago Belgarum, sive Peplus Parisiensium. Lugd. Pit. Tournef.
Capparis Portulacæ folio. C. B.
Capparis leguminosa. Lob. Tab.

Capparis Fabago. Dod. Ger.
Capparis Fabaginea, sive Peplus Lutetianorum. J. B. Raii hist.
Telephium. Diosc. Plin. Col.

Peplus Parisiensium.

Eſt une plante qui pouſſe des tiges longues, pliantes, rameuſes ; ſes feuilles ſont oppoſées le long des tiges, naiſſant deux à deux ſur une même queue, un peu éloignées les unes des autres, d'un arrangement approchant de celles du Guy : elles ſont oblongues, arrondies, graſſes, ſemblables en quelque façon à celles du pourpier, nerveuſes, ameres au goût : il ſort de leurs aiſſelles des pédicules qui ſoutiennent chacun une fleur à pluſieurs feuilles rouges diſpoſées en roſe. Après cette fleur il naît un fruit membraneux, long, canelé, diviſé intérieurement en cinq loges, qui contiennent des ſemences aplaties ; ſa racine eſt menue & étendue d'un côté & d'autre ; toute la plante eſt amere ; on la cultive à Paris au Jardin du Roy. On dit qu'on en trouve autour de Rome aux lieux rudes & incultes.

Vertus.   On l'eſtime propre contre les vers du corps.

FABER.

Faber. Jonſt. *Citula.* Roman. *Gallus marinus.* Holland.

Eſt un poiſſon de mer, gros, large, oblong ; ſa tête eſt groſſe, comprimée, étendue, oſſeuſe, anguleuſe, de couleur obſcure, parſemée de quelques taches purpurines ; ſa gueule eſt fort large & bayante ſans dents ; les yeux ſont grands, ronds, de couleur dorée ; ſon dos eſt brun, marqué au milieu d'une tache ronde, noire, & de trois petites figures de couleur dorée ; il eſt couvert d'écailles ſi petites, qu'on ne les apperçoit que quand on les touche. Il eſt armé d'un côté & d'autre d'os auſſi aigus & auſſi tranchans que des couteaux. On trouve ce poiſſon proche des rochers ; il ſe nourrit de chair, de poiſſon, d'écume de mer ; ſa chair eſt tendre, friable, bonne à manger, de bon ſuc & facile à la digeſtion. Il n'a point d'uſage en Médecine.

Etimologie.   On appelle ce poiſſon *Faber*, à cauſe qu'on trouve en luy les figures des inſtrumens d'un Forgeron.

FÆCES VINI.

Lie de vin.   *Fæces vini*, en françois, *lie de vin*, eſt la partie la plus groſſiere du vin, ou une portion de ſon tartre liquefiée qui s'en ſépare, & qui ſe précipite au fond du tonneau : elle contient beaucoup de ſel volatil & d'huile.

Vertus.   Elle eſt inciſive, pénétrante, réſolutive, fortifiante, aſtringente ; on s'en ſert extérieurement.

Graveler.   On met à la preſſe la lie du vin, & l'on en fait ſécher le marc, c'eſt ce qu'on appelle *graveler* ; on brûle cette matiere pour en faire la cendre gravelée, dont il a été parlé en ſon lieu, ſous le nom latin *cinis clavellatus.*

FAGARA.

Fagara, eſt un petit fruit des Indes, dont il y a deux eſpeces.

Premiere eſpece.
La premiere eſt appellée,

Fagara major, Imperato. | *Fagaras*, Avicennæ, Cluſ. in Garz. Lob.

Il eſt gros comme un pois chiche, couvert d'une écorce déliée entre cendrée & noire ; ayant au-deſſous une coque mince, laquelle contient un noyau aſſez ſolide, couvert d'une membrane déliée & noire. Ce fruit tout entier eſt tellement ſemblable en forme, en grandeur & en couleur à la coque du Levant, que du premier abord on peut ſe tromper, & prendre l'un pour l'autre ; il eſt aromatique.

Seconde eſpece.   Le ſecond eſt appellé *Fagara minor*, (Imperato.) Il eſt de la figure & de la groſſeur d'une

d'une cubebe, de couleur brune, d'une odeur aromatique, d'un goût un peu amer &
piquant.

Ces fruits ont l'un & l'autre à peu près la vertu des Cubebes, ils fortifient & réchauffent l'eftomac, ils aident à la coction ; ils defféchent, il réfolvent, ils réfiftent
au venin.

Vertus.

FAGONIA.

Fagonia Cretica fpinofa. Pit. Tournef.
Trifolium aculeatum Creticum. J. B.
Trifolium fpinofum Creticum. C. B.

*Trifolium fpinofum femper virens, Cifti
flore.* Rofen.

Eft une plante étrangere qui pouffe plufieurs tiges baffes, courtes, s'inclinant vers
terre, fe divifant en beaucoup de rameaux placez l'un à l'oppofite de l'autre ; fes feuilles naiffent trois fur une queue, elles font oblongues, vertes, pointues, fe terminant
en une petite épine menue : il naît auffi fur chaque nœud des tiges quatre petites épines
crochues, d'entre lefquelles fort un pédicule court, qui foutient une feule fleur à plufieurs feuilles difpofées en rofe, de couleur purpurine bleuâtre : quand cette fleur eft
tombé, il lui fuccede un fruit prefque rond, formé en bouton, terminé en pointe, canelé, divifé intérieurement en cinq loges qui renferment des femences aplaties, rouffes;
fa racine eft oblongue, chevelue. Cette plante croît en Candie : je ne fçai fi elle a des
ufages dans la Médecine.

M. Tournefort a donné à cette plante le nom de *Fagonia*, tiré de celui de Monfieur
Fagon, premier Médecin du Roy.

Etimolo-
gie.

FAGOPYRUM.

Fagopyrum vulgare erectum. Pit. Tourn.
Tragopyron. Ger. Park.
Eryfimum Theophrafti folio hederaceo.
C. Bauh.
Irion cerealis five eryfimum. Ruel.

Fagopyron. Dod. Raii hift.
Fagotriticum. J. B.
Frumentum Sarracenicum. Matth. Lugd.
Tragotrophon & Fagotriticum. Dod. gal.
Ocymum cereale. Cluf. pan. Tab.

En françois, *Blé noir*, ou *Sarrafin*.

Eft une plante haute de deux pieds ou de deux pieds & demi ; fa tige eft ronde, mollaffe, creufe, rougeâtre, pouffant plufieurs branches garnies de feuilles prefque rondes au commencement, & prenant à mefure qu'elles croiffent des figures anguleufes
comme celle du Lierre ; mais elles font plus petites & plus molles ; fes fleurs font petites, blanches, difpofées en grapes ; chacune d'elles eft ordinairement à cinq étamines,
foutenues par un calice divifé à cinq parties jufqu'à la bafe ; lorfque ces fleurs font paffées, il leur fuccede des femences triangulaires ou relevées de trois coins, dont l'é-
corce eft de couleur noirâtre ou obfcure, & le dedans farineux, blanc. C'eft une efpece de froment dont les payfans font du pain, on s'en fert auffi pour nourrir la volaille;
fes racines font fibrées. On cultive cette plante en tous pays ; fa femence contient beaucoup d'huile & un peu de fel effentiel.

Sarrafin.

Elle eft déterfive, apéritive & réfolutive ; on peut s'en fervir en farine dans les cataplafmes.

Vertus.

Fagopyrum, eft un mot compofé du latin *fagus*, hêtre, & du grec πυρὸς, *blé*, comme qui diroit *efpece de froment*, dont la femence eft d'une figure femblable à celle du
hêtre.

Etimolo-
gies.

Sarracenicum frumentum, parce qu'on a cru que cette efpece de froment croiffoit
autrefois en abondance chez les Sarrafins.

FAGUS.

Fagus. Dod. pempt. Pit Tournef. *Oxya.* Bellon. En françois , *Hêtre* ou *Fau.*

Hêtre,
Fau.

Eſt un grand & gros arbre rameux , dont l'écorce eſt médiocrement groſſe , unie , de couleur griſe cendrée; ſon bois eſt dur, blanc ; ſes feuilles ſont plus petites que celles du Coignaſſier, d'un vert foncé,minces, douces au toucher : ſes fleurs ſont des cloches dentelées en leurs bords , & du fond deſquelles s'élevent quelques étamines : ces fleurs ſont ramaſſées en chatons arrondis,ou pelotons de couleur jaune ; elles ne laiſſent'rien après elles. Les fruits naiſſent ſur le même pied de hêtre dans des endroits ſéparez des chatons; ces fruits commencent chacun par un petit embrion enveloppé de quelques feuilles menues ; cette embrion devient un fruit dur comme du cuir , hériſſé de pointes, mais moins piquantes qu'en la châtaigne ; il s'ouvre par la pointe en quatre parties , & il renferme ordinairement deux ſemences oblongues , triangulaires , ou relevées de trois coins dans leur longueur, grandes comme des févéroles , dures , unies, douces au toucher , rougeâtres , brunes comme la châtaigne ſéparée de ſa groſſe peau hériſſée. Ces

Foueſnes.

ſemences ou noiſettes, qu'on appelle vulgairement en françois *Foueſnes* , renferment une moëlle blanche ; bonne à manger , d'un goût doux avec quelque aſtriction. Ses racines ne ſont pas beaucoup nombreuſes ni profondes. Cet arbre croît dans les champs, dans les plaines , aux lieux montagneux un peu humides ; ſes feuilles contiennent beaucoup d'huile , peu de ſel , modérement du phlegme : ſes fruits contiennent beaucoup d'huile , un peu de ſel eſſentiel & de phlegme.

Vertus.

Ses feuilles ſont déterſives , aſtringentes , rafraîchiſſantes, propres pour les maux de bouche & de gorge en gargariſme.

Ses ſemences ou fruits ſont propres, étant mangez , pour adoucir les âcretez des reins , pour faciliter la ſortie de la pierre , du gravier. On tire de ce fruit par expreſſion une huile qui approche en qualité de celle de l'Aveline.

Etimologies.

Fagus à φαγειν , *edere* , manger ; parce que les Solitaires vivoient autrefois du fruit qui tombe de cet arbre , ou bien parce que pluſieurs animaux en mangent , comme les cochons , les rats.

Oxya gracè , οξυα , *ab* οξις , *acutus* , parce que le fruit du hêtre eſt hériſſé de pointes.

FALCINELLUS.

Falcata.

Falcinellus , ſeu Falcata , (Jonſt.) eſt une eſpece de Heron , ou un oiſeau qui a la figure & la grandeur d'un Heron ordinaire: ſon corps eſt couvert de belles plumes preſque vertes , mêlées de rouge ; ſa tête & ſon cou ſont de couleur obſcure & blanche avec quelques taches noires : ſon bec eſt oblong, menu & diſpoſé en faulx , d'où viennent ſes noms ; ſes jambes ſont longuettes , & ſes pieds fendus.

Vertus.

Sa graiſſe eſt propre pour fortifier les nerfs , pour réſoudre , pour diſſiper les nuages des yeux.

FALCO.

Faucon

Falco , en françois , *Faucon* , eſt un oiſeau de proye gros comme un Chapon, de couleur cendrée , brune ou noirâtre, quelquefois rouſſe : ſa tête eſt groſſe , ſon bec eſt court & recourbé ; ſes yeux ſont rougeâtres , ſon cou eſt court, ſes cuiſſes ſont longues & emplumées , ſes jambes ſont courtes , ſes pieds ſont grands & étendus , de couleur ſafranée tirant ſur le blanc, armez d'ongles crochus ou en forme de faulx ; il habite aux pays Septentrionaux : il y en a de pluſieurs eſpeces : ſa chair eſt bonne à manger ; elle contient beaucoup de ſel volatil & d'huile,

On fe fert de fa graiffe pour les maladies des yeux , pour réfoudre les tumeurs , pour ramolir & fortifier les nerfs.

Sa chair eft eftimée bonne contre les maladies du cerveau.   Vertus.

Son excrément eft réfolutif, étant appliqué fur la partie malade : on pourroit auffi en prendre par la bouche pour exciter la fueur.

Falco à falce, parce que les ongles des pieds de cet oifeau font faites en forme de faucille.

FALTRANCK.

Faltranck, en françois, *Herbes vulnéraires*.

Eft un mélange des principales herbes vulnéraires que l'on a ramaffées, choifies & Herbes vul-
fait fécher pour s'en fervir en décoction ou en infufion ; ces herbes font les feuilles de néraires.
Pervenche, de Samicle, de Véronique, de Bugle, de Pyrole, de pied de Lion, de
Millepertuis, de langue de Cerf, de Capillaires, de Pulmonaire, d'Armoife, de
Brunelle, de Bétoine, de Verveine, de Scrophulaire, d'Aigremoine, de petite Centaurée, de pied de Chat, de Pilofelle, de Mente, & d'autres herbes dont on s'a-
vife; car le nombre des herbes vulnéraires eft fort étendu; celles qui croiffent fur   Vulnérai-
les Alpes, fur les montagnes de Suiffe, d'Auvergne, font les plus recherchées, parce   res de Suif-
qu'elles font plus aifées à cueillir : les payfans Genevois & Suiffes ont foin de les ra-   fe, de Ge-
maffer pour nous les envoyer féches ; mais auparavant ils les coupent par petits mor-   neve, d'Au-
ceaux, apparemment pour les déguifer, & empêcher qu'on ne connoiffe les plantes, il   vergne.
vaudroit beaucoup mieux qu'ils les envoyaffent entieres, afin que nous fuffions certains des efpeces d'herbes que nous employons.

On doit cueillir les plantes vulnéraires, quand elles font fleuries & en leur vigueur, & y mêler auffi leur fleur.

La meilleure maniere de les faire fécher eft de les divifer premierement par petits paquets, de les enveloper dans du papier gris, & de les pendre au plancher, les y laiffant jufqu'à ce qu'elles foient féches : par cette méthode on confervera leurs couleurs & leurs vertus contre les injures de l'air, & on empêchera que la pouffiere & l'ordure des mouches ne s'y attachent.

Le Faltranck eft propre pour ceux qui font tombez de haut, pour l'afthme, pour la   Vertus.
phtifie, pour les fiévres intermittentes, pour lever les obftructions, pour exciter l'urine, pour les rhumes invéterez, pour la jauniffe, quelques-uns y ajoutent de l'abfinte &
de la racine de gentiane pour le rendre plus amer, & exciter l'appetit : d'autres lui voulant communiquer une vertu céphalique, y mettent des feuilles de petite Sauge, de Primevere, de Marjolaine, de Bafilic ; on en prend en décoction toute chaude en guife de
Thé, après y avoir mêlé un peu de miel ou de fucre.

Faltranck eft un nom allemand compofé de *Fallen*, tomber, & de *Trank*, boiffon,   Etimolo-
comme qui diroit *boiffon propre pour ceux qui font tombez.*   gie.

FARRA.

Farra, (Jonft.) *five Fora & Pala*, (Rondel.) eft un poiffon d'eau douce qui reffem-   Fora, Pala.
ble à la Truite ; il eft long d'environ un pied & demi, de couleur cendrée, couvert d'é-
cailles tendres: fa gueule eft petite, fans dents; fa queue eft fort large, fa chair eft
blanche & auffi délicieufe à manger que celle de la Truite: on le pêche en été & en automne, on en fale pour le garder.

Il eft reftaurant, propre pour la foibleffe de la poitrine & du poumon.   Vertus.

FELIS.

Felis ſeu Catus, en françois, *Chat*, eſt un animal à quatre pieds aſſez connu : il y en a de beaucoup d'eſpece : il a en général les yeux, les dents, la langue & ſes pattes formées comme celles du Lion, il tient auſſi beaucoup du Tigre : il s'aprivoiſe aſſez facilement, pourvû qu'on le traite toujours en douceur ; mais il eſt aiſé à s'épouvanter pour peu qu'on lui montre de rudeſſe ; il court & grimpe légerement avec beaucoup de viteſſe, ſe défendant avec ſes grifes & ſes dents. La Chatte ſa femelle, appellée en latin *Cata*, porte ſes petits neuf ſemaines, & elle en rend ordinairement quatre ou cinq à chaque portée.

Quoique le Chat ſoit le plus redoutable, le plus grand & le plus intrépide perſécuteur des rats & des ſouris, il ne les attaque & n'oſe ſe jetter deſſus que lorſqu'il eſt en liberté entiere ; il les laiſſe en repos lorſqu'il ſe trouve enfermé avec eux dans des bornes étroites ; & bien loin alors de les inquieter, il ſe laiſſe agacer & attaquer lui-même, négligeant de ſe défendre : je mis un jour par curioſité un Chat dans une cage de fer, j'y fis entrer pluſieurs ſouris, le Chat ne s'en ébranla point ; il ſe tint aſſis avec ſa gravité ordinaire, & ne fit aucune action qui tendit à ſe ruer ſur ſon gibier : les ſouris au contraire qui avoient d'abord été épouvantées par la préſence de leur cruel ennemi commun, n'y ayant remarqué qu'une douceur favorable, s'approcherent un peu de lui, commencerent à s'aprivoiſer ; elles badinerent & s'enhardirent juſqu'à le mordre de tems en tems ; le Chat peu irrité par ces inſolences, leur donna, comme pour les réprimer, à chacune un petit coup de ſa patte qui les étourdit pour quelques momens, après quoi elles ſe releverent & retournerent à la charge ; le Chat ſouffrit le badinage quelque tems ſans paroître s'en ſoucier beaucoup, mais enſuite il en devint fort inquiet ; on les ſépara enfin, en ouvrant la cage : pendant tout ce procedé qui dura aſſez long-tems, il n'y eût rien de tragique, car aucun des acteurs n'y perdit la vie.

Le fameux & illuſtre M. Boyle a rapporté dans une de ſes Obſervations, qu'en l'année 1684. un gros rat s'étoit accouplé avec une chatte à Londres, & qu'il en étoit venu des petits qui tenoient du chat & du rat, un deſquels avoit été mis au Parc des animaux que le Roy d'Angleterre faiſoit nourrir.

Le Chat contient beaucoup de ſel volatil & d'huile : ſes eſprits ſont ſi diſpoſéz au mouvement, que ſi on le frotte quelque tems ſur le dos à rebrouſſe poil, il jette des rayons de lumiere ou de feu comme un phoſphore : ſa vûe eſt ſi ſubtile qu'il voit la nuit.

L'oreille d'un Chat vivant réſout le panaris, & en empêche le progrès, ſi l'on met le doigt malade pluſieurs fois le jour dans cette oreille, & qu'on lui laiſſe un quart-d'heure à chaque fois.

Un Chat ouvert vivant & appliqué, ſoulage les douleurs de côté.

La graiſſe de Chat amolit, réſout & fortifie.

Felis à φῦλος, *fallax, impoſtor*, parce qu'on eſtime que le Chat eſt traître & méfaiſant.

Catus vient du grec κατὸς, qui ſignifie la même choſe.

FERMENTUM.

Fermentum, en françois, *Levain*, eſt proprement tout ce qui peut faire gonfler & élever une matiere pour la mettre en fermentation, ainſi il y en a de pluſieurs eſpeces ; mais ce qu'on appelle communément *Levain*, eſt de la pâte ordinaire qu'on a laiſſée fermenter & aigrir ; il contient beaucoup de ſel volatil, acide, & d'huile.

Il eſt propre pour inciſer, pour atténuer, pour digérer, pour réſoudre, pour exciter la ſupuration. Vertus.

FERRUM.

Ferrum, ſeu Mars, en françois, *Fer*, eſt un métal très-dur, ſec, & le plus difficile à fondre de tous les métaux. Il eſt compoſé naturellement de ſel vitriolique, de ſoufre & de terre mal liez & digérez enſemble ; ce qui le rend facile à être rouillé. On en trouve pluſieurs mines dans l'Europe, & principalement en France, dans la Champagne, dans la Lorraine, dans la Normandie, dans la Bourgogne, dans le Berry. On le retire en une marcaſſite qui eſt tantôt en morceau gros à peu près comme des trufes, & de la même couleur, parſemez de brillans métalliques, tantôt en ſable : on lave cette marcaſſite pour en ſéparer la terre, puis on la met dans de grands fourneaux faits exprès ; on la couvre de charbon, de cailloux, ou de *caſtine*, qui eſt une eſpece de pierre à chaux ſulphureuſe, & d'argile ; & par le moyen d'un feu très-violent excité par de grands ſouflets, on la met en fuſion ; on l'écume alors comme d'une matiere vitrifiée, reſſemblant à de l'émail ; puis on la fait couler dans des moules ou grands lingots qui ont juſqu'à dix pieds de long & un pied d'épaiſſeur. Ce fer eſt appellé par les Forgerons, *Gueuſe*, ou *Fer de fonte*. Caſtine.Gueuſe, Fer de fonte.

Le charbon & la caſtine communiquant leurs parties ſulphureuſes au fer, contribuent beaucoup à ſa fuſion.

Si l'on veut faire des boulets de canon, des mortiers, des poids à peſer, des contre-cœurs de cheminée, on prend le métal, pendant qu'il eſt encore fondu, avec de grandes cuilleres de fer, & on le jette dans des moules qui ſont faits en plein ſable, ou de la même matiere, c'eſt-à-dire de fer de fonte. Mais il faut remarquer que plus on laiſſe le métal en fuſion, & plus l'ouvrage qu'on en fait eſt fin & beau : s'il n'y demeure, par éxemple que douze heures, il ne ſera propre qu'à faire de gros ouvrages ; il faut qu'il ſoit en fuſion ſeize ou dix-huit heures pour ſe rafiner bien, & pour qu'on en puiſſe faire des uſtenciles fins & polis. Le fer de fonte de France ne peut être limé, mais on le polit à force de bras avec du grès ou de l'éméri ; au contraire le fer de fonte d'Allemagne & de quelques endroits ſouffre la lime. M. de Reaumur a trouvé le moyen de rendre celui de France aiſé à être limé. *Voyez les Mémoires de l'Académie.*

Pour rafiner la gueuſe & pour la réduire en fer ordinaire, on l'apporte dans une eſpece de forge qui eſt à ras de terre, & où il y a un trou au milieu : on l'y fait fondre de nouveau ; & à meſure qu'elle ſe fond, elle coule dans le trou, où l'Afineur remue fortement avec un barre de fer, afin que les parties du métal s'uniſſent bien ; car plus la matiere a été remuée vigoureuſement, plus le fer en eſt doux & de bonne qualité. Rafinement du fer.

Après que cette matiere a été ſuffiſamment remuée, on la porte ſur des enclumes ; & on la bat avec de gros marteaux pour en faire ſortir la terre & les autres impuretez qui y pourroient être reſtées ; alors le fer eſt en ſa perfection, & il ſouffre la lime : ſi on le veut réduire en barre ou en autre figure, on le porte dans une autre forge appellée *la Chauferie*, où l'on le fait amolir par le feu, puis on l'étend ſur une enclume en la maniere qu'on veut, & on le jette dans de l'eau pour le faire refroidir plus vîte. Chauferie.

Le fer, comme l'a bien remarqué M. Joblot, a des pores formez par l'approche de ſes fibres à peu près comme ceux de la pierre d'aymant, & l'on peut dire que le fer bien purifié eſt diſpoſé à devenir un aymant ; en effet on a vû pluſieurs fois que des fers ſituez d'une certaine façon ſur la terre devenoient à la longue des aymants parfaits.

La tole eſt du fer étendu avec des marteaux en plaques fort minces. Tole.

Les verges de fer ſe forment avec du fer en barre qu'on a chauffé dans un four fait exprès, & qu'on a fendu avec des roues d'acier, & enſuite figuré. Verges de fer.

Y y iij

Fil de fer, fil d'archat. Le fil de fer appellé *fil d'archat*, est fait avec des verges de fer rondes qu'on a renduës assez menues pour être passées par des petits trous, de la même maniere qu'on passe de la bougie.

Fer blanc. Le fer blanc est du fer le plus pur & le plus doux réduit en plaques minces & étamé ; le plus beau & le plus luisant se fait en Allemagne.

Rouillure de fer, Ferrugo. Vertus. La rouillure du fer est un fer pénétré & raréfié par l'humidité de l'air ; on l'appelle en latin *ferrugo* : elle est apéritive par les urines, & astringente par le ventre, propre pour toutes les maladies causées par des obstructions, pour arrêter les cours de ventre.

Machefer. Le machefer est un fer écumeux, ou des scories de fer noires qui se séparent du fer dans les forges des Maréchaux, & qui se mêlent avec du charbon de terre : cette matiere est fort raréfiée ; on s'en sert en Médecine après l'avoir préparée : cette préparation consiste à la pulvériser subtilement & à la laver plusieurs fois pour en séparer, autant qu'on peut, ce qu'elle contient de charbon de terre, puis à la faire sécher.

Vertus. Dose. Ce machefer préparé est un très-bon remede pour lever les obstructions, pour les pâles couleurs ; la dose en est depuis demi-scrupule jusqu'à deux scrupules.

Scoria ferri, recrementum ferri. Le machefer peut être nommé en latin *scoria ferri* ou *recrementum ferri* ; il renferme beaucoup du soufre du fer.

Eau ferrée. Le fer rougi au feu & éteint dans de l'eau plusieurs fois, rend l'eau astringente & propre pour les cours de ventre ; c'est ce qu'on appelle *Eau ferrée*.

Eau de forge. Les eaux de forge sont aussi des eaux empreintes de quelques parties salines ou vitrioliques du fer ; elles sont astringentes par le ventre & apéritives par les urines.

Etimologies. *Ferrum, quasi ferum*, cruel, indomptable, parce que ce métal est employé pour les armes.

Mars, parce que les Astrologues prétendent que ce métal reçoit des influences de la planete du même nom.

FERRUM EQUINUM.

Ferrum equinum. Matth. Lob. Ger. Raii hist.	*Ferrum equinum majus.* Park.
Ferrum equinum siliquâ singulari. C. B. Pit. Tourn. Moris. hist.	*Solea equinea.* J. B. Lugd.
	Sferro cavallo. Adv. Cæs. Cam.
	En françois, *Fer de cheval.*

Fer de cheval. Est une petite plante qui pousse plusieurs petites tiges hautes comme la main, anguleuses, menues, se couchant à terre, garnies de feuilles semblables à celles du *Securicada*, mais plus petites ; sa fleur est légumineuse, jaune, soutenue par un calice dentelé ; lorsque la fleur est passée, il paroît une gousse plate composée de plusieurs piéces courbées en fer à cheval, & attachées bout à bout ; chacune de ces piéces renferme une semence figurée en croissant : sa racine est ligneuse, longue de quatre doigts, menue, blanche, entourée de quelques fibres. Cette plante croît aux pays chauds incultes, en Italie, en Languedoc, aux lieux montagneux.

Vertus. Elle est estimée vulnéraire, propre pour fortifier l'estomac, pour lever les obstructions, pour résister au venin.

Etimologie. Ses noms viennent de ce que sa gousse & sa semence ont une figure approchante de celle d'un fer à cheval.

FERULA.

Ferula. Matth. Ang. Tur. Lac. Lob.	*Ferula folio Fœniculi, semine latiore &*
Ferula fœmina Plinii. C. B. Pit. Tourn.	*rotundiore.* J. B. Raii hist.
Libanotis prima Dioscoridis ferulacea. Gesn. hort.	*Ferula tenuiore folio.* Park.
	En françois, *Férule.*

Est une plante dont la tige croît à la hauteur de sept à huit pieds, grosse, fongueuse, *Férule.*
remplie de moëlle, rameuse en sa sommité, se durcissant vers l'automne, & devenant
ligneuse : ses feuilles sont semblables à celles du fenouil, mais beaucoup plus amples &
plus étendues, vertes : ses sommitez soutiennent des ombelles où naissent des fleurs ordinairement à cinq feuilles jaunâtres disposées en rose ; lorsque la fleur est passée, il paroît des semences jointes deux à deux, grandes, amples, ovales, plates, minces, feuillues ou envelopées d'une membrane : sa racine est grande, branchue, droite, noirâtre,
rendant un suc blanc quand on l'a incisée. Elle croît en plusieurs pays de l'Afrique, de
l'Asie, de l'Europe, aux lieux chauds. On en cultive en Languedoc dans plusieurs
jardins.

La moëlle de la Férule étant prise en décoction, est propre pour arrêter le sang, pour *Vertus.*
appaiser la douleur de tête, pour exciter la sueur.

Sa semence est carminative, propre pour la colique venteuse, pour exciter la sueur.

Ferula, à ferendo, parce qu'on se sert des tiges de la Férule comme des perches, pour *Etimolo-*
soutenir des plantes qui s'inclinent trop ; ou bien *ferula à feriendo,* parce que les Régens *gies.*
des Colleges se servoient autrefois de la Férule pour châtier leurs écoliers ; d'où vient
que Martial l'appelle *Sceptrum Pædagogorum.* Les Régens d'à présent ont retenu le nom
de *férule,* quoiqu'ils se servent d'une autre espece de bois pour le même usage.

FESTUCA.

Festuca graminea, glumis hirsutis. C. B.	*Lolium 1.* Trag.
Ægilops & Festuca. Dod.gal.Gesn.hort.	*Bromos.* Lac. *altera.* Ger.
Syphonium, Bromos herba. Tab.	*Gramen murorum.* Dalech. Lugd.

En françois, *Féta.*

Est une plante qui pousse des tiges ou tuyaux bas, menus, & des feuilles semblables *Fétu.*
à celles du froment ; ses sommitez soutiennent des épis pareils à ceux de l'avoine ; ils
renferment des grains grêles, oblongs, velus, rougeâtres, barbus : ces épis sont quelquefois ramassez comme en un petit paquet, & alors on appelle la plante *Phœnix al-* *Phœnix*
tera ; d'autres fois ils sont dispersez. Cette plante croît entre les bleds, parmi l'orge, & *altera.*
le plus souvent entre les ségles ; on tient que c'est un *ségle bâtard.* On en trouve beau- *Ségle bâ-*
coup quand l'hyver a été humide ; elle est un peu âcre au goût. *tard.*

Elle est digestive, résolutive, propre pour amollir les duretez, & pour les préparer *Vertus.*
à la supuration.

Festuca, a fissione, parce que le Fétu se fend aisément. *Etimolo-*
gie.

FIATOLA.

Fiatola Romæ dicta. Jonst. Bellon.	*Callyonimum, quibusdam veterum.*
Ellopon.	*Lycon.*

Est un poisson de mer, large, plat, presque rond, de couleur dorée & argentine ; sa
langue est charnue, approchante en figure de celle de l'homme. Ce poisson est com-
mum à Rome, & fort bon à manger : on ne s'en sert point en Médecine.

FICEDULA.

Ficedula, en françois, *Béquefigue,* est un petit oiseau qui se nourrit de figues, d'où *Béquefi-*
vient son nom ; il est tendre & gras comme un Ortolan ; on le présente sur les tables *gue.*
comme un mets délicieux : ses plumes en automne changent de couleur, & il semble aussi changer de figure ; c'est apparemment parce qu'il mue, & qu'il est devenu

Melancoryphus. plus grand ; on l'appelle alors *Melancoryphus*. Il contient beaucoup de sel volatil & d'huile.

Vertus. On prétend que le Béquefigue aiguise la vûe à ceux qui le mangent.

Etimologie. *Ficedula*, *à fico*, figue, parce que ce petit oiseau se nourrit de figues.

FICUS.

Ficus. J. B. Ger. Raii hist.	*Ficus vulgaris.* Park.
Ficus communis. C. B. Pit. Tourn.	*Ficus sativa.* Fuch.

En françois, *Figuier.*

Figuier. Est un arbre de grandeur médiocre, dont la tige n'est pas droite ; son écorce est unie, mais un peu rude, de couleur cendrée ; son bois est fongueux, moëlleux en dedans, blanc ; sa feuille est grande, large, épaisse, découpée en cinq parties ou angles, ressemblante à celle du murier, mais plus grande, plus dure, plus rude & plus noirâtre, attachée par une queue qui jette une liqueur laiteuse quand on le rompt. Cet arbre ne pousse aucunes fleurs ni chatons qui paroissent ; mais plusieurs Botanistes prétendent que ses fleurs sont enfermées dans ses fruits, & qu'elles sont semblables à des fleurs à fleurons. *Voyez les Mémoires de l'Académie.*

Grossulus, grossus, grossa. Figue. Son fruit n'étant encore gros que comme un pois, est appellé *grossulus* ; quand il est plus gros, mais non encore mûr, on le nomme *grossus seu grossa* ; & quand il est tout-à-fait mûr, *ficus*, & en françois, *figue*. Il croît à la grosseur & à la figure d'une poire médiocre, de couleur verdâtre, blanche en dehors, & rougeâtre en dedans, charnu, mou, succulent, visqueux, d'un goût doux, délicieux ; il contient des graines aplaties & presque rondes. Les racines de l'arbre sont nombreuses, longues, fermes, difficiles à tirer & à rompre, entourées de filamens de couleur jaune. On cultive le figuier présentement dans les climats tempérez ; mais les meilleures figues croissent au Languedoc, en Provence, en Italie, & aux autres pays chauds. Il y en a de beaucoup d'especes, qui different en figure, en grosseur, en couleur, en goût ; elles sont toutes de difficile digestion, à cause de leur substance visqueuse & phlegmatique. On en fait sécher au Soleil ou au four, & on appelle ces figues séches *Carica*, ou *ficus passa* ; on s'en sert dans les alimens & en Médecine ; elles sont faciles à digérer, parce qu'elles ont perdu la plus grande partie de leur phlegme visqueux par la coction qu'on leur a donnée au four ; elles contiennent beaucoup d'huile & de sel essentiel.

Carica, ficus passa.

Vertus. Elles adoucissent les âcretez du rhume & de la poitrine, elles fortifient le poumon, elles amolissent les duretez, elles excitent l'accouchement, elles résistent au venin, elles soulagent les maladies des reins & de la vessie, étant prises intérieurement en décoction ; on en fait des gargarismes pour les maux de gorge & de la bouche ; on en applique aussi extérieurement pour digérer, pour amollir, & pour hâter la suppuration.

FICUS INDICA.

Ficus Indica. Theoph. Clus.	*Enzada*, Pigafettæ, part. 1. Ind. Or.
Mangle forte, Oviedi.	*Arbor Indica admirabilis*, Straboni.
Arbor de Rayz, id est, *radicosa*. Linsc.	*Ficus Indica foliis Mali cotonei similibus,*
part. 4. Ind. Orient.	*fructu ficubus simili in Goa.* C. B.

En françois, *Figuier des Indes, Figuier admirable, Pareturier.*

Figuier des Indes. Est un arbre qui croît vers Goa aux Indes ; il est grand, fort élevé, gros ; il répand ses rameaux au large, d'où sortent des filamens semblables à ceux de la Cuscute, de couleur dorée, lesquels étant parvenus à terre, s'y affermissent, y prennent racine, &

croissent

croiffent peu à peu en des gros arbres qui répandent à leur tour de nouveaux filamens, lefquels s'attachant auffi à terre, y produifent des arbres de la même maniere, & ainfi à l'infini ; deforte qu'un de ces figuiers multiplie tellement, qu'il remplit un grand pays d'arbres de fon efpece auffi gros & auffi hauts que lui, formant une ample & épaiffe forêt qui eft de grand fecours pour faire de l'ombre, en émouffant la force des rayons du Soleil. Les feuilles de fes jeunes rameaux font femblables à celles du Coing, vertes en deffus, blanchâtres & lanugineufes en deffous ; elles fervent de nourriture aux éléphans : fes fruits font des petites figues faites comme les nôtres, mais rouges comme du fang en dehors & en dedans, douces & bonnes à manger, n'ayant pourtant pas un fi bon goût que celles de l'Europe.

La figue d'Inde eft humectante, rafraîchiffante, pectorale ; l'écorce de l'arbre fert à **Vertus.** faire des habillemens.

Ficus, à φύω, *produco*, *genero*, parce que le figuier multiplie beaucoup. **Etimologie.**

FILAGO.

Filago, feu Impia. Dod. pempt. Pit. T.	*Centunculus*. Tur.
Heliocryfos fylveftr. Trag.	*Tomentum*. Cord. hift. Lon.
Gnaphalium vulgare majus. C.B.	En françois, *Herbe à coton*.

Eft une plante molle, cotoneufe, qui pouffe trois ou quatre tiges à la hauteur de près **Herbe à** d'un demi-pied, revêtues de petites feuilles oblongues, étroites, molles, & couvertes **coton.** d'une laine déliée comme de la toile d'araignée : fes fleurs naiffent aux fommitez de fes tiges ; chacune d'elles eft, fuivant M. de Tournefort, un bouquet à fleurons évafez en étoile fur le haut, de couleur jaune pâle, foutenus par un calice écailleux : lorfque la fleur eft paffée, il paroît des femences longuettes, garnies chacune d'une aigrette : fa racine eft fibreufe ; elle croît aux lieux ftériles, fablonneux, dans les champs négligez, dans les bois : elle contient peu de phlegme, beaucoup d'huile, médiocrement du fel.

Elle eft deffícative & aftringente ; quelques-uns en font diftiler de l'eau pour en laver **Vertus.** les cancers du fein ; car on la croit propre pour les réfoudre.

Filago, à *filo*. parce que cette plante eft couverte de filamens lanugineux. **Etimologie.**

FILIPENDULA.

Filipendula. Matth. Ger. J. B. Raii hift.	*Filipendula vulgaris, an Molon Plinii?*
Filipendula vulgaris. Eyft. Park.	C. B. Pit. Tournef.
Oenanthe. Fuch. Lac. Cord. in Diofc.	En françois, *Filipendule*.

Eft une plante dont les feuilles reffemblent à celles de la Pimprenelle faxifrage, mais **Filipen-** plus étroites, découpées plus profondément, rangées plufieurs fur une côte comme par **dule.** paires, de couleur verte-obfcure, luifante, entremêlées de quelques autres plus petites feuilles. Il s'éleve d'entr'elles une ou plufieurs tiges à la hauteur d'environ un pied, dures, canelées, rondes, rougeâtres, divifées en aîles vers le haut, foutenant en leurs fommets des bouquets de fleurs compofées ordinairement chacune de fix feuilles difpofées en rofe, blanches en dedans, rougeâtres en dehors, odorantes, portées fur un calice dentelé ou frangé : quand cette fleur eft tombée, il lui fuccede un fruit compofé d'onze ou douze femences aplaties & ramaffées en maniere de tête qui s'attache aux habits ; fes racines s'étendent en beaucoup de fibres déliées, aufquelles font pendus plufieurs tubercules ou petits glands qui ont la figure d'une olive, mais plus longs, de couleur noirâtre en dehors, blanche en dedans, d'un goût doux tirant fur l'amer, avec un peu d'aftriction & d'âcreté. Cette plante croît aux lieux pierreux, rudes, fecs, dans les jardins ; elle contient beaucoup de fel & d'huile ; on fe fert en Médecine de fa racine & de fes feuilles.

Vertus. Elle eſt atténuante, déterſive, diurétique, propre pour la colique venteuſe, pour les fleurs blanches des femmes, pour les hémorroïdes.

Etimolo-gie. *Filipendula*, parce que les tubercules des racines de cette plante ſont attachez à des fibres menues, d'où ils pendent comme s'ils ne tenoient qu'à un filet.

FILIX.

Fougere. *Filix*, en françois, *Fougere*, eſt une plante dont il y a beaucoup d'eſpeces ; j'en décrirai ici deux qui ſont employées dans la Médecine.

Premiere eſpece.

La premiere eſt appellée,

Filix mas vulgaris. Trag. Park.	*Dryopteris.* Matth. in epiſt. & Lugd.
Filix non ramoſa dentata. C.B.P.Tourn.	*Filix mas dicta, ſeu non ramoſa.* Raii hiſt.
Filix vulgò mas dicta, ſive non ramoſa.	*Filix mas non ramoſa, pinnulis latis, denſis,*
J. Bauhin.	*minutim dentatis.* Ger. emac.

En françois, *Fougere mâle.*

Fougere mâle. Elle pouſſe de ſa racine des feuilles grandes, amples, rudes, dures, faciles à rompre, vertes, d'une odeur forte & agréable, longues d'environ un pied & demi, étendues en aîles, compoſées de pluſieurs autres petites feuilles, ou découpées juſques vers la côte, dentelées en leurs bords ; elle ne portent point de fleurs apparentes, non plus que les autres eſpeces de Fougere ; mais elles ont le dos couvert comme d'une maniere de pouſſiere rougeâtre-brune, que Céſalpin & pluſieurs autres Botaniſtes ont crû avec raiſon être des ſemences, parce qu'ils avoient obſervé que les terres ſur leſquelles on avoit jetté des feuilles de Fougere, produiſoient des petites plantes de même eſpece. Mais voici les obſervations qu'à faites M. Tournefort ſur ce ſujet avec un microſcope, comme il les rapporte dans ſon Livre, leſquelles décident la queſtion.

Obſerva-tions de M. P. Tourn. Cette plante, dit-il en parlant de la Fougere mâle, porte ſes fruits ſur le dos des feuilles où ils ſont le plus ſouvent rangez à double rang le long de leurs découpures ; ils ont la figure d'un fer à cheval appliqué immédiatement ſur ces feuilles & comme rivé par derriere : chaque fruit eſt couvert d'une peau relevée en boſſette, & qui paroît comme écailleuſe ; cette peau ſe flétrit enſuite, ſe ride, & ſe réduit en petit volume au milieu du fruit ; elle laiſſe voir alors un tas de coques ou veſſies preſque ovales, entourées d'un cordon à grains de chapelet, par le racourciſſement duquel chaque coque s'ouvre en travers comme par une eſpece de reſſort, & jette beaucoup de ſemences menues.

La racine de la Fougere mâle eſt groſſe comme un aſſemblage de groſſes fibres charnues jointes les unes aux autres, de couleur noire. Cette plante n'a point de tige ; elle aime les lieux découverts, montagneux, pierreux.

Seconde eſpece.

La ſeconde eſpece eſt appellée,

Filix fœmina. Dod. Ger. Raii hiſt.	*Filix ramoſa major, pinnulis obtuſis non*
Filix fœmina vulgaris. Park.	*dentatis.* C.B. Pit. Tournef.
Filix fœmina major & prior. Trag.	*Filix fœmina, ſeu ramoſa repens.* J.B.
Filix ſylveſtris. Brunf.	*Thilypteris Filix fœmina.* Cord. in Dioſc.

En françois, *Fougere femelle, Fougere ordinaire. Fougere ordinaire.*

Fougere femelle. Elle pouſſe une tige à la hauteur de cinq ou ſix pieds, droite, ferme, ſolide, un peu anguleuſe, rameuſe, remplie de moëlle : ſes feuilles ſont diſpoſées en aîles comme celles de la Fougere mâle, mais plus petites, obtuſes, ſans dents, vertes en deſſus, blanchâtres en deſſous ; ſa racine eſt oblongue , groſſe environ comme le doigt, noire en dehors, blanche en dedans , ſerpentant dans la terre , empreinte d'un ſuc gluant , d'un goût amer. Cette plante croît aux bords des chemins, dans les forêts ombrageuſes , dans les bois aux lieux ſtériles & déſerts.

. L'une & l'autre fougere ſont ameres & un peu aſtringentes au goût ; elles contiennent beaucoup de ſel & d'huile, peu de phlegme ; on les brûle, & l'on en tire le ſel dont on fait du verre, qu'on appelle *Verre de Fougere* ; on répand auſſi de la cendre de fougere ſur des terres afin de les fumer ; car ſon ſel y pénétrant, les rend meilleures & plus propres aux plantes qu'on y veut cultiver. Les racines de fougere ſont employées en Médecine, mais principalement celle de la fougere mâle ; celle de la fougere femelle eſt eſtimée propre pour tuer les vers.

Verre de Fougere.

Elle eſt fort apéritive, elle excite l'urine, elle eſt propre pour les maladies de la ratte, pour lever les obſtructions, pour l'hydropiſie : quelques-uns en ont fait du pain en tems de famine.

Vertus.

FILICULA.

Filicula eſt une plante dont il y a beaucoup d'eſpeces ; je n'en décrirai ici que trois qui ſont employées en Médecine.

La premiere eſt appellée,

Premiere eſpece.

Filicula fontana major , ſive Adiantum album Filicis folio. C. B. Pit. Tournef. *Adiantum album folio Filicis*. J. B.	*Adiantum album Plinii*. Adv. Lob. *Dryopteris candida*. Dod. Lugd.

C'eſt une plante qui pouſſe pluſieurs petites tiges , ou plutôt des queues longues, menues, vertes ou noirâtres, ſoutenant des feuilles qui ont la figure de celles de la Fougere , mais plus petites, découpées beaucoup plus menu, molles, ſe flétriſſant & ſe paſſant aiſément, d'un goût douçâtre & un peu aſtringent. Sa racine eſt aſſez groſſe pour la grandeur de la plante, fibreuſe, de couleur verdâtre comme celle du Polipode, d'un goût doux, aſtringent , entourée d'une mouſſe brune.

La ſeconde eſpece eſt appellée ,

Seconde eſpece.

Filicula fontana. Tab. *Filicula fontana minor*. C. B. Pit. Tourn.	*Filicula fontana fœmina*. Ger.

Elle differe de la premiere en ce qu'elle eſt plus petite. L'une & l'autre croiſſent dans les fentes des murailles humides, proches des fontaines , ſur des rochers , proche des vieilles citernes.

La troiſiéme eſpece eſt appellée,

Troiſiéme eſpece.

Filicula quæ Adiantum nigrum officinarum. Pit. Tournef. *Adiantum nigrum Plinii*. Ad. Lob.	*Adiantum foliis longioribus pulverulentis , pediculo nigro*. C. B. *Onopteris nigra*. Dod.

Elle pouſſe pluſieurs petites tiges à la hauteur de plus d'un demi-pied, fermes, dures , noires, portant des feuilles qui reſſemblent en quelque maniere à celles de la Fougere, mais découpées fort menu, plus longues & plus larges que celles de la premiere eſpece de Filicula, crénelées, fermes, parſemées en deſſous comme d'une pouſſiere, de même que la Fougere. Sa racine eſt groſſe, fibrée, douce & aſtringente au goût. Cette plante croît dans les terres humides, entre les buiſſons, ſur les troncs des chênes.

Toutes les eſpeces de Filicula contiennent aſſez de ſel eſſentiel & d'huile, médiocrement du phlegme.

Z z ij

Vertus. Elles font pectorales, apéritives, propres pour la toux invétérée, pour exciter le crachat, pour la pierre du rein & de la veſſie, pour les maladies de la ratte.

Etimologie. *Filicula*, à *Filice*, Fougere, comme qui diroit *petite Fougere*, parce que les feuilles de ce genre de plante font à peu près ſemblables à celles d'une petite Fougere.

FLOS ADONIS.

Flos Adonis. Park. Raii hiſt.	*Adonis vulgò*, *aliis Eranthemum*. J. B.
Adonis flore rubro. Ger.	*Eranthemum*. Dod.
Adonis hortenſis flore minore atrorubente. C. B.	*Adonium*. Tab.

Eſt une eſpece de Renoncule, ou une plante qui pouſſe des tiges à la hauteur d'un pied & demi ou de deux pieds, velues en bas, droites, rondes, canelées, creuſes en dedans, ſe diviſant en beaucoup de rameaux : ſes feuilles font découpées menu comme celles de la Camomille, rangées alternativement, un peu âcres au goût, d'une belle couleur verte : ſes fleurs naiſſent aux ſommitez des branches, compoſées chacune de pluſieurs feuilles rouges, & de quelques étamines bleues attachées au fond d'un calice à cinq feuilles ; cette fleur eſt ſoutenue ſur un pédicule aſſez long : il lui ſuccede, après qu'elle eſt tombée, un fruit compoſé de gouſſes ou ſemences pointues, vertes : ſa racine eſt plus menue que le petit doigt, ſimple, blanche, d'un goût herbeux & déſagréable. Cette plante croît dans les champs, dans les bleds ; elle contient beaucoup de ſel & d'huile.

Vertus. Elle eſt apéritive, ſudorifique, propre pour la pierre, pour la goutte ſciatique.

Etimologies. Le nom de cette plante eſt tiré de la fable, qui dit qu'un certain Adonis fils d'un Roy de Cypre, ayant eté tué par un ſanglier, fut changé par Venus en cette fleur, qu'on a crû être une eſpece d'Anemone.

Eranthemum, ἐρὰνθεμον, ab ἔρευθος, *rubor*, & ἄνθος, *flos*, parce que la fleur de cette plante eſt rouge.

FLOS CONSTANTINOPOLITANUS.

Flos Conſtantinopolitanus. Dod. Lugd. *miniatus*. Eyſt.	*Lychnis Chalcedonica*. Tab. Ger. *flore ſimplici miniato*. Park.
Flos Conſtantinopolitanus miniatus albus & varius. J. B. Raii hiſt.	*Ocymoides peregr*. Geſn. hort. *vel*
Lychnis hirſuta flore coccineo major. C. B. Pit. Tournef.	*Flos Hieroſolymitanus*, *aliis Creticus*, *vel Croceus*. Geſn. ap.

Flos Hieroſolymitanus.

Croix de Malte.

En françois, *Fleur de Conſtantinople*, *Croix de Jéruſalem*, *Croix de Malte*.

Eſt une eſpece de Lychnis, ou une plante qui pouſſe de ſa racine pluſieurs tiges à la hauteur de trois pieds, velues, menues, vuides : ſes feuilles font oblongues, aſſez larges, pointues, embraſſant leur tige par la baſe, de couleur verte-obſcure, velues, rudes : ſes fleurs font diſpoſées en ombelles ou paraſols d'un bel aſpect, le plus ſouvent de couleur d'écarlate ou de cinabre broyé, quelquefois blanche ou incarnate, ou variée, d'une odeur agréable ; chacune de ces fleurs eſt compoſée ordinairement de cinq feuilles rangées en œillet, fendues en deux parties égales, & garnies le plus ſouvent au delà de leur moitié, de deux ou trois pointes, qui jointes à celles des autres feuilles, forment une couronne : quand cette fleur eſt paſſée, il lui ſuccede un petit fruit velu, de figure conique, qui renferme un tas de ſemences preſque rondes, rouſſes : ſes racines font longues, menues, diviſées, d'un goût un peu âcre ; on la cultive dans les jardins ; elle n'eſt point en uſage dans la Médecine.

Il y a encore une autre espece de fleur de Constantinople, qui ne differe de la précédente qu'en ce qu'elle est à fleur double, ou que la petite croix de Malte est environ de la moitié plus basse : on l'appelle *Flos Constantinopolitanus, minor* (Dod.) *seu Lychnis flore coccineo minor.* (C. B.)

Le nom de cette plante vient de la Ville où elle a été apportée.

FOENICULUM.

Foeniculum, en françois, *Fenouil*, est une plante dont il y a plusieurs especes ; j'en décrirai ici deux qui sont en usage dans la Médecine.

La premiere est appellée,

Foeniculum vulgare minus, acriori & nigriori semine. J. B. Pit. Tournef.

En françois, *Fenouil des Vignes.*

Elle pousse une tige à la hauteur de cinq ou six pieds, droite, canelée, de couleur verte-brune, remplie d'une moëlle fongueuse, rameuse : ses feuilles sont laciniées en filamens longs, d'un vert obscur, d'une odeur agréable, d'un goût doux & aromatique. Ses sommitez soutiennent des ombelles ou bouquets larges, jaunâtres, odorans, sur lesquels sont des fleurs ordinairement à cinq feuilles disposées en rose à l'extrémité du calice. Lorsque cette fleur est passée, le calice devient un fruit à deux graines oblongues, arrondies, canelées sur le dos, aplaties de l'autre côté, noirâtres, d'un goût âcre. Sa racine est grosse comme le doigt ou comme le pouce, longue, droite, blanche, odorante, d'un goût un peu doux & aromatique. On vend cette plante à Paris sous les faux noms d'*Anis* & d'*Anet.*

La seconde espece est appellée,

Foeniculum dulce majore & albo semine. J. B. Pit. Tourn.

En françois, *Fenouil doux.*

Elle differe de la précédente en ce que sa tige est ordinairement plus menue, ses feuilles moins grandes & ses semences plus grosses, blanches, douces & moins âcres, & par son goût très-doux, aromatique & très-agréable.

On cultive l'un & l'autre Fenouil aux lieux secs, chauds, principalement à cause de leurs semences : celle de la derniere espece, qu'on appelle *Fenouil doux*, est la plus employée en Médecine ; on nous l'apporte séche du Languedoc, où l'on cultive la plante avec grand soin : c'est la même qu'on faisoit venir autrefois d'Italie, & qu'on appelloit *Fenouil de Florence.*

On doit choisir la semence du fenouil nouvelle, nette, bien nourrie, d'un goût doux agréable ; elle contient beaucoup d'huile & du sel volatil.

Ses feuilles, ses tiges & sa racine contiennent beaucoup de phlegme, d'huile à demi exaltée, & des sels essentiel & fixe.

Les feuilles du fenouil sont bonnes pour les maladies des yeux ; elles détergent, elles fortifient, elles éclaircissent la vûe, elles excitent le lait aux nourrices ; elles adoucissent les chaleurs de la poitrine, elles fortifient l'estomac.

Sa racine est fort apéritive, & bonne pour purifier le sang.

Sa semence est carminative, ou propre pour chasser les vents ; elle fortifie l'estomac, elle aide à la digestion, elle donne bonne bouche étant mâchée.

Foeniculum à Foeno, foin, parce que cette plante étant séchée, jaunit & ressemble à du foin.

FŒNUMGRÆCUM.

Fenugrec.   *Fœnugræcum*, en françois, *Fenugrec*, est une plante dont il y a deux especes ; une cultivée, & l'autre sauvage.

Premiere espece. La premiere est appellée,

Fœnumgræcum. Ger. Raii hist.	*Fœnumgræcum.* J. B.
Fœnumgræcum sativum. C. B. P. Tourn.	*Buceras & Ægoceras*, Hippocratis.

Fenugrec cultivé.   Elle pousse une tige seule à la hauteur d'environ demi-pied, grêle, creuse en dedans, divisée en rameaux portant des feuilles trois à trois sur une queue, à peu près comme le trefle, petites, tantôt oblongues, tantôt plus larges que longues, ou à demi rondes, dentelées : ses fleurs sortent des aisselles de ses feuilles, légumineuses, petites, blanches : il leur succede des gousses longues, plates, pointues, ayant la figure d'une corne, remplies de semences à peu-près romboïdes avec une échancrure, jaunes, de substance mucilagineuse, d'une odeur & d'un goût désagréables. Sa racine est simple, ligneuse. On cultive cette plante principalement à Aubervilliers, d'où l'on nous apporte la semence séche à Paris.

Seconde espece. La seconde espece est appellée,

Fœnumgræcum sylvestre. C. B. Ger. Park. Pit. Tournef. Raii hist.	*Fœnumgræcum sylvestre Dalechampii.* J. B.

Fenugrec sauvage.   Elle differe de la précédente en ce que n'ayant point été cultivée, elle est plus petite dans toutes ses parties.

Choix.   La semence du fenugrec cultivé est en usage dans la Médecine ; il faut la choisir nouvelle, grosse, bien nourrie, de couleur jaune ; car si on la garde long-tems, elle devient obscure ou brune ; elle contient beaucoup d'huile & un peu de sel essentiel ou volatil.

Vertus.   Elle discute, elle amollit, elle digére, elle résout ; on en fait du mucilage en la mettant tremper dans de l'eau chaudement ; on la réduit aussi en farine pour les cataplasmes, pour les onguens, pour les emplâtres ; on l'employe entiere dans des décoctions de lavemens pour ramollir, pour adoucir, pour les coliques, quelques-uns même en font manger étant cuites comme d'autres légumes, ou bien ils ordonnent d'en boire la décoction pour amollir & lâcher le ventre. On dit que les Indiens préparent avec la semence du fenugrec un vin doux.

Etimologies.   *Fœnumgræcum*, c'est-à-dire *foin de Grece* ; on a donné ce nom au fenugrec, parce qu'étant sec il ressemble à du foin, & que sa semence a été apportée de Grece.

Buceras à βȏ͂ς, *bos &* κέϱας, *cornu*, comme qui diroit, *corne de bœuf*, à cause que ses gousses sont faites en cornes.

Ægoceras ab ἄιξ αἶγος, *capra*, *&* κέϱας, *cornu*, comme qui diroit *corne de chévre* ; par la même raison.

FORFICULA.

Forficula. Auricularia. Mordella. Vellicula.

En françois, *Oreillere. Perce-oreille.*

Perce-oreille.   Est un petit insecte longuet, fort agile & courant vîte ; il a deux petites cornes à la tête, six pieds, sa queue est fourchue ; son corps est gros comme un petit ver, plat, fort uni & poli, long comme la moitié de l'ongle ; il habite souvent sur les feuilles des choux, dans les creux des arbres, dans les trous des murailles, dans les terres ; il y en a de plusieurs especes qui different en grosseur & en couleur, les plus gros sont jaunâtres, les médiocres ou les plus communs sont de couleur de châtaigne, & les plus petits sont noirs & blancs ; ces petits insectes se transforment en nymphes, & ensuite ils paroissent avec des aîles en mouche ou papillon.

L'oreillere cherche les oreilles où il se glisse avec beaucoup de vitesse, & il mord ou il pince les endroits où il s'attache ; ce qui cause beaucoup de douleur & offense quelquefois le cerveau ; il se fourre aussi dans les replis des autres parties du corps où il agit de même : mais comme ces endroits ne sont pas si sensibles ni si dangereux que les oreilles, il n'y fait pas tant de mal ; il contient beaucoup de sel volatil & d'huile.

On en met infuser dans de l'huile, & on fait bouillir l'infusion comme quand on prépare l'huile de vers ; on se sert de cette huile pour fortifier les nerfs dans les mouvemens convulsifs ; on en frotte les temples, le poignet, les émonctoires. *Vertus. Huile de Perce-oreille.*

On estime les perce-oreilles pour la surdité étant féchez, pulvérisez, mêlez avec de l'urine de liévre, & introduits dans l'oreille.

Forficula, parce que la queue de cet insecte est formée en forcettes ou ciselets qu'on appelle du même nom. *Etimologies.*

Auricularia, parce qu'il cherche les oreilles pour s'y introduire.

Mordella à mordendo, parce qu'il serre avec le bout de sa queue comme s'il mordoit.

Vellicula à vellicando, parce qu'il pince & picote.

F O R M I C A.

Formica, en françois, *Fourmi*, est un petit insecte connu de tout le monde. Il y en a de plusieurs especes ; les unes sont rouges, les autres noires, les autres de couleur obscure, les autres grises ; les autres sont aîlées, les autres ne le sont point ; leur tête est garnie de deux cornes brunes, de deux yeux noirs, d'un bec armé de deux dents, leur corps est comme divisé par douze anneaux ; elles muent & changent de peau de tems en tems, elles ont chacune six jambes velues, à l'extrémité desquelles sont des pieds composez chacun de deux ongles ou pinces : elles amassent pendant le printems, l'été & l'automne, ce qu'elles peuvent attraper, comme des grains de blé, de la semence de pavot, des parcelles de fruits qu'elles portent dans leurs retraites sous terre, pour leur servir de nourriture en hyver. On raconte beaucoup d'autres merveilles touchant leur prévoyance, leur agilité & leur travail, lesquelles il seroit trop long de rapporter icy. Elles font en hyver des œufs ou des petits vers, lesquels éclosent & se transforment au printems en fourmis : elles contiennent beaucoup de sel volatil & d'huile. *Fourmi.*

Les meilleures sont les plus grosses qui habitent sous des arbres résineux, & qui sentent l'aigre. *Choix.*

Elles restaurent les esprits, elles excitent la semence, elles guérissent la lépre, elles desséchent ; elles sont bonnes pour la surdité. *Vertus.*

On voit dans les Indes plusieurs especes de Fourmis, comme les *Fourmis aîlées* qui font la gomme lacque ; elles sont grosses comme nos mouches ordinaires. Le P. Louis le Conte Jesuïte, dans ses nouveaux Mémoires sur l'Etat présent de la Chine, en parlant des petits insectes des Indes, dit que les *Fourmis blanches* s'y trouvent par tout, quelque soin qu'on prenne de les détruire. Elles sont, dit-il, celebres par l'incommodité qu'elles causent, & par leurs propriétez naturelles ; elles sont très-petites, d'une substance molle, blanche, & quelquefois un peu rousse : elles se multiplient à l'infini ; & quand elles se sont emparées d'une maison ou d'un appartement, il n'y a que les fourmis noires qui les en puissent chasser. Elles ont les dents si aigues & si pénétrantes, *Fourmis aîlées.* *Fourmis blanches.*

qu'elles percent dans une nuit non-feulement les plus gros ballots, les draps, la laine &
toutes les autres étoffes, mais encore les cabinets & les armoires, dont le bois devient
en peu de jours tout vermoulu. Elles gâtent même le fer, le cuivre & l'argent, fur lefquels on voit fouvent les traces & les veftiges de leurs petites dents. Néanmoins il y a
bien de l'apparence que cet effet vient encore plus de la qualité particuliere de leur falive
qui eft une efpece de diffolvant, & qui agit alors à peu près comme l'eau forte fait icy
fur nos métaux.

Fourmis de vifite. Quelques voyageurs rapportent qu'à Paramaribo, Colonie Hollandoife dans la Province de Surinam, il y a des fourmis que les Portugais appellent *Fourmis de vifite*; elles
marchent en troupe; lorfqu'on les voit venir, on ouvre tous les coffres & les armoires
qui font dans les maifons, elles y entrent & en exterminent les rats, les fouris, & tous
les autres animaux nuifibles: on voudroit les voir tous les mois, mais elles demeurent
quelquefois jufqu'à trois années fans paroître.

Etimolo-gie. *Formica, quod micas ferat:* car cet infecte amaffe des miettes ou parcelles de plufieurs
chofes, & il les emporte pour fa nourriture.

FRAGARIA.

Fragaria. Ger. Raii hift.
Fragaria vulgaris. C. B. Pit. Tournef. Park.
Trifolium, aliis Fragaria. Brunf.

Fragaria ferens Fraga alba & rubra. J. Bauh.
Fragula. Cord. hift.
Fragum & trifolium fragiferum. Tab.

En françois, *Fraifier.*

Fraifier. Eft une plante qui pouffe de fa racine plufieurs pédicules ou queues menues, longues, velues, portant les unes chacune trois feuilles, les autres des fleurs. De plus elle
jette certains fibres ou filamens qui ferpentent à terre, qui y prennent racine en plufieurs endroits, & qui multiplient leur efpeces. Ses feuilles font oblongues, moyennement larges, dentelées, crénelées tout autour, vénées, velues, vertes en deffus, blanchâtres en deffous: fes fleurs font attachées quatre ou cinq à un même pédicule; elles
font compofées chacune de plufieurs feuilles difpofées en rofe, blanches, comprifes
dans un calice découpé en dix parties. Quand cette fleur eft paffée, il paroît un fruit rond
ou ovale plein de fuc, ayant à peu près la figure d'une mûre de Renard, de couleur
verte au commencement, puis blanche, & enfin rouge quand il eft mûr, d'une odeur
agréable, & d'un goût doux, vineux & délicieux; il contient des femences menues:
Fragum, Fraife. on appelle ce fruit en latin *fragum*, & en françois, *Fraife.* Il mûrit quelquefois blanc;
fa racine eft oblongue, fibreufe, de couleur brune ou noirâtre. Cette plante croît aux
lieux fombres, dans les bois. On la cultive dans les jardins; elle contient beaucoup de
fel volatil.

Vertus. La feuille & la racine du fraifier font apéritives par les urines, & un peu aftringentes
par le ventre.

La fraife contient beaucoup de phlegme, d'huile éxaltée & de fel effentiel.

Elle humecte, elle fortifie le cœur & le cerveau; elle pouffe par les urines & par la
tranfpiration; elle purifie le fang, elle réfifte au vénin.

Etimolo-gies. *Fragaria* vient de *fragrare, fentir bon*, parce que les fraifes ont une odeur agréable &
réjouiffante.

Trifolium fragiferum, parce que les feuilles du fraifier naiffent trois à trois fur une
queue comme celle du Trefle.

FRAMB-

FRAMBOESIA.

Frambœsia, en françois, *Framboise*, est une espece de Mûre de Renard cultivée, ou un fruit plus gros que la fraise, rond, un peu velu, composé de plusieurs bayes entassées & jointes les unes aux autres, de couleur ordinairement rouge, d'une odeur réjouissante, fort agréable, pleines d'un suc doux & vineux, renfermant chacune une semence. Ce fruit naît sur une espece de ronce appellée

Framboises.

Rubus Idæus. Ger. Park.	*Rubus Idæus spinosus fructu rubro.* J. B.
Rubus Idæus spinosus. C. B. Pit. Tourn.	Raii hist.

En françois, *Framboisier.*

C'est un arbrisseau qui croît jusqu'à la hauteur d'un homme ; ses branches sont tendres, vertes, moëlleuses, garnies de petites épines qui ne sont guéres piquantes : ses feuilles sont semblables à celles de la ronce ordinaire, mais plus tendres, plus molles, vertes-brunes en dessus, blanchâtres en dessous. Ses fleurs sont chacune à cinq feuilles, blanches, disposées en rose, & soutenues par un calice découpé ; sa racine est longue, serpentante & se divisant en plusieurs branches. On cultive cet arbrisseau dans les jardins.

Framboisier.

La framboise contient beaucoup de phlegme & d'huile en partie éxaltée, & du sel essentiel.

Elle fortifie le cœur & l'estomac, elle humecte, elle purifie le sang, elle donne bonne bouche, elle rafraîchit.

Vertus.

Sa fleur est propre pour les inflammations des yeux, pour les éresipelles, pour fortifier l'estomac.

Ses sommitez & ses feuilles sont détersives & moins astringentes que celles de la ronce ordinaire ; elles sont propres pour les gargarismes, dans les maux de la gorge & des gencives.

Frambœsia vient de *fragrare*, *sentir bon*, parce que la framboise rend une odeur merveilleuse.

Etimologie.

On appelle le framboisier *Rubus Idæus*, parce que c'est une espece de ronce qui croissoit autrefois abondamment sur le Mont Ida, & aux environs.

FRANGULA.

Frangula. Dod. pempt. Pit. Tournef.	*Alnus nigra baccifera.* C. B. J. B. Raii
Frangula, sive Alnus nigra baccifera.	histor.
Park.	*Alnus nigra, sive Frangula.* Ger.
	Avornus. Crescent.

Est un arbrisseau qui pousse plusieurs tiges à la hauteur de neuf ou dix pieds, grosses comme le pouce, droites, se divisant en plusieurs rameaux ; son écorce est noire en dehors, jaune, safranée en dedans. Elle couvre un bois blanc & fragile, qui renferme un peu de moëlle roussâtre ; ses feuilles sont semblables à celles de l'Aune ou du Cérisier, mais un peu plus rondes & plus noirâtres ; ses fleurs sont petites, à plusieurs feuilles blanches, disposées en rond dans les échancrures du calice, qui est un godet évasé & découpé en pointe. Ces fleurs sont suivies par des bayes rondes, molles, de couleur verte au commencement, puis rouge, & enfin noire, divisées chacune par une maniere de fente qui les fait paroître comme composées de deux bayes unies ensemble ; elles renferment chacune deux ou trois semences plates. Cette plante croît dans les bois humides ; sa seconde écorce, & principalement celle de sa racine, est en usage dans la Médecine : elle contient beaucoup d'huile & de sel essentiel.   A a a

Vertus.
Dose.

Elle purge les férositez par haut & par bas ; on s'en sert pour l'hydropisie, principalement chez les paysans. La dose en est depuis demi-dragme jusqu'à deux dragmes. On l'employe aussi dans les onguens pour la gale.

On dit que ses feuilles donnent beaucoup de lait aux vaches qui en mangent.

Etimologie.

Frangula, *à fragendo*, parce que le bois de cet arbrisseau est facile à rompre.

FRAXINELLA.

Fraxinella. Cluf. hift. Dod. Ger. P. T.	*Dictamnum album*, *nonnullis pumila*
Fraxinella officinis Dictamnus. J. Bauh.	*Fraxinus.* Matth. Lac. Cæf. Caft.
Raii hift.	*Dictamnus putatus.* Brunf.
Dictamnus albus vulgò, *sive Fraxinella.*	
C. B.	En françois, *Fraxinelle*, *Dictam blanc.*

Dictam blanc.

Eſt une plante dont les tiges croiſſent à la hauteur d'environ deux pieds, rondes, velues, rougeâtres, remplies de moëlle, revêtues de feuilles ſemblables à celles du Frêne, mais plus petites, rangées par paires le long d'une côte qui eſt terminée par une ſeule feuille ; ſes fleurs naiſſent aux ſommitez des tiges, belles, grandes, diſpoſées en maniere d'épi, compoſées chacune de cinq feuilles, de couleur blanche tirant ſur le purpurin, & rayées d'un purpurin plus foncé, accompagnées de huit ou dix étamines courbes, purpurines, d'une odeur forte.

Quand cette fleur eſt paſſée, il paroît un fruit compoſé de pluſieurs gaines qui renferment des ſemences un peu plus groſſes que celles du *Milium Solis*, ovales, pointues par un bout, noires, luiſantes ; ſes racines ſont longues, un peu moins groſſes que le petit doigt, blanches, d'une odeur aſſez forte, un peu ameres au goût. Cette plante croît aux pays chauds, dans les forêts de Provence, du Languedoc, en Italie : ſa racine eſt en uſage dans la Médecine : on nous l'envoye ſéche.

Choix.
Dictam blanc.
Diptam.

On doit la choiſir récente, bien nourrie, groſſe, blanche par tout, bien mondée. C'eſt ce que nous appellons *Dictam blanc*, ou *racine de Dictam* ; on devroit prononcer *Diptam*, pour diſtinguer cette drogue d'avec le *Dictam de Crete*. Elle contient beaucoup d'huile & de ſel eſſentiel.

Vertus.

Elle eſt cordiale & aléxitaire, elle réſiſte au venin, elle fortifie le cerveau & l'eſtomac; elle eſt apéritive, elle tue les vers : elle eſt propre pour l'épilepſie, pour la peſte.

Etimologie.

Fraxinella, *à fraxino*, *Frêne*, parce que les feuilles de cette plante reſſemblent à celles du Frêne.

FRAXINUS.

Fraxinus. Brunf. Trag. Matth. Dod.	*Fraxinus vulgatior.* J. B. Raii hift.
Fraxinus excelſior. C. B. Pit. Tournef.	*Fraxinus vulgaris.* Park.

En françois, *Frêne.*

Frêne,

Eſt un arbre grand, gros, droit, rameux, couvert d'une écorce unie, cendrée, verdâtre : ſon bois eſt dur, uni, blanc ; ſes feuilles ſont oblongues, rangées par paires le long d'une côte qui eſt terminée par une ſeule feuille, dentelée, d'un goût un peu amer & âcre. Ses fleurs ſont des étamines diſpoſées en grapes qui naiſſent avant les feuilles, & qui ſe diſſipent en peu de tems: il leur ſuccede un fruit ou une follicule membraneuſe, oblongue, formée en langue d'oiſeau, plate, fort déliée dans ſa pointe, renfermant dans ſa baſe une ſemence oblongue ou preſqu'ovale, aplatie, blanche, moëlleuſe, d'un goût âcre & amer : elle ne mûrit qu'en Automne.

Ornithogloſſa.

On appelle ce fruit *Ornithogloſſa*, *ab* ὄρνις, *avis*, *&* γλῶσσα, *lingua*, comme qui diroit *Langue d'oiseau* ; ses racines font grandes, & elles s'étendent beaucoup à fleur de terre. Cet arbre croît aux lieux humides, aux bords des rivieres, vers les prez, où il profite davantage qu'aux lieux secs ; il contient beaucoup de sel & d'huile. *(Etimologie.)*

La seconde écorce de ses branches & son fruit sont fort apéritifs ; on les employe dans les maladies de la ratte, dans les fiévres intermittentes. *(Seconde écorce du Frêne.)*

La Manne est la seve sucrée & desséchée d'une espece de Frêne. *Voyez* MANNA. *(Vertus.)*

Fraxinus, à frago, flecto, vel à frangosis locis, parce que cet arbre se plaît aux lieux rudes : ou bien *fraxinus à* Φραξις, *sepimentum,* parce qu'on se sert du Frêne pour faire les hayes : on l'appelle en grec μελία. *(Ecimologies.)*

FRINGILLA.

Fringilla seu Frigilla, en françois, *Pinçon* ou *Cassenois,* est un fort petit oiseau de couleurs différentes, assez connu ; il fait son nid au haut des arbrisseaux & sur les branches les plus basses des arbres : le froid l'engourdit & le fait prendre aisément ; son ramage est agréable ; il contient beaucoup de sel volatil & d'huile ; on dit que son chant du matin présage la tempête ; il se nourrit de vermisseaux, de graines. *(Frigilla. Pinçon. Cassenois.)*

On l'estime propre pour l'épilepsie.

Fringilla & frigilla à frigere, avoir froid, parce que ce petit oiseau est fort susceptible du froid. *(Vertus. Etimologie.)*

FRITILLARIA.

Fritillaria vulgaris. Park. Raii hist.
Fritillaria præcox purpurea variegata.
C. B. Pit. Tournef.

Meleagris, sive Fritillaria dilutior & saturatior. J. B.
En françois, *Fritillaire.*

Est une plante qui pousse une tige à la hauteur d'environ un pied, grêle, ronde, lisse, de couleur verte tirant sur le purpurin ou sur le noir, fongueuse en dedans, portant six ou sept feuilles rangées sans ordre, médiocrement longues, étroites, creuses, ressemblantes à celles de la Barbe du Bouc, d'un goût tirant sur l'aigre : son sommet ne soutient ordinairement qu'une fleur, quelquefois deux, rarement trois. Cette fleur est belle, grande, composée de six feuilles qui sont disposées en maniere de cloche, penchée, marbrée comme par tablettes, ou en façon de Damier, de diverses couleurs, purpurine, incarnate, rouge, blanche, très-agréables à la vûe. Lorsque cette fleur est passée, il paroît un fruit oblong, anguleux ou triangulaire, divisé en trois loges remplies de semences très-aplaties, pâles. Sa racine est bulbeuse, solide, blanche, sans tuniques, composée de deux tubercules charnus comme demi sphériques, ayant en dessous plusieurs fibres. Cette plante differe de la Tulipe par sa fleur & par sa racine ; elle est recherchée par les Fleuristes ; elle croît dans les prez, & on la cultive dans les jardins ; elle contient beaucoup d'huile & un peu de sel essentiel. *(Fritillaire.)*

Sa racine est digestive, rémollitive, résolutive. *(Vertus.)*

Fritillaria, à Fritillo, Damier, à cause que la fleur de cette plante est marbrée en Echiquier comme un Damier. *(Etimologies.)*

Meleagris, à cause que sa fleur est émaillée de diverses couleurs, comme les plumes d'un oiseau du même nom, qui est la Perdrix de Barbarie ou de Guinée.

FUCUS.

Fucus, en françois, *Bourdon,* est une mouche guespe faite comme l'Abeille, mais plus grosse, armée ordinairement d'un aiguillon fort subtil, qui, quand il pique, fait tumefier la chair avec une douleur très-poignante & très-sensible. On trouve des Bourdons *(Bourdon.)*

qui n'ont point d'aiguillon, on appelle ceux-là *Bourdons imparfaits.* Cette espece de mouche ne travaille à rien, & elle vit du travail des abeilles, car elle mange leur miel: elle contient beaucoup d'huile & de sel volatil.

Vertus.

Elle est propre pour faire croître les cheveux; on la fait sécher, & on la met en poudre sur la tête.

Etimolo-
gie.

Fucus signifie *fard*, *tromperie*; on a donné ce nom à cette mouche, parce qu'elle contrefait la mouche à miel: on l'appelle en françois *Bourdon*, à cause du bourdonnement qu'elle fait en volant.

FUCUS.

Fucus est un genre de plante qui naît au fond des eaux: il y en a de plusieurs especes; je rapporterai ici une des principales.

Fucus maritimus, vel Quercus maritimus vesiculas habens. C. B. Pit. Tournef.
Quercus marina. Clus. hisp. Ger. Park.

Fucus, sive Alga marina latifolia vulgatissima. Raii hist.
Fucus marinus primus. Dod. belg.

En françois, *Vrac*, ou *Varet.*

Vrac.

Est une plante qui pousse premierement plusieurs petites tiges plates, étroites, mais qui s'élargissent peu à peu en croissant, & qui se divisent en petits rameaux, portant certaines feuilles larges, oblongues, ayant quelque ressemblance avec celles du chêne, mais plus petites, attachées avec leurs tiges par une substance tenace, pliante, membraneuse, ordinairement lisses, mais quelquefois velues ou couvertes d'un poil blanc, menu, mousseux, tantôt en un côte seul, tantôt aux deux côtez ou de toutes parts; c'est peut-être la fleur de la plante, & qui est suivie de graines rondes; il s'y éleve aussi des tubercules vuides, en forme de bulles ou de vessies, quelquefois oblongues, d'autres fois rondes, tantôt plus grosses, tantôt plus petites. Cette plante est souvent basse, mais elle croît quelquefois jusqu'à la hauteur d'un pied & demi: pendant qu'elle est récemment cueillie, elle a une vilaine couleur jaune-verdâtre; mais si on la fait sécher, elle devient noire, principalement celle qu'on a tirée des rivages sablonneux de la mer: on ne l'employe point en Médecine; on dit qu'on s'en servoit autrefois pour la teinture & pour faire de la soude.

FULICA.

Fulica. Jonst. *Margus niger & Pullus aquaticus* Alberti. En françois, *Foulque*, *Mouette*, ou *Poule d'eau.*

Poulle
d'eau.

Est un oiseau aquatique gros comme une poule ordinaire, noir partout, & principalement à la tête & au cou: le devant de sa tête est de figure ovale, sans plumes, mais couvert d'une pellicule blanche, représentant la crête d'une poule: sa langue est plus molle que celle de la poule; il a aux pieds des membranes noires, larges, disjointes: il marche gravement, se tenant droit sur ses pieds; mais il court légérement; il se plaît dans les marais, dans les étangs; il se nourrit d'herbes & de semences: il fait son nid à terre, & il pond en été des œufs. Il est bon à manger; sa chair a un peu le goût marécageux, mais d'ailleurs il est succulent & agréable; cet oiseau est une espece de poule d'eau qui tient plus de la chair que du poisson.

Vertus.

Sa graisse est résolutive & anodine.

Diable de
mer.

Il y a une espece de Foulque de mer ou une Macreuse, qu'on appelle *Diabolus marinus*, ou *Diable de mer*, à cause de sa grande noirceur.

Etimolo-
gie.

Fulica, à fuligine, suye, parce que cet oiseau est noir comme de la suye.

FULIGO.

Fuligo, en françois, *Suye*, eſt la partie la plus huileuſe & la plus volatile des matie- Suye.
res combuſtibles, qui étant pouſſée par le feu, s'exhale en fumée, & ſe condenſe contre les parois des cheminées, à meſure qu'elle reçoit du rafraîchiſſement & qu'elle perd
de ſon mouvement. Elle ſe trouve tantôt en maſſe, tantôt en poudre, de couleur noire,
d'un goût fort amer, & d'une odeur déſagréable : elle contient beaucoup de ſel volatil
& d'huile.

La ſuye des cheminées de cuiſine doit être préférée aux autres ; parce que comme
on a fait cuire des viandes dans ces cheminées, la ſuye qu'on en tire doit être plus empreinte de ſel volatil, que celle qu'on trouve dans les cheminées où l'on n'a fait brûler
que du bois & du charbon ; celle-ci eſt moins chargée de ſel ammoniac.

Elle eſt fort déterſive ; on l'employe dans les onguens pour la teigne, pour la gale in- Vertus.
vétérée ; on en applique au poignet pour guérir la fiévre intermittente : on en fait prendre auſſi par la bouche pour l'épilepſie ; la doſe en eſt depuis deux grains juſqu'à deux Doſe.
ſcrupules.

Les Teinturiers ſe ſervent de la ſuye de cheminée pour la teinture des draps.

Fuligo, λιγνὺς, *fumus*, parce que la ſuye eſt une fumée condenſée. Etimologie.

FUMARIA.

Fumaria. Trag. Matth. Fuch. Dod.	*Fumaria officinarum & Dioſcoridis.* C. B.
Fumaria vu'garis. J. B. Park. Raii hiſt.	Pit. Tournef.
Capnos. Ang. Ad. Lobel.	*Fumaria purpurea & alba.* Ger.
Fumu. terræ. Brunf. Cam. Thal.	En françois, *Fumeterre.*

Eſt une plante fort commune, qui pouſſe pluſieurs tiges à la hauteur d'un pied ou Fumeterre.
d'un pied & demi, quarrées, vuides, de couleur en partie purpurine, en partie verte-
blanchâtre : ſes feuilles ſont découpées menu, attachées à des queues longues, anguleuſes, de couleur de verd de mer : ſes fleurs ſont aſſemblées comme en épi, petites, compoſées chacune de deux feuilles ordinairement purpurines ou violettes pâles, mais
quelquefois tout-à-fait blanches : lorſque la fleur eſt paſſée, il paroît une capſule membraneuſe, ronde ou oblongue, laquelle renferme une ou deux graines menues, rondes :
ſa racine eſt médiocrement groſſe, blanche, garnie de quelques fibres. Toute la plante
eſt un peu amere & de mauvais goût : elle croît dans les champs, dans les vignobles,
dans les jardins ; elle contient beaucoup de ſel eſſentiel, d'huile, & de phlegme.

Elle purifie le ſang, elle excite l'urine ; on l'employe dans les maladies de la ratte, Vertus.
pour le ſcorbut, pour la gratelle.

Fumaria, à *fumo*, parce que le ſuc de cette plante étant mis dans les yeux, leur fait Etimolo-
jetter des larmes comme la fumée. gie.

FUNGUS.

Fungus, en françois, *Champignon*, eſt un genre de plante ſans feuilles, ſans fleurs & Champi-
ſans ſemences apparentes ; il pouſſe un pédicule gros, fongueux, qui ſoutient un cha- gnon.
piteau épais, charnu, ſpongieux, arrondi, ou applati, ou pointu, feuilleté, quelquefois garni en deſſous de pluſieurs fiſtules aſſemblées comme des tuyaux d'orgue.

Il y a beaucoup d'eſpeces de champignons ; ils naiſſent en peu de tems ſur la terre,
ſur le fumier, ſur les arbres, ſur les arbriſſeaux, dans les prez ; ils different dans leurs
principes & dans leurs qualitez ; mais ils contiennent tous en géneral beaucoup d'huile
& de ſel volatil & fixe.

Quoique les champignons ſoient fort en uſage dans les alimens, on en a vû des effets bien funeftes ; car à quelques-uns ils ont caufé de grandes maladies, & à d'autres la mort ; c'eft pourquoi il eft très-néceffaire de fçavoir diftinguer les bons d'avec les mavais : les bons ou falutaires font ceux qui prennent leur accroiffement dans la feule durée d'une nuit fur des couches de fumier ; ils doivent être d'une groffeur médiocre, à peu près comme une châtaigne, charnus, bien nourris, blancs en deffus, rougeâtres en deffous, de confiftence affez ferme, mais fe rompant facilement, moëlleux en dedans, d'une odeur & d'un goût agréables.

Vertus.

Ils font nourriffans, fortifians, reftaurans ; ils excitent l'appétit ; ils donnent de la vigueur, & excitent de la joye.

Les Jardiniers de Paris ont trouvé le moyen de faire croître de ces champignons pendant tout le cours de l'année, & ils les cueillent tous les matins : ceux qui voudront être inftruits plus particuliérement de leur naiffance & de leur culture, pourront lire les obfervations qu'en a donné M. Tournefort dans l'*Hiftoire de l'Académie Royale des Sciences de l'année* 1707, *page* 58.

Les champignons mauvais & pernicieux font ceux qui ayant demeuré trop longtems fur la terre, font devenus noirâtres, ou bleus, ou rouges ; en ceux-là les fels âcres & acides s'étant trop éxaltez, ils deviennent corrofifs dans l'eftomac, lorfque la digeftion commence à fe faire, & en même tems ils fe gonflent, & donnent beaucoup d'oppreffion au malade : le plus prompt & le meilleur remede qu'on puiffe faire en cette occafion, eft de donner de l'émétique au malade dès qu'on s'eft apperçû de l'accident, afin de décharger l'eftomac autant qu'on peut de ces champignons mauvais, & de pouvoir enfuite combattre l'impreffion qu'ils ont faite par des fels volatils alkalins, ou autres remedes abforbans & adouciffans ; je me fers en pareille occafion de l'efprit volatil, huileux, aromatique.

Les germes des champignons font des petits filets blancs, dont les extrémitez fupérieures fe groffiffent & s'étendent en champignons : M. Marchand le pere fut le premier qui fit voir en l'Académie Royale des Sciences en l'année 1678, cette premiere formation dans les crottes de cheval moifies.

Champignons de mer, Fungites.

On trouve auffi dans les carrieres des champignons pétrifiez, qu'on appelle *Champignons de mer* ou *Fungites*.

Fait curieux.

J'ai vû à l'égard des champignons un fait bien extraordinaire. Un jeune enfant de Paris, malade du rachitis, avoit les jambes tortues ; on y mit des écliffes pour tâcher de les redreffer : mais le Chirurgien qui le panfoit, fut bien étonné de trouver fous les bandes un bon nombre de champignons gros comme le bout du doigt ; il ôta ces champignons ; il raccommoda ces écliffes & le bandage ; il retourna le panfer vingt-quatre heures après ; il trouva encore à la même place autant de champignons ; il continua tous les jours à le panfer, & il retira plufieurs jours de fuite des champignons. Cette grande production en un lieu où l'on devoit fi peu l'attendre, fut la matiere d'un grand raifonnement chez les Phyficiens. On nous propofa la queftion chez M. l'Abbé Bourdelot, où l'on faifoit alors des conférences de Phyfique ; & après avoir été convaincus de la vérité du fait par la vûe & par l'attouchement, nous trouvâmes la véritable raifon. C'eft que les écliffes qu'on avoit appliquées autour des jambes de l'enfant, étoient d'un bois de pommier où les champignons naiffent facilement, & dans lequel il y avoit apparemment de la femence de champignon ; car quoiqu'il ne paroiffe point de femence fur ce genre de plante, il ne faut pas conclure qu'il n'y en ait point ; la femence du champignon doit être fi menue & fi fine qu'on ne peut pas l'appercevoir : il arrivoit donc que la chaleur de l'enfant qui étoit emmailloté, & fon urine qui abreuvoit fouvent les écliffes, dévelopoient les femences des champignons, les raréfioient, & les faifoient éclore & pouffer leur plante en vingt-quatre heures, comme ont coutume de croître les champignons.

Fungus, *à funus & ago*, comme qui diroit *je fais les funérailles* ou *je donne la mort* ; car beaucoup de perfonnes font mortes pour avoir mangé des champignons.

Etimologie.

FUNGUS CAMPESTRIS ESCULENTUS.

Fungus campeſtris, albus ſuperne, inferne rubens. J. B. Raii hiſt. Pit. Tournef.
Fungi vulgatiſſimi eſculenti. Lob. icon.

Fungus eſculentus 12. Park.
Fungus pileo lato & rotundo. C. B.
En françois, *Champignon des couches.*

Eſt le champignon ordinaire qu'on employe dans les ragoûts ; il croît ſur ſon pédicule premierement rond en bouton, enſuite il s'élargit & s'agrandit peu à peu en chapiteau charnu, ſpongieux, blanc en deſſus, rougeâtre en deſſous, feuilleté, facile à rompre, d'une odeur agréable & d'un bon goût : il croît naturellement dans les champs ; mais les meilleurs champignons & les plus ſûrs pour la ſanté, font ceux qui naiſſent & croiſſent en une nuit ſur des couches de fumier, où les Jardiniers ont trouvé le moyen d'en faire venir toute l'année. Si le champignon paſſe trop de tems ſur la terre, il devient mauvais & poiſon, à cauſe d'une fermentation qui s'y eſt faite. Il contient beaucoup d'huile & du ſel volatil.

Champignon ordinaire.

Champignons cultivez.

Il nourrit, il reſtaure, il excite la ſemence, étant mangé.

Vertus.

FUNGI VERNI ET ESCULENTI.

Fungi verni odori & eſculenti. J. B. En françois, *Mouſſeron.*

Eſt un petit champignon gros comme un petit pois, odorant, & fort bon à manger ; ſon pédicule eſt court, garni de fibres ; ſon chapiteau eſt rond, charnu, ſpongieux, blanc ; il croît envelopé dans de la mouſſe ; c'eſt pourquoi on l'appelle *Mouſſeron* : on en trouve au printems aux lieux ombrageux, dans les bois, ſous les arbres, entre les épines, dans les prez ; il en revient tous les ans au même lieu d'où l'on l'a tiré ; la terre ſur laquelle il naît eſt griſe : ce champignon a une odeur agréable, & il eſt délicieux à manger : il contient beaucoup d'huile & de ſel volatil.

Mouſſeron.

Il eſt nourriſſant, reſtaurant, fortifiant, excitant la digeſtion & la ſemence ; c'eſt un excellent ragoût étant bien aprêté.

Vertus.

Fungi verni, parce que cette eſpece de champignon ne ſe trouve qu'au printems.

Etimologie.

FURFUR.

Furfur, en françois, *Son*, eſt la partie la plus maigre, la plus griſe & la plus groſſiere de l'écorce du froment, qui ſe ſépare & qui demeure ſur le crible après qu'on a paſſé la farine. Le ſon contient du ſel eſſentiel & de l'huile.

Son.

Il eſt déterſif & adouciſſant ; on s'en ſert pour les maladies de la poitrine, pour les rhumes invétérez. On en fait une maniere de tiſanne qu'on appelle *Eau de ſon*, laquelle on donne à boire un peu chaude au malade ; on l'employe auſſi en lavemens, & l'on en fait des cataplaſmes avec de la biere & de l'urine, pour appaiſer les douleurs de la goutte.

Vertus.

Eau de ſon.

On fait en tems de famine du pain de ſon, mais il n'eſt guéres nourriſſant.

Pain de ſon

Les Maréchaux font boire à leurs chevaux, pour les rafraîchir, une décoction de ſon qu'ils appellent *Eau blanche*.

Le bled qui a été rongé par les charençons, ne rend ordinairement guéres autre choſe que du ſon : il étoit appelé autrefois *Bran*.

Furfur macer. Le fon, pour être bien déterfif & un peu aftringent, doit avoir été épuifé autant qu'on aura pû de fa farine, & on l'appelle alors *Furfur macer* ou *Leptopityron.*

Les Teinturiers fe fervent d'une décoction de fon faite dans de l'eau commune, & coulée pour donner une maniere de colle à leur teinture.

Etimologies. *Furfur, à far,* bled, froment, parce qu'on tire le fon du froment.

Leptopityron, ex λεπ]ός, *tenuis, macer,* & πί'τυρον, *furfur;* comme qui diroit *furfur macer,* fon maigre ou privé de farine.

FURO.

Furo. Furus. Furunculus. Furectus. Muftela fylveftris. Viverra.
En françois, *Furet.*

Furet. Eft un petit animal à quatre pieds, un peu plus grand qu'une belette ordinaire, long, délié, fort agile, & toujours en mouvement, cherchant & furetant partout; il a lés yeux jaunes & vifs; la couleur de fon corps eft ordinairement rougeâtre fur le dos, noire fous le ventre, jaune aux côtez; fes yeux font petits. On trouve cet animal principalement en Afrique; il fe nourrit de miel, de poiffon, de petits chiens, de petits lapins, de pigeons: on fe fert du Furet pour dénicher les lapins de leur taniere. Il contient beaucoup de fel volatil & d'huile.

Vertus. Sa chair eft bonne contre la morfure des ferpens, pour réfoudre, pour exciter l'urine.

Fiente. Sa fiente eft réfolutive.

Etimologie. *Furo, furus, furunculus, furectus, à* φύρω, *mifceo, confundo;* parce que le furet mêle, brouille, & confond tout dans les lieux où il s'introduit.

G

GAGATES.

Geeft, Jays, Jayet. **G**Agates, en françois, *Geeft, Jays, Jayet,* eft une pierre bitumineufe, dure, noire, unie, qui fe trouve en plufieurs endroits de l'Europe, comme en Allemagne, en Suéde, en Provence, en Irlande, dans les mines pierreufes, entre les rochers: elle contient beaucoup d'huile, & un peu de fel volatil pénétrant.

Quelques-uns croyent que le Jays eft un fuccin dont les parties volatiles ont été féparées par des feux fouterrains, & que de-là vient le Petroleum.

Choix. Il faut choifir le Jays net, dur, d'un beau noir luifant.

Vertus. Il difcute, il amollit, il chaffe les vents, il abat les vapeurs; la dofe en eft depuis un
Dofe. fcrupule jufqu'à une dragme.

Etimologie. Le nom de *Gagates* vient de *Gaga,* riviere & ville de Lycie, d'où l'on tiroit autrefois le Jays.

GALACTITES.

Galactites, Leuca, Leucographia, eft une pierre grife, ou de couleur cendrée, d'un goût doux, qui jette un fuc laiteux quand on la pulvérife; on la trouve en plufieurs montagnes de Saxe & d'Allemagne, & dans plufieurs rivieres.

Vertus. Elle provoque le lait aux nourrices, elle excite la mémoire; on en mâche pour faire cracher; elle eft propre pour les fluxions & les ulceres des yeux.

Etimologies. *Galactites, à* γάλα, *lac,* parce que cette pierre rend du lait.

Leuca, à λευκὴ, *alba,* parce qu'elle rend une liqueur blanche.

GAL-

GALANGA.

Galanga eft une racine qu'on nous apporte féche des Indes ; il y en a de deux efpeces.

La premiere appellée *Galanga major*, eft une racine affez groffe, pefante, couverte d'une écorce rougeâtre, folide, blanchâtre en dedans, d'un goût piquant, âcre, & un peu amer : on cultive le gros Galanga à Java & en la Chine ; fa racine eft fouvent confondue avec l'Acorus par les Droguiftes ; elle eft peu en ufage en Médecine : les Vinaigriers s'en fervent pour donner de la force à leur vinaigre. Premiere efpece. *Voyez* Pl. VI. fig 7.

La feconde efpece appellée *Galanga minor*, eft une racine groffe comme le doigt, qu'on a coupée par tranches ou en morceaux gros comme des avelines, pour la faire fécher & pour la tranfporter plus commodément : elle eft dure, rougeâtre en dehors & en dedans, d'une odeur & d'un goût beaucoup plus aromatiques & plus forts que ceux du grand Galanga : on cultive le petit Galanga aux grandes Indes, en la Chine, d'où l'on nous apporte fa racine féchée. On doit la choifir bien nourrie, récente, haute en couleur, compacte, odorante, d'un goût aromatique piquant ; elle contient beaucoup d'huile en partie éxaltée, & du fel effentiel. Elle eft à jufte raifon préférée à celle du grand Galanga pour la Médecine. Les Vinaigriers l'employent auffi dans leur vinaigre. Seconde efpece. *Voyez* Pl. VI. fig. 8. Choix.

Elle fortifie l'eftomac & le cerveau, elle chaffe les vents, elle réfifte au venin, elle excite les mois aux femmes & l'urine. Vertus.

Galanga vient du nom arabe *Galingia*, qui fignifie la même chofe. Etimologie.

GALBANUM.

Galbanum (Diofc.) eft une gomme dont on nous apporte deux efpeces : une en larmes jaune, d'une odeur forte & défagréable, d'un goût amer & un peu âcre ; l'autre en groffes maffes, graffes ou vifqueufes, mollaffes, remplies de beaucoup de paillettes, de femences, de petits bâtons & d'autres impuretez, d'une odeur fort puante : elles fortent toutes deux par incifion de la racine d'une efpece de *Ferula galbanifera*, ou *Ferulago latiore folio*, (Pit. Tournef.) laquelle croît en Arabie, en Syrie, aux grandes Indes ; elle paffe de beaucoup la hauteur d'un homme ; fa tige eft groffe, remplie de moëlle ; fes feuilles font grandes, larges, reffemblantes à celles du Perfil ; fes fleurs naiffent en ombelles ou parafols jaunâtres, compofées ordinairement de cinq feuilles difpofées en rofe à l'extrémité du calice : lorfque la fleur eft paffée, ce calice devient un fruit compofé de deux femences très-grandes, plates & minces, comme on en peut voir dans les maffes du galbanum ; car il s'y en rencontre toujours beaucoup. Le Galbanum des Indes fe tire d'une plante appellée *Oreofelinum Africanum galbaniferum*, *Anifi folio*. (Pit. Tournef.) *Voyez* Pl. VI. fig. 6.

Le Galbanum en larmes ne differe de l'autre, qu'en ce qu'il a été ramaffé avec foin & éxactitude, fans qu'il s'y foit mêlé des ordures. Il doit être choifi en belles larmes féches, jaunes, pures, d'une odeur forte, d'un goût amer ; on l'employe dans les compofitions qu'on fait prendre par la bouche. Choix.

Le Galbanum en maffe n'eft impur qu'à caufe de la négligence qu'on a eue à le recueillir avant qu'il s'y foit mêlé des faletez : il faut le choifir le plus net & le plus fec, de couleur jaunâtre, d'une odeur puante, laquelle eft effentielle à fa vertu pour les maladies des femmes ; on s'en fert dans les emplâtres & dans les onguens. Choix.

L'un & l'autre Galbanum contiennent beaucoup d'huile & de fel volatil acide pénétrant, peu de phlegme & de terre.

Le Galbanum pris par la bouche excite les mois aux femmes, il abat les vapeurs, il Vertus.

B b b

réfifte au venin , il difcute & amollit les duretez de la matrice & des autres vifceres.

Le Galbanum appliqué en emplâtre eft propre pour digérer , pour ramollir , pour ré-foudre , pour faire réfoudre.

Etimolo-
gie.   *Galbanum , à* χαλϐάνη *, fuccus Ferula nafcentis in Syria.*

GALE.

Gale frutex odoratus , Septentrionalium. J. B. *Gagel Germanorum.* Adv. Lob.

En françois, *Piment Royal.*

Piment
royal.   * Eft un petit arbriffeau qui croît dans des endroits marécageux,& qui reffemble à un petit faule : fes tiges font menues, hautes de deux à trois pieds, rarement de quatre, branchues , & garnies de feuilles alternes, pareilles à celles du mirte, plus longues, moins pointues, d'une odeur de drogue & de beaume : fes fleurs font à chatons comme dans le bouleau, mais plus courts & par grapes : les pieds qui portent ces fauffes fleurs ne donnent point de fruits ; ils naiffent fur d'autres individus , & font à grapes, compo-fées de plufieurs femences menues , couvertes de petites écailles appliquées fur leur fur-face.

On apportoit autrefois à Paris par charretées les branches de cet arbriffeau , & les femmes les mettoient dans leurs armoires parmi le linge & les hardes ; mais aujourd'hui on ne les employe plus que dans quelques parfums.

GALEGA.

Galega. Dod. Lob. Ger. J. Bauhin. Raii hift. | *Galega vulgaris.* C. B. Park. Pit. Tourn. *Ruta capraria.* Gefn. hort. Tab.

Eft une plante qui pouffe plufieurs tiges à la hauteur de trois pieds, canelées, vui-des , rameufes : fes feuilles font femblables à celles de la veffe, mais plus longues, atta-chées par paiers le long d'une côte terminée par une feule feuille , ayant chacune en fon extrémité une maniere de petite épine molle , d'un goût de légume ; fes fleurs naiffent en épis , légumineufes , de couleur blanche ou violette blanchâtre : quand ces fleurs font paffées , il paroît des gouffes grêles & rondes , qui renferment des femences oblon-gues ; fes racines font menues, blanches , éparfes. Cette plante croît aux lieux humi-des & gras, proche des ruiffeaux ; elle contient beaucoup de fel effentiel & d'huile.

Vertus.   Elle eft fudorifique , elle réfifte au venin ; on s'en fert pour la pefte, pour l'épilepfie, pour la morfure des ferpens , pour les vers.

GALEOPSIS.

Galeopfis , five Urtica *iners , flore luteo.* (J. B. Pit. Tournef.) Eft une plante qui pouffe plufieurs tiges quarrées, portant des feuilles qui approchent en figure de celles du marrube noir : fa fleur eft en gueule , belle, jaune, marquetée de points & de rayes fafra-nées : quand elle eft paffée, il paroît quatre femences oblongues contenues dans une capfule qui a fervi de calice à la fleur ; cette capfule eft formée en entonnoir, fendu en cinq pointes. C'eft principalement par cette circonftance que M. Tournefort diftingue les efpeces de Galeopfis d'avec celles du marrube noir. Cette plante croît fur les rivages, vers les pifcines , aux lieux montagneux, ombrageux & humides ; elle contient beau-coup d'huile & de phlegme, médiocrement du fel.

Vertus.   Elle eft propre pour arrêter les cours de ventre , les fleurs blanches , pour exciter l'urine, pour les maladies de la ratte, prife en décoction & appliquée.

Etimolo-
gie.   *Galeopfis , à* γαλῆ *, felis,* chat, car on prétend que la fleur de cette plante reffemble à la tête d'un chat.

GALGULUS.

Galgulus. Galbula. Icterus. En françois, *Loriot.*

Est un petit oiseau pâle, jaunâtre, ayant le bec long & pointu, & le corps gros à peu　Loriot.
près comme celui d'un merle ; on le trouve dans les bois & vers les ruisseaux.

Quelques Auteurs anciens ont écrit que si une personne attaquée de la jauniffe regarde attentivement cet oiseau, elle guérit & l'oiseau meurt ; mais on ne doit pas ajouter
foi à cette imagination.

On a appellé cet oiseau *Icterus*, c'est-à-dire jauniffe, à cause de sa couleur & de sa　Etimolo-
prétendue vertu.　gie.

GALLA.

Galla, en françois, *Galle* ou *Noix de galle*, est une excroissance qui naît sur un chêne　Noix de
du Levant ; son origine vient de ce que certains infectes en piquant les branches les　galle.
plus tendres de l'arbre, en font fortir une humeur qui fe forme d'abord en une coque
ou veffie, puis qui fe remplit & fe durcit comme nous la voyons : il y a de plufieurs efpeces de noix de galle ; elles different par leur groffeur, par leur figure, par leur couleur,
par leur furface polie ou raboteufe, & rude ; elles font ordinairement rondes & groffes
les unes comme des noix, les autres comme des avelines, raboteufes ou épineufes,
blanchâtres, ou verdâtres, ou noirâtres. Les meilleures nous viennent d'Alep & de
Tripoli : il faut les choifir bien nourries & pefantes ; on s'en fert pour teindre en noir,　Choix.
pour faire de l'encre.

Il croît auffi des galles en Gafcogne & en Provence ; elles different de celles du Le-　Galles de
vant, en ce qu'elles font toutes unies, plus légeres, rougeâtres, & donnant moins de　Gafcogne,
teinture : les Teinturiers en foye les employent pour faire le noir écru.　de Proven-
　ce.

Les noix de galle font auffi en ufage dans la Médecine ; elles contiennent beaucoup
d'huile & de fel effentiel ou volatil.

Elles font fort aftringentes ; on en fait entrer dans plufieurs emplâtres, dans des on-　Vertus.
guens, dans des injections, dans des fomentations : elles font fébrifuges, elles arrêtent　Fébrifuge.
les fiévres intermittentes ; la dofe en eft de demi-dragme, étant avalées en poudre ou　Dofe.
en bol, à l'entrée de l'accès, ou pendant l'intermiffion de quatre en quatre heures ; il
faut, avant que d'en commencer l'ufage, avoir fait les remedes géneraux qui font les
faignées & les purgations.

Au refte cette qualité fébrifuge n'empêche point que la noix de galle ne retienne
toujours fon effet ordinaire, qui eft de refferrer beaucoup le ventre, mais on n'y remédie
par des lavemens. On a l'obligation de la découverte de ce fébrifuge à M. Reneaume,
de l'Académie Royale des Sciences, & Docteur Régent de la Faculté de Médecine de
Paris, qui la donna dans un Difcours qu'il fit en une Affemblée publique de la même
Académie le 30 Avril 1710.

Galla vient peut-être du mot françois *gale*, car cette excroiffance naît en maniere de　Etimolo-
gale adhérante aux branches du chêne. *Voyez Malpighi, Traité des Galles.*　gie.

GALLINA.

Gallina, en françois, *Poule* ou *Geline*, eft la femelle du coq, ou un oifeau apprivoi-　Poule,
fé & connu de tout le monde : il y en a de plufieurs efpeces, qui font différentes par　Geline.
leur groffeur, par la beauté de leur plumage, par leur couleur ; elles fe nourriffent de
grains, de vers, de miettes de pain ; elles mangent encore à la campagne des petits ferpens, des afpics, & d'autres infectes qu'elles trouvent : le pain d'amandes ameres ou
l'amande amere pilée eft un poifon pour elles quand elles en mangent : elles contiennent
toutes beaucoup de fel volatil & d'huile.　　　　　　　　　　Bbb ij

Vertus. Elles font pectorales, nourriffantes, reftaurantes, fortifiantes, mangées ou prifes en bouillon.

Gallina, Gallerita. Gallinula. La poule hupée eft appellée en latin *Gallina*, *Gallerita*, & la petite poule ou poulette, *Gallinula*.

La poule étant ouverte vivante & appliquée toute chaude fur la tête, eft propre pour ouvrir les pores, pour la phrénéfie, pour le délire, pour les tranfports du cerveau, pour les fiévres malignes, pour l'apopléxie, pour la létargie.

Membrane de l'eftomac. La membrane intérieure de l'eftomac de la poule étant féchée & pulvérifée, eft employée pour fortifier l'eftomac, pour aider à la digeftion, pour arrêter le vomiffement & les cours de ventre, pour exciter l'urine : la dofe en eft depuis demi-fcrupule jufqu'à une dragme.

Vertus. Dofe. Graiffe. La graiffe de la poule amollit les duretez, elle adoucit, elle réfout.

Vertus. Oeuf. Sa coquille Dofe. L'œuf de la poule eft d'un grand ufage dans la Médecine auffi-bien que dans les alimens ; fa coquille eft apéritive & propre pour la pierre, étant prife en poudre ; la dofe en eft de demi-dragme.

Membrane La membrane déliée qui couvre l'œuf deffous fa coquille, eft auffi diurétique ; on l'employe extérieurement pour les fiévres intermittentes ; on en envelope le bout du petit doigt au commencement de l'accès, & elle y produit une grande douleur dans le tems de l'ardeur de la fiévre ; car les fibres fe rétréciffant ou fe refferrant de même qu'en un gand qui eft proche du feu, ils compriment & ferrent le petit doigt d'une furieufe force : c'eft apparemment à raifon de cette grande douleur que procéde la guérifon de la fiévre, fi elle fe fait quelquefois ; car une grande émotion & une fermentation extraordinaire devant s'enfuivre, il fe peut faire que les obftructions ou d'autres caufes de la maladie fe diffoudront & fe diffiperont ; mais le remede n'eft pas toujours fûr, car fouvent il ne donne que de la douleur, & il n'emporte point la fiévre.

Germe. Le germe de l'œuf eft fudorifique, étant pris intérieurement.

Glaire, ou blanc d'œuf. La glaire de l'œuf, laquelle on appelle en latin *Albumen ovi*, & en françois, *blanc d'œuf*, eft aglutinante, rafraichiffante & condenfante ; on s'en fert pour les inflammations des yeux, pour arrêter le fang.

Obfervations. La glaire d'œuf étant appliquee fur une playe qui vient d'être faite, empêche l'air d'y entrer, & par conféquent qu'elle ne fe tuméfie ; cette efpece de lut aide à confolider l'ouverture. Si par curiofité l'on laiffe fécher la glaire d'œuf à l'air, elle fe durcit & fe réduit comme par écailles luifantes.

Si l'on fait durcir un œuf en le mettant bouillir dans de l'eau, qu'on en ôte la coquille, qu'on l'envelope dans un linge fin & délié, qu'on en faffe un nouet pour être fufpendu en lieu æré pendant un mois & demi, le blanc de l'œuf fe vitrifiera, & deviendra dur, tranfparant & caffant comme du verre ; mais fi cet œuf n'a été expofé que pendant un mois feulement, le verre fera un peu moins tranfparent, & n'aura qu'une confiftence de corne: j'ai mis tremper de l'un & de l'autre des blancs d'œufs rendurcis dans de l'eau chaude ; ils ont perdu toute leur dureté & leur tranfparence, & ils ont repris leur confiftence, leur couleur, leur opacité, tels qu'ils les avoient avant qu'on les eût expofez à l'air ; cette vitrification ou cornification n'étoit donc qu'une réduction du blanc d'œuf en une maniere de gomme.

Lait des œufs frais. Le lait qui fe trouve à l'ouverture des œufs frais à demi cuits, eft pectoral, humectant, anodin, rafraichiffant, reftaurant.

Jaune. Le jaune de l'œuf appellé en latin *Vitellum ovi*, eft employé intérieurement & extérieurement ; il eft aftringent ; on en mêle dans les lavemens pour la dyffenterie, & pour les autres cours de ventre: on le fait entrer dans les digeftifs, dans les cataplafmes.

Il est à remarquer que l'œuf ne remplit pas tout le vuide de sa coquille ; car si par curiosité l'on en ouvre une petite portion au bout d'en haut après l'avoir raclée tout autour adroitement avec la pointe d'un ganif ou d'un autre instrument semblable, on y pourra faire entrer beaucoup de bandelettes de papier ou d'autre matiere sans qu'il en sorte rien ; puis quand l'œuf sera rempli, il sera facile de le reboucher, si l'on veut, avec le même petit morceau de la coquille qu'on avoit enlevé, enduisant les petites jointures avec un peu de blanc d'œuf, pour leur servir de colle ou de lut, ensorte qu'étant séches, il ne paroîtra pas qu'on ait fait aucune ouverture à la coquille de l'œuf. Cette petite observation que je sçai pour en avoir fait moi-même l'expérience, servira à détromper des gens qui ayant trouvé de la filace, du coton, du papier, ou quelque autre corps étranger semblable dans un œuf, croyent qu'il est sorti en cet état du ventre de la poule : j'en ai vû un dans lequel on trouva de la boure qui entouroit le jaune, ce qu'on vouloit faire passer pour naturel.

Observation.

Le poulet, appellé en latin *Pullus*, est humectant, nourrissant, restaurant, rafraîchissant ; on en fait une maniere de demi-bouillon qu'on appelle *Eau de poulet*, & qu'on donne aux malades dans la diete, ou quand à cause de la fiévre, on n'a besoin que d'une nourriture très-légere : on farcit aussi quelquefois ce poulet avec des quatre grandes semences froides, des racines, ou d'autres drogues, pour donner à l'eau de poulet la vertu qu'on veut qu'elle ait.

Poulet.
Eau de poulet.
Vertus.

L'excrément de la poule appellé en latin *fimus* ou *stercus*, fiente, est résolutif ; les Maquignons s'en servent avec succès pour une espece de colique violente & dangereuse qui arrive aux chevaux, & qu'ils appellent *tranchées rouges* ; ils choisissent ou séparent la partie blanche de cet excrément, ils en dissolvent une cuillerée dans environ deux livres de lait de vache, & ils le font avaler un peu chaud au cheval malade.

Excrément ou fiente.
Remede pour la colique des chevaux.

GALLINASSA.

Gallinassa, en françois, *Gallinasse*, en indien, *Tropillo*, est une espece de corbeau du Méxique, grand à peu près comme un aigle : la couleur de ses plumes est noire ; son front est couvert d'une peau épaisse & ridée, nue, sans plumes ; son bec est recourbé comme celui du perroquet ; ses pieds sont garnis d'ongles crochus, noirs : cet oiseau est commun dans la nouvelle Espagne ; on le voit le jour vers les villes ; mais il va la nuit se hucher sur les arbres, sur les rochers : il se nourrit d'excrémens, de chair corrompue, de cadavres, & d'autres immondices : il vole assez haut, ordinairement attroupé d'oiseaux de sa même espece ; il a une odeur désagréable : il contient beaucoup de sel volatil & d'huile.

Gallinasse.

Sa chair, si on la mange, est estimée propre pour la vérole.

Vertus.

GALLINULA AQUATICA.

Gallinula aquatica, en françois, *Poulette d'eau*, est un oiseau aquatique, dont le corps est grêle, la tête petite, le bec long, noirâtre, un peu plié, le ventre & le dessous de la tête blancs, les plumes de diverses couleurs garnissant jusqu'à la moitié des jambes ; il se nourrit de vermisseaux & des plus petits poissons : il y en a de plusieurs especes ; elles sont toutes fort bonnes à manger.

Poulette d'eau.

Sa graisse est anodine, émolliente, résolutive.

Vertus.

GALLIUM.

Gallium album vulgare. Pit. Tournef.	*Mollugo prima*. Dod. Lugd. Tab.
Mollugo montana angustifolia, vel *Gallium album latifolium*. C. B. Raii hist.	*Mollugo vulgatior herbariorum*. Lob.
	Rubia angulosa aspera. J. B.

Bbb iij

En françois, *Caillelait*, *petit Muguet*.

Petit Mu-guet. Eſt une plante qui pouſſe des tiges à la hauteur de quatre pieds, foibles, & ſe cou-chant à terre, ſi elles ne ſont ſoutenues par des hayes ou par des arbriſſeaux, entre leſ-quels elles croiſſent ordinairement ; plus menues vers leurs racines qu'en haut, quar-rées, liſſes, vertes, ou quelquefois un peu purpurines, vuides, fragiles, noüées, ra-meuſes : il ſort de chacun de leurs nœuds ſept ou huit feuilles, rarement plus, quel-quefois moins, oblongues, pointues, vertes, ſans poil, diſpoſées en rayon autour de la tige, comme celles du Grateron : ſes fleurs ſont fort nombreuſes, petites, blanches, ſemblables à celles du Grateron, découpées en quatre parties, rendant un peu d'odeur ſi on les échauffe. Quand ces fleurs ſont tombées, il leur ſuccede à chacune deux grai-nes jointes enſemble : ſes racines ſont ligneuſes, rouſſes en dehors, blanches en dedans, garnies de fibres déliées. Cette plante croît dans les hayes, dans les buiſſons ; elle dif-fere du Grateron par ſes feuilles qui ne ſont point velues : elle contient beaucoup de ſel eſſentiel & d'huile.

Vertus. Elle eſt deſſicative & aſtringente ; on s'en ſert pour arrêter le ſaignement du nez, pour guérir la gratelle, pour le cancer des mammelles : on l'eſtime pour l'épilepſie, pourvû qu'elle ait été ſimplement infuſée quelque tems dans de l'eau froide, comme la Pimprenelle, & qu'on en boive l'infuſion à l'ordinaire. L'on prétend qu'étant bûe en décoction, ou même en infuſion chaude en guiſe de Thé, elle ne produit pas le même effet : ſi ce fait eſt aſſuré, il eſt à croire que l'eau froide détache de la ſuperficie de la plante certaines particules volatiles que l'eau froide condenſe & conſerve, mais que la chaleur de la décoction ou de l'infuſion chaude détruit. Cette plante a auſſi la vertu de faire cailler le lait quand on l'y met tremper.

Etimolo-gies. *Gallium*, à γάλα, *lac*, lait : on a donné ce nom à cette plante, à cauſe qu'elle fait cailler le lait.

Mollugo, à *mollitie*, à cauſe de la molleſſe de ſes feuilles en comparaiſon de celles du Grateron.

GALLUS.

Coq. *Gallus*, *Gallinaceus*, en françois, *Coq*, eſt un oiſeau fier, courageux, ſuperbe, aſſez connu de tout le monde : il y en a de pluſieurs eſpeces. On l'apprivoiſe aiſément, & principalement quand on l'accompagne de poules : un bon coq eſt ſuffiſant pour dix ou douze poules ; il vit de grains, de pain, de vers, de ſerpens, & d'autres inſectes, quand il en peut attraper à la campagne : s'il mange du pain d'amande amere, c'eſt un poiſon pour lui auſſi-bien que pour la poule. Il contient beaucoup d'huile & de ſel volatil. Le bouillon fait avec le coq eſt reſtaurant, nourriſſant.

Parties génitales. Les parties génitales du coq excitent la ſemence ; on les fait ſécher, on les pulvériſe, & l'on en fait prendre par la bouche : la doſe en eſt une dragme.

Vertus. **Graiſſe.** La graiſſe du coq eſt émolliente, anodine, nervale, réſolutive.

Cerveau. Son cerveau eſt eſtimé propre pour arrêter les cours de ventre.

Fiel. Son fiel eſt bon pour emporter les taches de la peau & pour les maladies des yeux.

Obſerva-tion. On trouve quelquefois dans le nid de la poule un petit œuf gros comme un œuf de pigeon, lequel on appelle *œuf de coq*, parce qu'on croit vulgairement que le coq l'a pondu, & l'on ajoute à cette penſée que de cet œuf gardé long-tems il ſort un croco-dile ; c'eſt pourquoi les payſans, quand ils en trouvent, ont grand ſoin de l'écraſer en marchant deſſus. Cette erreur qui n'a nul fondement, s'eſt maintenue depuis long-tems chez beaucoup de gens ; & quoiqu'on n'ait jamais vû aucun animal ſortir de ce petit œuf, on n'eſt point encore entiérement déſabuſé à ce ſujet ; pluſieurs craignent toujours le crocodile : je pourrois montrer quelques-uns de ces petits œufs que je garde depuis plus de trente ans dans mon Droguier, sans que j'en aye jamais vû rien sortir, ni que j'y aye même remarqué aucune ouverture. Ce petit œuf n'est assurément point fait par le coq : il y a de l'apparence que c'est l'ouvrage d'une poulette, mais il n'est point en état d'être couvé ; il ne contient point de jaune, mais seulement du blanc, ou la partie glaireuse, dans laquelle on apperçoit confusément une maniere de petit germe.

GARAGAY.

Garagay est un oiseau de proye de l'Amérique ; il est gros comme un Milan ; il cherche aux bords des rivieres les œufs des crocodiles & des tortues, & il les emporte pour les manger : il va toujours seul ; on ne l'employe point en Médecine.

GARUM.

Garum, seu Muria, en françois, *Saumure*, est une liqueur salée dans laquelle on a conservé de la viande & du poisson.

Muria.
Saumure.

Elle est propre pour nettoyer les vieux ulceres, pour la morsure du chien enragé, pour résister à la gangrene, pour résoudre, pour dessécher ; on en fomente les parties malades ; on en mêle aussi dans les lavemens pour l'hydropisie, pour la goutte sciatique.

Vertus.

GEHUPH.

Gehuph arbor Indis Cobban. Thevet. Lugd. J. B. *Persica affinis in Taprobana.* C. B.

Est un arbre qui croît aux Indes en l'Isle de Sumatra : son écorce est jaune, safranée ; ses branches sont courtes ; ses feuilles sont petites ; son fruit est rond & gros comme une bale de jeu de paume : il contient une noix dont le dedans est fort amer, & d'un goût de la racine d'Angélique. Ce fruit est fort estimé ; on en tire une huile qui a de grands usages.

Cobban.

Elle appaise la soif ; elle guérit les maladies du foye & de la ratte : on en prend par la bouche, & l'on en frotte les parties malades.

Vertus.

Cet arbre porte encore une gomme qu'on employe avec l'huile extérieurement pour les mêmes maladies.

Gomme.

GENETTA.

Genetta. Genethocatus. Panthera minor. Catus Hispaniæ.

Est un animal à quatre pieds, plus petit qu'un Renard ; toute sa peau est couverte d'un poil mou & lanugineux, marqueté de taches noires ou brunes, d'une odeur qui n'est point désagréable : il habite les lieux aquatiques en Espagne ; sa peau est fort belle & fort estimée chez les Foureurs.

Sa graisse est résolutive & nervale.

GENIPA.

Genipa fructu ovato. Plum. Pit. Tournef. | *An Xagua*, Oviedi.
Pomo similis Brasiliana. C. B. | *Juni Pappaeyma.* Ler. Cluf. exot.
Genipat. Thevet. Lugd. Ler. |

Est un arbre qui croît communément dans toutes les Isles de l'Amérique : il est haut comme un chêne, fort gros, droit, couvert d'une écorce ridée de couleur cendrée ; son bois est dur, compact ; ses branches s'étendent d'espace en espace à peu près comme celles du Sapin ; ses feuilles sont disposées par touffes ondées, longues d'environ un pied, larges de quatre pouces, diminuant jusqu'à leur extrémité, qui est pointue ;

'lur confiſtence eſt membraneuſe ; leur couleur eſt d'un vert foncé par-deſſus , & plus air par-deſſous où elles ſont véneuſes ; il s'éleve du milieu de toutes ces feuilles , des gros bouquets de fleurs d'une ſeule piéce , diſpoſées chacune en campane , large , découpée profondément en cinq pointes , de couleur blanche au commencement , avec une figure d'étoile , jaune au fond , puis pâle , & enfin rouſſe foncée ; il ſort du milieu de cette fleur cinq étamines qui ſe couchent chacune ſur chaque échancrure , & un piſtile qui a ſon origine dans le fond du calice , & qui eſt attaché en maniere de clef : ce calice eſt long d'environ cinq lignes , & large de trois , de couleur verte ; il devient , quand ſa fleur eſt tombée , un fruit gros comme le poing , de figure ovale diminuant en pointe également par les deux bouts , terminé par un nombril formé en petit tuyau & large comme une lentille. Ce fruit eſt charnu , couvert d'une écorce épaiſſe , de couleur griſe-verdâtre , & comme ſaupoudré de pouſſiere ; ſa chair eſt tendre , blanche , comme ſéparée en deux loges remplies de ſemences preſque plates , à demi-rondes : ce fruit n'a pas le goût bien agréable , cependant les Négres en mangent ; ſon ſuc , quoiqu'il ſoit blanchâtre , noircit tout ce qu'il touche , & il n'eſt pas poſſible d'en effacer la tache , quelque choſe qu'on y faſſe , juſqu'à ce que huit ou neuf jours ſoient paſſez , mais après ce tems elle ſe diſſipe d'elle-même. Ce ſuc teint l'eau en noir , & en fait une encre dont on pourroit ſe ſervir pour écrire , mais l'écriture diſparoîtroit bientôt de deſſus le papier.

Vertus.   Ce fruit eſt aſtringent ; on l'eſtime bon contre les ardeurs de l'eſtomac & les cours de ventre.

Il y a pluſieurs eſpeces de *Genipa* ; G. Marcgrave & G. Piſon en ont décrit un autre ſous le nom de *Janipaba* ; il en ſera parlé dans ſon rang.

GENISTA.

Geniſta Juncea. J. B. Pit. Tourn.	*Spartium non ſpinoſum.* Raii hiſt.
Geniſla Hiſpanica. Ger.	*Spartium Hiſpanicum frutex vulgare.*
Spartium arboreſcens ſeminibus Lenti ſimilibus. C. Bauhin.	Park.
	En françois , *Genêt d'Eſpagne.*

Genêt d'Eſpagne. *Voyez Pl. VI. fig. 12.*   Eſt un arbriſſeau qui croît à la hauteur de ſix ou ſept pieds , pouſſant des branches ſemblables au Jonc , rondes , vertes : ſes feuilles ſont oblongues , pointues , naiſſant ſeules & alternes le long des branches. Ses ſommitez ſont chargées de fleurs légumineuſes , jaunes , agréables à la vûe , d'un goût doux : il leur ſuccede des gouſſes fort plates , d'une couleur approchante de celle de la châtaigne ; leſquelles renferment des ſemences qui ont la figure d'un petit rein , rougeâtres , luiſantes , plus petites que des lentilles , d'un goût légumineux comme de pois. Cet arbriſſeau croît dans les champs aux lieux montagneux , dans les jardins , en Eſpagne , au Languedoc , en Provence. Sa fleur & ſa ſemence ſont en uſage dans la Médecine : elles contiennent beaucoup d'huile & de ſel eſſentiel.

Vertus.   Elles ſont apéritives , propres pour la pierre , pour la gravelle , pour les obſtructions de la ratte , pour les ſcrofules , pour exciter l'urine.

Fleurs de genêt confites.   On confit des *fleurs de Genêt* , pendant qu'elles ne ſont encore qu'en bouton , dans du vinaigre & du ſel , ou dans de l'eau-de-vie ; elles ſont propres pour arrêter le vomiſſement , étant mangées.

Vertus. *Geniſta ſpartium.*   Il y a un autre genre de Genêt appellé *Geniſta ſpartium* , qui differe du précédent en ce qu'il eſt fort épineux , & en ce qu'il porte des gouſſes plus courtes.

Geniſta , à *genu* , genou , parce que le Genêt eſt fléxible comme le genou.

Spartium , gracè , σπαρτιον , à σπειρέται , *quia ſponte ſeminatur.*

GENIST-

GENISTELLA.

Geniſtella herbacea , ſive Chamæſpartium.
J. B. Pit. Tournef. Raii hiſt.
Geniſtella lagopoïdes major & minor. Ger.

Geniſtella montana Germanica. Park.
Chamægeniſta ſagittalis. C. B.
En françois , *Spargelle.*

Eſt une plante ligneuſe qui croît à la hauteur d'environ un pied & demi, pouſſant   Spargelle.
des petites branches molles, velues, frangées : ſes feuilles ſont oblongues , velues ,
naiſſant l'une de l'autre, & comme articulées enſemble. Ses fleurs ſont en ſes ſommitez,
petites, légumineuſes, jaunes : il leur ſuccede des gouſſes plates comme celles du Genêt,
fort velues ; ſa racine eſt ligneuſe, longue, diviſée en pluſieurs branches. Cette plante
croît dans les bois, aux lieux montagneux ; elle contient beaucoup d'huile, & médiocrement de ſel.

Elle eſt propre pour déterger, pour amollir, pour réſoudre , étant employée en fo-   Vertus.
mentation.

Ses fleurs & ſes graines ſont déterſives & apéritives.

Geniſtella, parce que cette plante eſt un petit Genêt.   Etimologie.

Chamæſpartium, c'eſt-à-dire, *Petit Spartium*, ou *Spartium bas.*

GENTIANA.

Gentiana. Brunf. Matth. Geſn. hort.
Gentiana major. Ad. Lob.
Gentiana major lutea. C. B. Pit. Tourn.

Gentiana vulgaris major , Ellebori albi
folio. J. B. Raii hiſt.
En françois, *Gentiane.*

Eſt une plante qui pouſſe pluſieurs tiges droites, fermes, à la hauteur de deux ou   Gentiane.
trois pieds ; ſes feuilles ſont ſemblables à celles de l'Ellebore blanc, ou à celles du Plan-   *V.* Pl. VI.
tain , nerveuſes, liſſes, de couleur verte-pâle, les unes ſortant immédiatement de la ra-   fig. 9.
cine, les autres attachées & oppoſées deux à deux à chaque nœud des tiges ; ſes fleurs
ſont verticillées ou rangées par anneaux & par étages dans les aiſſeiles des feuilles, de
couleur jaune : chacune de ces fleurs eſt une campane fort évaſée, découpée en cinq ou
ſix parties. Il leur ſuccede un fruit membraneux oblong, qui s'ouvre en deux parties ,
& qui contient des ſemences aplaties & comme feuilletées , d'une couleur tirant ſur le
rouge. Sa racine eſt groſſe comme le poignet, longue, diviſée en pluſieurs branches ,
de couleur jaunâtre, d'un goût fort amer. Elle ſe ride en ſe ſéchant, & elle diminue de
ſa groſſeur.

Cette plante croît par tout, mais principalement ſur les montagnes. On nous apporte ſa racine ſéche des Alpes, des Pirenées, de Bourgogne.

Elle doit être choiſie de moyenne groſſeur, récente, nette, jaune en dedans, fort   Choix.
amere. Elle contient beaucoup d'huile & de ſel eſſentiel.

La racine de Gentiane eſt atténuante, apéritive, aléxipharmaque ; c'eſt un bon re-   Vertus.
mede contre les morſures du chien enragé, & des autres bêtes vénimeuſes, pour exciter la ſueur, pour réſiſter au venin, pour tuer les vers, pour provoquer l'urine & les
mois aux femmes, pour chaſſer les fiévres intermittentes , pour déterger les playes ,
pour réſiſter à la gangrene ; on l'employe extérieurement & intérieurement.

* Les autres eſpeces de *Gentiane* & de *Gentianelle*, ſont la plupart très-ameres au   Gentia-
goût, & uſitées dans différens pays à l'abſence de la petite *Centaurée.*   nelle.

Gentiana à Gentio rege. Cette plante a pris ſon nom de Gentius Roy d'Illyrie, qui , à   Etimolo-
ce qu'on prétend, découvrit le premier ſes vertus.   gie.

Ccc

GERANIUM.

Geranium Robertianum. C. B. Ger. Raii hift.	*Geranium Robertianum murale.* J. B.
Geranium Robertianum vulgare. Park.	*Rupertiana vulgò.* Cæf.
Gratia Dei, vel Geranium quibufdam. Trag.	*Herba Ruperti, & Geranium fecundum Diofcoridis.* Lugd.
	Geranium gruinale. Dod. gal. Lugd.

En françois, *Bec de Grue. Bec de Cicogne. Herbe Robert. Herbe de la Squinancie.*

Herbe Robert. Eft une plante qui pouffe plufieurs tiges jufqu'à la hauteur d'un pied & demi, noueu-fes, velues, rougeâtres, rameufes; fes feuilles fortent les unes de fa racine, les autres des nœuds de fes branches & de fes tiges, attachées par des queues longues, rougeâtres, velues, divifées ou découpées à peu près comme celles de la Matricaire, ayant une odeur de Panais quand on les écrafe, d'un goût aftringent; fes fleurs font compofées chacune de cinq feuilles purpurines, difpofées en rofe dans un calice velu, de couleur rouge-brune; elles font fuivies par des fruits formez en aiguille ou en bec de Grue, qui con-tiennent cinq femences; fa racine eft menue, de couleur de buis. Cette plante croît aux lieux fombres, pierreux, déferts, contre les murailles; elle contient beaucoup de fel effentiel & d'huile.

Vertus. Elle eft déterfive, aftringente, vulnéraire; elle diffout & réfout le fang caillé, appli-quée en cataplafme, ou en fomentation, & donnée intérieurement en décoction.

Etimolo-gies. *Geranium* à γέρανος, *grus*, parce que le fruit de cette herbe eft fait en bec de Grue.

Cette plante en gros a une couleur rougeâtre qui l'a fait appeller par les Anciens *Ro-berta*, ou *Rubertiana*; mais depuis par corruption on l'a nommée *Rupertiana* & *Robertia-na*; d'où eft venu le nom françois, *Herbe Robert.*

Herbe de la Squinancie, à caufe de fon utilité dans cette maladie.

Il y a un grand nombre d'autres efpeces de *Geranium*, mais comme elles ne font point autant en ufage dans la Médecine que celle-ci, je ne les décrirai point.

GEUM.

Geum rotundifolium majus. Pit. Tournef.	*Sanicula alpina guttata.* J. Bauh. Cam, ap. & hort. Raii hift.
Gariophyllata, five Geum Alpinum recen-tiorum, folio hederaceo. Ad. Lob. icon. Lugd.	*Sanicula guttata.* Ger. Park.
Sanicula montana rotundifolia major. C. Bauh.	*Cotyledon montana.* 3. Dalech. Lugd.

Eft une plante qui pouffe des tiges à la hauteur d'un pied, rondes, un peu tortues, vertes, velues, fe divifant vers leurs fommitez en plufieurs petits rameaux; fes feuil-les font larges, rondes, graffes, fort velues, dentelées ou crénelées autour, d'un goût aftringent & tirant fur l'âcre, les unes attachées à la racine par des queues longues, velues, rougeâtres; les autres jointes aux tiges fans queue ou avec une queue courte; fes fleurs naiffent trois ou quatre fur chacun des petits rameaux, compofées de cinq feuilles oblongues, difpofées en rofe, blanches, marquées de plufieurs points rouges qui paroiffent comme des goutelettes de fang.

Quand ces fleurs font tombées, il leur fuccede des capfules membraneufes, divifées intérieurement en deux loges remplies de femences menues; fa racine eft affez groffe, comme écailleufe en haut, garnie de fibres blanchâtres. Cette plante croît aux lieux montagneux & ombrageux, fur les Alpes, dans les bois. Elle contient beaucoup d'huile & de fel effentiel.

Elle eft déterfive, vulnéraire, confolidante.   Vertus.

GIRASOL.

Girafol. Girafole. Solis gemma. Scambia. Afteria.

Eft une pierre prétieufe de la nature des Opales, mais ordinairement plus dure, blanche, tranfparente, refplendiffante, recevant la lumiere du Soleil, & la confervant de quelque côté qu'on la tourne ; en forte qu'il femble que le Soleil tourne avec elle. On la trouve avec les Opales dans une pierre molle, de la couleur du Benjoin, entrecoupée de veines noires, jaunes ou rouffes. Celle qui vient des Indes eft préferée aux autres ; mais on en trouve en Egypte, en Arabie, en Cypre, en Galatie, & même en Hongrie.

On lui attribue la vertu de concilier le fommeil fi on la porte fur quelque endroit du   Vertus.
corps ; mais on ne doit pas faire fond fur ce prétendu remede.

Girafol ou *Girafole*, eft un mot italien qui vient du latin *gero*, *je porte*, & *Sol*, *Soleil*,   Etimolo-
gic.
comme qui diroit *pierre qui porte le Soleil*.

GLADIOLUS.

Gladiolus, en françois, *Glaïeul* ou *Glais*, eft une plante dont il y a deux efpeces.   Glaïeul.
Glais.

La premiere eft appellée,   Premiere
efpece.

Gladiolus. Dod.	*Gladiolus, five Xyphion*. J. B. Raii hift.
Gladiolus floribus uno verfu difpofitis major. C. B. Pit. Tournef. Moriff. hift.	*Gladiolus Narbonenfis*. Lobel. *Italicus*. Ger.
Xyphion, Spatha, feu Gladiolus fegetalis. Ruel.	*Victorialis fœmina, vel Gladiolus fylveftris*. Cord. hift.

Spatha,

Elle reffemble beaucoup à l'Iris bulbeux ; fes feuilles font longues, étroites, pointues, dures, fortes, rayées, ayant la figure d'un glaive ou d'une épée, embraffant leur tige d'un côté & d'autre, & l'enfermant comme dans une gaine. Cette tige eft haute de deux ou trois pieds, ronde, ayant quelques nœuds, d'une couleur tirant fur le purpurin, principalement vers fa fommité à laquelle font attachées par ordre, feulement en un côté, fix ou fept fleurs diftantes les unes des autres, grandes, de couleur ordinairement purpurine, rougeâtre, & quelquefois blanche. Chaque fleur eft compofée d'une feuille à fix découpures, retrecie en tuyau par le bas, évafée & divifée en haut en deux lévres qui forment une maniere de gueule. Lorfque la fleur eft paffée, le calice qui la foutenoit devient un fruit gros comme une aveline, oblong, relevé de trois coins ordinairement arrondis, & fe divifant dans fa longueur en trois loges remplies de femences prefque rondes, rougeâtres, enveloppées d'une coëffe jaune. Sa racine eft tubereufe, charnue, & foutenue par une autre racine fous laquelle il y a des fibres menues, blanches.

La feconde efpece eft appellée,   Seconde
efpece.

Gladiolus utrinque floridus. C. B. Pit. Tournefort.

Elle differe de la précédente en ce que fes fleurs occupent le haut de fa tige d'un & d'autre côté, & en ce qu'elles font un peu plus petites. Ces plantes croiffent aux lieux herbeux, dans les prez, entre les blez, dans les champs : leurs racines, & principale-

C c c ij

ment celles de la premiere espece, sont en usage dans la Médecine ; elles contiennent beaucoup d'huile & de sel essentiel.

Vertus.   Elles sont incisives, digestives, apétitives, propres pour exciter la suppuration : on peut s'en servir extérieurement & intérieurement.

Etimolo-   *Gladiolus à gladio*, parce que les feuilles de ces plantes sont faites comme la lame d'une
gie.   épée ou d'un glaive.

GLANIS.

Glanis. Aristot. Pausan. | *Silurus.* Plin.

Est un grand poisson de riviere, dont la peau est lisse sans écailles, épaisse, brune, marquetée de taches noires : sa tête est grande, ses yeux sont petits ; l'ouverture de sa gueule est ample, garnie de petites dents, & il y a dans son palais des petits os qui font l'effet d'une lime : il pend à sa lévre d'en bas quatre petits poils de barbe pâles, & à la supérieure deux fort longs, durs, de la même couleur : son ventre est grand, laid, blanchâtre, marbré de taches ou de lignes brunes. Ce poisson croît à une grandeur si épouventable, qu'on en a vû péser plus de deux cens livres, occupant toute une charette de dix ou douze pieds : il habite dans les grandes rivieres, comme dans le Danube ; il rompt & emporte toutes les amorces qu'on lui tend, ce qui le rend difficile à prendre : sa chair est dure, on la sale & l'on en mange.

Vertus.   Le foye de ce poisson est estimé propre pour amollir & dissiper les verrues.

Etimolo-   *Glanis* étoit autrefois, selon Pline, le nom d'une riviere d'Etrurie qui se jette dans
gie.   le Tibre. On a donné le même nom à ce poisson, parce qu'on le trouvoit autrefois le plus souvent dans cette riviere.

GLAUCIUM.

Pavot cor-   *Glaucium, sive Papaver corniculatum*, en françois, *Pavot cornu*, est une plante dont
nu.   il y a trois especes.

Premiere   La premiere est appellée,
espece.

Glaucium flore luteo. Pit. Tournef. | hin. Raii hist. Park.
Papaver corniculatum luteum. J. Bau- | *Papaver cornutum flore luteo.* Ger.

Elle pousse de sa racine des feuilles longues, larges, charnues, grasses, épaisses, velues, semblables à celles du *Verbascum* de Montpellier, découpées profondément, dentelées en leurs bords, & comme crêpées, de couleur verd de mer, se couchant à terre, & résistant au froid de l'hyver, attachées par des grosses queues : sa tige ne s'éleve que la seconde année ; elle est forte, dure, nouée, sans poil, se divisant en plusieurs rameaux, & poussant de ses nœuds des feuilles plus petites que celles d'en bas, & moins découpées : ses fleurs naissent en ses sommitez, grandes comme celles du Pavot cultivé, composées chacune de quatre feuilles disposées en rose, de couleur jaune. Lorsque cette fleur est passée, il paroît un fruit en silique, & plus long que le petit doigt, grêle, rude au toucher, contenant des semences rondes comme celles du Pavot ordinaire, & fort noires. Sa racine est grosse comme le doigt, longue, noirâtre : toute la plante est empreinte d'un suc jaune, de mauvaise odeur, & d'un goût amer ; elle croît aux lieux maritimes sablonneux.

Seconde   La seconde espece est appellée,
espece.

Glaucium flore Phœniceo. Pit. Tournef. | *Papaver corniculatum Phœniceum, folio*
Papaver corniculatum rubrum. Park. | *hirsuto.* J. B. Raii hist.
                                 | *Papaver cornutum flore rubro.* Ger.

Elle pousse des feuilles plus petites que celles de la premiere espece, plus velues, découpées comme celles de la Roquette. Ses tiges sont plus grêles, plus tendres & plus foibles que celles de l'espece précédente, se répandant à terre : ses fleurs sont plus petites, de couleur au commencement fort rouge, ensuite moins rouge, & enfin d'un rouge pâle. Ces fleurs étant tombées, il naît des siliques longues & grêles, qui contiennent des semences plus petites que celles du Pavot ordinaire, ridées : sa racine est longue, assez grosse, blanche, divisée en branches. Cette plante croît dans les champs, dans les jardins.

La troisiéme espece est appellée,

Troisiéme
espece.

Glaucium flore violaceo. Pit. Tournef.	*Papaver corniculatum violaceum.* J. B.
Glaucium cornutum flore violaceo. Ger.	Raii hist.

Ses feuilles sont beaucoup plus petites que celles des autres especes, plus tendres, découpées beaucoup plus menu, plus vertes ; ses tiges sont petites, tendres, un peu velues ; ses fleurs sont pareilles à celles des précédentes, aussi grandes, de couleur violette ; elles sont suivies par des gousses longues, grêles, dures, velues, renfermant des semences fort menues, de couleur obscure ou noirâtre : sa racine est menue. Cette plante croît dans les champs, entre les bleds.

Ces trois especes contiennent beaucoup d'huile & de sel essentiel.

Elles sont résolutives, étant appliquées extérieurement. Vertus.

Glaucium à γλαυκὸς, *cæsius*, parce que les feuilles de ces plantes sont de couleur de verd de mer. Etimologies.

Papaver corniculatum, parce que le *Glaucium* est une espece de Pavot qui porte des siliques faites en façon de petites cornes.

GLAUX.

Glaux maritima. C. B. Pit. Tournef.	*Glaux exigua maritima.* Ger. J. Bauh.
Glaux maritima minor. Park.	Raii hist.

En françois, *Herbe au lait.*

Est une petite plante qui pousse des tiges grêles, basses, rampantes, portant des feuilles opposées & semblables à celles de l'herniole : sa fleur est un godet blanchâtre ou purpurin, sans calice, découpé en rosette à cinq quartiers. Quand la fleur est passée, il paroît une capsule membraneuse qui renferme des semences rougeâtres, menues : ses racines sont des fibres déliées comme des filets. Elle croît au bord de la mer, principalement en Zélande, en Angleterre : elle contient beaucoup d'huile & de sel essentiel. Herbe au lait.

Elle est estimée propre pour augmenter le lait aux nourrices, étant prise en décoction ou dans des potages. Vertus.

Glaux à γάλα, *lac*, à cause de la vertu de cette plante pour faire venir le lait. Etimologie.

GLIS.

Glis, en françois, *Loir*, ou *Loirot*, ou *Liron*, ou *Rat velu*, est une espece de Rat des bois, plus gros que le Rat ordinaire : il se tient dans les creux des arbres, où il dort tout l'hyver ; son museau est oblong ; ses oreilles sont pointues, sa queue est longue, non également velue : il se nourrit de glands, de pommes & d'autres fruits ; il habite souvent les édifices ruinez & abandonnez : on dit que son urine est vénimeuse, & qu'elle excite des ulceres très-malins aux parties du corps sur lesquelles elle Loir,
Loirot,
Liron.
Rat velu.

tombe. Les Anciens mangeoient fa chair. Cet animal contient beaucoup d'huile & de fel volatil.

Vertus.   Sa chair eft propre pour la faim canine, pour l'incontinence d'urine, étant mangée. Sa graiffe eft eftimée propre pour concilier le fommeil ; on en frotte la plante des pieds.

Etimolo-gie.   *Glis à gliſcere*, croître, augmenter ; parce que cet animal, en dormant, s'engraiffe & groffit en peu de tems.

GLOBULARIA.

Globularia vulgaris. Pit Tournef.	*Bellis carulea, Globularia Monfpelien-*
Globularia carulea. Col.	*ſium.* Ad. Lob. Tab. Ger.
Globularia Monfpelienſium, Bellis caru-lea. Park.	*Bellis carulea Monfpeliaca.* Gen Raii hiftor.
Aphyllantes anguillara, Globularia Belli-di ſimilis. J. B.	*Bellis carulea caule foliofo.* C. B.
	En françois, *Globulaire, Boulette.*

Boulette.   Eft une plante qui pouffe une tige à la hauteur d'environ un pied, ronde, rayée, rougeâtre ; fes feuilles approchent beaucoup en figure de celles du Bellis, mais elles font plus dures, nerveufes, d'un goût amer ; fes fleurs font des bouquets de fleurons bleus difpofez en rond ou en globe, agréables à la vûe ; il leur fuccede des femences menues qui mûriffent chacune dans une capfule qui a fervi de calice à la fleur, Sa racine eft ligneufe, dure, rouge en dehors, blanche en dedans, garnie de fibres. Cette plante croît dans le Languedoc autour de Montpellier, en Italie, en Allemagne : elle contient beaucoup de fel effentiel & d'huile.

Vertus.   Elle eft vulnéraire, déterfive, réfolutive.

Etimolo-gie.   *Globularia à globo*, parce que la fleur de cette plante eft ronde comme une boule.

GLOSSOPETRA.

Gloſſopetra, en françois, *Langue de Serpent.*

Eft une dent pétrifiée qu'on trouve à Malte & en plufieurs autres lieux pierreux, at-tachée ou adhérante à de la pierre ou à de la terre, & que les Anciens ont crû être une langue de Serpent ; mais c'eft apparemment la dent du *Carcharias* ou *Requiem*, ou celle d'un autre grand poiffon, qui ayant refté dans la terre après la mort de l'animal, s'y eft pétrifiée & confervée en l'état où nous la voyons : il s'en rencontre pourtant affez fou-vent aux environs d'Angers, dans la terre, parmi des coquillages, & en plufieurs au-tres pays bien éloignez de la mer, & même des rivieres ; il y en a de plufieurs efpeces & groffeurs : il nous en vient de Malte quelques-unes qui égalent en grandeur la main d'un enfant ; elles font triangulaires, crénelées tout autour, dures, péfantes, polies, blanches ou grifes par dehors comme enduites d'un verni naturel, poreufes en dedans, fongueufes quoique dures, & de couleur fauve ou rouffe : les petites qu'on trouve en différens endroits, font grandes comme une dent de chien de mer, fort pointues, dures & polies comme les grandes, mais fans crénelures, de couleur ordinairement rouge, mais quelquefois variée, rouge & blanche : toutes ces dents pétrifiées ont de grandes & fortes racines pierreufes très-dures, moins polies que la dent, grifes en dehors, blan-ches en dedans.

Vertus.
Dofe.   Cette dent pétrifiée eft eftimée propre contre la morfure des Serpens, pour réfifter au venin, pour les fiévres malignes étant prife en poudre ; la dofe en eft depuis douze grains jufqu'à vingt-quatre : elle fert encore à adoucir les acides du corps, pour arrêter le vo-miffement & les cours de ventre.

Gloſſopetra à γλῶσα *, lingua &* πέϊρα *, lapis ,* comme qui diroit *langue de pierre ,* parce que les Anciens ont crû que cette pierre étoit une langue de ſerpent pétrifiée.

Etimolo-
gie.

GLUTINUM.

Glutinum. Gluten. Colla. En françois , *Colle forte.*

Eſt une glu qu'on tire des cartilages & des nerfs de pluſieurs ſortes d'animaux , com- Colle forte.
me des grands poiſſons , des taureaux , des bœufs ; on met infuſer & bouillir ces matieres dans de l'eau ; & quand elles ſont preſque diſſoutes , on coule la liqueur avec expreſſion , on la fait épaiſſir ſur le feu , puis on la forme en tables qu'on coupe & qu'on laiſſe
ſécher & durcir comme nous le voyons. On doit choiſir la colle forte nette , claire , Choix.
luiſante , de couleur rouge-brune ; elle eſt employée par les Chapeliers , par les Cordonniers & par les Menuiſiers , & pour peindre en détrempe ; elle contient beaucoup
d'huile & du ſel volatil.

On fait encore de la colle avec des rognures de peaux de mouton & de parchemin.

Elle eſt bonne pour la gratelle & pour les autres démangeaiſons de la peau , étant Vertus.
diſſoute dans du vinaigre.

Glutinum vel Gluten , à γλία *,* colle.

Etimolo-
gie.

GLYZYRRHIZA.

Glyzyrrhiza. Fuch. Cord. in Dioſc.	*Glyzyrrhiza Germanica.* Dod. gal.
Glyzyrrhiza vulgaris. Dod. Cam. epiſt.	*Glyzyrrhiza ſiliquoſa , vel Germanica.*
Raii hiſt.	C. B. Pit. Tournef.
Glyzyrrhiza radice repente vulgaris Ger-	*Liquiritia.* Brunf.
manica. J. Bauhin.	*Dulcis radix.* Trag. Tur. Geſn. hort.

En françois , *Réglisse.*

Eſt une plante qui pouſſe pluſieurs tiges à la hauteur de trois ou quatre pieds : ſes Réglisse.
feuilles ſont oblongues , viſqueuſes , vertes , luiſantes , diſpoſées en aîles comme celles
du Frêne ou de l'Acacia , rangées par paires le long d'une côte terminée par une ſeule
feuille , d'un goût acerbe tirant ſur l'acide ; ſes fleurs ſont légumineuſes , purpurines ;
il leur ſuccede des gouſſes courtes , relevées , aplaties , rouſſes , renfermant des ſemences qui ont ordinairement la figure d'un petit rein. Ses racines ſont grandes , longues ,
ſe diviſant en pluſieurs branches , les unes plus groſſes que le pouce , les autres comme
le doigt , rampantes & s'étendant de tous côtez dans la terre , de couleur griſe ou rougeâtre en dehors , jaune en dedans , d'un goût fort doux & agréable. Elle croît principalement aux pays chauds , dans les bois , dans les lieux ſablonneux : on ne ſe ſert en Médecine que de ſa racine ; elle nous eſt apportée d'Eſpagne. On doit la choiſir récente , Choix.
moyennement groſſe , bien nourrie , rougeâtre en dehors , d'un beau jaune en dedans ,
d'un goût doux & agréable. Celle qui croît vers Sarragoſſe eſt eſtimée la meilleure &
préférable aux autres ; elle contient beaucoup d'huile & du ſel eſſentiel.

Elle eſt pectorale , elle adoucit l'âcreté du rhume , elle excite le crachat , elle humecte Vertus.
la poitrine & les poumons , elle déſaltere ; on s'en ſert en poudre , en infuſion & en décoction.

Il y a une autre eſpece de Régliſſe appellée ,

Glyzyrrhiza echinata. Park. Raii hiſt.	*Glyzyrrhiza Dioſcoridis echinata non re-*
Glyzyrrhiza capite echinato. C. B. Pit.	*pens.* J. Bauhin.
Tournef.	*Glyzyrrhiza ſive dulcis radix.* Dioſc. Dod.

En françois , *fauſſe Régliſſe.*

Fausse Réglisse. Elle pousse des tiges à la hauteur d'un homme, rameuses, portant des feuilles oblongues, pointues, faites comme celles du Lentisque, vertes, un peu glutineuses, & disposées comme en l'espece précédente ; ses fleurs sont petites, bleues, après lesquelles naissent des fruits composez de plusieurs gousses oblongues, hérissées de pointes, amoncelées l'une contre l'autre, & jointes ensemble par le bas : ses racines sont longues & grosses comme le bras, droites dans la terre, ne se divisant point, de couleur de buis, d'un goût moins doux & moins agréable que l'autre. Elle croît principalement en Italie ; elle n'est guéres en usage, parce qu'on lui préfere celle de la premiere espece, qui a plus de force, meilleur goût, & plus de vertu.

Etimologie. *Glyzyrrhiza*, à γλυκὺς, *dulcis*, & ῥίζα, *radix*, comme qui diroit *racine douce*.

Les Anciens appelloient la Réglisse *Scythica radix*, parce que les Scythes furent les premiers qui connurent ses qualitez & qui la mirent en usage.

GNAPHALIUM.

Gnaphalium maritimum. C.B.P.Tourn.	*Gnaphalium maritimum multis.* J.Bauh.
Gnaphalium, sive Cotonaria. Park.	Raii hist.
Gnaphalium marinum. Ger.	En françois, *Herbe blanche.*

Cotonaria.

Herbe blanche. Est une plante qui pousse plusieurs tiges à la hauteur de près d'un pied, assez grosses, revêtues d'un poil blanc, garnie de beaucoup de feuilles oblongues, s'arrondissant un peu vers l'extrémité, blanches, qui étant rompues paroissent de petits floccons de laine cotoneuse, propre à servir de méche dans les lampes : ses fleurs naissent aux sommitez de ses tiges, en bouquets à fleurons évasez en étoile par le haut, de couleur blanche & jaune, soutenus par des calices écailleux, velus : lorsque ces fleurs sont passées, il paroît des petits fruits blancs, composez chacun d'une graine courbe, & d'une maniere de bonnet pointu qui couvre la tête de la graine : sa racine est longue, grosse, ligneuse, noire, jettant quelques fibres. Cette plante croît au bord de la mer ; elle a une odeur un peu aromatique, approchante de celle du Stœchas citrin, & un goût tant soit peu salé : elle contient beaucoup d'huile & de sel. *Herbe blanche*, à cause de sa blancheur.

Vertus. Elle est détersive, dessicative & fort astringente.

Etimologie. *Gnaphalium*, ex γνάφαλον, *tomentum*, bourre ou duvet, parce que cette plante est toute garnie d'une maniere de bourre ou de duvet : ou bien *Gnaphalium ex* γνάπτω, *pecto*, parce qu'on peigne la boure ou le coton.

GOBIUS, *seu* GOBIO.

Goujon. *Gobius*, en françois, *Goujon*, est un petit poisson de riviere long & gros comme le pouce, blanc, luisant, fort commun & de vil prix dans les poissonneries ; il contient du sel volatil & de l'huile. Il y a aussi un Goujon qu'on trouve au bord de la mer ; on l'appelle *Bouillerot* : tous deux sont bons à manger & apéritifs.

Bouillerot.

Etimologie. *Gobius*, à κωβιός, Goujon.

GOSSAMPINUS.

Ceyba viticis folio, aculeata. Plum. Pit. T.	*Arbor lanigera.* G. Pison.
Gossampinus, Plinii.	En françois, *Fromager.*

Fromager. Est un arbre des Indes qui croît souvent à la hauteur du Picea ; sa tige est verte ; ses rameaux sont étendus en large, droits, rangez par ordre, opposez les uns aux autres ; ses feuilles sont incisées profondément, d'une belle couleur verte-gaye ; ses fleurs sont rouges, suivies de petits fruits faits en tuyaux oblongs, lesquels étant mûrs produisent une espece de laine & une semence noire ressemblant au poivre. Cette laine ne peut être

cardée

cardée ni filée, parce que ses filamens sont trop courts ; mais on s'en sert dans les Indes pour garnir les lits, comme nous nous servons du duvet ; elle y est fort propre, parce qu'elle est très-raréfiée, bien mollette, & d'une grande légereté : mais il faut prendre garde que quelque étincelle de feu ne s'y mette, car elle s'allume très-facilement, & elle seroit consumée avant qu'on eût pû se mettre en état d'éteindre le feu.

Cette laine excite le mouvement des esprits & la chaleur dans les parties ; elle est propre pour la paralysie, pour échauffer l'estomac, étant appliquée dessus.   Vertus.

Gossampinus, à ϙοασίπιον, coton, & pinus, pin, comme qui diroit *pin portant du coton*, car cet arbre a quelque ressemblance avec le Pin, & il porte du coton.   Etimologie.

GRACULUS.

Graculus, *sive Gracus* (Jonst.) en françois, *Geai* ou *Gai*, est un oiseau ressemblant à une corneille, mais ordinairement plus petit ; il vit de blé, de gland, de chair ; on lui apprend à parler. Il y en a de trois especes. La premiere est appellée *Coracia* ; c'est un oiseau grand comme une Corneille, de couleur noire ; son bec est long presque de quatre doigts, un peu courbé : il habite les hautes montagnes.   Geai, Gai.

Premiere espece.

On l'appelle *Coracia*, à κόρον, *nigrum*, parce qu'il est noir.   Etimologie.

La seconde espece est appellée *Pyrhocorax* ; c'est un oiseau plus petit qu'une Corneille, de couleur fort noire par le corps : son bec est petit, un peu courbe en son extrémité, de couleur jaune ; il habite les Alpes où il est fort commun ; on en trouve aussi en Candie, en Angleterre ; il crie haut d'une voix aigue.   Seconde espece.

On l'appelle *Pyrhocorax*, à πῦρ, *ignis*, & κόραξ, *corvus*, comme qui diroit *oiseau de feu* ou *de chaleur*, parce qu'on prétend que quand il vole bas, c'est un prognostic de chaleur dans l'air.   Etimologie.

La troisiéme espece est appellée *Monedula* ; c'est le Geai le plus commun ; il est moins gros qu'une Corneille, de couleur noirâtre ; il habite les plaines, mais il fait son nid ordinairement sur les tours.   Troisiéme espece.

On l'appelle *Monedula*, à *moneta*, monnoye, parce qu'il aime beaucoup les piéces d'or & d'argent.   Etimologie.

On mange les Geais en plusieurs pays ; ils contiennent beaucoup de sel volatil & d'huile.

Ils sont bons pour restaurer ou pour réparer les forces abatues, étant pris en bouillon : leurs petits sont employez dans la composition de quelques eaux propres pour décrasser & embellir la peau.   Vertus.

Graculus, *vel quod gregatim volent*, *vel à garrulitate*, parce que les Geais volent par troupes, ou à cause de leur caquet.   Etimologie de M. de la Duquerie.

GRAMEN.

C'est le nom qu'on donne à une racine fort employée en Médecine, & qui appartient à deux especes de Chiendent.

La premiere est appellée,   Premiere espece.

Gramen. Ruel. Dod. Cord. in Diosc.	*Gramen Loliaceum radice repente*, *sive*
Gramen vulgare. Lugd.	*Gramen officinarum.* Pit. Tournef.
Gramen caninum. Tab. Ger.	*Gramen repens*, *officinarum forte*, *spica*
Gramen caninum arvense, *sive gramen*	*tritica aliquatenus simile.* J. B.
Dioscoridis. C. B.	*Gramen caninum vulgatius.* Park.

En françois, *Chiendent ordinaire.*

Est une plante qui croît à la hauteur de deux ou trois pieds ; ses feuilles sont longues,   Chiendent ordinaire.

D d d

étroites, pointues, tendres, vertes; il s'éleve d'entr'elles des chaumes ou tiges rondes, revêtus de quelques feuilles, & portant en leurs sommitez des épis où sont attachées des fleurs à étamines dont le calice est écailleux, par paquets comme dans l'Ivraye. Quand ces fleurs sont passées, il naît des graines oblongues, rougeâtres, peu farineuses; ses racines sont longues, menues, dures, rampantes, blanches, se divisant en plusieurs branches qui s'étendent beaucoup dans la terre & dessus la terre, s'entortillant les unes dans les autres, divisées de distance en distance par des nœuds ausquels sont attachez des filamens, d'un goût douçâtre. Cette plante croît dans les champs, dans les terres labourables & labourées, nuisant beaucoup aux Laboureurs à cause de l'entortillement de leurs racines qui arrêtent les charrues. La racine du Chiendent est fort en usage dans la Médecine : on doit choisir la plus grosse & la mieux nourrie, récente, blanche, mondée de ses filamens; elle contient beaucoup de sel essentiel, modérément de l'huile.

Choix.

La seconde espece est appellée,

Seconde espece.

Gramen legitimum. Clus.	*cinarum.* Pit. Tournef.
Gramen repens, cum paniculis graminis	*Gramen dactylon, folio Arundinaceo majus,*
Mannæ. J. B.	*aculeatum forte Plinii.* C. B.
Gramen dactylon radice repente, sive offi-	En françois, *Chiendent,* ou *Pied de poule.*

Pied de poule.

* Est une autre plante semblable à la précedente par ses racines, mais qui en differe par ses feuilles plus larges, plus pointues, & par ses épis plus étroits, & disposez quatre ou cinq ensemble au haut du chaume, en maniere d'étoile ou d'un pied d'oiseau, d'où vient son nom.

Vertus.

Le Chiendent est fort apéritif par les urines, un peu astringent par le ventre; il est employé pour lever les obstructions, pour exciter l'urine, pour la pierre, pour la gravelle, étant pris en décoction.

Etimologies.

Gramen, à gradiendo, marcher, parce que les racines de cette plante tracent beaucoup en rampant sur la terre.

Chiendent, parce que les chiens se sentant malades, mangent des feuilles de gramen qui les purge & les guérit.

Pied d'oiseau, de ὄρνις, oiseau, & πῦς, pied.

GRANADILLA.

Flos Passionis.

Granadilla Hispanis, flos Passionis Italis.	*Clematitis trifolia, flore roseo clavato.* C. B.
Col in rech. Raii hist. Pit. Tournef.	*Murucuja 3. maliformis alia.* Marcg.
Maracoc, sive Clematitis virginiana. Park.	*Flos Passionalis, sive Granadilla ex India.*
Granadilla. Monard. P. de Geca, in hist.	de Bry.
Peruana, Lugd.	En françois, *Fleur de la Passion, Grenadille.*

Fleur de la Passion.

Est une belle plante étrangere qui pousse des sarmens longs, grêles, rampans, d'un verd rougeâtre, jettant des mains ou tenons avec lesquels elle s'attache aux murailles ou aux arbres voisins, comme la Lierre : ses feuilles approchent en figure de celles du Houblon, lisses, nerveuses, dentelées en leurs bords, d'une belle couleur verte, rangées alternativement, & laissant entr'elles environ trois doigts d'espace, d'une odeur d'herbe & d'un goût un peu âcreayant vers leurs queues deux petites apendices ou oreilles fort vertes : ses fleurs sortent pendant tout l'été des aisselles des feuilles; elles sont grandes, à plusieurs feuilles disposées en rose, blanches, soutenues par un calice divisé en cinq parties : il s'éleve du milieu de cette fleur un pistile garni de cinq étamines, & qui soutient un jeune fruit surmonté de trois petits corps qui représentent en quelque maniere des clous. Entre les feuilles & le pistile est placée une couronne frangée.

Le fruit en croiſſant devient charnu, ovale, preſque auſſi gros qu'une Grenade, & de même couleur quand il a atteint ſa parfaite maturité, mais ne portant point de couronne, empreint d'une liqueur aigrelette, & renfermant pluſieurs ſemences ovales, plates, chagrinées; ſes racines ſont rampantes, nouées, faciles à rompre, fibreuſes, de couleur pâle-blanchâtre, d'un goût douçâtre.

Cette plante croît dans la nouvelle Eſpagne, en la vallée appellée *Lilé*. Les Indiens & les Eſpagnols ouvrent ſes fruits comme on ouvre des œufs, & ils en hument le ſuc avec délice; ils appellent ce fruit en langage du pays, *Murucuja*.   *Murucuja.*

Granadilla eſt un diminutif de *Granada*, qui en Langue Eſpagnole ſignifie une *Grenade*: on a donné ce nom à cette plante, parce que ſon fruit renferme pluſieurs graines couvertes d'une chair rougeâtre, & aſſez ſemblable à celle qui envelope les grains d'une Grenade.   Etimologies.

Flos Paſſionis, parce qu'on prétend que le dedans de cette fleur repréſente une partie des inſtrumens de la Paſſion du Sauveur du monde.

GRANAL.

Granal Hollandorum, inter Aizoa reponenda. J. Bauhin.

Eſt une plante de l'Amérique, qui n'a beſoin pour ſon accroiſſement, ni de la terre, ni de l'eau, ni de beaucoup d'air; car elle croît ſuſpendue ou attachée au plancher dans la maiſon, quand même elle ne ſeroit pas bien éloignée du feu. Elle demeure toujours verte, jettant des rameaux larges & de la groſſeur du doigt: elle ne porte ni fleur, ni fruit, ni ſemence: on tient que ſon ſuc eſt venimeux. On ne s'en ſert point en Médecine.

Granal eſt un nom hollandois qui ſignifie *toujours verte*.   Etimologie.

GRANATUS.

Granatus, en françois, *Grenat*, eſt une pierre précieuſe, rouge & reſplendiſſante comme du feu, reſſemblante au rubis, mais d'une couleur plus obſcure. Il y en a de pluſieurs eſpeces, qui different par leur beauté & par leur éclat: les plus eſtimées & les plus cheres ſont les Orientales, que les Lapidaires taillent pour être miſes en œuvre: les Occidentales ſont employées pour la Médecine; car elles ſont auſſi bonnes que les autres, & elles ne coûtent point tant. On les tire d'Eſpagne, de Bohême, de Siléſie.   Grenat

On attribue aux Grenats les facultez de fortifier le cœur, de remédier à la palpitation, de chaſſer la mélancolie, de réſiſter au venin: mais toute leur vertu conſiſte à abſorber & à adoucir les acides & les ſels trop âcres, comme font les autres matieres alkalines; ce qui les rend propres à arrêter les hémorragies & les cours de ventre. On les broye ſubtilement ſur le porphire, & l'on en fait avaler la poudre. La doſe en eſt depuis dix grains juſqu'à deux ſcrupules.   Vertus.   Doſe.

Granatus, parce que le Grenat reſſemble au grain d'une Grenade, ou parce qu'il eſt ordinairement menu & formé en grains.   Etimologie.

GRATIOLA.

Gratiola. Matth. Dod. J. B. Raii hiſt.	*Gratiola vulgaris.* Park.
Gratiola Centauroides. C. B.	*Gratia Dei, Germanis.* Lac.
Digitalis minima Gratiola dicta. Mor. hiſt. Pit. Tournef.	*Limneſium, ſeu Centauroides.* Cord. hiſt. En françois, *Herbe à pauvre homme, Gratiole.*

Eſt une eſpece de Digitale, ou une plante qui pouſſe pluſieurs tiges à la hauteur d'environ un pied; ſes feuilles ſont oblongues, étroites, à peu près comme celles de l'Hyſope, crénelées en leurs bords, oppoſées vis-à-vis l'une de l'autre le long des tiges; ſes   Herbe à pauvre homme.

fleurs fortent des aiffelles des feuilles attachées à des pédicules menus, ayãt felon M. Tournefort, quelque rapport par leur figure à un dé à coudre, de couleur ordinairement purpurine, quelquefois blanche. Quand cette fleur eft paffée, il lui fuccede une petite coque ovale, divifée en deux loges qui contiennent des femences menues; fes racines font groffes comme des plumes d'Oye, longues, rampantes, blanches, nouées, entourées de fibres. Toute la plante eft fort amere; elle croît dans les prez, dans les marais. Elle contient beaucoup de fel effentiel & d'huile.

Vertus.   Elle eft incifive, atténuante, apéritive, déterfive; elle purge violemment par haut & par bas les humeurs pituiteufes & bilieufes; on s'en fert dans l'hydropifie: on en fait **Dofe.**   prendre en poudre. La dofe en eft depuis un fcrupule jufques à une dragme. Elle eft bonne pour les vers. Il eft à remarquer que l'infufion ou la décoction de la plante purge davantage que ne fait le fuc qu'on auroit tiré par expreffion; c'eft apparemment parce que l'eau délaye & tire une plus grande quantité de parties effentielles: mais le fuc pouffe mieux par les urines. Quelques-uns prétendent que fa racine étant réduite en poudre & prife au poids de demi-dragme, agit à peu près comme l'Ipécacuanha pour le flux de fang. Toute la plante eft vulnéraire, étant appliquée extérieurement.

Cette plante n'étoit point connue chez les Anciens fous les noms de *Gratiola* ni de *Gratia Dei.*

Etimolo-   *Gratiola, vel Gratia Dei*, à caufe des grandes vertus que cette plante poffede.
gies.   *Herbe à pauvre homme*, parce que cette plante étant affez commune & ne coûtant guéres, les pauvres s'en fervent fouvent pour en faire leurs médecines & leurs lavemens.

GRIGALLUS.

Tetrax.   *Grigallus* (Aldrovand.) *Tetrax* (Jonfton.) eft un oifeau dont il y a deux efpeces; un grand, & un petit.

Major.   Le grand eft appellé *Grigallus major*: il eft de la grandeur d'un Oye; fa tête eft plate; fon bec eft recourbé, inégal, noir.

Minor.   Le petit eft appellé *Grigallus minor*: il eft femblable à une perdrix, mais plus gros.

L'une & l'autre vivent de grains & de fruits: ils font fort bons à manger; leur chair eft blanche, tendre, & de bonne digeftion. Ils naiffent aux pays chauds, & ils fe retirent aux lieux ombrageux. Ce font des oifeaux fort ftupides, comme dit le Poëte Nemefianus:

> *Et tetracem Romæ, quem nunc vocitare taracem*
> *Cœperunt, avium eft multò ftultiffima.*

Vertus.   Ils contiennent beaucoup de fel volatil & d'huile.
Ils font apéritifs, propres pour la colique néphrétique.
Leur cerveau eft bon pour exciter la femence.

GROSSULARIA.

Grofelier.   *Groffularia*, en françois, *Grofelier*, eft un arbriffeau qu'on peut divifer en deux efpeces générales; en Grofelier épineux, & en Grofelier non épineux. Je ne parlerai ici que du premier, remettant à traiter de l'autre en fon rang, fous le nom de *Ribes*.

Il y a deux efpeces de Grofelier épineux; un fauvage, & l'autre cultivé. Le fauvage eft le plus commun: on l'appelle,

Premiere efpece.

Groffularia. Ruell. Bellon. Thal.	*Uva crifpa.* Trag. Dod.
Groffularia vulgaris. Cluf. hift.	*Uva crifpa, five Groffularia.* Raii hift.
Groffularia fimplici acino, vel fpinofa fylveftris. C. B. Pit. Tournef.	*Uva fpina.* Matth. Lac. Cæf. Caft.

Il est haut de six ou sept pieds, fort rameux, garni de toutes parts d'épines fortes & aigues : son écorce tire sur le purpurin ; son bois est pâle ; ses feuilles sont grandes à peu près comme l'ongle du pouce, presque rondes, un peu découpées, vertes, velues, d'un goût aigrelet ; ses fleurs sont petites, belles, composées chacune de cinq feuilles disposées en rond, & attachées aux parois de leur calice qui est découpé en cinq parties. Quand ces fleurs sont passées, il naît des fruits ronds ou ovales, moux, charnus, gros comme des grains de raisin, rayez, verts au commencement, & empreints d'un suc acide astringent, mais prenant à mesure qu'ils mûrissent une couleur jaunâtre & un goût doux & agréable ; ils renferment plusieurs semences menues. Cet arbrisseau croît fort communément dans les hayes.

Groselier épineux sauvage.

La seconde espece est appellée,

Seconde espece.

Grossularia spinosa sativa. C. B. P. Tourn.	*Uva crispa, Cerasi magnitudine.* Gesn.
Grossularia majore fructu. Cluf. hist.	hort.

Il differe du précedent en ce qu'il est moins épineux, & en ce que ses fruits sont plus gros & de différente couleur : on le cultive dans les jardins.

Groselier épineux cultivé.

Les Groseilles vertes entrent dans les ragoûts, & l'on mange celles qui sont mûres comme elles viennent de l'arbrisseau : elles contiennent beaucoup de phlegme & de sel essentiel, & un peu d'huile.

Groselier épineux domestique

Les Groseilles, principalement avant leur maturité, sont astringentes & rafraîchissantes, propres pour les fébricitans ; elles calment la soif ; elles arrétent les crachemens de sang, les cours de ventre.

Vertus.

Grossularia, à cute fructus grossa, parce que la peau de la Groseille est un peu grosse ou épaisse.

Etimologies.

Uva crispa, parce que la Groseille commune ressemble au raisin qu'on appelle en latin *Uva,* & qu'elle est velue.

Simplici acino, parce que ce fruit naît en grains ou bayes séparées, & non pas en grappe.

G R U S.

Grus, en françois, *Grue,* est un oiseau de passage qui vole en troupe, de grosseur médiocre, de couleur cendrée ; son bec est long, robuste, & un peu recourbé ; son cou est long ; ses jambes sont hautes : il se tient ordinairement sur un pied quand il est à terre : il habite les lieux aquatiques ; il vit de blé, de serpens ; sa voix est forte & éclatante : on en mangeoit autrefois dans les repas. Son petit est appellé *Vipio,* en françois, *Gruon* ; il contient beaucoup de sel volatil & d'huile.

Grue.

Il est propre pour la colique venteuse ; on prétend qu'il éclaircit la voix, qu'il augmente la semence ; & que parce qu'il est nerveux, il fortifie les parties nerveuses, étant mangé.

Gruon.
Vertus.

Sa graisse ramollit les duretez ; elle est estimée pour la surdité, étant mise dans l'oreille.

Son fiel est propre pour les maladies des yeux.

Sa tête, ses yeux & son ventricule étant séchez & pulvérisez, sont propres pour les fistules, pour les chancres, & pour les ulceres variqueux ; ils détergent & desséchent.

Grus, gracè γέρανος, *à* γέρων, *senex,* parce que cet oiseau est d'une couleur cendrée comme les vieillards ; ou bien *Grus à gruendo,* parce que cet oiseau gruit.

Etimologie.

Les Poëtes l'ont appellé *Avis Palamedis,* parce qu'ils disent que pendant la guerre de Troyes, Palamede avoit appris des Grues les quatre lettres grecques φ. ξ. χ. δ. l'ordre d'une armée & les enseignes.

Avis Palamedis.

D d d iij

GRUTUM.

Gruau.

Grutum, en françois, *Gruau*, eſt de l'avoine mondée de ſa peau & de ſes extrémitez ; & réduite en farine groſſiere par un moulin fait exprès ; on nous l'apporte de la Touraine & de la Bretagne : il contient beaucoup d'huile , & un peu de ſel volatil.

Vertus.

Il eſt pectoral , adouciſſant , humectant , propre pour les âcretez de la poitrine , du ſang , de l'urine , pour calmer le trop grand mouvement des humeurs , pour provoquer le ſommeil ; on le prend en décoction dans de l'eau ou dans du lait : il eſt bon pour reſtaurer dans les maladies de conſomption.

Etimologie.

Grutum, à χϐ̃τα, *Gruau*.

GRYLLOTALPA.

Courtilliere

* *Gryllotalpa* (Imper.) en françois, *Courtilliere*, eſt un petit inſecte aîlé pour l'ordinaire , qui approche du Grillon , & qui s'en diſtingue fort aiſément ; ſes pattes de devant ſe terminent par des doubles éminences dentées en dents de ſcie.

GRYLLUS.

Gryllus. En françois, *Criquet*. *Grillon*. *Crinon*.

Grillon.

Eſt un petit inſecte aîlé du genre des Eſcarbots, reſſemblant aux Cigales , habitant les terres ſéches & arides, proche des fourneaux & des autres lieux où l'on fait des grands feux, & criant preſque toujours ; il vit de fruits, de grains. Il y en a de deux eſpeces, un domeſtique, & l'autre ſauvage : le domeſtique eſt de couleur brune ; ſa tête

Domeſtique.

eſt ronde , ſes yeux ſont noirs , ſa queue eſt fourchue ; il a quatre aîles, dont les deux de deſſus ſont plus courtes que celles de deſſous.

Sauvage.

Le ſauvage eſt appellé *Acheta* ; ſon corps eſt plus long que celui de la Cigale, de couleur noire ; ſa tête eſt groſſe, ſes yeux ſont relevez : il ſe tient dans les champs, il fait ſon nid dans la terre.

L'un & l'autre contiennent beaucoup de ſel volatil & d'huile.

Vertus.

Doſe.

Ils ſont apéritifs étant pulvériſez & pris en poudre plutôt qu'en cendre, comme pluſieurs Auteurs le demandent ; la doſe en eſt de demi-ſcrupule ou d'un ſcrupule : on s'en ſert pour fortifier la vûe, étant écraſez & appliquez ſur les yeux : ils ſont réſolutifs, propres pour les parotides & pour les autres tumeurs.

Etimologie.

On dit que le nom de cet inſecte vient de ſon cri.

GUACATANE.

Guacatane (Monard.) eſt une petite plante blanchâtre qui croît dans la nouvelle Eſpagne ; elle reſſemble au Pouliot des montagnes, mais elle n'a point d'odeur.

Vertus.

Elle eſt vulnéraire, elle guérit les hémorroïdes ; on lave les ulceres & les hémorroïdes avec la décoction de la plante , puis on y applique de l'herbe pulvériſée.

GUAJACANA.

Eſt un grand arbre étranger dont il y a deux eſpeces.

Premiere eſpece.
Faba Graca

La premiere eſt appellée,

Guajacana. J. B. Pit. Tournef.	*Lotus , ſive Faba Graca.* Plin.
Lotus Africana latifolia. C. B.	*Ermellinus.* Cæſ.
Guajacum Patavinum. Fallop. Geſn.	*Dioſpyros Theophraſti, Pſeudolotus Matthioli.* Tab.
hort. Ad.	

Son écorce eſt mince, ridée, rouſſe ; ſon bois eſt de couleur cendrée ou bleuâtre ; ſes feüilles font grandes & larges comme celles du noyer, pointues, un peu velues & principalement en deſſous, vertes-luiſantes en deſſus, blanchâtres en deſſous, attachées par des queues courtes & rangées alternativement ſur leurs branches, d'un goût un peu auſtere & amer tirant ſur le doux : ſes fleurs ſont ſemblables à des petits godets évaſez en haut, découpez en pluſieurs parties, rétrécis & percez dans le fond : quand la fleur eſt paſſée, il paroit un fruit mou, de la groſſeur & de la couleur d'une prune ſauvage, entouré le plus ſouvent des feuilles du calice, d'un goût doux agréable ; on trouve dans la chair de ce fruit quelques ſemences diſpoſées en rond, voûtées ſur le dos, un peu plus gros que celles des pommes & de la même couleur, très-dures, quelques-uns diſent cartilagineuſes.

La ſeconde eſpece eſt appellée,

Seconde eſpece.

Guajacana anguſtiore folio. Pit. Tournef. | *Lotus Africana anguſtifolia, ſive fœmina.* C. B.
Dioſpyros, ſive Faba Græca anguſtifolia. Lugd. |
 | *Pſeudolotus.* Matth. Cam. Tab.
 | *Ziziphus Cappadocica.* Ger. icon.

Cet arbre differe du précédent en ce que ſes feuilles ſont plus étroites, en ce que ſes fleurs ſont plus petites, & en ce qu'il ne porte point de fruit.

L'une & l'autre eſpece croiſſent principalement en Afrique. M. Tournefort dit en avoir vû un vieux pied portant du fruit proche de Poiſſy près Paris.

Les feuilles & les fruits du Guajacana ſont aſtringens, propres pour arrêter les cours de ventre & les hémorragies.   Vertus.

GUAJACUM.

Guajacum. Ger. | *Guajacum, ſive lignum ſanctum.* Part. 4.
Guajacum magna matrice. C. B. | Ind. Occid.
Fructus Guajaci putatus & folia. J. B. | *Xylagium.*

Voy Pl. VI. fig. 11.

En françois, *Gayac,* ou *Bois ſaint.*

Eſt un arbre grand comme un noyer, dont l'écorce eſt groſſe, gommeuſe, ſe ſéparant facilement ; ſon bois eſt dur, compact, peſant, marbré ou de couleurs mêlées, brune, rouſſâtre, noirâtre, d'un goût âcre ; ſes feüilles ſont oblongues ou preſque rondes ; ſes fleurs naiſſent en bouquets ou en maniere d'ombelle, de couleur jaune-pâle, attachées à des pédicules verds ; elles ſont ſuivies par des fruits gros comme des petites châtaignes, ronds, ſolides, bruns, renfermant un petit noyau de couleur d'orange. Cet arbre croît aux grandes Indes & en Amérique : il en ſort par inciſion une gomme réſineuſe, brune, rougeâtre, nette, luiſante, friable, odorante, d'un goût âcre ; on l'appelle *Gomme de Gayac.*   Bois ſaint.

On ſe ſert en Médecine du bois de Gayac, de ſon écorce, de ſa gomme ; toutes ſes parties contiennent beaucoup de ſel eſſentiel & fixe & d'huile, mais particulierement la gomme.   Gomme de Gayac.

On doit choiſir le bois de Gayac net, compact, dur, peſant, brun ou noirâtre, réſineux, mondé de ſon cœur ou de ſa partie blanche que les Marchands appellent *obier*, d'un goût âcre. On le fait raper pour l'employer dans les tiſanes ; mais il faut prendre garde que les ouvriers n'y mêlent de l'obier ou quelqu'autre bois.   Choix.

L'écorce de Gayac doit être choiſie unie, peſante, difficile à rompre, de couleur griſe au dehors, blanche en dedans, d'un goût amer.   Choix.

La gomme de Gayac doit être choiſie nette, luiſante, tranſparente, de couleur rouge-brune, friable, rendant beaucoup d'odeur fort agréable quand on l'écraſe ou quand on la met ſur du feu, d'un goût âcre.

Vertus. L'écorce & le bois de Gayac sont sudorifiques, apéritifs, dessicatifs, propres pour purifier le sang, pour résister au venin, pour fortifier les jointures, pour la goutte sciatique, pour les rhumatismes ; on l'employe ordinairement en décoction, & quelquefois en poudre.

Dose. La gomme de Gayac a les mêmes vertus, mais elle agit plus fortement ; on en donne en substance depuis huit grains jusqu'à deux scrupules ; ou bien l'on en met infuser dans du vin blanc, & l'on en fait prendre l'infusion au malade.

GUAINUMBI.

Guainumbi Guaracigaba, id est capillus | Guinambi.
solis. | *Guaracyaba, id est radius solis.*

Pegafrol. Est un petit oiseau des Indes, lequel les Portugais appellent *Pegafrol* ; il n'est guéres plus grand qu'une Cigale, mais il est d'une beauté charmante ; sa tête est grosse comme une cerise ; son bec est long, rond, droit, pointu, de couleur noire ; sa langue est double ou fourchue, longue, blanche, menue comme un filet ; ses yeux sont petits, noirs ; son cou est moyennement long ; ses jambes & ses pieds sont très-petits à proportion de ses autres parties, de couleur noire ; sa queue est longue, droite, composée de trois ou quatre plumes : cet oiseau est couvert & orné de plumes de différentes couleurs, si belles & si resplendissantes, principalement quand il est au Soleil, qu'il seroit difficile d'en représenter les agrémens : les Indiens s'en servent pour honorer leurs Dieux & pour se parer. Cet oiseau prend sa nourriture des fleurs, & l'on rapporte comme une chose assurée, que quand les fleurs sont passées, il fiche son bec dans le tronc d'un arbre, & il y demeure comme immobile pendant six mois, ou jusqu'à ce que les fleurs renaissent. Si cette circonstance est vraye, il faut qu'il tire sa nourriture du tronc de cet arbre pendant le tems qu'il y demeure.

Vertus. On dit que ce petit oiseau est bon pour la goutte sciatique, étant pris en poudre dans du vin.

GUANABANUS.

Guanabanus, Oviedi. Clus. in Garz.　En françois, *Guanabane, Cœur de beuf.*

Guanaba-ne. Est un grand & bel arbre des Indes, dont le bois est fort tendre : il porte un fruit très-beau, gros ordinairement comme un melon médiocre, & quelquefois comme la tête d'un enfant. L'écorce de ce fruit est verte, & semble distinguée par certaines écailles comme la pomme de pin, mais qui ne sont pas si élevées ni si rudes ; car toute l'écorce est fort déliée, n'étant pas plus épaisse que celle des poires. Sa chair est fort blanche & d'un goût très-délicat ; elle se fond & se dissout en la bouche aussi facilement que la crême du lait ; elle envelope de grandes semences noirâtres, un peu plus grosses que celles des courges.

Vertus. Ce fruit est de qualité rafraîchissante & profitable dans les grandes douleurs.

Cette espece de Guanabane est différente de celle dont Scaliger parle au Livre des Subtilitez contre Cardan, en cette maniere.

Scaliger. Le Guanabane est un arbre qui a le tronc comme le Pin ; sa feuille est grande & longuette ; son fruit est gros comme un melon, couvert d'une peau épaisse d'un doigt, verte, luisante comme un coing ; sa chair est blanche & douce comme du lait caillé, contenant des grains qui ont la figure des Fazioles.

G. Pison. Guillaume Pison prétend que Clusius s'est trompé avec Scaliger en plusieurs choses dans la description du Guanabane qu'il appelle *Guanambanus* ; voici ce qu'il en dit.

Charles Clusius très-expert dans la Botanique, dans ses Annotations sur les Plantes

des

des Indes décrites par Gartzias, Livre II. chap. 10. cite Jules Scaliger, décrivant ce fruit ; mais cette description est entre-mêlée d'erreurs qui ne sont pas petites. Entre autres il se trompe, quand il dit que le *Guanamban* naît sur un arbre haut & élevé ; car à peine la plante qui porte ce fruit peut-elle être appellée un arbrisseau, ne croissant pas plus haute qu'à la moitié d'un homme, & poussant plutôt des sarmens que des rameaux, lesquels portent des fleurs d'une belle couleur jaune : le fruit de Guanamban leur succede ; il a cinq angles & autant de jointures un peu élevées, qui étant ouvertes, montrent des semences ressemblantes aux pois chiches, premiérement vertes, puis en mûrissant elles prennent une couleur bleue-noirâtre & luisante. Ce fruit est en sa superficie lanugineux & piquant comme les feuilles du chardon-bénit ; les feuilles de la plante sont semblables à celles du *Pentaphyllum* commun. On ne se sert de ses semences chez les Malaiens que comme des autres légumes ; on les fait cuire dans les soupes avec de la viande ; elles excitent des vents comme les pois : elles ont quelque chose de dégoûtant, & elles lâchent le ventre à ceux qui n'ont pas coutume d'en manger. C'est ici, continue notre Auteur, la véritable description du Guanamban que j'ai vû de mes propres yeux ; & l'on doit plus ajouter de foi à un homme qui a vû, qu'à dix qui ont seulement oui dire.

Voilà ce que dit Pison à ce sujet ; mais j'estime qu'en donnant sa description, il n'a pas sujet de crier contre les autres, puisqu'apparemment ce sont des fruits différens sous un même nom, & qui croissent en divers climats de l'Amérique.

Pison rapporte encore une autre espece de Guanamban qui croît dans la Guinée ; sa feuille est grande, semblable à celle de l'Acante, incisée profondément ; ses fleurs sont jaunes ; ses fruits sont gros, oblongs, ayant plusieurs canelures & incisures éminentes en sa longueur, aboutissant à une couronne composée de huit petites feuilles. {.float-right}*Autre espece de G. Pison.*

G U A O.

Guao, Thetlatian, est un arbre des Indes Occidentales, dont le bois est ferme, verd, & empreint d'un suc caustique & brûlant ; ses feuilles sont épaisses, charnues, velues, rouges, ayant des petites veines de couleur de feu ; ses feuilles ne tombent point, elles demeurent toujours sur l'arbre : son fruit est de la figure & de la grosseur de celui de l'Arbousier, mais sa couleur est verte. Cet arbre croît en Méxique, en l'Isle de S. Jean de Portorico & en d'autres lieux ; il ne fait pas bon se reposer dessous & s'y endormir, à cause de l'âcreté de son suc ; c'est un dépilatoire, car il enleve le poil de tous les animaux qui s'y frottent. On transporte de son bois en Europe ; on en fait des quenouilles de lit, parce qu'on croit qu'il fait mourir les punaises, mais il cause à ceux qui y travaillent des enflures aux mains & au visage, qui durent quelques jours.

Les noms *Guao* & *Thetlatian* sont méxiquains.

G U A R A Q U I M Y M I A.

Guaraquimymia, est un arbrisseau du Brésil qui ressemble au Mirte.

On dit que sa semence étant mangée, chasse peu de tems après les vers des intestins.

G U A Y A V A.

Guayava. Park.	*Pomifera Indica maliformis, Guayava dicta.* Raii hist.
Guayava pomifera Indica. C. B.	
Guayava Indica fructu mali facie. J. B.	En françois, *Guayavier* ou *Poirier des Indes.*

Est un arbre des Indes, haut d'environ vingt pieds, & gros à proportion : son tronc est droit, dur, rameux ; son écorce est unie, de couleur verte-rougeâtre, odorante,

E e e

d'un goût auftere : fes feuilles font longues de trois doigts , & larges d'un doigt & demi, charnues, pointues, un peu crêpées, véneufes, de couleur verte-brune luifante, attachées à des queues courtes & groffes : il fort des aiffelles de ces queues des pédicules qui foutiennent des fleurs grandes comme celles du Coignier, blanches, de bonne odeur : il lui fuccede un fruit gros comme une poire, rond, couronné comme une nêfle, verd au commencement & d'un goût acerbe, mais en mûriffant il prend une couleur jaune & un goût agréable : il eft en dedans blanc ou rougeâtre, divifé en quatre parties, dans chacune defquelles fe trouvent plufieurs grains ou femences menues & offeufes ; ce fruit s'appelle *Guayave*. Sa racine eft longue, ligneufe, rouffe en dehors, blanche en dedans, pleine de fuc , d'un goût doux.

Guayave.

Cet arbre croît en plufieurs Provinces de l'Amérique & aux Indes Orientales ; fa femence étant mife en terre, pouffe en trois ans un arbre qui porte du fruit, & il continue à en porter pendant trente ans.

Ses racines font aftringentes & fort eftimées pour la dyffenterie & pour fortifier l'eftomac : fes feuilles font auffi aftringentes, vulnéraires, réfolutives ; on en employe dans les bains.

Vertus.

Son fruit fortifie l'eftomac & aide à la digeftion.

GUYTIS.

Guytis (G. Pifon) eft un arbre du Bréfil dont il y a diverfes efpeces. Le premier eft appellé *Guiti-iba* ; il eft grand & rameux, furpaffant le Chêne en hauteur, en folidité & en durée ; fon écorce eft grife ; fon bois eft employé chez les Menuifiers ; fes rameaux portent des feuilles rangées alternativement, oblongues, ayant prefque la figure d'une langue, lanugineufes : fes fleurs font difpofées comme en un long épi, petites, jaunes : fon fruit eft plus gros qu'une pomme, rond, mais inégal & boffu, de couleur brune, rempli d'une pulpe molle, jaune, odorante, d'un goût doux & agréable, fentant le pain nouvellement cuit : on l'appelle *Guiti-coroya* ; il renferme une maniere de noix ou de noyau gros comme un œuf d'oye, & de la même figure, qui contient une amande blanche.

Premiere efpece. Guiti-iba.

Guiti-coroya.

Le fecond eft plus petit que le premier, mais il eft plus beau ; on l'appelle *Guyti-toroba* : fes feuilles font faites à peu près comme celles du Noyer, d'une couleur verte, agréable, refplendiffantes, liffes au toucher, épaiffes ; il porte beaucoup de fleurs aux extrémitez de fes rameaux ; elles font belles, grandes comme celles du Tillot, & de la même odeur, jaunes. Son fruit eft gros comme une orange, de la figure d'une poire, inégal en fa fuperficie, de couleur purpurine, jaunâtre quand il eft mûr, d'un goût doux ; il contient un noyau gros comme une noix, d'une couleur grife-luifante, renfermant une amande.

Seconde efpece. Guyti-toroba.

Le troifiéme eft appellé *Guyti-iba* ; il eft plus bas & plus menu que les précédens ; fes feuilles font oblongues, luifantes, garnies en deffous de laine blanche ; fes fleurs font petites, blanches ; fes fruits ont la figure & la groffeur d'un œuf de poule, de couleur jaune, peu charnus ; & leur chair eft molle, d'un goût doux : il contient un noyau ovale, velu, gros comme une noix, renfermant une amande féche, amere, aftringente ; ce fruit eft appellé *Guyti-miri.*

Troifiéme efpece. Guyti-iba.

Guyti-miri

Les amandes qui fe trouvent dans tous ces fruits, font propres pour arrêter la dyffenterie, les cours de ventre, les hémorragies : la dofe en eft une dragme.

Vertus. Dofe.

GUMMI ARABICUM.

Gummi Arabicum. | *Gummi Thebaïcum.*

Gummi Babilonicum.
Gummi Achantinum.

Gummi Saracenicum.

En françois, *Gomme Arabique*, ou simplement, *Gomme*.

Gomme.

Est une gomme qu'on nous apporte en grosses larmes, ou morceaux blancs tirant quelquefois sur le jaune, clairs, transparens, gluans à la bouche, sans goût apparent. Elle doit être tirée par incision d'un petit arbre épineux nommé *Acacia Ægyptiaca*, qui croît abondamment non seulement en Egypte, mais dans l'Arabie heureuse & en plusieurs autres lieux : ses feuilles sont fort petites, ses fleurs blanches, & son fruit long, articulé ; chaque piéce a la figure de nos Lupins, & de ce fruit on retire l'*Acacia vera*.

Acacia Ægyptiaca.

Acacia vera.

Mais la plus grande partie de la gomme surnommée *Arabique*, que nous trouvons chez les Droguistes, ne vient point d'Arabie ; c'est une gomme à la vérité presque semblable en figure & en vertus, qu'on nous apporte du Senega ; ou quelquefois c'est un ramas de plusieurs gommes aqueuses qu'on a trouvées sur diverses sortes d'arbres, comme sur des Pruniers, sur des Amandiers, sur des Cerisiers : quoiqu'il en soit, car il n'importe pas beaucoup, puisque toutes ces gommes ont une même qualité, on doit choisir la gomme Arabique séche, blanche, claire, transparente, nette, polie, de substance massive, d'un goût insipide, se dissolvant ou se fondant aisément dans de l'eau. Plusieurs Auteurs demandent qu'elle soit menue & tortillée, ayant comme la forme d'un ver, mais on en trouve peu de celle-là ; elle prend cette figure en tombant de l'arbre. Elle contient beaucoup d'huile & de phlegme, très-peu de sel essentiel.

Choix.

Elle est pectorale, humectante, rafraîchissante ; elle épaissit les humeurs trop séreuses, elle les aglutine, & elle les adoucit ; elle est propre pour le rhume, pour exciter le crachat, pour arrêter les cours de ventre & les hémorragies, pour les inflammations des yeux ; on l'employe en poudre & en infusion.

Vertus.

La véritable gomme Arabique tombe quelquefois peu à peu des arbres, principalement au tems de pluye, & elle s'aglutine en s'amassant en gros morceaux, beaux, clairs, nets, transparens, blancs ; c'est ce qu'on appelle *Gomme Turis* ou *Turique* ; elle est employée par les Teinturiers en soye.

Gomme Turis ou Turique.

Gummi vient du grec χόμμι qui signifie la même chose : *Arabicum*, parce que l'arbre qui la produit croît en grande quantité dans l'Arabie.

Etimologie.

GUMMI GUTTA.

Gummi gutta.
Gutta Gemou.
Ghuta Jamau.

Gutta Gauma.
Gutta Gamandra.
Gummi Gotta.

Gummi Peruanum.
Gummi de Peru.
Gummi de Jemu.

En françois, *Gomme gutte*, ou *Gutte gomme*.

Est une gomme résineuse qu'on nous apporte des Indes en morceaux assez gros, figurez le plus souvent en saucissons, durs, mais cassans, extrémement jaunes ; elle vient de Siam & de la Province appellée *Cambodja*, voisine du Royaume de la Chine ; les Indiens l'appellent par cette raison *Lonan Cambodja*. On ne convient pas bien encore de quelle plante elle découle ; mais l'opinion la plus commune est qu'elle sort par incision d'une espece d'arbrisseau épineux, rameux, s'élevant haut, rampant, & s'entortillant aux arbres voisins ; son tronc est plus gros que le bras : les Indiens y font des incisions, par lesquelles il sort un suc liquide qui s'épaissit en peu de tems au Soleil. Quand il est en consistence de pâte, on le met en la forme qu'on veut, puis on le laisse durcir entiérement comme nous le voyons : c'est la Gomme gutte.

Lonan Cambodja.

Quelques Auteurs tiennent que la plante d'où sort cette gomme, est une espece de

Lathyris ou Titimale, & que ſes feuilles ſont épaiſſes comme celles de la Jombarbe. L'arbre qui donne cette gomme ſe nomme *Carcapuli*, & nous en avons parlé ſous ce titre.

Choix.

La gomme gutte doit être choiſie ſéche, dure, caſſante, nette, haute en couleur, d'un beau jaune, d'un goût inſipide d'abord, mais enſuite âcre au goſier, inflammable, ſe fondant d'elle-même ſur le feu, ſe diſſolvant dans l'eſprit-de-vin : les Peintres s'en ſervent ; elle contient beaucoup d'huile & du ſel eſſentiel, acide, âcre, & pénetrant.

Vertus.
Doſe.

Elle purge violemment par haut & par bas les humeurs ſéreuſes & bilieuſes ; on s'en ſert pour l'hydropiſie, pour la galle, pour la groſſe vérole ; la doſe en eſt depuis deux grains iuſqu'à douze ; on peut corriger ſon action violente en y mêlant un égal poids de ſel de tartre ou de quelqu'autre ſel alkali fixe.

Etimolo-gie.

Gummi gutta, parce que cette gomme coule goutte à goutte de la plante, ou bien parce que chez les Indiens elle eſt un grand remede pour la goutte.

GUMMI SENEGALENSE.

Gomme Arabique ordinaire.

Gummi Senegalenſe eſt la gomme qu'on vend quelquefois chez les Droguiſtes ſous le nom de *Gomme Arabique* : elle eſt blanche-jaunâtre, tranſparente, aqueuſe ; elle ſort d'un arbre épineux qui croît fort communément en Afrique ; ſes feuilles ſont fort peti-tes, toujours vertes ; ſes fleurs ſont blanches ; ſes fruits ſont longs & aplatis.

On nous envoye cette gomme du Senegal, d'où eſt venu ſon nom.

Etimolo-gie.
Choix.
Vertus.
Gomme vermiculée

Elle doit être choiſie blanche, tranſparente, nette, ſéche.

Elle contient les mêmes principes que la Gomme Arabique, & elle en a les vertus.

On trouve quelquefois des morceaux de cette gomme menus, pliez & repliez en forme de vers ; elle a pris cette figure en tombant de l'arbre ; on l'appelle alors *Gomme vermiculée* ; c'eſt celle que les Auteurs eſtiment le plus.

GYPSUM CRUDUM.

Plâtre crud.
Plâtre cuit.
Vertus.

Gypſum crudum, en françois, *Plâtre crud*, eſt une pierre blanche d'une dureté mé-diocre, aſſez poreuſe, qui ſe trouve dans pluſieurs carrieres ; on la calcine, & l'on en fait une demi-chaux qui eſt le plâtre dont on ſe ſert dans la Maſſonnerie.

Le plâtre crud eſt aſtringent, & propre pour abſorber & deſſécher les humiditez ſu-perflues, pour arrêter le ſang, pour reſſerrer & fortifier ; on s'en ſert dans les hernies : on en fait entrer dans quelques emplâtres & onguens.

✱✱✱✱✱✱✱✱✱✱✱✱✱✱✱✱✱✱✱✱✱✱✱✱✱✱✱✱✱✱✱

H

HABASCON.

HAbaſcon (Thomas Hariot) eſt une racine de Virginie, qui eſt de la figure & de la groſſeur de nos Panais, & qui eſt peut-être la Patate : les Indiens en mangent.

Vertus.
Elle eſt apéritive.

HACUB.

Gundelia Orientalis, Acanthi aculeati fo-lio. Cor. inſt.	*Hacub, ſive Silybum quibuſdam.* J. B. Rauwolf.

Eſt une plante épineuſe du Levant, qui reſſemble à la Carline par ſes feuilles, mais plus grande & plus élevée ; elle pouſſe au printems des aſperges ou rejettons tendres que les Levantins mangent après les avoir fait cuire : mais quand on les laisse croître, ils portent des têtes épineuses qui donnent des petites fleurs rouges à fleurons soutenus par des embrions qui deviennent autant de semences arrondies, un peu pointues, & nichées comme dans des petits trous pratiquez dans le calice commun de ces fleurons ; M. Tournefort a donné à cette plante le nom de *Gundelia*, qui étoit celui de son ami & son compagnon de voyage au Levant : sa racine est longue & grosse ; elle croît proche de Alep, aux lieux rudes, secs. *Carcapuli.*

Sa racine est vomitive, & elle lâche le ventre étant prise en infusion. *Vertus.*

HÆMATITES.

Hæmatites. Lapis sanguineus. En françois, *Pierre sanguine. Pierre Hématite. Ferret d'Espagne.*

Est une pierre dure, compacte, pesante, participant du fer, disposée en aiguilles pointues, de couleur brune-rougeâtre, mais devenant rouge comme du sang à mesure qu'on la met en poudre : on la tire des mines de fer. La plus estimée & la meilleure est celle qui vient d'Espagne, nette pesante, dure, compacte, en belles aiguilles de couleur rouge-brune, avec des lignes noirâtres par dehors, ressemblant au Cinabre en dedans. *Ferret d'Espagne. Choix.*

Elle est fort astringente & dessicative ; elle arrête le sang : on s'en sert intérieurement & extérieurement en poudre subtile. *Vertus.*

La dose en est depuis quinze grains jusqu'à une dragme. *Dose.*

On nous apporte d'Angleterre une autre espece de Sanguine, qu'on peut appeller *Hæmatites spurius.* Elle differe de la précédente en ce qu'elle n'est point en aiguilles ni si dure, car on la taille facilement pour en faire des crayons ; c'est ce qu'on appelle *Crayon rouge.* On doit la choisir rouge-brune, pesante, compacte, unie, douce au toucher. *Crayon rouge.*

Elle est fort astringente. *Vertus.*

Hæmatites ab ῶμα, *sanguis*, parce qu'étant pulvérisée, elle a la couleur du sang, & parce qu'elle arrête les hémorragies. *Etimologies.*

Ferret, parce que cette pierre se trouve dans les mines de fer, & qu'elle participe de ce métal.

HÆMORRHOUS.

Hæmorrhous. Jonst. | *Afrodius.* Arnold.
Apis hæmorrhois. Isidor. | *Sabris & Alfordius*, Avicennæ.

Alfordius.

Est un petit serpent des Indes dont la peau est marbrée de blanc & de noir, resplendissante ; sa tête est étroite, garnie sur son front de deux petites cornes, ses yeux sont étincelans & rayonnant une lueur de feu, ses dents sont égales en grandeur, sa queue est menue : il habite les cavernes, les lieux pierreux, en Egypte, aux Indes. Sa morsure fait couler le sang abondamment non-seulement par la playe, mais par le nez, par la bouche ; on a une grande difficulté de respirer ; & s'il y a quelque cicatrice sur le corps, elle se rouvre, les gencives se corrompent & les dents tombent. Les remedes qu'on y fait sont pour arrêter le sang & chasser le venin ; on se sert des applications de remedes astringens & aglutinans ; on donne intérieurement des confections cardiaques & d'autres remedes semblables.

Ce serpent étant préparé comme l'on prépare la vipere, est sudorifique & propre comme elle pour résister au venin. *Vertus.*

Hæmorrhous ab αἷμα, *sanguis,* & ῥέω, *fluo*, parce que la morsure de ce serpent fait couler le sang de plusieurs parties du corps.

HAERNIA.

Haernia Serapionis, sive Piperella. J. B, *Mungo similis fructus.* Lugd.	*Piperi similis fructus striatus.* C. B. *Caryophyllus Plinianus, sive Negundo.* Imp.

Est un petit fruit des Indes ressemblant au poivre en figure & en grosseur, attaché comme lui à un pédicule court; son écorce est ornée de beaucoup de belles rayes, sa couleur est rougeâtre ou citrine, son goût est aromatique & approchant de celui du gérofle. Quelques-uns croyent que c'est le fruit d'un arbre nommé *Negundo*, dont il sera parlé en son lieu: mais ce sentiment n'est pas généralement reçû; le Haernia contient beaucoup de sel volatil & d'huile.

Il est estimé propre pour dissiper les flatuositez, pour fortifier l'estomac, pour les relâchemens de la luette.

HALEC.

Halec. Halecus. Harengus. En françois, *Haran*, ou *Hareng*.

Est un petit poisson de mer passager fort commun & connu de tout le monde; il est bleu sur le dos & blanc sous le ventre; on le trouve en très-grande quantité dans la mer vers la Bretagne, l'Irlande, l'Ecosse, la Norvege, le Dannemark; il s'attroupe & mulplie beaucoup. On dit qu'en certains tems les Harans se rencontrent en plusieurs endroits de la mer en une telle abondance les uns proche les autres, que les Navires semblent les diviser pour se faire un passage libre; la pêche s'en fait en automne & au printems pendant les brouillars; ils meurent en sortant de la mer. La chair du Haran est de bon goût & de bonne digestion; elle contient beaucoup de sel.

Elle est apéritive, quelques-uns appliquent un Haran salé sur la plante du pied pour faire passer la fiévre.

Ce qu'on appelle Haran frais ou Haran blanc, est celui qui est nouvellement pêché. Haran salé est celui qu'on a saumuré avec du sel pour qu'il puisse être gardé.

Haran pek est du Haran salé que les Hollandois dessalent autant qu'ils peuvent pour le manger tout crud.

Haran sor ou *Haran soret*, est du Haran salé qu'on a laissé sécher & enfumer à la cheminée.

Quand on a salé les Harans, on les met les uns sur les autres dans des caisses ou dans des barils, c'est ce qu'on appelle *encaquer*, ou mettre dans une caque.

Halec ab ἅλς, *sal, vel ab* ἀλικὶς *aut* ἀλυκὸν, *salsamentum*, parce qu'on sale ce poisson & on le conserve dans de la saumure.

HALICA.

Halica étoit autrefois une espece de bouillie ou de cataplâme que les Anciens composoient avec une sorte de froment qu'on appelle *Peautre*, de la craye & du plâtre.

On l'employoit en Médecine pour arrêter la dyssenterie, prise intérieurement, & pour guérir les dartres, appliquée extérieurement.

HALIMUS.

Halimus vulgaris. Matth. Eyst, *Halimus, seu Portulaca marina.* C. B. *Halimus vulgaris, sive Portulaca marina.* Ger.	*Atriplex maritima fruticosa Halimus dicta.* Raii hist. *Atriplex maritima angustissimo folio.* Mor. hist. Pit. Tourn.

Portulaca marina fruticosa quæ Halimus | *Portulaca marina.* Dod.
2. Cluf. J. B. | *Portulaca marina noſtras.* Park.

En françois, *Pourpier de mer*, ou *Soutenelle*.

Eſt une eſpece d'Arroche où un petit arbriſſeau qui pouſſe des rameaux longs d'environ un pied & demi, grêles, plians, ſe couchant la plupart à terre, de couleur bleue ou purpurine blanchâtre, garnies de feuilles oblongues, graſſes, charnues, liſſes, ſemblables à celles du pourpier, mais plus dures & plus blanches, d'un goût ſalé ; ſes fleurs naiſſent aux ſommitez de ſes branches compoſées de cinq ou ſix étamines, de couleur verte tirant ſur le purpurin, ſoutenues par un calice à cinq feuilles. Quand les fleurs ſont tombées, il paroît beaucoup de ſemences menues, preſque rondes, plates comme en l'Arroche ordinaire ; ſa racine eſt ligneuſe. Cette plante ſoutient la rigueur de l'hyver après s'être dépouillé de quelques feuilles ; elle croît aux lieux maritimes & ſablonneux, principalement en Zélande, en Flandre, en Angleterre ; elle contient beaucoup de phlegme, d'huile & de ſel eſſentiel & fixe. Ses feuilles ſont employées dans les alimens, on les confit dans de la ſaumure pour les manger en ſalade. — *Pourpier de mer.*

Sa racine eſt eſtimée bonne pour exciter le lait aux nourrices, pour adoucir les trenchées, pour les convulſions, pour les hernies, pour les diſlocations, étant priſe en poudre ou en décoction. — *Vertus.*

Halimus ab ἅλς, *mare*, parce que cette plante croît aux lieux maritimes. — *Etimologie.*

HARMALA.

Harmala. Dod. pempt. Ger. Pit. Tourn. | *Ruta quæ dici ſolet Harmala.* J. B.
Harmala Syriaca. Ad. Lob. | *Ruta ſylveſtris Syriaca, ſive Harmala.*
Harmel. Geſn. hort. | Park.
Ruta ſylveſtris flore magno albo. C. B. |
Raii hiſt. | En françois, *Rue ſauvage.*

Eſt une plante qui pouſſe pluſieurs petites tiges à la hauteur d'un pied, vertes-noirâtres, rameuſes, en maniere d'un petit arbriſſeau, portant des feuilles alternes, oblongues, découpées en parties étroites, épaiſſes, graſſes, charnues, vertes, d'un goût viſqueux & amer ; ſes fleurs naiſſent au haut des rameaux, compoſées chacune de cinq feuilles blanches diſpoſées en roſe, ayant en leur milieu des étamines jaunes. Quand cette fleur eſt paſſée, il lui ſuccede un fruit plus gros & plus mou que celui de la Rue, preſque rond, relevé de trois coins, diviſé intérieurement en trois loges, où l'on trouve des ſemences inégales, anguleuſes, de couleur obſcure : ſa racine eſt longue, groſſe ſouvent comme le petit doigt, de couleur jaune-pâle. Toute la plante a une odeur forte & déſagréable ; elle croît aux lieux ſablonneux, ſecs, arides ; elle contient beaucoup de ſel & d'huile. — *Rue ſauvage.*

Elle eſt inciſive, atténuante, digeſtive, deſſicative, apéritive ; on s'en ſert pour atténuer les humeurs groſſieres, pour exciter l'urine. — *Vertus.*

Harmala eſt un nom arabe.

HEDERA.

Hedera. Brunf. Trag. Ang. Dod. | *Hedera arborea, ſive ſcandens & corymbo-*
Hedera arborea. C. B. Pit. Tournef. | *ſa communis.* Park.
Hedera communis major & minor. J. B. | *Hedera nigra.* Fuch. Dod. gal. Lonic.
Raii hiſt. | *Hedera major.* Caſtor.

En françois, *Lierre*.

Lierre. Eſt un arbriſſeau ou un arbre dont les rameaux ſarmenteux s'élevent & s'étendent beaucoup en rampant & s'attachant aux arbres voiſins & aux murailles, s'inſinuant dans les jointures des pierres où ils prennent de profondes racines, & les font ſouvent écrouler ; ſon écorce eſt ridée, cendrée, ſon bois eſt dur, blanc ; ſes feuilles ſont grandes, larges, angûleuſes, épaiſſes, dures, roides, unies, vertes tout le long de l'année, luiſantes, d'un goût aſtringent & âcre ; ſes fleurs naiſſent aux extrémitez de ſes branches, compoſées chacune de ſix feuilles, de couleur herbeuſe, elles ſont ſuivies par des bayes rondes peu charnues, groſſes comme celles du Génievre, diſpoſées en grapes, de couleur noire quand elles ſont mûres ; elles renferment chacune cinq ſemences arrondies ſur le dos, & plates ſur les autres côtez, moëlleuſes. Le Lierre croît par tout le long des murailles, dans les jardins, tantôt en arbre, tantôt en arbriſſeau : on ſe ſert en Médecine de ſes feuilles & de ſes bayes ; elles contiennent beaucoup d'huile & médiocrement du ſel eſſentiel.

Vertus. Elles ſont déterſives, vulnéraires, propres pour faire mourir les poux, les lentes, pour la teigne ; on applique les feuilles du Lierre ſur les cauteres pour les mondifier de leur ſanie ; on s'en ſert auſſi en décoction pour les douleurs des oreilles & des dents, pour noircir les cheveux.

Etimolo-gie. *Hedera quòd hæreat arboribus aut muris,* comme qui diroit *adhérant aux arbres & aux murailles.*

Autre eſpece de Lierre. Il y a une autre eſpece de Lierre appellée.

Hedera Poetica. C. B. Pit. Tournef.	*Hedera Dionyſias & Chryſocarpos.*
Hedera Dionyſias Dalechampii. J. B.	Dalech. Lugd.
Raii hiſt.	

Ses feuilles ne ſont point anguleuſes, mais ſeulement pointues vers le bout, moins épaiſſes, moins dures & moins charnues que celles de l'autre Lierre, & d'une couleur verte moins foncée ; ſes bayes ſont belles, de couleur d'or. Cette eſpece de Lierre ſe trouve rarement en France. Les Anciens en faiſoient des couronnes dont ils couronnoient leurs Poëtes, d'où vient qu'on l'appelle *Hedera Poetica, Hedera Dionyſias aut Bachica,* parce qu'on ſe ſervoit de cette eſpece de Lierre dans les réjouiſſances aux fêtes de Bachus.

Etimolo-gie. *Chryſocarpos* à χρυσὸς, *aurum,* & καρπὸς, *fructus,* parce que les bayes de ce Lierre ſont de couleur d'or.

On fait des inciſions aux troncs des plus gros Lierres qui croiſſent dans les pays chauds, comme en Italie, au Languedoc, en Provence, pour en faire ſortir une gomme ou réſine qui ſe durcit en peu de tems, & qu'on appelle *Gummi Hedera* ou *gomme de Lierre ;* elle doit être jaune, rougeâtre, tranſparente, d'une odeur forte, d'un goût âcre & aromatique. La plus grande partie de celle qu'on vend chez les Droguiſtes vient des Indes par Marſeille ; elle contient beaucoup d'huile & de ſel.

Gomme de Lierre.
Choix.

Vertus. Elle eſt propre pour faire tomber le poil étant appliquée deſſus, pour tuer les lentes, pour diſcuter, pour réſoudre ; on en employe dans quelques onguens, comme dans celui d'Althæa.

HEDERA TERRESTRIS.

Hedera terreſtris. Matth. Ger. Raii hiſt.	*Chamaciſſus, ſive Hedera terreſtris.* J. B.
Hedera terreſtris vulgaris. C. B.	*Calamintha humilior folio rotundiori.* P. T.
Chamæclema. Cord. hiſt.	*Humilis hedera.* Ad. *Corona terra.* Lob.
Melacociſſos. Lugd.	*Hedera terreſtris, ſive Chamaciſſus.* Dod.

Corona terra.

En

En françois, *Lierre terreſtre, Terrette.*

Eſt une eſpece de Calament, ou une plante qui pouſſe des petites tiges longues d'environ demi pied, baſſes, rampantes à terre, grêles, quarrées, nouées, quelquefois rougeâtres, portant des feuilles rondes, dentelées en leurs bords, velues, un peu rudes, attachées par de longues queues, oppoſées l'une à l'autre d'eſpace en eſpace : ſes fleurs naiſſent en bouquets dans les aiſſelles des feuilles, elles ſont formées en gueule ou en tuyau découpé par le haut en deux lévres, de couleur bleue. Quand cette fleur eſt paſſée, il lui ſuccede quatre ſemences oblongues jointes enſemble & enfermées dans une capſule qui a ſervi de calice à la fleur. Sa racine eſt menue, blanchâtre ; toute la plante a une odeur aſſez forte & un goût amer : elle croît aux lieux ombrageux, contre les murailles, contre les hayes ; il y en a deux eſpeces : une plus *grande* & une plus *petite* : la plus grande eſt la plus commune qui vient d'être décrite : la plus petite eſt la plus belle, ſes tiges ſont plus courtes, mais plus relevées ou moins rampantes qu'en l'autre ; ſes feuilles ſont plus petites, & ſes fleurs d'un plus beau bleu ; on la trouve aux lieux humides, vers les vieux arbres. Le Lierre terreſtre contient beaucoup de ſel eſſentiel & d'huile.

Il eſt apéritif, déterſif, vulnéraire ; on l'employe pour la pierre, pour le ſcorbut, pour les obſtructions, pour les ulceres du poumon, pour l'aſthme, pour la colique ; on le prend en décoction.

On a donné le nom de Lierre à cette plante à cauſe de quelque reſſemblance qu'on a crû trouver de ſes tiges rampantes & de ſes feuilles avec celles du véritable Lierre ; mais il eſt difficile d'appercevoir en quoy conſiſte cette reſſemblance.

Chamæciſſus à χαμαὶ, *humilis, &* κισσός, *hedera,* comme qui diroit, *Lierre bas ou petit Lierre.*

Terrette.

Grande, Petite.

Vertus.

Etimologie.

HEDYPNOIS.

Hedypnois annua. Pit. Tournefort.
Hieracium capitulum inclinans, femine adunco. C. B.

Hieracium facie Hedypnois. Lob. icon.
Rhagadiolus. Cæſ.

Eſt une plante dont les feuilles reſſemblent en quelque maniere à celles de la chicorée ſauvage, ſinueuſes, rudes ; ſa tige ſoutient en ſon ſommet une tête preſque cilindrique, courbée, garnie de demi-fleurons, leſquels étant tombez, cette tête devient un fruit fermé à peu près comme un petit melon, & qui en mùriſſant s'ouvre & laiſſe paroître deux ſortes de graines : celles qui ſont vers le milieu ont un chapiteau ou une broſſe de poil ordinairement fort rude ; mais celles qui ſont à la circonférence ſont terminées en haut par un petit rebord membraneux, & ſont enchaſſées dans une des feuilles qui forment l'extérieur de ce fruit. Cette plante croît dans les champs aux pays chauds, proche de Montpellier. Si on la tranſplante & qu'on la cultive dans les jardins, elle perd preſque toute ſon âcreté.

Elle eſt apéritive, déterſive, vulnéraire.

Vertus.

HEDYSARUM.

Hedyſarum clypeatum flore ſuaviter ruben-te. Eyſtet. Pit. Tournef.
Hedyſarum clypeatum vulgare. Park.
Onobrychis ſemine clypeato aſpero major. C. B.

Hedyſarum clypeatum. Ger. emac. Raii hiſt.
Aſtragalus Romanus, ſive Hedyſarum clypeatum ſiliqua aſpera. J. B.
En françois, *Sainfoin d'Eſpagne.*

Fff

Sainfoin d'Espagne.

Eſt une plante qui pouſſe des tiges à la hauteur de trois pieds, aſſez groſſes, ſe couchant à terre ; ſes feuilles reſſemblent en quelque façon à celles de la Régliſſe, mais un peu plus courtes, plus larges, ſans poil, excepté en leurs bords où il y en a quelquesuns, attachées pluſieurs le long d'une côte qui eſt terminée par une ſeule feuille. Ses fleurs naiſſent en épis ſur des pédicules particuliers qui ſortent des aiſſelles des feuilles : elles ſont légumineuſes, reſſemblantes à celles du Genêt, mais d'une belle couleur rouge, ſoutenues chacune par un calice dentelé. Quand cette fleur eſt paſſée, il naît en ſa place une gouſſe rude, compoſée de trois ou quatre pieces preſque rondes, attachées bout à bout, & renfermant chacune une ſemence qui a la figure d'un petit rein ou d'un petit bouclier. Cette plante a une odeur aſſez agréable ; elle croît aux lieux montagneux, comme ſur les Alpes, & ſe cultive dans les jardins : elle contient beaucoup de ſel & d'huile.

Vertus.

Elle eſt inciſive, atténuante, apéritive, déterſive, vulnéraire ; on s'en ſert intérieurement & extérieurement.

HELENIUM.

Helenium. Matth. Dod. Ger. Eyſtet.	*Enula campana.* Brunf. Cam.
Helenium vulgare. C. B.	*Helenium, ſive Enula campana.* J. B.
Elenion. Trag.	Park. Raii hiſt.
Inula, vulgò Enula campana. Geſn. hort.	*Aſter omnium maximus, Helenium dictus.* Pit. Tournef.

En françois, *Aunée*, ou *Enule campane*.

Enule campane. *Voyez* Pl. IX. fig. 16.

Eſt une eſpece d'Aſter, ou une plante qui pouſſe premiérement de ſa racine des grandes feuilles plus longues & plus larges que celles du Bouillon blanc, couchées à terre, pointues, molles, crénelées en leurs bords, de couleur verte-pâle en deſſus, blanche en deſſous, attachées à des queues courtes : il s'éleve d'entr'elles une ou pluſieurs tiges à la hauteur de quatre ou cinq pieds, droites, rougeâtres, garnies de poil, creuſes en dedans, jettant quelques rameaux revêtus de feuilles ſans queues. Ses fleurs naiſſent aux ſommets de ſes tiges & de ſes rameaux, grandes, larges, orbiculaires, radiées, jaunes, un peu odorantes, compoſées chacune d'un amas de fleurons environnez d'une couronne formée par des demi fleurons. Quand ces fleurs ſont paſſées, il leur ſuccede des têtes larges, chargées de ſemences oblongues, grêles, qui portent chacune une aigrette. Sa racine eſt longue, groſſe, charnue, de couleur obſcure en dehors, blanche en dedans, d'une odeur forte, d'un goût aromatique, amer & âcre. Cette plante croît aux lieux ombrageux, gras, dans les prez, ſur les montagnes : ſa racine eſt ſouvent employée en Médecine, elle contient beaucoup d'huile & de ſels eſſentiel & fixe.

Vertus.

Elle eſt déterſive, atténuante, vulnéraire, ſudorifique, propre pour l'aſthme, pour les ulceres du poumon, pour réſiſter au venin, contre la morſure des ſerpens, pour fortifier l'eſtomac & aider à la digeſtion, étant priſe intérieurement ; on s'en ſert auſſi extérieurement pour la gratelle.

Etimologies.

Helenium ab Helena, parce qu'Helene fut la premiere qui mit en uſage cette plante contre la morſure des ſerpens ; ou parce que les Poëtes anciens ont dit qu'elle avoit pris naiſſance des larmes d'Helene, lorſqu'elle eut été enlevée d'avec ſon mari.

Aſter, parce que ſa fleur eſt radiée.

HELIANTHEMUM.

Helianthemum vulgare. Park.	*Helianthemum vulgare flore luteo.* J. B.
Helianthemum Anglicum luteum. Ger.	Pit. Tourn.

Panax Chironium, five Flos Solis. Matth.
Chamæciftus vulgaris, flore luteo. C. B.
Raii hift.

Flos Solis. Dod.
Hyffopus campeftris. Trag.
Confolida aurea Chirurgis. Cordi fchol.

En françois, *Eliantheme. Herbe d'or. Hyfope des Garigues.*

Eft une plante qui pouffe des petites tiges grêles, rondes, velues, couchées à terre, revêtues de feuilles oblongues, étroites, attachées à des queues courtes, oppofées le long des branches, velues, un peu plus larges que celles de l'Hyfope, finiffant en une pointe obtufe, vertes en deffus, blanchâtres en deffous, d'un goût glutineux. Ses fleurs naiffent difpofées comme en longs épis vers fes fommitez, les unes fur les autres, & fufpendues par des pédicules, compofées chacune de cinq feuilles difpofées en rofe, jaunes, & de plufieurs étamines de la même couleur, foutenues par un calice à trois feuilles, marqué de lignes rouges. Quand cette fleur eft paffée, il lui fuccede un fruit affez gros, prefque rond, qui s'ouvre en trois parties, où font contenues des femences prefque rondes, rouffes : fa racine eft ligneufe, blanche. Cette plante croît dans les bois, aux lieux montagneux, elle contient beaucoup d'huile & de fel effentiel. *Herbe d'or.*

Elle eft vulnéraire, propre pour arrêter les cours de ventre & les hémorragies, étant prife en décoction. *Vertus.*

Helianthemum ab ἥλιος, *fol, &* ἄνθη, *flos,* comme qui diroit, *Fleur du Soleil,* ou *Fleur dorée,* car la fleur de cette plante eft de couleur d'or. *Etimologies.*

Chamæciftus à χαμαί, *humilis, & Ciftus, Cifte,* comme qui diroit, *Cifte bas.*

HELIANTHEMUM TUBEROSUM.

Helianthemum tuberofum Indicum. C. B.

Corona Solis parvo flore, tuber ofa radice. Pit. Tournefort.

En françois, *Topinambours,* ou *Poires de terre.*

Eft une plante haute d'environ quatre pieds ; fes feuilles font grandes, larges & pointues : fes fleurs font belles, jaunes, radiées, & femblables aux fleurs de Soleil que l'on cultive dans les jardins ; fa femence eft menue, fa racine eft divifée en plufieurs branches aufquelles font attachées les Topinambours, que tout le monde connoît, parce qu'on s'en fert beaucoup dans les cuifines : ils font gros comme des poires, boffus, de figure inégale de même que les Truffes, mais liffes, charnus, rougeâtres en dehors, blancs en dedans, d'un goût doux, approchant, quand ils font cuits, de celui de l'Artichaut. On cultive cette plante dans les jardins potagers. *Topinambours.*

Son origine vient du pays des Topinambours dans les Indes ; fa racine contient beaucoup d'huile & de phlegme, peu de fel. *Etimologie.*

Elle eft déterfive, aftringente, pectorale, propre pour arrêter les cours de ventre, étant mangée ou prife en décoction. *Vertus.*

HELIOTROPIUM.

Heliotropium, en françois, *Heliotrope, Herbe aux Verrues,* eft une plante dont il y a deux efpeces principales, une grande & une petite. *Herbe aux Verrues.*

La premiere eft appellée, *Premiere efpece.*

Heliotropium majus. Lob. Ger. Park.
Raii hift.
Heliotropium majus flore albo. J. B.

Heliotropium majus Diofcoridis. C. B.
Pit. Tourn.
Herba cancri major. Lon.

F f f ij

Elle pousse une tige à la hauteur d'environ un pied, cotoneuse, blanchâtre, remplie de moëlle, rameuse : ses feuilles sont semblables à celles du Basilic, oblongues, arrondies, nerveuses, blanchâtres, velues. Ses fleurs naissent aux sommitez de la tige & des rameaux en maniere d'épis blancs, longs, lanugineux, contournez & représentant en figure la queue d'un scorpion. Chacune de ces fleurs est un petit bassin plissé en étoile dans le centre, & découpé ordinairement en cinq parties, parmi lesquelles on en trouve le plus souvent cinq autres beaucoup plus petites, placées alternativement. Quand cette fleur est passée, il lui succede quatre semences jointes ensemble, oblongues, voutées sur le dos, & aplaties dans les faces par où elles se touchent, de couleur cendrée. Sa racine est simple, ligneuse.

Seconde espece.

La seconde espece est appellée,

Heliotropium Tricoccum. C. B.	*Heliotropium parvum Dioscoridis.* Lob.
Ricinoides ex quâ paratur Tournesol Gallorum. Pit. Tourn.	*Heliotropium minus Clusii, seu Tricoccum.* Plin. Lob.

En françois, Tournesol.

Tournesol.

Elle pousse plusieurs tiges longues à peu près comme la main, foibles, rameuses, un peu lanugineuses. Ses feuilles sont semblables à celles de la premiere espece, mais plus petites ; ses fleurs sont aussi un peu courbées en queue de scorpion aux sommitez des branches, de couleur blanchâtre ou jaunâtre. Les semences qui les suivent ne sont point jointes quatre à quatre comme en la grande espece ; mais elles naissent ordinairement trois à trois, quelquefois deux à deux ou seules, plus grosses, bleuâtres & envelopées d'une membrane. Sa racine est petite, noirâtre en dehors.

L'une & l'autre espece croissent dans les champs, le long des chemins, aux lieux sablonneux, vers les édifices ; elles contiennent beaucoup d'huile & de sel essentiel.

Vertus.

Elles sont propres pour résoudre & dissiper les verrues, cueillies au mois d'Avril, quand elles sont dans leur plus grande vigueur, pour résister à la gangrenne, pour déterger les ulceres putrides, pour les scrophules, pour la goutte, pour appaiser la douleur de tête, étant appliquées extérieurement : on en donne aussi intérieurement pour exciter l'urine & les mois aux femmes.

La seconde espece sert aux Teinturiers. *Voyez les Mémoires de l'Academie.*

Etimologie.

Heliotropium ab ἥλιος, *Sol,* & τρέπω, *verto,* parce que l'herbe aux verrues fleurit pendant le solstice d'été, lorsque le Soleil revient vers l'équateur.

HELIOTROPIUS GEMMA.

Heliotropius, sive Jaspis Orientalis, (Boet. de Boot.) En françois, *Pierre d'Héliotrope.*

Pierre d'Héliotrope.

Est une espece de pierre prétieuse, de couleur verte, traversée de points ou de veines rouges comme du sang. Elle naît parmi les Jaspes les moins beaux, & avec le Prasius. Elle est même souvent la matrice ou la matiere dont se forment le Prasius, l'Emeraude, & les autres pierres prétieuses vertes. On en trouve aux Indes, en Ethiopie, en Afrique, en Cypre, & même en Allemagne.

Vertus.

Elle est propre comme les autres matieres alkalines, étant broyée subtilement, pour arrêter les cours de ventre, les hémorragies, pour absorber & adoucir les acides. On lui attribue encore des vertus cardiaques, céphaliques, stomacales, pour résister au venin, pour l'épilepsie, pour aider à la digestion, pour empêcher la génération de la pierre : mais ces qualitez ne se montrent point par l'expérience.

Etimologie.

Heliotropius, ab ἥλιος, *Sol,* & τρέπω, *verto,* comme qui diroit *pierre qui se tourne vers le Soleil :* Pline dit qu'on lui a donné ce nom, à cause qu'étant mise dans un vaisseau rempli d'eau, & approchée du Soleil, elle jette dans ses rayons une couleur de sang ; mais il faut que cet Auteur ait été trompé dans l'expérience, ou bien que les pierres d'Héliotrope de son tems fussent différentes des nôtres, car celles que nous voyons ne produisent rien de semblable.

HELLEBORASTRUM.

Helleborus niger fœtidus. C. B.　　|　*Veratrum nigrum* 3. Dod.

En françois, *Pied de Griffon.*

* Est un Ellébore qui vient à la campagne, & qui diffère du véritable par sa tige plus haute, plus garnie de feuilles & de fleurs, & par ses racines tout-à-fait blanches : ses feuilles sont étroites, ses fleurs verdâtres ; cette plante est en fleur en Février : ses racines servent à faire des setons.

Pied de Griffon.

HELLEBORINE.

Helleborine. Dod. Ger. Raii hist.
Helleborine latifolia montana. C. B. Pit. Tournefort.

Helleborine Dodonæi. J. B.
Epipactis, sive Elleborine. Cam. ep.
Damasonium Calliphyllon. Cord. hist.

En françois, *Elléborine.*

Est une plante qui pousse une ou plusieurs tiges à la hauteur d'un pied & demi, rondes, sans rameaux, poudrées d'une maniere de farine ; ses feuilles sont semblables à celles de l'Ellébore blanc, mais beaucoup plus petites, sans queues, nerveuses, d'un goût amer ; ses fleurs garnissent & ornent leurs tiges depuis presque la moitié jusqu'à leurs sommitez, par intervales & alternativement : elles sont composées chacune de six feuilles inégales, blanches & purpurines, lesquelles étant passées, leur calice devient un fruit dont la figure approche de celle d'une lanterne à trois côtez : il renferme des semences très-menues, semblables à de la sciure de bois ; sa racine consiste en beaucoup de fibres blanches d'un goût amer. Elle croît aux lieux montagneux & ombrageux : elle contient beaucoup d'huile & de sel essentiel.

Elléborine.

Elle est détersive, vulnéraire.

Helleborine est un diminutif d'*Helleborus,* & l'on a donné ce nom à l'Elléborine, parce que ses feuilles semblent ne différer d'avec celles de l'Ellébore blanc, qu'en ce qu'elles sont plus petites.

Vertus,

Etimologie.

HELLEBORUS NIGER.

Helleborus niger. Ad. Lob.
Elleborus niger verus. Ger. Park. Raii hist.
Elleborus niger legitimus. Cluf. hist.
Elleborum nigrum. Matth. Cast. Lugd. Cam.

Helleborus niger flore roseo. C. B.
Helleborus niger flore albo, interdum etiam valdè rubente. J. B.
Helleborus niger angustioribus foliis. Pit. Tournef.

En françois, *Ellébore noir.*

Est une plante qui pousse de sa racine des queues longues, rondes, pleines de suc, marquetées de points purpurins comme en la Serpentaire, portant chacune ordinairement neuf feuilles rangées en main ouverte, assez fermes & épaisses, fort vertes, lisses, dentelées en leurs bords : il s'éleve d'entre les queues de ces feuilles un pédicule long environ comme la main, marqué de taches, plein de suc, soutenant des fleurs à cinq feuilles disposées en rose assez large, de couleur incarnate ou blanche mêlée de purpu-

Ellébore noir.
Voyez Pl. VI. fig. 2.

rin ou rouge, ayant en leur milieu plufieurs étamines courtes, jaunes : il naît auffi entre les feuilles & les étamines de cette fleur, plufieurs cornets difpofez en couronne à la bafe du piftile ; ces fleurs durent long-tems fur la plante fans tomber : quand elles font paffées, il leur fuccede un fruit compofé de plufieurs gaînes membraneufes, ramaffées en maniere de tête, & renfermant des femences menues, prefque rondes, noires : fa racine eft garnie de beaucoup de fibres, de couleur noire en dehors, grife en dedans. Cette plante croît aux lieux rudes, incultes, montagneux.

Les racines de l'Ellébore noir font employées en Médecine ; on nous les envoye féches des Alpes, & de plufieurs autres pays.

Choix. Elles doivent être choifies bien nourries, groffes, récentes, garnies de longues fibres, nettes, de couleur noirâtre. Elles contiennent beaucoup de fel âcre & de l'huile.

Vertus. Elles purgent par haut & par bas ; elles détachent les humeurs mélancoliques & bilieufes brûlées : on s'en fert pour la mélancolie hypocondriaque, pour la manie, pour *Dofe.* la folie, pour la fiévre quarte. La dofe en eft depuis demi-fcrupule jufqu'à une dragme, réduite en poudre fubtile : on en fait prendre auffi en infufion & en extrait ; elle entre dans plufieurs compofitions de Pharmacie.

L'Ellébore noir dont il eft ici queftion, eft l'efpece dont on fe fert préfentement en Médecine ; mais on employoit du tems d'Hippocrate & de Théophrafte un Ellébore qui avoit beaucoup plus de qualité émétique & purgative. M. Tournefort, dans la relation de fon voyage fait au Levant par ordre du Roy Louis XIV. donne la defcription d'un Ellébore qu'il a trouvé au pied du mont Olympe, & qu'il appelle *Helleborus Orientalis ampliffimo folio, caule praalto, flore purpurafcente,* & qu'il croit être l'Ellébore de ces Anciens. *Voyez Tome II. page* 474.

HELLEBORUS NIGER HIPPOCRATIS.

Helleborus niger Hippocratis. Tab. icon.	*Elleborine tenuifolia.* Cord. hift.
Helleborus niger tenuifolius Buphthalmi flore. C. B. Pit. Tournef.	*Ranunculus Fœniculaceis foliis, Hellebori nigri radice.* H. R. Monfp.
Helleborus niger ferulaceus Theophrafti. Ad. Lob.	*Buphthalmum Dodonai, aliis Confiligo tenuifolia.* J. B.

En françois, *Ellébore noir d'Hippocrate.*

Ellébore noir d'Hippocrate. Eft une efpece de Renoncule, ou une plante qui pouffe de fa racine quelques petites tiges grêles, canelées, aufquelles font attachées des feuilles découpées menu comme celles du fenouil, d'une odeur qui n'eft point agréable quand elles font écrafées, d'un goût tirant fur l'amer : fes fleurs font belles, jaunes, difpofées en rofe, d'une odeur un peu douce, compofées chacune de feize feuilles oblongues, canelées, pointues, un peu crénelées vers leurs pointes, rangées en rond, & entourant plufieurs belles étamines ; il s'éleve de leur milieu un piftile qui devient un fruit oblong, renfermant des femences ovales : fa fleur eft foutenue par un calice compofé de cinq feuilles velues, vertes : fa racine eft affez femblable à celle de notre Ellébore noir ordinaire, mais fes fibres font plus menues ou plus disjointes ou éloignées les unes des autres ; fon goût eft amer & fort âcre. Cette plante croît aux lieux fecs, rudes, déferts, montagneux : elle fleurit au mois d'Avril ou de May.

Vertus. Sa racine eft fort purgative ; elle purge par haut & par bas ; elle eft propre pour la mélancolie hypocondriaque, pour la folie, pour la fiévre quarte, pour détacher les humeurs tartareufes trop adhérantes ; toute la plante eft réfolutive, appliquée extérieurement.

Etimologie. *Helleborus, gracè* ἐλλέβορος, *ab* ἐλεῖν, *perimere,* tuer, & βορὰ, *efus,* mangeaille ;

comme qui diroit *plante qui tue ceux qui en mangent*, parce qu'on a crû autrefois que l'Ellébore étoit un poison.

HEMIONITIS.

Hemionitis. Matth. J. B. Raii hist.
Hemionitis vulgaris. C. B. Pit. Tournef.

Hemionitis sive sterilis. Lob.
Hemionitis major. Ger. Park.

En françois, *Emionite.*

Est une plante semblable à la Langue de cerf, excepté que ses feuilles ont deux gran- Emionite. des oreilles à leur base ; elle croît dans les bois, aux lieux ombrageux, humides, gardant sa verdeur presque tout le long de l'année. Elle contient beaucoup d'huile & de sel essentiel.

Elle est pectorale, un peu asttingente, vulnéraire, propre pour le crachement de Vertus. sang, pour les maladies de la ratte, pour purifier le sang, pour adoucir l'âcreté des humeurs ; on s'en sert ordinairement pour l'intérieur en décoction, & quelquefois on l'employe dans les remedes extérieurs.

Hemionitis, ab ἡμίονος, *mula, quasi mularia*, parce que cette plante a été estimée sté- Etimologie. rile comme la mule.

HEPATICA.

Hepatica. Brunf. Lon. *Prima* Tab.
Hepatica terrestris. Ger.
Lichen, sive Hepatica vulgaris. Park. Raii hist.
Marchantia. Act. ac. R. P.

Lichen petraus latifolius, sive Hepatica fontana. C. B.
Lichen, sive Hepatica montana. J. B.
Jecoraria, seu Hepatica fontana. Trag.
En françois, *Epatique.*

Est une espece de mousse ou une plante qui pousse des feuilles grasses, charnues, Epatique. posees les unes sur les autres comme des écailles, découpées, vertes en dessus, cotoneuses ou mousseuses en dessous, attachées par des filamens aux murailles des puits & des fontaines. Quand ces feuilles vieillissent, il s'éleve d'entre elles des pédicules courts, grêles, tendres, soutenant chacun un chapiteau d'où sortent des feuilles jaunes en cloches ; ses fruits sont renfermez dans des godets attachez aux feuilles. *Voyez les Mémoires de l'Académie*, 1713. Cette plante croît aux lieux ombrageux, humides, pierreux ; elle contient beaucoup d'huile & de sel essentiel.

Elle est détersive, apéritive ; on s'en sert pour les maladies du foye, de la ratte, pour Vertus. la gratelle, pour purifier le sang, prise en décoction ; elle entre dans la composition du sirop de chicorée.

Hepatica, ab ἧπαρ, *jecur*, foye, parce que cette plante est estimée particuliérement Etimologies. pour les maladies du foye.

Lichen, parce qu'en purifiant le sang, elle guérit les dartres & les démangeaisons de la peau, lesquelles on appelle *Lichenes* ou *Lichena.*

HEPATUS.

Hepatus. Jonst. *Jecur marinum.* Hermol. *Jecorinum,* Gazæ.

Est un gros poisson de mer, dont la figure & la couleur approchent de celle du foye d'un homme ; il est couvert d'écailles rudes ; son museau est court ; ses dents sont en scie ; ses yeux sont grands ; on trouve dans sa tête deux petites pierres ; sa queue est grande & large, marquée d'une tache noire. Ce poisson est stupide, peu vindicatif ; sa chair est entre dure & tendre, bonne à manger.

Vertus.

Son foye est résolutif; on l'applique sur les tumeurs & sur les parties attaquées de goutte.

Les pierres qu'il renferme dans sa tête, sont apéritives par les urines, & astringentes par le ventre.

Etimologie.

Hepatus, *ab hepate*, parce que ce poisson a la couleur & la figure d'un foye.

HERBA JOHANNIS INFANTIS.

Herbe de Jean Infant.

Herba Johannis Infantis (Monardi.) en françois, *Herbe de Jean Infant*, est une petite plante de la nouvelle Espagne, dont les feuilles ressemblent à celles de l'Oseille ; mais elles sont un peu velues & âpres au toucher.

Vertus.

Elle est détersive, vulnéraire, digestive, astringente, consolidante ; elle arrête le sang des playes, étant écrasée & appliquée dessus.

Etimologie.

Monard dit que l'usage de cette plante lui a été premiérement montré par un certain Indien serviteur d'un Espagnol appellé *Jean Infant*, dont la plante a pris le nom.

HERBA LANUGINOSA.

Herba lanuginosa (G. Pison) est une petite plante du Brésil, agréable à la vûe ; ses tiges sont basses ; ses feuilles sont petites, oblongues, belles ; son fruit est rond, verd, fade au goût ; sa racine est menue, petite, d'un goût qui n'est pas désagréable, un peu amer avec certaine astriction : les tiges, les feuilles & les fruits de cette plante sont couverts d'une laine longue & molle ; c'est d'où elle a pris son nom.

Vertus.

Sa racine est un fort bon remede pour les flux de ventre provenant de cause froide.

HERBA MOLUCANA.

Herba molucana (Acostæ) est une plante de la nouvelle Espagne, qui croît ordinairement à la hauteur de trois ou quatre pieds, mais qui monte quelquefois à plus de sept pieds, d'une belle couleur verte ; sa tige est menue, tendre, un peu creuse, foible, ayant besoin d'être soutenue avec des perches, s'étendant & s'épendant sur la terre, jettant beaucoup de rameaux qui s'enracinent & rampent de telle sorte, qu'une seule plante ou un rameau transplanté occupe un grand lieu en peu de tems ; ses feuilles sont semblables à celles du Sureau, fort molles & tendres, dentelées aux environs ; sa fleur ressemble fort à celle de la Camomille, mais elle est un peu plus grande, de couleur jaune. Cette plante demeure verte tout le long de l'année ; elle croit aux lieux fertiles,

Etimologie.
Brungara aradna.

humides, en *Moluco*, d'où est venu son nom. Les Indiens l'appellent *Brungara aradna*, c'est-à-dire *qui a la fleur jaune*; on se sert en Médecine de sa seconde écorce & de ses feuilles.

Vertus.

Elles sont vulnéraires ; elles guérissent les ulceres récens & invétérez les plus malins, elles les détergent & les consolident ; on les applique en substance, après les avoir ramollies par le feu ou pilées : ou bien on en fait un onguent en les mêlant avec de la cire & de l'huile ; elles adoucissent les douleurs, elles arrêtent le sang.

On appelle cette plante communément aux Indes *le remede des pauvres & la ruine des Chirurgiens*, à cause de ses grandes vertus pour les playes.

HERBA PARIS.

Herba Paris. Dod. pempt. Park. J. B. Raii hist. Pit. Tournef.	*Solanum quadrifolium bacciferum.* C. B. *Paris herba.* Lon. Cam.
Aconitum pardalianches. Fuch. Tur.	*Aconitum salutiferum.* Tab.

En françois, *Raisin de Renard*.

Est

Eſt une plante qui pouſſe une ſeule tige à la hauteur de près d'un demi-pied, médio-   Raiſin de
crement groſſe, ronde, ferme, ſolide, verte en haut, rougeâtre en bas, portant quatre   Renard.
feuilles diſpoſées en croix, oblongues, larges, vineuſes, ridées, un peu pointues,
noirâtres ; ſa ſommité ſoutient une petite fleur herbacée à quatre feuilles vertes, rangées auſſi en croix, ordinairement longues, étroites, & entre-mêlées de quelques étamines ſoutenues par un calice auſſi à quatre feuilles ; il ſuccede à cette fleur une baye
ou fruit mou, gros comme un raiſin, relevé de quatre coins arrondis, de couleur obſcure, de méchante odeur, diviſé en quatre cellules remplies de ſemences menues,
ovales, blanches : ſa racine eſt longue, menue, noueuſe, rampante ; elle croît dans les
bois ombrageux, principalement en terre graſſe ; elle contient beaucoup d'huile, de
phlegme, & de ſel eſſentiel.

Sa baye & ſes feuilles ſont condenſantes, rafraîchiſſantes, réſolutives ; ſa baye par-   Vertus.
ticuliérement eſt eſtimée contre la peſte & contre les autres maladies contagieuſes,
étant priſe intérieurement ; on applique ſes feuilles ſur les bubons peſtilentiels.

HERBA TRIENTALIS

Herba trientalis. J. B. Cord. obſ. Franc.	*Alſinanthemos.* Thal.
Pyrola Alſines folio, ſive Europæa. C. B.	*Alſine alpina.* Swenck.

Eſt une plante qui pouſſe une petite tige à la hauteur de la main, ronde, menue,
tendre, ſans poil, portant en ſa ſommité comme en ombelle ſix ou ſept feuilles ſur une
queue courte, oblongues ou ovales, pointues, de couleur verte-pâle, & au-deſſous des
feuilles plus petites & reſſemblantes à celles du Serpolet ; il s'éleve d'entre ces feuilles
ordinairement deux pédicules menus comme des fibres, rougeâtres, qui ſoutiennent
chacune une petite fleur étoilée, blanche. Cette plante croît dans les bois aux lieux
montagneux, & peut être placée parmi les Lyſimachies.

Elle eſt vulnéraire & aſtringente ; on s'en ſert extérieurement.   Vertus.

HERBA *vel* FLOS TRINITATIS.

Herba Trinitatis. Brunf. Fuch. Lon.	*Viola flammea, coloria, calida.* Ad. Lob.
Viola tricolor. Dod. Cluſ. Ger.	*Jacea, ſive flos Trinitatis.* Matth.
Viola Trinitatis 1. Tab.	*Violæ nigræ perſimilis, flos Trinitatis, vel*
Viola tricolor hortenſis repens. C. B.	*Heptachrum.* Geſn. hort.
Jacea major, ſive Viola tricolor. Caſt.	*Jacea tricolor, ſive Trinitatis flos.* J. B.
Viola tricolor major & vulgaris. Park.	Raii hiſt.

En françois, *Penſée.*

Eſt une eſpece de Violette, ou une plante dont les tiges ſont rampantes, rameuſes,   Penſée.
portant des feuilles les unes rondes comme celles du Lierre terreſtre, les autres oblongues, dentelées autour ; ſes fleurs ſont des violettes de trois couleurs, bleue, purpurine ou blanche, & jaune, ſans odeur, compoſées chacune de cinq feuilles, ayant en
deſſous une maniere d'éperon, ſoutenues par un calice diviſé juſqu'à la baſe en cinq
parties : après que la fleur eſt paſſée, il paroît une coque qui contient des ſemences menues : ſa racine eſt fibreuſe. On cultive cette plante dans les jardins ; elle contient beaucoup de ſel eſſentiel & d'huile.

Elle eſt déterſive, inciſive, vulnéraire, pénétrante, ſudorifique ; on s'en ſert pour   Vertus.
les ulceres du poumon, pour les obſtructions de la matrice, pour la gale.

Herba Trinitatis, & Viola tricolor, parce que cette plante eſt une eſpece de violette   Etimolo-
dont la fleur a trois couleurs.   gie.

HERMODACTYLUS.

Hermo-dacte.

Hermodactylus, en françois, *Hermodacte*, eſt une racine tubéreuſe ou bulbeuſe, groſſe comme une petite châtaigne, ayant la figure d'un cœur, de couleur rougeâtre en dehors, fort blanche en dedans, de ſubſtance légere, fongueuſe, ſans fibres, facile à rompre, & ſe réduiſant aiſément en poudre ſemblable à de la farine, d'un goût douçâtre, un peu glutineux. Elle nous eſt apportée ſéche d'Egypte, de Syrie. On n'eſt pas encore bien ſûr de l'eſpece de plante qu'elle pouſſe : la commune opinion veut que ce ſoit une eſpece de Colchique, appellée par Gaſpard Bauhin, *Colchicum radice ſiccata alba* ; & par Lobel, *Hermodactylus non venenatus officinarum.*

Les autres croyent que c'eſt une eſpece d'Iris tubéreux, appellé par Gaſpard Bauhin *Iris tuberoſa folio anguloſo* ; par Matthiole, *Hermodactylus verus* ; & par M. Tournefort, *Hermodactylus folio quadrangulo.*

Pomet, Auteur moderne, eſt ſur ce ſujet d'une opinion bien différente ; il prétend que l'Hermodacte n'eſt pas une racine, mais un fruit qui naît à un arbre d'Egypte. Les preuves qu'il en rapporte ſont deux : la premiere, parce que cette drogue a bien plutôt la figure d'un fruit que celle d'une racine : la ſeconde, parce qu'on lui a écrit de Marſeille que les Hermodactes venoient d'Egypte, & que c'étoit le fruit d'un grand arbre.

La premiere raiſon ne me paroît pas bonne ; car je trouve que l'Hermodacte a pour le moins auſſi-bien la figure d'une racine tubéreuſe ou bulbeuſe, que celle d'un fruit ; & ſi l'on conſidere ſa ſubſtance, elle eſt ſemblable à celle de la racine d'Arum & de pluſieurs autres.

La ſeconde raiſon ne me ſemble pas aſſez convaincante ; car il ſe peut faire que ceux qui lui ont écrit de Marſeille que l'Hermodacte étoit un fruit, n'avoient pas été bien informez eux-mêmes.

Choix. On doit choiſir les Hermodactes groſſes, nouvelles, bien nourries & bien ſéchées, entieres, ſans vermoulures, à quoi elles ſont fort ſujettes, rougeâtres en dehors, blanches en dedans. Elles contiennent beaucoup d'huile & de ſel eſſentiel.

Vertus. Elles purgent doucement les humeurs pituiteuſes du cerveau & des jointures ; elles excitent la ſueur.

Etimologie. *Hermodactylus, ab* ἑρμῆς, *Mercurius,* & δάκτυλος, *digitus* ; parce qu'on a trouvé quelque reſſemblance des Hermodactes avec les dernieres phalanges des doigts.

HERNIARIA.

Herniaria. J. B. Raii hiſt. Pit. Tournef. *Herniaria multigrana ſerpillifolia.* Ad. *Millegrana major, ſive Herniaria vulgaris.* Park.	*Polygonum minus, ſive Millegrana major.* C. B. *Herba Turca.* Lob. Cæſ. En françois, *Herniole, Turquette.*

Turquette. Eſt une petite plante baſſe qui pouſſe beaucoup de petites tiges ou rameaux noueux qui ſe répandent & s'étendent par terre en rond, s'accrochant & s'entremêlant les uns dans les autres ; ſes feuilles ſont fort petites, ayant la figure de celles du Serpolet, d'un verd jaune, d'un goût âcre. Il ſort de leurs aiſſelles un grand nombre de petites fleurs à étamines jaunes, leſquelles étant paſſées, il paroît des capſules oblongues, canelées, remplies de ſemences : ſa racine eſt petite ; elle croît aux lieux ſecs ; on en trouve auſſi quelquefois au bord de l'eau. Il y en a de deux eſpeces, qui ne different qu'en ce que l'une eſt ſans poil, on l'appelle *Herniaria glabra* ; & l'autre eſt velue, on l'appelle *Herniaria hirſuta* : elles contiennent beaucoup de ſel eſſentiel & d'huile.

Vertus. L'Herniole eſt employée principalement pour les hernies, d'où vient ſon nom ; elle excite l'urine, elle atténue la pierre du rein, & elle la pousse en bas.

Herba Turqua, Turquette, parce que les Turcs se servent beaucoup de cette plante.

Etimolo-
gie.

HESPERIS.

Hesperis hortensis. C. B. Raii hist. Pit. Tournef. Moris.

Hesperides flore purpureo albo & vario. J. B.

Eruca alba & purpurea. Lugd.

Viola matronalis. Dod. Lob. Gesn. hort.

Viola matronalis purpurea. Ger.

Leucoium & Viola purpurea. Fuch. icon.

En françois, *Juliane* ou *Julienne.*

Est une plante qui pousse des tiges à la hauteur d'environ deux pieds, rondes, velues, Julienne. remplies de moëlle. Ses feuilles sont rangées alternativement le long des tiges, ressemblantes à celles de la Roquette, mais moins découpées, dentelées en leurs bords, pointues, velues, de couleur verte-noirâtre, d'un goût un peu âcre. Il sort de leurs aisselles de petits rameaux qui portent des fleurs approchantes en figure de celles du Géroflier, belles, jaunes, composées chacune de quatre feuilles disposées en croix, de couleur tantôt blanche, tantôt purpurine, tantôt de couleurs diversifiées, comme blanche avec des taches purpurines, d'une odeur suave très-agréable. Il leur succede des siliques longues, grêles, qui renferment des semences oblongues ou presque rondes, rougeâtres, âcres : ses racines sont petites, ligneuses, blanches ; elle croît dans les jardins, dans les hayes : elle contient beaucoup de sel & d'huile.

Elle est incisive, apéritive, propre pour le scorbut, pour l'asthme, pour la toux in- Vertus. vétérée, pour les convulsions, pour exciter la sueur.

La Juliane differe du Géroflier par ses gousses & par ses graines, qui ne sont pas applaties comme celles du Géroflier.

Hesperis, ex ἕσπερος, vesper, le soir, parce qu'on a reconnu que cette plante avoit Etimolo-
gies. plus d'odeur le soir après le Soleil couché, que pendant le jour.

Viola matronalis, parce que cette plante ressemble en quelque chose au Géroflier, qu'on appelle *Viola*, & qu'elle a commencé à être cultivée par des femmes.

HETICH.

Hetich Americum Theveti. Lugd. Lerio desc. Braf.

Rapum Americanum foliis Bryoniæ. C. B.

Hetich Indis & Æthiopibus. Dal. in Plin.

Est une espece de Batate de l'Amérique, ou une racine longue d'un pied & demi, & grosse comme les deux poings, ressemblant à un fruit, bonne à manger, agréable au goût ; elle pousse étant dans la terre quelques petites tiges tendres, & des feuilles larges semblables à celles de la Bryone.

Cette racine est estimée apéritive. Vertus.

HIERACIUM.

Hieracium Dentis Leonis, folio obtuso majus. C. B. Pit Tournef.

Hieracium longius radicatum. Ad. Lob. Ger. Park. Raii hist.

Hieracium macrocaulon junceum sive minus primum Dodonæi. J. B.

Hieracium macrorrhizon. Tab.

En françois, *Herbe à l'Eprévier.*

Est une plante qui pousse plusieurs tiges à la hauteur d'un pied & demi ou de deux Herbe à
l'Eprévier. pieds, fortes, anguleuses, de couleur verte-brune, creuses, divisées en plusieurs rameaux, & revêtues de quelques commencemens de feuilles : ses feuilles principales sortent presque toutes de sa racine, éparses à terre, longues comme celles de la Dent de Lion, obtuses par le bout, découpées, vertes, tendres, velues : ses fleurs naissent aux

Ggg ij

sommets de ses branches; chacune d'elle est un bouquet à demi-fleurons jaunes, soutenus par une tête ou calice écailleux : quand la fleur est passée, il lui succede des semences longues, menues, rousses, garnies d'une aigrette : sa racine est longue, grosse, simple, charnue, blanche, remplie d'un suc laiteux, amer. Cette plante croît dans les champs de tous côtez, parmi les paturages : on la met au nombre des Chicoracées; elle contient beaucoup de phlegme & d'huile, médiocrement de sel essentiel & fixe; on se sert en Médecine principalement de sa racine.

Vertus. — Elle est humectante, rafraîchissante, & un peu astringente.

Etimologie. — *Hieracium, ab* ἱέραξ, *accipiter*, Eprévier, comme qui diroit *Herbe de l'Eprévier*, parce qu'on tient que les Epréviers se servent de cette plante pour éclaircir leur vûe.

HIGUERO.

Higuero Oviedo (Clus. in Garz.) ou *Cuieté*, dont nous avons déja parlé, est un grand arbre de la nouvelle Espagne, dont le bois est fort, robuste, ressemblant à celui du Citronnier : sa feuille est longue & étroite, principalement vers sa queue, d'où elle va en s'élargissant peu à peu jusqu'au bout : son fruit est rond & quelquefois long, semblable à une courge; on en forme des tasses à boire & d'autres vaisseaux. Les Indiens mangent de la chair de ce fruit, faute d'autre aliment; elle a le goût de notre courge : le plus grand de cette espece de fruit peut contenir une livre d'eau; le plus petit n'est pas plus gros que le poing.

Vertus. — Sa chair est humectante, adoucissante, rafraîchissante; mais on ne s'en sert guéres en Médecine.

HIMANTOPUS.

Himantopus Plinii. Gesn. *Hæmotopoda.* Jonst. En françois, *Flambergent.*

Flambergent. — Est un oiseau aquatique dont la tête est petite & le corps grêle, long d'environ six doigts; son bec est long de presque quatre doigts, de couleur noirâtre : son cou est long de cinq doigts; sa queue est longue de quatre doigts; il est haut élevé sur ses jambes, qui sont longues & rouges comme du sang : ses pieds ont chacun trois doigts; sa tête & son cou sont de couleur brune ou obscure; son dos & ses aîles sont noirs, tirant sur le verdâtre; sa queue est cendrée. Cet oiseau est rare; il vit de petits insectes.

Vertus. — Sa graisse est résolutive & propre pour la goutte.

Etimologie. — *Himantopus & Hæmotopoda, ab* αἷμα, *sanguis, &* ποῦς, *pes*, comme qui diroit *Oiseau qui a les pieds rouges comme du sang.*

HIPPOCAMPUS.

Cheval marin, insecte. — *Hippocampus*, en françois, *Cheval marin*, est un insecte de mer long comme le doigt, un peu plus gros que le pouce, d'une figure approchante de celle d'un S romaine, de couleur grise-jaunâtre, armé de pointes osseuses, peu piquantes, & affermi par un grand nombre de côtes osseuses depuis la tête jusqu'au bout de la queue, sans pieds : son museau est long, rond, fort & robuste, fait en canal ouvert par le bout : sa tête est raboteuse aussi-bien que son corps; son ventre est grand & ample pour la grandeur de l'animal; sa queue est longue, ordinairement recourbée, & faisant des anneaux en dessous; mais on en voit qui ont la queue relevée en dessus : peut-être que ceux qui les font sécher, la tournent de cette maniere. Il porte sur sa tête, étant vivant, des poils longs & redressez, mais ils tombent quand on le fait sécher.

Vertus. — On l'estime un bon remede contre la rage, pour tuer les vers, étant pris intérieurement; on en applique aussi sur la tête pour faire croître les cheveux.

Etimologie. — *Hippocampus, ab* ἵππος, *equus, &* καμπή, *flexura*, comme qui diroit *Cheval fléxible,*

parce que ce petit animal a quelque reſſemblance avec un cheval , & qu'il eſt pliant &
fléxible dans la mer.

HIPPOCASTANUM.

Hippocaſtanum vulgare. Pit. Tournef. | *Caſtanea folio multifido.* C. B.
Caſtanea equina folio multifido. J. B. | *Caſtanea equina.* Ger. Park. Raii hiſt.

En françois , *Maronnier d'Inde.*

Eſt un grand arbre , beau , rameux , qui répand ſes rameaux fort au large ; ſes feuilles *Maronnier*
ſont diſpoſées en main ouverte , cinq à cinq ou ſept à ſept ſur une queue , longues , aſ- *d'Inde.*
ſez larges , dentelées en leurs bords , vertes , d'un goût tirant ſur l'amer : il ſort des extrémitez des branches pluſieurs rameaux qui portent chacun pluſieurs fleurs , attachées
chacune à ſon pédicule particulier ; cette fleur eſt à quatre ou cinq feuilles blanches ou
purpurines , accompagnées de pluſieurs étamines jaunes , ſoutenues par un calice formé
en godet & découpé ſur les bords. Quand cette fleur eſt tombée , il naît un fruit preſque rond , épineux , charnu , qui s'ouvre en deux ou trois parties , & qui renferme une
ou pluſieurs châtaignes aſſez groſſes , mais qui ne valent rien à manger ; elles ſont ameres & âcres. Cet arbre nous vient des Indes Orientales : il eſt préſentement cultivé
par toute l'Europe , non pas à cauſe du fruit qu'il rapporte , mais à cauſe de ſa grande
beauté & de l'ombre qu'il produit , & parce qu'il vient aiſément & monte en arbre dans
peu d'années.

Le maron ou châtaigne d'Inde contient beaucoup d'huile & de ſel eſſentiel.

Elle eſt aſtringente ; elle fait éternuer & jetter beaucoup de pituite , étant priſe en *Vertus.*
poudre par le nez en guiſe de tabac ; on s'en ſert pour la migraine & pour les autres
maladies de la tête : les Maréchaux en font avaler à leurs chevaux pour la pouſſe.

* M. Bon , Premier Préſident de la Cour des Aydes & Finances de Montpellier , a
trouvé le moyen de rendre ces marons utiles pour la nourriture des animaux ; c'eſt en
faiſant tremper ce fruit coupé par tranches dans une leſſive de cendre de ſarmens , ou
une eau de chaux ; on fait tremper de même les olives pour les rendre bonnes à manger. *Voyez les Mémoires de l'Académie.*

Hippocaſtanum , ab ἵππος *, equus ,* cheval , *& caſtanea ,* châtaigne , comme qui diroit *Etimolo-*
châtaigne de cheval : ce nom a été donné au Maronnier d'Inde , à cauſe que ſon fruit ſou- *gie.*
lage les chevaux pouſſifs qui en mangent.

HIPPOLAPATHUM.

Hippolapathum ſativum. Ger. | *Lapathum majus , ſive Rhabarbarum Mo-*
Hippolapathum , ſive Rhabarbarum Mona- | *nachorum.* J. B. Raii hiſt.
chorum. Ang. Geſn. | *Rhabarbarum Monachorum Franciſcano-*
Lapathum hortenſe latifolium. C. B. Pit. | *rum.* Trag. Geſn. hort. Cam. Thal.
Tournef. | *Lapathum ſativum.* Dod. gal. hort. Lac.
 | *Lapathum ſativum , ſive Patientia.* Park. *Patientia.*

En françois , *Rhubarbe des Moines. Rapontic des montagnes. Patience des jardins.*

Eſt une eſpece de patience plus grande que les autres ; car elle croît quelquefois à la *Patience*
hauteur d'un homme : ſa tige eſt canelée , rougeâtre , ſe diviſant vers le haut en beau- *des jardins.*
coup de rameaux ; ſes feuilles ſont grandes , longues d'un pied , larges , pointues , molles , d'un verd obſcur , attachées à des queues longues , rougeâtres ; ſes fleurs ſont rangées le long de ſes rameaux , mouſſeuſes , ou compoſées chacune de pluſieurs étamines
attachées au fond d'un calice à ſix feuilles. Quand ces fleurs ſont paſſées , il leur ſucce-

de des femences anguleufes envelopées dans des capfules membraneufes. Sa racine eft grande, groffe, brune en dehors, jaune en dedans, ou de couleur fafranée, garnie de plufieurs fibres. Cette plante croît fur les montagnes; on la cultive dans les jardins. Quelques-uns fe fervent de fa racine à la place de la véritable Rhubarbe. Elle contient beaucoup d'huile & de fel effentiel; on en fait fécher pour la conferver.

Choix.   Elle doit être choifie en morceaux bien nourris, bien féchez, d'une couleur jaune approchante de celle de la Rhubarbe, d'un goût un peu amer.

Vertus.   Elle eft déterfive, apéritive, un peu purgative & aftringente par le ventre, propre pour les diarrhées, pour le flux de fang, pour fortifier l'eftomac & aider à la digeftion. **Dofe.**   La dofe en eft demi-dragme ou deux fcrupules en poudre, ou une dragme & demie en infufion.

Etimologies.   *Hippolapathum* fignifie *grand Lapathum*; car le mot grec ἵππος, qui fignifie ailleurs *cheval*, fe prend ici pour un aggrandiffement.

Lapathum vient du grec λαπάζω, *purgo*, car on prétend que cette plante eft purgative.

HIPPOLITHUS.

Pierre ou Bézoar de cheval.   *Hippolithus* eft une pierre ordinairement groffe comme un œuf, jaune, qui fe trouve dans la vefficule du fiel, ou dans les inteftins, ou dans la veffie du cheval: elle fe fépare par couches ou lamines comme le Bézoar; elle contient confidérablement de fel volatil & un peu d'huile.

Vertus.   Elle eft fudorifique, propre pour réfifter au venin, pour tuer les vers, pour arrêter **Dofe.**   les cours de ventre: la dofe en eft depuis demi-fcrupule jufqu'à deux fcrupules.

Obfervations.   Il y a quelques années qu'une cavale de taille médiocre étant tombée malade, fon maître l'envoya à la campagne pour effayer fi le paturage ne la remettroit point en fanté; mais au lieu d'y reprendre fon embonpoint, elle y maigrit & elle s'affoiblit fi fort, qu'elle devint hectique & mourut. Lorfqu'on l'eut écorchée, une perfonne qui s'apperçut d'une groffeur qui étoit à la veffie de ce cadavre, l'ouvrit, & en tira une pierre qui avoit à peu près la figure & la groffeur d'un melon ordinaire, mais plus arrondie; elle étoit pefante, inégale, & raboteufe en fa fuperficie, couverte d'une maniere de peau dure, liffe, luifante, de couleur rouge-brune; fa fubftance étoit moins dure en dedans, prefque friable, grife, d'une odeur d'urine, d'un goût âcre tirant fur l'amer; cette pierre ayant été parfaitement féchée au Soleil, pefoit vingt-quatre onces.

M. Baudelot, fçavant Médaillifte de l'Académie Royale des Infcriptions, fit imprimer en l'année 1700 une Lettre qu'il avoit écrite à M. Lifter de la Société Royale de Londres, touchant une pierre qu'on avoit trouvée à Argenteuil dans l'inteftin d'un cheval, & qui avoit été la caufe de fa mort, parce qu'elle bouchoit le paffage des excrémens: la figure de cette pierre, dit M. Baudelot, eft ronde, & elle a près de quatre pouces de diametre; elle péfe environ une livre & trois quarts; fa fubftance reffemble à celle du marbre ou à celle d'un caillou veiné, de blanc obfcur, & de gris tirant fur le noir; fa fuperficie un peu inégale eft liffe & luifante; elle paroît compofée de plufieurs lits les uns fur les autres, de l'épaiffeur d'une ligne: c'eft la ce que M. Baudelot rapporte pour la defcription de cette pierre; il ajoute qu'aucun des Auteurs anciens ni modernes n'a parlé des pierres qui naiffent dans les chevaux: mais s'il avoit confulté les Livres, il auroit vû cette pierre décrite fous le nom d'*Hippolithus*, non feulement dans mon Traité univerfel des Drogues fimples, qui étoit imprimé plufieurs années avant fa Lettre, mais auffi dans les Livres de plufieurs Auteurs qui m'ont précédé.

On trouve dans un Journal des Sçavans du mois d'Avril 1666, la defcription d'une

de ces pierres, qui fut tirée du corps d'un cheval d'Espagne hongre âgé de treize ou
quatorze ans, qui étoit mort dans l'Académie du sieur de Bernardi ; elle étoit bien extraordinaire pour la pesanteur, car elle pesoit quatre livres quatre onces & demie ; sa
figure étoit ronde & un peu plate, de couleur d'olive tirant sur le brun, marquetée de
diverses taches rouges comme du sang caillé, rayée circulairement de veines d'ondes
blanches & noires ; & au reste si polie, qu'elle réfléchissoit l'image des objets : on la
trouva envelopée d'une membrane pleine de graisse, & attachée par deux endroits à
l'épine du dos du cheval, vis-à-vis des reins.

Il s'engendre aussi quelquefois des pierres dans les machoires & dans d'autres parties
des chevaux ; & l'on en trouveroit souvent, si des gens plus curieux que des écorcheurs
se donnoient la peine d'y regarder : il y a même de l'apparence que la plupart des maladies qui arrivent aux chevaux, & ausquelles les Maquignons ni les Maréchaux ne connoissent rien, viennent de ces pierres, qui ayant été engendrées & formées dans quelques-uns des visceres de l'animal, y font des obstructions qui empêchent les fonctions
naturelles.

Hippolithus, ex Ἵππος, *equus*, & λίθος, *lapis*, comme qui diroit *pierre de cheval.*

Etimolo-
gie.

HIPPOPHAES.

Hippophaes ex codice Cæsareo. Dod.Lugd. | *Hippophaes Anguillara & Dodonæi, sive*
Hippophaes quibusdam, ἄκανϑα ῥαϰα- | *spina purgatrix.* J. B.
ϑαείσῃ, *id est, spina purgatrix.* Ang. C. B.

*Spina pur-
gatrix.*

Est un petit arbrisseau étranger, garni d'épines fort dures ; ses feuilles ressemblent à
celles de l'Olivier, mais elles sont plus longues, plus étroites, & plus tendres ; ses sommitez se répandent en rond en forme de chevelure blanche : sa racine est grosse, longue,
remplie d'un suc laiteux très-amer, d'une odeur forte : il croît dans la Morée proche
de la mer, en des lieux sablonneux. Les foulons s'en servent.

Sa racine est fort purgative.

Vertus.

HIPPOPOTAMUS.

Hippopotamus, en françois, *Hippopotame* ou *Cheval marin*, est un animal à quatre
pieds, grand comme un bœuf ; sa tête est fort grosse, ressemblant plus à celle du veau
qu'à celle du cheval ; sa gueule est longue d'un pied ; ses machoires sont garnies de
dents très-dures & très-fortes, deux desquelles sont longues ordinairement d'un demi-
pied, & larges de deux pouces & demi, quelquefois plus grandes ; son nez est charnu & retroussé ; ses yeux sont petits ; ses oreilles sont courtes, petites ; son cou est
fort court ; il est gros & gras partout ; sa queue est faite comme celle d'un cochon ;
il n'a du poil qu'au museau ; ses jambes sont grosses & courtes comme celles de l'ours ;
ses pieds sont larges, fendus & ressemblant à ceux du bœuf ; il est couvert d'un cuir
noir fort épais & fort dur : il se tient ordinairement dans le Nil en Egypte, dans le
Niger, & en plusieurs lieux de l'Afrique : mais il sort souvent de l'eau pour aller
chercher sur la terre dequoi manger ; son cri ou hannissement est semblable à celui du
cheval. Il vit de poissons qu'il trouve dans le Nil, de chair, d'herbe, de froment ; il
dévore les enfans, & même les hommes, s'il peut les attraper : les Ethyopiens mangent
de sa chair.

Hippopo-
tame, che-
val marin.

Ses dents sont si dures, qu'elles peuvent faire du feu quand on les frappe avec un fer,
comme les pierres à fusil ; elles en jettent apparemment quand l'animal les frappe les
unes contre les autres, ce qui a fait croire à quelques-uns que l'Hippopotame vomis-
soit du feu. Ces dents de cheval marin sont la matiere des *dents artificielles* que les arra-

Dents du
cheval ma-
rin propres
pour faire
des dents
artificielles

cheurs de dents taillent pour remplacer celles qui manquent dans la bouche ; car à caufe de leur grande dureté, de leur blancheur, & de ce qu'elles ne contractent aucune
odeur, elles y font très-propres. *Voyez les Mémoires de l'Académie.*

Vertus. On porte les dents du cheval marin attachées à quelques parties du corps, pour guérir les hémorrhoïdes, & pour arrêter le fang de quelqu'endroit que ce foit ; mais on ne
doit pas ajouter grande foi à cette amulette : il y auroit plus d'apparence que ces dents
réulliroient pour ces maladies, fi étant broyées en poudre, on en faifoit avaler au malade, ou l'on en appliquoit fur le mal.

On eftime fes tefticules propres contre la morfure des ferpens.

Sa graiffe eft émolliente & nervale.

*Etimolo-
gie.* *Hippopotamus, ab* ἵππος, *equus,* & ποταμὸς, *fluvius,* comme qui diroit *cheval de
riviere,* ou *cheval aquatique.*

HIPPURUS.

Hippurus eft un poiffon de mer qui a une figure approchante de celle de la queue d'un
cheval ; fa couleur eft de vert de mer : on ne le trouve que dans l'Océan, & jamais dans
la mer Méditerranée : il nage vîte ; il eft friand de chair.

Vertus. Il eft apéritif.

*Etimolo-
gie.* *Hippurus, ab* ἵππος, *equus,* & οὐρά, *cauda,* comme qui diroit *queue de cheval,* parce
qu'on prétend que ce poiffon en a la figure.

HIRCUS, CAPER, CAPRA, HOEDUS, CAPELLA.

Bouc. *Hircus,* en françois, *Bouc,* eft le mâle d'une Chévre.
*Bouc châ-
tré.* *Caper* eft le Bouc châtré.
Chévre. *Capra,* En françois, *Chévre,* eft la femelle du Bouc.
Chevreau. *Hœdus,* en françois, *Chevreau,* eft le jeune Bouc ; il en fera parlé en fon lieu.
*Chevrette,
petite ché-
vre.* *Capella,* en françois, *Chevrette* ou *petite Chévre,* eft la jeune Chévre.

Tous ces animaux font à corne & à quatre pieds, légers, volages, fuperbes, fautant
& grimpant partout, voraces, ayant l'ouie fort fine ; ils contiennent beaucoup de fel
volatil & d'huile : le bouc eft lafcif & puant.

Cornes. Les cornes du Bouc & de la Chévre font propres pour l'épilepfie, pour réfifter au
venin, pour arrêter les cours de ventre.

*Bouc-ef-
tain.* Bouc-eftain, *Rupi Capra,* eft un Bouc fauvage qui habite les montagnes de Suiffe ; il
eft grand comme une Chévre privée, & tient du Cerf ; fon poil eft court, de couleur
fauve, mais en vieilliffant il devient gris ; il porte une grande barbe, & des cornes de
quatre ou cinq pieds de long, pefantes, branchues ; il a l'odorat fort fin.

Peau. La peau du Bouc eft employée à beaucoup de chofes dans les Arts ; on en fait des facs
qui fervent de vaiffeaux pour tranfporter du vin, des huiles, de la térébenthine, &
Ufage. plufieurs autres matieres liquides : les Orientaux s'en fervent pour paffer les rivieres à
la nage, & pour foutenir les radeaux qui tranfportent les marchandifes fur l'Euphrate
& fur les autres rivieres.

*Maroquin
rouge du
Levant &
de Barbarie* Le maroquin eft fait avec des peaux de Bouc & de Chévre ; on en prépare de rouge
& de noir : le plus beau & le meilleur maroquin rouge vient du Levant ; il a été rougi
avec de la laque & d'autres drogues.

Le plus beau & le meilleur maroquin noir vient de Barbarie.

Choix. On choifit l'un & l'autre haut en couleur, d'un beau grain, doux au toucher, d'une
odeur qui n'eft point défagréable.

On prépare des maroquins en plufieurs Villes de France ; mais ils n'ont ni la beauté, ni la durée de ceux de Barbarie & du Levant.

Le fuif de **Bouc** eft appellé en latin *fevum hirci;* on en apporte beaucoup à Paris d'Auvergne, de Nevers, & de plufieurs autres endroits: il eft employé principalement par les Chandeliers & les Ciriers; on s'en fert auffi dans la compofition de quelques onguens, cérats & emplâtres: on doit choifir ce fuif dur, fec, blanc; il eft propre pour ramollir, pour réfoudre, pour adoucir. — Suif. Choix. Vertus.

La moëlle du Bouc a la même vertu que le fuif, & elle eft nervale; mais on l'employe rarement: on l'appelle en latin *medulla hirci.* — Moëlle.

Le fang du Bouc ayant été defféché au Soleil, eft appellé *fanguis hirci præparatus,* & en françois, *Bouquain:* il eft fort fudorifique, apéritif, réfolutif, propre pour réfifter au venin, pour diffoudre le fang caillé, pour la pleuréfie, pour réfoudre les enflures de la gorge, pour la pierre, pour exciter l'urine & les mois aux femmes: la dofe en eft depuis un fcrupule jufqu'à deux dragmes. Vanhelmont prétend que celui qui a été tiré des tefticules de l'animal a plus de vertu que l'autre. Plufieurs préferent au fang du Bouc domeftique le fang du Bouc-eftain. — Sang. Bouquain. Dofe.

Le lait de **Chévre** eft nourriffant, reftaurant, pectoral, adouciffant, un peu déterfif & defficatif, propre pour la phtifie & pour les autres maladies de confomption. — Lait de chévre.

On trouve quelquefois dans la veflicule du fiel de ces animaux des petites pierres qu'on pourroit nommer *Pfeudo-Bézoar;* elles font apéritives, fudorifiques, & approchantes en vertu du véritable Bézoar. — Vertus.

La fiente de la Chévre eft déterfive, defficative, réfolutive, digeftive; elle contient beaucoup de fel volatil & âcre; elle eft propre pour la pierre, pour exciter l'urine & les mois aux femmes, pour les obftructions de la ratte, étant prife intérieurement; on s'en fert auffi extérieurement pour la gale, pour les duretez de la ratte & du foye. — Fiente. Vertus.

Hircus, quafi hirtus, hirfutus, velu, parce que le Bouc a beaucoup de barbe. — Etimologies.

Hircus, grecè τράγος, d'où eft venu le nom de *Tragédie;* car le Bouc étoit chez les payens la victime qu'on immoloit à Bacchus, qui préfidoit (difoit-on) à la Tragédie.

Caper ou *Capra, à carpendo,* parce que la Chévre ronge & broute les branches tendres des arbrilfeaux, & particuliérement celles de la vigne; d'où vient que les Anciens avoient coutume dans certaines fêtes d'immoler une Chévre à Bacchus.

Bouc: ce mot françois dérive de l'allemand *bock,* qui fignifie la même chofe.

HIRUDO.

Hirudo, feu Sanguifuga, en françois *Sangfue,* eft un infecte aquatique, ayant la figure d'un gros ver, long comme le petit doigt: fa tête eft garnie de trois petites dents très-aigues & affez fortes; car elles font capables de percer non feulement la peau d'un homme, mais celle d'un cheval, d'un bœuf: fa couleur eft variée. Il y en a de plufieurs efpeces & groffeurs; celles dont nous nous fervons en Médecine doivent être les plus petites, ayant la tête menue, le dos rayé, de couleur verte-jaune, & le ventre rougeâtre, qui ayent été prifes dans des eaux claires & courantes, bien vives. Il faut les laiffer dégorger & jeûner quelques jours dans l'eau claire avant de s'en fervir, afin qu'étant affamées, elles s'attachent plus vîte aux endroits du corps où on veut les mettre. Elles fuccent le fang; & quand elles en font pleines, elles fe retirent quelquefois d'elles-mêmes: mais bien fouvent elles fe tiennent trop long-tems fur la veine ouverte, & l'on eft obligé de les irriter avec un peu de fel qu'on applique fur leur corps, pour leur faire lâcher prife. Ce remede eft propre pour détourner les fluxions, & diminuer la trop grande quantité du fang qui s'amaffe en certains endroits, comme aux hémorrhoïdes: mais comme quelquefois on a peine à arrêter ce fang après que les fangfues ont quitté la place, il fe fait de grandes hémorragies qui affoibliffent beaucoup le malade, — Sangfue. Choix. Ufages.

il faut alors faire des applications de remedes aftringens fur la partie, comme d'eau ftiptique, de vitriol.

On trouve auffi des fangfues dans la mer, mais elles ne font point en ufage pour la Médecine.

Les fangfues font *Androgines* ou *Hermaphrodites*, comme les autres reptiles qui n'ont point d'os au corps.

Il feroit très-fâcheux & dangereüx d'avoir avalé une fangfue vivante, fi petite qu'elle fût, parce que cet infecte pourroit s'attacher aux vénules de l'eftomac ou des inteftins, & en fuccer le fang, ce qui cauferoit d'étranges accidens. Le remede qu'on pourroit apporter à un tel accident, feroit de faire boire à la perfonne de l'eau falée ou de la faumure, car le fel irrite la bouche de cet infecte, & lui fait lâcher prife : c'eft ce qu'expérimentent les Chirurgiens qui ont appliqué les fangfues en quelqu'endroit du corps ; car en leur préfentant un peu de fel marin en poudre, elles quittent auffitôt prife & tombent. Il faudroit auffi purger le malade avec des remedes où il entrât du fublimé doux ou quelqu'autre préparation de mercure.

HIRUNDO.

Hirondelle   *Hirundo*, en françois, *Hirondelle*, eft un oifeau printanier, agréable à la vûe, noir fur le dos, blanc fous le ventre, garni de beaucoup de plumes, & ayant peu de chair ; fa queue eft longue & fourchue ; fes pieds font petits, foibles, de couleur noire : il chante au printems. Il y en a de plufieurs efpeces : les unes font leurs nids aux toits des maifons, les autres fur les murailles, les autres qu'on appelle *aquatiques*, fur le bord de l'eau ; les unes ont des taches rouges à la gorge, les autres n'en ont point. Ces oifeaux fe nourriffent d'infectes, comme de cigales, de mouches à miel & d'autres mouches, de chair, de grain. Ils difparoiffent en automne ; ils contiennent beaucoup de fel volatil & d'huile.

Vertus.   Les hirondelles font propres pour l'épilepfie, pour fortifier la mémoire, pour les inflammations de la gorge, pour éclaircir la vûe.

Pierre d'hirondelle.   On trouve dans l'eftomac de quelques jeunes hirondelles une petite pierre de la groffeur d'une lentille ; on l'appelle en latin *Chelidonius* ou *Chelidonia*, & en françois, *pierre*

Vertus.   *d'hirondelle* : on s'en fert pour mettre dans les yeux, afin d'en faire fortir quelque ordure qui y eft entrée ; car cette pierre eft alkaline ; elle eft pénétrée par la férofité de l'œil qui la fait agiter & amollir, enforte que le corps étranger s'y aglutine, & il tombe avec elle. Plufieurs autres petites pierres agiffent de même dans l'œil par la même raifon, comme celles qui fe trouvent fur la montagne de Saffenage proche de Grenoble,& les plus petits yeux d'écreviffe. Quelques-uns font porter des pierres d'hirondelles attachées au cou ou au bras des enfans attaquez d'épilepfie, pour les garantir de cette maladie ; mais ce remede eft de peu de vertu.

Excrément Vertus.   L'excrément de l'hirondelle eft apéritif, difcuffif ; on peut s'en fervir dans la colique néphrétique : on l'employe auffi contre la rage, pris intérieurement.

Nid.   Le nid de l'hirondelle eft propre pour la fquinancie, appliqué extérieurement.

Vertus.   On trouve au Bréfil en Amérique, dans la mer, un poiffon volatil qu'on appelle

Hirundo maritima. *Hirundo maritima* ; c'eft proprement un harang aîlé, car il a la figure & le goût du harang ; fes aîles reffemblent à celles de la chauve-fouris.

Etimologie.   *Hirundo*, *ab ἔαεριος*, *vernus*, parce que cet oifeau eft printanier.

HISPIDULA.

Hifpidula, *five Æluropus*. Renod. Schrod.

Elichryfum montanum, flore rotundiore purpureo. Pit. Tournef.

Pilosella montana , Hispidula.
Pes Cati. Schrod.

Gnaphalium montanum flore rotundiore subpurpureo. C. B.

En françois, *Pied de chat.*

Est une plante basse, cotoneuse, qui pousse plusieurs petites tiges grêles, longues d'environ demi-pied, quelquefois plus longues, se répandant à terre ; sa feuille est petite, oblongue ; sa fleur est à fleurons renfermez dans un calice écailleux, arrondi, beau & agréable à la vûe, blanc ou rougeâtre, sec, & représentant en figure, quand il est bien épanoui, le pied d'un chat. Cette plante croît sans culture aux lieux secs, déserts, sur les colines ; sa fleur est en usage dans la Médecine : elle contient peu de phlegme, beaucoup d'huile, médiocrement de sel. — Pied de chat.

   * Il y a plusieurs especes de pied de chat, qui se distinguent par la couleur du calice des fleurs, & par leur figure ronde ou allongée.

Elle est détersive, vulnéraire, adoucissante, pectorale ; elle excite le crachat, elle arrête le sang, étant prise en décoction : on en fait de la conserve dont on se sert dans les maladies de la poitrine. — Vertus.

Cette plante est appellée *Hispidula & Pilosella*, parce qu'elle est garnie de poil partout. — Etimologies.

Pes Cati, parce que la fleur a quelque ressemblance en figure avec le pied d'un chat.

Æluropus, ab αἴλουρος, *felis*, chat, & πᵒῦς, *pes*, pied, comme qui diroit *pied de chat.*

HOBUS.

Hobus.   Hovus Indica Pruni facie. J. B. Ovied.   Benzo.   Gomara.

Est une espece de Prunier des Indes Occidentales, grand, beau, rameux, rendant une ombre fort agréable : son fruit est une Prune peu charnue, ayant la figure de nos Prunes de Damas, & prenant une couleur jaune en mûrissant ; elle renferme un gros noyau fort dur : le goût de cette Prune est agréable, tirant sur l'aigre ; elle est de facile digestion, mais difficile à mâcher, à cause de beaucoup de fibres dont elle est remplie. Plusieurs prennent ce fruit pour une espece de Mirobolans. — Hovus.

Les Indiens se servent des sommitez tendres des branches de cet arbre, & de son écorce pour faire une eau odorante, propre à fortifier les membres fatiguez ; ils en mettent aussi dans leurs bains en la nouvelle Espagne. — Vertus.

Le fruit de cet arbre fortifie l'estomac, & lâche un peu le ventre.

Si l'on fait des incisions en sa racine, il en sort une eau qui est bonne à boire.

HOEDUS.

Hœdus, en françois, *Chevreau* ou *Cabril*, est un jeune Bouc ou le petit mâle de la Chévre, encore tendre & au-dessous de six mois : il est bon à manger ; il contient beaucoup de sel volatil & d'huile. — Chevreau, Cabril.

Sa graisse est émolliente & résolutive. — Vertus.

Son fiel est estimé bon pour la fiévre quotidienne, étant incorporé avec du pain, du blanc d'œuf, & de l'huile de Laurier, en forme de cataplâme, & appliqué sur le nombril. — Fiel.

HOLLI.

Holli Indorum , Ulli Hispanorum. G. Pison. — Ulli.

Est une espece de Baume, ou une liqueur résineuse noire qui découle par les incisions qu'on fait à un arbre appellé *Chilli* ou *Holquahuylt*, croissant en Amérique ; son tronc — Chilli.

Holqua-
huylt.　eft léger & moëlleux, de couleur fauve; fa fleur eft large, blanche, ou pâle-rougeâtre, étoilée; fon fruit a la figure d'une aveline, d'un goût amer.

Vertus.　La liqueur Holli eft employée dans la compofition du chocolat des Indiens.

Elle eft propre pour fortifier le cœur & l'eftomac, pour arrêter les cours de ventre.

HOLOSTEON.

Holofteon, Bellonii.　　*Oftracion*, Gefneri.

Eft un poiffon du Nil, qu'on croit defcendre de la mer; il eft long d'environ un pied, de figure pentagone, de couleur blanche ou pâle: il eft couvert d'un cuir fort dur & approchant de l'écaille; fa gueule eft petite; fes machoires font garnies de dents femblables à celles des rats; fes yeux font blancs; fa peau eft utile dans les arts; elle fe garde fans fe corrompre. Ce poiffon n'eft point en ufage en Médecine.

Etimolo-
gie.　*Holofteon, ex ὅλος, totus, & ὀ϶έον, os, quafi totum offeum*, parce que ce poiffon eft prefqu'auffi dur qu'un os.

HOLOSTEUM.

Holofteum Plantagini fimile. J. B. Raii hift. | *Holofteum hirfutum albicans majus.* C. B.

Holofteum Salmanticum prius. Cluf. hifp. | *Plantago anguftifolia albida.* Dodon. pempt. Pit. Tournef.

En françois, *Plantain argenté.*

Plantain
argenté.　Eft une efpece de Plantain, ou une plante qui pouffe des feuilles longues, étroites, nerveufes, dures, velues, cotoneufes, blanchâtres, éparfes & répandues à terre, d'un goût ftiptique; fes tiges font hautes d'environ un pied, velues, portant des fleurs & des femences femblables à celles du Plantain ordinaire; fa racine eft longue, groffe, noirâtre, ligneufe. Cette plante croît dans les champs, dans les Olivettes, aux pays chauds, comme au Languedoc, aux environs de Montpellier & en Efpagne. Elle contient beaucoup d'huile, médiocrement de fel.

Vertus.　Elle eft déterfive, vulnéraire, aftringente, confolidante.

Etimolo-
gie.　On a nommé cette plante *Holofteum*, à caufe de fa dureté qui approche de celle d'un os; car ce nom vient des mots grecs ὅλος, *totus*, & ὀ϶έον, *os*.

* *Holofteum* eft un Plantain des pays chauds, appellé *Leontopodium*, dont nous parlerons fous cette titre.

HOLOTHURIA.

Zoophites.　*Holothuria* (Ariftot. Plin. Rondel.) font des corps informes marins qu'on a mis entre les efpeces des *Zoophites* ou *plantes animaux*: leurs figures font différentes; ils font ordinairement longs & ronds, mollaffes, couverts d'un cuir rude. On les trouve aux rivages parmi les écumes de la mer.

Vertus.　Ils font réfolutifs, étant écrafez & appliquez.

HOMO.

Homme.　*Homo*, en françois, *Homme*, eft le plus noble de tous les animaux, ou un animal doué d'efprit & de raifon. Il y en a de plufieurs efpeces, qui different par leur grandeur, par leur figure, par leur afpect, par leur couleur.

Par leur grandeur; car les uns font plus grands, comme ceux qui naiffent & qui habitent aux pays du Nord; les autres plus petits: nous voyons même quelques géans & quelques nains.

Par leur figure; car les uns font gros, ventrus, gras; les autres menus, maigres; les autres tiennent le milieu entre les deux; les uns ont la tête ronde, les autres oblongue;

aux uns il paroît un cou long & dégagé, aux autres le cou est court, gros, & presque uni à leurs épaules. On trouve dans les Indes certaines Nations dont la tête est jointe de si près à leurs épaules qui sont relevées, qu'il semble que leur tête soit placée où nous avons la poitrine.

Par leur aspect ; car les uns ont la peau douce, l'air benin & agréable, quoique grave ; les autres ont la peau rude, couverte de poil comme les Sauvages, la physionomie sombre & un peu féroce.

Par leur couleur ; car les uns sont blancs, les autres noirs, les autres jaunes ou basanez.

Plusieurs Voyageurs rapportent que dans l'Isle de Borneo & en plusieurs autres lieux des Indes, on trouve dans les bois une espece de bête nommée *homme sauvage*, laquelle est si semblable à l'homme en tous ses membres, que si elle parloit, on ne pourroit pas s'empêcher de la confondre avec certains Barbares d'Afrique qui tiennent eux-mêmes beaucoup de la bête.

Cet homme sauvage a la peau toute velue, le visage sec & brûlé, les yeux enfoncez, l'air féroce ; mais ses traits sont encore réguliers, quoiqu'ils ayent été grossis & rendus rudes par l'ardeur du Soleil : il marche comme les hommes sur deux pieds ; mais il court avec tant de vitesse, qu'on a bien de la peine à l'attraper quand on le poursuit à toute bride ; au reste il a une force prodigieuse. Le Roy & les Princes du pays font leur plus grand divertissement de le courir à la chasse comme on court ici le cerf. Peut-être que cet homme sauvage est une espece de grand singe : mais il est étonnant que nous n'ayions pas une relation plus éxacte de cet animal, que celle qui nous vient de la bouche des Voyageurs, lesquels bien souvent disent ce qu'ils ont oui dire sans avoir vû. Il est vrai que quelques Mémoires de la Chine en font mention, mais assez diversement.

On trouve dans les *Mémoires de Trévoux* des mois de Janvier & Février 1701, l'extrait d'une Lettre écrite des Indes le 10 Janvier 1700. L'Auteur qu'on ne nomme point, dit que ce qu'il a lû dans les Mémoires de la Chine sur l'homme sauvage de l'Isle de Borneo, est très-véritable ; qu'étant le 19 May 1699 à la rade de Batavia, il vit sur le London Frégate Angloise qui revenoit de Borneo, l'enfant d'un de ces hommes sauvages, qu'on lui assura n'avoir encore que trois mois ; il lui parut haut d'environ deux pieds ; il étoit couvert de poil encore fort court ; il avoit la tête ronde & semblable à celle de l'homme ; mais ses yeux, sa bouche & son menton étoient un peu différens des nôtres pour la figure ; il étoit, dit-il, si prodigieusement camus, qu'il n'y paroissoit presque point de nez ; cet animal avoit de la force beaucoup plus que les enfans n'en ont d'ordinaire à six ou sept ans ; ce que je connus, dit-il, en le tirant par la main, car je sentis une résistance extraordinaire : il avoit beaucoup de peine à se montrer ; & quand on l'obligeoit à sortir d'une espece de loge qu'on lui avoit faite, il témoignoit du chagrin. Il avoit des actions très-humaines ; quand il se couchoit, c'étoit sur le côté, appuyé sur une de ses mains ; il lui trouva le pouls au bras tel que nous l'avons : la taille de ces animaux, quand ils ont toute leur grandeur, égale celle des plus grands hommes ; ils courent plus vîte que les cerfs ; ils rompent dans les bois des branches d'arbres, dont ils se servent pour assommer les passans ; quand ils peuvent en tuer quelqu'un, ils lui succent le sang qu'ils goûtent comme un breuvage délicieux ; on dit que ces animaux sont fort lascifs.

Quelqu'un se formalisera peut-être de ce que je place l'homme dans une Histoire des Drogues ; mais il verra par la suite que ce n'est pas sans raison, puisqu'on en tire beaucoup de choses qui servent dans la Médecine. Toutes les parties de l'homme, ses excroissances & ses excrémens contiennent beaucoup d'huile & de sel volatil, mêlez & envelopez dans du phlegme & de la terre.   H h h iij

La mumie, le crane humain, le cerveau humain, le calcul humain font employez en Médecine. J'ai parlé de chacun d'eux en fon lieu.

Cheveux.
Vertus.

Les cheveux de l'homme font propres pour abattre les vapeurs, fi en les brûlant on les fait fentir aux malades ; on en tire par la diftilation un fel très-volatil & pénétrant, qui a la même vertu que celui du crane humain. Voyez mon Livre de Chymie.

L'ufnée du crane humain, le fang humain, l'urine humaine font en ufage en Médecine. J'en parlerai en leur lieu.

Salive.

La falive d'un jeune homme bien fain à jeun, eft bonne pour les morfures des ferpens, & du chien enragé.

Cire de l'oreille.

L'ordure jaune qu'on tire de dedans l'oreille avec un cure-oreille, & qu'on appelle *cire de l'oreille*, eft réfolutîve & bonne pour les panaris qui ne font que dans leur commencement.

Ongles.
Dofe.

Les ongles des doigts & des pieds font vomitifs, étant rapez & donnez intérieurement en fubftance au poids d'un fcrupule, ou bien infufez dans du vin au poids de deux fcrupules.

Lait de femme.

Le lait de femme eft reftaurant, adouciffant, pectoral, propre pour la phtifie & pour les autres maladies de confomption ; on en met auffi dans les yeux pour en adoucir les âcretez & tempérer les inflammations.

Urine de l'homme.
Dofe.

L'urine de l'homme nouvellement rendue, purge par le ventre & eft bonne pour la goutte, pour les vapeurs hyftériques, pour lever les obftructions fi l'on en boit deux ou trois verres le matin à jeun ; elle appaife auffi les douleurs de la goutte étant appliquée toute chaude extérieurement fur la partie ; elle réfout & defféche la gratelle, les dartres, & les autres démangeaifons de la peau.

Excrément

L'excrément de l'homme eft digeftif, réfolutif, amolliffant, adouciffant, propre pour l'anthrax, pour faire venir les bubons peftilentiels à fuppuration, pour réfoudre dans les fquinancies étant appliqué. Quelques-uns le recommandent fec, pulverifé &

Vertus.
Dofe.

pris par la bouche, pour les enfleures de la gorge, pour l'épilepfie, pour les fiévres intermittentes. On l'appelle en latin *Oletum vel ftercus humanum.* La dofe en eft depuis un fcrupule jufqu'à une dragme.

Etimologies.

Homo ab humo, *terre*, l'homme ayant été formé de terre.

Oletum ab oleo, *id eft*, *feteo*, je fens mauvais.

HORDEUM.

Orge.

Hordeum, en françois, *Orge*, eft une plante dont il y a deux efpeces.

Premiere efpece.

La premiere eft appellée,

Hordeum. Brunf. Matth. Lac. Gefn. hort.	*Hordeum polyftichon hybernum.* C. B. Pit. Tourn.
Hordeum primum. Ang.	*Hordeum polyftichum vel Hybernum.* Park.
Hordeum majus. Trag.	
Hordeum polyftichum. J. Bauh. Raii hift.	

Elle pouffe une tige ou un tuyau plus bas que celui du fégle, & fes feuilles font plus larges ; fes fleurs & fes graines naiffent dans des épis, attachées à une rape dentée dans fa longueur ; chaque fleur eft à plufieurs étamines, foutenues par un calice à deux ou trois feuilles, dont quelques-unes font terminées ordinairement par un filet ; lorfque cette fleur eft paffée, l'embrion qui fe trouve parmi les étamines devient une graine pointue par les deux bouts, groffe vers le milieu, de couleur blanche tirant fur le jaune, remplie d'une fubftance moëlleufe qui fe réduit en farine.

La feconde efpece eft appellée,

Hordeum polyftichon vernum. C. B. Pit. | *Hordeum Septentrioni notiſſimum,* πολύ-
Tournef.   σιχον, Lob. obf.
Hordeum ſenis verſibus. Matth. Cam.

Elle differe de la précédente en ce que ſes épis ſont plus courts, mais plus gros, à ſix rangées de grains.

On cultive l'orge de l'une & de l'autre eſpece en tous pays, nous n'employons en Médecine que leurs grains ; ils contiennent beaucoup d'huile & un peu de ſel eſſentiel & volatil.

Ils ſont déterſifs, aſtringens, pectoraux, propres pour les cours de ventre.

On ſépare l'écorce des grains d'orge, & on les appelle *orge mondé* ; ils ſont pectoraux, émolliens, humectans, adouciſſans ; ils excitent le crachat, ils temperent par leur partie mucilagineuſe les âcretez qui deſcendent du cerveau, ils concilient le ſommeil, on s'en ſert en décoction. Le meilleur orge mondé nous eſt apporté de Vitry le François ; il doit être nouveau, bien nourri, blanc, net, ſec.

On nous apporte de Suabe & de pluſieurs autres contrées d'Allemagne un petit orge mondé qui n'eſt guéres plus gros que des grains de millet, preſque rond, dur, blanc, aſſez poli ; on l'appelle *Hordeum perlatum*, orge perlé, il ſe fait avec de l'orge ordinaire, & il ne differe de notre orge mondé, qu'en ce que le moulin qui l'a dépouillé de ſon écorce a comprimé & arrondi ſes grains, en ſorte qu'il les a rendus plus petits : il ſe gonfle quand on le fait bouillir, on en mange quand il eſt cuit comme du ris.

La farine d'orge eſt employée dans les cataplaſmes pour amollir, pour réſoudre, pour aider à la ſupuration.

Hordeum, eſt un nom corrompu, car on diſoit autrefois *ſordeum* à φορβὴ, *nutrimentum*. parce que l'orge eſt employée pour la nourriture.

Polyſtichum à πολὺ, *multum, &* στάχυς, *ſpica*, comme qui diroit *plante à pluſieurs épis, ou à pluſieurs rangs de grains à chaque épi.*

HORMINUM.

Horminum comâ purpureo-violacea. J. B. | *Horminum ſativum.* C. B.
Pit. Tournef. Raii hiſt.   *Horminum ſativum genuinum.* Dioſc.
Orminum verum. Geſn. hort.   Park.

En françois, *Ormin.*

Eſt une plante qui a quelque rapport avec la ſauge ; ſes tiges ſont hautes d'environ un pied, rougeâtres, quarrées, lanugineuſes, rameuſes ; ſes feuilles ſont plus petites que celles de la ſauge, moins ſéches, plus nettes, fort velues, rangées l'une vis-à-vis de l'autre, ſans odeur conſidérable, d'un goût un peu amer : les ſommitez de ſes branches ſont garnis d'un amas de feuilles purpurines tirant ſur le violet ; ſes fleurs ſortent des aiſſelles des feuilles, elles ſont en gueule, plus petites que celles de la ſauge, formées en tuyaux, découpées par le haut chacune en deux lévres preſque égales, de couleur purpurine & blanche, ſoutenues par un calice fait en cornet, qui devient enſuite une capſule renfermant des ſemences preſque rondes : ſa racine eſt ligneuſe & fibreuſe. On cultive cette plante dans les jardins ; elle contient beaucoup d'huile & de ſel eſſentiel.

Elle eſt déterſive, réſolutive, ſtomacale, propre pour exciter le mouvement des eſprits.

Etimolo-
gie.

Horminum ab ὁρμαίνω, *id est impetu feror*, parce qu'on a cru que cette plante exci-
toit les ardeurs de Venus.

HORTULANUS.

Hortulanus. Milliaria. Cynchramus. En françois, *Hortolan* ou *Ortolan.*

Ortolan.

Est un petit oiseau gros comme une petite Alouette ou comme une Grive, de diverses
couleurs, fort gras ; il se trouve en Italie, en Languedoc, en Provence, en Dauphiné ;
il vit de millet & d'autres semences ; sa chair est fort délicate, c'est un mets délicieux ;
il contient beaucoup d'huile & de sel volatil.

Il est restaurant & propre pour fortifier & animer les esprits.

Vertus.
Etimolo-
gie.

Sa graisse est émoliente, adoucissante, résolutive.

Cynchramus, vel cenchramus à κέγχω, *millium*, parce que cet oiseau se nourrit principalement de millet.

HUART.

Huart, (C. Biron,) est un oiseau aquatique de Canada ; il est grand comme un
Coq d'Inde, mais son plumage est bien plus beau ; il est émaillé comme celui de la perdrix, & ses mouchetures sont d'un noir & d'un blanc plus vifs : son ventre est tout
blanc ; son bec est long comme celui d'une bécasse, mais beaucoup plus gros ; son cou
est long comme celui d'un Cygne, de couleur de gorge de pigeon qui change suivant
qu'elle est exposée diversement au Soleil ; il a sous la gorge une maniere de petite cra-
vatte blanche & noire qui produit un assez plaisant effet, sa bouche est très-courte, ses
jambes sont fort longues : ses pieds sont faits comme ceux du Cygne & des autres oiseaux
de riviere, il vit dans l'eau où il mange le poisson qu'il peut attraper : on le trouve ordinairement au bord de la mer, dans les rivieres, dans les lacs : on dit qu'il s'en trouve
beaucoup le long de la riviere de Mississipi, il est bon à manger ; il contient beaucoup

Vertus.

de sel volatil & d'huile. Sa graisse est résolutive & très-bonne pour amolir & fortifier
les nerfs.

Etimolo-
gie.

On appelle cet oiseau *Huart*, parce qu'il prononce si distinctement ce mot, qu'on
diroit que c'est une voix humaine.

HYACINTHUS GEMMA.

Hyacinthe.

Hyacinthus, en françois, *Hyacinthe*, est une pierre prétieuse dont il y a beaucoup
d'especes qui different en grosseurs & en couleurs ; car les unes sont menues comme un
moyen grain de sel, assez tendres, de couleur blanche ; on appelle cette espece *Hyacin-*

Hyacinthe
souple de
lait.
Choix.

the souple de lait, elle est Orientale. D'autres sont grosses comme des pois, fort dures,
de couleur rouge, tirant tant soit peu sur le jaune, resplendissantes ; on se sert de cette
espece en Médecine. Il faut préférer les Orientales à celles qui naissent en Silesie & en
Boheme, ce qu'on reconnoîtra par leur grosseur, par leur beauté & par leur dureté, car
les Orientales n'excedent pas la grosseur d'un pois, & elles sont plus belles & plus brillantes que celles d'Europe. D'autres sont à peu près de la même grosseur ou plus grosses,
de couleur jaune approchante de celle du succin. D'autres sont blanches, mêlées de
rouge ou de jaune, ou de différentes couleurs. D'autres sont petites comme des têtes
d'épingues, d'un rouge brillant ; cette derniere espece se trouve en plusieurs lieux de
France, & principalement dans le Vivarais près du Puy ; en Auvergne on appelle

Jargons ou
fausses hya-
cinthes.

vulgairement *Jargons* ou *fausses Hyacinthes* d'autres pierres colorées de rouge brun, & à
facettes comme le Cristal. On broye les Hyacinthes sur le porphyre pour les réduire en
poudre impalpable, & les employer dans les compositions de Pharmacie.

On

On les eftime propres pour fortifier le cœur, pour réfifter au venin, pour exciter de Vertus.
la joye, pour appaifer les mouvemens convulfifs ; mais toute la vertu de cette pierre
confifte en ce qu'étant alkaline, elle adoucit & amortit les acides du corps, elle arrête
les cours de ventre & les hémorragies : la dofe en eft depuis demi fcrupule jufqu'à deux Dofe.
fcrupules.

On a donné le nom d'Hyacinte à cette pierre, parce qu'on prétend en avoir trouvé Etimolo-
quelques-unes qui avoient une couleur approchante de celle de la fleur de la plante ap- gie.
pellée *Jacinte*.

HYACINTHUS PLANTA.

Hyacinthus. Dod. gal. Lugd.	*Hyacinthus non fcriptus, Hyacinthus*
Hyacinthus oblongo flore cæruleus major.	*Diofcoridis.* Dod. Lugd.
C. B. Pit. Tourn.	*Hyacinthus Anglicus, five Belgicus.*
Hyacinthus Anglicus. Ad. Ger. Eyft.	J. Bauh.
Raii hift.	En françois, *Jacinte des bois.*

Eft une plante qui pouffe une tige à la hauteur d'environ demi pied, ronde, liffe, de Jacinte des
couleur verte-pâle en bas, & d'un verd-brun en haut ; fes feuilles font longues comme boi .
leur tige, étroites, vertes, luifantes, plus petites que celles du Poireau ; fes fleurs font
en fa fommité fufpendues par leur pefanteur, elles font faites en tuyaux oblongs, qui
s'évafent en haut & fe découpent en fix parties, de couleur ordinairement bleue,
quelquefois blanche, quelquefois de couleur de chair, quelquefois approchante du
purpurin, d'une odeur agréable : lorfque cette fleur eft paffée, il paroît un fruit prefque rond & relevé de trois coins, il eft divifé en trois loges, remplies de quelques
femences rondes, noires. Sa racine eft bulbeufe, blanche ; toute la plante eft remplie
d'un fuc vifqueux : elle croît dans les champs, aux bords des chemins, dans les jardins,
elle eft fort commune dans nos bois ; elle contient beaucoup d'huile & un peu de fel
effentiel.

La racine de la Jacinte eft déterfive, aftringente, aglutinante. Vertus.

Sa femence eft apéritive, étant prife en poudre au poids de demi dragme ou d'une Dofe.
dragme.

La plante de Jacinte, à ce qu'on prétend, porte le nom de l'enfant Hyacinthus, qui Etimolo-
felon la fable fut métamorphofé en fa fleur. gies.

Quelques-uns font dériver ce nom du grec *ϊα*, *viola*, & du latin *Cynthus*, qui étoit
un furnom qu'on avoit donné à Apollon, comme qui diroit *Violette d'Apollon*.

HYACINTHUS INDICUS.

Hyacinthus Indicus, tuberofa radice, (J. B. Mor. hift.) en françois, *Tubéreufe*, eft une Tubéreufe.
plante dont la tige croît à la hauteur de trois ou quatre pieds, groffe comme le petit
doigt, droite, ronde, ferme, nue, liffe, creufe en dedans ; fes feuilles font au bas
de fa tige, longues d'environ demi pied, étroites, épaiffes, charnues, vertes-luifan-
tes, liffes, fe répandant au large ; fes fleurs font en fa fommité formées en tuyau long
qui s'évafe en haut & fe découpe en fix parties, de couleur blanche de lait, d'une
odeur très-fuave, & qui parfume les chambres où l'on la met : fa racine eft tubéreufe ;
toute la plante eft remplie d'un fuc vifqueux, elle eft cultivée dans les jardins. Son origine vient des Indes, mais elle eft devenue très-commune par toute l'Europe, & particulierement à Paris ; fa fleur contient beaucoup d'huile éxaltée ou fpiritueufe, c'eft
d'où vient l'excellente odeur qu'elle répand. Les Parfumeurs s'en fervent beaucoup ;

mais on ne l'employe point en Médecine. Elle excite fouvent des vapeurs aux femmes. Sa racine & fa feuille contiennent beaucoup de phlegme, d'huile & de fel effentiel.

Vertus.　La racine de la Tubéreufe eft déterfive, aftringente, deffic ative, réfolutive. Sa feuille eft acide & ftiptique.

HYACINTHUS ORIENTALIS.

Hyacinthus Orientalis, en françois, *Jacinte des Jardins*, ou *Jacinte du Levant.*

Jacinte des Jardins.
* Eft une plante bulbeufe qui fe cultive, & qui donne tant de variétez de couleur par la culture, qu'on ne fçauroit aujourd'huy déterminer quelle eft l'ordinaire & la naturelle. Ces mêmes fleurs deviennent encore plus ou moins doubles, ce qui donne aux Fleuriftes des variétez fort agréables & très-recherchées. Son bulbe a les mêmes ufages que celui de la Jacinte de nos bois.

HYBOUCOUHU ET CARAMENO.

Carameno.
Hyboucouhu Americanus, itemque Carameno fruƈtus iifdem, Theveti. (J. B.) eft un fruit Américain de la figure & de la groffeur d'une Daƈte, mais qui n'eft point bon à manger : on en tire une huile qu'on garde dans un vaiffeau qui eft fait d'un fruit creufé ou dont on a retiré la chair, nommée *Carameno* en langage Indien.

Vertus.
Tom.
Cette huile eft particulierement employée pour une maladie du pays appellée *Tom*, qui provient d'un grand nombre de petits vers, ne furpaffant guéres en groffeur des cirons, lefquels s'amaffent fous la peau, & forment de petites tumeurs groffes comme des féves, qui font de la douleur & caufent des accidens fâcheux. Cette huile eft encore propre pour fortifier les membres fatiguez, & pour guérir les playes & les ulceres.

HYDRARGYRUM.

Hydrargyrum. Mercurius. Argentum vivum.

En françois, *Mercure*, ou *vif Argent.*

Mercure.
Eft un métal ou un demi métal fluide, coulant, de couleur d'argent, fort pefant, & néanmoins volatil, pénétrant, fe liant & s'amalgamant facilement avec l'or & l'argent : on le trouve dans plufieurs mines de l'Europe, comme en Italie, en Hongrie, en Efpagne ; on en a même découvert une mine depuis quarante ans proche S. Lo en Normandie. Il naît ordinairement fous des montagnes, couvert de pierres tendres & blanches comme de la chaux. Les plantes qui croiffent fous ces montagnes paroiffent hautes & vertes comme ailleurs.

On dit qu'un indice pour découvrir la mine du vif Argent, eft quand au matin, pendant le Printems, il fort d'un lieu particulier de ces montagnes des vapeurs ou des brouillars épais, qui, à caufe de leur pefanteur, ne s'élevent pas bien haut : on s'attache à ces lieux-là pour y chercher le Mercure, & principalement quand ils font fituez à l'oppofite du vent feptentrional ; car alors on croit la mine très-abondante. Il eft à remarquer qu'on trouve beaucoup d'eau aux environs des ces mines, qu'il eft néceffaire d'épuifer par le pied de la montagne avant que de travailler à retir le métal.

Comme le Mercure eft un corps fort fluide, on a plus de peine à le trouver que les autres métaux ; car il fe filtre dans les terres & entre les fentes des pierres ; en forte qu'on le perd fouvent de vûe quand on croit être prêt de l'attrapper : on eft contraint de faire defcendre des hommes bien profondément dans la terre pour l'y aller chercher ; & ces hommes n'éxercent pas ce métier beaucoup d'années fans devenir paralytiques :

on dit aussi qu'on n'employe à cet ouvrage que des criminels ou autres gens condamnez au supplice.

Le vif Argent ne se retire pas toujours net & coulant de la mine, il est ordinairement mêlé avec de la terre, ou réduit en Cinabre minéral avec une portion de soufre qu'il a rencontrée. Celui qui ne contient guéres de terre en peut être séparé par une peau de Chamois, au travers de laquelle on le fait passer : mais quand il est accompagné de beaucoup de terre ou d'autres impuretez, il faut le mettre dans des cornues de fer qu'on place dans un fourneau ; on y adapte un récipient rempli d'eau, & l'on pousse le feu fortement dessous les cornues pour faire distiller le Mercure, Les cornues de fer sont préférables aux autres en cette occasion, parce que le vif Argent tendant à s'attacher à ce métal, se sépare mieux de la terre, & est plus disposé à être raréfié & poussé par le feu.

On n'est pas toujours assuré de la pureté du mercure qu'on vend chez les Marchands, il peut avoir été altéré par quelque mélange qui se sera fait dans la mine, & que la peau de Chamois n'aura pû séparer ; ou par une addition de plomb ou de quelqu'autre métal ou minéral que les Sophistiqueurs y auront fait entrer ; il est donc nécessaire de le purifier avant que de l'employer.

La méthode des Anciens pour purifier le mercure, & en même tems, disoient-ils, pour le corriger d'une qualité froide au quatriéme dégré, étoit de le mêler dans un mortier de marbre ou de pierre avec du sel & de la sauge en poudre, & d'agiter le mélange pendant une heure avec un pilon de bois, puis de passer le mercure par une peau ; ils le rendoient par ce moyen clair & beau ; mais ils n'en avoient ôté qu'une petite crasse superficielle & de nulle conséquence, que ce vif argent, en roulant toujours, prend dans les bouteilles de gros cuir ou de terre, dans lesquelles on le transporte & on le garde ; s'il y avoit du métal ou du métallique dans le mercure, il passoit comme lui par les pores de la peau, & il ne s'en faisoit aucune séparation. Pour ce qui est de la prétendue qualité froide du mercure, elle n'étoit en rien corrigée par cette préparation, & le métal se trouvoit au même état que devant.

Méthode des Anciens pour purifier le Mercure.

Un moyen sûr pour avoir le mercure autant pur qu'il le peut être, est de le séparer du cinabre en la maniere suivante.

Mercure le plus pur. Moyen de tirer le Mercure du Cinabre.

Mêlez ensemble parties égales de cinabre pulverisé, & de limaille de fer ; remplissez en la moitié d'une cornue, ou même les deux tiers ; placez-la dans un fourneau de reverbere, & y adaptez un récipient de verre rempli d'eau, sans lutter les jointures ; poussez le feu par dégrez sous la cornue jusqu'au quatriéme dégré : vous entendrez le vif argent distiller & tomber au fond du récipient ; poussez le feu jusqu'à ce qu'il ne distille plus rien, vous aurez retiré treize onces de mercure coulant de chaque livre de cinabre ; lavez-le, & l'ayant essuyé avec des linges, passez-le par une peau. On doit être assuré que ce mercure est pur, car s'il s'étoit mêlé dans la mine quelque portion de minéral ou de métal avec le vif argent dont on a fait le cinabre, elle seroit demeurée au fond du vaisseau, & elle n'auroit pû se sublimer avec le mercure & le soufre ; & si l'on avoit, depuis la sublimation, mélangé quelque corps étranger dans le cinabre, cette impureté de quelque nature qu'elle fût, se sépareroit dans la revivification ou distillation que je viens de décrire. Le récipient doit être rempli d'eau, afin que le mercure qui sort de la cornue en vapeur, trouve du rafraîchissement qui le fasse condenser & résoudre : mais il ne faut pas que la jointure du récipient avec la cornue soit bouchée par du lut, parce que dans la distillation il s'éleve toujours beaucoup de soufre du cinabre, qui se lieroit avec le mercure, s'il ne trouvoit point d'ouverture pour sortir, & le réduiroit en une maniere de pâte grise qu'il seroit nécessaire de faire distiller une seconde fois.

I i i ij

Le fer en cette occasion fait, comme alkali, féparer les acides du foufre qui tenoient le mercure en cinabre ; & ce mercure étant débarraffé de fes liens, eft en état d'être raréfié & pouffé par le feu. La chaux vive produit le même effet que le fer, mais il en faut trois fois autant.

La fluidité du mercure vient de ce que les parties infenfibles dont il eft compofé naturellement, font toutes fphériques ou rondes : car ne pouvant point par cette figure s'accrocher les unes aux autres, elles roulent toujours. Cette même raifon explique pourquoy ce métal, quoiqu'il foit pefant, fe volatilife aifément par le feu : car fes parties rondes étant toujours défunies, & n'ayant nulle liaifon les unes avec les autres, elles font toutes féparément légeres, & en état d'être pouffées & enlevées par le feu. Ce qui fait la folidité & la fixité d'un métal, eft quand fes parties infenfibles, figurées de diverfes manieres, fe font accrochées, liées & unies éxactement les unes aux autres, en forte que le feu n'a pas la force de les féparer pour les enlever.

Le vif argent eft un remede pour le *miferere* ; on en fait avaler une livre, & même davantage, afin que par fa pefanteur il étende en paffant les fibres des inteftins qui font pliffées dans cette maladie : on le rend par les felles comme on l'a pris.

On employe le mercure crud pour tuer les vers du corps : on le fait bouillir dans de l'eau, & l'on donne à boire la décoction qui n'a pris qu'une très-légere impreffion du mercure, quelque long-tems qu'on l'ait fait bouillir ; car le métal fe retrouve au même poids, & la décoction n'a autre couleur, autre goût, ni autre odeur que de l'eau commune bouillie ; elle ne laiffe pourtant pas de produire un bon effet. Il faut obferver que le vaiffeau dans lequel on fera bouillir le mercure avec de l'eau, foit de terre ou de verre, & non pas de métal ; car il le pénétreroit. Le vif argent tue les poux, les puces & les autres petits infectes du corps ; on en fufpend au cou des enfans, après l'avoir enfermé dans des chalumeaux de plumes, pour réfifter au mauvais air : il guérit la gratelle, les dartres, les maladies vénériennes : il réfout & diffipe les glandes & les autres tumeurs ; il leve les obftructions, employé extérieurement & intérieurement : on le fait entrer dans la compofition de plufieurs onguens & emplâtres : on peut dire que c'eft un des meilleurs remedes que nous ayons dans la Médecine pour fondre, déraciner & réfoudre les humeurs les plus craffes, les plus terreftres, les plus malignes & les plus attachées. Un des effets les plus furprenans qu'il produife, eft d'exciter le flux de bouche, & d'emporter radicalement la vérole & toutes les autres maladies vénériennes. Pour expliquer cet effet, il faut fçavoir que le virus vénérien confifte dans une humeur falée ou acide, tartareufe & groffiere, laquelle fermentant par intervale, corrompt le fang & les autres humeurs, & caufe tous les méchans accidens qui s'en fuivent.

Le mercure qu'on a fait entrer dans le corps, ou par des frictions d'onguent mercuriel, ou par la bouche, fe raréfiant, fe diftribue comme une fumée par tout, & s'attache particuliérement au virus, parce que cette matiere acide eft plus capable de l'accrocher qu'une autre fubftance : il pénétre donc ce virus, & il eft pénétré par fon fel acide à peu près de la même maniere qu'il arrive dans le mélange qu'on fait lorfqu'on veut préparer le fublimé corrofif, la chaleur & la circulation des humeurs font bien tôt élever ou fublimer ce mélange de mercure & d'acide au cerveau, de même que le feu fait élever dans un matras le fublimé corrofif : il arrive alors que la tête enfle, que les gencives, la langue & le palais s'ulcerent, que les vaiffeaux falivaires fe relâchent, & que l'on reffent des douleurs pareilles à celles qui arriveroient fi l'on avoit mis du fublimé corrofif fur quelque partie excoriée : ces accidens font accompagnez d'une falivation involontaire & copieufe, qui eft entretenue par l'âcreté de l'humeur qui defcend du cerveau, & par le relâchement de tous les vaiffeaux falivaires : ce flux de bouche dure jufqu'à ce que toute l'humeur âcre, virulente & mercurielle ait été évacuée.

Hydrargyrum, ex ὕδωρ, *aqua,* & ἄργυρος, *argentum, quasi aqua argentea,* comme   Etimolo-
qui diroit *eau argentée;* car le mercure est fluide comme de l'eau, & de couleur d'argent;   gies.
on l'appelle par la même raison *vif-argent.*

Mercurius, parce qu'il est volatil & toujours en mouvement, comme on dépeignoit
autrefois Mercure le Messager des Dieux; & parce que les Astrologues & les Alchimistes prétendent qu'il reçoit des influences de la planete appellée *Mercure.*

HYDROCOTYLE.

Hydrocotyle vulgaris. Pit. Tournef.	*Cotyledon aquatica.* J. B. Dod. gal.
Ranunculus aquaticus, Cotyledonis folio.	*Cotyledon aquatica acris Septentrionalium.*
C. B. Morif. hist.	Lob.
Ranunculus aquaticus umbilicato folio. Col.	En françois, *Ecuelle d'eau.*

Est une plante qui pousse plusieurs petites tiges grêles, sarmenteuses, serpentantes,   Ecuelle
& s'attachant à terre; ses feuilles font rondes, creusées, portées sur des petites queues;   d'eau.
ses fleurs font petites, à cinq feuilles disposées en rose, de couleur blanche; quand
cette fleur est passée, il paroît un fruit composé de deux graines fort aplaties, qui ont
séparément la figure d'un demi-cercle; sa racine est fibreuse. Cette plante croît dans les
marais; elle est un peu âcre au goût: elle contient beaucoup de phlegme & de sel essentiel & fixe.

Elle est apéritive, déterfive, vulnéraire.   Vertus.

Hydrocotyle, ex ὕδωρ, *aqua,* & κοτύλη, *cavitas,* parce que cette plante porte des   Etimolo-
feuilles creusées, & qu'elle se plaît dans les marais.   gie.

HYOSCYAMUS.

Hyoscyamus.	*Faba Suilla, vel Por-*	En françois, *Jusquiame,*
Jusquiamus.	*cina.*	*Hannebane.*
Dens caballinus.	*Herba cunicularis.*	

Est une plante dont il y a plusieurs especes; je décrirai ici les deux principales.

La premiere est appellée,   Premiere
espece.

Hyoscyamus vulgaris. J. B. Raii hist.	*Hyoscyamus flavus.* Fuch.
Hyoscyamus niger. Dod. Lon. Ad. Lob.	*Apollinaris.* Cord. in Diofc.
Hyoscyamus vulgaris, vel niger. C. B.	En françois, *Jusquiame noire.*
Pit. Tournef.	

Elle pousse plusieurs tiges à la hauteur d'un pied & demi, grosses, rameuses, cou-   Jusquiame
vertes de beaucoup de laine; ses feuilles font grandes, larges, découpées, molles, la-   noire.
nugineuses, blanchâtres, rangées alternativement & sans ordre le long des tiges; ses   *Voy* Pl.
fleurs naissent sur les rameaux, entassées les unes proche des autres, de couleurs mêlées   IX. fig. 12.
jaune & purpurine: chacune d'elles est, selon M. Tournefort, une campane décou-
pée irréguliérement en cinq parties, soutenue par un calice formé en gobelet, velu.

Après que cette fleur est passée, il paroît un fruit qui ressemble en quelque maniere
à une marmite; il est renfermé dans le calice de la fleur, auquel il fait prendre ordinairement en se dilatant la figure d'un pot: ce fruit a son couvercle qui le ferme assez éxactement; il est divisé dans sa longueur en deux loges qui contiennent des femences
menues, noires: sa racine est longue, grosse, rude, de couleur brune en dehors, blanche en dedans. Toute la plante a une odeur désagréable; elle croît partout dans les
champs le long des chemins.   I i i iij

Seconde
espece.

La seconde espece est appellée,

Hyoscyamus albus. J. B. Park. Ger. Raii | *Hyoscyamus albus major, vel tertius Dios-*
hist. *secundus.* Tab. | *coridis, & quartus Plinii.* C. B. Pit. Tourn.
Hyoscyamus candidus. Trag. |
Apollinaris tertius. Cord. in Diosc. | En françois, *Jusquiame blanche.*

Jusquiame
blanche.

Elle differe de la précédente, en ce qu'elle est moins rameuse, & couverte de plus de
laine blanche, en ce que ses feuilles sont plus petites & plus molles, & en ce que ses
fleurs & ses femences sont blanchâtres. Elle croît principalement aux pays chauds,
comme au Languedoc, vers Orange, le long du Rhône, au bord des chemins.

L'une & l'autre espece contiennent beaucoup d'huile & de sel essentiel.

Vertus.

Elles sont narcotiques, stupéfiantes, assoupissantes, & souvent mortelles aux animaux qui en mangent : on s'en sert extérieurement dans des emplâtres, dans des onguens, dans des huiles, dans des fomentations ; elles appaisent le trop grand mouvement des humeurs. On doit préférer la Jusquiame blanche à la Jusquiame noire vulgaire pour l'usage intérieur, à cause qu'elle ne produit aucun délire.

Semence.

La semence de Jusquiame est employée pour le mal de dents, & pour les engelures.

Etimolo-
gie.

Hyoscyamus, ex ὕιος, *porcus, &* κύαμος, *faba,* comme qui diroit *féve de cochon :* on
a donné ce nom à la Jusquiame, parce que son fruit a quelque ressemblance avec une
féve ; & que selon Ælian, quand les sangliers en ont mangé, ils sont attaquez de mouvemens convulsifs si violens, qu'ils en mourroient en peu de tems, s'ils n'alloient se
baigner & boire dans quelque ruisseau.

HYPECOON.

Hypecoon est une plante dont il y a deux especes.

Premiere
espece.

La premiere est appellée,

Hypecoon. C. B. | *Cuminum corniculatum, sive Hypecoon.*
Hypecoon siliquosum. J. B. Pit. Tournef. | Clus. Ger.
Hypecoon legitimum. Cl. Park. Raii hist. |

Elle pousse plusieurs tiges à la hauteur d'un pied, se divisant vers sa sommité en plusieurs aîles ou rameaux ; ses feuilles sont semblables à celles de la Rue sauvage ou à
celles de la Fumeterre : sa fleur est petite, à quatre feuilles inégales, disposées en croix,
de couleur jaune, attachée à un pédicule ; quand cette fleur est passée, il paroît une
gousse platte formée en faulx, composée de plusieurs piéces jointes ensemble bout à
bout, & renfermant chacune une femence qui ressemble assez souvent à un petit rein,
de couleur noirâtre : sa racine est longue, quelquefois simple, quelquefois divisée, rougeâtre, garnie de petites fibres.

Seconde
espece.

La seconde espece est moins connue que la premiere : on l'appelle,

Hypecoi altera species. C. B. Pit. Tourn. | *Hypecoon alterum.* Park. Raii hist.
Cuminum alterum Dioscoridis, siliquosum. | *Cuminum siliquosum.* Ger.
Ad. Lob. |

C'est une belle petite plante, qui pousse des petites tiges grêles, tendres, portant des
petites feuilles semblables à celles du Carvi, découpées profondément ; ses fleurs sont
jaunes, semblables à celles de la précédente, mais plus petites ; il leur succede aussi des
gousses formées en faulx, composées de plusieurs piéces jointes ensemble, & renfermant
chacune une femence jaune : sa racine est menue.

L'une & l'autre efpece croiſſent aux pays chauds, comme au Languedoc vers Montpellier, vers les bains de Balaruc, en Eſpagne dans les champs : elles contiennent beaucoup d'huile & de ſel.

Elles ſont eſtimées narcotiques comme le Pavot.　　　　　　　　　Vertus.

HYPERICUM.

Hypericum. Matth. Dod. Ger. Raii hiſt.	*Androſæmon minus.* Geſn. Col.
Hypericum vulgare. C. B. Pit. Tournef. Park.	*Hypericum vulgare, ſive Perforata caule rotundo, foliis glabris.* J. B.
Herba perforata, & Hypericum vulgare. Trag.	*Aſcyron.* Dod. gal. *Millefora.* En françois, *Millepertuis.*

Eſt une plante qui pouſſe des tiges à la hauteur d'un pied & demi, rondes, roïdes,　Milleper-
dures, ligneuſes, rougeâtres, rameuſes ; ſes feuilles ſont oblongues, nerveuſes, reſ-　tuis.
ſemblantes à celles de la petite Centaurée, oppoſées ſans queue le long des tiges, pa-　*v.* Pl. IX,
roiſſant percées d'outre en outre d'un grand nombre de petits trous qu'on croit apperce-　fig. 13.
voir en les regardant au Soleil ou au grand jour ; mais quand on éxamine ces prétendus
petits trous à l'aide d'un microſcope, on voit que ce ne ſont que des petites veſſicules
en forme de lentilles tranſparentes, & remplies d'une liqueur claire, mais un peu huileuſe & balſamique ; ces feuilles ont un goût fade : ſes fleurs naiſſent aux ſommitez de
ſes branches en grand nombre, jaunes, compoſées chacune de cinq feuilles diſpoſées
en roſe, & accompagnées de pluſieurs étamines de la même couleur. Quand cette fleur
eſt paſſée, il paroît une petite tête ou capſule à trois coins, groſſe comme un grain
d'orge, oblongue, empreinte d'un ſuc rouge, diviſée en trois loges remplies de ſemences très-menues, graiſſeuſes, de couleur brune, d'une odeur & d'un goût réſineux : ſa racine eſt dure, ligneuſe, diviſée en pluſieurs branches, de couleur de buis.
Cette plante croît dans les champs & dans les lieux incultes. Ses ſommitez fleuries ſont
ſouvent employées dans la Médecine ; elles teignent en rouge les huiles, l'eſprit de vin,
& les autres liqueurs ſulphureuſes : elles contiennent beaucoup d'huile balſamique &
de ſel eſſentiel.

Elles ſont apéritives, déterſives, vulnéraires ; elles excitent l'urine & les mois aux　Vertus.
femmes, elles chaſſent les vers, elles réſiſtent au venin, elles fortifient les jointures,
elles ſont propres pour la colique néphrétique : on s'en ſert extérieurement & intérieurement.

HYPOCISTIS.

Hypociſtis. Dod. gal. Ger. J. B. Park.	*Orobanche quæ Hypociſtis dicitur.* Raii hiſt.
Hypociſtis ſub Ciſto. C. B.	*Limodori genus, quod Hypociſtis.* Dod.
Hypociſtis purpurea, flore candicante. Pit. Tournef. coroll.	En françois, *Hypociſte.*

Eſt une eſpece d'Orobanche, ou une maniere de rejetton qui naît au printems ſur le　Hypociſte.
pied de deux eſpeces de ciſtes aſſez communs aux pays chauds, comme en Provence,　*v.* Pl. IX,
au Languedoc : ſes feuilles ſont courtes & reſſemblent à des écailles qui ſont purpurines :　fig. 14.
ſes fleurs ſont d'une ſeule piéce, taillées en cloche, à cinq pointes, & blanchâtres : la
partie poſtérieure de ces fleurs devient un fruit mou, diviſé en dedans en pluſieurs
rayons où ſont placées les ſemences. Ce rejetton croît preſque à la hauteur d'un demi-
pied, gros d'un ou de deux pouces, & quelquefois plus gros, rond, plus ample en
haut qu'en bas, tendre, de couleur jaunâtre, rempli de ſuc, ayant certains anneaux ou
nœuds bruns d'eſpace en eſpace, comme en la racine du Nénuphar : on coupe cette pe-

tite plante vers le mois de May, on la pile, & l'on en tire par expreſſion du ſuc acide, lequel on fait évaporer ſur le feu en conſiſtence d'extrait, dur & noir comme le ſuc de réglïſſe, puis on le forme en petit pain pour le tranſporter; on appelle cet extrait du nom de la plante, *Hypociſtis.* Il doit être choiſi récent, peſant, noir, ſans odeur de brûlé, d'un goût acide & aſtringent : il contient beaucoup de ſel eſſentiel acide, mêlé intimement avec de la terre & de l'huile.

Choix.

Il eſt fort aſtringent, aglutinant, propre pour arrêter les cours de ventre, le vomiſſement les hémorragies: on en fait prendre intérieurement; il en entre dans la thériaque; on en mêle auſſi dans quelques emplâtres.

Vertus.

Hypociſtis, ex ὑπὸ, *ſub, &* κίϛος, *ciſtus,* comme qui diroit *plante naiſſant ſous le Ciſte.*

Etimologie.

HYSSOPUS.

Hyſſopus vulgaris ſpicatus anguſtifolius, flore cœruleo. J. B. Raii hiſt.
Hyſſopus Arabum. Ad. Lob. Ger.

Hyſſopus officinarum cœrulea ſeu ſpicata. C. B. Pit. Tournef.

En françois, *Hiſope.*

Hiſope.
ν. Pl. IX.
fig. 15.

Eſt une plante qui pouſſe pluſieurs tiges à la hauteur d'un pied ou d'un pied & demi, dures, nouées, rameuſes, revêtues depuis le bas juſqu'en haut de feuilles longues & étroites, un peu plus larges que celles de la Sariette; ſes fleurs naiſſent en maniere d'épi, mais tournées ſeulement d'un côté, d'une belle couleur bleue, rarement blanche; chacune d'elles eſt en gueule, ou formée en tuyau découpé par le haut en deux lévres. Quand cette fleur eſt paſſée, il lui ſuccede quatre ſemences oblongues enfermées dans une capſule qui a ſervi de calice à la fleur; ces ſemences ont quelquefois une odeur approchante de celle du muſc: ſa racine eſt groſſe comme le doigt, ligneuſe, dure. Toute la plante, & principalement avant qu'elle ſoit en fleur, répand une odeur forte, aromatique, & agréable; ſon goût eſt un peu âcre. On la cultive dans les jardins; elle contient beaucoup d'huile éxaltée, & de ſel volatil & eſſentiel.

Elle eſt inciſive, apéritive, digeſtive, déterſive, vulnéraire, fortifiante, propre pour l'aſthme & pour les autres maladies de la poitrine; on s'en ſert intérieurement & extérieurement.

Vertus.

Hyſſopus, ab habreo Ezob, herbe de bonne odeur.

Etimologie.

HYSTERA-PETRA.

Hyſterolythos, ſeu Hyſtera-petra, Agricolæ. *Hyſterolythus.* Boet. de Boot.
Hyſterolythos. Worm.

Eſt une pierre, ou plutôt une pétrification de coquille, groſſe comme une noix, dure, noirâtre, ayant la figure de la partie naturelle d'une femme; on la trouve dans la terre en pluſieurs endroits de l'Italie, de l'Allemagne.

On l'eſtime, étant pendue à la cuiſſe, pour abattre les vapeurs, & exciter les ordinaires; mais il n'y a guéres de fond à faire ſur ce prétendu remede.

Vertus.

Hyſtera-petra, ab ὑϛέρα, *uterus,* matrice, *& petra,* pierre, comme qui diroit *pierre de la matrice. Hyſterolythus* ſignifie la même choſe.

Etimologies.

HYSTRIX.

Hyſtrix, Porcus ſpicatus, en françois, *Porc-épic,* eſt une eſpece de gros hériſſon terreſtre, rond comme un balon; ſa tête eſt petite, mais d'une figure approchante en quelque maniere de celle du cochon; ſes yeux ſont petits; ſa gueule eſt ſemblable à celle du liévre, garnie de quatre dents longues, tranchantes, & ſemblables à celles du caſtor,

Porc-épic.

deux

deux en haut & deux en bas ; fa langue eſt garnie par-deſſus de pluſieurs petits corps
oſſeux en forme de dents ; ſes oreilles ſont faites comme celles de l'homme & du ſinge,
applaties contre la tête, couvertes d'un poil fort délicat ; ſes pieds de devant reſſemblent à ceux du blaireau, ayant chacun quatre doigts, & ceux du derriere aux pieds de
l'ours, ayant auſſi quatre doigts à chacun : ſon corps eſt couvert tout autour d'une ſoye,
ou gros poil luiſant ſemblable à celui du ſanglier ; cette ſoye eſt ordinairement longue
de trois doigts par tout le corps, mais au-deſſus du cou elle a environ un pied de longueur, & trois fois autant de groſſeur qu'ailleurs ; elle forme auſſi un panache ſur la
tête à la hauteur d'environ huit pouces, & des mouſtaches longues de près de ſix pouces ; ce panache eſt le plus ſouvent depuis ſa racine juſqu'au milieu, & ſa partie d'en
haut d'un châtain-brun : ſon corps eſt encore garni d'une maniere d'alénes polies,
luiſantes, formées en fuſeaux ou tuyaux de plumes, longues comme la main, dures,
pointues, piquantes, groſſes comme des plumes de cigne, fermes, robuſtes, tantôt
blanches, tantôt noires, ou de deux couleurs, ſans frange ; elles lui ſervent de défenſe : pluſieurs de ces manieres d'alénes qui ſont les plus robuſtes & les plus fortes,
tiennent peu à la peau : l'animal les lance en maniere de fléches contre les chaſſeurs, en
ſecouant ſa peau comme les chiens au ſortir de l'eau, & il fait cet élancement avec tant
de roideur, qu'il bleſſe ſouvent les chiens & les hommes : il les tient droites & élevées
quand il va en campagne, ou quand il voit quelqu'un ; mais il les abaiſſe & les couche
ſur ſon corps, quand il entre dans les cavernes où il habite ordinairement, & principalement en hyver ; il ſe cache auſſi dans les buiſſons. On en trouve en Ethyopie, en Afrique, aux Indes, en Italie, rarement en France : il ſe nourrit de raiſins, de pommes,
de poires, de racines, de pain quand on lui en donne : il boit de l'eau ; & quand on y
mêle du vin, il l'avale avec avidité : il va plutôt la nuit que le jour chercher ſa nourriture. Sa chair eſt bonne à manger ; elle contient beaucoup de ſel volatil & d'huile.

Sa chair & ſon foye lâchent le ventre & excitent l'urine. Vertus.

Sa graiſſe eſt bonne pour les hernies & pour fortifier les nerfs.

On trouve quelquefois, mais très-rarement, dans la tête, dans l'eſtomac, & dans Pierre de
la veſſicule du fiel de quelques Porcs-épics des Indes, certaines pierres qui reſſemblent Malaca,
beaucoup au Bézoar du porc, dont j'ai parlé en ſon lieu ; mais elles ſont plus groſſes & Bézoar de
plus diſpoſées par lamines ou écailles comme le Bézoar Oriental, unies au toucher, & Porc-épic
des Indes.
gliſſantes comme le ſavon, de couleur purpurine-claire, d'un goût amer ; on les appelle *Pierre de Malaca*, ou *Bézoar de Porc-épic des Indes* ; on les trouve en une Province
du Royaume de Malaca nommée *Pam*, mais elles ſont fort rares & fort cheres : on les
eſtime beaucoup plus que les pierres de Bézoar ordinaires.

Elles ſont propres pour chaſſer par tranſpiration les mauvaiſes humeurs, pour réſi- Vertus,
ſter au venin, pour fortifier le cœur : la doſe en eſt depuis deux grains juſqu'à huit ; on Doſe.
l'employe auſſi en infuſion dans un mélange d'eau & de vin.

La pierre de Malaca eſt appellée en latin *Lapis Malacanus, ſeu Bezoar hyſtricis.*

Hyſtrix, ab ὗς*, ſus*, cochon, parce qu'on prétend que cet animal a quelque reſſem- Etimolo-
blance avec le cochon. gie.

Le mot grec ὕστριξ ſignifie *poil de cochon* ; & l'on a appellé ainſi cet animal, parce
qu'il eſt revêtu d'un poil ſemblable à celui du porc ſauvage.

HYVOURAHE.

Hyvourahe Theveti. Cluſ. in Monard. *Prunus Braſiliana.* C. B.	*Hyvourahe Braſilianis, Guajaci ſpecies.* Lerio part. 3. Ind. Occident.

Eſt un grand arbre du Bréſil, dont l'écorce eſt d'une couleur argentée, & le dedans

rougeâtre , jettant quand elle eſt récemment ſéparée de l'arbre , un ſuc laiteux d'un goût ſalé & approchant fort au goût de la régl
iſſe : on dit que cet arbre ne porte du fruit que de quinze ans en quinze ans. Ce fruit eſt gros comme une prune médiocre , de couleur dorée , tendre , d'une odeur agréable , d'un goût fort doux ; il renferme un petit noyau ; les malades le ſouhaitent beaucoup à cauſe de ſon bon goût.

Vertus.　　L'écorce de cet arbre eſt ſudorifique , deſſicative , apéritive ; on s'en ſert dans le Bré-ſil pour la vérole , de la même maniere qu'on ſe ſert en Europe de l'écorce ou du bois de Gayac.

Etimolo-　　*Hyvourahe* eſt un nom du Bréſil qui ſignifie *choſe rare.*
gie.

✻✻✻✻✻✻✻✻✻✻✻✻✻✻✻✻✻✻✻✻✻✻✻✻✻✻✻✻✻✻✻✻

I

JABOTAPITA.

Jabotapita. G. Piſon. *Jabotapita pyramidato flore luteo , fructu rubro.* Plum.

EST un arbre d'une hauteur médiocre , qui croît dans les Iſles d'Amérique & au Bré-ſil ſur les rivages : ſon écorce eſt inégale , griſe ; ſon bois eſt mou & pliant ; ſes feuilles ſont rangées alternativement , oblongues , pointues , vertes ; ſes fleurs ſont ſou-tenues par quelques petits rameaux ; elles ſont petites , mais en grande quantité , diſpo-ſées en grappes pyramidales , jaunes , d'une très-bonne odeur , & à pluſieurs feuilles diſpoſées en roſe ; après qu'elles ſont paſſées , il leur ſuccede un tubercule charnu , gros comme un noyau de ceriſe , de figure preſque triangulaire , auquel ſont attachez deux fruits ſans pédicules , de la même groſſeur , ovales , & dont le noyau contient une petite amande : ces fruits ont une couleur ſemblable à celle de nos Mirtilles , & ils ren-dent une teinture pareille ; leur goût eſt ſtiptique ; on en tire une huile par expreſſion , laquelle on employe dans les ſalades.

Vertus.　　Ce fruit eſt aſtringent ; on s'en ſert , comme des Mirtilles , pour arrêter les cours de ventre , & pour fortifier les jointures.

JACA.

Jaca. Acoſt. Garz. Frag. Lugd.	*Jaaca & Jaqua.* Linſc. 4. part. Ind. Or.
Jaceros in Calecut. Ludov. Roman.	*Cachi Ciccara.* Lugd.

EST un grand arbre des Indes , dont la feuille eſt large comme la main , de couleur verte , claire , nerveuſe : il croît en Malabar dans quelques Iſles le long des eaux : ſon fruit naît ſur ſon tronc & ſur ſes plus groſſes branches : il eſt long & plus gros qu'une Courge , de couleur verte-obſcure , couvert d'une écorce groſſe & dure , & entourée de toutes parts comme de pointes de diamant , leſquelles finiſſent en une épine courte , verte , & dont l'aiguillon eſt noir. Ce fruit étant mûr rend une bonne odeur. Il y en a Barca,Pa-　de deux eſpeces : un appellé *Barca* , qui eſt de conſiſtence ſolide , c'eſt le meilleur ; un pa,Gyraſal.　autre appellé *Papa* ou *Gyraſal* , qui eſt mollaſſe , c'eſt le moindre.

Le fruit de Jaca eſt blanc en dedans ; ſa chair eſt ferme , & diviſée en petites cellules pleines de châtaignes un peu longues & plus groſſes que les dactes , couvertes d'une pelure griſe , blanches en dedans comme les châtaignes communes , d'un goût âpre & terreſtre : elles engendrent beaucoup de vents dans le corps , ſi on les mange vertes ; mais ſi on les fait rôtir auparavant , elles ont un très-bon goût. Toutes ces châtaignes ſont environnées d'une chair jaunâtre & un peu viſqueuſe , reſſemblant à la pulpe du

Durion, d'un goût agréable, principalement celle qui eft dans le Jaca appellé *Barca*,
& femblable à celui d'un bon melon, mais de dure digeſtion, & excitant quand on en
mange fouvent, une maladie peſtilentielle que les Indiens appellent *morxi*.   *Morxi.*

Les châtaignes de ce fruit crud font fort aſtringentes, & propres pour arrêter les   Vertus.
cours de ventre : étant cuites, elles excitent la femence.

JACAPUCAIO.

Jaçapucaio (G. Pifon) eſt un arbre fort haut qui croît en Amérique : fon écorce eſt
grife, dure & inégale comme celle d'un vieux chêne : fon bois eſt dur & compact : fes
feuilles reſſemblent à celles du Mûrier, rouſſes dans leur jeuneſſe, vertes quand elles
font dans leur grandeur parfaite, dentelées en leurs bords, & en quelque façon torfes
& recourbées : fon fruit paroît au mois de Mars ; il eſt gros comme la tête d'un enfant,
attaché ou fufpendu par une groſſe queue, couvert d'une écorce jaune, dure comme du
bois ; & au bout qui regarde la terre, il eſt fermé en façon de boëte par un couvercle
qui paroît d'un artifice merveilleux ; quand le fruit eſt mûr, le couvercle s'en fépare de
lui-même, & en même tems qu'il tombe, il tombe auſſi des noix approchantes en figure des Mirobolans chebules, d'un goût très-favoureux comme celui des Piſtaches ;
elles fervent de nourriture à plufieurs animaux, & même aux hommes ; on en tire de
l'huile par expreſſion. Cet arbre croît abondamment en différens lieux aux bords de la
mer Méditerranée. Il y en a de plufieurs efpeces ; fon fruit, après qu'il eſt vuide de fes
noix, fert à faire des vafes & des taſſes.

Son bois eſt propre pour réfiſter au venin.   Vertus.
Son fruit excite la femence.

JACARANDA.

Jacaranda (G. Pifon) eſt un arbre des Indes dont il y a deux efpeces : l'un a le bois
blanc, & l'autre noir ; tous deux durs, beaux & marbrez, employez dans la marqueterie.

Le blanc eſt fans odeur, femblable au Prunier de l'Europe : fes feuilles font petites,
pointues, luifantes en deſſus & blanches en deſſous, oppofées directement les unes aux
autres le long des branches : chacun de fes rameaux pouſſe plufieurs rejettons qui portent pendant plufieurs jours des boutons gros comme des noyaux de cerifes, difpofez
en grappe, de couleur d'olive, qui en s'ouvrant fe divifent chacun en cinq feuilles inclinées en bas, qui en dedans repréfentent à la vûe & au toucher une petite robe de foye
de couleur d'olive luifante. Il naît entre fes feuilles une fleur à une feule feuille prefque
ronde, jaune, d'une odeur fuave, s'épanouiſſant vers le côté, & pouſſant de fon milieu
beaucoup d'étamines blanches, terminées par des fommets jaunes, aſſez grands, en
maniere de vergette de foye ; à ces fleurs fuccedent un fruit grand comme la paume de
la main, mais d'une figure rendue rare & finguliere par les jeux de la nature ; car il eſt
inégal, boſſu & fort tortu, inclinant toujours en bas par fa pefanteur, de couleur mêlée
blanche & verte, rempli d'une fubſtance verte tirant fur le blanc, dont les gens du pays
fe fervent au lieu de favon : ils font cuire le fruit & en mangent ; ils l'appellent *Manipoy*.   Manipoy.

Le Jaracanda noir differe du précédent, en ce que fon bois eſt noir, dur & compact
comme celui du Gayac, mais odorant.

Son bois eſt eſtimé fudorifique & deſſicatif, & fon fruit ſtomacal.   Vertus.

JACEA.

Jacea nigra vulgaris capitata, & *fquamo-*	*Jacea nigra.* Ger. Raii hiſt.
fa. J. B. Pit. Tournef.	*Jacea nigra vulgaris.* Park.

K κ κ ij

Jacea nigra pratenſis latifolia. C. B. | En françois, *Jacée*, ou *Ambrette ſauvage.*

Jacée. Eſt une plante dont les premieres feuilles ont quelque reſſemblance avec celles de la Chicorée ; car elles ſont un peu déchiquetées, de couleur verte-noirâtre, couvertes d'un duvet blanc ; mais celles qui ſont attachées aux tiges, ſont étroites, roides, un peu dures : ſes tiges ſont canelées, difficiles à rompre, lanugineuſes : ſes fleurs ſont par bouquets, & à têtes écailleuſes, noirâtres comme au *Cyanus*, de couleur purpurine : lorſque la fleur eſt paſſée, il paroît des ſemences brunes, chargées d'aigrettes : ſa racine eſt aſſez groſſe, ligneuſe, d'un goût aſtringent & fade : le reſte de la plante eſt d'une ſaveur douçâtre qui n'eſt point déſagréable. Cette plante croît dans les prez & aux autres lieux herbeux & incultes : elle contient beaucoup d'huile & de ſel eſſentiel.

Vertus. Elle eſt déterſive, aſtringente, vulnéraire, propre pour les ulceres de la gorge & de la bouche en gargariſme.

La Jacée differe du chardon par ſes têtes qui ne ſont point épineuſes, & du *Cirſium* par ſes feuilles qui n'ont point de piquans.

Etimologie. *Jacea* vient de *jacere*, être couché par terre : on a donné ce nom à cette plante, parce que pluſieurs de ſes eſpeces ſont couchées par terre.

JACOBÆA.

Jacobæa vulgaris. J. B. Raii hiſt.	*Herba Jacobæa.* Tab.
Jacobæa vulgaris major. Park.	*Flos ſanċti Jacobi.* Brunf. Trag.
Jacobæa vulgaris laciniata. C.B.P.Tourn.	*Senecio major, ſive Flos ſanċti Jacobi.*
Jacobæa Senecio. Ad. Lob.	Matth. Caſt.

En françois, *Jacobée, Herbe de S. Jacques, Fleur de S. Jacques.*

Jacobée. Eſt une plante qui pouſſe une ou pluſieurs tiges à la hauteur de trois ou quatre pieds, rondes, droites, dures, canelées, quelquefois ſans poil, quelquefois un peu lanugineuſes, quelquefois rougeâtres ou de couleur tirant ſur le purpurin, rameuſes, revêtues de beaucoup de feuilles rangées ſans ordre ou alternativement, oblongues, découpées profondément, de couleur verte-obſcure, d'un goût un peu aſtringent : ſes fleurs naiſſent aux ſommitez des tiges & des rameaux, en maniere d'ombelles ou de bouquets jaunes ; chacune d'elles eſt de grandeur médiocre, radiée, compoſée d'un amas de fleurons entourez d'une couronne de demi-fleurons, & ſoutenus par un calice un peu écailleux, fendu en pluſieurs piéces : quand cette fleur eſt tombée, il lui ſuccede des ſemences rougeâtres, garnies d'aigrettes : ſa racine conſiſte en pluſieurs groſſes fibres blanches, fort attachées dans la terre. Cette plante croît aux lieux humides, dans les champs ; elle contient aſſez de ſel & d'huile.

Vertus. Elle eſt apéritive, vulnéraire, émolliente, déterſive, réſolutive ; on s'en ſert en décoċtion intérieurement & extérieurement ; on l'employe dans les gargariſmes.

Etimologie. *Jacobæa, à Jacobo,* Jacques, comme qui diroit *Herbe de S. Jacques* : on a donné ce nom à la Jacobée, parce qu'on en trouve fréquemment ſur les chemins de S. Jacques en Galice.

JACUA-ACANGA.

Fedagoſo. *Jacua-Acanga* (G. Piſon) paroît être une belle eſpece d'Heliotropium du Bréſil, laquelle les Portugais appellent *Fedagoſo* : ſa tige croît à la hauteur de plus de deux pieds ; elle eſt velue, rameuſe : ſes feuilles ſont grandes comme la main, ayant la figure de celles du Nepeta, rudes, plus piquantes que celles de l'Ortie, & repliées : il s'éleve d'entr'elles, en ſes-ſommitez, une eſpece d'épi long d'environ dix doigts, garni de petits grains verds comme au Plantain, excepté que ces épis ſont courbez en queue de ſcorpion, finiſſant par des petites fleurs bleues & jaunes qui ont la figure d'un petit calice : ſa racine eſt longue d'un pied, preſque droite, ligneuſe, jettant peu ou point de filamens, brune en dehors, blanche en dedans, d'un goût inſipide. Cette plante croît particuliérement aux lieux ſablonneux : il y en a de pluſieurs eſpeces ; celle-ci eſt fort en uſage en Médecine.

Elle eſt déterſive, vulnéraire, réſolutive, conſolidante ; on l'employe en fomenta-   *Vertus.* tion, en cataplaſme, & dans les onguens.

JACULUS.

Jaculus, en françois, *Vandaiſe*, eſt un poiſſon d'eau douce, plat, grand, à peu près   *Vandaiſe.* comme une limande, blanc & luiſant comme le gardon : ſa chair eſt molle, blanche, & d'aſſez bon goût ; il contient du ſel volatil & de l'huile.

Il eſt pectoral & humectant, on l'employe dans les cuiſines.   *Vertus.*

JADE.

Jade eſt une pierre fort dure, de couleur verte-griſâtre ou approchante de celle de l'olive, mais on en voit de trois verds différens ; la plus belle & la plus fine vient des Indes Orientales. Les Turcs & les Polonois en font des manches de ſabre, de coutelas.   *Uſages.* Elle eſt rare & difficile à travailler à cauſe de ſa grande dureté, on eſt obligé d'y employer de la poudre de diamant : les Joailliers en taillent des petits morceaux qu'ils poliſſent bien, afin qu'on puiſſe les porter commodément appliquez ſur les reins : le Livre intitulé *le parfait Joaillier* donne à cette pierre le nom de *pierre divine*, à cauſe des gran-   *Pierre di-* des vertus qu'on lui attribue ; car on prétend qu'étant portée vers la région des reins,   *vine.* elle ſoit propre pour en faire ſortir la pierre ou le ſable, & les faire couler par les urines,   *Vertus.* & qu'elle ſoit un remede pour l'épilepſie, mais on ne doit pas beaucoup avoir de foi aux prétendues qualitez de cet amulette.

JALAP.

Jalap. Jalapa. Jalapium. Gialapa. Gelapa. Chelapa. Celopa. En françois, *Jalap.*

Eſt une racine griſe, réſineuſe, qu'on nous apporte ſéche, coupée par tranches, des   *Jalap.* Indes Occidentales. La plante qu'elle porte quand elle eſt dans la terre, eſt, ſelon le P.   *Voyez Pl.* Plumier & M. Tournefort, une eſpece de Belle-de-nuit que ce dernier appelle *Jalap*   *VI. fig. 13.* *officinarum fructu rugoſo.* Sa tige croît à la hauteur de quatre ou cinq pieds ; ſes feuilles approchent en figure de celles des autres Belles-de-nuit, mais elles ſont plus petites ; ſa fleur eſt un tuyau évaſé en entonnoir à pavillon crénelé, de couleur rouge comme de l'écarlate, quelquefois variée de jaune & de blanc, fort agréable à la vûe. Cette fleur s'épanouit la nuit, & elle ſe referme au moindre rayon du Soleil, c'eſt pourquoi on l'appelle *Belle de nuit.* S'il pleut pendant le jour, ou ſi le Ciel eſt couvert, elle ſe tient ou-   *Belle-de-* verte : mais alors elle ſe flétrit en peu de tems ; car le jour, quel qu'il ſoit, lui eſt con-   *nuit.* traire ; ce qui vient apparemment de ce que le Soleil deſſéche & fait diſſiper une humidité qui lui eſt néceſſaire pour que ſes parties ſoient étendues. Après que cette fleur eſt paſſée, il lui ſuccede un fruit ridé, qui contient dans ſa cavité une moëlle ou ſemence preſque ronde. On dit que cette plante croît naturellement & ſans culture aux Iſles de Madere.

On doit choiſir la racine de Jalap en rouelles épaiſſes, compactes, parſemées de vei-   *Choix.* nes réſineuſes, difficiles à rompre avec les mains, mais faciles à caſſer avec le pilon, de couleur griſe, d'un goût un peu âcre : elle contient beaucoup d'huile & de ſel.

Vertus. Elle purge fort bien par le ventre toutes les humeurs, mais principalement les férofitez; on s'en fert pour l'hydropifie, pour la goutte, pour les rhumatifmes, pour les obftructions. *Dofe.* La dofe en eft depuis dix grains jufqu'à une dragme.

Tous les noms de la racine de Jalap font tirez des Américains.

JAMBOLONES.

Jambolones, Garziæ.
Jamboloins. Acoft. Frag. Lugd.

Jambolyn. Palud. in Linfc. 4. part.
Ind. Orient.

Eft un arbriffeau des Indes qui reffemble au mirte, mais qui a la feuille femblable à celle de l'Arboufier; fon fruit reffemble à des groffes Olives, d'un goût âpre & aftringent; on le confit dans la faumure pour le manger. *Ufage.* Il n'eft point en ufage dans la Médecine, mais on en mange avec du ris cuit pour exciter l'appétit.

JAMBOS.

Jambos, (Acoftæ, Garz.) eft un fruit des Indes gros comme une poire. Il y en a de deux efpeces; une dont la couleur eft rouge-obfcure fans noyau, d'un goût agréable; l'autre dont la couleur eft d'un rouge-blanc, avec un noyau gros comme celui d'une pêche, n'étant pas bien rond, dur, uni & envelopé d'une peau blanche & velue: l'une & l'autre efpece ont une odeur de Rofe, mais le dernier a moins bon goût que le premier. Leur écorce eft fi mince & fi molle qu'on ne les peut peler avec un couteau. Ce fruit eft appellé par ceux de Malabar & par les Canarins *Jamboli*, par les Arabes *Tupha Indi*, par les Perfes *Tuphat*, par les Turcs *Alma*, & par les Portugais *Jambos*. L'arbre *Jambeiro.* qui le porte eft nommé par les mêmes Portugais *Jambeiro*. Il croît à la hauteur d'un prunier, jettant un grand nombre de rameaux, qui s'étendant au long & au large, font un grand ombrage & un bel afpect; fon écorce eft grife cendrée, unie; fon bois eft fragile; fa feuille reffemble en figure au fer d'une groffe lance, belle, unie, d'un verd obfcur en haut, & en bas d'un verd clair. Ses fleurs font rouges tirant fur le purpurin, de couleur fort vive, ayant plufieurs petits filets fur le milieu, odorantes, d'un goût aigrelet, femblable à celui des bourgeons de la vigne: fa racine eft forte & bien profonde en terre.

Cet arbre porte des fleurs & des fruits plufieurs fois en une année, & on ne le voit jamais fans fleur ou fans fruit verd ou mûr; il en tombe des fleurs à toute heure, qui font paroître fous lui la terre toute rouge; & à mefure qu'il fe décharge de celles-là, il en naît d'autres nouvelles, & enfuite des fruits, les uns naiffant, les autres mûriffant: *Ufage.* on a coutume de manger ce fruit à l'entrée de table. On confit la fleur & le fruit avec du fucre.

Vertus. Ils font eftimez propres pour les fiévres bilieufes, pour défalterer, pour fortifier le cœur.

JANGOMAS.

Jangomas. Garz. Frag. Lugd.
Jangomi. Acoft.

Paliurus Ægyptius. Profp. Alpin.

Eft un arbre des Indes grand comme un Prunier, hériffé d'épines; fa feuille eft femblable à celle du Prunier; fa fleur eft blanche; fon fruit reffemble à celui du Sorbier, de couleur jaune quand il eft mûr, d'un goût de pruneaux, aftringent & âpre. Cet arbre croît aux champs, dans les jardins, en Baçain, Chaul & Batequala.

Vertus. Son fruit eft employé dans les remedes aftringens, pour arrêter les cours de ventre, pour les inflammations de la gorge.

JANIPABA.

Janipaba. G. Pifon.
Genipa. G. Marcgrav.

Genipat. Thevet.
Genipa fructu ovato. Plum. Pit. Tournef.

Eft un des plus grands arbres du Bréfil & des Ifles de l'Amérique, il reffemble au Hêtre, fon écorce eft grife ou blanche, fon bois eft moëlleux & fragile ; fes rameaux font revêtus de feuilles longues d'un pied ou d'un pied & demi, ayant la figure d'une langue de bœuf, de couleur verte-luifante ; fa fleur eft petite, d'une feule piece, en cloche, reffemblante à celle du Narciffe, blanche, avec des taches jaunes en dedans, d'une odeur de gérofle ; fon fruit eft plus gros qu'une Orange, rond, couvert d'une écorce tendre & cendrée ; fa chair eft folide, jaunâtre, vifqueufe, remplie de fuc aigre, d'une odeur agréable : on trouve au milieu de ce fruit qui eft partagé en deux, des femences comprimées, plattes, prefqu'orbiculaires, entourées d'une pulpe molle ; il devient mou en mûriffant comme la Néfle, & alors il eft bon à manger.

Il eft eftimé aftringent & propre contre les cours de ventre ; il appaife les ardeurs de la bouche & de l'eftomac ; on fe fert auffi de ce fruit avant qu'il foit mûr, dans les cataplafmes, dans les onguens, pour les ulceres malins. Vertus.

On tire de ce fruit par expreffion une efpece de vin ; ou une liqueur vineufe qui étant récente, paroît aftringente & rafraîchiffante, mais étant gardée, elle perd une partie de fon aftriction, & devient échaufante.

Les Indiens tirent encore par expreffion de l'écorce du fruit avant qu'il foit mûr, & des rameaux de l'arbre une liqueur qui d'abord eft claire comme de l'eau, mais qui devient enfuite fort noire ; ils s'en teignent tout le corps quand ils vont à la guerre, pour paroître plus effroyables & plus terribles à leurs ennemis ; la même teinture peut être donnée à des étoffes, à du papier, & elle ne peut être emportée par quelque chofe que ce foit, mais elle s'efface d'elle-même vers le huit ou neuviéme jour. Teinture noire du Janipaba.

Le *Janipaba* eft une efpece de *Genipa* duquel j'ai parlé en fon rang.

JAPARANDIBA.

Japarandiba, (G. Pifon) eft un arbre du Bréfil, dont l'écorce eft cendrée comme en l'Aune ; fon bois eft dur, moëlleux ; fes feuilles font attachées fans ordre en abondance autour des rameaux, par des queues ; elles font femblables à celles du Janipaba, oblongues, pointues, nerveufes ; fes fleurs font grandes & belles, compofées chacune de huit groffes feuilles, & foutenues trois à trois par un même pédicule. Leur figure, leur grandeur, leur couleur & leur odeur font pareilles à celles de la Rofe : elles ont en leur milieu plufieurs petites étamines difpofées en rond avec un petit fommet jaune & tremblant ; il leur fuccede des fruits faits comme des pommes, mais plats en leur partie fupérieure, gris en dehors, jaunes en dedans, contenant chacun un noyau gros comme une aveline, anguleux, ayant la figure d'un cœur, de couleur de foye luifante.

Les feuilles de cet arbre font réfolutives ; on en applique fur les duretez du foye & des hypocondres ; on en prend auffi en décoction pour ouvrir les conduits, & exciter l'urine. Vertus.

JASMINUM.

Jafminum, en françois, *Jafmin,* eft une plante dont il y a deux efpeces odorantes principalement cultivées dans ces pays-ci. Jafmin.

Premiere efpece.

La premiere eft appellée,

Jafminum. Dod.

| *Jafminum album.* Ger. Park.

Gelſeminum vulgatius. Adv. Lob. Cæſ. | *Jaſminum, ſeu Gelſeminum flore albo.* J.
Jaſminum vulgatius flore albo. C. Bauh. | Bauh. Raii hiſt.
Pit. Tournefort. | *Geſminum.* Anguil.

En françois, *Petit Jaſmin*, ou *Jaſmin commun.*

Jaſmin commun. C'eſt un arbriſſeau qui pouſſe beaucoup de rameaux fort longs, grêles, nouez, foibles, plians, verds, s'étendant beaucoup, & tombant s'ils ne ſont ſoutenus par des perches ou par une muraille, remplis d'une moëlle fongueuſe & blanche; ſes feuilles ſont oblongues, pointues, rangées comme par paires le long d'une côte, qui eſt terminée par une ſeule feuille. Chaque côte eſt ordinairement chargée de ſept feuilles, quelquefois de cinq, liſſes, d'une belle couleur verte; ſes fleurs naiſſent en maniere de petites ombelles aux ſommitez des branches, elles ſont petites, mais agréables, blanches, d'une odeur douce & très-ſuave; chacune d'elles eſt un tuyau évaſé par le haut, & découpé en étoile à cinq parties. Quand cette fleur eſt paſſée, il lui ſuccede quelquefois une baye ronde, molle, verdâtre, renfermant deux ſemences rondes & plates: mais dans les pays Septentrionaux la fleur du Jaſmin tombe ordinairement ſans laiſſer de fruit: ſa racine eſt fibrée.

Seconde eſpece. La ſeconde eſpece eſt appellée,

Jaſminum Hiſpanicum flore majore exter- | Bauhin. Raii hiſt.
nè rubente. J. B. Pit. Tournef. | *Jaſminum Catalonicum.* Park.
Chamægelſeminum grandiflorum. Lob. | *Gelſeminum humilius primum.* Cluſ.
Jaſminum humilius magno flore. C. | En françois, *Jaſmin d'Eſpagne.*

Jaſmin d'Eſpagne. Elle differe de la précédente en ce que ſa tige eſt beaucoup plus baſſe, mais plus forte & robuſte; en ce que ſes feuilles ſont plus larges, moins pointues, ou arrondies en leur extrémité: en ce que ſes fleurs ſont beaucoup plus grandes, plus larges, plus belles, plus odorantes, de couleur blanche en dedans, rougeâtre en dehors.

Uſage. L'un & l'autre Jaſmin ſont cultivez dans les jardins; leurs fleurs, & principalement celles du Jaſmin d'Eſpagne, ſervent aux Parfumeurs; elles rendent beaucoup plus d'odeur quand elles croiſſent aux pays chauds, que quand on les cultive dans nos pays temperez: on les employe auſſi quelquefois en Médecine: on n'en peut point conſerver l'odeur en les faiſant diſtiller, parce que leur ſubſtance volatile ſe confond avec la viſqueuſe, par la moindre chaleur qu'on leur donne: quand on veut recevoir cette odeur, il faut que ce ſoit ſans feu, dans de l'huile, de Ben ou dans de la graiſſe de porc bien lavée, comme font les Parfumeurs.

La fleur de Jaſmin contient beaucoup d'huiſe en partie éxaltée, & de ſel eſſentiel.

Vertus. Elle eſt apéritive, émolliente, digeſtive; on l'employe pour réſoudre les ſchirres, pour aider à l'accouchement, pour mûrir le rhume, pour faciliter la reſpiration, pour la pleureſie; on s'en ſert extérieurement & intérieurement.

Pluſieurs eſpeces. * Il y a pluſieurs eſpeces de Jaſmins qu'on cultive à cauſe de leur odeur; telles ſont le Jaſmin Zambac ou Jaſmin à feuille d'Oranger, dont la fleur eſt blanche; rougeâtre, ſimple, & quelquefois double; le Jaſmin jonquille qui donne des fleurs jaunes, de la couleur & de l'odeur de cette fleur; & le Jaſmin jaune commun qui n'a preſque point d'odeur; ce dernier croît dans les lieux incultes des pays chauds, on en fait des paliſſades chez les Fleuriſtes.

Etimologie. On dit que *Jaſminum* vient de *Jaſme*, mot grec qui ſignifie *odeur médecinale*, parce que la fleur du Jaſmin a beaucoup d'odeur, & qu'elle ſert pour Médecine. D'autres font dériver ce nom du mot hébreu *ſamin*, c'eſt-à-dire *parfum*; parce que cette fleur parfume les lieux où l'on la met.

JASP-

JASPIS.

Jaspis, en françois, *Jaspe*, est une belle pierre dure, polie, resplendissante, pré- | Jaspe.
tieuse, laquelle ne diffère de l'Agate qu'en ce qu'elle est moins pure & moins dure : il
y en a de beaucoup d'especes, mais la plus estimée est l'Orientale : elle doit être dure, | Choix.
polie, luisante, de couleur verte-foncée, mêlée de taches rouges ; on s'en sert quelquefois en Médecine, après l'avoir broyée sur le porphyre comme les autres pierres
prétieuses.

Le Jaspe ainsi préparé est astringent, propre pour arrêter le sang & le cours de ven- | Vertus.
tre : on lui attribue de grandes vertus pour l'épilepsie, pour fortifier l'estomac, pour
faire sortir la pierre du rein, pour arrêter les hémorragies, si on le porte attaché à quelque partie du corps ; mais on ne doit ajouter de foi à ces sortes d'amulettes, qu'autant
qu'ils soulagent sans crainte d'aucun mauvais effet.

Jaspis vient du mot hébreu *Jespé*, qui signifie *Jaspe*. | Etimolo-
gie.

IBERIS.

Iberis latiore folio. C. B.	Pit. Tournefort.
Iberis & Lepidium. Matth.	*Iberis.* Lugd. Dod. J. B. Lac.
Lepidium hortense. Ang.	*Iberis Cardamantica.* Ad. Lob.
Lepidium gramineo folio, sive Iberis.	

En françois, *Passerage sauvage. Chasse-rage. Cresson sauvage.*

Est une espece de Passerage, ou une plante qui pousse des tiges à la hauteur d'un pied | Passerage
ou d'un pied & demi, dures, jettant beaucoup de rameaux menus : ses premieres feuil- | sauvage.
les d'en bas sont longues, un peu larges, dentelées, attachées par des queues longues ;
mais celles d'en haut, qui tiennent aux tiges & aux branches, sont petites, étroites,
pointues, semblables à celles du Linaria ou à celles du Gramen, sans queue, & n'étant
point dentelées. Ses fleurs sont placées au haut de ses rameaux, petites, blanches, composées chacune de quatre feuilles disposées en croix. Il leur succede, quand elles sont
tombées, un fruit formé en fer de pique, qui se divise en deux loges, dans lesquelles
sont renfermées des semences menues, oblongues. Sa racine est longue, médiocrement
grosse, ligneuse, blanche en dehors & en dedans ; toute la plante a un goût âcre comme le cresson ; elle croît contre les vieilles murailles & aux lieux incultes, principalement aux pays chauds, les Herboristes en cultivent dans les jardins; elle contient beaucoup de sel essentiel & d'huile.

Elle est détersive, apéritive, incisive, propre pour le scorbut, pour exciter l'urine & | Vertus.
les mois aux femmes, pour les obstructions de la ratte, étant prise en décoction : on en
applique sur la morsure d'un chien enragé, pour faire dissiper le venin : on se sert de sa
racine pour la douleur des dents, & pour guérir la gale.

Iberis ab Iberia regione, parce que cette plante ou quelques-unes de ses especes crois- | Etimolo-
sent abondamment dans l'Espagne, qu'on appelloit *Iberia*. | gie.

IBIS.

Ibis est un oiseau aquatique d'Egypte, ressemblant à la Cicogne : il y en a de deux especes, un *blanc*, & l'autre *noir* ; ils ne peuvent vivre en d'autre climat qu'en celui d'E-
gypte : car quand ils en sont transportez ou par le vent, ou par quelque autre voye, ils
se laissent mourir faute de manger ; ils se nourrissent de serpens, de chenilles, de sauterelles ; ils font leur nid sur les Palmiers, de peur que les chats ne mangent leurs petits :
ils contiennent beaucoup de sel volatil & d'huile.

Leur graisse est résolutive & adoucissante. | Vertus.

ICHNEUMON.

Ichneumon, Jonſton. *Mus Pharaonis*, Bellon. *Mus Indicus*, Ælian.
En françois, *Rat d'Egypte. Rat d'Inde.*

Rat d'Inde   Eſt un animal à quatre pieds, grand comme un Chat, mais plus long ; ſon poil eſt dur comme celui du Loup, blanchâtre ou jaunâtre : ſon muſeau eſt noir & fait comme celui du cochon, ſes oreilles ſont petites, rondes ; ſes dents & ſa langue approchent de celles du chat ; ſes jambes ſont noires, ſa queue eſt longue & groſſe par le bout d'en haut. On trouve cet animal en Egypte, au bord du Nil : il eſt amphibie, ſe tenant tantôt ſur la terre, tantôt nageant dans l'eau. Il ſe nourrit de petits rats, de ſerpens, de lézards, de limaçons, de grenouilles ; il aime extrêmement la chair des oiſeaux, & principalement celle de la poule : il ronge le ventre des Crocodiles pendant qu'ils dorment pour en manger le foye ; il écraſe auſſi leurs œufs.

Vertus.   Sa chair priſe en bouillon eſt eſtimée ſudorifique, propre pour la colique, pour la morſure des bêtes vénimeuſes, pour purifier le ſang.

Etimologie.   *Ichneumon ab* ἰχνεύω, *inveſtigo*, parce que cet animal cherche & attrape les crocodiles & pluſieurs autres bêtes.

ICHTHYOCOLLA.

Ichthyocolla, Gluten Alcanak. En françois, *Colle de poiſſon.*

Colle de poiſſon.   Eſt une colle tirée de la peau, des nageoires, de la queue, des entrailles, des nerfs & des autres parties muſculeuſes d'un fort grand poiſſon de mer nommé *Huſo* ou *Exoſſis*, parce qu'il n'a point d'os ; il a quelquefois juſqu'à vingt-quatre pieds de longueur, & il peſe quatre cens livres : ſa tête eſt groſſe, large, peſante ; ſa gueule eſt grande & béante, ſa peau eſt rude, ſon dos eſt garni d'une grande quantité de petites écailles épineuſes, piquantes ; il eſt gras comme un cochon : on dit qu'il eſt ſi timide, qu'un petit poiſſon le fait fuir ; quelques-uns le mettent au rang des petites Baleines ; on le voit fort communément dans les mers de Moſcovie ; on le trouve auſſi en Hongrie & aux autres lieux où paſſe le Danube ; car comme il aime l'eau douce, il y monte ſouvent. On mange ſa chair, mais elle eſt gluante, douceâtre & fade, à moins qu'elle n'ait été ſalée.

Maniere de faire l'Ichthyocolle.   Pour faire l'Ichthyocolle, on ramaſſe toutes les dépouilles de ce poiſſon, on les coupe en morceaux, on les met tremper dans de l'eau chaude, puis on les fait bouillir à petit feu, juſqu'à ce qu'elles ſe ſoient diſſoutes & réduites en une colle : on étend cette colle, ſur des inſtrumens faits exprès, afin qu'en ſe ſéchant elle ſe réduiſe en forme de parchemin. Quand elle eſt preſque ſéche, on la roule ordinairement en cordons, leſquels on arrondit en figure de croiſſant ; on en forme auſſi de différentes autres manieres.

Les Hollandois nous fourniſſent la colle de poiſſon que nous voyons en France : ils la tirent principalement des Moſcovites qui en préparent le plus.

Choix.   Il faut la choiſir en petits cordons, blanche, claire, tranſparente, ſans odeur. Celle qui eſt en gros cordons, eſt ſujette à être remplie d'une colle jaune, ſéche, & quelquefois de mauvaiſe odeur. Il faut conſerver cette drogue dans des boëtes, car elle s'humecteroit à l'air : elle contient beaucoup d'huile, peu de ſel volatil.

Vertus.   La colle de poiſſon eſt fort propre pour ramollir, pour réſoudre : on en fait entrer dans la compoſition de quelques emplâtres.

Propre pour éclaircir le vin.   Elle eſt d'un grand ſecours aux Cabaretiers pour éclaircir le vin trouble ; ils en jettent quelques morceaux dans un tonneau, elle s'y diſſout & ſe forme au-deſſus comme en une peau, laquelle fe précipitant peu à peu jufqu'au fond, appéfantit & entraîne avec elle toutes les parties groffieres de la liqueur, en forte que le vin refte clair. C'eft une efpece de filtration qui ne peut apporter qu'un bon effet au vin, n'y ayant rien de malin dans la colle de poiffon.

La colle de poiffon fert encore pour donner du luftre aux rubans de foye, pour blan- **Ufage.** chir les gazes, pour contrefaire des perles fines, & pour plufieurs autres chofes dans les arts.

Nous trouvons quelquefois chez les Droguiftes certaine colle de poiffon en petites feuilles jaunâtres, ou d'un gris tirant fur le blanc ; je ne l'ai pas reconnu fi bonne dans l'ufage que la précédente, elle eft trop difficile à fondre.

Ichthyocolla, ab ἰχϑὺς, *pifcis, &* κόλλα, *gluten*, comme qui diroit *Colle de poiffon.* **Etimologie.**

ILEX.

Ilex. Matth. Ang. Lac. Col. Lugd.	Pit. Tournef.
Ilex arborea. Ad. J. B. Raii hift.	*Ilex anguftifolia.* Taber.
Ilex oblongo ferrato folio. C. Bauhin.	*Ilex major glandifera.* Dod. Ger.

En françois, *Chêne vert, Yeufe, Eoufe.*

Eft un arbre portant gland, reffemblant beaucoup au Chêne, grand comme un poi- **Yeufe.** rier ou un pommier, fon écorce eft brune, fon bois eft dur & compact, fes rameaux font remplis de duvet blanc ; fes feuilles font oblongues, dentelées en leurs bords, toujours vertes en deffus, blanchâtres & lanugineufes en deffous, d'un goût aftringent ; fes cha- tons font oblongs, garnis de petites fleurs mouffeufes, de couleur jaune ; fes fruits naif- fent fur le même pied, mais en des endroits féparez ; ce font des glands ovales ou cilin- driques, de médiocre groffeur, enveloppez par un bout dans un petit calice formé en calote, blanchâtre & couvert par tout d'une peau coriace, fous laquelle eft enclofe une maniere d'amande divifée en deux lobes. Cet arbre croît dans les bois, principale- ment aux pays chauds. M. Tournefort le diftingue d'avec le Chêne, principalement parce qu'il a des feuilles dentelées ; on fe fert en Médecine de fes feuilles & de fon gland ; ils contiennent l'une & l'autre beaucoup d'huile, peu de fel embarraffé dans beaucoup de terre.

Les feuilles & le gland du Chêne vert font aftringens, ils arrêtent les cours de ventre **Vertus.** étant pris en décoction ; on s'en fert auffi en fomentation pour les rhumatifmes & pour fortifier les jointures.

* Il y a plufieurs efpeces de Chêne vert qui different les unes des autres par les feuil- les plus ou moins épineufes, ou plus ou moins larges. La graine d'écarlatte ou vermil- lon vient fur une petite efpece de Chêne appellée *Ilex aculeata, Cocciglandifera,* (C. B.) comme qui diroit *petit Chêne vert qui donne pour fruits des glands*, & qui outre cela porte des coques remplies d'une liqueur rouge & vermeille appellée *Vermillon* ou *Kermes.*

Ilex, à ce qu'on prétend, eft tiré du mot hébreu *Elon*, qui fignifie un Chêne, parce **Etimolo-** que cet arbre eft une efpece de Chêne. **gie.**

ILLECEBRA.

Illecebra minor, five Sedum 3. *Diof- coridis*, Park.	*Sedum minimum, Illecebra, Sedi tertium genus non fempervirens.* Adv.
Illecebra, five Sempervivum 3. Dod.	*Sempervivum minus vermiculatum acre.* C. Bauh.
Sempervivum minimum, five Illecebra. Lobel.	*Aizoon acre.* Cord. hift.

Sedum parvum acre, flore luteo. J. B. Pit. Tournef.	*Vermicularis sive Illecebra.* Ger. En françois, *Vermiculaire brûlante.*

Vermiculaire brûlante.

Est une espece de petite Joubarbe, ou une petite plante qui pousse plusieurs tiges basses, courtes, menues ; ses feuilles sont fort petites, grossettes, pointues, remplies de suc ; ses fleurs naissent aux sommets de ses branches, petites, jaunes, composées chacune de cinq feuilles disposées en rose ; ses racines sont petites, fibrées. Cette plante croît suspendue par ses racines ou couchée sur les vieilles murailles, ou aux autres lieux pierreux, arides & secs ; son goût est âcre & très-brûlant ; elle fleurit en été.

Vertus.

Elle est vomitive & propre pour les fiévres intermittentes, étant appliquée extérieurement : on l'employe aussi extérieurement pour discuter & résoudre les tumeurs scrofuleuses, les loupes naissantes.

IMPERATORIA.

Imperatoria. J. B. Raii hist.	*Ostrutium.* Dod. gal. Lon.
Imperatoria major. C. B. Pit Tournef.	*Imperatoria, sive Astrantia vulgaris.*
Astrantia. Brunf. Gesn. hort. & col.	Park.
Magistrantia. Cam.	*Smyrnion hortense.* Trag. Gesn. hort.
Struthion. Cord. hist.	*Laserpitium Germanicum.* Fuch.

En françois, *Impératoire* ou *Otruche*.

Otruche.
Voyez Pl. VI. fig. 15.

Est une plante dont les feuilles sont grandes, rangées trois à trois sur une côte branchue, terminée par une seule feuille, roides, dures, divisées chacune en trois parties, dentelées ou découpées, les unes légerement, les autres profondément ; il s'éleve d'entr'elles des tiges qui montent jusqu'à la hauteur d'environ deux pieds, se divisant en aîles & soutenant en leurs sommitez des ombelles de fleurs à cinq feuilles blanches disposées en rose ; il succede à ces fleurs des petits fruits composez chacun de deux graines aplaties, presque ovales, un peu plus grandes que celles de l'Anet, rayées légerement sur le dos, de couleur blanche : sa racine est quelquefois grosse comme le pouce, ridée, rude, entourée de quelques fibres, remplies d'une chair blanche aromatique, d'un goût âcre, piquant la langue & échauffant toute la bouche, un peu amere. Cette plante croît dans les jardins & sur les montagnes ; on ne se sert que de sa racine en Médecine ; elle contient beaucoup de sel & d'huile. On préfére celle qui croît sur les montagnes à celle des jardins, parce qu'elle a un peu plus de force ; on nous l'apporte séche des monts

Choix.

d'or d'Auvergne & de plusieurs autres montagnes : on doit la choisir assez grosse, bien nourrie, difficile à rompre, de couleur brune en dehors, verdâtre en dedans, d'une odeur & d'un goût aromatique piquant.

Vertus.

Elle est incisive, pénétrante, détersive, apéritive ; elle atténue les humeurs visqueuses du poumon, elle aide à l'expectoration, elle fortifie le cerveau & l'estomac, elle résiste au venin, elle corrige la mauvaise haleine, elle est propre pour l'apoplexie, pour la paralysie, pour la léthargie, pour la colique venteuse, pour la fiévre quarte, pour les humeurs froides, pour les maladies du cerveau.

Etimologie.

Cette plante a été appellée *Impératoire* à cause de ses grandes qualitez, comme qui diroit, *plante digne d'un Empereur*.

INDICUM.

Indicum. Indum. En françois, *Indé*.

Inde.

Est une fécule ou un suc épaissi, bleu, ou de couleur d'Azur obscure, qu'on nous apporte en masse, ou en pâte séche des Indes Occidentales, elle est tirée des feuilles de

Panil dont j'ai parlé en son lieu. Il y a plusieurs especes d'Inde, le meilleur est celui qu'on appelle *Inde de Serquisse*, à cause d'un village nommé Serquisse où il se fait ; on le choisit en morceaux plats, d'une épaisseur raisonnable, moyennement durs, nets, nageant sur l'eau, inflammables, de belle couleur bleue ou violette foncée, parsemez en dedans de quelques paillettes argentées, & paroissant rougeâtres quand on les frotte sur l'ongle, semblables en cela à l'Indigo.

L'Inde en marons est encore d'une assez bonne qualité, on l'appelle *Indigo d'Agra*, il est en figure de marons, d'où vient son nom.

L'Inde est employé dans la peinture & la teinture, broyé & mêlé avec du blanc pour faire une couleur bleue ; car si l'on s'en servoit sans mélange, il peindroit en noirâtre ; on le broye aussi avec du jaune pour faire une couleur verte. Les Teinturiers s'en servent pour la teinture, & les Blanchisseuses en employent pour donner une couleur bleuâtre à leur linge.

Indicum, parce que cette drogue est préparée aux Indes.

INDIGO.

Indigo, est une fécule tirée de l'Anil, & qui ne differe de l'Inde dont j'ai parlé à l'article précédent, qu'en ce qu'il a été extrait de la tige & des feuilles de la plante, au lieu qu'on n'a employé que les feuilles pour tirer l'Inde ; il y en a de plusieurs especes, mais le meilleur & le plus estimé est celui qu'on appelle *Indigo Gati-malo* à cause d'une ville des Indes Occidentales nommée *Gonti-male* où l'on le prépare ; il doit être léger, net, médiocrement dur, de belle couleur, nageant sur l'eau, approchant des qualitez de l'Inde, s'enflammant au feu, & se consumant presque tout-à-fait.

Il sert dans la teinture pour le bleu.

JONTHLASPI.

Jonthlaspi, est une plante dont il y a deux especes.

La premiere est appellée,

Jonthlaspi luteo flore, incanum montanum Dioscorides. Col. Pit. Tourn.

Thlaspi saxatile incanum luteum, Serpylli folio minus. C. B.

Thlaspi montanum luteum minus. Park.

Leucoium siliculosum flore luteo umbellatum monospermon. Raii hist.

Elle pousse des petites tiges sarmenteuses, couchées à terre, rondes, purpurines, couvertes d'un poil blanc, rudes & garnies de petites feuilles oblongues, étroites, blanches, rudes, séches, d'un goût herbeux ; ses fleurs naissent aux sommitez des branches en maniere de bouquets ou plutôt d'épis assez grands, jaunes, odorans : chacune d'elles est composée de quatre feuilles disposées en croix.

Quand cette fleur est passée, il naît en sa place un fruit grand comme une Lentille, presque rond, fort aplati, couvert d'un poil blanc & rude : on trouve dans ce fruit une seule semence ordinairement ronde & aplatie, de couleur rougeâtre. Cette plante fleurit aux mois de May & de Juin ; elle résiste au froid.

La seconde espece est appellée,

Jonthlaspi minimum spicatum, lunatum. Col. Pit. Tournef.

Thlaspi clypeatum Serpylli folio. C. B.

Leucoium siliculosum monospermon fructu compresso. Raii hist.

Lunaria Græca quarta. Cæs.

Lunaria peltata minima, quibusdam, ad Thlaspi referenda. J. B.

Thlaspi minus clypeatum, Penæ, Lugd.

Pomet.
Inde de
Serquisse.
Choix.

Indigo
d'Agra.

Usage.

Etimologie.

Voyez Pl.
VI. fig 14.

Indigo Gati-malo.
Etimologie.
Choix.
Usage.

Premiere espece.

Seconde espece.

Elle pouſſe pluſieurs petites tiges à la hauteur d'environ un pied, grêles, velues, rudes, ſe courbant ordinairement en leurs ſommitez, quelquefois droites, garnies de
feuilles ràngées alternativement, très-petites, oblongues, étroites comme celles du
Serpolet, mais beaucoup plus petites, blanchâtres, couvertes d'un poil rude : ſes fleurs
ſont très-petites, jaunes, ſoutenues comme en ombelles au haut des branches, compoſées chacune de quatre feuilles diſpoſées en croix : quand ces fleurs ſont paſſées, il naît
des petits fruits gros comme une lentille, cartilagineux, preſque ronds, fort aplatis,
rangez en maniere d'épis attachez à des petits pédicules courbez ; chacun de ces fruits
eſt un petit bouclier formé par deux peaux appliquées l'une ſur l'autre, & qui renferment une ſemence ovale, aplatie, rougeâtre : ſa racine eſt petite, menue, blanche, diviſée ſouvent en pluſieurs petites fibres. Cette plante a un goût un peu âcre.

Les deux eſpeces croiſſent aux lieux montagneux expoſez au Soleil : elles contiennent beaucoup d'huile & de ſel eſſentiel, peu de phlegme.

Vertus.   Elles ſont déterſives, apéritives, vulnéraires.

Etimolo-   *Jonthlaſpi, ab* ἴονθος, *Jonthus, primi pili qui effloreſcunt,* en françois, *poil folet ; &*
gies.   *thlaſpi,* comme qui diroit *Thlaſpi couvert de poil ;* car pluſieurs Botaniſtes ont placé ce
genre de plante entre les eſpeces de *Thlaſpi.* Ou bien,

Jonthlaſpi, ab ἴον, *viola, & thlaſpi,* comme qui diroit *plante qui tient du Violier ou Gé-*
roflier, & du Thlaſpi ; car quelques-uns appellent cette plante *Leucoium.*

J O U I.

Joui eſt une liqueur alimenteuſe & reſtaurante qu'on fait au Japon, & qui peut être
tranſportée & gardée dix ou douze ans ſans qu'elle ſe corrompe : j'en ai vû à Paris, & j'en
conſerve même une petite quantité depuis quelques années dans mon Droguier. Elle eſt
fluide comme du bouillon, aqueuſe, noire, d'un goût agréable, d'un bon goût, ſalé
& ſavoureux : c'eſt une compoſition dont la baſe eſt du jus de bœuf exprimé quand il
a été à demi rôti ; on n'en ſçait pas davantage : le reſte n'eſt connu que des ſeuls Japonois, qui le tiennent ſecret & vendent la liqueur fort cher : les autres Indiens ſont obli-
gez d'en prendre d'eux s'ils veulent en avoir. Les perſonnes riches en aſſaiſonnent preſque tout ce qu'ils mangent, comme d'un ragoût délicieux. Cette liqueur eſt très-rare
en Europe ; mais quelques perſonnes riches & malades en ont fait venir.

Vertus.   Cette liqueur eſt eſtimée chez tous les Orientaux fort propre à exciter la luzure ; on
s'en ſert pour réparer les forces abatues après des maladies.

I P E C A C U A N H A.

Ipecacuanha.	*Beguquella.*	*Beculo.*
Specacuanha.	*Cagoſanga.*	*Radix Braſilienſis.*
Hypoucanna.	*Beloculo.*	

En Portugais, *Cypo de Cameras.* En françois, *Ipécacuanha. Mine d'or. Beconguille.*

Mine d'or.   Eſt une petite racine groſſe comme le chalumeau d'une plume médiocre, qui nous
Voyez Pl.   eſt apportée ſéche de pluſieurs endroits de l'Amérique. Il y en a de quatre eſpeces : une
VI. fig. 15.   brune ; une griſe tirant tant ſoit peu ſur le rouge, & blanche en dedans ; une griſe-
cendrée, brune en dedans & glyzyrrhizée au goût ; & une blanche partout.

Premiere   La premiere qui eſt brune, eſt la plus forte & la plus eſtimée de toutes : elle eſt com-
eſpece.   pacte, tortue, ridée par anneaux, blanchâtre en dedans, cordée dans ſon milieu, diffi-
Brune.   cile à rompre, d'un goût âcre & amer ; elle naît dans le Bréſil ſur les mines d'or ; elle
pouſſe une plante de moyenne hauteur, en partie rampante, & en partie élevée, por-

tant peu de feuilles oblongues, pointues, approchantes de celles de la Pariétaire ; ses fleurs font blanches, composées chacune de cinq feuilles, soutenues par des petites têtes d'où sortent des bayes grosses comme des merises ou cerises sauvages, de couleur rouge-brune quand elles font mûres, remplies d'une pulpe blanche succulente où l'on trouve à chacune deux grains ayant la figure des lentilles, dures, jaunâtres. * Cette description n'est guéres conforme à la plante d'Ipécacuanha que M. Barere a apportée de Cayenne, qui avoit les feuilles de chamædris, les fleurs & les graines de la violette ordinaire.

La seconde, ou la racine d'Ipécacuanha grise-rougeâtre differe de la précédente par sa couleur & par sa vertu, car elle est un peu moins forte, mais elle pousse une plante semblable ; elle croît au bas des montagnes, dans les prez, & dans les autres lieux humides ; on nous l'apporte du Pérou par Cadix : les Espagnols l'appellent *Bexugillo*.

La troisiéme, ou la racine d'Ipécacuanha grise-cendrée & glyzyrrhizée differe de la seconde espece, en ce qu'elle est un peu plus grosse, ayant ses rides disposées en long & non par anneaux, d'un gris plus cendré en dehors, brune en dedans, d'un goût doux & approchant de celui de la réglisse ; elle croît dans les marais.

La quatriéme espece, ou l'Ipécacuanha blanc est différent des autres, non seulement par la couleur, mais par la figure, car elle n'est point tortue ni raboteuse ; elle ressemble beaucoup à la racine du *Vincetoxicum* dont elle a les feuilles : elle croît dans les prez &autres lieux humides des Indes Orientales.

On doit choisir l'Ipécacuanha de l'une & l'autre espece, gros, bien nourri, récent, charnu, compact, résineux, nettoyé ou mondé des petits filets qui naissent autour.

Il n'est pas fort commun dans le pays d'où on le tire ; on a bien de la peine à le cueillir, & l'on n'employe à ce travail, dit-on, que des hommes condamnez à mort.

Il est purgatif & astringent ; il purge par haut & par bas par sa partie la plus dissoluble, puis il resserre & raffermit les fibres des visceres par sa partie terrestre : c'est un des meilleurs remedes & des plus assurez qu'on ait trouvé jusqu'ici pour la dyssenterie ; il arrête aussi les autres cours de ventre, mais non pas avec tant de sûreté : la dose en est depuis demi-dragme jusqu'à une dragme & demie pulvérisé subtilement. Comme il arrive souvent que les malades trop disposez au vomissement, rejettent le remede peu de tems après l'avoir pris, & avant qu'il ait eu le tems de se distribuer assez pour faire son effet ; on est obligé de partager la dose ordinaire de l'Ipécacuanha en cinq ou six parties, & de les faire prendre à heures distantes les unes des autres, afin de fatiguer moins le malade ; à quelques-uns même on n'en donne par jour que dix ou douze grains, & l'on réitere plusieurs jours de suite ou alternatifs, ce qui réussit ordinairement bien, & souvent sans que le malade vomisse. On fait aussi quelquefois prendre cette racine en infusion : on en pulvérise deux dragmes, & on les met infuser dans un verre de vin rouge pendant vingt-quatre heures chaudement, puis on coule l'infusion, & on la fait prendre au malade en une ou en plusieurs doses pendant la matinée ; le vin est un menstrue plus convenable que l'eau pour cette infusion, parce qu'il tire mieux la substance de l'Ipécacuanha qui est résineuse ; mais quand la liqueur est coulée, l'on y peut ajouter de l'eau de plantain & de centinode, pour tempérer la chaleur que peut exciter le vin pur dans les humeurs des personnes délicates.

L'Ipécacuanha gris peut être donné en une dose un peu plus forte que le brun.

L'Ipécacuanha glyzyrrhizé agit moins fortement que les précédens ; on ne le fait pas prendre bien souvent en poudre, mais on l'employe en infusion dans de l'eau ou en tisane ; c'est le moins résineux de tous : la dose de sa racine en infusion ou en décoction est de trois dragmes : on réitere à en faire prendre jusqu'à quatre fois ; si l'on en donne

Seconde, grise-rougeatre.

Troisiéme, grise-cendrée & glyzyrrhizée.

Quatriéme, blanche.

Choix.

Vertus.

Dose.

Prise en infusion. Dose.

Vertus & doses des différentes especes.

en poudre , la dofe eft d'une dragme jufqu'à une dragme & demie.

Pour le blanc , c'eft le plus doux de tous : les Efpagnols & les Portugais s'en fervent pour les femmes groffes , & pour les petits enfans attaquez de la dyffenterie.

Quoiqu'on puiffe mettre l'Ipécacuanha entre les remedes les plus fouverains pour la dyffenterie, on le donne bien fouvent fans qu'il produife l'effet qu'on en demande : on connoît qu'il ne réuffira point , quand après en avoir fait prendre en trois diverfes fois au malade au moins une dofe de demi-dragme pulvérifé, il ne s'en trouve point foulagé : alors il faut avoir recours à d'autres remedes, furtout au Simarouba.

Pris en lavement.   J'ai fait donner de l'Ipécacuanha ordinaire en lavement pour la dyffenterie ; il a quelquefois réuffi, mais il n'a produit fouvent qu'un léger effet, & qui n'a pas beaucoup foulagé le malade ; quelquefois même il n'a en rien diminué la maladie : il agit beaucoup mieux étant pris par la bouche ; parce que cette maladie ayant fouvent fon origine ou fa caufe dans le ventricule, il eft néceffaire que le remede y paffe : *la dofe pour Dofe.* chaque lavement en eft depuis une dragme jufqu'à demi-once.

Ceux qui mettent en poudre une grande quantité d'Ipécacuanha , font fujets à être incommodez par les parties les plus légeres de cette poudre, qui voltigeant & entrant dans leur nez, y excitent un faignement affez fort : pour éviter cet accident, il faut arrofer la racine pendant qu'on la pile, avec un peu d'eau de centinode ou de plantain.

Extrait de la racine.   On peut tirer un extrait de la racine d'Ipécacuanha avec de l'eau-de-vie, en la maniere ordinaire, & en faire prendre la dofe de dix-huit ou vingt grains ; il produit un bon effet pour la dyffenterie : mais j'eftime encore davantage la racine en poudre , parce qu'il eft vrai-femblable que fa partie terreftre contribue à la rendre aftringente après fon action de purgatif.

M. le Gras Médecin , qui avoit fait trois fois le voyage de l'Amérique, fut le premier qui apporta l'Ipécacuanha en France ; il nous en montra chez M. l'Abbé Bourdelot, & en un de mes Cours de Chymie où il venoit : j'ai même encore dans mon Droguier un peu de cette racine , qu'il me donna fans m'inftruire beaucoup de fes qualitez.

Ceux qui les premiers nous ont apporté de la racine d'Ipécacuanha en Europe, n'ont fait aucune mention des vertus du refte de la plante : G. Pifon même qui l'a décrite , n'en parle point ; mais M. Daliveau Médecin de Montpellier, qui a été en Amérique , & qui a féjourné aux lieux où cette plante croît, affure par une Lettre inférée dans le Journal du Trévoux du mois d'Avril 1705 , page 651 , qu'ayant fait plufieurs fois l'ex- *Vertus de la feuille.* périence de fa feuille fur les lieux , il lui avoit reconnu d'excellentes qualitez pour toutes les maladies de colliquation, pour les affections de poitrine, pour les obftructions, pour exciter les régles des femmes , & pour les maux d'eftomac qui font dangereux aux nouveaux venus aux Indes Occidentales : il ajoute qu'on ne fçauroit apporter à ces maladies des remedes qui égalent ni même qui approchent de l'excellence de la feuille de l'Ipécacuanha.

IRIS NOSTRAS.

Iris vulgaris. Ger. Raii hift.	*Iris vulgaris violacea , five purpurea hor-*
Iris vulgaris Germanica , five fylveftris.	*tenfis & fylveftris.* J. B.
C. B. Pit. Tournefort.	*Iris latifolia major vulgaris.* Cluf. hift.

Eft une plante qui pouffe des feuilles longues d'un pied ou d'un pied & demi, larges de deux doigts, roides, canclées, finiffant en pointe comme une épée : il s'éleve d'entre elles une tige à la hauteur d'environ deux pieds, droite , ronde , poudrée d'une maniere de farine ou de cendre qui fe détache aifément, ayant cinq ou fix nœuds qui pouffent chacun une feuille plus petite que celle d'en bas, & d'une moindre grandeur

à mefà mesure qu'elles approchent du haut, embraffant leur tige, fans queue. Cette tige fe divife en trois ou quatre rameaux qui portent en leurs fommitez des belles fleurs grandes, à une feule feuille, de couleur cendrée & verte en dehors, violette ou purpurine en dedans, avec des veines blanches. Chacune de ces fleurs s'évafant en haut, fe divife en fix quartiers ; quand elle eft paffée, il lui fuccede un fruit oblong, relevé de trois côtes, & fe divifant en trois loges remplies de femences prefque rondes. Sa racine eft longue, groffe, pliée, charnue, fans tunique, de couleur rougeâtre, ou jaunâtre, ou grife en dehors, blanche en dedans, jettant quelques filamens, pleine de fuc & odorante, d'un goût âcre. Cette plante croît fur les murailles & en plufieurs autres lieux : elle contient beaucoup de fel & d'huile.

La fleur d'Iris eft incifive, apéritive, céphalique. *Vertus.*

La racine d'Iris récente purge par haut & par bas les férofitez : on s'en fert dans l'hydropifie ; on en fait prendre le fuc par la bouche.

La dofe en eft depuis deux dragmes jufqu'à une once & demie ; on l'employe auffi *Dofe.* dans quelques emplâtres.

On pulvérife cette racine après l'avoir fait fécher, & on la fait entrer dans les poudres fternutatoires. Les Parfumeurs du Languedoc & de la Provence tirent la pulpe de la racine d'Iris après l'avoir fait cuire, & ils l'étendent fur des toiles pour les parfumer. *Toiles parfumées d'iris.*

On tire de la fleur bleue de l'Iris une efpece d'extrait ou de pâte verte qu'on appelle *Verd d'Iris* ; il fert pour peindre en mignature. *Verd d'Iris Ufage.*

Le nom d'*Iris* a été donné à cette plante, à caufe des couleurs de fes fleurs qui reffemblent à celles de l'arc-en-ciel. *Etimologie.*

IRIS FLORENTINA.

Iris alba Florentina. C. B.
Iris fativa floribus nivei coloris. Matth.
Iris major alba, Illyrica vulgò, vel potiùs Florentina. Cam.

Iris Florentina, feu fœmina. Gefn. hort.
Iris Illyrica. Cord. in Diofc.
Iris flore ex toto candido. Cæfalp.

En françois, *Iris de Florence*, ou *Flamble blanche*.

Eft une racine blanche, groffe comme le pouce, oblongue, laquelle on nous apporte féche de Florence, où elle croît fans culture : fa tige eft femblable à celle de l'*Iris noftras*, mais fes feuilles font plus étroites, & fes fleurs blanches. Cette racine, quand on la tire de terre, eft parfemée de plufieurs fibres, lefquelles on coupe avec la fuperficie qui eft rouffâtre, puis on la fait fécher. *Flamble blanche.*

On doit la choifir bien nourrie, pefante, compacte, nette, fort blanche, ayant une odeur de violette douce & agréable, d'un goût peu piquant & amer ; elle contient beaucoup d'huile éxaltée & de fel effentiel. *Choix.*

Elle eft incifive, atténuante, pénétrante ; elle amollit, elle déterge, elle excite le crachat, elle aide à la refpiration, elle réfifte au venin, elle provoque l'urine & les mois aux femmes, elle donne bonne bouche étant mâchée : les Parfumeurs s'en fervent fouvent à caufe de fa bonne odeur. *Vertus.*

ISATIS, feu GLASTUM.

Ifatis domeftica, five Glaftum. Matth. Caft.
Ifatis fativa vel latifolia. C.B.Pit.Tourn.
Ifatis, five Glaftum fativum. J. B.

Glaftum fativum. Tur. Ad. Lob. Cam.
Glaftum, vulgo Gaftum. Cæfal.
Ifatis Græcorum, Nil Avicennæ, Indicum officinarum. Fragof. & *Anil aliud.*

M m m

En françois, *Paſtel*, ou *Guefde*.

Paſtel.　Eſt une plante qui pouſſe des tiges à la hauteur de trois pieds, groſſes comme le petit doigt, rondes, roides, liſſes, rougeâtres, ſe diviſant vers leurs ſommitez en beaucoup de rameaux revêtus d'un grand nombre de feuilles rangées ſans ordre, oblongues, larges comme celles de la Langue de chien, ſans poil, de couleur verte-foncée, & quelquefois tirant ſur le verd de mer. Ses rameaux ſont chargez de beaucoup de petites fleurs à quatre feuilles jaunes, diſpoſées en croix, attachées à des pédicules menus. Quand ces fleurs ſont paſſées, il naît en leur place des petits fruits coupez en languettes, & aplatis ſur les bords, de couleur noirâtre, contenant chacun une ou deux ſemences oblongues : ſa racine eſt longue d'un pied & demi ou de deux pieds, groſſe en haut comme le pouce, & diminuant peu à peu, ligneuſe, blanche : on la cultive aux pays chauds, mais particuliérement au Languedoc vers Toulouſe : ſon goût eſt amer & aſtringent ; elle contient beaucoup d'huile & de ſel fixe.

Vertus.　Elle eſt vulnéraire, deſſicative, aſtringente : quelques uns en appliquent au poignet après l'avoir pilée, pour guérir la fiévre intermittente, dans le tems du friſſon.

On fait avec les feuilles de cette plante, une pâte ſéche qu'on appelle *Cocagne*, ou *Paſtel*, ou *Florée*, & qui a aſſez de rapport en couleur avec l'Inde dont j'ai parlé en Uſage.　ſon lieu : les Teinturiers s'en ſervent beaucoup.

J U J U B A.

Jujube.　*Jujuba, ſeu Zizipha*, en françois, *Jujube*, eſt un fruit gros comme une prune médiocre, oblong ou ovale, rouge en dehors, jaunâtre en dedans, charnu, tendre, d'un goût doux & vineux, ayant la peau aſſez dure, & renfermant un noyau oſſeux, oblong, rond, pointu par les deux bouts, rouge, contenant une amande groſſe comme une ſemence de courge mondée, rougeâtre, charnue, blanche en dedans, huileuſe, inſipide au goût. Ce fruit naît à un arbre appellé,

Ziziphus, ſive Jujuba major. Park. Raii hiſt.	*Ziziphus.* Dod. pempt. Pit. Tournef.
Jujubæ majores oblongæ. C. B.	*Zizipha ſativa & ſylveſtris.* J. B.
	En françois, *Jujubier.*

Jujubier.　Il n'eſt guéres moins grand qu'un prunier, mais il eſt tortu, couvert d'une écorce rude, raboteuſe, crévaſſée : ſes rameaux ſont dûrs, garnis d'épines fortes : ſes feuilles ſont oblongues, un peu dures, ſe terminant en pointe obtuſe, de belle couleur verte-luiſante, légérement dentelées en leurs bords : ſes fleurs ſortent d'entre les feuilles, attachées à des pédicules courts ; chacune d'elles eſt, ſelon M. Tournefort, ordinairement à cinq feuilles, diſpoſées en roſe autour d'une roſette qui eſt placée au milieu du calice, de couleur verdâtre ou pâle : quand ces fleurs ſont paſſées, il leur ſuccede des fruits qui ſont les Jujubes, verts au commencement, mais ils rougiſſent en mûriſſant. Cet arbre croît dans les pays chauds ; il eſt fort commun en Provence, aux Iſles d'Yeres vers Toulon ; c'eſt d'où l'on nous apporte les *Jujubes ſéches* : il faut les choiſir réJujubes centes, groſſes, bien nourries, d'une belle couleur rouge, d'un goût doux & agréable : ſéches. Choix.　elles contiennent beaucoup d'huile & du ſel eſſentiel.

Vertus.　Elles ſont pectorales & apéritives ; on les employe ordinairement dans les tiſanes pour les maladies de la poitrine ; elles adouciſſent l'âcreté des humeurs par leur ſubſtance douce & glutineuſe ; elles excitent le crachat.

Etimologies.　*Jujuba* vient de *Jujube*, mot arabe qui ſignifie *Jujube*. *Ziziphus*, à ζισυφα, *Jujubier*.

JULIS.

Julis, Jurella, Jura, est un petit poisson de mer long comme le doigt, menu, couvert de petites écailles tendres, de couleurs variées, violette, bleue, verte, blanche, rouge, ou brune, représentant toutes ensemble celles de l'arc-en-ciel : son museau est pointu ; ses dents sont recourbées ; sa queue est ronde : on le trouve dans la mer Adriatique proche des rochers ; il se nourrit de petits poissons ou d'Alga ; il est vorace ; il nage ordinairement attroupé avec d'autres poissons de son espece : il est bon à manger, mais on croit que sa tête est un poison ; on la sépare : on fait bouillir ce poisson pour les malades, & on le fricasse pour ceux qui sont en santé.

Il est estimé émollient, résolutif & apéritif.   *Vertus.*

JUNCAGO.

Juncago palustris & vulgaris. Pit. Tourn.	*Gramen mixtum ex junco & gramine.* Thal.
Gramen junceum spicatum, seu Triglochin.	*Calamagrostis* 2. Trag. icon. & 4. Lugd.
C. Bauhin.	*Carex minus.* Lon.

Triglochin.

Est une plante qui tient beaucoup du Gramen, mais dont les feuilles ressemblent à celles des Joncs les plus menus ; ses sommitez se terminent par des épis où sont attachées des fleurs à plusieurs feuilles disposées en rose ; il leur succede des fruits oblongs, composez chacun de trois gaînes, dans le creux desquelles on trouve une semence. Cette plante croît dans les marais.

Elle est détersive & apéritive par les urines, mais astringente par le ventre.   *Vertus.*

Juncago, comme qui diroit *faux Jonc*, car cette plante tient en quelque chose du jonc.   *Etimologie.*

JUNCARIA.

Juncaria. J. B. Tab.	*Rubia linifolia aspera.* C. B.
Juncaria Salmaticensis. Cluf. hisp. & hist.	*Sinanchica species.* Lugd.
Lobel. Ger.	

Est une espece de petite plante rameuse dont les tiges ressemblent au Jonc ; ses feuilles approchent en figure de celles du lin, mais elles sont plus rudes, opposées l'une à l'autre ; elle porte une grande quantité de fleurs blanches ; sa semence est menue, noirâtre ; sa racine est petite, déliée, blanchâtre. Elle croît aux lieux sablonneux, dans les vignobles.

Elle est vulnéraire, détersive, apéritive, mais peu en usage dans la Médecine.   *Vertus.*

Juncaria, parce que cette plante pousse des tiges approchantes de celles du Jonc.   *Etimologie.*

JUNCUS.

Juncus acutus. Ang. Cord. in Diosc. Cast.	*Juncus maritimus primus.* Ad.
Juncus acutus capitulis Sorghi. C. B. Pit. Tournef.	*Juncus pungens, seu Juncus acutus capitulis Sorghi.* J. B. Raii hist.
	En françois, *Jonc aigu, Jonc piquant.*

Jonc aigu.

Est un plante aquatique, qui pousse beaucoup de tiges ou tuyaux à la hauteur de deux pieds, assez grosses, roides, pointues, composées d'une écorce épaisse, & d'une moëlle un peu dure & blanche, envelopée depuis la racine d'une maniere de gaînes feuillues, rougeâtres, qui s'élevent jusqu'à près d'un pied : ses fleurs sont placées trois ou quarre pouces au-dessous des pointes des tiges ; elles sont ordinairement composées chacune de six feuilles disposées en étoile sans calice ; cette fleur est suivie par une capsule relevée de trois coins, & qui renferme des semences : sa racine est composée de de groffes fibres. Cette plante croît dans les marais proche de la mer, & en plufieurs autres lieux aquatiques : elle contient affez d'huile, peu de fel.

Vertus. La femence du Jonc arrête les cours des ventre & les pertes de fang des femmes ; elle excite le fommeil.

JUNCUS LEVIS.

Juncus levis paniculâ fparfa major. C. B. Pit. Tournefort. | *Juncus levis.* Dod. En françois, *Jonc ordinaire*, *Jonc des jardins.*

Jonc or- *dinaire.* * Eft une plante différente de la précédente par fes tiges & fes feuilles plus menues, moins caffantes, & dont la pointe eft moins aigue & moins piquante ; fes fleurs naiffent *Ufage.* en bouquets épars : cette plante eft commune dans les marais, & fert à faire des cables, des cordages, & à lier des paquets d'herbe.

Etimolo- *gie.* *Juncus*, *à jungere*, lier, parce qu'on fe fert du Jonc pour lier les paquets d'herbe & de plufieurs autres chofes.

JUNIPERUS.

Juniperus. Brunf. Matth. Dod. | *Juniperus vulgatior.* Ad.
Juniperus vulgaris fruticofa. C. B. | *Juniperus baccifera.* Tab.
Juniperus minor. Fuch. Cord in Diofc. | *Juniperus vulgaris baccis parvis purpureis*
Juniperus humilis. Gefn. hort. | J. B. Raii hift.

En françois, *Genévrier* ou *Genévre.*

Genévre. Eft un arbriffeau fort connu, dont le tronc eft menu & couvert d'une écorce rude : fon bois eft dur, tirant fur le rougeâtre principalement quand il eft fec, d'une odeur agréable & de cédre quand on le met fur du feu : il pouffe une grande quantité de rameaux garnis de petites feuilles étroites, pointues, dures & épineufes, toujours vertes ; fes fleurs font des petits chatons qui ne produifent point de fruit ; fes fruits font des bayes groffes comme celles du Lierre, rondes, vertes au commencement, puis noires quand elles font mûres, contenant un peu de pulpe rougeâtre, glutineufe, huileufe, aromatique, d'un goût réfineux, âcre, accompagné de quelque douceur, & trois ou quatre femences oblongues, triangulaires ou anguleufes ; ces bayes naiffent entre les feuilles en grande quantité. Cet arbriffeau croît dans les champs, dans les bois ; il contient beaucoup d'huile & de fel effentiel.

Bayes. *Vertus.* Les bayes de Genévre font céphaliques, propres pour fortifier les nerfs, l'eftomac, le cœur, pour aider à la digeftion, pour exciter l'urine & les mois aux femmes, pour réfifter au venin, pour la toux invétérée, pour la colique venteufe, pour la douleur né-*Choix.* phrétique ; elles font incifives, apéritives, réfolutives. On doit les choifir nouvellement féches, groffes, bien nourries, d'une odeur forte & aromatique. Plufieurs perfonnes en portent dans leurs poches, enfermées dans des petites boîtes, afin d'en mâcher trois ou quatre à chaque matin, pour fe préferver du mauvais air & fe donner bonne bouche.

Dragées de *S. Roch.* Les Confifeurs couvrent ces bayes de fucre, & ils en font une efpece de dragée qu'ils appellent *Dragées de S. Roch*, à caufe qu'elles font propres pour la pefte.

Bois. *Vertus.* Le bois de Genévre eft fudorifique ; on l'employe en tifane, & l'on en fait brûler dans les maifons pour parfumer les chambres contre le mauvais air.

JUNIPERUS ARBOR.

Juniperus vulgaris arbor. C. B. P. Tourn. | *Juniperus vulgaris celfior & arborefcens.*
Juniperus nata in Hifpania. Plin. | Cluf. hifp. & hift.

Juniperus major fativa. Caft. | *Juniperus urbana in arborem affurgens.* Lugd.
En françois, *grand Genévre.*

Eft un arbre ordinairement tortu, qui s'éleve à différentes hauteurs fuivant les lieux où il croît. On dit qu'en plufieurs pays de l'Afrique il égale en grandeur les arbres les plus élevez: fon bois eft dur & compact; il eft employé pour les bâtimens. Il pouffe en haut beaucoup de rameaux garnis de petites feuilles un peu longues, étroites, dures, piquantes ou épineufes, toujours vertes: fes chatons font à plufieurs écailles, dont le bas eft garni de quelques bourfes pleines de pouffiere; ces chatons ne laiffent aucun fruit après eux; car les fruits naiffent en des endroits féparez, quoique fur le même pied qui porte les chatons. Ces fruits portent des bayes groffes comme des noifettes, un peu charnues, dans chacune defquelles on trouve ordinairement trois offelets durs, voutez fur le dos, & aplatis dans les autres faces: ces offelets renferment chacun une femence oblongue.

Les groffes bayes de Genévre étant mûres, font noires, odorantes, aromatiques, d'un goût plus doux que les petites. Elles ont les mêmes vertus.

Le grand Genévrier eft cultivé principalement dans les pays chauds, comme en Italie, en Efpagne, en Afrique. Les Afriquains font des incifions au tronc & aux groffes branches de cet arbre, d'où il découle pendant les grandes chaleurs, une *gomme* qu'on appelle *Vernix* ou *Sandaracha Arabum*, de laquelle je parlerai en fon lieu.

Le bois du grand Genévre eft fudorifique & propre pour réfifter au mauvais air: il eft odorant quand on le brûle.

On diftingue cet arbre du Cédre par fes feuilles qui font fimples & plattes, au lieu que celles du Cédre font femblables à celles du Ciprès.

On trouve fur des montagnes en Afie ces grands Genévriers, dont le fruit eft gros comme une prune de Damas, rouge, rempli d'une chair féche, fongueufe, de la même couleur, d'un goût doux aigrelet, aftringent, agréable, & de cinq ou fix offelets plus gros que des pepins de raifin, dures, rouges, & de la figure de ceux qu'on trouve dans le fruit du grand Genévrier ordinaire dont il a été parlé; dans tout ce fruit il n'y a point d'odeur apparente; l'arbre qui le porte n'eft haut que de fix ou fept pieds; M. Tournefort l'appelle *Juniperus latifolia arborea Cerafi fructu.*

Juniperus, à *iunior & pario*, parce que le Genévrier engendre de nouveaux fruits pendant que les autres mûriffent.

JUNIPERUS MAJOR.

Juniperus major baccâ rufefcente. C. B. | *Juniperus major Monfpelienfium.* Lob.
Pit. Tournef. | icon.
En françois, *Cade.*

* Eft un Genévrier qui fe diftingue des précédens par fes fruits très-gros, rouffâtre, & qui a moins de goût que l'ordinaire.

On diftile par la cornue fon bois, pour en avoir une huile fœtide dont les Maréchaux fe fervent pour la gale des chevaux; on l'employe auffi en Médecine.

Cet arbre s'éleve plus haut que les précédens; il eft commun en Languedoc.

JURIPEBA.

Juripeba (G. Pifon) eft un arbriffeau épineux, ombrageux, & qui croît au Bréfil dans les terres fablonneufes; fa feuille eft longue, déchiquetée en plufieurs endroits, lanugineufe en deffous, amere au goût; fa fleur eft difpofée en étoile, de couleur blan-

M m m iij

che & bleue ; son fruit ressemble au raisin, & il est disposé en grappe.

On trouve de deux sortes de Juripeba ; un est appellé *mâle*, & l'autre *femelle* : ce dernier est le plus épineux, mais l'autre porte des feuilles plus grandes.

Vertus. Les feuilles de l'une & de l'autre espece, ou leur suc, sont vulnéraires ; on les employe pour mondifier les ulceres, appliquées extérieurement. Elles sont apéritives données intérieurement.

Leur racine est bonne pour lever les obstructions, étant prise en tisane ou en substance : la meilleure est la plus amere.

J Y N X.

Jynx. Torquilla. Jonst. *Cinclida.* Galen. Suid.

Est un petit oiseau un peu plus gros qu'un Pinçon, qu'on a mis entre les especes de Pies, à cause de la figure de son bec & de celle de sa langue. Son bec est dur, fort, robuste, de couleur noire plombée ; la pointe de sa langue est si forte & si aigue, qu'elle perce la peau d'un homme comme feroit une aiguille ; il est couvert de plumes de diverses couleurs ; il vit de Fourmis qu'il attrape avec la pointe de sa langue. Il fait son nid dans les trous des arbres & des maisons ; il est bon à manger : il contient beaucoup de sel volatil.

Vertus. Il est propre pour l'épilepsie.

K

K A L I.

Kali. Matth. Dod. gal.	*Kali magnum Sedi medii foliis, semine*
Kali majus cochleato semine. C. B. Pit.	*cochleato.* Ad.
Tournef. Moriss. hist.	*Soda.* Lob. icon.
Anthillis altera salsa. Cam.	*Salsola genus in hortis, Isgarum vulgò.*
Kali vulgare. J. B. Raii hist.	*Cæsalp.*

En françois, *Soude*, ou *la Marie*.

Soude. EST une plante qui croît à la hauteur d'environ trois pieds quand elle est cultivée, ou d'un pied & demi quand elle ne l'est point, se répandant en large, & se divisant en des rameaux longs, droits, assez gros, rougeâtres : ses feuilles sont longues, étroites, épaisses, charnues, finissant en pointes, & quelquefois un peu piquantes, pleines de suc. Sa fleur est à plusieurs feuilles, de couleur jaunâtre : il lui succede un fruit presque rond, membraneux, rempli d'une semence semblable à un petit serpent roulé en spirale. Toute la plante a un goût salé ; elle croît aux pays chauds proche de la mer : elle contient beaucoup de sel.

Vertus. Elle est apéritive, & propre pour la pierre, pour la gravelle, pour lever les obstructions, étant prise en décoction.

Soude en pierre. maniere de la faire. Les François sement & cultivent le Kali pour en faire la *Soude en pierre*, qu'on a appellée autrefois en latin *Alumen catinum*, & en françois, *Salicore* ou *Salicote*, ou *Alun catin* : pour la préparer, ils coupent l'herbe quand elle est en sa parfaite grandeur, & ils la laissent sécher sur la terre, puis ils la mettent brûler & calciner en des grands trous faits exprès dans la terre, & bouchez, en sorte qu'il n'y entre de l'air que pour entretenir le feu : la matiere se réduit non-seulement en cendre, mais comme il y en a beaucoup, qu'elle contient une bonne quantité de fel, & qu'elle eſt calcinée pendant long-tems par un feu de reverbere qui vient de la plante même allumée ; ſes parties s'uniſſent & s'accrochent tellement les unes aux autres, qu'il s'en fait une eſpece de pierre fort dure, laquelle on eſt obligé de caſſer avec des marteaux, ou avec d'autres inſtrumens, pour la retirer de dedans les trous quand elle eſt refroidie. Cette matiere eſt un mélange de beaucoup de fel & de terre ; on en fait du verre, du ſavon ; les Blanchiſſeuſes & les Dégraiſſeurs s'en ſervent ; on en fait entrer dans la compoſition des Emaux. *Uſage.*

La meilleure Soude eſt celle qui vient d'*Alican :* elle ſe tire d'une eſpece de Soude herbacée appellée dans les Mémoires de l'Académie *Kali Hiſpanicum, ſupinum, annuum, Sedi minoris folio :* elle doit être choiſie en petites pierres ſéches & ſonnantes, de couleur griſe-bleuâtre, parſemées de petits trous faits en œil de perdrix. *Soude d'A-lican. Choix.*

On tire de la Soude par diſſolution, filtration & évaporation, un fel fixe appellé *Sel alkali :* il eſt cauſtique, on en fait des pierres à cautere. Ce fel a beaucoup plus d'âcreté & de force que celui qu'on tireroit de la plante réduite en cendres à la maniere ordinaire ; parce que la forte & longue calcination qu'il a reçûe, l'a empreint d'une bien plus grande quantité de particules ignées. *Sel alkali. Uſage.*

La Soude ne dégraiſſe le linge & les étoffes que par ce fel alkali, lequel raréfie & diſſout parfaitement bien les ſoufres.

Kali eſt un mot arabe qui ſignifie *ſel* ; on a donné ce nom à la Soude, à cauſe de la grande quantité de fel qu'elle contient. *Etimolo-gie.*

KARABE *vel* CARABE.

Karabe. Succinum. Electrum. Gleſſum. Ambra citrina. Sacal.

En françois, *Ambre jaune,* ou *Succin.*

Eſt une matiere dure comme de la pierre, jaune ou citrine, ou blanche, belle, lui-ſante, tranſparente, qu'on nous apporte de la Pruſſe Ducale en morceaux de différentes groſſeurs & figures. Cette matiere eſt pouſſée par les vagues de la mer Baltique ſur les rivages de la Pruſſe, principalement quand certains vents regnent ; & l'on a ſoin de l'aller ramaſſer promptement, de peur qu'elle ne ſoit rentraînée par les mêmes vagues. On en trouve auſſi de liquide parmi la ſolide aux bords de pluſieurs petites rivieres & ſur des ruiſſeaux qui ſont aux environs de la même mer. Celle qui eſt liquide ſe durcit en peu de tems, & elle devient ſolide comme l'autre. *Ambre jaune.*

On trouve auſſi du *Succin foſſile* en Sicile, en Suede, en Provence proche de Ciſte-ron, à Soiſſons, & en pluſieurs autres lieux dans des montagnes éloignées de la mer. *Succin foſſile.*

Les ſentimens ont été partagez ſur la nature & ſur l'origine du Succin : les Anciens ont crû que c'étoit un mélange de gomme & de réſine qui ſortoient des Peupliers, des Pins & des Sapins, & qui ayant été confuſément portez par les vents dans la mer Bal-tique, s'y incorporoient avec du ſel, s'y élaboroient ou s'y perfectionnoient, & enſuite étoient jettez par les vagues ſur les rivages. Cette penſée a été rejettée par les Auteurs modernes ; ils ont tous écrit que le Succin étoit un bitume ou un ſuc de la terre que la mer avoit enlevé, & que ſes vagues avoient pouſſé aux bords vers la Pruſſe Ducale, où il s'étoit figé & endurci comme nous le voyons. Mais puiſqu'on trouve le Succin dans des terres conſidérablement diſtantes de la mer, on a lieu de révoquer en doute que la mer ſoit néceſſaire pour la formation de cette drogue. *Sentimens.*

On doit choiſir le Succin en beaux morceaux, durs, clairs, tranſparens, inſipides au goût, ſe liquefiant au feu, s'y enflammant & rendant une odeur bitumineuſe, attirant à ſoi des brins de pailles & pluſieurs autres petits corps légers, quand on a un peu frotté ce Succin ſur la main, & qu'on l'a approché de ces petits corps. Le *Karabe blanc* appellé *Choix. Karabé blanc.*

en latin *Leucelectrum aut Succinum album*, est préféré au jaune ; mais la différence n'en est pas grande ; on se sert de l'un & de l'autre pour faire des coliers, des bracelets, des petits cabinets, & plusieurs autres bijoux qu'on envoye en Perse, en la Chine, en Turquie & chez les Sauvages où ils sont estimez comme des grandes raretez : on se sert aussi des coliers d'Ambre en Autriche, en Allemagne, à Venise, comme on faisoit autrefois en France.

On trouve dans quelques morceaux de Succin des paillettes ou des feuilles d'arbres, ou des petits insectes, comme des araignées, des fourmis, des mouches. Cette circonstance a donné matiere de raisonner à plusieurs Physiciens, pour expliquer comment ces petits corps sont entrez dans le Succin ; mais il me semble que la difficulté est bien aisée à résoudre, puisque de quelque opinion qu'on soit touchant la nature du Succin, il faut nécessairement admettre que sa matiere a été quelque tems liquide ou molle avant que de se durcir. Or pendant ces tems-là ces petits corps s'y sont attachez comme à du glu, & s'y sont enfoncez, ou bien ont été couverts par une autre portion de la même matiere ; en sorte que quand le tout a été durci, les petits corps y sont demeurez embaumez en leur entier comme nous les voyons.

Parmi les morceaux du Succin qu'on tire de la mer Baltique, se trouvent mêlez certains petits morceaux de bitume gris, opaques, ressemblant à des petits morceaux de bois plats marquez de fibres comme eux, ils prennent feu comme du charbon, & rendent une odeur bitumineuse ; ce sont peut-être des parcelles de bois qui ont été pénétrées & comme embaumées par le Succin, pendant qu'il étoit encore liquide ; quoiqu'il en soit, ils ne peuvent servir qu'à parfumer une chambre qu'on veut préserver d'un mauvais air.

Le Succin fossile est la plupart grossier & opaque, de couleur brune-rougeâtre, il s'en faut bien qu'il ne rende autant de sel volatil que celui qui vient de la mer Baltique, on n'en employe point pour les ouvrages.

Le Karabé contient beaucoup d'huile & du sel volatil acide.

Il arrête les flux de ventre, les hémorragies, la gonorrhée, il résiste au venin : la dose en est depuis dix grains jusqu'à une demie dragme. On en fait aussi brûler sur le feu pour en recevoir la fumée, elle modere la violence du rhume du cerveau & des catharres.

Karabé est un nom Persan qui signifie *tire-paille*, & l'on a donné ce nom à l'Ambre, parce qu'il attire la paille, quand principalement il a été un peu frotté dans la main. La raison de cet effet vient de ce que les particules subtiles & insensibles de la matiere ayant été mises en mouvement par quelque espece de chaleur qui suit le frotement, elles s'élancent de tous côtez en écartant l'air autant qu'elles peuvent en la circonférence ; mais comme elles perdent de leur mouvement à mesure qu'elles s'éloignent de leur centre, elles deviennent bien-tôt les plus foibles, & elles sont à leur tour répoussées par l'air : or en retournant elles s'accrochent par leur viscosité à la paille ou à quelqu'autre corps bien léger qu'elles peuvent rencontrer en leur chemin, & elles l'entraînent avec elle sur l'Ambre. Le même effet arrive à plusieurs autres matieres qui ont été un peu frotées de même, comme à la cire d'Espagne, au Jays, à plusieurs gommes.

Succinum à succo, suc, parce que le Succin a été crû un suc du Peuplier ou de la terre.

Electrum, à cause de quelque ressemblance en couleur qu'il y a de l'Ambre jaune avec un métal nommé *Electrum* ; ce métal est un alliage de cinq parties d'or sur une d'argent.

Ambra est un nom arabe.

Sacal

Sacal eſt un nom égyptien.   Etimolo-

Gleſſum , quaſi ex glacie , parce que le Succinum eſt luiſant comme une glace ; ce nom gies.
eſt venu des Allemans.

Leucelectrum à λευκὸς *, album , & Electrum ,* Succin ou Karabé , comme qui diroit
Succin blanc.

KEIRI.

Keiri, vel Cheiri. Geſn. hort. Lon.	*Leucoium luteum vulgò Cheiri , flore*
Flos Cheiri ſimplex minor. Eyſt.	*ſimplici.* J. B. Raii hiſt.
Leucoium. Brunf. Cord. in Dioſc. Lac.	*Leucoium luteum vulgare.* C. Bauh.
Leucoium aureum. Matth. Lugd.	Pit. Tourn.
Keiri , ſive Leucoium vulgare luteum.	*Viola lutea.* Trag. Fuch. Cæſ. Ger.
Park.	*Viola petræa lutea.* Tab.

En françois , *Giroflier ,* ou *violier jaune.*

Eſt une plante fort commune qui croît à la hauteur d’environ un pied & demi ; ſes Giroflier.
tiges pouſſent des rameaux ligneux , blanchâtres ; ſes feuilles ſont oblongues, pointues,
de couleur verte-obſcure ou blanchâtre , d’un goût un peu âcre ; ſes fleurs ſont à quatre
feuilles diſpoſées en croix , belles , agréables à la vûe , jaunes , odorantes ; il leur ſuccede des ſiliques aplaties , ſe diviſant en deux loges remplies de ſemences plates , larges,
rouſſâtres , d’un goût âcre & amer : ſa racine eſt diviſée en pluſieurs branches ligneuſes. Cette plante croît ſur les murailles , on en cultive auſſi dans les jardins ; elle contient beaucoup de ſel & d’huile : on ſe ſert en Médecine de ſes fleurs, leſquelles on appelle *Giroflée* ; on employe auſſi quelquefois les feuilles.   Giroflée.

Elles ſont cordiales , céphaliques , nervales : elles appaiſent les douleurs , elles exci- Vertus.
tent les urines & les mois aux femmes , elles hâtent l’accouchement.

KETMIA.

Ketmia veſicaria vulgaris. Pit. Tournef.	*Alcea veſicaria , ſive Veneta.* Park. Raii
Alcea veſicaria. C. B. Dod.	hiſtor.
Alcea foliſequa multis Veneta. J. B.	*Alcea peregrina.* Geſn. hort. Tab.
Alcea Veneta. Trag.	*Malva horaria vulgò.*

Eſt une plante qui pouſſe pluſieurs tiges à la hauteur d’environ un pied , rondes , velues , rudes ; ſes feuilles reſſemblent à celles de l’Alcea , diviſées par trois grandes découpures , velues & principalement en deſſous, attachées par des queues longues , velues , d’un goût viſqueux ; ſes feuilles ſont ſemblables à celles de la Mauve , de couleur
jaunâtre , mêlée d’un peu de purpurin. Quand ces fleurs ſont tombées , il leur ſuccede
des fruits qui contiennent en pluſieurs loges des ſemences menues , noirâtres : ſa racine
eſt fibrée , fort blanche. Cette plante croît aux pays chauds, comme en Italie : on la cultive dans quelques jardins par curioſité : elle eſt empreinte d’un ſuc viſqueux ; elle contient beaucoup d’huile & de phlegme , médiocrement de ſel. Il y a pluſieurs eſpeces de
Ketmia qui n’étant en uſage qu’aux Iſles d’Amérique, ne pourroient être placées ici que
pour ſatisfaire la curioſité de quelques perſonnes.

Elle eſt émolliente comme la Mauve ; mais on ne l’employe guéres en Médecine.   Vertus.

KINAKINA.

Kinakina. Chinachina. Chinacanna. Quinquina. Cortex Peruvianus.

En françois , *Quinquina.*

Eſt l’écorce d’un arbre appellé *Kinakina ,* ou *Cannaperida ,* qui croît au Pérou dans la Quinquina

N n n

Province de Quitto ; fur des montagnes proche la ville de Loxa ; il eft à peü près grand comme un Cérifier ; fes feuilles font rondes, dentelées ; fa fleur eft longue, de couleur rougeâtre ; elle eft fuivie d'une gouffe qui contient une amande plate, blanche, envelopée d'une membrane mince.

Il y a deux efpeces de Quinkina, un eft *cultivé* & l'autre eft *fauvage* ; le cultivé eft de beaucoup préferable à l'autre, les Efpagnols l'appellent *Palo de calenturas*, c'eft-à-dire le *bois des fiévres*.

Bois des fiévres.

　* On appelle *Quinquina femelle* un Quinquina dont l'écorce eft pâle & blanchâtre.

On apporte encore depuis quelques années un Quinquina des Ifles de l'Amérique ; celui-ci eft tantôt en groffes écorces légerement ameres, & qu'on dit être tirées du *Pantuvier*, tantôt en écorce mince, très-brune, d'un goût extrémement amer & très-âcre.

Poudre du Cardinal de Lugo, & des PP. Jefuites.

En l'année 1649 le Quinquina fut apporté du Perou en Efpagne par un Viceroy Efpagnol. En la même année le Cardinal de Lugo, & quelques Peres Jefuites venus de l'Amérique, en apporterent & en répandirent la connoiffance par toute l'Europe : le trafic qu'ils en firent leur fut très-avantageux, & leur procura un grand gain : car cette drogue eut le fort de tous les remedes heureux & falutaires qui commencent à paroître : on la tint rare, difficile à avoir, & on la vendoit alors au poids de l'or ; on ne la trafiquoit guéres dans ces commencemens qu'en poudre, apparemment pour la rendre plus myftérieufe, & empêcher qu'on ne décrivît trop tôt fa nature, & d'où elle étoit tirée ; fon nom ordinaire étoit *Poudre du Cardinal de Lugo*, ou *Poudre des PP. Jefuites*.

Choix.

Le Quinquina doit être compact, de couleur rougeâtre, approchante de celle de la canelle, d'une odeur foible tirant un peu fur le moifi, mais fans bleffer l'odorat, amer au goût ; il contient beaucoup de fel & d'huile.

Vertus. Dofe.

Il guérit les fiévres intermittentes, on l'employe en poudre : la dofe en eft depuis un fcrupule jufqu'à deux dragmes ; on en fait auffi des infufions dans du vin & dans d'autres liqueurs, lefquelles on fait prendre aux malades. Voyez ce que j'en ait écrit dans mon livre de Chymie.

KODDAGAPALLA. H. M.

Koddagapalla.

　* Eft une écorce rougeâtre, amere, & en petits morceaux comme le Quinquina. Cette écorce vient des côtes de Malabar ; la plante dont on la tire a fes racines affez groffes, ligneufes, & c'eft leur écorce que l'on prend, & qui font très en ufage dans l'Inde pour les fiévres, pour les dévoyemens & pour les dyffenteries.

L

LABRUSCA.

Labrufca. Trag. Lugd. *& aliis*.　|　*Vitis fylveftris, Labrufca*. **C. B.**

En françois, *Lambrus*, ou *Vigne fauvage*.

Vigne fauvage.

EST une efpece de Vigne qui croît fans culture aux bords des chemins & proche des hayes ; fon fruit eft un fort petit raifin, qui, quand il mûrit, devient noir, mais quelquefois il ne mûrit point,

Vertus.

　Cette plante eft déterfive, apéritive ; fon fruit eft aftringent.

Labrufca à labris, parce que cette plante croît aux bords des chemins, qui font com- *Etimolo-*
me des lévres, ou bien parce que le goût acerbe de fon fruit bleffe les lévres.   *gie.*

LABURNUM.

Laburnum. Dod. gal. Bell. cult. Cæfalp.	*Anagyris non fœtida major, vel Alpina.*
Anagyris latifolia. Eyft.	C. Bauh.
Anagyris prima & major. Matth. Caft.	*Trifolia arbor.* Cord. hift.
Laburnum arbor trifolia Anagyridi fimi-	*Anagyris non fœtida, five Laburnum*
lis. J. B. Raii hift.	*majus.* Park.

En françois, *Aubours. Ebéne des Alpes,* ou *fauffe Ebéne.*

Eft un arbre de médiocre hauteur, qui reffemble à l'Anagyris, mais qui n'eft point *Aubours.*
puant comme lui ; fon tronc n'eft pas bien gros ; fon bois eft dur ; fes rameaux font
étendus, couverts d'une écorce verte ; fes feuilles font difpofées trois à trois, grandes,
pointues, vertes en deffus, fans poil, d'un verd-pâle en deffous, attachées par une
queue menue, ronde, velue ; fes fleurs font rangées fur un nerf long de plus d'un pied,
menu, rond, velu, blanchâtre ; elles reffemblent à celles du petit Genêt, de couleur
jaune. Après que ces fleurs font tombées, il paroît des gouffes femblables à celles des
pois, lefquelles contiennent des femences groffes comme des féves d'aricot.

Cet arbre croît aux lieux chauds, fecs & montagneux : fes feuilles font digeftives, *Vertus.*
réfolutives, propres pour l'afthme, pour exciter les mois aux femmes.

LACCA.

Lacca. En françois, *Lacque,* ou *Gomme lacque.*

Eft une efpece de Gomme réfineufe, brune, dure, rouge, claire, tranfparente, qu'on *Lacque.*
nous apporte de Bengala, de Malavar, de Pégu, Provinces des Indes Orientales, attachée à des petits bâtons longs & gros comme le doigt : on prétend qu'elle eft faite par
des grandes Fourmis aîlées, ou efpece de Mouches reffemblant à nos Mouches ordinaires, lefquelles fuccent la fubftance de plufieurs arbres, & la vont décharger fur des
branches d'arbres, fur des bâtons, fur des rofeaux que les habitans des lieux fichent
dans la terre pour la recevoir. Ces petits infectes, après avoir amaffé une certaine quantité de cette matiere, à peu près comme les Abeilles amaffent le miel & la cire, s'enfeve-
liffent dedans ; on jette alors de l'eau par deffus pour la nettoyer un peu ; pùis on y laiffe
paffer le Soleil qui la féche & lui donne une parfaite dureté ; on retire & l'on coupe les
bâtons pour en garder la partie qui eft chargée de Lacque ; c'eft ce qu'on appelle *Lacque* Lacque en
en bâton.   bâton.

Elle doit être choifie la plus haute en couleur, nette, claire, un peu tranfparente, *Choix.*
fe fondant fur le feu, qui étant allumée rende une odeur agréable, qui étant mâchée,
teigne la falive en couleur rouge ; & qui étant bouillie dans de l'eau avec quelque acide,
faffe un beau rouge.

On dit que c'eft avec cette teinture que les Indiens font ce rouge qui fe voit fur les toi- Teinture
les peintes des Indes, qui ne déteint point à l'eau, & que les Levantins en rougiffent de la gom-
leurs maroquins du Levant.   me Lac-

La lacque ne fe fond ni ne fe liquéfie point dans de l'huile d'olive, quoiqu'on les que.
échauffe enfemble fur le feu, l'huile n'en prend même aucune couleur, & la lacque de- Ufage.
meure au fond du vaiffeau en une fubftance gommeufe, dure, caffante, grumeleufe, Obferva-
rouge-brune, ce qui fait voir que cette lacque n'eft pas une réfine pure comme plufieurs tions.
l'ont cru, car fi elle l'étoit, elle fe fondroit facilement dans cette huile, de même qu'ont
coutume de faire les autres réfines.   Nnn ij

Il n'arrive pas tout-à-fait la même chose de la lacque infusée & chauffée dans de l'huile ætherée, qu'on appelle *esprit de terebenthine*, car quoi qu'une partie de la gomme y demeure indissoluble, elle donne à l'huile une teinture rouge tirant sur le jaune ; ces différens effets des huiles d'olive & de terebenthine viennent de ce que l'huile ætherée ou esprit de terebenthine renferme plus d'acide que l'huile d'olive.

Si l'on met infuser de la lacque dans de l'esprit de vin rectifié, l'on en tire une teinture rouge-pâle, & il reste au fond du vaisseau une matiere gommeuse rouge-brune ; si l'on mêle cette teinture avec sept ou huit fois autant d'eau, il se fera un lait duquel il se séparera & précipitera une résine grise-blanche.

Les liqueurs alkalines tirent aussi une teinture de la lacque ; car si l'on met infuser de cette gomme dans de l'huile de tartre faite par défaillance, sa liqueur se chargera d'une couleur purpurine ; & si après avoir séparé cette teinture de dessus son marc, on y verse un peu d'esprit de vitriol, ou de quelque autre liqueur acide, il se fera après une ébulition, un précipité résineux brun ; le sel alkali a fait en cette derniere opération sur la lacque le même effet que l'esprit de vin, il en a dissout la partie la plus grasse & la plus résineuse.

On voit par ces expériences que les liqueurs sulfureuses, les liqueurs alkalines, & les liqueurs acides sont les dissolvans de la gomme lacque ; mais il est à observer qu'encore que la lacque donne une teinture aux liqueurs acides foibles, elle n'en communique aucune aux acides-forts ; j'en ai mis infuser plusieurs jours dans de l'esprit de vitriol, dans de l'esprit de nitre, elle ne les a point fait changer de couleur, quoiqu'elle même y ait perdu la sienne ; car de rouge qu'elle étoit, elle est devenue dans chacun des acides de couleur jaune-pâle.

La gomme lacque contient beaucoup d'huile, un peu de sel volatil, de terre & de phlegme.

<table><tr><td>Vertus.</td><td>Elle est incisive, pénétrante, apéritive, détersive ; elle purifie le sang, elle excite la sueur & les mois aux femmes ; elle facilite la respiration, elle résiste à la malignité des humeurs, elle fortifie les gencives.</td></tr></table>

Elle est incisive, pénétrante, apéritive, détersive ; elle purifie le sang, elle excite la sueur & les mois aux femmes ; elle facilite la respiration, elle résiste à la malignité des humeurs, elle fortifie les gencives.

Lacque plate.
On trouve chez les Droguistes de la gomme *lacque plate*, qui ne differe d'avec l'autre qu'en ce qu'elle a été séparée des bâtons, fondue, lavée & jettée sur un marbre, elle ressemble au verre d'antimoine.

Lacque en grain.
On trouve aussi de la *lacque en grain* ou en petits morceaux, mais ordinairement elle n'est pas si bonne que l'autre ; car c'est ce qui reste de plus grossier de la gomme après que les Hollandois & les Anglois en ont tiré la partie la plus pure pour faire leur teinture. Cette lacque en grain est employée pour la cire à cacheter.

Cire à cacheter rouge.
La *cire à cacheter* des Indes est de la Gomme lacque fondue ou liquéfiée & colorée avec du vermillon ; elle vaut beaucoup mieux que celle qu'on fait en France, parce qu'elle est composée avec de la bonne Gomme lacque ; au lieu que celle de France est faite ordinairement avec de méchante lacque en grain, de la résine, du vermillon, & quelques autres drogues dont les Ouvriers s'avisent. Les Indiens font avec leur Gomme lacque colorée une pâte très-dure, d'un beau rouge, dont elles forment des bracelets appellez *Manilles*.

Manilles.

La noire.
La cire à cacheter *noire* a été teinte avec du noir de fumée.

La jaune.
La cire à cacheter *jaune*, où il paroît comme des paillettes d'or, a pris cette couleur de l'Orpiment qu'on y a mêlé.

Choix.
Il faut choisir la cire à cacheter belle, bien unie, nette, haute en couleur, luisante, s'amollissant aisément dans la bouche, se fondant facilement au feu, & adhérant tellement au papier, qu'on le déchire plutôt que de l'en séparer. On l'appelle aussi *cire d'Espagne*.

Cire d'Espagne.

On a donné le nom de *Lacque* à plusieurs especes de pâte séche dont les Peintres se servent pour peindre en mignature & en huile. Celle qu'on appelle *Lacque fine de Venise* est faite avec de la Cochenille mestec, qui reste après qu'on a tiré le premier Carmin : on la prépare fort bien à Paris, & l'on n'a pas besoin de la faire venir de Venise : on la forme en petits trochisques tendres, friables, de couleur rouge foncée. `Usage.` `Lacque fine de Venise.`

Celle qu'on appelle *Lacque colombine* ou *Lacque plate*, est faite avec les tondures de l'écarlate, bouillie dans une lessive de soude blanche avec de la craye & de l'alun ; on forme cette pâte en tablette & on la fait sécher ; on la prépare mieux à Venise qu'ailleurs. `Lacque colombine ou plate.`

Elle doit être nette, ou le moins graveleuse qu'il se pourra, haute en couleur. `Choix.`
Les Peintres appellent *Lacque liquide* certaine teinture tirée du bois de Brésil. `Lacque liquide.`

LACERTUS.

Lacertus. Lacerta. En françois, *Lézard.*

Est un insecte fait en forme de serpent, mais ayant des pieds qui réprésentent des mains. Il y en a de deux especes générales ; un terrestre, & l'autre aquatique. `Lézard.`

Le lézard terrestre se tient dans les cavernes, dans les caves, aux pieds des murailles, sous les pierres. On en voit de plusieurs sortes de couleurs, & de grandeurs différentes ; les Indes en produisent d'une grandeur prodigieuse, qu'on peut appeller *Crocodiles terrestres* ou *amphibies* ; car ils habitent tantôt dans les cavernes, & tantôt dans les eaux. `Lézard terrestre.` `Crocodiles terrestres.`

Le lézard aquatique se trouve ordinairement proche des rochers ; on tient qu'il est vénimeux, on ne s'en sert point en Médecine. `Lézard aquatique.`

On employe en Médecine les lézards ordinaires, ou lézards gros & verts.

On choisit les mieux nourris, raisonnablement gros, de couleur verte : ils contiennent beaucoup d'huile & de sel volatil. `Choix.`

Ils sont propres pour digérer, pour résoudre, pour ouvrir les pores, pour fortifier les parties, pour faire croître les cheveux ; on ne s'en sert qu'extérieurement. `Vertus.`

Le lézard est appellé *Lacertus* ou *Lacerta*, parce que son corps a la figure d'un muscle, lequel est aussi nommé *Lacertus*. `Etimologie.`

LACHRYMA JOB.

Lachyma Job. Clus. hist. Pit. Tournef.
Lachryma Jobi. Ger. Park.
Lachryma vulgò. Cæs.
Lachryma Chrysti. Trag. Gesn. hort.
Lithospermum Arundinaceum, fortè Dioscoridis & Plinii. C. B.

Lithospermum majus. Trag. Gesn. hort.
Arundo Lithospermos. Ger.
Milium Arundinaceum, multis Lachryma Jobi. J. B. Raii hist.

En françois, *Larme de Job.*

Est une plante arondinacée, qui pousse des tiges à la hauteur de deux ou trois pieds, grosses, nouées : ses feuilles sont longues d'environ un pied & demi, assez larges, comme celles des roseaux : ses fleurs naissent en maniere d'épi, composées de plusieurs étamines ; elles ne sont suivies d'aucune graine : les fruits croissent sur le même pied, mais séparément ; ce sont des coques qui renferment chacune une semence grosse comme un petit pois, presque ronde, fort dure, lisse, nette, jaunâtre au commencement, mais rougeâtre quand elle est mûre ; ses racines sont fibreuses. On cultive cette plante dans les jardins, particuliérement en Candie, en Syrie, & dans les autres pays Orientaux ; elle porte à peine de la semence quand elle naît sous un climat froid. `Larme de Job.`

Sa semence est détersive & apéritive, propre pour atténuer la pierre du rein ou de la vessie, étant prise en poudre ou en décoction ; on mange sa graine à la Chine. `Vertus.`

Nnn iij

**Etimolo-
gie.** *Lachryma Job*, parce que la femence de cette plante a la figure d'une larme.

LACTUCA.

Laitue. *Lactuca*, en françois, *Laitue*, eſt une plante connue de tout le monde : il y en a de deux eſpeces générales ; une cultivée, l'autre ſauvage.

La Laitue cultivée ou domeſtique comprend pluſieurs eſpeces : la plus commune & **Premiere
eſpece, cul-
tivée.** celle dont on ſe ſert le plus, eſt appellée en latin,

Lactuca. Trag. Geſn. hort. Cæſ. Tab.	*Lactuca capitata*. Fuch. Tur.
Lactuca ſativa. C.B. Dod. Pit. Tournef.	*Lactuca rotunda*. Lob. icon.
Lactuca ſativa non capitata. J.B. Raii hiſt.	

**Laitue
pommée &
non pom-
mée.** Il y en a de pommée, & de non pommée ; ſes feuilles ſont grandes, repliſſées, ten-dres, blanchâtres, empreintes d'un ſuc laiteux, doux & agréable au goût pendant qu'elle eſt jeune ; mais quand ſa tige eſt venue, ſes feuilles ne ſont plus bonnes à man-ger : ſa tige étant montée, ſe diviſe en beaucoup de rameaux portant en leurs ſommitez des petites fleurs jaunes, qui ſont des bouquets à demi-fleurons, ſoutenus par un ca-lice longuet, menu, compoſé de feuilles en écailles : lorſque ces fleurs ſont paſſées, il leur ſuccede des ſemences oblongues, pointues par les deux bouts, de couleur çendrée, garnies d'aigrettes.

Pour faire blanchir la Laitue romaine & la Chicorée, les Jardiniers en lient les feuil-les enſemble en touffe, pendant qu'elles ſont encore jeunes & tendres, & avant que la tige monte.

**Laitue Ro-
maine.** La Laitue romaine eſt préſentement employée fort ſouvent dans les ſalades ; elle eſt appellée en latin *Lactuca Romana dulcis* (J. B. Pit. Tournef.) Sa feuille eſt longue, mé-diocrement large, légérement découpée, garnie en deſſous, le long de ſa côte, de peti-tes épines : ſa fleur eſt ſemblable à celle de la laitue commune : ſa ſemence eſt noire. Les feuilles de cette Laitue ne ſont bonnes à manger que quand elles ſont jaunes, tendres, blanchâtres, pleines de ſuc, douces & de bon goût. * Le *Chicon* a beaucoup de rap-**Chicon.** port avec celle-ci : on fait grand cas du Chicon à Paris ; il y eſt ferme & d'un bon goût ; on le ſert dans les ſalades & dans les potages. On cultive différentes autres Laitues qui ont des noms ſinguliers : tels ſont celui d'une groſſe Laitue pommée qu'on appelle *la Batavia*, d'une autre moindre appellée *la Siléſie*, &c.

**Laitue crê-
pée.** La Laitue crêpée eſt appellée en latin *Lactuca criſpa & tenuiter diſſecta* (J.B. P. Tourn.) ſes feuilles ſont découpées, pliées & repliées comme un crêpe, de couleur verte-obſcu-re ; ſes fleurs & ſes ſemences ſont pareilles à celles des autres eſpeces.

On cultive toutes ces Laitues dans des jardins en terre graſſe.

**Seconde
eſpece ſau-
vage.** Il y a pluſieurs eſpeces de Laitue ſauvage ; celle qu'on employe le plus ſouvent en Médecine eſt appellée,

Lactuca ſylveſtris, coſtâ ſpinoſâ. C. B. Pit. Tournef.	*Lactuca agreſtis*. Cord. in Dioſc. & hiſt.
Lactuca ſylveſtris vera. Lugd. deſc.	*Lactuca ſylveſtris laciniata*. Park.
Lactuca ſylveſtris, ſive Endivia multis di-cta, folio laciniato, dorſo ſpinoſo. J.B. Raii hiſt.	*Lactuca ſylveſtris foliis diſſectis*. Ger. emac.
	Endivia. Brunf. *ſylveſtris*. Lon. deſc.
	Seris domeſtica. Lob.

Ses feuilles ſont découpées comme celles du Sonchus, dentelées, garnies ſur le dos de petites épines le long de leur côte : ces feuilles ſont attachées ſans ordre à une tige qui croît juſqu'à la hauteur de trois pieds, épineuſe dans ſon commencement, & ſe diviſant vers ſa ſommité en pluſieurs petits rameaux qui ſoutiennent des petites fleurs jaunes pareilles à celles de la Laitue domeſtique. Cette plante croît aux bords des chemins, dans les champs, vers les prez.

Toutes les Laitues contiennent beaucoup de phlegme, aſſez d'huile, peu de ſel & de terre : on ſe ſert en Médecine de leurs feuilles & de leur ſemence.

Elles humectent, elles rafraîchiſſent en calmant le trop grand mouvement des humeurs ; elles adouciſſent l'âcreté du ſang ; elles concilient le ſommeil ; elles augmentent le lait aux nourrices ; elles entretiennent la liberté du ventre. On les prend en ſubſtance ou en décoction ; on s'en ſert auſſi extérieurement en frontal, en fomentation, dans les onguens, pour modérer l'inflammation & les douleurs. *Vertus.*

Lactuca, à lacte, parce que cette plante abonde en ſuc laiteux. *Etimologie.*

LADANUM.

Ladanum ou *Labdanum* eſt une matiere gommeuſe ou réſineuſe dont nous voyons deux eſpeces, une *ſolide*, & l'autre *liquide*. La ſolide eſt formée en rouleaux gros comme le doigt, & torſe en maniere de pain de bougie, de couleur noirâtre, d'une odeur aſſez douce quand on l'approche du feu ; c'eſt le Ladanum commun, lequel les Marchands appellent *Labdanum in tortis.* *Labdanum* / *Ladanum commun.*

L'autre eſpece eſt en conſiſtance d'un baume fort épais, noire, odorante, envelopée ou contenue dans des veſſies très-minces ; on l'appelle *Labdanum liquide, Baume noir,* ou *Ambre noir.* *Labdanum liquide, ou baume noir*

L'une & l'autre eſpece de Ladanum nous ſont apportées de Cypre, de Candie, de Gréce, d'Italie ; ils ſortent des feuilles d'un arbriſſeau appellé *Ciſtus-Ledon* ou *Ciſtus Ladanifera,* qui croît fort communément dans les pays chauds, & dont il y a pluſieurs eſpeces ; car les uns ont les feuilles larges, les autres étroites & aſſez longues, ordinairement verres-brunes, quelquefois blanchâtres, mais toutes rudes, fort gluantes & toujours vertes ; leurs fleurs ſont à pluſieurs feuilles diſpoſées en roſe ; il leur ſuccede, quand elles ſont tombées, des fruits preſque ronds, terminez en pointe, qui renferment des ſemences menues. *Voyez la Relation du Voyage de M. Tournefort.*

On retire le Labdanum de trois manieres. La premiere, par le moyen des boucs & des chévres : ces animaux après avoir brouté ſous le *Ciſtus-Ledon,* reviennent à l'étable avec leur barbe chargée d'une ſubſtance gommeuſe, laquelle les payſans ont ſoin de de ramaſſer avec des manieres de peignes de bois faits exprès. Ils mettent cette matiere en maſſe ; & comme elle eſt mêlée de quelques brins de poil & d'autres impuretez, ils l'appellent *Labdanum en barbe* ou *Labdanum naturel ;* ils le formoient autrefois en pains, & ils nous l'envoyoient en cette forme : mais à préſent ils diviſent cette matiere en deux ſortes de ſubſtances ; ils la mettent liquéfier ſur le feu ou au Soleil ; ils paſſent & ſéparent par une etamine ou par une toile avec quelque expreſſion, ſa partie la plus liquide & la plus eſſentielle qu'ils enferment dans des veſſies minces ; c'eſt le *Labdanum liquide :* ils prennent enſuite ce qui eſt reſté dans la toile après la colature & l'expreſſion, & ils en forment les rouleaux de *Labdanum ſolide* tels que nous les voyons, puis ils les font ſécher : ce Labdanum eſt fort impur, rempli d'un ſable ou d'une terre noire & peſante ; c'eſt pourtant celui que l'on employe le plus ordinairement en Médecine pour les remedes extérieurs, & pour les paſtilles dont on ſe ſert en Médecine. *Trois ſortes de manieres de retirer le Labdanum Premiere. Labdanum en barbe, ou naturel.*

La ſeconde maniere ſe fait en Gréce : les payſans fouettent le *Ciſtus Ladanifera* avec certains fouets faitz exprès & appellez *Ergaſtini :* le Ladanum s'attache à ces fouets ; on le ramaſſe & on le forme ; c'eſt le meilleur & le plus odorant. *Seconde maniere.*

La troiſiéme maniere ſe fait en Eſpagne : on prend les feuilles de la même eſpece de *Troiſiéme maniere.*

Cistus, qui en ce pays-là sont larges: on les fait bouillir dans de l'eau, & il s'en sépare un Labdanum qui vient nager au-dessus de l'eau ; on le ramasse : ce dernier est le moins bon, parce que la coction en a emporté & fait dissiper une partie de l'odeur, ou la partie spiritueuse.

Choix.   On doit choisir le Labdanum léger, résineux, le moins chargé d'impuretez, de couleur obscure, odorant quand on l'approche du feu, & s'amollissant facilement, d'un goût astringent & un peu amer : il contient beaucoup d'huile & du sel essentiel.

Vertus.   Il est propre pour ramollir, pour digérer, pour atténuer, pour résoudre, pour fortifier, pour arrêter le sang ; il entre dans plusieurs emplâtres.

Choix du Labdanum liquide.   Le Labdanum liquide doit être d'une consistance fort épaisse, d'une belle couleur noire de jais, d'une odeur douce & agréable, tirant un peu à celle de l'ambre gris. Cette espece de baume est le véritable Ladanum dont les Parfumeurs se servoient beaucoup, principalement lorsque les odeurs étoient estimées.

Vertus.   Il est propre pour déterger, pour consolider, pour fortifier, pour résoudre.

LAGOPUS.

Lagopus vulgaris. Lugd. Park.	*Lagopus, sive pes leporinus.* Matth. Fuch.
Lagopus & Lagopyron. Ad.	Dod.
Leporinus Pes. Cord. in Diosc.	*Trifolium arvense humile spicatum, sive*
Trifolium quorumdam. J. B. Raii hist.	*Lagopus.* C. B.
Lagopus & Lotus campestris. Trag.	*Lagopodium, sive Pes leporis.* Ger.

En françois, *Pied de liévre.*

Pied de Liévre.   Est une espece de tréfle, ou une plante qui pousse plusieurs petites tiges à la hauteur d'environ demi-pied, rameuses, droites, couvertes de laine blanche : ses feuilles naissent trois à trois sur une queue, presque rondes, pointues, plus petites que celles du tréfle ordinaire, velues, lanugineuses, blanchâtres : ses fleurs sont petites, blanches, attachées à des épis lanugineux, mollets, qui représentent en figure les pieds d'un liévre, de couleur cendrée tirant sur le purpurin : sa semence est petite, rougeâtre : sa racine est menue, ligneuse, fibreuse, tortue, blanche. Cette plante croît dans les champs, entre les bleds, plus haute ou plus basse, suivant que les terres sont plus ou moins grasses : elle contient beaucoup d'huile & de phlegme, peu de sel essentiel.

Vertus.   Elle est astringente ; on l'employe pour arrêter les cours de ventre, pour les maux de gorge, pour les hernies. * Sa graine mêlée parmi le bled & écrasée au moulin, rend le pain rougeâtre ; aussi les paysans rejettent le bled dans lequel ils remarquent cette graine, & ce bled est d'un tiers à meilleur prix aux marchez.

Etimologie.   *Lagopus,* à λαγὼς, *lepus,* & πȣ̃ς, *pes,* comme qui diroit *pied de liévre,* parce que cette plante porte en ses sommitez des épis qui représentent en figure le pied d'un liévre.

LAGOPUS AVIS.

Lagopus. Perdrix alba.   En françois, *Perdrix blanche.*

Perdrix blanche.   Est un oiseau dont les pieds sont velus & ressemblans à ceux du liévre : il y en a de deux especes ; une est de la grandeur d'un pigeon, couverte de plumes blanches comme de la neige, excepté celles du cou qui sont marquées de quelques taches noires ; son bec & ses pieds sont noirâtres.

L'autre est faite comme une caille, mais elle est plus grosse, couverte de plumes blanches & jaunes safranées.

L'une & l'autre espece habitent sur les Alpes, sur les Pirénées ; elles se délectent dans

la

la neige : elles font excellentes à manger : elles contiennent beaucoup de fel volatil &
d'huile.

Elles font reſtaurantes, fortifiantes.   Vertus.

Lagopus, à λαγως, *lepus*, & μῦς, *pes*, comme qui diroit *pied de liévre*, parce que   Etimolo-
les pieds de cet oiſeau ont quelque reſſemblance avec ceux du liévre.   gie.

L A M I U M.

Lamium, en françois, *Ortie morte*, eſt une plante dont il y a cinq eſpeces.   Ortie
                                                                                 morte.
La premiere eſt appellée,   Premiere
                                                                                 eſpece.

Lamium vulgare, folio ſubrotundo, flore rubro. Park.	*Urtica mortua.* Geſn. hort.
Lamium purpureum fœtidum, folio ſubro-tundo, ſive Galeopſis Dioſcoridis. C.B. Pit. Tournefort.	*Lamium rubrum.* Ger. Raii hiſt.
	Galeopſis, ſive Urtica iners, folio & flore minore. J. B. *Urtica iners altera.* Dod.
	En françois, *Ortie rouge*.

Elle pouſſe pluſieurs tiges longues, quarrées, creuſes, rameuſes ; ſes feuilles ſont   Ortie
faites à peu près comme celles de l'Ortie, mais plus petites, plus courtes, garnies de   rouge.
poil, mais ne piquant point, molles, crénelées en leurs bords, attachées à des queues
aſſez longues : ſes fleurs naiſſent aux ſommitez des tiges, verticillées, petites, purpurines, formées en gueule : chacune d'elles eſt un tuyau découpé par le haut en deux lévres, & évaſé en maniere de gorge bordée d'une aîle ou feuillet, ſoutenu par un calice
fait en cornet à cinq pointes : quand cette fleur eſt paſſée, il lui ſuccede quatre ſemences aſſez groſſes, triangulaires, rougeâtres, luiſantes, tombant d'elles-mêmes quand
elles ſont mûres : ſa racine eſt menue, fibreuſe. Toute la plante a une odeur puante.

La ſeconde eſpece eſt appellée,   Seconde
                                                                                 eſpece.

Lamium albâ lineâ notatum. C. B. Pit. Tournef. Raii hiſt.	*Galeopſis maculata.* J. B.
Lamium Plinii, montanum Columna. Park.	*Milzadella vulgò, Leucas Dioſcoridis fortè.* Cæſ.
	En françois, *Ortie muſquée* ou *piquante*.

Elle pouſſe pluſieurs tiges courbées ou couchées à terre, quarrées, rougeâtres : ſes   Ortie
feuilles ſont ſemblables à celles de la ſeconde eſpece, mais plus petites, velues, molles,   picante.
dentelées aſſez profondément, traverſées d'une ligne blanche : ſes fleurs ſont formées
comme la précédente, de couleur blanche rougeâtre. Cette plante a une odeur puante quand on l'écraſe.

La troiſiéme eſpece eſt appellée,   Troiſiéme
                                                                                 eſpece.

Lamium folio caulem ambiente minus. C. B. Pit. Tournefort. Raii hiſt.	*Galeopſis, ſive Urtica iners minor folio cau-lem ambiente.* J. B..
Alſine Hederula altera. Ger.	

En françois, *Pied de poule, Ortie rouge annuelle & des jardins.*

Elle pouſſe pluſieurs tiges foibles à la hauteur d'un demi-pied, le plus ſouvent cou-   Pied de
chées à terre, quelquefois droites, quarrées ; ſes feuilles du bas des tiges qui ſortent les   poule.
premieres, ſont ſemblables à celles de l'Ortie, plus petites, preſque rondes, dentelées,
attachées à des queues ; mais celles d'en haut naiſſent ſans queue, rangées comme par
paires, embraſſant leur tige, rondes, velues, crénelées profondément, crêpées, preſque ſans odeur, ou moins puantes qu'aux autres eſpeces ; ſes fleurs ſont verticillées,

formées comme les précédentes, de couleur purpurine, quelquefois blanche : sa racine est simple, dure, garnie de fibres.

Quatriéme espece.

La quatriéme espece est appellée,

Lamium album non fœtens, folio oblongo. C. B.	*Lamium album.* Ger. Raii hist.
Lamium vulgare album, sive Archangelica flore albo. Park. Pit. Tournef.	*Galeopsis, sive Urtica iners, floribus albis.* J. Bauhin.
	En françois, *Ortie blanche.*

Ortie blanche.

Elle pousse des tiges à la hauteur d'un pied & demi, quarrées, plus grêles & plus foibles en bas qu'en haut, ce qui fait qu'elles ont peine à se soutenir, un peu velues, vuides, rameuses, de couleur purpurine vers leur racine ; ses feuilles sont semblables à celles de l'Ortie, rangées comme par paires, velues, molles, attachées par des queues qui sont plus longues en celles d'en bas qu'en celles d'en haut : ses fleurs sont verticillées le long des tiges, assez grandes, blanches, formées comme celles de la précédente espece, & suivies par des semences triangulaires : ses racines sont fibrées, menues, rampantes : cette espece est moins puante que les autres.

Cinquiéme espece.

La cinquiéme espece est appellée,

Lamium Parietariæ facie. Moriss. hist. H. R. B. Pit. Tournef.

Elle differe des especes précédentes en ce que ses feuilles ressemblent à celles de la Pariétaire : cette plante est rare.

Les especes de Lamium croissent le long des chemins, dans les hayes, contre les murailles, dans les champs, dans les jardins, vers les marais, aux lieux incultes ; on se sert en Médecine de leurs feuilles & de leurs fleurs ; elles contiennent beaucoup d'huile, médiocrement de sel.

Vertus.

Elles sont dessicatives & astringentes, propres pour arrêter les cours de ventre, les fleurs blanches des femmes, étant prises en décoction ; on en applique aussi en cataplasme & en fomentation pour résoudre.

Etimologie.

Lamium vient du mot grec λαμία, qui signifie *un Lutin* ou *une Lutine*, appellée en hébreu *Lilith*, dont on fait peur aux enfans, comme si elle cherchoit à les dévorer. On a nommé l'Ortie morte *Lamium*, parce qu'on a supposé que sa fleur ressembloit au visage de ce prétendu phantôme : on voit par là que l'étimologie du nom de cette plante n'est tirée que d'une chimere enfantine.

LAMPETRA.

Lampetra. Muræna fluvialis.   En françois, *Lamproye.*

Lamproye.

Est un poisson de riviere qui en quelque maniere a la figure d'une grosse anguille, & qui est assez connu dans les poissonneries : il est long d'environ deux pieds & demi, gros comme le bras d'un enfant : sa tête a quatre pouces de diametre, de figure ovale ; ses lévres sont épaisses, dures & fortes ; son palais jusqu'à la gorge est garni de dents ou os durs, pointus, & assez tranchans, mais rangez sans ordre dans toute sa capacité, blancs, polis, luisans ; son museau est arrondi, de couleur grise-bleuâtre, fendu en dessous ; son cou est percé à droite & à gauche de trous qui servent d'ouie au poisson ; son corps est moins cilindrique ou rond que celui de l'anguille, & plus aplati par les côtez, couvert ou enduit à la surface d'un limon onctueux, gris-brun ; sa chair est plus ferme que celle de l'anguille ; son foye a quatre pouces de long & deux de large ; il se divise en deux lobes charnus, sanguins, de couleur purpurine ; son intestin est long ; il regne le long de l'intérieur de son corps tout droit sans replis, de la grosseur du petit doigt, de couleur bleuâtre. La femelle de ce poisson porte autour de cet intestin un nombre innombrable d'œufs très-menus, de la grosseur des graines de pavot, de substance charnue, de couleur grise-blanchâtre, rangez par couches qui représentent des feuillets. On le trouve aux lieux pierreux : il est gras & fort bon à manger ; il contient beaucoup d'huile & de sel volatil.

Sa graisse est fort adoucissante, émolliente & résolutive ; on en oint le visage & les mains de ceux qui ont la petite vérole, pour empêcher qu'il ne leur reste des marques au visage.   *Graisse.* *Vertus.*

Il y a aussi des *Lamproyes de mer* qui sont bonnes à manger.   *Lamproyes de mer.*

Lampetra, à *lambendis petris*, parce qu'on dit que ce poisson léche les pierres.   *Etimologies.*

Murena, à μύρω, *fluo*, parce que ce poisson aime à nager en grande eau.

LAMPSANA.

Lampsana. Dod. pempt. J. B. Raii hist. | *Soncho affinis Lampsana domestica.* C. B.
Pit. Tournef. | *Chrysolachanum Plinii.* Ruel.
Lampsana vulgaris. Park. | En françois, *Lampsane.*

Est une plante qui pousse une tige à la hauteur d'environ trois pieds, ronde, canelée, rougeâtre, creuse, rameuse ; ses feuilles d'en bas sont d'une grandeur & d'une figure approchantes de celles du *Sonchus lævis* ou Laiteron, rangées alternativement, un peu molles, velues ; mais celles qui revêtent le haut de la tige & des rameaux, sont oblongues, étroites, pointues, sans queue : ses fleurs naissent aux sommets des branches, formées en bouquets ronds à demi-fleurons jaunes ; chacun de ces bouquets est soutenu par un calice découpé en plusieurs parties : quand cette fleur est passée, il lui succede des semences contenues dans une envelope, longuettes, déliées, ordinairement pointues, noirâtres : sa racine est simple, fibrée, blanche. Cette plante croît dans les champs, le long des chemins, dans les jardins ; elle rend un suc laiteux amer ; elle contient beaucoup d'huile & de sel essentiel. Quelques-uns la mettent entre les herbes potageres.   *Lampsane.*

Elle est détersive, dessicative, digestive, vulnéraire ; elle amollit le ventre étant prise intérieurement : on s'en sert aussi extérieurement en fomentation, en cataplâme, dans les onguens. On tient qu'elle est particuliérement propre pour guérir le bout du sein quand il est écorché ou fendu, d'où vient que plusieurs l'appellent *Papillaris herba* ; car *papilla* signifie *le tetin* ou *le bout de la mammelle*.   *Vertus.* *Papillaris herba.*

Lampsana, à λαμπτίζω, *evacuo*, parce que cette plante étant mangée, lâche le ventre & fait quelque évacuation.   *Etimologie.*

LANA SUCCIDA.

Lana succida, en françois, *Laine grasse*, est de la laine nouvellement tondue du cou & d'entre les cuisses des brebis, sans qu'on y ait fait aucun apprêt ; c'est d'elle qu'on tire l'*Œsipe* dont il sera parlé en son lieu.   *Laine grasse.*

La laine grasse est émolliente, résolutive, digestive, adoucissante ; on en applique sur les joues & sur la gorge enflées de fluxion, après les avoir frottées d'huile de lis & de camomille.   *Vertus.*

Lana, à λῆνος, & λᾶνον, *quòd* λεῖον, *læve, non asperum*, parce que la laine est douce au toucher.   *Etimologie.*

LAPATHUM.

Lapathum sylvestre. Gesn. hort. Dod. | *Oxylapathum Dioscoridis & Plinii.*

Lapathum acutum. Lob. Ger. defc.	*Lapathum acutum , five Oxylapathum.*
Lapathum folio acuto plano. C. B. Pit. Tournef.	J. Bauhin.
Lapathum acutum majus. Park.	En françois, *Patience*, ou *Parelle.*

Patience. Eſt une plante fort commune qui croît à la hauteur d'un pied & demi ou de deux pieds ; ſa tige eſt rougeâtre ; ſes feuilles ſont faites comme celles de l'Oſeille ordinaire, mais beaucoup plus longues, plus fermes, aſſez étroites, pointues, d'un goût tirant ſur l'âpre ; ſes fleurs ſont nombreuſes, à étamines jaunâtres ; il leur ſuccede des ſemences triangulaires : ſa racine eſt longue, groſſe comme le doigt, jaune, d'un goût amer. Elle croît partout dans les terres incultes : elle contient beaucoup de ſel & d'huile.

Vertus. La racine de Patience eſt laxative & apéritive ; on s'en ſert dans l'hydropiſie, dans les pâles couleurs, dans la jauniſſe, & dans les autres maladies qui viennent d'obſtruction ; on l'employe en tiſane : on s'en ſert auſſi extérieurement pour les dartres, pour la gratelle ; elle donne une teinture jaune à l'eau dans laquelle on la fait bouillir.

Etimologie. *Lapathum*, à λαπάζω, *purgo*, parce que la racine de cette plante eſt purgative.

LAPATHUM SANGUINEUM.

Lapathum ſanguineum, five Sanguis draconis, draconis herba. J. B. Raii hiſt.	*Lapathum rubrum.* Cam. in Matth.
Lapathum ſanguineum. Ad. Lob. Park.	*Lapathum nigrum.* Dod.
Lapathum maculatum rubens. Renod.	*Sanguis draconis herba.* Geſn. hort. Lon.
Lapathum folio acuto rubente. C. Bauhin. Pit. Tournef.	*Rumicis ſpecies foliis rubentibus venis diſtinctis.* Cord. obſ.

En françois, *Sang-dragon*, ou *Patience rouge.*

Sang-dragon. Eſt une plante dont les feuilles ſont faites comme celles de la Patience ordinaire ; mais elles ſont plus courtes, & traverſées de quantité de veines rouges, d'où il ſort, quand on les rompt, un ſuc rouge comme du ſang, d'où vient ſon nom. Elle croît dans les jardins : elle contient beaucoup de ſel eſſentiel & d'huile.

Vertus. Doſe. Elle eſt un peu laxative & aſtringente ; elle excite l'urine : ſa ſemence eſt propre pour arrêter les pertes de ſang, étant priſe en poudre ; la doſe en eſt depuis demi-dragme juſqu'à une dragme.

LAPIS ANGUIUM.

Pierre des ſerpens. *Lapis anguium*, en françois, *Pierre des ſerpens*, eſt une pierre groſſe comme le petit doigt d'un enfant, ronde, percée naturellement au milieu, de couleur jaune-obſcure, marbrée extérieurement de différentes couleurs comme de l'Iris, & marquée de taches qui repréſentent des petits yeux ordinairement bleus. Cette pierre naît dans la Bohême ; les habitans du pays s'imaginent qu'elle a été formée par un aſſemblage de pluſieurs ſerpens qui y ont laiſſé chacun un œil.

Vertus prétendues. Ils l'eſtiment propre pour réſiſter au venin, pour préſerver de la peſte & des enchantemens, pourvû qu'on la porte ſur ſoi.

LAPIS BONONIENSIS.

Lapis Bononienſis. Chryſolapis. En françois, *Pierre de Boulogne.*

Pierre de Boulogne. Eſt une pierre dont on fait un phoſphore ; elle eſt ordinairement groſſe comme une noix, boſſue, inégale, aplatie, & diſpoſée enſorte que du côté oppoſé à ſa boſſe il y a une cavité, peſante, griſe, tendre, brillante en pluſieurs endroits, criſtaline en dedans à peu près comme le Talc de Montmartre. Elle ſe trouve en pluſieurs endroits de l'Italie, mais principalement au bas du mont Paterno, qui fait partie des Alpes, & qui est distant de la ville de Boulogne d’environ une lieue.

On la découvre aisément après les ravines d’eaux qui se font faites par des grandes pluyes; car alors elle est lavée & nettoyée d’une terre qui l’environnoit, & qui empêchoit qu’on ne la reconnût. On la distingue des autres pierres de la montagne, par des petits brillans qui paroissent en sa superficie: elle pese ordinairement une once & demie ou deux onces; mais on en voit dans les cabinets des Curieux quelques-unes qui pesent jusques à cinq livres: ces grosses pierres ne sont estimables que par leur rareté; elles sont plus terrestres que les petites, & moins bonnes pour faire le phosphore.

Les meilleures pierres de Boulogne sont celles qui naissent couvertes superficiellement d’une croûte mince, blanche & opaque, mais celles-là sont fort rares; & comme on n’en apporte guéres, on se sert des communes, lesquelles on choisit bien luisantes, & les moins remplies de taches. Les moins bonnes sont celles où il paroît des veines de vitriol ou de fer; elles contiennent toutes beaucoup de soufre & de sel.

Choix.

On prépare la pierre de Boulogne, & on la réduit en phosphore par une calcination médiocre qui rend son soufre plus purifié & plus éxalté qu’il n’étoit: cette calcination se fait en la maniere suivante. Prenez cinq ou six pierres de Boulogne, séparez-en la superficie avec une rape ou avec un couteau; pulvérisez-en subtilement une ou deux des plus luisantes dans un mortier de bronze; plongez vos pierres l’une après l’autre dans de l’eau bien claire; & les ayant retirées, saupoudrez-les aussitôt exactement tout autour avec la poudre, les tournant dedans afin qu’elles s’en envelopent autant qu’il se pourra; mettez-les alors calciner dans un petit fourneau dont la grille sera de letton, avec de la braise de Boulanger, dans laquelle on les aura stratifiées; laissez consumer & & éteindre cette braise sans y en mettre de nouvelle, puis retirez tout doucement vos pierres calcinées qui seront restées sur la grille; séparez-en la croûte qui vient de la poudre dans laquelle vous les aviez roulées, & les gardez dans une boëte avec du coton; conservez aussi la croûte qui se réduira en poudre impalpable.

Calcination pour la réduire en phosphore.

Ces pierres calcinées sont des phosphores, qui étant exposez un moment à la lumiere découverte, comme dans une cour ou dans la rue, & ensuite mis dans un lieu obscur, paroissent un peu de tems comme des charbons allumez sans chaleur sensible, puis ils s’éteignent peu à peu; si on les remet à la lumiere, ils se rallument, & ainsi toujours de même pendant deux, trois ou quatre années, selon qu’on les expose plus ou moins souvent à la lumiere; & quand ces pierres ont perdu leur qualité, on peut leur en faire reprendre en les calcinant, & observant les mêmes circonstances comme devant; mais elles éclaireront plus foiblement.

Maniere de faire paroître le phosphore.

La croûte réduite en poudre est aussi un phosphore des plus beaux & des plus lumineux, quand on l’a exposé à la lumiere comme les pierres: on en remplit des petites bouteilles de beau cristal; & les ayant bouchées bien éxactement, on les garde pour les rendre lumineuses quand on veut, car on n’a qu’à les exposer à la lumiere comme les pierres: le cristal n’empêche en rien la poudre de s’allumer.

Poudre lumineuse.

Cristaux lumineux.

Il ne faut pas s’imaginer que plusieurs des circonstances que j’ai marquées pour la calcination de la pierre de Boulogne, soient inutiles; elles sont tellement nécessaires, que si on ne les observe toutes éxactement, on manque son opération, & la pierre ne devient point lumineuse.

Observations.

La pierre de Boulogne acquiert par la calcination une odeur de soufre approchante de celle d’un orpiment dissout, ou qu’on a fait bouillir avec de la chaux & de l’eau; elle contient aussi un peu de sel arsénical.

La raison pourquoi elle paroît lumineuse, vient de ce que le feu ayant mis en mouvement ſon ſoufre, il s'en éleve à ſa ſuperficie une infinité de particules qui ſont aſſez ſubtiles & délicates pour être allumées par le feu de la lumiere. Mais ceux qui voudront être inſtruits plus amplement ſur cette matiere, pourront lire ce que j'en ai écrit aſſez au long dans mon Traité de Chymie, où je parle non ſeulement de cette eſpece de phoſphore, mais de pluſieurs autres ; j'y donne auſſi la figure d'un fourneau très-propre à calciner cette pierre.

Uſage.   La pierre de Boulogne calcinée eſt un dépilatoire, ſi après l'avoir pulvériſée & réduite en conſiſtence de limon avec un peu d'eau, on l'applique ſur les endroits de la chair où il y a du poil.

Etimologies.   *Phoſphore* vient du grec φῶς φέρον, *lucem ferens*, comme qui diroit *porte-lumiere*.

Chryſolapis, à χρυσὸς, *aurum*, or, & *lapis*, pierre, comme qui diroit *pierre qui jette une lumiere de couleur d'or.*

LAPIS CRUCIFER.

Pierre de croix.   *Lapis crucifer*, ou *Lapis crucis*, en françois, *Pierre de croix*, eſt une pierre qui a la groſſeur & à peu près la figure de la corne d'un bœuf, d'une ſuperficie inégale, tendre, ſe coupant aiſément, de couleur griſe, mêlée de taches noires. Si on la ſcie de travers par rouelles, on y trouve peint à chaque côté une figure de croix noire ou brune. Cette pierre naît à Compoſtelle en Eſpagne, à vingt mille de l'Egliſe de S. Jacques.

Vertus.   On prétend qu'étant portée ſur la chair, elle arrête le ſang, elle guérit les fiévres, elle augmente le lait aux nourrices.

LAPIS HYSTERICUS.

Pierre hyſtérique.   *Lapis hyſtericus*, en françois, *Pierre hyſtérique*, eſt une pierre longue & ronde, peſante, noire, polie ; elle naît en la nouvelle Eſpagne.

Vertus.   On prétend qu'étant appliquée ſur le nombril d'une femme, elle s'y attache & abat les vapeurs.

LAPIS JUDAICUS.

Lapis Judaïcus. Lapis Syriacus. Phænicites. Tecolithus.   En françois, *Pierre Judaïque.*

Pierre Judaïque.   Eſt le piquant d'un hériſſon de mer, ou une pierre de différentes groſſeurs & figures ; mais la plus ordinaire eſt faite comme une petite olive, rayée tout autour de lignes qui parcourent ſa longueur, & qui ſont également diſtantes ; elle ſe trouve auſſi quelquequefois unie ſans lignes, & quelquefois en forme cilindrique : ſa couleur eſt griſe, & quelquefois rougeâtre en dehors, blanchâtre en dedans, & luiſante. Elle paroît dure comme un caillou, mais elle ſe fend aiſément, & on la réduit facilement en poudre. Elle naît en pluſieurs endroits de la Judée, d'où elle nous eſt apportée. Quelques-uns la

Pierre Judaïque mâle & femelle.   diſtinguent par ſexes : ils appellent *pierre Judaïque mâle* celle qui eſt grande-longue en figure cilindrique ; & *pierre Judaique femelle* celle qui a la figure & la groſſeur d'une petite olive : on les broye l'un & l'autre indifféremment ſur le porphyre, pour les réduire en une poudre impalpable qui puiſſe être employée en Médecine.

Vertus.   Elle eſt propre pour arrêter les cours de ventre, pour exciter l'urine : on prétend
Doſe.   qu'elle briſe la pierre du rein & de la veſſie : la doſe en eſt depuis demi-ſcrupule juſqu'à demi-dragme.

LAPIS LAZULI.

Lapis Lazuli. Lapis Cyaneus. Lapis Ceruleus.   En françois, *Pierre d'azur.*

Pierre d'azur.   Eſt une pierre de différentes groſſeurs & figures, opaque, peſante, bleue, ou de la couleur de la fleur du bluet, mêlée avec de la gangue ou de la roche, & parſemée de quelques paillettes d'or & de cuivre. Elle se trouve dans des carrieres aux grandes Indes & en Perse ; on dit qu'on en tire aussi des mines d'or : elle est employée principalement pour faire l'*Outremer*. Il faut choisir la plus nette, la plus haute en couleur, d'un bleu formé, pesante. Elle contient beaucoup de soufre & de sel. Pour faire l'Outremer, on calcine cette pierre, on la broye très-subtilement sur le porphyre ; puis l'ayant mêlé dans un pastel composé de poix grasse, de cire, d'huile, on lave bien cette pâte pour en séparer la partie bleue, laquelle se précipite au fond en une poudre d'une grande beauté : on verse l'eau par inclination, & l'on fait sécher cette poudre ; elle sert à la Peinture.

La pierre d'azur préparée comme je l'ai décrit en son lieu dans ma Pharmacopée, purge l'humeur mélancolique ; elle fortifie le cœur : on l'employe dans la confection d'Alkermes : la dose en est depuis demi-scrupule jusqu'à une dragme.

On trouve en France, proche de Toulon, en Auvergne, en Allemagne, & en plusieurs autres lieux de l'Europe, une pierre d'azur moins pure, moins belle, verdâtre, grossiere, laquelle on employe pour faire de l'azur commun.

Lazulus est tiré de l'Arabe *azul*, ou de l'Hébreu *isul*.

LAPIS NEPHRITICUS.

Lapis nephriticus, en françois, *Pierre néphrétique*, est une pierre de differente grosseur, médiocrement dure, opaque, de couleur ordinairement grise, bleuâtre, ou verdâtre, mais quelquefois mêlée de blanc, ou de jaune, ou de noir : elle ne peut pas être polie parfaitement, parce qu'elle est onctueuse comme le Talc. Elle naît en la nouvelle Espagne, quelquefois avec du jaspe, & quelquefois seule : on en trouve aussi en Bohême & en quelques lieux de l'Espagne, mais celle-là n'est pas si estimée que celle qui vient de l'Amérique. On en rencontre quelquefois des gros morceaux dont on construit des vases ; les petits morceaux servent à faire des bagues, des colliers, & plusieurs autres bijoux.

Elle est estimée propre pour la colique néphrétique, pour briser la pierre du rein, pour faire jetter le sable par les urines, étant attachée au cou, ou à la cuisse, ou au bras, ou au doigt en bague : quelques-uns en ordonnent aussi pour prendre par la bouche ; la dose en est depuis quatre jusqu'à quinze grains.

On a mis depuis quelques années en usage pour les mêmes maladies, une pierre brune, polie, luisante, à laquelle on a donné le nom de *Pierre divine*, à cause de ses grandes qualitez.

Elle brise la pierre du rein & la pousse par les urines ; on la porte attachée à son habit vers les reins.

Nephriticus, à νεφρὸς, rein, à cause que cette pierre est estimée propre pour plusieurs maladies du rein.

LAPIS PETROCORIUS.

Lapis Petrocorius. En françois, *Périgord*, ou *Pierre de Périgord*, ou *Périgueux*.

Est une espece de Marcassite, ou une pierre dure, pesante, compacte, noire comme du charbon, difficile à mettre en poudre : elle naît en plusieurs mines dans la Gascogne, dans le Dauphiné, dans l'Angleterre, d'où elle nous est apportée en morceaux de différentes grosseurs. Les Emailleurs & les Potiers de terre l'employent.

Il faut la choisir pure & nette.

Elle est détersive & astringente.

LAPIS PHRYGIUS.

Lapis Phrygius (Plin. Dioscor.) en françois, *Pierre Phrygienne*, est une pierre de médiocre groffeur, fpongieufe, affez pefante, mal liée, de couleur pâle, traverfée de veines blanches, d'un goût âcre & acerbe ; elle nait en Cappadoce. Les Teinturiers de Phrygie s'en fervoient autrefois pour leurs teintures, après l'avoir calcinée & éteinte trois fois dans du vin , afin qu'elle devint rougeâtre.

Usage.

Vertus. Elle eft propre pour atténuer, pour digérer, pour déterger, pour réfoudre, pour deffécher ; on l'employe pour les ulceres des yeux & des autres parties.

LAPIS SAMIUS.

Pierre Samienne. Ufage. Choix. *Lapis Samius*, en françois, *Pierre Samienne*, eft une pierre blanche qu'on retire des mines en l'Ifle de Samos ; elle s'attache à la langue quand on la met deffus : elle fert aux Orfévres pour polir l'or & pour le rendre plus refplendiffant. On choifit la plus dure & la plus blanche ; on en trouve quelquefois de noirâtre qu'on appelle *Exhebenus.*

Vertus. La pierre Samienne eft aftringente & rafraîchiffante ; on s'en fert dans les collires pour les yeux.

LAPIS SANGUINALIS.

Pierre de fang. *Lapis Sanguinalis*, en françois, *Pierre de fang*, eft une efpece de Jafpe, mais du plus obfcur, marqueté de petites taches ou de pointes rouges, de couleur de fang : on nous apporte cette pierre de la nouvelle Efpagne où elle naît : les Indiens la taillent en figure de cœurs petits & grands.

Vertus. Elle eft fort eftimée pour arrêter le fang de quelque part qu'il vienne, pourvû qu'on la plonge dans de l'eau froide, & qu'on l'applique fur la partie, ou qu'on la preffe dans la main, ou bien qu'on la porte fur foi enforte qu'elle touche la chair : on en fait auffi des bagues qu'on porte aux doigts.

Ufage.

LAPIS SASSENAGENSIS.

Pierre de Saffenage. *Lapis Saffenagenfis*, en françois, *Pierre de Saffenage*, eft une petite pierre de la groffeur d'une lentille, dure, polie, unie, douce au toucher, de couleur grife, ou blanche, ou brune, ou rougeâtre, laquelle on trouve fur une montagne appellée *Saffenage*, peu

Choix. éloignée de la ville de Grenoble en Dauphiné : on la choifit petite, polie, luifante, douce au toucher

Vertus. On en met une dans l'œil lorfqu'il y eft entré quelque ordure ; elle s'y agite, elle s'unit à l'ordure, & elle la fait tomber avec elle.

Cet effet provient, ou de ce que la pierre de Saffenage étant alkaline, elle eft pénétrée, raréfiée & amollie par la férofité de l'œil qui eft acide ; c'eft ce qui la fait remuer & rencontrer l'ordure qui s'y aglutine, enforte qu'on les retire enfemble, ou bien elles tombent par leur propre poids après que l'acide a agi : ou de ce que cette pierre eft très-polie, & peut par cette raifon rouler entre la paupiere & le globe de l'œil fans bleffer ces parties.

LAPIS SCHISTUS.

Lapis Schiftus. *Lapis Schiftus, five Lapis Fiffilis*, eft une pierre friable, facile à couper comme le Talc, fe féparant en parties droites & fermes comme le fel armoniac, de couleur fafranée, luifante, refplendiffante ; on en trouve auffi quelquefois de noire, & c'eft ce que

Anthracites. Pline appelle *Anthracites* : il dit qu'il naît en Afrique ; mais la meilleure eft la fafranée, qu'on trouve en Efpagne, en Bohême, & en plufieurs autres lieux.

Vertus. Elle eft propre pour arrêter les hémorragies, les cours de ventre, les gonorrhées ; on s'en fert auffi dans les collires pour déterger & deffécher les ulceres des yeux.

Etimologie. *Schiftus*, à σχίζω, *findo*, je fends, parce que cette pierre fe fend aifément.

LAPIS

LAPIS SERPENTIS.

Lapis Serpentis, en françois, *Pierre de Serpent*, ou *Piedra de Cobra*, eſt une pierre **Pierre de** **ſerpent.** pierre, orbiculaire, large comme un de nos liards, & quelquefois tirant ſur l'ovale, épaiſſe au milieu & devenant mince ſur les bords, tendre, de couleur noire : pluſieurs Hiſtoriens marquent qu'elle ſe trouve dans la tête d'une eſpece de ſerpent que les Portugais appellent *Cobra de capelos*, & les François, *Serpent au chaperon*, parce qu'il a ſur la **Serpent au** **chaperon.** tête une éminence faite en forme de chapeau ou chaperon ; ce ſerpent habite les côtes de Mélinde en Amérique. Des Auteurs modernes croyent que cette pierre eſt une compoſition de pluſieurs drogues aléxitaires que les Indiens préparent, & qu'ils forment en maniere de paſtilles comme on les voit ; mais en mettant au feu cette pierre, on s'apperçoit aiſément que c'eſt un morceau d'os calciné & taillé par les Indiens.

Elle eſt propre contre les morſures des bêtes venimeuſes ; on l'applique ſur la playe, **Vertus.** & l'on prétend qu'elle ſe charge de tout le venin qui pourroit y être entré.

Il faut remarquer qu'il eſt néceſſaire, pour que l'opération ſe faſſe bien, qu'avant **Obſerva-** **tion.** l'application, la playe ait jetté quelque goutte de ſang ; ainſi en cas qu'elle n'eût point ſaigné après la morſure, on doit piquer légérement avec une lancette ou quelque autre inſtrument, l'endroit mordu, afin que le ſang en ſorte, puis y poſer la pierre ; elle s'y attache incontinent, ce qui ſe fait apparemment par un glu ou une maniere de colle que le ſang lui donne, & parce que la pierre étant alkaline & abſorbante, eſt pénétrée & accrochée par l'humeur acide & âcre du venin ; on dit auſſi qu'alors une grande douleur que le malade reſſentoit dans la playe, diminue peu à peu & enfin ceſſe : on l'y laiſſe juſqu'à ce qu'elle tombe d'elle-même ; cette ſeparation ſe doit faire lorſque le ſang étant ſec, ne fournit plus de glu, & que la pierre étant empreinte des acides de la playe, eſt appeſantie. On lave enſuite la pierre dans du lait, où l'on dit qu'elle ſe décharge du venin ; & après l'avoir bien eſſuyée, on la remet ſur la playe, où elle s'attache moins facilement qu'auparavant, apparemment parce qu'il s'y trouve moins de glu, parce qu'elle eſt moins alkaline, & parce qu'elle trouve moins d'humeur acide qui l'accroche. On remet la pierre dans du lait quand elle eſt tombée, & l'on continue le même procédé juſqu'à ce qu'elle ne s'attache plus à la playe, ce qu'on prend pour un indice certain que tout le venin en eſt ſorti, & que par conſéquent on eſt guéri.

Les grandes qualitez & les effets ſurprenans de cette pierre ſont vantez par deux célebres Phyſiciens, le P. Kirker, & le Chevalier Boyle ; ils aſſurent tous deux qu'ils en ont vû des expériences : je m'étonne qu'on n'ait point encore fait celle de l'appliquer ſur la morſure d'un chien enragé, pour voir ſi elle réuſſiroit auſſi-bien qu'on dit qu'elle réuſſit pour les morſures des autres bêtes venimeuſes.

On ſe ſert auſſi de cette pierre intérieurement ; on prend celle qui eſt menue, ou qui **Vertus.** n'a point ſervi aux applications ; on en met infuſer dans de l'eau, & l'on prend l'infuſion par la bouche pour réſiſter au venin.

LAPIS SPECULARIS.

Lapis ſpecularis. Glacies mariæ.   En françois, *Pierre ſpéculaire*, ou *Miroir d'âne*.

Eſt un Gyp, ou une pierre à plâtre tendre, criſtaline, & luiſante preſque comme le **Miroir** **d'âne.** criſtal, facile à couper, & ſe réduiſant en feuille à peu près comme du Talc, de couleur blanche comme du verre ; on en trouve beaucoup dans des carrieres aux environs de Paris, comme à Montmartre, à Paſſy. On la calcine & l'on en fait du plâtre ; on en voit quelquefois de noire, ou de rougeâtre, ou de jaune, mais rarement.

La pierre ſpéculaire eſt propre pour arrêter le ſang, pour les hernies ; on ne l'em- **Vertus.**

P p p

ploye qu'extérieurement ; les femmes s'en servent quelquefois pour se blanchir la peau ; elle desséche les dartres.

Etimolo-
gie.
Lapis specularis, à *speculare*, fenêtre, *vel à speculo*, miroir, parce qu'on tire de cette pierre des feuilles transparentes qui font employées à faire des fenêtres à des petites lanternes, ou des especes de miroirs.

LAPIS SPONGIÆ.

Lapis spongiæ. Spongites. Cystelithos. En françois, *Pierre d'éponge.*

Pierre d'é-
ponge.
Est une plante marine pierreuse, ou une pierre grosse environ comme une amande, légere, fort poreuse, spongieuse, friable, de couleur cendrée ou blanchâtre ; elle se trouve dans les grosses éponges.

Vertus.
On l'estime pour les vers, pour briser la pierre du rein & de la vessie, pour dissoudre les glandes, pour les gouttes, étant prise intérieurement ; mais il y a sujet de craindre que cette pierre n'augmente plutôt la quantité de celles qui naissent dans le corps, que de la diminuer.

LAPIS VARIOLÆ.

Pierre de
petite vé-
role.
Lapis variolæ, en françois, *Pierre de petite vérole*, est une pierre grosse à peu près comme une de nos grosses féves, plus large, plate, presque ronde ou orbiculaire, pesante, dure comme un caillou, unie, luisante, s'arrondissant vers les bords, douce au toucher, de couleur verdâtre, parsemée de taches un peu relevées, blanchâtres, livides, & représentant parfaitement bien quand on les regarde de près, des grains de petite vérole mûrs & aplatis. Cette pierre est curieuse & rare ; on l'apporte des Indes : elle ressemble assez à un morceau de Jaspe verd.

Vertus.
On lui attribue la vertu de faire pousser au dehors la petite vérole, & d'empêcher qu'on n'en soit marqué, pourvû qu'on la laisse appliquée sur la chair ; mais après en avoir fait l'expérience plusieurs fois, je me suis apperçû qu'elle ne produisoit point cet effet.

Etimolo-
gie.
Cette pierre est appellée *Lapis variolæ*, à cause des taches semblables aux grains de la petite vérole, dont elle est parsemée.

LARIX.

Larix. Ger. C. B. Park. Raii hist. | *Larix folio deciduo conifera.* J. B. Pit. Tournef.

En françois, *Melese.*

Melese.
Est un arbre résineux, haut comme le Sapin : son tronc est droit, couvert d'une grosse écorce raboteuse, crevassée, brune ; ses branches font longues, grêles, pliantes, courbées, garnies de feuilles plus étroites & plus molles que celles du Pin, disposées par bouquets, ou attachées environ vingt ensemble à un tubercule, vertes, un peu odorantes : ses chatons font à plusieurs sommets ou bourses membraneuses, qui s'ouvrent, & ne contiennent qu'une poussiere fort menue : ses fruits naissent sur le même pied qui porte les chatons, mais en des endroits séparez ; ils font à peu près gros comme ceux du Cyprès, formez en cône, composez d'écailles assez larges, obtuses, de couleur rouge tirant sur le purpurin ; elles couvrent chacune deux femences envelopées d'un côté d'une peau qui forme une aîle ou feuillet délié. Cet arbre croît aux pays chauds sur les montagnes : il sort de son écorce, par des grandes incisions qu'on y fait, une résine liquide ou une terebenthine qu'on appelle *Resina larigna.*

Terebent-
hine.
On trouve aussi sur le Melese l'*Agaric* dont il a été parlé en son lieu.

Agaric.
Il découle des grosses branches de Meleses qui croissent en grande quantité dans le

haut Dauphiné, principalement aux environs de Briançon, une manne blanche & féche qu'on appelle en latin *Manna Laricea*, en françois, *Manne de Briançon*.

Elle est purgative.

Les fruits & les feuilles des Meleſes ſont aſtringens.

On croit que *Larix* vient d'un ancien mot allemand *Larch* ou *Larich*, qui ſignifie *Meleſe*. D'autres veulent qu'il vienne du grec λαρὸς, *ſuavis*, parce que les feuilles du Meleſe ſont odorantes.

Manne de Briançon.
Vertus.
Etimologie.

LARUS.

Larus, en françois, *Mauve*, eſt un oiſeau aquatique un peu plus gros qu'un pigeon, vorace, de couleur blanche & cendrée ; ſon bec eſt long, pointu, noir, fort, luiſant ; ſa tête eſt grande & groſſe ; ſes pieds ſont garnis d'ongles robuſtes : il y en a de pluſieurs eſpeces qui different en grandeur. Cet oiſeau fait ſon nid ſur les rochers ; il vole très-légérement ; il ſe nourrit de poiſſons, de vers, de limaçons, de ſauterelles, & d'araignées.

Son cerveau eſt propre pour l'épilepſie.

Larus, à λάρος, quaſi à λάϹρος, à *volandi impetu*.

Mauve.

Vertus.
Etimologie.

LASERPITIUM.

Laſerpitium. Ger. Ad. Lob. *ſive Silphium.* Lugd.	*Laſerpitium Gallicum.* C. B. Pit. Tourn. *Laſerpitium Maſſilioticum.* Tab.
Laſerpitium è regione Maſſilia allatum. J. B. Raii hiſt.	En françois, *Laſer.*

Eſt une plante qui pouſſe une tige haute, ſemblable à celle de la Férule, canelée, nouée, fongeuſe : ſes feuilles ſont diſpoſées en aîles, fermes, charnues & roides, diviſées & ſubdiviſées, garnies en derriere de quelques poils rudes ; ſes ſommitez ſoutiennent de grandes ombelles ou paraſols où ſont attachées des fleurs à cinq feuilles diſpoſées en roſe ; quand ces fleurs ſont tombées, il leur ſuccede des ſemences aſſez grandes, jointes deux à deux, garnies chacune de quatre grands feuillets, odorantes, de couleur de buis : ſa racine eſt grande, d'un gris cendré en dehors, blanche en dedans, molle, graſſe, pleine de ſuc, odorante. Cette plante croît aux pays chauds, en Provence aux environs de Marſeille : ſa racine eſt utile en Médecine ; elle contient beaucoup d'huile, & de ſel eſſentiel ou volatil.

Elle eſt inciſive, atténuante, réſolutive, hiſtérique, carminative, déterſive, vulnéraire, propre pour réſiſter au venin.

Laſerpitium, à *lacerare*, déchirer, parce qu'on fait des inciſions à la tige & aux racines d'une eſpece de Laſer ou Laſerpitium étranger, pour en avoir une gomme qu'on dit être l'ammoniac.

Laſer.

Vertus.

Etimologie.

LATER.

Later, en françois, *Brique*, eſt une argile qu'on a premiérement réduite en pâte avec de l'eau, qu'on a formée en morceaux quarrez, longs, plats, qu'on a fait cuire & recuire dans des fourneaux, & qu'on a privée par l'action du feu, de ce qu'elle contenoit de graiſſeux ou de ſulfureux ; on s'en ſert ordinairement pour les bâtimens & pour les fourneaux, mais elle eſt auſſi quelquefois employée en Médecine.

Elle eſt aſtringente, deſſicative, réſolutive, propre pour arrêter le ſang, étant appliquée en poudre ou en cataplâme comme le bol ; on ſe ſert auſſi de la brique entiere pour exciter la ſueur ; car après l'avoir bien fait chauffer au feu, on l'envelope d'un linge mouillé, & on l'applique à la plante des pieds dans le lit : on ſe ſert encore de la brique pour faire l'huile de briques, comme je l'ai décrit ailleurs.

Brique.

Vertus.

LATHYRIS.

Lathyris. Brunf. Matth. Fuch. Dod.
Lathyris major. C. Bauhin.
Lathyris, five Cataputia major & minor.
Ger.

Cataputia. Brunf. Cæf. *minor.* Lob.
Tithymalus latifolius Cataputia dictus.
H. L. B. Pit. Tournef.
En françois, *Epurge*, ou *Catapuce.*

Catapuce.
v. Pl. X.
fig. 14.

Eſt une eſpece de Titimale, ou une plante qui croît à la hauteur d'environ deux pieds ; ſa tige eſt groſſe comme le pouce, ronde, ſolide, rameuſe en haut, revêtue de beaucoup de feuilles longues de troit doigts, ſemblables à celles du Saule, diſpoſées en croix, d'un verd bleuâtre, liſſe & douce au toucher ; ſes fleurs naiſſent en ſes ſommitez, petites, formez en godets découpez en quatre parties, entourées chacune de deux feuilles pointues, jaunâtres, qui ſemblent tenir lieu de calice. Quand cette fleur eſt paſſée, il lui ſuccede un fruit plus gros que ceux des autres Titimales, relevé de trois coins, & diviſé en trois cellules qui renferment chacune ſa ſemence groſſe comme un grain de poivre, preſque ronde, remplie d'une moëlle blanche ; on appelle cette ſemence *granum regium minus* (Meſuæo.) Sa racine eſt compoſée de quelques fibres. Toute la plante jette un ſuc laiteux, de même que les autres Titimales : elle croît en tout pays, fort fréquemment dans les jardins : elle contient beaucoup d'huile, de phlegme, & de ſel âcre.

Vertus.

Les grains & les feuilles de l'Epurge évacuent les humeurs violemment par haut & par bas ; on peut s'en ſervir dans l'hydropiſie, car ils purgent particuliérement les ſéroſitez.

Dépilatoire.

Le ſuc de l'Epurge eſt un *dépilatoire*, ſi l'on en humecte les parties velues.

LATHYRUS.

Lathyrus, five Cicercula. Dod. gal.
Lathyrus ſativus, flore fructuque albo.
C. B. Pit. Tournef.
Piſum Græcorum ſativum. Trag.
Lathyrus anguloſo ſemine. J. B. Raii hiſt.

Cicercula, five Lathyrus ſativus flore albo.
Park.
Lathyrus anguſtifolius flore albo. Ger.
emac.
En françois, *Geſſe.*

Geſſe.

Eſt une plante qui pouſſe pluſieurs tiges pliantes, ſe couchant à terre, aplaties & aîlées ou comme bordées, relevées dans leur longueur d'une côte en dos d'âne, ſe diviſant en pluſieurs rameaux, & s'étendant aſſez : ſes feuilles naiſſent deux à deux ſur une queue terminée par une main avec laquelle elle s'attache aux appuis qu'elle peut attraper, & même à ſes propres tiges ; elles ſont oblongues, étroites, pointues : ſes fleurs ſont légumineuſes, blanches, ſoutenues chacune par un calice formé en godet dentelé : quand cette fleur eſt paſſée, il naît à ſa place une gouſſe courte & large, blanche, compoſée de deux coſſes qui renferment des ſemences anguleuſes, de la même couleur en dehors, jaunes en dedans : ſa racine eſt menue & fibrée. On cultive cette plante dans les jardins, & l'on mange ſes ſemences comme les pois, les féves, & d'autres légumes ; elles contiennent beaucoup d'huile & de ſel eſſentiel.

Vertus.

Elles ſont nourriſſantes ; le bouillon en eſt un peu lâchant & apéritif : on prétend qu'elles excitent la ſemence.

LAVANDULA.

Lavande.

Lavandula, en françois, *Lavande*, eſt une plante dont il y a deux eſpeces principales, la grande & la petite.

Premiere eſpece.

La premiere eſt appellée,

Lavandula major. Cord. in Dioſcorid. &
hiſt.

Lavandula mas. Lugd. *latioribus foliis.*
Cam.

Lavandula latifolia. C. B. Pit. Tournef.

Spica-Nardus Germanica. Trag.

Nardus Italica. Matth. Lob. *Germanica.*
Lon.

Caſia alba Theophraſti. Dalech. in Plin.

Pſeudonardus, quæ vulgò Spica. J. B. Raii
hiſt.

En françois, *Grande Lavande. Spic,* ou *Aſpic, ou Nard.*

Elle pouſſe des tiges ou des verges à la hauteur de deux ou trois pieds, dures, ligneuſes, quarrées : ſes feuilles ſont oblongues, blanchâtres; ſes fleurs ſont en gueule, petites ; elles naiſſent à la cime des tiges & des branches, diſpoſées comme par anneaux &
en épis, de couleur bleue ou violette. Quand ces fleurs ſont paſſées, il leur ſuccede des
ſemences menues, oblongues, enfermées quatre dans une capſule qui a ſervi de calice à
la fleur. Sa racine eſt ligneuſe. Toute la plante, & principalement ſa fleur, rend une
odeur forte, aromatique, agréable, qui embaume les lieux où l'on la met : ſon goût eſt
un peu amer : on la cultive dans les jardins : elle croît aux pays chauds, comme en Italie, en Languedoc, en Provence : on en trouve quelquefois à fleur blanche, & alors
on l'appelle *Stœchas & Spica hortulana flore albo.* (Ger.)

La ſeconde eſpece eſt appellée,

Lavandula minor. Cord. hort. *fœmina.*
Lugd.

Lavandula anguſtifolia. C. Bauh. Pit.
Tourn.

Pſeudonardus fœmina. Matth.

Pſeudonardus quæ Lavandula vulgò. J.
Bauh. Raii hiſt.

Nardus vulgò dicta. Geſn. hort.

Stachys. Ang.

Spica Italica & domeſtica. Cæſalp.

En françois, *Lavande des Jardins.*

C'eſt la Lavande commune, elle differe d'avec la précédente en ce que ſes feuilles
ſont plus petites, plus étroites, vertes, ſans blancheur ; en ce que les épis ſont plus
courts, & en ce que ſon odeur n'eſt pas ſi forte : elle aime les lieux rudes, pierreux : on
la cultive dans les jardins, en tous pays. On en voit auſſi à fleur blanche, laquelle on
appelle *Lavandula alba,* & *Spica alba.* (Tab.)

Les lavandes contiennent beaucoup d'huile éxaltée & de ſel volatil; on ſe ſert de
leurs fleurs en Médecine.

Elles ſont propres pour fortifier le cerveau & les nerfs ; on les employe dans l'apoplexie, dans la paralyſie, dans la léthargie, dans l'épilepſie, dans les rhumatiſmes :
elles chaſſent les vents, elles excitent les mois aux femmes, elles réſiſtent à la corruption, elles chaſſent par tranſpiration les mauvaiſes humeurs; on s'en ſert extérieurement & intérieurement.

Lavandula à lavando, parce qu'on employe la lavande commune dans les bains &
dans les lavoirs, ou bien parce que les Lavandieres en mettent dans leur linge lavé &
blanchi, pour lui donner une bonne odeur.

LAVARETUS.

Lavaretus, en françois, *Lavaret,* eſt un poiſſon de riviere, eſpece de Truite, ou de
Saumon, ou d'Aloſe, long d'environ un pied, gros comme le poing, couvert d'écailles
blanches, argentines & tendres, ſans taches. Sa tête eſt oblongue, il eſt camus, ſans
dents : ſon corps eſt toujours net & blanc, parce qu'il ſe tient dans l'eau claire ; ſa chair
eſt molle, blanche, un peu glutineuſe, très-agréable au goût. Ce poiſſon eſt aſſez con-

nu dans les Poiſſonneries de Lion ; on en ſert ſur les tables comme un mets délicieux &
de bon ſuc ; il contient beaucoup d'huile & de ſel volatil.

Vertus.   Il eſt propre pour les maladies de la poitrine, pour la phthiſie.

Etimolo-   *Lavaretus à lavare*, parce que ce poiſſon eſt net & bien lavé, étant toujours dans
gie.   l'eau claire.

LAVARONUS.

Lavaronus Bellonii. Cabaſſonus Maſſilienſum. Cabaſſonus Genuenſium.

Lavaronus   Eſt un poiſſon de mer qui reſſemble beaucoup au Lavaret ; il eſt couvert d'écailles
luiſantes comme de l'argent : ſa tête eſt groſſe, & l'on trouve dedans *deux petites
pierres* ; ſa chair eſt très-blanche, légere, bonne à manger, & de facile digeſtion.
On le trouve dans la mer Méditerranée : il contient beaucoup de ſel volatil & d'huile.

Vertus.   Il eſt reſtaurant, ſtomacal, nourriſſant.
Petites   Les petites pierres qui ſe trouve dans ſa tête ſont apéritives, propres pour la gravelle,
pierres.   étant priſes en poudre.
Etimolo-   *Lavaronus à lavando*, parce que ce poiſſon eſt fort net & bien lavé.
gie.

LAVIGNON.

Lavignon.   *Lavignon* eſt un petit coquillage de mer, grand à peu près comme la moûle ou moucle, mais un peu plus large, plus court, plus arrondi & plus plat : Sa coquille eſt liſſe
& polie en dehors, mais encore plus en dedans, de couleur blanche, le haut de cette
coquille eſt un peu relevé, mais elle diminue inſenſiblement juſqu'aux bords, & répré-
ſente, quand elle eſt ouverte, deux cuilliers ſans manches ; le petit poiſſon qu'elle renferme eſt au plus gros comme celui de la moûle, de couleur blanche, bon à manger, &
de facile digeſtion : on trouve ce coquillage au bord de la mer, dans la boue, où il noircit ſa coquille, en ſorte qu'on la croiroit noire, mais en la lavant bien, elle reprend ſa
Coquille.   couleur naturelle qui eſt blanche ; ce poiſſon eſt apéritif ; on peut auſſi broyer ſa *coquille*
Vertus.   & en prendre comme des yeux d'écreviſſe pour abſorber les humeurs trop acides du
Doſe.   corps : la doſe en eſt depuis douze grains juſqu'à demi dragme.

LAUREOLA.

Laureole.   *Laureola*, en françois, *Laureole*, eſt une eſpece de Thymelée, ou une plante dont
Voy. Pl.   il y a deux eſpeces, une mâle, & l'autre femelle.
X. fig. 15.
Premiere   La premiere eſt appellée,
eſpece.

Laureola. Brunf. Dod. Ger. Park.	*Laureola ſemper virens flore luteolo.* J.B.
Laureola ſemper virens flore viridi, qui-	Raii hiſt.
buſdam Laureola mas. C. B.	*Thymelæa foliis viridibus,* Meſuæo.
Thymelæa, Laurifolio ſemper virens, ſive	*Daphnoides.* Dod. gal. Ang. Geſn.
Laureola mas. Pit. Tournef.	hort.

En françois, *Garout*, ou *Laureole*.

Garout.   Elle pouſſe une tige quelquefois ſimple, quelquefois diviſée en pluſieurs rameaux
fléxibles & difficiles à rompre, revêtus d'une groſſe écorce cendrée ou blanchâtre,
portant en haut un grand nombre de feuilles oblongues, larges, charnues, liſſes, d'un
vert foncé, luiſantes, ſemblables à celles du Laurier, mais plus petites, ramaſſées ou
entaſſées par toufes. Ses fleurs ſont petites, diſpoſées aux ſommitez des branches, comme en bouquets, de couleur verte-jaunâtre : chacune d'elles eſt un petit tuyau évaſé en
haut, & coupé en quatre parties pointues, oppoſées en croix. Quand cette fleur eſt paſ-

fée, il lui succede une baye grosse comme celle du Genévre, de figure ovale, au commencement verte, mais noire quand elle est mûre, charnue : elle renferme une semence oblongue, dure, un peu plus longue que celle du Chanvre, remplie d'une moëlle blanche. Sa racine est longue, grosse, ligneuse, pliante, se divisant en plusieurs branches descendant bien bas en terre, & difficile à arracher. Cette plante croît aux lieux montagneux, incultes, rudes, ombrageux, dans les bois ; elle demeure toujours verte ; ses feuilles, son fruit & son écorce ont une si grande acrimonie, qu'elles brûlent la bouche quand on en met dedans.

La seconde espece est appellée,

Seconde espece.

Laureola folio deciduo, flore purpureo, officinis Laureola fœmina. C. B.	*Germanicum.* J. B.
Chamælea Germanica, sive Mezereum. Ger. Raii hist.	*Laureola fœmina & Daphnoides crocea.* Lugd.
Thymelæa. Cord. in Diosc.	*Chamælea Germanica.* Dod. Cam. Thal.
Thymelæa Laurifolio deciduo, sive Laureola fœmina. Pit Tournef.	*Mezereum Germanicum.* Lob.
	Daphnoides. Fuch. Tur.
	Chamædaphne sive Pusilla Laurus. Adv.
Laureola folio deciduo, sive Mezereum	*Laureola major.* Cast.

En françois, *Mezereon*, ou *Bois-gentil*.

C'est un petit arbrisseau qui croît jusqu'à la hauteur de quatre pieds, jettant plu- **Bois-gentil.** sieurs rameaux ligneux, fléxibles, plians, grêles, ronds, revêtus de deux écorces, la premiere mince, cendrée, facile à séparer ; la seconde verte en dehors, blanche en dedans, fort pliante & difficile à rompre : son bois est blanc, rempli d'un peu de moëlle ; ses feuilles approchent en figure de celle de la premiere espece, mais plus molles, de couleur plus pâle & non luisante : ses fleurs naissent aux sommitez des branches, petites, odorantes, formées comme en la Laureole mâle, mais de couleur rouge-pâle, tirant sur le purpurin, comme aux fleurs de pêcher : Il leur succede des bayes rouges qui en séchant deviennent noires : sa racine est longue. Toute la plante a une odeur forte, excepté sa fleur qui sent bon. Son goût est fort âcre & brûlant ; elle croît dans les bois montagneux, aux lieux ombrageux, rudes & déserts : ses feuilles tombent au commencement de l'hyver.

L'une & l'autre espece de Laureole contiennent beaucoup d'huile & de sel fort âcre, essentiel & fixe ; elles ont une vertu semblable.

Leurs feuilles, leurs fruits, leurs écorces purgent violemment la pituite & les séro- **Vertus.** sitez : on s'en sert pour l'hydropisie ; on les fait prendre en poudre ou en infusion.

* Le Tartonraire est une espece de Thymelée qui croît aux environs de Marseille **Tartonraire, troisié-** dans les sables près le bord de la mer ; elle differe des précédentes par ses feuilles très- **me espece** courtes, un peu arrondies, soyeuses & blanchâtres ; ses fleurs naissent des aisselles des **de Thyme-** feuilles, & très-petites. C. Bauhin appelle cette plante *Thymelæa foliis candicantibus,* **lée.** *Serici instar mollibus.* (Pin. & Pit. Tournefort.) *Tartonraire Gallo-Provinciæ Massilien-* *sium.* (Lob. icon.) Les feuilles de cet arbrisseau sont mises au nombre des purgatifs **Vertus.** violens.

Laureola, quasi Laurus pusilla, petit Laurier ; parce que les feuilles & les bayes de **Etimolo-** ces plantes ressemblent à celles du Laurier. **gie.**

LAUROCERASUS.

Laurocerasus. Clus. hist. Pit. Tourn.	*Cerasus folio Laurino.* C. B.
Lotus secundus Theophrasti. Lugd.	*Cerasus Trapezuntina.* Bellon. Ges. hort.

En françois, *Laurier-Cerise.*

Laurier-Cerise. Eſt un petit arbre beau & fort agréable à la vûe : ſa tige eſt droite, rameuſe ; ſon écorce eſt verte-brune, ſon bois eſt blanc, ſa feuille reſſemble à celle du Laurier, ou plutôt à celle du Citronnier, dentelée aux bords, douce au toucher, nerveuſe, de couleur verte, luiſante, réjouiſſante, d'un goût aſtringent, un peu amer. Sa fleur eſt à cinq feuilles blanches, ſans odeur, diſpoſées en roſe : lorſqu'elle eſt paſſée, il ſe forme un fruit charnu ſemblable à une Ceriſe, de couleur rouge, dans lequel on trouve une coque preſqu'ovale, mince, fragile, remplie d'une ſemence oblongue, amere. Ce fruit a un goût doux. On cultive le Laurier-Ceriſe dans les jardins ; ſa feuille contient beaucoup d'huile, médiocrement du ſel ; ſon fruit contient beaucoup de phlegme, de l'huile & du ſel eſſentiel.

Vertus. Sa feuille eſt un peu aſtringente ; elle fortifie l'eſtomac, elle donne un goût d'amandes ameres au lait.

Etimologie. *Lauroceraſus*, en françois eſt compoſé de *Laurus*, Laurier, & de *Ceraſus*, Ceriſe, parce que cette plante porte des fleurs ſemblables à celles du Laurier, & des fruits ſemblables à ceux du Ceriſier.

LAURUS.

Laurus. Dod. gal. J. B. Raii hiſt.   *Laurus major ſive latifolia.* Park.
Laurus vulgaris. C. B. Pit. Tournefort.   En françois, *Laurier franc.*

Laurier franc. Eſt un arbre qui croît ordinairement à une hauteur médiocre aux pays temperez, mais qui s'éleve davantage ſous les climats chauds, comme en Italie, en Eſpagne. Sa tige eſt unie, ſans nœuds ; ſon écorce eſt peu épaiſſe, ſon bois eſt poreux & aſſez foible ; il pouſſe des rameaux longs ; ſes feuilles ſont longues comme la main, larges de deux ou trois doigts, pointues, dures, toujours vertes, peu ſucculentes, nerveuſes, polies, odorantes, d'un goût âcre, aromatique & un peu amer, attachées par des queues courtes. Ses fleurs ſont chacune d'une ſeule feuille découpée en quatre ou cinq parties, de couleur blanche ou jaunâtre. Il leur ſuccede des bayes groſſes comme de petites Ceriſes, oblongues, vertes au commencement, mais prenant une couleur noire en mûriſſant. On trouve ſous leur peau une coque aſſez dure, & qui renferme dans ſon creux une ſemence oblongue. Ces bayes ſont odorantes, aromatiques, huileuſes, ameres au goût. Ses racines ſont groſſes, inégales. Cet arbre croît aux lieux ſecs & chauds ; on le cultibe dans les jardins ; ſes feuilles & ſes bayes ſont en uſage dans la Médecine ; elles contiennent beaucoup d'huile & de ſel volatil.

Bayes de Laurier ſéches. Choix. Uſage. Vertus. On nous apporte des pays chauds les *bayes de laurier ſéches.* Elles doivent être choiſies récentes, bien nourries, entieres, non vermoulues ni ſéparées de leur écorce, de couleur noirâtre ; elles ſervent dans la teinture ; on tire une huile de ſes bayes.

Les feuilles & les bayes de Laurier ſont inciſives, atténuantes, déterſives, réſolutives, propres pour chaſſer les vents, pour fortifier le cerveau & les nerfs, pour exciter les mois aux femmes & les urines : on s'en ſert extérieurement & intérieurement.

Etimologie. *Laurus à laude*, louange ; parce que le laurier eſt employé pour faire des couronnes qu'on met ſur la tête de ceux qui ont mérité des louanges.

Laurier royal. * Le laurier royal ou *Laurus Regiá* (Ald. & H. R. P. Pit. Tournef.) eſt différent du vrai laurier par ſes feuilles qui ont une couleur de vert-gay ; elles ſont ſans odeur, & n'ont aucun goût aromatique. La fleur & le fruit ſont à peu près comme dans le laurier, avec cette différence que les fleurs naiſſent en grape dans le laurier royal, au lieu que celles du laurier franc naiſſent des aiſſelles des feuilles.

LAURUS

LAURUS ALEXANDRINA.

Laurus Alexandrina, en françois, *Laurier Alexandrin*, eſt une eſpece de Houx Frélon dont il y a pluſieurs eſpeces. Je décrirai icy les deux principales.

La premiere eſt appellée,

Laurus Alexandrina. Brunf. Trag. Fuch. Ang. Geſn. hort. Eyſt.	*Ruſcus anguſtifolius fructu folio innaſ-cente.* Pit. Tournef.
Laurus Alexandrina fructu pediculo inſidente. C. B. Raii hiſt.	*Hippogloſſum.* Matth. Dod.
Bonifacia ſive Biſlingua. J. Bauh. Anguil.	*Hippogloſſum ſive Biſlingua.* Park.
Radix Idea Dioſcoridis, Colum.	*Daphne Alexandrina.* Fuch.

Elle pouſſe pluſieurs tiges à la hauteur de deux pieds, menues, fléxibles, vertes,
portant des feuilles oblongues, aſſez épaiſſes, nerveuſes, pliantes, pointues, d'une belle
couleur verte, reſſemblantes à celles du Laurier, mais beaucoup plus petites. Il ſort du
milieu de chacune de ces feuilles une autre petite feuille de la même figure en maniere
de languette ; ſes fleurs ſont très-petites, formées comme en grelots, attachées par des
petits pédicules qui ſortent de deſſous les languettes des feuilles ; il leur ſuccede des
bayes groſſes comme des pois chiches, un peu molles, qui rougiſſent en mûriſſant ;
elles renferment chacune une ou deux ſemences dures comme de la corne ; ſa racine eſt
longue, blanche, & d'une odeur agréable.

La ſeconde eſpece eſt appellée,

Laurus Alexandrina. Lob. J. Bauh. Raii hiſt.	*Ruſcus latifolius fructu folio innaſcente.* Pit. Tournef.
Laurus Alexandrina vera. Lugd. Cluſ. hiſt.	*Laurus Alexandrina fructu folio inſidente.* C. B.
Laurus Alexandrina genuina. Park.	*Chamædaphne.* Guil.

Elle differe de la précédente, en ce que ſes feuilles ſont un peu plus larges & arrondies, ſans languettes, & en ce que ſes fleurs & ſes bayes naiſſent ſans pédicule, adhérantes aux feuilles ; ces fleurs ſont de couleur jaune, herbeuſe ou pâle, mais ſi petites,
qu'à peine peut-on les diſtinguer.

L'une & l'autre eſpece croiſſent au lieux montagneux ; elles contiennent beaucoup
d'huile & de ſel eſſentiel.

Leurs racines ſont apéritives, propres pour les rétentions d'urine & de menſtrues,
pour hâter l'accouchement, pour les vapeurs hyſtériques ; on s'en ſert en tiſane : on les

prend auſſi en poudre. La doſe en eſt depuis demi-dragme juſqu'à deux dragmes.

On appelle cette plante *Laurus Alexandrina*, parce que la figure de ſes feuilles approche de celle du laurier, & parce qu'on en trouvoit autrefois beaucoup en Alexandrie.

Hippogloſſum ex ἵππος, *equus*, & γλῶσα, *lingua*, comme qui diroit *langue de cheval.* On a donné ce nom à cette plante, parce qu'on a trouvé quelque reſſemblance de
la figure de ſa feuille avec celle de la langue d'un cheval.

Biſlingua, à cauſe que ſes feuilles ſont doubles, ayant la figure de deux langues join-
ges enſemble.

LENDES.

Lendes, en françois, *Lentes*, ſont des inſectes très-menus, longuets, blanchâtres, qui reſſemblent aſſez à des Cirons, mais ils ſont encore plus petits, & il ne paroît point qu'ils ayent des pieds; ils naiſſent ſous les cheveux des enfans & ſous le poil des chevaux & des bœufs; ils ſont confondus ou mélez avec une craſſe qui s'amaſſe à la racine des poils; ils craquotent quand on les preſſe avec l'ongle, comme s'ils étoient enfermez dans des coquilles.

Quoiqu'on ait fait un genre différent de ces petits animaux, ce n'eſt autre choſe que les œufs des poux qui éclóſent dans leur tems, & qui deviennent de véritables poux. **Remedes.** Leur corps eſt tranſpârent, on les fait mourir par les mêmes remedes qu'on employe pour tuer les autres inſectes qui naiſſent dans les poils, comme par les onguens *Neapo-litanum & Enulatum*, par la Staphiſaigre.

L E N S.

Lentille. *Lens*, en françois, *Lentille*, eſt une plante dont il y a deux eſpeces.

Premiere eſpece.
La premiere eſt appellée,

Lens. J. B. Raii hiſt. Ad. Tab.	*Lens minor*. Dod. Ger. Lob. Park.
Lens vulgaris. C. B. Pit. Tournef.	En françois, *Lentille ordinaire*.

Lentille ordinaire. Elle pouſſe des tiges longues d'environ un pied, aſſez groſſes, anguleuſes, velues, rameuſes, foibles, tombant à terre ſi elles ne ſont ſoutenues par quelque plante voiſine; ſes branches finiſſent par des mains ou tenons qui s'attachent & ſe lient à ce qu'elles rencontrent: ſes feuilles ſont oblongues, reſſemblantes à celles de la Veſſe, mais plus petites, velues, rangées pluſieurs ſur une côte: il ſort des aiſſelles de ces feuilles des pédicules grêles qui ſoutiennent chacun deux ou trois petites fleurs légumineuſes de couleur blanchâtre. Quand ces fleurs ſont paſſées, il leur ſuccede des petites gouſſes courtes qui renferment chacune deux ou trois petites ſemences rondes, aplaties, éle-vées au milieu, & minces vers les bords, dures, liſſes, de couleurs blanche ou jaunâtre, ou rougeâtre, ou noirâtre: ſa racine eſt menue, blanche, garnie de quelques fibres. Cette plante croît dans les terres maigres & ſéches.

Seconde eſpece.
La ſeconde eſpece eſt appellée,

Lens major. C. Bauh. J. B. Raii hiſt. Pit. Tourn.	*Lens Italica*. Camer.
	En françois, *Groſſe Lentille*.

Groſſe Lentille. Elle differe de la premiere en ce qu'elle eſt plus belle & plus grande en toutes ſes par-ties; ſa fleur eſt blanche: on cultive cette plante comme les autres légumes; ſa ſemence eſt deux ou trois fois auſſi groſſe que celle de la précédente, elle eſt d'un grand uſage dans les alimens du Carême.

Les ſemences des lentilles petites & grandes contiennent beaucoup d'huile & un peu de ſel volatil.

Vertus. La décoction de lentilles priſe par la bouche, lâche le ventre & elle eſt déterſive; mais les lentilles mêmes mangées ſont aſtringentes: une forte décoction de lentilles pri-ſe en lavement & gardée quelque tems, excite la ſueur.

Etimolo-gie. *Lens à lenis*, doux, parce qu'on s'eſt imaginé autrefois que ceux qui vivoient de len-tilles avoient l'humeur plus douce & plus temperée que les autres, ou bien parce que la lentille eſt douce au toucher.

L E N T I C U L A　P A L U S T R I S.

Lenticula. Ad.	*Lenticula paluſtris vulgaris*. C. B.

Lens paluſtris. Ger. Dod. J. B. Raii hiſt. | *Lens paluſtris ſive aquatica vulgaris.* Park.

En françois, *Petite Lentille des marais*, ou *Lentille d'eau.*

Eſt une petite plante aquatique dont les feuilles ſont de la figure & de la grandeur des **Lentille** lentilles, minces, rondes, tendres, attachées à des queues ou plutôt à des fibres déliées **d'eau.** comme des cheveux, deſquelles elles ſe détachent facilement par l'agitation de l'eau, & elles nagent ſur la ſuperficie des étangs, des lacs & des marais; elles contiennent beaucoup de phlegme, un peu d'huile, & très-peu de ſel eſſentiel.

Elles ſont propres pour humecter, pour rafraîchir, pour éteindre les ardeurs du **Vertus.** ſang, étant priſes en décoction; elles ſont auſſi employées extérieurement pour la gale.

Lenticula, parce que la feuille de cette plante a la figure extérieure d'une petite **Etimolo-** lentille. **gie.**

LENTISCUS.

Lentiſcus. Ger. Dod. Park. J. Bauh. | *Lentiſcus vulgaris.* C. B. Pit. Tournef.
Raii hiſt. | En françois, *Lentiſque.*

Eſt un arbre fort rameux, quelquefois grand & quelquefois petit; ſes branches ſont **Lentiſque.** groſſes, pliantes, fléxibles, couvertes d'une écorce cendrée; ſes feuilles ſont ſemblables **v. Pl. X.** à celles du Mirte, rangées par paires ſur une côte rougeâtre qui eſt terminée par deux **fig. 16.** feuilles oppoſées, toujours vertes, tendres, d'une odeur forte, mais qui n'eſt point déſagréable, d'un goût aigrelet & aſtringent; il naît quelquefois ſur ces feuilles certaines veſſicules remplies de moucherons ou de liqueur; ſes fleurs ſortent des aiſſelles des feuilles, diſpoſées en grapes, rouges ou de couleur herbeuſe-pâle tirant ſur le purpurin, dans leſquelles ſont entaſſées par pelotons des étamines chargées de ſommets: ſes fruits naiſſent ſur des pieds différens de ceux des fleurs, ce ſont des petites bayes rondes qui noirciſſent en mûriſſant, d'un goût acide; elles renferment chacune un petit noyau oblong, dur, noir, contenant une moëlle blanche ou verte. On tire de ce fruit *une huile* en Italie **Huile.** de la même maniere qu'on tire l'huile de laurier en Languedoc. Cet arbre croît en Italie, en l'Iſle de Chio, aux Indes, en Egypte, au Languedoc, en Provence: on le cultive avec grand ſoin, particuliérement en l'Iſle de Chio, parce qu'il en découle le maſtich dont je parlerai en ſon lieu.

Le bois de lentiſque nous eſt apporté ſec, il faut le choiſir nouveau, difficile à **Bois.** rompre, peſant, gris en dehors, blanc en dedans, d'un goût aſtringent, prenant gar- **Choix.** de qu'il ne ſoit carié; il contient beaucoup d'huile, de phlegme, & aſſez de ſel eſſentiel & fixe.

Il eſt aſtringent & fortifiant, il réſiſte au venin, il fortifie les gencives, on en fait en- **Vertus.** trer dans quelques compoſitions de Pharmacie, il ſert à faire des curedents.

L'huile de bayes de lentiſque eſt aſtringente, propre pour rafermir les chairs, & pour fortifier.

Lentiſcus à Lenteſcere, être mou, fléxible, parce que les branches de cet arbre ſont **Etimolo-** fléxibles ou faciles à plier. **gie.**

LEO.

Leo, en françois, *Lion*, eſt un animal à quatre pieds, grand, gros, féroce, ſauva- **Lion. Roy** ge, d'un aſpect terrible; on l'a nommé *le Roi des animaux*, tant à cauſe de ſa grande for- **des Ani-** ce, que parce que ſa face approche de celle de l'homme: ſa femelle eſt appellée en latin **maux.** *Leæna*, & en françois *Lionne*, & ſon petit Lion, *Leunculus*, en françois, *Lionceau*; ſa **Lionne.** tête eſt groſſe, charnue, entourée de poils ou crins longs comme des cheveux; ſon **Lionceau.**

front est quarré, ses sourcils sont élevez, son nez est grand, large & étendu; ses yeux sont moyennement gros, fort aigus, ses lévres ont une grandeur médiocre; ses machoires sont composées d'os fort grands & robustes, elles sont garnies chacune de quatorze dents, quatre incisives, quatre canines, & six molaires; les incisives sont petites, les canines sont inégales; il y en a ordinairement deux grandes & deux petites, les grandes sont longues d'environ un pouce & demi, disposées en maniere de deffenses; les molaires sont aussi inégales, les unes sont aussi petites que les incisives, les autres sont fort grandes, ayant trois pointes inégales disposées en forme de fleur de lys: sa langue est grande, horrible, rude, âpre & hérissée d'un grand nombre de pointes ou ongles durs comme de la corne, longs de deux lignes, creux en leur base, recourbées vers le gosier; son œsophage a environ un pouce & demi de large, son cou est long, médiocrement gros, fort roide, couvert d'un poil long & épais qui se continue sur la poitrine; son sternum est serré & un peu en pointe: son corps est très-fort & robuste; ses pieds de devant ont chacun cinq doigts garnis de griffes fortes, aigues & tranchantes, ses pieds de derriere n'en ont que quatre; sa queue est longue, couverte de poil & d'une grande force. On trouve cet animal en Mauritanie, en Lybie, en Syrie, en Tartarie;

Lionne. il est féroce & cruel, d'un tempérament de feu; son cri est un rugissement: la *Lionne* sa femelle est distinguée d'avec lui extérieurement, en ce qu'elle n'a point de longs poils au cou; il se nourrit d'oiseaux, de petits élephans, de bœufs, de cadavres, de fruits, il dévore aussi les hommes à moins qu'il ne soit apprivoisé; il boit de l'eau pour trois jours.

Remarque. On a remarqué une grande conformité du chat avec le Lion à l'égard de la structure des yeux, des dents, de la langue, des pattes, & de plusieurs parties internes; c'est apparemment ce qui a fait dire à Mahomet, que le chat nâquit dans l'Arche de Noé par l'éternument du lion. Tout ce qui se tire du lion contient beaucoup de sel volatil & d'huile.

Vertus du cœur. Son cœur étant desséché & mis en poudre, est propre pour l'épilepsie & pour la fiévre quarte: la dose en est depuis demi scrupule jusqu'à deux scrupules.

Graisse. Sa graisse est propre pour ramollir, pour résoudre, pour fortifier les nerfs, pour dissiper les douleurs & les brouissemens des oreilles.

Chair. Sa chair fortifie le cerveau & dissipe les vapeurs, elle est fort bonne à manger.

Sang. Son sang étant desséché & réduit en poudre est sudorifique; il résiste au venin; la dose en est depuis demi scrupule jusqu'à une dragme.

Dent. On prétend que la dent du lion étant pendue au cou, empêche les maux des dents.

Os. Ses os pulvérisez sont sudorifiques & fébrifuges: la dose en est depuis un scrupule jusqu'à une dragme: on leur attribue aussi la qualité de soulager la goutte.

Fiente. Sa fiente mêlée dans de l'onguent rosat enleve les taches du visage.

Etimologie. *Leo* à λάω, parce que le lion a la vûe fort aigue.

LEO CANCER.

Leo cancer, Rondelet. Aldrov. Jonst. *Elephantus*, Plinii, Bellon.

Est une espece de grande écrevisse de mer, qui tire ses noms de sa grandeur & de sa force; elle a la figure de l'Astacus, mais ses pattes sont plus grosses & plus longues, terminées par des mains fourchues en forme de tenailles comme aux autres écrevisses, assez larges, mais menues; son corps est marbré par des ondes jaunes; ses cornes sont fort longues, sa chair est bonne à manger, elle contient beaucoup de sel & d'huile.

Elle est apéritive & pectorale, elle restaure, elle est propre pour les maladies de consomption, pour purifier le sang, étant mangée ou prise en bouillons.

Vertus de la pierre. Il se trouve près de sa tête une *pierre* qui a la figure d'un œil, elle est propre pour adoucir

les aciditez du corps, pour arrêter les cours de ventre, les hémorragies ; la dose en est Dose.
demi scrupule jusqu'à demi dragme.

Ses pattes ou serres qu'on appelle en latin *Chelæ cancri*, ont la même vertu. Serres.

LEO MARINUS.

Leo marinus, Jonston. icon. *Leo Thalassicus seu marinus.*

En françois, *Lion marin.*

Est un animal amphibie, ou une espece de grand poisson de mer très-rare : on en tua Lion ma-
un il y a quelques années vers le Cap de bonne esperance : Voici la *description* qu'on en rin.
a donnée ; Il avoit dix pieds de long sur quatre de large ; sa tête étoit grosse comme celle
d'un veau d'un an ; ses yeux étoient gros & affreux, ses oreilles courtes ; sa barbe étoit
fort épaisse, hérissée ; ses dents sortoient d'un demi pied hors de sa gueule ; ses pieds
étoient larges d'un pied & demi, & ses jambes si courtes, que son ventre touchoit
presque à terre : il abordoit souvent à terre & alloit dans les bois pour manger de l'herbe & des animaux qu'il pouvoit attraper, puis il se retiroit dans la mer : je n'en ai
point sçû d'autres particularitez.

LEOPARDUS.

Leopardus. Pardus. Pardalis. Panthera. En françois, *Léopard*, ou *Panthere.*

Est une grande bête à quatre pieds, féroce, sauvage, qui tient de la figure du lion & Léopard.
de celle du chat : sa peau est marquetée par tout le corps de différentes couleurs ; sa face
est médiocrement grande, sa gueule est ample ; ses dents sont très-aigues ; sa langue est
rude ; ses yeux sont petits, blancs, vifs, toujours en mouvement ; son front est grand,
ses oreilles sont rondes ; son cou & son corps sont longs, ses cuisses sont charnues ; ses
pieds de devant ont cinq doigts, & ceux de derriere quatre, tous garnis de griffes, longues, fortes, pointues, pénétrantes & tranchantes ; sa queue est longue.

Cet animal se trouve en Asie, dans la Pamphilie, en Afrique ; il habite ordinairement
les montagnes & les bois ; il se plaît dans les herbes odoriférantes, il vit de la chair des
animaux qu'il peut attraper : mais il est ordinairement maigre, parce que son tempérament est fort chaud. Il contient beaucoup de sel volatil & d'huile.

Son cerveau est estimé propre pour exciter la semence, étant appliqué sur les parties Vertus du
génitales. cerveau.

Ses testicules étant desséchez, pulvérisez & pris par la bouche, excitent les mois aux Testicules.
femmes : la dose en est une dragme.

Sa graisse est estimée un cosmétique pour embellir la peau. Elle est adoucissante, ré- Graisse.
solutive. Usages.

Leopardus est un nom composé de *Leo*, Lion, & *Pardus*, *Panthere*, comme qui di- Etimolo-
roit *Panthere qui tient du Lion.* gie.

LEONTOPETALON.

Leontopetalon. C. Bauh. Park. Raii hist. | *Rhapejon quorumdam.* Plin. *Pata Leonis*
Moris. hist. | *officinarum.*

Est une plante qui pousse des feuilles découpées à découpures larges presque rondes,
les unes entieres, les autres laciniées & comme crêpées, véneuses, de couleur de verd
de mer tirant sur le jaune, attachées à des queues longues ; il s'éleve d'entr'elles une
tige à la hauteur d'un pied, rayée de lignes d'un purpurin pâle, divisée en beaucoup de
rameaux, portant des feuilles plus petites & moins découpées que celles d'en bas ; ses

fleurs naiſſent aux ſommitez des rameaux, entremêlées de petites feuilles oblongues & diſpoſées en un gros bouquet, grandes comme celles du Rénoncule, compoſées chacune de cinq feuilles oblongues, jaunes ou rougeâtres, rangées en étoiles. Quand cette fleur eſt paſſée, il lui ſuccede un f uit membraneux qui contient deux ou trois grains gros comme des pois, de couleur noire : ſa racine eſt groſſe à remplir la main, ronde, boſſue, inégale, de couleur cendrée en dehors, verte-jaunâtre en dedans, d'un goût amer. Cette plante croît aux pays chauds, en Italie, en Candie, dans les champs, entre les bleds : elle contient beaucoup d'huile & de ſel eſſentiel.

Vertus.   Sa racine eſt digeſtive, deſſicative, réſolutive, apéritive. On l'eſtime propre contre les piqûures du ſcorpion & des ſerpens, contre la goutte ſciatique, étant priſe en décoction, & appliquée extérieurement.

Etimologie.   *Leontopetalon* à λέων, *leo*, & πέταλον, *folium*, *quaſi leoninum folium*, parce qu'on prétend que la feuille de cette plante a quelque reſſemblance en figure avec le pied du lion.

LEONTOPODIUM.

Leontopodium. Matth. Dod.
Filago Alpina, capite folioſo. Pit. Tourn.
Gnaphalium Alpinum, pulchrum. J. B.

Gnaphalium Alpinum, magno flore, capite oblongo. C. B.
En françois, *Patte de Lion.*

Patte de Lion.   * Eſt une plante qui croît ſur le ſommet des Alpes, & dont les feuilles ſont oblongues, cotoneuſes ; ſes tiges ſont ſimples, hautes de trois à quatre pouces, garnies de feuilles pareilles à celles du bas, moins longues, & portant à leur ſommet pluſieurs feuilles diſpoſées en maniere de Roſe, du centre deſquelles ſortent quatre à ſix têtes noiratres, écailleuſes, qui renferment chacune pluſieurs fleurons ſoutenus par des graines menues *Vertus.* & aigretées. Cette plante a les mêmes uſages que le *Filago*, elle a pris ſon nom de la figure de ſes fleurs.

LEPAS.

Lepas, Patella. En françois, *Patelle*, ou *Oeil de Bœuf.*

Patelle.   Eſt une coquille qui a la figure & à peu près la grandeur d'une petite taſſe à boire, griſe en dehors, blanche en dedans, luiſante, liſſe ; elle loge une eſpece de limaçon de mer, de couleur cendrée : il ſe tient attaché aux rochers avec ſa coquille. Les curieux conſervent pluſieurs coquillés de ce genre qui ſont de différentes grandeurs, & qui ſont ſingulieres par la biſarrerie de couleurs dont elles ſont chargées.

Vertus.   Cette coquille eſt apéritive par les urines, & aſtringente par le ventre : on s'en ſert comme d'une taſſe pour boire dedans quand on eſt en voyage.

LEPIDIUM.

Lepidium latifolium. C. B. Raii hiſt. Pit. Tournef.
Lepidium Pauli. J. Bauh.

Piperitis, ſive Lepidium vulgare. Park.
Raphanus ſylveſtris officinarum. Ad. Lob. Ger.

En françois, *Paſſerage.*

Paſſerage.   Eſt une plante qui pouſſe pluſieurs tiges à la hauteur de deux ou trois pieds, rondes, liſſes, remplies de moëlle, rameuſes ; ſes feuilles ſont longues & larges comme celles du Citronnier, & quelquefois plus grandes, pointues, graſſes, d'un verd obſcur, dentelées en leurs bords, rangées alternativement ; celles d'en bas ſont attachées à des queues longues ; les ſommitez de ſes tiges & de ſes branches ſont chargées d'un grand nombre de petites fleurs blanches, compoſées chacune de quatre feuilles diſpoſées en croix. Quand cette fleur eſt paſſée, il paroît un petit fruit formé en fer de pique, qui ſe diviſe en deux loges remplies de ſemences oblongues, menues. Sa racine eſt longue, groſſe comme le doigt, ſerpentante, blanche, d'un goût âcre. Cette plante croît aux lieux ombrageux : elle contient beaucoup de ſel eſſentiel & fixe.

Elle eſt inciſive, pénétrante, apéritive, propre pour la ſciatique, pour la rage, pour exciter l'urine étant priſe en tiſane. On s'en ſert extérieurement pour effacer les cicatrices & les taches de la peau, pour les dartres, pour la gale. *Vertus.*

Lepidium à λεπις, *ſquamma*, écaille, *vel* à λέπω, *decortico*. parce que cette herbe eſt propre pour emporter les cicatrices & les autres taches de la peau, qui ſont comme des écailles ou des écorces. *Etimologies.*

Piperitis à *pipere*, poivre, parce que la racine de cette plante eſt âcre comme du poivre.

L E P R A S.

Lepras, ſeu Pſorus (Jonſt.) Eſt un petit poiſſon de mer long d'environ un pied, couvert d'écailles larges, parſemé de taches ; ſon muſeau eſt petit, ſes dents ſont blanches & aigues ; ſa langue eſt blanche, ſes yeux ſont petits, ronds ; il eſt excellent à manger. *Pſorus.*

Il eſt apéritif. *Vertus.*

Lepras & Pſorus à *lepra & pſora*, lépre, gale, parce que les taches qui paroiſſent ſur ce poiſſon, ont quelque reſſemblance avec la lépre & la gale. *Etimologie.*

L E P U S.

Lepus, en françois, *Liévre*, en un animal à quatre pieds, reſſemblant au lapin, mais plus grand, couvert d'un poil gris tirant ſur le roux, fort timide, mais agile & trèshabile à la courſe, il multiplie beaucoup. Le liévre mâle eſt nommé par quelques-uns *Bouquet*, comme qui diroit *petit Bouc*, & ſa femelle *Haſe*. Le jeune liévre s'appelle en latin *Lepuſculus*, & en françois, *Levreaux* ou *Levreau*. On prétend qu'il ſoit le ſeul des animaux à qui l'on trouve du poil dans la gueule & deſſous les pieds ; ſa tête eſt courte, ſes oreilles ſont longues & droites ; ſes dents ſont longues, fortes, inciſives ; ſon cou eſt oblong, aſſez menu, rond ; ſon corps eſt fléxible, ſes jambes ſont légeres ; ſa voix eſt aigue, ſon oüie eſt très-fine, en ſorte qu'au moindre mouvement des feuilles il fuit. Il habite les bois, les forêts ; il ſe nourrit d'herbes. On trouve quelquefois des liévres cornus, mais ils ſont rares : toutes les parties du liévre contiennent beaucoup de ſel volatil & d'huile. *Liévre. Bouquet. Haſe. Levreau.*

Le poil du liévre eſt propre pour arrêter le ſang, étant appliqué ſur la playe.

La chair du liévre tendre ou celle du levreau, eſt fort nourriſſante, & de bon ſuc.

Son ſang, ſon cœur, ſon poumon, ſon foye, étant préparez ou deſſéchez & mis en poudre, ſont propres pour arrêter la dyſſenterie & les autres cours de ventre, pour atténuer la pierre dans le rein, pour exciter l'urine & les mois aux femmes, pour l'épilepſie, pour la fiévre quarte ; la doſe en eſt depuis un ſcrupule juſqu'à une dragme. *Vertus du poil de Liévre. Chair. Sang. Cœur. Poumon. Foye.*

On ſe ſert auſſi du ſang de liévre nouvellement tiré pour effacer les lentilles & les autres taches de la peau.

Le caillé du liévre appellé en latin *coagulum leporis*, eſt une matiere caſéeuſe qui ſe trouve adhérante au fond de l'eſtomac du levreau ; elle eſt propre pour exciter au venin, pour exciter la ſemence, pour l'épilepſie, pour la dyſſenterie, pour hâter l'accouchement : on l'employe extérieurement & intérieurement : la doſe en eſt depuis demi-dragme juſqu'à une dragme. *Caillé.*

La cervelle du liévre eſt propre pour fortifier les nerfs. *Cervelle.*

Testicules & reins. Les testicules & les reins du liévre étant desséchez ou préparez, provoquent la semence, atténuent la pierre du rein, arrêtent les flux d'urine, & fortifient la vessie : la dose en est depuis un scrupule jusqu'à une dragme.

Graisse. La graisse du liévre extérieurement appliquée, est propre pour exciter la digestion & la supuration des abscès.

Fiente. La fiente du liévre est propre pour la pierre & pour l'épilepsie, prise intérieurement.

Etimologies. *Lepus*, à λεῖος, *lenis*, doux au toucher, & πόρος, *incessus*, marchure, allure, parce que le liévre est couvert de poils fort doux & mollets, & qu'il marche fort vîte.

Hase vient de *Has*, mot allemand qui signifie *Liévre*.

LEPUS MARINUS.

Liévre marin. *Lepus marinus*, en françois, *Liévre marin*, est un insecte de mer qui approche en figure du Liévre terrestre, & qui fournit une couleur très-rouge ; il nage ordinairement en pleine mer, pourquoi l'on a peine à le pêcher : il contient un sel âcre & même corrosif : sa chair excite un vomissement violent & dangereux quand on en mange ; c'est une espece de poison.

Vertus. On s'en sert en dépilatoire ; on l'écrase, & on l'applique sur les parties d'où l'on veut enlever le poil.

LETCHI.

Letchi, ou *Litchi*, est un des plus beaux & des plus délicieux fruits de la Chine : tous les Voyageurs de ce pays-là nous disent qu'il est gros comme une noix de gale, couvert d'une écorce chagrinée fort mince, de couleur de ponceau éclatante : quand le fruit est mûr & récemment cueilli, cette écorce se termine en pointe ; elle envelope une espece de pruneau oblong, mollet, d'un goût très-agréable, mais échauffant beaucoup quand on en mange trop : sous la chair de ce pruneau l'on trouve un *petit noyau pierreux* **Usage.** de la figure d'un gérofle : les Chinois le font sécher & en mangent toute l'année ; ils en mêlent aussi dans le thé, pour lui donner un petit goût aigrelet qui leur fait plaisir.

Le Letchi naît particuliérement dans la Province de Canton.

LEUCANTHEMUM.

Leucanthemum vulgare. Pit. Tournef.
Bellis major. Dod. J. B. Raii hist.
Bellis sylvestris, caule folioso major. C. B.
Consolida media vulnerariorum. Eyst.
Bellium majus. Tab.

Buphthalmum majus. Lon.
Oculus Bovis. Brunf.
Bellis major vulgaris, sive sylvestris. Park.

En françois, *Marguerite.*

Marguerite Est une plante qui pousse des tiges à la hauteur d'environ un pied, dures, quarrées, divisées en aîles, garnies de feuilles oblongues, grasses, dentelées, d'un goût tirant sur l'âcre ; ses fleurs sont rondes, belles, agréables, radiées, de couleur jaune en dedans, mais couronnées de demi-fleurons blancs, soutenues par des calices qui sont des especes de calotes composées de plusieurs petites feuilles dures, écailleuses, noirâtres : lorsque ces fleurs sont passées, il leur succede des semences oblongues : sa racine est fibreuse, rampante & âcre au goût. Cette plante croît partout le long des chemins, dans les prez : elle contient beaucoup d'huile & de sel essentiel.

Vertus. Elle est détersive, atténuante, vulnéraire.

Etimologie. *Leucanthemum*, à λευκός, *albus*, & ἄνθη, *flos*, comme qui diroit *fleur blanche.*

LEUCOIUM.

Leucoium incanum majus. C. B. Morist. hist. Pit. Tournef.

Leucoium

Leucoium hyemale & diu durans, purpureum rofeum, ac etiam album. J. Bauhin. Raii hift.

Leucoium fimplex fativum diverforum colorum. Park.

Viola alba. Lob. icon.

Viola candida. Trag.

Leucoium album, five purpureum, five violaceum. Ger. emac.

En françois, *Giroflier*, ou *Violier*.

Est une plante qui pousse une tige à la hauteur de plus de deux pieds, ronde, ligneu- Giroflier. se, divisée en beaucoup de rameaux couverts d'un coton blanc & disposez en maniere d'arbrisseau : ses feuilles sont longues & larges à peu près comme celles du Saule, blanches, molles, garnies de duvet : ses fleurs naissent aux sommitez des branches, belles, agréables, composées chacune de quatre feuilles oblongues, arrondies par le bout, disposées en croix, de couleur rouge, ou purpurine, ou violette, ou blanche, ou diversifiée, d'une odeur très-suave, soutenues sur un calice, oblong, velu : quand cette fleur est passée, il lui succede une silique ronde, étroite, aplatie, divisée intérieurement en deux loges qui renferment des semences rondes, plates, bordées d'une aîle fort déliée, de couleur rougeâtre, d'un goût un peu âcre : ses racines sont menues, mais ligneuses & fortes. On cultive cette plante dans les jardins : elle contient beaucoup d'huile & de sel essentiel.

Ses fleurs sont détersives, atténuantes, apéritives, propres pour fortifier le cerveau, Vertus. pour exciter les mois aux femmes.

Leucoium, à λευκὸν ἴον, *viola alba,* violette blanche : peut-être a-t-on donné ce nom Etimolo- à cette plante à cause de la blancheur de sa tige & de ses feuilles ; car pour ses fleurs, gie. elles sont moins blanches que de toute autre couleur.

LEVISTICUM.

Levifticum vulgare. Matth. Dod. Ger. Park.

Ligufticum vulgare, an Libanotis fertilis Theophrafti. C. B.

Libyfticum vulgare. Fuch. icon.

Ligufticum vulgare, foliis Apii. J. Bauh. Raii hift.

Angelica montana, perennis, Paludapii folio. Pit. Tournef.

En françois, *Levefche*, *Livêche*, ou *Ache de montagne*.

Est une plante qui pousse une tige à la hauteur d'un grand homme, grosse, canelée, Levefche. nouée, creuse, rameuse : ses feuilles sont faites comme celles de l'Ache, mais beaucoup plus grandes & plus amples, de couleur verte-brune luisante, d'une odeur forte qui n'est point désagréable ; ses sommitez sont chargées de grandes ombelles ou parasols garnis de fleurs jaunes, lesquelles étant passées, il leur succede des semences assez grandes, oblongues, aromatiques, âcres : sa racine est grosse, charnue, odorante. Cette plante croît aux lieux ombrageux ; elle contient beaucoup d'huile éxaltée & de sel essentiel.

Elle est incisive, apéritive, vulnéraire ; elle excite les mois aux femmes, elle forti- Vertus. fie l'estomac, elle résiste au venin, elle aide à la respiration.

Levifticum est une corruption de *Libyfticum* ou de *Ligufticum.* Etimologie.

LIBANOTIS.

Libanotis latifolia altera, five vulgatior. C. Bauhin.

Libanotis Theophrafti minor. Ger. Park.

Laferpitium foliis latioribus lobatis. Morif. hift. Pit. Tournef.

Libanotis Theophrafti, quorumdam five Sefeli Æthiopicum. Matth.

Cervaria alba. J. Bauhin.

Sefeli Æthiopicum herba. Dod.

En françois, *Faux Turbit des montagnes,*

Faux Tur-bic des montagnes

Est une espece de Laser ou Laserpitium : elle pousse une tige à la hauteur de trois ou quatre pieds, ligneuse, nouée ; ses feuilles sont amples, larges, semblables à celles de l'Ancolie ou du Panais, dentelées ; ses fleurs sont petites, disposées en ombelles, blanches ; chacune d'elles est composée de cinq feuilles, lesquelles étant passées, leur calice devient un fruit composé de deux grandes semences larges, membraneuses, pailleuses, oblongues, blanchâtres, ayant l'odeur & le goût de la semence d'Angélique ; sa racine est fort longue, grosse, noirâtre en dehors, blanche en dedans, & d'une odeur assez bonne : elle croît aux pays chauds, montagneux, pierreux, maritimes ; elle contient beaucoup de sel & d'huile.

Vertus.

Sa semence & sa racine sont apéritives, carminatives, propres pour exciter les mois aux femmes & les urines, pour abattre les vapeurs, pour remédier aux toux invétérées.

Etimolo-gie.

Libanotis, à λίβανος, *thus*, parce que la racine de cette plante a une odeur d'encens.

LICHEN.

Lichen arboreus, sive Pulmonaria arborea. J. Bauhin.	*Pulmonaria prima.* Cast. *tertia.* Clus. par.
Muscus pulmonarius. C. B. Lob.	*Hepatica terrestris.* Ger. icon.
Pulmonaria, Lichenis quoddam genus. Cæs.	*Pulmonaria fungosa.* Lugd. *vulgaris.* Thal.

En françois, *Hépatique des Bois*, *Herbe aux poumons*, ou *Pulmonaire de chêne.*

Hépatique des bois.

Est une sorte de plante qu'on trouve attachée sur les troncs des chênes & des hêtres dans les bois, & quelquefois sur les pierres mousseuses : elle a la forme de l'hépatique des puits ou des fontaines, mais elle est beaucoup plus grande : ses feuilles sont rudes, dures, séches, de couleur cendrée, marquées de taches, lanugineuses en dessous du côté ou elles sont attachées à l'arbre, blanches, difficiles à rompre : cette plante contient beaucoup d'huile & du sel essentiel.

Vertus.

Elle est estimée propre pour l'asthme, pour la toux invétérée, & pour les autres maladies du poumon ; elle est vulnéraire, astringente ; elle arrête les hémorragies, étant prise en décoction & appliquée sur les playes.

Etimolo-gie.

Lichen, parce qu'on attribue à cette plante la qualité de guérir les dartres & les autres maladies de la peau qu'on appelle *Lichenes*.

LIGNIPERDA.

Phryga-nium.

Ligniperda, seu Phryganium, est un petit insecte, ou une maniere de ver fait comme une petite chenille, dont les pêcheurs se servent pour amorce quand ils veulent pêcher les truites ou d'autres poissons : cet insecte ne nage point ; mais il est apporté par des courans d'eau, & jetté sur les rivages, où il s'envelope de paillettes & d'autres matieres semblables qui s'aglutinent à sa peau, & qui lui servent de coquille ou de maison, pour se cacher aux poissons qui en sont fort friands. Il contient beaucoup d'huile & de sel volatil.

Vertus.

Il est estimé propre pour la fiévre quarte, étant pendu au cou ; mais on ne doit avoir guéres de confiance à cet amulette.

LIGNUM ALOES.

Lignum Aloes. Xyloaloes. Agallochum. Agalugen. En françois, *Bois d'Aloes.*

Bois d'A-loes.

Est un arbre des Indes ressemblant à un Olivier, mais un peu plus grand ; il porte un fruit rouge, semblable à nos cerises : l'écorce de cet arbre est épaisse ; son bois est de

couleur tannée, luifante, jafpée, parfemé de veines grifes & de petites taches, réfineux, odorant, amer au goût; il croît dans la Cochinchine au Royaume de Lao, & en
la Chine. Plufieurs Auteurs ont dit que les lieux ou l'on trouve cet arbre étoient fi remplis de tigres & d'autres bêtes féroces, qu'on ne pouvoit l'aller couper fans un extrême
péril; mais peut-être que la rareté de fon bois a donné lieu à cette opinion, car le véritable bois d'Aloes eft très-rare.

Il doit être pefant, réfineux, de couleur tannée, jafpé, luifant en dehors, jaunâtre   Choix.
en dedans, brûlant aifément, & jettant une odeur douce & agréable, ayant un goût
amer quand il a été tenu quelque tems dans la bouche. Quelques-uns appellent ce bois Bois de Ca-
Bois de Calambouc ou *Bois de Tambac.* M. Pomet en fait une différence, & il prétend que lambouc
le véritable bois de Tambac eft encore plus rare & plus prétieux que le bois d'Aloes, & ou de Tam-
qu'il eft tiré du cœur de l'arbre. bac.

Le bois d'aloes contient beaucoup d'huile & du fel volatil.

Il fortifie le cerveau, le cœur, l'eftomac; il ranime les efprits; il réfifte au venin; il Vertus.
excite la fueur & les mois aux femmes; on lui fubftitue le Santal citrin. Subftitut.

Ce bois eft appellé *Bois d'Aloes* à caufe de fon amertume, qui n'eft pourtant pas com-
parable en force à celle de l'Aloes.

LIGNUM AQUILÆ.

Lignum Aquilæ. C. Biron. | En françois, *Bois d'Aigle.*

Eft un bois compact, dur, pefant, de couleur grife, brune, ou noirâtre, réfineux, Bois d'Ai-
rendant quand on l'approche du feu ou qu'on le brûle, une odeur fuave & agréable: il gle.
naît à un arbre des Indes femblable à un Olivier, mais plus grand; quelques-uns prétendent que c'eft le même arbre que celui d'où l'on tire le bois d'Aloes, & que le bois
d'Aigle eft le premier qu'on trouve fous l'écorce: il y a pourtant de la différence pour
le goût entre ces deux bois; car le bois d'Aloes eft amer, & le bois d'Aigle ne l'eft
point: ce dernier dont il eft ici queftion, a un goût affez infipide dans le commencement qu'on le mâche, mais il donne fur la fin une légere âcreté; il eft devenu commun
non feulement dans les Indes où il naît, mais même dans l'Europe. L'arbre qui porte le
bois d'Aigle croît en plufieurs lieux, furtout dans la Cochinchine: la raifon pourquoi il étoit fi rare autrefois, eft que les Cochinchinois font gens barbares, imprati-
quables, & d'un très-difficile commerce: les Indiens employent ce bois à faire des ar- Ufage.
mes & plufieurs autres petits ouvrages: ils s'en fervent auffi pour la Médecine; car il
eft bon pour les maladies contagieufes, pour fortifier le cerveau, le cœur, l'eftomac; Vertus.
ils le font brûler dans des lieux clos ou renfermez, & ils en reçoivent la fumée prétieu-
fement comme une fumigation falutaire par tout le corps; il les fait fuer & ranime
leurs efprits: ils en parfument auffi les lieux empreints d'un mauvais air de maladie.

LIGNUM BRASILIANUM.

Lignum Brafilianum rubrum. En françois, *Bois du Bréfil*, ou *Bois de Fernambouc.*

Eft un bois rougeâtre dont fe fervent les Teinturiers; il eft tiré d'un grand arbre du Bois de
Bréfil appellé par les Indiens *Ibirapitanga*; fon écorce eft rougeâtre & épineufe; fes ra- Bréfil.
meaux font longs, chargez d'un grand nombre de petites feuilles reffemblantes à celles *Ibirapi-*
du buis; fes fleurs font petites, jointes plufieurs enfemble, femblables à celles du lys *tanga.*
des vallées, mais plus odorantes & d'une belle couleur rouge: quand ces fleurs font
tombées, il leur fuccede des fruits plats, rougeâtres, qui contiennent chacun deux femences faites comme celles de nos citrouilles, mais rouges-luifantes. Cet arbre croît
dans les bois.

Bois de Fernambouc.
Choix.

Le meilleur bois de Bréfil eft appellé *Bois de Fernambouc* , parce qu'il nous eft envoyé de Fernambouc ville du Bréfil : il faut le choifir pefant, compact, bien fain, rougeâtre, d'un goût doux.

[Autres efpeces de bois de Bréfil.
Brefillet.
Ufage.
Vertus.

Il y a plufieurs autres efpeces de bois de Bréfil, comme le bois de Bréfil *de Sapan* ou *du Japon* , le bois de Bréfil *de Lamon* , le bois de Bréfil *de Sainte Marthe* , le bois de Bréfil *des Ifles Antilles* , lequel on appelle *Bréfillet* . Ces bois ne different que par les lieux où ils ont pris naiffance ; mais le plus eftimé eft le bois de Fernambouc : leur ufage principal eft pour la teinture ; ils contiennent beaucoup d'huile & un peu de fel effentiel.

Ils font aftringens ; on les tient propres pour fortifier l'eftomac, pour calmer la fiévre, pour l'ophtalmie ; on s'en fert en infufion.

Teinture.

On fait bouillir du bois de Bréfil dans de l'eau avec un peu d'alun, pour avoir une teinture forte dont on teint en rouge les œufs de Pâques : on en teint auffi des racines d'Althæa pour nettoyer les dents, & plufieurs autres chofes.

Rofette.

On prépare encore avec la teinture du bois de Bréfil une efpece de craye rougeâtre qu'on appelle *Rofette* ; c'eft proprement du blanc de Rouen à qui l'on a donné cette couleur rouge par le moyen de la teinture du bois de Bréfil plufieurs fois réitérée. Quelques-uns nomment cette Rofette *Stil de grain* ; elle fert pour la Peinture.

Stil de grain.
Ufage.

LIGNUM CITRI.

Lignum Citri, five Lignum Jafmini. En françois, *Bois de Citron* , *Bois de Jafmin* ; ou *Bois de chandelle.*

Bois de Citron,

Eft un bois compact, pefant, réfineux, de couleur jaunâtre ou citrine, d'une odeur forte, approchante de celle du citron, d'où eft venu fon nom ; il eft tiré d'un bel arbre qui croît en Amérique le long de la mer ; il jette plufieurs grandes & longues branches garnies de feuilles femblables à celles du Laurier, mais plus grandes & d'un vert plus luifant ; fes fleurs font femblables à celles des Orangers, ayant une odeur de Jafmin ; elles font fuivies par des petits fruits noirs, gros comme les grains de poivre.

Ufages.

Ce bois fe tranfporte en gros morceaux qui pefent chacun jufqu'à mille livres ; on en fait plufieurs beaux ouvrages de marqueterie ; car quand il a été poli & expofé quelque tems à l'air, il reffemble au Cocos poli. Les Indiens le coupent par éclats, & ils s'en fervent pour s'éclairer la nuit, d'où vient qu'on lui a donné le nom de *Bois de chandelle* ; il n'eft point en ufage en Médecine

Bois de Chandelle.

LIGNUM CORALLINUM.

Bois de Corail.
Ufage.

Lignum Corallinum , en françois, *Bois de Corail* , eft un bois rouge reffemblant au Corail, lequel on apporte des Ifles du Vent en Amérique ; on s'en fert pour plufieurs ouvrages de menuiferie.

LIGNUM FERRI.

Bois de fer.
Voyez Pl. XII. fig. 7.
Ufage.

Lignum ferri , en françois, *Bois de fer* , eft un bois fort dur, compact, pefant, de couleur rougeâtre, qu'on nous apporte en groffes piéces des Ifles de l'Amérique, pour fervir aux ouvrages de menuiferie : il eft revêtu d'une écorce dure, pefante, de couleur cendrée en dehors, rougeâtre en dedans, fans odeur, d'un goût aftringent. Les Indiens rapent cette écorce, & ils l'employent en Médecine avec beaucoup de fuccès : elle contient beaucoup de fel effentiel & fixe, & de l'huile.

Vertus.

Elle eft particuliérement eftimée pour la vérole, pour la goutte fciatique, pour les rhumatifmes ; on s'en fert auffi pour les fcrophules, pour les vieux ulceres, pour purifier le fang, pour arrêter les cours de ventre : elle agit par la tranfpiration.

Létre.

Les Indiens appellent le bois de fer *Létre* ; il fe polit parfaitement bien ; ils en font plufieurs inftrumens : l'arbre d'où il fort eft grand & gros ; il porte des feuilles auffi grandes que celles du noyer. Ufage.

On a nommé ce bois *Lignum ferri*, à caufe de fa dureté, de fa pefanteur & de fa couleur, qui approchent de celles du fer. Etimologie.

LIGNUM INDICUM.

Lignum Indicum. En françois, *Bois d'Inde*, *Bois de la Jamaïque*, *Bois de Campêche*.

Eft un bois rouge qu'on tire du cœur d'un grand & gros arbre qui croît abondamment dans les Ifles de la Jamaïque, de Campêche, & de Sainte-Croix en Amérique : fon écorce eft mince, unie, douce au toucher, grife, argentée, ou jaune : fes feuilles approchent en figure de celles du Laurier, ayant un goût de Gérofle : fon fruit eft gros comme un pois, orné d'une petite couronne de couleur jaunâtre ; il eft attaché à l'arbre par une petite queue ; fon goût eft âcre & piquant, affez agréable, fentant le Gérofle : il contient trois petites femences : fon bois & fes feuilles contiennent beaucoup d'huile & du fel. Bois d'Inde. *Voyez* Pl. XI. fig. 5.

Son bois eft aftringent & ftomacal.

Ses feuilles font céphaliques, ftomacales, propres pour réfifter à la malignité des humeurs. Vertus.

Son fruit eft appellé, à caufe de fon odeur & de fon goût, *Graine de Gérofle*, *Poivre de la Jamaïque*, ou *Amome* ; & fon écorce, *Coftus*, *Cofticofus*, ou *Canelle blanche*. Graine de Gérofle. Canelle blanche.

Il fortifie le cerveau & l'eftomac ; il aide à la digeftion, il excite la tranfpiration des humeurs, il chaffe les vents. Vertus.

LIGNUM MOLUCENSE.

Lignum Molucenfe, Acoftæ. En françois, *Bois des Moluques*.

Eft un bois tiré d'un arbre domeftique grand comme un Coignier, qui croît aux Ifles Moluques en Amérique : fa feuille reffemble à celle de la Mauve, & fon fruit à une Aveline, mais il eft plus petit, & fon écorce eft plus molle, de couleur noirâtre. On cultive cet arbre avec grand foin dans les jardins ; & les habitans du pays en font fi jaloux, qu'ils ne le laiffent voir aux étrangers qu'avec grande peine : ils l'appellent *Pánava*. Bois des Moluques.

Son bois eft purgatif ; & s'il purge trop ceux qui en ont pris, on tempere fon action en bûvant un verre de décoction d'orge. Il eft eftimé propre pour réfifter au venin, pour remédier à la morfure des bêtes venimeufes, & aux coups empoifonnez, pour les fiévres quartes & continues, pour les coliques, pour l'hydropifie & pour la gravelle, pour la difficulté d'uriner, pour les douleurs des jointures, pour la migraine, pour les fchirres, pour les écrouelles, pour les vers, pour exciter l'appétit. *Pánava.* Vertus.

La dofe en eft depuis quatre grains jufqu'à demi-fcrupule dans du bouillon ; on en applique auffi extérieurement fur les playes envenimées : ce bois eft très-rare en France. Dofe.

LIGNUM NEPHRITICUM.

Lignum nephriticum, en françois, *Bois Néphrétique*, eft un bois jaune, rougeâtre, qui nous eft apporté de la nouvelle Efpagne en gros morceaux fans nœuds : il fe tire d'un arbre grand comme un Poirier ; fes feuilles ont la figure de celles des pois chiches Bois néphrétique.

On doit choifir le Bois Néphrétique net, mondé de fon écorce & de fa partie blanche, de couleur jaune rougeâtre, un peu amer au goût. Il contient beaucoup d'huile & de fel effentiel. Choix.

Il eft fort apéritif & defficatif : on s'en fert pour la colique néphrétique, d'où vient fon nom ; il leve les obftructions, il atténue la pierre du rein & de la veffie ; on l'em- Vertus.

R r r iij

Usage. ploye en décoction ou en infusion : quelques-uns en font fabriquer des bagues ou anneaux qu'ils portent aux doigts, croyant par ce remede extérieur, faire jetter les pierres & le sable du rein & de la veßie ; mais il ne produit aucun effet.

Couleur de l'infusion. La décoction ou l'infusion du bois Néphrétique faite dans de l'eau, étant mise dans une phiole de verre, paroît jaune si on la regarde se tournant vers le jour ; mais si l'on tourne le dos au jour, elle paroîtra bleue : si on y mêle quelques gouttes d'esprit de vitriol, elle deviendra jaune de tous côtez ; mais si l'on y ajoute un peu d'huile de tartre faite par défaillance, elle retournera en sa premiere couleur.

Etimologie. On appelle ce bois *Lignum nephriticum*, à cause qu'il est apéritif & propre pour la douleur néphrétique.

LIGNUM RHODIUM.

Lignum Rhodium. Lignum Cyprinum. En françois, *Bois de Rhodes, Bois de Rose, Bois de Cypre.*

Bois de Rhodes. Voy Pl. XI. fig. 8. Est un bois qui ressemble en quelque maniere au Santal citrin, de couleur jaunâtre, rendant une odeur de rose : il est tiré d'un arbre fort haut & fort droit, qui croît en plusieurs lieux du Levant, en la Martinique, aux Isles de Cypre, de Rhodes, & des Canaries : on dit que ses feuilles sont faites comme celles du Châtaigner, mais plus molles, velues, blanchâtres ; ses fleurs sont petites, disposées en gros bouquets de couleur blanche ; elles sont suivies par des petites semences noires & lisses.

Le bois de Rhodes est couvert d'une écorce blanchâtre ; son cœur est marbré ou jaspé de blanc, de noir, & de jaune.

Choix. On doit choisir ce bois nouveau, gros, le moins tortu, de couleur jaunâtre ou feuillemorte, bien odorant ; il est employé par les Parfumeurs : on en tire par la distilation une huile très-odorante.

Usage.

Vertus. Le bois de Rhodes & son huile fortifient le cœur & le cerveau.

Etimologie. On appelle ce bois *Bois de Rhodes* ou *Bois de Cypre*, parce que l'arbre d'où on le tire, croît principalement aux Isles de Rhodes & de Cypre : on l'appelle aussi *Bois de Rose*, parce qu'il a une odeur de rose.

LIGNUM VIOLACEUM.

Lignum violaceum. Lignum Polixandrinum. En françois, *Bois violet, Bois de Polixandre.*

Bois violet. Est un bois compact, pesant, de belle couleur tirant sur le violet, marbré, luisant, se polißant parfaitement, d'une odeur douce & agréable. Les Hollandois nous l'envoyent des Indes en grosses buches ; il est employé pour les ouvrages de marqueterie, pour les cabinets, pour les bureaux.

Usage.

Choix. On doit choisir celui qui est le plus beau & le plus traversé de veines en dehors & en dedans.

Bois de la Chine. Il vient encore de Hollande une autre espece de bois violet, que nous appellons *Bois de la Chine* ; sa couleur est rougeâtre tirant sur le violet : on dit que l'arbre dont il est tiré, ne croît que dans le continent de la Guiane. Ce bois est employé aux mêmes usages que le précédent, mais on ne se sert en Médecine de l'un ni de l'autre.

LIGUSTICUM.

Ligusticum. Matth. Lac. Cast. Lugd.	*Siler montanum officinarum.* Trag. Ad.
Ligusticum quod Seseli officinarum. C. B.	Lob. Ger. Raii hist.
Pit. Tournef.	*Seseli Massilioticum.* Cord. in Diosc.
Seseli Italicum. Cast.	*Ser montanum, Seseli Peloponense.* Cæf.
Seseli sive Siler montanum vulgare. J. B.	

En françois, *Livêche*, *Seseli de montagne*, ou *Sermontaine*.

Est une plante qui pousse une tige à la hauteur d'un homme, rameuse, jettant des queues longues qui soutiennent des feuilles amples, étendues en aîles, divisées en plusieurs parties ; chacune desquelles est divisée en trois segmens ou feuilles comme au Mélilot, mais plus étroites & plus charnues, un peu odorantes quand on les écrase : ses sommitez sont chargées de grandes ombelles ou parasols larges, garnis de petites fleurs à cinq feuilles blanches disposées en rose : quand ces fleurs sont passées, il paroît des semences jointes deux à deux, plus longues & plus grosses que celles du Fenouil, canelées profondément, bordées d'un filet délié & tranchant par le bout, d'une odeur qui n'est point agréable, d'un goût âcre tirant sur l'amer : sa racine est longue, grosse comme le doigt, ridée, blanche, odorante, ressemblante à celle du panais. Cette plante croît principalement aux pays chauds sur les montagnes : sa semence & sa racine sont employées dans la Médecine ; elles contiennent beaucoup d'huile & de sel essentiel & volatil.

Sermontaine.

Elles fortifient l'estomac, elles résistent au venin, elles excitent l'urine & les mois aux femmes ; elles dissipent les vents.

Vertus.

Ligusticum, *à Liguria*, parce que cette plante se trouvoit autrefois communément aux environs de la riviere de Gênes.

Etimologie.

LIGUSTRUM.

Ligustrum. J. B. Raii hist. Pit. Tourn.	*Ligustrum vulgare*. Trag. Park.
Ligustrum Germanicum. C. B.	En françois, *Troesne*.

Est un grand arbrisseau qui pousse beaucoup de rameaux longs, fléxibles, couverts d'une écorce cendrée : son bois est dur & blanc ; ses feuilles naissent vis-à-vis l'une de l'autre, d'espace en espace, oblongues, étroites, approchantes en quelque maniere de celles du Saule, mais plus courtes & plus grosses, de couleur verte-brune, luisante, d'un goût âcre tirant sur l'amer, avec un peu d'astriction : ses fleurs sont disposées en grapes placées aux sommitez de ses branches ; elles sont faites en tuyaux évasez & découpez par le haut en quatre ou cinq parties, de couleur blanche, d'une odeur agréable. Elles sont suivies par des bayes grosses comme celles du Geniévre, molles, vertes au commencement, mais noircissant à mesure qu'elles mûrissent : elles contiennent depuis deux jusqu'à quatre semences jointes ensemble, arrondies sur le dos, & aplaties dans les autres faces, rougeâtres en dehors, blanches en dedans, tendres & fragiles, d'un goût amer & désagréable : sa racine est étendue de côté & d'autre obliquement. Cet arbrisseau croît aux lieux rudes & dans les hayes : ses feuilles & ses fleurs sont employées en Médecine ; elles contiennent beaucoup d'huile & de sel essentiel.

Troesne.

Elles sont détersives, astringentes, incisives, dessicatives ; elles résistent à la pourriture ; on s'en sert pour les inflammations de la gorge, pour le scorbut, pour arrêter les cours de ventre.

Vertus.

Ligustrum, *à ligando*, parce que les branches du Troesne sont souvent employées à lier des fardeaux.

Etimologie.

LILAC.

Lilac. Matth. Pit. Tournef.	*Syringa flore cæruleo*, *sive Lilac*. J. B. Raii hist.
Lilach. Dod.	
Cauda vulpina Turcarum. Bellon.	*Ligustrum orientale*, *fortè Jasminum cæruleum Mauritanorum*. Cæsalp.
Syringa cærulea. C. B.	

Est un arbrisseau qui croît à la hauteur d'un arbre médiocre : ses tiges sont menues,

Lilac.

droites, rameufes, couvertes d'une écorce grife-verdâtre, remplies d'une moëlle blan-che & fongueufe: fes feuilles font oppofées l'une à l'autre, larges, pointues, liffes, molles, vertes, luifantes, d'un goût un peu âcre & amer: fes fleurs font petites, dif-pofées en longues grapes, de couleur ordinairement bleue, quelquefois blanche ou cendrée & comme argentée, d'une odeur douce & fort agréable; chacune de ces fleurs eft un tuyau évafé par le haut, & découpé le plus fouvent en quatre parties: lorfque cette fleur eft paffée, il paroît en fa place un fruit aplati, oblong, & ordinairement femblable à un fer de pique; il prend une couleur rouge en mûriffant; ce fruit fe par-tage en deux loges qui contiennent des femences menues, oblongues, aplaties & comme aîlées, de couleur rouffe: fes racines font déliées, rampantes. On cultive cette plante dans les jardins, à caufe de la beauté de fa fleur: fon origine vient des Indes Orientales.

Vertus.   La femence du Lilac eft aftringente, étant prife en poudre ou en décoction.

Etimolo-   *Lilac* eft un nom arabe; mais quelques-uns le font dériver de *Lilium*, & ils préten-
gies.   dent qu'on a donné ce nom à la plante, à caufe que fa fleur a une figure approchante de celle du Lys.

Cauda vulpina, parce que les grapes des fleurs du Lilac ont la figure de la queue d'un renard.

Syringa, à σύριγξ, *fiftula*, parce que les groffes branches du Lilac étant vuides de leur moëlle font des tuyaux.

LILIASPHODELUS.

Lis-afo-   *Liliafphodelus*, en françois, *Lis-Asfodele*, eft une plante dont les fleurs font fembla-
dele.   bles à celles du Lys, & les racines à celles de l'Asfodele. Il y en a de deux efpeces.

Premiere   La premiere eft appellée,
efpece.

Liliafphodelus luteus. Park. Raii hift. Pit. Tournef.	*Afphodelus liliaceus.* Eyft. *luteus.* Tab. *Lilium luteum Afphodeli radice.* C. B.
Lilium non bulbofum luteum. Dod. Lugd. Ger.	*Lilium Afphodeli radice luteum, five Li-lio-afphodelus quorumdam, flore luteo.* J. B.

Elle pouffe une tige à la hauteur de deux ou trois pieds, menue, mais roide, droite, liffe, nue, fe divifant vers fa fommité en quelques rameaux: fes feuilles fortent de fa racine en bon nombre, longues comme celles d'un poireau: fes fleurs naiffent au haut de fes branches; elles reffemblent beaucoup en figure & en odeur aux fleurs du Lys, mais elles font de couleur jaune; chacune d'elles eft un tuyau qui s'évafe en fix parties: quand cette fleur eft paffée, il lui fuccede un fruit prefque ovale triangulaire, qui fe di-vife en trois loges, dans lefquelles font contenues des femences prefque rondes, noires, luifantes: fes racines font oblongues, glanduleufes ou en petits navets comme celles de l'Asfodele, jaunâtres en dehors, blanches en dedans, d'un goût douçâtre.

Seconde   La feconde efpece eft appellée,
efpece.

Liliafphodelus Phœniceus. Park. Raii hift. Pit. Tournef.	*Lilium non bulbofum obfoleto colore rubens,* Dodon.
Lilium rubrum Afphodeli radice. C. B.	*Liliago major Afphodelo affinis.* Cæfalp.
Lilium radice Afphodeli Phœniceum, five Lilio-afphodelus quibufdam. J. B.	*Hemerocallis.* Diofc. Theophr. Plin.
	Afphodelus Liliaceus rubens. Tab.

Elle differe de la précédente en ce qu'elle eft plus grande en toutes fes parties, & en ce que fa fleur eft rouge, traverfée au milieu d'une ligne jaune.

On

On cultive l'une & l'autre espece dans les jardins; elles contiennent beaucoup d'huile & de sel essentiel.

Leurs fleurs sont émollientes, anodines, résolutives, détersives, apéritives. Celles de la premiere espece ont plus de vertu que celles de la seconde. **Vertus.**

Liliasphodelus, parce que cette plante tient du Lys & de l'Asfodele. **Etimologie.**

LILIASTRUM.

Liliastrum Alpinum minus. Pit. Tournef.	*Phalangium Allobrogicum majus.* Cluf.
Phalangium magno flore. C. B.	hist. Raii hist.
Lilium polyrrhizon Myconi. Lugd.	*Phalangium antiquorum.* Ger. emac.
Phalangium flore Lilii. J. B.	En françois, *Lys de S. Bruno.*

Est une plante qui pousse cinq ou six feuilles longues & étroites, creuses, assez fermes, relevées, pointues, vertes, soutenant en sa sommité plusieurs fleurs à six feuilles, blanches, odorantes, semblables à celles du Lys ordinaire: quand ces fleurs sont passées, il leur succede des fruits ou coques oblongues, divisées intérieurement en trois loges qui renferment des semences anguleuses: ses racines sont à petits navets, accompagnez de quelques fibres. Cette plante croît aux lieux montagneux sur les Alpes, & à la grande Chartreuse, près la Chapelle de S. Bruno, d'où vient son nom. **Lys de S. Bruno.**

Sa racine est propre pour atténuer ou inciser les humeurs, pour chasser les vents, pour exciter l'urine. **Vertus.**

Ses fleurs sont émollientes, résolutives. **Etimologie.**

Liliastrum, à *Lilio*, Lys, parce que cette plante approche du Lys.

LILIO-HYACINTHUS.

Hyacinthus stellaris, folio & radice Lilii. C. B.	— *Lilio-Hyacinthus vulgaris.* Pit. Tourn. En françois, *Lys-Jacinte.*

Est une plante dont les feuilles & la racine sont semblables à celles du Lys; sa fleur est à six feuilles, & elle approche en figure de celle de la Jacinte, de couleur bleue ou violette: lorsqu'elle est tombée, il lui succede un fruit rond terminé en pointe, & relevé de trois côtes, se divisant en trois loges remplies de semences presque rondes. On cultive cette plante dans les jardins; elle contient beaucoup d'huile & de phlegme, peu de sel essentiel. **Lys-Jacinte.**

Sa racine est amollissante, digestive, résolutive. **Vertus.**

Lilio-Hyacinthus, parce que cette plante tient du Lys & de la Jacinte. **Etimologie.**

LILIO-NARCISSUS.

Lilio-Narcissus luteus autumnalis major. Pit. Tournef.	*Narcissus autumnalis major.* Dod. Cluf. Park. Ger.
Colchicum luteum majus. C. B.	

En françois, *Lys-Narcisse, Colchique jaune, Narcisse d'Automne.*

Est une plante qui pousse cinq ou six feuilles oblongues, larges d'un pouce, lisses, de couleur verte-noirâtre, luisante, répandues la plupart à terre: il s'éleve d'entr'elles une petite tige, ronde, verte, portant en son sommet une fleur à six feuilles jaunes, disposées comme celles du Lys: cette fleur étant passée, il lui succede une capsule semblable à celle du Narcisse: sa racine est un bulbe de grosseur médiocre, rond, noirâtre en dehors, blanc en dedans, poussant des fibres en bas. Cette plante croît principalement aux pays chauds sur les montagnes, dans les prez: ses feuilles varient en figure, **Lys-Narcisse.**

car elles font quelquefois plus longues & plus étroites, d'autres fois plus courtes & plus larges : elle contient beaucoup d'huile & de phlegme, & du fel effentiel.

Vertus. Sa fleur & fa racine font émollientes, digeftives, réfolutives.

Etimolo- *Lilio-Narciffus*, parce que cette plante tient du Lys & du Narciffe.
gies. *Autumnalis*, parce qu'elle ne fleurit qu'en Automne.

LILIUM.

Lys. *Lilium*, en françois, *Lys*, eft une plante dont il y a deux efpeces génerales.

Premiere La premiere eft appellée,
efpece.

Lilium album vulgare. J. B. Cam. Raii hift. Pit. Tournef.

Lilium album flore erecto & vulgare. C.B.

Lilium album. Trag. Fuch. Gefn. hort. Ger.

En françois, *Lys blanc.*

Lys blanc. Elle pouffe une tige à la hauteur de deux ou trois pieds, ronde, droite ; fes feuilles font longues, affez larges, attachées à leur tige fans queue, vertes-pâles, liffes, luifantes, douces au toucher, tendres, empreintes d'un fuc vifqueux : fes fleurs naiffent en fes fommets, premiérement en têtes longues qui s'épanouiffent les unes après les autres, compofées chacune de fix belles grandes feuilles blanches comme du lait, d'une odeur fuave, fort agréable d'abord, mais qui caufe fouvent des maux de tête quand on les fent trop long-tems : ces fleurs font fuivies par des fruits oblongs, relevez chacun de trois coins, & fe divifant en trois loges remplies de femences bordées d'une aîle : fa racine eft un oignon gros comme une noix, ou plus gros, charnu, blanc, compofé de plufieurs écailles difpofées en tête fur un pivot, garni de fibres en bas, de fubftance vifqueufe.

Seconde La feconde efpece eft divifée en *deux autres efpeces.*
efpece di-
vifée en 2 La premiere eft appellée,
autres.
Premiere *Lilium purpuro-croceum majus.* C. B. Pit. Tournef.
efpece. *Lilium aureum.* Ger. *majus.* Tab.
Martagon Chymiftarum. Lob. icon.

Lilium rubrum vel croceum majus. J. B.
Hemerocallis Diofcoridis. Matth. Amat. Ang. Lac. Caft.

En françois, *Lys orangé.*

Lys oran- Elle eft femblable au Lys blanc, excepté que fes feuilles font moins larges ; fa tige
gé. croît à la hauteur d'environ trois pieds, marquée de taches ; elle foutient en fes fommets des fleurs de couleur orangée : fa racine eft bulbeufe, blanche comme celle du Lys blanc.

Seconde La feconde efpece eft appellée,
efpece.
Lilium purpuro-croceum minus. C. B. Pit. Tournef.

Lilium rubens vel croceum minus. J. B.
En françois, *Lys rouge.*

Lys rouge. Elle pouffe une tige à la hauteur d'environ deux pieds, anguleufe, garnie de beaucoup de feuilles longues, étroites, nerveufes, fe divifant vers fa fommité en plufieurs petits rameaux fermes, un peu velus, marquetez de points rouges, & foutenant chacun une fleur femblable à celle du Lys ordinaire, de couleur rouge-jaunâtre ou fafranée, marquetée auffi de points d'un rouge foncé : fa racine eft plus petite que celle du Lys blanc.

On cultive les Lys dans les jardins ; la derniere efpece croît dans les prez, dans les champs, fur les montagnes : ils contiennent beaucoup d'huile & de phlegme, peu de fel.

Le Lys blanc eſt ſouvent employé en Médecine: ſes fleurs ſont humectantes, adou- **Vertus.**
ciſſantes: ſa racine eſt propre pour amollir, pour digérer, pour réſoudre, pour exciter
la ſupuration.

Lilium, à λεῖειον, *lævis & politus*, parce que le Lys eſt poli, liſſe & doux au toucher **Etimolo-**
en toutes ſes parties; ou bien de λεῖειον, qui ſignifie la même choſe. **gies.**

Hemerocallis, ex ἡμέρα, *dies, &* χάλλος, *pulchritudo*, comme qui diroit *fleur belle*
pour un jour, parce que la fleur du Lys à qui l'on a donné ce nom, dure peu dans ſa
beauté.

LILIUM CONVALLIUM.

Lilium convallium. Dod. Ger. Cluſ. hiſt.	*Lilium convallium vel vernum Theophra-*
Lilium convallium album. C. B. Pit.	*ſti.* Ad. Lob.
Tournef.	*Lilium convallium flore albo.* Park.
Lilium convallium vulgò. J. B. Raii hiſt.	En françois, *Muguet* ou *Lys des vallées.*

Eſt une plante qui porte deux ou trois feuilles oblongues, aſſez larges, vertes, dou- **Muguet.**
ces au toucher, liſſes, reſſemblantes à celles du Lys, mais plus petites; elle pouſſe auſſi
une petite tige à la hauteur de preſque demi-pied, menue, anguleuſe, nue depuis ſa racine juſqu'à ſon milieu; ſa moitié ſupérieure eſt revêtue d'un bon nombre de petites
fleurs preſque rondes, ayant la figure d'une cloche découpée en ſix crénelures, ſans calice, blanches, belles, & d'une odeur fort agréable, attachées par des queues fort
courtes à leur tige, pendantes ou s'inclinant preſque toutes d'un côté, d'un goût amer:
il leur ſuccede des bayes preſque rondes, rouges, reſſemblantes à celles des aſperges,
mais plus petites; elles renferment pluſieurs ſemences ramaſſées enſemble, ovales,
dures, ameres: ſes racines ſont longues, menues, ſerpentantes, blanches. Cette plante
croît dans les bois, aux vallées, & aux autres lieux ombrageux & humides: ſa fleur
eſt en uſage dans la Médecine; elle contient beaucoup d'huile éxaltée & de ſel volatil.

Elle eſt fort propre pour fortifier le cerveau, pour l'épilepſie, pour la paralyſie, pour **Vertus.**
l'apopléxie, étant priſe intérieurement; on l'employe auſſi dans les ſternutatoires.

Il y a deux autres eſpeces de Muguet qui ne ſont guéres en uſage dans la Médecine.

La premiere eſt appellée *Lilium convallium latifolium* (C. B.) Sa tige eſt haute d'un **Premiere**
pied; ſes feuilles ſont au nombre de trois, longues comme la main, larges, nerveuſes, **eſpece.**
vertes, liſſes, embraſſant la tige par leur baſe: ſes fleurs ſont plus grandes qu'en l'eſpece commune, blanches, odorantes, preſque rondes: ſon fruit eſt rond, rouge; ſes
racines ſont longues, menues, rampantes: on la cultive dans quelques jardins.

Sa fleur a du moins autant de bonnes qualitez que la précédente, mais elle eſt rare;
on pourroit l'appeller *grand Muguet.*

La ſeconde eſpece eſt appellée *Lilium convallium flore rubente* (C. B.) Elle ne differe **Seconde**
du Muguet blanc ordinaire, qu'en ce que ſa fleur a une couleur *rouge-blanchâtre* ou *in-* **eſpece.**
carnate, & qu'elle eſt moins odorante.

Quoiqu'on ait donné le nom de *Lys* à cettte plante, ſa fleur n'a aucun rapport avec
celle du Lys ordinaire.

LIMAX.

Limax, ſeu Cochlea, en françois, *Limaçon, Limace, Eſcargot*, eſt un inſecte long & **Limaçon.**
gros à peu près comme le pouce, rond, mou, fort humide, viſqueux, limoneux,
rampant, d'un tempérament fort froid, ſe remuant très-lentement, pouſſant de chaque
côté de ſa tête deux cornes chaperonnées, tachées en leur extrêmité, & marquées d'une
ligne noire le long de leur cavité; l'animal ſe ſert de ces cornes pour ſonder le gué de
tous côtez, & il les retire avec beaucoup de viteſſe. Il jette une maniere de bave gluante & luiſante; ſes excrémens ſortent de ſon cou.   S s s ij

Différentes
efpeces.

Il y a de plufieurs efpeces de Limaçons qui different en couleur & en groffeur : les uns font renfermez dans des coquilles qui fe font formées avec eux ; les autres naiffent nuds, & demeurent toujours de même : on nomme ceux-ci *Limas* ou *Limaffe*, *Limax* ; & les autres *Limaçons* ou *Cochlea*. Les premiers font blancs ; ils fe trouvent dans les hayes ; ils vivent de rofée, d'herbe : les autres font tantôt blancs, tantôt rouges ; ils habitent les caves, les puits, & les autres lieux humides ; ces derniers croiffent plus gros que ceux qui ont des coquilles, ils vivent de limon. Il y en a d'autres qui fe tiénnent au Soleil, & qui fe nourriffent d'herbes odorantes, comme de ferpolet, de pouliot, d'origan ; ceux-là font bons à manger.

Limaçons bons à manger.

Obfervations.

Les limaçons font tous androgines : ceux qui font à coquille blanche ou brune, s'accouplent au printems & en automme, ordinairement la nuit ou de grand matin : l'accouplement fe fait au bas du cou où eft le vagina, qui renferme deux trous ; un qui va aux parties de la génération ; & l'autre à un corps charnu, ovale ou cilindrique : lorfque les limaçons font prêts à s'accoupler, il fort de ce corps charnu un aiguillon dur, cartilagineux ou prefqu'offeux, qu'ils élancent l'un contre l'autre, & qu'ils font entrer l'un dans le pied de l'autre, enforte qu'ils y demeurent attachez : il y a de l'apparence qu'ils font ce manége pour s'exciter à la luxure. Quoiqu'il en foit, ils s'approchent levant leur tête, & pouffant chacun leur verge dans les parties génitales ; cette verge n'eft groffe que d'une ligne, mais elle s'étend quand on la tire, jufqu'à la longueur de trois pouces : elle n'entre que par le bout ; mais quand ces infectes font en copulation, il n'eft pas poffible de les féparer, qu'en rompant ou déchirant leurs parties génitales ; ils ne remuent point alors, excepté leurs cornes à qui ils font faire quelque léger mouvement quand ils entendent du bruit proche d'eux. On trouve quelquefois aux lieux où ils fe font accouplez, un ou plufieurs aiguillons qu'ils s'étoient élancez, entiers ou rompus, car ils font friables ; il faut que ces petits corps ayent trouvé de la réfiftance dans leur élancement, & qu'ils n'ayent pas pû entrer dans l'endroit où ils étoient pouffez.

Les limaçons cherchent toujours pour s'accoupler un lieu uni, comme des feuilles d'arbre, & ils demeurent dans l'accouplement jufqu'à ce que le Soleil vienne fur eux ; alors ils fe détachent. A la place de l'aiguillon forti, & qui fe perd quand ils veulent s'accoupler, il en renaît un autre en l'efpace de quinze jours ; mais il n'eft pas fûr que cet aiguillon foit abfolument néceffaire pour l'accouplement ; peut-être peuvent-ils quelquefois s'accoupler avant qu'il foit revenu un aiguillon nouveau. Quand on veut éxaminer avec éxactitude leur accouplement, il faut les mettre tremper dans du vinaigre, ils y meurent accouplez, & alors il eft facile de voir la difpofition des parties.

Les limaçons après leur accouplement font l'un & l'autre des œufs en affez grand nombre ; la plupart de ces œufs fe colent l'un à l'autre ; chacun d'eux eft gros comme un grain de veffe, revêtu d'une coque de couleur blanche : chaque limaçon demeure quelque tems fur fes œufs après les avoir faits, comme pour les couver.

Les limaffes ou limaçons qui naiffent fans coquilles, font auffi hermaphrodites, & engendrent de même que les autres. Voyez fur cette matiere plufieurs Difcours très-curieux qu'ont fait M. du Verney & M. de Reaumur, de l'Académie Royale des Sciences : on les trouvera tous rapportez dans les Mémoires de la même Académie.

Les uns & les autres limaçons contiennent beaucoup de phlegme & d'huile, peu de fel & de terre.

Vertus.

Ils font propres pour rafraîchir, pour adoucir, pour incraffer ou confolider, pour emporter les taches de la peau ; on en tire de l'eau par diftilation.

Limax, à *limo*, parce que le limaçon eft limoneux.

Etimologie.

LIMODORUM.

Limodorum Auſtriacum. Cluſ. pan. Pit. | *Orchis abortiva violacea.* C. B.
Tournef. | *Pſeudolimodorum.* Cluſ. hiſt.

Eſt une plante que pluſieurs mettent entre les eſpeces d'Orobanche, ſa tige eſt haute d'un pied, envelopée par de petites feuilles qui ſont comme des manieres de petites guaines : ſa fleur reſſemble à celle de l'Orchis : lorſqu'elle eſt paſſée, ſon calice devient un fruit ſemblable en quelque maniere à une lanterne à trois côtes, contenant des ſemences ſemblables à de la ſcieure de bois. Sa racine eſt compoſée de groſſes fibres longues, comme en l'Elléborine : toute la plante a une couleur purpurine foncée ou violette : elle croît aux lieux humides.

Elle eſt apéritive.   *Vertus.*

LIMONES.

Limones, ſive Limonia Mala. En françois, *Limons.*

Sont des fruits qui ne different des Citrons qu'en ce qu'ils ſont plus ronds, & en ce que leur écorce eſt moins épaiſſe. Il y en a d'aigres & de doux, mais je ne parlerai ici que des *Limons aigres* qui ſont employez en Médecine. Ils ſont couverts d'une écorce jaune ou citrine en dehors, blanche en dedans, odorante principalement en ſa ſuperficie, d'un goût aromatique. Leur ſubſtance eſt véſiculeuſe, diviſée en cellules, remplies d'un ſuc aigre, fort agréable à l'odeur & au goût : elle contient auſſi quelques ſemences oblongues comme celles du Citron. Ce fruit naît ſur une eſpece d'arbre appellé en latin *Limon vulgaris*, ou *Malus Limonia acida*, (Ferr.) & en françois, *Limonnier :* ſes feuilles & ſes fleurs ſont ſemblables à celles du Citronnier ordinaire, de ſorte qu'on ne le diſtingue que par ſon fruit.   *Limons.* / *Limons aigres.* / *Limonnier*

L'écorce du limon contient beaucoup d'huile & de ſel volatil; elle eſt propre pour réjouir le cœur & le cerveau, pour réſiſter au venin, pour donner bonne bouche, pour exciter à la digeſtion.   *Vertus.*

Le ſuc du limon eſt cordial & rafraîchiſſant, il réſiſte au venin, il calme les ardeurs des fiévres, il précipite la bile ; on en mêle avec de l'eau & du ſucre pour faire de la *Limonade*; on en prépare auſſi un ſyrop fort employé en Médecine.   *Suc.* / *Limonade.*

Les ſemences du limon ſont un peu ameres, propres pour les vers, pour fortifier, pour préſerver du mauvais air.   *Semences.*

Limones à λειμὼν, *pratum*, pré, parce que le Limonnier a une couleur verte approchante de celle d'un pré ; ou bien parce que le fruit même a une couleur verdâtre avant qu'il ſoit tout-à-fait mûr.   *Etimologie.*

LIMONIUM.

Limonium. Ad. Lob. Cæſ. Lugd. Ger. | *Limonium majus multis, aliis Behen*
Limonium majus vulgatius. Park. | *rubrum.* J. B. Raii hiſt.
Limonium primum. Tab. Cam. | *Valeriana rubra ſimilis.* Dod.
Limonium maritimum majus. C. B. P. T. | *Behen rubrum officinarum.* Guil.

Eſt une plante dont les feuilles ſortent de la racine, ayant la figure de celles du *Lapathum*, mais plus petites, plus liſſes, polies, douces au toucher, & d'une couleur verte gaye & agréable. Il s'éleve d'entr'elles des tiges à la hauteur d'un pied, nues, menues, s'étendant par pluſieurs rameaux : ſes fleurs ſont diſperſées en bouquets à l'extrémité des branches, & tournées preſque toujours d'un même côté : elles ſont compoſées chacune de cinq feuilles diſpoſées en œillet, de couleur blanche ou blanchâtre, ſoutenues dans un petit calice fait en entonnoir, bleuâtre, qui a une envelope ou second calice qui eſt rougeâtre à ſa pointe. Lorſque ces fleurs ſont tombées, il leur ſuccede des ſemences oblongues, rougeâtres, tirant ſur le bleu. Sa racine eſt groſſe, rouge, d'un goût aſtringent; elle ſe diviſe en pluſieurs têtes. Cette plante croît aux lieux humides, vers les marais, dans les prez, proche des fontaines, aux environs de la mer : elle contient beaucoup d'huile & de ſel.

Vertus. Elle eſt aſtringente par le ventre, apéritive par les urines, vulnéraire.

Etimologie. *Limonium à* λειμών, *pratum, prairie,* parce que cette plante croît dans les prez, ou bien à cauſe de la belle couleur verte de ſes feuilles, qui eſt ſemblable à la verdure d'un pré.

LINAMENTUM.

Charpi. *Linamentum,* en françois, *Charpi,* eſt un vieux linge raréfié & réduit avec les doigts en filamens cotoneux & très-doux au toucher : le meilleur eſt tiré du vieux linge bien uſé, bien blanc & bien net. Le charpi contient de l'huile & du ſel eſſentiel, peu de phlegme & de terre.

Uſage. Il ſert à faire les tentes & les plumaceaux qu'on employe pour tenir les playes ouvertes, pour déterger, abſorber & eſſuyer la ſanie & les autres humiditez nuiſibles des ulceres. Il donne ſon nom à un emplâtre dans la compoſition duquel on le fait entrer; mais il n'y ſert de rien, parce qu'alors il n'eſt plus en état d'abſorber aucune humidité.

Etimologies. *Linamentum à lino, lin,* parce que le Charpi eſt tiré de la toile de lin.
Charpi vient du verbe latin *carpere,* charpir.

LINARIA.

Linaria lutea vulgaris. J. B. Raii hiſt.	*Linaria & Pſeudolinum.* Brunf. Ger. 1.
Linaria vulgaris lutea flore majore. C. B.	Dod. Lon.
Pit. Tournef.	*Linaria vulgaris noſtras.* Park.
Oſyris. Matth. Fuch. Dod. gal.	En françois, *Linaire.*

Linaire. *V.* Pl. XI. fig. 9. Eſt une plante qui pouſſe pluſieurs tiges à la hauteur d'environ un pied & demi, rondes, menues, revêtues de beaucoup de feuilles oblongues, étroites, ſemblables à celles du lin & de l'éſula, ameres au goût. Ses fleurs naiſſent aux ſommitez des tiges, jaunes, fermées en devant par un muſle à deux machoires découpées en quelques parties. Le fond de chacune de ces fleurs eſt terminé par un éperon ou queue ſemblable à la pointe d'un capuchon. Lorſque la fleur eſt paſſée, il paroît une coque preſque ronde ou ovale, partagée en deux loges qui ſont remplies de quelques ſemences plates & comme bordées d'une aîle fort déliée, de couleur noire. Sa racine eſt longue, menue, ſerpentante, ligneuſe, dure, blanche. Cette plante croît aux lieux incultes ou cultivez, proche des hayes; elle contient beaucoup d'huile & de ſel eſſentiel.

Vertus. Elle eſt diurétique, propre pour l'hydropiſie, pour la jauniſſe, pour la pierre, pour la difficulté d'uriner étant priſe en décoction. On l'applique auſſi extérieurement ſur la veſſie, & ſur les hémorrhoïdes pour les adoucir.

Au reſte la linaire, avant que d'être fleurie, reſſemble ſi fort à la petite éſule, qu'on ne diſcerne guéres ces deux plantes qu'en ce que l'éſule, qui eſt une eſpece de Titimale, eſt remplie de lait, & la linaire d'un ſuc verd : c'eſt ce qu'on exprime ordinairement par ce vers latin,

Eſula lacteſcit, ſine lacte Linaria creſcit.

Etimologie. *Linaria à Lino,* parce que les feuilles de cette plante ſont ſemblables à celles du lin.

LINARIA AVIS.

Linaria, five Ægithus, en françois, *Linote*, est un petit oiseau gros comme un Moineau, de couleur ordinairement cendrée, un peu obscure ; le mâle s'appelle *Linot*. Il se nourrit de semence de lin, de chanvre, de rabete, de choux, de pain, d'herbettes. Il est agréable par son ramage ; on lui apprend à chanter : il mue au mois d'Aoust ; il est sujet à une maladie qu'on appelle *subtile*, en laquelle il demeure triste sans siffler ; ses plumes se roidissent, son ventre devient dur, ses veines grosses & rouges ; sa poitrine tuméfiée, ses pieds enflez, caleux, & ne pouvant qu'à peine se supporter. Il fait son nid sur les arbres en tous pays. Il vit jusqu'à six ans.

Il y a d'autres especes de linotes qui ne different que par leurs couleurs ; elles contiennent toutes beaucoup de sel volatil & d'huile.

Elles sont propres pour l'épilepsie, étant prises en bouillon ou mangées.

Linaria à Lino, parce que ce petit oiseau mange des semences de lin & de linaire.

Linote.
Linot.

Maladie
subtile de
la Linote.

Vertus.
Etimolo-
gie.

LINGUA CERVINA.

Lingua Cervina, Euricio, Cord. Lon. Cæf.	*Scolopendrium.* Brunf.
Lingua Cervina officinarum. C. B. P. T.	*Scolopendria vulgaris.* Trag.
Phyllitis five Lingua Cervina vulgò. J. B. Raii hift.	*Phyllitis.* Ger. Dod.
	Phyllitis vulgaris. Cam. Cluf. hift.

En françois, *Langue de Cerf*, ou *Scolopendre vulgaire*.

Est une plante qui pousse de sa racine huit ou dix feuilles longues ordinairement d'un demi pied, larges d'environ deux doigts, pointues en façon de langue, assez roides, polies, vertes, luisantes, d'une odeur de Capillaire qui n'est point désagréable, d'un goût un peu astringent. Elles sont soutenues chacune par une queue, laquelle se continue & fait une côte tout le long de la feuille en son milieu. Le dos des feuilles est garni de plusieurs lignes ou sillons paralleles, membraneux, rougeâtres, rangez d'un côté & d'un autre ; ils renferment un amas de plusieurs coques entassées les unes sur les autres ; chaque coque est presqu'ovale, entourée dans sa moitié d'un cordon, par la contraction duquel ces coques se déchirent & répandent quelques semences. Sa racine est fibreuse, noirâtre ; elle croît aux lieux ombrageux, pierreux & humides ; elle contient assez de sel essentiel & d'huile.

Elle est un peu astringente, pectorale, vulnéraire, apéritive, propre pour les maladies de la ratte & de la poitrine.

Lingua Cervina, parce qu'on a prétendu que la feuille de cette plante avoit la figure d'une langue de Cerf.

Phyllitis à φύλλον, *Folium*, car il ne paroît que des feuilles sans tige en cette plante.

Langue de
Cerf.

Vertus.

Etimolo-
gies.

LINUM.

Linum. J. B. Raii hift.	*Linum fativum.* Dod. C. B. Park.
Linum vulgare cæruleum. Ad. Lob.	Pit. Tournef.

En françois, *Lin*.

Est une plante dont la tige est ordinairement simple, haute d'environ deux pieds, menue, ronde, vuide, rameuse vers sa sommité ; ses feuilles sont oblongues, étroites, pointues, placées alternativement le long de leur tige : ses fleurs naissent en ses sommitez, belles, bleues, composées chacune de cinq feuilles disposées en œillet, & sou-

Lin.

tenues dans un calice à plusieurs feuilles. Cette fleur étant passée, il paroît un fruit ou une maniere de tête grosse comme un petit pois, presque ronde, terminée en pointe, renfermant en dix capsules membraneuses dix semences oblongues ou presqu'ovales, aplaties, plus pointues par un bout que par l'autre, lisses, polies, douces au toucher, de couleur rougeâtre-luisante, remplies d'une moëlle ou substance huileuse, mucilagineuse; ses racines sont petites, menues: on cultive cette plante dans les terres grasses & humides; on n'employe en Médecine que sa *semence*: on choisit la plus grosse & la mieux nourrie. Elle contient beaucoup d'huile, peu de sel.

Semence.
Choix.

Elle est propre pour digérer, pour ramollir, pour résoudre, pour adoucir, on la pulvérise en *farine* pour les cataplasmes; on la fait infuser entiere & bouillir dans de l'eau pour les mucilages; on en met aussi infuser en un petit nouet dans les tisanes, pour la pierre, pour la gravelle, pour exciter l'urine, pour la colique néphrétique.

Vertus.
Farine.

On trouve entre les avoines dans les champs une espece de *Lin sauvage*, qui ne difere du précédent qu'en ce que sa tige est plus menue & moins filandreuse.

Lin sauvage.

Linum à λίνον, *lin*, ou bien *à linire*, *adoucir*, parce que la semence de cette plante est douce au toucher, & fort adoucissante.

Etimologie.

LIQUIDAMBAR.

Liquidambar, seu Liquidambra, est un baume naturel, ou une résine liquide comme de la Terebenthine, claire, rougeâtre ou jaunâtre, d'une odeur agréable, approchante de celle de l'Ambre. Elle découle par incision de l'écorce d'un arbre grand & beau, qui croît en la Nouvelle Espagne, qui se nomme *Liquidambar*, & que les Indiens appellent *Ococol* ou *Ocofolt*. Ses feuilles ressemblent à celles du petit crable; son écorce est épaisse, de couleur cendrée très odoriferante. On ramasse cette *résine liquide*, & l'on nous l'envoye dans des barils. On doit la choisir nouvelle, claire, de bonne odeur.

v. Pl. XI.
fig. 10.
Liquidambar, &c.

Résine liquide.
Choix.

On laisse quelquefois sécher le liquidambar au soleil, où il s'y épaissit comme nos terebenthines. Cette consistance le rend plus facile à être transporté que l'autre, mais il n'a pas tant d'odeur, parce que la chaleur du soleil en a fait dissiper quelques parties des plus volatiles; il passe pour lors pour le baume du Pérou blanc, & quand il est brun, on le donne pour le Styrax liquide.

Les arbres qui rendent le liquidambar sont d'un genre singulier, qui n'a point encore été examiné par aucun Botaniste.

Le liquidambar est un baume excellent; il ramollit, il mûrit, il résoud, il consolide; on s'en sert pour les duretez de la matrice, pour les coupures, pour les rhumatismes, pour la goutte sciatique, pour fortifier les nerfs.

Vertus.

Liquidambar, comme qui diroit *Ambre liquide*, car cette matiere résineuse étant liquide, a une odeur approchante de celle de l'Ambre.

Etimologie.

LITHANTHRAX.

Lithanthrax,	*Carbo fossilis,*	En françois,
Carbo lapideus,	*Carbo petra,*	*Charbon de Terre.*

Est une espece de Jayet très-grossier & très-impur, ou une matiere bitumineuse terrestre ou pierreuse & noire qu'on nous apporte d'Angleterre; il en vient aussi du Lionnois, du Forest & de la Fosse d'Auvergne, du Nivernois, de Bourgogne. On la tire de la mine en petits morceaux; elle a acquis sa couleur noire par le mélange des substances qu'il a reçûes de la terre, où il se trouve abondamment.

Charbon de terre.

Le charbon de terre est employé par les Serruriers, par les Maréchaux, & par plusieurs autres Artisans: il leur est plus propre que le charbon ordinaire, non seulement

Usage.

parce

parce qu'il rend une chaleur plus forte, mais auffi parce qu'il contient une huile qui rend le fer plus traitable fous le marteau. Les Anglois s'en fervent comme d'autre charbon, pour la cuifine & pour fe chauffer en hyver; mais la vapeur de ce charbon noircit le linge, & caufe à plufieurs des maladies de poitrine ou de confomption.

Le meilleur charbon de terre eft celui qui échauffe le plus, & qui demeure le plus long-tems au feu,

Il naît proche de Nevers une efpece de charbon de terre noir, luifant & reffemblant au Jays; il brûle long-tems avant que d'être confumé tout-à-fait.

Le charbon de terre étant broyé avec de l'huile de lin en confiftance de liniment, eft propre pour ramollir, pour réfoudre, pour faire digérer & fuppurer les abcès. **Vertus.**

Lithanthrax à λίθος, *lapis, &* ἄνθραξ, *carbo*, comme qui diroit *Charbon de pierre.* **Etimologie.**

LITHARGYRUS.

Lithargyrus, five Lithargyrium, En françois, *Litarge.*

Eft un plomb empreint des impuretez du cuivre, & réduit en forme de fcorie ou d'é- **Litarge.** cume métallique par la calcination. Cette matiere fe fait quand on purifie le cuivre au fortir de la mine, en Pologne, en Suede, en Danemarc.

Il y a deux efpeces de litarge, une *jaune* tirant fur le rouge, approchante en *couleur* **Deux efpe-** *de l'or*. On l'appelle en latin *Lithargyrium auri, feu Chryfitis, feu Celauritis*, & en françois, **ces, une** *Litarge d'or*. **d'or, & l'au-**
tre d'ar-
L'autre a une couleur qui tire en quelque façon fur celle de *l'argent*; on l'appelle en **gent.** latin *Lithargyrium argenti, five Argyritis*, & en françois, *Litarge d'argent*.

La différence des couleurs de ces deux litarges ne procede que des différens dégrez de **Différe n** calcination qui leur ont été donnez: la litarge d'or a été plus long-tems calcinée que la **des cou-** litarge d'argent: elles ne contiennent l'une & l'autre guéres autre chofe que du **leurs.** plomb; car les impuretez du cuivre n'y font pas en une quantité bien confidérable.

On fait auffi de la litarge en purifiant l'or & l'argent par la coupelle, mais en petite quantité. Elle eft femblable à l'autre.

On doit choifir les litarges en petits morceaux bien calcinez, nets, hauts en couleur, **Choix.** pefans. Celles qui viennent de Dantzic, font plus belles que celles qu'on nous envoye d'Angleterre. Les Potiers de terre s'en fervent pour donner à leurs pots un beau verni de **Ufage.** couleur de bronze. Elles font encore employées par les Peintres, par les Teinturiers, par ceux qui font des toiles cirées, par les Pelletiers. Elles ont auffi beaucoup d'ufage en Médecine.

Elles font defficatives, déterfives, rafraîchiffantes; elles donnent la confiftance à **Vertus.** plufieurs emplâtres, car elles fe diffolvent par la coction, dans les huiles & dans les graiffes.

Lithargyrus à λίθος, *lapis, &* ἄργυρος, *argentum*, comme qui diroit *Pierre d'ar-* **Etimolo-** *gent*, à caufe qu'une des litarges eft une pierre de couleur approchante de celle de **gies.** l'argent.

Chryfitis à χρυσός, *aurum*, or.

Argyritis ab ἄργυρος, *argentum*, argent.

LITHOPHYTON.

Lithophyton marinum albicans. Gefn. foff. P. Tourn.
Corallina alba. Lob. Tab.

Corallina fruticofa recta alba. C. Bauh.
Corallium album. Lugd.
Juncus petrofus. Ang.

Quercus marina. Theoph. Cluf. hifp.] *Mufcus marinus fruticofus.* Caſt.
& exot. |

voyez Pl.   Eſt une plante marine qui tient le milieu entre la pierre & le bois, approchante en
XI. fig 11. figure du Corail , & qui eſt compofée de deux fubſtances, l'une intérieure pareille à de
la corne, l'autre extérieure, qui lui tient lieu d'écorce, & qui eſt tartareufe & prefque
pierreufe ; elle eſt difpofée en petit arbriffeau évafé ou étendu en aîles: elle ne porte
poiat de feuilles ; fes fleurs & femences font répandues fur fon écorce ; fa tige &
fes branches font au dedans fort dures , de couleur ordinairement noire ou brune , luifante, revêtues au dehors d'une écorce tartareufe, tantôt blanche, tantôt cendrée, tantôt
rougeâtre. Cette plante fe trouve attachée fur les rochers dans la mer , il y en a de différentes grandeurs. Elle égale ordinairement celle de la main quand les doigts font bien
étendus ; mais on en voit quelquefois de bien plus amples. Il y a apparence que la croûte dont elle eſt couverte eſt la partie de la plante la plus effentielle , puifque la plante
elle-même périt lorfque cette fubſtance lui eſt enlevée.

Autres ef-   Il y a beaucoup d'efpeces de lithophyton qui different en grandeur, en dureté, en
peces. couleur, & même en figure : elles rendent toutes étant mifes au feu, une odeur de corne
brûlée ; on en retire par la diſtillation & par la fublimation beaucoup d'huile & de fel
volatil tout femblable à celui de la corne de Cerf ; mais le lithophyton rend à proportion une plus grande quantité de fel volatil que la corne de Cerf.

Vertus.   Cette plante eſt aſtringente, propre pour arrêter les cours de ventre, étant prife en
Dofe. poudre : la dofe en eſt depuis demi dragme jufqu'à une dragme.

Etimolo-   *Litophyton à* λίθος , *lapis , &* Φυτὸν, *planta ,* comme qui diroit *Plante pierreufe.*
gie.

LITHOSPERMUM.

Lithofpermum majus erectum. C. Bauh. | *Lithofpermum vulgare minus.* Cam. Park.
Pit. Tournef. | *Milium Solis fativum.* Trag.
Lithofpermum legitimum. Cluf. hiſt. | *Milium Soler Mauritanis , quòd in mon-*
Lithofpermum , five Milium Solis. J. B. | *tibus Soler frequenter nafcatur.* Serapion.
Raii hiſt. |

En françois, *Gremil,* ou *Herbe aux Perles.*

Gremil.   Eſt une plante qui pouffe plufieurs tiges à la hauteur de deux pieds, les unes droites ,
les autres courbées, velues, grêles , rondes , dures , rudes au toucher , divifées en aîles
ou rameaux ; fes feuilles font rangées, tantôt alternativement, tantôt oppofées l'une à
l'autre, longues, étroites, pointues, fans queue, velues, d'un goût herbeux ; fes fleurs
naiffent aux fommitez des branches, petites, blanches, évafées en haut , découpées
chacune en cinq parties, contenues dans un calice oblong, velu, qui eſt auffi fendu en
cinq quartiers. Quand ces fleurs font paffées, il leur fuccede des femences dures, polies,
blanches , luifantes, approchantes en figure des perles, menues, prefque rondes ou
ovales, douces au toucher; fa racine eſt à peu près groffe comme le pouce, ligneufe,
garnie aux côtez de quelques fibres. Cette plante croît aux lieux incultes : on en cultive
auffi à caufe de fa femence qui eſt en ufage dans la Médecine. Elle contient beaucoup
d'huile & de fel effentiel.

Vertus.   Elle eſt propre pour atténuer & brifer la pierre du rein & de la veffie , pour exciter
l'urine & les mois aux femmes , pour avancer l'accouchement, pour la colique venteufe , pour la néphrétique. On l'employe en poudre & en décoction.

Etimolo-   *Lithofpermum à* λίθος, *lapis , &* σπέρμα , *femen,* comme qui diroit *femence pierréufe,*
gie, à caufe que la femence de cette plante eſt dure , & qu'elle eſt eſtimée propre pour brifer
la pierre du rein.

LOCUSTA.

Locusta aut saltatricula. en françois, *Sauterelle*, est un insecte aîlé ou une espece de Sauterelle.
mouche longue comme la moitié du doigt, qui saute plus qu'elle ne vole ; ses aîles sont
fort déliées ; ses jambes sont au nombre de six, longues & menues ; elle a des cornes à la
tête : il y en a de beaucoup d'especes. Elles font des œufs qui font durs presque comme
de la corne, d'où sortent des petits vers ronds qui se transforment en petites Sauterelles,
mais pendant un tems leurs aîles font repliées & enfermées dans quatre boutons ; on les
appelle alors en françois, *Nymphes*, & en latin *Locusta impennes*; puis ces aîles se dé- Nymphes.
velopent & s'étendent pour rendre l'animal parfait : leur estomac est triple, & ayant
du rapport avec celui des animaux qui ruminent ; il ne paroît point de queue au mâle,
mais la femelle en a une avec laquelle elle écarte la terre pour y cacher ses œufs : les Sauterelles habitent ordinairement les lieux deserts ; mais on les voit se répandre par tout
aux mois de Juillet & d'Août : le petit bruit qu'elles font vient du battement de leurs
aîles dans l'air. Il paroît en certains tems des Sauterelles de grandeur extraordinaire, Observa-
qui étant poussées par le vent, vont tomber quelquefois si abondamment en des pays, tions.
qu'elles couvrent toute la surface de la terre, & en mangent les fleurs, les jeunes fruits
& les semences. En Perse, en la Chine, on leur fait la chasse, & on les mange frittes
dans du beure ; les Orientaux n'en font pas moins friands, ils les mangent aussi frittes
avec du beure. Cette espece d'aliment n'étoit pas inconnu en la terre sainte, puisqu'il
est dit dans l'Evangile que Saint Jean-Baptiste s'étant retiré dans le desert, se nourris-
soit avec des Sauterelles & du miel sauvage.

Les Sauterelles contiennent beaucoup de sel volatil & d'huile.

Elles font propres pour appaiser les vapeurs des femmes, pour faire uriner, étant Vertus.
pulvérisées & prises dans quelque liqueur appropriée ; la dose en est depuis demi scru- Dose.
pule jusqu'à vingt grains.

LOLIGO.

Loligo, en françois, *Calemar* ou *Tante*, est un poisson qui ressemble à la Séche, ou Calemar.
qui en est une espece, mais dont la chair est plus molle ; il a dans le ventre deux recep-
tacles ou canaux remplis d'une liqueur fort noire, dont on pourroit se servir au lieu
d'encre : ce poisson se trouve ordinairement en profonde mer ; il vit de petits poissons,
d'écrevisses, de langoustes de mer ; il est bon à manger.

Il est stomacal & propre pour chasser les vents. Vertus.

Loligo ab ὅλος, *ater, turbidus*, parce que ce poisson répand autour de lui une liqueur Etimolo-
noire & trouble comme pour se dérober de la vûe des pêcheurs. gie.

LOLIUM.

Lolium. Dod. Cæsalp. Cast. Lugd. Tab.	*Lolium gramineum spicatum caput tentans.* J. Bauh.
Lolium verum. Gesn. hort.	*Gramen Loliaceum spicâ longiore.* C. B. Pit. Tournef.
Lolium album. Ger. Park. Raii hist.	
Lolium & triticum temulentum. Ad. Lob.	*Frumentum fatuum.* Lon.
	Zizania Arabum.

En françois, *Yvroye*, ou *Zizanie*.

Est une espece de Chien-dent ou Gramen qui donne des tiges ou tuyaux de la hauteur Yvroye.
de trois ou quatre pieds, semblables à ceux du blé ou un peu plus petits, ayant quatre

ou cinq nœuds qui pouffent chacun une feuille longue, étroite comme celles du Chien-dent, verte, graffe, canelée, embraffant ou enveloppant la tige par fa bafe : fes fommitez portent des épis longs d'un pied, & d'une figure particuliere ; car ils font divifez en plufieurs parties rangées alternativement, de maniere que chacune paroît un petit épi ou paquet compofé de quelques étamines qui fortent du fond d'un calice écailleux. Quand ces étamines ou fleurs font paffées, il naît des graines plus menues que celles du blé, peu farineufes, de couleur rougeâtre. Ses racines font fibrées. Cette plante croît dans les champs avec le blé & l'orge : fa femence contient beaucoup de fel volatil & d'huile.

Le pain & la biere où il eft entré beaucoup d'Yvroye enyvrent & caufent des maux de tête, des éblouiffemens, des affoupiffemens.

Vertus. L'Yvroye déterge, atténue, réfoud, guérit la gratelle, réfifte à la pourriture, étant appliquée extérieurement.

Etimolo-
gie. *Lolium quafi* δὸλιον, *adulterinum*, car on a crû que l'Yvroye étoit produite par des femences de blé ou d'orge corrompues.

LONCHITIS.

Lonkite. *Lonchitis*, en françois, *Lonkite*, eft une plante qui ne differe de la Fougere mâle qu'en ce que fes feuilles ont une oreillette à la bafe de leurs découpure ; ; elle ne porte point de fleurs, mais le dos de fes feuilles eft garni de femences rouffes fi petites, qu'on ne peut les diftinguer féparément qu'avec le fecours d'un microfcope, elles ont la figure d'un fer à cheval. Cette plante croît aux lieux humides, dans les pays chauds : il y en a de plufieurs efpeces ; elle contient beaucoup de fel & d'huile.

Vertus. Sa racine eft apéritive & vulnéraire ; elle excite l'urine.

Etimolo-
gie. *Lonchitis à* λόγχη, *lancea*, parce que les feuilles de cette plante font pointues & en forme de lance.

LORA.

Piquette,
feconde vi-
née. *Lora feu Deuteria*, en françois, *Piquette* ou *feconde vinée*, eft un vin fort foible qu'on fait en mettant fermenter dans de l'eau le marc du raifin duquel on a déja tiré le moût par expreffion en tems de vendange.

Vertus. C'eft une boiffon apéritive.

LOTA.

Lota Gallorum. Jonft.   *Motella*, Aldrouandi.   En françois, *Lote.*

Lote. Eft un poiffon de riviere & de lac qui reffemble à une Lamproye, mais qui eft un peu plus gros & plus rond ; il eft couvert de petites écailles de couleur rougeâtre, avec de petites taches noires enduites d'une mucofité comme en l'Anguille ; fa queue eft pointue ; il aime les eaux dont le cours eft lent : on en trouve principalement dans la Saone vers Lion, vers Genéve : il eft fort bon à manger ; on rejette fes œufs, parce qu'ils bleffent l'eftomac & donnent des trenchées.

Graiffe.
Vertus. Sa graiffe eft propre pour ramollir, pour adoucir, pour ôter les taches de la peau.

LOTUS.

Lotus, five Melilotus pentaphyllos minor glabra. C. B. Pit. Tournef.
Lotus fylveftris. Dod. gal.
Trifolium corniculatum primum. Dod. Thal.

Trifolium filiquofum minus. Tab. Ger.
Lotus corniculata glabra minor. J. B.
Raii hift.
Melilotus Germanica. Fuch. Lon.
Pfeudomelilotus. Cam.

En françois, *Lotier* ou *Trefle fauvage jaune*.

Eſt une plante qui pouſſe pluſieurs tiges menues, s'inclinant preſque à terre, & jet- | Lotier.
tant des queues qui ſoutiennent chacune trois feuilles en leur extrémité, & deux autres
petites feuilles ou aîlerons en leur baſe, ſemblables à celles du trefle, d'un goût aſtringent; ſes fleurs ſont les unes proche des autres, légumineuſes, jaunes, quelquefois
verdâtres, reſſemblantes à celles du Genêt, contenues dans des calices dentelez faits en
cornet: lorſque les fleurs ſont paſſées, il leur ſuccede des gouſſes qui renferment des
ſemences preſque rondes ou ayant la figure d'un petit rein: ſa racine eſt ligneuſe, diviſée, longue, noire, garnie de fibres, rampante, d'un goût aſtringent tirant ſur le doux.
Cette plante croît dans les prez & ſur les colines; elle contient beaucoup d'huile & de
phlegme, médiocrement de ſel.

Elle eſt déterſive, apéritive, vulnéraire. | Vertus.

LUCIUS.

Lucius, en françois, *Brochet*, eſt un poiſſon d'eau douce, long & gros; ſa tête eſt | Brochet.
grande, oſſcuſe, maigre, quarrée; on trouve dedans deux *petites pierres blanches*; ſon
muſeau qu'on appelle vulgairement ſon nez, eſt long & bien ouvert; ſa machoire inférieure eſt plus longue que la ſupérieure, & elle eſt creuſée en forme d'une cuilliere;
ſes dents ſont aſſez aigues; ſes yeux ſont d'une couleur approchante de celle de l'or; ſon
dos eſt large & preſque quarré; tout ſon corps eſt couvert de petites écailles minces,
jaunâtres ſur le dos, & blanchâtres vers le ventre, avec pluſieurs lignes larges &
obliques; ſa queue eſt courte: on le trouve dans les étangs, dans les lacs, dans les
rivieres; il eſt ſi vorace qu'il avale non-ſeulement les petits poiſſons & les grénouilles,
mais il ſe jette ſur quelques autres animaux plus grands qui ſont à ſa portée: on trouve
ſouvent dans ſon eſtomac quelqu'autre poiſſon entier qu'il a nouvellement avalé &
qu'il n'a pas eu le tems de digérer: il dépeuple les lacs & les étangs de poiſſons: on
l'appelle pour cette raiſon *Lupus aquaticus*, ou *Loup des eaux*. Les pêcheurs tâchent de | Loup des
l'attraper non-ſeulement parce qu'il détruit le poiſſon, mais auſſi parce qu'il eſt excel- | eaux.
lent à manger; ſa chair eſt blanche, ferme, facile à digérer; il contient beaucoup de
ſel volatil & d'huile.

Les oſſelets ou *petites pierres* qui ſe trouvent dans ſa tête, ſont propres pour la | Vertus
pierre du rein & de la veſſie, pour exciter l'urine, pour l'épilepſie, pour hâter l'ac- | des petites
couchement, pour purifier le ſang. La doſe en eſt depuis demi-ſcrupule juſqu'à une | pierres.
dragme.

Son cœur eſt eſtimé propre pour les fiévres intermittentes, étant mangé au commen- | Cœur.
cement de l'accès; on attribue le même effet à ſon fiel, la doſe en eſt de ſix gouttes. | Fiel.

Sa graiſſe eſt employée pour les catarres, pour les rhumatiſmes; elle eſt réſolutive & | Graiſſe.
adouciſſante.

Ses œufs excitent des nauſées & lâchent le ventre étant mangez. | Oeufs.

Lucius a luce, lumiere, parce que ce poiſſon a les yeux vifs; ou bien *Lucius à* λύκος, | Etimolo-
lupus, loup, parce que ce poiſſon eſt vorace comme le loup. | gie.

LUMBRICI TERRENI.

Lumbrici terreni, *ſive terreſtres vermes*, en françois, *vers de terre*, ſont des inſe- | Vers de
ctes androgines, rampans, longs, ronds, ayant la figure d'un nerf ou d'une groſſe fibre, | terre.
ſans yeux, ſans oreilles, ſans pieds, ſans os; ils naiſſent dans les terres humides &
graſſes, & ils s'en nourriſſent: il y en a de pluſieurs groſſeurs ou eſpeces.

Choix.   Il faut choisir les plus gros, les mieux nourris, les plus vifs ; ils contiennent beau-coup de sel & d'huile.

Vertus.   Ils sont diurétiques & sudorifiques, bons pour la pierre étant pris en poudre. On les employe ordinairement dans les remedes extérieurs, pour résoudre, pour fortifier les nerfs, pour la goutte sciatique, pour les rhumatismes.

Etimolo-gie.   *Lumbricus à lubricitate*, à cause que les vers de terre sont glissans.

LUNARIA.

Lunaire.   *Lunaria*, en françois, *Bulbonach*, ou *Lunaire*, est une plante dont il y a plusieurs es-peces ; j'en décrirai ici les deux principales.

Premiere espece.
La premiere est appellée ,

Lunaria major siliquâ rotundiore. J. B. Raii hist. Pit. Tournef.

Viola Lunaria, sive Bulbonach. Ger. Park.

Viola Lunaria major siliquâ rotunda. C. B.

En françois , *Médaille.*

Médaille.   Elle pousse une tige à la hauteur de deux ou trois pieds, grosse comme le petit doigt ; de couleur de vert de mer ou rougeâtre, rameuse, velue : ses feuilles sont semblables à celles de l'Ortie, quelquefois plus grandes du double ou du triple, velues, dentelées, d'un goût d'herbe potagere. Ses fleurs naissent sur la sommité de sa tige & sur ses ra-meaux, disposées comme celles du chou, composées chacune de quatre feuilles rangées en croix, purpurines ou incarnates, rayées, d'une odeur foible. Quand ces fleurs sont tombées, il leur succede des siliques oblongues, plates, arrondies, qui renferment des semences larges formées en petit rein, élevées au milieu en lentille & ayant les bords déliez, de couleur rouge-brune, d'un goût fort âcre accompagné d'un peu d'amer-tume : sa racine est glanduleuse.

Seconde espece.
La seconde espece est appellée ,

Lunaria major siliquâ longiore. J. B. Raii hist. Pit. Tournef.

Viola Lunaria major siliquâ oblonga. C. B. *Viola lunaris longioribus siliquis.* Ger.

En françois , *Bulbonach.*

Bulbonach. *v.* Pl. XI. fig. 12.   Ses feuilles sont plus larges qu'en la précédente, pointues, dentelées ; ses fleurs sont purpurines, odorantes ; ses siliques sont plus longues & plus étroites.

Ces plantes croissent aux lieux montagneux ; on en cultive dans les jardins ; on man-ge leurs racines ; elles contiennent beaucoup de sel & d'huile.

Semences. Vertus. Dose.   Leurs semences sont incisives, détersives, apéritives, vulnéraires ; elles excitent l'u-rine, on les estime propres pour l'épilepsie, étant prises en poudre dans de l'eau de Til-lot ; la dose en est depuis un scrupule jusqu'à une dragme.

Etimolo-gie.   *Lunaria à luna*, parce que la semence de cette plante a une figure approchante de celle de la Lune quand elle est en son plein.

LUNARIA BOTRYTIS.

Lunaria Botrytis. J. B. Raii hist.
Lunaria racemosa minor , vel vulgaris. C. Bauh.
Lunaria. Trag. Dod.
Lunaria minor. Lon. Lugd. Cæs. Ger.

Lunaria vulgaris minor. Clus. hist.
Lunaria petræa , Taura pastoribus , quòd vacca hæc degustata taurum requi-rant. Gesn. de Lun.

En françois, *Lunaire*, ou *petite Lunaire*.

Est une petite plante haute environ comme la main, elle pousse une queue grêle, ronde, lisse, soutenant une feuille épaisse, découpée ou divisée d'un & d'autre côté en quatre, cinq; six, ou sept parties sur une même côte; chacune de ces parties est arrondie & formée en croissant ou en lune; il sort de cette queue un pédicule tendre & rempli de suc qui soutient en sa sommité des petites fleurs disposées par grapes, lesquelles se dissipent au moindre vent ou quand on les touche, comme si c'étoit une poussiere très-fine : elles sont suivies par de petites semences rondes, rousses, ramassées comme des raisins; ses racines sont des fibres : elle croît au bas des montagnes & des colines aux lieux herbeux; elle contient beaucoup de phlegme & d'huile, peu de sel. *Petite Lunaire.*

Elle est rafraîchissante, condensante, astringente, propre pour arrêter la dyssenterie, les flux de menstrues & d'hémorroïdes, pour dessécher les playes & les ulceres, pour les les hernies; on s'en sert extérieurement & intérieurement. *Vertus.*

Lunaria, parce que les feuilles de cette plante ont la figure d'un croissant ou d'une demi-lune; on l'a surnommée *Botrytis* à βότρος, *racemus*, grape, parce que les fleurs & les semences de la Lunaire sont disposées en grapes. *Etimologie.*

LUPINUS.

Lupinus. Brunf. Trag. Matth. Fuch.
Lupinus sativus. Dod. Ger. Raii hist.
Lupinus vulgaris, semine & flore albo, sativus. J. B.

Lupinus sativus flore albo. C. B. Pit. Tournef.
Lupinus sativus albus. Park.
En françois, *Lupin.*

Est une plante qui pousse une tige à la hauteur de deux pieds, médiocrement grosse, ronde, droite, velue, rameuse, de couleur verte-jaunâtre, remplie de moëlle, revêtue de feuilles qui sont découpées jusqu'au nerf, ou divisées chacune en sept ou huit parties oblongues, étroites, répréfentant comme une main ouverte, de couleur de verd de mer en dessus, blanchâtres & lanugineuses en dessous, d'un goût légumineux tirant sur l'amer. Ses fleurs naissent aux sommitez de la tige & des rameaux, disposées en épi, légumineuses, blanches, attachées à des pédicules courts, & soutenues chacune sur son calice fait en godet dentelé. Quand ces fleurs sont passées, il leur succede des gousses plates, jointes plusieurs ensemble, relevées comme celles des féves, velues, composées chacune de deux cosses qui renferment cinq ou six grains presque ronds, aplatis, plus gros que des pois, durs, blancs en dehors, jaunes en dedans, d'un goût amer. Sa racine est divisée, dure, blanche. On cultive cette plante dans les champs; on se sert en Médecine de ses *grains* qui sont appellez du nom de la plante, *Lupins*; ils contiennent beaucoup d'huile & de sel volatil. *Lupin.* *Grains.*

La décoction des lupins étant bûe, chasse les vers du corps; & si on l'applique extérieurement elle guérit les dartres, la gratelle, les démangeaisons : elle est déterfive & dessicative. La *farine* des lupins est employée dans les cataplasmes pour amollir, pour résoudre, pour digérer. *Vertus.* *Farine.*

Lupinus à Lupo, loup, parce, dit-on, que le lupin devore la terre où il est cultivé, de même que le loup devore les animaux qu'il peut attraper. *Etimologie.*

LUPULUS.

Lupulus sive Humulus, en françois, *Houblon*, est une plante qui monte en serpentant jusqu'à la hauteur d'un petit arbre; mais ses tiges sont si foibles, qu'elles se cour- *Houblon.*

bent & retombent vers terre, si elles ne sont soutenues. Il y en a de deux especes ; une surnommée *mâle*, & l'autre *femelle*.

La premiere est appellée,

Premiere espece mâle.

Lupulus. Brunf. Matth. Dod. Cluf. hist.	*Lupulus sativus & sylvestris*. Trag. Lon. Cast. Lugd.
Lupulus mas. C. B. Pit. Tournefort.	*Lupus Salictarius*. Fuch. Dod. gal.

Ses tiges sont menues, sarmenteuses, fléxibles, velues, rudes ; ses feuilles sont larges, formant trois angles, comme celles de la Bryone, mais plus noires, incisées, dentelées, rudes, attachées vis-à-vis l'une de l'autre sur leur tige par des queues assez longues, rougeâtres, âpres au toucher. Ses fleurs pendent en forme de grape, petites, blanches, pâles ou herbeuses. Elles sont composées chacune de plusieurs étamines qui naissent au milieu d'un calice formé de feuilles disposées en rose. Ses fruits naissent sur des pieds différens de ceux des fleurs : ce sont des têtes ordinairement ovales, composées de plusieurs feuilles en écailles, de couleur blanchâtre tirant sur le jaune, d'une odeur forte, soutenues sur un poinçon : elles contiennent une semence presque ronde, noirâtre, envelopée d'une coëffe membraneuse ; ses racines sont menues, s'entortillant les unes avec les autres.

La seconde espece est appellée,

Seconde espece femelle.

Lupulus fœmina. C. B. Pit. Tournefort.	
Lupulus sylvestris. Park.	*Lupus Salictarius*. Ger.

Elle differe de la précédente en ce qu'elle est plus basse, moins belle ; & en ce qu'elle ne porte que rarement des fruits.

L'un & l'autre Houblon croissent dans les hayes, le long des chemins, aux bords des ruisseaux, ils s'entortillent en croissant autour des plantes voisines. On cultive le Houblon mâle avec grand soin en Angleterre, en Flandre & aux autres pays froids, le faisant soutenir par de grands échalas ou des perches, à la maniere des vignes ; c'est ce qui l'a fait appeller par quelques-uns *Vitis Septentrionalium*. Sa fleur & son fruit sont employez dans la composition de la biere.

Pendant que le Houblon est jeune & tendre, les sommitez de ses tiges sont bonnes à manger étant cuites comme des asperges.

Vertus.

Toutes les parties de la plante contiennent beaucoup de sel essentiel & d'huile.

Feuilles. Sommitez.

Les feuilles & les sommitez tendres du Houblon sont employées en décoction pour les maladies du foye, de la ratte, pour purifier le sang, pour exciter l'urine, pour la gratelle.

Fleurs.

Les fleurs du Houblon sont ameres, propres pour atténuer les humeurs grossieres de la ratte, du foye, des hypocondres, pour fortifier les parties dans les contusions, pour résoudte les tumeurs.

Etimologies.

Lupulus à Lupo, loup, parce qu'on a crû que le loup se cachoit dessous les branches du Houblon, qui se courbent ordinairement comme par humilité ; ce qui a fait donner à la plante le nom de *Humulus*.

Salictarius à Salice, saule, parce qu'on dit que le Houblon s'entortilloit autrefois autour des saules proche desquels il croissoit.

L U P U S.

Loup.

Lupus, en françois, *Loup*, est une espece de chien sauvage, ou un animal à quatre pieds ressemblant à un grand Chien mâtin, vorace, cruel, carnacier, fort, robuste ;

fa femelle eſt appellée *lupa*, & en françois, *louve*, & ſon petit loup, *Catulus lupæ*, & en françois, *louveteau* ou *Cheau* : elle ne porte que deux mois, & elle rend cinq ou ſix petits loups à chaque portée ; ſa tête eſt quarrée, ſon odorat eſt très-fin & ſubtil ; il ne peut tourner ſon cou ſeul, à cauſe de la diſpoſition de ſes vertebres ; il faut que tout le corps ſe remue avec lui. Il habite dans les bois deſerts & dans les forêts : il vit de charognes, de cadavres ; il ſe jette ſur les animaux vivans, comme ſur les moutons, ſur les ânes, ſur les mulets, ſur les chevaux ; il les prend à la gorge & les étrangle ; il tue même quelquefois des hommes & les mange : il avale auſſi des cailloux, ſoit à cauſe de la faim qui le preſſe ſouvent, ſoit pour ſervir à la digeſtion des autres choſes qu'il a mangées, car il ſe peut faire qu'ils s'agitent dans ſon ventricule, & y excitent la trituration ; quoiqu'il en ſoit, ces cailloux s'amolliſſent & ſe digérent dans ſes entrailles, car il les rend en excrémens ſemblables à de l'argille délayée. On le fait fuir par le bruit d'une ſonnette, ou en agitant des clefs les unes contre les autres. Il enrage facilement par la faim, & alors il devient très-dangereux. Cet animal eſt tellement préjudiciable aux payſans, que ſi quelqu'un d'eux a eu l'adreſſe d'en tuer un, & qu'il veuille le porter de village en village, il eſt ſûr d'être récompenſé ; car chacun ſe cotiſe volontairement pour lui faire ſa gratification.

La peau du loup eſt employée pour faire des manchons, des gands, & pluſieurs autres choſes. — *Peau.*

La dent du loup eſt employée pour aider à faire ſortir les premieres dents des enfans ; on l'enchaſſe dans de l'argent, & on la leur fait mâcher, afin que les gencives s'ouvrant par ce frotement, les dents ſortent. — *Dent.*

Toutes les parties du loup contiennent beaucoup de ſel volatil & d'huile.

Le cœur du loup étant pris en poudre, eſt propre pour l'épilepſie. La doſe en eſt depuis demi ſcrupule juſqu'à deux ſcrupules. — *Cœur. Vertus.*

Le foye du loup ſéché & pulvériſé, eſt propre pour l'hydropiſie, pour la phtiſie. La doſe en eſt depuis un ſcrupule juſqu'à une dragme. — *Foye.*

La graiſſe du loup eſt réſolutive & nervale ; on en frote les parties malades. — *Graiſſe.*

Les inteſtins du loup étant deſſéchez & pulvériſez, ſont propres pour la colique venteuſe. La doſe en eſt depuis un ſcrupule juſqu'à une dragme. — *Inteſtins.*

Les os du loup étant pulvériſez, ſont propres pour la pleuréſie, pour la ſciatique, pour les douleurs de côté, pour les meurtriſſures ; la doſe en eſt depuis un ſcrupule juſqu'à une dragme. — *Os.*

LUPUS MARINUS.

Lupus marinus, en françois, *Loup marin*, eſt un poiſſon de mer qui approche en figure du Saumon, grand, peſant juſqu'à vingt livres, vorace, couvert d'écailles médiocres, argentines, fortement attachées à ſa chair. Ses yeux ſont grands, ſon muſeau eſt oblong, il l'ouvre fort grand & il dévore les poiſſons qu'il peut attraper avec beaucoup d'avidité. Sa langue eſt oblongue & oſſeuſe ; il n'a point de dents : on trouve dans ſa tête quelques petites pierres ; il eſt bon à manger quand il eſt jeune & tendre ; il contient beaucoup de ſel volatil & fixe. — *Loup marin.*

Il eſt eſtimé propre pour les ſcrophules ou tumeurs froides, & pour les écrouelles, étant appliqué deſſus. Les *petites pierres* qu'on retire de ſa tête ſont eſtimées bonnes pour la douleur de tête, étant portées ſur la partie malade ; elles ſont apéritives étant priſes en poudre. — *Vertus. Petites pierres.*

LUSCINIA.

Luſcinia. Acredula. Philomela. En françois, *Roſſignol.*

Roſſignol.   Eſt un petit oiſeau gros comme une Allouëtte, de couleur brune ſur le dos, cendrée vers le ventre, très-agréable par ſon chant. Il habite les bois au haut des arbres ; il contient beaucoup d'huile & de ſel volatil.

Vertus.   Il eſt propre pour l'épilepſie, étant mangé. Son fiel eſt bon pour aiguiſer la vûe.

Etimolo-
gies.   *Luſcinia à Lucina Dea*, parce que le Roſſignol ſemble annoncer par ſon chant le lever du jour, de même que les Poëtes prétendoient que fit autrefois la Déeſſe Lucine.

Philomela quòd φιλεῖ μέλον, *amet cantum*, parce que cet oiſeau aime à chanter.

L U T E O L A.

Luteola. Ad. Lob. Ger. Raii hiſt.	*Luteola herba Salicis folio.* C. B. P. T.
Luteola vulgaris. Park.	*Lutea vel Luteum Vitruvii.* Geſn. hort.
Lutum herba. Dod.	*Lutea Plinii*, quibuſdam. J. B.

En françois, *Gaude* ou *herbe jaune.*

Gaude.   Eſt une plante qui pouſſe de ſa racine des feuilles oblongues, étroites, douces au toucher : il s'éleve d'entr'elles des tiges à la hauteur de trois pieds, dures, vertes, rameuſes, revêtues de feuilles plus petites que celles d'en bas, & garnies le long de leurs ſommitez de petites fleurs compoſées de petites feuilles inégales, de belle couleur jaune-verte : elles ſont ſuivies par des capſules preſque rondes, terminées par trois pointes, & renfermant des ſemences menues, preſque rondes, noirâtres. Sa racine eſt ordinairement groſſe comme le petit doigt, & quelquefois plus groſſe que le pouce, ligneuſe, blanche, d'un goût âcre. Toute cette plante, en ſe ſéchant, devient jaune : on la cultive en terre graſſe dans le Languedoc, la Normandie, la Picardie & en pluſieurs autres lieux d'où Usage.   l'on nous l'envoye ſéche : les Teinturiers s'en ſervent pour teindre en jaune : elle contient beaucoup d'huile & de ſel eſſentiel.

Vertus.   Elle eſt propre pour réſiſter au venin ; ſa racine eſt apéritive, étant priſe en décoction : on l'applique auſſi écraſée au bras des fébricitans pendant le paroxyſme, pour chaſſer la fiévre.

Etimolo-
gie.   *Luteola à luteo*, jaune : on a donné ce nom à la Gaude, parce qu'elle eſt employée pour teindre en jaune.

L U T R A.

Lutra. Jonſt.	*Canis fluviatilis*, Aetii.
Lytra. Varron.	En françois, *Loutre.*

Loutre.   Eſt un animal à quatre pieds, amphibie ou qui vit dans l'eau & ſur la terre ; ſa tête eſt ſemblable à celle du chien ; ſes oreilles ſont faites comme celles du Caſtor ; ſon corps eſt plus long & plus menu que celui du Caſtor : ſa queue eſt longue, ronde, pointue, garnie de poil ; ſes jambes ſont ſemblables à celles du renard, mais un peu plus groſſes ; ſa peau eſt moins épaiſſe que celle du Caſtor ; elle eſt couverte de poil court, d'une couleur approchante de celle de la châtaigne ; ſes dents reſſemblent à celles d'un chien de chaſſe ; on trouve des loutres en Eſpagne, mais la plus grande quantité eſt en Canada : cet animal ſe nourrit de poiſſons, & il en porte tant dans les cavernes, qu'il s'y fait quelquefois une infection horrible par la pourriture, ne pouvant pas tout manger ; il vit auſſi de racines, d'écorces d'arbres, de fruits, d'herbes ; il contient dans Poil.   toutes ſes parties beaucoup de ſel volatil & d'huile. Son poil ſert à faire des chapeaux,
Usage.   & ſa peau pour des manchons.

Graiſſe.   Sa graiſſe eſt réſolutive & digeſtive, on l'employe pour les douleurs des jointures,
Vertus.   elle fortifie les nerfs.

Son foye defféché & mis en poudre eft propre pour la dyffenterie : la dofe en eft de- Foye.
puis un fcrupule jufqu'à une dragme.

Ses tefticules deffechez & pulvérifez font eftimez propres pour l'épilepfie : la dofe en Tefticules.
eft depuis un fcrupule jufqu'à une dragme.

Lutra à λϒ'ω *, lavo ,* parce que la loutre fe lave dans les rivieres où elle nage fouvent. Etimolo-
Canis fluviatilis , parce qu'il tient en quelque façon du chien , & qu'il habite fouvent gies.
dans les rivieres.

LYCHNIS.

Lychnis , eft une plante dont il y a un grand nombre d'efpeces ; j'en décrirai ici deux
principales pour la Médecine, l'une *cultivée* , & l'autre *fauvage.*

La premiere eft appellée,

Premiere efpece cul-
tivée.

Lychnis vulgaris. Park. Raii hift.	C. B. Pit. Tournef.
Lychnis Coronaria vulgò. J. Bauh.	*Rofa Mariana fativa.* Trag.
Lychnis alba & rubra. Tab. Ger.	*Flamma vel Flammula jovis.* Gefn.
Lychnis Coronaria Diofcoridis fativa.	hort.

En françois, *Paffefleur. Coquelourde. Oeillet de Dieu.*

Elle pouffe plufieurs tiges à la hauteur d'un pied & demi ou de deux pieds, droites , Paffefleur.
rondes, rameufes, couvertes de laine ou de cotton blanc ; fes feuilles font longues de *V.* Pl. XI.
trois ou quatre doigts , larges d'un doigt & demi , un peu plus grandes que celles de la fig. 13.
Sauge, pointues, lanugineufes, blanches, molles : fes fleurs naiffent en fes fommitez,
belles, agréables à la vûe , compofées chacune de cinq feuilles difpofées en œillet, garnies au-delà de leur moitié de deux ou trois pointes, qui jointes à celles des autres feuilles , forment une couronne au milieu de cette fleur : fa couleur eft variée quelquefois
d'un rouge enflammé, d'autres fois d'un rouge plus clair, d'autres fois blanche avec
des lignes ou des points rouges ou incarnats, d'autres fois purement blanche : cette fleur
eft foutenue par un calice oblong & velu. Quand elle eft paffée , il lui fuccede un fruit
de figure conique, qui s'ouvre par la pointe & prend fouvent la figure d'un pot ; il contient des femences prefque rondes : fa racine eft fimple, garnie de beaucoup de fibres. On
cultive cette plante dans les jardins.

La feconde efpece eft appellée,

Seconde
efpece fau-
vage.

Lychnis fylveftris alba fimplex. C. B. Pit. Tournef.	*Lychnis fylveftris flore albo.* Ger. Raii hiftor. Park.
Ocymoides album multis. J. B. Gefn. hort.	*Lychnis fylveftris alba.* Dod. gal. Cam.

Elle pouffe beaucoup de tiges à la hauteur de deux pieds , rondes, velues, vuides ,
nouées , rameufes, rougeâtres en bas ; fes feuilles font longues de deux ou trois doigts,
larges d'un doigt & demi, rangées deux à deux ou oppofées , nerveufes, pointues ,
velues : fes fleurs naiffent en fes fommitez, & elles fortent des aiffelles des feuilles, attachées à des pédicules courts, elles font femblables à celles de la précédente efpece ,
de couleur blanche , foutenues chacune fur fon calice oblong, velu, marqué de rayes
purpurines. Quand ces fleurs font paffées , il leur fuccede des fruits de figure conique,
comme en l'autre efpece, lefquels contiennent des femences prefque rondes , de couleur cendrée : fa racine eft longue de trois ou quatre pieds, groffe quelquefois comme
le poignet, fendue , defcendant profondément en terre , blanche, âcre & amere. Cette
plante croît dans les champs contre les hayes.   V v v ij

L'une & l'autre espece contiennent beaucoup de sel essentiel & d'huile.

Suc. Leur suc étant aspiré par les narines excite l'éternuement.

Semences. *Vertus.* Leurs semences sont estimées propres contre la piquûre du scorpion, étant prises au poids de deux scrupules ou d'une dragme dans du vin. La semence de lychnis sauvage étant prise au poids de deux dragmes, purge par le ventre les humeurs bilieuses.

Etimologie. *Lychnis à lychno*, *luminare*, lampe, parce qu'on prétend que la fleur de cette plante jette comme une flamme ou des rayons de lumiere, d'où vient qu'elle est encore appellée *Flammula*.

LYCHNITES.

Lychnites. *Lychnites*, est une pierre précieuse, resplandissante & rayonnante, qui se forme dans les rochers en Thrace & aux lieux circonvoisins.

Etimologie. *Lychnites à lychno*, lampe, luminaire, parce qu'on prétend que cette pierre élance des rayons de lumiere comme feroit la flamme d'une lampe ou d'un autre luminaire.

LYCIUM.

Lycium Gallicum. C. Bauh. | *Rhamnus catharticus minor.* C. B. P. T.

En françois, *Graine d'Avignon.*

Voyez Pl. *XI. fig. 14.* Est un petit arbre ou arbrisseau épineux qui pousse des rameaux longs de deux ou trois pieds, couverts d'une écorce grisâtre, garnis de petites feuilles épaisses, ressemblantes à celles du buis, nerveutes, faciles à se détacher: ses fleurs sont petites, attachées plusieurs ensemble: il leur succede des petits fruits gros comme des grains de poivre, à trois ou quatre angles, & quelquefois faits en petits cœurs, de couleur vert-jaunâtre, d'un goût styptique & fort amer: ses racines sont ligneuses, jaunes. Cet arbrisseau croît aux lieux rudes & pierreux, entre les rochers, principalement vers Avignon & Carpentras; on en trouve aussi en Dauphiné, en Languedoc, en Provence.

Graine d'Avignon, &c. *Usage.* *Choix.* *Pâte jaune.* Ses petits fruits sont appellez *graine d'Avignon*, ou *grainette*, ou *graine jaune*; on nous l'envoye séche: les Teinturiers s'en servent pour teindre en jaune. Il faut la choisir assez grosse, récente, bien nourrie.

Les Hollandois composent une *pâte jaune* avec une espece de craye ou de marne blanche, qu'ils teignent par une décoction faite des graines d'Avignon dans de l'eau & un peu d'Alun commun; ils forment cette pâte en petits pains tortillez, & ils les font sécher pour les envoyer, c'est ce qu'on appelle *Stil de grain*: il doit être tendre, friable, de couleur jaune dorée. Il est employé pour peindre en huile & en mignature.

Usage. Toutes les parties du Lycium sont astringentes, digestives, résolutives.

Extrait tiré des racines & des branches. *Vertus.* Dioscoride recommande un extrait tiré des racines & des branches du lycium, qu'il appelle *Caté* ou *Lycium*. Il attribue à cet extrait une qualité astringente, détersive, propre pour nettoyer la sanie des yeux, pour discuter & consumer les cataractes, pour guérir les gencives ulcerées, pour la dyssenterie, pour les hémorragies, pour empêcher la rage, pris intérieurement & appliqué extérieurement.

Mais comme on ne convient pas bien de l'espece de lycium d'où Dioscoride veut qu'on tire ce remede, on lui substitue le suc épaissi de prunelles sauvages, lequel nous appellons *Acacia nostras.*

Etimologie. *Lycium*, parce que cet arbrisseau croissoit autrefois abondamment en Lycie.

LYCOPERDON.

Lycoperdon vulgare. Pit. Tournef. | *Fungus Cvatus, crepitus lupi.* Trag. Lon.
Fungus rotundus orbicularis. C. Bauh. | *Lupi crepitus,* Cast. Col.

Fungorum noxiorum generis 26 , species 3. Cluf.

Fungus glomerata rotunditatis. Lob. belg.

Fungus veficarius , aliis ovum lupinum. Imper.

En françois, *Vesse de Loup.*

Vesse de Loup.

Eſt une eſpece de Champignon gros comme une noix , rond , blanchâtre , membraneux comme une veſſie ; il contient au commencement une moëlle ſpongieuſe & humide , mais elle ſe corrompt & ſe deſſeche dans la ſuite , ſe réduiſant en une poudre trèsſubtile , d'une odeur fort puante. Ce Champignon naît aux lieux ſablonneux & humides , principalement après les pluyes. Pour peu qu'on le preſſe avec le pied en marchant deſſus , il ſe creve en petant , & la poudre qui eſt dedans s'envole en l'air , rendant ſa méchante odeur.

Il eſt propre pour deſſécher les ulceres , pour arrêter le flux des hémorroïdes , étant pulvériſé & appliqué deſſus.

Vertus.

Lycoperdon à λύκος , *lupus,* loup, & πέρδω , *pedo,* je pete ; comme qui diroit *Pet* ou *Veſſe de Loup.*

Etimologie.

LYCOPERSICON.

Lycoperſicon Galeni. Ang. Pit. Tourn.

Mala aurea odore fœtido, quibuſdam Lycoperſicon. J. Bauh.

Solanum pomiferum , fructu rotundo ſtriato molli. C. B. Raii hiſt.

Mala inſana. Cæſ.

Pomum amoris majus fructu rubro. Park.

Poma amoris. Dod. gal. Ad. Lob. Ger.

En françois, *Pomme dorée,* ou *Pomme d'amour.*

Eſt une plante qui pouſſe des tiges longues de quatre ou cinq pieds , velues , foibles , creuſes en dedans , rameuſes , ſe courbant & ſe couchant à terre , revêtues de beaucoup de feuilles découpées à peu près comme celles de l'Aigremoine , dentelées en leurs bords , pointues , tendres , un peu velues , d'un verd-pâle ; ſes fleurs naiſſent entre les feuilles des rameaux , petites , dix ou douze enſemble , jaunes , attachées à des pédicules qui ont chacun un nœud proche de la fleur. Ses fleurs ſont des roſettes à cinq pointes , ſoutenues par un calice velu , découpé auſſi en cinq parties. Quand cette fleur eſt paſſée , il lui ſuccede un fruit gros comme une petite pomme , rond , uni , poli , luiſant , doux au toucher , mou , charnu , de couleur jaune tirant ſur le rouge ou tout-à-fait rouge , aigrelet & bon à manger , diviſé par dedans en pluſieurs loges qui renferment pluſieurs ſemences rondes , aplaties , jaunâtres ; ſa racine eſt fibrée. Cette plante a une odeur forte & déſagréable : on la cultive dans les jardins en terre graſſe & humide : elle contient beaucoup d'huile & de phlegme , peu de ſel.

Pomme dorée.

Les Italiens mangent ſon fruit en ſalade avec du ſel , du poivre & de l'huile , comme on mange ici le Concombre.

Le ſuc de la plante eſt propre pour les inflammations des yeux , pour arrêter les fluxions , pour réſoudre , pour appaiſer les douleurs , appliqué extérieurement.

Vertus.

La pomme dorée a été placée par la plûpart des Botaniſtes entre les eſpeces de Solanum. M. Tournefort en a fait un genre différent , parce que ſon fruit eſt partagé en pluſieurs loges , au lieu que celui du Solanum ne l'eſt pas.

Lycoperſicon à λύκος , *lupus,* loup, πέρσικὸς , *perſica,* Pêche , comme qui diroit *Pêche de Loup.*

Etimologie.

LYCOPODIUM.

Lycopodium , id eſt pes lupi. Dod. gal. Tab.

Muſcus terreſtris clavatus. C. B. Pit. Tournefort.

Muscus urfinus, vel pes urfinus. Gefn.
Muscus clavatus, five Lycopodium. Ger.
Park.

Muscus terreftris repens à Trago pictus.
J. B. Raii hift.
Plicaria & Cingularia, Polonis.

En françois, *Mouffe terreftre*, ou *Pied de Loup.*

Pied de Loup. Eft une efpece de mouffe ou une plante dont la tige eft fort longue, rampante à terre, jettant de côté & d'autre beaucoup de rameaux qui fe fubdivifent en d'autres rejettons & s'étendent confidérablement ; ils font couverts d'un grand nombre de petites feuilles très-étroites, rudes ; il s'éleve d'entre les rameaux certains pédicules longs comme la main, grêles, prefque ronds, répréfentant chacun vers fa fommité une double maffue, molle, jaune, & qui a coutume de rendre quand on la touche en Automne beaucoup de poudre fubtile jaune : fes racines font des fibres longues, groffes, ligneufes. Cette plante croît aux pays Septentrionaux dans les bois aux lieux fablonneux, pierreux, maritimes ; elle contient beaucoup de fel effentiel & d'huile, peu de phlegme.

Vertus. Elle eft propre pour atténuer la pierre du rein, pour exciter l'urine, pour arrêter les cours de ventre, pour le fcorbut. Les Polonois s'en fervent pour une maladie des **Maladie de cheveux.** cheveux appellée *Plica*, qui eft fort commune en Pologne & en Suéde ; on ufe de cette plante en décoction & en poudre ; on l'employe auffi extérieurement pour déterger, pour confolider les playes, pour raffermir les gencives.

Poudre. La poudre qui fort lorfqu'on touche en Automne les petites maffues, étant ramaffée & féchée, s'enflamme & fulmine à peu près comme de la poudre à canon ; on l'appelle foufre végétal, *fulfur vegetabile* ; elle eft eftimée bonne pour l'épilepfie ; la dofe en eft depuis demi-fcrupule jufqu'à demi-dragme ; elle fert à former des pilules comme la poudre de régliffe.

Etimologies. *Lycopodium* à λύκος, *lupus*, & πῦς, *pes*, comme qui diroit *pied de Loup*, parce qu'on a trouvé quelque reffemblance des rameaux de cette plante avec les pieds du loup.

Plicaria, à caufe que cette plante eft employée pour une maladie de cheveux appellée *Plica*.

LYCOPSIS.

Lycopfis. C. Bauh.
Lycopfis Diofcoridis, quibufdam. J. Bauh.

Cynogloffa vera. Caft.
Lycopfis, vel Lycapfis Ægineta. Ad.
Echii altera fpecies. Dod.

Eft une plante qui pouffe une tige à la hauteur d'un pied & demi, droite, rameufe en haut, velue ; fes feuilles font rangées fans ordre vers le bas de la tige, femblables à celles de la Buglofe fauvage, dures, couvertes d'un poil rude ; fes fleurs font petites, tendres, de couleur purpurine, placées aux fommitez des branches : fa racine eft rouge ; elle croît dans les champs près les rivieres & les marais. Plufieurs la rangent entre les efpeces d'Anchufa.

Vertus. Elle eft déterfive, vulnéraire, confolidante.

Etimologie. *Lycopfis* à λύκος, *lupus*, & ὄψις, *facies*, comme qui diroit *face de loup*, parce que la tige & les feuilles de cette plante font couvertes d'un poil rude comme la peau du loup.

LYCOPUS.

Marrube aquatique. *Lycopus paluftris*, en françois, *Marrube aquatique*, eft une plante dont il y a plufieurs efpeces, je parlerai des deux principales.

La premiere eſt appellée ,

Lycopus paluſtris glaber. Pit. Tourn.
Marrubium paluſtre glabrum. C. B.
Marrubium aquatile. Dod. Trag. Ad.
Lancea Chriſti. Geſn. hòrt.

Marrubium aquaticum. Ger. emac.
Marrubium aquaticum vulgare. Park.
Marrubium aquaticum quorumdam. J. Bauh.

Elle reſſemble au Marrube, ſa tige croît à la hauteur d'un pied & demi ou de deux pieds, quarrée, velue, dure, ridée : ſes feuilles ſont plus longues, plus étroites, plus fermes & plus profondément découpées aux bords que celles du Marrube, ſans poil, mais rudes, noirârres : ſes fleurs ſont petites, formées en gueule, verticillées ou rangées comme par anneaux autour de leur tige ; chacune d'elles eſt ſemblable à une campane ou à un entonnoir recoupé en quatre pieces, de couleur blanche, contenu dans un calice fait en cornet, rude, piquant : il lui ſuccede quatre ſemences menues, preſque rondes : ſa racine eſt compoſée de pluſieurs fibres rampantes.

La ſeconde eſpece eſt appellée ,

Lycopus paluſtris villoſus. Pit. Tourn.
Marrubium paluſtre hirſutum. C. B.

Marrubium aquaticum alterum. Park.

Elle differe de la précédente en ce que ſes feuilles ſont velues, blanches, rudes, découpées profondément, crénelées & quelquefois laciniées.

L'une & l'autre eſpece croiſſent aux lieux aquatiques, dans les prez, aux bords des ruiſſeaux & des foſſez : la premiere eſpece eſt la plus commune ; elles contiennent beaucoup d'huile & de phlegme, peu de ſel.

Elles ſont déterſives, aſtringentes & rafraîchiſſantes, propres pour arrêter les cours de ventre, les hémorragies.

Lycopus à λύκος, *lupus*, & πȣς, *pes*, comme qui diroit *pied de loup*, parce qu'on a crû que la feuille de cette plante avoir quelque reſſemblance avec le pied d'un loup.

LYDIUS LAPIS.

Lydius lapis. Chryſitis. Coticula. En françois, *Pierre de touche.*

Eſt une eſpece de marbre ou une pierre fort compacte & fort dure, ſe poliſſant parfaitement, de couleur noire ou noirâtre, quelquefois jaunâtre : il y en a de différentes groſſeurs & figures ; celles que nous voyons ordinairement ſont quarrées, larges de deux doigts : on en trouve en pluſieurs lieux de l'Europe aux environs des rivieres ; mais les meilleures & les plus eſtimées naiſſent aux Indes : on s'en ſert pour éprouver l'or & l'argent ; car en frottant ces métaux ſur la pierre de touche, il s'y en attache une petite partie qui fait connoître leur bonté & leur qualité.

Lydius lapis, parce qu'on tiroit autrefois cette pierre de la Lydie.

Chryſitis, χρυσὸς, *aurum*, parce que cette pierre ſert à éprouver l'or.

LYNX.

Lynx. Lupus Cervarius. En françois, *Loup Cervier.*

Eſt une bête à quatre pieds de la grandeur d'un gros chien qui tient du chat & du lion, ſauvage, féroce, ayant environ trois pieds de long, ſon port eſt alaigre, délibéré ; ſa tête & ſes oreilles ſont petites, formées comme en triangle, noires, ayant au haut une houpe de poil de la même couleur : ſes yeux ſont pétillans, vifs, jettant comme du feu ; ſa vûe eſt très-aigue & plus ſubtile qu'en aucun autre animal ; ſes machoires ſont garnies de dents fortes & tranchantes ; sa langue est rude, garnie de pointes comme celle du chat & du lion ; il a de la barbe ou des soyes blanches aux deux côtez de la gueule comme le chat ; il est couvert par tout le corps d'un poil presque aussi mou que la laine , de couleur blanchâtre, marbré ou marqueté de taches noires ; sa queue est courte ; ses pieds sont couverts de beaucoup de poils , ceux de devant ont chacun cinq doigts , & ceux de derriere chacun quatre , tous armez de griffes crochues comme celles de l'Aigle ou du Vautour , luisantes & très-aigues. Cet animal habite les bois & les autres lieux déserts , en Moscovie , en Lithuanie , en Suéde , en Amérique : il s'accommode avec les Cerfs ; mais il se jette comme le loup sur les autres animaux , lesquels il dévore goulument , aimant sur tout leur cervelle ; il court avec grande rapidité sur la proye , comme sur les chats sauvages ausquels il fait la chasse. Il contient beaucoup de sel volatil &

Vertus. d'huile.

Graisse.   Sa graisse est propre pour fortifier les jointures & les nerfs , pour résoudre.

Griffes.   Ses griffes sont estimées propres contre les retiremens de nerfs , étant portées en amulette : on préfere celle qui vient du pouce du pied droit ; mais on ne doit guéres avoir de foi pour des remedes de cette nature.

Etimolo-   *Lynx à* λύκος , *Lupus* , loup, parce que cet animal est vorace comme le loup , quoi-
gie. qu'il n'en ait point la ressemblance.

     Lupus cervarius , parce qu'il a la férocité & la voracité du loup , & qu'il lie amitié avec les Cerfs.

LYRA.

Lyra , est un poisson de mer médiocrement grand , oblong , rond , de couleur rouge ; il porte à sa tête deux cornes disposées en forme d'une *harpe* , d'où est venu son nom : il est couvert de petites écailles rudes ; sa tige est anguleuse , osseuse , dure , piquante ; ses yeux sont aigus , son museau est grand , rond & sans dents. Ce poisson est plus osseux que charnu ; sa voix est comme un grognement ; il vit de plantes mêlées avec l'écume de mer. Il y en a de deux especes qui different peu l'une de l'autre : il est trop dur pour être mangé ; on ne s'en sert point dans les alimens.

Vertus.   Il est apéritif, étant desséché & pris en poudre : la dose en est une dragme.

LYSIMACHIA.

Lysimachia lutea. J. Bauh. Raii hist. | *ridis.* C. B. Pit. Tournef.
Lysimachia lutea major vulgaris. Park. | *Lysimachium verum.* Dod. gal. *legiti-*
Lysimachia lutea major , quæ Diosco- | *mum.* ibid.

En françois, *Corneille. Percebosse. Chassebosse.*

Corneille.   Est une plante qui pousse plusieurs tiges à la hauteur de deux ou trois pieds , droites , velues , ayant plusieurs nœuds de chacun desquels sortent trois ou quatre feuilles oblongues , pointues , semblables à celles du Saule , d'un verd obscur en dessus , blanchâtres & lanugineuses en dessous. Ses fleurs sont placées en ses sommitez ; elles sont faites en rosettes coupées en cinq ou six parties , jaunes , d'un goût aigre , sans odeur : lorsqu'elles sont passées , il paroît en leur place des fruits ordinairement sphériques , lesquels s'ouvrent par la pointe en plusieurs parties , & renferment dans leur cavité des semences un peu menues , d'un goût astringent : sa racine est rampante , rougeâtre. Cette plante croît dans les marais , proche des ruisseaux , aux bords des fossez & aux autres lieux humides : elle contient beaucoup de phlegme & d'huile , peu de sel.

Vertus.   Elle est fort astringente & vulnéraire, on s'en sert pour la dyssenterie, pour les hémorragies , pour nettoyer & consolider les playes.

Lysimachia

Lyſimachia à Lyſimacho , parce que Lyſimachus, fils d'un Roy de Sicile , mit le premier cette plante en uſage.   Etimologie.

M

M A B O U J A   R A D I X.

Abouja radix (C. Biron , eſt une racine de l'Amérique dont les Sauvages font des maſſues avec leſquelles ils s'arment pour attaquer leurs ennemis & pour ſe défendre ; cette racine eſt longue , groſſe , compacte , plus dure & plus peſante que le bois de fer, de couleur noire , toute garnie de nœuds gros comme des Châtaignes ; chaque maſſue eſt de la longueur d'environ trois pieds , & de la groſſeur d'un très-gros bâton ; l'arbre d'où l'on tire cette racine , n'eſt pas commun ; on en trouve ſur le haut de la montagne de la Soufriere à la Guadeloupe , elle eſt fort eſtimée quand elle a une figure de maſſue.   Maſſues des Sauvages de l'Amérique.

Mabouja ſignifie chez les Amériquains *le diable :* ils ont donné ce nom à cette racine comme pour dire *racine du diable* , parce que quand ils en ſont armez , ils croyent avoir la force du diable , ou être très-redoutables.   Etimologie.

M A C H A - M O N A.

Macha-mona. C. Biron. En françois , *Calbaſſe de Guinée* , ou *Calbaſſe d'Afrique.*

Eſt un fruit de l'Amérique qui a la figure de nos Calbaſſes , long d'environ un pied , & de ſix pouces de diametre ; ſon écorce eſt ligneuſe & très-dure ; on en pourroit fabriquer des taſſes & d'autres utenciles , comme on fait avec le coquo ; le deſſus de cette écorce eſt velouté , verdâtre ; le dedans de ce fruit eſt diviſé par côtes , comme le melon l'eſt par dehors ; ces côtes ſont ſéparées par des filamens qui en attachent la chair à la partie intérieure de l'écorce , & ces filamens partent de la circonférence & ſe terminent au cœur du fruit ; ſa chair eſt de la même couleur que le dedans de la Citrouille ; mais au lieu que dans nos Citrouilles les graines ſont abondantes , & toutes au cœur du fruit ; au contraire , dans le Macha-mona il y a peu de ſemences qui ſont répandues dans toute ſa ſubſtance , fort envelopées dans ſa chair , & éloignées les unes des autres ; ce fruit naît à un arbre haut & gros pour le moins comme nos plus grands chênes ; ſa feuille eſt épaiſſe & plus grande que celle du maronnier d'Inde ; il croît aux Iſles de l'Amérique : ſon fruit eſt attaché à l'arbre par une queue qui n'eſt autre choſe que tous les filamens du dedans , leſquels s'y réuniſſent ; ou ſi l'on veut , ils partent de cette queue , & ſe diviſant , ils vont tapiſſer l'écorce du fruit en dedans , & ſe partager en côtes.   Calbaſſe de Guinée, ou d'Afrique. Uſage.

Quand ce fruit eſt mûr , ſa chair a un goût aigrelet un peu ſtyptique ; on le trouve délicieux dans les pays chauds ; on en prépare une liqueur dont on uſe comme de limonade pour ſe rafraîchir ; on en donne aux malades pour les cours de ventre ; ſi l'on fait ſécher cette chair , elle aura un goût auſſi agréable que celui du pain d'épice de Reims : les Eſclaves en font de la bouillie avec de l'eau , ſa qualité eſt abſorbante : les femmes d'Afrique ſe ſervent de cette chair pour faire cailler le lait , comme on ſe ſert ici de la preſſure.   Vertus.

Ses ſemences ſont groſſes comme des petits pignons , & de la figure d'un rein , de couleur de châtaigne : elles renferment chacune une amande beaucoup plus délicate au goût que nos amandes douces.

X x x

Etimolo-
gie.

Macha-mona, c'est-à-dire, en langage du pays, *manger des oiseaux*; on a donné ce nom à la calbasse de Guinée, parce que les oiseaux qui ont le bec fort & robuste, entament l'écorce de ce fruit pour en manger la chair dont ils sont fort friands.

MACOCQVVER.

Macocqvver, sive Macaqvver Virginen-
sium. Cluf. exot. & part. 1. Ind. Occid. | *Pepo Virginianus.* C. Bauh.

Est un fruit de la Virginie en Amérique, rond ou ovale, ressemblant à une courge ou à un melon : son écorce est dure, polie, de couleur brune ou rougeâtre en dehors, noire en dedans : il contient une pulpe noire, acide, salée, dans laquelle sont enveloppez plusieurs grains rouges-bruns, ayant la figure d'un cœur, & remplis d'une moëlle blanche. Les Indiens retirent la pulpe & les grains de ce fruit par un petit trou qu'ils font à l'écorce ; puis l'ayant rempli à demi de petits cailloux, ils le bouchent & ils l'agitent afin qu'il fasse du bruit ; c'est un divertissement pour eux dans les tems de réjouissance.

Vertus.

L'écorce de ce fruit est astringente.

MADREPORA.

Madrepore

Madrepora, en françois, *Madrepore*, est une plante qui naît pétrifiée dans la mer, & qui n'est différente du corail qu'en ce que ses branches sont percées de plusieurs trous disposez assez souvent en étoile. Sa couleur est ordinairement blanche, quelquefois grise, quelquefois rouge, marquetée de blanc. Il y en a de beaucoup d'especes rapportées par Imperatus, par Gaspard Bauhin, & par Pit. Tournefort.

Sept diffé-
rentes es-
peces.

La premiere est appellée *Madrepora.* (Imper.) *Corallis affinis, Madrepora stellata.* (C. B.)

La seconde est appellée *Madrepora ramosa* (Imper.) *Corallis affinis Madrepora ramosa.* (C. B.)

La troisiéme est appellée *Madrepora, sive Millepora.* (P. T.) *Millepora.* (Imper.)

La quatriéme est appellée *Madrepora vulgaris.* (P. T.) *Corallium album fistulosum.* (Imper.)

La cinquiéme est appellée *Madrepora Abrotonoides.* (P. T.) *Planta saxea Abrotonoides.* (Cluf. exot.)

La sixiéme est appellée *Madrepora verrucosa punctata.* (P. T.) *Corallium album verrucosum punctatum* (C. B.) *sive Corallum album punctatum.* (Imper.)

La septiéme est appellée *Madrepora alba stellata* (P. T.) *Corallum album stellatum,* (C. B. *sive Corallum stellatum.* (Imper.)

Observa-
tion de M.
de Jussieu
sur le Ma-
drepore.

Quoique le Madrepore prenne véritablement sa naissance & son accroissement dans la mer, on en trouve quelquefois sur la terre, & même en des lieux élevez & éloignez des eaux. M. de Jussieu Professeur Royal en Botanique nous en apporta un à l'Académie Royale des Sciences au mois de Novembre 1709, lequel il avoit *trouvé sur la montagne* de Chaumont en Normandie, entre Magny & Gisors où il avoit cru ; ce Madrepore étoit poreux, léger, blanc & tout-à-fait semblable au Madrepore vulgaire, ressemblant au corail blanc.

Il est étonnant qu'une matiere qui n'a eu vrai-semblablement son origine que dans la mer, se trouve comme dans sa matrice en des lieux qui en sont si éloignez, & même sur des montagnes : mais le Madrepore n'est pas la seule production de la mer que nous rencontrions sur la terre, ou dedans la terre nous y voyons des montagnes & d'autres lieux remplis d'un grand nombre d'especes de coquillages pétrifiées , & qui semblent calcinées par le long-tems qu'elles y ont demeuré. Des dents de poissons , & plusieurs autres parties d'animaux maritimes qui ne peuvent y avoir été portées que par de grandes tempêtes & des ouragans , on pourroit même faire remonter cette explication jusqu'au déluge.

Toutes ces plantes pétrifiées sont alkalines & astringentes ; si on les broye sur le porphyre , & qu'on les fasse prendre par la bouche, elles produiront l'effet du corail. La dose en est depuis demi scrupule jusqu'à deux scrupules pour les cours de ventre, pour les hémorragies.

Vertus.

Dose.

M Æ N A.

Mæna est une espece de Haran ou Anchois marqué à chaque côté d'une tache ronde , noire ou azurée , ou jaune , & quelquefois varié par tout le corps de beaucoup de couleurs différentes. Il naît dans la mer Oceane comme les autres Harans. Il y en a de petits comme le doigt , & d'autres plus grands, mais ils ne passent pas la grandeur de la main : ils se nourrissent d'alga & d'herbes qu'ils trouvent aux bords de la mer ; ils contiennent beaucoup d'huile & de sel volatil ; ils sont aussi bons à manger que le Haran ordinaire ; on les confit dans de la saumure pour les conserver.

Ils sont apéritifs étant mangez.

Leur saumure est propre pour déterger les ulceres fœtides, pour résister à la gangrenne, on en met aussi dans les lavemens pour l'hydropisie.

Vertus.

Saumure.

M A G A L Æ A.

Magalaize. Maganaize. Magnése. Magne.

Est un minéral brillant, approchant de l'antimoine, mais plus tendre & plus cassant; il y en a de deux especes, un *gris*, & l'autre *noir*. Le premier est fort rare ; on les tire tous deux des carrieres du Piémont.

La Magnése est employée par les Potiers, par les Emailleurs, par les Verriers.

Il faut la choisir nette , tendre , brillante : elle sert à purifier & à blanchir.

Usage.

Choix.

M A G N E S.

Magnes. Lapis Heraclius. Lapis Syderitis. Lapis Nauticus.

En françois, *Aymant. Pierre d'Aymant.*

Est une pierre minérale , compacte , dure , médiocrement pesante, de couleur noire ou brune, ou bleue obscure, laquelle on trouve dans des mines de fer & de cuivre. La meilleure naît aux Indes & en Ethyopie ; mais on en apporte aussi d'Italie, de Suéde, d'Allemagne. Elle a beaucoup de belles propriétez utiles pour les voyageurs & pour les Arts , lesquelles il seroit trop long de rapporter icy : ceux qui en voudront être instruits , pourront lire ce qu'en a écrit M. Regis dans son Cours de Philosophie.

Aymant.

L'Aymant le plus estimé est celui qui attire & qui soutient un plus grand poids de fer : il faut l'armer dans du fer , & alors il aura encore beaucoup plus de force. J'ai vû plusieurs fois une pierre d'Aymant grosse comme une pomme médiocre , attirer & suspendre un pilon de fer qui pesoit vingt-deux livres : cette pierre avoit été vendue cent pistoles.

Voyez M. Regis.

Il y a un grand rapport entre les parties de l'Aymant & celles de l'acier, comme l'a prouvé M. Joblot par plusieurs expériences, premiérement, parce que l'Aymant peut se convertir en un fer très-pur & très-fin: en second lieu, parce qu'il se rouille à l'hu-

Expériences de M. Joblot.

midité à peu près de la même maniere que le fer : en troisiéme lieu, parce que le fer situé d'une certaine façon sur la terre, devient à la longue un Aymant parfait : en quatriéme lieu, en ce que l'Aymant, le Fer & l'Acier perdent au feu la vertu magnétique qu'ils avoient : en cinquiéme lieu, en ce que les lames d'acier trempées communiquent la vertu qu'elles ont reçûe de l'Aymant à d'autres lames d'acier ; en sixiéme lieu, on fait peu d'expériences avec l'Aymant qu'on ne puisse faire avec de l'acier bien aymanté.

On demande de la pierre d'Aymant dans les descriptions d'emplâtres destinez pour des playes qui ont été faites par des armes, & où l'on croit qu'il est demeuré quelque morceau de fer ; car l'on s'imagine que l'Aymant qui est entré dans l'emplâtre attirera & fera sortir le fer de la playe : mais quelque bon que fût l'Aymant, il ne pourroit jamais produire cet effet ; car premiérement étant pulvérisé subtilement, comme il est nécessaire qu'il soit pour être mêlé dans un emplâtre, il a perdu toute sa qualité propre pour attirer le fer, en ce qu'elle ne consistoit que dans une disposition ou arrangement de pores qui ont été détruits. En second lieu, quand il seroit demeuré à cette pierre pulvérisée quelque vertu d'attirer le fer, elle ne pourroit point agir étant mélangée dans un emplâtre, à cause des matieres visqueuses, gommeuses & résineuses qui le composent. Je ne reconnois donc en l'Aymant qu'on a fait entrer dans les emplâtres qu'une vertu détersive & astringente : ainsi j'estime qu'il n'est pas besoin de s'embarrasser beaucoup pour choisir cette pierre dans toute sa force quand on voudra l'employer en Médecine ; il suffit de prendre de celle que les Droguistes vendent communément, & qu'ils font venir d'Auvergne & de plusieurs autres lieux ; mais de peur qu'on n'y soit trompé, & qu'ils ne vendent une autre pierre à la place de celle d'Aymant, il faut lui présenter de la limaille de fer, car elle doit l'attirer.

Aymant commun.

Il y a aussi de l'*Aymant blanc*, mais il est très-rare, il doit être d'un blanc grisâtre, pesant, attirant le fer.

Aymant blanc.

Toutes les pierres d'Aymant sont astringentes, elles arrêtent le sang ; on ne s'en sert qu'extérieurement.

Vertus.

Magnes à Magnesia, parce qu'on trouvoit autrefois beaucoup d'Aymant dans la Magnésie Province de la Lydie ; ou bien comme veut Nicander, parce qu'un berger nommé Magnes fut le premier qui la découvrit au mont Ida, avec le fer de sa houlete & ses souliers où il y avoit des clous.

Etimologies.

Lapis Heraclius, parce qu'on trouvoit autrefois cette pierre en Héraclée ville de la Magnésie.

Lapis Syderitis, à σίδηρος, *ferrum*, parce que cette pierre attire le fer.

Lapis nauticus, parce que ceux qui font des voyages sur mer, sont conduits par l'aiguille aymantée.

Aymant, à cause qu'elle semble aimer le fer en s'y attachant si intimément.

MAHALEB.

Mahaleb. Matth. Cast. Lugd. Tab.	*Magalep.* Pomet.
Macaleb. Ang. Lob.	*Macholebum.* Cord. hist.
Macalep Arabicum, Cerasi sylvestris genus. Bellon. cult.	*Chamacerasus.* Dalech. Gesn.
	Vaccinium Plinii. Lugd.
Cerasus sylvestris amara Mahaleb putata. J. B. Pit. Tournef.	*Ceraso affinis.* C. Bauh.

En françois, *Bois de Sainte Lucie*, ou *Mahaleb*.

Bois de Ste Lucie.

Est une espece de Cerisier sauvage, ou un petit arbre assez semblable au Cerisier commun ; son bois est gris, rougeâtre, agréable à la vûe, compact, assez pesant, odo-

rant, couvert d'une écorce brune, ou d'un noir tirant sur le bleu ; ses feuilles ressem- *Voy.* Pl.
blent à celles du Bouleau , ou à celles du Peuplier noir ; mais elles font plus petites , un XI. fig. 15.
peu moins larges que longues, crénelées aux bords, veineuses, d'une couleur verte ;
ses fleurs font semblables à celles du Cerisier ordinaire , mais plus petites, blanches ,
composées chacune de cinq feuilles disposées en rose, de bonne odeur , attachées par
des pédicules courts, qui sortent plusieurs d'un autre pédicule plus grand & rameux.
Quand ces fleurs font tombées, il leur succede des petits fruits ronds, noirs, ayant la
figure de nos Cerises, amers, teignant les mains quand on les écrase, peu charnus ,
contenant un noyau dans lequel on trouve une amande amere. Quelques-uns appellent ce petit fruit *Vaccinium* ; & ils prétendent que c'est de lui dont Virgile parle en
ces Vers.

Alba ligustra cadunt; Vaccinia nigra leguntur.

La racine de l'arbre est longue , grosse, branchue , & étendue ; il croît aux lieux
aquatiques , aux bords des rivieres. Son fruit contient beaucoup d'huile & de sel
volatil.

Il atténue, il amollit, il résout, étant écrasé & appliqué extérieurement.   Vertus du
fruit.

On nous apporte d'Angleterre & de plusieurs autres endroits *l'amande du noyau de ce* Usage de
fruit séche , parce que les Parfumeurs en employent dans leurs Savonnettes : on appelle l'amande
cette amande du nom de l'arbre *Mahaleb* ou *Magalep*. Elle doit être grosse comme l'a- du noyau.
mande du noyau de Cerise, récente , nette : elle a ordinairement une odeur assez désagréable , & approchante de celle de la Punaise.

Le *Bois de Sainte Lucie* qui nous est apporté de Lorraine ; & dont les Ebenistes se Bois.
servent pour leurs beaux ouvrages, est tiré du tronc de l'arbre Mahaleb. Il doit être Usage.
dur , compact, médiocrement pesant , sans nœud ni obier, de couleur grise, tirant sur V. Pomet.
le rougeâtre , couvert d'une écorce mince & brune, semblable à celle du Cerisier, d'une Choix.
odeur agréable qui augmente à mesure que le bois vieillit. Il contient beaucoup d'huile
& de sel essentiel.

Il est sudorifique, desficatif pris en décoction , mais il n'est point en usage.

MAJORANA.

Majorana, en françois, *Marjolaine*, est une plante dont il y a *deux especes* prin- Marjolaine
cipales.

La premiere est appellée,

Premiere
espece.

Majorana major. Ger.	*Majorana majori folio , ex semine nata.*
Majorana vulgaris. C. Bauh. Pit. Tour-	J. B. Raii hist.
nefort.	*Amaracus.* Matth. Fuch. Lugd.
Majorana vulgaris æstiva. Park.	*Sampsuchus.* Lac. Lob.

Elle pousse plusieurs petites tiges ou rejettons à la hauteur de près d'un pied, ligneux,
rameux , menus , un peu velus & rougeâtres, garnis de feuilles rangées vis-à-vis l'une
de l'autre, petites, presque rondes, ayant la figure de celles de l'Origan ordinaire,
mais beaucoup plus petites , molles, blanchâtres, d'une odeur forte, aromatique, &
très-agréable , d'un goût un peu âcre & amer : ses fleurs naissent en ses sommitez, contenues & ramassées en maniere d'épis ou de têtes plus rondes & plus courtes que celles
de l'Origan , composées de quatre rangs de feuilles posées par écailles. Ces fleurs font
petites , en gueule ; chacune d'elles est un tuyau découpé par le haut en deux lévres , de
couleur blanche. Il leur succede quand elles font tombées, des femences menues, presque
rondes, de couleur rousse, odorantes , ameres : ses racines font menues & fibrées.

X x x iij

Seconde espece.

La seconde espece est appellée,

Majorana tenuifolia. C. B. Pit. Tourn.	*Majorana tenuior & minor.* Dod.
Majorana nobilis. Brunf. Ang.	*Amaracus sampsuchum.* Gesn. hort.
Majorana gentilis. Tur.	*Majorana tenuior & lignosior.* J. B.
Amaracus tenuior. Ad. Lob.	Raii hist.

Elle differe de la précédente, en ce que ses feuilles sont plus petites & plus odorantes.

L'une & l'autre espece sont cultivées dans les jardins : elles contiennent beaucoup d'huile éxaltée & de sel volatil, peu de phlegme.

Vertus. Elles sont résolutives, vulnéraires, nervales, céphaliques, carminatives : on s'en sert dans l'épilepsie, dans l'apoplexie, & dans les autres maladies du cerveau : on la fait prendre par la bouche en poudre ou en infusion, ou en décoction : on en mêle dans les poudres sternutatoires, dans les errhines, dans les fomentations, dans les cucufes.

Etimologies. *Majorana & Amaracus ex à privativo, &* μαραίνω, *maresco,* parce que cette plante n'est point sujette à se faner ni à pourrir, étant naturellement séche, & contenant peu de phlegme : ou bien *Majorana,* parce que la Marjolaine ressemble au Marum.

MALABATHRUM.

Malabathrum & Folium Indum officinarum. J. B. Raii hist.	*Tamalapatra.* Ger.
Folium Indum seu Malabathrum. Park.	*Tamalapatirum sive Folium.* C. B.
	En françois, *Feuille Indienne.*

Feuille Indienne. **Voyez Pl. VI. fig. 4. Fruit.** Est une feuille grande comme la main, assez semblable à celle du Citronnier, de couleur verte-pâle, lisse, luisante, ayant trois nerfs qui regnent tout de son long. Elle naît sur un arbre qui croît en Cambaya dans les Indes, d'où l'on nous l'apporte séche. Le *fruit* de l'arbre est une baye grosse comme un petit pois, de figure ovale, rougeâtre, enclose à demi dans un petit calice gris-brun, ridé, dur, attaché à une petite queue, d'un goût âcre & aromatique.

Choix. Les Auteurs demandent qu'on la choisisse récente, ayant une odeur foible de gérofle quand on l'a écrasée, & un goût aromatique : mais aucune des feuilles Indiennes que nous voyons ne possede toutes ces qualitez ; nous n'y appercevons pas même de goût ni d'odeur, tant elles sont vieilles pour l'ordinaire. On en tire par la distilation chymique assez d'huile, & un esprit phlegmatique qui contient bien peu de sel.

Vertus. Ces feuilles sont estimées propres pour fortifier le cerveau & l'estomac, pour résister au venin, pour chasser par transpiration les mauvaises humeurs, pour exciter l'urine. Mais comme on n'y reconnoît guéres par expérience ces belles propriétez, on employe souvent en leur place dans les compositions le gérofle ou quelqu'autre drogue de pareille vertu.

Etimologie. Le nom de *Malabathrum* vient de *Malabar* Province des Indes, & de *Bathrum,* qui signifie chez les Indiens *une feuille,* comme qui diroit *feuille de Malabar,* parce qu'on en transportoit autrefois beaucoup de ce pays-là.

MALACHITES.

Malachites, sive Molochites. Boet. de Boot.

Est une pierre verte opaque qu'on met entre les especes de Jaspe ou de Prasium. Il y en a de *quatre especes.*

Premiere espece. La premiere est purement verte ou de couleur de Mauve.

La feconde a un fond verd, mais elle eft entremêlée de veines blanches & de taches noires. — Seconde.

La troifiéme eft verte & entremêlée de bleu. — Troifiéme.

La quatriéme approche en couleur des Turquoifes. Cette derniere efpece eft la plus eftimée. — Quatriéme

Ces pierres fe trouvent affez groffes pour qu'on en puiffe former des vaiffeaux à boire, ou des manches de coûteaux. — Ufage.

On leur attribue beaucoup de vertus, comme de purger fortement par haut & par bas de même que l'antimoine, étant prifes en poudre au poids de fix grains ; de guérir les maux de cœur, la colique, d'exciter les mois aux femmes, d'arrêter le fang étant appliquées fur les playes ; de déterger & de guérir les vieux ulceres, d'arrêter les convulfions, étant appliquées fur les jointures ; de fortifier les parties du corps. Mais comme je n'ai point vû d'expérience touchant les effets de cette pierre, je n'en affure rien. — Vertus. Dofe.

Malachites, à μαλάχη, *malva*, parce que cette pierre a une couleur verte approchante de celle de la Mauve. — Etimologie.

MALVA.

Malva, en françois, *Mauve*, eft une plante dont il y a beaucoup d'efpeces. J'en rapporterai ici *deux* qui font les plus ufitées en Médecine. — Mauve.

La premiere eft appellée, — Premiere efpece.

Malva vulgaris flore majore, folio finuato. J. B. Pit. Tournef.	*Malva fylveftris, folio finuato.* C. B.
Malva vulgaris. Park.	*Malva fylveftris.* Tur. Ger.
	Malva fylveftris perennis. Raii hift.

Elle pouffe plufieurs tiges longues d'un pied & demi ou de deux pieds, affez groffes, rondes, moëlleufes, velues, rameufes, quelquefois rougeâtres, couchées la plûpart à terre & s'y étendant : fes feuilles font prefque rondes, un peu découpées, velues, molles, de couleur verte-brune, dentelées en leurs bords, attachées à des queues : fes fleurs fortent des aiffelles des feuilles foutenues fur des pédicules longs, grêles, velus : elles font formées en cloche, découpées chacune en cinq parties jufques vers la bafe, de couleur purpurine pâle ou blanchâtre, mêlées de rayes d'un purpurin foncé. Cette fleur eft contenue dans un calice double, le premier à trois découpures, & le fecond à cinq. Lorfqu'elle eft paffée, il paroît un fruit aplati en rofette, ou orbiculaire, reffemblant à un petit nombril, d'un goût fade, vifqueux ; il renferme des femences menues, qui ont la figure d'un petit rein ; fa racine eft fimple, longue, menue, blanche, d'un goût doux & vifqueux.

La feconde efpece eft appellée, — Seconde efpece.

Malva vulgaris, flore minore folio rotundo. J. B. Pit. Tournef.	*Malva fylveftris minor.* Park. Raii hift.
Malva fylveftris folio rotundo. C. B.	*Malva fylveftris pumila.* Fuch. Dod.

Elle differe de la précédente, en ce qu'elle eft plus petite en toutes fes parties ; en ce qu'elle eft plus couchée à terre, & en ce que fes feuilles font plus rondes & moins découpées.

L'une & l'autre efpece croiffent aux lieux incultes, en terre graffe, dans les cimetieres, dans les jardins ; elles contiennent beaucoup de phlegme & d'huile, peu de fel.

Elles font émollientes, adouciffantes, apéritives : on s'en fert pour les lavemens, pour les fomentations, pour les cataplafmes. — Vertus.

Malva, gracè μαλάχη à μαλάσσω, *ab emolliendo ventre, feu malaxo, j'amollis*, parce que la Mauve eft propre pour amollir. — Etimologie.

MALVA ROSEA.

Malva rosea, sive hortensis. J. Bauh. Raii hist. *Malva rosea folio subrotundo.* C. B. Pit. Tournef. *Malva sativa.* Dod. gal. Ang.	*Malva hortensis.* Trag. Fuch. Lon. Ger. *Malva hortensis rosea simplex & multiplex diversorum colorum.* Park. parad. *Malva major unicaulis.* Matth. Cast.

En françois, *Mauve de Jardin. Rose treniere. Rose d'outremer.*

Mauve de Jardin. Est une plante qui pousse une tige à la hauteur d'un arbrisseau, grosse, droite, ferme, velue ; ses feuilles sont larges, presque rondes, dentelées, vertes en dessus, blanchâtres en dessous, velues d'un & d'autre côté ; ses fleurs sont belles, amples, faites comme celles de la Mauve commune, mais grandes comme des roses, tantôt simples, tantôt doubles, de couleur rouge ou incarnate, ou blanche, ou tirant sur le purpurin, ou rouge-noirâtre. Il naît après elles des fruits faits en figure de petites pastilles. Sa racine est longue, blanche, mucilagineuse ; on la cultive dans les jardins, à cause de la beauté de sa fleur ; elle contient beaucoup d'huile & de phlegme, peu de sel.

Vertus. Ses fleurs sont humectantes, adoucissantes, émollientes, propres pour les hémortagies, pour les sécheresses & ardeurs de la gorge & de la langue, pour les érésipelles.

Ses feuilles s'employent dans les décoctions émollientes.

Etimologie. On appelle cette plante *Malva rosea*, à cause que c'est une espece de Mauve dont les fleurs ressemblent en quelque maniere à des roses épanouies, mais elles n'ont point d'odeur.

MALVA ARBOREA.

Malva arborea. Matth. J. B. Raii hist. *Malva arborescens.* Gesn. hort. Dod. *Malva arborea Veneta, dicta parvo flore.*	C. B. Pit. Tournef. *Malva maritima arborea Veneta, dicta parvo flore,* Morissoni.

En françois, *Mauve en arbre. Mauve de mer.*

Mauve en arbre. Est un arbrisseau haut de six ou sept pieds : ses feuilles sont grandes, presque rondes, semblables à celles de la Mauve commune, molies au toucher comme celles de la Guimauve : ses fleurs naissent sur des pédicules qui sortent d'entre les feuilles : elles sont pareilles à celles des Mauves ordinaires, d'une belle couleur rouge. Il leur succede, quand elles sont passées, des fruits aplatis comme aux autres especes, mais une fois aussi grands. Sa racine est grosse, forte, affermie dans la terre par plusieurs grosses fibres. On cultive cet arbrisseau dans les jardins ; il contient beaucoup d'huile & un peu de sel essentiel.

Vertus. Ses feuilles & ses fleurs sont émollientes, adoucissantes.

MALUS.

Pommier.
Pommier cultivé. *Malus*, en françois, *Pommier*, est un arbre dont il y a deux especes générales : un cultivé, & l'autre *sauvage*. Le pommier cultivé peut être encore distingué en deux especes générales ; en *grand* & en *petit*. Le grand croît à la hauteur d'un arbre médiocre, Le petit est bas, & il ressemble plus à un arbrisseau qu'à un arbre. Leurs troncs sont moyennement gros à proportion de leur hauteur, couverts d'une écorce cendrée en dehors, rude, & souvent garnie de mousse, principalement au grand Pommier, jaunâtre en dedans, & assez unie. Leur *bois* est dur, blanc ou blanchâtre, propre pour plusieurs

Bois.
Usage. instrumens :

inftrumens : leurs rameaux font longs, & ils fe répandent beaucoup au large : leurs feuilles font oblongues ou prefque rondes, les unes pointues, les autres obtufes, légerement crénelées aux bords, un peu velues en deffous quand elles font jaunes. Leurs fleurs font ordinairement à cinq feuilles difpofées en rofe, de couleur blanche, ou d'un blanc mêlé de purpurin, d'une odeur agréable, attachées par des pédicules courts. Quand ces fleurs font paffées, il leur fuccede des *pommes* qu'on appelle en latin *Poma*, *five Mala* ; ce font des fruits charnus prefque ronds, creufez & enfoncez d'un nombril dans l'endroit où ils font attachez à la queue, & creufez auffi en devant d'une autre enfonceure. On trouve dans la chair de ce fruit cinq loges remplies de pepins oblongs, couverts d'une écorce brune ou rougeâtre, & remplis d'une moëlle blanche. Les racines des Pommiers font longues, ligneufes, les unes defcendent profondément dans la terre, les autres fe répandent obliquement vers fa furface.

Pommes.

Il y a une infinité d'efpeces de pommes qui different par leur figure, par leur groffeur, par leur couleur, par leur goût : on en voit même qui tiennent de la poire, & qu'on appelle *Pomme-Poire*. Ces différences viennent des greffes qu'on a adaptées fur les Pommiers. Toutes les pommes font couvertes d'une peau unie, douce au toucher, luifante : leur chair eft en la plûpart blanche, ou tirant fur le jaune, en quelques-unes rougeâtre : elles contiennent toutes beaucoup de phlegme, de l'huile, de fel effentiel. Celles qui ont un goût aigrelet contiennent plus de fel effentiel que celles qui font douces.

Différentes efpeces. Pomme-Poire.

Elles font humectantes, pectorales, rafraîchiffantes, apéritives, cordiales : elles chaffent la mélancolie, elles lâchent le ventre ; les meilleures & celles qui font les plus employées en Médecine, font les *Pommes de Renete*.

Vertus.

Le *Pommier fauvage* appellé en latin *Pomus feu Malus agreftis*, eft un arbre un peu plus petit que le Pommier cultivé, plus tortu, plus branchu ; fon tronc eft moins gros, mais fon bois eft plus ferme ; fes feuilles font plus petites & plus maigres : fes fleurs font rougeâtres, odorantes : fon fruit n'eft ordinairement pas plus gros qu'une néfle, rond, ou longuet, ou ovale, de couleur verte-jaunâtre ou rougeâtre, d'un goût ftyptique ; il n'eft pas bon à manger ; on l'appelle *Pomme fauvage*. Cet arbre croît dans les bois & aux lieux montagneux ; fon fruit contient beaucoup de phlegme & de fel effentiel, médiocrement de l'huile.

Pommes de Renete. Pommier fauvage.

Il eft fort aftringent, propre pour arrêter les cours de ventre, étant pris en décoction, pour les maux de gorge, en gargarifme.

Vertus.

Malus & Malum, à μέλω, *curo*, parce que la pomme eft d'un grand fecours pour la vie & pour la fanté.

Etimologie.

MAMANGA.

Mamanga (G. Pifon,) eft un arbriffeau fort commun dans le Bréfil ; les Portugais l'appellent *Lavapratas* : fa feuille ne reffemble pas mal à celle du Citronnier, mais elle eft un peu plus longue & plus molle : fes fleurs fons jaunes, attachées à des queues, & pendantes : il leur fuccede des gouffes oblongues, premiérement vertes, puis elles fe noirciffent & fe pourriffent ; elles font remplies de femences.

Ses feuilles font déterfives, rafraîchiffantes, vulnéraires ; on tire de fes gouffes un fuc huileux, propre pour faire digérer & mûrir les abfcès, étant appliqué deffus.

Vertus.

MANACA.

Manaca (G. Pifon,) eft un arbriffeau du Bréfil, dont l'écorce eft grife, le bois dur & facile à rompre : fes feuilles approchent en figure de celles du Poirier : fes fleurs font contenues dans de longs calices, découpées comme en cinq feuilles : leurs couleurs font différentes ; car en un même arbriſſeau l'on en trouve de bleues, de purpurines & de blanches, ayant toutes une odeur agréable, ſemblable à celle de la Violette, & embaumant de cette odeur des forêts entieres. Quand ces fleurs ſont tombées, il leur ſuccede des bayes pareilles à celles du Genévre, envelopées d'une écorce griſe, fendues par deſſus en forme d'une étoile à cinq angles : elles renferment chacune trois grains gros comme des lentilles, ou plus gros : ſa racine eſt grande, ſolide, blanche. Cette plante croît aux lieux ombrageux, dans les bois.

Vertus.   Sa racine étant mondée de ſon écorce, ſéchée & réduite en poudre, eſt eſtimée un purgatif violent qui agit par haut & par bas, à peu près comme la racine d'Eſula : elle eſt propre pour l'hydropiſie : on s'en ſert auſſi extérieurement en décoction ou en infuſion, pour les douleurs froides, & pour nettoyer les playes. Elle eſt vulnéraire.

MANATI.

Manati. Vacca marina.   En françois, *Vache marine. Lamantin.*

Lamantin.   Eſt un grand poiſſon de mer de l'Amérique, long de quinze ou ſeize pieds, preſque rond, & ayant cinq ou ſix pieds de diametre, d'un regard horrible. Sa tête eſt ſemblable à celle d'un veau ; mais ſon muſeau eſt plus large, & ſon menton plus gros. Ses yeux ſont petits & reſſemblans à ceux du Chien ; ils ne lui donnent pas grande lumiere, car ſa vûe eſt fort foible : ſes oreilles ne conſiſtent qu'en deux petits trous où à peine pourroit-on faire entrer le petit doigt. Son ouie eſt fort fine, car il entend le moindre bruit qu'on fait, ſoit en parlant ou en remuant tout doucement l'eau, & il s'en fuit ; il a ſous ſes épaules, vers le ventre, deux petites pattes faites en forme de mains qui lui ſervent de nageoires. Chacune de ces mains a quatre doigts affermis au bout par un ongle. Depuis le nombril juſqu'à la queue il ſe retreſſit tout d'un coup ; ſa queue a la figure d'une pelle à four ; elle eſt large d'un pied & demi, épaiſſe de cinq à ſix pouces, nerveuſe, graiſſeuſe ; ſa peau eſt plus épaiſſe que le cuir d'un bœuf, parſemée de poils de couleur d'ardoiſe, ou noirâtre. Sa femelle fait ordinairement deux petits qui la ſuivent par tout ; elle les alaite avec deux mammelles qu'elle a ſous le ventre, ſemblables à celles d'une vache terreſtre.

Ce poiſſon vient ſouvent paître une petite herbe qui croît aux bords de la mer, & après qu'il en eſt repû, il va boire dans les rivieres de l'eau douce ; on dit qu'il fait ce repas deux fois le jour réglément ; mais quoi qu'il en ſoit, quand il a bû & mangé ſuffiſamment, il arrive aſſez ſouvent qu'il s'endort le muſle à demi hors de l'eau, ce qui le fait connoître de loin par les Pêcheurs, leſquels le ſurprennent & le tuent. Sa chair eſt bonne à manger ; elle a le goût de celle du Veau ou du Ton, mais elle eſt plus ferme ; elle eſt couverte en pluſieurs endroits de l'épaiſſeur de quatre doigts de lard ; on s'en ſert pour larder & pour barder comme du lard de cochon ; on en mange même dans le pays étant fondu, comme on mangeroit du beure ; il ne ſe rancit pas ſi aiſément que nos graiſſes. Le *Cuir* du Lamantin eſt employé à faire des ſouliers ; on trouve dans *Uſage.* ſa tête *quatre pierres* qui reſſemblent aſſez à des os, deux groſſes & deux petites, de figures différentes.

Pierres.   Ces *pierres* ſont eſtimées fort vomitives. On prétend auſſi qu'étant priſes par la bouche *Vertus.* au poids d'un demi-ſcrupule, elles guériſſent la douleur néphrétique, & briſent la pierre *Doſe.* du rein & de la veſſie.

Graiſſe.   Sa graiſſe eſt émolliente & réſolutive.
Etimologie.   *Manati* eſt un nom que les Eſpagnols ont donné à ce poiſſon, comme qui diroit *pourvû de mains*, à cauſe que les pattes ſont faites comme des mains.

MANCANILLA.

Manchenilier, ou *Mancenilier*, est, suivant le *Pere Plumier*, un arbre de l'Amérique Manceni-
fort beau, mais bien dangereux; il égale quelquefois en hauteur un de nos Noyers, & lier.
son tronc a jusqu'à deux pieds de diametre; son écorce est assez unie, grisâtre : elle jette
un lait très-blanc quand on y fait des incisions; ce *lait* est un *poison* âcre, brûlant & Lait.
mortel; les Indiens trempent dedans les bouts de leurs flèches qu'ils veulent empoisonner pour s'en servir aux combats dans la guerre; son *bois* est très-beau, dur, compact Bois.
comme celui du Noyer, marbré en quelques endroits de veines grises & noirâtres; il
est fort propre à faire des meubles; ses feuilles ressemblent à celles du Poirier, laiteuses Usage.
en dedans, empoisonnantes: ses fleurs sont des châtons qui ont la forme d'un épi long
d'environ demi pied, couverts de plusieurs petits sommets charnus & d'un fort beau
rouge; les fruits naissent à des endroits séparez de ces châtons; leurs embryons représentent deux petits testicules un peu plus gros que le fruit de notre Mercuriale mâle, & ils
deviennent ensuite des *pommes* qui ressemblent beaucoup extérieurement en grosseur, Pommes.
en figure & en couleur à nos pommes d'Api, d'une fort bonne odeur : leur chair est
empreinte d'un suc très-blanc, semblable à celui de l'écorce & des feuilles, c'est aussi
un grand *poison* : au milieu de cette chair on trouve un noyau gros comme une Châtaigne, dur, ligneux. Cet arbre croît en la plupart des Isles Antilles aux bords de la mer.
Si l'on se hasarde de reposer à son ombre, l'on s'apperçoit bien-tôt que les yeux s'en- Remarques
flamment, & qu'on devient enflé : la rosée & la pluye qui tombent de dessus les feuilles
enlevent la peau en vessies, comme le vessicatoire ; la feuille fait un ulcere à la peau
qu'elle touche ; les Caraïbes qui vont à cet arbre pour y empoisonner leurs flèches, détournent la tête en coupant l'écorce, de peur qu'il ne leur réjaillisse du suc dans les
yeux: il tombe quelquefois des *pommes de Manchenille* dans les eaux ; les poissons qui
en mangent deviennent poison ; enfin cet arbre contient en toutes ses parties un poison
corrosif & rédoutable aux Américains.

MANDRAGORA.

Mandragora, en françois, *Mandragore*, est une plante sans tiges, dont il y a deux Mandrago-
especes. re.

La premiere est appellée,

Premiere
espece.

Mandragora mas. Dod. J. B. Raii hist.	*Mandragora albus, seu masculus.* Cord.
Mandragora mas vulgatior. Park.	hist.
Mandragora fructu rotundo. J. B. P.T.	En françois, *Mandragore mâle.*

Ses feuilles sortent immédiatement de la racine, longue de plus d'un pied, plus lar- Mandrago-
ges que la main en leur milieu, & étroites en leurs bouts, lisses, de couleur verte-bru- re mâle.
ne, d'une odeur désagréable. Il s'éleve d'entr'elles des pédicules courts, soutenant chacun une fleur faite en cloche, fendue ordinairement en cinq parties, un peu velue, de
couleur blanche tirant sur le purpurin. Son calice est formé en entonnoir, feuillu, découpé, velu. Lorsque la fleur est passée, il lui succede une petite pomme ronde, grosse
comme une nefle, charnue, de couleur jaune-verdâtre : elle contient quelques semences blanches, qui ont souvent la figure d'un petit rein: sa racine est longue, grosse,
blanchâtre, fendue ou divisée en deux branches considérables, entourée de filamens
courts & menus comme des poils, représentant, quand elle est entiere, les parties basses d'un homme ; ce qui l'a fait appeller par quelques-uns *Antropomorphon, ex* ἄνθρωπος, Etimolo-
homo, & μορφὴ, *figura,* comme qui diroit *figure d'homme.* gie.

Y y y ij

La seconde espece est appellée,

Seconde espece.

Mandragora fœmina. Dod. Ger. J. B. Raii hist.

Mandragora , flore subcæruleo purpuras- | cente. C. Bauh. Pit. Tournef.

Mandragoras fœmineus. Park.

En françois , *Mandragore femelle.*

Mandrago-re femelle.

Elle differe de la précédente en ce que ses feuilles sont plus petites , plus étroites, plus ridées , plus noirâtres, répandues à terre , d'une odeur forte & puante, en ce que ses fleurs sont de couleur bleue tirant sur le purpurin ; en ce que son fruit est plus petit & plus pâle, non pas formé en poire comme le veulent plusieurs Auteurs, mais ovale, odorant, rempli de suc, & contenant des semences plus petites : sa racine est longue d'un pied, souvent fendue & divisée en deux branches, brune en dehors, blanche en dedans, garnie de quelques fibres.

L'une & l'autre espece croissent aux pays chauds , dans les champs , aux lieux montagneux ; la derniere est la plus rare : elles contiennent beaucoup d'huile & de phlegme , médiocrement de sel.

Vertus.

Elles sont narcotiques, rafraîchissantes, stupéfiantes, résolutives ,appliquées extérieurement ; on se sert en Médecine principalement de *l'écorce de leurs racines* ou des racines entieres : on nous les apporte séches d'Italie ; elles doivent être grises en dehors,

Choix.

blanches en dedans , charnues , se rompant net sans filamens , sans odeur , d'un goût un peu amer : on les employe pour les inflammations des yeux , pour les érésipelles, pour les scrophules & pour les autres tumeurs.

Theophraste & d'autres Auteurs anciens appellent *Mandragora* une autre plante que nos Mandragores.

Etimologie.

Mandragora à μάνδρα, *stabula, spelunca,* parce qu'on prétend que les premieres Mandragores furent trouvées proche des étables ou des cavernes où l'on enferme les cochons à la campagne.

MANGAIBA.

Mangaiba (G. Pison) est un bel arbre du Brésil qui se multiplie tellement, qu'il remplit des forêts ; il est grand comme un de nos pruniers, & il porte beaucoup de fruits ; ses feuilles sont petites , oblongues, dures, rangées plusieurs sur une branche l'une vis-à-vis de l'autre, d'une belle couleur verte , marquées dans leur longueur de plusieurs lignes très-menues, paralleles : ses fleurs sont petites , blanches, disposées en étoiles comme celles du Jasmin, fort odorantes : son fruit est rond & ressemblant à un abricot, bon à manger, de couleur dorée quand il est au Soleil, & marqueté de taches rouges ; il est couvert d'une peau très-déliée ; il contient une pulpe moëlleuse, fondant dans la bouche , succulente, laiteuse , d'un goût délicieux, & a cinq ou six petites pierres ; il ne mûrit que quand il est tombé de l'arbre ; on plante & l'on cultive cet arbre dans les terres grasses & humides.

Vertus.

Son fruit étant cueilli sur l'arbre avant sa maturité , a un goût styptique & très-amer ; il est astringent ; mais quand il est mûr , il humecte & rafraîchit les entrailles, il appaise l'ardeur de la fiévre , il lâche le ventre.

MANGAS.

Mangas. Garz. Acost. Linsc. part. 4. Ind. Orient.

Manga. Scalig.

Mangas , Persica similis putamine villoso. C. Bauh.

En françois , *Mangue.*

Mangue.

Est un arbre grand & rameux qui croît en plusieurs Provinces des Indes, comme en

Ormus, en Malavar, en Goa, en Guzarate, en Bengala, en Pégu, en Malaca ; il y en a de deux especes, l'un est *domestique & cultivé*, & l'autre est *sauvage*.

Le Mangue domestique a les feuilles longues & larges, il porte un fruit plus gros qu'un œuf d'Oye, pesant en certains lieux des Indes jusqu'à deux livres & même davantage : on en trouve de diverses couleurs sur un même arbre, les uns d'un verd-gay, les autres d'un verd tirant sur le rouge, les autres jaunes, tous d'un très-bon goût doux & savoureux, d'une odeur agréable. Les Indiens en mangent de cruds, & ils en confisent : ce fruit contient un *noyau* qui a la figure d'un gland, amer, couvert d'une pelure blanche & d'une coque fort dure qui est remplie de boure ou de fibres qui vont de long & de travers : il se trouve aussi de ces fruits qui n'ont point de noyau, mais d'un très-bon goût. On appelle le fruit de mangue en Perse *Ambo*, & en Turquie *Amba*, on le confit dans du sucre pour le conserver. *Mangue domestique*

Noyau.

Son noyau étant roti, est employé pour arrêter les cours de ventre & pour tuer les vers, on le prend par la bouche. *Vertus.*

Le mangue sauvage est plus petit que le domestique ; ses feuilles sont plus courtes & plus épaisses ; son fruit est gros comme un coing, de couleur verte & resplendissante, peu charnu, empreint d'un suc laiteux ; son noyau est fort gros & dur : on appelle ce fruit *Mangas bravas*. Le mangue sauvage croît en grande abondance dans toute la Province de Malabar : les enfans se battent avec son fruit comme on fait avec les Oranges dans les pays où il en croît beaucoup. *Mangue sauvage.*

Ce fruit est estimé fort venimeux, & l'on dit que tous ceux qui en mangent meurent sur le champ. *Fruit venimeux.*

MANGOSTANS.

Mangostans (Jac. Bontii, Garcias,) est un fruit des Indes très-exquis, gros comme une petite Orange : son écorce est grise ou quelquefois d'un verd obscur, ressemblante à celle de la grenade, un peu amere : il porte en haut une espece de couronne à plusieurs pointes moussies qui répondent à autant de rayons enfermant des noisettes ou noyaux entourez d'une chair très-blanche ; sa base vers la queue est soutenue de trois ou quatre petites écailles minces, comme séparées les unes des autres : sa chair ressemble à celle de l'orange, d'un goût doux & fort agréable. Ce fruit croît à un arbre semblable au Citronnier ; ses feuilles sont beaucoup plus longues & opposées ; ses fleurs sont jaunes & en rose. *Voyez les Mémoires de l'Académie.*

Il est cordial & stomacal, son écorce est astringente. *Vertus.*

MANGOUSTE.

Mangouste ou *Mangouse*, est un animal des Indes à quatre pieds, qui approche en figure de nos belettes, mais son corps est un peu plus long & plus gros ; son museau est plus délié, & ses jambes plus courtes : sa tête est presque semblable à celle d'un Ecureuil, & garnie d'un petit poil ras ; ses yeux sont gros & fort vifs : ses oreilles sont courtes & arrondies ; sa queue est couverte d'un poil varié en couleurs, elle est longue à proportion comme celle d'un rat. Cet animal a depuis la tête jusqu'à l'extrémité de sa queue environ deux pieds & demi de longueur ; sa couleur est fort belle, sa peau est chargée d'un poil long de couleurs variées où le blanc & le noir dominent sur chaque poil, mais il y a entre ces couleurs une espece de rouge qui sert de nuance pour en adoucir le mélange ; il naît vers la Chine, vers Siam au Royaume de Calecut ; il est agile, divertissant, & il s'apprivoise aisément ; il joue & badine agréablement avec les hommes comme font les petits chiens, mais il est traître quand il mange ; car dans ce tems-là il gronde, & il se jette avec fureur sur ceux qui l'approchent : il fait la guerre fort adroitement *Mangouste Mangouse.*

aux ferpens, il va à la chaffe aux perroquets & les mange; il s'élance comme les chats Ennemi mortel du Caméleon. fur les rats; il eft la terreur du Caméleon, qui en eft tellement effrayé, qu'il s'applatit tout d'un coup à fa rencontre comme une feuille, & tombe ordinairement en défaillance à fa feule vûe, quoiqu'il fe défende d'ailleurs vigoureufement contre des animaux beaucoup plus grands, comme contre le chien, contre le chat, & qu'il s'enhardiffe même quelquefois de les attaquer.

Vertus.   Les Indiens attribuent différentes vertus aux parties de la Mangoufte; ils croyent que fon *foye* eft bon pour l'épilepfie, que fa *chair* mife en poudre & appliquée fur les morfures des bêtes venimeufes les guérit; que fon *fiel* eft bon pour le mal des yeux; que fa *graiffe* eft un grand remede pour les humeurs froides, pour les rhumatifmes, pour les douleurs de la goutte.

MANGUE.

Mangue five Mangle. G. Pifon. En françois, *Mangle,*

Mangle.   Eft un arbre des plus communs qui croiffent aux lieux maritimes dans les Indes Occidentales: il y en a *trois efpeces.*

Cereiba, Mangle blanc.   Le premier eft appellé *Cereiba* ou *Mangle blanc,* il reffemble à un petit faule, mais fes feuilles font un peu plus groffes & rangées l'une vis-à-vis de l'autre: fes fleurs font compofées chacune de quatre petites feuilles pâles ou jaunâtres, & de filamens noirs au milieu, d'une odeur de miel: les feuilles de cet arbre, quand le Soleil luit, font poudrées en leur fuperficie d'un fel fort blanc, qui vient des vapeurs de la mer, & que la chaleur du Soleil deffèche; mais quand le Ciel eft rempli de nuages, ce fel fe diffout & il paroît en forme de rofée: on peut retirer avec les doigts de deux ou trois feuilles de cet arbre autant de ce fel quand il eft fec, qu'il en faut pour faler un bouillon.

Cereibuna.   Le fecond eft appellé *Cereibuna,* c'eft un petit arbre dont la feuille eft ronde & épaiffe, d'un beau verd; fa fleur eft blanche, fon fruit eft gros comme une aveline, fort amer.

Mangle verd.   Le troifiéme eft appellé par les Indiens *Guapariiba,* & par les Portugais *Mangue verdadeiro,* Mangle verd: c'eft un arbre beaucoup plus grand & beaucoup plus étendu que les précédens; fa maniere de croître eft particuliere & admirable, car fes rameaux après s'être élevez & étendus, fe courbent jufqu'à terre ou ils prennent racine & croiffent de nouveau en arbres auffi gros qu'eft celui d'où ils fortent; fon bois eft folide, pefant, il fert aux Charpentiers pour les bâtimens, fes feuilles reffemblent à celles du Poirier, mais elles font un peu plus longues & plus épaiffes; fes fleurs font petites, contenues en des calices oblongs; il leur fuccede, après qu'elles font tombées, des gouffes reffemblantes en dehors aux bâtons de Caffe, mais plus courtes, de couleur obfcure, remplies d'une pulpe blanche femblable à la moëlle des os, d'un goût amer. Quelques Indiens en mangent faute d'autre nourriture; fa racine eft tendre & affez humide.

Vertus.   Cette *racine* eft propre pour les piquûres des bêtes venimeufes, étant fendue, rotie, & appliquée fur la playe, elle appaife les douleurs. Les Pêcheurs s'en fervent pour guérir les piquûres qu'ils ont reçûes des poiffons.

Remarque du Sieur Froger.   Monfieur Froger dans la rélation de fes Voyages a remarqué que dans l'Ifle de Cayenne en la nouvelle France les marais font couverts de mangles, & que les huitres s'attachent à leurs pieds. Ces arbres font fi épais, & leurs racines fortant la plupart de terre, remontent & s'entrelacent fi bien, qu'on peut en certains endroits marcher deffus plus de dix-huit ou vingt lieues, fans mettre pied à terre.

MANNA.

Manna, en françois, *Manne*, est un suc concret blanc ou jaunâtre, qui tient beau- coup de la nature du sucre ou du miel, se fondant ou se dissolvant facilement dans l'eau, d'un goût doux, mielleux, d'une odeur foible & fade; il sort sans incision ou par inci- sion à la maniere des gommes, du tronc des grosses branches & des feuilles des Frênes cultivez ou non cultivez, qui croissent en abondance en Calabre, en Sicile, & particu- liérement vers Galliopoli, au mont saint Ange & à l'Atolfe. — Manne.

La Manne la plus belle & la plus pure sort sans *incision* aux mois de Juin & de Juillet quand le Soleil est dans sa force; elle paroît d'abord en larmes cristalines, plus ou moins grosses selon les endroits de l'arbre d'où elle est sortie; mais en l'espace d'une journée elle se durcit par la chaleur & elle devient *blanche*, pourvû qu'il ne pleuve point ce jour- là, car la pluye la dissout & la fait perdre; on la retire de l'arbre lorsqu'elle est conden- sée avec des petits couteaux, & on la fait encore sécher au Soleil pour la rendre plus blanche & plus portative. — Manne ti- rée sans in- cision.

La seconde Manne se retire des mêmes arbres aux mois d'Août & de Septembre, lors- que la chaleur du Soleil commence à diminuer; on fait des *incisions* aux écorces des Frê- nes, & il en découle un suc qui se condense en Manne comme la premiere; il en sort même en plus grande quantité, mais elle est plus *jaunâtre* & moins pure; on la sépare de l'arbre & on la fait sécher au Soleil. Dans les années pluvieuses ou humides on tire très-peu de Manne des arbres, parce qu'elle est liquéfiée & entraînée par les pluyes: c'est ce qui fait qu'en certains tems la Manne est plus chere qu'en d'autres; il faut du beau tems & de la sécheresse pour la pouvoir ramasser. — Manne ti- rée par in- cision.

Pomet distingue la Manne en trois especes; la premiere est celle qui vient du Mont Saint-Ange, elle est ordinairement un peu *grasse*, mais il l'estime avec raison la meil- leure. — Pomet en fait 3. dif- férentes especes.

La seconde est la Manne de Sicile, qui est ordinairement *blanche* & *séche*, mais sujette à être remplie de figues ou de marons.

La troisiéme est la Manne de l'Atolfe qui est la moins bonne, elle est *séche*, d'un blanc matte, & souvent remplie de menu.

On choisit la Manne nouvelle en *larmes* grandes ou petites, pures, séches, légeres, creuses, syrupeuses ou cristalines en dedans, de couleur blanche, d'un goût doux: il ne faut pas pourtant rejetter celle qui n'a point toutes ces beautez, car souvent elle en perd quelques-unes, soit en séchant, soit dans les caisses où l'on l'entasse l'une sur l'au- tre, soit par le transport, soit en commençant à vieillir; il suffit pour sa bonté qu'elle soit assez séche, blanche, nette, sans mélange, un peu grasse, d'un goût doux ayant quelque chose de fade; elle contient beaucoup d'huile & de phlegme, du sel acide & un peu de terre. — Choix.

On apporte de Calabre de la Manne en beaux *bâtons longs* & *gros* comme le doigt, légers, & d'un blanc souvent tant soit peu rougeâtre. La figure, la beauté, la netteté & l'arrangement qu'on donne à ces bâtons, ont fait douter que cette Manne fût natu- relle: plusieurs ont crû qu'elle étoit falsifiée & formée de cette maniere par les Cala- brois afin de la vendre davantage; mais il y a bien de l'apparence qu'elle est naturelle: car sa substance, son goût, son odeur, ses principes & son effet purgatif, sont tout-à-fait semblables à ceux de la Manne en petites larmes, qu'on a vû sortir de l'arbre, & qu'on sçait être naturelle. Ce qui rend cette belle Manne en longs bâtons, est que les Paysans après avoir fait des incisions aux troncs & aux grosses branches de Frênes, y fourrent des chalumeaux de pailles ou des petits morceaux de bois un peu longs, afin que la Manne — Manne en longs bâ- tons.

encore liquide découlant fur cette paille ou fur ce bois, elle s'y congéle & s'y forme comme nous la voyons ; ils retirent enfuite bien doucement les brins de pailles & les petits bâtons, & ils-laiffent fécher la Manne en cette forme.

Expérien- **ces des** **mannes.**
Nous fçavons pourtant par expérience que ces Mannes fi belles, fi pures & fi criftalines, en quelle forme qu'elles foient, purgent moins que la Manne un peu graffe ; & la raifon en eft qu'étant fi pures elles paffent dans le corps trop vîte, & elles n'ont pas le tems d'agir & de diffoudre les humeurs auffi-bien comme fait la Manne graffe, qui étant plus vifqueufe s'arrête auffi plus long-tems dans les vifceres.

La Manne gardée diminue beaucoup en beauté, mais elle ne diminue pas en vertu : plufieurs croyent que plus elle eft vieille, plus elle eft purgative, ce que je n'ai pas reconnu, il eft vrai qu'elle peut s'aigrir en vieilliffant. On ne doit point fe fervir des Mannes rouffes ou brunes, fales, mielleufes ou trop mollaffes, qu'on trouve fouvent chez des Droguiftes, & defquelles ils font bon marché, parce qu'on peut y avoir mêlé plufieurs drogues pernicieufes, ou du moins qui affoibliffent fa vertu.

Vertus. **Dofe.** **Etimolo-** **gie.**
La Manne purge doucement les humeurs bilieufes & féreufes, on s'en fert pour les maladies de la tête ; la dofe en eft depuis deux dragmes jufqu'à deux onces.

Manna vient du mot hébreu *Man*, qui fignifie une maniere de pain ou quelque chofe de mangeable ; car on a crû aux fiécles paffez que notre Manne étoit une rofée de l'air condenfée fur les plantes de la Calabre, approchante de celle que Dieu fit pleuvoir fur les Ifraëlites dans le defert pour leur nourriture.

Manne de **Briançon.**
On trouve vers Briançon, & prefque par tout le Dauphiné fur les arbres & fur les arbriffeaux une efpece de Manne ronde comme des grains de coriandre blanche, féche; on nous en apporte quelquefois à Paris, mais rarement, c'eft ce qu'on appelle *Manne de Briançon* ; elle eft très-peu purgative.

Vertus. **Manne de** **Perfe,**
Il naît en Perfe une efpece de Manne purgative femblable à celle de Briançon, fur une plante épineufe, haute de quatre ou cinq pieds, que les Arabes appellent *Agul* ou *Albagi* (Rauvolf.) *Manna Perfiana granis Coriandri*, (C. B) Cette Manne étant gardée fe met en pâte brune ; elle eft douce au goût comme du fucre, mais elle laiffe un peu d'âcreté.

Il naît auffi de la Manne fur l'arbre appellé en latin *Acer*, & en françois, *Erable*, & fur les feuilles du Tiliot.

Toutes ces Mannes viennent d'une féve qui exude de la plante, & qui s'épaiffit à l'air.

Etimolo- **gie.** **Mane,**
Jofeph Auteur de l'Hiftoire des Juifs, prétend que *Man* en langue hébraïque foit une maniere d'interrogation, comme qui diroit *qu'eft-ce que cela?* parce que les Ifraëlites furent furpris de voir tomber la Manne qu'on appelle dans le pays *Mane* ; elle étoit de la groffeur d'un grain de Coriandre, ils avoient crû d'abord que c'étoit de la neige.

MANOBI, *feu* MONDUBI.

Manobi, Lerii, J. B.	*Arachidna quadrifolia Villofa*. Plum.
Mondubi. G. Pif.	nov. gen.

En françois, *Piftache de terre.*

Piftache de **terre,**
Sont des fruits du Bréfil, ronds & tortus, gros comme le doigt, d'un pouce de longueur, de couleur obfcure, contenant chacun une ou deux graines groffes comme une de nos noifettes, & de même goût, de couleur cendrée, réfonnant & faifant du bruit lorfqu'il eft fec ; ces fruits fe trouvent dans la terre attachez les uns aux autres par des filamens menus & déliez, fans apparence de racine qu'une plante qui donne beaucoup

de

de rameaux garnis de feuilles qui font arrondîes & rangées quatre à quatre fur une mê-me queue. Ses fleurs font jaunes & légumineufes, aufquelles fuccedent des gouffes qui ne mûriffent qu'en étant couvertes de terre ; enforte que ces fruits font cachez dans la terre ; ils ont fort bon goût.

On dit qu'ils fortifient beaucoup l'eftomac. **Vertus.**

MANUS MARINA.

Manus, *five Palma marina*, en françois, *Main de mer*, eft une plante qui a la figure d'une main avec fon poignet, elle eft épaiffe, charnue, rouge ou blanchâtre, membra-neufe, elle naît dans la mer ; elle a une odeur marine & un goût falé ; elle contient beau-coup de phlegme, d'huile & de fel. **Main de mer.**

Elle eft atténuante, réfolutive, étant écrafée & appliquée extérieurement. **Vertus.**

MARCASITA.

Marcafita, en françois, *Marcafite*, eft un minéral métallique dont il y a beaucoup d'efpeces ; car toutes les pierres qui contiennent un peu ou beaucoup de métal font ap-pellées de ce nom, mais on entend ordinairement par Marcafites *trois efpeces* de miné-raux métalliques, appellez Marcafite *d'or*, Marcafite *d'argent*, & Marcafite de *cuivre*. **Marcafite.** **Marcafites d'or, d'ar-gent & de cuivre.**

Les deux premieres font en petites boules groffes comme des noix, prefque rondes, péfantes, de couleur brune en dehors ; elles different en dedans par leurs couleurs, car l'une a la couleur d'or & l'autre celle d'argent, toutes deux luifantes & brillantes.

La marçafite de cuivre eft groffe comme une petite pomme, ronde ou oblongue, bru-ne en dehors, jaune & criftaline en dedans, brillante, luifante, facile à rouiller. **Marcafite de cuivre.**

Les marcafites font tirées des mines métalliques ; elles contiennent beaucoup de fou-fre & de fel vitriolique, principalement celle de cuivre.

Elles font réfolutives, on les employe extérieurement. **Vertus.**

MARGA.

Marga,	Stenomarga,	Agaricus mineralis,
Lithomarga,	Medulla Saxorum,	Lac lunæ.

En françois, *Moëlle des pierres. Agaric minéral. Lait de lune.*

Eft une maniere de pierre tendre, friable, moëlleufe, très-blanche, reffemblante à de la craye, qui fe trouve dans les fentes des rochers en quelques endroits de l'Allema-gne, & des environs de Paris. Nous en avons parlé à l'article d'AGARICUS MINE-RALIS. **Agaric minéral.**

Elle eft déterfive, aftringente, defficative, confolidante, farcotiquè ; elle fait revenir les chairs, elle réfout le fang caillé ; on s'en fert extérieurement & intérieure-ment. **Vertus.**

Pomet remarque dans les annotations qu'il a faites à la fin de fon livre, qu'on trou-ve de cette moëlle de pierre dans un côteau de la Seigneurie de Mofcau, appartenante à Monfieur l'Electeur de Saxe, & proche de Gironne en Catalogne : Que les habitans de ces lieux choififfent parmi cette terre, après que le Soleil a donné deffus & l'a échau-fée, certaines petites boules blanches comme de la farine, avec lefquelles ils font du pain, l'ayant mêlée avec de la véritable farine. Ce qui m'a été confirmé par plufieurs autres Naturaliftes. **Remarque de Pomet.**

MARGARITÆ.

Margarita. Uniones. Perlæ. En françois, *Perles.*

Perles.

Sont des petites pierres rondes ou presque rondes, ou baroques ou ovales, ou formées en poires, compactes, dures, polies, blanches, luisantes, de divers grosseurs, lesquelles se forment dans la chair de certaines huitres dont les écailles sont de différentes grandeurs ; mais il s'en trouve quelques-unes qui sont trois ou quatre fois aussi grandes que les huitres de Rouen : on pêche ces huitres dans les mers Orientales & Occidentales, comme on le peut voir assez au long dans l'Histoire des Voyages de M. Tavernier. Il y a *quatre* pêcheries de *Perles en Orient* ; la premiere est autour de l'Isle de Bahren dans le Golfe Persique ; la seconde est vis-à-vis de Bahren sur la côte de l'Arabie heureuse, proche de la ville de Carifa, elle appartient à un Prince Arabe ; la troisiéme est en l'Isle de Ceylan, dans la mer qui bat un gros bourg appellé *Manar* ; la quatriéme est sur la côte du Japon, mais on y pêche plus rarement, parce que les Japonnois ne se soucient pas des joyaux.

Quatre pêcheries de perles en Orient.

Cinq d'Occident.

Il y a *cinq* pêcheries de *perles en Occident* qui sont toutes dans le grand Golfe de Méxique, le long de la côte de la nouvelle Espagne.

La premiere est le long de l'Isle de Cubagua, à cent soixante lieues de S. Domingue.

La seconde est à l'Isle de la Marguerite, c'est-à-dire à l'Isle des Perles à une lieue de Cubagua.

La troisiéme est à Comogore assez proche de la terre ferme.

La quatriéme est au Rio de la Hacha, le long de la même côte.

La cinquiéme est à sainte Marthe, à soixante lieues du Rio de la Hacha.

On pêche encore des perles en *Ecosse* & dans une des *rivieres de Lorraine & de Baviere*, mais elles sont la plus grande partie baroque, & elles ne sont pas comparables en beauté avec celles d'Orient & d'Occident.

Maniere de pêcher les Huitres.

On ne trouve les huitres qu'au fond de la mer ; les plongeons y descendent après s'être attachez fortement au-dessous du ventre une pierre taillée en arc du côté qu'elle touche à la peau, & une autre fort pesante à l'un des pieds, qui les fait précipiter en un moment au fond ; on retire alors sur le champ cette pierre dans la barque par le moyen d'une petite manœuvre. Les huitres sont ordinairement attachées aux rochers, d'où les plongeons les séparent avec quelque petit couteau ou autre instrument de fer qu'ils ont porté ; ils la mettent à mesure dans un grand rets fait en maniere de sac suspendu à leur cou par un long cordage dont le bout est arrêté sur le bord de la barque ; ce cordage sert à retirer les pêcheurs quand ils ont rempli leur sac.

Quoique ces plongeons descendent quelquefois plus de soixante pieds dans la mer, ils disent que le jour y est si grand qu'ils y voyent aussi clair que s'ils étoient sur la terre : dès qu'ils touchent le fond ils courent de tous côtez sur le sable, sur une terre glaireuse qui s'y trouve, & vers les pointes des rochers, arrachant & serrant les huitres qu'ils rencontrent le plus vîte qu'ils peuvent, car ils n'ont pas de tems à perdre ; les bons plongeurs demeurent pourtant jusqu'à demi heure sous l'eau, les autres n'y peuvent résister qu'un bon quart-d'heure : on dit qu'ils ne se servent ni d'huile ni d'aucune autre liqueur, mais que seulement ils retiennent leur haleine, s'y étant accoutumez dès leur bas âge. Dès qu'ils se sentent pressez par le défaut de l'air, ils tirent la corde où est attaché leur sac, & ils s'y tiennent eux-mêment fortement avec les mains ; alors ceux qui sont dans la barque voyant ce signal les tirent promptement hors de l'eau, & les déchargent de leur pêche qui est au plus de quatre ou cinq cens huitres ; mais ils n'en apportent pas toujours tant, car ils ne sont pas assûrez d'en trouver autant qu'ils en pourroient prendre, & de plus ils ne peuvent pas demeurer les uns auſſi long-tems que les autres au fond de la mer, comme il a été dit. Au reſte ces pauvres gens ſont expoſez à de grands périls : car outre ceux de ſe précipiter ſi profondément dans la mer, de demeurer accrochez en quelque endroit, de s'eſtropier ou même de ſe tuer en tombant ſur quelque pierre, de perdre la tramontane par la peur, & de s'évanouir en manquant d'air ; ils courent encore celui d'être dévorez par les gros poiſſons.

Quand les huitres ſont tirées de la mer, on attend qu'elles s'ouvrent d'elles-mêmes ; car ſi on les ouvroit comme on ouvre nos huitres à l'écaille, on pourroit endommager & fendre les perles : quand elles ſont ouvertes, on en retire les perles.

Les Anciens ont appellé les perles *Uniones*, parce qu'ils ont crû qu'on n'en retiroit jamais qu'une de chaque huitre ; mais ils ſe ſont trompez, car on en trouve juſqu'à *ſept* dans une ſeule écaille : elles ſont engendrées par une humeur viſqueuſe ou glutineuſe ſaline, qui s'eſt condenſée & pétrifiée en pluſieurs parties du poiſſon.

Uniones.

Il n'y a point de lieu affecté pour la génération des perles ; elles naiſſent indifféremment en toutes les parties de l'huitre, mais il s'en trouve ordinairement dans chacune une ou deux plus groſſes & mieux formées que les autres : cette huitre eſt bonne à manger comme les communes.

On trouve des perles de couleur différente ; les unes *blanches*, les autres tirant ſur le *jaune*, les autres qui ſont comme *plombées* M. Tavernier dit en avoir eu ſix parfaitement rondes, mais auſſi *noires* que du Jayet. La couleur blanche leur eſt la plus naturelle : la couleur jaunâtre vient de ce que les pêcheurs vendant leurs huitres par monceaux, & les marchands attendant quelquefois juſqu'à quatorze ou quinze jours qu'elles s'ouvrent d'elles-mêmes pour en tirer les perles, quelques-unes de ces huitres venant pendant ce tems-là à perdre leur eau, elles ſe gâtent & s'empuantiſſent, & la perle ſe jaunit par l'infection ; ce qui eſt ſi vrai, que dans toutes les huitres qui ont conſervé leur eau, les perles ſont toujours blanches. Les perles de couleur plombée & noire ne ſe trouvent que dans l'Amérique, & cette couleur vient de la nature du fond de la mer, qui eſt plus rempli de vaſe qu'en Orient. Toutes les huitres qu'on pêche ne contiennent pas des perles ; il s'en trouve beaucoup qui n'en ont point. Les années pluvieuſes ſont les plus favorables pour cette pêche ; car on a obſervé qu'après les grandes pluyes, les huitres étoient plus abondantes en perles.

Différetues couleurs des perles par M. Tavernier.

On trouve quelquefois des perles dans nos huitres, celles-ci ſe nomment *Perles d'Ecoſſe* ; dans les moules, & on les nomme *Perles de Lorraine* ; & dans les *Pinna Marina*, celles-ci ſont groſſes, & on les diſtingue très-aiſément : on en rencontre dans pluſieurs autres coquilles. De quelques lieux qu'elles viennent, elles y ont été formées par des applications ou appoſitions naturelles de couches ou lamines très-minces & luiſantes en façon de pelures d'oignon, qui ſe font enſuite durcies & pétrifiées : leur matiere eſt la même que celle de la nacre & des autres coquilles. *Voyez les Mémoires de l'Académie.*

Les perles les plus eſtimées ſont les *Orientales* ; & entre celles-là, on choiſit les plus groſſes, parfaitement rondes, polies, blanches, luiſantes ou tranſparentes ; c'eſt ce qu'on appelle *perles d'une belle eau* ; leur prix eſt plus ou moins haut, ſuivant qu'elles approchent le plus de ces qualitez : on ne les employe que pour les coliers & les bracelets. On ſe ſert en Médecine des perles menues, leſquelles on appelle *ſemence de perles*, à cauſe qu'elles reſſemblent à des ſemences ; elles ont tout autant de vertu que les groſſes, & elles ne coûtent pas tant. Il faut les choiſir Orientales, blanches, claires, tranſparentes, nettes ; elles ſont alkalines ; on les prépare en les broyant ſur le porphyre juſqu'à ce qu'elles ſoient en poudre impalpable.

Choix des groſſes perles.

Semence de perles.

Choix.

On les eſtime cordiales, propres pour réſiſter au venin, pour réparer les forces

Vertus.

Z z z ij

abatues ; mais leur principale vertu eſt de détruire & d'amortir les acides comme font les autres matieres alkalines ; ainſi elles ſont bonnes pour les âcretez de l'eſtomac, pour la faim canine, pour les cours de ventre, pour les hémorragies : la doſe en eſt depuis ſix grains juſqu'à demi-dragme.

Doſe.

On nous apporte à Paris certaines grandes coquilles d'huitres peſantes, belles, épaiſſes, griſes en dehors, blanches, unies, luiſantes en dedans, & tant-ſoit-peu verdâtres, ayant vers le milieu la marque d'une huitre qui en a été arrachée ; on les appelle en latin *Mater Perlarum*, & en françois, *Nacre de Perles* ou *Mere de Perles* ; ſoit parce qu'on trouve quelquefois des perles dans cette eſpece d'huitre comme en pluſieurs autres, ſoit parce qu'elles ont en dedans la couleur & la beauté des perles Orientales. Je garde dans mon Droguier une de ces écailles qui peſe dix-ſept onces, & qui eſt plus large que les deux mains. On choiſit les plus belles & les plus luiſantes ; on taille ces coquilles, & l'on en fait des cuilliers, des jettons, & beaucoup d'autres petits ouvrages polis, doux au toucher, luiſans, fort agréables à la vûe : on en broye auſſi ſur le porphyre pour les réduire en poudre impalpable ; c'eſt ce qu'on appelle *Nacre de perles préparée* ; les femmes en employent pour le fard.

Nacre de perles, ou Mere de perles.

Uſage.

Elle eſt propre pour arrêter les cours de ventre & les hémorragies, pour adoucir les humeurs trop âcres du corps : la doſe en eſt depuis demi-ſcrupule juſqu'à deux ſcrupules : c'eſt un alkali.

Vertus.

Doſe.

MARMOR.

Marmor, en françois, *Marbre*, eſt une eſpece de pierre fort dure, compacte, peſante, qui ſe polit aiſément & parfaitement, & qui eſt toujours extrémement froide. Elle naît en pluſieurs lieux de l'Europe ; l'Italie en contient beaucoup ; le Languedoc en fournit pluſieurs ſortes.

Marbre.

Il y a *trois* eſpeces générales de marbre, un *blanc*, un *noir*, & un de *diverſes couleurs*. Le marbre blanc eſt le plus commun ; on eſtime celui qui eſt le plus dur, le plus blanc, le plus luiſant : le plus beau ſe tire de l'Iſle de Paros en l'Archipel.

3. eſpeces de Marbre.

Le marbre noir eſt un peu moins peſant que le marbre blanc ; il y en a de pluſieurs eſpeces qui different en leurs couleurs ; car l'un eſt d'un beau noir de jayet, l'autre eſt d'un noir de fer, l'autre eſt d'un noir rayé de veines blanches. On choiſit comme le plus beau, celui qui eſt bien noir, poli, dur, luiſant, reſplendiſſant.

Le marbre de différentes couleurs eſt la *Granite* ou le *Porphyre*, dont il ſera parlé en ſon lieu.

Granite.

Le marbre blanc eſt quelquefois employé en Médecine, mais rarement ; les autres marbres auroient autant de vertu que lui : il eſt deſſicatif, étant broyé ; on en mêle dans des onguens & dans des emplâtres. On peut auſſi ſe ſervir du marbre entier bien poli pour rabattre & calmer les trop grandes ardeurs de Venus, appliqué ſur le périnée. On fait une eſpece de mortier avec de la poudre de marbre, de la chaux, & de l'eau, lequel on appelle *Stuc* ; il ſert à faire des figures & des ornemens d'Architecture.

Vertus.

Stuc.

Uſage.

Marmor, ex μαρμαίρω, *reſplendeo*, parce que le marbre étant bien poli eſt luiſant & reſplendiſſant.

Etimologie.

Stuc eſt tiré du mot italien *Stucco* qui ſignifie la même choſe.

MARRUBIASTRUM.

Marrubiaſtrum vulgare. Pit. Tourn. | *Sideritis Alſines Triſſaginis folio.* C. Bauhin.

Eſt une plante qui pouſſe une tige à la hauteur d'environ demi-pied, quarrée, un peu velue, jettant des rameaux qui s'inclinent vers la terre : ſes feuilles ſont faites comme celles de la Morgeline, mais plus grandes, dentelées en leurs bords : ses fleurs font en gueule, ou formées en tuyaux découpez par le haut en deux lévres, de couleur purpurine, foutenus par des calices affez rudes, qui ont la figure d'un cornet. Quand ces fleurs font paffées, il leur fuccede à chacune quatre femences menues, prefque rondes, enfermées dans une capfule qui a fervi de calice à la fleur : fa racine eft petite, garnie de fibres déliées. Cette plante croît dans les champs.

Elle eft déterfive & vulnéraire. *Vertus.*

Marrubiafirum, à *Marrubio*, Marrube, parce que les fleurs de cette plante ont du rapport avec celles du Marrube. *Etimologie.*

MARRUBIUM, *five* PRASIUM.

Marrubium. Dod. Tur. Lac. Cæf.	*Marrubium album vulgare.* C. B. Pit.
Marrubium album. J. B. Raii hift.	Tournefort.
Prafium album officinarum.	*Marrubium album odorum.* Ad.
Prafium. Ang.	En françois, *Marruble blanc.*

Eft une plante qui pouffe plufieure tiges à la hauteur d'environ un pied, quarrées, couvertes de duvet, creufes en dedans, rameufes : fes feuilles font oppofées l'une à l'autre, prefque rondes, ridées, dentelées en leurs bords, velues, cotoneufes, blanchâtres, odorantes, d'un goût âcre & amer : fes fleurs font petites, blanches, verticillées ou rangées par étages & comme par anneaux le long des tiges ; chacune d'elles eft un tuyau découpé en deux lévres, foutenu par un calice lanugineux, mais rude, blanchâtre. Lorfque la fleur eft paffée, il lui fuccede quatre femences oblongues : fa racine eft fibreufe & noire. Toute la plante rend une odeur aromatique, forte & agréable ; elle croît aux lieux ineultes : elle contient beaucoup de fel effentiel & d'huile. *Marrube blanc.*

Elle eft incifive, déterfive, apéritive, propre pour les obftructions de la ratte, du foye, de la matrice, pour la phtyfie, pour l'afthme, pour faciliter l'accouchement & la fortie de l'arrierefaix, pour réfifter au venin. *Vertus.*

Marrubium vient, à ce que l'on prétend, du mot hébreu *marrob* qui fignifie *fuc amer* : Stapel tire ce nom du mot latin *marcidum* qui fignifie *flétri*, à caufe que les feuilles du Marrube font ridées, blanchâtres, & comme flétries. *Etimologies.*

MARTES.

Martes,	*Marterus,*	*Gainus,*
Marta,	*Foina,*	*Scifmus,*

En françois, *Martre.*

Eft une efpece de belette, ou un petit animal à quatre pieds, féroce, reffemblant à un chat, mais plus long & plus bas, ayant les jambes & les griffes plus courtes ; les dents fort blanches, inégales, rudes ; la queue longue, groffe, toufue. Il y en a de deux efpeces : une *domeftique*, dont le poil eft brun, excepté celui de la gorge, qui eft ordinairement blanchâtre : l'autre eft *fauvage* ; il a le poil plus clair & plus mou ; fa gorge eft le plus fouvent jaune : ce dernier habite ordinairement les bois, mais il fe promene quelquefois par les champs ; il étrangle les poules, il mange leurs œufs. *Martre.* *Domeftique.* *Sauvage.*

On trouve les Martres aux pays Septentrionnaux, fur les toits des maifons ; leur peau eft fort eftimée pour fa beauté & pour la chaleur qu'elle donne. *Peau.*

Il naît en Canada, en Mofcovie, en Lithuanie, en Scandinavie, & en plufieurs autres pays Septentrionnaux, une efpece de Martre qu'on appelle,

Muftela Zibelina. Mus Scyticus aut Sarmaticus. Zobola.
En françois, *Belette*, ou *Martre Zibeline.*

Belette.

Elle est plus petite que la Martre ordinaire ; sa couleur est rousse, excepté à la gorge qui est cendrée. Cet animal est inquiet, & toujours en mouvement ; il vit d'oiseaux & de rats qu'il attrape : sa *peau* est beaucoup plus estimée par les Marchands Foureurs que celles des autres Martres, principalement quand son poil est long & sa couleur noirâtre.

Peau.

La chair des Martres ou les Martres écorchées sont résolutives, propres pour fortifier les nerfs, à cause de beaucoup de sel volatil & d'huile qu'elles contiennent : on peut en mettre bouillir dans de l'huile d'olive, & s'en servir comme de l'huile de petits chiens pour en froter les parties malades.

Chair.

On appelle la Martre *Martes*, ou *Marta*, ou *Marterus*, à cause qu'elle est cruelle & féroce ; comme si l'on disoit qu'elle est martiale ou guerriere.

Etimologies.

Foina, parce qu'elle se cache souvent dans du foin.

M A R U M.

Marum est une plante dont il y a *deux* especes.

La premiere est appellée,

Premiere espece.

Marum Cortusi. J. Bauh. Raii hist.
Chamædrys maritima incana frutescens, foliis lanceolatis. Pit. Tournef.
Tragoriganum Lobelii. Ger.

Tragoriganum latifolium. C. B.
Tragoriganum latifolium, sive Marum Cortusi. Matth. Park.

Voyez Pl. XII. fig. 1.

C'est une espece de Chamædris, ou une petite plante qui pousse comme le Thim, beaucoup de branches ou petites verges rondes, ligneuses, blanchâtres, revêtues de feuilles plus grandes que celles du Thim, approchantes de celles du Serpolet, pointues en fer de pique, verdâtres en dessus, blanchâtres en dessous : ses fleurs naissent dans les aisselles des feuilles le long des branches ; elles sont en gueule, & semblables à celles du Chamædris ordinaire, de couleur purpurine, soutenues chacune par un calice velu, blanchâtre. Quand cette fleur est passée, il naît en sa place quatre semences presque rondes, enfermées dans une capsule qui a servi de calice à la fleur. Toute la plante a une odeur très-forte, & un goût âcre & piquant : elle croît dans les pays chauds, comme en Provence, aux Isles d'Hieres, vers Toulon, d'où on nous l'apporte séche ; on la cultive aussi dans les jardins.

Seconde espece.

La seconde espece est appellée,

Marum vulgare, sive Clinopodium. Dod.
Marum verum, vulgò Mastic. Lugd.
Marum Mastic Gallorum & Anglorum. Ad.
Thymbra Hispanica, Majoranæ folio. Pit. Tournef.

Tragoriganum primum. Clus. hisp.
Clinopodium quibusdam Mastichina Gallorum. J. B.
Sampsuchus, sive Marum, Mastichen redolens. C. B.

C'est une espece de thimbre, ou une plante qui pousse plusieurs tiges rameuses comme la Marjolaine, mais plus hautes ; car elles croissent jusqu'à la hauteur de deux ou trois pieds, ligneuses, étendant leurs branches en larges : ses feuilles sont faites comme celles de la Marjolaine, ou approchantes de celles de la premiere espece de *Marum*, mais un peu plus grandes, blanchâtres, à deux branches, d'un goût âcre & amer : ses fleurs & ses semences sont semblables à celles du Thim, mais ses fleurs naissent verticillées ou disposées par anneaux & par étages entre les feuilles aux sommitez des branches, de couleur blanche : sa racine est ligneuse. Toute la plante a une odeur forte, aromatique, agréable ; on la cultive dans les jardins. La meilleure est celle qui croît en Espagne & aux autres pays chauds ; elle demànde une terre féche & pierreufe.

L'un & l'autre Marum contiennent beaucoup d'huile éxaltée & de fel volatil, peu de phlegme. La premiere efpece eft la plus en ufage dans les difpenfations des trochif-ques d'Hedichroum, qui entrent dans la compofition de la Thériaque, & où le Marum eft demandé. On doit la choifir récemment féchée avec toutes fes fleurs entre deux pa-piers, ayant une odeur forte, & un goût aromatique, piquant, amer. | *Choix.*

Le Marum eft céphalique, ftomacal, fudorifique ; il réfifte au venin ; il eft propre contre la morfure des bêtes venimeufes ; il eft vulnéraire, nerval, fortifiant, corri-geant la mauvaife haleine. | *Vertus.*

La premiere efpece de Marum appellée *Marum Cortufi*, eft fort aimée des chats ; ils la fleurent de loin, ils y courent, ils fe jettent deffus, ils s'y frotent, ils la mâchent, & ils s'y mettent en chaleur.

Marum, ab amaritudine, parce que cette plante a un goût amer. | *Etimolo-gie.*

MASSICOT.

Maſſicot eft une cérufe, ou un blanc de plomb qu'on a calciné par un feu modéré. Il y en a de *trois* fortes ; de *blanc*, de *jaune*, & de *doré*. Leurs différences ne proviennent que des divers degrez du feu qui leur ont donné des couleurs différentes. Le maſſicot blanc eft d'un blanc jaunâtre, c'eft celui qui a reçû le moins de chaleur ; le maſſicot jaune en a reçû davantage, & le maſſicot doré encore plus. Les uns & les autres doivent être en poudre impalpable, pefans, hauts en couleur ; ils fervent pour la peinture. | *Trois for-tes. Choix. Ufage.*

Ils font deſſicatifs étant appliquez extérieurement. On peut en mêler dans des on-guens ou dans des emplâtres. | *Vertus,*

MASTICHE.

Maſtiche, en françois, *Maſtic*, eft une gomme réfine, ou plurôt une réfine pure qui découle en été fans incifion, ou par incifion, du tronc & des groſſes branches du Len-tifque en grains ou larmes groſſes comme des grains d'orge, ou un peu plus menues, de couleur blanche tirant fur le citrin, luifantes, tranfparentes. Le meilleur maftic eft celui qui vient de l'Ifle de Chio ; mais la plus grande partie de celui que nous employons à Paris, nous eft apporté du Levant : il eft mêlé dans les caiſſes des Droguiftes avec beaucoup d'impuretez ; c'eft ce qu'ils appellent *Maſtic en forte* : il faut que les Apoti-caires, quand ils l'ont acheté, ayent foin de le trier. On doit donc choifir le maftic le plus net, en *groſſes larmes*, claires, tranfparentes, d'une odeur de réfine & de baume. Il contient beaucoup d'huile & du fel eſſentiel. | *Maſtic. Choix. Choix.*

Il eft aftringent, anodin, fortifiant ; il reſſerre les fibres de l'eftomac, il aide à la digeftion ; il arrête le vomiſſement, les cours de ventre, étant pris intérieurement en poudre & en machicatoire : la dofe en eft depuis demi-fcrupule jufqu'à deux fcrupules. On s'en fert auffi extérieurement dans les emplâtres, dans les cerats, dans les huiles, & dans les onguens fortifians : on en fait de petits emplâtres fur du taffetas noir pour appliquer fur les tempes, afin d'adoucir la douleur des dents. | *Vertus. Dofe. Emplâtre pour la douleur des dents.*

On employe le maftic dans plufieurs compofitions de vernis.

Maſtiche, à maſticando, parce qu'on ufe fouvent du maftic en machicatoire. | *Etimolo-gie.*

MATRICARIA.

Matricaria. Ger.
Matricaria vulgaris. Park.
Matricaria ſive Parthenium. Dod.

Matricaria, vulgò minus Parthenium. J. B.
Matricaria vulgaris, feu fativa. C. B.
Pit. Tournef.

En françois, *Matricaire.*

Matricaire.
Voyez Pl.
XII. fig. 2.

Est une plante qui pousse plusieurs tiges à la hauteur de deux pieds, assez grosses, roides, fermes, canelées, remplies d'une moëlle blanche, fongueuse, divisée en plusieurs branches ; ses feuilles sont grandes, disposées en aîles, découpées comme par paires jusques vers leur côte, & recoupées sur les bords, de couleur verte-jaunâtre ; ses fleurs naissent par bouquets aux sommitez des branches, radiées comme celles de la Camomille, ayant la couronne blanche & le disque jaune, soutenues par des calices écailleux. Quand ces fleurs sont passées, il leur succede des semences oblongues ; sa racine est fibrée. Toute la plante rend une odeur forte, désagréable, & elle a un goût amer. Elle croît en terre grasse, dans les jardins ; elle contient beaucoup d'huille éxaltée & de sel volatil & essentiel.

Vertus

Son usage principal est pour les maladies de la matrice ; elle provoque les mois aux femmes ; elle résout les duretez ; elle incise, elle atténue, elle chasse les vents, elle abat les vapeurs, elle leve les obstructions, elle excite l'urine, elle pousse le sable & la pierre du rein & de la vessie : on s'en sert en décoction par la bouche, en lavement, & en fomentation.

Etimologie.

Matricaria, à *matrice*, parce que cette plante est un bon remede pour les maladies de la matrice.

Parthenium, à παρτένος, *virgo*, parce qu'elle est utile aux maladies utérines.

MAYS.

Mays Acostæ. Pit. Tournef.	*Frumentum Indicum Mays dictum.* C. B.
Maizum, Monardi.	Raii hist.
Maiz Indorum Panicum Indicum. Cæs.	*Frumentum Turcicum & Indicum.* Ger.
Frumentum Turcicum, sive Maizum. Dod.	*Milium Indicum maximum Mays dictum, seu Frumentum Indicum.* Park.
Triticum Indicum. J. B.	En françois, *Blé de Turquie.*

Blé de Turquie.

Est une plante qui pousse des tiges à la hauteur de six ou sept pieds, semblables à celles des Roseaux, rondes, grosses comme le pouce, solides, fermes, articulées par plusieurs nœuds, purpurines en bas, & diminuant en grosseur à mesure qu'elles s'élevent, remplies d'une moëlle blanche qui, quand la plante est dans sa vigueur, a un goût sucré : ses feuilles sont semblables à celles des Roseaux, longues d'un pied ou d'un pied & demi, assez larges, véneuses, un peu rudes en leurs bords : ses fleurs naissent aux sommitez des tiges, composées de plusieurs étamines blanches, ou jaunes, ou purpurines. Elles ne laissent aucunes graines après elles ; mais les graines naissent dans des épis gros & longs, envelopées de feuilles roulées en gaîne. Quand ces épis ont atteint leur grandeur & leur maturité parfaite, on en retire des grains gros comme de petits poids, presque ronds, & ordinairement anguleux, farineux, de couleur blanche, ou jaune, ou tirant sur le purpurin, ou rougeâtre, d'un goût doux & agréable : ses racines sont des fibres dures, blanches : on cultive cette plante dans les jardins.

Usage.

Le blé de Turquie sert pour la nourriture de beaucoup de peuple, en Amérique, en Turquie : il contient beaucoup d'huile & de sel volatil.

Vertus,

Il est apéritif, propre pour exciter l'urine, pour la colique néphrétique, pour adoucir l'âcreté des humeurs ; on s'en sert en tisane.

MECHOACAN.

Mechoacan.	*Bryonia Americana.*
Rhabarbarum album Indicum.	*Radix Mechoacan.*
Mechoaca Peruviana.	*Scammonium Americanum.*

Est

Eſt une racine blanche, légere, qu'on nous apporte coupée par tranches & féchée, d'une Province de l'Amérique nommée *Mechoacan* dans la Nouvelle Eſpagne : ſa plante eſt une eſpece de *Bryone* rampante que M. Tournefort appelle *Bryonia Americana repens folio angulofo*; elle s'éleve en une tige qui s'étend de tous côtez en beaucoup de rameaux rampans, leſquels on eſt obligé d'attacher à des perches pour les ſoutenir, à moins que la plante ne croiſſe proche des arbres, auſquels elle puiſſe ſe lier d'elle-même; ſes feuilles ſont larges, anguleuſes, minces, blanchâtres; ſes fleurs ſont de petits baſſins taillez en cinq parties aſſez larges, de couleur brune : ces fleurs ne laiſſent aucun fruit, mais il naît ailleurs des bayes petites, vertes au commencement, & rougiſſant à meſure qu'elles mûriſſent. Elles contiennent des ſemences plates, pointues comme celles de la couleuvrée. On ne ſe ſert en Médecine que de ſa *racine*.

Elle doit être choiſie nouvelle, en belles rouelles blanches en dehors & en dedans, légeres, mais ſans carie, d'un goût preſque inſipide, prenant garde qu'on n'y ait mêlé de la *racine de Bryone vulgaire* qui lui reſſemble beaucoup : mais on les diſtinguera par le goût, car la racine de Bryone ordinaire eſt fort amere, au lieu que le Mechoacan eſt preſque inſipide, comme il a été dit. Il contient beaucoup d'huile & de ſel eſſentiel.

La racine de Mechoacan purge ſans violence les ſéroſitez de toutes les parties du corps : on s'en ſert dans l'hydropiſie, dans les rhumatiſmes, dans la goutte ſciatique; on la prend en poudre ſubtile. La doſe en eſt depuis un ſcrupule juſqu'à une dragme.

On trouve quelquefois chez les Marchands, mais rarément, un certain méchoacan taillé en la même forme que l'autre, mais plus compact, plus peſant, réſineux, moins blanc; ce méchoacan m'a parù être un *jalap* plus blanc que le commun, auſſi a-t-il la vertu de cette racine, & il m'a paru plus purgatif que le méchoacan.

Cette racine a retenu le nom de la Province Mechoacan où elle naît en grande quantité : on en trouve auſſi en beaucoup d'autres endroits de l'Amérique.

M E D I C A.

Medica major erectior floribus purpuraſ-centibus. J. B. Raii hiſt. Pit. Tourn.	*Trifolium ſiliquâ cornuta; ſive Medica* C. Bauh.
Fœnum Burgundiacum, ſive Medica legitima. Park.	*Trifolium Burgundiacum.* Ger. En françois, *Luſerne.*

Eſt une plante qui pouſſe des tiges à la hauteur de deux pieds, rondes, droites, aſſez groſſes, fermes, robuſtes, rameuſes, principalement vers leurs ſommitez, portant beaucoup de feuilles rangées trois à trois comme au *Trifolium*; ſes fleurs ſont légumineuſes, de couleur violette purpurine, ſoutenues par des calices dentelez. Après que ces fleurs ſont paſſées, il paroît des fruits compoſez chacun de deux lames, qui jointes par les bords, font une bande roulée & couchée ſur elle-même comme les pas d'une vis ou d'un tirebourre. On trouve entre ces deux lames des ſemences menues qui ont ſouvent la figure d'un petit rein, blanchâtres ou d'un jaune pâle étant nouvelles; mais elles bruniſſent en vieilliſſant. Le goût de la plante approche de celui du creſſon alenois, mais il eſt moins âcre : ſa racine eſt fort longue, ligneuſe, médiocrement groſſe, droite, réſiſtant à la gélée : on la cultive non-ſeulement dans les pays chauds, comme en Languedoc, en Provence, en Dauphiné, mais encore en nos régions tempérées, comme vers Paris, en Normandie; elle aime les terres graſſes aſſez humides, on la fauche juſqu'à ſix fois par année : elle ſert pour la nourriture des beſtiaux, elle les engraiſſe beaucoup; elle augmente le lait des vaches; elle contient conſidérablement de l'huile & médiocrement du ſel eſſentiel : on peut auſſi s'en ſervir en Médecine.

A a a a

Vertus. Elle tempere les ardeurs du fang & des autres humeurs ; elle excite l'urine étant prife en décoction.

Etimolo-gie. *Medica à Media*, parce que la femence de cette plante a été apportée de la Médie.

MEDICAGO.

Medicago annua Trifolii facie. P. Tour-nefort.
Trifolium filiquâ falcata. C. B.

Medica lunata. J. B. Caft. append.
Lunaria radiata Italorum. Lob.
Medica fylveftris altera lunata. Lugd.

Eft une plante qui reffemble à la Luferne ; fes feuilles naiffent trois fur une queue comme au Trefle ordinaire ; fa fleur eft légumineufe, foutenue par un cornet dentelé. Lorfque cette fleur eft paffée, le piftile devient un fruit aplati plus large que l'ongle du pouce, coupé en colet ou fraize, & compofé de deux lames appliquées l'une fur l'autre, qui renferment quelques femences de la figure d'un petit rein : cette plante croît dans les champs.

Vertus. Elle a la vertu de la Luferne.

Etimolo-gie. *Medicago à Medica*, parce que cette plante approche de la Luferne.

MEDIUM.

Medium Alpinum Echii folio, floribus fpicatis. Pit. Tourn.

Campanula foliis Echii. C. B.
Cervicaria major tenuifolia. Thal.

Eft une plante qui pouffe de fa racine des feuilles longues, étroites, un peu rudes, femblables à celles de l'*Echium*; il s'éleve d'entr'elles une tige haute d'environ demi pied, ronde, velue, rude au toucher, revêtue de quelques feuilles courtes & étroites, portant en fa fommité des fleurs difpofées en épis, & formées chacune en uhe cloche femblable à celle de la campanule, de couleur bleue. Quand ces fleurs font paffées, il leur fuccede des fruits divifez en cinq loges, qui enferment des femences menues ; fa racine eft oblongue ; elle croît aux lieux montagneux.

M. Tournefort établit la différence de cette plante d'avec la campanule par le nombre des loges de fon fruit ; car il en a cinq, au lieu que celui de la campanule n'en a que trois. Il y a beaucoup d'efpeces de Medium.

Vertus. Le Medium eft aftringent & rafraîchiffant ; il arrête les hémorragies étant pris en décoction.

Etimolo-gie. *Medium gracè*, μήδιον.

MEL.

Miel. *Mel*, en françois, *Miel*, eft un compofé de diverfes fubftances tirées des fleurs que les abeilles léchent & confervent dans leur eftomac pour le porter dans leur ruche, où elles le vomiffent & en rempliffent des trous hexagones ou creufets de cire qu'elles avoient auparavant fabriquez, comme il a été dit à *l'article de la Cire*; elles font cette provifion pour leur nourriture. Cette fubftance miellée fe fait affez appercevoir au goût dans plufieurs efpeces de fleurs, comme dans celles du Tréfle des prez, des rofes, des œillets ; car fi l'on les mâche principalement vers la partie d'en bas, qu'on appelle *on-glets*, & que le calice renferme, l'on fentira un goût doux miellé affez agréable : cette matiere reçoit dans l'Abeille & dans la ruche une élaboration qui la perfectionne & lui imprime une qualité de miel ; je remarque quatre chofes principales qui contribuent à

Obferva-tion pour le bon miel la compofition naturelle du bon miel : premierement la *chaleur* & la *pureté de l'air* ; car nous voyons que le miel qui eft fait aux climats chauds, comme au Languedoc, en Dauphiné, eſt ordinairement meilleur que celui qui eſt fait aux Provinces tempérées ; il eſt pourtant à obſerver que tous les endroits d'une même Province ne ſont pas également favorables & avantageux pour le miel : une montagne, par exemple, produit de bon miel en un de ſes côtez, & elle n'en produira pas de ſi bon en un autre ; cette différence peut venir des aſpects différens du Soleil.

En ſecond lieu, la *bonté* des Abeilles ſuivant qu'elles ſont plus ou moins *naturelles* & *domeſtiques*, car il s'en introduit quelquefois de *ſauvages* dans les ruches.

En troiſiéme lieu, *la pâture* des Abeilles ; car ſuivant la nature & la force des plantes qu'elles léchent, il en naît un miel plus ou moins bon & odorant ; auſſi voyons-nous que les endroits les plus propres pour faire de bon miel, ſont les lieux montagneux ſituez à l'abri de la biſe, & regardant le Levant ou le Midi, parce que les mouches y trouvent les plantes les plus eſſentielles & plus aromatiques qu'ailleurs ; de plus ces Abeilles y ont plus de tranquilité que dans les plaines ; les fleurs les meilleures pour le miel ſont celles du Romarin, du Thim, de la Violette, de la Lavande, de la Primevere, de la Marjolaine, du Baſilic, de la Méliſſe, de l'Origan, de la Sauge, du Pouliot, de la Bétoine, de l'Oeillet, du Souci, des Roſes, du Lys des vallées, de l'Acacia, & d'un grand nombre d'autres.

En quatriéme lieu, la *maniere de préparer* le miel quand on l'a retiré des ruches, car quelquefois ſuivant l'adreſſe des Ouvriers, le miel provenant d'une même ruche eſt plus ou moins beau.

On retire le miel des ruches en deux ſaiſons de l'année, au *Printems* & en *Automne :* les opinions ſont partagées ſur le choix de ces ſaiſons ; on ne manque pas de raiſons de part & d'autre, mais il me paroît que le Printems doit l'emporter ; premiérement parce qu'en cette ſaiſon les Abeilles ſont le plus en leur force & vigueur ; car alors elles quittent leur ruche en prenant leur eſſort, & elles forment des colonies nouvelles ; en ſecond lieu, parce qu'au Printems elles vont lécher & humer les roſées qui tombent abondamment aux mois d'Avril & de May, particuliérement dans ſes pays chauds où cette roſée en tems doux & ſerain ſe condenſe le matin ſur les feuilles des arbres, en grains gros comme ceux de la coriandre, d'un goût doux & agréable, ce qui eſt une eſpece de manne qu'on appelle *manne de Briançon :* en troiſiéme lieu, à cauſe de la bonté & de la pureté des ſubſtances des plantes dans le renouvellement de la chaleur.

En quel tems on retire le miel.

Il y a de *deux* ſortes de miel en général ; l'un *blanc,* & l'autre *jaune.* Le blanc ſe tire ſans feu des tablettes ou gâteaux nouvellement faits ; on les rompt & on les poſe ſur des clayes ou nattes d'oſier, ou dans des napes attachées par les quatre coins à quatre piliers ; on place ſous ces clayes ou ſous ces napes des vaiſſeaux bien propres, & il découle dedans un beau miel blanc excellent qui ſe congele ; on l'appelle *Miel vierge.* On tire encore du miel blanc des gâteaux qui reſtent, en les mettant à la preſſe ; mais ce miel ſent la cire, & il n'eſt pas ſi bon que le premier.

Miel blanc.

Miel vierge

Le miel blanc le plus beau, le meilleur & le plus agréable au goût, eſt celui qu'on fait au Languedoc, & qu'on appelle *Miel de Narbonne :* il doit être nouveau, épais, grenu, d'un blanc clair, d'une odeur douce & un peu aromatique, d'un goût doux & piquant : ce qui rend ce miel diſtingué, eſt que les Abeilles ſuccent en ce pays-là particuliérement les fleurs de Roſmarin qui y ſont abondantes, & qui y ont beaucoup de force. Ce miel, quoiqu'il ait pris ſon nom de Narbonne, n'eſt point fait dans cette Ville, mais en un petit Village nommé la Courbiere ſitué à trois lieues de Narbonne où il eſt tranſporté par le négoce qu'en font les Marchands dans une bonne partie de l'Europe : on fait encore de fort bon miel blanc en pluſieurs autres cantons du Languedoc & du Dauphiné, comme aux environs de Bagnols, du Saint Eſprit, de Barjac, de Montauban, de Ville-Perdrix.

Miel de Narbonne. Choix.

Miel jaune. Le miel jaune se fait de toutes sortes de gâteaux vieux & nouveaux, lesquels on a retirez des ruches : on les rompt, on les met échauffer avec un peu d'eau dans des bassines ou dans des chaudieres ; puis les ayant envelopez dans des sacs de toile déliée, on les met à la presse pour en faire sortir le miel : la cire demeure dans les sacs, mais il en passe toujours un peu avec le miel ; car on trouve ordinairement quelque petit morceau de cire qui se sépare lorsqu'on fait la distillation du miel.

Usage. Le miel blanc, & particuliérement celui de Narbonne qui a coulé de lui-même sans expression, est le plus propre pour être pris par la bouche. Le miel jaune a un peu plus d'âcreté que le miel blanc ; il est aussi plus convenable pour les lavemens & pour les remedes extérieurs ; parce qu'il est plus détersif & plus laxatif.

Choix. On doit le choisir d'une bonne consistence, d'un beau jaune & d'un bon goût. Le meilleur nous est apporté de Champagne. Il contient beaucoup de sel essentiel ou acide, & du phlegme, peu d'huile & de terre. Le miel blanc contient les mêmes principes, mais un peu moins de sel.

Vertus. Il est pectoral, il excite le crachat, il aide à la respiration, il raréfie la pituite grossiere, il lâche le ventre. Le miel jaune est détersif, laxatif, digestif, atténuant, résolutif.

Falsification du miel Comme le miel blanc de Narbonne a la réputation de contenir la substance du Romarin, les Marchands qui veulent le contrefaire, & faire passer du miel blanc ordinaire qui est à bon marché, pour du miel de Narbonne qui est cher, fourent dedans des branches de Romarin, & les y laissent quelques jours, afin de lui en communiquer l'odeur & donner lieu à leur tromperie ; mais comme ensuite ils ne peuvent pas si bien retirer ces branches de Romarin qu'ils n'y en laissent quelques feuilles ou fleurs, on s'apperçoit de leur falsification pour peu qu'on remue & qu'on examine ce miel.

Les paysans font une autre petite falsification au miel, c'est que pour le faire paroître plus blanc, ils y délayent de la fleur de farine ou de l'amidon bien pulvérisé.

Quoique le miel soit actuellement dans un grand usage, il l'étoir beaucoup davantage avant qu'un eût fait la découverte du sucre : les Anciens en assaisonnoient leurs ragoûts **Melimelum.** & en faisoient leurs confitures, comme le *melimelum* qui étoit du coing ou une autre pomme confite dans du miel ; on en servoit sur leurs tables, & les Apoticaires en employoient pour leurs syrops & autres compositions médecinales comme nous employons **Hydromel.** le sucre : ils en composoient diverses sortes de boissons, comme de *l'hydromel* qu'ils ap-**Oxymel.** pelloient aussi *Aqua mulsa*, *Melicratum*, *Apomeli* ; ils bûvoient du vin miellé qu'ils appelloient *Oenomeli* : ils bûvoient encore de *l'oximel*, c'étoit un mélange de miel & de vinaigre avec beaucoup d'eau pour se rafraîchir.

Au reste, quoique l'usage du sucre ait presque aboli celui du miel, principalement dans les alimens, le miel est souvent préférable au sucre, quand on n'a point d'égard tout-à-fait à la délicatesse du goût ; car outre que c'est un ramas de la substance la plus pure & la plus ætherée d'une infinité de fleurs qui possedent de grandes vertus, il est plus pectoral & plus anodin que le sucre, qui n'est qu'un suc épaissi du seul roseau.

Entre les bonnes qualitez du miel, il est reconnu un aliment & un remede très-convenable pour ceux dont le tempérament a été atténué par un jeûne extraordinaire & trop long : nous en voyons aussi des effets salutaires dans le commencement de la phtisie, dans le marasme & dans les autres maladies de consomption, pourvû qu'il soit pris à propos dans des liqueurs appropriées, après avoir fait les remedes généraux.

Le miel devient amer par une trop forte coction, de même que les autres choses douces, il se mêle facilement avec la bile dans le corps, la délayant & la rendant plus fluide

& plus fermentable, d'où vient qu'on l'eſtime bilieux; il s'enflamme au feu à peu près comme le ſucre.

Les Abeilles ſauvages font ſur les rochers de gros amas de miel qui ne ſert ordinaire-ment que pour la nourriture des mouches & des oiſeaux; pluſieurs croyent avec aſſez de vrai-ſemblance que l'ambre gris en provient. **Miel ſau-vage.**

Mel vient du mot grec μέλι, qui ſignifie la même choſe. **Etimolo-gie.**

MELAMPYRUM.

Melampyrum multis, ſive Triticum Vac-cinum. J. B. Raii hiſt.	*Melampyrum purpureum.* Ger.
Melampyrum purpuraſcente comâ. C. B. Pit. Tournefort.	*Triticum vaccinum, ſive Melampyrum.* Dod. Lon. Lugd.

En françois, *Blé noir. Blé de Vache. Blé de Bœuf. Rouge Herbe.*

Eſt une plante dont la tige eſt quarrée, velue, purpurine, rameuſe, haute d'environ un pied. Ses feuilles font attachées à l'oppoſite l'une de l'autre par intervalles, les unes étroites comme celles du Linaria, les autres larges & découpées profondement, rudes au toucher, d'un verd-brun: ſes ſommitez font garnies d'un amas de feuilles courtes, aſſez larges, de couleur purpurine gaye. Les fleurs ſortent des aiſſelles de ces feuilles; ce font des tuyaux terminez en haut par une maniere de gueule, dont les deux lévres pa-roiſſent ordinairement colées l'une contre l'autre, de couleur variée, purpurine ou rou-ge & jaune-rougeâtre. Il ſuccede à ces fleurs des fruits oblongs qui s'ouvrent de la pointe à la baſe en deux coques, chacune deſquelles eſt partagée en deux loges qui renferment des ſemences oblongues, plus petites que des grains de blé, noires: ſa racine eſt petite, ligneuſe, garnie de quelques fibres. Cette plante croît entre les blez, principale-ment en terre graſſe; les bœufs & les vaches en mangent, on ne l'employe point en Médecine. **Blé noir.**

Melampyrum à μέλας, *atrum*, & πυρός, *triticum*, c'eſt-à-dire, *Blé noir.* **Etimolo-gie.**

MELANTERIA.

Melanteria Dioſcoridis, (Matth.) eſt une matiére minérale vitriolique, dont il y a *deux* eſpeces. La *premiere* ſe forme comme un ſel à l'entrée des mines de cuivre, d'où l'on la ſépare. Et la *ſeconde* ſe trouve au haut des mêmes mines en une pierre unie, polie, nette, de la couleur du ſoulfre. Dioſcoride préfere cette derniere eſpece à la premiere, & principalement ſi quand on l'humecte avec un peu d'eau, elle devient auſſi-tôt noire; il dit que le Melanteria ſe trouve en Cilicie & en pluſieurs autres pays.

Il lui attribue une vertu cauſtique.

Cette drogue nous eſt inconnue, & pluſieurs croyent avec Pline que ce n'eſt autre choſe que le Chalcitis qui a pris diverſes figures & couleurs dans la mine: quoiqu'il en ſoit, nous lui ſubſtituons le *Chalcitis naturel.* **Vertus.**

Melanteria à μέλας, *niger*, parce que cette drogue noircit quand on jette de l'eau deſſus. **Etimolo-gie.**

MELANURUS.

Melanurus, en françois, *Negœil*, eſt un poiſſon de mer un peu plus grand que la main, peſant une livre ou une livre & demie au plus, couvert d'écailles larges & aſſez difficiles à ſéparer: ſa gueule eſt petite & garnie de dents; ſes yeux font fort grands à **Negœil.**

proportion de fa tête, d'un bleu noirâtre; fon dos eft de couleur bleue tirant fur le noir; fon ventre eft blanchâtre, fa queue eft large & marquée de taches fort noires. Ce poiffon vient fouvent fur les rochers & fur les rivages fablonneux , pour manger de l'Alga qui y croît; il n'eft pas beaucoup en ufage dans les alimens, & l'on ne s'en fert point en Médecine.

Etimologie.   *Melanurus* à μέλας, *nigra , & * ὀύρα *, cauda ,* comme qui diroit , *Poiffon qui a la queue noire.*

MELIANTHUS.

Melianthus Africanus. H. L. B. Raii hift. Pit. Tourn.	*Pimpinella fpicata Africana maxima.* Bartholin.
Flos mellis. Fleur miellée.	En françois, *Meliante.*

Meliante.   Eft une plante qui croît plus haute qu'un homme , toujours verte & en vigueur. Sa tige eft groffe comme le pouce , ronde , canelée , rude au toucher, nouée, ligneufe vers la racine, folide, rougeâtre. Ses feuilles font faites & rangées à peu près comme celles de la Pimprenelle, mais cinq ou fix fois auffi grandes, douces au toucher, nerveufes, dentelées profondement tout autour, de couleur de vert de mer, d'une odeur forte, puante, affoupiffante, d'un goût herbeux, un peu aftringent. Ses fleurs naiffent en fes fommitez, difpofées en épi, d'un noir rougeâtre, attachées à de petits pédicules rouges, couverts d'une laine fort mince & fort déliée, portant chacune fous leur fleur une feuille grande comme un ongle, quelquefois purpurine, quelquefois d'un purpurin verdâtre : chacune de ces fleurs eft à quatre feuilles difpofées en main ouverte, foutenues par un calice découpé jufqu'à la bafe en cinq parties inégales, & contenant dans fon fond une liqueur mielleufe, rouge, d'un goût doux, vineux & fort agréable. Cette liqueur eft fi abondante, qu'elle découle ou diftile pendant quelque tems goute à goute fur la petite feuille qui eft fous la fleur. Quand la fleur eft paffée, il ne diftile plus de miel, mais fon piftile devient un fruit en veffie gros comme celui du Nigella, membraneux, relevé de quatre coins, & divifé en quatre loges qui renferment des femences oblongues, noires, luifantes comme celles de la Pivoine. Sa racine eft longue, groffe, branchue, ligneufe, rampant profondement dans la terre, & s'étendant beaucoup. Cette plante croît aux lieux humides & montagneux. Son origine vient d'Afrique, elle eft rare en Europe; on la cultive dans quelques jardins ; M. Hermans, Profeffeur en Botanique à Leyden, eft celui qui l'a mife le premier au jour.

Vertus.   Sa liqueur mielleufe, principalement celle qui découle d'elle-même, eft cordiale, ftomacale & nourriffante.

Je n'ai pas appris qu'on employe la plante en Médecine.

Etimologie.   *Melianthus* à μέλι, *mel , & * ἄντος, *flos ,* comme qui diroit *Fleur de miel ,* ou *Fleur miellée.*

MELICA.

Melica five Sorgum. Dod. Park.	*Milium Arundinaceum fubrotundo femine, Sorgo nominatum.* C. B. Pit. Tournef.
Sorgum feu Milium Indicum. Raii hift.	
Sorgum. Ger.	*Panicum Indicum.* Gefn. hort.

En françois, *Sorgo,* ou *Blé barbu.*

Sorgo.   Eft une efpece de millet, ou une plante qui pouffe plufieurs tiges ou tuyaux femblables à ceux des rofeaux, à la hauteur de huit ou neuf pieds, robuftes, nouez, remplis de moëlle blanche : fes feuilles font longues de plus d'un pied, & larges de trois ou qua-

tre doigts, comme celles du Roseau : ses fleurs naissent aux sommitez des tiges en maniere de bottes ou de bouquets plus gros que ceux du millet ordinaire, longs d'environ
un pied. Chacune de ces fleurs est composée de plusieurs étamines qui sortent du milieu
d'un calice composé de deux feuilles. Quand ces fleurs sont passées, il leur succede des
semences presque rondes ou ovales, plus grosses du double que celles du millet ordinaire, de couleur tantôt jaune ou roussâtre, tantôt noire. Sa racine consiste en de grosses
fibres fortes. On cultive cette plante en terre grasse & humide, principalement aux païs
chauds, comme en Italie, en Espagne.

Il y a une *autre espece* de melica appellée

Dora. Rauvvolf.
Sorghi album, *Milium Indicum*, *Dora*.
J. Bauh.
Milium Æthiopicum, Portæ.

Sorgo simile granum, *Hareomen Arabum*.
Bellon.
*Milium Arundinaceum plano alboque
semine*. C. B. Raii hist.

En françois, *Dora*.

Elle differe de la précédente en ce que sa semence est aplatie, grosse comme une Orobe,
& fort blanche.

Les semences de ces plantes sont employées à nourrir les volailles ; on en fait aussi
du pain, mais il est friable & peu nourrissant. Elles sont détersives, apéritives.

La moëlle de leurs tiges est estimée propre pour les scrophules & pour les écrouelles ;
on la mêle avec de l'éponge, on brûle le mélange, on ramasse les cendres qui en proviennent, on les mêle avec du poivre pulvérisé, & l'on fait prendre de cette poudre
dans le décours de la Lune.

Melica a μέλι, *mel*, parce que les Abeilles tirent du miel de cette plante.

MELILOTUS.

Melilotus vulgaris. Park. Raii hist.
Melilotus officinarum Germaniæ. C. B.
Pit. Tournef.

Trifolium odoratum, 1. & 2. Dod. Tab.
Trifolium odoratum, *sive Melilotus vulgaris flore luteo*. J. B.

En françois, *Melilot*.

Est une plante qui pousse une ou plusieurs tiges à la hauteur de deux ou trois pieds,
rondes, canelées, vuides, foibles, rameuses ; ses feuilles naissent trois sur une queue,
semblables à celles du Fenugrec, mais plus blanches, frangées ou crénelées en leurs
bords : ses fleurs sont petites, légumineuses, disposées par longs épis de couleur presque
toujours jaune, & quelquefois blanche, mais rarement, d'une odeur agréable : il leur
succede des capsules noirâtres qui renferment chacune une ou deux semences menues,
rondes ou ovales, pâles. Sa racine est longue, menue, blanche, pliante, garnie de fibres déliées. Cette plante croît aux lieux rudes, pierreux, aux bords des rivieres, des
ruisseaux, des prez, le long des chemins ; on en cultive aussi dans les jardins : elle contient beaucoup d'huile à demi exaltée, & du sel essentiel ; on se sert en Médecine de
toute la plante, mais principalement de sa fleur.

Elle est émolliente, discussive, résolutive, carminative ; on l'employe dans la décoction des lavemens, dans les fomentations, dans les cataplasmes, dans les emplâtres.

Melilotus à μέλι, *mel*, & λωτὸς, *lotus*, comme qui diroit, *Lotus doux comme du miel,
ou ayant une odeur de miel*.

MELIS.

Melis,	*Melus,*	*Melotus,*	En françois, *Blaireau*,
Meles,	*Melo,*	*Taxus,*	*Taisson.*

Blaireau.
Est un animal à quatre pieds, grand comme un renard, qui tient du chien, du cochon & du renard ; il y en a de *deux especes*, un qui a les pieds semblables à ceux du chien, & l'autre dont les pieds ressemblent à ceux du cochon ; l'un & l'autre ont une couleur grise, blanche & noire, leur poil est roide, leur peau est fort dure, leur museau est long, leurs dents sont très-aigues, ils ont le dos large & les jambes courtes ; ils habitent les montagnes en Italie, en Suisse, en Normandie ; ils se cachent dans des trous qu'ils font sous terre où ils s'engraissent en dormant, ils sentent mauvais, ils mangent des petits lapins, des oiseaux, des charognes, des vers de terre, des mouches à miel, du miel, des fruits ; leur chair est bonne à manger, elle a le goût de celle du Sanglier : toutes leurs parties contiennent beaucoup de sel volatil & d'huile ; leur *poil* sert à faire des pinceaux pour les Peintres.

Poils.
Usage.
Graisse.
Vertus.
Leur graisse étant mêlée dans des lavemens, adoucit les douleurs de la néphrétique ; on s'en sert aussi extérieurement pour les crevasses des mammelles, pour fortifier les nerfs, pour la goutte sciatique.

Sang.
Leur sang séché & pris en poudre, est propre pour guérir la lépre, & pour chasser les mauvaises humeurs par transpiration. La dose en est depuis un scrupule jusqu'à une dragme.

Les chiens sont attirez par l'odeur de la graisse du Blaireau : car si l'on en a mis sur quelque linge ou sur un meuble, ils viennent le fleurer & pisser dessus.

Heyrat.
On trouve en Amérique un animal semblable au Blaireau, lequel on appelle *Heyrat*, il est très-friand de miel.

Etimologie.
Melis, meles, melus, melo, melotus à μέλι, *mel*, parce que le Blaireau aime le miel.

MELISSA.

Melissa. Dod. Cæs. Ger.	*Melissa, seu Melissophyllum.* Rai hist.
Melissa hortensis. C. B. Pit. Tourn.	*Melissophyllum.* Matth. Gesn. hort.
Melissa domestica, vel 1. Trag.	*Apiastrum.* Cord. in Diosc. Lac. Tur.
Citrago. Gesn. hort.	*Melissa vulgaris odore Citri.* J. Bauh.

En françois, *Melisse, Herbe de Citron*, ou *Citronelle.*

Melisse.
Est une plante qui pousse ses tiges à la hauteur d'environ deux pieds, quarrées, fermes, rameuses ; ses feuilles sont oblongues, assez larges, pointues, faites à peu près comme celles du baume des jardins, couvertes de petits poils courts, dentelées en leurs bords, de couleur verte-brune luisante, d'une odeur de Citron fort agréable, d'un goût un peu âcre : ses fleurs naissent dans les aisselles des feuilles, & elles y forment des anneaux, mais qui ne sont point entiers autour de leur tige, ni tout-à-fait verticillez ; elles sont petites, formées en gueule, blanches, rougeâtres ou jaunâtres en naissant ; chacune d'elles est un tuyau découpé par le haut en deux lévres, soutenu par un calice fait en cornet velu : quand la fleur est passée, il lui succede quatre semences presque rondes ou oblongues jointes ensemble, enfermées dans le calice de la fleur : sa racine est ligneuse, longue, ronde, divisée, fibreuse ; on cultive cette plante dans les jardins ; elle contient beaucoup d'huile éxaltée & de sel essentiel.

Vertus.
Elle fortifie le cœur, le cerveau, l'estomac ; elle excite les mois aux femmes ; on s'en sert dans l'apoplexie, dans l'épilepsie, dans les vertiges, dans la mélancolie, dans les fiévres malignes, dans la peste.   MELISSA

MELISSA SYLVESTRIS.

Melissa humilis, latifolia, maximo flore purpurascente. Pit. Tournefort.	*Melissa.* Trag. *Lamium Montanum, Melissæ folio.* C. B.

En françois, *Melisse sauvage.*

* Elle vient dans les bois, & differe de la précédente par ses tiges beaucoup plus basses, moins rameuses, par ses feuilles plus velues, plus longues, par ses fleurs très-grandes, & par son odeur qui n'est point agréable. — Melisse sauvage.

Ses feuilles sont diurétiques prises en maniere de Thé. — Vertus.

Ses racines sont si semblables à celles de l'Aristoloche menue, que plusieurs Droguistes donnent celles-ci pour celles-là.

Melissa & *Melissophyllum,* à μέλι, *mel,* parce que les Abeilles aiment la Melisse & en tirent la matiere de leur miel; & φύλον, *folium,* comme qui diroit *feuille miellée.* — Etimologies.

Apiastrum ab ape, mouche à miel, parce que les Abeilles sont friandes de cette plante.

Citrago à citro, parce que la Melisse ordinaire a une odeur de Citron.

MELITITES.

Melitites lapis, est une pierre grise qui étant pulvérisée, rend une liqueur laiteuse de saveur douce; on la trouve dans les mines métalliques; elle participe du plomb qui lui donne cette douceur approchante de celle du sel de Saturne, mais beaucoup moins forte. Cette pierre ne differe de la pierre Galactite qu'en ce qu'elle est plus douce au goût.

Elle est propre pour les inflammations des yeux, pour dessécher les ulceres, pour agglutiner les chairs. Les Anciens la mettoient en usage; mais on ne s'en sert point depuis long-tems. — Vertus.

Melitites à μέλι, *mel,* parce que cette pierre a un goût doux comme le miel. — Etimologie.

MELO.

Melo. Ger. J. B. Park. Raii hist.	*Melo vulgaris.* C. B. Pit Tournef.

En françois, *Melon.*

Est une plante qui pousse des tiges longues, sarmenteuses, se couchant par terre, rudes; ses feuilles ressemblent à celles du Concombre, mais elles sont plus petites, plus rondes & moins anguleuses: ses fleurs sont petites, jaunes, semblables à celles du Concombre; elles sont suivies par des fruits au commencement un peu velus, mais qui perdent leur poil en grandissant; leur figure & leur grosseur sont différentes; car les uns sont gros du moins comme la tête d'un enfant, les autres médiocres, les autres petits: les uns sont ovales & lisses, les autres presque ronds, brodez & canelez; les uns & les autres sont couverts d'une écorce assez dure & épaisse, de couleur verte & cendrée; leur chair est tendre, moëlleuse, humide, glutineuse, jaunâtre ou rougeâtre, d'une odeur & d'un goût doux & fort agréable; ce fruit est divisé en trois principales loges, chacune desquelles semble être subdivisée en deux autres, & ces loges sont remplies d'un grand nombre de semences presque ovales & aplaties, blanches, couvertes chacune de son écorce dure comme du parchemin, & contenant une petite amande très-blanche, douce, huileuse. Les loges qui entourent les *semences* & qui font le cœur du Melon, sont composées d'une moëlle liquide rougeâtre, de bon goût. On cultive cette plante dans les jardins, le froid lui est contraire; c'est pourquoy les Melons des pays — Melon. Semence de Melon.

chauds font meilleurs que ceux des pays froids : le Melon contient beaucoup de phleg-me , d'huile & de fel effentiel & volatil.

Vertus.   Sa chair eft humectante, elle tempere les ardeurs du fang , elle réjouit le cœur, mais la digeftion ne s'en fait pas aifément à caufe de fon humidité vifqueufe. La femence du Melon eft une des quatre grandes femences froides, elle eft adouciffante & apéritive ; on

Huile de femence de Melon. l'employe dans les émulfions ; on en tire par expreffion une huile fort anodine , propre pour les âcretez de la poitrine , des reins, pour effacer les taches & les rides de la peau , & pour remplir les cicatrices de la petite vérole.

Vertus.

Etimolo-gie.   *Melo à* μῆλον, *pomum*, parce que le fruit de cette plante a une figure approchante de celle de la pomme.

MELOCORCOPALI.

Melocorcopali. Scalig. | *Corcopal.* Thevet. Lugd.

Eft un fruit des Indes gros comme un coing, ayant la figure d'un melon, l'arbre qui le porte reffemble au Cognaffier en grandeur, en forme & en feuilles ; il croît en la Province appellée Corcopal : ce fruit a un goût de cérife fort agréable ; il contient trois ou quatre grains femblables aux pepins du raifin.

Vertus.   Il lâche un peu le ventre.

MELONGENA.

Melongena, en françois, *Mayenne*, eft une plante dont il y a plufieurs efpeces ; je n'en décrirai que deux.

Premiere efpece.   La premiere eft appellée,

Melongena. Matth. Cord, hift. 'Ad. Lob.   *Solanum Pomiferum fructu oblongo.* C. B.
Melongena fructu oblongo. Pit. Tourn.   *Solanum Pomiferum fructu rotundo.* J. B.
Mala infana. Dod. Lon. Ger.   Raii hift.
Mala infana Syriaca. Park.   *Malum infanum.* Gefn. hort.

Mayenne.   Elle pouffe une feule tige à la hauteur d'un pied, groffe comme le doigt, ronde , rougeâtre , rameufe, couverte d'un peu de laine qui fe fépare facilement ; fes feuilles font plus longues & plus larges que la main, fituées ou pliffées tout autour, vertes , mais couvertes fuperficiellement d'une certaine poudre ou laine menue & blanche comme de la farine, attachées à des queues longues & groffes : fes fleurs font des rofettes à cinq pointes, blanches ou purpurines, foutenues par des calices hériffez de petites épines rouges, & divifez chacun en cinq parties pointues. Quand ces fleurs font paffées, il leur fuccede des fruits oblongs plus gros que des œufs, folides , liffes, de couleur purpurine verdâtre, doux au toucher, remplis d'une chair blanche empreinte de fuc, piquée de beaucoup de femences blanchâtres, aplaties, qui ont le plus fouvent la figure d'un petit rein : fes racines font des fibres longues.

Seconde efpece.   La feconde efpece eft appellée,

Melongena fructu incurvo Pit. Tourn.   *Solanum Pomiferum fructu incurvo.* C. B.
Melantzana Arabum , Melongena & J. B. Raii hift.
Bedengian. Rauw. Lugd,

Elle differe de la précédente en ce que fon fruit naît boffu, courbé & ayant à peu près la figure d'un Concombre, de couleur jaune ou cendrée, ou purpurine ; on cultive l'une & l'autre efpece dans les jardins. M. Tournefort diftingue ce genre de la Morelle par son fruit qui est solide, charnu & sans cavité ; au lieu que celui de la Morelle est mou & plein de suc.

La mayenne & son fruit contiennent beaucoup d'huile & de phlegme, peu de sel. Dans les pays chauds on mange ce fruit en salade, ou cuit, comme si c'étoit des Concombres.

La plante & son fruit sont propres, étant appliquez extérieurement, pour les inflam- Vertus. mations, pour les cancers, pour les brûlures, pour calmer les douleurs, pour les hémorroïdes.

MELOPEPO.

Melopepo verrucosus. Pit. Tourn. | *Cucurbita verrucosa.* J. B.
En françois, *Potiron.*

Est une espece de Citrouille qui differe des autres en ce que son fruit est presque Potiron. rond, & parsemé en dehors de petits tubercules semblables à des verrues ; ce fruit est charnu, spongieux, divisé intérieurement en cinq quartiers, dans lesquels on trouve deux rangs de semences oblongues aplaties. On cultive cette plante dans les jardins ; son fruit est employé dans les cuisines ; il contient beaucoup de phlegme & d'huile, peu de sel.

Il est fort humectant, rafraîchissant, pectoral, anodin; sa semence est une des quatre Vertus. grandes semences froides, appellée *graine de Citrouille*, chez les Grenetiers.

Melopepo, parce que le fruit de cette plante a quelque chose de la figure du Melon Etimolo- qu'on appelle *Melo*, & qu'il est de la nature de la Citrouille qu'on appelle *Pepo*. gie.

MEMPHITES.

Memphites, | *Camehuia.*

Est une espece de pierre d'Onix de couleur noire & blanche, qui naît en Arabie ; on Usage. en taille des cachets & plusieurs autres petits instrumens.

On la croit propre contre la mélancolie & contre l'épilepsie, étant pendue au cou ; Vertus. mais on ne doit pas avoir grande foi pour ces especes d'amulettes.

On lui attribuoit la vertu d'endormir ou de stupéfier les membres du corps sur lesquels on vouloit appliquer le feu, ou qu'il étoit nécessaire de couper, ensorte que le malade n'y sentoit point de douleur, pourvû qu'on eût pulvérisé la pierre, & que l'ayant démêlée dans quelque liqueur on en eût oint la partie malade : mais cette pierre n'est point parvenue à notre connoissance. Mathiole même dit que de son tems on ne la connoissoit pas ; il y a beaucoup d'apparence que c'étoit une pierre commune empreinte d'Opium ou du suc découlant des pavots qui croissent abondamment en ce pays-là, & qui ont beaucoup de vertu narcotique.

Dioscoride rapporte qu'on trouvoit de son tems en Egypte vers Memphis une petite Etimolo- pierre graisseuse, de diverses couleurs, laquelle on appelloit *Memphites* à cause du lieu gie. de sa naissance.

MENTHA.

Mentha, en françois, *Mente*, est une plante dont il y a *deux sortes* ; une domestique Mente. qu'on nomme *Baume*, & l'autre sauvage qu'on appelle *Mente*.

Les Baumes sont,

Mentha hortensis verticillata Ocimi odore. C. B. & Pit. Tournefort.
En françois, *Baume des Jardins.*

Bbbb ij

Baume des Jardins.

* Est une plante que l'on cultive à cause de son odeur qui est agréable, qui tient du Baume & du Citron ; ses racines sont traçantes & fibrées, ensorte qu'elles s'étendent, & poussent plusieurs tiges hautes d'un pied, & quelquefois plus, quarrées, un peu velues, & chargées de feuilles qui sont arrondies, d'un vert foncé, opposées deux à deux, & d'une odeur forte. Ses fleurs sont petites, purpurines, disposées en épi & en gueule, découpées en deux lévres courtes, fendues, de manière que ces fleurs semblent être à un tuyau à cinq découpures, quatre graines menues succedent à chaque fleur.

Vertus.

Cette plante s'employe pour les passions hystériques, & pour les maladies de la tête & de la poitrine.

Mentha crispa, verticillata. C. B. Pit. Tournef. En françois, *Baume frisé.*

Baume frisé.

* Est une autre espece qui differe de la précédente par ses feuilles plus grandes, d'un verd moins foncé, plus gaudronnées & comme crêpues, & par son odeur moins agréable.

Vertus,

On employe celle-ci pour les crachemens de sang, & pour les vomissemens. Mais la suivante est plus efficace.

Mentha crispa, Danica, aut speciosa Germanica. Park. Pit. Tournef.

En françois, *Baume frisé,* ou *Mente frisée.*

Mente frisée.

* Cette troisiéme espece s'éleve jusqu'à la hauteur de deux pieds & plus quelquefois : ses feuilles sont dentelées & découpées sur leurs bords, comme frisées & crêpues. L'odeur de toute la plante est agréable.

Les Mentes sont,

Mentha angustifolia spicata, C. B. Pit. Tournefort.	*Mentha Romana.* Ger.
Mentha spicata folio longiore, acuto, glabro, nigriori. J. B. Raii hist.	*Mentha Romana angustifolia, sive Cardiaca.* Park.
	Mentha sativa vel hortensis, 4. Dod.

Elle pousse ses tiges jusqu'à la hauteur de trois pieds, quarrées, rougeâtres, rameuses : ses feuilles sont oblongues, assez étroites, pointues, dentelées en leurs bords, un peu velues, de couleur verte-brune : ses fleurs sont rangées en maniere d'épis aux sommitez des branches, petites, disposées en gueule ou en tuyau découpé par le haut en deux lévres, de couleur blanche marquée de quelques points rouges ; ces fleurs sont soutenues par des calices faits en cornets, dentelez sur les bords ; quand elles sont passées, il leur succede à chacune quatre semences menues, oblongues, enfermées dans le calice de la fleur : sa racine est longue, fibreuse, rampante. On cultive cette plante dans les jardins, elle rend une odeur forte & très-agréable, son goût est aromatique.

Mentha sylvestris rotundiore folio. C. B. Pit. Tourn.	*taneum, flore spicato, odore gravi.* J. B.
Mentastrum folio rugoso rotundiore spon-	*Mentastrum.* Cord. in Diosc. Tab. Ger.
	Mentastrum foliis orbiculatis. Gesn. ap.

En françois, *Mentastre.*

Mentastre.

Elle pousse ses tiges à la hauteur d'un pied & demi, quarrées, velues : ses feuilles sont presque rondes, ridées, couvertes d'une laine blanche : ses fleurs sont semblables à celles de la premiere espece, de couleur blanche-rougeâtre : sa semence est menue, noire; sa racine est fibreuse, rampante : cette plante répand une odeur extrêmémens forte & aromatique, mais moins agréable que celle de la Mente des Jardins; son goût est amer, âcre & astringent; elle croît aux lieux humides vers les rivieres.

Mentha sylvestris longiore folio. C. Bauh. Pit. Tournef.	*Menthastrum sylvestre.* Eyst. *vulgare.* Lugd. *Mentastrum spicatum folio longiore candicante.* J. B. Raii hist.
Mentha Equina. Brunf.	

Elle s'éleve à la hauteur d'environ deux pieds, ses tiges sont quarrées, velues; ses feuilles sont oblongues, pointues, dentelées en leurs bords, garnies d'une laine molle, blanche principalement en dessous, d'une odeur assez agréable, mais moins forte que celle de la Mente cultivée: ses fleurs sont faites comme celles des especes précédentes, disposées en épis, petites, de couleur blanche rougeâtre: sa racine est fibreuse, rampante. Cette plante croît aux lieux humides.

Toutes les Mentes contiennent beaucoup d'huile éxaltée & de sel volatil & essentiel. Vertus.

Elles fortifient le cerveau, le cœur, l'estomac; elles chassent les vents, elles résistent au venin, elles excitent l'appétit, elles provoquent les mois aux femmes & l'accouchement, elles aident à la respiration, elles sont détersives, vulnéraires, résolutives; elles tuent les vers, on s'en sert extérieurement & intérieurement.

Mentha à mente, pensée, parce que cette plante en fortifiant le cerveau, excite les pensées ou la mémoire. Etimologie.

MENTULA MARINA.

Mentula marina , Jonstoni, *Halosurion quibusdam.*	*Veretillum ,* Apuleio. *Holothuria.* Rondel.

Est une espece de Sangsue de mer qu'on trouve ordinairement sur le rivage comme si c'étoit un excrément de la mer: cet insecte est long d'un pied, & gros comme un bras médiocre, ayant la figure de la racine de Nénuphar; il s'étend & il se retire comme une Sangsue ordinaire; il est presque aussi dur que de la corne; sa couleur est rougeâtre: il pousse du devant de sa tête certains crins faits en maniere de petits rameaux, chargez ou garnis de plusieurs petits corps creusez qui lui servent de trompe, & avec lesquels il prend & attire ce qu'il veut manger, & il le porte à sa bouche; il ne nage point, il ne rampe même que bien lentement: il vit de petits poissons à coquilles, & il ouvre sa gueule si grande, qu'il dévore un coquillage tout entier avec son poisson; il a des dents, mais il ne se trouve en lui aucuns autres os: il contient beaucoup d'huile & de sel volatil; mais on ne s'en sert point en Médecine.

Mentula & Veretillum, parce que cet insecte a la figure du membre viril qu'on appelle en latin *Mentula & Veretrum.* Etimologies.

Halosurion ex ἅλιος γϱεὰ, *marina cauda,* parce que cet animal est fait comme une queue, & qu'il naît au bord de la mer.

MENYANTHES.

Menyanthes palustre. Pit. Tourn.	*Trifolium majus & fibrinum.* Tab.
Menyanthes palustre. Lugd.	*Lotus palustris.* Gesn. hort.
Trifolium palustre. C. B. Dod. J. B. Raii hist.	*Trifolium paludosum.* Park. Ger.
	En françois, *Meniante.*

Est une plante dont les feuilles sont attachées trois sur une longue queue, ressemblantes à celles des féves en figure & en grandeur, unies & douces au toucher; il s'éle- Meniante.

ve d'entr'elles une tige à la hauteur d'un pied & demi , unie , liſſe , menue , verte , revêtue en haut de fleurs en entonoir, de couleur blanche tirant ſur le purpurin , découpées
ordinairement chacune en cinq parties , ſoutenues par des calices formez en godet &
dentelez Lorſque ces fleurs ſont paſſées, il paroît en leur place des fruits ordinairement
oblongs , qui renferment des ſemences ovales , rouſſes où jaunâtres , d'un goût amer :
Vertus. ſa racine eſt longue , blanche , garnie de fibres. Elle eſt principalement employée
pour toutes les maladies qui viennent d'obſtructions , comme la jauniſſe , pour l'hydropiſie , pour la colique , & pour le ſcorbut ; elle pouſſe par les urines , elle eſt
propre pour la pierre , pour la douleur néphrétique , elle purifie les humeurs groſſieres
Doſe. en les ſubtiliſant ; on en boit la décoction, ou bien on la prend en poudre au poids d'u-
ne dragme trois fois par jour pendant le cours de la maladie.

    Cette plante croît dans les marais & dans les autres lieux aquatiques en terre maigre;
elle varie en grandeur ſuivant les différens lieux où elle naît ; ſes feuilles ſont quelquefois arrondies , & d'autres fois pointues.

Semence.   Sa ſemence eſt bonne encore contre la toux, pour les maladies de la poitrine ; elle eſt
Vertus. déterſive , propre pour inciſer & détacher les humeurs groſſieres ; on s'en ſert pour
arrêter le crachement de ſang.

MERCURIALIS.

Mercuriale   *Mercurialis* , en françois , *Mercuriale* , eſt une plante dont il y a beaucoup d'eſpeces ; je ne parlerai ici que des *deux* principales dont on ſe ſert tous les jours en
Médecine.

Premiere La premiere eſt appellée ,
eſpece.

Mercurialis mas. Ang. Matth. Fuch.	*ridis & Plinii.* C. B. Pit. Tournefort.
Mercurialis teſticulata, ſive mas, Dioſco-	*Mercurialis fructum ferens,* Cæſ.

En françois , *Mercuriale mâle.*

Mercuriale Elle pouſſe ſes tiges à la hauteur d'environ un pied , rondes , douces au toucher, di-
mâle. viſées en petits rameaux ; ſes feuilles ſont oblongues , aſſez larges, pointues, liſſes ,
vertes, dentelées en leurs bords;il ſort de leurs aiſſelles des pédicules courts & menus,
auſquels ſont attachez des fruits à deux capſules, rudes & hériſſées , renfermant chacune dans leur capacité une petite ſemence ovale ou ronde : ſa racine eſt fibreuſe.

Seconde La ſeconde eſpece eſt appellée ,
eſpece.

Mercurialis fœmina. Ang. Matth. Dod.	*Mercurialis vulgaris, & 1.* Trag.
Mercurialis ſpicata , ſive fœmina , Dioſco-	*Mercurialis florens.* Cæſ.
ridis & Plinii. C. B.	En françois , *Mercuriale femelle.*

Mercuriale Elle eſt pareille à la mercuriale mâle en ſes tiges & en ſes feuilles , mais elle porte com-
femelle. me de petits épis auſquels ſont attachées par grapes des fleurs menues , mouſcuſes ou à
pluſieurs étamines, ſoutenues par des calices à trois ou quatre feuilles; ces fleurs ne ſont
ſuivies d'aucun fruit ni ſemence.

    L'une & l'autre mercuriale croiſſent par tout le long des chemins,dans les cimetieres,
dans les vignobles , dans les jardins , contre les hayes , mais principalement aux lieux
humides : elles contiennent beaucoup d'huile, de phlegme & de ſel eſſentiel ; leur goût
eſt nitreux & déſagréable.

Vertus.   Elles ſont émollientes , laxatives , apéritives , propres pour exciter les mois aux femmes , on s'en ſert principalement dans les décoctions des lavemens & des fomentations ,
quelquefois auſſi par la bouche.

Mercurialis à Mercurio, parce que les Anciens ont prétendu que leur Dieu Mercure avoit mis le premier cette plante en ufage.

MERGUS.

Mergus (Cluf.) en françois, *Plongeon*, eft un oifeau maritime du moins auffi gros qu'une Oye ; fa tête eft courte, affez large, fon bec eft pointu, noir, fa langue eft longue, pointue, noire, cartilagineufe, fon palais eft garni de petites dents recourbées en dedans ; fon corps eft couvert de beaucoup de plumes blanches & noires, fes aîles & fa queue font petites, fes pieds font larges, noirs, ayant trois doigts : on le trouve ordinairement entre la Norwege & l'Iflande : on ne le voit point venir fur la terre ni voler, car fes aîles ne font point propres pour le vol, ni fes pieds pour marcher, mais il s'en fert pour nager : il fe plonge dans la mer pour attraper les poiffons dont il fe nourrit. On trouve d'autres efpeces de Plongeons en Amérique.

Sa graiffe eft émolliente & réfolutive.

Mergus à mergere, plonger, parce que cet oifeau fe plonge dans les eaux pour attraper fa proye.

MERLUCIUS.

Merlucius, five Callarias (Jonft.) en françois, *Petite Morue*, eft un poiffon long d'environ un pied & demi, ventru, couvert d'écailles minces, de couleur tirant fur le cendré au dos & aux côtez ; fa tête eft groffette, fa face large, fes yeux grands ; on trouve dans fa tête *deux petites pierres* oblongues ; il fe nourrit d'herbes & d'impuretez qu'il trouve fur les bords de la mer ; fa chair eft blanche, friable, bonne à manger, & de facile digeftion ; on en fert fouvent fur les tables.

Les pierres qui fe trouvent dans fa tête contiennent un peu de fel qui les rend apéritives & propres pour la gravelle, elles font auffi aftringentes par le ventre ; on les prépare en les broyant fur le porphyre : la dofe en eft depuis demi fcrupule jufqu'à demi dragme.

Merlucius à mare & luce, comme qui diroit *lumiere de la mer*, à caufe que ce poiffon a de grands yeux.

MEROPS.

Merops (Jonfton.) eft un oifeau grand comme un étourneau, & qui reffemble au merle, fes plumes font bleues fur le dos & pâles vers le ventre ; fon bec eft long, dur, courbé en forme d'une faux à moiffonner, fa langue eft longue & déliée ; il ouvre fon bec fort grand ; il dévore les abeilles & les autres mouches qu'il peut attraper, d'où vient qu'il eft appellé par quelques-uns *Apiafter & Mufcipula*. Il eft fort commun en Candie, on en voit auffi en Italie ; il fait fon nid dans les cavernes à fix ou fept pieds de haut, & quelquefois aux environs des ruches à miel : fa voix approche en quelque maniere de celle de l'homme, & on l'entend de loin crier *grul, gruru, urubul*.

Il y a une autre efpece de Merops que les Allemans appellent *Hirundo marina*, il eft un peu plus grand que le précédent.

La *chair* du Merops étant fricaffée dans de l'huile eft eftimée propre pour appaifer la douleur que caufe la piquûre de l'abeille, on l'applique fur le mal.

Son *fiel* étant mêlé avec de l'huile & de la noix de galle, donne aux cheveux une teinture fort noire.

Merops, quafi, μέιρος; ὅπα, *dividit vocem.*

MERULA.

Merula, | *Merulus.* | En françois, *Merle.*

Merle. Est un oiseau gros environ comme une Pie, ordinairement noirâtre ; c'est pourquoi quelques-uns l'appellent *Nigretta* ; mais il y en a de plusieurs autres couleurs, & même on en trouve qui sont tout-à-fait blancs, mais rarement ; ils ont tous le plus souvent le bec long, pointu & délié, & les pieds jaunes ; ils habitent dans les bois épais, sur les arbres, dans les fentes des murailles ; ils vivent de fruits, de plantes, & quelquefois de chair ; ils chantent fort agréablement ; ils contiennent beaucoup de sel volatil & d'huile ; ils sont propres pour la dyssenterie & pour les autres cours de ventre.

Vertus.
Tinca marina. Il y a aussi un poisson de mer qu'on appelle *Merula sive Tinca marina* ; il est de grandeur médiocre & de couleur noirâtre ; il habite proche des rochers ; on ne s'en sert point en Médecine.

MESPILUS.

Mespilus vulgaris. Cluf. hist. J. B.
Mespilus vulgaris sive minor. Park.
Mespilus foliis integris. Raii hist.

Mespilus Germanica folio Laurino non serrato, sive Mespilus sylvestris, C. Bauh. Pit. Tournef.

En françois, *Nèflier.*

Nèflier.
Voyez Pl. XII. fig. 2. Est un arbre de médiocre grandeur, dont le tronc est ordinairement tortu, & les branches dures & difficiles à rompre ; ses feuilles sont gandes à peu près comme celles du Laurier, mais lanugineuses & blanches en dessous : ses fleurs sont grandes, à plusieurs feuilles disposées en rose, de couleur blanche ou rouge, soutenues par un calice découpé en plusieurs parties. Lorsque la fleur est passée, ce calice devient un fruit gros comme une petite pomme, presque rond, rougeâtre quand il est mûr, charnu, terminé par une espece de couronne formée des pointes du calice. Ce fruit est appellé en
Nèfle. latin *Mespilum,* & en françois, *Nèfle :* sa peau est tendre, sa chair est dure, blanche, & d'un goût acerbe : mais elle s'amollit en mûrissant, & elle acquiert une saveur douce,
Osselets. vineuse, fort agréable : elle enferme *quatre* ou *cinq osselets* pierreux très-durs, oblongs, bossus, ou inégaux en leur surface, rougeâtres, dans chacun desquels on trouve une semence oblongue. La Nèfle mûrit rarement sur l'arbre, mais on la cueille en Automne, quand elle a atteint sa grosseur parfaite, & on la met sur de la paille, où elle s'amollit, & devient bonne à manger. Le Nèflier croît dans les jardins, dans les hayes, dans les buissons : celui des jardins porte des Nèfles plus grosses que celui qui croît sans culture. Les Nèfles contiennent beaucoup de phlegme, d'huile & de sel acide terrestre.

Vertus. Elles sont fort astringentes, & principalement avant qu'elles soient mûres : elles sont propres pour arrêter les cours de ventre, les hémorragies, le vomissement : leurs *osselets* ou *noyaux* sont employez dans plusieurs compositions de remedes astringens par le ventre, & apéritifs par les urines : on les estime pour atténuer la pierre du rein & de la vessie, & pour la faire sortir.

Branches du Nèflier.
Vertus. Les *branches* tendres du Nèflier étant concassées & bouillies dans de l'eau, rendent une décoction ou tisanne très-bonne pour arrêter la dyssenterie & les autres cours de ventre.

Les *feuilles* du Nèflier sont détersives & astringentes ; on s'en sert dans les gargarismes, pour les inflammations de gorge.

Etimologie. *Mespilus* à μεσπίλος, *Nèflier ;* son fruit est appellé en grec τρίκοκκον, c'est-à-dire à trois grains, quoiqu'il en contienne cinq.

MES-

MESQUITE.

Mesquite, est un bel arbre de l'Amérique, grand & gros comme un chêne, mais la feuille en est beaucoup plus petite, & sa couleur est d'un verd moins chargé : il produit une gousse semblable à celle de nos haricots, dans laquelle on trouve trois ou quatre grains plus gros que des féveroles, on les appelle *Huitzase*.　　Huitzase.

On fait sécher ce fruit, & l'on s'en sert pour la composition de *l'encre*, comme nous　　Usage. nous servons de la noix de galle, on employe ce fruit pour engraisser les bestiaux, & particuliérement les chévres, qui en sont ensuite beaucoup plus estimées, & qui valent beaucoup plus dans les lieux où il y a abondance de ces arbres: Quelquefois quand les Indiens manquent de blé, ils font du pain avec cette graine, pour leur servir de nourriture ; il est parlé de l'arbre Mesquite dans le Journal de Trévoux du mois de Novembre 1704. page 1976.

MEUM, *sive* MEU.

Meum. Matth. Ang. Gesn. hort. Ger.	*Tordylion.* Cord. in Diosc. & hist.
Meum vulgatius. Park.	*Anethum sylvestre,* Dod. Ad. Lob. Cast.
Meum foliis Anethi. C. B. Pit. Tourn.	*Fœniculum Alpinum perenne capillaceo*
Meum vulgare, seu Radix ursina. J. B.	*folio, odore medicato.* Pit. Tournef. Elem.
Raii hist.	Bot.

Est une plante qui pousse une tige à la hauteur d'environ un pied, creuse en de-　　*Voyez* Pl. dans, rameuse ; ses feuilles font semblables à celles du Fenouil, mais plus petites, plus　　XII. fig. 3. découpées, & menues presque comme des cheveux. Ses fleurs naissent en ombelles aux sommitez de ses branches, comme celles de l'Aneth, composées chacune ordinaire-ment de cinq feuilles disposées en rose à l'extrémité du calice, de couleur blanche, odo-rante. Lorsque ces fleurs sont passées, leurs calices deviennent des fruits composez chacun de deux semences oblongues, arrondies sur le dos, & canelées, plus grosses que celles du Fenouil, odorantes, d'un goût âcre tirant sur l'amer. Sa racine est grosse, longue comme le petit doigt, se divisant quelquefois en trois ou quatre branches, de couleur obscure ou noirâtre en dehors, blanchâtre en dedans, de substance rare & lé-gere, d'un goût âcre & piquant, d'une odeur aromatique. La tête de cette racine est entourée de longs filamens qui s'élevent de même qu'à la racine d'*Eryngium.* Cette plante croît sur les montagnes ; c'est proprement une espece de Fenouil : sa racine est employée en Médecine, on la nomme dans les Dispensaires *Meum Athamanticum*, par-ce que la meilleure venoit autrefois d'une montagne de Grece appellée *Athamante ;* mais celle dont nous nous servons présentement nous est apportée des montagnes du Languedoc, de la Provence, du Dauphiné, de l'Auvergne, de la Bourgogne, des Al-pes, des Pyrenées. Elle doit avoir été tirée de la terre dans le tems qu'elle commence à pousser ses feuilles, car alors elle est beaucoup plus remplie de vertu que quand la plante s'en est élevée.

On doit la choisir longue, assez grosse, bien nourrie, entiere, récemment séchée, de　　Choix. couleur noirâtre en dehors, blanchâtre en dedans, d'une odeur aromatique assez agréa-ble, d'un goût âcre un peu amer: elle contient beaucoup d'huile éxaltée & de sel vola-til ou essentiel.

Elle est incisive, apéritive, carminative, hystérique : elle est propre pour l'asthme;on　　Vertus. l'employe en poudre ou en décoction ; c'est un des ingrédiens de la Thériaque.

Meum à μαῖον, *minus*, parce que les feuilles de cette plante sont très-menues.　　Etimologie.

MICHIBICHI.

Michibichi, suivant Monsieur le Chevalier Tonti, est un animal à quatre pieds extraordinaire, qui habite en l'Amérique Septentrionnale ; il tient beaucoup du Lion : sa tête & sa taille sont d'un gros Loup, & les griffes d'un Lion, il devore toutes les bêtes qu'il peut attraper, mais il n'attaque jamais les hommes, il emporte quelquefois sur son dos sa proye, dont il mange une partie & cache l'autre sous des feuilles : les autres animaux l'ont en une telle horreur, qu'ils ne touchent jamais à ses restes.

MILIUM.

Milium. J. B. Ger. Raii hist.	Pit. Tournefort.
Milium vulgare album. Park.	*Milium aureum & album.* Cam.
Milium semine luteo, vel albo. C. B.	En françois, *Millet* ou *Mil.*

Millet. Est une plante qui pousse des tiges ou des tuyaux à la hauteur de deux ou trois pieds, de moyenne grosseur : ses feuilles sont amples & semblables à celles du Roseau ; ses fleurs naissent en bottes ou en bouquets aux sommitez de ses branches, de couleur ordinairement jaune, mais quelquefois noirâtre : elles sont composées chacune de plusieurs étamines qui sortent du milieu d'un calice le plus souvent à deux feuilles. Quand ces fleurs sont tombées, il leur succede des graines presque rondes ou ovales, jaunes ou blanches, dures, luisantes, enfermées dans des especes de coques minces, tendres, qui ont été envelopées par les calices des fleurs. Ses racines sont fibreuses, fortes, blanchâtres. Cette plante croît aux lieux sablonneux, ombrageux & humides ; ses graines servent à faire du pain & des bouillies avec du lait, & pour nourrir des oiseaux. Le millet dont on use à Paris, vient de la Forêt d'Orleans ; il contient beaucoup d'huile & un peu de sel volatil & essentiel.

Pain. Le *pain* de millet est sec, friable, & de petite nourriture ; il resserre le ventre.

Semence. La *semence* de millet étant réduite en farine, est bonne pour en faire des cataplasmes **Vertus** anodins & résolutifs.

Etimologie. On a appellé cette plante *Milium*, à cause du grand nombre des graines qu'elle porte comme par milliers.

MILLEFOLIUM.

Millefolium vulgare. Trag. Park.	*Millefolium terrestre vulgare.* Ger.
Millefolium vulgare album. C. Bauh. Pit. Tourn.	*Millefolium Stratiotes pennatum.* J. B. Raii hist.
Stratiotes major. Lugd.	*Militaris, sive Millefolium flore albo.* Ad.
Achillea. Dod. gal. Lon.	

En françois, *Millefeuille.*

Millefeuille. Est une plante qui pousse plusieurs tiges à la hauteur d'un pied ou d'un pied & demi, roides, anguleuses, velues, rougeâtres, rameuses vers leurs sommitez ; ses feuilles sont découpées menu, ressemblantes en quelque maniere à celles de la Camomille, mais plus roides & rangées le long d'une côte, représentant une plume d'oiseau, d'une odeur assez agréable, d'un goût un peu âcre ; ses fleurs naissent aux sommitez de ses branches en petites ombelles ou bouquets fort serrez, ronds : chaque fleur est radiée, blanche, soutenue par un calice cilindrique, composé de plusieurs feuilles en écailles. Lorsque la fleur est passée, il paroît des semences menues : sa racine est ligneuse, fibreuse, de couleur brune. Elle croît aux lieux incultes, secs, dans les Cimetieres.

Il y a une autre efpece de millefeuille vulgaire, appellée

Autre efpe-
ce vulgaire.

Millefolium vulgare purpureum minus. C. Bauh.

Elle differe de la précédente par fes fleurs qui font purpurines ou d'un beau rouge. Les millefeuilles contiennent beaucoup de fel effentiel & d'huile.

Elles font déterfives, vulnéraires, aftringentes, defficatives, pr*o*res pour arrêter les cours de ventre, les hémorragies : on s'en fert extérieurement & inté.ieurement. Vertus.

Millefolium, à caufe du grand nombre des découpures des feuilles. Etimolo-
gies.

Stratiotes à ϛϱατὑς, *exercitus, armée,* parce que cette herbe eft propre pour guérir les playes que les foldats reçoivent à l'armée.

On appelle vulgairement cette plante *Carpentaria,* comme qui diroit *Herbe aux Voituriers* ou *Cochers,* parce que les Voituriers s'en fervent pour arrêter le fang quand ils fe font fait quelque playe.

On l'appelle encore en françois, *Herbe aux Charpentiers,* par la même raifon. Herbe aux
Charpen-
tiers.

Achillea, parce qu'on prétend que cette plante a été premierement mife en ufage par Achille.

M I L L E P E D Æ.

Millepeda. Multipedes. Centipedes. Onifci. Afelli. Porcelliones.

En françois, *Cloportes. Pourcelets. Porcelets de Saint Antoine.*

Sont de petits infeétes plats, un peu voutez, longs comme l'ongle du petit doigt, & un peu moins larges, de couleur grife cendrée fur le dos & aux côtez, blancs fous le ventre, ayant un grand nombre de pieds. Il y en a de *deux efpeces ;* les uns font *domefti-ques,* & ils fe trouvent dans les fentes des pierres, aux lieux humides & falpêtreux, dans les caves. Les autres font *fauvages,* & ils fe tiennent dans les bois. Les Cloportes les plus groffes, les meilleures & les plus en ufage dans la Médecine, font les domeftiques. Les unes & les autres fe replient pour peu qu'on les touche, joignant leur tête à leur queue, & s'arrondiffant fi éxaétement en un inftant, qu'elles paroiffent en de petites boules fort bien formées ; elles demeurent en cet état fans mouvement apparent, jufqu'à ce que la peur d'être prife étant paffée, elles fe dévelopent & reprennent leur premiere figure. Les femelles portent une grande quantité de petits, qui fortant du ventre de leur mere, marchent & fe répandent alaigrement à la ronde, quoiqu'ils ne foient pas plus gros que des poux. Cloportes.

Domefti-
ques.

Sauvages.

Les Cloportes contiennent beaucoup de fel volatil & d'huile.

Elles font fort propres pour la pierre, pour la gravelle, pour la jauniffe, pour exciter l'urine, pour les fcrophules, pour les cancers, pour aider à la refpiration étant prifes en poudre. La dofe en eft depuis un fcrupule jufqu'à une dragme ; on en avale auffi de toutes entieres nouvellement tuées, depuis quatre jufqu'à douze, pour les cancers, & l'on en continue l'ufage tous les jours une fois. Vertus.

Dofe.

On employe encore les Cloportes récentes extérieurement ; on les écrafe & on les applique en cataplafme fur la gorge pour la fquinancie. Elles font réfolutives.

Les Cloportes font appellées *Millepeda,* à caufe du grand nombre de pieds qu'elles ont. Etimolo-
gies.

Onifcus ab ὄνος, *afinus,* à caufe que cet infeéte eft de la couleur de l'âne.

Porcelliones à porcello, petit cochon, parce qu'on s'eft imaginé que la figure de la Cloporte avoit quelque rapport avec celle du cochon.

Ccccij

MILVUS.

Milvus. Milvius. En françois, *Milan.*

Milan.　Est un oiseau de proye espece d'Eprévier, de couleur brune, ou noire, ou rougeâtre ; il a la vûe fine, & il découvre de loin sa proye : il habite les pays temperez, il se nourtit de la chair de plusieurs animaux qu'il peut attraper, comme de coqs, de poules, d'oyes : il mange aussi des fruits. Son vol est très-rapide. Il contient beaucoup de sel volatil & d'huile.

Vertus.　Sa chair est propre pour l'épilepsie, pour la goutte ; son *foye* & son *fiel* sont estimez
Foye.　bons pour les maladies des yeux, étant appliquez dessus.
Fiel.　Sa *graisse* est propre pour les douleurs des jointures.
Graisse.　Sa fiente est résolutive.

Milvago.　On trouve aussi dans la mer un poisson volant qu'on appelle *Milvus* ou *Milvago,* parce qu'il est fait comme le Milan terrestre ; son corps est long d'un pied & demi, rond, de couleur noire ou rouge ; sa tête est osseuse, quarrée, dure, raboteuse, ayant en derriere deux grandes & fortes épines ou pointes qui lui servent de défenses ; son palais est rouge & resplendissant comme du charbon allumé : ses oreilles sont fort longues & larges, bleues ou verdâtres, parsemées de taches rondes azurées avec de petits points dorez : il vit des poissons qu'il peut attraper. Il n'a point d'usage en Médecine.

MIMOSA.

Mimosa. Herba viva. Frutex sensibilis. En françois, *Sensitive.*

Sensitive.　Est une plante qui pousse plusieurs tiges ou rameaux, la plûpart rampans & inclinez vers terre, chargez de feuilles longuettes, polies, étroites à peu près comme celles des Lentilles, rangées de côté & d'autre en ordre, ou par paires sur une côte, se raprochant l'une de l'autre quand on les touche, comme si elles avoient de la sensation ; il sort des aisselles des feuilles des pédicules qui soutiennent chacun un bouquet de fleurs faites en godet, incarnates, agréables à la vûe, poussant de leur fond une touffe d'étamines & un pistile, lequel quand la fleur est passée, devient une silique composée de deux côtes qui renferment ordinairement des semences oblongues & plates ; sa racine est petite. Cette plante croît aux lieux chauds & humides, on la cultive dans les jardins : il y en a de plusieurs especes. Voyez le Livre de Pit. Tournefort, *Institutiones rei herbariæ,* pag. 605.

Sentiment　Christophle *à Costa* ou de la Coste, décrit dans son Traité des Drogues, une espece
d'Acosta.　de Sensitive rampante qui s'appuye sur les arbrisseaux & sur les murailles voisines ; sa tige est menue, non pas tout-à-fait ronde, d'une belle couleur verte, parsemée par intervalles de petites épines piquantes : ses feuilles d'en haut ressemblent à celles de la Fougere femelle, ayant l'odeur & le goût de la Réglisse ; sa racine est longue, elle croît dans les jardins, aux lieux humides & pierreux dans l'Amérique.

Quand on touche les feuilles de cette plante, elles se flétrissent ; & quand on les a quittées, elles reprennent leur premiere vigueur. Lorsque le Soleil se couche, la plante flétrit tellement qu'elle semble se dessécher comme si elle étoit morte ; mais au retour du Soleil elle rentre dans sa beauté ; & plus le Soleil est ardent, plus elle reverdit.

Vertus.　On dit que ses feuilles étant mâchées excitent le crachat, moderent la toux, éclaircissent la voix, adoucissent les douleurs de reins ; elles consolident aussi les plantes récentes étant appliquées dessus.

Pensée de　Le resserrement des feuilles de la Sensitive quand on les touche, me paroît être com-
l'Auteur sur　me une convulsion de la plante, qui vient à l'occasion des principes actifs dont elle est

compofée, lefquels doivent être d'une fi grande délicateffe, que le moindre ébranle-ment qu'on leur donne en les touchant les fait raréfier & & fe gonfler, en forte qu'ils élargiffent & racourciffent les fibres ou les vaiffeaux qui les contiennent. la contrae-tion de la Senfitive.

MINIUM.

Minium. Sandix. En françois, *Mine de plomb.*

Eft un plomb minéral pulvérifé & rendu rouge par une longue calcination au feu; on nous envoye le minium d'Angleterre, on doit le choifir net, haut en couleur. Mine de plomb.

Il eft aftringent & defficatif, on s'en fert dans les emplâtres, dans les onguens, on l'employe auffi dans la peinture & pour vernir les poteries de couleur rougeâtre. Vertus. Ufage.

Minium à mina, parce que le minium eft fait avec le plomb tel qu'il fort de la mine. Etimolo-gie.

MISY.

Mify eft, felon Diofcoride, une efpece de Chalcitis ou une matiere minérale vitrio-lique, dure, luifante & brillante, de couleur d'or, laquelle fe trouvoit autrefois dans les mines de cuivre en Cypre ; mais on ne fçait préfentement ce que c'eft, & l'on fab-ftitue en fa place le vitriol rouge naturel qu'on appelle *Chalcitis*, & qui a les mêmes qualitez qu'on attribuoit au Mify.

MOLA.

Mola, Salviani.	*Luna lævis.*
Orthragorifcus, Rondeletii.	En françois, *Lune de mer.*

Eft une efpece de cochon de mer ou un poiffon monftrueux, gros quelquefois comme un tonneau, pefant, cartilagineux, ayant la figure d'une mole informe, ou d'une tête prefque ronde ; il eft couvert d'une peau ou d'un cuir rude, de couleur cendrée fur le dos, blanche fous le ventre ; fa gueule & fes yeux font petits ; fa chair eft blanche, ner-veufe, graffe : on dit qu'il gronde comme un cochon quand on le prend ; il n'a point d'écailles. Quelques-uns l'appellent *Luna*, à caufe de fa figure qu'on trouve appro-chante de celle de la Lune. Lune de Mer.

Sa graiffe eft adouciffante & réfolutive.

Mola, parce que ce poiffon a la figure d'une mole qui fe forme quelquefois dans la matrice des femmes. Etimolo-gie.

MOLDAVICA.

Moldavica Betonicæ folio, flore cæruleo aut albo. Pit. Tournef.	*Meliffa Turcica multis dicta.* J. Bauh. Raii hift.
Meliffa Moldavica. Matth. Caft. Lugd.	*Meliffa Turcica, flore cæruleo & albo.* Park.
Meliffa peregrina, folio oblongo. C. B.	
Meliffa Turcica, Dalechampii. Lugd.	*Meliffa vel Cedronella, id eft Citrago Turcica.* Gefn. hort.
Meliffophyllon Turcicum. Ad. Lob.	

En françois, *Moldavie*, ou *Meliffe de Moldavie.*

Eft une plante qui pouffe des tiges à la hauteur d'environ deux pieds, quarrées, rou-geâtres, rameufes ; fes feuilles font oblongues & de la figure de celles de la Bétoine, ou de la Meliffe des jardins, dentelées en leurs bords : fes fleurs font verticillées ou rangées par étages & par anneaux autour de leurs tiges entre les feuilles ; chacune d'elles eft un tuyau évafé par le haut en gueule, ou découpé en deux lévres, de couleur bleue ou blanche, foutenu dans un calice épineux. Quand cette fleur eft paffée, il lui Meliffe de Moldavie.

Cccc iij

succede des femences un peu longues, noires, enfermées dans une capfule, qui avoit fervi de calice à la fleur : cette plante a l'odeur & le goût de la Meliffe ordinaire, mais plus forte & très-agréable : on la cultive dans les jardins, elle contient beaucoup d'huile éxaltée & de fel effentiel.

Vertus.   Elle a les mêmes vertus que la meliffe commune.

Etimologie.   *Moldavica à Moldavia,* parce que cette plante nous a été apportée de Moldavie où elle croît fans culture.

MOLLE.

Molle. J. B. Raii hift.	*Lentifcus Peruana.* C. B.
Molle five Molli. Cluf. in Mon. Lob. Ger.	*Lentifci Peruana fimilis Molle dicta.* Park.
Mollis. Caft. *arbor.* Tab.	*Aroeira.* Marcgr.
Moly, Molle & Muelle. Frag.	*Aroeira five Lentifcus.* Pifon.

En françois, *Molle*, ou *Poivrier du Pérou.*

Poivrier du Pérou.   Eft un arbre du Pérou grand & étendu, fes feuilles reffemblent à celles du Lentifque, mais elles font beaucoup plus longues & plus étroites, pointues, liffes, dentelées en leurs bords, rendant un fuc laiteux, gluant, qui a l'odeur & le goût du Fenouil : fes fleurs font très-nombreufes, petites, attachées à des rameaux particuliers, compofées chacune de cinq feuilles pointues, de couleur jaune-blanchâtre ; il leur fuccede des bayes femblables au fruit de l'afperge, difpofées en grapes comme le raifin, couvertes d'une pellicule rougeâtre, de fubftance oléagineufe, contenant chacune un petit noyau offeux ; ces bayes ont l'odeur & le goût des bayes de Geniévre, âcre, accompagné de quelque amertume : on les fait bouillir dans de l'eau pour en préparer un *vin* ou une *Vin de Molle.* boiffon très-bonne, laquelle fe tourne auffi-tôt en *vinaigre.* Cet arbre croît abondam- *Vinaigre.* ment dans le Pérou ; fes bayes mûriffent dans le mois de Juillet ; on fait des incifions à *Réfine.* fon écorce par où il découle une *réfine* odorante, qu'on dit être femblable à la gomme Elemmi, mais plus blanche.

Vertus.   L'écorce & les feuilles du molle font eftimées fort réfolutives, on les employe en fomentation pour les douleurs, & pour les enflures des jambes & des cuiffes, pour les *Ufage.* humeurs froides ; fes petits *rameaux* fervent à faire des curedents.

Sa gomme diffoute dans du lait, eft bonne pour emporter les taches & les cataractes des yeux.

Son écorce féche & pulvérifée eft propre pour déterger & mondifier les ulceres étant appliquée deffus.

La liqueur vineufe qu'on tire de fes bayes eft bonne pour les maladies des reins.

MOLUCCA.

Molucca, eft une plante étrangere dont il y a *deux efpeces.*

La premiere eft appellée,

Premiere efpece.

Molucca lævis. Dod. pempt. Pit. Tourn.	*Meliffa Molucca lævis, five Syriaca.* Park.
Molucca. J. B. Raii hift.	
Meliffa Molucca lævis. Ger.	*Meliffa Moluccana odorata.* C. B.

En françois, *Moluque.*

Moluque.   Elle pouffe plufieurs tiges à la hauteur d'un pied & demi, robuftes, prefque quarrées, rougeâtres, remplies de moëlle, portant beaucoup de feuilles femblables à celles de la

Melisse, découpées autour assez profondément, attachées à des queues longues, d'une odeur agréable & d'un goût amer : ses fleurs sont verticillées entre les feuilles, chacune d'elles est en gueule ou formée en tuyau découpé par le haut en deux lévres comme celle du *Lamium*, mais un peu plus petite, de couleur blanche, soutenue par un calice qui a la figure d'une Campane : quand cette fleur est passée, il lui succede quatre semences relevées de trois coins, & enfermées dans une capsule qui a servi de calice à la fleur. Sa racine est ligneuse & fibreuse.

La seconde espece est appellée,

Seconde
espece.

Molucca spinosa. Dod. pempt. Pit. Tourn.	*Melissa Molucca asperior, sive Syriaca.* Park.
Molucca asperior fœtida. J. Bauh. Raii hist.	*Molucca asperior Syriaca & Maseluc Turcorum*. Lob.
Melissa Moluccana fœtida. C. B.	*Molucca vel Melissa Constantinop.* Cast.

En françois, *Moluque épineuse*.

Elle pousse plusieurs tiges à la hauteur d'un pied & demi, quarrées, canelées ; ses feuilles sont plus fermes & d'un vert plus foncé ; ses fleurs sont assez semblables à celles de la premiere espece, mais elles sont soutenues par des calices plus longs, plus étroits, épineux, à piquants, longs & roides : cette plante a une odeur désagréable. Moluque épineuse.

On cultive l'une & l'autre espece de Molucca dans les jardins ; elles contiennent beaucoup d'huile & de sel.

La premiere espece est propre pour résister au venin, pour fortifier le cerveau & le cœur ; on s'en sert extérieurement & intérieurement : elle donne un bon goût & une odeur agréable aux liqueurs. Vertus.

On a nommé cette plante *Molucca*, à cause qu'elle fut trouvée premiérement aux Isles Moluques. Etimolo-
gie.

MOLY.

Moly est le nom que les Anciens ont donné à plusieurs especes d'ail qu'ils distinguent de l'ordinaire par son peu d'odeur : il y en a de plusieurs especes ; je parlerai ici des deux principales qu'on appelle

Moly latifolium Liliflorum. C. B.	*Allium latifolium, Liliflorum*. P. Tourn.
Moly Theophrasti Magnum. J. B.	*Moli Theophrasti, sive Homeri*. Park.
Moly Homericum. Ger.	En françois, *Grand Moli*.

Est une plante qui pousse de sa racine cinq feuilles longues d'un pied ou d'un pied & demi, larges de deux ou trois doigts, épaisses, pointues, vertes ; mais couvertes souvent d'une poudre qui se sépare facilement : il s'éleve d'entr'elles une tige à la hauteur de trois ou quatre pieds, ronde, nue, verte, creuse, portant en son sommet une ombelle ou bouquet de petites fleurs à six feuilles pointues, disposées en rond, blanches ou rougeâtres ; après qu'elles sont passées, il paroît de petits fruits triangulaires, divisez intérieurement en trois loges qui contiennent des semences presque rondes, noires, ressemblantes à celles de l'ognon : sa racine est bulbeuse, grosse ordinairement comme le poing, noire en dehors, blanche en dedans. On cultive cette plante dans les jardins ; elle contient beaucoup d'huile & de sel essentiel. Grand
Moli.

Sa semence & sa racine sont apéritives & propres pour résister au venin. Vertus,

Moly angustifolium umbellatum. C. B.	*Allium angustifolium, umbellatum, flore albo*. Pit. Tournef.
Moly Dioscoridis. Lob. Cluf. hisp. & hist.	

En françois, *Moli blanc.*

Moli
blanc.

Cet ail a ſes racines bulbeuſes, & d'une odeur très-forte ; ſes feuilles ſont longues & très-étroites, d'un vert-gay, & d'une odeur d'ail : ſes fleurs ſont petites, blanches & en bouquet. On cultive cette plante dans les jardins.

Uſage.

Sa fleur eſt employée dans les bouquets.

Etimolo-
gie.

Moiy à μωλἰω, *deleo,* j'éface, je détruis, parce que cette plante a été eſtimée par Homere propre pour diſſiper & détruire les venins & les enchantemens.

MOLYBDOIDES.

Molybdoides. Lapis plumbarius. En françois, *Mine de Plomb.*

Mine de
Plomb.

Eſt une eſpece de mine de plomb moins peſante, mais beaucoup plus dure que la commune, ou une pierre noire douce au toucher, reſſemblante en quelque maniere au crayon noir ; elle naît dans des mines d'argent, ou dans des mines particulieres en Angleterre & en pluſieurs autres lieux. Quelques-uns croyent qu'elle contient un peu d'argent ; étant caſſée, elle paroît d'une couleur de gris de ſouris, & d'un grain fort aigre : cette matiere eſt très-difficile à mettre en fuſion, & elle fait gâter les ouvrages de plomb dans leſquels elle ſe rencontre ; c'eſt pourquoi les ouvriers prennent bien garde qu'il n'y en ait de mêlée parmi la mine de plomb ordinaire. Quelques Alchymiſtes s'appliquent à tirer le plomb de cette mine, parce qu'ils prétendent qu'il eſt plus dur & plus doux que le plomb ordinaire.

Vertus.

Le Molybdoides eſt deſſicatif étant appliqué extérieurement.

Etimolo-
gie.

Molybdoides, à μἰλυβδὼς, *plumbum.*

MOMORDICA.

Momordica. Caſt. Durant.	*Cucumis Puniceus.* Cord. hiſt.
Momordica vulgaris. Pit. Tourn.	*Balſamina ſive Pomum mirabile.* Trag.
Momordica fructu luteo rubeſcente. Eyſt.	*Charantia.* Dod. Lon.
Balſamina rotundifolia repens, ſive mas. C. Bauh.	*Balſamina cucumerina.* J. Bauh. Raii hiſt.
Balſamina mas. Ger. Park.	En françois, *Pomme de Merveille.*

Pomme de
Merveille.

Eſt une plante qui pouſſe des tiges menues, ſarmenteuſes, à la hauteur de deux ou trois pieds, anguleuſes, canelées, s'attachant par des fibres qu'elles pouſſent, & qui leur ſervent de mains, à des bâtons ou à des échalas qu'on plante proche d'elles pour les ſoutenir. Ses feuilles ſont ſemblables à celles de la Bryone, ou plutôt à celles de la Vigne, mais plus petites, d'un verd agréable, attachées à des queues médiocrement longues, d'un goût légérement amer & âcre. Ses fleurs ſortent des aiſſelles des feuilles ; elles ſont formées en baſſins taillez en cinq parties juſqu'à leur centre, & quelquefois même ſéparées les unes des autres, de couleur jaune blanchâtre. Après que la fleur eſt paſſée, il lui ſuccede un fruit long, formé à peu près comme un Concombre, plus ou moins renflé vers ſon milieu, prenant en mûriſſant une couleur rouge, ou quelquefois jaune-rougeâtre, parſemé en ſa ſurface de tubercules épineux. Ce fruit n'eſt point charnu, il s'ouvre de lui-même comme par une maniere de reſſort, & il laiſſe voir une cavité qui contient beaucoup de ſemences grandes comme celles de la Citrouille, oblongues, rougeâtres, légerement crénelées, & envelopées d'une coëſſe : ſa racine eſt petite, fibreuſe. On cultive cette plante dans les jardins ; on ſe ſert en Médecine de ſes feuilles & de ſon fruit, qu'on appelle *Pomme de Merveille :* elle contient beaucoup de phlegme & d'huile, peu de ſel.

Elle,

Elle est rafraîchissante, dessicative, vulnéraire; elle calme les douleurs, elle adoucit Vertus.
les hémorroïdes; elle est propre pour la brûlure, pour les hernies, appliquée exterieurement.

MONOCEROS.

Monoceros. Unicornis. Unicornu. En françois, *Licorne.*

Est, suivant beaucoup de Naturalistes anciens, un grand animal à quatre pieds, sem- Licorne.
blable à un cheval, portant sur le haut de son front une corne droite, tortillée en spirale, longue de deux ou trois pieds, pointue, laquelle lui sert de défense; mais cet animal ne se trouve point, & aucun de ceux qui en ont écrit, ne dit l'avoir vû; on n'a pas
même désigné les lieux où il naît: il est vray qu'on nous apporte une corne blanche ressemblant à l'yvoire, fort dure, pesante, ayant jusqu'à deux aunes de longueur, tortillée, creuse en dedans, laquelle on appelle *Unicornu*, & dont on se sert en Médecine;
mais cette corne naît à un grand poisson nommé par les Islandois *Narvval*, comme je Narvval.
le dirai en son lieu en parlant de ce poisson.

Monoceros, à μόνος, *solus*, & κέρας, *cornu*; comme qui diroit *bête à une seule corne.* Etimologie.

MORHUA.

Morhua. Molua. En françois, *Morue*, ou *Molue.*

Est un poisson de mer long d'environ deux pieds ou deux pieds & demi, large à pro- Morue.
portion, marbré sur le dos de taches cendrées & roussâtres: sa gueule & ses yeux sont
grands; il a quatre dents dures, pointues, blanches, serrées, formant une espece de
lime, placée vers le fond du gosier, deux en haut & deux en bas, répondant l'une à l'autre, ayant leurs pointes tournées vers le dedans: sa chair est blanche & de bon suc: on
sale ce poisson pour le conserver; il est fort commun dans les poissonneries. Le mâle est
de meilleur goût que la femelle.

On pêche la morue la plus estimée & la meilleure à *Terreneuve* vers Canada, où elle Pêche.
se trouve en abondance, & principalement en un lieu de la mer qu'on appelle le *grand
banc des morues.*

On choisit la plus nouvelle, comme étant la plus délicieuse au goût. Choix.

On fait sécher des morues après les avoir salées, & c'est ce qu'on appelle *merluche* ou Merluche.
morue salée.

Les pierres de la morue sont apéritives, absorbantes, propres pour arrêter le cours Pierres de
de ventre, les crachemens de sang, étant broyées sur le porphyre: la dose en est depuis morue.
demi-scrupule jusqu'à demi-dragme. Vertus.
Dose.

Sa saumure est laxative dans les lavemens, résolutive & dessicative, étant appliquée
extérieurement.

MORINA.

Morina Orientalis Carlinæ folio. Pit. Tournefort. En françois, *Morine.*

Est une plante qui croît à la hauteur de deux pieds & demi, d'un bel aspect: ses feuil- Morine.
les qui s'élevent de la racine, sont longues environ comme la main, larges de deux
doigts, pointues, vertes-luisantes, rudes, garnies en leurs bords de pointes ou épines
foibles ou pliantes: ses fleurs sortent des aisselles des feuilles, verticillées, de figure irréguliere; elles sont longues, d'une seule piéce, semblables à celles de la Scabieuse,
blanches en naissant, & rougissant à mesure qu'elles vieillissent, d'une odeur réjouissante comme celles de la vigne; les verticilles sont soutenus par des feuilles formées
comme celles d'en bas, mais beaucoup plus petites, renversées la pointe en bas. Cette
fleur a deux calices, dont l'un soutient la fleur, & l'autre renferme un embryon ou

jeune fruit ; ce dernier calice eft comme emboité dans le premier : l'embryon devient en groſſiſſant une femence preſque ronde, un peu anguleuſe ; ſa racine eſt groſſe comme celle de la Mandragore, charnue : ſa fleur contient beaucoup d'huile éxaltée & de ſel volatil.

Vertus. Elle eſt cordiale, céphalique, ſtomacale, propre pour réſiſter au mauvais air, pour chaſſer par tranſpiration les mauvaiſes humeurs, étant priſe en infuſion ou en conſerve. Cette plante croît dans les pays chauds ; on la cultive au Jardin du Roy à Paris.

Etimolo-gie. *Morina, à Morino,* Morine. M. Tournefort ayant apporté cette plante du Levant, lui donna le nom de ſon ami M. Morin, célebre Botaniſte de l'Académie Royale des Sciences, Docteur-Régent de la Faculté de Médecine de Paris.

MORINGA.

'Moringa (Acoſt. Caſt. Lugd.) eſt un arbre des Indes qui reſſemble au Lentiſque en ſa grandeur & en ſes feuilles ; il a fort peu de branches & beaucoup de nœuds : ſon bois eſt fort aiſé à rompre ; ſes feuilles ont une couleur verte-brune vive, d'un goût ſemblable à celui des feuilles de Navet : il porte un fruit long d'un pied, gros comme une Rave, orné de huit angles, de couleur claire entre verte & griſe, moëlleux & blanc en dedans, diviſé en pluſieurs loges qui contiennent de petites ſemences ſembla-bles à celles de l'Ers, vertes & fort tendres, mais qui ont un goût plus âcre que les feuilles : on mange ce fruit après l'avoir fait cuire.

L'arbre Moringa croît en abondance dans toute la Province de Malabar, le long de la riviere de Mangate, où il porte du fruit abondamment, lequel on va vendre au mar-ché comme on vend des féves en Europe.

Vertus. Sa raciné eſt eſtimée un aléxipharmaque propre contre les poiſons, contre les ma-ladies contagieuſes, contre les morſures des ſerpens les plus venimeux & des autres inſectes, contre la colique, contre la ladrerie ; on s'en ſert extérieurement & intérieu-rement.

MORION.

Morion, Pramnium, eſt une eſpece d'Onix ou pierre précieuſe très-noire, mêlée de la couleur du Carboucle, reſplendiſſante, tranſparente, laquelle on apporte des Indes, de Tyr, d'Aléxandrie, de Cypre, de Miſéne.

Vertus. On prétend que cette pierre eſt propre pour chaſſer la mélancolie & l'épilepſie, étant pendue au cou ; mais c'eſt un remede de petite efficace ; il vaut mieux s'en ſervir pour l'ornement.

MOROCHTUS.

Morochtus lapis. Leucophragis. Graphida. Galaxias. Dioſc. G. Agricol.
En françois, *Pierre de lait.*

Pierre de lait. Eſt une pierre tendre, tantôt verte, tantôt noire, tantôt jaune, qui rend une li-queur laiteuſe ; on la trouve dans des carrieres de *Saxe* en Allemagne ; les Allemans

Sentiment de Diofco-ride. l'appellent *Milchſtein.* Dioſcoride en parlant de cette pierre, dit qu'elle naît en *Egypte,* & que parce qu'elle eſt molle & facile à liquéfier, on s'en ſervoit comme de ſavon pour blanchir le linge ; quelques-uns l'employent comme un crayon pour écrire, ou pour tracer des lignes, d'où vient qu'on l'a appellée *Graphida.* Elle contient du phlegme & de l'huile.

Vertus. Elle eſt propre pour arrêter le crachement de ſang & les autres hémorragies, pour reſſerrer les pores, pour adoucir les âcretez de la veſſie, étant priſe par la bouche : la doſe en est depuis un scrupule jusqu'à une dragme ; on s'en sert en pessaire , mêlée avec de la laine , pour les flux de menstrues. On l'employe en collyre pour dessécher les petits ulceres des yeux , & pour arrêter les larmes involontaires : on en mêle dans des cérats pour dessécher les playes & pour les adoucir.

Morochtus est un nom grec μόροχδα, ; *leucophragis, ex* λευχὸς , *albus, &* φράγις , *à frangendo;* comme qui diroit *pierre fragile, & qui rend une liqueur blanche.*

Galaxias, à γάλα , *lac ,* parce que cette pierre rend une liqueur laiteuse.

Graphida , à γραφις , *projet de peinture;* on a donné ce nom à la pierre *Morochtus ,* parce qu'on l'employe comme un crayon pour tracer des lignes.

Dose.

Etimologies.

M O R U S.

Morus , en françois *Meurier ,* est un arbre grand & rameux, dont il y a *deux* especes.

La premiere est appellée,

Morus. Brunf. Trag. Matth. Ger.	*Morus nigra vulgaris.* Park.
Morus nigra. Cord. in Diosc. J. B. Raii hist.	*Morus fructu nigro.* C. B. Pit. Tournef.
	Morus rubra. Ang.

En françois , *Meurier noir.*

Son tronc est assez gros , tortu , noueux , couvert d'une grosse écorce rude : son bois est dur , robuste , jaune vers le cœur : ses feuilles sont larges comme la main, oblongues ou presque rondes, pointues, dentelées en leurs bords, un peu dures & rudes au toucher , d'un goût douçâtre & visqueux ; elles servent , à l'absence du suivant , de pâture aux vers à soye : ses chatons sont verds, lanugineux, portant plusieurs fleurs à quatre feuilles , du milieu desquelles s'élevent quelques étamines ; ces chatons ne laissent aucun fruit après eux : les fruits naissent en des endroits séparez ; ce sont les meures que tout le monde connoît : elles sont vertes & austeres au commencement ; puis elles deviennent rouges , acides ou stiptiques ; & enfin en mûrissant elles acquierent une couleur noire , & elles sont remplies d'un suc visqueux & doux , teignant en couleur de sang. On trouve aussi dans les meures des semences presque rondes. Cet arbre a beaucoup de racines grandes , fortes , se répandant au large ; il croît dans les jardins.

Meurier.

Premiere espece.

Meurier noir.

La seconde espece est appellée,

Morus fructu albo minori, ex albo purpurascente. P. Tourn. En françois, *Meurier blanc.*

Celui-ci se plante dans les pays chauds , le long des ruisseaux. On croit faussement que son origine vient de ce qu'on enta des branches du meurier ordinaire sur le peuplier blanc : ses feuilles sont oblongues, moins larges, plus tendres & meilleures pour les vers à soye que celles du précédent ; ses chatons lui sont semblables ; ses fruits sont des meures blanches ou purpurines , petites , d'un goût assez fade & désagréable : ses racines sont plus grandes & plus étendues que celles du meurier noir , on remarque aussi que l'arbre croît plus haut. Pendant que le meurier blanc est encore jeune & petit , ses feuilles sont découpées ; mais quand il a atteint sa grandeur parfaite , elles sont entieres. On le cultive dans les campagnes de Languedoc , de Provence & du Dauphiné , pour la nourriture des vers à soye.

Seconde espece.

Meurier blanc.

Meures blanches.

Les meures noires sont employées dans les alimens & dans les remedes ; elles contiennent beaucoup d'huile , de phlegme , & de sel essentiel.

Avant leur maturité , elles sont détersives & astringentes , propres pour les maux de gorge en gargarisme ; lorsqu'elles sont mûres , elles humectent , elles amollissent , elles adoucissent la poitrine , elles excitent le crachat. M. Bartholin Médecin Danois , rap-

Vertus.

Sentiment de Bartolin.

D d d d ij

porte dans une diſſertation intitulée *de Medicina Danorum domeſtica*, que la Norveg*
produit des meures qui ſont ſouveraines contre le ſcorbut: on ne ſe donne pas , dit-il ,
la peine de porter ces meures aux malades ; on envoye les malades mêmes dans les bois
où elles naiſſent , afin qu'ils en mangent tout leur ſaoul ; & on les y laiſſe juſqu'à ce
qu'ils ſoient guéris.

Vertus. L'écorce de la racine du meurier eſt déterſive & apéritive, bonne contre les vers ,
étant priſe en poudre ; la doſe en eſt une dragme.

Etimologie. *Morus*, à μαυρὸς , *niger*, parce que le fruit du meurier ordinaire eſt noir.

MOSCHATA.

Moſchata.	*Moſchocaryon.*	*Nux myriſtica.*
Nux moſchata.	*Moſchocarydion.*	*Nux unguentaria.*
Nuciſta.	*Nux aromatica.*	

En françois , *Muſcade* , ou *Noix Muſcade.*

Noix muſcade. Eſt une eſpece de Noix , ou le fruit d'un arbre étranger grand comme un Poirier ,
dont les feuilles reſſemblent à celles du Pêcher , mais elles ſont plus petites : ſa fleur eſt
formée en Roſe , d'une odeur agréable : après qu'elle eſt tombée , il paroît un fruit gros
comme nos noix vertes , couvert de deux écorces ; *la premiere*, qui eſt fort groſſiere, ſe
fend à meſure que le fruit mûrit , & elle laiſſe paroître *la ſeconde* qui embraſſe étroitement la noix. Cette ſeconde écorce eſt tendre , rougeâtre ou jaunâtre , odorante ; elle
ſe ſépare de la muſcade à meſure qu'elle ſe ſéche , & elle prend une couleur jaune ; c'eſt
Macis, fleur de muſcade ce qu'on appelle *Macis* , & improprement *Fleur de Muſcade* ; elle contient beaucoup
d'huile éxaltée & de ſel volatil.

Quand la muſcade eſt ſéparée de ſes écorces , on la fait ſécher & on la garde ; l'arbre
qui la porte , croît abondamment dans l'Iſle de Banda en Aſie : il y en a de *deux eſpeces*,
un *ſauvage* , & l'autre *cultivé*. Les muſcades qui naiſſent au muſcadier ſauvage , ſont ap
Muſcades mâles ou ſauvages. pellées *Muſcades mâles* ou *ſauvages* : leur figure eſt oblongue ; elles n'ont preſque point
d'odeur ni de goût , c'eſt pourquoi l'on ne s'en ſert point ; & comme l'on en apporte rarement , ceux qui en veulent avoir par curioſité en France , les achettent plus cher que
les autres : les Anciens les appelloient *Azerbes.*

Muſcades femelles. Les muſcades qui naiſſent au muſcadier cultivé , ſont appellées *Muſcades femelles* ; ce
ſont celles dont nous nous ſervons dans les alimens & dans pluſieurs remedes ; elles nous
ſont envoyées par les Hollandois, qui ſont les maîtres du pays où les muſcadiers croiſſent ; elles ſont plus petites que les muſcades mâles , & leur figure eſt courte & preſque
ronde ou ovale.

Choix. On doit choiſir les muſcades femelles d'une groſſeur raiſonnable , bien nourries, peſantes , récentes , compactes , non cariées , de couleur griſe en deſſus , rougeâtre, marbrée en dedans , onctueuſes , d'une odeur agréable , d'un goût âcre , picquant , échauffant & aromatique ; elles contiennent beaucoup d'huile & du ſel volatil.

Muſcades confites. On confit des muſcades dans les pays où elles naiſſent , comme on confit ici les noix.
Les Voyageurs aux pays Septentrionaux en portent ſur mer pour leur uſage : on en
Choix. envoye auſſi par tout le monde ; on choiſit les plus groſſes & les plus nouvelles.

Leurs vertus. Elles fortifient & réchauffent l'eſtomac , elles aident à la digeſtion , elles chaſſent les
vents ; on les mange comme des noix confites ordinaires.

Les muſcades ſéches ordinaires fortifient le cerveau, le cœur , l'eſtomac ; elles aident à la digeſtion , elles chaſſent les vents , elles excitent les mois aux femmes , elles
provoquent la ſemence , elles corrigent la mauvaiſe haleine , elles réſiſtent à la corruption.

Il faut choisir le Macis récent, entier, de couleur jaune, d'une odeur & d'un goût agréable, un peu âcre. — Choix du macis.

Il a les mêmes vertus que la muscade ; mais ses principes sont plus éxaltez, & il agit avec plus de pénétration & d'efficace. — Vertus.

Le Macer des Anciens est l'écorce du tronc d'un arbre du même nom, qui croît en Barbarie ; elle est grosse, rougeâtre, d'un goût amer & acerbe. *Voyez* SYMAROUBA. — Macer des Anciens.

Sa vertu est astringente, & propre pour arrêter la dyssenterie & les autres cours de ventre : mais comme cette écorce ne nous est apportée que rarement, on se sert en sa place du macis, dont pourtant les qualitez sont différentes ; & l'on confond ordinairement, quoiqu'à tort, le macer avec le macis, dans l'usage de la Médecine. — Vertus.

Moschata, à *moscho*, musc ; on a donné ce nom à la noix muscade, à cause de sa bonne odeur, quoiqu'elle ne sente point le musc. — Etimologies.

Macis est un nom indien.

Macer, à cause de la siccité de cette écorce, & du peu d'humeur qu'elle contient ; comme qui diroit *écorce maigre*.

MOSCHATELLINA.

Moschatellina foliis Fumariæ bulbosæ. J. B. Pit. Tournef.

Ranunculus nemerosus Moschatellina dictus. C. B.

Moscatella. Cord. hist. Thal. Cam.

Ranunculus minimus Septentrionalium, herbido muscoso flore. Ad. Lob. icon.

Radix cava minima, viridi flore. Ger.

En françois, *Herbe musquée.*

Est une petite plante qui pousse de sa racine deux ou trois queues longues comme la main, menues, molles, délicates, de couleur verte-pâle, soutenant des feuilles découpées ou divisées comme celles de la *Fumeterre bulbeuse*, d'un verd de mer : il s'éleve d'entre elles un pédicule qui n'est guéres plus haut que les feuilles ; il soutient en sa sommité cinq petites fleurs de couleur herbeuse, composées chacune de cinq feuilles : toutes ces fleurs étant ramassées ensemble, représentent un cube : un peu au-dessous de la fleur, sont attachées par deux queues courtes deux petites feuilles ; ces fleurs & ces feuilles ont dans les tems humides une odeur de musc. Lorsque la fleur est passée, il lui succede, un fruit mou, plein de suc, où l'on trouve ordinairement quatre semences assez semblables à celles du Lin. Sa racine est longue, blanche, entourée de plusieurs petites écailles qui ont la figure de la dent d'un chien, creuses en dedans ; elle jette en sa partie supérieure beaucoup de fibres longues ; son goût est doux. Cette plante croît dans les prez, aux bords des ruisseaux, dans les hayes ombrageuses ; elle contient beaucoup d'huile & de phlegme, & du sel essentiel. — Herbe musquée.

Sa racine est détersive, vulnéraire, résolutive. — Racine.

Moschatellina, à *moscho*, musc ; comme qui diroit *petite plante musquée*. — Etimologie.

MOSCHUS.

Moschus, en françois, *Musc*, est une matiere odorante composée de sang bilieux fermenté, caillé, & presque corrompu, joint à une vessie grosse environ comme un œuf de poule, laquelle se trouve sous le ventre vers les parties génitales d'une bête à quatre pieds, sauvage, nommée, — Musc.

Moschus. Moschius. Dorcas moschi. Capreolus moschi. Gazella Indica.
En françois, *Gazelle.*

On dit qu'elle a la couleur & la figure d'une biche : son poil est long comme le petit — Gazelle.

doigt d'un enfant, formé en spirale, sec & se rompant facilement : elle naît aux Royaumes de Boutan, de Tonquin, & en plusieurs lieux de l'Asie. Elle habite les bois & les forêts où l'on va la chasser : lorsqu'elle est tuée, on coupe la vessie qu'elle a sous le ventre ; on en sépare le sang caillé, lequel on fait sécher au Soleil ; il s'y réduit en une matiere mousseuse, légere, presque en poudre, de couleur rougeâtre obscure, & il y acquiert une couleur forte & assez désagréable ; on l'envelope alors dans sa vessie même pour le transporter ; c'est le musc que nous employons.

Comment on prépare le musc.

Il se trouve une prodigieuse quantité d'animaux qui portent le musc, principalement au Royaume de Boutan ; on les attrape ordinairement au printems ou au commencement de l'été ; car ayant souffert la faim pendant l'hyver, à cause des néges qui tombent en ces pays-là jusqu'à dix ou douze pieds de haut, ils viennent chercher à manger. Leur sang alors étant en grande chaleur & une véhemente fermentation, le musc qui s'en tire est si fort & si spiritueux, que si l'on ne l'exposoit quelque tems à l'air en le faisant sécher, on ne pourroit pas souffrir son odeur.

On ne retire pas beaucoup de musc de chacun de ces animaux ; car ils ne portent qu'une vessie, laquelle ne peut rendre au plus que trois dragmes de musc desséche. On dit que cette vessie, pendant que l'animal est en rut, se tourne en un abscès, qui l'incommodant & lui causant de la démangeaison, il se frotte si fort en cet endroit contre des pierres & contre des troncs d'arbres, qu'il le fait crever ; & que la sanie s'en étant répandue & s'étant fermentée & séchée au Soleil, elle devient musc.

Opinion ordinaire touchant l'origine du musc.

Il n'y a rien d'impossible en cette histoire ; mais on ne doit pas admettre comme ont fait presque tous les Naturalistes anciens & modernes, que tout le musc qu'on nous apporte, soit tiré de ces abscès : car quelle apparence y a-t-il qu'on pût suivre ces animaux sauvages à la piste dans des bois & dans des forêts, pour ramasser le pus qu'ils auroient jetté, tantôt dans des lieux inaccessibles, tantôt dans des boues, tantôt dans du sable ? Si nous n'avions point d'autre musc que celui-là, il seroit beaucoup plus rare & beaucoup plus cher qu'il n'est. De plus, un abscès desséché auroit une autre couleur que n'a le musc ; il seroit d'un gris blanchâtre.

* L'animal qui donne le musc, & qui a été apporté à Louis XV. pour sa Ménagerie, où il a vécu peu de tems, ressembloit à un chat ; il portoit auprès de ses parties génitales, une bourse semblable à un portefeuille, c'est-à-dire qui s'ouvroit en deux lévres, au fond & parois desquelles étoient placées deux glandes d'où se séparoit la liqueur onctueuse & filandreuse ou plutôt soyeuse dont l'odeur est forte & musquée. *Voyez les Mémoires de l'Acad.* 1731.

Choix du musc en vessie.

Quand on achette du musc en vessie, il faut le choisir bien sec, que la peau de la vessie soit mince, peu garnie de poil ; car plus il s'y rencontre de peau & de poil, & moins il y a de marchandise. Il faut que le poil soit de couleur brune, qui est la marque du *Musc de Tonquin* qu'on estime le plus. Le *Musc de Bengale* est envelopé dans des vessies garnies de poil blanc.

Choix du musc séparé des vessies.

Quand le *musc* est *séparé* de la vessie, on doit le garder dans une boëte de plomb, afin que la fraîcheur du métal empêche qu'il ne se desséche trop, & qu'il ne perde pas beaucoup de ses parties les plus volatiles. Il faut le choisir assez sec, d'une couleur rougeâtre, d'une odeur forte, d'un goût amer ; il est presque tout soufre, ou huile & sel volatil ; il contient très-peu de terre : son odeur est incommode & désagréable quand on en sent quelque quantité à la fois ; mais elle est suave & douce lorsqu'on en a mêlé seulement quelques grains dans beaucoup d'autre matiere. La raison de ces différences vient de ce qu'étant en trop grande quantité, il en exhale tant de parties, qu'elles pressent & fatiguent le nerf olfactoire ; mais qu'étant en petite quantité, le peu de parties volatiles qui s'en élevent, ne sont capables que de chatouiller agréablement le nerf de l'odorat. Le musc a été autrefois bien plus en usage qu'il n'est chez les Parfumeurs & chez les Confituriers ; on le craint présentement à cause des vapeurs qu'il excite, principalement aux femmes.

Si le musc perd son odeur, comme il arrive quelquefois, il faut le suspendre pour quelques jours au haut de la chambre d'un appartement, il s'y raccommodera & reprendra son odeur ; ce qui dénote que le fond du musc est une odeur excrémentitielle, ou qui a bien du rapport avec les excrémens de plusieurs animaux : en effet, la cervelle du petit cochon, animal qui se nourrit d'excrémens & d'autres odeurs, sent le musc. La fiente de pigeon & celle de plusieurs autres oiseaux ont la même odeur.

Il fortifie le cœur & le cerveau, il rétablit les forces abatues, il résiste au venin, il discute & raréfie les humeurs grossieres, il excite la semence, il chasse les vents. La dose en est depuis demi-grain jusqu'à quatre grains ; il est propre pour la surdité, étant mis dans l'oreille avec un peu de coton ; on en applique aussi vers la matrice pour abattre les vapeurs.

Moschus, quasi muscus mousse, parce que le musc a quelque ressemblance avec de la mousse ; ou bien ce mot vient de l'arabe *Mosch* ou *Musch* qui signifie la même chose.

Dorcas, δόρκας, à δέρκω, *video* ; on a donné ce nom à la Gazelle, parce qu'elle a la vûe très-fine.

MOTACILLA.

Motacilla. Jonst. | *Cauda trémula*, quibusdam.

Est un petit oiseau qui remue incessamment la queue, d'où viennent ses noms. Il y en a de *deux* especes, un *blanc*, & un *jaune* : ils habitent aux environs des rivieres, ou autres lieux aquatiques : cet oiseau vit de mouches & de vers ; il contient beaucoup de sel volatil & d'huile.

Il est apéritif & fort propre pour la pierre, pour exciter l'urine ; on le fait sécher & on le prend en poudre : la dose en est depuis un scrupule jusqu'à une dragme.

MOXA.

Moxa (Pomet) est un coton de la Chine, ou une boure qu'on tire d'une espece d'Armoise, dont les feuilles sont plus grandes que celles de l'Armoise ordinaire. On fait sécher ces feuilles ; puis les ayant écrasées ou broyées entre les mains, on en sépare la boure d'avec le bois & les fibres ; on garde cette boure ou coton.

Les Chinois, les Japonnois, & même les Anglois en forment des méches grosses comme un tuyau de plume, desquelles ils se servent pour guérir la goute : ils mettent le feu à une de ces méches, & ils en brûlent la partie douloureuse. On prétend que ce feu ne cause point de douleur, à cause d'une propriété particuliere du coton ; mais la chose est difficile à croire, à moins qu'ils n'employent ce coton comme les Chirurgiens font ici les étoupes dans une ventouse.

MUCUNA.

Mucuna Phaseolus. G. Pison. | *Phaseolus siliquis latis hispidis & rugosis,*
Mucuna Brasiliensis. Marcgrav. | *fructu nigro.* Plumeri.
Phaseolus siliquâ deurente. | En françois, *Pois pouilleux*, ou *à grater.*

Espece d'haricot de l'Amérique, ou une plante sarmenteuse, grimpant & s'attachant jusqu'aux rameaux des arbres les plus élevez ; sa tige est grosse, tenace, fort pliante ; ses feuilles ont la figure & la grandeur de celles de nos haricots, mais elles sont un peu plus charnues, nerveuses, de couleur verte-foncée en dessus, & blanche en dessous, avec une laine douce au toucher comme de la soye : ses fleurs naissent en haut, compo- sées chacune de cinq feuilles jaunes qui ont la figure des fleurs de pois, ouvertes, & au milieu desquelles s'élevent beaucoup d'étamines pâles, sans odeur, soutenant cha- cune un petit sommet brun : à ces fleurs, quand elles sont passées, succedent des gousses longues, ridées, rousses au commencement, mais prenant une couleur noire en mû- rissant, couvertes de petits poils fort déliez & légers, mais pointus & très-pénétrans, qui s'attachent facilement à la peau, pour peu qu'on les touche & même qu'on en ap- proche, & y causent une démangeaison avec un prurit cuisant, & d'autant plus in- commode, que plus on grate la partie, plus ce poil-là pénetre, & plus la démangeaison est forte : le dedans de la gousse est blanc & luisant ; elle contient deux ou trois semen- ces ou phaseoles assez grosses, rondes ou orbiculaires, aplaties, couvertes d'une peau ou écorce mince, mais dure, noire, luisante : leur chair est solide, blanche, fade au goût ; quelques-uns en mangent.

Usage.   Les feuilles de la plante sont employées par les Indiens pour teindre en noir.

MUGIL.

Mugil. Cephalus. En françois, *Muge. Mujon. Mulet.*

Muge. Etimolo- gie.   Est un poisson de mer & de riviere, qui a la tête grosse, d'où vient qu'on l'appelle *Cephalus*, à κεφαλὴ, *caput* ; son museau est gros & court ; son corps est oblong, couvert d'écailles ; on trouve dans sa tête une *pierre* qu'on appelle *Echinus* ou *Sphondylus*, parce qu'elle est entourée de pointes. Ce poisson est commun dans la mer Méditerranée ; il nage d'une vitesse extraordinaire, & il donne de la peine aux pêcheurs ; il est bon à manger. Il contient beaucoup d'huile & de phlegme, médiocrement du sel volatil & fixe.

Vertus.   Son estomac étant desséché & mis en poudre, est propre pour arrêter le vomissement, pour fortifier l'estomac.

Pierre.
Vertus.
Dose.
Oeufs.
Usag.   La *pierre* qui se trouve dans sa tête est fort apéritive & propre pour atténuer la pierre du rein ou de la vessie. La dose en est depuis demi-scrupule jusqu'à deux scrupules. Les *oeufs* de ce poisson servent à faire la *Boutarque* qu'on mange en Provence avec de l'huile & du citron, les jours maigres.

MULLUS.

Barbeau.   *Mullus*, en françois, *Barbeau* ou *Surmulet*, est un poisson de mer oblong, de gran- deur médiocre, pesant ordinairement environ deux livres : il est couvert de grandes écailles tendres ; il vit de petits poissons & de cadavres d'animaux ; il est bon à manger ; il contient beaucoup de phlegme, d'huile, & de sel presque tout volatil.

Vertus.   Il est propre pour appaiser la colique, pour exciter les hémorroïdes : on dit qu'il cal- me les ardeurs de Venus, mais il n'y a pas d'apparence, car il raréfie le sang.

Ses oeufs sont fort purgatifs.

MULUS.

Mulet.
Mule.   *Mulus, seu Hinnus*, en françois, *Mulet*, est un animal à quatre pieds grand comme un cheval ; la femelle s'appelle *Mula*, & en françois, *Mule* ; l'un & l'autre sont engen- drez par l'accouplement du cheval & de l'ânesse, ou par celui de l'âne & de la cavale ; aussi tiennent-ils de tous les deux : il est très-rare que cet animal engendre ; on a même crû qu'il étoit aussi incapable d'engendrer que les monstres, dont on prétend qu'il soit une espece : mais on s'est trompé ; car il est arrivé plusieurs fois qu'en différens pays Observa- tion.   une mule a fait un petit mulet : entr'autres l'on en vit une en l'année 1703, à Palerme

en Sicile, qui à l'âge de trois ans engendra un poulain ; elle le nourrit de son lait, dont elle eut une assez grande abondance, On trouve ce fait rapporté dans le Journal de Trévoux du mois d'Octobre 1703 , page 82.

On trouve vers les montagnes de Savoye & d'Auvergne, une espece de Mulet appellé *Gémars* ; il est engendré par l'accouplement du taureau & de la cavale ; il est à peu près haut comme un âne, mais il est plus fort, & capable de porter une charge plus pesante que n'en porte un mulet ordinaire : il a le museau semblable à celui du bœuf, mais son corps est fait comme celui du mulet ; ses oreilles sont plus petites.

Gémars.

Toutes les parties du mulet & ses excrémens contiennent beaucoup d'huile & de sel volatil.

L'ongle du mulet est propre pour arrêter le flux des menstrues & les autres hémorragies : on en donne par la bouche depuis demi-scrupule jusqu'à deux scrupules ; on en fait aussi des fumigations.

Ongle du pied.
Vertus.
Dose.

La fiente du mulet est propre pour la dyssenterie, pour le flux des menstrues, pour la douleur de la ratte, pour exciter la sueur ; la dose en est depuis un scrupule jusqu'à une dragme, étant séchée & pulvérisée.

Excrément
Vertus.
Dose.

M U M I A.

Mumia, en françois, *Mumie*, est un cadavre d'homme, ou de femme, ou d'enfant, qui a été embaumé & desséché. Les premieres mumies ont été tirées des sepulcres des anciens Egyptiens, sous les pyramides dont on voit encore de beaux restes à quelques lieues du grand Caire : cet embaumement étoit fait avec des baumes, de la résine de Cédre, du bitume de Judée, de la mirrhe, de l'aloës, & plusieurs autres ingrédiens aromatiques, capables d'absorber l'humidité des chairs, de boucher les pores, pour empécher l'entrée de l'air & pour résister à la corruption. Nous nous servons aujourd'hui à peu près des mêmes drogues pour embaumer les corps morts ; mais soit que leurs drogues fussent meilleures que les nôtres, soit qu'ils eussent une méthode d'embaumer plus parfaite que celle que nous avons, soit que leurs sépulcres fussent plus secs, plus empreints de sels ou de bitumes, ou enfin moins sujets à la corruption que les nôtres, leurs cadavres embaumez duroient bien plus de tems sans se corrompre que ceux qu'on embaume présentement ; car, si l'on en croit la tradition, l'on voit des mumies d'Egypte de quatre mille ans, au lieu qu'on a eu peine à conserver les corps dans les derniers siécles plus de trois cens ans.

Mumie.

On trouve quelquefois sur les côtes de la Lybie, des cadavres humains qui y ayant été poussez par les vagues de la mer, sont pénétrez de sable & dessechez, ou pour mieux dire calcinez par la chaleur du Soleil qui est excessive en ce pays-là : on en rencontre aussi dans les déserts de Zara, où le sable est si subtil qu'il pénetre tout, & où l'on ne trouve point d'eau pour se désaltérer. Les voyageurs qui ne suivent point les caravanes, s'y égarent facilement, & y périssent par la faim & par la soif ; leurs corps s'y dessechent tellement, qu'ils ne pesent que le quart de ce qu'ils devroient peser : on appelle ces cadavres dessechez *mumies blanches*.

Il y a en plusieurs pays chauds, comme à Touloufe & ailleurs, certaines caves ou cimetieres dans lesquels les corps morts se dessechent & se conservent avec leur poil, sans aucun embaumement, jusqu'à deux cens ans, à cause que ces mêmes caves ont servi autrefois à garder de la chaux : car cette chaux a consumé l'humidité du lieu, & y a laissé une impression de corpuscules ignez, qui sont capables de dessécher le phlegme du cadavre & de chasser l'air grossier : ces corps sont encore une espece de mumie.

Mumies blanches.
Observation.

Il ne faut pas croire que la *Mumie commune* qu'on nous apporte, soit de la véritable

Mumie commune

qu'on employe ordinairement en Médecine. mumie d'Egypte qui ait été tirée des sepulcres des anciens Egyptiens : celle-là est trop rare ; & si l'on en a quelque partie, on la garde dans des cabinets comme une grande curiosité. Celle que nous trouvons chez les Droguistes, vient des cadavres de diverses personnes que les Juifs ou même les Chrétiens embaument, après les avoir vuidez de leurs entrailles & de leur cervelle, avec de la myrrhe, de l'aloës, de l'encens, du bitume de Judée, & de plusieurs autres drogues ; ils mettent sécher au four ces corps embaumez, pour les priver de toute leur humidité phlegmatique & pour y faire pénétrer les gommes, afin qu'ils puissent se conserver.

Choix. Il faut choisir la mumie nette, belle, noire, luisante, d'une odeur assez forte & qui n'est point désagréable ; on en tire par la distilation chymique beaucoup d'huile & du sel volatil.

Vertus. Elle est détersive, vulnéraire, résolutive ; elle résiste à la gangrene, elle fortifie ; elle est propre pour les contusions, & pour empécher que le sang ne se caille dans le corps.

Les mumies blanches ou les corps desséchez sans embaumement ne possedent pas beaucoup de vertu, parce que l'ardente chaleur du Soleil les a calcinez, & en a emporté presque toute l'huile & le sel volatil.

Etimologie. *Mumia* est un mot arabe qui signifie *un corps embaumé & desséché.*

M U N G O.

Mungo, Garziæ. *Messe*, Avicennæ. *Mens*, Bellunensi.

Est une semence de l'Amérique grosse comme celle de la Coriandre, verte au commencement, mais en mûrissant elle prend une couleur noire ; elle est si commune en **Usage.** Guzarate & en Decan qu'on s'en sert pour le fourrage des chevaux ; quelquefois les hommes en mangent, après l'avoir fait cuire comme du ris : on dit qu'il croît aussi de cette semence en la Palestine.

Vertus. Le Mungo est propre pour guérir les fiévres ; on en fait prendre la décoction & la pulpe.

M U R E X.

Murex est un poisson à coquille, espece de pourpre, gros comme deux huitres jointes ensemble : sa coquille est raboteuse par dehors, jettant quatre ou six cornes longues, dures, pointues ; sa couleur est jaunâtre en dehors, blanche, polie, luisante en dedans : il y en a de plusieurs especes ; on le trouve proche des rochers dans la mer ; sa **Usage.** chair est bonne à manger, mais elle est indigeste : son *sang* teint en pourpre.

Vertus. Ce poisson est apéritif ; sa *coquille* étant pulvérisée, est propre pour exciter l'urine, pour arrêter le cours de ventre, & pour adoucir les acides du corps, car c'est une ma- **Dose.** tiere alkaline : la dose en est depuis demi-scrupule jusqu'à deux scrupules ; on s'en sert aussi pour nettoyer les dents.

Etimologie. *Murex, à mure,* rat, à cause que la figure de ce coquillage a quelque ressemblance avec celle d'un rat.

Observations du P. Plumier. Pisseur. Le P. Plumier, parmi un grand nombre d'observations curieuses qu'il a faites dans les Isles de l'Amérique, parle d'une espece de murex qu'il a appellé *Cochlea veram purpuram fundens,* & que les habitans des Isles connoissent sous le nom de *Pisseur :* ce dernier nom lui a été donné, à cause que quand on veut le retirer de dessus les rochers sur lesquels il se traîne comme nos limaçons sur la terre, il jette avec grande vitesse une liqueur ; cette liqueur est de même consistence & blancheur que du lait ordinaire. Ce coquillage a la base fort courte, & l'ouverture très-ample : tout le dehors est raboteux par plusieurs petites éminences semblables à de petits ongles arangez de suite & par ordre à peu près comme les tuiles d'un toit ; le bord de la lévre eft dentelé affez délicate-ment ; le dedans en eft extrémement poli, de couleur blanche-pâle tirant fur le brun, excepté vers le côté oppofé à la lévre où il eft de couleur de chair tant foit peu livide ; on voit quelquefois de ces mêmes coquilles colorées diverfement au dehors.

Le poiffon qui eft contenu dans la coquille, eft une efpece de limaçon qui fort & fe traîne fur les rochers par le moyen d'une bafe affez large ; il porte à chaque côté de fa tête une corne fort molle & fort pointue, à la bafe defquelles fes yeux font fituez fur de petites éminences rondes ; fa chair eft un peu plus dure que celle de nos limaçons, de couleur blanche-grifâtre, d'un goût auffi piquant que le poivre. Quand il eft rentré dans fa coquille, il s'y renferme entiérement, par le moyen d'un écuffon oval, long, dur comme de la corne, mince, de couleur noirâtre ; la liqueur qu'il jette quand on le veut retirer de deffus les rochers, eft confervée dans un grand repli qu'il a fur le dos, immédiatement après le cou, en façon de gibeciere ; il la jette du coin vers la bafe : il faut être bien adroit pour recueillir ce fuc ; car fi l'on ne détache bien promptement le coquillage de deffus le rocher, il le jette tout en dehors avec une promptitude admira-ble : chaque animal n'en contient que pour remplir la moitié de la coquille d'une noix : ce fuc, en fortant du petit poiffon, eft très-blanc ; mais quelque tems après il devient d'un beau vert, & enfuite d'un très-beau rouge mêlé de tant foit peu de violet : le linge teint de ce fuc, conferve toujours fa couleur, quelque foin qu'on prenne de la laver.

Si le fuc ou la liqueur que jette cet animal a été le pourpre des anciens Romains, pourfuit le P. Plumier, il ne faut pas s'étonner fi elle étoit fi eftimée & fi prétieufe ; eû égard à la petite quantité qu'on en tire, il faudroit un grand nombre de ces petits poiffons pour fournir à teindre feulement un manteau : il n'eft pas furprenant non plus qu'on en ait quitté l'ufage, depuis qu'on a découvert la cochenille qui donne la même teinture.

On a parlé dans le Journal de Trévoux du mois d'Octobre 1712, d'un certain petit limaçon des Indes qu'on trouve fur quelques côtes de la mer du Sud, au Royaume de Guatimala, où l'Amérique Septentrionale confine avec l'Ifthme de Darien ; ce petit animal paroît être le *murex des Anciens* ; il eft de la groffeur d'une abeille ; fa coquille eft mince & peu dure ; on le ramaffe à mefure qu'on en trouve, & on le conferve dans un pot plein d'eau ; mais comme il eft rare d'en trouver beaucoup à la fois, les Indiens font long-tems à en ramaffer la quantité néceffaire pour teindre un morceau d'étoffe de moyenne grandeur ; ils en teignent ordinairement du fil de coton, la teinture n'en eft pas difficile à faire.

Petit lima-çon qu'on croit être le *Murex* des Anciens.

Après avoir ramaffé un nombre fuffifant de ces petits limaçons, on les écrafe avec une pierre bien polie, & l'on mouille auffitôt le fil de coton ou l'étoffe dans leur fang ; il s'y fait une teinture de pourpre la plus belle & la plus agréable qui fe puiffe voir : & ce qu'il y a d'avantageux eft que plus on lave l'étoffe qui en eft teinte, plus fa couleur en devient belle & éclatante ; elle ne fe diffipe point du tout en vieilliffant : cette tein-ture eft d'un haut prix ; les femmes Indiennes les plus riches s'en parent.

M U S.

Mus, Ratus, en françois, *Rat,* eft un animal à quatre pieds dont il y a beaucoup d'efpeces ; mais je ne parlerai ici que du *rat domeftique* : il eft ordinairement long comme la main, & gros comme le poing, fort agile, toujours en inquiétude & en mouvement ; fa tête eft petite ; fes yeux font vifs & pénétrans, voyant pendant la nuit ; fon mufeau eft oblong & pointu, garni aux deux côtez de quelques brins de barbe ;

Rat.
Rat do-meftique.

les dents font aigues & tranchantes ; fes oreilles font petites, fermes & droites ; fa
queue eft fort longue & peu attachée, car il ne faut que la tirer un peu fort pour la
faire féparer du corps ; la couleur de fon poil eft ordinairement grife-cendrée ou brune :
cet animal fe tient caché dans les trous des murailles, entre les meubles, dans les caves,
dans les greniers, pour éviter le chat qui eft fon cruel ennemi : il fe nourrit de ce qu'il
peut attraper, comme de fruits, de grains, de fromage, de bois, de pain, de chandelle ; fon odeur eft mauvaife, dégoutante : il contient beaucoup de fel volatil, de
phlegme & d'huile.

Vertus.   On l'eftime propre pour remédier à l'incontinence d'urine : on en fait manger à ceux
qui piffent au lit ; il eft réfolutif étant appliqué extérieurement.

Mufcerda.
Vertus.
Dofe.   Son excrément appellé en latin *Mufcerda*, eft apéritif & propre pour la pierre, étant
pris defféché & réduit en poudre ; la dofe en eft depuis demi-fcrupule jufqu'à une
dragme : on s'en fert auffi extérieurement pour la gratelle, étant diffout dans du vinaigre, pour faire croître & revenir les cheveux, étant pulvérifé & délayé dans de l'efprit
de miel & du fuc d'oignon.

Rat fingu-
lier de Bar-
barie.   On m'apporta de Barbarie en l'année 1702, une efpece de rat d'une beauté très-fin-
guliere : il étoit de la groffeur d'un des plus gros rats qui fe trouvent en France ; fa tête
étoit un peu plus groffe qu'un œuf de pigeon, large en haut de deux doigts, s'étréciffant peu à peu jufqu'à fon mufeau qui n'étoit pas bien pointu ; la longueur de toute la
tête étoit de trois doigts & quelques lignes ; fes oreilles reffembloient à celles du rat
ordinaire, mais elles étoient beaucoup plus petites, de couleur grife, placées fort en
arriere ; fes yeux étoient grands, beaux, vifs ; fes dents étoient très-aigues ; il avoit
quelques brins de barbe grife aux deux côtez de fon mufeau, mais affez aplatis ; fon
cou étoit court ; fon corps étoit long de cinq pouces, plus gros devers la queue qu'ailleurs ; fes pattes étoient à peu près longues comme celles de l'écureuil, mais celles de
derriere étoient un peu plus longues & plus robuftes que celles de devant ; fes pieds
avoient chacun cinq doigts affez longs, grêles, armez de griffes très-petites : l'animal
étoit couvert partout, excepté fur la queue, d'un poil affez ras, beau, liffe, luifant,
marqué par belles lignes magnifiques de couleurs variées, grife, brune, blanche & ifa-
belle, rangées par ordre ou paralelles tout le long, depuis le mufeau jufques vers la
queue & fur les jambes : fa queue étoit plus longue que fon corps, grêle, mais revétue
partout d'un beau poil long comme le doigt, délié, reffemblant à la plume, relevé
tout autour en forme d'une panache magnifique, de couleurs à peu près femblables à
celles du corps, & rangées de même par ordre, ce qui produifoit un grand agrément.
Cet animal étoit né dans les bois, en Barbarie ; il étoit mâle : on avoit apporté avec
lui une femelle de la même efpece, mais elle étoit morte en chemin : il étoit fort fuf-
ceptible de froid, & trembloit prefque toujours, principalement en hyver, quoiqu'on
eût foin de le tenir proche du feu ou dans un manchon. Il ne marchoit pas vîte ; il
grimpoit rarement ; il avoit le cri du rat & il fe cachoit bien vîte quand il fentoit ou
entendoit un chat : il mangeoit des noix, du pain, des amandes, du lait, du fucre ; il
s'affeoit, mangeant à fes repas, fur fon derriere comme l'écureuil ; & levant fes pattes de
devant qui lui fervoit de mains, il prenoit ce qu'on lui donnoit avec fes doigts pour le
porter à fa gueule, & le tenoit jufqu'à ce qu'il l'eût tout-à-fait rongé ; il étoit fort
aprivoifé, & il fe laiffoit porter avec plaifir dans un manchon, parce qu'il s'y trouvoit
chaudement : il ne put pas vivre long-tems dans notre climat, foit à caufe du froid,
foit par le défaut de fa femelle ; car il devint tellement en chaleur, que fes parties génitales fortirent de fon ventre en une groffe tumeur où il fe fit mortification & gangrene.
Cet animal tenoit du rat & de l'écureuil.

MUS ARANEUS.

Mus araneus, en françois, *Muſaraigne*, eſt une eſpece de petit rat gros comme une Muſarai-
ſouris, dont on eſtime la morſure venimeuſe comme celle de l'araignée ; ſon muſeau eſt gne.
long & pointu, ſes dents ſont menues & à double rang, ſes yeux ſont fort petits en comparaiſon de ſon corps, enſorte qu'il ſemble être aveugle ; ſa queue eſt courte & menue;
ſon poil eſt rouſſâtre, excepté au ventre oû il eſt blanc : on le trouve en Italie, en Allemagne ; il ſe retire en hyver dans les étables, & en été dans les jardins & aux lieux remplis de fiente de bœuf ; il ſe nourrit de racines, & principalement de celles d'artichaux
& d'autres légumes, ce qui fait grand tort aux Jardiniers ; on ne s'en ſert point en Médecine. Quelques-uns l'appellent *Muſet*. Muſet.

    Mus araneus, parce que cet animal eſt une eſpece de rat qu'on croit être venimeux
comme l'araignée.

MUSA.

Muſa arbor. J. B. Park.	*Mauz.* Alpin.
Muſa Serapionis. Lob. Ger.	*Poma Paradyſi.* Lud. Roman.
Palma humilis longis latiſque foliis. C. B.	*Dudaim in Bibliis.*
Muſa & Ficus Martabanis. Garz.	*Pacoeira.* Marcgr. Piſon.
Muſa ſive Ficus Indica, Acoſtæ.	*Bala.* H. M.
Mauze, Theveti.	En françois, *Bananier.*

Eſt une plante des Indes, dont le tronc eſt gros ordinairement comme la cuiſſe d'un Bananier.
homme, quelquefois plus gros, ſpongieux, couvert de pluſieurs écorces ou feuilles
écailleuſes couchées les unes ſur les autres ; ſes feuilles ſont fort longues & fort larges,
affermies chacune par une côte groſſe qui regne tout du long au milieu, & qui ſe
répand en travers ; le ſommet de cette plante jette un ſeul rameau gros comme le bras,
terminé en haut par une tête formée en pomme de Pin, & garnie de fleurs rouges ou
jaunâtres : ce rameau qui ſe nomme *regime*, eſt diviſé en pluſieurs nœuds qui produiſent
chacun douze ou quatorze fruits, de ſorte que quelquefois on voit juſqu'à deux cens
fruits ſuſpendus le long de ce rameau : ce fruit eſt appellé par les Indiens *Amuſa*, ou Amuſa.
Muſa, ou *Banam* ; il eſt oblong & de la grandeur d'un de nos Concombres, relevé de
trois coins, couvert d'une peau qui ſe ſépare aiſément en trois parties, & qui renferme une chair moëlleuſe & molle comme du beure, d'un goût agréable, & fort
bonne à manger ; ſa racine eſt longue, groſſe, ronde, garnie de pluſieurs fibres ligneuſes, noire en dehors, charnue, & blanche en dedans, d'un goût aqueux, douçâtre & un
peu aſtringent : cette racine rend par des inciſions qu'on y fait, un ſuc un peu onctueux
& blanc, mais qui devient bien-tôt rouge & noir. Cette plante ſe cultive dans pluſieurs
Provinces des Indes Orientales & Occidentales.

    Son fruit eſt nourriſſant, mais de difficile digeſtion : les Egyptiens en font une déco- Vertus.
ction dont ils ſe ſervent pour adoucir l'âcreté du rhume, car ce fruit eſt rafraîchiſſant &
humectant, propre pour les inflammations de la poitrine.

    Sa *racine* écraſée & bouillie dans du lait, eſt bonne pour abattre les vertiges ; ſon ſuc
qui diſtile par les inciſions qu'on y fait, eſt fort aſtringent.

MUSCA.

Muſca, en françois, *Mouche*, eſt un petit inſecte aîlé, dont il y a un grand nombre Mouche.
d'eſpeces ; mais je ne parle ici que de la mouche commune ou domeſtique, laquelle tout
le monde connoît.

Elle a à sa tête deux cornes entrelacées ensemble, une petite trompe avec un aiguillon & deux yeux de couleur purpurine ; ses aîles sont membraneuses, tout son corps est velu de couleur grise noirâtre, ayant sur le ventre comme des demi-anneaux ; elle a six jambes velues, distinguées en plusieurs parties, & chacun de ses pieds est armé de deux griffes ou pinces entre lesquelles on apperçoit de petits poils, & ils sont outre cela garnis en dessous & même tout autour d'un fort grand nombre de petites pointes semblables aux peignes des Cardeurs; elles se servent de ces griffes & de ces pointes pour s'accrocher aux corps les plus polis, & pour se suspendre au haut d'un plancher, & s'y promener sans tomber, comme nous le voyons ; cet insecte naît en été, il se sert de sa trompe & de son aiguillon pour succer le suc des herbes & le sang des animaux : il fait des œufs blancs revêtus de deux peaux qui éclosent en petits vers, qui à mesure que leurs aîles croissent deviennent mouches & s'envolent : les mouches contiennent beaucoup de phlegme, d'huile & de sel essentiel.

Vertus. Elles sont propres pour ramollir, pour résoudre, pour faire croître les cheveux étant écrasées & appliquées ; on en tire aussi par la distillation une eau propre pour les maladies des yeux.

MUSCARI.

Muscari flavo colore. Cluf. hist. Ger.	*Hyacinthus racemosus moschatus.* C. B.
Muscari majus absoleto flore. Eyst. Pit. Tournefort.	*Hyacinthus Botryoïdes Chalcedonicus moschatus luteus.* Tab.
Muscari absoletiore flore. Cluf. Raii hist.	*Dipcadi Chalcedonicum & Italorum.* Lob. Lugd.
Hyacinthus odoratissimus dictus Tibcadi & Muscari. J. B.	En françois, *Oignon musqué.*

Oignon musqué. Est une plante qui pousse de sa racine cinq ou six feuilles répandues à terre, longues de plus d'un demi pied, étroites, canelées, assez épaisses, pleines de suc ; il s'éleve d'entr'elles une tige plus longue que la main, assez grosse, ronde, sans feuilles, mais revêtue depuis presque sa moitié jusqu'en haut, de fleurs formées en grelots, crénelez à six pans dans leur ouverture, de couleur au commencement purpurine ou verte, puis d'un verd blanchâtre ou bleuâtre, ou noirâtre, ou d'un purpurin foncé, ensuite pâle ou jaunâtre, & enfin quand elles commencent à se passer, noirâtres ; leur odeur est aromatique, fort agréable, approchante de celle du musc : il succede à ces fleurs des fruits assez gros, relevez chacun de trois coins, & divisez en trois loges remplies de quelques femences grosses comme des orobes, rondes, noires. Sa racine est une grosse bulbe ou oignon blanchâtre, couvert de plusieurs tuniques, d'un goût amer, garni en dessous de quelques fibres longues & grosses. Cette plante est cultivée dans les jardins des Fleuristes, Il y a plusieurs autres especes de Muscari qui different par la couleur de leurs fleurs, ou par la largeur de leurs feuilles, ou parce qu'elles sont sauvages. *Voyez M. Tournefort E. B.* M. Tournefort a établi une différence de ce genre de plante d'avec la Jacinte, par la fleur qui dans le Muscari est un grelot, c'est-à-dire une espece de cloche rétressie par l'ouverture, au lieu que celle de la Jacinte est fort évasée.

Vertus. La racine du Muscari est vomitive étant prise intérieurement, elle est propre pour digérer, pour atténuer, pour résoudre, étant appliquée extérieurement.

Etimologie. On a nommé cette plante *Muscari*, à cause que sa fleur a une odeur de musc.

MUSCIPETA.

Muscipeta.	*Muscicapa.*	En françois, *Moucherole.*

Moucherole. Est un petit oiseau gros comme un moineau, qui fait la chasse aux mouches pour les manger; il y en a de plufieurs efpeces: il habite dans les bois, mais il vole fouvent après les bœufs pour attraper les mouches qui les environnent.

Il eft apéritif & réfolutif.

Mufcipeta, quafi *Mufcæpeta*, à *Mufca*, Mouche, *& peto*, je demande, comme qui diroit *Oifeau friand de mouches*.

Vertus.
Etimolo-
gie.

MUSCIPULA.

Mufcipula Lobelii, Ger. Park.	C. B. Raii hift. Pit. Tournefort.
Armerius flos, 3. Dod.	*Centaurium minus adulterinum*, quibuf-
Vifcaria fativa. Tab.	*dam.*
Lychnis vifcofa purpurea latifolia lævis.	*Lychnidis Vifcida genus.* J. B.

En françois, *Attrape-mouches.*

Eft une efpece de Lychnis, ou une plante qui pouffe une ou plufieurs tiges à la hauteur d'un pied ou d'un pied & demi, grêles, rondes, roides, rameufes, ordinairement rougeâtres en bas, nouées. Ses feuilles naiffent oppofées, larges par leur bafe, & embraffant leur tige, pointues par l'autre bout, de couleur de verd de mer, d'un goût nitreux approchant de celui des herbes potageres. Ses fleurs font aux fommitez des tiges & des rameaux, difpofées en petits bouquets comme celles de la petite centaurée, d'une belle couleur rouge, un peu odorantes. Chacune de ces fleurs eft compofée de cinq feuilles rangées en Oeillet comme aux autres efpeces de Lychnis, foutenues par un calice oblong purpurin. Quand cette fleur eft paffée, il lui fuccede un fruit qui contient des femences menues, prefque rondes, rougeâtres: fa racine eft fimple, ligneufe, blanche, garnie de quelques fibres. Cette plante croît aux bords des chemins, aux lieux incultes & fecs: il découle de fa tige certaine humeur vifqueufe où les mouches fe prennent; elle contient beaucoup d'huile & du fel effentiel.

Attrape-
mouches.

On l'eftime propre contre les morfures & piquûres des bêtes vénimeufes: elle eft déterfive & confolidante.

Vertus.

Mufcipula à mufca, mouche, ou moucheron, *& pulla*, noire, comme qui diroit *Platne noire de mouches*; parce que les mouches s'attrapent à la glu qui fort de fa tige.

Etimolo-
gie.

MUSCULUS.

Mufculus, *Mytulus*, *Deltoides*, En françois, *Moucle*, *Moule*, *Cayeu.*

Eft un petit coquillage fort connu dans les Poiffonneries; il a la figure approchante de celle d'un petit mufcle, d'où peut-être eft venu fon nom; il s'ouvre en deux parties égales, voutées ou convexes en dehors, & concaves en dedans. Il y en a de deux efpeces générales; une de mer, & une de riviere. La *Moucle de mer* eft la plus eftimée, ayant beaucoup meilleur goût que l'autre. Sa coquille eft noire, bleuâtre, polie, luifante; elle renferme un petit poiffon oblong, gros comme une féve, tendre, blanc, nageant dans une eau falée, délicat, fort bon à manger.

Moucle.
Moucle de
mer.

La *Moucle de riviere* a la coquille ovale, jaunâtre, elle renferme un petit poiffon de la groffeur & de la figure du précédent, nageant auffi dans de l'eau; mais il n'eft point falé, fa chair eft un peu dure & indigefte.

Moucle de
riviere.

Les Moucles fe trouvent ordinairement attachées à des rochers, ou quelquefois à des morceaux de bois, par certains calus pierreux qui ont à peu près la figure de l'alvéole d'une groffe dent; elles font auffi environnées d'une efpece de mouffe filamenteufe; elles vivent d'eau dont elles rempliffent de tems en tems leurs coquilles; la puifant avec leurs ouies par une maniere de respiration, elles s'ouvrent, elles se referment, elles sortent à moitié de leurs coquilles, & elles y rentrent, il y en a même une grande espece qui voltige à la superficie de l'eau ; elles se cachent & s'enterrent dans le sable en des tems qu'elles sentent le froid : elles éjaculent quelquefois une liqueur blanche comme du lait : Ceux qui voudront être plus amplement instruits sur cet article, pourront lire les Dissertations qu'en ont données M. Poupart, M. Mery & M. de Reaumur dans des Dissertations séparées qu'on trouvera dans les Mémoires de l'Académie Royale des Sciences ; les moules contiennent beaucoup d'huile, de phlegme & de sel volatil.

Voyez les Mém. de l'Acad. R. des Sciences.

Vertus.
Dose.

La coquille de la moucle étant broyée sur le porphyre, est apéritive par les urines, & propre pour arrêter le cours de ventre ; la dose en est depuis demi scrupule jusqu'à une dragme. Celle de la moucle de riviere est propre pour déterger & consumer les cataractes qui naissent sur les yeux des chevaux, si après les avoir pulvérisées on en souffle dedans.

Le poisson est dessicatif & résolutif.

Remarque.

On dit qu'en quelque lieux de Brésil, on voit des Moules si grosses qu'étant séparées de leur coquille, elles pesent quelquefois jusqu'à huit onces chacune, & que les coquilles de ces grosses Moules sont d'une grande beauté.

Etimologie.

On a nommé ce coquillage *Musculus*, soit parce qu'il a une figure approchante d'un petit muscle, comme il a été dit, soit parce qu'il est environné dans les eaux d'une maniere de mousse appellée en latin *muscus*.

Deltoides, gracè δελτοδὶς, parce que ce coquillage a la figure de la lettre grecque δελτα.

MUSCUS ARBOREUS.

Muscus arboreus; Usnea officinarum. C. B. *Muscus quernus.* Lob. Ger. *Muscus arboreus vulgaris & quercinus.* Park.	*Muscus arboreus villosus.* J. Bauh. Raii hist. En françois, *Mousse d'arbre*, ou *Usnée commune.*

Usnée commune.

Est une petite plante ou Lichen dont les feuilles sont découpées menu comme des poils, blanches, molles : elle naît dans les crévasses & sur les écorces de plusieurs arbres, comme sur le Chêne, sur le Peuplier, sur l'Orme, sur le Bouleau, sur le Pommier, sur le Poirier, sur le Pin, sur le Picea, sur le Sapin, sur le Cédre, sur le Larix. La plus odorante & la plus estimée est celle qu'on trouve sur le Cédre ; on doit la choisir blanche & nette ; elle contient beaucoup d'huile & de sel essentiel.

Choix.

Vertus.

Elle est astringente, propre pour arrêter le cours de ventre, les hémorragies, le vomissement : on peut en prendre en décoction ou en poudre.

Usage.

Les Parfumeurs font avec cette mousse pulvérisée, le corps de leur poudre de Cypre.

MUSCUS CLAVATUS.

Muscus terrestris, clavatus. C. B. *Plicaria, Cingularia officinarum.*	*Lycopodium.* Tab.

Est une mousse qui rampe sur terre, & pousse plusieurs branches ou fleaux garnis de petites feuilles aigues toujours vertes & plus nombreuses dans la plante naissante. De ces fleaux sortent des épis longs comme le doigt, simples, quelquefois doubles, écailleux : chaque écaille ou feuille cache dans son aisselle une capsule qui étant mûre, répand une poussiere presque de la couleur & de la finesse de la fleur de soufre ; elle est fi aifée à s'enflammer , qu'on la regarde comme un foufre végétal, d'où vient fon nom de *fulphur vegetabile.*

Cette plante eft fpécifique pour une maladie qui attaque les cheveux , & qu'on nomme *Plica.*   Vertus.

La poudre eft bonne pour l'épilepfie ; elle eft ufitée en Allemagne , où elle fert comme ici la poudre de régliffe pour durcir les bols.

MUSCUS TERRESTRIS REPENS.

Mufcus vulgatiffimus. C. B. Pit. Tourn. | *Mufcus terreftris vulgaris.* Dod. Lob.
Mufcus hortenfis. Trag. | icon.

En françois, *Mouffe , Mouffe ordinaire , Mouffe terreftre.*

Eft une plante rampante qui couvre les terres maigres & ftériles,& fe trouve dans les bois, dans les forefts, fur les pierres , dans les deferts'; fes feuilles font menues comme des cheveux bien fins ,·molles ,vertes, & quelquefois jaunâtres ; elle contient beaucoup d'huile & de phlegme , peu de fel eifentiel.   Mouffe.

Elle eft aftringente, propre pour arrêter les hémorragies, étant appliquée deffus.   Vertus.

Il y a apparence que *Mufcus* vient du mot grec μίχος , par lequel on dénote plufieurs matieres tendres & nouvelles, comme les rejettons des arbres les plus tendres , & les jeunes veaux fortans du ventre de la vache.   Etimologie.

MUSTELA.

Muftela, ou *Fufcina*, en françois, *Belette* , ou *Fouine* , eft un petit animal à quatre pieds, fort agile, & prefque toujours en mouvement; fon corps reffemble à celui du Rat, mais il eft plus long & plus délié, fa queue eft courte, fa couleur eft jaune fur le dos & aux côtez, blanche vers la gorge , il eft hardi & cruel. Il y en a de deux efpeces ; une *domeftique*, & l'autre *fauvage*, la premiere fe fourre dans les greniers, elle pourfuit les pigeons & plufieurs autres animaux pour les attraper & les manger. La Belette fauvage habite dans les cavernes, dans les fentes des pierres , aux pays Septentrionaux : elle mange des Rats , des Taupes, des Chauvefouris : fa fiente a quelquefois une odeur de mufc ; elle contient beaucoup de fel & d'huile.   Belette.   Domeftique & fauvage.

Son cerveau & fon foye font propres pour l'épilepfie ; fon eftomac & fa chair font bons contre la morfure des ferpens, pris en poudre, & appliquez extérieurement fur les morfures.   Vertus & dofe de toutes les parties de la Belette.

Son fiel eft propre pour diffiper les cataractes des yeux ; on le mêle avec de l'eau de fenouil.

Ses parties génitales font bonnes pour la rétention d'urine, étant prifes en poudre : la dofe de toutes les parties de la Belette eft depuis un fcrupule jufqu'à une dragme.

Sa fiente eft réfolutive, propre pour amollir les glandes.

Son fang eft eftimé bon pour adoucir la douleur de la goutte , étant appliqué deffus.

Il fe trouve encore une autre efpece de Belette qu'on appelle en latin *Mus ponticus feu Ermineus*, en françois, *Ermine.* Elle ne differe guéres des autres Beletres qu'en ce qu'elle eft blanche par tout, excepté au bout de la queue, qui eft fort noir: elle habite comme les précédentes, dans les cavernes en Mauritanie & en plufieurs autres pays Septentrionaux.   Autre efpece appellée Ermine.

Elle a les mêmes vertus que la Belette commune, fa *peau* fert pour les Foureurs.   Ufage.

Muftela, quafi Mus ftellatus, parce que la Belette a quelque reffemblance avec un   Etimologies.

F f f f

Rat , & qu'on en trouve quelques especes marquetées de taches qui ont la figure d'une étoile.

MUSTELUS.

Mustelus. Galeus lævis. En françois, *Chien de mer.*

Pesce co-
lumbo. Est une espece de chien de mer que les Italiens appellent *Pesce columbo*, ou un poisson qui pese au plus vingt livres ; il est couvert d'un cuir sans écailles , doux au toucher , de couleur blanchâtre ; il n'a point de dents, mais ses machoires sont rudes ; il se nourrit de poissons.

Usage. Sa graisse est résolutive. On se sert de sa *peau* pour polir les ouvrages de bois.

Autre es-
pece. Il y a une autre espece de chien de mer qu'on appelle *Galeus asterias, sive Mustelus stellaris*; il est semblable au précédent , excepté qu'il est marqueté sur le dos de taches rondes , étoilées.

Vertus. Ses vertus sont semblables à celles du précédent.

Etimolo-
gie. *Mustelus, quasi Mus stellatus*, parce que ce poisson a une figure approchante en quelque maniere de celle d'un rat, & que quelques-unes de ses especes sont parsemées de taches étoilées.

MUSTUM.

Moût. *Mustum* , en françois, *Moût*, est le suc des raisins mûrs nouvellement exprimé, & qui n'a point encore été fermenté : il y en a d'autant d'especes qu'il y a d'especes de raisins ; il contient beaucoup de phlegme, de l'huile & du sel essentiel.

Vertus. Il lâche le ventre , il est adoucissant, cordial, pectoral.

MYAGRUM.

Myagrum , est une plante dont il y a deux genres. Le premier est mis au nombre des *Alysson.*

MYAGRUM VERUM.

Myagrum sativum. C. B. | *Alysson segetum , foliis auriculatis acutis.*
Myagrum dictum Camelina. J. B. | Pit. Tournefort.

En françois , *Cameline.*

Cameline. * Est une plante annuelle qui ne s'éleve guéres plus haut que le lin, qui se seme de même que lui dans les champs en Flandre, pour tirer de l'huile de sa graine. Sa tige est garnie de feuilles longuettes , pointues , & qui par leur base embrassent la tige de façon que les deux côtez représentent deux appendices ou oreilles. Ses fleurs naissent à l'extrémité des branches , elles sont petites en croix, & jaunâtres. Elles donnent des fruits ou silicules en forme de poire composées de deux panneaux qui s'appliquent contre une cloison mitoyenne à laquelle tiennent les semences.

Le second genre, ou *Myagrum spurium*, a deux plantes suivantes.

Premiere
espece. La premiere est appellée,

Myagrum monospermon. J. B. Raii hist. | *Myagrum monospermon latifolium.* C. B.
Myagrum monospermon majus. Park. | Pit. Tourn.

Elle pousse des tiges à la hauteur de deux pieds , rondes, dures , de couleur de verd de mer , lisses , remplies de moëlle blanche, rameuses : ses feuilles sont oblongues, & semblables en quelque maniere à celles de l'Isatis cultivé, mais la plûpart sont laciniées, & principalement celles d'en bas, embrassant leur tige par leur base, qui est la partie la plus large, de couleur de verd de mer, d'un goût d'herbe potagere : ses fleurs sont petites, à quatre feuilles, difposées en croix, jaunes. Quand elles font paffées, il leur fuccede des fruits formez en petites poires renverfées,qui contienent chacune en fon milieu une feule femence oblongue, rouffâtre: fa racine eft groffe & blanche, mais elle ne dure qu'une année.

La feconde efpece eft appellée ,

Seconde efpece.

Myagrum monofpermon minus. C. B. Pit. Tourn.	*Myagro fimilis flore albo.* J. B. Raii hift. En françois, *Faux Choüan.*

Elle pouffe une ou deux tiges à la hauteur d'un pied, portant peu de feuilles menues, d'un verd pâle: celles d'en bas font attachées à des queues, & elles traînent à terre; mais celles d'en haut embraffent leur tige par leur bafe; fes fleurs naiffent aux fommitez des tiges, petites, blanches, à quatre feuilles difpofées en croix: il leur fuccede des fruits pareils à ceux de l'efpece précédente, mais plus petits: fa racine eft petite, menue, chevelue, blanchâtre.

Faux Choüan.

L'une & l'autre efpece croiffent dans les champs, principalement aux pays chauds.

On tire de la femence du *Myagrum* par expreffion une huile qui eft propre pour amolir & pour adoucir les âpretez de la peau.

Huile de Myagrum.

Myagrum à μῦια, *mufca,* & ἄγρα, *captura,* prife, capture, parce qu'on a donné autrefois ce nom à une plante glutineufe à laquelle les mouches s'attachent. Cette qualité ne fe trouve pas ordinairement dans les deux efpeces dont il a été parlé.

Vertus. Etimologies.

Monofpermon, à μόνος, *folus,* & σπέρμα, *femen,* comme qui diroit *Plante dont le fruit ne porte qu'une femence.*

MYOSOTIS.

Myofotis, en françois, *Oreille de fouris,* eft un genre de plante qui differe de la Morgeline par la figure de fon fruit. Il y en a de plufieurs efpeces qu'on peut voir diftinguées dans le Livre de M. Tournefort: je parlerai ici feulement de la premiere qui eft appellée

Oreille de Souris.

Myofotis Alpina latifolia. Pit Tournef.	*Caryophyllus Holofteus, Alpinus, latifolius.* C. Bauh. prodr.

Elle pouffe quelques petites tiges couchées à terre, velues, garnies de petites feuilles arrondies, épaiffes, velues. Sa fleur eft à plufieurs feuilles difpofées en rofe, affez grande, blanche, foutenue fur un pédicule qui fort des aiffelles des feuilles. Quand cette fleur eft paffée, il lui fuccede une capfule qui a la figure de la corne d'un bœuf, & qui renferme plufieurs femences menues, prefque rondes. Sa racine eft déliée, fibrée, rampante, blanchâtre. Cette plante croît aux lieux montagneux, comme fur les Alpes; elle contient affez d'huile, peu de fel.

Elle eft déterfive, aftringente, rafraîchiffante; fa racine eft eftimée propre pour les fiftules lacrymales.

Vertus.

Myofotis à μυὸς, *Mus,* & ὠτάριον, *auricula,* comme qui diroit *Oreille de fouris,* à caufe que les feuilles de cette plante font faites comme des oreilles de fouris.

Etimologie.

MYOSUROS.

Myofuros. J. B. Raii hift. *Cauda muris.* Dod. Ad. Lob. Ger. *Coronopus fylveftris.* Trag.	*Holofteo affinis, Cauda muris.* C. B. *Holofteon, Loniceri, Cauda muris vocatum.* Park.

En françois, *Queue de fouris.*

Eft une petite plante baffe qui pouffe de fa racine des feuilles fort étroites, à peu près

Queue de Souris.

comme celles du Gramen, épaiffes, s'élargiffant un peu vers leur extrémité : il s'éleve d'entr'elles de petites tiges grêles, rondes ou cilindriques, nues, portant en leurs fommitez de petites fleurs à cinq feuilles, de couleur herbeufe ; quand ces fleurs font paffées, il leur fuccede un épi oblong, grêle, fait à peu près comme celui du Plantain, pointu, doux au toucher, & ayant la figure de la queue d'une fouris, mais plus court, contenant des femences très-menues. Sa racine eft compofée de fibres déliées comme des cheveux : cette plante a un goût âcre ; elle croît dans les champs, entre les blez, dans les prez, dans les jardins : les grenouilles en font friandes.

Vertus. Elle eft un peu aftringente & defficative ; on peut s'en fervir pour les cours de ventre en décoction, pour les gargarifmes.

Etimolo-gie. *Myofuros*, à μυὸς, *mus*, & ὐρά, *cauda*, comme qui diroit *queue de fouris*, parce que l'épi de cette plante a la figure de la queue d'une fouris.

MYRMECOLEON.

Myrmecoleon, ou *Formicaleon*, eft une efpece de ver long & gros à peu près comme une cloporte, mais rond & de figure ovale, quelquefois cilindrique, entouré de plufieurs petits anneaux de couleur grife : fa tête eft petite, relevée de deux cornes qui lui fervent de pinces ; il naît aux lieux fecs, fablonneux, expofez au Soleil, il s'enferme dans le fable & y fait fon petit logement qui paroît ordinairement pyramidal, parce qu'il pouffe en haut fa tête qui eft menue, en la mettant dehors pour attraper des fourmis, dont il fe nourrit, il mange auffi des mouches, mais il eft plus friand de fourmis ; il attrape fa proye avec fes cornes & en fucce la fubftance : il faut que ce foit avec ces mêmes cornes, car on ne lui apperçoit aucune trompe, ni autre ouverture par où la nourriture puiffe paffer ; néanmoins ces cornes ne paroiffent point creufes en dedans. Après que cet infecte a fuccé fa proye, il jette le plus groffier qui lui refte à prefqu'un demi pied loin de lui ; il eft fort fobre ; il mange peu & rarement ; il peut demeurer jufqu'à fix mois vivant fans prendre de nourriture ; il marche affez vîte, mais toujours à reculons : quand il a vécu un certain tems, il fe couvre tout-à-fait de fable, il ne mange plus, & bâtit fon tombeau avec une foye qui fort de fon derriere comme celle de l'araignée ; il en fait une maniere de coque groffe comme une noifette, ronde, blanche, fatinée en dedans, molle d'abord, & s'affaifant fur lui, mais elle fe durcit enfuite par deffous, & y prend une confiftence ferme ; il pond dans cette coque un œuf gros comme une graine de lin ovale, blanc, ayant une coquille femblable ou de la nature de celle de l'œuf de poule ; après avoir demeuré dans fon tombeau vingt ou vingt-quatre jours fans mouvement apparent, il le ronge en un endroit avec quelques petits os dentez en maniere de fcie, & il fe fait une ouverture par où il fort, mais encore envelopé d'une peau très-mince ; il fe deshabille enfin entiérement, & paroît en une belle **Demoifelle** mouche qu'on appelle *Demoifelle*. Le Formicaleo contient beaucoup d'huile & de fel volatil.

Vertus. Il eft émollient & réfolutif appliqué extérieurement.

Formicaleo à *formica*, Fourmi, & λέων, Lion, comme qui diroit *le Lion*, ou *le tiran de la Fourmi*.

MYROBALANI.

Mirobolans *Myrobalani*, en françois, *Myrobolans*, font des fruits gros comme des prunes, lefquels on nous apporte fecs des Indes : Il y en a de *cinq efpeces* ; les premiers font appellez *Myrobalani citrini* ; les feconds *Myrobalani Indici* ; les troifiémes *Myrobalani Chebuli* ; les quatriémes *Myrobalani Emblici* ; les cinquiémes *Myrobalani Bellerici*.

Premiere *Myrobalani citrini*, *vel lutei*, en françois, *Myrobolans citrins*, font de petits fruits

oblongs ou ovales, gros comme des olives, ou un peu plus gros, relevez de plu- espece, Ci-
sieurs côtes, durs, contenant chacun un noyau longuet: ils naissent à un arbre ressem- trins.
blant au Prunier, mais qui porte des feuilles semblables à celles du Cormier ; il croît
sans culture aux grandes Indes, & principalement vers Goa : cette espece de Myrobolans est la plus en usage de toutes dans la Médecine. Il faut les choisir, bien nourris, pe- Choix.
sans, durs, de couleur jaune rougeâtre, d'un goût astringent assez désagréable.

Myrobalani Indici, five nigri, five Damasonii, en françois, *Myrobolans Indiens* ou Seconde
noirs, font des fruits oblongs, gros comme de petits glands, ridez, relevez dans leur espece, In-
longueur de quatre ou cinq côtes, fort durs, creux en dedans, fans noyau : ils naissent diens, ou
à un arbre dont les feuilles font faites comme celles du Saule : ce fruit étant encore sur noirs.
l'arbre, est de la grosseur d'une grosse olive, de couleur verte au commencement, mais
il brunit en mûrissant, puis il noircit à mesure qu'on le fait sécher. On doit choisir les Choix.
Myrobolans Indiens bien nourris, noirs, d'un goût aigrelet & astringent.

Myrobalani Chebuli, Quebuli, Chepuli, Cepuli, en françois, *Myrobolans Chebules,* Troisiéme
font des fruits gros comme des dattes, oblongs, pointus par le bout qui étoit attaché espece,
à l'arbre, relevé chacun de cinq côtes qui font comme des angles, de couleur jaunâtre- Chebules.
brune ; ils naissent à un arbre grand comme un Prunier qui croît aux Indes fans culture, aux environs de Decan & de Bengala ; ses feuilles font semblables à celles du Pêcher ; ses fleurs font formées en étoile, de couleur rougeâtre. Il faut choisir les Myro- Choix.
bolans chebules gros, bien nourris, durs, de couleur jaunâtre-obscure, d'un goût
astringent tirant sur l'amer.

Myrobalani Emblici, Embelgi, Emblegi, de Seni, en françois, *Myrobolans Emblics,* Quatriéme
font des fruits presque ronds, gros à peu près comme des noix de galle, rudes en des- espece,
sus, relevez de six côtes, de couleur brune ou obscure, contenant chacun un noyau Emblics.
gros comme une petite aveline, relevé de six angles, de couleur jaune : ce fruit naît
à un arbre haut comme un Palmier, & ayant des feuilles longues & découpées menu
à peu près comme celles de la Fougere : on nous apporte les Myrobolans emblics coupez par quartiers, séparez de leur noyau & séchez. Il faut les choisir nets, fans noyaux, Choix.
noirâtres en dehors, gris en dedans, d'un goût astringent accompagné d'âcreté. Les
Indiens s'en servent pour verdir les cuirs, & pour faire de l'encre. Usage.

Myrobalani Bellerici, Belleregi, Bellilegi, Bellegu, en françois, *Myrobolans Bellerics :* Cinquiéme
ce font des fruits gros comme nos prunes ordinaires, ovales ou presque ronds, durs, espece,
jaunâtres, plus unis ou moins anguleux que les autres, contenant chacun un noyau Bellerics.
oblong, gros comme une olive, pierreux, un peu anguleux, blanc ; ce noyau renferme
une petite amande : l'arbre qui porte ces fruits, est grand comme un Prunier ; ses feuilles ressemblent à celles du Laurier, mais elles font plus pâles ; il croît fans culture. On
doit choisir les Myrobolans bellerics gros, bien nourris, entiers, de couleur jaunâtre, Choix.
unis & doux au toucher, d'un goût astringent.

Tous ces fruits contiennent beaucoup de sel essentiel, d'huile, médiocrement de la
terre & du phlegme.

Les Myrobolans de toutes les especes font légérement purgatifs & astringens, à peu Vertus.
près comme la rhubarbe : mais on estime les Citrins propres pour purger particuliérement l'humeur bilieuse ; les Indiens pour purger l'humeur mélancolique, & les autres
pour purger la pituite.

Myrobalanus, à μυρον, *unguentum,* & βάλανος, *glans,* comme qui diroit *gland* Etimolo-
médicamenteux, parce que quelques especes de Myrobolans ont la figure d'un gland, & gie.
qu'ils font employez dans la Médecine.

MYRRHA.

Myrre. *Myrrha*, en françois, *Myrre*, eft une gomme réfineufe qui fort par incifion d'un arbre épineux qui croît dans l'Arabie heureufe, en Egypte & en Ethiopie, au pays des Abyffins, & chez les Troglodites, d'où vient que la meilleure myrre eft appellée *Myrrha Troglodytica*; elle doit être choifie récente, en belles larmes claires, tranfparentes,

Choix. légeres; de couleur jaune dorée ou rougeâtre, ayant en dedans de petites tachcs blanchâtres, en forme de coups d'ongles, de fubftance graffe, d'une odeur forte & qui n'eft point agréable, d'un goût amer & âcre : mais comme cette gomme ainfi choifie eft rare, il ne s'en faut fervir que pour les compofitions qu'on employe pour la bouche, comme pour la confection d'Hyacinthe, pour la Thériaque : on employera de la commune pour les emplâtres, pour les onguens, & pour les autres remedes extérieurs. Il faut la choifir nette, fans mélange, en petites maffes affez légeres, hautes en couleur, rougeâtres, d'une odeur & d'un goût femblables à la précédente. La myrre contient beaucoup d'huile & de fel effentiel, peu de phlegme.

Vertus. Elle eft apéritive par les urines, & un peu aftringente par le ventre; elle excite les mois aux femmes, elle hâte l'accouchement & la fortie de l'arrierefais, elle incife, elle atténue, elle réfout, elle réfifte à la pourriture; elle eft vulnéraire, elle eft propre pour les hernies : on s'en fert intérieurement & extérieurement.

Remarques La myrre que les Mages préfenterent au Sauveur du monde pendant qu'il étoit dans la crêche, étoit apparemment une drogue différente de la nôtre, car elle nous eft repréfentée comme un parfum très-précieux & aromatique; au lieu que notre myrre eft commune, & qu'elle n'a ni odeur ni goût agréable. Quelques-uns tiennent que c'étoit du Stacten ou *Myrrha Stacte*, dont je parlerai en fon lieu : d'autres veulent que ce fut le *Storax*; les autres prétendent que c'étoit une gomme ou un baume odorant & très-rare qui avoit le nom de *myrre*, & que nous ne connoiffons plus fous ce nom : il eft difficile de décider jufte fur ce fujet.

Etimologie. *Myrrha*, à μύρω, *fluo*, je coule, parce que cette gomme découle d'un arbre; ou bien à μύρον, *unguentum*, parce que cette gomme eft la matiere de plufieurs onguens. Quelques-uns prétendent que ce nom vient d'une fable, qui dit que Myrrha fille d'un Roy de Cypre fe fauvant pour éviter la colere de fon pere avec lequel elle avoit couché, fut convertie dans l'Arabie en un arbre qui porte fon nom, & qui pleure fon crime en jettant des larmes de myrre.

MYRRHIS.

Myrrhis. Dod. Caft. Lugd.	*Myrrhis magno femine longo, fulcato*. J.B.
Myrrhis major, vel Cicutaria odorata.	Raii hift.
C.B. Pit. Tournefort.	*Cerefolium magnum, & Cicutaria tenuifolia*. Ger.
Myrrhis major vulgaris, five Cerefolium majus. Park.	*Cicutaria tertia*. Cæf.

En françois, Cerfeuil mufqué.

Cerfeuil mufqué. Eft une plante dont les tiges s'élevent à la hauteur de quatre ou cinq pieds, rameufes, s'étendant en large, velues, creufes en dedans; fes feuilles font grandes, amples, découpées & reffemblantes à celles de la Cigue, mais plus blanchâtres & fouvent marquetées de taches blanches, molles, un peu velues, ayant la couleur & l'odeur du Cerfeuil, & un goût d'anis, attachées par des queues fiftuleufes : fes fleurs naiffent en parafols aux fommets des tiges & des branches, compofées chacune de cinq feuilles inégales, difpofées en fleur de lys, de couleur blanche, un peu odorantes. Quand ces fleurs font paſſées, il leur ſuccede des ſemences jointes deux à deux, grandes, longues, ſemblables au bec d'un oiſeau, canelées ſur le dos, noirâtres, d'un goût d'Anis agréable. Sa racine eſt longue, groſſe, blanche, molle, & comme fongueuſe, d'un goût doux mêlé d'un peu d'âcreté, aromatique, & ſemblable à celui de ſa ſemence. Cette plante croît dans les prez & dans les jardins ; ſa feuille eſt auſſi bonne à manger que le Cerfeuil : toute la plante contient beaucoup d'huile en partie éxaltée, & du ſel eſſentiel.

Elle eſt propre pour exciter les mois aux femmes, pour hâter l'accouchement, pour la cachéxie, pour la phtiſie, pour l'aſthme, pour l'épilepſie, pour réſiſter au venin. *Vertus.*

Myrrhis, à Myrrha, parce que l'eſpece à qui l'on a d'abord donné ce nom, avoit une odeur de myrre. *Etimologie.*

MYRTIDANUM.

Myrtidanum, ſeu manus Myrti, (Dioſc.) eſt une excroiſſance raboteuſe, inégale, fongueuſe ou gonflée, qui naît ſur le tronc du myrthe, & qui l'embraſſe tout autour.

Elle eſt plus aſtringente que le mirthe même. *Vertus,*

Pline donne le nom de *Myrtidanum* à une eſpece de *vin* qu'on faiſoit de ſon tems avec les bayes du myrthe ſauvage. *Vin.*

MYRTILLUS.

Vitis idea, foliis oblongis crenatis, fructu nigricante. C. B. Pit. Tournef.	*Vitis idea, ſive Myrtillus.* 1. Tabern. En françois, *Airelle* ou *Myrtille vrai.*

* Eſt un arbriſſeau qui croît dans les montagnes & les pays froids : il reſſemble à du bouis ; il trace beaucoup, & couvre de ſes racines & de ſes tiges les endroits où il naît : ſes tiges & branches ſont longues d'un pied environ, anguleuſes, verdâtres, garnies de feuilles oblongues, crénelées, & qui reſtent long-tems vertes : ſes fleurs ſont d'une piéce, en grelot, d'un pourpre foncé, & d'une odeur très-léger : elles ſont ſoutenues par un calice qui devient, après que la fleur eſt paſſée, une baye groſſe comme un grain de geniévre, d'un rouge foncé & brun, pleine de jus, aigrelet & douceâtre, & remplie de pluſieurs petites graines. *Airelle.*

Ce fruit eſt rafraîchiſſant, ſtomacal, & ſes graines ſont aſtringentes. *Vertus,*

MYRTUS.

Myrtus, ſeu Murtus, en françois, *Mirthe* ou *Murte*, eſt un petit arbre ou arbriſſeau toujours verd & odorant, dont il y a beaucoup d'eſpeces qui different par la grandeur de leurs feuilles & par la couleur de leurs fruits ; car aux uns ces feuilles ſont plus larges, aux autres elles ſont plus étroites, aux autres elles ſont plus pointues & piquantes ; aux uns les fruits ſont blancs, aux autres noirs. Je décrirai ici le *Mirthe ordinaire* qu'on appelle : *Mirthe, Murte.*

Myrtus minor vulgaris. C. B. Pit. Tourn. *Myrtus Tarentina.* J. B. Raii hiſt.	*Myrtus minor.* Dod. gal. Adv. En françois, *Petit Mirthe de Provence.*

Il pouſſe de petits rameaux fléxibles, garnis de beaucoup de feuilles qui reſſemblent à celles du buis, mais beaucoup plus petites, plus pointues, douces au toucher, vertes, reſplendiſſantes, d'une odeur agréable : ſes fleurs naiſſent entre les feuilles ; elles ſont compoſées chacune de cinq feuilles diſpoſées en roſe, blanches, odorantes, ſoutenues par un calice découpé. Lorſque la fleur eſt paſſée, ce calice devient une baye ovale ou oblongue, garnie d'une eſpece de couronne formée par les découpures du calice. Cette baye eſt au commencement verte, mais elle noircit en mûriſſant : elle eſt partagée in- *Petit mirthe de Provence.*

érieurement en trois loges remplies de femences dures, formées en croiffant ou plu-tôt en petit rein, de couleur blanche. Toute la plante a un goût aftringent : on la cul-tive dans les jardins, principalement aux pays chauds, où elle a plus d'odeur que dans nos régions tempérées. Elle contient beaucoup d'huile en partie éxaltée, & du phleg-me, médiocrement du fel.

Vertus. Ses feuilles & ses fleurs ont une qualité aftringente ; elles font employées pour déter-ger ou pour nettoyer la peau, pour rafermir les chairs, pour fortifier les fibres. On en *Ufage.* fait diftiler une eau dont les Dames fe lavent, laquelle fe nomme *Eau d'orange.*

Mirtilles. Les bayes du mirthe font appellées en latin *Myrtilli*, & en françois, *Mirtilles* : cel-les que nous employons nous font apportées féches des pays chauds ; elles ont été tirées de plufieurs efpeces de mirthe, & féchées au Soleil, ce qui les a rendu ridées & mé-*Choix.* connoiffables de ce qu'elles étoient fur l'arbriffeau. Il faut les choifir récentes, affez groffes, bien féchées, noires, d'un goût aftringent : elles contiennent beaucoup d'huile & du fel effentiel.

Vertus. Elles font déterfives, aftringentes, fortifiantes ; on les fait entrer dans les compofi-tions de beaucoup de remedes extérieurs ; on s'en fert auffi intérieurement.

Les myrthes croiffent aux régions chaudes fans culture : on en cultive plufieurs ef-ces dans les jardins.

Etimolo- *Myrtus*, à *Myrrha*, parce qu'on prétend que le mirthe a une odeur approchante de *gie.* celle d'une efpece de myrre fort odorante qu'on appelle *Staclen* : mais cette étimologie ne me paroît pas affez vrai-femblable ; car outre que ces odeurs ne fe rapportent gué-res, on eft incertain lequel des deux noms de *Myrrha* ou de *Myrtus* a été inventé le premier.

Quelques-uns veulent que *Myrtus* vienne d'une certaine belle fille d'Athenes nom-mée *Myrfine*, que la Fable a dit avoir été métamorphofée après fa mort en cet arbriffeau par Pallas qui l'aimoit.

MYRUS.

Myrus eft un *ferpent de mer* dont il y a deux efpeces, l'un *noir*, & l'autre *rouge* ; fon corps eft rond, fans taches, fans écailles ; fa chair eft tendre.

Autre Il y a encore une autre efpece de *Myrus* fait comme un *ferpent terreftre*, de couleur *efpece.* rouge, traverfé de lignes obliques ; fa gueule eft petite, fes dents font fort aigues ; il eft très-rare.

Vertus. L'un & l'autre font apéritifs ; leur graiffe eft réfolutive.

MYTULUS.

Mytulus, *Mytilus*, *Myax*, eft un petit poiffon à coquillage, oblong, & reffemblant beaucoup à la Moule ; il eft chaffé par les vagues de la mer fur le fable où on le ramaffe : on en trouve auffi dans les rivieres ; il eft bon à manger, & principalement celui de la *Choix.* mer. On choifit le plus petit comme le plus tendre.

Vertus. Il eft propre contre la morfure du chien enragé ; il eft fort apéritif ; il excite l'urine & les mois aux femmes.

NAPELLUS.

N

NAPELLUS.

Napellus. Matth. Lon. Dod. Caſt.
Napellus verus cæruleus. Lob. Ger.
Napellus verus flore cæruleo. Park.
Napellus reticulatus. Cæſ.

Aconitum cæruleum, ſeu Napellus 1. C.B.
Pit. Tournef.
Aconitum magnum purpureo flore, vulgò
Napellus. J.B. Raii hiſt.

En françois, *Napel.*

Eſt une plante qui pouſſe pluſieurs tiges à la hauteur de trois pieds, rondes, roides, mal-aiſées à rompre, remplies de moëlle, garnies depuis le bas juſques au haut de feuilles amples preſque rondes, découpées profondément, ou diviſées & ſubdiviſées en beaucoup de parties étroites, nerveuſes, d'un verd obſcur, luiſant, attachées à des queues longues : ſes fleurs ſont diſpoſées en maniere d'épis aux ſommitez des tiges, portées chacune ſur ſon pédicule, ayant la figure d'une tête couverte d'un heaume, de couleur bleue rayée, & garnies en dedans de quelques étamines. Quand cette fleur eſt paſſée, il lui ſuccede un fruit à pluſieurs gaînes membraneuſes diſpoſées en maniere de tête ; elles renferment des ſemences menues, chagrinées, noires : ſa racine a la figure d'un petit navet, noirâtre en dehors, blanche en dedans, jettant des filamens qui s'embaraſſent enſemble, de maniere qu'ils ſemblent repréſenter un rets. Cette plante croît aux lieux montagneux & dans les jardins ; elle eſt un grand *poiſon*, particuliérement ſa *racine* : les Anciens en empoiſonnoient leurs fléches quand ils alloient à la guerre.

Les accidens de ceux qui ont par malheur pris du napel, ſont que la langue & les lévres s'enflent & s'enflamment ; que les yeux groſſiſſent & ſortent de la tête ; tout le corps devient livide & enflé ; il arrive des vertiges, des défaillances, des convulſions, & enfin la mort ſi l'on n'y remédie.

Ces funeſtes effets du napel montrent que la nature du poiſon qu'il produit, eſt un un acide coagulant qui s'étant introduit dans les veines & dans les arteres, intercepte en pluſieurs endroits la circulation du ſang, & par conſéquent des eſprits ; car les enflures, les inflammations, la couleur livide, les convulſions, ſont des marques aſſurées des obſtructions qui arrivent quand on a été mordu de la vipere ou piqué du ſcorpion : il eſt indubitable que ces venins ſont d'une même nature ; & ſi l'on y remarque quelques différences, elles ne procedent que du plus ou du moins.

Les remedes qui ſont propres contre le poiſon du napel, ſont les mêmes qu'on donne contre le venin de la vipere, la Thériaque, l'Orviétan, le Mithridat, les ſels volatils de vipere, de corne de cerf, d'urine, de crâne humain, de ſang humain ; les vomitifs.

Napellus, qnaſi *Napus parvus*, à cauſe que la racine de cette plante reſſemble à un petit navet.

NAPHTHA.

Naphtha. Maltha. Piſſaſphaltum naturale.

En françois, *Naphte. Bitume limoneux. Bitume liquide. Pois de terre.*

Eſt une eſpece de Bitume mou, de différentes couleurs, fort inflammable, lequel on tiroit autrefois de pluſieurs endroits, comme du lieu où étoit l'ancienne Babylone, des environs de Raguſe dans la Gréce, d'un certain étang de Samoſate, Ville de Comagene,

Gggg

& de divers autres pays : mais on ne nous apporte plus de ce naphte ; celui que nous voyons naît en France & en Italie..

Naphte de France. Le naphte de France est mou comme la poix liquide, noir, de mauvaise odeur ; on en trouve dans plusieurs Provinces du Royaume, & entr'autres en Auvergne vers Clermont, en un lieu qu'on appelle *le Puits de Pege*, où il y en a une si grande quantité, qu'il s'éleve hors de la terre & incommode fort les passans ; car il s'attache à leurs souliers, & les empêche d'avancer ; on appelle ce bitume *Stercus diaboli*.

Naphte d'Italie. Le naphte d'Italie est une espece de Pétrole, ou une huile claire, tantôt blanche, tantôt rouge, tantôt jaune, tantôt verte, tantôt noire ; elle découle d'une roche située sur une montagne vers Montfestin, dans le Duché de Modene ; la blanche est la plus estimée.

Les bitumes appellez *Naphtes*, sont presque tout soufre ou huile mêlée avec quelque quantité de sel acide & volatil.

Vertus. Ils sont incisifs, pénétrans, détersifs, digestifs, vulnéraires, résolutifs, fortifians.

NAPUS.

Napus. Bunias. En françois, *Navet.*

Navet. Est une plante qui ne differe de la rave que par un certain port que les Jardiniers & les Laboureurs distinguent, & par la figure de sa racine que tout le monde connoît. Il y en a de deux especes ; une *cultivée*, & l'autre *sauvage*.

Premiere espece.
La premiere est appellée,

Napus. J. B. Raii hist.	*Bunias, sive Napus.* Ad. Lob. Ger.
Napus sativa. C. Bauhin. Pit. Tournef.	En françois, *Navet cultivé.*

Navet cultivé. Sa tige monte à la hauteur d'un pied & demi ou de deux pieds, se divisant en rameaux : ses feuilles sont oblongues, découpées profondément, rudes, vertes : sa fleur est à quatre feuilles disposées en croix, jaune ; il lui succede une silique longue d'environ un pouce, ronde, se divisant en deux loges remplies de semences assez grosses, presque rondes, de couleur rougeâtre ou tirant sur le purpurin, d'un goût âcre & piquant. Sa racine est oblongue, ronde, grosse en haut, charnue, plus menue vers le bas, de couleur blanche ou jaune, quelquefois noirâtre en dehors, blanche en dedans, d'un **Usage.** goût doux & piquant agréable : on la cultive dans les terres humides ; elle sert pour la cuisine.

Seconde espece.
La seconde espece est appellée,

Napus sylvestris. J. B. C. B. Pit. Tourn.	*Bunias sylvestris Lobelii.* Ger.
Bunias sive Napus sylvestris nostras. Park.	En françois, *Navet sauvage.*
Bunium & Napus sylvestris. Ad.	

Navet sauvage. Elle est semblable au navet cultivé, excepté que sa racine est beaucoup plus petite : sa fleur est jaune, & quelquefois blanchâtre ; elle croît entre les blez : sa semence est préférée en Médecine à celle du navet domestique. L'une & l'autre espece contiennent beaucoup de phlegme, d'huile, & de sel essentiel.

Vertus. La *semence* de navet est détersive, apéritive, digestive, incisive ; elle résiste au venin, elle chasse par transpiration les mauvaises humeurs, elle excite l'urine ; elle est propre pour la jaunisse, pour les fiévres malignes, pour la petite vérole ; on l'employe dans la thériaque.

Sa *racine* est bonne pour la toux invétérée, pour l'asthme, pour la phtisie, étant prise en décoction chaude comme un bouillon : on s'en sert aussi extérieurement étant écrasée, pour digérer, pour résoudre, pour appaiser les douleurs ; on l'applique en maniere de cataplasme.

La *graine* qu'on appelle *Navette*, n'est pas toujours de la semence de navet, comme beaucoup de gens le croyent ; c'est souvent la semence d'une espece de choux qu'on appelle en Flandre *Colsa* : on la cultive en Normandie, en Brie, en Hollande, en Flandre ; on tire de cette semence par expression une huile qu'on appelle *Huile de Navette* ; sa couleur est jaune, son odeur n'est point désagréable, & son goût est doux : elle est employée ordinairement pour brûler ; les Bonnetiers s'en servent.   *Navette.*   *Huile.*   *Usage.*

Elle est résolutive, adoucissante, appliquée extérieurement ; mais on ne s'en sert guéres en Médecine.   *Vertus.*

NARCISSOLEUCOIUM.

Narcissoleucoium vulgare. Pit. Tournef.
Leucoium bulbosum vulgare. C. Bauhin.
Raii hist.
Leucoium bulbosum serotinum. Ger.
Viola alba bulbosa Fuchsii. Lugd.
Leucoium bulbosum præcox majus. Park.

Leucoium bulbosum hexaphyllon. Dodon. Cam.
Leucoium bulbosum hexaphyllum cum unico flore, rariùs bino. J. B.

En françois, *Percenége.*

Est une plante qui pousse de sa racine trois, quatre ou cinq feuilles semblables à celles du poireau, fortes, lisses, nettes, vertes, resplendissantes : il s'éleve d'entre elles une tige à la hauteur de plus d'un demi-pied, anguleuse, canelée, creuse, revêtue avec ses feuilles jusqu'à la moitié, d'une espece de gaîne ou fourreau blanc ; elle ne porte ordinairement qu'une seule fleur en sa sommité, quelquefois deux, rarement trois : cette fleur est à six feuilles disposées en cloche panchée, de couleur blanche, avec une tache verdâtre, d'une odeur qui n'est point désagréable. Lorsque cette fleur est passée, son calice devient un fruit relevé de trois coins, & divisé intérieurement en trois loges remplies de semences presque rondes, dures, d'un blanc jaunâtre : sa racine est une bulbe composée de plusieurs tuniques blanches, & garnie en dessous de fibres blanchâtres, d'un goût visqueux sans presque aucune acrimonie. Cette plante croît dans les bois ombrageux : on la transplante dans les jardins ; elle contient beaucoup d'huile & de phlegme, peu de sel.   *Percenége.*

Elle est digestive, résolutive, consolidante ; on ne sert que de sa racine.   *Vertus.*

Narcissoleucoium, comme qui diroit *plante qui tient du narcisse & du giroflier.*   *Etimologie.*

NARCISSUS.

Narcissus albus, magno odore, flore circulo pallido. C. B. Pit. Tournef.
Narcissus latifolius 7. Clus. hist. Raii hist.
Narcissus 13 *medioluteus Poëticus.* Tab.

Narcissus mediopurpureus. Ger. icon.
Nacisso mediopurpureus magno flore, folio latiore. J. B.

En françois, *Narcisse.*

Est une plante qui pousse de sa racine des feuilles presque semblables à celles du poireau, de couleur verte pâle : il s'éleve d'entr'elles une tige à la hauteur de plus d'un pied, creuse, canelée, nue, portant en sa sommité une grande fleur à une seule feuille évasée en godet ou en campane, blanche, & entourée de six feuilles pâles & purpurines, attachées si fortement à cette fleur, que le tout ensemble paroît être d'une seule piéce, d'une odeur fort agréable. Lorsque la fleur est passée, son calice qui est ordinairement envelopé d'une gaîne membraneuse, devient un fruit oblong ou rond, triangulaire, divisé intérieurement en trois loges remplies de semences presque ron-   *Narcisse.*

des, noires, ameres. Sa racine eſt bulbeuſe, noirâtre en dehors, blanche en dedans, viſqueuſe, amere : elle pouſſe des fibres en deſſous comme les autres bulbes. On cultive cette plante dans les jardins, à cauſe de la beauté & de la bonne odeur de ſa fleur : elle contient beaucoup d'huile, de phlegme & de ſel eſſentiel.

Vertus.   La fleur du Narciſſe eſt un peu narcotique ; elle excite l'aſſoupiſſement, étant ſentie long-temps, ou priſe par la bouche.

Sa racine eſt déterſive, aglutinante, adouciſſante ; on s'en ſert extérieurement.

Il ſe trouve dans les Prairies & dans les bois une eſpece de Narciſſe jaune, qu'on nomme *Aiau*.

Etimologie.   *Narciſſut* à γαρχη, *torpor*, parce que la fleur du Narciſſe excite l'aſſoupiſſement.

D'autres veulent que *Narciſſus* ſoit le nom d'un jeune homme qui, ſelon la Fable, fut changé en cette fleur.

NARCISSUS JUNCIFOLIUS.

Narciſſus Juncifolius, en françois, *Jonquille*, eſt un Narciſſe dont je décrirai ici trois eſpeces,

Premiere eſpece.   La premiere eſt appellée,

Narciſſus Juncifolius oblongo calice luteus major. C. B. Pit. Tournef.	*Narciſſus tenuifolius major.* Dod. En françois, *Jonquille à grande fleur.*

Jonquille à grande fleur.   Ses feuilles ſortent de ſa racine, longues, étroites, quelquefois preſque rondes, fort douces au toucher & fléxibles, reſſemblant à celles du jonc : il s'éleve d'entr'elles une tige qui porte au Printems en ſon ſommet des fleurs ſemblables à celles du Narciſſe ordinaire, mais plus petites, jaunes par tout, très-odorantes : ſa racine eſt bulbeuſe, blanche, couverte d'une membrane noire.

Seconde eſpece.   La ſeconde eſpece eſt appellée,

Narciſſus Juncifolius luteus minor. C. B. Pit. Tournef.	*Narciſſus Juncifolius minor.* Dod.

Cette eſpece differe de la premiere, en ce qu'elle eſt moins grande en toutes ſes parties, & qu'elle rapporte moins de fleurs.

Troiſiéme eſpece.   La troiſiéme eſpece eſt appellée,

Narciſſus Juncifolius aureis multiplex, Anemones formâ. C. B. Pit. Tourn.	*Narciſſus Juncifolius pleno flore.* Cluſ. En françois, *Jonquille à fleur double.*

Jonquille à fleur double.   Cette eſpece differe des autres, en ce qu'elle jette beaucoup de belles fleurs doubles, & ayant de la reſſemblance avec celles de l'Anemone.

Toutes les Jonquilles ſont cultivées dans les jardins en lieux humides ; elles contiennent beaucoup d'huile & de ſel eſſentiel.

Sentiment de Dioſcoride.   Dioſcoride prétend que leurs *racines* ſoient vomitives & bonnes pour les maladies de la veſſie étant mangées ou priſes en décoction ; mais les Modernes n'ont pas reconnu par les expériences qu'ils en ont faites, qu'elles euſſent ces qualitez.

Etimologie.   Cette plante eſt appellée *Jonquille*, à cauſe que ſes feuilles ſont ſemblables ou reſſemblantes à celles du Jonc : les Eſpagnols l'appellent *Jonquillas*.

NARDUS CELTICA.

Nardus Celtica, Spica Celtica, Saliunca. En françois, *Nard Celtique.*

Nard Celtique.   Eſt une petite racine noueuſe, écailleuſe, jaunâtre, aromatique, ayant quelque forme d'épi qui lui a fait donner son nom. Elle pousse des fibres ou des queues menues, assez longues, qui soutiennent de petites feuilles oblongues, étroites en bas, larges au milieu, & finissant presque en pointe, de couleur jaunâtre. Il s'éleve d'entre ces queues une petite tige à la hauteur d'environ demi pied, portant en sa sommité beaucoup de fleurs qui ont la figure d'une étoile, jaunes, tirant sur le rouge. Cette plante croît sur les Alpes, sur les montagnes du Tirol, & en plusieurs autres lieux. On fait sécher toute la plante avec sa racine, & on la transporte en petits paquets.

On doit choisir le Nard Celtique bien nourri, récent, odorant, de couleur jaunâtre, & en retrancher la partie herbeuse : car sa vertu réside particuliérement dans sa racine. Il contient beaucoup de sel & d'huile. Choix.

Il est fort apéritif, propre pour résister au venin, pour chasser les vents. Vertus.
Saliunca, quasi salix humilis. Etimolo-gie.

NARDUS INDICA.

Nardus Indica. Spica Nardi. Spica Indica. En françois, *Spica Nard,*.

Est une maniere d'épi long & gros comme le doigt, léger, garni de poils longs, ru-des, rougeâtres ou bruns, d'une odeur assez forte & désagréable, d'un goût un peu amer & âcre. Il croît aux Indes à fleur de terre, & même dans la terre : une même raci-ne en porte plusieurs : il pousse une tige menue ; sa racine est grosse comme un chalu-meau de plume, ressemblant à celle de la Pirette, mais elle n'est pas si grosse, ni si lon-gue : elle est entourée de plusieurs petits filamens semblables à ceux qui se trouvent sous l'oignon ou sous l'ail. Le Spica nard est mis au nombre des racines, à cause qu'il naît à peu près comme elles sous la terre. Spica Nard.

On doit choisir les épis les plus grands, les plus récens, les plus nets, les plus hauts en couleur, les plus odorans ; ils contiennent beaucoup d'huile éxaltée & de sel volatil. Choix.

Le Spica nard est propre pour inciser, pour atténuer, pour rompre les pierres des reins & de la vessie, pour exciter l'urine & les mois aux femmes, pour fortifier le cer-veau & l'estomac, pour résister au venin, pour exciter la transpiration. Vertus.

On trouve en France plusieurs plantes appellées *Nard*, comme le *faux Nard*, qui est la racine du *Victorialis longa*, le *Nard bâtard* du Languedoc, qui est un chiendent, le *Nard des montagnes*, qui est une espece de *Valeriane* ; mais on ne les met guéres en usage dans la Médecine. Ils n'approchent point en vertu du Nard Indien. Nard bâ-tard, Nard des Monta-es.
Nardus vient du mot hébreu *narad* ou *nerd*, qui signifie la même chose. gn Vertus. Etimolo-gie.

NARWAL.

Narvval. Rhoar. En françois, *Licorne de mer.*

Est un fort gros poisson qui porte sur son nez une corne longue de cinq ou six pieds, pésante, fort dure, blanche, luisante, tortillée ou de figure spirale, creuse en dedans, ressemblant à de l'yvoire : elle lui sert de défense, & d'une arme pour attaquer les plus grosses Baleines. Ce poisson se trouve assez communément dans la mer du Nord, & prin-cipalement vers les côtes d'Islande & de Groenlande. Licorne de mer.

La corne de ce poisson est ce que nous appellons *Corne de Licorne*, & qu'on a crû naî-tre sur la tête d'un grand animal à quatre pieds, nommé *Monoceros*, dont j'ai parlé en son lieu. Elle a été autrefois très-rare, & gardée dans les cabinets des Curieux, comme une des choses du monde les plus prétieuses, témoin celle qu'on voit dans le Trésor de Saint Denis en France. La raison de cette rareté venoit de ce qu'on ne connoissoit point Corne de Licorne.

encore le Narwal ; mais depuis qu'on a pêché beaucoup de ces poiſſons, cette corne n'eſt plus guéres rare, on en trouve chez pluſieurs Marchands coupées par tronçons ; elle contient beaucoup de ſel volatil & d'huile.

Vertus.
Doſe.

Elle eſt cordiale, ſudorifique, propre pour réſiſter au venin, pour l'épilepſie ; la doſe en eſt depuis demi ſcrupule juſqu'à deux ſcrupules, on en porte auſſi en amulette pendue au cou pour ſe préſerver du mauvais air ; mais il ne faut pas attendre d'effet de cette amulette. Ceux qui veulent garder par curioſité la corne de ce poiſſon entiere, la choiſiſſent bien longue, bien groſſe & bien péſante.

Choix.

Narvval & *Rhoar* ſont des noms Iſlandois.

NASTURTIUM.

Naſturtium vulgare. J. B. | *Naſturtium hortenſe vulgatum.* C. B.
Naſturtium hortenſe. Ger. Raii hiſt. | Pit. Tournefort.

En françois, *Creſſon des Jardins, Creſſon Alenois, Naſitor.*

Creſſon des Jardins.

Eſt une plante qui pouſſe une ou pluſieurs tiges à la hauteur d'un pied ou d'un pied & demi, rondes, ſolides, rameuſes ; ſes feuilles ſont oblongues, découpées profondément, d'un goût âcre, mais agréable : ſes fleurs naiſſent aux ſommitez des tiges & des branches, petites, compoſées chacune de quatre feuilles diſpoſées en croix, de couleur blanche ou tirant ſur le purpurin ; lorſque ces fleurs ſont tombées, il leur ſuccede des petits fruits preſque ronds, aplatis, diviſez en deux loges remplies de ſemences preſque rondes, rougeâtres, d'un goût brûlant : ſa racine eſt ſimple, ligneuſe, blanche, garnie de fibres. On cultive cette plante dans les jardins, parce qu'on en mêle dans les ſalades ; elle contient beaucoup de ſel eſſentiel, médiocrement du phlegme & de l'huile.

Vertus.

Elle eſt inciſive, atténuante, déterſive, apéritive, antiſcorbutique, elle purifie le ſang, elle aide à la reſpiration étant priſe intérieurement ; elle guérit la gratelle ſi l'on s'en frote ; on s'en ſert dans les errhines pour provoquer l'éternuement.

Etimologies.

Naſturtium quaſi naſitorium à naſo, parce que le Creſſon picotte les narines en faiſant éternuer : le nom françois *Naſitor* vient du latin *naſus*, nez, & du françois *tordre*, comme qui diroit *herbe qui fait tordre le nez*, parce que le Naſitor étant mis dans le nez y excite un mouvement convulſif qui le fait tordre en quelque maniere, de même qu'il arrive par les autres ſternutatoires, car l'éternuement eſt une convulſion.

Creſſon vient du verbe latin *creſcere, croître* ; on a donné ce nom à ce genre de plante, parce que le Creſſon ordinaire croît bien vîte.

Alenois vient du verbe latin *alere, nourir* ; on a donné ce ſurnom au Creſſon de jardin, parce qu'on l'employe dans les alimens.

NASTURTIUM AQUATICUM.

Naſturtium aquaticum vulgare. Park. Raii hiſt. | *Sion Cratevæ Erucæ folium.* Ad. Lob.
Naſturtium aquaticum ſupinum. C. B. | *Siſymbrium aquaticum.* Matth. Cæſ. Caſt.
Siſymbrium Cardamine, ſive Naſturtium aquaticum. J. B. | Pit. Tournefort.
   | *Creſſo, laver odoratum.* Euric. Cord.
   | *Sium & laver.* Dod. gal.

En françois, *Creſſon d'eau, Creſſon de Fontaine.*

Creſſon d'eau.

Eſt une eſpece de Siſymbrium ou une plante qui pouſſe des tiges longues d'environ un pied, courbées, aſſez groſſes, creuſes, rameuſes, d'un verd tirant quelquefois un

peu fur le rouge ; fes feuilles font prefque rondes, rangées plufieurs fur une côte qui eft
terminée par une feule feuille, toujours vertes, fucculentes, odorantes, d'un goût un
peu piquant & agréable ; on en mange en falade pendant qu'elles font encore tendres : fes fleurs naiffent aux fommitez des tiges & des rameaux, petites, blanches, compofées chacune de quatre feuilles difpofées en croix : quand cette fleur eft paffée, il lui
fuccede une filique qui fe divife en deux loges remplies de femences prefque rondes,
menues, rougeâtres, âcres au goût : fa racine eft filamenteufe, blanche. Cette plante
croît le long des ruiffeaux, aux marais, proche des fontaines ; elle eft plus tendre en
en hyver qu'en été, & elle eft par conféquent meilleure pour les falades : celle qui croît
à un lieu nommé *Cailli* en Normandie, a quelques lieues de Rouen, eft préférable à
toute autre, à caufe qu'elle eft très-petite, fort tendre, & d'un goût excellent. Le
Creffon contient beaucoup de phlegme, d'huile & de fel effentiel.

Il eft incifif, atténuant, déterfif, apéritif, réfolutif, propre pour rompre la pierre
du rein, pour lever les obftructions, pour exciter les mois aux femmes, pour le fcorbut, pour les maladies de la ratte ; on s'en fert intérieurement & extérieurement en
gargarifme, en errhine.

Ufage.

Cailli,
petit Cref-
fon.

Vertus.

N A T R I X.

Natrix, ou *Hydrus*, eft une efpece de ferpent aquatique nageant dans l'eau ; fa tête
eft large & plate ; fon corps eft gros comme celui d'une couleuvre ordinaire, diminuant
vers la queue ; fa couleur eft quelquefois cendrée, quelquefois jaune-verdâtre, traverfée de lignes noires : il habite en Italie, dans les prez, & dans les autres lieux aquatiques ; il fe nourrit de petits poiffons, de grenouilles, de rats ; il fe jette aux mammelles des vaches, & il en fucce le lait & le fang ; il entre quelquefois dans les pots au lait
pour en boire : fa morfure eft venimeufe ; on en guérit en prenant du fel de vipere, de
la thériaque.

Sa peau eft eftimée propre pour les vapeurs hyftériques ; on la brûle, & l'on en fait
recevoir la fumée par le nez au malade.

Sa chair purifie le fang, & elle eft propre pour réfifter au venin.

Natrix, *à nare*, nager, parce que ce ferpent nage.

Hydrus, *ab ὕδωρ*, parce que ce ferpent eft aquatique.

Vertus.

Etimolo-
gies.

N A U T I L U S.

Nautilus, *Pompilus*, en françois, *Nautile*, eft un poiffon à coquille que les vagues
jettent fouvent fur le fable ; fa coquille eft d'une ftructure particuliere : il y en a de plufieurs efpeces ; la couleur du poiffon eft blanche ; il nage dans fa coquille comme dans
un petit bateau.

Ce poiffon & fa coquille font apéritifs.

Nautilus, *quafi parvus nauta*, petit Nautonnier, parce que ce poiffon conduit fa coquille comme un nautonnier conduit fon vaiffeau.

Nautile.

Vertus.
Etimolo-
gie.

N E G U N D O.

Negundo (Acoftæ, Garz.) eft un arbre des Indes dont il y a deux efpeces ; l'un eft
appellé *mâle*, & l'autre *femelle* : le mâle eft grand comme un Amandier ; fes feuilles font
faites comme celles du Sureau, dentelées aux bords, lanugineufes & velues comme
celles de la Sauge.

La femelle eft appellée par les Portugais *Norchila*, par les Canarins *Niergundi*, en
Malagate *Sambali*, en Malabar *Noche* ; il croît à la même grandeur que le mâle, mais
fes feuilles font un peu plus larges & plus rondes, entieres ou fans dents, femblables à

celles du Peuplier blanc. L'une & l'autre especes font appellées par les Arabes, par les Perfes, & par les habitans de Decan, *Bache*, & par les Turcs *Ayt*: leurs feuilles ont l'odeur & le goût de la Sauge, mais un peu plus âcres & ameres: il paroît au grand matin fur plufieurs de ces feuilles, une certaine écume blanche qui en eft fortie la nuit. Leurs fleurs approchent fort en figure de celles du Romarin: les fruits qui fuccedent à ces fleurs, font femblables au poivre noir, mais leur goût n'eft point fi âcre ni fi brúlant. Ces arbres croiffent en plufieurs lieux des Indes, mais particuliérement en la Province de Malabar.

Vertus.   On dit que leurs feuilles, leurs fleurs & leurs fruits étant concaffez, cuits dans de l'eau, & fricaffez dans de l'huile, font appliquez avec utilité fur toutes les douleurs provenantes de quelque caufe que ce foit, principalement pour les douleurs des jointures caufées par une humeur froide; on tient qu'elles produifent un merveilleux effet aux tumeurs & aux contufions: on applique auffi ces feuilles écrafées fur les vieux ul-

Ufage.   ceres; car elles font vulnéraires, déterfives & cicatrifantes. Les femmes font une décoction des feuilles, des fleurs, & des fruits de ces arbres, dont elles boivent & elles fe lavent le corps, croyant qu'elle aide à la conception. Les feuilles étant mâchées, donnent une bonne haleine; on les eftime propres pour réprimer les ardeurs de Venus.

NEPETA.

Nepeta vulgaris. Trag.	*Cataria herba, vulgò Calamintha tertia.*
Nepeta major vulgaris. Park.	Diofc. Cæf.
Mentha Cataria. J. B. Raii hift.	*Cataria major vulgaris.* Pit. Tournef.
Mentha Cataria vulgaris & major. C. B.	*Calamintha montana.* Lon.
Mentha felina. Tab. Ger. Eyft.	En françois, *Herbe aux Chats*, ou *Cataire.*

Cataire.   Eft une plante dont la tige s'éleve à la hauteur de trois pieds, quarrée, velue, rameufe; fes feuilles font femblables à celles de la Méliffe, dentelées en leurs bords, pointues, lanugineufes, blanchâtres, d'une odeur forte, d'un goût âcre: fes fleurs naiffent aux fommitez des branches, formées en gueule, purpurines ou blanchâtres, difpofées en maniere d'épis; chacune de ces fleurs eft un tuyau découpé par le haut en deux lévres, & foutenu par un calice fait en cornet: lorfque la fleur eft paffée, il lui fuccede quatre femences ovales: fa racine eft ligneufe, divifée en plufieurs branches. Cette plante croît dans les jardins, ou aux bords des chemins aux lieux humides: les chats l'aiment fort; car ils fe roulent deffus & ils en mangent: elle contient beaucoup d'huile éxaltée & de fel effentiel.

Vertus.   Elle eft propre pour réfifter au venin, pour exciter les mois aux femmes, pour hâter l'accouchement & la fortie de l'arrierefais, pour aider à la refpiration; elle eft vulnéraire, & bonne contre les mofures & piquures venimeufes.

Etimolo-   *Nepeta, à Nepa*, fcorpion, parce cette plante eft eftimée bonne contre la piquure du
gies.   fcorpion.

Cataria, à cato, chat, parce que les chats aiment cette herbe.

NERITA.

Nérite.   *Nerita*, en françois, *Nérite*, eft une efpece de coquillage de mer dont il y a plufieurs efpeces: les uns font grands, ronds, ayant la figure d'un cornet ou du *Buccinum*; les autres font des efpeces de limaçons de mer qu'on trouve fur les fables aux rivages de la mer Méditerranée: ils approchent en figure & en groffeur des limaçons terreftres; mais leur coquille eft plus épaiffe, polie, de couleurs différentes en dehors, tantôt blanche, tantôt incarnate, tantôt rouffâtre, & ordinairement rougeâtre en dedans.

* Le

* Le Nérite des *rivieres* est plus petit, marbré de rouge & de brun ; il se trouve par-mi les sables : la bouche de l'un & de l'autre Nérite doit être dentée.   Nérite des rivieres.

Ces animaux étant mangez excitent la semence ; leur coquille est apéritive.   Vertus.

On substitue quelquefois ces limaçons de mer au nombril marin.

NERIUM.

Nerium, sive Oleander. Ger.
Nerion floribus rubescentibus, & *Nerion floribus albis.* C. B. Pit. Tournefort.
Rhododendron. Gesn. hort. Dod.

Nerion, sive Rhododendron flore rubro & *albo.* J. B. Raii hist.
Oleander, sive Laurus rosea. Park.
Rhododaphne. Gesn. hort. Cæs.

En françois, *Laurier-Rose.*

Est un arbrisseau fort agréable à la vûe, & dont on orne les jardins : il a le port du Laurier ; ses feuilles sont oblongues, plus grandes & plus larges que celles de l'Aman-dier, épaisses, dures ; ses fleurs sont fort belles, grandes, ressemblantes à des roses, de couleur rouge ou blanche ; chacune d'elles est un tuyau évasé par le haut en maniere de soucoupe, divisée en cinq parties : lorsque ces fleurs sont passées, il leur succede des siliques presque cylindriques, longues comme le doigt, contenant des semences garnies d'aigrettes ; sa racine est longue, ligneuse, polie, d'un goût salé. Cet arbrisseau se délecte aux lieux maritimes & proche des rivieres : on dit qu'il est un poison violent non seulement à l'homme, mais encore à toutes sortes d'animaux qui en mangent ; il contient beaucoup de sel & d'huile.   Laurier-rose.

Les remedes à ce poison sont l'huile d'amandes douces, le lait, le beure frais, la dé-coction de figues, des racines d'althæa, pour adoucir son âcreté ; car c'est un poison corrosif.   Remedes.

Les feuilles du Laurier-rose étant écrasées & appliquées extérieurement, sont résolu-tives & propres contre la morsure des bêtes venimeuses.   Vertus.

Nerium, seu Nerion, à νηρὸν, *humidum,* parce que cet arbrisseau croît aux lieux hu-mides.   Etimolo-gies.

Rhododendron, à ῥόδον, *rosa,* & δένδρον, *arbor,* comme qui diroit *arbre portant des roses.*

Rhododaphne, à ῥόδον, *rosa,* & δάφνη, *laurus,* comme qui diroit *Laurier-rose.*

NHAMBI.

Nhambi (G. Pison) est une plante de l'Amérique, dont la tige est assez longue & grosse, velue, rameuse, en partie serpentant à terre, & en partie s'élevant comme le Pourpier, couverte de poil : sa feuille est grande, verte, quelquefois dentelée seule-ment aux bords, quelquefois incisée profondément ; ses fleurs naissent aux sommitez de ses branches en forme de boutons, rondes, grosses comme de petites cerises, sans feuilles, n'étant pas beaucoup différente de celles de la camomille : sa semence est faite en ombilic, de figure ovale, de couleur grise-rougeâtre, luisante : sa racine jette plusieurs filamens blancs, tendres. Cette plante croît dans les bois, dans les forêts, dans les jardins : son goût est piquant & aromatique. On en mange dans les salades.

Elle est apéritive, elle rompt la pierre du rein & de la vessie, elle chasse les vents, elle fortifie le cœur & l'estomac, elle excite la sueur, elle résiste au venin.   Vertus.

NHAMDUI.

Nhamdui est une espece d'araignée du Brésil : son corps est long comme la moitié d'un doigt, garni sur le dos d'une forme de bouclier triangulaire très-reluisant, ornée aux côtez de six cônes pointus, blancs avec des taches rouges ; elle a dans sa bouche deux petites dents recourbées luisantes. La partie antérieure de ce petit animal, laquelle est la plus petite, est soutenue par huit jambes longues presque comme le doigt, de couleur jaune ou rouge-brune ; & sa partie postérieure qui est la plus grande, est luisante comme de l'argent : elle représente en bas un visage d'homme, comme s'il y avoit été peint. Cet insecte file de la toile comme les autres araignées ; il est venimeux. On s'en sert en amulette : on le pend au cou dans le tems de l'accès de la fiévre quarte ; on pretend que ce remede chasse la fiévre.

Vertus.

NHANDIROBA.

Nhandiroba scandens, foliis hederaceis, angulosis, Plumerii nov. gen.　　*Ghandiroba, vel Nhandiroba,* Marcgravii & Pisonis.

En françois, *Nhandiroba,* ou *Noix de serpent.*

Noix de serpent.

* Est une plante sarmenteuse ou *Lianne,* qui grimpe assez haut sur les arbres qui lui sont voisins : ses sarmens sont souples, garnis de feuilles plus ou moins arrondies de la largueur de la main, taillées en cœur & d'un vert pâle : ces sarmens sont terminez par un bouquet de petites fleurs jaunâtres & stériles : les fleurs fertiles ou qui donnent du fruit, sortent des aisselles des feuilles d'autres branches ; ces feuilles sont à trois pointes pour l'ordinaire, & semblables à celles du lierre, mais beaucoup plus grandes. Le fruit qui succede à la fleur, est plus gros qu'une orange, charnu, & rempli intérieurement de plusieurs semences plates, arrondies, de la grandeur d'une monnoye d'argent, très-ameres & huileuses ; chaque semence est renfermée dans un noyau plat, très-solide & brun, recouvert d'une substance charnue, spongieuse & jaunâtre. Cette semence au Brésil sert à faire de l'huile ; mais aux Isles d'Amérique, elle y est regardée comme le contre-poison du venin de tous les serpens.

Vertus.

Voyez l'article AHOUAY, où l'on a fait observer une méprise du P. Labat à l'occasion de ce fruit.

NICOTIANA.

Nicotiana. En françois, *Nicotiane. Herbe de la Reine. Herbe de l'Ambassadeur. Tabac. Petun.*

Premiere espece.

Est une plante dont il y a *trois especes* principales.

La premiere est appellée,

Nicotiana. Lon. Lugd.　　*Tabaco latifolium.* Park.
Nicotiana major latifolia. C.B. P. Tourn.　　*Hyoscyamus Peruvianus.* Cam. ep. Dod.
Nicotiana major, sive Tabacum majus. J. B. Raii hist.　　*Sana Sancta Indorum.* Ad. Lob. Ger.
Tornabona quæ à Tornabonio missa. Cæs.　　*Perebecenuc Oviedo.* Lugd.
Herba sancta crucis fœmina. Cast.　　*Petum Theveti latifolium.* Clus. ad Monard.
Tabacum latifolium. Cam. Eyst.　　En françois, *Grand* ou *vrai Tabac.*

Vrai Tabac.

Elle pousse une tige à la hauteur de cinq ou six pieds, grosse comme le pouce, ronde, velue, remplie de moëlle blanche : ses feuilles sont amples, plus grandes que celles de l'Aunée, sans queues, velues, un peu pointues, nerveuses, de couleur verte-pâle, glutineuses au toucher, d'un goût âcre & brûlant ; le haut de sa tige se divise en plusieurs rejettons qui soutiennent des fleurs faites en campanes ou en godets découpez en cinq parties, rabatues d'ordinaire sur les côtez, de couleur purpurine. Quand ces fleurs font paſſées, il leur ſuccede des fruits membraneux, oblongs, partagez en deux loges, contenant beaucoup de ſemences petites, rougeâtres ; ſa racine eſt fibreuſe, blanche, d'un goût fort âcre. Toute la plante a une odeur forte.

La ſeconde eſpece eſt appellée,

Seconde eſpece.

Nicotiana major anguſtifolia. C. Bauhin. Pit. Tournef.	*Tabaco anguſtifolium.* Park.
	Sana Sancta Indorum. Ger.
Nicotiana, ſive Tabacum anguſtiore folio. J. B. Raii hiſt.	*Herba ſancta crucis mas.* Caſt.
	Tabacum anguſtifolium. Cam.
Petum anguſtifolium. Cluſ. ad Monard.	*Hyoſcyamus Peruvianus alter.* Dod.

Elle differe de la précédente en ce que ſes feuilles ſont plus étroites, plus pointues, & attachées à leur tige par des queues aſſez longues.

La troiſiéme eſpece eſt appellée,

Troiſiéme eſpece.

Nicotiana minor. C. B. Pit. Tournef. Raii hiſt.	*Hyoſcyamus luteus.* Ger. Dod.
	Tabaco Anglicum. Park.
Priapeia, quibuſdam Nicotiana minor. J. Bauhin.	*Petum quartum.* Cluſ. ad Monard.
	En françois, *Tabac femelle, ou faux Tabac.*

Faux Tabac.

Elle pouſſe une tige à la hauteur d'un pied & demi ou de deux pieds, ronde, dure, velue, quelquefois auſſi groſſe que le doigt, rameuſe, glutineuſe au toucher, portant des feuilles rangées alternativement, oblongues, graſſes, de couleur verte-brune, attachées à des queues courtes. Ses fleurs, ſes fruits & ſes ſemences ſont ſemblables à celles des eſpeces précédentes ; mais ſes fleurs ſont de couleur jaune-verdâtre : ſa racine eſt quelquefois ſimple & groſſe comme le petit doigt, quelquefois diviſée en des fibres blanches qui s'épandent au large dans la terre.

Les Nicotianes ſont cultivées en terre graſſe dans les jardins ; elles contiennent beaucoup d'huile & de ſel fort âcre, volatil & fixe.

Vertus.

Elles purgent par haut & par bas avec beaucoup de violence ; on s'en ſert dans l'apopléxie, dans la paralyſie, dans la léthargie, dans les ſuffocations utérines, dans l'aſthme ; on en fait prendre par la bouche & en lavement ; on s'en ſert pour le mal de dents, appliquées deſſus ou en fumée ; on en prend en poudre par le nez, pour exciter à moucher & à éternuer : elles ſont vulnéraires ; on en employe dans les remedes extérieurs ; elles réſolvent, elles guériſſent la gratelle, étant appliquées en infuſion ou en décoction.

Etimologies.

La Nicotiane a pris ſon nom de M. Nicot, Ambaſſadeur de France en Portugai, qui en apporta la ſemence qu'il avoit reçue d'un Flamand arrivant de la Floride en l'année 1650. On l'appelle auſſi *Herbe de la Reine,* parce qu'il en fit préſent à la Reine Catherine de Médicis ; ce fut ſous le Regne de François II. Elle a été appellée en Italie *Herbe de ſainte croix,* du nom du Cardinal de Sainte-Croix, qui y en envoya étant Ambaſſadeur en Portugal en l'année 1685.

Tabacum, parce qu'il croît abondamment de cette plante en une Iſle de l'Amérique appellée *Tabaco.*

Petum, à πετάω, *extendo,* à cauſe de la grandeur des feuilles de la premiere eſpece du Tabac.

NIDUS AVIS.

Nidus avis. Lugd. Pit. Tournef.	*Orobanche affinis Nidus avis.* J. Bauhin.
Orchis abortiva fuſca. C. B.	Raii hiſt.
Orchis abortiva rufa, ſive Nidus avis. Park.	*Satyrium abortivum, ſive Nidus avis.* Ger.
En françois, *Nid d'oiſeau.*	

Hhhh ij

Nid d'oi-
feau.

Eſt une plante qui pouſſe une, deux ou trois tiges à la hauteur d'un pied ou d'un pied & demi, blanches, revétues de feuilles creuſées, luiſantes, canelées, repréſentant en quelque maniere la figure d'un cœur : ſes fleurs ſont rangées le long des ſommitez des tiges, comme en l'Orchis, compoſées chacune de ſix feuilles pâles : quand elles ſont tombées, il leur ſuccede un fruit formé en lanterne, à trois côtes arrondies, & qui renferme des ſemences ſemblables à de la ſciure de bois : ſa racine eſt compoſée de groſſes fibres fragiles, pleines de ſuc, entre-mélées & reſſemblant en quelque façon à un nid d'oiſeau. Toute cette plante a un goût amer & âpre ; elle croît dans les bois, aux lieux ombrageux & montagneux, aux pieds des Sapins. Elle contient beaucoup de phlegme, d'huile & de ſel.

Vertus.

Elle eſt déterſive, réſolutive, vulnéraire, appliquée extérieurement.

Etimolo-
gie.

Nidus avis, à cauſe que la racine de cette plante repréſente un nid d'oiſeau.

NIGELLA.

Nigella. Melanthium. Gith. Melaſpermum. Cuminum nigrum Germanicum.
En françois, *Nielle.*

Eſt une plante dont il y a beaucoup d'eſpeces : je parlerai ici de celle qui eſt la plus connue ; on l'appelle,

Nigella flore minore ſimplici candido. C.B. Pit. Tournef.

Nigella Romana, ſive ſativa. Park.
Melanthium. Ger.

Gith, ſive Nigella Romana. Tur.
Melanthium calice & flore minore, ſemine nigro & luteo. J. Bauhin.

Nielle.

Elle pouſſe des tiges à la hauteur d'un pied, grêles, canelées ; ſes feuilles ſont médiocrement larges, vertes, découpées menu ; ſes fleurs ſont placées aux ſommitez de ſes rameaux, grandes, ſéparées l'une de l'autre, compoſées chacune de cinq feuilles diſpoſées en roſe, de couleur blanche ou tirant ſur le pâle, accompagnées au milieu de pluſieurs étamines qui ſont entourées par une couronne de petits corps oblongs. Quand ces fleurs ſont paſſées, il leur ſuccede des fruits membraneux aſſez gros, terminez par pluſieurs cornes, & diviſez en pluſieurs loges qui renferment des ſemences anguleuſes, noires ou jaunes, d'une odeur aromatique, d'un goût picquant. On cultive ces plantes dans les jardins en terre graſſe ; elle croît auſſi dans les blez : nous nous ſervons de ſa *ſemence* en Médecine, on en fait venir d'Italie, parce qu'elle eſt meilleure que celle qui croît autour de Paris.

Choix.

Il faut la choiſir nouvelle, bien nourrie, d'une belle couleur noire ou jaune : elle contient beaucoup d'huile à demi-éxaltée & du ſel volatil.

Nielle du
Levant, ou
faux Cu-
min.

* On cultive dans quelques campagnes une Nielle qui eſt plus petite que celle que nous venons de décrire, & qui ſe diſtingue encore par ſes fleurs bleuâtres, & par l'odeur de ſa graine, que l'on prendroit pour du *Cumin*, tant elle eſt forte. On appelle cette eſpece *Nigella Cretica.* (C. B. & Pit. Tournef.)

Nielle des
champs.

* A l'abſence de ces deux Nielles, on ſe ſert de celle des Champs, qui eſt nommée par les Botaniſtes *Nigella arvenſis cornuta.* (C. B. Pit. Tournef.)

Vertus.

La Nielle eſt inciſive, apéritive, réſolutive ; elle excite le crachat, elle augmente le lait des nourrices, elle provoque les mois aux femmes, elle réſiſte au venin, elle eſt propre pour la fiévre quarte, elle eſt vulnéraire, elle tue les vers, elle chaſſe les vents.

Etimolo-
gies.

Nigella, quaſi nigrella, à nigredine ſeminis, parce que la ſemence de la Nielle eſt ordinairement noire.

Melanthium, à μέλαν, *nigrum*, & ἄνθος, *flos*, comme qui diroit *fleur noire*. La fleur de cette plante n'eſt pourtant pas noire.

Melaspermum, à μέλας, *niger*, & σπέρμα, *semen*, comme qui diroit *semence noire*.
Gith ou *Git* est un nom arabe.

Git.

NIMBO.

Nimbo (Garziæ, Acostæ) est un arbre de l'Amérique qui ressemble au Fresne : ses
feuilles sont vertes, dentelées aux bords & pointues, un peu ameres au goût : ses fleurs
sont petites, blanches, composées chacune de cinq feuilles, & ayant au milieu de petits filets jaunes ; leur odeur est semblable à celles du *Lotus sylvestris* ou Triolet odorant :
son fruit a la figure d'une petite olive, de couleur jaunâtre ; son écorce est fort déliée.
Cet arbre est rare ; on l'appelle en Malabar *Bepole*.

Bepole.

Ses feuilles sont détersives, vulnéraires, cicatrisantes, résolutives ; on les pile en y
mêlant du suc de Limons, & on les applique sur les playes sordides.

Vertus.

Le suc de ses feuilles étant pris par la bouche & appliqué sur le nombril, est estimé
bon pour tuer les vers du corps.

Ses fleurs sont propres pour fortifier les nerfs.

On tire de son fruit par expression une huile bonne pour les piquures & contractions
des nerfs, pour résoudre.

NISI.

Nisi. Ging-ging. Nimging. Canna. Gimsin. Aureliana Canadensis. Sinensibus Gin-seng.
Iroquais Garent-oguen. R. P. Lafitau. En françois, *Gin-sin*, ou *Ginsin*.

Est une plante qu'on croyoit ne venir qu'à la Chine, & qu'on disoit pousser une tige   Gin-sen.
à la hauteur d'environ un pied, grosse comme celle du blé, portant des feuilles qui ressemblent à celles du Violier : ses fleurs, ajoutoit-on, naissent premiérement en boutons
rouges qui s'épanouissent en six feuilles blanches : sa racine approche en figure de celle
de la Mandragore ; mais elle est plus petite, de couleur blanche, parsemée de petites
veines noires, jettant peu de fibres, d'un goût doux & un peu amer désagréable. On fait
sécher cette racine pour la garder ; elle devient jaunâtre en séchant, & elle ressemble
beaucoup à la racine de Béhen blanc : on en apporte en Hollande, où l'on dit qu'on
l'a vendue autrefois au poids de l'or ; mais il en est venu depuis ce tems-là, & elle n'est
plus si chere : le ver s'y met quand on la garde long-tems, & elle se carie. Nous en
voyions autrefois peu en France ; on en rencontre quelquefois de grise-brune, qui n'est
pas si estimée que la blanche.

* Mais le R. P. Jartoux, Missionnaire Jésuite, qui avoit vû cette plante dans les endroits de la Tartarie d'où les Chinois la tirent, en donna une figure & une description
si éxacte, qu'il ne fut pas possible de la méconnoître en Canada, où cette même plante
est commune, & appellée par les Iroquois *Garent-oguen*, c'est-à-dire *racine qui représente*
le corps d'un homme. Le R. P. Lafitau Jésuite, Missionnaire en Canada, a fait à ce sujet
une longue Dissertation en forme de Lettre, adressée à Mgr le Duc d'Orleans pour lors
Régent du Royaume en 1718. On peut avoir recours à cette Lettre, & aux Mémoires
de l'Académie.

Les Chinois en font un remede pour toute leurs maladies ; elle purifie le sang, elle   Vertus.
répare les esprits, elle chasse par transpiration les mauvaises humeurs, elle résiste au
venin : la dose en est depuis un scrupule jusqu'à deux scrupules.

Dose.

Nisi est un nom japonois.

Etimolo-
gies.

Ging-ging ou *Nimging* est un nom chinois qui signifie *homme* : on a donné ce nom au
Nisi, à cause que sa racine dans la terre a la figure des cuisses d'un homme.

Canna est un nom des Sauvages.

N I T R U M.

Nitrum, Sal nitrum, Salpetra. En françois, *Salpêtre* ou *Nitre.*

Nitre. Est un sel minéral en partie vólatil & en partie fixe, qu'on tire des pierres & des terres des vieilles mafures, des vieux bâtimens, des cavernes, des cimetieres, des écuries,
des étables, des colombiers, des urines de plufieurs animaux, lefquelles ont long-tems
féjourné dans la terre, des caves, ou fur des pierres: ce fel a principalement été formé
par un acide de l'air, qui après avoir pénétré & raréfié les pierres ou la terre, s'y eft fixé
ou corporifié. On en trouve un peu dans certains puits profonds, dans des eaux crou-
pies, dans la rofée, dans la pluye: les terres fertiles font toutes remplies de falpêtre, &
l'on peut dire que ce fel eft un des principaux agens qui contribuent à la production &
à l'accroiffement des végetaux, le fel naturel des animaux, avant qu'il ait paffé par le
feu, a beaucoup de rapport avec le falpêtre, c'eft pourquoy l'on tire beaucoup de falpêtre des terres que les urines & les excrémens des animaux ont pénétrées.

Séparation du Salpêtre des terres & des pierres. On fépare le falpêtre par la diffolution, par la filtration, & par la coagulation; on
pulvérife groffiérement les pierres & les terres qui ont été long-tems expofées à l'air, ou
qu'on a tirées des vieux édifices; on les met tremper dans beaucoup d'eau chaude afin
que le fel s'y diffolve, on coule cette infufion, puis on la verfe fur de la cendre commune pour en faire une leffive & la dégraiffer, on paffe & on repaffe plufieurs fois la
même liqueur fur les cendres; puis étant bien claire, on en fait évaporer fur le feu environ les trois quatts de l'humidité, on la laiffe refroidir & criftalifer, on retire les criftaux pour les mettre fécher, & l'on fait encore évaporer prefque toute l'humidité; on
laiffe refroidir la liqueur comme auparavant, & l'on retire du falpêtre qui contient
beaucoup du fel des cendres, & qui approche affez du fel marin. Or quoique ce fel des
cendres foit alkali, il change de nature, parce que fes pores ont été remplis par l'acide
du falpêtre. Le falpêtre qu'on a tiré par cette premiere purification eft appellé *Salpêtre*
Salpêtre commun. *commun*; le dernier fel qu'on en retire ne doit point être mêlé avec le premier, parce
qu'il eft prefque fixe, & par conféquent moins bon. Si l'on le fait diftiller comme le
Efpece d'eau ré-gale. falpêtre, on en tirera un efprit acide, qui eft une efpece *d'eau régale*, & qui diffout
l'or.

La derniere liqueur qui refte après les criftalifations eft graiffeufe, vifqueufe, jau-
Maniere de purifier le Salpêtre. nâtre; on l'appelle *mere de Salpêtre*, ou *eau-mere.*
Pour purifier le falpêtre commun, on le met dans une grande chaudiere étamée &
nette, on verfe deffus de l'eau claire en quantité fuffifante; pour le diffoudre, on fait
du feu deffous; & quand la liqueur commence à bouillir, on en ôte la premiere écume
Boue de Salpêtre. qu'on appelle *boue de Salpêtre*; on continue à faire bouillir la liqueur quelque tems doucement, jufqu'à ce qu'elle ait acquis un peu plus de confiftence qu'elle n'en avoit, on y
jette alors un peu de vitriol blanc ou d'alun en poudre afin de la clarifier; il fe fait deffus une écume noire qui s'épaiffit, on la fépare peu à peu avec une écumoire, le plus
éxactement qu'on peut.

Quand la liqueur a été dépouillée de cette écume, on la verfe toute bouillante avec
Cuve à raf-feoir. des cuillers ou autrement dans un autre vaiffeau haut & étroit qu'on appelle *Cuve à raf-*
feoir, & on la couvre d'un drap, de peur qu'elle ne refroidiffe trop tôt: on la laiffe en
repos une heure & demie ou deux heures, pendant lequel tems il fe précipite au fond
des féces, ou une maniere de lie jaune: la liqueur s'étant déchargée de cette impureté,
devient claire & belle; alors on la fépare des féces étant encore chaude, la verfant par
Jatres, Baffines à rocher. inclination dans des vaiffeaux qu'on appelle *jattes* ou *baffines à rocher*; on couvre ces
vaiffeaux d'un drap, on laiffe la liqueur en repos pendant un jour ou deux, jufqu'à ce

que le salpêtre s'y soit figé en beaux cristaux, grands, clairs, blancs, transparens, qui font ordinairement de figure fexangulaire : on retire alors ces cristaux de dedans les jattes, & on les met dans une cuve percée au fond où ils égoutent & se séchent, c'est-là le *Salpêtre raffiné.*

On fait évaporer la liqueur restante qui est encore beaucoup empreinte de salpêtre, à diminution d'environ la moitié, puis on la laisse refroidir ; il s'y forme des cristaux un peu moins beaux que les premiers, on continue de même jusqu'à ce qu'on ait reçû tout le salpêtre ; mais les derniers cristaux qui se trouvent en petite quantité doivent être séparez des autres, parce qu'ils tiennent beaucoup du sel fixe.

On purifie une seconde fois le même salpêtre raffiné, afin qu'il soit encore plus pur & plus dépouillé de sa partie fixe ; il est alors moins susceptible de l'humidité de l'air.

Si l'on expose à l'air pendant plusieurs années la terre dont on a tiré le salpêtre, elle en réprend de nouveau.

On trouve aussi du salpêtre naturel attaché contre des murailles & à des rochers en petits cristaux, on le sépare en houssant ces lieux avec des balais, & on l'appelle par cette raison *Salpêtre de houssage* ; il est préferable au salpêtre ordinaire pour la poudre à canon & pour les eaux fortes, parce que n'ayant point passé comme lui sur les cendres, il n'est point empreint de leur sel ; il doit être choisi net, prenant feu facilement. Les Anciens l'appellent *Aphronitrum.*

On nous apporte des Indes Orientales un beau salpêtre très-estimé, principalement pour la poudre à canon ; on dit qu'il est proche de Pégu, & que ce sel minéral y est si abondant qu'on en voit s'élever de certaines terres désertes & stériles, en cristaux blancs, aussi près à près l'un de l'autre que de l'herbe ; on n'a qu'à le ramasser & à le purifier, il paroît semblable à notre salpêtre raffiné.

Le salpêtre ordinaire doit être choisi bien raffiné en longs cristaux, comme il a été dit, rafraîchissant la langue lorsqu'on en applique dessus, jettant une grande flamme quand on en met sur des charbons ardens. On travaille au raffinement du salpêtre au petit Arsenal de Paris, on en fait aussi venir des Indes.

Il est apéritif, incisif, résolutif, il appaise la soif, il excite l'urine, il résiste à la pourriture, il éteint les ardeurs du sang, il pousse la pierre du rein & de la vessie ; la dose en est depuis demi scrupule jusqu'à une dragme : on en sale les saumons pour leur donner une belle couleur rouge.

Le Nitre des Anciens ne nous est pas connu, ce n'étoit pas le salpêtre, il tiroit son nom d'un pays de l'Egypte appellé *Nitrum*, où il se trouvoit, à ce qu'on dit en abondance : on croît que c'étoit l'Anatron dont j'ai parlé en son lieu.

N I X.

Nix, en françois, *Neige*, est une eau raréfiée & congelée dans l'air par un vent froid, elle est ordinairement formée en petits floccons cristalins blancs, mais ses figures sont différentes, suivant les déterminations que le vent lui a données ; on en voit quelquefois tomber en forme de petites étoiles : cette eau en se congélant renferme un sel acide de l'air qui rend la neige un peu piquante & pénétrante ; elle est utile en hyver sur les terres pour la conservation des blez, parce qu'elle les couvre & entretient par le moyen de de son sel une espece de fermentation ou de chaleur qui empéche que ces semences ne gélent & ne périssent.

Elle est raréfiante, humectante, détersive, rafraîchissante, propre pour la brûlure, pour les ophtalmies, pour les inflammations.

On envelope les fruits gelez avec de la Neige, afin que dégelant doucement, ils se conservent sans se corrompre ou se pourrir.

NOCTUA.

Chathuan, Hibou.   *Noctua*, en françois, *Chathuan* ou *Hibou*, est un oiseau qui ne vole ni ne chante que la nuit : il y en a de différentes grosseurs, mais il est ordinairement grand comme un pigeon, sa tête est grosse, ses yeux sont larges, ressemblans à ceux du chat ; ils ne lui servent que la nuit, car il ne peut soutenir la lumiere du jour ; son bec est petit, oblong, jaune, son cou est court ; ses jambes sont couvertes de plumes, & ses pieds sont velus, sa couleur est obscure ; il habite les lieux pierreux, entre les rochers, sur les montagnes, dans les vieux édifices ruinez : il se nourrit de mouches à miel, de lézards, de rats ; il contient beaucoup de sel volatil & d'huile.

Chair.
Vertus.
Dose.   Sa *chair* est résolutive & propre pour la paralysie, pour la mélancolie, pour la squinancie ; on s'en sert intérieurement & extérieurement ; la dose en est depuis demi scrupule jusqu'à une dragme, étant séchée & pulvérisée.

Fiel.   Son *fiel* est bon pour emporter les taches des yeux.

Graisse.   Sa *graisse* est émolliente & résolutive, propre pour fortifier les nerfs, pour aiguiser la vûe.

Etimologie.   *Noctua à nocte*, parce que cet oiseau ne vole ni ne chante que la nuit.

NOLI ME TANGERE.

Noli me tangere. J. B. Raii hist.
Balsamina lutea, sive Noli me tangere. C. B. Pit. Tournef.
Persicaria siliquosa. Ad. Lob. Lugd.
Mercurialis sylvestris, Noli me tangere dicta, sive Persicaria siliquosa. Park.
Impatiens herba. Dod.

Est une espece de Balsamine ou une plante qui pousse une tige à la hauteur d'un pied & demi, tendre, lisse, luisante, verte, vuide, rameuse, empreinte d'un suc insipide. Ses feuilles sont rangées alternativement, semblables à celles de la Mercuriale, mais un peu plus grandes, dentelées en leurs bords, d'une belle couleur verte, pleines de suc : il sort de leurs aisselles des pédicules longs, menus, courbez vers terre, se divisant en trois ou quatre branches, où sont attachées de petites fleurs à quatre feuilles inégales, semblables à celles des autres especes de Balsamine, de couleur jaune, marquées de points rouges, accompagnées en leur milieu de plusieurs étamines blanches. Quand ces fleurs sont passées, il leur succede des fruits longs, menus, noueux, d'un blanc verdâtre, rayé de lignes vertes. Ces fruits s'ouvrent en mûrissant, & étant agitez par le vent, ou par le moindre attouchement, ils élancent par une maniere de ressort des semences oblongues, cendrées ou rougeâtres : sa racine est fibrée. Cette plante croît dans les bois, aux lieux humides, ombrageux ; elle contient beaucoup de phlegme, d'huile, & de sel essentiel, Quelques Auteurs, & entr'autres Dodonée, l'ont crû d'une qualité maligne, & l'ont mise entre les poisons ; cependant l'expérience ne montre point qu'elle produise de méchans effets, & l'on en reconnoît de bons.

Vertus.   Elle est très-apéritive, propre pour faire uriner, pour briser la pierre du rein & de la vessie, étant prise en décoction ou en eau distillée.

On l'estime aussi purgative & émetique ; je n'ai pas reconnu cet effet, mais il y a de l'apparence que les climats différens où elle croît lui donnent des vertus différentes : elle est résolutive, détersive, vulnéraire, appliquée extérieurement.

Etimologie.   *Noli me tangere, seu impatiens herba*, à cause que quand on touche le fruit de cette plante, il en sort avec impétuosité des semences qui s'embarrassent entre les doigts.

NOSTOC.

NOSTOC.

Noftoc ciniftorum. Pit. Tournefort.

Mufcus fugax membranaceus pinguis. Bot. Monfp.

Eft une efpece de Lichen membraneufe, un peu onctueufe, de couleur verte-pâle, infipide au goût, qui croît & qui s'étend beaucoup le long des chemins & dans les prez ; elle ne paroît qu'entre l'équinoxe du Printems & celui de l'Automne , on en trouve par tout aux environs de Paris. Quelques Botaniftes l'appellent *Ufnea plantarum,* ou Ufnée-plante ; elle contient beaucoup de phlegme , d'huile & de fel urineux. *Voyez les Mém. de l'Acad.*   Ufnée-plante.

Cette plante étant cueillie & infufée dans de l'eau chaude , s'y diffout prefque toute , & elle fe corrompt en peu de tems.

Elle eft émolliente, adouciffante, vulnéraire, réfolutive, elle calme les douleurs étant appliquée extérieurement.   Vertus.

Noftoc eft un nom Allemand.

NUMMULARIA.

Nummularia. Ger. Raii hift.

Nummularia vulg. ris. Park.

Centimorbia. Gefn. Tur.

Nummularia major lutea. C. B.

Nummularia , five Centimorbia. J. B.

Lyfimachia humi fufa folio rotundiore flore luteo. Pit. Tourn.

En fr. *Nummulaire. Herbe à cent maux.*

Eft une efpece de Lyfimachia , ou une plante qui pouffe plufieurs tiges longues, grê- les, rameufes , rampantes & ferpentantes à terre, portant des feuilles oppofées l'une vis-à-vis de l'autre , larges d'un doigt , prefque rondes , & un peu crêpées , vertes , d'un goût fort aftringent : fes fleurs fortent des aiffelles des feuilles , grandes , jaunes , for- mées en rofettes, coupées en cinq parties, pointues, attachées à des pédicules courts : quand ces fleurs font paffées , il leur fuccede de petits fruits fphériques qui renferment des femences fort menues ; fa racine eft petite. Cette plante croît aux lieux humides , aux bords des chemins, proche des ruiffeaux ; elle s'étend plus ou moins en grandeur , fuivant les terres où elle naît : celle qui fe trouve dans les jardins croît plus grande que celle des champs ; elle contient beaucoup de fel effentiel & d'huile.   Nummu-laire.

Elle eft aftringente, vulnéraire, propre pour les ulceres du poumon , pour l'afthme , pour les morfures des ferpens, pour le fcorbut , pour la dyffenterie, pour le crachement de fang, pour les flux des menftrues & d'hémorroïdes, pour les hernies, pour les cours de ventre , on s'en fert intérieurement & extérieurement.   Vertus.

Nummularia à nummo , monnoye, parce que les feuilles de cette plante repréfentent par leur figure une piece de monnoye.   Etimolo-gies.

Centimorbia , comme qui diroit *herbe propre à guérir cent fortes de maladies ;* ce qui eft une éxagération affez fouvent ufitée chez les Auteurs.

NUX CARYOPHYLLATA.

Nux caryophyllata. En françois , *Noix géroflée,* ou *de Gérofle,* ou *Noix de Madagafcar.*

Eft une noix groffe comme une noix de galle , ronde , légere, dé couleur de châtai- gne , ayant l'odeur & le goût de Gérofle , mais plus foibles , contenant quelques pepins ou femences : on nous l'apporte de Madagafcar ; c'eft le fruit d'un arbre appellé dans le pays *Ravendfara ,* qui croît abondamment en l'Ifle de faint Laurent : fes feuilles appro- chent en figure de celles du Laurier , & font aromatiques.   Noix de gérofle. Noix de Madagaf-car.

Canelle gé-roflée.
Capelet, Bois de Crabe.

On sépare la seconde écorce de cet arbre, & on la fait sécher ; elle ressemble beaucoup en figure & en couleur à la Canelle, mais elle a le goût du Gérofle : on l'appelle *Canelle géroflée*, ou *Capelet*, ou *Bois de Crabe*.

Vertus.

Le fruit & l'écorce de cet arbre sont céphaliques, stomacales, propres pour chasser les vents, pour exciter l'appétit, pour résister au venin,

NUX INSANA.

Nux insana, ab effectu prunula insana nautis Belgis. Cluf. exot.

Pruna insana spinosa. C. Bauh.

Est un fruit des Indes gros comme nos petites prunes, rond, couvert d'une écorce dure, rude, rougeâtre, enfermant un noyau membraneux, noir, & marqué d'une tache blanche, assez grande, entouré d'une pulpe noire semblable à celle de la prune sauvage ; ce noyau contient une amande ferme de couleur cendrée. Cette noix naît à un grand arbre comme un Cérisier, & portant des feuilles longues & étroites comme celles du Pêcher.

Méchans effets du fruit.

Ce fruit produit un fort méchant effet à ceux qui en mangent, car il cause des vertiges au cerveau, & un délire qui dure quelquefois deux ou trois jours, ou bien il donne des cours de ventre.

Vertus.

Il est narcotique, on peut l'employer extérieurement dans les onguens pour adoucir & calmer les douleurs.

Etimolo-gie.

Nux insana, à cause des méchans effets que cette espece de noix excite dans le corps lorsqu'on la mange.

NUX JUGLANS.

Nux juglans. Dod. J. B. Raii hist.
Nux juglans, sive regia vulgaris. C. B. Pit. Tournef.

Nux juglans vulgaris. Park.

En françois, *Noyer.*

Noyer.

Est un arbre grand & beau, fort rameux, & qui répand ses rameaux fort au large, faisant un grand ombrage ; ses feuilles sont grandes, larges, nerveuses, vertes, d'une odeur forte, d'un goût astringent ; ses chatons sont longs, pendans, de la figure & de la grosseur des Chenilles, composez de plusieurs feuilles rangées par écailles le long d'un poinçon, de couleur jaunâtre ; le dessous de ces feuilles est couvert de plusieurs sommets attachez ordinairement par des étamines si courtes, qu'on a de la peine à les appercevoir : ses fruits naissent sur le même pied qui porte les chatons, mais dans des

Noix.

endroits séparez ; ce sont les *Noix* que tout le monde connoît, & qu'on appelle en latin *Nuces* ; ils sont couverts chacun par une écorce charnue, verte, sous laquelle se

Coquille de Noix.

trouve la coque ligneuse, dure, presque ronde ou ovale, que nous appellons *Coquille de Noix*, & qui renferme une espece d'amande divisée en deux, ou en quatre parties charnues, moëlleuses, blanches, ressemblant en quelque façon à de petites cuisses, d'un goût savoureux & agréable, envelopées étroitement par une membrane déliée, mince, qui y est adhérante, mais qui s'en sépare facilement ; ces petits membres de la

Zest.
Cerneau.

noix sont séparez par une cloison ligneuse qu'on appelle *zest* ; pendant que la noix est encore bien tendre & un peu aqueuse, elle est appellée *Cerneau*, on la mange avec du sel, c'est un ragoût qui cause souvent des indigestions quand on en fait excès : le sel à la vérité le corrige en atténuant ses parties ; la noix est moins sujette à produire ce mauvais effet quand elle a atteint sa grosseur parfaite ou sa maturité.

Bois de Noyer.

Le *bois* du noyer est dur, robuste, compact, ondé en des endroits, couvert d'une groſſe écorce cendrée. Ses racines font grandes, longues, s'étendant beaucoup dans la terre. Cet arbre croît dans les terres graſſes aux champs & aux jardins : il contient beaucoup d'huile & de ſel.

Le *bois* de noyer eſt employé chez les Artiſans pour les cabinets, pour les bureaux, pour les comptoirs, pour les armoires : on s'en ſert peu en Médecine ; il eſt pourtant ſudorifique & adouciſſant étant pris en décoction. — Uſage.

L'*écorce* charnue des noix ou leurs brous eſt ſudorifique & propre pour réſiſter au venin ; les Teinturiers en tirent une forte teinture. — Vertus.

Les *coquilles* & les *zeſts* des noix ſont auſſi ſudorifiques, deſſicatives, on les employe avec l'Eſquine, la Sarcepareille, le Gayac dans les tiſanes.

Les *noix confites* fortifient l'eſtomac, excitent la ſemence, donnent bonne bouche, & corrigent l'haleine mauvaiſe. — Noix confites.

On tire des noix ſéches par expreſſion une *huile* qui eſt for en uſage dans les alimens & dans la Médecine : on l'employe pour les coliques, pour adoucir les tranchées des femmes nouvellement accouchées, pour réſoudre & pour fortifier les nerfs. — Huile.

La *ſeconde écorce* du bois de noyer arrête le vomiſſement, on la fait ſécher & on la réduit en poudre. La doſe en eſt depuis un ſcrupule juſqu'à une dragme. Les Imprimeurs ſe ſervent de cette huile pour faire leur encre. — Seconde écorce. Doſe.

Le *ſuc de la racine* de noyer eſt eſtimé propre pour appaiſer les douleurs de la goutte, étant appliqué deſſus. — Suc de la racine.

Les *feuilles* & les *chatons* ou *fleurs* du noyer ſont aſtringentes, ſudorifiques & propres pour réſiſter à la malignité des humeurs, étant priſes en décoction. — Feuilles & fleurs.

Il y a pluſieurs eſpeces de noix, celles de la Louiſiane qui reſſemblent à des olives, ſe nomment *Pacanes*.

Nux à nocere, *nuire*, parce que l'odeur du noyer excite de la douleur à la tête, & étourdit pluſieurs perſonnes. On remarque auſſi qu'il ne croît que très-peu de plantes ſous l'ombre du noyer. — Etimologies.

Juglans, *quaſi Jovis glans*.

Nux regia, parce que le Noyer fut tranſporté de Perſe par des Rois, & cultivé en d'autres pays.

NUX MEDICA.

Nux medica, *vel Coccum Maldivenſe*, en françois, *Noix médecinale*, ou *Coccos des Maldives*, eſt un fruit fort dur, oblong, relevé en ſon milieu, & un peu aplati par les deux bouts, de couleur jaunâtre tirant un peu ſur le rouge, ou ſur le noir, entr'ouvert d'un côté dans ſa longueur, & clos éxactement de l'autre, ayant une côte au milieu. Il naît à un arbre qui croît au fond de la mer aux Iſles des Maldives en Amérique. *Voyez l'article du* Cocco. — Noix médecinale.

Ce fruit eſt propre pour aider à l'accouchement, pour faire ſortir l'arrierefaix, pour fortifier le cerveau, pour l'épilepſie, étant pris par la bouche. — Vertus.

Nux medica, à cauſe que cette noix eſt ſouvent employée en Médecine chez les Indiens. — Etimologie.

NUX VOMICA.

Nux vomica, en françois, *Noix vomique*, eſt un petit fruit plat, rond, ou orbiculaire, large comme un de nos liards, velouté ou lanugineux, de couleur de gris de ſouris en dehors, dur comme la corne, de diverſes couleurs en dedans, tantôt jaune, tantôt blanc, tantôt brun. Quelques-uns croyent que c'eſt le noyau d'un fruit gros comme une pomme, qui croît ſur une grande plante en pluſieurs endroits de l'Egypte : mais la — Noix vomique.

Choix.

vérité eſt qu'on ne ſçait point encore bien l'origine de la noix vomique , & qu'il n'y a rien de ſur dans toutes les Hiſtoires qu'on en a rapportées. Il faut la choiſir groſſe, nette, nouvelle : on ne peut la mettre en poudre qu'elle n'ait été auparavant rapée ; car elle a une conſiſtence de corne. On en fait manger aux chiens & à pluſieurs autres animaux à quatre pieds qu'on veut faire mourir ; car elle les empoiſonne en ſe gonflant comme une éponge dans leur eſtomac , & les ſuffoquant. Elle n'eſt point poiſon aux hommes.

Vertus.

Elle eſt déterſive, deſſicative, réſolutive, étant appliquée extérieurement en poudre : on l'employe auſſi intérieurement dans pluſieurs compoſitions propres à réſiſter au venin , à chaſſer par tranſpiration les mauvaiſes humeurs.

NYMPHÆA.

Nénufar.

Nymphæa, en françois , *Nénufar*, eſt une plante aquatique dont il y a *deux eſpeces*.

Premiere eſpece.

La premiere eſt appellée,

Nymphæa alba. J. Bauh.
Nymphæa candida. Trag. Fuch. Tur. Cæſ.

Nymphæa alba major. C. B. P. Tourn.
Nenufar album. Brunf.
En françois , *Nénufar blanc.*

Nénufar blanc.

Cette plante pouſſe des feuilles grandes, larges, preſque rondes, épaiſſes, charnues, cuiracées, nageantes à la ſurface de l'eau, véneuſes , de couleur verte-blanchâtre ſur le dos , d'un vert-brun en deſſous, ayant chacune deux petites oreilles obtuſes, d'un goût herbeux aſſez fade ; ces feuilles ſont ſoutenues par des queues longues, groſſes comme le doigt d'un enfant, rougeâtres, rondes, tendres, ſucculentes, fongueuſes ; ſes fleurs ſont grandes, groſſes, larges quand elles ſont épanouies, à pluſieurs feuilles diſpoſées en roſe , belles , blanches comme celles du Lys, mais ſans odeur , contenues dans un calice ordinairement à cinq feuilles blanchâtres, ſoutenues chacune par ſon pédicule ſemblable à la queue de la feuille. Lorſque cette fleur eſt paſſée , il paroît un fruit rond , partagé dans ſa longueur en pluſieurs loges remplies de ſemences oblongues, noirâtres, luiſantes : ſa racine eſt longue, groſſe comme le bras, ayant des nœuds ſur ſon écorce , de couleur brune en dehors, blanche en dedans, charnue, fongueuſe, empreinte de beaucoup de ſuc viſqueux, attachées au fond de l'eau dans la terre par pluſieurs fibres.

Seconde eſpece.

La ſeconde eſpece eſt appellée,

Nymphæa lutea. Ger.
Nymphæa lutea major. C. B. Pit. Tourn.

Nymphæa citrina. Cord. hiſt.
Nenuphar luteum. Brunf.

En françois , *Nénufar jaune.*

Nénufar jaune.

Elle differe de la précédente, en ce que ſes feuilles ſont un peu moins rondes , ou un peu oblongues, en ce que ſes fleurs ſont jaunes , en ce que ſon fruit eſt de figure conique , contenant des ſemences plus grandes que celles du Nénufar blanc , & en ce que ſa racine eſt verte en dehors. L'un & l'autre Nénufar naiſſent dans les marais, dans les étangs, dans les rivieres ; ils contiennent beaucoup de phlegme & d'huile , peu de ſel. Le Nénufar blanc eſt fort en uſage dans la Médecine.

Vertus.

Sa fleur & ſa racine ſont humectantes, rafraîchiſſantes, un peu narcotiques : elles calment par leurs parties viſqueuſes le trop grand mouvement des humeurs ; elles ſont propres pour les âcretez d'urine , pour adoucir le ſang , pour les fiévres ardentes , pour le rhume étant priſes en décoction. On s'en ſert auſſi extérieurement pour les inflammations, pour décraſſer & adoucir la peau , pour exciter le ſommeil,

Etimologie.

On a donné au Nénufar le nom de *Nymphæa*, à cauſe qu'il naît dans les eaux , où les Poëtes ont feint que les Nymphes habitoient.

NYMPHOIDES.

Nymphoides aquis innatans. Pit. Tour- | *Nymphæa lutea minor, flore fimbriato.*
nefort. | C. Bauhin. J. Bauhin.

Est une plante aquatique que les Auteurs ont placée entre les especes de Nénufar.
M. Tournefort en a fait un genre séparé : ses feuilles sont de la figure de celles du Nénufar jaune, mais plus petites, attachées à la racine par des queues longues, rondes &
nageantes sur l'eau, ameres au goût : il s'éleve d'entr'elles des tiges rondes qui soutiennent des fleurs à une seule feuille formée en bassin, découpée le plus souvent en cinq
quartiers frangez par les bords, de couleur jaune ; ce bassin est contenu dans un calice
fendu jusques vers sa base en cinq parties : lorsque la fleur est passée, il lui succede une
capsule oblongue, aplatie, un peu charnue, n'ayant qu'une cavité dans laquelle sont
renfermées plusieurs semences oblongues, envelopées chacune d'une coëffe membraneuse, d'un goût amer : sa racine est grosse, noueuse, attachée dans la terre par beaucoup de fibres. Cette plante croît dans les étangs, dans les marais ; elle contient beaucoup d'huile & de phlegme, peu de sel.

Elle est détersive, rafraîchissante, astringente, épaississante, propre pour arrêter les   Vertus,
hémorragies, pour concilier le sommeil, pour adoucir les âcretez du sang, étant prise
en décoction.

Nymphoides, à Nymphæa, parce que cette plante approche beaucoup du Nénufar.   Etimologie.

O

OCHRA.

OChra, en françois, *Ocre,* est une terre en masse, séche, graisseuse, friable, douce   Ocre.
au toucher, de couleur jaune ou dorée, qui se tire de quelques mines profondes
du Berry.

On en calcine au feu jusqu'à ce qu'elle ait acquis une couleur rouge ; c'est ce qu'on   Ocre
appelle *Ocre rouge.*   rouge.

L'une & l'autre de ces terres sont employées dans la peinture ; on les choisit nettes,   Usage.
fragiles, hautes en couleur.   Choix,

Elles sont résolutives, dessicatives, astringentes, étant appliquées extérieurement

On nous apporte d'Angleterre une espece d'Ocre rouge qu'on appelle *Rouge-brun* ou   Rouge-
Brun-rouge d'Angleterre : on l'employe pour la peinture.   brun.

On nous apporte du même pays une autre espece d'Ocre, qui ne differe du rouge-
brun qu'en ce que sa couleur est bien foncée : on l'appellé *Potée ;* on s'en sert pour polir   Potée,
les glaces.

Ces deux dernieres especes d'Ocre rouge sont dessicatives, astringentes.

OCHRUS.

Ochrus folio integro capreolos emittente. | *Ochrus, sive Ervillia.* Dodon. Raii hist,
C. B. Pit. Tournef. | *Lathyri species, quæ Ervillia sylvestris Do-*
Ochrus, sive Ervilium, flore & fructu al- | *donæo.* J. B.
bo. Park. |

Est une plante qui pousse des tiges semblables en quelque façon à celles de la Gesse,

longues d'un pied & demi ou de deux pieds, anguleuſes, foibles, ſe couchant par terre : ſes feuilles ſont oblongues, les unes ſimples, les autres compoſées d'autres feuilles
rangées par paires, finiſſant toutes par des mains : ſes fleurs ſortent des aiſſelles des feuilles, attachées à des pédicules courts ; elles ſont légumineuſes, blanches, ſoutenues ſur
des calices découpez en pointe : quand ces fleurs ſont paſſées, il leur ſuccede des gouſſes compoſées chacune de deux coſſes qui renferment cinq ou ſix grains ou ſemences
preſque rondes, groſſes comme de petits pois, de couleur obſcure-jaunâtre : ſa racine
eſt fibreuſe. Cette plante croît dans les champs, entre les blez : ſa ſemence contient
beaucoup d'huile & de ſel eſſentiel ou volatil.

Vertus.　　Elle eſt déterſive, aſtringente, réſolutive, digeſtive.

Etimolo-　*Ochrus, ab Ochra,* Ocre, à cauſe que la ſemence de cette plante a une couleur qui ap-
gie.　　proche de celle de l'Ocre.

OCIMUM.

Ocimum vulgatius. C. B. Pit. Tournef.	*Ocimum medium vulgatius & nigrum.* J.B.
Ocimum vulgare majus. Park.	Raii hiſt.
Baſilicum, ſive Ocimum. Brunf.	*Ocimum medium citratum.* Ger.

En françois, *Baſilic.*

Baſilic.　　Eſt une plante qui croît à la hauteur d'environ demi-pied, toufue, ſe diviſant en
beaucoup de petits rameaux quarrez, velus, tirant un peu ſur le rouge, garnis de feuilles faites comme celles de la Pariétaire, mais plus petites, d'une odeur forte, aromatique, & très-agréable : ſes fleurs ſont verticillées, & diſpoſées en épi aſſez long, peu
ſerré aux ſommitez des branches, de couleur blanche tirant ſur le purpurin, fort odorantes ; chacune d'elles eſt en gueule, ou faite en tuyau découpé par le haut en deux lévres : il lui ſuccede une capſule qui enferme des ſemences oblongues, menues, noires :
ſa racine eſt ligneuſe, fibreuſe, noire. On cultive cette plante dans les jardins & dans
les maiſons, où elle rend un parfum agréable : elle contient beaucoup d'huile éxaltée
& de ſel volatil ; on ſe ſert en Médecine de ſes feuilles & de ſa ſemence.

Vertus.　　Elle eſt propre pour exciter les urines & les mois aux femmes, pour réſiſter au venin,
pour chaſſer les vents, pour aider à la reſpiration, pour fortifier le cerveau & le cœur,
pour déterger, pour digérer, pour réſoudre, pour fortifier les nerfs : on l'employe extérieurement & intérieurement.

　　* On pourroit ici ajouter pluſieurs eſpeces de Baſilic, dont le R. P. Barrelier a donné des figures très-éxactes : toutes ces eſpeces ſont aromatiques, & ont les unes l'odeur
d'anis, d'autres l'odeur du baume, & quelques unes ſont plus ou moins agréables.

Etimolo-　*Ocimum, ab* ὠκέως, *celeriter,* parce que la ſemence de cette plante pouſſe & leve
gies.　　promptement.

　　Baſilicum, à βασιλεὺς, *rex,* comme ſi l'on diſoit *plante royale,* à cauſe de ſon excellente odeur & de ſes vertus.

Ozimum.　　On trouve quelquefois dans les deſcriptions des Pharmacopées *Ozimum* au lieu de
Ocimum.

OCULUS CATI.

Oculus Cati. Boet de Boot.	*Mithrax, Perſis.*
Solis Oculus, quibuſdam.	*Pſeudopalus.* Cardan.
Aſtroites. Plin.	En françois, *Oeil de chat.*

Oeil de　　Eſt une pierre prétieuſe, belle, luiſante, tranſparente, de diverſes couleurs, reſſem-
chat.　　blant à l'Opale, mais beaucoup plus dure : elle naît dans les Indes en pluſieurs endroits ;

mais celle qu'on tire de Zeilan est la plus estimée : on en trouve de différente grosseur ; sa figure est ordinairement oblongue, à peu près comme une féverole. On dit que la plus grande qui soit en Europe, est gardée dans le Cabinet de M. le Grand Duc de Toscane ; elle est plus grosse que le pouce. L'Oeil de chat n'est point en usage en Médecine.

Oculus Cati, parce que cette pierre ressemble à l'œil d'un chat.

Solis Oculus, parce qu'elle représente un œil, & qu'elle est rayonnante comme un petit Soleil.

Astroites, parce qu'elle est rayonnante comme une étoile.

Mithrax est un nom persien qui signifie *Soleil*, parce que cette pierre rayonne comme un petit Soleil.

Pseudopalus, à ψεῦδος, *falsus*, & ὄπαλος, *Opalus*, c'est-à-dire *fausse-Opale* ; car cette pierre ressemble à l'Opale.

OENANTHE.

Oenanthe Apii folio. C. Bauhin. Pit. Tournefort.	*Oenanthe, sive Filipendula Monspessulana Apii folio.* J. B. Raii hist.
Oenanthe Apii folio major. Park.	*Filipendula angustifolia.* Ger.

Est une plante dont les feuilles sont premiérement larges, répandues à terre, & semblables à celles du Persil ; ensuite elles prennent la forme de celles du *Peucedanum* ou *Queue de pourceau* ; il s'éleve d'entre elles plusieurs tiges à la hauteur d'environ deux pieds, anguleuses, rameuses, canelées : ses fleurs sont disposées en ombelles aux sommitez des branches, petites, composées chacune de cinq feuilles rangées en fleur de lys, de couleur blanche tirant sur le purpurin : lorsque ces fleurs sons passées, il leur succede des semences jointes deux à deux, oblongues, canelées sur le dos, garnies à leur extrémité d'en haut de plusieurs pointes. Ses racines sont des navets noirs en dehors, blancs en dedans, suspendus par des fibres longues, s'étendant plus au large ou aux côtez qu'elles ne pénetrent avant dans la terre, d'un goût doux & assez agréable, approchant un peu de celui du Panais. Cette plante croît aux lieux marécageux ; elle contient beaucoup de sel & d'huile : on se sert en Médecine principalement de sa racine.

Elle est détersive, apéritive, carminative ; on l'employe pour la pierre, pour les hémorroïdes.

Oenanthe, ab οἴνη, *vitis, &* ἄνϑη, *flos*, comme qui diroit *fleur de vigne*, parce que les Anciens donnerent le nom de *Oenanthe* à une plante qui fleurissoit en même tems que la vigne, ou dont les fleurs avoient une odeur semblable à celle de la fleur de la vigne.

Entre les especes de Oenanthe, il y en a une qui est très-pernicieuse, & à qui il faut prendre garde, car c'est un grand poison ; en voici la description.

Oenanthe Chærophylli foliis. C. B. Tourn. *Oenanthe Cicutæ facie, succo viroso, croceo.* Lob. icon.	*Oenanthe succo viroso, Cicutæ facie, Lobelio.* J. B. Wepfer.

Cette plante a beaucoup de rapport & de ressemblance avec la Cigue : elle croît à la hauteur d'environ trois pieds : il sort de sa racine plusieurs tiges assez éparses, rondes, rameuses, portant des feuilles qui ressemblent à celles du cerfeuil, de couleur verte-brune ou noirâtre, d'un goût âcre & ingrat, remplies d'un suc qui est au commencement laiteux, mais qui jaunit ensuite & devient virulent, puant, venimeux, & ulcérant : ses fleurs sont disposées en ombelles comme en la Cigue ; chacune d'elles est composée de plusieurs feuilles rangées en rose ou en fleur de lys ; elles laissent après qu'el-

Etimologies.

Vertus.

Etimologie.

Autre espece, poison

les font tombées, un petit fruit composé de deux semences oblongues, canelées : ses racines font des navets comme celles de l'Asphodele, blancs, attachez immédiatement à leur tête sans qu'aucune fibre les suspende, remplis du même suc que la plante : elle ne croît guéres que dans les pays froids & Septentrionaux; on en trouve en Angleterre, le long des ruisseaux & des autres lieux aquatiques.

Effets de ce poison. C'est un poison mortel, si l'on a eu le malheur d'en avoir avalé; il cause dans le ventricule une ardeur très-douloureuse; il fait tomber dans des convulsions fortes qui renversent les yeux, qui ôtent le sentiment, qui resserrent les machoires ; il excite des hoquets fréquents, des envies & des efforts inutiles de vomir, des hémorragies par les oreilles, des contractions, une tension considérable vers la région de l'estomac : tous ces mauvais accidens font connoître que cette plante par son acrimonie ronge & cautérise la tunique nerveuse de l'estomac.

Remedes. Les remedes qu'on y doit faire, sont les mêmes qu'aux poisons de l'arsenic & du sublimé : faire boire au malade beaucoup d'huile, de de graisse ou de beure fondus, de lait, & d'autres liqueurs onctueuses qui puissent lier, embarasser, & adoucir les sels âcres & rongeans que les sucs de la plante communiquent aux visceres, & les évacuer par haut & par bas.

OENANTHE AVIS.

Oenanthe. Vitiflora. Vitifera.   En françois, *Cul-blanc.*

Cul-blanc. Est un petit oiseau dont le bec, les aîles, les jambes & le bout de la queue sont noirs: son dos est cendré ; son ventre & le dessous de sa queue sont blancs ; ses jambes sont longuettes ; ses pieds sont petits ; sa langue est oblongue & platte : on le trouve dans les buissons; il ne vole pas bien long-temps sans s'arrêter : il se nourrit de mouches, de vers de terre, de chenilles : il contient beaucoup de sel volatil & d'huile.

Vertus. Il est apéritif & propre pour l'épilepsie.

Etimologie. *Oenanthe, ab* ὄινη, *vitis, &* ἄνθη, *flos,* c'est-à-dire *fleur de vigne* ; on a donné ce nom à cet oiseau, à cause qu'il paroît dans le tems que la vigne fleurit ; on l'appelle *Vitiflora* pour la même raison.

Cul-blanc, parce que les plumes de son derriere sont toutes blanches.

OENAS.

Oenas. Vinago. Vinitorculum. Rupicola.

Est un oiseau plus gros qu'un pigeon : son bec est long & pointu ; sa tête, ses aîles & son ventre sont de couleur cendrée ; sa queue est grise & noire ; ses pieds sont rouges; il aime fort les raisins mûrs: on le trouve dans les vignes au tems des vendanges; sa chair est dure. On met cet oiseau entre les *Pigeons sauvages* ; il contient beaucoup de sel volatil & d'huile.

Vertus. Il est propre pour l'épilepsie, pour exciter l'urine, pour réparer les forces; on en fait des bouillons.

Etimologie. *Oenas, ab* ὄινος, *vinum,* parce que cet oiseau succe les raisins mûrs.

OESYPUS.

Oesypus. Isopus humida.   En françois, *Oesipe suint.*

Est un espece de mucilage graisseux & en consistence d'onguent, de couleur grise-brune, d'une odeur fade & désagréable; on le tire de la *laine grasse* appellée en latin *Lana succida,* qui naît à la gorge & entre les cuisses des brebis & des moutons : on lave **Laine grasse.** cette laine, & on la fait bouillir dans de l'eau pour la dégraisser, afin qu'elle soit en

état

état d'être employée comme d'autre laine ; on laisse un peu repofer les lotions ou la dé- Maniere
coction, & l'on trouve deffus une maniere d'écume graffe nageante : on la ramaffe ; & de faire
l'ayant paffée par un linge, on la met refroidir dans un baril ou dans un pot pour la l'Oefippe.
garder ; c'eft l'*Oefipe.* Celui que nous trouvons chez les Droguiftes, & que nous employons dans quelques emplâtres, nous eft apporté de Normandie, de la Beauffe, du
Berry. Il le faut choifir nouveau, de bonne confiftence, net, de couleur brune, d'une Choix.
odeur défagréable, mais qui ne foit point corrompu ; car il s'empuantit quelquefois
en vieilliffant, d'autres fois il devient dur comme du favon. Il contient beaucoup
d'huile, un peu de phlegme & de fel volatil.

Il eft propre pour ramolir, pour réfoudre, pour appaifer les douleurs, pour fortifier ; Vertus.
on ne s'en fert qu'extérieurement.

Oefipus, ab ὄις, *ovis,* brebi, *&* πύϑομαι, *putrefco,* parce que l'Oefipe eft une matiere Etimolo-
fale & comme corrompue qui fe tire des brebis. gie.

OLAMPI GUMMI.

Gummi Olampi eft une gomme ou une réfine dure, jaune, tirant fur le blanc, tranfparente, reffemblante au Copal, douce au goût avec tant foit peu d'aftriction ; on nous
apporte cette gomme de l'Amérique, mais rarement.

Elle eft déterfive, defficative, réfolutive. Vertus.

OLEA.

Olea, en françois, *Olivier,* eft un arbre de grandeur médiocre, dont il y a deux ef- Olivier.
peces, un *cultivé,* & l'autre *fauvage.*

La premiere eft appellée, Premiere
efpece.

Olea. Brunf. *Olea fativa.* Dod. C. B. J. B. Raii hift. Pit. Tournef.

Son tronc eft noueux ; fon écorce eft liffe, de couleur cendrée ; fon bois eft affez fo- Olivier
lide, de couleur jaunâtre, d'un goût un peu amer ; fes feuilles font oblongues & étroi- cultivé.
tes, prefque femblables à celles du Saule, pointues, épaiffes, charnues, graffes, dures,
de couleur verte-pâle en deffus, blanchâtres en deffous, mais fans poil, attachées à
des queues très-courtes & oppofées l'une à l'autre : il fort d'entre leurs aiffelles des pédicules qui foutiennent des fleurs difpofées en grape, blanches, confiftant chacune en
une feule feuille évafée en haut & fendue en quatre parties, mais retrécie par le bas en
tuyau : quand cette fleur eft paffée, il lui fuccede un fruit oblong ou ovale, verd, charnu, fucculent ; c'eft ce qu'on appelle en latin *Oliva,* & en françois *Olive :* ce fruit eft Olive.
plus ou moins gros, fuivant les lieux où il naît : celui qui croît en Provence & en Languedoc, eft gros comme un gland de chêne ; mais celui qui croît en Efpagne, eft plus Olives
gros qu'une mufcade : l'un & l'autre ont un goût âcre, amer, acerbe & défagréable ; d'Efpagne.
ils renferment dans leur chair un noyau oblong & pierreux, qui contient une femence
auffi oblongue. On cultive cet arbre dans les pays chauds, en Italie, en Efpagne, au
Languedoc, en Provence.

La feconde efpece eft appellée, Seconde
efpece.

Olea fylveftris. Matth. Ger. Raii hift.	*Oleafter.* Lon. Cæf. Cluf. hifp. & hift.
Olea fylveftris, folio duro fubtus incano.	*Oleafter, five Olea fylveftris.* J. B. Caft.
C. B. Pit. Tournef.	Park.

Il differe du précédent en ce qu'il eft plus petit en toutes fes parties, & en ce que fes Olivier
feuilles font plus blanches en deffous : il croît dans les pays chauds ; on ne fe fert point fauvage.
de ces olives.

K k k k

Olives confites. On *confit les olives* cultivées avec du fel & de l'eau, ou dans une leffive forte de chaux ou de farmens, pour les rendre bonnes à manger ; car au fortir de l'arbre elles ont un goût infuportable.

Huile d'o-live. Vertus. On tire par expreffion l'*huile d'olive*, comme je l'ai dit dans ma Pharmacopée uni-verfelle : elle eft émolliente, anodine, réfolutive, déterfive, propre pour la dyffenterie, pour la colique. Les olives contiennent auffi beaucoup de phlegme & de fel effentiel, qu'on laiffe écouler & diffiper avant que de les mettre à la preffe.

Feuilles. Vertus. Les *feuilles* de l'olivier font aftringentes.

Les branches de l'olivier étoient autrefois des fignes de la paix, comme celles du lau-rier font préfentement les marques de la gloire.

Gomme d'olivier. Il croît proche de la mer Rouge certains oliviers fauvages qui jettent une *gomme* fort propre pour arrêter le fang & guérir les playes

Etimolo-gie. *Olea* vient du nom grec ἐλαία, qui fignifie la même chofe.

OLEUM CADINUM VULGARE.

Oleum Cadinum, feu Takinum vulgare. | En françois, *Huile de Cade.*

Huile de Cade. Ufage. Eft une huile claire comme de l'huile d'olive, rougeâtre, qui fe fépare de la poix quand on fait la poix noire ; elle a une odeur affez défagréable : les Maréchaux l'em-ployent pour les playes des chevaux ; elle eft auffi en ufage dans la Médecine.

Vertus. Elle eft digeftive, émolliente, réfolutive ; elle appaife les douleurs, ellé guérit la galle, elle eft nervale & vulnéraire, appliquée extérieurement.

Huile de Cade véri-table. Ce qu'on appelle *Oleum Cadinum verum*, ou *véritable Huile de Cade*, eft une huile noire & puante, tirée par la diftillation du bois de l'Oxicédre ou Genevrier Cade, com-me je l'ai marqué à l'article de cet arbre.

Etimolo-gie. *Cadinum, à cadendo*, parce que cette huile tombe par la diftillation.

OLEUM PALMÆ.

Huile de palme. *Oleum Palmæ*, en françois, *Huile de palme*, ou *huile de Sénega*, ou *Pumicin*, eft une huile épaiffe comme du beure, de couleur jaune dorée, d'une odeur d'Iris agréable ; elle eft tirée par décoction & par expreffion de l'amande d'un fruit gros comme un œuf, appellé *Aouara*. dont j'ai parlé en fon lieu, qui croît à une efpece de palmier au Sé-nega, au Bréfil, en Afrique ; les Afriquains en mangent comme du beure. On tire cette huile de l'amande du fruit du palmier, de la même maniere qu'on tire celle des bayes du laurier ; j'en ai parlé dans ma Pharmacopée. *Voyez* OLEUM LAURINUM.

Choix. On doit choifir l'huile de palme récente, en confiftence de beure, haute en couleur, c'eft-à-dire affez jaune, d'une odeur agréable, d'un goût doux ; elle blanchit en vieillif-fant, & elle rancit un peu.

Vertus. Elle eft propre pour adoucir la goutte & les rhumatifmes, pour fortifier les nerfs, pour attenuer les humeurs froides, extérieurement appliquée.

OLEUM TERRÆ.

Huile de terre. *Oleum terræ*, en françois, *Huile de terre*, eft une huile rouge tranfparente, d'une odeur forte, laquelle fort d'une montagne des Indes Orientales ; c'eft une efpece de Pétrole.

OMPHACIUM.

Verjus. *Omphacium*, en françois, *Verjus*, eft le fuc du raifin encore verd, ou exprimé avant fa maturité ; fa couleur eft verdâtre ; fon goût eft acide, ftiptique ou aftringent ; il con-tient beaucoup de fel effentiel & de phlegme.

Vertus. Il eft déterfif & aftringent ; il défaltere, il précipite la bile, il réjouit le cœur, il tempere l'acrimonie des humeurs, il décrasse la peau ; on s'en sert extérieurement & intérieurement.

Omphacium, ab ὄμφαξ, *uva acerba,* parce que le verjus est tiré du raisin verd & encore acerbe.

Omphalocarpos, ab ὀμφαλὸς, *umbilicus, &* καρπός, *fructus;* on a donné ce nom au grateron, parce que son fruit a une figure approchante de celle d'un petit ombilic.

Ce que les Auteurs appellent *Oleum Omphacinum,* seroit une huile tirée par expression des olives vertes ; mais on n'en peut point tirer, comme je l'ai remarqué dans ma Pharmacopée.

OMPHALODES.

Omphalodes pumila verna Symphyti folio. Pit. Tournefort.	*Symphytum pumilum repens, sive Borrago minima herbariorum.* J. B. Raii hist.
Symphytum minus Borraginis facie. C. B.	*Symphytum parvum Borraginis facie.* Ger. emac.
Borrago minor herbariorum. Park.	

En françois, *Petite Bourrache,* ou *Herbe aux nombrils.*

Est une plante basse, rampante, qui ressemble au Symphytum : elle pousse de sa racine des feuilles assez semblables à celles de la Pulmonaire, mais plus petites & sans taches, pointues, vertes, attachées à des queues longues ; ses tiges sont hautes d'environ demi-pied, grêles, revêtues de peu de feuilles, soutenant en leurs sommitez de petites fleurs bleues ; chacune d'elles est une rosette découpée en cinq quartiers arrondis : quand cette fleur est passée, il lui succede un fruit dont l'ame est une piramide à quatre faces, sur chacune desquelles est attachée une capsule faite en corbeille, dentée ordinairement sur les bords, & renfermant une semence assez semblable à celle du Lin : sa racine est petite, entourée de fibres. Cette plante croît au printems dans les Jardins ; son goût est visqueux, mêlé d'un peu d'acrimonie : elle contient beaucoup d'huile & de phlegme, un peu de sel.

Elle est épaississante, consolidante, aglutinante, propre pour arrêter le sang, pour adoucir les humeurs trop âcres, étant donnée intérieurement & appliquée extérieurement.

On a donné à cette plante le nom de *Omphalodes, ab* ἐμφαλὸς, *umbilicus,* parce que le creux de ses capsules a une figure approchante de celle du nombril.

Omphax, grecè ὄμφαξ, signifie *du raisin vert ou du verjus.*

ONAGER.

Onager, en françois, *Asne sauvage,* est une espece d'asne féroce, beaucoup plus grande que l'asne ordinaire, de couleur diversifiée, blanche & noire ; elle fait sa demeure en des lieux inhabitez, pierreux, montagneux, en Afrique, en Lycaonie, en Lycie ; elle se nourrit d'herbes. Sa *graisse* est propre pour fortifier les reins.

Sa moëlle est bonne pour adoucir la goutte, étant appliquée dessus.

Onager, ab ὄνος, *asinus, &* ἀγρὸς, *sylvestris,* comme qui diroit *asne sauvage.*

ONAGRA.

Onagra latifolia. Pit. Tournef.	*Lysimachia lutea Virginiana.* Ger. emac.
Lysimachia lutea corniculata. C. B. Raii hist.	*Lysimachia lutea siliquosa Virginiana.* Park.
Lysimachia Americana. Col.	*Axochiolt.* Hermandez.

En françois, *Herbe aux asnes.*

Kkkk ij

Herbe aux aînes.

Est une plante qui pousse une tige haute, grosse comme le doigt, ronde en bas, anguleuse & rameuse en haut, grise & marquetée vers sa sommité de points rouges, remplie de moëlle : ses feuilles sont longues, étroites, rangées alternativement, sinueuses & dentelées en leurs bords : ses fleurs sont grandes & ordinairement à quatre feuilles jaunes, disposées en rose dans les échancrures d'un calice, duquel une moitié est fistuleuse & l'autre solide ; cette fleur est odorante, mais de peu de durée, car elle ne demeure qu'un jour épanouie sans se flétrir : quand elle est passée, la partie solide du calice devient un fruit cilindrique qui s'ouvre par la pointe en quatre parties, contenant quatre loges remplies de semences menues, anguleuses : sa racine est longue, plus grosse que le doigt, blanche, garnie de quelques fibres. La semence de cette plante a été apportée de l'Amérique : on la seme & on la cultive curieusement dans plusieurs jardins ; elle ne pousse sa tige que la seconde année.

Vertus.

On dit qu'elle est astringente, détersive, vulnéraire, propre pour arrêter le sang ; mais je n'en ai vû aucune expérience.

Etimologie.

Onagra, quasi Oenagra, ab ὄινος, *vinum,* & ἀγρὸς, *ager,* comme qui diroit *vin sauvage,* parce qu'on a autrefois donné ce nom à une plante dont la racine rendoit une odeur vineuse.

Onglet.

Ongle, ou *Onglet* d'une fleur. *Voyez* UNGUIS.

Oniscus, ab ὄνος, *asinus ;* on a donné ce nom à la Cloporte, à cause, dit-on de sa couleur qui approche de celle d'un asne.

ONOBRYCHIS.

Onobrychis, en françois, *Sainfoin,* est une plante dont il y a deux especes.

Premiere espece.

La premiere est appellée,

Onobrychis. Dod.	*Onobrychis, sive Caput gallinaceum.* Ger.
Onobrychis vulgaris. Park.	*Polygalon Gesneri.* J. B. Raii hist.
Onobrychis foliis Viciæ, fructu echinato major. C. B. Pit. Tournef.	*Caput gallinaceum Belgarum.* Ad. Lob.
	En françois, *Sainfoin ordinaire.*

Sainfoin ordinaire.

Elle pousse plusieurs tiges longues d'environ un pied, rougeâtres, se couchant à terre, rampantes : ses feuilles sont semblables à celles de la Vesse ou du Galega, mais plus petites, vertes en dessus, blanches & velues en dessous, pointues, attachées par paires sur une côte qui se termine par une seule feuille : ses fleurs sont disposées en épis longs & fort serrez, qui sortent des aisselles des feuilles ; elles sont légumineuses, rouges, rarement blanches, soutenues par des calices velus : quand ces fleurs sont passées, il leur succede de petites gousses coupées en crête de coq, hérissées de pointes rudes, & renfermant chacune une semence qui a la figure d'un petit rein : sa racine est longue, médiocrement grosse, noire en dehors, blanche en dedans.

Seconde espece.

La seconde espece est appellée,

Onobrychis fructu echinato minor. C. B. Pit. Tournefort.	*Onobrychis minor, flore parvo purpureo, siliquâ echinatâ majoribus aculeis.* Raii hist.

Elle differe de la précédente en ce qu'elle est plus petite en toutes ses parties, excepté en ses gousses.

Usage.

Ces plantes croissent dans les champs aux lieux humides & sablonneux : on les cultive pour la *nourriture des bestiaux* ; elles contiennent beaucoup de sel essentiel & d'huile.

Vertus.

Le Sainfoin est détersif, atténuant, digestif, apéritif, sudorifique ; on s'en sert extérieurement & intérieurement.

Onobrychis, ex ὄνος, *asinus*, âne, & βρόχω, *frendeo*, je crie, parce que l'odeur du Sainfoin fait braire les ânes qui ont envie d'en manger, ou bien *Onobrychis ex* ὄνος, *asinus*, & βρόσκω, *mordeo*, parce que les ânes mangent le Sainfoin.

Onocardium, *quasi asini cor*, quelques-uns ont donné ce nom au chardon à foulon, à cause que ses têtes approchent en figure d'un cœur, & que l'âne aime le chardon.

Onochiles, gracè ὀνοχειλὲς, *asini labrum*, c'est une espece d'*Anchusa* ou *Orcanette*.

ONOCROTALUS.

Onocrotalus, *Pelicanus*. En françois, *Pelican*, *Grand Gosier*,

Est un oiseau de rapine aquatique, pêcheur, vorace, grand comme un Cigne, & lui ressemblant en plusieurs choses; son bec est long d'un pied & demi, large de trois doigts, plat, osseux, fort robuste, rougeâtre, finissant en une pointe recourbée en forme de crochet; sa tête est grosse comme celle du Cigne, ornée en dessus d'un bouquet de plumes blanches ou noirâtres, molles; son cou est long, sa gorge est grande & fort ample, elle lui sert de reservoir ou de prison pour enfermer les poissons qu'il prend, elle s'étend comme une bourse, & elle peut contenir quatre ou cinq carpes assez grosses; ses jambes sont petites & courtes à proportion de la grandeur de son corps : sa voix a du rapport avec le hannissement d'un âne. Cet oiseau naît en Egypte. Les pêcheurs s'en servent pour prendre du poisson; car quand il en a rempli sa gorge, il vient sur le rivage, où l'on lui fait rendre ce qu'il a pris. Sa chair est dure, d'un goût fade.

Sa graisse est propre pour ramollir, pour résoudre.

Onocrotalus ex ὄνος, *asinus*, & κρόταλον, *crepitaculum*, comme qui diroit *le cri ou le* *hannissement d'âne*, parce que cet oiseau en ouvrant son bec pour prendre de l'air, fait un bruit qui approche du hannissement d'un âne.

Pelicanus gracè, πελεκὰν à πέλεκυς, *securis*.

Onogyros, ab ὄνος, *asinus*, & γύρος, *Circulus ambitus*, comme qui diroit *chardon qui environne l'âne*, car l'âne est friand de chardon, & cherche les lieux où il y en a.

ONONIS, sive ANONIS.

Ononis, en françois, *Arrête-bœuf* ou *Bugrane*, est une plante dont il y a *deux* especes principales.

La première est appellée ,

Ononis. Cord. in Diosc.	*Anonis*, *sive Resta bovis*. Ger.
Anonis. Fuch. Dod.	*Anonis*, *sive Resta bovis vulgaris*, *purpurea*
Anonis spinosa flore purpureo. C. B. Pit.	& *alba spinosa*. J. B. Raii hist.
Tournef.	*Remora aratri*. Dod.
Resta bovis. Trag. Lon.	En françois, *Arrête bœuf vraye*.

Elle pousse plusieurs tiges à la hauteur d'un pied & demi ou de deux pieds, grêles, rondes, ligneuses, velues, rougeâtres, difficiles à rompre, armées d'épines longues & dures; ses feuilles sont oblongues & assez semblables à celles du pois chiche, noirâtres, velues, dentelées en leurs bords, glutineuses au toucher, d'une odeur qui n'est point agréable, d'un goût légumineux : ses fleurs sont légumineuses, purpurines ou incarnates, rarement blanches, soutenues dans des calices dentelez : quand ces fleurs sont passées, il leur succede de petites gousses qui renferment des semences de la figure d'un petit rein, & ayant le goût de la vesse : ses racines sont longues, ligneuses, fibreuses, blanches, serpentantes en long & en large, difficiles à rompre, arrêtant souvent les charues des Laboureurs. Cette plante croît par tout dans les champs, le long des chemins.

La seconde espece est appellée,

Seconde espece.

Ononis mitis luteo flore. Eyst.	*Anonis lutea non spinosa Dalechampio*
Anonis viscosa spinis carens lutea major.	*Natrix.* J. Bauh.
C. B. Pit. Tournef. Raii hist.	*Natrix Plinii, sive Anonis non spinosa*
Anonis sine spina, lutea. Ger.	*lutea major.* Park.

En françois, *Arrête bœuf jaune.*

Arrête bœuf jaune. Elle pousse plusieurs tiges à la hauteur d'un pied ou d'un pied & demi, rondes, rameuses, sans épines ; ses feuilles sont semblables à celles de l'espece précédente, mais plus pâles, rangées alternativement ; ses fleurs sont légumineuses, jaunes, ressemblantes à celles du Genêt, attachées à des pédicules longs : quand ces fleurs sont passées, il leur succede des gousses plus longues & plus grêles qu'en la premiere espece, velues, contenant des semences formées en petit rein, noires : toute cette plante est velue, grasse ou glutineuse au toucher, d'une odeur forte ; elle croît principalement aux pays chauds.

Nous employons en Médecine les racines de l'arrête-bœuf, elles contiennent beaucoup d'huile & de sel essentiel & fixe.

Vertus. Elles sont détersives, atténuantes, apéritives, propres pour la jaunisse, pour les obstructions du foye, de la ratte, pour la pierre, étant prises en décoction.

Etimologie. *Ononis, ab* ὄνος, *asinus,* parce que l'âne aime cette herbe.

Resta bovis & remora aratri, parce que la racine de cette plante arrête les bœufs & la charue.

O N Y X.

Onyx.] *Onyx,* est une pierre prétieuse, blanche, nette, polie, opaque, mais resplendissante extérieurement, ressemblant à un ongle humain : elle se trouve aux Indes, en Arabie, en Amérique, en Europe.

Vertus. Quelques-uns l'employent pour les ulceres des yeux ; on peut la broyer & en faire prendre par la bouche, elle est astringente.

Etimologie. *Onyx,* ὄνυξ, est un nom grec qui signifie *unguis,* ongle : on a donné ce nom à la pierre d'Onyx, parce qu'elle ressemble en couleur à l'ongle d'un homme.

O P A L U S.

Opalus, Argemon. En françois, *Opale.*

Opale. Est une très-belle pierre prétieuse, polie, luisante, resplendissante, qui participe des couleurs du Carboucle, de l'Améthyste & de l'Emeraude. Pline appelle cette pierre *Pæderos* : elle se trouve en l'Isle de Zeilan aux Indes : plusieurs Lapidaires l'estiment la plus belle de toutes les pierres prétieuses, à cause de l'admirable mélange de belles couleurs qui s'y rencontrent ; elle ne peut être contrefaite.

Paderos.]

Vertus. Elle est estimée propre pour réjouir & fortifier le cœur & la vûe, pour résister au venin, pour chasser la mélancolie, étant portée, mais ces facultez sont fort douteuses.

Etimologie. *Opalus ab oculo,* parce que cette pierre est estimée propre pour conserver la vûe.

O P H I D I O N.

Ophidion est une espece de serpent de mer qui est plus court que les autres.

Vertus. Il est estimé apéritif, & propre pour purifier le sang.

OPHIOGLOSSUM.

Ophioglossum. Ger. J. B. Raii hist.	*Ophioglossum, sive Lingua serpentina.*
Ophioglossum vulgatum. C. B. P. Tourn.	Park.
Unifolium. Amat.	*Lingua serpentina.* Cæs. Cast.
Lingula vulneraria. Cord. hist. Cam.	*Lancea Christi, vel Luciola.* Gesn. hort.

En françois, *Langue de Serpent*, ou *Herbe sans coûture.*

Est une petite plante qui pousse une queue haute comme la main, soutenant une Langue de Serpent. feuille semblable en quelque maniere à une petite feuille de poirée, mais plus grasse, charnue, lisse, droite, quelquefois longue & étroite, quelquefois large & arrondie, d'un goût douçâtre & visqueux. Il sort du haut de sa queue ou de son aisselle un fruit qui a la figure d'une langue aplatie, à bords relevez, & divisée dans sa longueur en plusieurs petites cellules qui renferment une poussiere menue : ses racines sont fibreuses ; elle croît dans les Prez, dans les marais & aux autres lieux humides ; elle contient beaucoup d'huile & de phlegme, peu de sel.

Elle est vulnéraire, dessicative, résolutive, consolidante, propre pour arrêter les hémorragies, pour tempérer les inflammations des playes ; on s'en sert intérieurement & extérieurement. Vertus.

Ophioglossum ab ὄφις, *sepens, &* γλῶσσα, *lingua*, comme qui diroit *Langue de Serpent* ; parce que le fruit de cette plante a la figure de la langue d'un serpent. Etimologie.

OPHITES.

Ophites. Lapis serpentinus. En françois, *Pierre serpentine.*

Est une espece de marbre de couleurs diversifiées, verte, pâle, parsemée de taches. Pierre serpentine, Il y en a de plusieurs especes, qui different par leur dureté & par les couleurs différentes de leurs taches : les unes sont dures comme du porphyre, les autres sont tendres presque comme de l'Albâtre. Les premieres naissent dans des mines de marbre en Italie, en Allemagne ; les autres sont tirées des carrieres proche de Misnie : ces dernieres servent à faire des vaisseaux où l'on met de l'eau pour boire ; car on prétend que l'eau s'y conserve bien mieux qu'en un autre vaisseau, & qu'elle tire un sel de cette pierre propre pour plusieurs maladies.

La pierre serpentine est estimée propre pour guérir les morsures des serpens, étant Vertus, appliquée dessus chaudement, & buvant du vin dans lequel elle aura trempé quelque temps. On dit que l'eau qui sort des vaisseaux de pierre serpentine est bonne pour soulager les maux de tête, pour résister au venin, pour guérir la léthargie, la colique néphrétique, la fiévre quarte, pour exciter la sueur, pour la gravelle, pour briser la pierre ; on l'applique aussi sur les reins.

Ophites ab ὄφις, *serpens* : on a donné ce nom à la pierre serpentine, parce que les taches ou marbrures dont elle est marquée, approchent souvent en figures de celles d'un Etimologies. serpent : c'est cette ressemblance qui lui a fait attribuer la vertu de guérir les morsures des serpens ; mais on ne doit pas faire de fond sur ce remede, car l'experience montre qu'elle ne produit aucun effet en cette occasion ; toute la qualité de cette pierre ne consiste que dans un peu de sel apéritif qu'elle contient.

Ophiusa ab ὄφις, *serpens* ; quelques-uns ont donné ce nom à la serpentaire, à cause que la tige de cette plante a quelque ressemblance avec un serpent.

OPHRIS.

Ophris, en françois, *Double feuille*, est une plante dont il y a deux especes. Double feuille.

Premiere
espece.

La premiere est appellée,

Ophris. Matth. Fuch. Ang. Cast.	*Bifolium majus, sive Ophris major quibus-*
Ophris bifolia. Ger. C. B. Pit. Tournef.	*dam.* J. B. Raii hist.
Bifolium sylvestre vulgare. Park.	*Pseudoorchis, sive Bifolium.* Dod.

Elle pousse une tige à la hauteur quelquefois de demi pied, quelquefois d'un pied, d'autre fois d'un pied & demi, ronde, portant en son milieu seulement deux feuilles opposées l'une à l'autre, larges, nerveuses, semblables à celles du Plantain : sa sommité est garnie de fleurs qui sont, suivant M. Tournefort, composées chacune de six feuilles, cinq disposées en coëffe dans la partie supérieure, & une sixiéme qui occupe le bas de la fleur, & qui représente en quelque maniere un corps humain, de couleur verdâtre, ou d'un verd blanchâtre. Lorsque cette fleur est passée, le calice devient un fruit semblable à une lanterne à trois côtes contenant des semences semblables à de la sciure de bois : ses racines sont fibrées, s'étendant de côté & d'autre, grises.

La seconde espece.

La seconde espece est appellée,

Ophris trifolia. Ger. C. Bauh. Pit. Tournefort.

Elle differe de la précédente en ce qu'elle porte trois feuilles.

L'une & l'autre espece croissent aux lieux humides & marécageux, le long des vallées: leur goût est visqueux; elles contiennent beaucoup de phlegme & d'huile, peu de sel.

Vertus.

Elles sont vulnéraires, consolidantes, propres pour les playes; leurs racines sont détersives.

OPIUM.

Opium.

Presque tous les Auteurs se sont accordez jusqu'aujourd'hui à dire que le véritable Opium est une larme gommeuse qui sort de la tête des pavots de l'Egypte & de la Gréce; mais que nous ne voyons point de ce véritable Opium, parce que les Turcs le réservent pour eux, ne permettant pas qu'on en transporte, & qu'ils ne nous envoyent à sa place que le Meconium, qui est un suc tiré par expression des têtes & des feuilles du même pavot, & réduit par évaporation en consistence de pâte solide ou d'un extrait dur.

Mais l'Opium en larme ne se trouve en aucun endroit, & il y a bien de l'apparence qu'on n'en tire point; aucun des voyageurs ne s'est vanté d'en avoir rencontré chez les curieux; & tous ceux qui ont vû prendre de l'Opium aux Turcs les plus qualifiez, disent qu'il leur a parû semblable à celui qu'on nous apporte; de plus les Marchands de Turquie, qui sont la plûpart fort intéressez & avides du gain, ne manqueroient pas de rechercher avec grand soin ce véritable Opium s'il y en avoit, pour le vendre à haut prix aux Européens, il se rencontre assez de curieux qui en acheteroient au poids de l'or s'il le falloit.

J'estime donc qu'il n'y a point d'autre Opium que le Meconium ou l'extrait des feuilles & têes du Pavot d'Egypte, on nous l'envoye sous le même nom d'Opium, formé en des pains de différentes grosseurs, enveloppez de feuilles de Pavot afin qu'ils s'humectent moins: le meilleur nous est apporté par Marseille, il en vient aussi par Angleterre, mais il est plus impur, plus sec. On peut dire en faveur de l'Opium dont les Turcs se servent, & qu'ils tirent de l'Egypte & de la Gréce, qu'étant reçû de la premiere main, il est moins sujet à être sophistiqué & alteré que celui qui nous est apporté de loin, & qui a passé par plusieurs mains.

II

Il doit être choifi pefant, compact, net, vifqueux, de couleur noire tirant un peu *Choix.*
fur le roux, d'une odeur défagréable & dégoutante, amer, & un peu âcre au goût. Le
plus eftimé étoit autrefois celui qui venoit de Thébes, d'où vient qu'on demande encore dans beaucoup de Difpenfations *Opium Thebaïcum;* maisil en vient préfentement
d'auffi bon de plufieurs autres lieux. Il contient beaucoup d'huile & de fel volatil.

Il eft propre pour épaiffir les humeurs, pour exciter le fommeil, pour calmer les dou-   *Vertus.*
leurs, pour arrêter les cours de ventre, le vomiffement, les hémorragies, le hoquet,
pour provoquer la fueur, pour les maladies des yeux & des dents. La dofe eft depuis *Dofe.*
demi grain jufqu'à deux grains.

L'Opium excite le fommeil par une partie vifqueufe ou fulfureufe qu'il contient,   *Comment*
laquelle ayant été chariée dans les canaux du cerveau par fa partie volatile, aglutine &   *l'Opium*
embaraffe les efprits animaux, en forte qu'ils font empêchez pour quelque tems de cir-   *excite le*
culer avec autant de vîteffe qu'ils faifoient. Cette aglutination des efprits fuffit pour fai-   *fommeil.*
re le dormir; de même que le mouvement & la circulation de ces mêmes efprits fuffi-
fent pour expliquer les veilles. J'en ai parlé plus au long dans mon *Traité de Chymie,* en
décrivant ma maniere de faire le Laudanum.

Meconium à μάκων, *papaver,* parce que le Meconium eft tiré du pavot.

OPOPANAX.

Opopanax eft une gomme jaune qu'on tire par incifion de la tige & de la racine d'une
efpece de Sphondylium qui croît dans la Macédoine, dans la Béotie & dans la Phocide
d'Achaïe. Cette plante eft appellée

Sphondylium majus, five Panax Hera-cleum quibufdam. J. Bauh. Raii hift. Pit. Tournefort.	*Panax Heracleum.* Lob. Dod. Ger. *Panax Heracleum verum Ficulneo folio.* Park.
Panax fphondylii folio, five Heracleum. C. Bauh.	En françois, *grande Berce.*

Sa tige eft haute & cotoneufe; fes feuilles reffemblent à celles du Figuier, rudes au   *Grande*
toucher, divifées en cinq parties; fes fleurs naiffent en ombelles ou parafois aux fom-   *Berce.*
mets des branches : elles font petites, blanches, compofées chacune de cinq feuilles
inégales difpofées en fleurs de lys. Quand ces fleurs font paffées, il leur fuccede des
femences jointes deux à deux, aplaties, larges, ovales, échancrées par le haut, rayées
fur le dos, de couleur jaunâtre, d'une odeur forte, d'un goût piquant; fa racine eft
longue, blanche, pleine de fuc, odorante, un peu amere au goût, couverte d'une
écorce épaiffe. L'Opopanax découle de cette racine en une liqueur blanche, laquelle
s'épaiffit & fe defféche, prenant en fa fuperficie une couleur jaune.

On doit le choifir récent, pur, en groffes larmes jaunes au dehors, blanches au de-   *Choix.*
dans, graffes & affez fragiles, d'un goût amer, d'une odeur forte & très-défagréable : il
contient beaucoup d'huile & de fel volatil.

Il amolit, il atténue, il digére, il fait diffiper les vents; il eft propre pour les maladies   *Vertus.*
hyftériques; il réfifte à la pourriture.

Opopanax ex ὀπὸς, *fuccus, &* πάναξ, *panax,* comme qui diroit *fuc de Panax.*   *Etimolo-*
    gie.

OPULUS.

Opulus, en françois, *Obier,* ou *Opier,* eft un arbriffeau dont il y a deux efpeces.

La premiere eft appellée,   *Premiere*
    efpece.

L l l

Opulus, Ruellii, Pit. Tourn. | *Sambucus aquatilis*, *five palustris*. Ger.
Sambucus aquatica. Trag. Matth. | *Sambucus palustris*. Dod.
Sambucus aquatica flore simplici. C. B. | *Sambucus palustris* , *five aquatica*.
Sambucus aquatica. J. B. Raii hist. | Park.

Obier.   Ses rameaux font femblables à ceux du Sureau , nouez par intervales , couverts d'une écorce cendrée , remplis de moëlle blanche , fort fragiles ; fes feuilles font larges , anguleufes , prefque femblables à celles de la Vigne , mais plus petites & plus mâles ; fes fleurs font de deux fortes , un peu odorantes , difpofées en parafol : celles de la circonférence font plus grandes que les autres , & d'une belle couleur blanche. Elles reffemblent à des rofettes à cinq quartiers , qui reçoivent dans leur trou un piftile qui fort du milieu du calice ; mais ces fleurs ne laiffent aucune graine après elles. Les fleurs qui occupent le milieu & le centre du parafol , font plus petites , & reffemblent à des godets coupez en cinq quartiers , & dans le fond defquels il y a un trou qui reçoit la pointe du calice. Lorfque ces fleurs font paffées , le calice devient une baye un peu plus groffe que celle du Sureau , molle , rougiffant à mefure qu'elle mûrit , d'un goût qui n'eft point agréable ; elle renferme une femence fort aplatie , dure , échancrée en cœur : cette plante croît dans les marais.

Seconde efpece.   La feconde efpece eft appellée ,

Opulus flore globofo. Pit. Tournef. | *Sambucus aquatica polyanthos*. Tab.
Sambucus aquatica flore globofo pleno. C. | *Sambucus rofea*. Ger. Eyft. J. B.
Bauh. | *Sambucus palustris* , *vel aquatica hortenfis*.
Sambucus palustris 2. Dod. *mas*. Cam. | Gefn. hort.

Cet arbriffeau differe du précédent , en ce que fes fleurs font ramaffées en rond ou en globe épais , ordinairement blanches , mais quelquefois purpurines ; il croît dans les Jardins , aux lieux humides , marécageux. On ne fe fert point de ces plantes en Médecine.

Vertus.   Leur écorce eft apéritive , laxative. Leur fruit eft vomitif & purgatif.

Etimologie.   *Opulus* , *quòd viti ferat opem*.

O P U N T I A.

Opuntia vulgò herbariorum. J. B. Pit. | *Ficus Indica folio fpinofo* , *fructu majore*.
Tournefort. | C. Bauh.
Ficus Indica. Matth. Dod. | *Ficus Indica major*. Park. Raii hift.

En françois , *Figuier d'Inde* , *Raquette* , *Cardaffe*.

Figuier d'Inde.   Eft une plante des Indes qui s'éleve en un grand arbriffeau ; fes feuilles font grandes , quelquefois longues de plus d'un pied , larges d'environ demi pied , épaiffes d'un pouce , vertes , arrondies en leurs bords , dures , armées de plufieurs tubercules épineux , pleines de fuc , vifqueufes , nerveufes ; ces feuilles groffiffent avec le tems , & elles deviennent rondes & ligneufes ; fa fleur eft grande à plufieurs feuilles difpofées en rofe , de couleur jaune ou incarnate , fucculente. Lorfque cette fleur eft paffée , fon calice devient un fruit charnu , creux fur le devant , & reffemblant en quelque maniere à une groffe Figue ordinaire , remplie d'une pulpe ou chair baveufe , rouge comme du fang , d'un goût doux , mais qui n'eft pas fi agréable que celui de ■ Figues. Cette chair contient plufieurs femences plus petites que des Lentilles , d'un goût particulier , & qui n'eft point défagréable. On cultive cette plante en Italie , en France , mais elle croît baffe. Ses feuilles étant plantées en terre , produifent des racines & des Figuiers d'Inde : elle contient beaucoup d'huile & de phlegme, peu de fel effentiel.

Elle eft propre pour humecter, pour agglutiner & confolider les playes : ceux qui man- Vertus.
gent beaucoup de fon fruit, remarquent qu'il donne à l'urine une couleur de fang.

Les Teinturiers Indiens fe fervent du fuc de ce fruit pour teindre en rouge.   Ufage.

Opuntia ab Opunte, à caufe que les feuilles de cette plante étant mifes dans la terre, Etimolo-
produifent des racines de même qu'une plante qu'on appelloit autrefois *Opuntia*, parce gies.
qu'elle croiffoit aux environs d'une ville de Grece appellée *Opuns*.

Raquette, parce que les feuilles de cette plante ont à peu près la figure d'une Raquette.

ORBIS.

Orbis. En françois, *Rond*, ou *Lune de mer*.

Orbis eft un gros poiffon de mer, dont la forme eft orbiculaire ou fphérique ; il ne   Lune de
porte point d'écailles, mais il eft couvert d'une peau fort dure & piquante, de couleur mer.
cendrée, marquetée quelquefois de taches difpofées en étoiles : fa tête ne paroît point
être féparée de fon corps, fa bouche eft petite, fes dents font grandes, larges, doubles,
reffemblantes à celles de l'homme. Au deffus de fa bouche paroiffent des trous qui lui
fervent pour fentir & pour ouir ; fes yeux font petits, fa queue eft courte & ronde : on
trouve ce poiffon dans la mer proche d'Egypte, il paffe auffi dans le Nil. Il y en a de plufieurs efpeces.

Ses dents étant broyées & prifes par la bouche, font aftringentes & propres pour ar- Vertus.
rêter les cours de ventre & les hémorragies.

Ce poiffon eft appellé *Orbis*, à caufe de fa figure orbiculaire.   Etimologie.

ORCA.

Orca, en françois, *Epaulard*, eft un grand Poiffon de mer dont le corps eft fait Epaulard.
comme celui du Dauphin, mais vingt fois plus gros, principalement vers le ventre ;
fa peau eft liffe & polie fans écailles, de couleur noire fur le dos, rougeâtre fous le
ventre, & bleuâtre aux côtez ; fon nez eft camart ; fa lévre inférieure eft fort groffe :
il a quarante dents grandes & tranchantes ; fes yeux font petits, fa queue eft longue
de plus d'une aulne, ayant la figure d'un Croiffant ; fa partie génitale (fi c'eft un mâle) eft longue de deux pieds. Ce Poiffon pefe jufqu'à mille livres ; il eft ennemi de la
Baleine.

Sa graiffe eft réfolutive.   Vertus.

On a appellé ce Poiffon *Orca*, à caufe qu'il a la figure d'un grand vaiffeau rond fans Etimolo-
façon, à qui les Anciens avoient donné le nom d'*Orca*, & duquel ils fe fervoient pour gie.
y garder de l'huile ou du vin.

ORCHIS.

Orchis eft une plante dont il y a beaucoup d'efpeces ; j'en décrirai ici deux des principales.

La premiere eft appellée,   Premiere
efpece,

Orchis Morio mas foliis maculatis. C. B.	*Cynoforchis Morio mas.* Ger. emacul.
Raii hift. Pit Tournef.	*Tefticulus Morionis mas.* Dod. Lugd.
Orchis major tota purpurea, maculofo fo-	*Tefticulus primus.* Matth. icon.
lio. J. B.	En françois, *Satyrion.*

Elle pouffe de fa racine fix ou fept feuilles, & quelquefois davantage, longues & Satyrion.
médiocrement larges, femblables à celles du Lys, mais plus petites, ordinairement
marquées de taches rouges-brunes, ou quelquefois fans taches. Sa tige eft haute d'en-

viron un pied, ronde, rayée, revêtue & embrassée par une ou deux feuilles, & portant en sa sommité un long épi de fleurs agréables à la vûe, purpurines, blanchâtres vers le fond, & parsemées de quelques points d'un purpurin foncé, odorantes : chacune de ces fleurs est composée de six feuilles inégales, dont les cinq supérieures forment, en se courbant, une maniere de coëffe. La feuille inférieure est plus grande que les autres ; elle commence par une maniere de tête, & finit par une queue ou éperon. Lorsque cette fleur est passée, son calice devient un fruit semblable à une lanterne à trois côtes contenant des semences semblables à de la sciure de bois : ses racines sont deux tubercules presque ronds, charnus, gros comme des noix muscades ; un plein & dur, l'autre ridé & fongueux, accompagnez de grosses fibres.

La seconde espece est appellée,

Seconde espece.

Orchis Morio fœmina. C. B. Raii hist, Pit. Tourn.	*Cynosorchis Morio fœmina.* Lob. Ger. *Testiculus Morionis fœmina.* Dodon. Lugd.
Orchis minor purpurea & aliorum colorum cum alis virentibus. J. B.	*Triorchis Serapias mas.* Fuch. Lugd.

Elle pousse quatre ou cinq feuilles couchées à terre, semblables à celles de l'espece précédente, mais plus petites, plus étroites & moins tachées, un peu véneuses ou rayées. Sa tige est haute environ comme la main, embrassée de quelques feuilles, & portant en sa sommité un épi plus court qu'en l'Orchis mâle, & garni de fleurs semblables, mais plus petites, purpurines, ou incarnates, ou blanches, marquées de quelques points d'un purpurin foncé, d'une odeur suave. Ses racines sont deux tubercules, comme en l'espece précédente.

Autres especes.

On peut ajouter à ces deux Orchis plusieurs autres especes très communes à la campagne, sur-tout celles qui ont des racines fort grosses & charnues, telles que l'*Orchis militaris, major.* (C. B. Pit. Tournef.) & l'*Orchis barbata fœtida.* (J. B. Pit. Tourn.)

Racine.

Ces plantes croissent aux lieux humides, dans les prez, dans les marais, dans les bois, leurs *racines* sont en usage dans la Médecine.

Choix.

Il faut les choisir grosses, bien pleines, bien nourries, fermes, d'un goût doux, tirées de terre au Printems : elles contiennent beaucoup d'huile & de sel volatil.

Vertus.

Elles sont employées ordinairement pour fortifier les parties de la génération, pour exciter la semence, & pour aider à la conception. On les fait sécher, on les pulvérise, & l'on en prend depuis un scrupule jusqu'à une dragme pour chaque dose.

Dose.
Confite.

On confit aussi des racines d'Orchis au sucre, & l'on en fait manger.

Etimologies.

Orchis, id est testiculus : on a donné ce nom à cette plante, à cause que les racines représentent les testicules d'un animal.

Orchis vient du grec ὀρέγω, *appeto, je desire,* parce que l'usage de la racine de cette plante excite des désirs lubriques.

Cynosorchis à κυνός, *canis,* & ὄρχις, *testiculus,* comme qui diroit *Testicule de chien.*

Morio, μόριον, c'est-à-dire *partie génitale.*

OREOSELINUM.

Oreoselinum Apii folio majus. Pit. Tournefort.	*Saxifraga Venetorum.* Ad. Lob. *Libanotis altera quorumdam, aliis dicta*
Daucus montanus Apii folio major. C. Bauhin.	*Cervaria nigra* J. B. Raii hist. *Libanotidis alterum genus.* Dod. gal.
Daucus Selinoides major. Park.	*Libanotis Theophrasti nigra.* Tab. Ger.

En françois, *Persil de montagne.*

Eſt une plante qui pouſſe des tiges férulacées, à la hauteur de quatre ou cinq pieds , divifées en aîles : fes feuilles fortent , les unes de fa racine , les autres de fes tiges, grandes , amples , reſſemblant à celles du Perfil, attachées à des queues longues. Ses fleurs naiſſent fur de grands parafols aux fommets des tiges & des branches, petites, blanches, compoſées chacune de cinq feuilles difpofées en rofe : quand ces fleurs font paſſées, il leur fuccede des femences jointes deux à deux, larges , ovales , aplaties , rayées fur le dos, bordées d'une membrane, de couleur rougeâtre. Ses racines font attachées plufieurs à une tête, longues, groſſes comme le petit doigt, s'étendant beaucoup dans la terre, noires en dehors, blanches en dedans, empreintes d'un fuc mucilagineux, d'un goût réfineux, mais aromatique & agréable, approchant de celui du panais. Cette plante croît aux lieux montagneux, parmi les paturages : elle contient beaucoup de fel effentiel & d'huîle.

Elle eſt incifive, déterfive, apéritive ; on fe fert de fa femence & de fa racine pour la pierre, pour la gravelle, pour exciter l'urine.

Oreofelinum , ex ὄρος,, *mons, &* σελίνον , *apium ;* comme qui diroit *Perfil de montagne.*

Perſil de
montagne.

Vertus,

Etimologie,

ORIGANUM.

Origanum vulgare fpontaneum. J. B. Raiï hift. Pit. Tourn.

Origanum fylveftre , Cunila bubula Plinii. C. B.

Origanum Anglicum. Ger.

Majorana fylveftris. Park.

Agriorignum , five Onitis major. Lob.

En françois, *Origan.*

Eſt une plante qui pouſſe plufieurs tiges à la hauteur de deux ou trois pieds, dures , quarrées, velues : fes feuilles les plus grandes reſſemblent à celles du Calament ; & les plus petites à celles de la Marjolaine, velues, odorantes, d'un goût âcre & aromatique. Ses fleurs naiſſent petites aux fommitez de fes tiges dans des épis grêles & écailleux, qui forment de gros bouquets ; chacune de ces fleurs eſt en gueule, ou formée en tuyau découpé par le haut en deux lévres, de couleur incarnate , ou d'un rouge blanchâtre : lorfque cette fleur eſt paſſée , il lui fuccede des femences très-menues, prefque rondes, enfermées dans une capfule oblongue qui a fervi de calice à la fleur : fes racines font menues, ligneufes, filamenteufes. Cette plante croît aux lieux champêtres, montagneux, ombrageux : elle contient beaucoup d'huîle éxaltée & de fel effentiel.

Elle eſt céphalique, ftomacale, carminative, hyftérique, déterfive, apéritive ; elle facilite la refpiration ; elle eſt propre pour l'afthme, pour la jauniſſe, pour augmenter le lait aux nourrices, pour exciter la fueur ; on s'en fert intérieurement & extérieurement.

Origanum, ab ὄρος, *mons, &* γαίνυμαι, *gaudeo,* comme qui diroit *Plante qui fe plaît fur les montagnes.*

Origan.

Vertus.

Etimologie,

ORNITHOGALUM.

Ornithogalum umbellatum medium anguftifolium. C. B. Pit. Tournef.

Ornithogalum. Dod.gal. Tur. Gefn.hort.

Ornithogalum vulgare. Ger.

Ornithogalum vulgare & verum. J. Bauh. Raii hift.

Eſt une plante qui pouſſe des feuilles longues d'un demi-pied, étroites comme celles du Gramen , molles, couchées à terre, creufes, marquées d'une ligne blanche dans leur longueur : il s'éleve d'entre elles une tige à la hauteur d'environ demi-pied, ronde, nue , tendre, jettant en fon fommet plufieurs pédicules en maniere d'ombelle, qui foutiennent des fleurs compoſées chacune de fix feuilles oblongues, pointues, difpofées en rond, de couleur verdâtre ou herbeufe en dehors, blanche comme du lait en dedans ,

Llll iij

accompagnées de fix étamines larges, blanches: quand cette fleur eft paffée, il lui fuccede un fruit prefque rond, blanc, relevé de trois coins, & divifé intérieurement en
trois loges qui renferment des femences menues, prefque rondes, noires: fa racine
eft une bulbe blanche, à laquelle font adhérantes plufieurs autres petites bulbes en
maniere de grape, accompagnées de fibres: cette racine eft empreinte d'un fuc aqueux
& vifqueux tirant fur l'amer; elle eft bonne à manger. La plante croît dans les hayes,
dans les bleds; fa racine eft employée dans la Médecine; elle contient beaucoup de
phlegme & d'huile, médiocrement du fel effentiel.

Vertus.   Elle eft propre pour exciter le crachat & les urines; elle adoucit l'âcreté des humeurs,
étant prife en décoction, ou mangée en fubftance.

Etimolo-   *Ornithogalum*, *ab* ὄρνις, *avis*, & γάλα, *lac*, parce que la fleur de cette plante eft en
gie.   dedans blanche comme du lait, & d'une couleur femblable à celle des plumes de quelques oifeaux.

ORNITHOPODIUM.

Ornithopodium. Dodon.	*Ornithopodium majus.* C. B. Pit. Tournef.
Ornithopodium flore flavefcente. J. B.	*Polygala.* Gefn. hort.

En françois, *Pied d'oifeau.*

Pied d'oi-   Eft une plante qui pouffe plufieurs petites tiges menues, foibles, rameufes, prefque
feau.   couchées à terre, rondes, velues: fes feuilles font plus petites & plus menues que celles de la Lentille, rangées à l'oppofite l'une de l'autre le long d'une côte: fes fleurs font
petites, légumineufes, jointes plufieurs enfemble au haut de fes branches fur des pédicules courts, de couleur jaune; leur calice eft un cornet dentelé: lorfque les fleurs font
paffées, il paroît des gouffes courbées en faucilles, compofées chacune de plufieurs
piéces attachées bout à bout: ces gouffes naiffent deux ou trois enfemble, difpofées
comme les ferres d'un oifeau; on trouve dans chacune de leurs piéces une femence menue, prefque ronde, reffemblant à celle du Navet: fa racine eft petite, blanche. Cette
plante croît dans les champs, dans les vallées, aux lieux fecs & incultes; elle contient
beaucoup de fel & d'huile.

Vertus.   Elle eft apéritive, propre pour atténuer & pouffer le calcul des reins & de la veffie;
on s'en fert auffi extérieurement pour les hernies.

Etimolo-   *Ornithopodium*, *ab* ὄρνις, *avis*, & πούς, *pes*, comme qui diroit *pied d'oifeau*, à caufe de
gie.   la figure & de la difpofition des gouffes de cette plante.

OROBANCHE.

Orobanche   *Orobanche*, en françois, *Orobanche*, eft une plante dont il y a *deux* efpeces principales.

Premiere   La premiere eft appellée,
efpece.

Orobanche. Matth. Ama. *Herba tauri vel vaccæ.* Ang. Cord. in Diofc.	*Orobanche flore majore.* J. B. Raii hift.
Leontobotanos. Lon. Lob. Cæf. Eyft,	*Orobanche major Caryophyllum olens.* C. B. Pit. Tourn.
Cynomorion, à canini genitalis fimilitudine. Plin.	*Legumen Leoninum.* Ruel.
Leonina herba. Hermol.	*Rapum Genifta.* Dod. gal. Ger.

Elle pouffe une tige à la hauteur d'environ un pied & demi, droite, ronde ou cilindrique, pâle ou d'un rouge jaunâtre, velue, fiftuleufe, fragile: elle ne porte point de
feuilles véritables; elle n'en jette que des commencemens qui ont la figure d'une languette étroite, fpongieufe, fe corrompant en peu de tems: fes fleurs naiffent le long

de la partie supérieure de sa tige, un peu distantes les unes des autres, velues, de couleur purpurine pâle, ou jaune, ou verdâtre, odorantes; chacune d'elles est, selon M. Tournefort, un tuyau fermé dans le fond, ouvert par l'autre bout, évasé & taillé en masque d'une maniere grotesque; la lévre supérieure de cette fleur est en casque, & l'inférieure est ordinairement coupée en trois quartiers: après que cette fleur est passée, il paroît un fruit oblong qui s'ouvre en deux coques remplies de semences très-menues, blanchâtres: ses racines sont bulbeuses, grosses comme le pouce, presque rondes ou formées en cône, écailleuses & noires en dehors, blanchâtres ou jaunâtres en dedans, tendres, & empreintes d'un suc visqueux amer; elles deviennent en séchant dures comme de la corne. Cette plante croît toujours au voisinage de quelqu'autre plante, dans les champs, entre les légumes, entre le Lin, le Chanvre, le Fénugrec, dans les blez, proche du Genêt. C. Bauhin dit que la fleur de l'Orobanche qui naît contre le Genêt commun, est verdâtre, mais que celle de l'Orobanche qui naît contre le Genêt d'Espagne, est jaune & plus grande: on mange l'Orobanche comme les asperges. Observation.

La seconde espece est appellée,

Seconde espece.

Orobanche ramosa. C. B. Ger. Pit. Tourn.	*Orobanche minor purpureis floribus, sive ramosa.* J. Bauhin. Raii hist.
Orobanche altera brevior & ramosa. Cæs.	

Elle pousse une ou plusieurs tiges rameuses, à la hauteur d'environ demi-pied, beaucoup plus menues & plus dures que celles de l'Orobanche vulgaire, de couleur rougeâtre, velues, jettant quelques vestiges de feuilles: ses fleurs sont disposées en épis aux sommitez de ses branches, formées comme celles de la premiere espece, mais plus petites, de couleur purpurine: il leur succede des fruits remplis de semences très-menues; sa racine est tubéreuse, grosse comme une aveline, accompagnée de plusieurs fibres. Toute la plante est un peu amere; elle croît ordinairement entre le chanvre, entre les blez.

L'une & l'autre espece contiennent beaucoup d'huile & de sel volatil.

La premiere espece d'Orobanche est estimée propre pour la colique venteuse, étant séchée & pulvérisée; la dose en est depuis un scrupule jusqu'à une dragme. Vertus. Dose.

Orobanche, ab ὄροβον ἄγχει, *id est ervum strangulet,* comme qui ditoit *étrangle Orobe,* parce qu'on prétend que cette plante fait mourir les Orobes & les Vesses proche desquelles elle croît. Etimologies.

Cynomorion, κυνὸς, *canis,* & μόριον, *pars genitalis,* comme qui diroit *partie génitale du chien,* à cause que la racine de cette plante a la figure du testicule d'un chien.

Herba tauri vel vaccæ, parce qu'on a crû que cette herbe mettoit le taureau en rut quand il en avoit mangé.

Leontobotanos, à λέον, *leo,* & βοτάνος, *herba,* ex βόω, *pasco,* comme qui diroit *herbe lionne,* parce que cette plante fait périr les légumes proche desquelles elle naît, comme le Lion tue les autres animaux. C'est par la même raison qu'elle est appellée *Leonina herba,* ou *legumen Leoninum.*

<h2 style="text-align:center">OROBUS SYLVATICUS.</h2>

Orobus sylvaticus vernus. Ger. emac.	*Orobus sylvestris siliquâ erectâ.* Raii hist.
Orobus sylvaticus purpureus vernus. C. B. Pit. Tournef.	*Orobus sylvaticus purpureus major.* Park.
	Orobus pannonicus primus. Clus. pan. hist.
Arachus latifolius alter. Dodon.	*Galega nemorensis prima.* J. Bauhin.

En françois, *Orobe sauvage.*

Est une plante qui pousse plusieurs petites tiges longues d'un pied, s'inclinant vers Orobe sauvage.

terre : ſes feuilles ſont oblongues comme celles de la pariétaire, rangées par paires ſur une côte qui finit par une petite queue : ſes fleurs naiſſent comme en épis, légumineuſes, de belle couleur purpurine ou bleue, ſoutenues par des calices découpez en pluſieurs pointes : lorſque ces fleurs ſont paſſées, il paroît en leur place des gouſſes grêles, preſque rondes, noires, relevées, compoſées chacune de deux coſſes qui contiennent des ſemences preſque ovales, plus menues que celles de la Veſſe, un peu ameres. Cette plante croît dans les bois, dans les champs, aux lieux montagneux & incultes : ſa ſemence eſt ſouvent demandée dans les compoſitions de Pharmacie ; mais on employe ſous le nom d'*Orobe* la ſemence de l'Ers ou celle de la Veſſe, parce qu'elles ſont plus groſſes & mieux nourries, & qu'elles ont plus de vertu que celle de la véritable Orobe. *Voyez* ERVUM.

Vertus. La ſemence de l'Orobe eſt déterſive, apéritive, réſolutive.

Etimologie. *Orobus*, ab ἐρέπτω, *edo*, & βοῦς, *bos*, comme qui diroit *herbe que le bœuf mange*, parce que les Anciens ont donné le nom d'*Orobus* à une plante ſemblable, dont ils engraiſſoient les bœufs

O R Y X.

Oryx eſt une eſpece de *Chévre ſauvage* de la grandeur d'un bouc, & quelquefois plus grande : Pline dit qu'elle n'a qu'une corne fourchue au milieu du front, mais d'autres prétendent qu'elle en a deux longues & pointues : elle porte de la barbe deſſous le menton ; le poil de ſon corps naît à contre-ſens, car il eſt tourné vers la tête, au contraire de celui des autres animaux, de couleur fauve. On dit que cette chévre a toujours ſoif, & que ſentant venir la canicule, elle courbe ſon corps & éleve les yeux vers le ciel comme pour implorer ſon ſecours. Elle naît en Gétulie ; elle habite dans les bois.

Vertus. On eſtime ſa corne bonne contre les morſures des bêtes venimeuſes : elle eſt ſudorifique ; on en prend en poudre & en décoction.

O R Y Z A.

Oriza. Matth. J. B. C. B. Pit. Tournef.   En françois, *Ris.*

Ris. Eſt une plante qui pouſſe des tiges ou tuyaux à la hauteur de trois ou quatre pieds, plus gros & plus fermes que ceux du blé, nouez d'eſpace en eſpace : ſes feuilles ſont longues, arondinacées, charnues, aſſez ſemblables à celles du poireau : ſes fleurs naiſſent en ſes ſommitez, aſſez ſemblables à celles de l'orge ; mais les graines qui les ſuivent ſont diſpoſées en bouquets, enfermées chacune dans une capſule jaunâtre, rude, terminée dans un bouquet ; ces graines ſont oblongues ou preſque ovales, blanches. Cette plante eſt cultivée aux lieux humides, marécageux, dans l'Italie : on ſe ſert de ſes graines, principalement pour les alimens, & quelquefois en Médecine ; on nous les apporte ſéches du Piémont, d'Eſpagne, & de pluſieurs autres endroits : elles doivent

Choix. être choiſies nouvelles, nettes, bien nourries, dures, blanches ; elles contiennent beaucoup d'huile & un peu de ſel eſſentiel ou volatil.

Vertus. Le ris eſt reſtaurant, adouciſſant ; il épaiſſit & aglutine les humeurs ; il modere les cours de ventre ; il purifie le ſang.

Pain de ris. On peut faire de fort bon pain avec de la farine de ris.

Pagode du Japon curieuſe. M. Biron & pluſieurs autres Voyageurs m'ont aſſuré avoir vû aux Indes une *Pagode* bien remarquable pour la délicateſſe de l'ouvrage : c'eſt la figure d'une prétendue divinité du Japon placée dans une niche ; & ce qu'il y a de plus ſurprenant, eſt que le dieu & la niche n'occupent que la capacité d'un ſeul grain de ris : cet ouvrage eſt d'une ſtructure ſi bien diſtinguée, qu'on y voit aiſément avec une loupe de verre, les yeux,

le nez

le nez & la bouche , & partout les proportions y font gardées avec la derniere éxactitude. Ce petit dieu avec fa niche eft planté fur un poil des barbes qui naiffent aux épis du
ris , & la moitié d'un autre grain de ris fert de pied-d'eftal à la petite idole : cet objet du
culte de l'Empereur du Japon & de toute fa famille, eft enfermé dans un petit tuyau de
fort beau verre blanc.

    Oryza , ab ὀρύοσω *, fodio ,* parce qu'auparavant qu'on feme le ris , il eft néceffaire de   Etimolo-
labourer & fouir la terre.   gie.

OSMUNDA.

Ofmunda regalis , five Filix florida. Park. Pit. Tournef.	*Filix floribus infignis.* J. B. Raii hift. *Filix ramofa non dentata florida.* C. B.
Filix florida , five Ofmunda regalis. Ger.	En françois, *Ofmonde* ou *Fougere aquatique.*

    Eft une plante qui pouffe des tiges à la hauteur d'environ trois pieds, vertes, rayées   Ofmonde.
ou canelées, rameufes & s'étendant en large : fes feuilles font longues, affez étroites,
rangées par paires plufieurs fur une côte terminée par une feule feuille : le haut des tiges fe divife en quelques petits rameaux ou réjettons qui foutiennent chacun plufieurs
grapes ou bouquets chargez de petits fruits dont on ne peut appercevoir la ftructure
fans l'aide du microfcope. M. Tournefort qui les a obfervez, dit dans fon Livre page   Obferva-
437, que chaque grape eft compofée d'un amas de coques fphériques & membraneu-   tion.
fes qui s'ouvrent chacune comme une boëte à favonette en deux parties, & répandent
quelques femences oblongues. Cette plante ne porte point de fleurs : fes racines font
longues, noires : elle croît aux lieux marécageux, proche des ruiffeaux, dans les foffez & aux autres endroits aquatiques. Sa racine eft utile en Médecine ; elle contient
beaucoup de fel, d'huile & de phlegme.

    Elle eft apéritive, incifive, déterfive, vulnéraire, propre pour la colique néphtéti-   Vertus.
que, pour la pierre, pour l'hydropifie, pour les pâles couleurs, pour les maladies de la
ratte, pour les hernies, pour diffoudre le fang caillé dans le corps, pour les playes ; on
peut s'en fervir intérieurement en décoction, & extérieurement en onguent.

OSSIFRAGA.

    Offifraga. Offifragus. Aquila barbata.   En françois, *Ofraye.*

    Eft une efpece d'Aigle plus grande que l'Aigle ordinaire : fa couleur eft cendrée ou   Ofraye.
blanchâtre ; fon bec eft long, large, robufte, recourbé, noirâtre, barbu en haut ;
fes yeux font couverts d'un nuage qui l'empêche de voir bien clair ; fa langue a la figure de celle de l'homme ; fes griffes font groffes, pointues, fortes, noires : cet animal
vit de chevreaux, de chiens, d'anguilles, & d'autres animaux qu'il peut attraper : il fe
bat contre la vipere ; & l'on dit que quand il en a été bleffé, il fe guérit avec une herbe
femblable au Sonchus ; mais il n'y a guéres d'apparence que la morfure de la vipere
puiffe pénétrer jufqu'à fa peau, à caufe des plumes dont il eft revêtu : il contient beaucoup de fel volatil & d'huile.

    Son eftomac eft propre pour atténuer la pierre du rein & de la veffie, & pour exci-   Vertus.
ter l'urine.

    Son inteftin eft bon pour la colique, étant féché, pulvérifé, & pris par la bouche ;
la dofe en eft depuis un fcrupule jufqu'à une dragme.   Dofe.

    Offifraga , ab offe, os, *& frangere,* rompre, brifer ; parce que cet Aigle brife les os des   Etimolo-
animaux qu'elle a pris avec fon bec & avec fes griffes.   gie.

OSTEOCOLLA.

Ofteocolla.	*Oftiocolla.*	*Ofteites.*

M m m m

Stelechites.	Holosteus.	Lapis Sabulosus.
Morochtus.	Osteolithus.	Lapis Ossifragus.

En françois, *Osteocole. Pierre des rompus.*

Ostéocole. Est une pierre, sabloneuse, creuse, de couleur cendrée ou blanchâtre, ayant la figure d'un os, de différentes grosseurs: on en trouve qui sont grosses comme le bras : *Ronde.* nous en voyons de deux especes ; une *ronde*, inégale ou raboteuse, graveleuse, pesante ; *Plus unie.* l'autre *plus unie* ou moins raboteuse & légere ; elle adhere à la langue comme fait la pierre de ponce : on trouve l'une & l'autre en plusieurs endroits de l'Allemagne, comme au Palatinat, en Saxe, proche de Spire, à Issy près Paris : elle naît dans les lieux sabloneux.

Vertus. Elle est propre pour aglutiner & remettre en peu de tems les os rompus, étant appli-*Dose.* quée sur les fractures, & prise intérieurement : la dose en est depuis demi-scrupule jusqu'à deux scrupules.

Etimolo- *Osteocolla, ab osse & colla,* comme qui diroit *colle d'os.*
gies. *Lapis ossifragus, ab osse & frangere,* comme qui diroit *Pierre qui remédie aux fractures des os.*

OSTRACITES.

Ostracites est une espece de cadmie ou une pierre presque ronde, grise, dont on trouve deux especes, une *naturelle*, & l'autre *artificielle :* la naturelle naît dans les mines ; l'artificielle est formée par le feu dans les fourneaux où l'on purifie le cuivre ; c'est une suie métallique encroûtée qui a pris cette forme.

Vertus. Les Ostracites naturelles & artificielles sont détersives & astringentes ; on les applique extérieurement, étant pulvérisées & mêlées dans des onguens.

Etimolo- *Ostracites, ab ὄστρακον, testa,* coquille, parce que cette pierre a quelquefois une fi-*gie.* gure approchante de la coquille d'un limaçon.

* *Ostracites* est un nom qui se donne à des écailles d'huîtres qui se trouvent pétrifiées dans des carrieres.

OSTREA.

Huître. *Ostrea, Ostreum,* en françois, *Huître,* est un poisson à coquille naissant dans la mer, connu de tout le monde ; il y en a de beaucoup d'especes, qui sont toutes bonnes à manger. Il n'est pas facile de découvrir dans les huîtres les parties qui distinguent les mâles d'avec les femelles ; on n'y apperçoit aucune de ces parties, & il semble qu'il n'y ait ni des unes ni des autres : ces animaux jettent pourtant au mois de Mai leur frai qui ressemble à une goutte de suif ; ce frai ou cette semence d'huître s'attache dans la mer à des pierres, à des vieilles écailles d'huîtres, à des morceaux de bois, & à d'autres choses semblables. On croit que ce frai commence à prendre écaille en l'espace de 24 heures. Les huîtres sont malades & maigres après avoir frayé ; mais au mois de Juin elles commencent à se bien porter, & au mois d'Aoust elles se trouvent parfaitement guéries.

Huîtres Pour rendre les *huîtres vertes*, on les transporte dans des marais salans ; on en con-*vertes.* serve de cette maniere en Saintonge, elles s'y engraissent : leur chair y acquiert une couleur verdâtre, & un goût beaucoup plus délicat qu'auparavant ; mais elles n'y multiplient point.

Observa- Le R. P. Martini Jésuite, dans son Histoire de la Chine, & plusieurs autres Auteurs *tions.* rapportent que les Chinois pilent & écrasent les huîtres, qu'ils en expriment le frai, & que l'ayant répandu par goutte dans des marais, il en naît des huîtres en abondance.

Le P. du Tertre, dans son Histoire générale des Antilles, assure qu'il a vû dans une petite Isle qui est proche de la Guadeloupe, un grand nombre d'arbres si chargez d'huîtres que leurs branches en rompoient : on en trouve entre autres sur un certain arbre nommé *Paletuvier*, qui croît au bord de la mer ; il s'y attache aussi d'autres poissons à coquille. Ce fait est confirmé par l'Histoire des Singularitez naturelles d'Angleterre, où la même chose arrive proche de Plimouth. Il n'est pas mal-aisé de deviner la raison de cette particularité : c'est que les arbres où l'on trouve ces huîtres étant placez aux rivages de la mer, les vagues qui s'en élevent mouillent les branches qui s'abaissent le plus, & y portent le frai de l'huître, lequel s'y attache, s'y aglutine, & ensuite s'y éclôt en de petites huîtres. Pour ce qui est de la nourriture de ces petits animaux, elle se fait facilement ; car leurs coquillages par leur pesanteur contraignant les branches de l'arbre à se courber, ils sont rafraîchis deux fois le jour par le flux & reflux de la mer. Il est à observer que ces huîtres qu'on trouve attachées à des arbres, different des communes par leurs écailles plus petites & plus minces, & qu'elles ont un aussi bon goût.

Huîtres atttachées à des arbres, au Paletuvier, & autres.

Ceux qui remuent de gros tas d'huîtres pendant la nuit, apperçoivent quelquefois sur leurs écailles des particules lumineuses, comme de petites étoiles, de couleur bleuâtre : cette lumiere vient de certains petits vers luisans qui s'attachent à l'écaille & qui la rongent ; on voit facilement ces petits vers par le moyen d'un microscope, ou même avec une loupe : plusieurs autres poissons rendent aussi de la lumiere dans la mer, mais il n'y a guéres d'apparence que ce soit toujours par des vers.

Toutes les huîtres contiennent beaucoup d'huile, de phlegme, & de sel volatil & fixe.

L'huître excite un peu le sommeil étant mangée, mais elle est assez difficile à digérer : si on l'applique sur les bubons pestilentiels, elle en fait sortir le virus au dehors.

Vertus.

Son écaille ou coquille étant calcinée ou pulvérisée, est apéritive, déterfive, dessicative, propre pour fortifier l'estomac, pour nettoyer les dents, pour exciter l'urine, pour les hémorroïdes, pour les ulceres.

Ceux qui voudront être informez plus particuliérement de ce qui concerne les huîtres, pourront lire ce qu'en a donné M. Tournefort dans l'Histoire de l'Académie Royale des Sciences de l'année 1704.

Ostrea, ab οʹϛϱαχoγ, *testa*, coquille, parce que l'huître est couverte d'une grosse & forte coquille.

Etimologie.

OTIS.

Otis, Tarda, en françois, *Outarde*, est un oiseau de proye plus gros qu'un coq, ayant la figure d'une oye : sa tête est oblongue, de couleur cendrée ; son bec est fort & robuste ; sa langue est pointue & dentelée en forme de scie par les côtez, dure & comme osseuse ; ses yeux sont larges ; les trous de ses oreilles sont si grands & si ouverts, qu'on y peut introduire sans peine le bout du doigt ; son cou est long & menu, & de couleur cendrée ; son dos est marbré de taches noirâtres & châtaignées ; ses aîles sont courtes, blanches & noires ; sa queue est rougeàtre, avec quelques taches noires ; ses jambes sont longues d'un pied, grosses comme le pouce, couvertes d'écailles ; ses pieds sont fort gros, ayant chacun trois doigts armez d'ongles. Cet oiseau naît en Angleterre, en Bretagne, & en plusieurs autres lieux : il vit de fruits, d'herbes, de navets ; on en trouve qui pésent jusqu'à treize livres. Il a peine à voler à cause de la pesanteur de son corps ; il est fort bon à manger : il contient beaucoup de sel volatil.

Outarde.

Sa graisse est anodine, résolutive.

Vertus.

M m m m ij

Sa fiente est résolutive & propre pour la gale.

Etimologies. *Otis , ex ὦτος , auris ,* oreille ; on a donné ce nom à l'Outarde, parce qu'il a de grandes oreilles.

Tarda , vel avis tarda , quòd volatu sit tarda.

Tarda , à tardo , tardif, parce que cet oiseau est lourd & tardif à prendre son vol.

OVIS.

Brebis. *Ovis , Pecus ,* en françois, *Brebis ,* est la femelle du bélier & la mere de l'agneau, ou un animal à laine fort doux & timide, connu de tout le monde : il vit neuf ou dix ans ; il ne fait qu'un agneau à chaque portée : il y en a de plusieurs especes ; toutes les parties de l'animal contiennent beaucoup de sel volatil & d'huile.

Vertus.
Usage. Sa laine grasse appellée *lana succida ,* est résolutive étant appliquée extérieurement : on s'en sert pour faire l'Oesipe, comme je l'ai décrit en son lieu.

Son lait est pectoral & anodin ; mais on ne s'en sert que pour des fromages.

Sa graisse ou son suif étant pris intérieurement, est propre pour les dissenteries & pour les coliques ; on en mêle dans les lavemens ; on l'employe souvent dans les pomades.

Sa fiente est incisive, résolutive, apéritive ; on en applique sur les tumeurs de la ratte.

Brébis du Pérou. Les Voyageurs rapportent qu'il naît au Pérou & en l'Isle de S. Laurent, des brebis qui sont beaucoup plus grandes que les nôtres, & dont la figure est un peu différente : elles ont la lévre d'en haut fendue ; & par cette fente elles jettent quand on les a irritées & qu'elles sont en colere, une espece de bave écumeuse : leur cou est fort long & rond ; elles sont couvertes d'une *laine* longue, légere, luisante, de couleur blanche ou noire, & qui est beaucoup plus estimée que celles des brebis de ce pays-ci ; on en fait *Usage.* une étoffe lustrée qui ressemble au camelot : ces animaux courent d'une grande vitesse quand on les poursuit : il y en a de *domestiques* & de *sauvages* ; ils portent à chaque ventrée trois ou quatre petits.

Etimologie. *Brebis ,* selon quelques-uns, vient d'un vieux mot latin *Berbix ,* qui signifioit la même chose.

OXYACANTHA.

Oxyacantha vulgaris , sive Spinus albus. J. B.

Oxyacanthus , sive Spina acuta. Dod.

Mespilus Apii folio , sylvestris Spinosa ; sive Oxyacantha. C. B. Pit. Tournef.

En françois, *Epine blanche. Aubépin. Aupébine.*

Aubépine. Est une espece de Néflier, ou un arbrisseau dont le tronc est médiocrement gros, mais très-ferme, rameux, armé d'épines fortes & piquantes, couvert d'une écorce rougeâtre ou brune noirâtre : ses feuilles ont la figure de celles de l'ache, d'un goût visqueux : ses fleurs naissent ramassées par tas ou bouquets, attachées à des pédicules, blanches, d'une odeur suave très-douce & très-agréable ; chacune d'elles est en rose, composée de cinq petites feuilles & d'étamines rougeâtres : ses fruits sont un peu plus gros que les bayes de myrrhe, ronds, rougeâtres quand ils sont mûrs, disposez comme en ombelles, pendant à leurs pédicules, & ayant chacun une petite couronne ou ombilic de couleur noire ; ce fruit est rempli d'une chair ou pulpe molle glutineuse, qui renferme une ou deux semences ou osselets durs, blancs : sa racine est longue, elle descend profondément en terre. Cet arbrisseau croît dans les hayes, le long des chemins ; il fleurit au mois de May, & il parfume l'air par la bonne odeur de sa fleur : on dit que cette odeur fait corrompre le poisson, & que les chassemarées ayant reconnu ce mauvais effet, évitent tant qu'ils peuvent de passer au printems par les chemins où il y a beaucoup de l'Aubépine fleurie ; son fruit ne mûrit qu'en Automne, il sert de nourriture aux oiseaux.

Il y a plusieurs especes d'Aubépine à gros fruit aigrelet ; on les nomme *Azerole.*

Le bois & le fruit de l'Aubépine sont astringens, & propres pour arrêter les cours de ventre & les pertes de sang. — Vertus.

Oxyacantha ab ο'ξὺς, *acutus, &* ἄκανθα, *Spina,* comme qui diroit *Epine aigue.* — Etimologie.
Oxyacantha est un nom qui se donne à l'Epine vinette & à la Groseille.

Aubépine, ce mot vient du latin *Alba,* blanche, & du françois *Epine,* comme qui diroit *Epine blanche.*

OXYCOCCUM.

Oxycoccum. Cord, hist. Cluf. pan.	*Vaccinia paluftria.* Dod. Ad. Lob.
Oxycoccus, five Vaccinia paluftria. J. B.	*Vitis Idæa paluftris.* C. B. Raii hist.
Acinaria paluftris. Gefn. hort.	*Serpillum acinarium.* Gefn. col.

En françois , *Couffinets des marais , Canneberge.*

Est une plante qui pousse plusieurs tiges longues, menues comme des fibres, foibles, de couleur rouge-brune, se couchant & se répandant au large sur la terre, revêtues de feuilles semblables à celles du Serpolet, mais un peu plus petites, dures, vertes en dessus, d'un verd cendré en dessous, attachées à des queues courtes & rangées alternativement le long des tiges : ses fleurs naissent aux sommitez des branches, attachées une ou deux sur un pédicule long d'un doigt & fort menu ; chacune de ces fleurs est découpée en quatre parties pointues, purpurines, accompagnées en leur milieu de plusieurs étamines jaunes qui se joignent avec le piftile & forment ensemble comme un corps pointu. Quand ces fleurs sont passées, il leur succede des bayes presque rondes ou ovales, de couleur rougeâtre ou jaune verdâtre, marquetées de points rouges, ornées d'un ombilic purpurin formé en croix, d'un goût aigre ; elles renferment des semences menues : ses racines sont grêles, rampantes, rougeâtres, garnies de fibres déliées comme des cheveux. Cette plante croît dans les marais , & dans les lieux humides & ombrageux , le long des montagnes ou des vallées d'où découlent des ruisseaux ; elle contient beaucoup de sel essentiel & d'huile. — Canneberge.

Ses feuilles, ses fleurs & ses bayes sont détersives & astringentes, propres pour arrêter le vomissement, pour résister au venin. — Vertus.

Oxycoccum ab ὀξὺς, *acidus, &* κόκκος, *granum,* comme qui diroit *grain aigre,* à cause que les bayes de cette plante sont aigres. — Etimologie.

OXYPETRA.

Oxypetra Romanorum, (Pharisiani) est une pierre ou une terre de couleur blanche tirant sur le jaune, d'un goût aigrelet, qui se trouve dans le territoire de Rome.

Elle est propre pour calmer l'ardeur des fiévres ardentes & pour défalterer, on en met infuser dans de l'eau, & l'on en fait boire au malade. — Vertus.

Oxypetra ab ο'ξὺς, *acidus, & petra,* pierre, comme qui diroit *Pierre acide.* — Etimologie.
Monsieur Pharisiani, premier Médecin du Pape, a donné le nom à cette terre.

OXYTRIPHYLLON.

Oxytriphyllon. Trag. Lac.	*Oxys, five Trifolium acidum flore albo,*
Trifolium acetofum vulgare. C. Bauh.	*& purpurafcente.* J. B. Raii hist.
Park.	*Alleluia.* Lac. Lon.

Oxys alba. Ger. Tab.
Oxys flore albo. Pit. Tournef.
Acetofella & Lujula, five Alleluia offi- | *cinarum, Panis Cuculi.* Brunf.
Lujula. Fracaft.
En françois, *Alleluia*, ou *Pain à Coucou.*

Alleluia. Eſt une petite plante qui pouſſe de ſa racine pluſieurs queues longues comme la main, foibles, tendres, rondes, quelquefois rougeâtres ou purpurines, ſoutenant chacune trois feuilles preſque rondes, échancrées, ou ayant la figure d'un cœur, molles, ſucculentes, de couleur-verte jaunâtre, d'un goût aigrelet & agréable. Il s'éleve d'entre les queues de ces feuilles des pédicules qui portent chacun une fleur faite en cloche, aſſez grande, ordinairement blanche, quelquefois purpurine, rarement jaune, découpée en cinq parties juſques vers le centre. Quand cette fleur eſt paſſée, il paroît un fruit membraneux, ayant une figure approchante de celle d'une lanterne, diviſé en cinq loges qui renferment des ſemences rouſſâtres, envelopées chacune d'une coëffe: ſa racine eſt courte, mais aſſez groſſe, écailleuſe, blanche ou rougeâtre, jettant beaucoup de fibres longues, blanches. Cette plante a une odeur foible, mais agréable; elle croît dans les bois & aux lieux ſablonneux; elle contient beaucoup de ſel eſſentiel, d'huile & de phlegme.

Vertus. Elle eſt propre pour déſalterer, pour calmer les ardeurs de la fiévre, pour rafraîchir & purifier les humeurs, pour fortifier le cœur, pour réſiſter au venin: on s'en ſert en décoction, ou bien on en fait boire le ſuc dépuré.

Etimologies. *Oxytriphyllon ab* ὀξὺς, *acidus, &* τρίφυλλον, *trifolium*, comme qui diroit *Trefle aigre.*

Alleluia eſt un mot hébreu qui ſignifie *Laudate Dominum, louez le Seigneur:* on a donné ce nom à cette plante à cauſe qu'elle fleurit ordinairement vers le tems de Pâques, lorſqu'on chante par tout *alleluia.*

Oxys eſt un mot grec qui ſignifie *acide:* on a donné à cette plante ce nom, à cauſe de ſon goût aigrelet.

Panis Cuculi, Pain à Coucou, ſoit parce qu'on a crû que l'oiſeau appellé *Coucou* mangeoit de cette herbe, ſoit parce qu'elle pouſſe ſes premieres feuilles au même tems que le Coucou commence à ſe faire entendre.

P

PACAL.

PAcal, (Monard. Lugd.) eſt un petit arbre qui croît dans l'Amérique, aux bords d'une riviere diſtante de vingt-cinq lieues de Lima.

Vertus. Les Indiens ſe ſervent des cendres de ce bois brûlé, mêlées avec du ſavon, pour guérir toutes ſortes de dartres & de feux volages: on tient qu'avec ce mélange ils effacent les vieilles cicatrices.

PACOCEROCA.

Pacoçeroca. Marcgrav. G. Piſon.

Eſt une plante de la Martinique & du Bréſil, qui a le port & le feuillage du Cannacorus ou *Canne d'Inde*, dont j'ai parlé en ſon lieu; elle s'éleve à la hauteur de ſix ou ſept pieds: ſa tige principale eſt droite, ſpongieuſe, verte, elle ne pouſſe point de fleurs, mais de sa racine même à côté de cette tige s'élevent deux ou trois autres plus petites tiges à la hauteur d'environ un pied & demi, grosses comme le petit doigt, chargées de fleurs rouges presque semblables à celles de la Canne d'Inde ; le calice de chacune de ces fleurs devient, quand la fleur est tombée, un fruit gros comme une prune, oblong, triangulaire, rempli d'une pulpe filamenteuse, succulente, de couleur jaune safranée, d'une odeur vineuse, agréable, renfermant beaucoup de semences triangulaires, jaunâtres, ramassées comme en un peloton, & contenant chacune une petite amande blanche ; sa racine est noueuse : le suc du fruit de cette plante est une *teinture* d'un très-beau *rouge* ineffaçable par aucunes lotions ; & si l'on y mêle un peu de jus de citron, le mélange teindra en un beau violet ; la racine de la même plante rend une belle *teinture jaune* étant bouillie dans de l'eau : toute la plante étant écrasée avant que son fruit soit mûr, rend une odeur de gingembre, les Indiens l'employent dans leurs bains.

Teinture rouge.

Teinture jaune.

PÆONIA.

Pæonia, en françois, *Pivoine*, est une plante dont il y a deux especes principales ; une nommée *Pivoine mâle*, & l'autre *Pivoine femelle*.

Pivoine.

La premiere est appellée,

Premiere espece.

Pæonia mas. Dod. Ger. Park.	*Pæonia folio nigrante splendido, quæ mas.*
Pæonia mas foliis nucis. Gesn. hort.	C. B. Pit. Tournefort.
Pæonia præcocior. J. B. Raii hist.	

Elle pousse des tiges à la hauteur de deux ou trois pieds, un peu rougeâtres, divisées en quelques rameaux : ses feuilles sont larges, composées de plusieurs autres feuilles presque semblables à celles du Noyer, mais plus larges & plus épaisses, vertes-brunes, luisantes, couvertes sur le dos d'un peu de laine, attachées à des queues rougeâtres. Ses fleurs naissent aux sommitez des tiges, grandes, amples, à plusieurs feuilles disposées en rose, de couleur quelquefois purpurine, quelquefois incarnate, soutenues par un calice à cinq feuilles. Quand cette fleur est passée, il lui succede un fruit composé de plusieurs cornets blancs, lanugineux ou drapez, luisans, renversez en bas, lesquels s'ouvrent en mûrissant, & laissent voir des semences grosses, presque rondes, rouges au commencement, ensuite d'un bleu obscur, puis noires. Ses racines sont formées en navets, grosses comme le pouce, & quelquefois plus grosses, se divisant en plusieurs branches, de couleur rougeâtre en dehors, blanche en dedans.

Pivoine mâle.

La pivoine femelle est divisée en deux especes, la premiere est appellée,

Pæonia communis vel fœmina. C. Bauh. Pit Tournef.	*Pæonia fœmina.* Gesn. hort. Lob.
	Pæonia fœmina altera, Dod. Lugd.
Pæonia fœmina vulgatior. J. B. Raii hist.	*Pæonia fœmina vulgaris flore simplici.* Park.

Ses tiges croissent hautes, mais elles ne rougissent point ; ses feuilles sont découpées, de couleur verte-pâle en dessus, blanchâtres, & un peu velues en dessous : ses fleurs sont semblables à celles de la Pivoine mâle, mais moins grandes, de couleur rouge : il leur succede aussi des fruits remplis de semences, comme en l'autre espece : ses racines sont des tubercules ou des navets attachez à des fibres, comme en l'Asphodele.

Premiere espece de Pivoine femelle.

La seconde espece de Pivoine femelle est appellée,

Pæonia fœmina altera. C. B. Pit. Tourn.	*Pæonia promiscua, seu neutra.* Ad. Lob.
Pæonia fœmina prior. Dod.	Park.

Pæonia promiscua strictiore folio. J. B. Raii hist. | *Pæonia promiscua seu neutra.* Ad. Lob.

Seconde espece de Pivoine femelle.

Elle a autant de rapport avec la Pivoine mâle qu'avec la femelle ; ses feuilles approchent de celles de la Pivoine mâle, mais elles sont plus longues & plus étroites ; ses fleurs sont composées de cinq & quelquefois de sept ou neuf grandes feuilles disposées en rose, comme aux especes précédentes, de couleur rouge foncée ; elles sont aussi suivies par des fruits composez de plusieurs cornets qui renferment de grosses semences noires : ses racines sont semblables à celles de la Pivoine femelle commune, mais plus grosses.

L'une & l'autre espece de Pivoine sont cultivées dans les jardins ; la mâle est préferée en Médecine à la femelle ; elle contient beaucoup de sel essentiel, d'huile & de phlegme.

Vertus.

Sa fleur, sa semence & sa racine sont fort en usage pour les maladies du cerveau, comme pour l'épilepsie, pour l'apopléxie, pour la paralysie ; elle excite les mois aux femmes, elle augmente le mouvement du sang, & elle le purifie.

Etimologie.

La Pivoine a pris son nom d'un ancien Médecin nommé Pæon, qui à ce qu'on dit employa cette plante pour guérir Pluton d'une blessure que lui avoit faite Hercule.

PAGURUS.

Sorte de grande Ecrevisse.

Pagurus est une espece de Cancre ou Ecrevisse de mer longue d'un pied, & plus large que longue ; on en trouve quelques-unes qui pesent jusqu'à dix livres. Ce poisson est couvert d'une écaille forte & robuste, unie, rougeâtre ou jaunâtre : ses pattes de devant sont, comme aux autres écrevisses, fourchues & en forme de tenailles qui lui servent pour nager, pour porter l'aliment à sa bouche, & pour se défendre, car elles pincent vigoureusement : sa chair est bonne à manger, mais difficile à digérer ; elle contient beaucoup d'huile & de sel volatil & fixe.

Elle est apéritive & pectorale.

Vertus.

Son *écaille*, ses *pattes*, & une *pierre* qui se trouve dans sa tête, sont apéritives, alkalines, propres pour la pierre, pour exciter l'urine, pour adoucir les maux de la gorge,

Dose.

pour arrêter les cours de ventre & les hémorragies. La dose en est depuis demi scrupule jusqu'à une dragme.

PAJOMIRIOBA.

Cassia Americana fœtida, foliis oblongis glabris. Pit. Tournef.

Pajomirioba. G. Pison.

Orobus Brasiliensis flore luteo Pajomirioba dictus. Marcgr.

| *Senna Occidentalis odore Opii veroso. Orobi Pannonici foliis, mucronatis glabra.* H. L. Bat.

En françois, *Casse puante.*

Premiere espece. Casse puante.

Est un petit arbrisseau légumineux du Brésil, dont il y a de deux especes ; la premiere pousse de sa racine plusieurs tiges longues d'environ trois pieds, ligneuses, vertes, noueuses, divisées chacune en beaucoup de rameaux, & chaque rameau portant huit ou neuf feuilles rangées vis-à-vis l'une de l'autre par paires sur une côte, assez longues, pointues ; ses fleurs naissent aux sommets des rameaux, petites, composées chacune de cinq feuilles semblables à celles de la Casse, mais plus petites & tout-à-fait jaunes : à ces fleurs succedent des gousses longues de cinq ou six pouces, rondes, un peu aplaties, courbées ; elles prennent en mûrissant une couleur brune ; la racine de la plante est longue, grosse de deux pouces, ligneuse, droite, de couleur jaunâtre en dehors, blanche en dedans, sans odeur ni goût apparent.

La

La feconde efpece differe de la premiere, en ce que fes feuilles font de figure ovale ,   Seconde
plus étroites du côté de la queue , & plus obtufes en leurs extrémitez ; ces feuilles   efpec .
s'approchent les unes des autres au foir, quand le foleil eft couché , & elles femblent fe
faner , mais elles s'épanouiffent au matin ; fes fleurs font femblables à celles de la premiere efpece , mais fes femences en font différentes, car elles font plus menues, rondes,
noires.

Les *graines* de l'une & l'autre efpece font eftimées dans le pays être des efpeces d'o-
robes ; elles croiffent fans culture aux lieux fabloneux , le long des rivages ; elles fleu-
riffent toute l'année , & portent des femences ; leurs feuilles font purgatives , & d'un
goût très-défagréable .

Leurs *racines* font eftimées bonnes contre les venins ; les plantes font déterfives ,   Vertus.
apéritives , vulnéraires ; rafraîchiffantes : elles excitent la fortie du calcul de la veflie ,
& tempérent l'ardeur des reins : leurs femences étant infufées dans du vinaigre , font
bonnes pour guérir la gratelle.

PALIMPISSA.

Palimpiffa. Pix ficca. En françois, *Bray fec , Fauffe Colophone , Arcançon.*

Eft une efpece de poix noire qui refte au fond des Alambics ou des Cornuës , après   Bray fec.
qu'on a tiré par la diftillation les huiles de la Terebenthine ; on nous apporte cette poix
de Provence , de Gafcogne : car il fe fait beaucoup de ces diftillations à quelques lieues
de Marfeille , dans les forêts de Cuges , & dans les Landes de Bourdeaux : mais il ne
faut pas croire que les Ouvriers employent de bonne Terebenthine pour cette opération , elle leur coûteroit trop , felon eux , & ils ne pourroient pas donner l'efprit de Terebentine aux Droguiftes à fi bon marché. Ils fe fervent du *Barras* ou *Galipot* , qui eft   Barras ,
une réfine liquide ou Terebenthine groffiere , épaiffe, blanchâtre , qui fort du Pin par   Galipot.
les incifions qu'on lui a faites. De forte que la liqueur qu'on vend chez les Droguiftes ,   Efprit ou
fous le nom d'*efprit* ou d'*effence de Terebenthine* , eft tirée du Galipot. Elle n'a pas tant de   effence de
vertu qu'une véritable *huile* æthérée qu'on auroit tirée de la Terebenthine , mais elle en   Terebenthine des
approche.   thine des Droguiftes.

Elle doit être claire comme de l'eau, d'une odeur forte, pénétrante , défagréable :   Choix.
elle eft fort apéritive , réfolutive , incifive , atténuante , nervale : on devroit ne s'en   Vertus.
fervir que pour l'extérieur, à caufe qu'il fe trouve fouvent des ordure dans la poix dont
on l'a tirée.

L'*Arcançon* ou *Bray fec* doit être choifi net , fec, caffant, luifant , noir ; il contient   Choix.
encore beaucoup d'huile & de la terre.

Il eft déterfif , réfolutif , fupuratif , digeftif ; on l'employe dans les onguens , dans les   Vertus.
emplâtres , dans les cerats : plufieurs Ouvriers s'en fervent auffi.

Palimpiffa ex πάλιν , *rurfus, &,* πίσσα , *pix,* comme qui diroit *poix cuite davantage*   Etimolo-
que les autres : car il faut fous-entendre *coĉta.*   gie.

PALIURUS.

Paliurus. Dodon. pempt. Ger. Pit. Tournefort.	*Rhamnus folio fubrotundo , fructu com-preffo.* C. B.
Paliurus, five Rhamnus , 3. *Diofcoridis.* Park.	*Rhamnus, five Paliurus folio jujubino.* J. B. Raii hift.

En françois, *Paliure.*

Eft un arbriffeau qui croît quelquefois à la hauteur d'un arbre ; fes rameaux font   Paliure.

longs & épineux , mais les epines qui fe rencontrent proche des feuilles , font plus petites & moins nuifibles que celles des autres endroits ; fes feuilles font petites , prefque
rondes , pointues , de couleur verte obfcure comme rougeâtre ; fes fleurs font petites ,
jaunes , ramaffées aux fommets des branches , compofées ordinairement chacune de
cinq feuilles , difpofées en rond dans la rénure d'une rofette qui fe trouve au milieu du
calice ; cette rofette vient dans la fuite un fruit fait en bouclier , relevé au milieu , délié
aux bords , & comme membraneux. On trouve dans le milieu de ce fruit un noyau
affez fphérique , divifé en trois loges qui contiennent ordinairement chacune une femence prefque ronde , ayant la couleur , le poli & la douceur de la graine de lin. Cet
arbriffeau croît dans les hayes , aux lieux humides , en Languedoc & en Provence.

Vertus,   Ses feuilles & fa racine font aftringentes.

Sa *femence* adoucit les âcretez de la poitrine , elle excite l'urine , elle brife là pierre
du rein & de la veffie , elle eft émolliente & réfolutive ; on en prend en poudre & en
décoction.

PALMITES.

Palmites eft une efpece de Palmier des Indes , dont le tronc eft fort gros & les feuilles
fort longues , attachées au bout de l'arbre , fans queue ; fon fruit eft un peu plus gros
qu'un pois , rond , fort dur , couvert d'une petite écorce grife facile à féparer , fous laquelle il eft poli , compact & entremêlé de différentes couleurs , comme les noyaux de
Ufage.   Dattes & la noix d'Areque ; on en fait des Chapelets.

PALUMBUS.

Palumbus , Palumbes. En françois , *Pigeon ramier , Bifet , Manfard , Coulon.*

Pigeon   Eft un Pigeon fauvage , fa femelle eft appellée *Palumba* ; il fe tient ordinairement fur
ramier.   les branches des arbres ; on le voit peu à terre à caufe qu'il eft timide & peureux ; il eft
fort bon à manger. Il contient beaucoup de fel volatil & d'huile.

Vertus.   Il eft apéritif , propre pour la difficulté d'uriner , pour la pierre , pour la gravelle.

Son fang récemment tiré & encore chaud , eft bon pour les playes des yeux , étant appliqué deffus.

Etimolo-   *Palumbus à* πάλλεσθαι , *moveri, palpitare.* On a donné ce nom au Pigeon ramier , à
gie.   caufe que la peur le fait fouvent remuer & palpiter.

PANCRATIUM.

Pancratium Monfpeffulanum, multis | *Narciffus marinus.* Dod.
Scilla alba parva. J. B. | *Narciffus maritimus.* C. B. Pit. Tournef.

En françois , *Narciffe de mer.*

Narciffe de   Eft une efpece de Narciffe ou une groffe racine bulbeufe , charnue , femblable
mer.   à la Scille : elle pouffe des feuilles faites comme celles du Narciffe , plus longues &
plus groffes , du milieu defquelles s'éleve une tige à la hauteur d'environ un pied , anguleufe , portant en fa fommité des fleurs longues , blanchâtres , difpofées en étoiles , &
d'une odeur douce. Après ces fleurs naiffent de petites pommes anguleufes remplies de
femences menues. Le Pancratium croît au bord de la mer : il y en a de plufieurs efpeces.

Vertus.   Il a les vertus de l'Oignon de Scille , mais il n'a pas tant de force : auffi n'eft-il guéres
en ufage dans la Médecine , fi ce n'eft au défaut de la Scille.

Etimolo-   *Pancratium à* πᾶν , *totum , &* κρέας , *caro,* parce que cette racine eft fort charnue.
gie.

PANICUM.

Panicum. Dod.
Panicum Germanicum , sive Panicula | *minore.* C. B. Pit. Tournefort.
En françois, *Panis.*

Est une plante qui ressemble en tout au Millet, excepté que ses fleurs & ses graines **Panis.** naissent dans des épis fort serrez , au lieu que celles du Millet naissent en bottes ou en bouquets: on cultive le Panis ; il y en a de plusieurs especes , qui portent toutes beaucoup de semences rondes, blanches ou jaunâtres : on en fait du pain qui est peu nourrissant ; on en met cuire dans du lait comme du Ris pour le manger ; on se sert aussi de **Usage.** cette semence pour la nourriture des oiseaux ; elle contient beaucoup d'huile & un peu de sel volatil.

Elle est apéritive , & propre pour adoucir l'âcreté des humeurs.   **Vertus.**
Elle resserre un peu le ventre.

Panicum vient de *panis, pain* , parce que la semence de cette plante sert quelquefois à **Etimolo-** faire du pain.   **gie.**

PANIS,

Panis , en françois , *Pain* , est une pâte cuite qui se fait ordinairement avec de la fari-   **Pain.** ne de blé, mais on en fait aussi avec celles de seigle, d'orge, de millet, de panis, de ris, d'espeautre, d'avoine, de sarrasin , & de plusieurs autres semences , sans parler du pain qu'on fait avec la racine du Manyoc.

La maniere de bien faire le pain consiste en premier lieu à mettre du levain dans la fa-   **5. Manieres** rine en une quantité proportionnée , afin que ce levain qui est une pâte aigrie & remplie **de bien fai-** de sel volatil acide , puisse exciter suffisamment la fermentation dans le corps de la pâte , **re le pain,** sans rendre le pain aigre.

En second lieu, à observer le dégré de chaleur de l'eau qu'on verse sur la farine & sur le levain pour les réduire en pâte ; car si l'eau est trop chaude ou trop froide, la fermentation ne se fait point suffisamment : il faut en cette occasion une chaleur de digestion moderée comme en toutes les autres matieres qu'on met fermenter, afin que les principes puissent se raréfier assez.

En troisiéme lieu, à bien pétrir la pâte , non-seulement afin que la liaison s'en fasse éxactement , mais afin de mettre en mouvement le sel de la farine, pour qu'il s'unisse à celui du levain , & que tous deux ensemble fassent fermenter la pâte.

En quatriéme lieu, à couvrir la pâte d'un linge chaud, & à la laisser en digestion ou fermentation quelques heures afin qu'elle se gonfle ; mais il ne l'y faut pas laisser trop long-tems, de peur que les sels s'éxaltant extraordinairement, ne rendissent le pain trop levé ou aigre , comme il n'arrive que trop souvent par la négligence des Boulangers.

En cinquiéme lieu, au dégré de chaleur qu'on employe à faire cuire le pain dans le four ; car si la chaleur est trop forte, le pain se brûle par dehors, & il se durcit trop. Si au contraire la chaleur est trop foible, le pain ne se cuit point assez, & il reste pâteux, pesant sur l'estomac , & difficile à digérer.

Le pain le plus délicat est fait de fine farine de froment séparée du son : mais le pain le plus sain & qui digére le mieux, est celui qui est composé de farine où l'on a laissé une partie du son.

M. Bartholin Médecin Danois, rapporte qu'en certains pays de la Norwege on fait **Observa-** une sorte de pain qui se garde jusqu'à *quarante ans* ; & c'est, dit-il, une commodité ; **tion.** car quand un homme de ce pays-là a une fois gagné de quoy faire du pain, il en cuit pour toute sa vie, & après cela il passe le reste de ses jours en repos, sans craindre la famine ; ce pain eft fait de farine d'Orge & d'Avoine qu'on pêtrit enfemble , & qu'on fait cuire entre deux cailloux creux ; il eft prefqu'infipide au goût : plus ce pain eft vieux, plus il eft agréable , de forte qu'en ce pays-là l'on eft auffi friand de pain dur , qu'ailleurs on aime le pain tendre : auffi a-t-on foin d'en garder très-long-tems pour les feftins , & ce n'eft point une chofe extraordinaire qu'au feftin qui fe fait à la naiffance d'un enfant, on mange du pain qui a été cuit à la naiffance du grand pere ; mais on n'eft pas affez heureux de trouver par tout de quoi faire ce pain ; car en quelques endroits on ne trou-

Pain fait avec de l'é-corce de Sa-pin broyée.
Pain de Gland.

ve ni Orge ni Avoine : on eft contraint en ces endroits-là de broyer de *l'écorce de fapin* & d'en faire une autre forte de pain qui fe conferve auffi fort long-tems ; en d'autres lieux on fait *du pain de gland*.

Le pain de fi longue durée fait avec l'Orge & l'Avoine, dont M. Bartholin fait men-tion , me femble approcher beaucoup du bifcuit qu'on porte dans les voyages de long cours.

Croute de pain.

Le pain contient beaucoup de fel volatil , de phlegme & d'huile : *la croute du pain ro-tie* eft aftringente ; on s'en fert extérieurement & intérieurement.

Vertus.

La *mie du pain blanc* appellée en latin *Mica panis* , eft employée dans les cataplafmes , pour ramollir , pour réfoudre , pour adoucir , pour digérer.

Etimolo-gie.
Pain à chanter.

Panis à πάομαι , *edo* , je mange.
Panis azymus eft du *pain à chanter* qui fe fait fans levain.

PANTHERA LAPIS.

Etimolo-gie.

Panthera eft une pierre prétieufe que quelques-uns mettent entre les efpeces d'Opale, les autres entre celles de Jafpe : elle prend fon nom de la diverfité de fes couleurs , fem-blables à celles de l'animal féroce qu'on appelle *Panthere :* elle marque du noir, du rouge, du pâle , du verd, de l'incarnat, du purpurin ; elle fe trouve dans la Médie ; elle eft fort rare.

Vertus.
Dofe.

Elle eft propre étant broyée & prife intérieurement , pour arrêter les cours de ven-tre & le crachement de fang ; la dofe en eft depuis demi fcrupule jufqu'à deux fcru-pules.

PAPAVER.

Pavot.

Papaver, en françois, *Pavot*, eft une plante fort commune dont il y a deux efpeces générales, une *domeftique* & *cultivée* dans les jardins , & l'autre *fauvage*.

La cultivée eft divifée en deux autres efpeces , en pavot *blanc* , & en pavot *noir*.

Premiere efpece.

Le premier eft appellé ,

Papaver. Brunf. Ang. Lon.	*Diofcoridi* , *album Plinio*. C. Bauh. Pit.
Papaver album. Trag. Dod.	Tournef.
Papaver hortenfe femine albo , *fativum* ,	*Papaver fativum femine candido*. Fuch.

Pavot cul-tivé blanc.

Il pouffe une tige droite à la hauteur de trois ou quatre pieds , rameufe ; fes feuilles font oblongues , larges , dentelées , crêpées , blanchâtres : fes fleurs naiffent en fa fom-mité , grandes , à quatre feuilles difpofées en rofe , blanches ou tirant fur le purpurin , foutenues par un calice à deux feuilles ; mais ces feuilles du calice tombent ordinairement à mefure que la fleur s'épanouit : quand cette fleur eft paffée , il lui fuccede une coque ovale ou oblongue groffe comme un œuf de poule , couronnée d'un chapiteau , verdâtre au commencement, puis blanchiffant à mefure qu'elle mûrit ou qu'elle féche : elle con-tient dans fa cavité beaucoup de petites femences qui paroiffent rondes , mais qui ont la figure d'un petit rein , blanches , attachées à des feuillets qui regnent en fa longueur tout autour.

Le fecond eſt appellé ,

Seconde
eſpece.

Papaver nigrum. Brunf. Caſt.	*Papaver nigrum fativum.* Dod.
Papaver hortenſe , nigro femine , ſylveſtre	*Papaver nigrum fativum , femine atro.*
Dioſcoridi , nigrum Plinio. C.B. Pit. Tourn.	Fuch.

Il differe du précédent en ce que ſa fleur eſt rouge , tantôt ſimple , tantôt double , & *Pavot noir* de différentes couleurs ; en ce que ſa tête ou coque eſt plus arrondie , & en ce que ſes *cultivé.* femences ſont noirâtres.

L'un & l'autre pavot contiennent beaucoup d'huile , de phlegme & de ſel eſſentiel ; *Vertus.* on employe en Médecine leurs *têtes* ou coques , & principalement celles du *pavot blanc* , rarement leurs feuilles & leurs fleurs : on doit choiſir ces têtes récentes , les plus groſſes *Choix.* & les mieux nourries.

Elles ſont narcotiques ou ſomniferes , elles calment les douleurs , elles épaiſſiſſent les ſéroſitez âcres qui tombent ſur la poitrine , elles arrêtent les cours de ventre & les hémorragies , elles abattent les vapeurs , elles adouciſſent la toux , étant priſes en décoction , ou en infuſion , ou en ſyrop ; on en met auſſi bouillir dans les décoctions des lavemens , pour appaiſer les coliques.

La *femence* de pavot eſt anodine , pectorale , adouciſſante , & nullement ſomnifere ; *Semence.* on l'employe dans les émulſions avec les quatre grandes femences froides.

On tire auſſi par expreſſion de la femence de pavot blanc pilée , une *huile* qui eſt pro- *Huile.* pre à décraſſer , à polir & à adoucir la peau. L'huile de la femence de pavot noir ſe *Uſage.* nomme *huile d'œillet* ; on la mange dans les ſalades ; elle s'employe auſſi pour les fri- *Huile* tures. *d'œillet.*

Le pavot *ſauvage* eſt diviſé en pluſieurs eſpeces ; mais on ne ſe ſert guéres en Méde- *Pavot ſau-* cine que de celui qui eſt appellé , *vage.*

Papaver Rhœas. Ger. Raii hiſt.	*Papaver fluidum.* Dod.
Papaver Rhœas , five caduco flore puniceo.	*Papaver erraticum majus ; ῥοίας.* Dioſc.
Ad. Lob. icon.	Theophr. Plin. C. B.
Papaver erraticum Rhœas , five ſylveſtré.	*Papaver erraticum rubrum campeſtre.* J.B.
Park.	*Papaver erraticum primum.* Fuch.

En françois , Pavot rouge , ou Coquelicoq.

C'eſt une plante qui pouſſe des tiges à la hauteur d'un pied & demi , rondes , ſolides , *Pavot* garnies de poils aſſez rudes , rameuſes : ſes feuilles ſont découpées comme celles de la *rouge.* chicorée ou du ſéneçon , velues , vertes-brunes : ſes fleurs naiſſent aux ſommets de ſes tiges compoſées de quatre feuilles larges , minces , d'un rouge foncé , foiblement attachées & tombant au moindre vent ; elles ſont ſuivies par de petites têtes ou coques groſſes comme des noiſettes , oblongues , ayant à peu près la figure de celles du pavot des jardins ; ces têtes renferment des femences menues , noirâtres ou d'un rouge obſcur : ſa racine eſt ſimple , groſſe comme le petit doigt , blanche , garnie de fibres , amere au goût. Cette plante croît dans les champs , & principalement entre les blez : on ſe ſert de ſa fleur en Médecine ; elle contient beaucoup d'huile , médiocrement du ſel eſſentiel.

Elle eſt pectorale , adouciſſante ; elle épaiſſit les humeurs , elle excite le crachat & la *Vertus.* ſueur ; elle eſt bonne dans les rhumes invétérez , dans l'aſthme , dans la pleuréſie : on s'en ſert en infuſion ou en ſyrop : elle excite un peu le ſommeil , mais très-foiblement ; ſa tête eſt un peu plus ſomnifere.

Papaver , à papa , bouillie , parce que les Nourrices mêloient autrefois ou mêlent en- *Etimolo-* core aujourd'hui mal à propos , du pavot dans la bouillie des enfans pour les endormir *gie.*

N nnn iij

& pour calmer leurs tranchées : je dis *mal à propos*, quand elles le font fans l'ordre du Médecin ; car elles peuvent en donner dans un tems où ce remede eft pernicieux aux enfans, ou leur en faire prendre trop, ce qui les endort pour le refte de leur vie.

PAPAYA.

Papaya fructu Melopeponis effigie. Plum. Pit. Tournef.

Arbor melonifera, Papayo vulgò dicta, Jac. Bontii.

Mamera Lufitanorum. Cluf.

Arbor Platani folio, fructu Peponis magnitudine eduli. C. B.

Pinoguaçu, Papaya & Mamera Lufitanorum. G. Pifon.

En françois, *Papayer.*

Papayer mâle, *Pinoguaçu mas.* Eft un arbre de l'Amérique dont Pifon décrit deux efpeces. Le *premier* qu'il appelle *Pinoguaçu mas*, eft haut de quinze à vingt pieds, gros comme la cuiffe d'un homme, creux & fpongieux en dedans, fi tendre, qu'on peut le couper en travers entiérement d'un feul coup de fabre ; fon écorce eft liffe, de couleur cendrée ; il croît prefque nud en peu de tems jufqu'à la moitié de fa hauteur, & l'autre moitié fe revêt en montant de feuilles grandes à peu près comme celles du figuier, découpées en fix ou fept parties, attachées à des queues longues, groffes, rondes, creufes, rougeâtres, recourbées : fes fleurs font longues, compofées chacune de cinq feuilles recourbées, difpofées en étoile, de couleur jaune pâle, fans odeur ; elles font ftériles. Ce papayer mâle croît dans les forêts & aux autres lieux incultes ; il porte rarement du fruit, s'il n'eft tranfporté & cultivé pendant environ trois années ; fon fruit, quand il en porte, naît fur un pied différent de celui qui a des fleurs ftériles ; il eft femblable à celui du papayer femelle, mais plus petit & d'une figure plus oblongue ; il eft attaché à un long pédicule, & fa chair n'eft point fi jaune ni de fi bon goût : ce fruit qu'on nomme *Papaye*, eft avant qu'il foit mûr, rempli d'un fuc laiteux ; l'arbre en contient auffi un femblable, mais il eft acerbe & de mauvais goût ; on s'en fert pour effacer les taches de la peau qui viennent de chaleur.

Papaye.

Ufage.

Pinoguaçu fœmina. Le *fecond* appellé *Pinoguaçu fœmina*, a le tronc femblable à celui du premier, mais il eft plus élevé : fes feuilles font plus grandes, & elles égalent en grandeur & en figure celles du Potiron ; elles font attachées à des queues vertes : cet arbre porte toute l'année des fleurs & des fruits qui ne font point foutenus par de longs pédicules comme en la premiere efpece, mais ils naiffent tout près du tronc de l'arbre, où les queues des feuilles commencent à fe faire voir ; chaque fleur eft grande, compofée de cinq feuilles jaunes, comme en l'autre efpece, d'une odeur des Lis des vallées ; fon fruit eft de la figure & de la groffeur d'un melon médiocre, de couleur verte avant fa maturité, & étant coupé il en fort un fuc laiteux : mais fi l'ayant détaché de l'arbre, on le met fur du fable, il mûrit en peu de tems & jaunit ; fa chair eft jaune comme celle du melon, bonne à manger, mais d'un goût moins délicieux : au milieu de cette chair on trouve une grande quantité de femences groffes comme des grains de coriandre, de figure ovale, canelées & rudes en leur fuperficie, de couleur rougeâtre, renfermant chacune un petit grain vifqueux blanc, d'un goût approchant de celui du creffon aquatique : fi l'on veut le conferver, il faut le dépouiller d'une membrane mince & luifante : chacune de ces femences produit en l'efpace d'une année un *arbre Papayer* portant fruit.

Quoique le fruit du papayer femelle foit bon à manger crud, il eft encore meilleur quand il a été cuit avec de la viande, ou confit en marmelade avec du fucre.

Le papayer femelle eft cultivé dans les jardins au Bréfil, aux Ifles Antilles, & en plufieurs autres lieux de l'Amérique ; l'une & l'autre efpece font crues par quelques-uns des rofeaux en arbres.

Le fruit du papayer fortifie l'eſtomac ; ſes ſemences ſont bonnes pour le ſcorbut , *Vertus.*
pour exciter l'urine & les mois aux femmes.

Mamera vient de *Mamaon* , nom portugais qui ſignifie *mammelle* ; on a donné ce nom *Etimolo-*
au papayer , parce que ſes fruits ſortent de l'arbre & y ſont attachez en forme de mam- *gie.*
melles.

On trouve ſouvent vers les pieds de ces arbres de petits ſerpens cachez , leſquels les *Cobre de*
Portugais appellent *Cobre de capello* ; ils ſont longs d'un pied ou d'un pied & demi , gros *capello.*
comme le petit doigt ; leur peau eſt noire ſur le dos , & blafarde ſous le ventre ; ils
gonflent leurs joues & crient comme les grenouilles quand ils ſont irritez ; leur morſure
eſt mortelle.

PAPILIO.

Papilio , en françois , *Papillon* , eſt une eſpece d'inſecte dont les aîles ſont plus ou *Papillon.*
moins grandes , larges , étendues & belles ; il vient de pluſieurs ſortes de vers , auſſi y
en a-t-il de beaucoup d'eſpeces , que l'on diſtingue en deux *genres* ; l'un qui vole pendant le jour & a ſes cornes ſimples ; l'autre voltige la nuit & à l'obſcurité , ſes cornes
ſont barbues comme une plume , il ſe nomme *Phalæna* , Phalene : Voyez *Raii hiſt. inſe-*
ctor. Ils contiennent tous beaucoup de ſel volatil & d'huile.

Ils ſont réſolutifs , écraſez & appliquez extérieurement. *Vertus.*

Papilio , à *papo* , *ſugo* , je ſucce , parce que cet inſecte ſucce & ronge les herbes pota- *Etimolo-*
geres. *gie.*

PAPIO.

Papio , ſive *Pavio* , eſt une eſpece de ſinge , grand , velû , ayant la tête horrible & af- *Pavio.*
freuſe , ronde comme un globe ; ſes jambes ſont courtes ; ſes pieds ſont petits & reſſemblant aux mains d'un homme ; ſa queue eſt ſemblable à celle du renard , mais fort courte & redreſſée : il vit de fruits ; il boit du vin quand il peut en attraper : ſa peau eſt fort
rouge , marquée de pluſieurs taches ; il naît en Ethyopie.

Les Maures mangent de ſa chair.

Sa graiſſe eſt réſolutive. *Vertus.*

PAPYRACEA.

Papyracea arbor , *ſeu Tal* , eſt une eſpece de palmier qui croît en Amérique ; ſa feuille *Tal.*
eſt grande ; les Indiens s'en ſervent pour leur papier : ſon fruit a la figure d'un gros navet ; il eſt doux & fort agréable à manger.

Il croît dans la Nouvelle Eſpagne un autre arbre appellé auſſi *Papyracea* , & par les ha- *Autre ar-*
bitans du pays *Guajaraba* : ſa tige eſt ronde , compacte , rougeâtre ; ſa feuille eſt fort *bre dans la*
grande , verte , & quelquefois rouge , épaiſſe , ronde : les Indiens écrivent ſur cette *Nouvelle*
feuille avec des ſtilets , & leur ſert de papier : ſon fruit eſt une eſpece de raiſin gros *Eſpagne.*
comme une aveline , de la couleur des mûres , contenant un noyau fort dur ; il eſt bon *Uſage.*
à manger.

On trouve encore dans l'Amérique pluſieurs autres arbres dont les feuilles ou l'écorce ſervent de papier aux Indiens.

PAPYRUS.

Papyrus Nilotica. Ger. J. B. Raii hiſt. | *Papyrus Ægyptia* , *ſive Biblus Ægyptia*
Papyros Nilotica , *ſive Ægyptiaca.* C. B. | *Euſtathio.* Guil. pap.
Papyrus antiquorum Nilotica. Park. | En françois , *Papier.*

Eſt une plante qui reſſemble au ſouchet ; ſes tiges croiſſent à la hauteur de neuf ou *Papier.*

dix pieds, grosses, de couleur pâle ou cendrée ; ses feuilles sont longues comme celles du roseau ; ses fleurs sont à plusieurs étamines, disposées en bouquet aux sommitez des branches, comme au souchet ; ses racines sont grandes, grosses, ligneuses, nouées, d'une odeur & d'un goût foibles. Cette plante croît en Egypte le long du Nil, & en Sicile ; les Anciens en séparoient l'écorce, & la polissoient pour leur servir de papier à écrire.

Papier à écrire des Anciens.

Usage.

Ses feuilles étoient autrefois employées par les Chirurgiens pour faire supurer & pour déterger les ulceres.

Papier des Modernes.

Le papier des Modernes ou celui que nous employons pour écrire, est appellé en latin *Charta* ou *Papyrus* : il est fait en France avec de vieux drapeaux ou chiffons de linge, blanchis, hachez & brisez au moulin en parties très-menues, humectées avec de l'eau & tellement délayées, qu'elles ne paroissent que comme de l'eau trouble, visqueuse & collante ; on leve cette liqueur par parties, prenant toujours la superficie avec une cuilliere ; on l'étend sur des moules ; on la laisse égouter, & on la colle afin que le papier qui en vient ne boive point l'écriture ; puis on la laisse sécher, & on la met à la presse pour en former des feuilles de papier.

Papier de la Chine.

Le papier de la Chine & celui du Japon sont faits de la seconde écorce d'un roseau des Indes nommé *Bambou*, duquel j'ai parlé en son lieu, ou avec du coton, ou avec l'écorce d'un murier blanc. *Voyez l'Histoire du Japon de Kempfer.*

Papier gris

Le papier gris ordinaire est du papier qui n'a point été collé : il y en a de deux especes principales ; une en grandes feuilles, de substance mollasse, moëlleuse, de couleur grise blanchâtre ; il sert à enveloper des paquets : l'autre est en plus petites feuilles, très-minces, très-poreuses, molles, de couleur grise rougeâtre : l'un & l'autre sont appellez en latin *Charta bibula*, *Charta emporetica* ; on l'employe à filtrer les liqueurs.

Papier bleu

Le papier bleu est un papier qui a reçû la teinture de tournesol ; on l'appelle en latin *Charta cæruleo colore picta* ; il y en a de plusieurs grosseurs ou épaisseurs ; il sert principalement à enveloper les pains de sucre & autres marchandises.

Usage.

Papier marbré.

Le papier marbré est un papier peint de diverses couleurs, qui se fait en appliquant une feuille de papier sur différentes couleurs détrempées en huile, & mêlées avec de l'eau qui en empêche la liaison ; on l'appelle en latin *Charta variis coloribus picta* ; & selon la disposition ou l'arrangement qu'on donne ensuite à ces couleurs avec un peigne, on forme des ondes & des panaches.

Vertus.

Le papier est propre, étant humecté, pour adoucir l'âcreté des playes, pour arrêter le sang ; on en brûle, & l'on en fait sentir la fumée aux femmes hystériques pour abattre les vapeurs.

Etimologie.

On dit que *Papyrus* vient du mot grec πῦρ, *ignis*, à cause que le papyrus des Anciens prenoit le feu très-facilement.

PAREIRA BRAVA.

Pereira Brava Botua est une racine qui ressemble tout-à-fait à celle du Thymelæa, excepté qu'elle est plus dure & plus brune : elle nous est apportée depuis peu du Brésil & des Indes Orientales, où elle naît : elle pousse des tiges longues, rameuses, semblables à celles de la vigne, rampantes, s'attachant aux murailles & aux arbres.

Vertus.

Cette racine étant prise en poudre dans du vin blanc, est fort apéritive & très-propre pour la pierre.

Etimologies.

Pareira Brava est un nom que les Portugais ont donné à cette racine ; il signifie en françois *vigne sauvage* ou *bâtarde*, parce que la plante qu'elle jette ressemble à la vigne sauvage.

Botua

Botua eſt un nom indien qui dérive apparemment de *Butua*, autre mot de la même Langue, & qui ſignifie un *bâton*, parce que cette racine a la figure d'un bâton.

PARIETARIA.

Parietaria. Ger. J. B. Raii hiſt.
Parietaria officinarum & Dioſcoridis. C.B.
Pit. Tournef.
Parietaria vulgaris & major. Trag.

Helxine. Ad. *Vitriola, ſive Perdicium.*
Lob. Cæſ.
Urceolaris, Scribonii.
Vitraria, herba muralis. Trag.

En françois, *Pariétaire.*

Eſt une plante commune & fort en uſage dans la Médecine : elle pouſſe pluſieurs ti- *Pariétaire.*
ges à la hauteur d'environ deux pieds, rondes, rougeâtres, fragiles ; ſes feuilles ſont oblongues, pointues, velues, rudes, s'attachant facilement aux habits : ſes fleurs ſont petites, compoſées ordinairement chacune de quatre étamines, de couleur verte-jaunâ-tre : il leur ſuccede des ſemences oblongues, luiſantes. Cette plante croît dans les hayes & contre les murailles : elle contient beaucoup de ſel & d'huile.

Elle eſt fort apéritive, déterſive, émolliente, réſolutive, propre pour la pierre, pour *Vertus.*
la gravelle, pour exciter l'urine, pour la colique néphrétique ; on s'en ſert extérieute-ment & intérieurement.

Parietaria, à pariete, muraille, parce que cette plante naît ordinairement ſur les mu- *Etimolo-*
railles. *gies.*

Helxine, ab ἕλκω, *traho*, parce que la pariétaire attire les habits des paſſans en s'y at-tachant.

Vitraria, à vitro, verre, parce que cette herbe eſt propre pour nettoyer les verres.

PARNASSIA.

Parnaſſia paluſtris & vulgaris. P. Tourn.
Gramen Parnaſſi. Lob. Ger. Dod.
Gramen Parnaſſi Dodonæo, quibuſdam he-paticus flos. J. B.
Gramen hederaceum, flos hepaticus. Tab.

Gramen Parnaſſi vulgare. Park. Raii hiſt.
Gramen Parnaſſi albo ſimplici flore. C. B.
Hepatica alba. Cord. hiſt.
Enneadynamis Polonorum. Geſn. hort.

C'eſt une plante qui pouſſe de ſa racine des feuilles preſque rondes, pointues, aſſez ſemblables à celles des violettes, ou plutôt à celles du lierre, mais beaucoup plus peti-tes, d'un verd plus blanchâtre, & n'étant point anguleuſes, attachées à des queues lon-gues, rougeâtres : il s'éleve d'entr'elles pluſieurs petites tiges longues comme la main, menues, anguleuſes, fermes, embraſſées vers le bas chacune par une ſeule feuille ſans queue, & portant en ſon ſommet une ſeule fleur compoſée de dix feuilles blanches, cinq grandes & cinq petites ; ces dernieres ſont frangées : quand cette fleur eſt tombée, il paroît en ſa place un fruit ovale, membraneux, rempli de ſemences oblongues : ſa racine eſt médiocrement groſſe, d'un blanc rougeâtre, garnie de pluſieurs fibres, d'un goût aſtringent. Cette plante croît dans les prez, le long des ruiſſeaux & autres lieux humides, en terre graſſe : elle contient beaucoup de phlegme & d'huile, peu de ſel. *Vertus.*

Elle eſt aſtringente & rafraîchiſſante.

Parnaſſia, parce que cette plante eſt ſemblable à une autre plante dont parle Dioſco- *Etimolo-*
ride, laquelle croiſſoit ſur le mont Parnaſſe. *gie.*

PARONYCHIA.

Paronychia Hiſpanica. Cluſ. hiſp. Pit. Tournefort.

Polygonum minus candicans. C. Bauhin. | *Paronychia Hispanica Clusii, sive Anthyl-*
Polygonum montanum niveum. Park. | *lis nivea.* J. B. Raii hift.
Polygonum minus candicans supinum. Bot. | *Polygonum montanum.* Tab. Ger.
Monfp. | En françois, *Renouée argentée.*

Renouée argentée. Eſt une plante d'un aſpect agréable : elle pouſſe des tiges longues d'environ demi-pied, nouées, éparſes & couchées à terre : ſes feuilles ſont ſemblables à celles de la Renouée, mais plus petites & plus courtes : ſa fleur eſt à pluſieurs étamines ſoutenues par un calice découpé & terminé par une maniere de capuchon : ce calice devient, quand la fleur eſt paſſée, une capſule relevée de cinq côtes, laquelle enferme une ſemence : ſa racine eſt longue, aſſez groſſe, diviſée en pluſieurs branches ligneuſes, blanches. Cette plante eſt belle, blanche ou de couleur argentine : elle croît aux lieux montagneux & pierreux, dans les pays chauds.

Vertus. Elle eſt aſtringente ; elle s'employe en Eſpagne pour les crachemens de ſang, & s'y nomme *Sanguinaria.*

Etimologie. *Paronychia*, à παρά, *juxtà.* & ὄνυξ, *unguis* ; comme qui diroit *Plante dont la couleur approche de celle de l'ongle* : car le paronychia eſt d'une couleur argentine, luiſante, ſemblable à celle de l'ongle.

PARUS.

Parulus. Parula. Parix. Ægithalus.   En françois, *Meſange.*

Meſange. Eſt un petit oiſeau gros comme un Pinſon, agréable à la vûe, & qui chante mélodieuſement. Il y en a de pluſieurs eſpeces : les plus grands ſont appellez,

Carbonarii majores, ſeu Fringillagines.   En françois, *Charbonniers.*

Grands Charbonniers. Leur couleur eſt diverſifiée, verte, jaune, blanche, noire, bleue : ils ont la tête noire, luiſante comme le corbeau, excepté que leurs temples & le tour de leurs yeux ſont blancs ; cette couleur noire les a fait appeller *Charbonniers* : l'extrémité de leur langue eſt diviſée en filamens menus comme des cheveux ; leur queue eſt fourchue, de couleur noire cendrée & blanche.

Petit Charbonnier. Il y a une autre eſpece de ces oiſeaux, qu'on appelle *Carbonarius minor, ſeu Caninus* : il eſt plus petit que les autres ; ſa tête eſt noire, excepté ſous les yeux & derriere la tête, où il y a des taches blanches ; ſon ventre eſt jaune & ſes jambes rouges.

Autres eſpeces.   Les autres eſpeces ſont appellées,

Parus Indicus. Parus paluſtris fuſcus, ſive cinereus. Parus ſylvaticus. Parus criſtatus. Parus cæruleus montanus. Parus caudatus monticola.

Mûrier. Il y en a une qu'on appelle en françois *Mûrier* : ces oiſeaux ont tous leurs pieds garnis d'ongles, avec leſquels ils s'attachent fortement aux arbres ; ils ſe nourriſſent de vers, de ſemences, de fruits ; ils ſont bons à manger. Les plus eſtimez en Médecine ſont les grands Charbonniers ; ils contiennent beaucoup de ſel volatil & d'huile.

Vertus. Ils ſont propres pour l'épilepſie, pour exciter l'urine, pour briſer la pierre du rein.

PASSER.

Moineau. *Paſſer*, en françois, *Moineau, Moiſſon*, ou *Paſſereau*, eſt un petit oiſeau fort connu, & qu'on apprivoiſe facilement dans les maiſons. Il y en a de pluſieurs couleurs ; il fait ſon nid ſur les arbres, ſur les toits des maiſons, dans les fentes des murailles : il ſe nourrit de mouches, de fourmis, de ſemences, de pain, de mouron : il contient beaucoup de ſel volatil & d'huile.

Sa *chair* & *fa cervelle* font employées pour l'épilepfie, pour exciter la femence, pour **Vertus.**
l'hydropifie tympanite, pour la pierre du rein & de la veffie, étant mangée.

Sa *graiffe* eft réfolutive.

Sa *fiente* deffechée & prife intérieurement, eft propre pour arrêter les cours de ventre des enfans.

Paffer, *à paffim*, à chaque pas, parce qu'on rencontre des moineaux de tous côtez.   **Etimolo-gie.**

PASSER CANARIUS.

Paffer Canarius.   En françois, *Canarie*. *Moineau de Canarie*. *Serin.*

Eft un petit oifeau de la groffeur d'un moineau ordinaire : fon bec eft petit, pointu, **Serin de**
blanc ; fes aîles & fa queue font vertes ; fes autres plumes font jaunâtres : il a été appor- **Canarie.**
té de Canarie ; il vit de femences, de féneçon, de mouron : fon ramage & fon chant
font fort agréables. On l'eftime d'autant plus qu'il eft petit & aifé à apprivoifer. Il contient beaucoup de fel volatil & d'huile.

Il eft propre pour l'épilepfie, étant mangé.   **Vertus.**

PASSER LÆVIS.

Paffer lævis.   *Plateffa.*   *Peften.*

Eft un poiffon de mer large, plat, dont il y a *deux efpeces*. Le plus grand eft appellé **Plye.**
en latin *Plya*, & en françois, *Plye*. Le fecond eft nommé *Quarelet*, à caufe de fa forme **Quarelet.**
quarrée ; il eft parfemé de taches rougeâtres ou jaunâtres. L'un & l'autre de ces poiffons
font affez connus dans les poiffonneries ; leur chair eft blanche, molle, de bon fuc, facile à digérer.

Ils font propres à adoucir les âcretez de la poitrine ; ils lâchent un peu le ventre.   **Vertus.**

PASSER SQUAMOSUS.

Paffer fquamofus eft un poiffon de mer dont il y a *trois efpeces*. La premiere eft appel- **Premiere**
lée *Limande* ; elle eft fort connue dans les poiffonneries : fa figure eft plate, médiocre- **efpece.**
ment large, oblongue comme la Sole, couverte de petites écailles rudes, fortement at- **Limande.**
tachées à fa peau ; fa chair eft blanche, molle, humide, un peu glutineufe.

La feconde eft appellée *Flez :* fa figure approche de celle du Quarelet, mais il eft plus **Seconde**
petit, & couvert de petites écailles noires, marbrées de rouge ; fa chair eft molle, ten- **efpece.**
dre, blanche.   **Flez.**

La troifiéme eft appellée *Fletelet* ; il differe du Flez en ce qu'il eft plus petit.   **Troifiéme**
Tous ces poiffons font fort bons à manger ; mais le meilleur de tous eft la Limande : **efpece.**
ils contiennent beaucoup de phlegme & d'huile, & un peu de fel volatil.   **Fletelet.**

Ils font pectoraux, & propres pour adoucir l'âcreté des humeurs.   **Vertus.**

PASTINACA.

Paftinaca, en françois, *Panais* ou *Paftenade*, eft une plante dont il y a trois efpeces ; **Panais.**
une *cultivée*, l'autre *fauvage*, & la troifiéme *étrangere*.

La premiere eft appellée,   **Premiere**
   efpece.

Paftinaca latifolia fativa. Dod. | *Paftinaca fativa latifolia Germanica luteo*
Paftinaca fativa latifolia. C. Bauhin. | *flore.* J. Raii hift.
Pit. Tournef. | *Elaphobofcum fativum.* Tab.

Elle pouffe une tige à la hauteur de trois ou quatre pieds, groffe, droite, ferme, **Panais**
canelée, vuide, rameufe : fes feuilles font amples, compofées d'autres feuilles fembla- **cultivé.**

bles à celles du Frefne ou du Terebinte, oblongues, larges de deux doigts, dentelées en leurs bords, velues, de couleur verte-brune, rangées comme par paires le long d'une côte, d'un goût agréable & un peu aromatique : fes fommitez font terminées par de grandes ombelles ou parafols qui foutiennent des petites fleurs à cinq feuilles jaunes, difpofées en rofe : quand ces fleurs font paffées, il leur fuccede des femences jointes deux à deux, grandes, ovales, minces, bordées d'un petit feuillet : fa racine eft longue, plus groffe que le pouce, charnue, blanche, jaunâtre ou rougeâtre, ayant au milieu un nerf qui parcourt fa longueur, d'une odeur qui n'eft point défagréable, d'un bon

Ufage. goût ; elle eft fort en ufage dans les cuifines. On cultive cette plante dans les jardins, à caufe de fa racine ; elle demande une terre graffe & humide.

Seconde efpece.

La feconde efpece eft appellée,

Paftinaca latifolia fylveftris. Dod. Ger. Park. Raii hift.	*Paftinaca Germanica fylveftris quibufdam.*
Paftinaca fylveftris latifolia. C. B. Pit. Tournefort.	*Elaphobofcum.* J. B.
	Elaphobofcum erraticum. Tab.

Panais fauvage. Elle differe de la précédente en ce que fes feuilles font plus petites, & en ce que fa racine eft plus menue, plus dure, plus ligneufe, & moins bonne à manger : elle croît aux lieux incultes.

L'une & l'autre efpece contiennent beaucoup de fel effentiel, d'huile & de phlegme ; leurs femences & leurs feuilles font quelquefois employées en Médecine.

Vertus. Elles font apéritives & vulnéraires ; elles excitent les mois aux femmes, elles abaiffent les vapeurs, elles chaffent les vents.

Troifiéme efpece.

La troifiéme efpece eft appellée,

Paftinaca fylveftris altiffima. Pit. Tournef.   *Panax Coftinum.* C. B.

En françois, *Panais étranger.*

Panais étranger.

Vertus. * Elle s'éleve beaucoup plus haut que les précédentes : fes racines font vivaces, d'une odeur forte ; il en fort dans les pays chauds une gomme jaunâtre femblable à l'*Opopanax.* Ces racines s'employent pour purger ; on les appelle *Coftus,* ou *Coftus Illyricus, Coftus adulterinus.*

Etimolo-gies. *Paftinaca, à paftu,* parce qu'on mange la racine de panais de jardin ; *vel à paftino,* qui fignifie une *houe de vigneron,* à caufe qu'il eft néceffaire de cultiver bien la terre où l'on veut faire croître les panais.

Elaphobofcum, ab ἔλαφος, *cervus,* & βόσκω, *pafco ;* parce que les cerfs mangent des panais fauvages.

PASTINACA MARINA.

Paftena-que, Tare-ronde. *Paftinaca marina,* en françois, *Paftenaque* ou *Tareronde,* eft un poiffon de mer large, plat, ayant la figure d'une Raye ; ou plutôt c'eft une efpece de Raye pefant environ dix livres : fa tête eft faite en quelque maniere comme celle d'une grenouille de marais ; fes yeux font oblongs & affez grands ; fa bouche eft petite ; fes dents font rangées comme un pavé, & font mobiles ; fes machoires font rudes ; fon dos eft de couleur plombée, & fon ventre blanc ; fa queue eft fort longue, épineufe, ayant la figure de celle d'un rat, groffe en haut, & diminuant peu à peu jufqu'à devenir très-menue en fon extrémité ; elle eft armée en-deffus, vers fon milieu, d'une efpece de dard long, offeux, très-pointu & crénelé. Ce poiffon fe tient ordinairement aux lieux bourbeux ; il fe nourrit de la chair des animaux qu'il peut attraper, les perçant avec fon dard pour les tuer & les attirer à lui. Il eft bon à manger.

On prétend que son dard est bon pour la douleur des dents, si ayant été pulvérisé, on le mêle dans de la cire ou de la résine, pour l'appliquer en emplâtre sur les temples.

Pastinaca à pastino, houe, parce que ce poisson porte sur sa queue un dard qui a la figure d'une houe.

PAVATE.

Pavate, Acostæ, Lugd. Cast. ap. *Arbor erysipelas curans, Lusitanis, Vasaveli*, Canarin.

Est un arbrisseau des Indes haut de huit ou neuf pieds, médiocrement rameux, gris, portant fort peu de feuilles semblables aux petites feuilles de l'Oranger, sans queues, d'une belle couleur verte; sa fleur est fort petite, blanche, composée de quatre petites feuilles, ayant au milieu un filet blanc qui finit par une belle pointe verte. Cette fleur ressemble en figure à celle du Chevrefeuille, principalement quand on la regarde de loin, & elle en a l'odeur; sa semence est grosse comme celle du Lentisque, ronde, de couleur verte au commencement, tirant sur le noir; mais en mûrissant elle devient noire; sa racine est blanche & un peu amere. Cet arbrisseau croît le long des rivieres appellées *Mangate & Cranganor*.

Les Indiens se servent de son bois & de sa racine, particuliérement pour guérir les érésipeles, on les met en poudre, on les fait tremper dans une décoction de Ris jusqu'à ce qu'elle soit devenue aigre, puis ils en fomentent l'érésipele, & ils en font boire deux fois le jour après avoir purgé l'estomac: ils en font prendre aussi à ceux qui ont des fiévres ardentes, des inflammations de foye, des flux de ventre.

PAVO.

Pavo, Pavus, Avis medica, Avis Junonis. En françois, *Paon*.

C'est le plus beau de tous les Oiseaux que nous connoissons en Europe: sa femelle est appellée en latin *Pavo fœmina*, en françois, *Panesse* ou *Panache*, & son petit *Pavunculus*, en françois, *Paonneau*: il est grand comme un Coq d'Inde; sa tête est petite, oblongue, & en quelque maniere serpentine: elle est ornée en son sommet d'un petit bouquet composé de plumes déliées, & disposées en forme d'un petit rameau chevelu; son cou est long; ses plumes, & principalement celles de sa queue, sont grandes, amples, resplendissantes, magnifiques, de couleur diversifiées d'une admirable beauté, & remplies de plusieurs marques qui ont des figures d'yeux; ses jambes sont longues, ses pieds sont grands & grossiers; il marche avec gravité; sa queue est comme divisée en deux parties, il en épanouit merveilleusement les plumes, & fait la roue comme pour s'y mirer & s'admirer; son cri est désagréable & importun à l'oreille, il semble qu'il ait honte de la laideur de ses pieds, & qu'il veuille les cacher de ses aîles quand on le regarde. Il y a plusieurs especes de paon qui different par les diversitez de leurs couleurs, & par leur pays natal: on prétend que l'origine de cet oiseau vienne d'Asie, il se nourrit avec les volailles ordinaires, il mange aussi des serpens quand il en trouve; il peut vivre jusqu'à trente ans, il vole rarement, sa chair est séche, dure & difficile à digérer; mais elle se garde long-tems sans se corrompre, & en se mortifiant elle devient bonne à manger: elle contient beaucoup de sel volatil & d'huile.

On en fait du bouillon qui est propre pour la pleuresie, pour le calcul des reins & de la vessie, pour exciter l'urine.

Sa *graisse* est bonne pour les douleurs de la colique.

Son *fiel* est propre pour déterger les ulceres des yeux, & pour fortifier la vûe.

O o o o iij

Dose. Ses *excrémens* sont bons pour l'épilepsie, pour les vertiges, pour les convulsions étant pris en poudre plusieurs jours de suite. La dose en est depuis un scrupule jusqu'à une dragme.

Ses *œufs* sont propres pour la goutte sciatique, pour les rhumatismes.

Etimolo-gie. Le paonneau est un manger fort délicat, *Avis Junonis*, parce que cet oiseau a été autrefois consacré à Junon à cause de sa beauté.

PAVO PISCIS.

Pavo Salviani, est un poisson de mer long d'un pied, pesant environ deux livres, couvert d'écailles larges, variées de beaucoup de différentes couleurs; sa tête est grosse, bleue-verdâtre, parsemée de taches rouges, son museau est gros & long, sa lévre de dessus est fort grosse, ses yeux sont grands & dorez: il se nourrit de petits poissons, d'alga & d'autres plantes de mer, il nage ordinairement seul; il n'est pas fort bon à manger.

Vertus. Il est apéritif.

Etimolo-gie. On a nommé ce poisson *Pavo*, qui signifie *Paon*, à cause des belles & différentes couleurs dont il est orné, lesquelles approchent de l'oiseau appellé *Paon*.

PAYCO.

Payco (Monard. Lugd.) est une plante du Pérou semblable au plantain, tendre, fort âcre au goût.

Vertus. Sa feuille étant prise en poudre est estimée bonne pour la néphrétique, pour discuter les phlegmes, pour chasser les vents; on l'applique aussi extérieurement.

PECTEN.

Etimolo-gies. *Pecten* est une espece de coquille quarrée, qui a la figure d'une main ou d'un pied, relevée dans sa longueur par des manieres de dents de peigne, d'où vient son nom; elle naît aux lieux bourbeux ou sablonneux, vers la Normandie & vers la Gascogne: il y en a de deux especes qui different par leurs grosseurs & par leurs couleurs, & par leur oreille; celles qui n'ont qu'une appendice ou oreille sont ordinairement petites, & se nomment *Pectoncules*, *Pectonculi*. On les pêche plus abondamment après les grandes pluyes, que lorsque le tems a été sec; elles sont quelquefois blanches, quelquefois rougeâtres, quelquefois de plusieurs couleurs; elles sont bonnes à manger, on y trouve quelquefois des perles: elles contiennent beaucoup de sel volatil & fixe.

Vertus. Elles sont détersives, apéritives, carminatives, elles excitent la semence.

Leurs coquilles ont la même vertu que celles des huîtres ordinaires.

PEDICULARIS.

Pedicularis. Lob. Ger. Cast. Tab.	*Pedicularis pratensis rubra vulgaris.* Park.
Pedicularis pratensis purpurea. C. B. Pit. Tournef.	*Pedicularis, quibusdam Crista galli flore rubro.* J. B. Raii hist.
Fistularia. Dod.	*Crista galli altera sive Phthirion.* Lugd.

En françois, *Pédiculaire des prez.*

Pédiculaire des prez. Est une plante qui pousse des feuilles semblables en quelque maniere à celles du Filipendula, mais beaucoup plus petites, découpées plus menu, crêpées: ses tiges s'élevent à la hauteur d'un demi pied, anguleuses, creuses, foibles, les unes serpentantes à terre, les autres droites, portant des fleurs faites en tuyaux terminez en devant & comme formez par un mufle à deux machoires, de couleur purpurine ou rouge, ou incarnate, ou blanche ; il leur succede des fruits aplatis, presque ronds, pointus, se divisant en deux loges, & renfermant des semences plates noirâtres, bordées d'une aîle membraneuse : sa racine est grosse comme le petit doigt, ridée, blanche, divisée en plusieurs grosses fibres, d'un goût un peu amer. Cette plante croît dans les prez, dans les marais & aux autres lieux humides : elle contient beaucoup de phlegme & d'huile, peu de sel.

Elle est propre pour arrêter les hémorragies, les flux de menstrues, d'hémorroïdes, étant prise en décoction ; on l'estime vulnéraire & bonne pour les fistules étant employée extérieurement. Vertus.

Pedicularis à pediculo, pou, parce qu'on a prétendu que les bestiaux qui mangeoient cette herbe étoient sujets à avoir une grande quantité de poux. Etimologies.

Fistularia à fistula, parce qu'on la croit propre pour les fistules.

PEDICULUS.

Pediculus, *Pedunculus*. En françois, *Pou*.

Est un petit insecte vermineux qui naît sur les animaux, qui les mord & leur succe le sang ; il y en a de plusieurs especes, mais je ne parlerai ici que de ceux qui se trouvent sur les hommes : ils different suivant les lieux où ils naissent, par leur grosseur & par leur couleur ; les uns sont gros, les autres petits ; les uns sont bruns ou noirâtres, les autres blancs. Les lentes qui se trouvent sur les habits & dans les cheveux, sont les œufs des poux qui éclosent par la chaleur de la chair & par la fermentation. Le pou est de figure oblongue, son dos est assez large ; il paroît dessus quand on le regarde avec un microscope, des manieres d'incisures qui ont la forme d'un anneau, des poils & des marques rougeâtres ; son ventre est garni de beaucoup de pieds ; il multiplie en peu de tems prodigieusement ; il succe la chair, & il y fait naître souvent des pustules qui dégénerent en gale, & quelquefois en teigne. Pou.

On a vû naître sur plusieurs personnes une maladie mortelle procédante d'une très-grande quantité de poux qui s'engendrent sur la chair, & qui font par tout le corps des playes pénétrantes jusqu'aux os. C'est de cette maladie que fut frapé Herode pour n'avoir pas rendu gloire à Dieu. Maladie pédiculaire.

Les remedes qu'on employe pour faire mourir les poux sont la semence de Staphisaigre, le soufre, les racines de Patience & d'Enule-Campane, le Tabac, le Mercure, le Verdet, & plusieurs autres. Remedes pour tuer les poux.

M. R. Hooke, de la Société Royale d'Angleterre, dans sa Micrographie, a observé que le pou a un groin fait comme celui du pourceau, qu'il a deux cornes à la tête, derriere lesquelles sont placez ses yeux, tout au contraire des autres animaux, ces yeux ne paroissent couverts par aucunes paupieres, & peut-être la nature les a-t-elle placez derriere plutôt que devant, de peur que les cheveux au travers desquels l'animal passe, ne lui blessassent trop souvent la vûe ; ces yeux & ces cornes sont environnez de poils ; sa peau est diaphane & luisante comme de la corne ; on voit au travers de cette peau un grand nombre de veines thorachiques, il a sur le ventre une peau marquée d'un point ou d'une tache blanche agitée d'un continuel mouvement de haut en bas, & de bas en haut, ce qu'on pourroit prendre pour le cœur ; on remarque encore plusieurs vaisseaux qui s'enflent par le sang qu'il succe avec son bec, & dont la digestion se fait si promptement qu'on le voit bien-tôt changer de couleur : ce sang a premiérement coulé par ondes dans son estomac avec tant de violence, qu'il a obligé les excrémens des intestins à sortir ; ses pieds sont armez de griffes écailleuses, & ces écailles entrent les unes dans les autres comme aux écrevisses. Observation.

Les poux contiennent beaucoup de sel volatil & d'huile.

Vertus. Ils font apéritifs & fébrifuges, on s'en fert pour lever les obftructions, pour la fiévre quarte ; on en fait avaler cinq ou fix , ou plus ou moins fuivant leur groffeur , à l'entrée de l'accès. La répugnance ou la difficulté qu'on fe fait à avaler ces vilaines bêtes, contribue peut-être à chaffer la fiévre.

Etimologie. *Pediculus à pedibus* , parce que le pou a beaucoup de pieds.

PELECINUS.

Pelecinus vulgaris. Pit. Tournef.	*Securidaca filiquis planis utrinque dentatis.* C. B.
Securidaca filiquis planis dentatis. Ger. emac.	*Securidaca peregrina.* Cluf. Park.
Lunaria radiata, Robini, J. B.	*Scolopendria leguminofa.* Cortuf.

Eft une plante qui pouffe plufieurs petites tiges , anguleufes , divifées en plufieurs rameaux , fes feuilles font difpofées comme celles de la Veffe ou du Securidaca , rangées comme par paires le long d'une côte terminée par une feule feuille ; il fort d'entre les côtes des feuilles au haut de la plante un pédicule long, qui foutient en fon extrémité de petites fleurs légumineufes jointes plufieurs enfemble , purpurines , portées fur des calices qui ont la figure d'un cornet dentelé : quand ces fleurs font paffées, il leur fuccede des fruits longs , fort aplatis , dentez en leurs bords , de couleur grife-rougeâtre , contenant des femences menues , beaucoup plus petites que des lentilles , & ayant ordinairement la figure d'un petit rein , d'un goût légumineux : fa racine eft longue , garnie de quelques fibres. On cultive cette plante dans les jardins.

Vertus. Je ne fuis point fûr touchant la vertu de cette plante , parce que je ne l'ai jamais mife en ufage , ni vû expérimenter ; mais il y a bien de l'apparence qu'elle a la même qualité que le Securidaca , & qu'on peut fe fervir de fa femence pour exciter l'urine, pour lever les obftructions , pour fortifier l'eftomac , étant prife en poudre ou en décoction.

Etimologie. *Pelecinus* à πελέχινον , *Securidaca* , parce que cette plante a beaucoup de rapport avec le Securidaca.

PENNA MARINA.

Plume marine. *Penna marina* (Rondelet. Gefn.) en françois , *Plume marine* , eft une plante ou zeophite qui reffemble à la plume de l'aîle d'un oifeau, ou à une plume garnie de fa barbe : elle croît fur les rochers dans la mer ; elle eft quelquefois entourée d'une matiere vifqueufe qui luit la nuit comme un phofphore.

Cette plante eft encore appellée *Mentula alata pifcatoribus* , parce que fon bout-d'en bas eft fait comme le gland de la verge , ayant quelques crévaffes ou fentes.

PENOABSOU.

Penoabfou (Thevet. Lugd.) eft un arbre de l'Amérique dont l'écorce eft odorante ; fes feuilles reffemblent à celles du pourpier , mais elles font plus épaiffes , plus charnues & toujours vertes : fon fruit eft de la groffeur d'une groffe orange ronde , il contient fix ou dix noix qui ont la figure de nos amandes , mais plus larges ; elles contiennent chacune un noyau ou une petite amande , defquelles les Indiens tirent de l'huile par expreffion après les avoir bien pilées. Ce fruit eft un *poifon*.

Poifon. *Vertus.* L'huile tirée de fes amandes guérit les coups de fléches & les autres playes , étant appliquée deffus.

PENTAPH-

PENTAPHYLLOIDES.

Pentaphylloides est une plante dont il y a plusieurs especes; j'en décrirai *deux* des principales.

La premiere est appellée,

Pentaphylloides erectum. J. B. Raii hist. | *Pentaphyllum fragiferum.* Cluf. Ger. Park.
Pit. Tournef. | *Quinquefolium fragiferum.* C. B.

Première espece.

Elle pousse de sa racine plusieurs queues longues comme la main, qui soutiennent chacune cinq feuilles, sçavoir trois à l'extrémité de la queue, & deux plus bas : ses feuilles sont assez semblables à celles du Fraisier, mais plus petites, velues, dentelées : il s'éleve aussi de la racine une tige à la hauteur d'environ un pied & demi, velue, garnie de quelques feuilles, se divisant vers sa sommité en de petits rameaux qui portent des fleurs blanches, & des fruits semblables aux fleurs & aux fruits de la Quintefeuille : sa racine est assez grosse, ligneuse, rouge, astringente.

La seconde espece est appellée,

Pentaphylloides supinum. J. B. Raii hist. | *Pentaphyllum supinum Potentillæ facie.*
Pit. Tournefort. | Ger. Park.
Quinquefolium fragiferum repens. Tab. | *Quinquefolio fragifero affinis.* C. B.

Seconde espece.

Ses feuilles sont disposées comme en la précédente espece, dentelées comme celles du Geranium ; elle pousse plusieurs tiges longues d'un pied environ, foibles, vuides, couchées sur terre : ses fleurs sont semblables à celles de l'autre espece, mais plus petites, jaunes, attachées à des pédicules courts : sa racine est longue, assez grosse.

L'une & l'autre espece croissent dans les bois, aux lieux ombrageux, aux bords des prez : elles contiennent beaucoup d'huile & de phlegme, médiocrement du sel essentiel.

Leurs racines & leurs semences sont astringentes, propres pour arrêter les cours de ventre, les hémorragies, étant prises en décoction ou en poudre.

Vertus.

* L'Argentine est un Pentaphylloïde qui est nommée par M. Tournefort *Pentaphylloides argenteum, alatum* ; il se fait reconnoître par la couleur argentée du revers de ses feuilles.

Argentine.

Pentaphylloides, à pentaphyllo, quintefeuille, parce que cette plante a beaucoup de rapport avec la quintefeuille.

Etimologie.

PEPLUS.

Tithymalus annuus, folio rotundiore acuminato. Pit. Tournef. | *Peplus minor.* J. B. Raii hist.

Est une espece de Titimale, ou une petite plante qui pousse beaucoup de tiges ou de rameaux, s'étendant au large & en rond : ses feuilles sont presque rondes, un peu pointues : ses fleurs sont des godets découpez en plusieurs quartiers ; il leur succede, quand elles sont tombées, de petits fruits lisses, relevez de trois coins, & divisez en trois cellules remplies chacune d'une semence oblongue : sa racine est menue, fibrée. Toute la plante jette du lait quand on la rompt : elle croît dans les champs, entre les vignes, aux lieux négligez ; elle contient beaucoup de sel âcre, d'huile & de phlegme.

Elle est purgative comme les autres especes de Titimale ; mais parce qu'elle est un peu trop violente dans son effet, on ne s'en sert point intérieurement, on l'employe extérieurement pour consumer les verrues, les cicatrices, pour mûrir, pour résoudre.

Vertus.

PEPO.

Cucurbita foliis asperis, sive Zucha flore luteo. J. Bauhin.

Pppp

Cucurbita major rotunda, flore luteo, folio aspero. C. B. | *Pepo vulgaris.* Raii hist. Pit. Tournef. En françois, *Citrouille.*

Citrouille. Est une plante qui pousse des tiges longues, sarmenteuses, grosses comme le pouce, s'étendant au long & au large, rampantes, & s'attachant par des mains ou tenons aux plantes voisines ou à des bâtons: ses feuilles sont grandes, larges, découpées comme celles du Figuier, rudes, dures, dentelées en leurs bords, de couleur verte-brune, luisante, attachées à des queues longues, dures, un peu épineuses: ses fleurs sont des cloches évasées, découpées en cinq parties, lanugineuses & de couleur safrannée en dedans, véneuses, ridées en dehors, garnies de poils très-courts, d'un jaune tirant sur le vert, un peu odorantes: quelques-unes de ces fleurs tombent sans laisser après elles aucun fruit; les autres qui sont nouées, sont suivies par des fruits grands comme ceux du Potiron, qui varient en leur forme, en leur grosseur, & en leur couleur: car les uns sont longs, les autres oblongs, les autres presque ronds, les autres piramidaux; mais tous sont charnus, le plus souvent bosselez, couverts d'une écorce dure & comme ligneuse, de couleur verte ou d'un verd noirâtre, marquetée ou rayée de taches blanches: leur chair est tendre, blanche, douçâtre: ses fruits sont creux dans leur intérieur, & partagez presque toujours en trois quartiers qui contiennent une pulpe spongieuse, dans laquelle on trouve deux rangs de semences aplaties, larges, oblongues, anguleuses par un bout, comme bordées d'une maniere d'anneau, de couleur cendrée; elles renferment chacune sous leur écorce une amande blanche, douce, & agréable au goût. On cultive cette plante dans les jardins.

Vertus. La chair de son fruit est fort rafraîchissante, humectante, adoucissante: sa semence est employée comme une des quatre grandes semences froides, pour les émulsions, pour les décoctions apéritives, pectorales & rafraîchissantes: elle excite un peu le sommeil. Sa racine est dessicative & vulnéraire.

Etimologie. On dit que *Pepo* vient du verbe grec πεπαίνεσθαι, *maturescere*, mûrir, à cause que le fruit de cette plante mûrit aisément.

PERCA.

Perche. *Perca*, en françois, *Perche*, est un poisson de riviere dont il y a deux especes, un *grand*, & un *petit*. Le premier est appellé *Perca fluvialis major*: il est long d'un pied ou d'un pied & demi, large à proportion, couvert de petites écailles qui sont fortement attachées à sa chair, & que les Cuisiniers ont peine à séparer: sa bouche est petite, & il n'a point de dents: on trouve dans sa tête plusieurs *petites pierres*: son corps est de couleurs variées, cendrée, noirâtre: il est armé sur le dos de deux os ou arêtes pointues, dont la piquure est dangereuse & difficile à guérir: il se nourrit de petits poissons.

Le second est appellé *Perca fluvialis minor*: il est plus petit que le précédent, rude, épineux de tous côtez, de couleur rougeâtre & jaunâtre, couvert d'écailles dures: il renferme aussi dans sa tête plusieurs petites pierres.

L'une & l'autre Perche sont excellentes à manger; leurs femelles portent une grande quantité d'œufs: elles cherchent les eaux claires.

Vertus. Les *pierres* qui se trouvent dans leur tête sont apéritives, étant broyées & prises intérieurement, comme les yeux d'écrevisse: on s'en sert pour la pierre, pour la gravelle; **Dose.** la dose en est depuis un demi-scrupule jusqu'à deux scrupules: on les employe aussi extérieurement pour les ulceres des gencives, pour le scorbut.

Perche de mer. Il y a aussi une *Perche de mer*, apellée en latin *Perca marina*; elle ne devient pas si grande que la Perche de riviere: sa couleur est rouge-brune ou noirâtre: son dos est garni de pointes, & couvert de petites écailles; on la trouve ordinairement proche des rochers : elle se nourrit de petits poissons ; on ne l'estime point bonne à manger.

Sa tête étant brûlée, est propre pour déterger & dessécher les playes. Vertus.

Perca, à πέρκος, *niger*, parce que ce poisson est marqué de quelques taches noirâtres. Etimologie.

PERCEPIER, *sive* PERCHEPIER.

Percepier Anglorum. Lob. Ger. emac. Raii hist.	*Alchimilla montana minima.* Col. Pit. Tournefort.
Perchepier Anglorum quibusdam. J. Bauh. *Polygonum Selinoides.* Park.	*Chærophyllo nonnihil similis.* C. B.

Est une espece de Pied de lion, ou une petite plante qui pousse beaucoup de tiges à la hauteur de la main, grêles, rondes, velues, revêtues de feuilles presque rondes, découpées en trois parties, approchantes de celles du Geranium, mais beaucoup plus petites, velues : celles d'en bas sont attachées par des queues à leur tige ; mais celles d'en haut n'ont point de queue, ou bien elles n'en ont qu'une fort courte : il sort de leurs aisselles des petites fleurs herbeuses à quatre étamines, soutenues par un calice fait en entonnoir découpé : quand ces fleurs sont passées, leurs calices deviennent des capsules qui renferment chacune une semence presque semblable à un grain de millet, mais plus menue : sa racine est petite, ligneuse, fibrée, noire. Cette plante croît dans les champs, entre les blez, sur les montagnes ; elle a un goût un peu âcre, accompagné de quelque amertume : elle contient beaucoup de sel essentiel & d'huile.

Elle est fort apéritive, propre pour exciter l'urine & les mois aux femmes, pour briser la pierre du rein, pour le scorbut. Vertus.

On confit dans du vinaigre ou dans de la saumure, une plante qui se nomme *Percepierre* ou *Bacille*, en latin *Crithmum*, pour la manger en salade.

Percepier ou *Perchepier* est un nom anglois tiré du françois *Percepierre* ; comme si l'on disoit *plante propre à percer & briser la pierre.* Etimologie.

PERDRIX.

Perdrix, en françois, *Perdri*, est un oiseau assez connu, qui vole bas & qui vit à terre : il y en a de deux especes, qui ne different guéres que par leur couleur ; la grise est la plus commune, on en trouve partout : la jeune Perdri est appellée *Perdreau*. La Perdri rouge est la plus estimée ; on la trouve en Poitou, en Saintonge, en Anjou : elle se nourrit de limaçons, de semences, de sommitez tendres de plusieurs arbres & d'autres plantes : elle contient beaucoup d'huile & de sel volatil. Perdri.
Perdreau.

Sa chair étant mangée ou prise en bouillon, est restaurante, propre pour exciter la semence & le lait aux nourrices. Vertus.

Son *sang* & son *fiel* sont propres pour les ulceres des yeux, pour les cataractes, y étant instillez chauds sortans de l'animal quand on le tue.

On brûle les *plumes* de Perdri, & l'on en fait sentir la fumée aux femmes hystériques pour abattre les vapeurs.

On dit que *Perdrix* vient du cri de cet oiseau qui semble prononcer le même mot : on l'appelle en grec πέρδιξ. Etimologies.

PERELLA.

Perella, en françois, *Perelle*, est une substance fongueuse, terreuse & séche, en petites écailles grises, qu'on nous apporte de Saint-Flour en Auvergne : on la retire de dessus les rochers où elle a été formée en Lichen verreux, semblable à de la poudre que les vents y auroient portée, & qui ayant été humectée par la pluye, & desséchée ou com- Perelle.

me calcinée par la chaleur du Soleil, se durciroit en petites écailles

Choix.

Il faut la choisir bien séche & bien nette : elle entre dans la composition de l'Orseille.

PERFOLIATA.

Perfoliata. Matth. Fuch. Dod.
Perfoliata vulgaris. Ger. Park. Raii hist.
Perfoliata simpliciter dicta, vulgaris annua.
J. B.

Perfoliata vulgatissima, sive arvensis. C. B.
Buplevrum perfoliatum rotundifolium annuum. Pit. Tournef.

En françois, *Percefeuille.*

Percefeuille.

Est une plante qui pousse une seule tige à la hauteur d'un pied ou d'un pied & demi, grêle, ferme, ronde, canelée, nouée, rameuse, d'une odeur un peu aromatique : ses feuilles sont rangées alternativement, simples, ovales, ou presque rondes, nerveuses, traversées par leur tige ou par leur branche, de couleur verte-pâle ou de verd de mer, d'un goût âcre : ses fleurs naissent aux sommitez des branches, petites, en ombelles jaunes, composées chacune de cinq feuilles disposées en rose : lorsque ces fleurs sont passées, il paroît des semences jointes deux à deux, oblongues, arrondies sur le dos, canelées, noirâtres : sa racine est grosse comme le doigt, simple, ligneuse, blanche, ayant le goût des Réponses. Cette plante croît dans les champs, entre les blez, aux lieux sabloneux : elle contient beaucoup de sel essentiel & d'huile.

Vertus.

Elle est incisive, détersive, astringente, résolutive, vulnéraire : on s'en sert intérieurement & extérieurement pour les scrophules, pour les hernies.

Etimologie.

Perfoliata, parce que les feuilles de cette plante sont pénétrées ou traversées par leur tige ou par leur branche.

PERICLYMENUM.

Periclymenum perfoliatum Virginianum, semper virens & florens. H. L. B. Raii hist.
Pit. Tournefort.

Est une plante qui differe du Chévrefeuille d'Italie ou *Periclymenum perfoliatum*, en ce qu'elle est plus petite en toutes ses parties ; en ce que ses feuilles sont un peu plus rondes, luisantes, & plus blanches en dessous ; en ce que ses fleurs sont des tuyaux évasez en campane, taillez ordinairement en cinq parties, d'une très-belle couleur rouge resplendissante ; au lieu que les fleurs du Chévrefeuille sont des tuyaux evasez & découpez en deux lévres, de couleur purpurine-pâle ou tirant sur le jaune : ces fleurs du Periclymenum sont disposées en rayons, soutenues chacune par un calice fait en bouton, ou ayant la figure d'une petite grenade, de couleur herbeuse jaunâtre : quand cette fleur est tombée, son calice devient une baye molle qui contient des semences plates presque ovales. Cette plante est toujours verte & fleurie, rendant un fort bel aspect ; sa fleur n'est point odorante : on la cultive dans les jardins. Son origine vient de Virginie ; son goût est âcre & un peu brûlant. Elle contient beaucoup de sel essentiel & fixe, & de l'huile.

Vertus.

Ses fleurs, ses feuilles & ses bayes sont détersives, apéritives, atténuantes, desficatives, digestives, résolutives, vulnéraires, propre pour les tumeurs & fluxions qui proviennent d'une humeur pituiteuse, grossiere & froide ; pour nettoyer les vieux ulceres, pour les dartres, & les autres démangeaisons de la peau : on en fait entrer dans les errhines, dans les gargarismes ; on l'employe aussi intérieurement en décoction pour l'asthme, pour hâter l'accouchement, pour atténuer & briser la pierre du rein.

Etimologie.

Periclymenum, à περὶ, *circum*, & κυλίω, *volvo, j'envelope*, parce que les branches de cette plante embrassent les plantes voisines & s'y entrelacent.

PERIPLOCA.

Periploca foliis oblongis. Pit. Tournef.	*Apocynum, five Periploca fcandens, folio*
Periploca altera. Dod. pempt.	*longo, flore purpurante*. J. B. Raii hift.
Periploca repens anguftifolia. Ger.	*Apocynum anguftifolium, five repens.* Park.
Apocynum folio oblongo. C. B.	*Apocynum 1. anguftifolium*. Cluf.

Eſt une plante qui pouſſe des tiges ſarmenteuſes, fort longues, ligneuſes, pliantes, nouées, rougeâtres, rampantes, s'élevant & s'entortillant autour des arbriſſeaux & des arbres voiſins : ſes feuilles ſont oppoſées, oblongues, larges, pointues, véneuſes ; ſes fleurs naiſſeht aux ſommitez des branches ; chacune d'elles eſt coupée juſques à la baſe en cinq parties diſpoſées en étoile, velues & purpurines en leur partie ſupérieure, mais ſans poil, & d'un jaune verdâtre en leur partie inférieure. Lorſque cette fleur eſt paſſée, il lui ſuccede un fruit à deux gaînes un peu courbées, ſemblables à celles de l'Apocin, mais un peu plus grandes ; elles s'ouvrent d'elles-mêmes en mûriſſant, & elles laiſſent paroître une matiere lanugineuſe, ſur laquelle ſont couchées des ſemences garnies chacune d'une aigrette : ſes racines ſont fibrées, ſerpentant ſous la terre. Cette plante rend du lait quand on la rompt ; elle croît dans les bois. On dit qu'elle eſt un poiſon aux chiens, aux loups, aux renards, & aux autres animaux à quatre pieds.

Elle eſt réſolutive étant appliquée extérieurement.   Vertus.

Periploca, à περὶ, *circà*, & πλοκὴ, *nexus*, comme qui diroit *une plante qui s'entortille & ſe lie autour des autres plantes voiſines.*   Etimologie.

PERSICA.

Perfica molli carne, vulgaris, viridis &	*Malus Perfica*. Dod.
alba. C. B. Pit. Tournef.	*Perficus*. Brunf.

En françois, *Pêcher.*

Eſt un arbre qui ne croît pas fort haut : il pouſſe des rameaux longs, étendus, fragiles : ſes feuilles ſont oblongues, étroites, pointues comme celles du Saule, dentelées en leurs bords, ameres au goût : ſes fleurs ſont le plus ſouvent à cinq feuilles diſpoſées en roſe, belles, rouges incarnates, un peu odorantes, d'un goût d'amande amere : leur calice eſt un godet découpé en cinq parties : lorſque la fleur eſt paſſée, il paroît un fruit charnu, rond, gros comme une petite pomme, ſillonné d'un côté, couvert d'une laine courte, de couleur ordinairemet blanche & verdâtre, quelquefois jaunâtre, quelquefois blanche & rouge : ce fruit eſt la *pêche* ordinaire, appellée en latin *perficum malum* ; ſa chair eſt moëlleuſe, vineuſe, ſucculente & d'un goût très-agréable ; elle renferme un gros noyau oſſeux, rougeâtre, creuſé de foſſes aſſez profondes : ce noyau contient une amande oblongue & aplatie, d'un goût un peu amer, mais agréable : on cultive cet arbre dans les jardins & entre les vignes.   Pêcher.   Pêche.

Les *fleurs* & les *feuilles* du pêcher contiennent beaucoup de ſel eſſentiel & d'huile.

Elles ſont purgatives & apéritives, propres contre les vers, pour purger les ſéroſitez du cerveau.   Vertus.

La pêche contient beaucoup de phlegme, de ſel eſſentiel & d'huile.

Elle eſt cordiale, pectorale, humectante ; elle lâche un peu le ventre.

Le *noyau* ou l'amande de la pêche contient beaucoup d'huile, & un peu de ſel eſſentiel ou volatil.

Il eſt propre pour les vers ; on en tire par expreſſion une *huile* bonne pour les brouiſſemens d'oreille, étant miſe dedans.   Huile.

* Il y a plusieurs especes de pêchers dont les jardins fruitiers sont garnis.

Persica, parce que cet arbre a été premiérement apporté de Perse.

PERSICARIA.

Persicaria, en françois, *Persicaire*, est une plante dont il y a beaucoup d'especes ; mais je n'en décrirai ici que deux qui sont employées dans la Médecine.

La premiere est appellée,

Persicaria. Fuch. Dod.	*Persicaria mitis.* J. B.
Persicaria maculata. Eric. Cord. Ger.	*Persicaria vulgaris mitis, seu maculosa.*
Persicaria maculosa. Ger. Raii hist.	Park.
Persicaria mitis, maculosa & non maculo-	*Persicaria maculis nigris.* Gesn. hort.
sa. C. B. Pit. Tournefort.	En françois, *Persicaire tachée.*

Elle pousse des tiges à la hauteur d'un pied, rondes, creuses, rougeâtres, rameuses, nouées, portant des feuilles semblables à celles du Pêcher ou du Saule, marquées quelquefois au milieu d'une tache noire ou de couleur plombée, & quelquefois sans tache : ses fleurs sortent en épi des aisselles des feuilles d'en haut, artachées par de longs pédicules ; chacune de ces fleurs est à cinq étamines, de couleur ordinairement purpurine, & quelquefois blanche, soutenues par un calice fendu jusqu'à la base en quatre ou cinq parties : après ces fleurs naissent des semences ovales, aplaties, pointues, noires : ses racines sont fibrées. Cette plante a un goût foible tirant sur l'acide : elle croît aux lieux aquatiques, dans les marais, dans les fossez, dans les étangs. Elle contient beaucoup de phlegme & d'huile, peu de sel essentiel.

Elle est détersive, astringente, vulnéraire, rafraîchissante, propre pour arrêter les hémorragies, étant prise en décoction & appliquée extérieurement.

La seconde espece est appellée,

Persicaria vulgaris acris, sive Hydropiper. J. B. Raii hist.	*Persicaria vulgaris, sive minor.* Park.
	Hydropiper. Dod. Matth. Ger.
Persicaria urens, sive Hydropiper. C. B. Pit. Tournef.	*Persicaria mascula.* Brunf. Ruell.
	En françois, *Poivre d'eau*, ou *Curage.*

Elle differe de la précédente en ce que ses tiges sont plus hautes & moins rameuses ; en ce que ses feuilles sont plus étroites, un peu plus longues, plus vertes, sans taches, d'un goût poivré ou brûlant : sa racine est petite, simple, ligneuse, blanche, garnie de fibres. Cette plante croît aux lieux humides : elle contient beaucoup de sel âcre & de l'huile.

Elle est apéritive, incisive, résolutive, vulnéraire, détersive ; on s'en sert extérieurement : on mêle sa graine parmi la Maniguette.

Persicaria, à *Persica*, Pêcher, parce que les feuilles de cette plante sont semblables à celles du Pêcher.

Hydropiper, ab ὕδωρ, aqua, & πέπερι, piper ; comme qui diroit *Plante aquatique qui a un goût de poivre.*

PERVINCA.

Pervinca, en françois, *Pervenche*, est une plante dont il y a *deux* especes principales. La plus commune ou celle qui est le plus en usage dans la Médecine, est appellée,

Pervinca vulgaris angustifolia. Pit. Tournefort.	*Pervinca, quòd semper vireat.* Trag.
	Pervinca vulgò. Cæs.

Vinca Pervinca minor. Ger. *vulgaris.* Park. | Raii hift.
Clematis Daphnoides minor. C. B. J. B. | *Chamædaphne altera Dioscoridis.* Brunf. 4.

Elle pouffe plufieurs farmens ou tiges menues, grêles, longues, rondes, vertes, *Premiere* nouées, ferpentant fur la terre, & s'attachant à ce qu'elles trouvent : fes feuilles font *efpece.* oblongues, vertes, polies, de la confiftence & de la couleur de celles du Lierre, de la figure de celles du Laurier, mais beaucoup plus petites, rangées deux à deux l'une à l'oppofite de l'autre, attachées par de petites queues courtes, d'un goût ftiptique & amer : fa fleur eft un tuyau évafé en maniere de foucoupe, découpé en cinq parties, de couleur ordinairement bleue, quelquefois blanche, & rarement rouge, fans odeur : après cette fleur, il naît un fruit à deux filiques, dans lefquelles fe trouvent des femen- ces oblongues, prefque cilindriques, fillonnées ordinairement d'un côté : fa racine eft fibrée.

L'autre efpece eft appellée,

Seconde
efpece.

Pervinca vulgaris latifolia. Pit. Tournef. | *Clematitis Daphnoides major.* C. B.
Pervinca major. Adv. Eyft. | *Clematitis, five Pervinca major.* Lob.
Provinca altera major. Cæf. | *Clematitis Daphnoides latifolia, five Vinca.*
Clematitis Daphnoides major flore cæruleo | *Pervinca major.* Park.
& albo. J. B. Raii hift. |

Elle differe de la précédente en ce qu'elle eft beaucoup plus grande en toutes fes par- ties.

L'une & l'autre efpece croiffent aux lieux humides, dans les bois ; elles demeurent toujours vertes ; elles contiennent beaucoup d'huile, médiocrement du fel effentiel.

Elles font déterfives, aftringentes, vulnéraires, propres pour les cours de ventre, *Vertus.* pour purifier le fang, pour les ulceres du poumon ; on les employe extérieurement & intérieurement.

Pervinca, à *pervincere,* vaincre, furmonter : on a donné ce nom à cette plante, à cau- *Etimolo-* fe de fa verdeur perpétuelle ; comme qui diroit *Herbe qui réfifte à la rigueur du froid.* On *gies.* l'appelle encore *Vinca à vincere,* vaincre, par la même raifon.

Clematis, à χλῆμα, *palmes, virga,* parce que cette plante pouffe des verges ou farmens longs.

Daphnoides, à *Daphne,* Laurier, parce que les feuilles de cette plante approchent en figure de celles du Laurier.

Chamædaphne, à χαμὰ, *humilis, &* δάφνη, *Laurus,* comme qui diroit *petit Laurier.*

P E T A S I T E S.

Petafites, en françois, *Petafite,* eft une plante dont il y a *deux* efpeces générales, une *Pétafite,* grande, & une *petite.*

La premiere eft appellée,

Premiere
efpece.

Petafites. Dod. Ger. | *Petafites major & vulgaris.* C. B. Pit.
Petafites vulgaris. Park. | Tournefort.
Petafites vulgaris rubens, rotundiore folio. | *Tuffilago major.* Matth. Caft.
J. B. Raii hift. | En françois, *Herbe aux teigneux.*

Elle pouffe au printems plufieurs petites tiges à la hauteur d'un demi-pied, groffes, *Herbe aux* creufes, lanugineufes, revêtues de quelques petites feuilles étroites, pointues, & por- *teigneux.* tant en leurs fommitez, avant que les autres feuilles paroiffent, des fleurs difpofées en bouquets à fleurons purpurins, femblables, felon M. Tournefort, à de petits godets

découpez en quatre ou cinq parties : tous ces fleurons font foutenus par un calice prefque cilindrique, recoupé jufques vers la bafe en plufieurs parties : ces fleurs fe flétriffent en peu de tems, & tombent avec leur tige ; elles font fuivies par des femences garnies chacune d'une aigrette : après que la tige eft tombée, il s'éleve des feuilles fort
grandes, amples, prefque rondes, un peu dentelées en leurs bords, vertes-brunes en
deffus, attachées chacune par le milieu à une queue longue d'un pied ou d'un pied &
demi, groffe, ronde, charnue : ces feuilles ont la figure d'un chapeau renverfé, ou
d'un grand champignon fur fa queue : fa racine eft groffe, longue, noire en dehors,
blanche en dedans, un peu amere au goût.

Seconde *espece.*

La feconde efpece eft appellée,

Petafites albus angulofo folio. J. B. Raii hift. | *Petafites flore albo.* Cam. ep.

Petafites minor. C. B. Pit. Tournef. | En françois, *petit Pétafite blanc.*

Pétafite blanc.   Elle pouffe des tiges à la hauteur d'un demi-pied, groffes, lanugineufes, molles,
creufes, portant en leurs fommets des fleurs difpofées comme en l'efpece précédente,
mais de couleur blanche : elles tombent en peu de tems avec leur tige, & il leur fuccede
des feuilles anguleufes, blanchâtres, & couvertes de laine, principalement en deffous,
attachées à des queues longues, lanugineufes, blanches, lefquelles fortent immédiatement de fa racine. Cette racine eft groffe comme le pouce, longue, ferpentante, nouée,
couverte d'une écorce rouge, d'un goût aromatique, âcre, un peu amer ; elle eft garnie de plufieurs fibres médiocrement groffes, longues & blanches.

    L'une & l'autre efpece croiffent aux lieux humides, aux bords des rivieres, des
étangs, des lacs ; elles contiennent beaucoup de fel effentiel & d'huile : on fe fert en
Médecine de leurs *racines,* rarement de leurs feuilles : le grand Pétafite eft le plus
commun.

Vertus.   La racine de Pétafite eft raréfiante, atténuante, apéritive, fudorifique, réfolutive,
vulnéraire ; elle réfifte à la malignité des humeurs, elle aide à la refpiration : on s'en
fert intérieurement & extérieurement.

Etimolo- gies.   *Petafites, à* πετάω, *extendo,* parce que les feuilles du Pétafite, & principalement celles de la grande efpece, font fort étendues. Ou bien *Petafites* vient de *petafus* qui fignifie
chapeau, parce que les feuilles du Pétafite vulgaire font grandes comme un chapeau.

P E T R O L Æ U M.

Petrolæum, five Oleum Petræ. En françois, *Pétrole,* ou *Huile de Pétrole.*

Pétrole.   Eft une efpece de Naphta, ou une liqueur bitumineufe & inflammable qui fort des
pierres, des rochers, des terres, en plufieurs lieux de l'Italie, de la Sicile, du Languedoc ; on nous en apporte de plufieurs couleurs, de noire, de rouge, de claire ou blanche, de jaune.

Huile de Gabian.   Le Pétrole *noir* nous eft apporté ordinairement d'un village de Languedoc nommé
Gabian, ce qui l'a fait appeller *Huile de Gabian* ; elle a une odeur forte & défagréable,
& un goût amer & âcre.

    Le Pétrole *blanc* clair eft le plus rare ; il nous vient de Modene : il a une odeur bal-
famique affez agréable, & un goût un peu acide & pénétrant.

    * On tire des Pétroles noir & blanc par la diftillation, de certaines terres & pier-
res bitumineufes que l'on rencontre en Allemagne & en France.

Vertus.   Toutes les efpeces de Pétrole font incifives, pénétrantes, raréfiantes, réfolutives,
atténuantes ; elles réfiftent au venin, elles chaffent les vers, elles font diffiper les vents,

elles

elles fortifient les nerfs : on en fait prendre quelques gouttes par la bouche ; on en frote les jointures, les émonctoires, le nombril.

Petrolæum, ex πετρα, *petra, & ἔλαιον, oleum;* comme qui diroit *Huile de pierre.* Etimologie.

PETROSELINUM.

Petroselinum. Brunf. Trag. Cord. in Diosc.	*Apium hortense.* Ger. Raii hist.
Petroselinum vulgare. Park.	*Apium hortense, seu Petroselinum vulgò.* C. B. Pit. Tournef.
Apium hortense multis, quod vulgò Petroselinum, palato gratum. J. B.	*Selinon, seu Apium.* Theophr. & Diosc.
	En françois, *Persil.*

Est une plante qui pousse des tiges à la hauteur de trois ou quatre pieds, grosses com- Persil.
me le pouce, rondes, canelées, nouées, vuides, rameuses : ses feuilles sont composées d'autres feuilles découpées, vertes, attachées à de longues queues : ses fleurs naissent aux sommets des branches en ombelles ou parasols, composées chacune de cinq feuilles pâles disposées en rose : quand ces fleurs sont passées, il leur succede des semences jointes deux à deux, canelées, grises, arrondies sur le dos, d'un goût un peu âcre : sa racine est longue, grosse comme le doigt, blanchâtre, bonne à manger. On cultive cette plante dans les jardins potagers, en terre humide : elle contient un sel si pénétrant, qu'il corrode le verre ; car si l'on fringue des verres à boire ou d'autres dans de l'eau où l'on a lavé du persil & où il en reste quelques parties de feuilles, pour peu qu'on appuye sur ces verres en les nettoyant, ils se brisent en morceaux.

   * On cultive dans les jardins deux autres Persils : l'un qui n'est qu'une variété de Autres especes.
celui-ci, & qui s'en distingue par ses feuilles frisées & crêpées ; on le nomme *Persil frisé :* l'autre s'éleve beaucoup plus haut, ses feuilles sont plus grandes, & ses racines vivaces, bonnes à manger comme celles du Céleri ; on appelle cette espece *gros Persil, Apium hortense latifolium.* (C. B. Pit. Tournefort.)

   Le Persil est fort apéritif en toutes ses parties ; il atténue la pierre du rein & de la Vertus.
vessie, il leve les obstructions, il est vulnéraire & résolutif, il chasse les vents, il fait dissiper le lait des femmes, étant pilé & appliqué sur le sein. Il est bon pour adoucir & résoudre les hémorroïdes, étant pilé & échauffé ; on en fait recevoir la vapeur.

   Petroselinum, πέτρα, *Petra, &* σέλινον, *Apium,* parce que le Persil est une espece d'*A-* Etimologie.
pium ou Ache, qu'on estime capable de briser les pierres du rein.

PETROSELINUM MACEDONICUM.

Petroselinum Macedonicum. Matth. Dod.	*Apium Macedonicum.* C. B. Pit. Tourn.
Petroselinum Macedonicum verum. Ger.	*Apium, sive Petroselinum Macedonicum multis.* J. B. Raii hist.
Petroselinum Macedonicum quibusdam. Park.	En françois, *Persil de Macédoine.*

Est une espece de Persil qui ressemble au nôtre, mais ses feuilles sont plus amples & Persil de Macédoine
un peu plus découpées : sa semence est beaucoup plus menue, plus oblongue, pointue, plus aromatique. Cette plante croît en Macédoine, & se cultive dans les jardins.

   On doit choisir sa semence nouvelle, bien nourrie, nette, de couleur obscure, d'une Choix.
odeur & d'un goût agréable & fort aromatique. Elle contient beaucoup d'huile éxaltée & de sel volatil : on employe cette semence dans la Thériaque. Usage.

   Elle est apéritive, elle excite l'urine & les mois aux femmes, elle résiste au venin, Vertus.
elle chasse les vents.

   Il me tomba un jour entre les mains une petite branche de Persil, à la quelle étoit Observation.
attachée naturellement par le nombril une espece de *Mouche* immobile, de la grosseur

Cette mou-
che paroit
être la Cry-
salite du
papillon
Mars.

d'une abeille, mais un peu plus longue : sa tête oblongue étoit relevée au front de deux petites cornes grosses chacune d'une ligne, fermes, assez solides : sa face étoit toute semblable à celle d'un enfant : elle avoit deux yeux, un nez, une bouche & un menton parfaitement bien placez & proportionnez pour la grandeur, mais où il ne paroissoit point d'ouverture : cette tête ressembloit fort bien à celle d'un petit Moïse, telle que les Peintres la représentent : ses aîles couvroient son corps ; elles étoient belles & bien distinguées : cette mouche avoit en toutes ses parties une belle couleur jaune dorée, & sa surface étoit très-polie, ce qui la rendoit fort agréable à la vûe. Elle étoit jointe à la branche de persil de la même manière qu'un fruit l'est à la plante sur laquelle il a crû ; & la liaison y étoit si naturelle, qu'il n'y eut aucun lieu de soupçonner que l'art y eût eu part. Je fis voir ce petit prodige à plusieurs personnes, & entre autres à M. l'Abbé de la Roque, qui en parla dans le Journal des Sçavans qu'il faisoit dans ce tems-là ; mais on ne parla que du fait, tel que je viens de le décrire, sans raisonner dessus.

Il pourroit être arrivé qu'un œuf de mouche à miel se seroit joint dans la terre à la semence de persil d'où cette plante venoit, & que l'œuf s'étant éclos, la plante en croissant auroit élevé la mouche qui en étoit provenue, & lui auroit fourni une partie de son suc pour sa nourriture pendant le tems qu'elle auroit vêcu ; qu'ensuite étant morte, elle se seroit conservée sur le persil. Pour ce qui est du visage d'enfant que cet insecte avoit, & de sa couleur dorée, il seroit difficile d'en rendre une raison qui pût satisfaire.

Je gardai cette mouche dans sa beauté pendant plusieurs mois, la laissant toujours attachée à la plante qui s'étoit séchée : je la mis ensuite dans de l'esprit de vin, pensant la conserver ; elle y perdit beaucoup de sa couleur ; & quelque tems après l'ayant remise à sec dans une boëte, elle s'y réduisit en poudre légere grise.

PEUCEDANUM.

Peucedanum. Trag. Dod. Ger.	*Pinaſtellum.* Dod.
Peucedanum vulgare. Park.	*Fœniculum porcinum.* Lon. desc. Lugd.
Peucedanum Germanicum. C. Bauhin.	*Peucedanum minus Germanicum.* J. B.
Pit. Tournef.	Raii hist.

En françois, *Queue de pourceau*, ou *Fenouil de porc.*

Queue de
pourceau.

Est une plante qui pousse une tige à la hauteur d'environ deux pieds, creuse, rameuse : ses feuilles sont beaucoup plus grandes que celles du Fenouil, laciniées, & dont les subdivisions qui sont de trois en trois, sont longues, étroites, plates, ressemblantes aux feuilles de chiendent : ses sommets portent des ombelles ou parasols amples, garnis de petites fleurs jaunes à cinq feuilles disposées en rose : lorsque ces fleurs sont passées, il leur succede des semences jointes deux à deux, presque ovales, rayées sur le dos, avec des bords en feuillet, d'un goût âcre & amer : sa racine est longue, grosse, branchue, charnue, noire en dehors, blanchâtre en dedans, pleine de suc, rendant quand on y fait des incisions, une liqueur jaune, d'une odeur de poix. Cette plante croît aux lieux marécageux, ombrageux, maritimes, & sur les montagnes : elle contient beaucoup de sel essentiel & d'huile. On se sert en Médecine de sa *racine :* on fait épaissir au feu ou au Soleil le suc qui en sort par les incisions qu'on y a faites, & on le garde ; il est résineux ou gommeux.

Vertus.

La racine de queue de pourceau & son suc épaissi sont propres pour atténuer, pour inciser les phlegmes de la poitrine, pour faciliter le crachat, pour aider à la respiration, pour déterger les playes & les ulceres, pour exciter l'urine & les mois aux femmes : on s'en sert extérieurement & intérieurement.

* Au défaut de cette plante, on peut employer l'espece qui se trouve assez ordinairement en France, & appellée *Peucedanum Gallicum, rarioribus & brevioribus foliis.* (H. R. P. & Pit. Tournef.)   Autre espece.

Peucedanum, ab πεύκη, *Pinus*, parce que les feuilles de cette plante ont quelque ressemblance avec celles du Pin ; c'est par cette raison qu'on l'appelle aussi *Pinaftellum.*   Etimologie.

PHAGRUS.

Phagrus, Pagrus, est un poisson de mer long d'environ un pied, gros, large, de couleur rouge, ressemblant beaucoup au Rouget, mais plus grand & plus gros ; il est couvert d'écailles rondes, amples, tendres ; son nez est aquilin ; son museau est gros, rond ; ses dents sont aigues ; sa tête renferme de petites pierres : il vit d'alga, de boue, de petits poissons. Il est bon à manger.

Les *pierres* qu'on trouve dans sa tête étant broyées & prises intérieurement, sont apéritives, propres pour la pierre du rein, pour resserrer le ventre, pour adoucir les âcretez & les acides de l'estomac : la dose en est depuis demi-scrupule jusqu'à une demi-dragme.   Vertus.   Dose.

On prétend que *Phagrus* vient de *fragum*, fraise, parce que ce poisson a une couleur rouge comme la fraise.   Etimologie.

PHALANGIA.

Phalangia, en françois, *Phalange,* est une espece de grosse araignée, dont les pattes sont divisées par trois nœuds ou jointures, comme aux phalanges des doigts, d'où vient son nom : il y en a de beaucoup d'especes ; elles ourdissent leur toile comme les araignées ordinaires : elles naissent aux pays chauds, comme en Italie, en Espagne, aux Indes, dans les fentes des murailles : elles sont fort venimeuses ; leur piquure est mortelle si l'on n'y remédie ; elle fait ordinairement tomber dans un assoupissement léthargique. Ses *remedes* à ce poison sont l'orviétan, les sels volatils de vipere, de corne de cerf, d'urine, la danse, la simphonie.   Phalange.   Venin.   Remedes.

On trouve au Pérou une espece de Phalange grosse comme une orange, dont la piquure est venimeuse & mortelle si l'on n'est secouru. Les Indiens s'en guérissent en faisant entrer deux ou trois fois dans la playe quelques gouttes d'un suc laiteux tiré des feuilles du figuier d'Inde, & appliquant dessus un morceau de la feuille écrasée.   Autres especes venimeuses.

La Tarentule est une Phalange dont plusieurs Auteurs Italiens ont donné l'histoire.

Le venin de toutes les especes de Phalanges consiste en un sel acide qu'elles élancent dans les vénules des chairs par leur piquure, & qui est porté ensuite dans les grands vaisseaux, où il intercepte la circulation en figeant le sang ; d'où vient que les sels volatils alkalins & tous les autres remedes propres à raréfier les humeurs & à les rendre fluides, sont bons pour dissiper ce venin.

Les Phalanges écrasées & appliquées autour du poignet à l'entrée de l'accès d'une fiévre intermittente, la guérissent quelquefois à cause de leur sel volatil, qui entre par les pores, & qui dissout ou emporte par sa volatilité l'humeur qui causoit la fiévre.   Vertus.

PHALANGIUM.

Phalangium est une plante dont il y a *trois* especes. La premiere est appellée,   Premiere espece.

Phalangium ramofum. Lob. Dod. Ger.	*Phalangium parvo flore non ramofum.* C.B. Pit. Tourn.
Phalangium non ramofum vulgare. Park. parad.	
Phalangites quorumdam. Cord. in Diosc.	*Phalangium pulchrius non ramofum.* C.B. Raii hift.

Elle pouffe des feuilles longues , étroites : il s'éleve de leur milieu une tige à la hauteur d'un pied ou d'un pied & demi, ronde , ferme , foutenant en fa fommité des fleurs compofées chacune de fix feuilles difpofées en étoile, de couleur blanche : quand cette fleur eft paffée, il lui fuccede un fruit prefque rond, divifé en trois loges qui renferment des femences anguleufes , noires : fes racines font fibrées.

Seconde efpece.

La feconde efpece eft appellée,

Phalangium ramofum. Dod. Ger. Park. | *Phalangium parvo flore ramofum.* C. B.
Phalangites, five Phalangium herba. Gefn. | J. B. Raii hift. Pit. Tournef.

Elle pouffe une tige à la hauteur d'environ deux pieds, grêle , ronde , liffe, fe divifant vers fa fommité en plufieurs petits rameaux qui portent des fleurs très-blanches & des fruits femblables à ceux de la premiere efpece. Sa racine eft fibrée.

Troifiéme efpece.

La troifiéme efpece eft appellée ,

Phalangium Alpinum paluftre Iridis folio. | folio Iridis, five 2. Cluf.
Pit. Tournef. | *Pfeudo-Afphodelus minor folio Iridis.*
Pfeudo-Afphodelus Alpinus. C. B. | Park.
Pfeudo-Afphodelus minor , five Pumilio | *Afphodelus Lancaftriæ.* Ger.

Elle pouffe beaucoup de feuilles étroites , vertes, dures, femblables à celles de l'Iris ; d'un goût un peu amer ; il s'éleve d'entr'elles une tige à la hauteur d'un pied ou d'un pied & demi, grêle, revêtue de quelques petites feuilles , & portant en fa fommité un épi de petites fleurs à fix feuilles , étoilées , pâles ou de couleur herbeufe : quand ces fleurs font paffées , il leur fuccede des fruits comme aux efpeces précédentes. Sa racine eft fibrée.

Toutes les efpeces de Phalanges croiffent pour l'ordinaire aux lieux montagneux & aquatiques, proche des rivieres & des ravines d'eau ; elles contiennent beaucoup de fel effentiel, & de phlegme.

Vertus.

On les eftime propres contre les morfures des ferpens , contre les piquures des Phalanges , des Scorpions, pour chaffer les vents , étant prifes en décoction dans du vin.

Etimologie.

Phalangium vient du mot grec φαλάγγιον , qui fignifie une efpece d'*Araignée dangereufe* : on appelle ce genre de plantes *Phalangium*, à caufe que les Anciens en faifoient grand cas pour guérir la piquure de cette araignée.

PHALARIS.

Phalaris. J. B. Ger. Dod. Raii hift. | *Gramen fpicatum , femine Miliaceo albo.*
Phalaris major femine albo. C. B. | Pit. Tournef.
Phalaris vulgaris. Park. | En françois , *Alpifte* , ou *Graine de Canarie.*

Alpifte.

Eft une plante qui pouffe trois ou quatre tiges ou tuyaux à la hauteur d'un pied & demi, nouez ; fes feuilles font femblables à celles du blé, mais plus petites : elle porte des épis courts , garnis de petites écailles blanchâtres , & foutenant des fleurs blanches à étamines courtes : après ces fleurs naiffent des femences blanches, grifes ou brunes & noirâtres, luifantes comme le Millet , mais oblongues & ayant à peu près la figure & la grandeur de la graine de lin. On cultive cette plante en Efpagne & aux autres pays chauds : fon origine vient des Ifles Canaries.

Vertus.

Sa *femence* eft apéritive & propre pour la pierre du rein & de la veffie, étant prife en poudre ou en décoction.

Etimologie.

Phalaris à φάλαρος , *albus*, parce que la femence de cette plante eft fouvent blanche.

PHASEOLUS.

Phaſeolus vulgaris. Lob. icon. Pit. Tourn.   *Smilax hortenſis.* J. B.

En françois, *Haricot ordinaire.*

* Eſt une plante qui grimpe ſur des échalats, & qui pouſſe pluſieurs branches auſquel- Haricot ordinaire,
les ſont attachées des feuilles qui ſont au nombre de trois, aſſez larges, charnues &
ſoutenues par des queues longues & vertes : ſes fleurs ſont légumineuſes, blanches ou
purpurines, & ſuivies de gouſſes longues d'un demi pied au moins, à deux coſſes d'a-
bord charnues, vertes, & qui ont la figure d'une naſſelle, jaunâtres & membraneuſes en
ſe ſéchant ; ſes ſemences ſont groſſes, ſemblables à un rein, tantôt blanches, quelquefois pâles, jaunâtres, ou rougeâtres, ou violettes, tantôt tachées de différentes lignes
de toutes ſortes de couleurs. Cet Haricot ſe mange en gouſſe, ou hors de ſes coſſes. Uſage.

Phaſeolus minor ſiliquâ ſurſum rigente. Pit. Tourmefort. *Phaſeolus erectus.* Park. *Phaſeolus peregrinus fructu minore albo.* Ger. emac. *Phaſilus.* Cæſ.	*Phaſelus.* Ang. Cord. in Dioſc. & hiſt. *Phaſeolus vulgaris Italicus humilis, ſeu minor albus cum orbita nigricante.* J. B. *Phaſeolus.* Matth. Raii hiſt. *Smilax ſiliquâ ſurſum rigente, vel Phaſeolus parvus Italicus.* C. B.

En françois, *Haricot petit,* ou *des pays chauds.*

Eſt une plante qui s'étend beaucoup au large, mais qui ſe ſoutient d'elle-même, Haricot petit.
n'ayant pas beſoin de bâtons ni de perches comme les autres eſpeces d'Haricot pour
s'appuyer ; ſes feuilles naiſſent trois ſur une queue ; elles ſont ſemblables à celles du
Lierre, mais plus molles, véneuſes : ſes fleurs ſont légumineuſes, blanches ; elles ſont
ſuivies par des gouſſes longues, finiſſant par une pointe, vertes au commencement,
blanchâtres quand elles ſont mûres, compoſées chacune de deux coſſes qui renferment
pluſieurs ſemences ayant la figure d'un petit rein. On les appelle en latin *Phaſeoli,* & en
françois, *Féveroles* ou *Haricots;* elles ſont ordinairement blanches, mais on en voit quel- Féveroles.
fois de noires, de rouges, de marquetées : on les ſeme dans les champs au Printems &
quelquefois après la moiſſon, car c'eſt un légume fort uſité pour la nourriture. Les Haricots contiennent beaucoup d'huile & du ſel volatil.

Ils ſont apéritifs, amolliſſans, réſolutifs ; on en fait de la farine qu'on employe dans Vertus.
les cataplaſmes.

Phaſeolus & Phaſelus à Phaſelo, navis, parce qu'on a prétendu que la ſemence de ce Etimolo-
gie.
légume avoit une figure approchante de celle d'un petit navire.

PHASIANUS.

Phaſianus. Jonſton. *Gallus ſylveſtris.* Galen.   En françois, *Faiſant.*

Eſt un oiſeau ordinairement gros comme un Coq, ſon bec eſt long d'un travers de Faiſant.
pouce, recourbé en ſon extrémité, ſa queue eſt fort longue : cet oiſeau eſt un mets délicieux ſur les tables : on le trouve proche des rivieres, il vit d'avoine, de bayes, de grains
& de pluſieurs autres ſemences. Sa femelle eſt appellée *Faſianne* ou *Faſiande.* Faſianne,
ou Faſiande

Il eſt fort nourriſſant, propre pour l'épilepſie, pour les convulſions. Vertus.

Sa graiſſe fortifie les nerfs, diſſipe les douleurs des rhumatiſmes, & réſout les tumeurs, extérieurement appliquée.

Qqq iij

Etimolo-
gie.

Faſianus à Phaſi amne, parce que cet oiſeau habitoit autrefois proche d'une riviere de Colchos appellée *Phaſis*.

PHELLANDRYUM.

Premiere
eſpece.

Phellandryum eſt une plante dont il y a *deux* eſpeces. La premiere eſt appellée,

Phellandryum. Dod. pempt. Lugd. Pit. Tournefort.	*quorumdam*. J. B. Raii hiſt.
	Cicutaria paluſtris. Lob. Tab. Ger.
Phellandryum, *vel Cicutaria aquatica*	*Cicutaria paluſtris tenuifolia*. C. B.

Elle naît dans les marais, & elle s'éleve au-deſſus de l'eau à la hauteur d'environ trois pieds; ſa tige eſt ordinairement groſſe comme le pouce, & quelquefois comme le poignet, canelée, nouée, vuide, ſe diviſant en pluſieurs rameaux qui s'étendent en aîles, de couleur au commencement verte, puis jaunâtre; ſes feuilles ſont grandes, amples, découpées comme celles du Cerfeuil, d'un goût aſſez agréable, un peu âcre: ſes fleurs naiſſent ſur des ombelles ou paraſols de médiocre grandeur, qui terminent les ſommets des branches, elles ſont à cinq feuilles blanches, diſpoſées en roſe: quand ces fleurs ſont paſſées, il leur ſuccede des ſemences jointes deux à deux, plus groſſes que celles de l'Anis, preſque ovales, arrondies ſur le dos, rayées, plates du côté oppoſé, noirâtres, odorantes: ſes racines ſont fibrées. Cette plante a l'odeur & le goût de la Berle; elle ne croît que dans les lieux aquatiques.

Seconde
eſpece.

La ſeconde eſpece eſt appellée,

Phellandryum Alpinum umbellâ purpuraſcente. P. Tourn.	*Muttellina*. J. B. Raii hiſt.
	Meum Alpinum Germanicum, *illis Muttellina dictum*. Park.
Meum Alpinum umbellâ purpuraſcente. C. Bauh.	*An Daucus montanus*. Cluſ. pan. & hiſt.

En françois, *Meum des Alpes*.

Meum des
Alpes.

Ses feuilles ſont découpées menu comme celles de la Carotte, ſa tige eſt baſſe, portant en ſon ſommet une petite ombelle ou paraſol garni de fleurs purpurines, & enſuite de ſemences pareilles à celles de la précédente eſpece: ſa racine eſt longue, aſſez groſſe, noire, ayant l'odeur & le goût de celle du Meum, & garnie de fibres en ſa partie ſupérieure. Cette plante croît ſur les montages, comme ſur les Alpes.

Elle contient beaucoup de ſel eſſentiel & volatil, & de l'huile.

Vertus.

Ses racines ſont fort apéritives, elles excitent l'urine & les mois aux femmes, elles atténuent la pierre du rein & de la veſſie, elles purifient le ſang. La premiere eſpece eſt ſuſpecte: quelques-uns ont dit qu'elle étoit bonne pour remedier au ſcorbut, étant priſe intérieurement; mais la racine de la ſeconde eſpece a une vertu approchante de celle du Meum, elle eſt ſudorifique, propre pour réſiſter au venin, pour chaſſer les vents, étant priſe en poudre ou en décoction.

PHILLYREA.

* *Phillyrea* eſt le nom que l'on donne à un arbre ou arbriſſeau dont il y a pluſieurs eſpeces connues; je n'en décrirai que les *deux* plus ordinaires, on les nomme *Filaria*, par corruption de ce nom latin.

Premiere
eſpece.

La premiere eſt appellée,

Phillyrea latifolia. C. B. Pit. Tournef.

Eſt un arbre de moyenne grandeur, toujours vert, fort branchu, garni de beaucoup de feuilles oppofées de la grandeur & largeur de l'ongle du pouce, vertes & dentelées en leurs bords à dents plus ou moins roides, ce qui les fait paroître tantôt molles, tantôt épineufes, d'où vient aufli la diftinction que l'on fait de *Phillyrea latifolia lævis*, & *latifolia fpinofa*; fes fleurs & fes fruits approchent du fuivant.

La feconde efpece eft appellée,

Seconde efpece.

Phillyrea anguftifolia. J. Bauh. Raii hift. Ger.

Phillyrea anguftifoliæ prima. C. Bauh. Pit. Tournefort.

Phillyrea minor. Adv. Penæ.
Cyprus. Dod.

Eft un arbriffeau qui croît à la hauteur d'un homme, jettant beaucoup de rameaux; fes feuilles font oblongues comme celles de l'Olivier, mais plus molles & plus vertes, oppofées les unes aux autres le long de la tige & des branches: fes fleurs naiffent vers les aiffelles des feuilles; chacune d'elle eft fuivant M. Tournefort, un godet découpé en quatre parties, de couleur blanche verdâtre ou herbeufe: quand ces fleurs font paffées, il leur fuccede des bayes rondes, groffes comme celles du Mirte, noires quand elles font mûres, difpofées en petites grapes, d'un goût doux accompagné de quelque amertume: on trouve dans chacune de ces bayes un petit noyau rond, dur. On cultive cet arbriffeau dans les jardins; il contient beaucoup d'huile & un peu de fel effentiel. Les Herboriftes donnent fouvent l'Alaternus pour le Phillyrea.

Ses feuilles & fes bayes font aftringentes & rafraîchiffantes, propres pour les ulceres de la bouche, pour les inflammations de la gorge.

Ses fleurs pilées avec du vinaigre & appliquées fur le front, appaifent la douleur de tête.

Vertus.

PHLOMIS.

Phlomis fruticofa Salviæ folio, flore luteo. Pit. Tournef.
Verbafcum fylveftre. Matth. Ger.
Verbafcum fylveftre alterum. Dod.

Verbafcum Salvifolium fruticofum luteo flore. Lob.
Verbafcum latis Salviæ foliis, C. B.
Salvia fruticofa lutea latifolia, five Verbafcum fylveftre quartum. Matth. Park.

Eft une plante qui pouffe plufieurs tiges quarrées, ligneufes, rameufes, revêtues d'un coton blanc; fes feuilles font faites comme celles de la Sauge, mais plus grandes, velues, blanches: fes fleurs naiffent en gueule, jaunes, verticillées & placées principalement aux fommitez des branches; chacune de ces fleurs eft un tuyau découpé par le haut en deux lévres, dont la fupérieure eft une efpece de cafque qui tombe fur la lévre inférieure, laquelle eft divifée en trois parties abattues en rabat: après que cette fleur eft paffée, il lui fuccede quatre femences oblongues, contenues dans une capfule qui a fervi de calice à la fleur: fa racine eft longue, ligneufe & entourée de fibres. Cette plante croît aux lieux fecs & pierreux, au Languedoc & aux autres pays chauds, elle rend une odeur qui n'eft pas forte & qui n'eft point défagréable; elle contient beaucoup d'huile, peu de fel.

Elle eft déterfive, defficative, aftringente, adouciffante, propre pour la brûlure, pour les hémorroïdes, pour le flux de fang.

Vertus.

Phlomis à φλέγω, *uro*, parce que les payfans brûlent ou brûloient autrefois les tiges féches de cette plante pour s'éclairer, & ils en mettoient dans les lampes pour fervir de meche.

PHOCA.

Phoca. Vitulus marinus. En françois, *Veau marin.*

Veau ma-
rin.

Eſt un animal amphibie, mais parce qu'il ſe tient le plus ſouvent dans la mer & qu'il ne peut pas demeurer bien long-tems ſur la terre ; on l'a mis au rang des poiſſons : il eſt grand comme un veau ordinaire, & il lui reſſemble en pluſieurs choſes ; il a quatre pieds ; il eſt couvert d'un cuir dur & ſolide, garni de poils noirs & cendrez ; ſes os ſont cartilagineux ; ſa chair eſt graſſe, mollaſſe, ſpongieuſe ; ſa tête eſt petite & courte à proportion de ſon corps ; ſes narines ſont faites comme celles du veau terreſtre ; l'ouverture de ſa gueule eſt médiocre, ſes dents ſont crénelées, ſes yeux ſont reſplendiſſans, de pluſieurs couleurs, ſa langue eſt fourchue par le bout, ſa voye approche du cri d'un enfant ; il n'a point d'oreilles apparentes, ſon cou eſt long, il l'étend & il le retire : il vit de poiſſons, d'herbe & de chair. On le trouve dans les Indes, il ne s'éloigne guéres de la mer ; quand il en ſort, il marche ſur les rivages pour y chercher à manger : on ne peut pas le prendre dans les rets, car il les ronge ; & s'il voit quelqu'un étant ſur la terre, il s'élance avec une ſi grande impétuoſité dans la mer qu'il eſt impoſſible de l'attraper ; mais on le prend pendant qu'il eſt endormi au ſoleil ou ſur le ſable ou ſur les rochers, car il dort d'un profond ſommeil : il n'eſt guéres bon à manger.

Vertus.

On prétend que ſes nageoires, principalement celle du côté droit, étant appliquées ſur la tête, excitent le ſommeil.

Sa graiſſe eſt émolliente & eſtimée propre pour provoquer les mois aux femmes, pour abattre les vapeurs, ſi l'on en frotte la région de la matrice.

Uſage.
Etimolo-
gie.

On fait avec ſa *peau* des ſouliers qu'on croit être bons pour préſerver de la *goutte.*

Phoca à φω̃, *loquor,* parce que ce poiſſon ſemble parler en mugiſſant.

PHOCÆNA.

Phocæna eſt un eſpece de Dauphin, ou un grand poiſſon plus grand de corps, & plus court que le Dauphin ordinaire.

Vertus.

Sa graiſſe eſt réſolutive & nervale.

PHOENICOPTERUS.

Phœnicopterus, En françois, *Flaman,* ou *Flamboiant.*

Flam-
boiant.

Eſt un oiſeau aquatique gros comme un Heron, de couleur cendrée, rouge & noireſ ſon bec eſt un peu recourbé, ſon cou eſt fort long ; il va dans les étangs & dans la mer, il ſe nourrit de petits poiſſons, de coquillage ; il contient beaucoup de ſel volatil & d'huile.

Vertus.

Il eſt apéritif & propre pour l'épilepſie.

Sa graiſſe eſt réſolutive & nervale.

PHOENICURUS.

Phœnicurus, Rubecula, Ruticilla, Eritachus.

Erithacus.

Eſt un oiſeau gros comme un Coucou, il a la queue rouge, il vole ordinairement ſeul, il change de couleur l'hyver ; & alors on le nomme *Eritachus* ; il mange des mouches, des fourmis, des araignées ; il fait ſon nid ſur les arbres & dans les fentes des murailles les plus élevées : il chante au Printems. Il contient beaucoup de ſel volatil.

Vertus.

Il eſt propre pour l'épilepſie étant mangé, ou pris en bouillon.

Sa graiſſe eſt réſolutive & anodine.

Phœnicurus

Phœnicurus à φόινιξ *, ruber*, parce que cet oiseau porte une queue rouge.

PHOENIX.

Phœnix. Dod.	*Lolium rubrum.* Ger.
Phœnix Lolio similis. J. B.	*Lolium rubrum , sive Phœnix.* Park.
Gramen Loliaceum angustiore folio & spica.	*Lolium murinum.* Caſt.
C. B. Raii hiſt. Pit. Tournef.	

En françois, *Yvraye de rat*, ou *Yvraye sauvage.*

Eſt une eſpece de Gramen, ou une plante qui pouſſe pluſieurs tiges ou tuyaux à la hauteur de deux pieds, grêles, ronds, ayant peu de nœuds, & portant chacun deux, trois ou quatre feuilles longues, étroites, canelées, graſſes, de couleur verte obſcure : ces tiges ſont terminées en leurs ſommitez par des épis ſemblables à ceux de l’Yvraye, mais plus courts, plus grêles, garnis de feuilles à étamines rouges ou blanches : quand ces fleurs ſont paſſées, il leur ſuccede de petits grains oblongs, rouges : ſes racines ſont nouées & garnies de fibres. Cette plante croît dans les champs, le long des chemins, & ſur les toits des bâtimens : elle contient beaucoup d’huile, peu de ſel.

Yvraye
ſauvage.

Elle eſt déterſive & aſtringente ; elle arrête les cours de ventre, les hémorragies, le flux d’urine, étant priſe en décoction.

Vertus.

Phœnix, φόινιξ *,* eſt un mot grec qui ſignifie *rouge :* on a donné ce nom à l’Yvraye de rat, à cauſe que ſa ſemence eſt rouge.

Etimolo-
gies.

Lolium murinum, parce que cette plante eſt ſemblable à l’Yvraye, & que les rats en mangent.

PHOLAS.

Pholas, en françois, *Oaille*, eſt un petit poiſſon à coquille qui a la figure & la groſ-ſeur d’une moucle ordinaire ; mais ſa coquille eſt un peu moins liſſe, de couleur rouſſe, où il ſe rencontre quelquefois des taches rouges ou noires : il naît dans la ſubſtance même de certaines roches vers le fond de la mer, & ſouvent même plus haut : *Pholas ni-dulatur in ſaxis*, dit Ariſtote. On en trouve en Provence : il vit d’eau de mer ; il eſt bon à manger. *Voyez les Mémoires de l’Academie des Sciences.*

Oaille.

Sa coquille eſt apéritive, propre pour la pierre, étant broyée & priſe intérieure-ment.

Vertus.

PHOXINUS SQUAMOSUS.

Phoxinus, (Rondelet) en françois, *Roſiere* ou *Roſe*, eſt un petit poiſſon d’eau douce, long de demi-pied, large, couvert d’écailles jaunes & bleues : ſa queue eſt rouge com-me une roſe, d’où viennent ſes noms françois : ſa tête eſt groſſe ; ſes yeux ſont grands ; ſa chair eſt bonne à manger, mais elle à une petite amertume.

Roſiere,
ou Roſe.

Il eſt apéritif.

Vertus.

PHYCIS.

Phycis, Phycida, Fuca, eſt un poiſſon de mer qui reſſemble à la Perche marine : ſon muſeau eſt long & pointu ; ſa tête eſt groſſe ; ſes dents ſont grandes ; ſon corps eſt cou-vert d’écailles. Il y en a de pluſieurs eſpeces & de pluſieurs couleurs : on le trouve vers le rivage, entre l’alga, la mouſſe & la boue, dont il ſe nourrit & où il fait ſes petits : il eſt bon à manger & de facile digeſtion.

Il eſt propre pour purifier le ſang & & pour exciter l’urine.

Vertus.

PHYLLON.

Phyllon eſt une eſpece de Mercuriale, ou une plante dont il y a deux eſpeces ou plutôt deux individus, l’un *mâle*, & l’autre *femelle*.

R r r r

La premiere eſt appellée,

Premiere
eſpece, mâ-
le.

Phyllon teſticulatum. C. B.
Phyllon Mariſicum. Park.
Phyllon Arrhenogonum, ſive Mariſicum.
Ger.

Phyllon Arrhenogonum folio incano Monſ-
peſſulanum. J. B. Raii hiſt.
Mercurialis fruticoſa incana teſticulata.
Pit. Tournef.

Elle pouſſe pluſieurs tiges à la hauteur d'un pied & demi, ligneuſes, toutes couvertes d'un coton blanc, rameuſes, portant des feuilles oblongues, arrondies, aſſez épaiſſes, nerveuſes, molles, lanugineuſes, blanches : ſes fruits qui ne ſont précédez d'aucune fleur dans cet individu, ſont à deux capſules velues qui repréſentent de petits teſticules, & qui renferment chacune ſa ſemence preſque ronde, un peu plus groſſe que celle
du Pavot, de couleur bleue, d'un goût brûlant : ſa racine eſt menue, ligneuſe, garnie
de quelques fibres.

La ſeconde eſpece eſt appellée,

Seconde
eſpece, fe-
melle.

Phyllon ſpicatum. C. B.
Phyllon Thelygonon. Dod. icon.
Phyllon Thelygonon folio incano Monſpeſ-
ſulanum. J. B. Raii hiſt.
Phyllon fœminiſicum. Cluſ. hiſp. & hiſt.

Phyllon Thelygonum, ſive fœminiſicum.
Ger.
Mercurialis fruticoſa incana ſpicata. Pit.
Tournef.

Elle differe de la précédente en ce que ſes fleurs naiſſent en épis, qu'elles ſont à
pluſieurs étamines pâles, ſoutenues par un calice à trois ou quatre feuilles, & en ce
qu'elle ne porte aucuns fruits.

L'une & l'autre eſpece croiſſent aux lieux montagneux & pierreux, en Languedoc
& aux autres pays chauds ; elles contiennent beaucoup d'huile & du ſel eſſentiel.

Vertus.

Elles ſont émollientes, déterſives ; elles lâchent le ventre.

Etimolo-
gies.

Phyllon, φύλλον eſt un mot grec qui ſignifie *feuille* : on a ſans doute donné ce nom à
ce genre de plante, comme pour dire *feuille par excellence.*

Arrhenogonon, ab ἀρρηνογόνον, *maſculinum,* & γένος, *genus,* comme qui diroit *de*
genre mâle.

Thelygonon, à θῆλος, *fœmina,* & γένος, *genus,* comme qui diroit *de genre femelle.*

P H Y T E U M A.

Phyteuma. J. B.
Phyteuma Monſpelienſium. Geſn. Lob.
Reſeda affinis Phyteuma. C. B.

Reſeda minor vulgaris. Pit. Tournef.

En françois, *Herbe Maure.*

Herbe
Maure.

Eſt une eſpece de Reſeda, ou une plante qui pouſſe pluſieurs tiges à la hauteur d'un
pied, diviſée en pluſieurs branches, les unes droites, les autres courbées : ſes feuilles
ſont oblongues, obtuſes par l'extrêmité, ayant environ deux pouces de longueur,
molles, ſouvent découpées vers le haut de la plante, mais entieres au bas : ſes fleurs
naiſſent en bonne quantité le long des rameaux ; elles ſont à pluſieurs feuilles irrégulieres, verdâtres, avec des étamines blanches ; quand elles ſont tombées, il s'éleve de
leur calice un piſtile qui devient une capſule membraneuſe, longue d'un demi-pouce,
cilindrique, canelée & relevée de trois coins, percée en haut de pluſieurs trous ; elle
renferme beaucoup de ſemences preſque rondes, noires : ſa racine eſt aſſez groſſe, ligneuſe, blanche, ne jettant que peu ou point de fibres autour d'elle. Cette plante croît
vers Montpellier ; elle fleurit au mois d'Avril, de May & de Septembre.

Sa racine eſt déterſive, apéritive, réſolutive.　　　　　　　　　　Vertus.

Phyteuma, nom grec, à ϕυτεύω, *planto, je plante* ; ce nom ſignifie *une plante*.　Etimologies.

Reſeda vient du mot latin *ſedare*, apaiſer, parce que cette plante appaiſe les inflammations.

PHYTOLACCA.

Phytolacca Americana majori fructu. Pit. Tournef.	*Solanum magnum Virginianum rubrum.*
Solanum racemoſum Indicum. H. R. P.	En françois, *Laque.*

Eſt une plante qui pouſſe une tige à la hauteur de cinq ou ſix pieds, groſſe, ronde, ferme, rougeâtre, diviſée en pluſieurs rameaux : ſes feuilles ſont placées ſans ordre, amples, véneuſes, douces au toucher, de couleur verte-pâle, & quelquefois rougeâtre, preſque ſemblables en figure à celles du Solanum : il naît au haut de la tige des pédicules qui ſoutiennent de petites fleurs diſpoſées en grape ; chaque fleur eſt en roſe compoſée de pluſieurs feuilles rangées en rond, de couleur rouge-pâle : il s'éleve de leur milieu un piſtile qui ſe convertit en une baye preſque ronde, molle, laquelle en mûriſſant prend une couleur rouge-brune, & renferme quelques ſemences preſque rondes, noires, diſpoſées en rond : ſa racine eſt longue d'un pied, groſſe comme la jambe d'un homme, blanche, vivace durant pluſieurs années. Cette plante a été apportée de la Virginie : on la cultive dans quelques jardins en France, mais elle ne réſiſte pas toujours à la rigueur du froid de notre climat.　　　　　　　　　　　　　　Laque.

Quoique le *Phytolacca* ait été eſtimé par la plupart des Botaniſtes une eſpece de Solanum, il ne tient guéres des qualitez de ce genre de plante, car il n'eſt preſque pas narcotique : on tire de ſes bayes un ſuc de couleur purpurine tirant ſur le violet, approchante un peu du carmin, & bon pour la teinture & pour purger.　　　　　　　Uſage.

Il y a une autre eſpece de Phytolacca qui ne differe de la premiere qu'en ce que ſes bayes ſont plus petites.　　　　　　　　　　　　　　　　　　　　　　　Autre eſpece.

Phytolacca, à ϕυτον, *planta, & lacca,* laque, comme ſi l'on diſoit *plante de laquelle on tire une couleur qui approche de celle de la laque.*　　　　　　　　　　Etimologie.

PICA.

Pica, en françois, *Pie*, eſt un oiſeau ordinairement grand comme un Pigeon, blanc & noir : ſon bec eſt gros, long, pointu, fort robuſte, noir ; ſa langue eſt large ; ſes plumes ſont noires & blanches ; ſa queue eſt longue : il eſt vorace ; il ſe nourrit de chair, de fromage, de fruits ; on l'apprivoiſe, & on lui apprend à parler auſſi diſtinctement qu'au Perroquet : il eſt d'un tempérament fort chaud & vif ; il ſe défend à toute outrance avec ſon bec quand on veut le prendre, ce qui en rend la chaſſe divertiſſante : ſon inclination naturelle eſt de dérober & de cacher ; il aime ſurtout à prendre l'argent, l'or, les bagues, les perles, & les autres matieres luiſantes ; il les porte dans les fentes des murailles, dans la terre, ſur les toits des maiſons ; & quand il a poſé ſa proye dans quelque trou, il l'enfonce avec ſon bec, & il le couvre du premier petit morceau de bois ou de pierre qu'il rencontre, l'enchâſſant à force, & le coignant dans le trou comme pour empêcher qu'on ne trouve ce qu'il a caché : quelques-uns l'ont appellé *Monedula*, à cauſe qu'il ſe jette ſur les piéces de monnoye & les emporte avec ſon bec.　Pie,

　　　　　　　　　　　　　　　　　　　　　　　　　　　　　　　Monedula.

Il y a de pluſieurs eſpeces de Pie ; on ne s'en ſert guéres dans les alimens, parce que leur chair eſt dure & coriaſſe ; elle rend pourtant un bon ſuc dans les bouillons : elle contient beaucoup de ſel volatil & d'huile.

Elle eſt propre pour l'épilepſie, pour la manie, pour la mélancolie hypocondriaque, pour les douleurs des articles, pour les maladies des yeux, étant priſe en bouillon & appliquée extérieurement.　　　　　　　　　　　　　　　　　　　　　　Vertus.

**Pica, ma-
ladie.**

Le nom de *Pica* n'eſt pas particulier à la Pie ; il lui eſt commun avec une *maladie* qui arrive ſouvent aux filles & aux femmes ; c'eſt un apétit dépravé qui les excite à manger en cachette des choſes incapables de nourrir, & qui peuvent leur produire des obſtructions fortes, des pâles couleurs, & divers autres maux : ces choſes ſont du plâtre, du charbon, de la cendre, de la craye, de la cire, du poivre.

PICA GLANDANA.

Pica glandana. Aldrov.   *Pica glandaria.* Jonſt. icon.   En françois, *Pie Agaſſe.*
Piegrieſche   Jaquette Dame.

Piegrieſche

Eſt une eſpece de Pic ſauvage de couleur cendrée, que pluſieurs croyent être celle qu'on appelloit autrefois *Pica græca.*

Elle a les mêmes qualitez que la Pie commune.

**Etimolo-
gie.**

Piegrieſche vient de *Pica græca* ; & ce nom a donné par corruption celui de *Piegrieſche* qu'on adapte aux femmes cauſeuſes, babillardes, reveſches, criardes, & de mauvaiſe humeur.

PICUS MARTIS.

**Pivert,
Pieumart,
Pic.**

Picus Martis, en françois, *Pivert, Pieumart,* ou *Pic,* eſt un petit oiſeau qui a été autrefois conſacré au Dieu Mars : ſon bec eſt droit, roide, dur, rond ; ſa langue eſt grêle, oſſeuſe, paroiſſant longue de trois ou quatre lignes, mais il la tire dehors bien plus longue pour attraper des fourmis, parce que l'os hyoïde à qui elle eſt attachée, la ſuit, & ſort auſſi hors du bec à la longueur de quatre pouces : ſes jambes ſont courtes & robuſtes ; ſes pieds garnis d'ongles forts & pointus ; ſa queue eſt droite & dure : il fait ſon nid dans le creux des arbres ſi artiſtement, qu'un Géometre auroit peine à obſerver mieux les proportions : il grimpe aux arbres comme les chats, pénétrant leur écorce avec ſes ongles & avec ſon bec : il ſe nourrit de vers, de mouches, de fourmis. Il y en a de pluſieurs eſpeces : il habite ordinairement les pays chauds.

Vertus.

On l'eſtime propre pour les maladies des yeux ; il aiguiſe la vûe, étant mangé ou pris en bouillon ; on l'applique auſſi ſur les yeux, & l'on y fait entrer de ſon ſang.

PILA MARINA.

**Pelotte
de mer.**

Eſt une balle ronde ou ſphérique qu'on trouve ſur les rivages de la mer parmi l'alga ; elle eſt ordinairement groſſe comme le poing, quelquefois plus groſſe, quelquefois plus petite, lanugineuſe, de couleur obſcure : elle eſt formée par un amas de poils, de paillettes, & d'autres impuretez de la mer, qui ſe ſont liées & amaſſées enſemble par le moyen de quelque liqueur glutineuſe.

Vertus.

On prétend qu'elle eſt propre pour tuer les vers & pour conſerver les cheveux, étant appliquée extérieurement.

PILORIS.

**Rats muſ-
quez.**

Piloris, en françois, *Rats muſquez,* ſont des rats de Canada & de la Martinique, qui ſentent fortement le muſc : ils ont la figure de nos rats ; mais ils ſont quatre ou cinq fois auſſi gros ; leur dos eſt noir & leur ventre blanc : ils habitent les caves & les autres lieux cachez ; les habitans du pays les mangent. On nous apporte leurs roignons ſecs, leſ-

**Roignons
de muſc.
Vertus.**

quels on appelle *Roignons de muſc* : on ne s'en ſert point dans la Médecine, mais ils pourroient être bons pour exciter la ſemence. *Voyez l'hiſtoire de ce rat dans les Mémoires de l'Académie des Sciences.*

PILOSELLA.

Piloſella major. Fuch. Dod. | *Piloſella repens.* Ger.

Pilofella majori flore, five vulgaris repens.
J. B. Raii hift.
Auricula muris. Brunf. Raii hift.

Pilofella major repens, hirfuta. C. Bauhin.
Pit. Tournef.
Pilofella minor vulgaris repens. Park.

En françois, *Pilofelle.*

Eft une plante qui pouffe plufieurs tiges grêles, farmenteufes, velues, rampantes à **Pilofelle.**
terre & y prenant racine: fes feuilles font oblongues, arrondies par le bout, ayant la
figure des oreilles du rat, velues, vertes en deffus, véneufes, blanches & lanugineufes
en deffous, d'un goût aftringent: fes feuilles font femblables à celles de l'Hieracium,
mais plus petites, jaunes, foutenues chacune fur un pédicule délié & velu: elles font
fuivies par des femences noires, garnies d'aigrettes: fa racine eft longue comme le
doigt, menue, entourée de fibres. Cette plante croît aux lieux montagneux, dans les
champs: elle contient beaucoup d'huile, médiocrement de fel effentiel.

Elle eft déterfive, aftringente, vulnéraire, propre pour arrêter les cours de ventre, **Vertus.**
les hémorragies, pour les hernies: on s'en fert extérieurement & intérieurement en décoction.

Pilofella, quafi pilofa herbula, comme qui diroit *petite herbe garnie de poils.* **Etimolo-**
Auricula muris, parce que les feuilles de cette plante approchent en figure des oreilles **gies.**
du rat.

PIMPINELLA.

Pimpinella vulgaris, five minor. Park.
Pimpinella hortenfis. Ger.
Sanguiforba minor. J. B. Tab.

Pimpinella Sanguiforba minor hirfuta.
C. B. Pit. Tournef.
En françois, *Pimprenelle.*

Eft une plante qui pouffe plufieurs tiges à la hauteur d'un pied ou d'un pied & demi, **Pimpre-**
rouges, anguleufes, rameufes: fes feuilles font oblongues ou prefque rondes, dentelées **nelle.**
en leurs bords, rangées comme par paires le long d'une côte grêle, rougeâtre, velue:
fes tiges foutiennent en leurs fommets des têtes rondes, garnies de petites fleurs formées
en rofettes à quatre quartiers, de couleur purpurine, & ayant en leur milieu une touffe
d'étamines: quand ces fleurs font paffées, il leur fuccede des fruits à quatre angles, de **Cochenille**
couleur cendrée, où l'on trouve quelques femences menues: cette plante a une odeur **de pimpre-**
& un goût fort agréable: fa racine eft longue, menue, divifée en plufieurs branches **nelle.**
rougeâtres, entre lefquelles on dit qu'on trouve quelquefois certains grains rouges
qu'on appelle *cochenille fylveftre,* & qui fervent aux Teinturiers. La pimprenelle croît **Ufage.**
fur les montagnes, dans les prez, dans les paturages: on la cultive dans les jardins potagers, car elle eft fort en ufage dans les cuifines: elle contient beaucoup d'huile & de
fel effentiel.

Elle eft defficative, rafraîchiffante, déterfive, vulnéraire, propre pour la phtifie, **Vertus.**
pour les fluxions de poitrine, pour arrêter les hémorragies, étant prife en décoction
ou appliquée extérieurement.

Pimpinella, quafi Bipinella, à caufe que les feuilles de cette plante font rangées deux **Etimolo-**
à deux le long d'une côte, comme celles du Pin. **gies.**

Sanguiforba, parce qu'elle arrête le fang.

* *Pimpinella alba & nigra* font deux plantes dont on verra l'hiftoire à l'article de
TRAGOSELINUM.

* *Pimpinella Sanguiforba major* (C. B. Pit. Tournef.) en françois, *Pimprenelle des* **Pimpre-**
prez, eft une plante qui a beaucoup de rapport avec la précédente, mais elle en diffère **nelle des**
par la grandeur & groffeur de toutes fes parties. **prez.**

PINGUICULA.

Pinguicula. Gefn. J. B. Pit. Tournef. Raii hift.

Sanicula montana, flore calcari donato. C. Bauhin.

Pinguicula, five Sanicula Eboracenfis. Ger. Park.

En françois, *Graffette.*

Graffette. Eft une petite plante qui pouffe fix ou fept feuilles & quelquefois davantage, couchées fur la terre, oblongues, obtufes en leur extrémité, graiffeufes, polies, nettes, d'un verd pâle : il s'éleve d'entre elles des pédicules hauts comme la main, qui foutiennent chacun en fon fommet une fleur violette, ou purpurine, ou blanche, femblable à celle de la violette, mais d'une feule piéce coupée en deux lévres, & terminée dans fon fond par un long éperon : quand cette fleur eft paffée, il naît en fa place une coque envelopée d'un calice par le bas : cette coque s'ouvre d'elle-même, & laiffe paroître un bouton qui contient des femences menues, prefque rondes : fa racine confifte en quelques fibres blanches, affez déliées. Cette plante croît fans culture dans les prez & aux autres lieux humides, fur les montagnes où il y a de la neige : elle contient beaucoup de phlegme & d'huile, peu de fel effentiel.

Vertus. Elle eft vulnéraire, elle déterge & confolide les playes, étant écrafée, mêlée avec du beurre frais, & appliquée fur le mal.

Pinguicula, à pingue, gras, parce que les feuilles de cette plante femblent graffes au toucher.

PINIPINICHI.

Pinipinichi (Monard. Caft. Lugd. Frag.) eft un petit arbre des Indes, qui a la figure d'un pommier : il jette par les incifions qu'on lui fait, un fuc blanc ou laiteux, vifqueux.

Dofe. Ce *fuc* purge violemment par le ventre la bile & les férofitez : la dofe en eft trois **Vertus.** ou quatre gouttes dans du vin. Si pendant fon opération, on boit du bouillon ou quelque autre liqueur, fon action eft d'abord arrêtée : il faut s'abftenir auffi de dormir dans le tems qu'il agit.

PINNA.

Pinne marine. *Pinna, Pinna marina,* en françois, *Pinne marine,* eft un coquillage de mer fait en cône, fe féparant en deux parties, rudes en dehors & de couleur obfcure, mais polies en dedans, unies & refplendiffantes : il s'en rencontre quelques-unes qui ont jufqu'à deux pieds de longueur, & environ demi-pied de large vers le milieu. Ce coquillage fe trouve fur le rivage, dans les boues ou dans le fable. Il y en a de plufieurs efpeces. Il renferme un petit poiffon qui eft bon à manger, & dans lequel on trouve quelquefois **Perles de** des *perles fort groffes,* barroques, opaques, de couleur rougeâtre ou brune. Les Vénitiens **Pinne ma-** appellent ce coquillage *Aftura,* & les Neapolitains *Perna.* On en trouve auffi en Pro-**rine.** vence. Nous avons parlé des perles de ce coquillage à l'article des *Perles.*

Il fort de la partie fupérieure de cette coquille qui fe termine comme en pointe groffiere & très-obtufe, une maniere de cordon, ou un floccon de foye rougeâtre ou brune, **Byffus.** évafé, que quelques Naturaliftes appellent peut-être improprement *Byffus* : ce cordon **Ufage.** lui fert à s'attacher quelquefois aux rochers : on fépare cette foye, & on la file pour en faire des bas & autres vêtemens.

Vertus. Le poiffon excite l'urine à ceux qui en mangent : la coquille étant broyée & prife en poudre, eft apéritive par les urines & aftringente par le ventre.

PINUS, *feu* PEUCE.

Pinus, en françois, *Pin*, eſt un arbre dont il y a pluſieurs eſpeces, les unes *cultivées*, & les autres *ſauvages*; j'en décrirai quatre.

Le Pin cultivé eſt appellé,

Premiere eſpece.

Pinus. Brunf. Trag. Dod.	*Pinus oſſiculis duris, foliis longis.* J. B.
Pinus ſativa. C. Bauh. Raii hiſt. Pit.	*Pinus ſativa, ſive domeſtica.* Matth. Ger.
Tournef.	*Pinus urbana, ſive domeſtica.* Park.

Son tronc eſt grand, élevé, droit, gros, nud en bas, rameux en haut, couvert d'une **Pin cultivé.** écorce rude & rougeâtre; ſon bois eſt ferme, robuſte, jaunâtre, odorant : ſes rameaux ſont diſpoſez en rond, ſes feuilles naiſſent deux à deux, longues, menues comme des groſſes fibres, dures, toujours vertes, pointues & piquantes par le bout d'en haut, envelopées par le bas d'une gaine membraneuſe. Ses chatons ſont à pluſieurs ſommets ou bourſes membraneuſes, qui en s'ouvrant laiſſent voir deux loges remplies d'une pouſſiere menue; ces chatons ne laiſſent aucun fruit après eux : les fruits naiſſent ſur les mêmes pieds qui portent les chatons, & ils commencent par un embryon qui devient dans la ſuite une groſſe pomme écailleuſe, preſque ronde, ou piramidale, de couleur rougeâtre : les écailles qui la compoſent ſont dures, ligneuſes, plus épaiſſes ordinairement à la pointe qu'à la baſe, creuſées dans leur longueur de deux foſſes, dans chacune deſquelles eſt couchée une coque oſſeuſe, oblongue, envelopée ou bordée d'une pellicule mince, légere, rougeâtre. On appelle en latin *Strobuli* ſes fruits, *Nuces Pineæ*, ou **Fruits.** *Cocculi Pinei*, ſes coques, appellées *Pignon*, ou *Pignola* : elles renferment chacune **Coques.** une amande oblongue, à demi ronde, blanche, douce au goût, tendre. On cultive **Pignon.** cet arbre dans les jardins, principalement aux pays chauds. **Pignola.**

La ſeconde eſpece eſt appellée,

Seconde eſpece,

Pinus ſylveſtris. C. B. Raii hiſt.	*Pinus ſylveſtris vulgaris Genevenſis.* J. B.
Pinus ſylveſtris Mugo. Ger. icon.	Pit. Tournef.
	Pinaſter. Brunf.

Ce Pin ſauvage croît ordinairement moins haut que le cultivé, mais quelquefois il **1. Pin ſau-** atteint à la même hauteur & à la même groſſeur; ſon tronc eſt le plus ſouvent droit, **vage,** quelquefois tortu; ſes feuilles ſont longues, menues : ſes fruits ſont plus petits que ceux du Pin cultivé, réſineux, & tombant facilement quand ils ſont mûrs. Cet arbre croît au lieux montagneux & pierreux.

La troiſiéme eſpece eſt appellée,

Troiſiéme eſpece.

Pinus ſylveſtris Mugo. Matth.	*Pinus Tibulus ſeu Tubulus.* Plin.
Pinus ſylveſtris Mugo, ſive Crein. J. B.	*Pinaſter Conis erectis.* C. B. Raii hiſt.
Pit. Tourn.	*Pinaſter Pumilio montanus.*
Pinaſter Auſtriacus. Ger. emac.	

Ce Pin ſauvage ne ſurpaſſe pas la hauteur d'un homme; il ſe diviſe dès ſa racine en **2. Pin ſau-** pluſieurs rameaux gros, mais fléxibles & plians, s'étendant au large, couverts d'une **vage.** écorce épaiſſe & rude : ſes feuilles ſont ſemblables & diſpoſées comme celles du Pin cultivé, mais plus courtes, plus groſſes, plus charnues, moins pointues en leur extrémité, & plus vertes : ſes fruits ne ſont pas plus gros que ceux du Larix ou du Cyprés; mais ils ſont écailleux, formez en poire comme les autres pommes de Pin, & relevez la pointe en haut : ſa racine eſt groſſe, ligneuſe. Il croît aux lieux montagneux & pierreux, comme ſur les Alpes, entre les rochers.

La quatriéme espece est appellée,

Pinus sylvestris maritima, Conis fir- | hist. Pit. Tournefort.
miter ramis adhærentibus. J. Bauh. Raii | *Pinus sylvestris altera maritima.* Lob.

C'est un petit arbre dont le bois est blanc, fort odorant & résineux : ses feuilles sont semblables à celles des autres Pins : ses fruits sont opposez comme par paires, & formez comme ceux du Pin cultivé, mais beaucoup plus petits, attachez fortement à leur branches par des pédicules ligneux. Cet arbre naît aux lieux montagneux vers la mer.

Tous les Pins qui croissent aux pays chauds, rendent beaucoup de résine par les incisions qu'on fait à leur écorce ; ils contiennent beaucoup d'huile & de sel essentiel.

L'écorce & les feuilles du Pin sont astringentes & dessicatives.

On nous envoye les Pignons de Catalogne, du Languedoc, de la Provence.

Pour les retirer des pommes de pin, on échauffe ces pommes dans des fours, elles s'ouvrent, & l'on en sépare les coques, lesquelles on casse afin d'en avoir les amandes.

On doit les choisir récentes, assez grosses, nettes, blanches, tendres, d'un bon goût doux ; elles contiennent beaucoup d'huile, peu de sel.

Les Pignons sont pectoraux, restaurans ; ils adoucissent l'acrimonie des humeurs, ils excitent l'urine & la semence ; ils mondifient les ulceres du rein, ils résolvent, ils mûrissent, ils amollissent ; on s'en sert intérieurement & extérieurement.

On en peut tirer une huile par expression, comme on tire celle des amandes après les avoir bien pilées dans un mortier de marbre. Cette huile est pectorale & adoucissante à peu près comme l'huile d'amande douce.

La pâte qui reste après l'expression des Pignons, sert à nettoyer les mains.

Les Confiseurs couvrent les Pignons de sucre, après les avoir laissez quelque tems envelopez dans du son chaud pour les dégraisser.

Les Pignons d'Inde sont très-purgatifs & vomitifs ; ils sont l'amande du fruit du Ricinoides, arbrisseau qui n'a aucun rapport avec le Pin.

Peuce à πεύκη, *Pinus, Pin.*

P I P E R.

Piper, en françois, *Poivre*, est un petit fruit dont il y a plusieurs especes. Je parlerai ici du poivre noir, qui est le plus commun, & je traiterai des autres especes de poivre dans leur rang.

Le poivre noir appellé par quelques-uns *Melanopiper*, est le fruit d'une plante rampante, sarmenteuse comme le Lierre, s'attachant aux arbres voisins, ou à des échalas qu'on approche d'elle quand on la cultive ; ses feuilles sont grandes, larges, fibreuses. Les grains du poivre croissent sans queue, attachez immédiatement contre un long nerf, & entassez plusieurs ensemble en grape ; leur couleur est verte au commencement, mais en mûrissant elle devient noire : on les cueille quand ils sont mûrs, & on les fait sécher ; ils diminuent alors en grosseur, & ils se rident comme nous les voyons. Cette plante croît aux Indes, en Java, en Malaca, en Sumatra : les habitans du pays en font deux différences, une qu'ils appellent *mâle*, & l'autre *femelle* ; mais les grains de l'une & de l'autre sont tout-à-fait semblables.

On doit choisir le poivre noir bien nourri, net, compact, assez pesant, fort âcre au goût. Il contient beaucoup de sels volatil & fixe, médiocrement de l'huile.

Il est incisif, atténuant, résolutif, apéritif ; il résiste à la malignité des humeurs ; il provoque la semence, il chasse les vents, il excite l'éternuement ; on en applique sur la
luette

luette quand elle eſt relâchée par quelque humeur qui a tombé deſſus; il réſout l'humeur en la deſſéchant, & il raffermit les fibres relâchées.

Piper à πίπεϱι, *quòd à* πέπειϱος, *coctus,* parce que le poivre a été fortement cuit ou deſſéché par les rayons du ſoleil.

Melanopiper, à μέλαν, *nigrum, & piper,* comme qui diroit *Poivre noir.*

PIPER ALBUM.

Piper album, Leucopiper. En françois, *Poivre blanc.*

Eſt un petit fruit rond, un peu plus gros que le poivre noir, uni, poli, de couleur cendrée ou blanchâtre, ayant le goût du poivre noir, mais moins fort & moins piquant. On n'eſt pas encore bien d'accord ſur ſon origine; les Anciens ont crû qu'il naiſſoit à une plante ſemblable à celle qui porte le poivre noir, & que la différence de ces plantes ne conſiſtoit qu'en la couleur de leurs fruits, de même que nous voyons les vignes n'être différentes les unes des autres, que parce qu'elles portent l'une du raiſin rouge eu noir, l'autre du raiſin blanc.

Mais la plupart des Modernes prétendent que le poivre blanc n'eſt autre choſe que du poivre noir, duquel on a ſéparé la premiere écorce après l'avoir mis tremper quelque tems dans de l'eau marine; ils expliquent aiſément par-là, pourquoy le poivre blanc eſt plus gros que le poivre noir, parce que l'eau marine dans laquelle il a trempé l'a gonflé; pourquoy il n'eſt point ridé comme l'autre; parce que la premiere écorce noire, qui ſeule pouvoit ſe rider en ſéchant, en a été enlevée, pourquoy il eſt gris blanc; parce que le poivre noir étant privé de cette premiere écorce noire, eſt de la même couleur; pourquoy il eſt plus doux ou moins piquant que le poivre noir, c'eſt qu'il a perdu une partie de ſon ſel le plus âcre dans l'eau marine.

Ce qui m'a confirmé dans le ſentiment des Modernes à cet égard, c'eſt qu'en fouillant dans des bales de poivre blanc chez les Droguiſtes, j'ai ſouvent apperçû des grains de poivre blanc dont la premiere écorce n'avoit point été entiérement ſéparée, enſorte que le morceau qui en avoit été laiſſé comme par mégarde, étoit noir & ridé comme l'écorce du poivre, au contraire le reſte du grain étoit fort ſemblable au poivre blanc: cette circonſtance m'avoit parû une preuve convainquante, ou plutôt une démonſtration.

Mais M. Pomet en ſon Hiſtoire des Drogues rejette cette opinion, qu'il dit être venue à l'occaſion de la rareté du poivre blanc: il aſſure donc que le poivre blanc eſt naturel; il décrit la plante qui le porte, & il en a fait graver une figure: Cette plante, dit-il, eſt rampante; & comme elle ne peut pas ſe ſoutenir d'elle-même, les habitans des lieux la plantent aux pieds des Areca & des Cocos, ou de quelques autres arbres: ſes feuilles ſont tout-à-fait ſemblables à celles de nos Groſeilliers; ſes fruits ſont les grains du poivre blanc diſpoſez en petites grapes, ronds, verds au commencement, & qui étant mûrs prennent une couleur griſâtre. Il rapporte pour prouver qu'il y a du poivre blanc naturel, que M. de Flacourt Gouverneur de l'Iſle de Madagaſcar, a mis dans ſon Livre en termes exprès *Lalé vitſic,* c'eſt le vrai poivre blanc qui vient ſur une plante rampante, dont la tige & les feuilles ſentent tout-à-fait le poivre: il y en a une ſi grande quantité en ce pays, que ſans la guerre, & s'il y eût eu un bon établiſſement des François, l'on eût pû tous les ans, avec le tems, en charger un grand Navire, car les bois en ſont remplis; c'eſt la pâture des Tourterelles & des Ramiers; il eſt mûr aux mois d'Aouſt, de Septembre & d'Octobre.

Dans ces oppoſitions de ſentimens touchant l'origine du poivre blanc, le parti le plus raiſonnable qu'on puiſſe prendre, eſt de ſuſpendre ſon jugement juſqu'à ce qu'on

Etimologies.

Poivre blanc.

Opinion desAnciens.

Opinion des Modernes.

Opinion de Pomet & de Flacourt touchant l'origine du Poivre blanc.

S ſſſ

se soit éclairci plus à fond de la vérité, & peut-être chacun aura-t-il raison ; car il se peut fort bien faire qu'à cause de la rareté & de la difficulté d'avoir du poivre blanc naturel, on se sera appliqué à le contrefaire en mettant tremper du poivre noir qui est

Choix. beaucoup plus commun, dans de l'eau, & le mondant de son écorce noire : Quoiqu'il en soit, on doit choisir le poivre blanc, gros, bien nourri, pesant, net, ayant la figure extérieure d'un grain de Coriandre, mais étant plus gros & beaucoup plus dur environné de petits rayons en forme de côtes : il nous est envoyé par les Hollandois ; il contient beaucoup de sel volatil, mais en moindre quantité que le poivre noir, médiocrement de l'huile.

Le poivre blanc a les qualitez du poivre noir, mais moins fortes.

Etimologie. *Leucopiper à* λευκὸν *album*, *& piper*, comme qui diroit *Poivre blanc.*

Fines épices, Ce que les Epiciers appellent *Fines épices*, est suivant M. Pomet, un mélange de poivre noir, de gérofle, de muscade, de gingembre, d'anis verd & de coriandre en proportion convenable.

Prenez par exemple du gingembre sec & nouveau douze livres & demie, du poivre noir cinq livres, du gérofle & de la muscade de chacun une livre & demie, des semences d'anis verd & de coriandre de chacun douze onces ; pesez toutes ces drogues poids de Marchand, mélez-les & les pulvérisez assez subtilement, puis les gardez dans une

Vertus. boëte bien bouchée. Ces fines épices ne sont employées que pour les ragoûts ; mais on pourroit aussi leur donner un usage dans la Médecine, comme pour chasser les vents, pour fortifier le cerveau, pour atténuer les humeurs visqueuses & trop phlegmatiques, pour faire éternuer.

PIPER JAMAICENSE.

Piper Jamaicense, en françois, *Poivre de la Jamaïque*, ou *tête de Clou.*

Poivre de la Jamaïque. *Est le fruit de l'arbre qui se nomme aujourd'hui *Canelle blanche. Voyez* CANELLA

Usage. ALBA. Ce fruit s'employe dans les fines épices à cause de son bon goût.

PIPER LONGUM.

Piper longum. Macropiper. En françois, *Poivre long.*

Poivre long. Est un fruit long & gros comme le doigt d'un enfant, rond, relevé de plusieurs petits grains bien arrangez & joints les uns aux autres si étroitement qu'ils ne font qu'un même corps, de couleur grise tirant tant soit peu sur le rouge en dehors & noirâtre en dedans ; chacun de ces grains contient une petite amande qui se réduit souvent par la sécheresse en une poudre blanche, d'un goût âcre & piquant : ce fruit naît attaché par une longue queue à une plante semblable à celle du poivre noir, excepté qu'elle est plus basse, qu'elle rampe moins haut, que ses feuilles sont plus minces, plus vertes, & qu'elles ont la queue moins longue. Cette plante croît abondamment en Bengala aux Indes.

Choix. On doit choisir le poivre long récent, bien nourri, assez gros, compact, pesant, il a le goût du poivre noir, mais moins âcre ; il contient beaucoup de sel volatil & de l'huile.

Vertus. Il est apéritif, carminatif, propre pour résister au venin, pour exciter la semence.

Etimologie. *Macropiper ex* μακρός, *longus & piper*, poivre, comme qui diroit *Poivre long.*

Poivre long de l'Amérique. Nicolas Monard dans son Histoire des Médicamens simples de l'Amérique, dit qu'entre la côte de la terre ferme, où est Nata & Carthage, & au nouveau Royaume, on se sert fort d'un certain *poivre long* qui a plus d'acrimonie que celui qui vient du Levant ; il est long d'environ un pied, composé de plusieurs petits grains entourant un long nerf,

& entaſſez par ordre, s'entretouchant l'un l'autre comme au poivre-long ordinaire. Ce fruit naît à un arbriſſeau dont les feuilles ſont à peu près ſemblables à celles du plantain; il croît dans les Iſles, ſon fruit eſt verd lorſqu'il vient d'être cueilli; mais en ſéchant au ſoleil il mûrit, & il prend une couleur noire. Les Américains l'appellent *Mecaxuchit*, & ils le font entrer dans la compoſition de leur Chocolat.

Ce fruit eſt une eſpece de Saururus

Mecaxuchit.

Uſage.

Il y a encore une autre eſpece de poivre long noir, dont Pomet parle dans ſon livre; on l'appelle *Poivre d'Ethiopie*, ou *grain de Zelim*; c'eſt une gouſſe longue comme le petit doigt, groſſe à peu près comme une plume à écrire, brune en deſſus, jaunâtre en dedans, diviſée par nœuds, entre chacun deſquels eſt contenue une petite féve noire en dehors, jaunâtre en dedans: ce poivre long naît à une plante rampante qui ne pouſſe ni feuilles ni fleurs, mais ſeulement une tige où ſont attachées pluſieurs têtes groſſes comme une petite châtaigne, dures, d'où ſortent les gouſſes, qui ont un goût âcre, piquant & aſſez aromatique, mais les petites féves qu'elles renferment n'ont preſque aucun goût ni odeur; ce poivre eſt fort rare & peu connu en France.

Autre eſpece, voyez Pomet.

C'eſt un arbriſſeau qui eſt une eſpece d'Acacia. Il croît à Cayenne.

Vertus.

Les Ethiopiens s'en ſervent pour le mal des dents, comme nous faiſons icy de la Pirethre.

PISSAPHALTUS.

Piſſaphaltus, *Piſſaphaltum*, eſt un mélange de bitume & de poix: il y en a de *deux* eſpeces générales; un *naturel*, & l'autre *artificiel*. J'ai parlé du premier dans le chapitre du Naphta. Le ſecond ſe prépare ſur le champ avec parties égales de bitume de Judée & de poix noire qu'on fait fondre enſemble. Les Anciens ſe ſervoient de l'un & de l'autre pour embaumer les corps morts.

Uſage.

Le Piſſaphaltus eſt réſolutif, digeſtif, fortifiant, réſiſtant à la gangrenne.

Vertus.

Piſſaphaltus à πίσσα, *pix*, & ἄσφαλτος, *bitumen*, comme qui diroit *mélange de poix & de bitume*.

Etimologie.

PISTACIA.

Piſtacia, *Phiſtacia*, *Fiſtici*. En françois, *Piſtaches*.

Sont des fruits de la groſſeur & de la figure des Amandes vertes, leſquels on nous apporte ſecs de Perſe, d'Arabie, de Syrie, des Indes & de Sicile: ils naiſſent par grapes ſur une eſpece de Terebinte appellée,

Piſtaches.

Terebinthus Indica Theophraſti, Piſtachia Dioſcoridis. Ad. Pit. Tournef. *Piſtacia.* Ger. J. B. Raii hiſt.	*Piſtacia peregrina fructu racemoſo, ſive Terebinthus Indica Theophraſti*, C. B. *Nux Piſtacia.* Park.

Cet arbre porte des feuilles faites comme celles du Terebinte ordinaire, mais plus grandes, nerveuſes, quelquefois arrondies par le bout, quelquefois pointues, rangées pluſieurs ſur une longue côte terminée par une ſeule feuille. Ses fleurs ſont diſpoſées par grapes, dans leſquelles ſont entaſſées par pelotons des étamines chargées de ſommets, de couleur purpurine: elles ne laiſſent aucuns fruits, les fruits naiſſent ſur des pieds qui ne portent point de fleurs.

Les piſtaches ont deux écorces; la premiere eſt tendre, de couleur verdâtre mêlée de rouge; la ſeconde eſt dure comme du bois, blanche, caſſante; elles renferment une amande de couleur verte mêlée de rouge en dehors, verte en dedans, d'un goût doux & agréable.

On doit choiſir les piſtaches nouvelles, peſantes, bien pleines; elles contiennent beaucoup d'huile, & un peu de ſel eſſentiel.

Choix.

Elles ſont pectorales, apéritives, humectantes, reſtaurantes; elles fortifient l'eſtomac, elles excitent l'appétit.

Vertus.

Piſtaches en dragée. Les Confiſeurs couvrent de ſuc les piſtaches mondées, pour faire ce qu'on appelle *Piſtaches en dragée* ; elles ſont cordiales & de bon goût.

Piſtaches de Sicile. * Les piſtaches de Sicile ſont plus petites, cependant d'un bon goût ; Boccone dans ſon Livre intitulé *Muſeo de Phiſica, &c.* donne l'Hiſtoire de pluſieurs eſpeces de ce fruit, & il rapporte des ſingularitez ſur leur culture.

PISUM.

Pois. *Piſum*, en françois, *Pois*, eſt une plante dont il y a pluſieurs eſpeces ; je ne parlerai que des trois principales.

Premiere eſpece.

La premiere eſt appellée,

Piſum majus quadratum. C. Bauh. Pit. Tournefort.	*Piſum majus.* Dod. Ger. Raii hiſt. En françois, *Pois quarré.*

Pois quarré. Elle pouſſe des tiges longues, creuſes, fragiles, de couleur verte blanchâtre, rameuſes, ſe couchant & ſe répandant à terre, ſi l'on n'en approche des bâtons pour les ſoutenir : elles portent beaucoup de feuilles oblongues, dont les unes ſont diſpoſées en collet autour de leur tige : les autres naiſſent comme par paires ſur des côtes terminées par des mains : ſes fleurs ſont légumineuſes, blanches, marquées d'une tache purpurine : quand elles ſont paſſées, il leur ſuccede des gouſſes longues, cilindriques, compoſées chacune de deux coſſes qui renferment des ſemences aſſez connues, preſque rondes, vertes, mais en ſéchant elles deviennent anguleuſes, blanches ou jaunâtres : ſes racines ſont petites.

Seconde eſpece.

La ſeconde eſpece eſt appellée,

Piſum majus. Matth. Fuch. Caſt. *Piſum hortenſe majus.* C. Bauh. Pit. Tournef. *Piſum ramulare.* Lugd.	*Piſa magna rubra variegata,* J. Bauh. Raii hiſt. *Cicer arietinum & Piſorum alterum genus.* Trag. Dod. gal.

En françois, *Pois blanc*, ou *Pois ramé.*

Pois blanc. Elle ſurpaſſe en hauteur un homme : ſes fleurs ſont légumineuſes, de couleur purpurine au milieu, & incarnate tout autour : ſes gouſſes ſont grandes, pleines de ſuc, & elles renferment des pois gros, anguleux, de belle couleur variée, blanche & rouge. On cultive cette plante dans les jardins.

Troiſiéme eſpece.

La troiſiéme eſpece eſt appellée,

Piſum arvenſe. C. B. Pit. Tournefort. *Piſum vulgare parvum album arvenſe.*	J. Bauh. Raii hiſt. *Piſum ſylveſtre primum.* Park.

En françois, *Petit Pois*, ou *Pois vert.*

Petit pois. Ses fleurs ſont blanches, légumineuſes ; ſes fleurs ſont plus petites que celles des pois de jardin ; elles contiennent des petits pois blancs.

On cultive la premiere & la troiſiéme eſpece de pois dans les champs ; ils contiennent beaucoup d'huile & de ſel volatil.

Vertus. Ils ſont apétitifs, émolliens & un peu laxatifs ; le premier bouillon des pois lâche le ventre.

Etimologies. *Piſum* à πέσε vel πέσιν, *cecidit, il eſt tombé* ; parce que les pois ordinaires tombent ſur la terre s'ils ne ſont ſoutenus par des échalas.

Quelques-uns font venir le nom *Pifum* de celui de la ville de Pife, où ils difent que cette plante croiſſoit autrefois abondamment.

Certains petits coquillages qu'on trouve aux rivages de la mer, ſont appellez *Pois de mer*, parce qu'ils ont preſque la figure & la groſſeur des pois : il y en a de pluſieurs couleurs ; les uns ſont gris, les autres jaunes, & les autres noirs ; on les appelle en latin *Conchula marina* : ils ont en dedans un éclat de nacre de perle ; on les employe aux ouvrages de rocailles.

Ces petites coquilles étant bien nettoyées & broyées ſur le porphyre, ſont alkalines & abſorbantes à peu près comme la nacre de perle, étant priſes au poids d'un ſcrupule juſqu'à une dragme.

Pois de mer.
Uſage.
Vertus.
Doſe.

PIX.

Pix, en françois, *Poix*, eſt une réſine ou une terebenthine groſſiere qui ſort du Pin & de pluſieurs autres arbres par inciſion ou ſans inciſion : elle ſe rencontre quelquefois en ſi grande quantité dans ces arbres, principalement aux pays chauds, lorſqu'ils deviennent vieux, qu'elle les fait ſuffoquer en bouchant leurs pores, & empêchant que le ſuc de la terre ne monte & ne ſoit diſtribué dans leurs fibres pour ſervir à leur nourriture. On remédie à cette maladie de l'arbre en faiſant beaucoup d'inciſions dans ſon écorce, principalement au bas du tronc, par leſquelles la poix liquide puiſſe s'écouler. On peut comparer ce remede du Pin à la ſaignée du pied, qu'on fait aux perſonnes trop repletes, ou qui tombent en apopléxie.

Poix.

Les payſans coupent les vieux Pins ſuffoquez, par torches ou morceaux longs, qu'on appellent en latin *Tæda* ; ils les mettent ſur le feu dans des lieux creux préparez exprès, couverts, & ils en font couler la poix par des canaux.

Celle qui ſort la premiere eſt liquide, & on l'appelle en latin *Piſſelæon*, c'eſt-à-dire *Huile de poix*.

Huile de poix.

Celle qui la ſuit eſt épaiſſe, & elle ſe durcit ; c'eſt ce qu'on appelle *Reſina pici*, ou *Poix-réſine* ; on la jette dans des baquets pendant qu'elle eſt encore fondue, & l'on en forme de gros pains pour la tranſporter. La plus belle réſine nous eſt apportée de Bordeaux & de Bayonne.

Poix-réſine.

On doit la choiſir nette, de couleur jaunâtre ou blanchâtre, luiſante.

Choix.

La poix qui eſt ſortie par les inciſions qu'on a faites au Pin, & qui n'a point été cuite, eſt appellée par les Marchands *Barras* : on en apporte de deux eſpeces ; la premiere eſt nommée *Galipot*, ou vulgairement *Encens blanc* ; & la ſeconde, *Encens marbré*. Ces poix ne different qu'en couleur : la blanche a découlé de l'arbre en beau temps, c'eſt pourquoi elle eſt nette ; mais l'autre s'eſt ſalie par quelques particules de l'écorce de l'arbre, ou par quelque autre impureté qui s'y eſt mêlée.

Barras.
Encens blanc.
Encens marbré.

On doit choiſir le Galipot le plus net, le plus blanc, le plus ſec.

Choix.

On liquefie le Galipot mou ſur le feu, puis on le met dans des bariques pour le tranſporter ; c'eſt ce qu'on appelle *groſſe Terebenthine*, ou *Terebenthine commune* : elle ſert aux Imprimeurs pour leur encre ; elle entre auſſi dans la compoſition du gros Verni ; les Maréchaux en employent pour les playes des chevaux.

Groſſe terebenthine.
Uſage.

Ce qu'on appelle *Poix graſſe*, *Poix blanche*, ou *Poix de Bourgogne*, eſt du Galipot ſec qu'on a fait fondre ſur le feu, & mêlé avec de la Terebenthine groſſiere. On a nommé cette poix *Pix Burgundia*, Poix de Bourgogne, parce qu'on prétend que la premiere a été préparée en Bourgogne ; mais la meilleure que nous ayions préſentement, nous eſt apportée d'Hollande, de Straſbourg.

Poix graſſe.

Il faut la choiſir aſſez dure, nette, blanchâtre, tirant ſur le jaune.

Choix.

S ſſſ iij

Toutes les efpeces de Poix contiennent beaucoup d'huile & du fel effentiel.

Vertus.

Elles font propres pour amollir, pour atténuer, pour digérer, pour réfoudre, pour confolider, pour déterger, pour deffécher : on ne s'en fert qu'extérieurement ; on les mêle dans les emplâtres, dans les onguens.

Etimolo-gie.

Pix, *a Pinu*, Pin, parce que la Poix eft tirée du Pin.

Goudran.

Le tarc, ou goudran, ou brai liquide, appellé en latin *Piſſa*, eft une efpece de poix liquide, noire, qu'on nous apporte de Suéde & de Norwége : on a toujours crû qu'elle fe faifoit en brûlant les Pins en des lieux clos, faits exprès pour recevoir cette liqueur qui en coule ; mais Pomet, Auteur moderne, eft d'un fentiment contraire ; il prétend qu'elle découle toute noire des troncs des vieux pins dont on a féparé l'écorce, & auf-quels on a fait des incifions : *ces Pins*, dit-il, *meurent enfuite, & ils ne fervent qu'à brûler.*

Voyez Pomet.

Huile de Cade, ou de poix.

Il croit auffi que l'huile de cade vulgaire ou fauffe, ou huile de poix, ou piffelæon, eft la partie claire du tarc qui fe trouve au-deffus.

Uſage.

Le tarc ou goudran eft employé ordinairement pour goudraner les navires ; c'eft pourquoi on l'appelle *Pix navalis* : nous employons en fa place la poix noire.

Le goudran eft déterfif, réfolutif, defficatif ; on s'en fert pour les payes des che-vaux, pour guérir la galle des moutons.

Le goudran qu'on retire des navires qui ont été fur la mer, eft plus defficatif que l'autre, à caufe du fel qui y eft entré : on appelle cette poix *Zopiſſa* ; j'en parlerai en fon lieu.

Poix noire.

Choix.

La poix noire appellée auffi *Pix navalis*, eft un mélange d'arcançon ou fauffe colo-phone, & de tarc ou goudran ; on nous l'apporte de Norwége & de Suéde ; elle doit être nette, dure, d'un beau noir luifant ; on s'en fert pour calfeutrer les navires.

Vertus.

Elle eft réfolutive, déterfive, defficative, vulnéraire, digeftive ; on l'employe dans les emplâtres, dans les onguens.

Etimolo-gie.

Piſſa, à πίσσω, *coagulo*, *figo*, parce que cette poix fe coagule après qu'elle eft fortie de l'arbre.

Noir de fumée.

Le noir de fumée eft une fuye de poix qu'on fait à Paris. On met dans de grands pots ou marmites de fer les petits morceaux de rebut de toutes les efpeces de poix : on place ces marmites fous une cheminée qu'on a bouchée avec des toiles ; on met le feu à la poix ; & pendant qu'elle brûle, la fumée fe condenfe en une fuye noire qui s'atta-che aux toiles ; on ramaffe cette fuye, & on la garde en poudre dans les barils ou en maffe : on continue à brûler de la poix iufqu'à ce qu'on ait affez de fuye. Ce noir de fumée qu'on appelle auffi *Noir à noircir*, eft fort inflammable, car il contient une huile très-éxaltée.

Noir à noircir.

Uſage.

Il eft employée par plufieurs fortes d'Ouvriers pour noircir.

PLACITIS.

Placitis, *Placodes*, eft une efpece de Cadmie artificielle, ou une matiere minérale crouteufe, qui fe trouve attachée contre les parois du fourneau où l'on a calciné le cui-vre pour le purifier. Cette efpece de Cadmie differe d'avec plufieurs autres qui adherent aux parois du même fourneau, feulement en ce qu'étant formée ou moulée au milieu, elle a acquis quelque figure un peu différente des autres.

Vertus.

Elle eft déterfive, defficative, aftringente, propre pour les maladies des yeux. On confond cette Cadmie avec la Tuthie.

Etimolo-gie.

Placitis, à πλàξ, *tabula*, à caufe que cette matiere fe fépare du fourneau par petites tables.

PLANTAGO.

Plantago, en françois, *Plantain*, est une plante dont il y a beaucoup d'especes. J'en décrirai seulement trois qui sont employées dans la Médecine.

La premiere est appellée,

Plantago major. Matth. Dod.	*Plantago latifolia sinuata.* C. Bauhin.
Plantago latifolia vulgaris. Park.	Pit. Tournef.
Plantago latifolia. Ger.	*Plantago major, folio glabro non laciniato*
Plantago rubra. Brunf. Trag.	*ut plurimum.* J. Bauhin.

En françois, *Plantain large*, ou *grand Plantain*.

Elle pousse des feuilles larges, luisantes, marquées chacune de sept nerfs en leur longueur, d'où vient que quelques-uns appellent la plante *Septinervia*; ces feuilles sont attachées à des queues & couchées à terre : il s'éleve d'entre elles des tiges à la hauteur d'environ un pied, rondes, difficiles à rompre, quelquefois rougeâtres, portant en haut une maniere d'épi long qui soutient de petites fleurs blanchâtres ou purpurines : chacune de ces fleurs est, suivant M. Tournefort, un tuyau fermé dans le fond, évasé en haut, découpé en quatre parties, & garni de plusieurs étamines. Lorsque cette fleur est passée, il paroit en sa place une coque membraneuse ovale, pointue ou conique, qui s'ouvre en travers comme une boëte à savonnete, & qui renferme des semences menues, de figure ovale ou oblongue, de couleur rougeâtre : sa racine est courte, grosse comme le doigt, garnie de fibres aux côtez. Cette plante croît le long des chemins, dans les jardins.

La seconde espece est appellée,

Plantago incana. Ger.	*Plantago media.* Fuch. Dod.
Plantago latifolia incana. C. Bauhin. Pit. Tournefort.	*Plantago major hirsuta, media à nonnullis cognominata.* J. B.
Plantago major incana. Park.	En franç. *Plantain moyen, Plantain blanc.*

Elle differe de la précédente en ce que ses feuilles, ses tiges & ses épis sont couverts d'un poil blanc & mou, & en ce que sa racine est un peu plus grosse.

La troisiéme espece est appellée,

Plantago angustifolia major. C. Bauhin. Pit. Tournefort.	*Plantago longa.* Matth.
Plantago quinquenervia. Ad. Lob. Ger.	*Plantago quinquenervia major.* Park.
Plantago minor. Dod.	*Plantago lanceolata.* Trag. Ang. J. B.
	Lanceola major. Cæs.

En françois, *Plantain étroit*, ou *Plantain long*.

Elle pousse des feuilles longues, étroites, pointues, velues, marquées de cinq nerfs qui parcourent leur longueur : il s'éleve d'entre elles des tiges à la hauteur d'un pied, nues, anguleuses, canelées, portant en leurs sommitez des épis plus courts & plus gros que ceux du Plantain ordinaire, revêtus de fleurs pâles, ausquelles il succede des coques membraneuses qui renferment des semences menues, oblongues, comme aux autres especes : sa racine est pareille à celle de la premiere espece.

Ces deux dernieres especes croissent aux lieux herbeux.

Les Plantains ont un goût assez insipide, mais qui tire pourtant un peu sur l'acide astringent : ils contiennent beaucoup de phlegme & d'huile, médiocrement du sel. La premiere espece est la plus employée dans la Médecine.

Vertus.   Ils font déterfifs, vulnéraires, aftringens ; on s'en fert pour les cours de ventre, pour les hémorragies, pour les maladies des yeux.

Etimolo-   *Plantago*, à *planta*, plante ; comme qui diroit *plante par excellence*, à caufe de fes
gies.   grandes vertus.

Quelques-uns veulent que *Plantago* vienne de ce que les feuilles de cette plante ont la figure de la plante du pied, ou parce qu'on foule le plantain aux pieds par tous les chemins.

Le Plantain eft appellé par plufieurs Auteurs *Arnogloffum*, ex ᾽αρνος, *agnus*, & γλῶσσα, *lingua*, comme qui diroit *langue d'agneau*, parce que la feuille du Plantain a une figure approchante en quelque maniere à celle d'un agneau.

PLANTA MARINA RETIFORMIS.

Planta marina retiformis. Cluf. exot. J. Bauhin.	*Litophyton reticulatum , aliud purpuraf-cens.* Pit. Tournefort.
Corallina reticulato cortice altera. C. B.	En franç. *Panache de mer* , *Palme marine.*

Panache   Eft une efpece de *Lithophyton* de l'Amérique, ou une plante maritime tenant le mi-
de mer.   lieu entre la pierre & le bois : elle croît ordinairement à la hauteur d'environ deux pieds en maniere d'arbriffeau de plate étendue en large comme un grand évantail, percée à jour de même qu'un crible : fon tronc eft fimple, court, & pierreux ; il fe divife d'a-bord en quelques rameaux affez gros, d'où naiffent un grand nombre d'autres plus pe-tits qui fe répandent au long & au large, & qui entrelacent fi bien leurs filets les uns dans les autres, qu'ils forment comme un rets à prendre des poiffons & des oifeaux : ce lacis fi bien conftruit & fi artiftement fabriqué eft foutenu dans le milieu par une côte qui s'éleve du tronc, & qui fe termine vers le haut de la plante : toute cette plante ou arbriffeau eft couverte d'une croute légere, grife, fort mince, qui fe fépare facile-ment : fa couleur fous cette écorce eft ordinairement purpurine ; mais on en trouve de diverfes autres couleurs, comme de jaune, de blanche, de violette : fa fubftance ap-proche de celle de la corne, & elle en a l'odeur étant brûlée : fon goût eft un peu falé : elle naît au fond de la mer & fur les rochers en Amérique & aux Indes Orientales ; elle fe détache quelquefois, & eft jettée par les vagues fur le rivage : les Dames Indiennes s'en fervent comme d'évantail dans les grandes chaleurs.

Obferva-   Le plus beau & le plus grand panache de mer qu'on ait vû en France, eft celui que
tion.   M. Lignon apporta à Paris en l'année 1700 des Indes Occidentales, avec un grand nombre d'autres plantes, de fleurs, de fruits & de femences : cette plante avoit quatre pieds de haut, & prefque autant de large : fa tige paroiffoit fortir d'un rocher avec le-quel fa racine s'étoit pétrifiée : il y avoit aux environs de cette racine un morceau de co-rail blanc qui s'y étoit formé, avec beaucoup de petits boutons ou embryons de corail rouge naiffans : la plante dans fon entier étoit magnifique & fort rare pour fa grandeur.

Le panache de mer contient beaucoup d'huile & de fel volatil urineux, femblable à celui de la corne de cerf.

Vertus.   Il eft fudorifique, apéritif, abforbant, & propre pour arrêter les cours de ventre,
Dofe.   étant pris rapé ou en poudre : la dofe en eft depuis un fcrupule jufqu'à une dragme.

Etimolo-   On appelle cette efpece de plante *Panache de mer*, parce qu'étant au fond de la mer
gie.   ou attachée à un rocher, elle femble être un Panache tel qu'on en met à la tête des Ac-teurs de Théâtre quand ils jouent quelque Tragédie.

PLATANUS.

Platane.   *Platanus*, en françois, *Platane* ou *Plane*, eft un grand arbre étranger dont il y a deux efpeces.   La

La premiere eſt appellée ,

Platanus Orientalis verus. Park. Raii hiſt. Pit. Tournef.	*Platanus Orientalis pilulis majoribus.* Herman.

Premiere
eſpece.

Ses rameaux s'étendent au large comme ceux du Noyer, & ils rendent un grand ombrage : ſon bois eſt fort & robuſte comme celui du Chêne ou du Hêtre ; ſon tronc eſt couvert d'une écorce unie & ſemblable à celle du Guaiac , mais elle ſe dépouille tous les mois de certaines tuniques extérieures & rudes dont il paroît toujours quelques-unes ſous l'arbre : ſes feuilles ſont grandes, fort larges, amples, dures, fermes , & comme diviſées en cinq ou ſix parties diſpoſées en main ouverte, attachées à des queues longues & fortes : ſes chatons, ſelon M. Tournefort, ſont des pelotons chargez de pluſieurs ſommets remplis de pouſſiere menue ; ces chatons ne laiſſent aucun fruit après eux : les fruits naiſſent ſur le même pied dans des endroits ſéparez ; ils ſont ronds comme des fraiſes, velus, lanugineux, compoſez de pluſieurs petites ſemences oblongues, rudes , jaunes, envelopez de poils. Cet arbre croît proche des rivieres & aux autres lieux aquatiques, en Candie, en l'Iſle de Lemnos, & en pluſieurs autres lieux ; on le cultive en Italie.

La ſeconde eſpece eſt appellée ,

Platanus Occidentalis aut Virginenſis. Park. Pit. Tournefort.	*Platanus Occidentalis pilulis minoribus.* Herman.

Seconde
eſpece.

Elle differe de la précédente en ce que ſes feuilles ne ſont pas découpées ſi profondé-ment , & en ce que ſes ſemences qui compoſent ſon fruit ſont moins rudes : l'origine de cet arbre vient de la Virginie ; on en cultive dans pluſieurs jardins de l'Europe.

Les feuilles les plus tendres du Platane ſont réſolutives ; on s'en ſert pour les inflam-mations des yeux, pour les fluxions, pour les tumeurs appliquées extérieurement.

Vertus.

Son écorce eſt bonne pour la douleur des dents.

Son fruit pris en décoction eſt propre pour réſiſter au venin.

Platanus, à πλάτος, *latus,* large, parce que cet arbre étend beaucoup ſes rameaux , & que ſes feuilles ſont fort larges.

Etimolo-
gie.

PLUMBAGO.

Plumbago. Molybdæna. En françois, *Plomb de mer. Plombagine. Mine de plomb noire. Plomb de mine.*

Eſt un plomb minéral que quelques-uns ont nommé *Potelot :* il y en a de deux eſpe-ces. La premiere & la plus belle eſt ce que nous appellons *Crayon,* & qui ſert à deſſiner ; elle doit être légere, médiocrement dure, ſe taillant aiſément, nette, unie, de couleur noire argentée, luiſante : on la choiſit en morceaux de moyenne groſſeur, longs, d'un grain fin & ſerré ; elle naît dans les mines en Angleterre, d'où elle nous eſt apportée.

Plomb de
mine.
Premiere
eſpece.
Crayon.
Choix.

La ſeconde & la plus commune nous eſt envoyée ordinairement d'Hollande en mor-ceaux de différentes groſſeurs, quelquefois durs, quelquefois tendres : elle eſt em-ployée par les Chaudronniers pour polir le vieux fer ; on s'en ſert auſſi pour donner couleur aux planchers.

Seconde
eſpece.
Uſage.

La mine de plomb noire eſt deſſicative étant appliquée extérieurement ; mais on ne s'en ſert guéres dans la Médecine.

Vertus.

Plumbago, à *plumbo,* parce que c'eſt une mine de plomb, ou une matiere qui participe beaucoup de ce métal.

Etimolo-
gies.

Molybdæna, à μόλοβδος, *plumbum.*

Quelques-uns appellent cette mine de plomb *Molybdoïdes.*

Molyb-
doïdes.

Tttt

* *Plumbago* eſt le nom que des Botaniſtes ont donné à une plante dont nous avons parlé ſous le nom de Dentellaria.

PLUMBUM.

Plumbum. Saturnus.   En françois, *Plomb.*

Plomb.

Eſt un métal mou, pliant, peſant, noir, luiſant, fort froid, s'étendant ſous le marteau : il naît dans les mines d'Angleterre ou de France en une pierre nommée *Plomb minéral* ou *Mine de plomb*, & par quelques ouvriers *Alquifoux* : cette pierre ſe retire de la mine en morceaux de différentes groſſeurs, noirs, brillans à peu près comme l'antimoine, peſans, faciles à pulvériſer, difficiles à fondre, quelquefois purs, quelquefois

Comment on ſépare le plomb de ſa mine.

mélangez de gangue ou roche, & mêlée quelquefois avec un peu d'argent. On fait fondre la mine de plomb dans des fourneaux faits exprès ; le plomb coule par un canal qu'on a fait au fourneau, & la terre demeure avec le charbon : s'il s'y rencontre quelque petite portion d'argent ou d'or, on la trouve avec la terre. Quand le plomb eſt fondu, on le jette dans des moules, & on le forme en ſaumons, comme nous le voyons chez les marchands.

Choix.

Le *plomb minéral* doit être choiſi en beaux morceaux les plus nets, les plus peſans,

Uſage.

les plus brillans, doux & comme gras au toucher : les Potiers de terre s'en ſervent pour vernir leurs pots.

Choix.

Le *plomb purifié* ou en ſaumons doit être peſant, pliant, luiſant, doux au toucher ; il contient beaucoup de ſouphre, du mercure, & une terre bitumineuſe jaune.

Vertus.

On en applique des plaques ſur des tumeurs pour les réſoudre, ſur le périnée pour calmer les ardeurs de Venus.

Pulvériſations du plomb.

On pulvériſe le plomb en le faiſant fondre, & y mêlant du charbon en poudre ; on lave enſuite ce plomb pulvériſé pour en ſéparer le charbon, puis on le fait ſécher.

On peut pulvériſer le plomb en ſe contentant de le faire fondre dans une terrine, & de l'agiter ſans y ajouter de charbon, mais l'opération en eſt plus longue.

Plomb brûlé.

Pour faire le *plomb brûlé*, qu'on appelle en latin *Plumbum uſtum*, on met dans un creuſet ou dans un pot deux parties de plomb & une partie de ſouphre ; on calcine le tout enſemble juſqu'à ce que le ſouphre ſoit brûlé, & que le métal ſoit réduit en une poudre noire.

Vertus.

Il eſt deſſicatif, aſtringent, réſolutif ; on l'employe dans les emplâtres, dans les onguens.

Plomb rouge.

* On appelle *Plomb rouge* une ſorte de mine de plomb qui eſt rouge & ſemblable à de la Lytharge.

Etimologie.

On appelle le Plomb *Saturne*, à cauſe que les Aſtrologues prétendent qu'il reçoit des influences de la Planette du même nom.

PLUVIALIS.

Pluvier.

Pluvialis, en françois, *Pluvier*, eſt un oiſeau dont il y a deux eſpeces qui different principalement par leur couleur. Le premier eſt gros comme un pigeon : ſon bec eſt court, rond, aigu, tant ſoit peu recourbé par le bout, de couleur noire ; ſa langue eſt triangulaire ; ſes plumes ſont jaunes, blanches, rougeâtres.

Le ſecond paroît un peu plus gros que le premier ; ſon bec eſt un peu plus long & plus gros ; ſa couleur eſt cendrée, & marquetée de taches approchantes du châtain.

Le Pluvier ſe trouve fréquemment en France proche des rivieres : il ſe nourrit de vers, de mouches ; il eſt excellent à manger : il contient beaucoup de ſel volatil & d'huile.

Il purifie le fang ; il eft propre pour l'épilepfie, pour exciter l'urine.

Pluvialis, à pluvia, parce qu'on a crû que cet oifeau pronoftiquoit la pluye.

Vertus.
Etimolo-
gie.

PNIGITIS.

Pnigitis étoit une terre argileufe & glutineufe des Anciens, qu'on retiroit en mor-ceaux affez gros, de couleur prefque femblable à la terre Eretrienne, fort froide au toucher, s'attachant à la langue & s'y tenant fufpendue.

Elle avoit les mêmes vertus que le Bol pour refferrer & pour arrêter le fang. Vertus.

POINCIANA.

Poinciana flore pulcherrimo. Pit. Tourn.	*Acacia orbis Americani altera flore pulcher-*
Frutex Pavoninus, five Crifta Pavonina	*rimo.* H. R. P.
Sinenfium. Breyn. Raii hift.	En françois, *Poincillade.*

Eft un arbriffeau étranger qui croît à la hauteur de fix ou fept pieds : fon écorce eft unie & purpurine pendant qu'il eft encore jeune : fes feuilles font oblongues, attachées plufieurs fur une côte, de couleur purpurine, ayant chacune en haut une épine crochue en façon d'hameçon : fes fleurs font d'une grande beauté, rangées jufqu'à cinquante en un long épi qui naît aux fommitez des branches, d'une couleur purpurine tirant fur le rouge, refplendiffante, attachée à des pédicules purpurins ; chacune de ces fleurs eft compofée de cinq feuilles difpofées en rond, accompagnées en leur milieu de dix étamines fort longues, courbes, purpurines, & foutenues par un calice découpé profon-dément en cinq parties : quand cette fleur eft paffée, il lui fuccede un fruit ou filique plate, dure, de couleur de châtaigne en dehors, blanchâtre en dedans, formée de deux coffes qui renferment des femences prefque rondes, rougeâtres, logées chacune dans une foffe féparée l'une de l'autre. Cette plante croît en plufieurs lieux de l'Amérique : on la cultive en Europe dans plufieurs jardins ; je ne connois point fes vertus médicina-les : fon *bois* eft une forte de Bréfillet propre à teindre.

Poincillade

Poinciana a tiré fon nom de celui de M. de Pointi Gouverneur des Ifles Antilles.

Frutex Pavonicus, comme qui diroit *arbriffeau dont les fleurs ont la beauté des plumes de Paon.*

Ufage.
Etimolo-
gies.

POLEMONIUM.

Polemonium vulgare cæruleum. P. Tourn.	*Valeriana Græca.* Dodon. Ger. Park.
Valeriana Græca quorumdam colore cæruleo	Raii hift.
& albo. J. B.	*Valeriana peregrina.* Ad. Lob. Cam.
Valeriana cærulea. C. B.	En françois, *Valériane grecque.*

Eft une plante qui pouffe de fa racine des feuilles longues d'un pouce, larges d'un demi-pouce en leur bafe, & diminuant peu à peu en une pointe, rangées comme par paires dix ou douze fur une côte terminée par une feule feuille, vertes même pendant l'hyver, traverfées chacune de trois nerfs affez gros, qui parcourent leur longueur : il s'éleve d'entre elles plufieurs tiges à la hauteur de deux pieds, rondes, canelées, groffes comme le doigt, velues, vuides, rameufes, revêtues de feuilles éloignées les unes des autres, & portant en leurs fommitez des fleurs formées en rofette à cinq quartiers, de couleur ordinairement bleue, refplendiffante, quelquefois blanche, d'une odeur qui n'eft point défagréable, attachées à des pédicules courts & menus : lorfque ces fleurs font paffées, il leur fuccede des petits fruits ou des coques qui en mûriffant s'ouvrent ordinairement en trois parties, & qui font divifées en trois loges remplies de femences oblongues, menues, noires : fes racines font des fibres fort déliées, blanchâtres, fer-

Valériane
grecque.

T ttt ij

pentans dans la terre. Toute la plante a un goût visqueux & amer ; on la cultive dans quelques jardins : elle contient beaucoup d'huile & de sel essentiel.

Vertus.

Elle est détersive & vulnéraire, mais elle n'est point en usage dans la Médecine.

Etimologie.

Polemonium vient peut-être des mots grecs *multùm*, πολὺ, & μόνον, *solum*, comme qui diroit *plusieurs feuilles qui en composent une seule* ; car les feuilles de cette plante sont attachées plusieurs le long d'une côte, paroissant toutes ensemble une seule feuille.

POLIUM MONTANUM.

Polium montanum est une plante dont il y a plusieurs especes ; je n'en décrirai que deux, une *jaune*, & une *blanche*.

Premiere espece,

La premiere est appellée,

Polium montanum luteum. C. B. Pit. Tourn.   *Polium montanum vulgare.* Park.

Polium jaune,

Elle est haute d'environ demi pied, fort velue ou cotonneuse, jettant beaucoup de tiges grêles, dures, ligneuses ; ses feuilles sont petites, oblongues, épaisses, dentelées ou crénelées, garnies en dessus & en dessous d'un coton jaune : ses fleurs sont formées en gueule, petites, ramassées plusieurs ensemble en maniere de tête, de couleur jaune comme de l'or, d'une odeur fort aromatique, d'un goût amer. Chacune de ces fleurs selon M. Tournefort, est un tuyau évasé par le haut, & prolongé en une lévre découpée en cinq parties comme celle de la fleur de la Germandrée. Quand cette fleur est passée, il lui succede des semences menues, presque rondes, enfermées dans une capsule qui a servi de calice à la fleur. Cette plante croît sur les montagnes & aux autres lieux élevez & pierreux, aux pays chauds, comme en Languedoc, en Provence, en Dauphiné.

Seconde espece,

La seconde espece est appellée,

Polium montanum album. C. B. P. T. | *Polium montanum* I. Clus. hisp. & hist.
Polium alterum seu parvum. Dod. gal. | *Polium montanum Monspeliacum.* Park.

Polium blanc,

Elle differe de la précédente en ce que ses tiges sont couchées à terre, en ce que ses feuilles sont plus petites & moins cotonnées, & en ce que ses fleurs sont blanches de même que ses têtes. Cette plante croît non-seulement sur les montagnes & sur les autres lieux élevez, mais aussi dans les plaines sablonneuses & arides, le long des chemins, en Languedoc, en Provence.

Choix,

Le *Polium* jaune est le meilleur & le plus estimé pour la Médecine ; on nous l'apporte sec par petites bottes : on doit le choisir bien garni de fleurs, d'un beau jaune doré, nouvellement séché entre deux papiers, d'une odeur forte & aromatique, d'un goût amer & désagréable ; il contient beaucoup d'huile éxaltée & de sel volatil ; nous employons particuliérement ses sommitez fleuries, qu'on appelle en latin *Coma Polii, seu Polium comatum.*

Vertus,

Elles sont apéritives, céphaliques, sudorifiques, vulnéraires ; elles excitent les urines & les mois aux femmes ; elles résistent à la corruption, elles fortifient le cerveau ; elles chassent par transpiration les mauvaises humeurs ; il en entre dans la thériaque.

Etimologie.

Polium à πολιὸς, *canus*, blanc, à cause que le *Polium* des Anciens étoit blanc.

POLYACANTHUS.

Polyacanthus Casabona. Acarna similis. J. B. Raii hist. | *Acarna major caule non folioso.* C. B. Park.
| *Carduus, seu Polyacantha vulgaris.* P. T.

Est un beau chardon, ou une plante haute d'environ trois pieds ; sa tige est ronde ,
blanche, douce au toucher ; ses feuilles sont longues de près d'un pied, étroites à proportion, pointues , vertes-brunes , luisantes en dessus, garnies en dessous, d'un coton
épais, blanchâtre, armées aux côtez d'épines menues, longues, piquantes , jaunâtres,
rangées par intervales deux à deux , ou trois à trois , ou quatre à quatre ; sa fleur est à
plusieurs fleurons purpurins évasez par le haut, découpez en lanieres, & soutenus par
un calice composé de plusieurs feuilles posées les unes sur les autres, & terminées chacune par un piquant. Lorsque la fleur est passée, cet embryon devient une petite graine oblongue, noire, luisante, garnie d'une aigrette. On cultive cette plante dans les
jardins.

Elle est apéritive & sudorifique. Vertus.

Polyacantha à πολὺ, *multum* , & ἄϰανϑα , *spina* , comme qui diroit *Chardon garni de* Etimolo-
gie.
beaucoup d'épines.

Casabona étoit un Herboriste du Duc de Florence.

POLYGALA.

Polygala. Dod. gal. Cam. Tab. Ger.	*Polygala vulgaris.* C. B. Pit. Tournef.
Polygala minor. Park.	*Polygala recentiorum.* Ad. Lob.
Polygalon multis. J. B. Raii hist.	*Flos Ambarvalis.* Dod.

Est une plante qui pousse plusieurs petites tiges à la hauteur de presque un demi pied ,
grêles , assez dures , les unes droites , les autres couchées à terre , d'un verd tirant un
peu sur le rouge , revêtues de petites feuilles rangées alternativement , les unes oblongues & pointues, les autres arrondies : ses fleurs sont petites, disposées en maniere d'épi
depuis le milieu des tiges jusqu'en haut, de couleur bleue , ou violette , ou purpurine ,
ou rouge , rarement blanche. Chacune de ces fleurs est , selon M. Tournefort , un tuyau
fermé dans le fond , évasé & découpé par le haut en deux lévres. Lorsque cette fleur est
passée, il lui succede un fruit ou une bourse aplatie , divisée en deux loges remplies de
semences oblongues. Ce fruit est envelopé du calice de la fleur, composé de cinq feuilles, trois petites & deux grandes : sa racine est ligneuse, dure, menue , d'un goût amer
& aromatique. Cette plante croît aux lieux élevez , herbeux , qui n'ont point été labou-
rez , & où l'on n'a point marché ; elle fleurit ordinairement au mois de May ; elle contient assez d'huile & de phlegme, peu de sel.

Elle est estimée propre pour exciter le lait aux nourrices ; elle est détersive & laxati- Vertus.
ve , elle purge la bile fort doucement.

Polygala à πολὺ, *multum* , γάλα, *lac* , comme qui diroit *Plante propre à faire venir* Etimolo-
gies.
beaucoup de lait.

Ambarvalis ab ambiendis arvis , parce que les Anciens avoient coutume de couronner
leurs vierges avec la fleur de cette plante dans le tems qu'on faisoit des processions autour des champs pour demander à Dieu la fertilité des biens de la terre.

POLYGLOTTA.

Polyglotta (Jonston) est un oiseau des Indes , grand comme un Estourneau, blanc &
rougeâtre , marqué principalement sur la tête & vers la queue de figures représentant
des couronnes argentées : les Indiens l'appellent *Concontlatolli* , c'est-à-dire , *quarante* Quarante
langues ; il habite les pays chauds, on le conserve dans des cages sous les climats tem- langues.
perez ; il mange de tout ce qu'on donne aux autres oiseaux ; son chant est si doux & si
mélodieux, qu'il surpasse en agrément celui de quelque autre oiseau que ce soit. Cet oiseau n'est point en usage dans la Médécine.

Tttt iij

Polyglotta à πολὺ *, multum, &* γλῶ{σ}α *, lingua ,* comme qui diroit *Oiseau ayant beau-coup de langues :* on lui a donné ce nom à cause de son chant.

POLYGONATUM, *seu* SIGILLUM SALOMONIS.

Polygonatum. Ger.	*Polygonatum latifolium vulgare.* C. B.
Polygonatum vulgare. Park.	Pit. Tournefort.
Polygonatum vulgò Sigillum Salomonis.	*Sigillum Salomonis.* Brunf. Gesn. hort.
J. B. Raii hist.	En françois, *Sceau de Salomon.*

Sceau de Salomon.

Est une plante qui pousse des tiges à la hauteur d'un pied & demi, ou de deux pieds, rondes, lisses, sans rameaux, un peu courbées en leur sommité, revêtues de plusieurs feuilles disposées alternativement, oblongues, larges, assez semblables à celles du Lis des vallées, nerveuses, de couleur verte-brune, luisante en dessus, & d'un verd de mer en dessous ; ses fleurs naissent le long d'une côte ou du dessous des tiges attachées & suspendues par des pédicales courts, une à une, ou deux à deux, ou trois à trois. Chacune d'elles est une cloche alongée en tuyau, & découpée en six parties, sans cali-ce, de couleur blanche. Quand cette fleur est passée, il lui succede une baye grosse comme celle du Lierre, ou un peu plus grosse, presque ronde, un peu molle, verte ou brune, ou purpurine, contenant ordinairement trois semences grosses comme cel-les de la vesse, ovales, dures, blanches ; sa racine est longue, grosse comme le doigt, articulée d'espace en espace par de gros nœuds ou tubercules, d'un blanc de marbre, garnie de beaucoup de fibres, d'un goût douçâtre. Cette plante croît dans les bois, aux lieux ombrageux, contre les hayes. Elle contient beaucoup de phlegme & d'huile, & du sel essentiel.

Vertus.

Sa racine est détersive & astringente ; on s'en sert pour les fleurs blanches des femmes, pour purifier le sang étant prise en décoction : on l'employe aussi extérieurement pour nettoyer & blanchir la peau, pour dessécher la gratelle des enfans, pour effacer les cica-trices, pour résoudre les tumeurs, pour guérir les playes : on attribue à ses bayes la vertu de purger par haut & par bas.

Etimolo-gies.

Polygonatum à πολὺ *, multum, &* γόνυ *, genu,* comme qui diroit *Plante à plusieurs genoux ,* parce que la racine de cette plante est noueuse.

Sigillum Salomonis , parce que les nœuds de la racine de cette plante ont une figure approchante de celle d'un sceau ou cachet.

POLYGONUM *sive* CENTINODIA.

Polygonum latifolium. C. Bauhin, Pit. Tournefort.	*Polygonum mas vulgare.* Ger. Raii hist.
Polygonum mas. Matth. Fuch. Dod.	*Polygonum mas vulgare majus.* Park.
Polygonum , sive Centinodia. J. B.	*Centumnodia.* Brunf.
Sanguinaria , Centumnodia. Ad. Lob.	*Sanguinalis mascula.* Gesn. hort. Cast.
	Herba Proserpinaca à serpendo. Apuleio.

En françois, *Renouée,* ou *Centinode.*

Renouée.

Est une plante qui pousse plusieurs tiges longues d'un pied ou d'un pied & demi, grê-les, rondes, solides, tenaces, presque toujours rampantes & couchées à terre, rare-ment droites, ayant beaucoup de nœuds assez près les uns des autres, revêtues de feuil-les oblongues, étroites, pointues, vertes, attachées à des queues fort courtes & ran-gées alternativement ; ses fleurs sortent des aisselles des feuilles, petites, composées chacune de cinq étamines blanches, ou purpurines, ou rouges, soutenues par un cali-ce coupé en entonnoir. Quand cette fleur est tombée, il lui succede une semence assez groſſe, relevée de trois côtes, de couleur de châtaigne, contenue dans une capſule qui a ſervi de calice à la fleur : ſa racine eſt longue, aſſez groſſe pour la grandeur de la plante, ſimple, dure, ligneuſe, garnie de pluſieurs fibres, d'un goût aſtringent. Cette plante croît aux lieux incultes, le long des chemins. Elle contient beaucoup d'huile, médiocrement de ſel.

Elle eſt déterſive, aſtringente, vulnéraire, propre pour arrêter les hémorragies, les diarrées, la dyſſenterie, le vomiſſement, étant priſe en décoction : on s'en ſert auſſi extérieurement pour les playes. — Vertus.

Polygonum à πολὺ, *multum*, & γόνυ, *genu*, comme qui diroit *Plante à pluſieurs ge-noux*, parce que les tiges de la Renouée ont beaucoup de nœuds qui lui ſervent comme de genoux pour s'appuyer ſur la terre. — Etimolo-gies.

Centumnodia, *vel Centinodia*, à cauſe que cette plante eſt garnie d'un grand nombre de nœuds.

Sanguinaria, *vel ſanguinalis à ſanguine*, parce que cette plante eſt très-propre à arrê-ter le ſang.

POLYPODIUM.

Polypodium. J. B. Raii hiſt. | *Polypodium majus.* Dod.
Polypodium vulgare. C. B. Pit. Tourn. | *Polypodium primum.* Lugd.

En françois, *Polipode.*

Eſt une plante dont les feuilles reſſemblent à celles de la Fougere mâle, mais elles ſont beaucoup plus petites, découpées profondément juſques vers la côte, en parties longues & étroites, couvertes ſur le dos d'une maniere de poudre adhérante, rougeâ-tre, entaſſée par petits tas. Cette poudre, ſelon M. Tournefort, qui l'a obſervé avec un Microſcope, eſt un aſſemblage des fruits de la plante ou des coques ſphériques & membraneuſes, qui s'ouvrent en deux parties comme une boëte à ſavonnette, & laiſ-ſent tomber de leur cavité quelques ſemences menues ; ſa racine eſt longue, groſſe comme le doigt d'un enfant, rampante, garnie de fibres menues comme des poils, de couleur obſcure en dehors & verdâtre en dedans, relevée de pluſieurs petits tubercules ou verrues, facile à rompre, d'un goût doux & un peu aromatique, mais qui n'eſt point agréable. Cette plante croît ſur les troncs des vieux arbres, & ſur les vieilles murail-les ; on ſe ſert de ſa *racine* dans les remedes. La meilleure & la plus eſtimée eſt celle qu'on trouve entortillée au bas des Chênes, & aux endroits où la tige ſe fourche. On l'appelle en latin *Polypodium quernum aut quercinum*, & en françois, *Polipode de Chêne.* — Racine. Choix. Polipode de chêne. — Polipode.

On doit la choiſir récente, bien nourrie, groſſe, ſe caſſant aiſément ; on la monde de ſes filamens avant que de s'en ſervir. Elle contient beaucoup d'huile & de ſel eſſen-tiel. — Choix.

Elle eſt laxative, apéritive, deſſicative, propre pour lever les obſtructions du foye, de la ratte, du méſenterre, pour le ſcorbut, pour la mélancolie hypocondriaque, pour les ſcrophules ; on la prend en décoction ou en poudre. — Vertus.

Polypodium à πολὺ, *multum*, & πὄυς, *pes*, comme qui diroit *Plante à beaucoup de pieds*, parce que la racine du Polypode s'attache aux arbres & aux murailles par le moyen de ſes fibres qui ſont comme autant de pattes. — Etimolo-gie.

POLYPUS.

Polypus, *Octapodia*, *Aſinus marinus.* En françois, *Polype*, *Poulpe.*

Eſt un poiſſon de mer qui reſſemble à la Séche ; il a huit pattes ou jambes longues, — Polype.

grosses, qui lui servent à nager, à marcher & à approcher de sa bouche ce qu'il veut manger ; ces pattes sont distantes les unes des autres, mais jointes par une grosse membrane qui regne entr'elles, & qui les attache : les quatre du milieu sont les plus grandes, relevées tout du long d'une double rangée de tubercules creusez en petits cornets ; les quatre autres pattes sont appellées *brachia, crura, cirri, barba* : ses yeux sont situez ou appuyez sur le haut de deux de ces pattes ; sa bouche est au milieu, garnie de dents ; il porte sur le dos un corps long fait en tuyau, qui lui sert de gouvernail quand il nage, il le fait pancher tantôt à droite, tantôt à gauche, suivant les lieux où il veut aller ; sa chair n'est couverte d'aucune peau apparente ; elle est spongieuse, caverneuse ou nouée, dure & de difficile digestion. On trouve ce poisson dans la mer Méditerranée ; il se nourrit de poissons à coquilles, de chair humaine quand il peut en attraper, de fruits, d'herbes ; il aime l'huile : il a comme la Séche vers son estomac une vessie remplie d'une liqueur noire ou rouge-brune qu'il répand quand il veut se cacher ; ses œufs sont semblables à ceux de la Séche, mais de couleur blanche ; il contient beaucoup d'huile, de phlegme, & de sel volatil & fixe.

Vertus. Sa chair est propre contre la colique venteuse, étant rotie & mangée.

Etimologie. *Polypus à* πολὺ, *multum*, & πȣς, *pes*, comme qui diroit *Poisson ayant beaucoup de pieds.*

POLYTRICHUM.

Polytrichum vulgò. Cæs.
Trichomanes, sive Polytrichum officinarum. C. B. Pit. Tourn.

Trichomanes, sive Polytrichum, J. B.
Trichomanes. Matth. Fuch. Dod.
Trichomanes mas. Tab.

En françois, *Politric.*

Politric. Est une plante capillaire ou fougere qui pousse plusieurs petites tiges ou côtes rondes, menues, noirâtres, fragiles, ausquelles sont attachées par ordre des feuilles fort petites, presque rondes, légerement crénelées, tendres, couvertes sur le dos d'un bon nombre de petits corps menus comme de la poussiere, lesquels suivant M. Tournefort qui les a observez avec un microscope, sont les fruits de la plante envelopez dans quelques écailles, parmi lesquelles se trouvent plusieurs capsules ou coques sphériques garnies d'un cordon à ressort, qui par sa contraction se détache & fait crever ces capsules dans lesquelles sont renfermées quelques semences : ses racines sont des filamens menus comme des cheveux, noirs. Cette plante croît proche des fontaines, aux bords des ruisseaux, contre les vieilles murailles, sur les rochers, elle demeure verte pendant l'hyver ; elle contient beaucoup d'huile & de sel essentiel.

Vertus. Elle est apéritive, pectorale, détersive, propre pour les maladies de la ratte, pour exciter les mois aux femmes.

Etimologie. *Polytrichum à* πολὺ, *multum*, & θριξ, *capillus*, comme qui diroit *herbe à beaucoup de cheveux*, parce que le Politric est une des cinq especes de Capillaires, qu'on appelle *Cheveux de Venus.*

POMACEUM.

Cidre. *Pomaceum*, en françois, *Cidre*, est du suc de pomme rendu vineux par la fermentation ; on peut faire du Cidre avec toutes sortes de pommes, mais on préfere en cette occasion certaines pommes qu'on cultive en Normandie dans les champs & dans les jardins : ces pommes sont ordinairement d'une si belle couleur, qu'elles semblent inviter les passans à les goûter ; mais elles ont un goût rude, acerbe, qui resserre la bouche, & qui empêche qu'on ne les puisse manger : elles contiennent plus de sel essentiel

que

que les pommes de bon goût, & le Cidre qu'on en tire se conserve plus long-tems dans sa bonté.

Quand les pommes sont mûres, ce qui arrive en Automne, on les écrase bien sous la meule; on en tire le suc par une forte expression, & on le met fermenter de même que le suc des raisins dont on veut faire le vin. Le sel essentiel des pommes ayant été mis en mouvement par l'écrasement & par l'expression, écarte, incise & raréfie les parties huileuses qu'il rencontre à son passage dans ce suc, ensorte qu'il les convertit en esprit: mais comme cette action du sel essentiel ne se peut faire qu'il ne se trouve d'abord beaucoup de résistance, à cause des parties rameuses & embarrassantes de l'huile qui enveloppent les pointes acides du sel, il se fait un gonflement de la liqueur qui dure jusqu'à ce que ces pointes de sel qu'on peut appeller de petits coûteaux, ayent tellement découpé & atténué les parties de l'huile, qu'elles se soient fait un passage libre; alors le sel n'ayant plus d'ennemi à combattre, & étant lui-même émoussé ou comme absorbé dans l'huile qu'il a spiritualisée, il ne se fait plus de mouvement apparent ni de fermentation, & la liqueur s'éclaircit.

Comme le suc des pommes est beaucoup plus phlegmatique & visqueux que celui du raisin; on retire moins d'esprit par la distillation du Cidre que par celle du Vin, mais ces esprits sont d'une même nature.

Le bon Cidre se fait en basse Normandie, mais particulierement vers Bayeux: il doit être clair, d'une belle couleur dorée, d'une odeur de pomme assez agréable, d'un goût doux & piquant; c'est la boisson la plus ordinaire des Normans; elle enyvre presque aussi vîte que le vin, & l'yvresse en dure plus long-tems, à cause que les esprits du Cidre ont élevé avec eux au cerveau une partie visqueuse de la pomme qui les empêche de se dissiper si aisément que ceux du vin. On voit des paysans en Normandie demeurer trois jours yvres après avoir fait la débauche de Cidre; ils s'endorment à la fin de l'yvresse, parce que la viscosité phlegmatique du Cidre étant restée dans les petits canaux du cerveau après la dissipation de ses esprits; elle condense en quelque maniere les esprits animaux, & modere leur mouvement à peu près comme il arrive quand on a pris un peu de Pavot ou d'Opium.

Les Cidres qui ont le plus fermenté sont les moins doux, parce que l'huile en ayant été beaucoup raréfiée par la fermentation, ils ne chatouillent pas si agréablement le nerf de la langue; mais ces Cidres sont plus forts que les autres, ils enyvrent plus vîte, & l'on en tire plus d'esprit. Les Gourmets de Cidre, & principalement les paysans de Normandie, les préferent aux Cidres doux; on les appelle vulgairement *Caffetête*, parce qu'ils enyvrent bien vîte & font marcher de travers ceux qui en font débauche.

On fait la distillation de ce Cidre comme celle du vin, & l'on en tire une *eau de vie* qui a les mêmes qualitez que l'eau de vie de vin; mais on ne l'estime pas tant à cause qu'elle n'a pas justement si bon goût, & parce que ses esprits sont un peu moins subtils. On peut faire aussi de l'*aigre de Cidre* comme on fait du vin aigre.

Si l'on veut par curiosité faire l'*analise du Cidre*; on tirera premierement par la distillation une assez bonne quantité d'esprits sulphureux, mais des uns plus, des autres moins, suivant leur force, puis beaucoup de phlegme, il restera un extrait dont on fera sortir par un grand feu un peu d'esprit & d'huile épaisse; on calcinera une masse séche qui sera demeurée au fond du vaisseau, on la mettra bouillir dans de l'eau, on filtrera la liqueur & on la fera évaporer, il restera au fond quelque peu de sel alkali semblable au sel de tartre.

Le Cidre est pectoral, il fortifie le cœur, il humecte & désaltere beaucoup, il est propre contre la mélancolie.

Vvvv

Petit Cidre. On met fermenter le marc exprimé des pommes dans de l'eau, & l'on en fait un second Cidre qu'on appelle *petit Cidre*; il est humectant, rafraîchissant, il désaltere plus que l'autre, & il n'enyvre point : c'est le breuvage ordinaire des femmes ; on en fait user aussi aux malades.

Syrop de Cidre. **Vertus.** * On appelle *Syrop de Cidre*, ou *Rob Pomacei*, un extrait liquide de Cidre qui se fait en réduisant dix pintes de cette liqueur à une ou environ. Ce syrop est bon pour la poitrine.

POMPHOLYX.

Pompholyx. Nil. Nihili album. Capnites, Bulla cadmica. Calamites.

En françois, *Calamine blanche.*

Calamine blanche. Est une fleur d'airain blanche, légere, qu'on trouve attachée au couvercle du creuset dans lequel on a mis fondre du cuivre avec de la pierre calaminaire pour en faire le cuivre jaune ou léton ; on en trouve aussi aux ténailles des Fondeurs : mais soit par négligence de ramasser cette drogue, soit parce que les ouvriers la font tomber dans le feu lorsqu'ils découvrent leurs creusets, nous en voyons rarement chez les Droguistes, & nous sommes obligez de lui substituer la Tutie.

Choix. Le Pompholyx doit être blanc, léger, friable.

Vertus. **Dose.** Il est détersif, dessicatif, propre pour les playes, pour les maladies des yeux ; on ne s'en sert guéres qu'extérieurement dans les onguens. Quelques-uns en donnent depuis demi scrupule jusqu'à deux scrupules, pour les fiévres intermittentes ; il excite le vomissement avec assez de violence.

POMUM ADAMI.

Pomum Adami. Matth. Cord. in Diosc.	*Malus Adami.* C. B. Raii hist.
Poma Adami. J. B.	*Malus Assyria.* Dod. Tab.
Pomum Assyrium. Ad. Lob.	*Malus Assyria vel Poma Adami.* Park.

En françois, *Pomme d'Adam.*

Pomme d'Adam. Est une espece de Limonnier ou de Citronnier qui porte un fruit fait comme une orange, mais beaucoup plus gros, d'un jaune plus foncé, & d'une odeur moins forte ; son écorce est médiocrement épaisse, inégale, & ayant plusieurs crévasses qui ressemblent à des morsures ; sa chair est semblable à celle du Citron, remplie de suc, d'un goût approchant de celui de l'orange, mais qui n'est point agréable. On cultive cet arbre dans les jardins aux pays chauds.

Vertus. Son fruit est apéritif, propre pour le scorbut, pour la gravelle, pour les fiévres continues & intermittentes.

Etimologies. *Pomum Adami*, parce que le fruit de cet arbre a des crevasses qui semblent être des morsures que quelques Anciens ont crû être des traces de celles que le premier homme fit à la pomme, comme si ce fruit portoit des marques de la désobéissance d'Adam.

Malus Assyria, parce que cet Arbre a été apporté d'Assyrie dans les autres pays.

POPULAGO.

Populago. Tab. Pit. Tourn.	*Tussilago altera.* Matth.
Caltha palustris. J. B. Raii hist.	*Chelidonia palustris.* Cord. hist.
Caltha palustris flore simplici. C. B.	*Epimedium Dodonæi*, Thal.
Caltha palustris vulgaris simplex. Park.	*Farfugium.* Cast.
Chrysanthemum. Lon.	En françois, *Souci d'eau*, ou *de marais.*

Eſt une plante dont les feuilles reſſemblent à celles de la petite Chelidoine, mais elles ſont quatre fois plus grandes & de plus longue durée, ne tombant pas ſi vîte, larges, preſque rondes, liſſes, d'un verd foncé, légerement crénelées en leurs bords; il s'éleve d'entr'elles des tiges à la hauteur d'environ un pied, rondes, rameuſes, portant des fleurs à pluſieurs feuilles diſpoſées en roſe, de couleur jaune dorée reſplandiſſante. Quand ces fleurs ſont tombées, il leur ſuccede des fruits compoſez chacun de pluſieurs gaines recourbées en bas, entaſſées en maniere de tête, & diſpoſées en étoile; chaque gaine contient pluſieurs ſemences qui ſont ordinairement un peu longues. Sa racine conſiſte en pluſieurs fibres aſſez groſſes, blanchâtres. Cette plante croît dans les marais, aux bords des ruiſſeaux & aux autres lieux aquatiques. Souci d'eau

Elle eſt déterſive, rafraîchiſſante, vulnéraire; mais on ne s'en ſert point dans la Médecine. Vertus.

On a nommé cette plante *Populago à populo*, Peuplier, à cauſe qu'elle naît ordinaire-ment entre les Peupliers. Etimolo-gie.

POPULUS.

Populus, en françois, *Peuplier*, eſt un grand arbre dont il y a *trois* eſpeces fort con-nues.

La premiere eſt appellée, Premiere eſpece.

Populus alba. Dod. Ger. Park. J. B.	*Populus alba majoribus.* C. Bauh. Pit.
Populus alba latifolia. Lob. icon.	Tournefort.
Farfarus antiquorum. Bellon. Lob. Ger.	*Populi prima ſpecies.* Ang.

En françois, *Peuplier blanc*, ou *Peuplier à larges feuilles.*

Il monte & prend ſon accroiſſement en peu de tems, & il jette beaucoup de rameaux en haut; ſon écorce eſt liſſe, unie, blanchâtre; ſon bois eſt blanc & facile à fendre; ſes feuilles ſont larges, découpées profondement, & anguleuſes, preſque ſemblables à celles de la vigne, mais beaucoup plus petites, vertes, polies & ſans poil en deſſus, blanches & lanugineuſes en deſſous comme celles du Tuſſilage, attachées à des queues longues; ſes chatons ſont longs, à pluſieurs feuilles chargées de quelques ſommets rem-plis de pouſſiere; les pieds que portent ces fleurs ne donnent point de fruits; ces fruits ſont autant de capſules membraneuſes qui s'ouvrent en deux parties égales, & y renfer-ment des ſemences menues & aigrettées; ſes racines ſe répandent à la ſuperficie de la terre; & comme elles s'y attachent peu profondément, l'arbre eſt ſujet à être ébranlé par les vents impétueux, & à être renverſé. Peuplier blanc.

La ſeconde eſpece eſt appellée, Seconde eſpece.

Populus nigra. Ger. Dod. C. B. J. B. Pit. Tournefort.	*Populus ſecunda.* Ang. Tur. En françois, *Peuplier noir.*

Son bois eſt plus dur, plus nerveux, plus difficile à fendre, & plus jaunâtre ou moins blanc que celui de la premiere eſpece, couvert d'une écorce unie; il pouſſe au commen-cement du Printems des germes ou des commencemens de feuilles, gros environ com-me des capres, oblongs, pointus, d'un verd jaunâtre, glutineux ou réſineux, s'atta-chans aux doigts, d'une odeur aſſez agréable; c'eſt ce qu'on appelle en latin *Oculi, ſeu Gemma Populi nigri*, & en françois, *Yeux de Peuple.* Ces germes ou bourgeons ſe dé-velopent en feuilles larges, pointues comme les premieres feuilles du Lierre, moins épaiſſes, légerement crénelées tout autour, liſſes, unies, de couleur verte luiſante, Peuplier noir. Yeux de Peuple.

V v v v ij

attachées par des queues longues & menues. Cet arbre eſt ſtérile ou mâle, & il ne porte que des fleurs ou chatons ſans fruits ; ou bien fertile & femelle , & il ne porte que des fruits ſans fleurs.

Les chatons du Peuplier noir mâle ſont ſemblables à ceux du Peuplier blanc , de couleur rougeâtre ou blanchâtre.

Les fruits du Peuplier noir femelle ſont des capſules oblongues , membraneuſes , vertes , diſpoſées comme par grapes , elles s'ouvrent en mûriſſant en deux parties recourbées , contenant des ſemences garnies chacune d'une aigrette.

Les racines du Peuplier noir deſcendent plus avant dans la terre que celles du Peuplier blanc , & elles tiennent l'arbre plus ferme ; il eſt auſſi ordinairement plus grand , plus gros & plus droit , parce que ces racines qui ſont plus profondes reçoivent plus de nourriture de la terre , & en portent davantage à l'arbre.

Troiſiéme eſpece.

La troiſiéme eſpece eſt appellée ,

Populus tremula. C. B. Pit. Tournef.	*phraſti* , J. Bauh.
Populus Libyca. Ger. Park.	*Cercis , Theophraſti , ſive Populus Libyca*
Populus Libyca Plinii , Cercis Theo-	*Plinii* , Cluſ. hiſt.

En françois, *Tremble.*

Tremble.

Cet arbre tient plus du Peuplier noir que du Peuplier blanc ; ſes feuilles ſont preſque rondes , découpées aux bords , dures , noirâtres , attachées par des queues longues , tremblantes ou remuant preſque toujours , même en tems calme ; d'où vient qu'on a a nommé cette eſpece de Peuplier *Populus tremula* ; ſes chatons ſont plus longs & plus noirs que ceux des autres eſpeces. Ses racines deſcendent aſſez profondément en terre.

Populus tremula.

Les Peupliers croiſſent aux lieux humides , marécageux , aux bords des rivieres , de la mer , des étangs.

Vertus.

L'*écorce* du Peuplier *blanc* eſt déterſive , propre pour la ſciatique , pour la difficulté d'uriner , pour la brûlure ; on s'en ſert extérieurement & intérieurement.

Les *yeux* ou germes du Peuplier *noir* ſont propres pour amollir , pour adoucir & calmer les douleurs , appliquez extérieurement. Ils donnent le nom à l'onguent Populeum.

Les *feuilles* du Peuplier *noir* ſont eſtimées par quelques-uns bonnes pour adoucir les douleurs de la goutte , étant écraſées & appliquées ſur la partie malade.

PORCELLUS INDICUS.

Cochon d'Inde.

Porcellus Indicus (Jonſt.) en françois , *Cochon d'Jnde* , eſt un animal à quatre pieds gros comme un Lapin médiocre , & que quelques-uns mettent entre les eſpeces de Lapins ; ſon muſeau eſt pointu , ſes dents ſont ſemblables à celles des rats , ſes oreilles ſont petites & arrondies ; ſon corps eſt aſſez gros , couvert de ſoyes de cochon plûtôt que de poils ordinaires ; ſes jambes ſont plus courtes que celles du Lapin ; ſes pieds de devant ont chacun ſix doigts , & ceux de derriere cinq ; il n'a point de queue ; ſon cri eſt un grognement approchant de celui du cochon ordinaire , mais bien moins fort ; il mange de toutes ſortes d'herbes , des fruits , de l'avoine , du ſon ; il boit peu , & il ſe paſſe d'eau pendant pluſieurs jours ; pour la copulation de ſon eſpece , un mâle ſuffit à huit ou neuf femelles , & elles font leurs petits comme les Lapines ; on trouve ordinairement cet animal aux Indes dans la nouvelle Eſpagne , ſur les montagnes , & en d'autres lieux ; mais on en éleve , & l'on en nourrit par toutes les villes de l'Europe ; ſa chair eſt coriace , ſans beaucoup de goût , & difficile à digérer.

Quelques-uns en eftiment le bouillon propre pour la dyffenterie, & pour exciter l'u- Vertus.
rine.

PORCUS MARINUS.

Marſuinus ,   Phocœna ,   Turcio ,   Sus maris.

Porcus marinus , en françois, *Marſouin* , ou *Cochon de mer* , eſt une eſpece de Dauphin, Cochon de
ou un gros poiſſon oblong dont le nez reſſemble à celui du cochon terreſtre, & il fouit mer.
de même dans la terre : ce poiſſon monte ſouvent dans les rivieres avec les marées ; on
en voit communément dans la riviere de Seine à Rouen ; ſa couleur eſt jaunâtre ; il eſt
fort gras ; on mange ſa chair, mais elle n'eſt pas fort délicieuſe , & elle eſt un peu indigeſte. On fait fondre ſa graiſſe, & on l'aromatiſe avec quelque plante odorante : c'eſt ce Huile de
qu'on appelle *huile de Marſouin.*   Marſouin.

Elle eſt amolliſſante , réſolutive , anodine, propre pour les humeurs froides. Vertus.

PORPHYRION.

Porphyrion eſt un oiſeau aquatique grand comme un coq, de couleur bleue ou diverſifiée ; ſon bec eſt gros, pointu , purpurin ; il porte une crête ſur ſa tête ; ſes jambes ſont
longues, ſes pieds ſont fendus, ayant cinq doigts à chacun ; ſa queue eſt fort courte ; il
mange les poiſſons qu'il peut attraper.

Sa graiſſe eſt émolliente , réſolutive , anodine. Vertus.

Porphyrion à πορφύρα , *purpura*, parce que cet oiſeau a une couleur tirant ſur le pur- Etimolo-
purin : ou bien *Porphyrion* à *porphyrite* , *porphyre*, à cauſe de ſes couleurs diverſifiées ou gies.
marbrées, approchantes de celles du Porphyre.

PORPHYRITES.

Porphyrites , en françois, *Porphyre* , eſt une eſpece de marbre très-dur , varié de dif- Porphyre.
férentes couleurs ; on en tire des carrieres ou mines en Egypte ; on s'en ſert pour faire Uſage.
des colomnes , des tables , des mortiers, & pluſieurs autres choſes.

Il eſt propre pour appaiſer les ardeurs de Venus , ſi l'on en applique un morceau bien Vertus.
poli ſur le perinée : il eſt deſſicatif étant broyé ſubtilement & mêlé dans des onguens ou
dans des emplâtres.

Porphyrites à πορφύρα , *purpura*, parce que le porphyre eſt quelquefois de couleur Etimolo-
purpurine. gie.

PORRUM.

Porrum. Dodon. J. Bauh. Park. Raii hiſt.	*Porrum capitatum.* Fuch. Tur.
Porrum commune. Matth. Lugd.	*Porrum commune capitatum.* C. Bauh. Pit. Tournef.

En françois , *Porreau* , ou *Poireau.*

Eſt une plante potagere fort commune , dont la racine eſt longue de quatre ou cinq Porreau.
doigts , groſſe d'un ou de deux pouces, preſque cilindrique, compoſée de pluſieurs tuniques blanches, liſſes , luiſantes, jointes les unes aux autres, croiſſant, s'élevant, ſe
dévelopant & devenant des feuilles longues d'un pied, aſſez larges , plates ou pliées en
goutiere, d'un verd pâle : il s'éleve d'entr'elles une tige à la hauteur de quatre ou cinq
pieds , groſſe d'un doigt, ferme, ſolide, remplie de ſuc, portant en ſon ſommet un gros
bouquet de petites fleurs blanches tirant ſur le purpurin, compoſées chacune de ſix feuilles diſpoſées en lys & attachées à un pédicule. Quand ces fleurs ſont tombées, il naît en
leur place des fruits triangulaires, noirs, diviſez intérieurement en trois loges remplies

de femences oblongues ; fa racine eft garnie en deffous de plufieurs fibres. Toute cette plante a une odeur d'oignon ; on la cultive dans les jardins ; elle eft empreinte d'un fuc vifqueux, & elle contient beaucoup d'huile & de fel effentiel ou volatil.

Vertus. Le porreau eft incifif, pénétrant, apéritif, réfolutif ; il excite le crachat, les urines, & les mois aux femmes ; il eft propre contre la morfure des ferpens, pour guérir la brûlure, les hémorroïdes, le bruiffement d'oreille, pour aider à la fupuration ; on s'en fert extérieurement & intérieurement.

Etimologie. *Porrum*, gracè πράτον, à πράω, *accendo*, j'enflamme, comme qui diroit *Plante qui excite beaucoup de chaleur dans le corps.*

PORTULACA.

Pourpier. *Portulaca*, en françois, *Pourpier*, eft une plante dont il y a deux efpeces, une *cultivée*, & l'autre *fauvage.*

Premiere efpece.
La premiere eft appellée,

Portulaca. Cord. in Diofc.	*Portulaca hortenfis latifolia.* J. B.
Portulaca latifolia, feu fativa. C. Bauh.	*Portulaca domeftica.* Matth. Ger.
Pit. Tournefort.	*Portulaca major & fativa.* Dod.

Pourpier cultivé. Elle pouffe des tiges à la hauteur d'environ un pied, groffes, rondes, droites, tendres, fucculentes, liffes, rougeâtres, luifantes, fe divifant en quelques rameaux, portant fes feuilles rangées alternativement, oblongues ou prefque rondes, affez larges, graffes, charnues, polies, luifantes, de couleur blanchâtre ou jaunâtre, d'un goût vifqueux tirant un peu fur l'acide : fes fleurs font petites, compofées chacune de cinq feuilles difpofées en rofe, de couleur pâle, foutenues par un calice d'une feule piéce, ayant en quelque façon la figure d'une mitre : lorfque la fleur eft paffée, il paroît un petit fruit femblable à une urne, de couleur herbeufe ; ce fruit s'ouvre en deux parties qui contiennent des femences menues, noires : fa racine eft fimple, garnie de fibres. On cultive cette plante dans les jardins potagers en terre graffe.

Pourpier doré. * On y cultive auffi un pourpier qui a les feuilles larges, chargées de petites marques dorées : on nomme ce pourpier *Pourpier doré*, *Portulaca fativa latifolia flavefcens, five foliis aureis.* (H. R. P. Pit. Tournef.)

Seconde efpece.
La feconde efpece eft appellée,

Portulaca fylveftris. Dod. Matth.	*Portulaca fylveftris minor, five fpontanea.*
Portulaca anguftifolia, five fylveftris. C.B.	J. B.
Pit. Tournef.	*Portulaca fpontè nafcens.* Cord. hift.

Pourpier fauvage. Elle pouffe plufieurs petites tiges rougeâtres, fe couchant à terre, & portant des feuilles femblables à celles du pourpier domeftique, mais beaucoup plus petites ; elle croît fans culture dans les jardins, dans les vignobles.

L'un & l'autre pourpier contiennent beaucoup de phlegme & d'huile, peu de fel : le pourpier cultivé eft le plus en ufage ; on employe dans la Médecine fa tige tendre, fes feuilles, fa graine.

Vertus. Il eft propre contre les vers, pour adoucir les âcretez de la poitrine, pour purifier le fang, pour le fcorbut.

Etimologies. *Portulaca*, à *portula*, petite porte, parce qu'on a trouvé quelque reffemblance dans la figure de la feuille de cette plante avec une petite porte.

Quelques-uns appellent le pourpier *Porcellana*, à *porco*, porc, parce que les cochons aiment cette herbe.

POTAMOGETON.

Potamogeton rotundifolium. C. B. Pit. Tournefort.	*Potamogeton rotundiore folio.* J. B.
Fontalis major latifolia vulgaris. Park.	*Potamogeton latifolium.* Ger.
Potamogeton. Raii hist.	*Fontalis, sive Potamogeton.* Dod.
	En françois, *Epi d'eau.*

Est une plante aquatique qui pousse plusieurs tiges longues, grêles, rondes, nouées, rameuses : ses feuilles qui naissent dans l'eau sont longues, étroites comme celles du Gramen ; mais quand la plante a crû assez pour surpasser l'eau, elles deviennent larges comme celles du Plantain, de figure presque ovale, pointues, nerveuses, de couleur verte-pâle luisante, nageant sur la superficie de l'eau comme celles du Nénuphar, attachées à des queues longues : il s'éleve d'entre ces feuilles des pédicules qui soutiennent des épis de fleurs à quatre feuilles disposées en croix, de couleur rougeâtre ou purpurine ; ces épis sont accompagnez de feuilles opposées ou placées deux à deux vis-à-vis l'une de l'autre : quand ces fleurs sont tombées, il leur succede des capsules ramassées quatre à quatre en maniere de tête ; ces capsules sont oblongues, assez grandes, pointues par un bout, dures, rougeâtres, remplies d'une graine blanche. Ses racines sont grosses, rondes, nouées, blanches, rampantes, & s'étendant dans la terre profondément sous les eaux, garnies de fibres déliées. Cette plante croît dans les marais, dans les étangs : elle contient beaucoup de phlegme, médiocrement de l'huile, peu de sel. Epi d'eau.

Elle est rafraîchissante, condensante, astringente, propre pour la dyssenterie, étant prise en décoction ; on l'employe aussi extérieurement pour les dartres & pour les autres démangeaisons de la peau. Vertus.

Potamogeton, ex πόταμος, *fluvius,* & γείτων, *vicinus,* comme qui diroit *Plante qui croît proche des rivieres* ou *aux lieux aquatiques.* Etimologies.

Fontalis, parce qu'elle croît aussi proche des fontaines.

POTENTILLA.

Potentilla. Park. C. Bauhin.	*Argentina.* Dod. Lob. Ger.
Potentilla, sive Argentina. J. B.	*Anserina.* Trag. Tab.
Pentaphylloides argenteum alatum, seu Potentilla. Pit. Tournef.	*Pentaphylloides Argentina dicta.* Raii hist.
	En françois, *Argentine.*

Est une espece de Pentaphylloïde, ou une plante qui pousse de sa racine des feuilles approchantes de celles de l'Aigremoine, rangées le long d'un nerf par paires, denrelées en leurs bords, unies & vertes par-dessus, garnies par-dessous de petits poils blancs argentins ; il naît aussi entre ces feuilles d'autres très-petites feuilles de la même figure : elle jette encore de sa racine de petites tiges nues qui se répandent sur la terre comme celles du Fraisier, qui s'y attachent & qui y prennent racine, puis elles portent des feuilles : ses fleurs naissent sur d'autres petites tiges velues qui s'élevent d'entre les feuilles ; ces fleurs sont assez grandes, & tout-à-fait semblables à celles de la Quintefeuille, composées chacune de cinq feuilles arrondies, jaunes, disposées en rose, ayant plusieurs étamines au milieu : il leur succede un fruit presque rond, composé de plusieurs semences ramassées en maniere de tête, envelopées par le calice de la fleur : sa racine est longue & menue. Cette plante croît aux lieux herbeux, dans les prez, contre les hayes, sur les chemins ; elle fleurit en été, sans odeur ni sans goût apparent ; elle contient beaucoup de phlegme, médiocrement du sel & de l'huile. Argentine.

Elle est astringente, rafraîchissante, détersive, propre pour les hémorragies, pour les cours de ventre, pour la pierre ; elle adoucit la douleur des dents, elle est vulnéraire. Vertus.

Etimologie. *Potentilla, à potentia*, puiſſance ; on a donné ce nom à l'Argentine, à cauſe de ſes grandes vertus.

Pentaphylloides, à Pentaphyllo, Quintefeuille, à cauſe que cette plante a beaucoup de rapport avec la Quintefeuille.

Argentina, ab argento, argent, parce que le Soleil donnant ſur les feuilles de cette plante, en fait paroître le deſſous blanc & reſplendiſſant comme de l'argent.

Anſerina, ab anſere, un oye, parce que les oyes aiment beaucoup l'Argentine.

POTERIUM.

Poterium. Matth. Caſt. Lugd. Tab. Ger. *Tragacantha altera , Poterium fortè.* Cluſ. J. B. Pit. Tournef. Raii hiſt. *Tragacantha granatenſis foliis incanis deciduis, flore albo.* Moriſ.	*Tragacantha affinis lanuginoſa , ſive Poterium.* C. B. *Spina hirci minor.* Ger. *Tragacantha altera , ſeu minor Poterion fortè Dioſcoridis.* Park.

En françois, *Barbe-Renard.*

Barbe-Renard. Eſt une plante qui s'éleve en ſous-arbriſſeau , & qui reſſemble à la plante d'où ſort la gomme Adraganth , & qui en eſt une eſpece : il pouſſe beaucoup de rameaux longs environ d'un pied, fléxibles, grêles, ſe répendant en large , blanchâtres pendant qu'ils ſont encore tendres, lanugineux, garnis de pluſieurs épines longues, blanchâtres, qui ſont les côtes des anciennes feuilles : ſes feuilles ſont fort petites , rondes , blanches , lanugineuſes ; elles naiſſent par paires ſur une côte terminée par un piquant : ſes fleurs ſont légumineuſes, blanches, ſoutenues chacune par ſon calice fait en cornet dentelé : quand cette fleur eſt paſſée, il lui ſuccede une gouſſe diviſée ſelon ſa longueur en deux loges remplies de quelques ſemences qui ont ordinairement la figure d'un petit rein : ſa racine eſt longue , branchue , pliante , couverte d'une écorce noire, blanche en dedans , fongueuſe , gommeuſe , douçâtre au goût. Cette plante naît en Candie & en Eſpagne, aux lieux montagneux, ſecs, arides, incultes.

Vertus. Sa racine eſt propre à conſolider, à aglutiner ; on s'en ſert extérieurement & intérieurement.

PRASIUS.

Mater ſmaragdi. *Praſius, Praſſius, Praſitis*, eſt une pierre prétieuſe de couleur de porreau, luiſante ; mais peu reſplendiſſante, que quelques-uns appellent *Mater ſmaragdi*, parce qu'elle renferme preſque toujours de l'émeraude.

Trois eſpeces de Praſius. Il y a *trois eſpeces* de Praſius ; une qui eſt verte partout, une autre qui eſt marquetée de petites taches rouges, & une autre qui a quelques petites rayes blanches : les unes & les autres ſe trouvent aux Indes Orientales & Occidentales, en Boheme , & en pluſieurs autres lieux. Cette pierre n'eſt pas d'une grande valeur chez les Lapidaires.

Vertus. Elle eſt eſtimée comme l'émeraude, propre pour réſiſter au venin , & pour fortifier le cœur ; mais on ne doit attendre de l'une ni de l'autre qu'un effet alkalin , étant bien broyée & pulvériſée : on en peut donner pour arrêter les cours de ventre & les hémorragies ; la doſe en eſt depuis demi-ſcrupule juſqu'à deux : on peut auſſi s'en ſervir extérieurement, pour déterger & deſſécher les playes.

Doſe.

Etimologie. *Praſius, à πράσος, porrum*, parce que cette pierre a la couleur du porreau.

PRIMULA VERIS.

Primula veris odorata, flore luteo ſimplici. J. B. Pit. Tournef.	*Primula veris major.* Ger. *Primula pratenſis.* Lob.

Verbaſc.

Verbafculum pratenfe odoratum. C. B. | *Paralyfis vulgaris pratenfis, flore flavo*
Herba Paralyfis. Brunf. Caſt. deſc. | *fimplici odorato.* park. Parad. Raii hiſt.

En françois, *Primevere. Primerole. Coucou.*

Eſt une plante qui pouſſe au commencement du printems des feuilles oblongues, Primevere.
larges, ridées, ſe répandant à terre : il s'éleve d'entr'elles une ou pluſieurs tiges à la
hauteur de la main ou un peu plus hautes, rondes, un peu velues, nues ou ſans feuilles, portant en leurs ſommets des bouquets de fleurs ſimples, mais belles, jaunes, odorantes, formées en tuyaux évaſez en leur partie ſupérieure : quand ċes fleurs ſont paſſées, il paroît en leur place des fruits ou coques ovales qui renferment des ſemences
rondes, noires, menues : ſa racine eſt aſſez groſſe, écailleuſe, rougeâtre, d'un goût
aſtringent, d'une odeur agréable, aromatique, garnie de longues fibres blanches. Cette
plante croît dans les champs, dans les prez, dans les bois, proche des ruiſſeaux : ſon
goût eſt un peu âcre & amer. Elle contient beaucoup de ſel eſſentiel, d'huile & de
phlegme.

Elle eſt propre pour fortifier le cerveau, les nerfs, les jointures, pour les rhuma- Vertus.
tiſmes, pour la paralyſie, étant donnée intérieurement & appliquée extérieurement.

On a donné le nom de *Primula veris* à cette plante, à cauſe qu'elle fleurit une des Etimolo-
premieres du printems.   gie.

P R O P O L I S.

Propolis eſt une *cire vierge,* ou une maniere de maſtic rougeâtre ou jaune, que les Cire vierge
abeilles compoſent, & dont elles enduiſent & bouchent les fentes & les trous de leurs
ruches, comme pour empêcher l'air & le froid d'y entrer. Cette matiere eſt friable, &
elle a une odeur approchante de celle des bourgeons du Peuplier : elle contient un peu
de ſel volatil acide, & beaucoup d'huile.

Elle eſt digeſtive, atténuante, réſolutive ; on s'en ſert pour faire percer les abſcès, Vertus.
pour attirer les éclats du fer qui ſont entrez dans la chair, pour les ulceres malins : on
en mêle dans les onguens & dans les emplâtres ; on en fait auſſi recevoir la vapeur pendant qu'on la chauffe ſur le feu, pour la toux invétérée ; elle l'adoucit & la calme.

P R U N U M.

Prunum, en françois, *Prune,* eſt un fruit dont il y a beaucoup d'eſpeces, qui pren- Prune.
nent leurs différences des lieux où elles naiſſent, de leur figure, de leur groſſeur, de
leur couleur, de leur goût ; elles ſont toutes aſſez connues. Je ne parlerai ici que des
Prunes de Damas noir, leſquelles nous employons dans la Médecine : on les appelle en
latin,

Pruna parva dulcia atrocærulea. C. B. | *Pruna Damaſcena noſtratia.* Bellon.

Elles ſont de groſſeur médiocre, rondes, charnues, couvertes d'une peau noire ; Prunes
leur chair eſt rougeâtre, ſucculente, n'adhérant point au noyau, d'une odeur aſſez de Damas
bonne, d'un goût doux & agréable : leur noyau eſt petit, oblong, ligneux, & très-dur ; noir.
il renferme une petite amande preſque ronde ou ovale, d'un goût agréable tirant ſur
l'amer : ces prunes croiſſent ſur une eſpece de Prunier de hauteur & de groſſeur médiocre, lequel on appelle en latin,

Prunus ſativa, fruſtu parvo, dulci, atrocæruleo. En françois, *Prunier de Damas noir.*

Ses feuilles ſont oblongues, arrondies, aſſez larges, légérement dentelées en leurs Prunier
bords ; ſa fleur eſt à cinq feuilles diſpoſées en roſe, de couleur blanche : on cultive cet de Damas
arbre dans les jardins.   noir.

X x x x

Choix.

    Les Prunes de Damas mûriffent vers l'automne ; elles doivent être choifies affez groffes, bien nourries, mûres, nouvellement cueillies, d'un goût & d'une odeur agréa-ble ; elles contiennent beaucoup de phlegme & d'huile, & du fel effentiel. On fait fé-cher au four une grande quantité de ces Prunes dans la Touraine & vers Bourdeaux, & on les diftribue en hyver par toute la France ; c'eft ce qu'on appelle *petits Pruneaux :* il faut les choifir nouveaux, charnus, moëlleux, mollets, de bon goût.

Prunes féches.

Petits Pruneaux.

Vertus.

    Les Prunes de Damas récentes ou féches font humectantes, émollientes, laxatives, étant prifes en décoction ou en fubftance.

Gomme de Prunier.

    On trouve fouvent fur les Prunes, de quelque efpece qu'elles foient, une gomme blanche, luifante, tranfparente, qu'on appelle *Gomme de Prunier;* les Marchands en mêlent fouvent parmi la gomme Arabique, à qui elle reffemble beaucoup en couleur & en vertus.

Vertus.

    Elle eft propre pour la pierre, pour la colique néphrétique, pour humecter la poi-trine, pour exciter le crachat, étant prife en poudre ou en mucilage.

Ufage.

    On employe auffi cette gomme pour frifer les cheveux.

Etimolo-gie.

    On a nommé cette efpece de Prune *Pruna Damafcena,* parce que les premieres furent apportées de Damas ville capitale de Syrie.

PRUNUS SYLVESTRIS.

Prunus fylveftris. C. B. Ger. J. B. Dod. Park. Raii hift. Pit. Tournef. | *Prunus fylveftris vulgaris.* Trag. *Spinus,* Virgilio.

En françois, *Prunier fauvage,* ou *Prunellier.*

Prunellier.

    Eft un petit arbre, ou un arbriffeau épineux : fon écorce eft grife, tirant fur le pur-purin : fes fleurs naiffent devant les feuilles, petites, blanches comme de la neige, ten-dres, ameres, compofées chacune de cinq feuilles & de quelques étamines au milieu : fes feuilles font femblables à celles du Prunier cultivé, mais beaucoup plus petites & plus dures, d'un goût aftringent : quand ces fleurs font paffées, il leur fuccede des pe-tites prunes groffes comme un gros grain de raifin, prefque rondes ou ovales, de cou-

Prunelles.

leur noire tirant fur le bleu ; on les appelle *Prunelles;* leur chair eft dure, verdâtre, d'un goût ftiptique ou acerbe ; elles renferment un noyau gros comme celui d'une cerife, ovale ou un peu oblong : fa racine eft ligneufe, noirâtre, fe répandant de tous côtez. Cet arbre croît communément dans les hayes, dans les champs, dans les lieux incultes ; il contient beaucoup d'huile & de fel effentiel.

Vertus.

    Son *bois,* fes *feuilles* & fon *fruit* font fort aftringens, propres pour la dyffenterie & pour les autres cours de ventre ; on écrafe les prunelles, on en tire le fuc par expreffion, & l'on fait épaiffir ce fuc fur un petit feu jufqu'à ce qu'il foit dur comme du fuc de ré-gliffe ; c'eft cet extrait qu'on appelle *Acacia noftras,* ou *Acacia Germanica,* & qu'on a voulu fubftituer au véritable Acacia d'Egypte, quand il eft rare.

Choix.

    L'Acacia noftras doit être bien féché, noir, reffemblant affez au fuc de régliffe qu'on débite chez les Droguiftes, d'un goût fort aftringent, aigrelet.

Vertus.

Dofe.

    Il eft propre pour arrêter les hémorragies, les cours de ventre, le vomiffement, pour réfifter au venin ; la dofe en eft depuis demi-fcrupule jufqu'à une dragme.

Etimolo-gie.

    Prunus vient du grec προὔνη, qui fignifie la même chofe.

PSEUDOACACIA.

Arbor filiquofa Virginenfis fpinofa locus noftratibus dicta. Park. Th. | *Pfeudoacacia vulgaris.* Pit. Tournef. En françois, *Acacia.*

Acacia.

    Eft un grand arbre qui fait préfentement un des ornemens les plus agréables des jardins par l'étendue & la beauté de fes rameaux, par la bonne odeur de fes fleurs, & par l'ombre qu'il rend ; on pourroit l'appeller *Glyzyrrhyza arborefcens* ; car il ne differe de la réglifle qu'en ce qu'il eft un arbre, & la réglifle eft une herbe : fes feuilles font oblongues, rangées par paires fur une côte terminée par une feule feuille : fes fleurs font belles, longues, légumineufes, blanches, d'une odeur douce & fort agréable : lorfqu'elles font paffées, il leur fuccede des gouffes aplaties, contenant des femences formées en petit rein.

On tient que le premier Acacia qui ait été en France, fut apporté de l'Amérique par les foins de M. Robin, au Jardin du Roy à Paris, où on le voit encore, gros, grand & vigoureux ; on l'appelle pa■ cette raifon *Acacia Robini* : c'eft le pere de tous les autres Acacia de Paris. Obfervation. *Acacia Robini.*

Ses fleurs font émollientes, laxatives, apéritives, réfolutives, & antihyftériques. Sa racine eft pectorale. Vertus.

Pfeudoacacia, à ψεῦδος, *falfum*, & *Acacia*, comme qui diroit *faux Acacia.* Etimologie.

PSEUDOCORALLIUM.

Pfeudocorallium, en françois, *faux Corail*, eft une plante de mer qui naît & croît comme le corail, fur les rochers, dans la mer. Il y en a de plufieurs efpeces : les uns font durs comme du corail, mais poreux, de couleur cendrée, divifez en plufieurs branches parfemées de verrues & de veficules ; on appelle cette efpece *Pfeudocorallium verrucarium.* Les autres font informes, ne pouffant aucunes branches, & ayant en quelque maniere la figure d'un champignon, de fubftance poreufe, légere, facile à rompre, de couleur cendrée, couverts ordinairement d'une croûte blanche, fpongieufe, fans goût, alkaline. ¶ Faux Corail.

Le faux corail eft employé pour nettoyer les dents & pour les fortifier. Ufage.

PSEUDODICTAMNUS.

Pfeudodictamnum. Matth. Dod. gal.	*Pfeudodictamnus verticillatus inodorus.*
Pfeudodictamnum floribus verticillatis. Ad. Lob.	C. B. Pit. Tournefort.
	En françois, *Faux Dictamne.*

Eft une plante qui pouffe beaucoup de petites tiges menues, nouées, velues, blanchâtres : fes feuilles font prefque rondes, & reffemblantes en quelque maniere à celles du Dictamne de Crete, revêtues comme elles d'une maniere de laine blanche : fes fleurs font en geule, verticillées, ou difpofées par anneaux ou étages autour des tiges, de couleur purpurine ; chacune d'elles eft un tuyau découpé par le haut en deux lévres : il leur fuccede, après qu'elles font tombées, des femences oblongues : fa racine eft menue, ligneufe, fibrée. On cultive cette plante dans les jardins : elle contient beaucoup d'huile, médiocrement de fel. Faux Dictamne.

Ses feuilles font defficatives, & douées de qualitez approchantes de celles du véritable Dictamne, mais beaucoup inférieures. Vertus.

Pfeudodictamnus, à ψεῦδος, *falfum*, & *Dictamnus*, comme qui diroit *faux Dictamne.* Etimologie.

PSITTACUS.

Pfittacus, en françois, *Perroquet*, *Papegay*, eft un oifeau ordinairement auffi gros ou un peu plus gros qu'une Pie, de couleur verte ou variée : fa tête eft affez groffe ; fes yeux font grands ; fon bec eft gros, fort, robufte, recourbé en crochet ; fa langue eft large : fes jambes font courtes, & fes pieds grands, & armez d'ongles crochus & forts comme aux oifeaux de proye : il marche lentement : fa queue eft longue, belle. Cet Perroquet.

X x x x ij

oiſeau naît aux Indes, en Malabar, en Java, en Calecut, en Ethyopie: il y en a de pluſieurs eſpeces, qui different par leur groſſeur, par leurs couleurs : on les tranſportent
en Europe, où ils vivent auſſi-bien que dans les Indes ; on les nourrit avec des grains,
des fruits, du pain trempé dans du vin: ils mangent fort aiſément, parce qu'ils ont la
machoire ſupérieure mobile & articulée de maniere que quoique la machoire inférieure
ſoit beaucoup plus courte que la ſupérieure, ils peuvent la faire avancer juſqu'au bout
du crochet de cette ſupérieure. Ils ſont diſciplinables, & on leur apprend à parler & à
chanter fort diſtinctement : le perſil eſt un poiſon pour eux. Les Indiens mangent les
perroquets : ils contiennent beaucoup de ſel volatil & d'huile.

Vertus. Ils ſont propres pour l'épilepſie, étant mangez ou pris en bouillon ; mais on ne s'en
ſert guéres dans la Médecine.

Doſe. Sa *fiente* deſſéchée & priſe en poudre eſt propre pour fortifier les nerfs contre les convulſions : la doſe en eſt depuis demi-ſcrupule juſqu'à demi-dragme.

**Etimolo-
gies.** On croit que *Pſittacus* dérive de *Pſittaces* ville fameuſe ſituée vers le fleuve Tigris.
Perroquet vient de *Perret* ou *petit Pierre* : *Papegay*, comme qui diroit *oiſeau digne d'être
préſenté au Pape.*

P S Y L L I U M.

**Herbe aux
puces.** *Pſyllium*, en françois, *Herbe aux puces*, eſt une plante dont il y a *trois* eſpeces.

**Premiere
eſpece.** La premiere eſt appellée,

Pſyllium primum. Ang.	*Pſyllium Dioſcoridis, vel Indicum crenatis*
Pſyllium Indicum foliis crenatis. Park.	*foliis.* C. B. Pit. Tournef. Raii hiſt.

Elle pouſſe une tige à la hauteur d'environ un pied, ronde, un peu rude, ligneuſe &
rougeâtre vers ſa racine, diviſée en beaucoup de petits rameaux : ſes feuilles ſont oblongues, étroites, pointues, velues, crénelées, nerveuſes, & un peu dentelées : ſes ſommitez portent de petites têtes ou épis courts, auſquels ſont attachées de petites fleurs lanugineuſes, d'un jaune pâle luiſant ; chacune de ces fleurs eſt un tuyau évaſé en haut,
& découpé en quatre parties : quand cette fleur eſt paſſée, il paroît en ſa place un fruit
ou une coque membraneuſe qui renferme des ſemences menues, oblongues, noirâtres,
liſſes, douces au toucher, luiſantes & reſſemblantes à des puces. Sa racine eſt longue,
menue, fibrée.

**Seconde
eſpece.** La ſeconde eſpece eſt appellée,

Pſyllium alterum. Matth. Caſt. Tab.	*Pſyllium majus ſemper virens.* Park.
Pſyllium majus ſupinum. C. B. J. B. Pit.	*Pſyllium ſemper virens.* Lob. Ger. Raii
Tournef.	hiſt.

Elle pouſſe des tiges ſarmenteuſes, ligneuſes, rameuſes, ſe couchant à terre, fort
chargées de feuilles reſſemblantes à celles de la précédente, d'un aſpect agréable, mais
velues, d'un verd blanchâtre : ſes fleurs, ſes fruits & ſes ſemences ſont comme en la
précédente eſpece : ſa racine eſt longue, ligneuſe, dure, garnie de fibres.

**Troiſiéme
eſpece.** La troiſiéme eſpece eſt appellée,

Pſyllium vulgare. Park.	*Pſyllium, ſive Pulicaris herba.* Ger.
Pſyllium majus erectum. C. B. J. B. Pit.	*Pulicaris herba.* Lugd.
Tournef.	*Plantago caulifera Pſyllium dicta.* Raii h.

Elle pouſſe une ou pluſieurs tiges à la hauteur d'environ un pied, droites, rondes,
velues, dures, rameuſes, garnies de feuilles oppoſées deux à deux, formées à peu près
comme celles de l'Hyſope, mais plus étroites, velues, nerveuſes comme celles du

Plantain : il fort des aiffelles de ces feuilles des pédicules longs, grêles, portant en leurs fommitez des épis courts, compofez de plufieurs petites fleurs pâles, femblables à celles des efpeces précédentes : elles font auffi fuivies par des coques membraneufes qui contiennent des femences femblables à des puces : fa racine eft annuelle, fimple, blanche, garnie de fibres. Cette derniere efpece d'herbe aux puces eft la plus commune ; fes fommitez font quelquefois un peu glutineufes au toucher.

Les efpeces de *Pfyllium* croiffent naturellement aux lieux incultes, dans les champs, aux bords des vignobles, proche de la mer : on en cultive auffi en plufieurs lieux pour en avoir la *femence* qui eft employée dans la Médecine.

Semence de Pfyllium. Choix.

Il faut la choifir récente, bien nourrie, nette, douce au toucher : elle contient beaucoup d'huile & de fel volatil & effentiel.

Elle eft mucilagineufe, déterfive, laxative, étant prife en poudre : on en tire un mucilage en la faifant infufer dans de l'eau chaudement ; & l'on fe fert de ce mucilage pour arrêter le crachement de fang, la dyffenterie, les gonorrhées : on en fait prendre par la bouche ou en injection.

Vertus.

Pfyllium, à ψύλλα, *pulex*, puce, parce que la femence de cette plante a une figure & une couleur approchante en quelque maniere de celle d'une puce.

Etimologie.

PTARMICA.

Ptarmica. Matth. Gefn. hort. Ger.
Ptarmica vulgaris. Park.
Ptarmica vulgaris, folio longo ferrato, flore albo. J. B. Raii hift. Pit. Tournef.

Ptarmica vulgaris, five pratenfis. Cluf. hift. Lobel.
Draco fylveftris, five Ptarmica. Dod.
Dracunculus pratenfis ferrato folio. C. B.

En françois, *Herbe à éternuer.*

Eft une plante qui croît ordinairement à la hauteur d'un pied & demi, mais qui s'éleve quelquefois jufqu'à quatre pieds : elle pouffe une feule tige grêle, ronde, fiftuleufe, affez ferme, garnie depuis le bas jufqu'en haut de feuilles longues comme celles de l'Eftragon, crénelées tout autour de dents aigues, rudes, de couleur verte-brune, luifante, d'un goût brûlant femblable à celui de la Pyrétre : le haut de cette tige fe divife en quelques rejettons ou petites branches qui portent en leurs fommets des fleurs radiées, blanches, difpofées en bouquets fort ferrez, comme celles de la Millefeuille, mais plus grandes ; quand ces fleurs font paffées, il leur fuccede des femences menues : fa racine eft longue & filamenteufe. Cette plante naît aux lieux pierreux, montagneux, ombrageux, aux bords des champs, dans les prez : elle contient beaucoup de fel effentiel âcre & de l'huile.

Herbe à éternuer.

Elle eft fternutatoire étant mife dans le nez, & elle fait faliver étant mâchée ; elle foulage la douleur des dents.

Vertus.

Ptarmica, à πταρμίς, *fternutamentum*, parce que cette plante fait éternuer quand on met dans le nez une de fes feuilles.

Etimologie.

PUFFINUS.

Puffinus, en françois, *Macreufe*, eft un oifeau de mer, efpece de canard fauvage : il eft gros comme un canard ordinaire, de couleur obfcure, & quelquefois toute noire : il ne vole qu'avec peine ; mais quand il veut fortir d'un lieu promptement, il fe foutient fur l'extrêmité de fes aîles & de fes pieds, & il court de cette maniere à la furface de l'eau avec beaucoup de légereté & de viteffe : il fe nourrit d'alga, d'infectes, de coquillages, on en trouve en très-grande quantité en Ecoffe, en Irlande, & dans tout le pays du Nord jufques dans le Groënland ; nous en avons auffi en France. Sa chair eft eftimée

Macreufe.

poisson ; car il est permis d'en manger en Carême : elle est de bon goût, sentant le poisson ; mais un peu dure & coriasse, principalement quand l'animal est vieux ; c'est pourquoy l'on doit le choisir jeune : la Macreuse contient beaucoup de sel volatil & d'huile; elle est fort nourrissante , on n'en fait aucun usage dans la Médecine.

Quelques-uns ont donné le nom de *Diable de mer* à la Macreuse , à cause que ses plumes sont noires , mais on a donné le même nom à un autre oiseau maritime de la même couleur.

PULEGIUM.

Pulegium, en françois , *Pouliot*, est une plante dont il y a *deux* especes.

La premiere est appellée,

Pulegium. J. B. Raii hist.
Pulegium vulgatum. Ang.
Pulegium fœmina. Fuch. in icon.

Pulegium latifolium. C. B. Pit. Tourn.
Pulegium regium. Ad. Lob. Ger.
Pulegium vulgare. Park.

Elle pousse beaucoup de tiges longues de près d'un pied , quarrées, velues , les unes élevées , les autres courbées , rampantes à terre , & y prenant racine par des fibriles qui sortent de leurs nœuds. Ses feuilles sont presque rondes comme celles de la Marjolaine, mais plus douces au toucher , & plus noirâtres : il sort de leurs aisselles de petites branches, ou d'autres petites feuilles très-menues : ses fleurs sont verticillées ou disposées par anneaux autour des tiges , de couleur bleuâtre ou purpurine , quelquefois rougeâtre pâle , très-rarement blanche. Chacune de ces fleurs est en gueule , ou en un tuyau découpé par haut en deux lévres. Quand ces fleurs sont passées , il leur succede des semences menues ; sa racine est fibrée : toute la plante a une odeur forte , aromatique & agréable, principalement quand elle est en fleur: son goût est âcre & un peu brûlant.

La seconde espece est appellée,

Pulegium angustifolium. C. B. Pit.Tourn.
Pulegium cervinum. Gesn. hort. Eyst.
Pulegium cervinum angustifolium. J. B. Raii hist.

Pulegium alterum foliis oblongis. Dod.
Pulegium angustifolium, sive cervinum. Lob. Park.

Elle differe de la précédente en ce que ses feuilles sont oblongues, très-étroites, approchantes en figure de celles de la Centinode , & en ce que ses tiges sont grêles , rondes, rougeâtres.

L'une & l'autre espece croissent aux lieux marécageux cultivez ou incultes; elles contiennent beaucoup d'huile éxaltée & de sel volatil.

Le Pouliot est apéritif, atténuant , résolutif, carminatif, propre pour la colique , pour exciter les mois aux femmes , pour fortifier le cerveau.

Pulegium vient de *Pulex*, puce ; car on dit que la fumée de cette plante chasse les puces.

Le Pouliot a beaucoup de rapport avec la Mente , dont il est une espece.

PULEX.

Pulex, en françois , *Puce*, est un petit insecte qui incommode tout le monde , & qui ne paroît bon à rien; on le connoît assez : sa figure, sa grosseur & sa couleur approchent de celles de la graine de *Psyllium*; sa tête est petite, son museau est gros & pointu en forme de trompe : il pique la chair, il en succe le sang , & il l'éjacule aussi-tôt par le derriere à quelque distance de lui ; c'est d'où viennent les taches rouges qu'il laisse sur la peau après qu'il l'a mordue. Il cherche les lieux chauds ; c'est pourquoy il se tient dans les habits, dans les chambres : il eſt difficile à attraper, parce qu'il ſaute avec une grande agilité ; ce ſaut ſe fait par le moyen de ſes jambes. M. Hook Anglois en a re- marqué ſix qui ont chacune trois jointures, dont les diſpoſitions ſont toutes différen- tes ; car les articles dés deux jambes de devant entrent, & s'enfoncent entierement l'un dans l'autre ; ceux des jambes du milieu ont leur étendue tout-à-fait ſéparée, mais les jambes de derriere ont leurs articles pliez l'un ſur l'autre comme la jambe & la cuiſſe de l'homme ; quand la Puce veut ſauter, elle étend en même tems ſes jambes, & ces diffé- rens articles venant à ſe débander enſemble comme autant de reſſorts, cauſent ce ſaut ; il eſt admirable que des reſſorts ſi délicats & ſi fins rendent aſſez de qualité élaſtique pour faire ſauter la puce environ deux cent fois ſa hauteur ; j'ai vû entre les mains de Mademoiſelle Cûſton à Paris, rue ſaint Jacques, une puce de médiocre groſſeur, en- chaînée à un petit canon d'argent qu'elle traînoit : ce canon étoit long comme la moi- tié de l'ongle, gros comme un ferret d'aiguillette, creux, mais peſant ſoixante ou qua- tre-vingt fois plus que la puce : il etoit ſoutenu de deux petites roues, & il avoit éxa- ctement la figure d'un gros canon dont on ſe ſert à la guerre : on y mettoit quelquefois de la poudre à canon, & on l'allumoit ſans que la puce en parût épouvantée : ſa Maî- treſſe la gardoit dans une petite boëte veloutée qu'elle portoit dans ſa poche, & elle la nourriſſoit aiſément en la mettant tous les jours quelque demi quart d'heure ſur ſon bras, d'où la puce ſucçoit quelque goutte de ſang ſans ſe faire preſque ſentir : l'hyver la fit mourir, quoiqu'elle fût gardée bien chaudement.

Remarque.

Puce trai-
nant un
Canon.

On chaſſe les puces & on les tue avec les onguens mercuriels, avec le ſouffre, & avec les autres drogues dont on ſe ſert pour guérir la gratelle.

Pulex à *pullo*, *noir*, parce que la puce eſt noirâtre.

Etimolo-
gie.

PULMO MARINUS.

Pulmo marinus, en françois, *Poumon marin*, eſt un corps ſpongieux & léger, ayant la figure d'un poumon ; les Naturaliſtes l'ont mis au nombre des Zoophites ou plantes animaux, comme s'il y en avoit : ce qui a donné lieu à faire croire que le poumon ma- rin étoit animé, eſt qu'on le voyoit remuer & s'agiter dans la mer à peu près comme font pluſieurs inſectes : mais ce mouvement n'eſt produit que par l'eau, qui entrant dans les pores de cette matiere fongueuſe, & faiſant quelque effort pour en ſortir, en gonfle les parties ſucceſſivement, parce qu'elle y fait pluſieurs détours avant qu'elle puiſ- ſe trouver un paſſage libre ; la même choſe arrive à l'éponge & à pluſieurs autres ma- tieres ſemblables.

Poumon
marin.

Le poumon marin nage ſur l'eau, & l'on prétend qu'il préſage la tempête : ſa cou- leur eſt luiſante comme du criſtal, mêlée de bleu ; ſa ſubſtance eſt ſi fragile, qu'à peine le peut-on tirer de deſſus les eaux ; elle ſemble être une pituite condenſée, & l'on diroit que ce n'eſt qu'un excrément viſqueux de la mer, amaſſé & endurci par le Soleil en for- me de poumon. Quoiqu'il en ſoit, c'eſt un phoſphore, car il éclaire la nuit ; & ſi l'on en frote des bâtons, ils ſont rendus lumineux, & ils excitent ſur la peau, quand on les touche, une démangeaiſon & une odeur marine. Le poumon marin contient beaucoup de ſel volatil & fixe, & d'huile.

Obſerva-
tions.

Il eſt dépilatoire, c'eſt-à-dire qu'étant appliqué ſur la chair chevelue, il en enleve le poil : on le calcine & l'on en fait une leſſive avec beaucoup d'eau, laquelle eſt propre, étant bûe, pour la pierre, pour exciter les mois aux femmes, pour faire uriner.

Vertus.

PULMONARIA.

Pulmonaria, en françois, *Pulmonaire*, eſt une plante dont il y a *deux* eſpeces princi- pales, une à feuilles *larges*, & l'autre à feuilles *étroites*.

Pulmonai-
re.

La premiere eft appellée,

<table>
<tr><td>

Pulmonaria maculofa. Ger. Raii hift.
Pulmonaria latifolia maculofa. Park.
*Pulmonaria Italorum ad Buglofſum acce-
dens.* J. B. Pit. Tournef.

</td><td>

Pulmonaria & Pulmonalis. Dod. gal.
*Symphytum maculofum, five Pulmonaria
latifolia.* C. B.

</td></tr>
</table>

Elle croît à la hauteur d'environ un pied ; elle pouffe une ou pluſieurs tiges anguleuſes, velues, de couleur tirant fur le purpurin, reffemblant à celles de la Buglofe. Ses
feuilles fortent les unes de fa racine, éparfes & couchées à terre : les autres embraffent
leur tige, fans queue : toutes ces feuilles font oblongues, larges, pointues, traverſées
par un nerf en leur longeur, garnies d'un poil molet & lanugineux, & marbrées le plus
ſouvent de taches blanchâtres : ſes fleurs font des petits tuyaux évaſez par le haut en
baſſinets, & découpez chacun en cinq parties, de couleur tantôt purpurine, tantôt violette, contenues dans un calice qui eſt un autre tuyau dentelé. Ces fleurs font foutenues
pluſieurs enſemble par des pédicules courts, attachez au haut des tiges. Lorſque la fleur
eſt paffée, il lui fuccede quatre ſemences preſque rondes, enfermées dans le caliçe : ſa
racine eſt fibrée comme celle de l'Ellebore, mais ſes fibres font plus épars, & quelquefois plus gros, d'un goût fort viſqueux.

La feconde efpece eft appellée,

<table>
<tr><td>

Pulmonaria anguſtifolia cæruleo flore. J.
Bauh. Pit. Tournef.
Pulmonaria anguſtifolia 2. aut 3. Cluf.

</td><td>

Ger. Raii hift.
*Symphytum maculofum, five Pulmonaria
anguſtifolia cærulea.* C. B.

</td></tr>
</table>

Elle differe de la premiere efpece en ce que ſes feuilles font étroites & preſque ſemblables à celles de la Buglofe ſauvage, mais plus molles, couvertes de poil, fans queue.
Ses fleurs font au commencement purpurines, rougeâtres ; mais quand elles font bien
épanouies, elles acquierent une très-belle couleur bleue. Sa racine conſiſte en des
groffes fibres blanchâtres au commencement, mais qui noirciffent en vieilliſſant, d'un
goût doux.

L'une & l'autre Poulmonaire croiffent dans les bois, dans les vignobles, aux lieux
ombrageux. Leurs feuilles font ordinairement maculées ou marbrées de taches blanches,
mais quelquefois elles ne le font point ; elles contiennent beaucoup de phlegme & d'huile, peu de ſel effentiel.

Elles font humectantes, déterſives, conſolidantes, vulnéraires, propres pour les
maladies du poumon & de la poitrine, pour exciter le crachat ; on en fait prendre en
décoction, on en applique auffi extérieurement.

Pulmonaria à pulmone, parce qu'on a trouvé quelque reſſemblance entre les marques qui paroiffent fur cette plante, avec celles qui paroiffent fur les poumons ; &
parce que la Pulmonaire eſt fort bonne & fort en uſage pour les maladies du poumon,

PULMONARIA ARBOREA.

* *Pulmonaria arborea,* en françois, *Pulmonaire de Chêne,* eſt une eſpéce de Lichen
dont nous avons déja parlé, de même que du *Pulmonaria Gallorum,* qui eſt une eſpece
de Hieracium.

PULSATILLA.

<table>
<tr><td>

Pulfatilla. Matth. Gefn. hort. Dod.
Pulfatilla vulgaris. Lob. Ger.

</td><td>

Pulfatilla purpurea cæruleave. J. Bauh.
Raii hift.

</td></tr>
</table>

Pulfatilla

Pulsatilla folio crassiore & majore flore.
C. B. Pit. Tournef.
Pulsatilla Danica. Park.

Herba venti. Trag. Lon.
Anemone sylvestris. Fuch.
Herba Sardoa. Dod. gal.

En françois, *Coquelourde.*

Est une plante qui pousse des feuilles découpées menu, velues, approchantes de cel- Coque-
les du Panais sauvage, très-âcres & brûlantes au goût, attachées à des côtes longues, lourde.
fort velues, rougeâtres en bas. Il s'éleve d'entr'elles une petite tige à la hauteur d'environ demi pied, ronde, creuse, couverte d'un duvet épais, ne portant que trois ou
quatre feuilles disposées en collet vers sa sommité ou plus haut que sa moitié. Son sommet soutient une seule fleur à six grandes feuilles oblongues, pointues, disposées en
rose, de couleur purpurine, velues en dehors, sans poil en dedans, ayant en leur milieu un pistile accompagné d'étamines jaunes, d'une odeur foible qui n'est point desa-
gréable. Quand cette fleur est passée, ce pistile devient un fruit formé en maniere de
tête arrondie, chevelue, composée de plusieurs gaines qui finissent par une queue barbue comme une plume, & qui ne renferment qu'une semence : sa racine est longue &
quelquefois grosse comme le doigt, noire, d'un goût un peu amer & âcre. Cette
plante croît aux lieux pierreux & incultes : elle contient beaucoup de sel essentiel &
d'huile.

Elle est détersive, résolutive, propre pour la gratelle, pour inciser, pour atténuer les Vertus.
humeurs, appliquée extérieurement.

Pulsatilla à pulsare, pousser, parce que cette plante croît ordinairement en des lieux Etimolo-
élevez, où le vent pousse sa fleur & l'agite continuellement. On l'a encore appellée par gie.
la même raison *Herba venti.*

PULVIS CORIARIUS.

Pulvis coriarius, en françois, *Tan*, est de l'écorce de chêne réduite en poudre gros- Tan.
siere ; les Corroyeurs s'en servent pour tanner les Cuirs. Usage.

Elle est astringente, dessicative, propre pour résister à la pourriture : on l'employe Vertus.
pour l'embaumement des corps morts.

PUMEX.

Pumex, en françois, *Pierre ponce*, est une pierre ou une terre qui a été calcinée par Pierre pon-
des feux souterrains, & emportée par des ouragans dans la mer où elle se trouve nageant- ce.
te : il y en a de plusieurs especes, de grosses, de petites, de rondes, de plates, de légeres,
de pesantes, de grises, de blanches ; les plus estimées sont les plus grosses, les plus lége- Choix.
res, les plus nettes : elles doivent être poreuses, spongieuses, d'un goût salé marécageux,
remplies de petites aiguilles.

On trouve aussi des pierres ponces en Sicile, vers le Mont-Vesuve d'où elles sont forties, & en Allemagne au Confant de la Moselle & du Rhin.

Les pierres ponces sont employées par les Parcheminiers, par les Corroyeurs, par les Usage.
Potiers d'étain.

Elles sont alkalines, détersives, dessicatives ; on s'en sert pour les vieux ulceres, pour Vertus.
les maladies des yeux, pour nettoyer les dents.

Pumex, quasi spumex à spuma, écume, parce que cette pierre paroît comme une écu- Etimolo-
me concrete. gie.

PUNICA.

Punica malus, en françois, *Grenadier*, est un arbrisseau dont il y a deux especes, un Grenadier.
cultivé ou *domestique*, & l'autre *sauvage.*

Yyyy

Premiere
espece.

La premiere est appellée,

Punica quæ Malum Granatum fert. Cæs. Pit. Tournef.

Malus Punica. J. B. Raii hist.

Malus Punica sativa. C. B. Park.

Mala Punica seu Granata. Cord. in Diosc.

Malus Granata. Rauwolff.

Granata sive Punica. Ger.

En françois, *Grenadier cultivé.*

Grenadier cultivé.

Ses rameaux sont menus, anguleux, garnis de quelques épines ; son écorce est rougeâtre, ses feuilles sont petites & ressemblantes à celles du grand Mirte, mais moins pointues, attachées par des queues, rougeâtres, d'une odeur assez forte quand elles sont écrasées ; sa fleur est grande, belle, de couleur rouge tirant sur le purpurin, composée de plusieurs feuilles disposées en rose dans les échancrures du calice, représentant comme un petit panier de fleurs : ce calice est oblong, dur, purpurin, large par haut,

Cytinus.

& ayant en quelque maniere la figure d'une cloche : on l'appelle *Cytinus*; son fond devient un fruit après que la fleur est tombée ; ce fruit est une grosse pomme ronde, garnie d'une couronne formée par les découpures du haut du calice ; son écorce est dure comme du cuir, de couleur purpurine, obscure en dehors, jaune en dedans : cette pomme est appellée en latin,

Malum Punicum, seu Granatum, en françois, *Grenade.*

Grenade.

Elle est divisée intérieurement en plusieurs loges remplies de grains entassez les uns sur les autres, de belle couleur rouge, pleins d'un suc très-agréable au goût, & renfermant chacun en son milieu une semence oblongue, le plus souvent irréguliere, jaunâtre.

Différence des Grenades.

Il y a trois sortes de Grenades qui different par leur goût, les unes sont *aigres*, les autres *douces*, & les autres d'un goût qui tient le *milieu* entre aigre & doux, on l'appelle *vineux* : les premieres sont nommées *Granata acida*; les secondes, *Granata dulcia*, les troisiémes, *Granata acido dulcia, seu vinosa.*

On cultive les Grenadiers dans les jardins, & particulierement aux pays chauds, comme en Espagne, en Italie.

* A ces especes de Grenadiers cultivez on peut ajouter les Grenadiers à fleurs doubles que l'on éleve dans les jardins aux pays froids, & dont les fleurs durent long-tems. Elles s'employent en Pharmacie sous le nom de Balaustes, *Balaustia.*

Seconde espece.

La seconde espece est appellée,

Punica sylvestris. Cord. hist. Pit. Tournefort.

Malus Punica sylvestris. C. B.

Malus Punica agrestis. J. B. Raii hist.

Pomum Granatum sylvestre, cujus flores Balaustia. Anguil.

En françois, *Grenadier sauvage.*

Grenadier sauvage. Balaustes.

C'est un arbrisseau semblable au précédent, mais il est plus rude & plus épineux ; on en ramasse les fleurs quand elles sont en leur vigueur ; c'est ce qu'on appelle *Balaustia*, & en françois, *Balaustes* ; on les fait sécher pour les garder : celles qu'on vend chez les Droguistes viennent du Levant. Le Grenadier sauvage croît par tout dans les pays chauds. La Grenade contient beaucoup de phlegme, d'huile & de sel essentiel ou acide.

Choix des Balaustes.

Les Balaustes ou fleurs du Grenadier doivent être choisies nouvelles, grandes, belles, bien fleuries, hautes en couleur, ou d'un rouge purpurin ; elles contiennent beaucoup d'huile & du sel essentiel.

Elles font propres pour la dyffenterie, pour la lienterie, pour la diarrhée, pour les   *Vertus.*
hernies, pour arrêter les gonorrhées, pour les crachemens de fang.

L'*ecorce* de la Grenade eft appellée en latin *Malicorium*, comme qui diroit *cuir de*   Ecorce de
pomme, parce que cette écorce eft dure comme du cuir : on la nomme aufli *Sidium*, σίδιου,   Grenade.
à *Sidone agro*, parce qu'on en retiroit beaucoup autrefois des champs Sidoniens. On
doit la choifir nouvelle, bien féchée fans être moifie, affez haute en couleur, d'un goût   Choix.
aftringent ; elle contient beaucoup d'huile & du fel effentiel : elle a les mêmes vertus
que la fleur de Grenade.

Le *fuc* de la Grenade *aigre* eft plus eftimée en Médecine que celui des autres Grena-   Suc.
des ; on s'en fert pour fortifier le cœur, pour arrêter le vomiffement & les cours de   Vertus.
ventre, pour précipiter la bile ; on fait fuccer au malade les grains de Grenade.

* Le *fyrop* de Grenade nous vient de Montpellier ; il eft cordial & aftringent.   Syrop.

La *femence* de la Grenade eft aftringente ; on l'employe dans les injections.   Semence.

On trouve dans la mer une figure de pomme dure pétrifiée qui naît contre les ro-   Grenade
chers ; elle teffemble en fa forme & en fa couleur à la Grenade ; on l'appelle *Grenade de*   de mer.
mer.

Punica, à *puniceo colore*, car la fleur & le fruit du Grenadier ont une couleur rouge.   Etimolo-
Granatum, à *granis*, parce que ce fruit eft rempli de grains ; ou bien *Granatum*, Gre-   gie.
nade, parce qu'il croît beaucoup de Grenadiers au Royaume de Grenade en Efpagne.

PURETTA.

Puretta, en françois, *Purette*, eft une poudre magnétique plus pefante que le fable,   Purette.
noire, brillante, qu'on trouve au bord de la mer en un lieu fec nommé *Mortuo*, qui eft
à quelque diftance de la ville de Genes : on la fépare facilement d'avec un fable de la
même couleur, mais plus léger, qui l'accompagne toujours, par le moyen de la pointe
d'une lame de couteau aymantée qu'on y applique : elle paroît peu de tems après quelque grande tempête, ou une agitation extraordinaire des eaux de la mer ; on s'en fert   Ufage.
pour mettre fur le papier où l'on écrit. Cette poudre a paru à M. Joblot qui l'a éxa-   Obferva-
minée fur les lieux avec un microfcope, très-inégale en fes parties ; & quoiqu'elle foit   tion.
fort dure, elle s'écrafe entre deux inftrumens d'acier trempez ; & étant ainfi fubtilifée,
fi l'on la met fur un carton fin, & qu'on promene par-deffous une pierre d'aymant,
cette pierre fera mouvoir la poudre comme fi c'étoit de la limaille de fer ou d'acier. La
poudre purette fortant de la mer ne noircit point les doigts ; mais étant écrafée comme
il a été dit, elle les noircit : elle ne rouille ni dans l'eau douce, ni dans l'eau de la mer,
ni dans l'urine, ni dans les liqueurs acides ; l'eau-forte même qui diffout le fer & l'a-
cier, ne produit fur elle aucun effet perceptible ; elle ne petille point étant jettée fur la
flamme d'une chandelle, comme fait la limaille de fer. Ces expériences ont fait conclure à M. Joblot que cette poudre n'eft ni fer, ni acier, ni mâche-fer, comme quelques-uns l'ont crû.

On objecte à M. Joblot que fi cette poudre étoit de l'aymant, elle s'attacheroit au   Objection.
fer qui n'eft point aymanté, comme on voit que l'aymant s'y attache, ce qui n'arrive
pourtant point.

Il répond que cette conféquence n'eft pas jufte, parce que la pierre d'aymant ne s'at-   Réponfe.
tache au fer qui n'eft point aymanté, que parce qu'il fe fait autour d'elle un tourbillon
affez confidérable d'une matiere invifible qu'on appelle *magnétique* : or comme les petits grains de purette ou la poudre du meilleur aymant qu'on puiffe trouver, n'ont point
de tourbillon de cette matiere magnétique qui feule eft la caufe des effets furprenans

qu'on remarque en cette pierre, il n'y a pas à s'étonner qu'elle ne produise point l'effet qu'on apperçoit aux masses de cette pierre.

* Ce sable paroît être un émeril pulvérisé.

PURPURA.

Pourpre. *Purpura*, en françois, *Pourpre*, est une espece de Buccin, ou Pourcelaine, ou un poisson de mer naissant dans une coquille qui a la figure d'un cornet, d'où vient qu'on l'appelle *Buccinum* : ce poisson a un bec long & creux par où il tire sa nourriture : il est entouré de cercles garnis de pointes, en quoi il differe des autres Buccins : sa langue, à ce que l'on dit, est longue, pointue, & si forte, qu'il en perce les autres coquillages pour manger les poissons qui y sont : il a dans sa gorge une veine blanche, remplie d'un

Usage. sang de couleur rouge-brune luisante ; c'est le pourpre dont on se sert dans la teinture : sa coquille est rude, bossue en plusieurs endroits, jaunâtre en dehors, blanche en dedans : on la trouve attachée aux rochers ; elle est ordinairement plus grosse que celle des autres Pourcelaines. La chair de ce poisson est dure & de difficile digestion.

Vertus. Il est propre pour arrêter les cours de ventre : on broye sa coquille sur le porphyre en poudre subtile ; elle est alkaline, propre pour adoucir l'âcreté des humeurs, pour dessécher les playes, pour nettoyer les dents.

PUTORIUS.

Putoire. *Putorius, five Ichtis*, en françois, *Putoire* ou *Puant*, est une espece de Belette sauvage, ou un petit animal à quatre pieds, un peu plus grand que la Belette domestique : son corps est fait comme celui de la Martre, mais plus grand ; son cou est plus grêle ; son ventre est plus large : sa peau est couverte de poils de différentes longueurs, les uns courts & jaunes, les autres longs & noirs : son dos est ordinairement de couleur de liévre ; son ventre est noir, & ses côtez jaunes : ses jambes sont courtes, noires ; sa queue est assez longue, grosse, noire. Il habite les vieux déserts, les forêts, les bords de la mer & des rivieres aux pays Septentrionnaux. Il vit de rats, d'oiseaux, de grenouilles, de poissons ; il est fort friant de ces derniers : il exhale de son corps une odeur puante.

Vertus. Sa chair est résolutive étant appliquée extérieurement.

Etimologies. *Putorius, à putore*, puanteur, comme qui diroit *animal puant*.

Ichtis, ἰχθὺς, *piscis*, poisson ; on a donné ce nom au Putoire, à cause qu'il aime fort le poisson.

PYRACANTHA.

Pyracantha. Park.	*Oxyacantha Dioscoridis, five Spina acuta*
Pyracantha quibusdam. J. B. Raii hist.	*Pyri folio*. C. B.
Mespilus aculeata Pyri folio. Pit. Tourn.	*Rhamnus tertius*. Dioscor. Lob. icon.
Oxyacantha. Theophr. Ger.	En françois, *Buisson ardent*.

Buisson ardent. Est une espece d'Aubépin, ou un arbrisseau épineux dont l'écorce est noirâtre : ses feuilles ressemblent en quelque maniere à celles du Poirier ou à celles de l'Amandier ; les unes sont oblongues & un peu pointues ; les autres presque rondes, dentelées en leurs bords, un peu lanugineuses : sa fleur est à plusieurs feuilles disposées en rose, de couleur pâle & rougeâtre : son fruit est gros environ comme celui du Berberis, mais presque rond, de couleur dorée tirant sur le rouge, ayant une espece de couronne, aigrelet, renfermant des semences longuettes. Cet arbrisseau croît dans les hayes, dans les jardins.

Vertus. Son fruit est astringent & propre pour arrêter les cours de ventre.

Etimologie. *Pyracantha, à Pyro*, Poirier, ἄκανθος & ἀκὴ, *spina*, comme qui diroit *Poirier épi-*

neux, parce que cet arbre porte des feuilles femblables à celles du Poirier & à des épines.

PYRACEUM.

Pyraceum, en françois, *Poiré* ou *Cidre de Poire*, eft une liqueur vineufe, claire, approchante en couleur & en goût du vin blanc : elle eft faite avec le fuc tiré par expreffion de certaines poires acerbes & âpres à la bouche, lefquelles on cultive en Normandie : ce fuc en fermentant devient vineux comme le cidre & le vin, parce que fon fel effentiel atténue, raréfie & éxalte fes parties huileufes, & les convertit en efprit : il enyvre prefque auffi vîte que fait le vin blanc, & l'on en tire une *eau-de-vie* par la *diftillation* : il contient auffi un fel tartareux qui peut le réduire en *vinaigre* par une feconde fermentation quand il eft vieux.

Le Poiré eft apéritif, il excite l'urine. — Vertus.

PYRETHRUM.

Pyrethrum, en françois, *Pyrétre* ou *Racine Salivaire*, eft une racine qu'on nous apporte féche des pays étrangers. Nous en voyons de *deux* efpeces : la premiere & la meilleure eft en morceaux longs & gros environ comme le petit doigt, ronds, ridez, de couleur grifâtre en dehors, blanchâtre en dedans, garnie de quelques petites fibres, d'un goût fort âcre, brûlant. Elle naît à Tunis, d'où nos Marchands la font venir. La plante qu'elle porte eft appellée, — Pyrétre, ou Racine falivaire.

Pyrethrum flore Bellidis. C. B. | *Pyrethrum officinarum.* Ad. Lob. Ger. Eyft.

Ses feuilles font découpées à peu près comme celles du Fenouil, mais plus petites, vertes, reffemblantes à celles de la Carotte : il s'éleve d'entre elles des petites tiges qui foutiennent en leurs fommets des fleurs amples, larges, radiées, ayant la figure de celles du Bellis ou Paquerette, de couleur incarnate : quand ces fleurs font tombées, il leur fuccede des femences menues, oblongues. — Premiere efpece.

La feconde efpece eft une racine longue d'environ demi-pied, plus menue que la précédente, de couleur grife-brune en dehors, blanchâtre en dedans, garnie de quelques fibres, portant en haut une maniere de barbe comme la racine du Meum : cette racine a le goût âcre & brûlant de la précédente ; on nous l'apporte entaffée par petites bottes, d'Hollande & de plufieurs autres lieux ; quelques-uns l'appellent *Pyrétre fauvage*. La plante qu'elle porte eft appellée, — Seconde efpece. Pyrétre fauvage.

Pyrethrum umbelliferum. C. B.   En françois, *Pied d'Alexandre.*

Elle croît à la hauteur d'environ un pied : fes feuilles font petites, découpées menu comme celles de l'autre Pyretre, mais de couleur verte-jaunâtre ; fes fleurs naiffent en fes fommitez difpofées par ombelles ou parafols de couleur rouge-pâle. — Pied d'Aléxandre.

L'une & l'autre *racine* de Pyrétre contiennent beaucoup de fel âcre & de l'huile ; mais la premiere a plus de force & de vertu que la feconde. On doit les choifir nouvelles, groffes, bien nourries, mal-aifées à rompre, d'un goût brûlant. Les Vinaigriers les employent dans la compofition du vinaigre ; nous ne nous fervons dans la Médecine que de la premiere. — Racine. Choix. Ufage.

Elle eft incifive, atténuante, apéritive, propre pour exciter l'urine & la femence ; on en met un petit morceau dans la bouche pour faire beaucoup cracher & pour foulager le mal des dents ; on en fait entrer dans la compofition des poudres fternutatoires. — Vertus.

Pyrethrum, à πῦρ, *ignis* ; on a donné ce nom à la Pyrétre à caufe de fon goût brûlant. — Etimologie.

PYRITES.

Pyrites. Pyrimachus. Quis. En françois, *Pyrite. Mondique. Pierre à feu.*
Pierre d'Arquebufade.

Pyrite, &c. Eſt une eſpece de Marcaſite de fer, ou une pierre dure, peſante, rendant du feu quand on la frape contre du fer : ſa couleur eſt griſe, parſemée de petites taches jaunes & brillantes : on la trouve en Italie dans les mines de cuivre ; on en tire le Vitriol Romain. On trouve auſſi du Pyrite dans les terres glaiſes de Paſſy proche de Paris, & dans pluſieurs autres endroits de la Champagne & de la Normandie, où les Pyrites ont des **Chiaſſes, ou Pierres de tonnerre** figures différentes, le plus ſouvent rondes ; les Payſans les appellent des *Chiaſſes* ou *Pierres de tonnerre*.

Pour tirer le vitriol de cette pierre, il eſt néceſſaire de l'avoir expoſée pluſieurs mois à l'air, afin qu'un acide s'inſinuant inſenſiblement dans ſes pores, raréfie ſes parties & en rende le ſel plus diſſoluble ; pendant ce tems-là elle ſe convertit en une maniere de chaux éteinte, de laquelle on extrait le Vitriol en la lavant pluſieurs fois dans de l'eau, & faiſant les filtrations, les évaporations & les criſtaliſations néceſſaires, comme quand on fait le Salpêtre.

Vertus. Le Pyrite eſt déterſif, aſtringent, deſſicatif, digeſtif, réſolutif, appliqué extérieurement.

Etimologie. *Pyrites*, à πῦρ, *ignis*, parce que cette pierre fait du feu quand elle eſt frapée contre du fer.

PYROLA.

Pyrole, ou Verdure d'hyver. *Pyrola*, en françois, *Pyrole* ou *Verdure d'hyver*, eſt une plante dont il y a pluſieurs eſpeces : j'en décrirai ici ſeulement *deux* qui ſont en uſage dans la Médecine.

La premiere eſt appellée,

Premiere eſpece.

Pyrola. Dod. Ger. J. B. Raii hiſt. | *Pyrola rotundifolia major.* C. B. Pit.
Pyrola noſtras vulgaris. Park. | Tournefort.

Elle pouſſe de ſa racine cinq ou ſix feuilles preſque rondes, ſemblables à celles du Poirier, aſſez charnues, liſſes, nettes, ayant la couleur des feuilles de Bete, & conſervant leur verdeur tout l'hyver, attachées à des queues longues répandues à terre : il s'éleve d'entre elles une tige à la hauteur d'environ un pied, anguleuſe, garnie de quelques petites feuilles pointues, & portant en ſa ſommité des fleurs agréables à la vûe, odorantes, compoſées chacune de pluſieurs feuilles diſpoſées en roſe, de couleur blanche, ayant en leur milieu un piſtile courbé par le bout d'en haut, en façon d'une trompe d'éléphant ; ce piſtile devient, après que la fleur eſt tombée, un fruit anguleux, diviſé intérieurement en cinq loges remplies de ſemences menues preſque comme de la pouſſiere : ſa racine eſt déliée, fibrée, ſerpentante. Toute la plante a un goût amer & fort aſtringent.

Seconde eſpece.

La ſeconde eſpece eſt appellée ,

Pyrola minima. Eyſt. | *Pyrola rotundifolia minor.* C. B. Pit. Tournef.

Elle ne differe de la précédente qu'en ce qu'elle eſt plus petite en toutes ſes parties.

Les Pyroles croiſſent aux lieux montagneux, ombrageux, dans les bois, proche de Geneve, en Allemagne, en Bohenie, en Moravie, aux pays Septentrionnaux & des Alpes, d'où on nous les apportoit autrefois ſéches ; mais à préſent nous en trouvons **Choix.** dans preſque toutes les Provinces du Royaume. Il faut les choiſir récentes, entieres, bien ſéchées, de couleur verte-obſcure.

La Pyrole eſt fort aſtringente, vulnéraire, rafraîchiſſante, propre pour les cours de Vertus.
ventre, pour les hémorragies, pour les inflammations de la poitrine, étant priſe en infuſion ou en poudre : on l'employe auſſi extérieurement dans les emplâtres, dans des
onguens, pour arrêter le ſang & pour deſſécher les playes.

Pyrola, à *Pyro*, Poirier, parce que les feuilles de la Pyrole ſont à peu près ſemblables Etimolo-
à celles du Poirier. gies.

Verdure d'hyver, parce que cette plante demeure verte le long de l'hyver.

PYRRHULA.

Pyrrhula, ſeu Rubicilla. Jonſton. | *Byrriola.* Scaliger.

Eſt un petit oiſeau gros comme un Moineau, de couleur rouge, d'où vient qu'on
l'appelle *Rubicilla* ; ſon bec eſt court, large, luiſant ; ſa langue eſt groſſe & large, charnue, couverte vers ſon extrêmité d'une peau dure comme de la corne. Il habite les forêts & les montagnes : il fait ſon nid dans les hayes ; il ſe nourrit de vers, de chennevi,
de bourgeons d'arbres, de fruits : ſon ramage approche du ſon du flageolet ; il imite le
chant & le ſifflement des autres oiſeaux ; il apprend auſſi à parler. On ne s'en ſert point
dans la Médecine.

PYRUS.

Pyrus, en françois, *Poirier*, eſt un arbre dont il y a *deux* eſpeces générales ; un *dome-* Poirier.
ſtique ou *cultivé*, & l'autre *ſauvage*.

La premiere eſpece eſt appellée, Premiere
eſpece.

Pyrus. Brunf. Dod. Cord. hiſt.	*Pyrum.* Turn.
Pyrus ſativa. C. B. Pit. Tournefort.	*Pyra.* Matth. Ang. Ad. Lob. Caſt.

En françois, *Poirier cultivé.*

Son tronc eſt gros ; ſon bois eſt jaunâtre, taillable, & propre pour les ouvriers ; ſes Poirier
feuilles ſont aſſez larges, arrondies ou un peu oblongues, finiſſant en pointe, vertes, cultivé.
mais blanchâtres au bout d'en bas : ſa feuille eſt compoſée de cinq feuilles blanches diſpoſées en roſe dans les échancrures du calice : lorſque la fleur eſt paſſée, ce calice devient un fruit charnu, ordinairement oblong, & plus menu vers la queue qu'ailleurs,
garni en l'autre bout d'un nombril formé par les découpures du calice ; ce fruit eſt la
Poire, appellée en latin *Pyrum*. Il y en a de beaucoup d'eſpeces qui different en figure, Poire.
en groſſeur, en couleur, en goût, en odeur : ſa chair eſt blanche ; elle renferme en ſon
intérieur cinq loges remplies de quelques pepins noirâtres.

La ſeconde eſpece eſt appellée, Seconde
eſpece.

Pyrus ſylveſtris major. C. B. Pit. Tourn.	*Pyraſter*, Gazæ. Α'χράς, Theophraſti.
Pyra ſylveſtris major. Tab.	En françois, *Poirier ſauvage.*

Il eſt plus petit que le poirier cultivé ; l'écorce de ſon tronc eſt crevaſſée & rude en Poirier
pluſieurs endroits ; ſon bois eſt jaune & dur ; ſes rameaux ſont garnis d'épines dures & ſauvage.
piquantes ; ſes feuilles ſont oblongues ou arrondies, charnues, lanugineuſes, ſe terminant en pointe ; ſes fleurs ſont blanches, pareilles à celles des poiriers cultivez : ſes
fruits ſont des petites poires oblongues ou rondes, de la figure des poires domeſtiques,
mais dures, d'un goût âpre auſtere, enſorte qu'on ne peut point en manger. Cet arbre
croît en Normandie & en pluſieurs autres pays, dans les bois, dans les champs : ſi on
le tranſporte & qu'on le cultive, il produit des poires bonnes à manger ou à faire du
Poiré. Toutes ces poires contiennent beaucoup de ſel eſſentiel & d'huile.

Vertus.

Elles font aftringentes, propres pour les cours de ventre ; les poires cultivées font bonnes pour fortifier l'eftomac, pour aider à la digeftion, étant mangées après le repas.

Etimolo-
gie.

Pyrus, *Pyra*, à *Pyramide*, parce que le fruit de cet arbre eft fouvent de figure en quelque maniere pyramidale.

Le poirier fauvage eft appellé en grec ἄχϱας, & ce nom vient du verbe ἄγχειν, *ftrangulare*, étrangler, parce que la poire fauvage étant mâchée refferre tellement par fon aftriction les fibres de la bouche & de la gorge, qu'il femble qu'on aille étrangler.

Q

QUADRIFOLIUM.

Uadrifolium hortenfe album. C. Bauh. Pit. Tournef.	*Trifoliis affine Quadrifolium Phæum Lobelii*. J. B. Raii hift.
Lotum quadrifolium. Ger.	*Lotus quadrifolia*. Tab.
Quadrifolium Phæum fufcum. Ad. Lob.	En françois, *Tréfle à quatre feuilles*.

Tréfle à
4 feuilles.

Eft une efpece de Tréfle, ou une plante qui differe du Tréfle commun en ce qu'elle porte affez fouvent quatre feuilles fur une même queue ; ces feuilles font en partie purpurines-noirâtres ; fes fleurs font blanches. Cette plante croît aux lieux ombrageux ; on la cultive dans quelques jardins : elle contient beaucoup de phlegme & d'huile, médiocrement du fel effentiel.

Vertus.

Elle eft déterfive, humectante, rafraîchiffante ; on l'employe intérieurement en décoction pour les fiévres malignes ou pourpreufes des enfans.

Etimolo-
gie.

Quadrifolium, parce que cette plante porte quatre feuilles fur une même queue.

QUAMOCLIT.

Quamoclit. J. B. Raii hift. Pit. Tourn.	*Jafminum Millefolii folio*. C. Bauhin.
Quamoclit, five Jafminum Americanum. Cluf. cur. poft.	*Convolvulus tenuifolius, five pennatus Americanus*. Park.
Quamoclit, five Convolvulus pennatus. Ger. emac.	*Convolvulus pennatus exoticus major*. Col.
	En françois, *Jafmin rouge*.

Jafmin
rouge.

Eft une plante étrangere qui monte & fe foutient comme le liferon autour des perches ou des plantes voifines, jettant des rameaux d'un rouge obfcur tirant fur le noir : fes feuilles font oblongues, affez larges, découpées menu comme celles de la Millefeuille, difpofées en aîles : fa fleur eft un tuyau évafé en entonnoir à pavillon découpé en cinq quartiers rabatus en étoile, d'une très-belle couleur rouge : quand cette fleur eft paffée, il lui fuccede un fruit oblong qui renferme quatre femences oblongues, dures, noires. Le goût de cette plante eft douçâtre & un peu nitreux, mais celui de fon fruit & de fes femences approche de celui du Poivre. Elle a été apportée d'Amérique en Europe ; elle rend du lait. On cultive cette plante dans les jardins où elle fert d'ornement : elle contient beaucoup de fel effentiel & d'huile.

Vertus.

Elle eft apéritive ; mais on ne s'en fert guéres dans la Médecine.

Son fruit eft carminatif ou propre pour chaffer les vents.

QUERCUS.

Quercus vulgaris brevibus ac longis pediculis. J. B. Raii hift.

Quercus

Quercus vulgaris. Ger.
Platyphyllos mas. Lugd.

Quercus latifolia mas, quæ pediculo brevi est. C. B. Pit. Tournefort.

En françois, *Chêne.*

Est un arbre gros, droit, de longue durée, répandant ses rameaux au large : son tronc est couvert d'une écorce épaisse, raboteuse, crevassée, rude, rougeâtre : ses feuilles sont grandes, oblongues, larges, découpées en grandes dents ou à ondes profondes, attachées à des queues courtes : ses fleurs sont des chatons longs, composez de petits pelotons attachez autour d'un nerf menu ; ces chatons ne laissent aucun fruit après eux : les *fruits* naissent en des endroits séparez ; ce sont les *glands* ; ils sont gros à peu près comme des olives, de figure ovale ou cilindrique, engagez par le bout qui tient à l'arbre, chacun dans une calote dure, grise, qu'on appelle en latin *Cupula, seu Calyx,* à cause qu'elle est faite à peu près comme une *petite coupe* : ce gland est couvert d'une écorce dure comme du cuir, polie, luisante, verte au commencement, mais qui prend une couleur jaunâtre en mûrissant : sous cette écorce on trouve une maniere d'amande ou de semence dure, composée de deux lobes : les glands sont suspendus à l'arbre par des pédicules longs ou courts, menus, leur gland est astringent.

Toutes les parties du chêne contiennent beaucoup d'huile & de sel essentiel.

Les *feuilles* & l'*écorce* du chêne sont astringentes, résolutives, propres pour la goutte sciatique, pour les rhumatismes, étant employées en fomentation chaudement ; elles arrêtent les cours de ventre & les hémorragies, étant prises en décoction par la bouche.

Le *gland* du chêne, appellé en latin *glans quercina,* est aussi employé dans la Médecine. On doit le choisir gros, bien nourri : on en sépare l'écorce, & on le fait sécher doucement, prenant garde que les vers ne s'y mettent, car il y est sujet ; on le réduit en poudre subtile pour s'en servir.

Il est astringent, propre pour appaiser la colique venteuse & les tranchées des femmes nouvellement accouchées, pour tous les cours de ventre. La dose en est depuis un scrupule jusqu'à une dragme.

La *cupule* ou *calote* du gland est astringente : on s'en sert dans les remedes extérieurs pour fortifier ; on pourroit aussi en prendre intérieurement comme du gland.

* Les galles de chêne ou fausses galles, les pommes de chêne & les raisins de chêne sont des excroissances qui sont les effets de la piquure de certains moucherons qui y déposent leurs œufs & qui y produisent des vers : ces excroissances sont astringentes.

* *Quercus marina* est une plante marine dont nous avons parlé à l'article de FUCUS.

Quercus, à χέρχω, *exaspero,* parce que l'écorce de cet arbre est rude au toucher.
Plataphyllos, à πλάτος, *latus,* & φύλλον, *folium.*

QUERQUEDULA.

Querquedula, en françois, *Sarcelle,* est une espece de canard sauvage : il y en a de deux sortes, une *grande,* & une *petite* : elles habitent l'une & l'autre les pays Septentrionnaux, où elles s'attroupent quelquefois en si grande quantité, qu'elles semblent couvrir toutes les eaux. La petite espece de Sarcelle qui est la plus en usage dens les alimens, est semblable au canard ordinaire ; mais elle est plus petite, plus agréable au goût, & elle se digere plus facilement : ses aîles sont ordinairement de couleur verte-bleuâtre, & son ventre blanc. Les Sarcelles contiennent beaucoup d'huile & de sel volatil.

On les estime propres pour la colique venteuse, étant appliquées sur le ventre.

Querquedula, à *querquero, hoc est gelido,* parce que cet oiseau habite principalement aux pays froids, & paroît pendant la gelée.

Zzzz

QUINQUEFOLIUM.

Quinquefolium. Matth. Ang. Lob.
Quinquefolium vulgare. Trag. Ger.
Quinquefolium majus repens. C. B. Pit.
Tournef.

Pentaphyllum vulgatissimum. Park. Raii
hist.

Pentaphyllum Quinquefolium vulgare repens. J. B.

En françois, *Quintefeuille*.

Ouinte-
feuille.

Est une plante qu pousse, comme le Fraisier, plusieurs tiges longues d'environ un
pied & demi, rondes, grêles, velues, rangées en main ouverte ordinairement cinq
sur une queue : ses fleurs naissent aux sommitez de ses tiges ; elles sont composées chacune de cinq feuilles jaunes disposées en rose, de peu de durée : il leur succede un fruit
presque rond, composé de plusieurs semences ramassées en maniere de tête, envelopées par le calice de la fleur : sa racine est longue, grosse comme le petit doigt, noirâtre en dehors, rouge en dedans, d'un goût astringent. Elle croît dans les champs, aux

Racine.

lieux sabloneux, pierreux, proche des eaux : on se sert de sa *racine* dans la Médecine :
on en ôte la premiere écorce noirâtre, qui est mince, & on l'ouvre pour en séparer le
cœur qu'on rejette ; on fait ensuite sécher la seconde *écorce* en l'entortillant autour d'un
bâton ; puis on la garde séche, pour l'employer dans plusieurs compositions.

Usage.
Choix.

Elle doit être récemment séchée, haute en couleur, bien nourrie ; elle contient beaucoup d'huile, médiocrement du sel essentiel.

Vertus.

Elle est détersive, astringente, propre pour arrêter les cours de ventre & les hémorragies, pour les hernies, pour résister au venin.

Ses feuilles sont vulnéraires, arthritiques, astringentes.

Etimolo-
gies.

Quinquefolium, à *quinque*, cinq, & *folium*, feuille ; parce que cette plante porte ses
feuilles cinq à cinq sur une même queue.

Pentaphyllum, à πέντε, quinque, & φύλλον, folium, comme qui diroit *Plante à cinq
feuilles*.

QUINQUE FRAGMENTA PRETIOSA.

Quinque fragmenta pretiosa.   En françois, *Fragmens des cinq Pierres prétieuses*.

* Ce sont les rubis, les saphyrs, les émeraudes, la topafe, & la jacinte, que l'on
pulvérise.

Ces compositions rares ne se préparent guéres bien que par la Chymie, qui nous
fournit quelquefois l'occasion de les employer en Médecine ; mais ici nous nous con-
tentons de parler de chacune de ces pierres en leur rang, où l'on peut avoir recours.

QUIRAPANGA.

Quirapanga est un petit oiseau blanc qui naît au Brésil en Amérique : sa voix est comme le son d'une sonnette ; & il la pousse si fort, qu'on l'entend demi-lieue à la ronde.

QUOCOLOS.

Pierre à
verre.

Quocolos, (Fernandi Imperati) en françois, *Pierre à verre*, est une pierre qui ressemble à du marbre, mais un peu transparente, dure comme un caillou, & rendant
des étincelles de feu comme la pierre à fusil, de couleur blanche tirant sur le vert de
mer, ayant des veines comme le Talc de Venise. Cette pierre étant mise au feu y perd
sa transparence, & devient plus légere & plus blanche ; puis enfin le feu étant bien
fort, elle se convertit en verre. Elle naît dans la Toscane & en plusieurs autres lieux de
l'Italie : on l'employe dans quelques Verreries.

R

RADIX CAROLO SANCTO.

R*Adix Carolo sancto, seu Indica radix.*
Monard. Lugd. Trag. | *Carolus sanctus.* Castori,

En françois, *Racine de saint Charles*, ou *Racine Indienne.*

Est une racine qui naît en la Province de Méchoacan en Amérique, aux lieux tem- Racine In-
perez : elle a une grosse tête, de laquelle sortent plusieurs autres racines de la grosseur du dienne.
pouce, de couleur blanchâtre. Sa tige & ses feuilles sont semblables à celles du houblon,
s'entortillant comme elles autour des échalas si l'on y en met, ou se courbant & s'épandant à terre, de couleur verte obscure, ayant une odeur forte ; on n'y voit paroître aucune fleur ni fruit.

L'écorce de cette racine se sépare aisément, elle a une odeur aromatique, & un goût
amer un peu âcre. Le nerf de la racine dépouillé de son écorce, est composé de fibres
très-déliées, qui se détachent facilement l'une d'avec l'autre.

Son *écorce* est estimée sudorifique ; elle fortifie l'estomac & les gencives ; elle donne Vertus.
bonne bouche étant mâchée ; elle est propre pour le scorbut, pour les catarres, pour
l'épilepsie, pour hâter l'accouchement, pour les hernies, pour la vérole, étant prise en
poudre ou en décoction.

Les Espagnols ont donné le nom de Saint Charles à cette racine, à cause de ses gran- Etimolo-
des vertus. gie.

RADIX SANCTÆ HELENÆ.

Radix sancta Helena. Monard. Clus. | *Cyperus Americanus*, Hermandez.
exot. Park. | *Galangæ similis Radix ex Florida.*
Pater noster sancta Helena. Cast. | Frag.
Cyperus rotundus inodorus ex Florida. | *Radix sancta Helena Galangæ species.*
C. Bauh. | J. B. Raii hist.

En françois, *Racine de sainte Helene.*

Est une racine assez longue, grosse comme le pouce, pleine de nœuds, noire en de- Racine de
hors, blanche en dedans, d'un goût aromatique & presque semblable à celui du Galan- SteHelene.
ga : on l'apporte séche du Port de sainte Helene, qui est dans la Province de la Floride
en Amérique, où elle naît ; elle pousse, quand elle est dans la terre, des rameaux qui
se répandent sur terre, & qui portent des feuilles larges & vertes. Cette plânte croît aux
lieux humides.

Les Espagnols coupent les *nœuds* de cette racine, & les ayant arrondis & percez, ils Usage.
en font des *chapelets* ; ces nœuds étant desséchez, deviennent ridez & durs comme de la
corne.

La *racine* de sainte Helene est propre pour les douleurs d'estomac ; elle est fort apé- Vertus.
ritive ; on s'en sert pour la colique néphrétique & pour les difficultez d'uriner ; on
l'employe aussi extérieurement, car on l'écrase & on l'applique sur les membres pour les
fortifier.

On l'appelle *Racine de Sainte Helene*, à cause qu'elle est apportée du Port de sainte Etimolo-
Helene, & *Pater noster*, parce qu'on en fait des chapelets. Zzzz ij gies.

RAIA PISCIS.

Raye. *Raia*, en françois, *Raye* ou *Rée*, eſt un poiſſon de mer fort connu dans les Poiſſonneries ; ſon corps eſt plat, large, cartilagineux ; ſa bouche eſt petite, pointue, cartilagineuſe, luiſante ; ſes machoires ſont percées de trois ou quatre rangs de petits os durs, polis, tranſparens, figurez en rhomboïdes ou loſanges, & rangez par ordre ; ces petits os ſont des dents avec leſquelles il broye ce qu'il mange ; ſa queue eſt longue & garnie de trois rangées de pointes ; il y a pluſieurs ſortes de Rayes, les unes ont la peau hériſſée preſque par tout de pointes blanches avec des figures d'étoiles ſur le dos, les autres n'ont des pointes qu'à la queue. Ce poiſſon habite dans les lieux bourbeux & fangeux de la mer vers les rivages ; il ſe nourrit de petits poiſſons.

Raye bouclée. On pêche à Marſeille une eſpece de Raye qu'on appelle en latin *Raia clavata*, & en françois, *Raye bouclée* ; elle eſt beaucoup plus petite, plus tendre & de meilleur goût que les autres : ſa couleur eſt noirâtre.

La Raye doit être mortifiée avant qu'on la mange, parce qu'étant trop fraîche, elle eſt tenace, coriace & indigeſte.

Dents de Raye. **Vertus.** **Doſe.** **Etimologie.** Les *dents* de la Raye ſont apéritives, alkalines & propres à mortifier les humeurs âcres du corps : il faut les broyer ſubtilement ſur le porphyre, & en faire prendre par la bouche. La doſe en eſt depuis demi ſcrupule juſqu'à deux ſcrupules.

Raia à radio, parce qu'il paroît ſur le dos de ce poiſſon des figures d'étoiles.

RALLUS.

Rallus Italorum, eſt un oiſeau de riviere ; eſpece de *Fulica* ou *Foulques* ; il eſt gros comme une poule d'eau, de couleur noire, mêlé en quelques endroits d'un peu de blanc. On trouve cet oiſeau en Italie & en pluſieurs autres lieux.

Vertus. Sa graiſſe eſt réſolutive, émolliente, anodine.

RANA.

Grenouille. **Rayne.** *Rana*, en françois, *Grenouille* ou *Rayne*, eſt un animal aquatique aſſez connu par tout ; il eſt amphibie, car il habite tantôt dans l'eau, tantôt ſur la terre ; mais il ſe tient ordinairement dans les marais, dans les fontaines, vers les rivieres, dans les foſſez, dans les eaux bourbeuſes, il ſe nourrit d'herbes, de petits animaux, comme de mouches, de taupes mortes.

Obſervation. **Nymphe.** **Teſtar.** La grenouille vient du petit œuf noir qui paroît dans le frais de grenouille ; cet œuf s'étend, croît & devient un petit inſecte long & gros comme la moitié du petit doigt ; c'eſt alors qu'on l'appelle en latin *Gyrinus*, & en françois, *Nymphe* ou *Teſtar* ; ſa tête eſt grande & longue ; il a une queue dont la baſe eſt proche de ſa tête, & qui va en diminuant peu à peu en groſſeur juſqu'à l'extrémité ; il la remue dans l'eau avec grande viteſſe, ſe tournant continuellement de côté & d'autre : ſa couleur eſt brune & noirâtre ; c'eſt un véritable poiſſon qui n'eſt point amphibie comme la grenouille : ce petit animal en croiſſant fait crever une maniere de robe ou de peau dont il eſt envelopé & revêtu,

Remarque. puis il paroît grenouille ; mais il eſt à remarquer que la bouche du *Teſtar*, pendant qu'il eſt en cette forme, eſt ſemblable à celle de la Tanche, & bien différente de celle de la grenouille ; de ſorte qu'en ſe défaiſant de ſa peau, la grenouille quitte un maſque ; ſes pattes de derriere étoient renfermées dans la queue du Teſtar, & elles ſe ſont dévelopées avant celles d'enhaut ; mais outre cette groſſe envelope, ces pattes ſont encore garnies chacune de ſa mitaine que le Teſtar met bas en prenant la figure de la grenouille ; de ſorte qu'il paroît une métamorphoſe très-conſidérable du Teſtar en une grenouille, quoique ce ſoit dans le fond un même inſecte.

Il y a plusieurs especes de grenouilles qu'on employe dans les alimens & dans les remedes.

On choisit les mieux nourries, de couleur verte ; elles contiennent beaucoup d'huile & de phlegme, & un peu de sel volatil. Choix.

Elles sont résolutives & apéritives. Vertus.

Leur *semence* est appellée en latin *Sperma Ranarum*, *seu Sperniola*, en françois, *Frais de Grenouille*. C'est une matiere liquide, très-visqueuse, transparente, blanche, fort froide, remplie de petits œufs noirs. Frais de Grenouille.

Elle est employée pour rafraîchir, pour condenser ou pour inciser les humeurs, pour adoucir les douleurs & les inflammations : on l'applique extérieurement ; on en tire par la distilation une eau qui a la même vertu. Vertus.

Rana est un mot hébreu qui signifie *crier* ; on a donné ce nom à la Grenouille, parce qu'elle crie souvent dans l'eau. Etimologies.

Gyrinus à gyro, je tourne en rond, parce que le Testar est dans des mouvemens perpétuels.

Testar, à cause que la tête de cet insecte semble occuper la plus grande partie de son corps.

RANA MARINA,

Rana Marina, *Piscatrix*. En françois, *Grenouille de mer*, ou *Baudroye*.

Est un poisson de mer monstrueux, long d'environ un pied & demi, large & gros ; sa tête est beaucoup plus grosse que son corps, en sorte qu'on n'apperçoit en lui presque autre chose qu'une tête & une queue. Cette tête est ronde, rude, hérissée ou garnie de pointes de tous côtez : sa queue est grande, & il la tient toujours fort ouverte : il a beaucoup de dents grandes, très-aigues, recourbées ; ses yeux sont grands, entourez de longues pointes, sa queue suit de près sa tête ; elle est courte, ronde, charnue, grosse, s'élargissant au bout ; son ventre est gros & charnu : sa peau séparée de ses pointes, est molette, douce au toucher, de couleur jaunâtre obscure en dessus, blanchâtre en dessous. Cet animal vit de petits poissons. Quelques-uns disent que son ventre est bon à manger. Grenouille de mer.

Ce poisson est appellé *Piscatrix* ou *Pécheur*, parce qu'il se cache dans le limon pour attraper les petits poissons avec ses pointes qu'il met dehors à la surface du limon, comme des hameçons où les poissons s'accrochent. Etimologies.

Son fiel est propre pour les cataractes des yeux. Vertus.

RANA SYLVESTRIS.

Rana minima,	*Agredula*,	*Dryophitis*,
Rana sylvestris,	*Rana Calamita*,	*Diopetis*.
Ranunculus viridis,	*Rubeta*,	

En françois, *Grenouille des Bois*, ou *Renette*.

Est une Grenouille terrestre verte, faite comme la Grenouille aquatique, mais plus petite ; on lui a donné plusieurs noms qui sont tirez des lieux différens où elle naît : on appelle par exemple *Calamita* celle qui se tient entre les roseaux, *à calamo, roseau* : *Rubeta*, celle qu'on trouve dans les ronces, *à rubo, ronce* : *Dryophitis*, celle qui monte aux chênes & qui y fait sa demeure, δρῦς, *quercus, chêne* : *Diopetis*, celle qui tombe de l'air pendant les orages, *à* διὰ *&* ὄπτομαι, *prævideo*, parce qu'elle est un présage de la tempête : *Agredula*, celle qui se trouve dans les champs, *ab agro, champ*. Toutes ces Grenouilles terrestres contiennent beaucoup de phlegme & d'huile, peu de sel volatil. Grenouille des bois.
Etimologies.

Z z z z iij

Vertus. Elles font propres pour tempérer les ardeurs de la fiévre, pour moderer les trop grandes fueurs, on les fait tenir vivantes dans les mains pendant quelque tems; elles font bonnes étant mangées ou prifes en bouillons pour les inflammations de la poitrine; elles arrêtent le fang étant écrafées & appliquées fur la playe.

RANUNCULUS.

Renoncule. *Ranunculus, five Pes Corvinus*, en françois, *Renoncule*, eft une plante dont il y a un grand nombre d'efpeces; les unes font *cultivées* dans les jardins à caufe de la beauté de leurs fleurs; les autres, qu'on peut furnommer *fauvages*, naiffent fans culture dans les bois, dans les champs, dans les prez, dans les marais, fur les montagnes, fur les rochers; leurs feuilles font découpées profondément en plufieurs parties, d'une belle couleur verte, ayant quelquefois des taches blanches; il s'éleve d'entr'elles de petites tiges qui portent en leurs fommets des fleurs belles, agréables, affez larges, à plufieurs feuilles difpofées en rofe, de couleur tantôt jaune, tantôt blanche, tantôt purpurine, tantôt blanche & purpurine, tantôt pâle, tantôt rouge. Lorfque ces fleurs font paffées, il leur fuccede des fruits arrondis ou cilindriques qui contiennent des femences.

Différentes efpeces de Renoncules

Des bois. La Renoncule des *bois* eft appellée en latin *Ranunculus nemorofus, vel fylvaticus*; il y en a de plufieurs efpeces, la plûpart fort brûlantes au goût, & cauftiques.

des champs La Renoncule des *champs* eft appellée *Ranunculus fylveftris, Ranunculus Battachoides, Ranunculus Polyanthemus maculatus* : il y en a de plufieurs efpeces.

Des prez. La Renoncule des *prez* eft appellée *Ranunculus pratenfis, Ranunculus hortenfis* : il y en a de plufieurs efpeces.

Des marais La Renoncule des *marais* eft appellée *Ranunculus paluftris Apii folio, Apiaftrum, Apium aquaticum*, parce que fes feuilles font femblables à celles de l'Ache. On l'appelle encore *Herba fcelerata*, à caufe qu'elle excite des convulfions & d'autres accidens mortels à ceux qui en ont mangé. *Apium rifus*, parce qu'elle retire tellement les nerfs dans les convulfions qu'elle excite, qu'il femble qu'on rie. *Sardonia feu Herba Sardoa*, parce qu'elle croiffoit autrefois beaucoup en Sardaigne. *Herba ftrumea*, parce qu'elle eft propre pour difcuter & réfoudre les tumeurs fcrophuleufes ou les écrouelles, qu'on appelle en latin *Struma*. Il y a de plufieurs efpeces de Renoncules des marais.

Vertus. * La Douve ou *Ranunculus longifolius paluftris*, eft une Renoncule des marais qui eft fort brûlante & très-cauftique; quelques-uns s'en fervent pour confumer le cancer des mammelles & des autres parties extérieurs du corps.

Des montagnes. La Renoncule des *montagnes* eft appellée en latin *Ranunculus montanus* : il y en a de plufieurs efpeces.

Des rochers. La Renoncule des *rochers* eft appellée *Ranunculus Saxatilis* : il y en a de plufieurs efpeces.

Efpece de Dodonée. La plûpart des Renoncules ont leurs racines ou fibrées, ou glanduleufes, ou en navets; il y en a une efpece que Dodonée appelle *Ranunculus tuberofus*, parce que fa racine eft un tubercule charnu; ce tubercule eft gros environ comme une Aveline, rond, âcre au goût, jettant en bas plufieurs fibres déliées; il eft employé dans la compofition de l'emplâtre *Diabotanum*.

Plantes mortelles aux animaux. Toutes les efpeces de Renoncule contiennent beaucoup de fel âcre & corrofif; mais plufieurs d'entr'elles en contiennent plus que les autres. Ces plantes font mourir le bétail qui les mange : on ne doit jamais s'en fervir intérieurement.

Vertus. On les employe extérieurement pour la teigne, pour enlever le poil, pour confumer les excroiffances de la chair, pour les écrouelles; on mêle quelquefois leurs racines dans les fternutatoires.

Ranunculus à Rana, *Grenouille*, parce que cette plante naît ordinairement aux lieux humides & marécageux comme la Grenouille. Etimolo-
gies.

Pes corvinus, parce que les feuilles de quelques-unes des efpeces de Renoncule ont une figure approchante de celle du pied du Corbeau.

R A P A.

Rapa, en françois, *Rave*, eft une plante dont il y a *deux* efpeces. Rave.

La premiere eft appellée, Premiere
efpece,

Rapa fativa rotunda. C. B. Pit. Tournef.	*Rapum majus.* Ger.
Rapa mas. Theophr. Plin.	*Rapum fativum rotundum & oblongum.*
Rapum. Diofcorid. Park.	J. B. Raii hift.

Elle pouffe des feuilles oblongues, grandes, amples, fe répandant fur la terre, découpées profondément prefque jufqu'à leur côte, rudes au toucher, de couleur verte-brune, d'un goût d'herbe potagere ; il s'éleve d'entr'elles une tige à la hauteur de deux pieds, rameufe, portant de petites fleurs jaunes, compofées chacune de quatre feuilles difpofées en croix, foutenues par un calice attaché fur un pédicule long & grêle. Lorf-que les fleuts font paffées, il leur fuccede des filiques qui renferment des femences prefque rondes, rougeâtres, approchantes de celles du Chou. Sa racine eft tubéreufe, char-nue, ventrue, ronde, groffe quelquefois comme la tête d'un enfant, ordinairement plus petite, s'étendant en large, de couleur verte ou blanche, ou rouge, ou noirâtre par dehors, jettant en bas quelques petits fibres, remplie d'une chair affez dure, blanche, d'un goût tantôt doux, tantôt âcre. Pline & Tragus difent avoir vû quelques-unes de ces racines qui pefoient jufqu'à quarante livres chacune, & Amatus rapporte qu'il en a vû d'autres qui pefoient plus de cinquante & foixante livres.

La feconde efpece eft appellée, Seconde
efpece.

Rapa fativa oblonga, five fœmina. C. B. Pit. Tournef.	*Rapum oblongum.* Trag.
	Rapum radice oblongo. J. B. Raii hift.

Elle ne differe de la précédente qu'en la figure de fa racine qui eft oblongue & groffe; on en a vû qui pefoient jufqu'à trente livres chacune. La racine de cette efpece eft efti-mée plus délicate au goût que celle de la précédente.

On cultive les Rave dans les champs en terre affez humide, avec les choux, en Angleterre, en Limoufin, d'où vient qu'on les appelle *Raves de Limoufin* ; leurs *racines* font d'un grand ufage dans les cuifines ; on les mange après les avoir fait cuire, mais elles font venteufes; elles contiennent beaucoup d'huile & du fel effentiel. Raves de
Limoufin.

* Cette derniere efpece a tant de rapport avec le Navet, qu'elle donne lieu à la con-fufion que l'on fait de ces deux plantes, qui different beaucoup par la confiftence, la couleur & le goût de leurs racines.

La décoction des Raves eft bonne pour adoucir la toux & la voix rauque, étant édul-corée avec du fucre, & bûe le foir en fe couchant; fa femence eft eftimée propre pour réfifter au venin, pour tuer les vers. Vertus,

Rapa vient du grec ῥάφυς, ou ῥάπυς, qui fignifie *une rave*. Etimolo-
gie.

R A P H A N I S T R U M.

Raphaniftrum flore albo ftriato, filiquâ articulata ftriata, minore. Morif. hift. P. T.	*bum agrefte.* Trag. J. B.
Rapiftrum flore albo ftriato Sinapi al-	*Rapiftrum album articulatum.* Park. Raii hift.

Rapiftrum flore albo , filiquâ articulata.
C. Bauhin. | *Raphanus fylveftris.* Ger. icon.

Eft une plante qui pouffe une tige à la hauteur d'un pied, rameufe dès fa racine, &
garnie de petites épines dures & piquantes ; fes feuilles font laciniées, excepté celles
d'enhaut qui font entieres, larges, velues : fes fleurs font à quatre feuilles difpofées en
croix, blanches, rayées de bleu, foutenues fur un calice rougeâtre : quand cette fleur
eft tombée, il lui fuccede un fruit long comme le petit doigt, femblable, felon M.
Tournefort, à une colomne bandée, compofé de plufieurs pieces jointes enfemble bout
à bout, & qui renferment chacune une femence affez groffe, prefque ronde, rouffe.
Sa racine eft quelquefois fimple, quelquefois divifée, ligneufe, blanche. Cette plante
croît entre les blez ; elle contient beaucoup de fel effentiel & d'huile.

Vertus.   Elle eft apéritive, atténuante, réfolutive, déterfive.

Etimolo-
gies.   *Raphaniftrum à Raphano , Raifort,* parce que cette plante tient en quelque chofe du
Raifort fauvage.

    Rapiftrum à Rapa , Rave, parce qu'elle approche auffi un peu de la Rave.

RAPHANUS.

Raphanus eft une plante dont il y a plufieurs efpeces que l'on cultive pour les manger.

Raphanus. J. B. Raii hift. | *Raphanus major orbicularis, vel rotundus.*
Raphanus vulgaris. Park. | C. Bauh. Pit. Tournef.
Raphanus fativus. Ger. Fuch. Lac. Caft. | *Radicula fativa.* Dod.

En françois, *Radis.*

Radis.   Eft une plante qui pouffe des feuilles grandes, larges, rudes, vertes, découpées profondément, reffemblantes à celles de la Rave, mais un peu plus finueufes ; il s'éleve
d'entr'elles des tiges à la hauteur d'un pied & demi ou de deux pieds, rondes, rameufes, portant des fleurs à quatre feuilles purpurines difpofées en croix : lorfque ces fleurs
font tombées, il leur fuccede des fruits formez en maniere de corne, fpongieux, renfermant des femences prefque rondes, rouges, âcres au goût. Sa racine eft tortue, de couleur brune ou noirâtre, qui a d'abord la figure d'un petit navet, & qui en vieilliffant
groffit beaucoup, eft charnue, & d'un goût très-piquant, mais agréable. On cultive cette
plante dans les jardins, & l'on retire fa racine de terre principalement au Printems pendant qu'elle eft tendre, fucculente, facile à rompre, & bonne à manger, car elle eft employée particuliérement pour les alimens.

Raphanus minor , oblongus. C. B. Pit. | *Raphanus.* J. B.
Tournefort. | *Radicula fativa , minor.* Dod.

En françois, *Raifort,* & à Paris *Rave.*

Raifort ou   * On diftingue cette plante de la précédente par fes racines longues qui font à l'exté-
Rave. rieur, de couleur rouge-vif, blanche en dedans, & d'un goût moins fort que le Radis :
fes feuilles, fes fleurs, fes fruits & fes graines font pareils à l'efpece précédente.

    On mange le Raifort nouvellement femé, pour lors il eft agréable au goût ; mais lorf-
qu'il eft monté en graine, fon goût eft plus fort, plus âcre, & caufe des naufées.

    Les Raiforts contiennent beaucoup de fel effentiel ou volatil & de phlegme, peu
d'huile. Toutes les parties de la plante pourroient être utiles dans la Médecine, mais on
ne fe fert guéres que de la racine & de la femence.

Vertus.   Sa *racine* eft incifive, déterfive, apéritive, propre pour la pierre, pour la colique
néphtérique, pour les rétentions d'urine & des menftrues, pour la jauniffe, pour les obftructions

ſtructions de la ratte & du méſentere, pour le ſcorbut, pour l'hydropiſie, étant priſe intérieurement ; on l'applique auſſi écraſée ſous la plante des pieds, pour les fiévres malignes & pour l'hydropiſie.

Sa *ſemence* eſt auſſi apéritive ; mais ſi on la prend par la bouche, elle excite des nauſées. Quelques Auteurs l'ont placée parmi les vomitifs foibles ; la doſe en eſt depuis demi dragme juſqu'à deux dragmes.   Doſe.

Raphanus à ῥαδίος, *facilis*, & φαίνω, *appareo*, comme qui diroit *plante qui paroît facilement* ; car le Raifort s'éleve peu de tems après qu'il a été ſemé.   Etimologie.

RAPHANUS RUSTICANUS.

Raphanus ruſticanus. C. B.	*Armoracia, Plinii*, Lac.
Raphanus vulgaris & ruſticanus. Matth.	*Cochlearia folio cubitali.* Pit. Tournefort.
Raphanis magna, ſive Radicula magna. Dodon.	*Raphanus ſylveſtris, ſeu Armoracia multis.* J. B.
Raphanus major. Trag. Geſn. hort.	En françois, *Grand Raifort*, ou *Cram*.

Eſt une plante que M. Tournefort a miſe entre les eſpeces de Cochlearia ; elle pouſſe   Grand Raifort.
de grandes feuilles longues, larges, pointues, d'un beau verd, reſſemblant à celles de la Rhubarbe des Moines, mais plus grandes & plus rudes ; ſa tige eſt haute d'un pied & demi, droite, ferme, canelée, creuſe ; elle porte de petites fleurs à quatre feuilles blanches, diſpoſées en croix ; il leur ſuccede de petits fruits preſque ronds & enflez, qui renferment quelques ſemences. Sa racine eſt longue & groſſe, rampante, blanche, d'un goût fort âcre & brûlant. Cette plante croît dans les jardins aux lieux humides ; on mange ſa racine ; elle contient beaucoup de ſel eſſentiel ou volatil, & d'huile.

Elle eſt fort apéritive, déterſive, inciſive, réſolutive, propre pour atténuer la pierre   Vertus.
du rein & de la veſſie, pour le ſcorbut, pour exciter l'urine ; on s'en ſert intérieurement & extérieurement.

On a nommé cette plante *Raphanus ruſticanus*, à cauſe que les payſans principalement   Etimologie.
mangent ſa racine comme celle du Raifort ordinaire ; on l'employe aujourd'hui dans quelques ragoûts.

Si l'on coupe des rouelles de la racine de cette plante, nouvellement tirée de terre à   Obſervation.
l'épaiſſeur d'environ trois lignes pendant qu'elle eſt dans ſa vigueur, & qu'on les mette auſſi-tôt dans la terre, il en naîtra de chaque rouelle une longue racine, & une plante, comme ſi l'on avoit planté une racine entiere ; c'eſt une découverte de M. Marchand de l'Académie Royale des Sciences : pluſieurs autres racines coupées de la même maniere par tranches produiſent le même effet ; ce qui fait connoître qu'une même plante contient beaucoup de germes dans ſa ſubſtance ſans compter ſes ſemences.

RAPISTRUM.

Rapiſtrum monoſpermon. C. Bauh. Pit. Tournefort.

Eſt une plante qui pouſſe de ſa racine des tiges à la hauteur d'environ un pied, & quelquefois plus hautes, grêles, rondes, rameuſes, un peu velues, d'une belle couleur verte ; ſes feuilles ſont répandues à terre, épaiſſes, ſemblables à celles de la Rave, découpées en leur commencement, puis arrondies, un peu velues : ſes fleurs ſont rangées comme en épi, ayant chacune quatre feuilles diſpoſées en croix, de belle couleur jaune dorée. Quand cette fleur eſt paſſée, il paroît en ſa place un fruit ou une capſule preſque ronde, rayée comme la ſemence de Coriandre, Elle renferme une ſeule ſemence menue, oblongue : ſa racine eſt longue, blanchâtre, en partie fibrée. Cette plante croît dans les champs.

Aaaaa

Vertus. Elle est apéritive, elle leve les obstructions ; elle excite les mois aux femmes, étant prise en décoction, elle est vulnéraire.

Etimologie. *Rapistrum à Rapa*, Rave, parce que les feuilles de cette plante ressemblent à celles de la Rave.

Monospermon à μίνεν, *solum, &* σπέρμα, *semen*, comme qui diroit *Herbe à une seule semence*, parce que le fruit de cette plante ne contient qu'une graine.

RAPUNCULUS.

Rapunculus spicatus. C. B. Pit. Tournef.	*& cæruleus.* J. B. Raii hist.
Rapunculus spicatus Alopecuroides. Park.	*Rapunculum Alopecuron.* Dod.
Rapunculus spicatus, sive Comosus albus	*Rapuntium majus.* Ger.

En françois, *Réponce.*

Réponce. Est une plante qui pousse de sa racine des feuilles semblables à celles de la violette, marquées quelquefois de taches noires, attachées à des queues longues : il s'éleve d'entr'elles une tige à la hauteur d'un pied & demi, anguleuse, vuide, rendant du lait, revêtue de feuilles oblongues & étroites, portant en sa sommité un épi de belles fleurs bleues ou purpurines, ou blanches. Chacune de ces fleurs, suivant M. Tournefort, est d'une seule piece coupée ordinairement en étoile à cinq rayons. Quand ces fleurs sont tombées, il leur succede des petits fruits divisez chacun en trois loges qui renferment des semences menues, rougeâtres, luisantes : ses racines sont faites en petites Raves blanches, bonnes à manger. Cette plante croît aux lieux ombrageux, en terre grasse ; elle contient beaucoup d'huile, médiocrement de sel essentiel.

Vertus. Ses *racines* sont détersives, apéritives, rafraîchissantes, propres pour les inflammations de la gorge.

Etimologies. *Rapunculus à Rapa*, Rave, parce que la racine de cette plante a la figure en quelque maniere approchante de celle des Raves ordinaires.

Alopecuron ex ἀλώπηξ, *vulpes, &* ὄυρα, *cauda* ; comme qui diroit *Queue de Renard*, parce que les fleurs de cette plante étant en épi & épanouies, sont molles & comme lanugineuses.

RAPUNCULUS ESCULENTUS.

Rapunculus esculentus. C. B. Raii hist.	*Rapunculus vulgaris campanulatus.* J.
Rapunculus esculentus vulgaris. Park.	Bauhin.
Campanula radice esculenta flore cæruleo.	*Rapunculum vulgare.* Trag.
Pit. Tournef.	*Rapuntium parvum.* Ad. Lob.

En françois, *Réponce.*

Réponce. Est une espece de Campanule, ou une plante qui pousse une ou plusieurs tiges à la hauteur de deux pieds, grêles, anguleuses, canelées, velues, revêtues de feuilles étroites, pointues, sans queue, empreintes d'un suc laiteux : ses fleurs naissent aux sommitez des branches sur des petits rameaux, attachées à des pédicules grêles. Chacune de ces fleurs est, suivant M. Tournefort, une cloche évasée & coupée ordinairement sur les bords en cinq parties, de couleur bleue ou purpurine, quelquefois blanche, soutenue sur un calice fendu en cinq pieces. Quand cette fleur est passée, il lui succede un fruit membraneux, divisé en trois loges qui renferment des semences menues, luisantes : ses racines sont longues & grosses comme le petit doigt, blanches & bonnes à manger. **Usage.** On cultive cette plante dans les jardins, & on la cueille étant encore tendre, avec sa racine, pour la mêler dans les salades ; elle contient beaucoup de sel essentiel & d'huile.

Elle est apéritive, propre pour la pierre, pour la gravelle ; elle aide à la digestion , elle fortifie l'estomac, elle résiste au venin.   *Vertus.*

Rapunculus, Rapunculum, Rapuntium, quasi Rapum parvum, parce que la racine de cette plante a la figure d'une petite Rave.   *Etimologies.*

Campanula, quasi campana parva, parce que la fleur de la Réponce est faite en petite cloche.

Réponce vient de *Rapuntium.*

REALGAL.

Reagal. Risalgaltum. Reisgal. Sandaracha Græcorum.   En françois, *Réagal. Arsenic rouge. Orpin rouge.*

Est un Orpiment calciné dont il y a *deux* especes, une *naturelle*, & l'autre *artificielle* : le Réagal naturel a reçu sa calcination dans la mine par des feux souterrains : le Réagal artificiel qui est le plus commun, est un mélange de l'Orpiment jaune ou citrin artificiel avec une mine de cuivre que les Allemans appellent *Kupfer Vikkel*, calciné par le feu ordinaire jusqu'à ce qu'il soit devenu rouge.   *Réagal naturel. Réagal artificiel. Kupfer Vikkel.*

Le Réagal naturel se trouve dans les mines de cuivre, & l'artificiel est préparé vers les mines de Misnie en Allemagne : l'un & l'autre doivent être choisis en gros morceaux compacts, pesans, luisans, resplendissans, d'un beau rouge : ils servent à la peinture, étant broyez subtilement sur le porphyre ; on peut aussi en faire des dépillatoires, étant bouillis dans de l'eau avec de la chaux.   *Choix. Usage.*

Le Réagal contient naturellement un sel corrosif & très-âcre, envelopé dans du soufre & un peu de terre.

Ce minéral est une *espece d'arsénic*, & par conséquent un *poison* : il est à la vérité moins actif que l'arsénic blanc, mais on ne doit jamais s'en servir en Médecine autrement que dans quelques remedes extérieurs ; & il y auroit une grande témérité de se hazarder d'en faire prendre intérieurement, en quelque petite dose que ce fût.   *Poison.*

Sandaracha, à σανδύξ, *minium* ; on a donné ce nom au Réagal, à cause de quelque ressemblance qu'il a en couleur avec le minium.   *Etimologie.*

REDUVIUS.

Reduvius est une espece de Morpion, ou un petit insecte plat, gros comme un poux, ayant une figure approchante du Rhomboïde ; son bec est longuet ; son dos est de couleur cendrée, marqueté de trois points noirs ; il a six pieds de couleur rouge obscure. Il naît entre les poils des bœufs, des chévres, des brebis, & même des hommes : il cramponne ses pieds à la chair, & il succe le sang ; ce qui excite une grande démangeaison, & souvent la galle : son excrément fait des taches vertes difficiles à emporter. On chasse ou l'on fait mourir ce petit insecte par le soufre, par le mercure, & par les autres drogues dont on se sert pour guérir la gratelle & tuer les poux.

On prétend que cet insecte étant pris en poudre par la bouche, est propre pour guérir la jaunisse : la dose en est depuis six grains jusqu'à douze.   *Vertus. Dose.*

RESEDA.

Reseda vulgaris. C. Bauh. Pit. Tournef. Raii hist.

Reseda lutea. Lugd. J. B.

Reseda Plinii. Ger.

Reseda minor, seu vulgaris. Park.

En françois, *Herbe maure.*

Est une plante qui pousse plusieurs tiges à la hauteur d'un pied & demi, canelées,   *Herbe Maure.*

creufes , velues , rameufes , courbées , revêtues de feuilles rangées alternativement , découpées profondément , crêpées ou ondées , de couleur verte-obfcure , d'un goût d'herbe potagere : fes fleurs naiffent aux fommitez des tiges & des rameaux , compofées chacune de plufieurs feuilles irrégulieres jaunes : il leur fuccede des capfules membraneufes
à trois angles , longues d'un doigt , remplies de femences menues prefque rondes , noires : fa racine eft longue , grêle , ligneufe , blanche , âcre au goût. Cette plante croît
dans les champs & contre les murailles : elle contient beaucoup de fel effentiel &
d'huile.

Vertus.   Sa racine eft déterfive , apéritive , réfolutive : la plante eft adouciffante.

Etimolo-   *Refeda , à fedare* , appaifer ; car felon le rapport de Pline , on fe fervoit autrefois de
gie.   cette plante pour appaifer les douleurs & les inflammations.

RESINA.

Réfine.   *Refina* , en françois , *Réfine* , eft une matiere huileufe qui fort en liqueur par foi-
même , ou par incifion , de plufieurs efpeces d'arbres , comme du Pin , du Sapin , du
Meleze , du Cyprès , du Terebinthe. Il y en a de *deux* efpeces générales , une *liquide* ,
& l'autre *dure & féche.* La premiere eft gardée en la même confiftence qu'elle fort de
Tereben-   l'arbre ; c'eft ce qu'on appelle *Terebenthine* , dont il fera parlé en fon lieu : il faut mettre
thine.   en ce rang les baumes naturels. La feconde ne differe de la premiere qu'en ce qu'elle a
Poix réfi-   été épaiffie par la chaleur du Soleil ou par celle du feu ; c'eft ce qu'on appelle *Poix réfine* ,
ne , &c.   *Colophone , Poix noire , Poix de Bourgogne* ; j'en ai parlé à l'article de la *Poix.* On doit
mettre au rang des Réfines le Maftic , l'Encens , la gomme Elémi , le Tacamahaca , &
plufieurs autres.

Différence   La Réfine differe d'avec la gomme en ce qu'elle eft plus huileufe , plus friable , &
des Réfines   qu'elle fe diffout facilement dans les huiles & dans les graiffes ; au lieu que la Gomme
& des   ne peut être diffout que par des liqueurs aqueufes & falines comme le vin , les vinai-
Gommes.   gres , les fucs des plantes.

Etimolo-   *Refina , à græco* ρ῾ητίνη , qui fignifie la même chofe.
gie.

RETICULUM MARINUM.

Reticulum marinum. | En françois , *petit Rets marin.*

Petit Rets   Eft une plante marine du genre des éponges , féche , pliante , femblable en quelque
marin.   maniere à du parchemin , formée ordinairement en bourfe groffe comme une petite
pomme , & percée comme un rets , de couleur cendrée , d'une odeur & d'un goût marin : elle fe trouve aux rivages de la mer ; elle contient un peu de fel fixe & d'huile.

Vertus.   Si on la calcine au feu dans un creufet , elle fera propre pour le gouëtre , pour le
fcorbut.

RHABARBARUM.

Rubarbe.   *Rhabarbarum. Rheum*, En françois , *Rubarbe* , eft une groffe racine fongueufe , jaune , qui nous eft apportée féche de Perfe & de la Chine où elle naît. Elle pouffe étant
dans la terre une plante que l'on ne connoît point parfaitement.

On dit que lorfqu'on a retiré cette racine de la terre , on la monde de fa premiere
écorce , & d'une petite membrane mince & jaunâtre qui eft deffous ; puis on perce les
racines mondées d'outre en outre , afin d'y faire paffer une corde de jonc , par le moyen
de laquelle on les fufpend pour les faire fécher à l'air. Mais comme les gros morceaux
font fort difficiles à bien faire fécher en dedans , à caufe de leur épaiffeur qui n'eft pas
affez tranfpirable , ils font fujets à fe pourrir pendant que le dehors fe féche fort bien.
C'eft pourquoi nous ne voyons que trop fouvent les groffes piéces de Rubarbe pour-

ries & gâtées en leur intérieur, quoique leur extérieur soit fort beau : il ne faut donc point se fier à ces grosses racines ; elles n'ont au plus que l'épaisseur d'un doigt de bon.

Il vaut mieux choisir la Rubarbe en morceaux médiocres, parce qu'ayant été bien séchez, ils se trouve ordinairement bons partout : ils doivent être noueux, moyennement durs & pesans, ayant la surface assez unie, jaune, mais de couleur de noix muscade rompue en dedans, rendant une teinture safranée quand on en met infuser dans quelque liqueur, d'une odeur un peu aromatique, d'un goût amer & astringent. La Rubarbe contient *deux* sortes de substances ; une *saline & huileuse* qui est purgative, l'autre *terrestre* qui est astringente.   *Choix.*

Elle est propre pour les cours de ventre, pour nettoyer & fortifier l'estomac, pour exciter l'appétit, pour tuer les vers ; elle purge doucement l'humeur bilieuse en resserrant.   *Vertus.*

La partie qui semble pourrie & gâtée dans le cœur de la Rubarbe, & qui est ordinairement spongieuse, de couleur rousse-brune, n'est pas tout-à-fait à rejetter ; je l'ai reconnue par expérience plus astringente que la bonne Rubarbe, & plus propre pour le flux de sang & la diarrhée.

* Les Chinois ont *trois* especes de Rubarbe : une dont la racine est longue & de couleur rougeâtre ; l'autre dont les morceaux sont gros & succulens, d'un jaune verdâtre ; & la troisiéme qui est très-résineuse & rougeâtre. Les unes & les autres viennent de cette partie de l'Asie qui est peu éloignée des murailles ou limites de la Chine. On apporte en France trois Rubarbes : l'une du Levant, qui est la meilleure ; l'autre de Moscovie, qui lui ressemble ; & une troisiéme de la Chine, par les vaisseaux de la Compagnie des Indes.

* Dans les tems de disette de Rubarbe, on s'est servi du Rapontic, qui est peut-être la plante de la vraye Rubarbe, que nous ne sçavons pas cueillir ni approprier comme les Tartares & les Chinois.

Cette racine a tiré son nom de *Rha* riviere de Moscovie nommée présentement *Wolga*, & de *Barbarum* ; comme qui diroit *Racine que les Barbares cultivent aux environs du fleuve Rha.*   *Etimologies.*

Ou bien *Rha* qui signifie *racine*, a donné autrefois son nom au fleuve, à cause qu'il en croissoit beaucoup en ses bords. On a nommé la Rubarbe *Rhabarbarum*, c'est-à-dire *racine par excellence, que les Barbares estimoient beaucoup.*

RHAGADIOLUS.

Rhagadiolus alter. Cæsalp. Pit. Tournef.	*Hieracium siliquâ falcatâ.* C. B.
Hieracium stellatum. Ger. Lobel.	*Hieracium falcatum, sive stellatum.* Park.
Hieracium falcatum. Ger. Lobel.	En françois, *Herbe aux Ragades.*

Est une plante qui pousse des tiges à la hauteur d'un pied & demi, grêles, rameuses, couvertes d'un peu de duvet : ses feuilles sont longues, assez larges, sinueuses, velues : sa fleur est un bouquet à demi fleurons jaunes, soutenus par un calice composé de quelques feuilles étroites & pliées en goutiere : lorsque la fleur est passée, ces feuilles deviennent des gaînes membraneuses, disposées en étoiles, velues ; ces gaînes renferment chacune sa semence longue, & le plus souvent pointue. Cette plante croît dans le Languedoc, proche de Montpellier, & en plusieurs autres pays chauds.   *Herbe aux Ragades.*

Elle est apéritive, détersive, propre pour exciter l'urine, étant prise en décoction.   *Vertus.*

RHAMNUS CATHARTICUS.

Rhamnus solutivus. Ger.	*Spina cervina vulgò.* Gesn. hort.

Rhamnus catharticus. C. B. J. B. Pit. Tournefort.

Rhamnus folutivus, feu Spina infectoria vulgaris. Park.

Rhamnus catharticus, five Spina cervina. Raii hist.

Spina infectoria. Matth. Bellon.

En françois, *Nerprun*, ou *Bourg-Epine*.

Nerprun, Bourg-Epine. Eſt un arbriſſeau qui croît quelquefois à la hauteur d'un arbre : ſon tronc eſt de groſ-ſeur médiocre, couvert d'une écorce ſemblable à celui du Ceriſier : ſon bois eſt jau-nâtre : ſes branches ſont garnies de quelques épines pointues comme celles du Poirier ſauvage : ſes feuilles ſont aſſez larges, vertes, plus petites que celles du Pommier, en-vironnées en leurs bords de petites dents très-menues : ſes fleurs ſont petites, de cou-leur herbeuſe : il leur ſuccede des bayes molles, groſſes comme celles du Geniévre, vertes au commencement ; mais elles noirciſſent à meſure qu'elles mûriſſent, & elles deviennent luiſantes, remplies d'un ſuc noir tirant ſur le verd, un peu amer, & de quel-ques ſemences jointes enſemble, arrondies ſur le dos, & dont l'écorce eſt comme carti-lagineuſe. Cet arbriſſeau croît dans les hayes, dans les bois, & autres lieux incultes : il aime les ruiſſeaux, les lieux humides ; on cueille ſon fruit quand il eſt mûr, en au-tomne, vers le tems des vendanges : il eſt beaucoup en uſage pour la teinture & pour la Médecine. On doit choiſir les grains gros, bien nourris, noirs, luiſans, glutineux, qui viennent d'être cueillis, ſucculens. Ils contiennent beaucoup de ſel eſſentiel, d'huile & de phlegme.

Uſage. Choix.

Vertus. Les *bayes* de Nerprun purgent puiſſamment les ſéroſitez : on les employe pour l'hy-dropiſie, pour la goutte, pour les rhumatiſmes, pour la paraliſie, pour la cachéxie : la doſe en eſt depuis ſix bayes juſques à vingt ; il eſt néceſſaire de manger auſſitôt qu'on les a avallées, afin qu'il ſe rencontre dans l'eſtomac une ſubſtance capable d'émouſſer l'acrimonie de leur ſel, car autrement elles exciteroient des tranchées conſidérables.

Doſe.

Les *feuilles* de Nerprun ſont déterſives & vulnéraires, mais on ne les met guéres en uſage.

Vert de veſſie. On prépare avec le *fruit* de Nerprun, une pâte dure qu'on appelle *de Vert de veſſie* : pour la faire, on écraſe les bayes du Nerprun quand elles ſont noires & bien mûres ; on les met à la preſſe, & l'on en tire le ſuc qui eſt viſqueux & noir ; on le met auſſi évaporer à petit feu ſans l'avoir fait dépurer, & l'on y ajoute un peu d'alum de roche diſſout dans de l'eau, pour rendre la matiere plus haute en couleur & plus belle ; on continue un petit feu ſous cette liqueur juſqu'à ce qu'elle ait pris une conſiſtence de miel ; on la met alors dans des veſſies de cochon ou de bœuf qu'on ſuſpend à la cheminée, ou dans un autre lieu chaud ; & l'on l'y laiſſe durcir pour la garder : les Teinturiers & les Peintres s'en ſervent.

Uſage.

Choix. On doit choiſir le Vert de veſſie, dur, compact, aſſez peſant, de couleur verte-brune ou noire, luiſant extérieurement, mais qui étant écraſé ou mis en poudre, devienne tout-à-fait vert, d'un goût douçâtre.

Etimolo-gie. *Vert de veſſie*, parce que cette matiere verte a été durcie dans des veſſies.

RHAPONTICUM.

Rapontic. *Rhaponticum, five Rha*, en françois, *Rapontic*, eſt une racine ordinairement longue comme le doigt, & quelquefois plus longue, groſſe d'environ deux pouces, jaune, reſ-ſemblant beaucoup à la Rubarbe en dehors & en dedans, mais plus légere, moins compacte, moins odorante, moins amere : elle differe encore de la Rubarbe en ce qu'étant mâchée, elle eſt viſqueuſe dans la bouche, au lieu que la Rubarbe ne l'eſt point. On nous l'apporte ſéche d'Aſie : ſa plante eſt une eſpece de Lapathum qui croît, à ce qu'on dit, le long du fleuve Tanaïs : les Botaniſtes la nomment,

Rhaponticum. P. Alp. exot.
Rhabarbarum. Alp. exot. Raii hist.
Rhabarbarum officinarum. Pit. Tournef.
Rha verum Dioscoridis. Ger.

Hippolapathum maximum rotundifolium exoticum, sive Rhaponticum Thracicum, sed veriùs Rhabarbarum verum. Park.

Il sort de sa racine des feuilles fort grandes, amples, larges, presque rondes, épaisses, d'un verd-obscur, d'un goût acide assez agréable, attachées à des queues fort longues & grosses d'un pouce, noirâtres : il s'éleve d'entre elles une tige plus basse que celle de la Rubarbe des Moines, mais grosse & robuste, revêtue de feuilles qui ont la même figure d'en bas, mais plus petites, portant en sa sommité de petites fleurs blanches, formées en campane, découpées ordinairement à six pointes : quand ces fleurs sont passées, il leur succede des semences triangulaires, grandes, pleines d'un suc rouge & douçâtre : sa racine croît avec le tems fort grosse, se divisant en plusieurs bras ou branches d'une couleur obscure en dehors, ou d'un rouge-brun, d'une odeur assez agréable, & d'un goût un peu amer.

On doit choisir le Rapontic récent, léger, le plus haut en couleur, bien conditionné en dedans, non carié, d'un goût un peu amer, visqueux & astringent. Il contient beaucoup d'huile, & du sel en partie essentiel & en partie fixe. *Choix.*

Il est simplement astringent, propre pour arrêter les cours de ventre, pour fortifier l'estomac ; il ne purge point : on l'employe aussi pour résister au venin. *Vertus.*

* Il y a d'autres especes de Rapontic, qui sont des plantes dont nous avons parlé à l'article de *Centaurium majus.* *Autres especes.*

Rhaponticum, c'est-à-dire *racine de Ponte*, parce que cette racine étoit autrefois apportée du Royaume de Ponte. *Etimologie.*

RHASUT & RUMIGI MAURORUM.

Rhasut & Rumigi à Mauris nominata. Rauwolff. Lugd. append.
Aristolochia Orientalis, foliis lanceolatis. Pit. Tournef.

Aristolochia Maurorum. C. Bauh.
Aristolochia peregrina. Rauwolff.
Aristolochia similis Rhasut & Rumigi Maurorum. J. B.

Est une espece d'Aristoloche étrangere, ou une plante qui pousse plusieurs petites tiges menues comme des filets, blanchâtres, soutenant chacune sept ou huit petites feuilles étroites, pointues en forme de lance, opposées les unes aux autres, de couleur cendrée : ses fleurs sont semblables à celles des autres Aristoloche, de couleur obscure, attachées à un pédicule lanugineux : il leur succede des fruits membraneux qui renferment des semences plates posées les unes sur les autres : sa racine est assez grosse, profonde en terre, d'un goût très-amer. Toute cette plante a une odeur ingrate : elle croît principalement chez les Maures, vers Alep : sa racine peut être employée dans la Médecine commes celles des autres Aristoloches : elle contient beaucoup d'huile & de sel.

Elle est vulnéraire, détersive, dessicative, résolutive, appliquée extérieurement. *Vertus.*

RHINOCEROS.

Rhinoceros est un animal à quatre pieds grand comme un Taureau, mais dont le corps approche en figure de celui du Sanglier, excepté qu'il est beaucoup plus gros & plus lourd : sa tête est grosse, envelopée par derriere d'une maniere de capuchon aplati, qui lui a fait donner par les Portugais le nom de *Moine des Indes* : sa bouche est un peu fendue : son museau est long, & armé sur les narines d'une corne longue d'environ *Rhinoceros.* *Moine des Indes.*

un pied & demi, groffe, dure, forte, de figure pyramidale, ayant la pointe en haut
tendant vers fa tête, de couleur noire : il porte encore fur le milieu du dos une autre corne longue comme la main, tournée en fpirale, pointue, de la même folidité & couleur
que l'autre ; ces cornes le rendent terrible & formidable aux Buffles, aux Tigres, & même aux Eléphans qu'il combat fouvent : fa langue eft couverte d'une peau fi dure, qu'elle produit l'effet d'une rape ou d'une lime, écorchant & emportant ce qu'elle léche : la
peau de fon corps eft toute couverte d'écailles larges, épaiffes, d'une dureté fi grande,
qu'elles ne peuvent être pénétrées par aucune arme; elles font divifées en petits quarrez
ou boutons élevez environ d'une ligne au-deffus de la peau, de couleur de châtaigne : fes
jambes font groffes, & elles paroiffent engagées dans des efpeces de bottes écailleufes;
fes pieds font grands. On trouve cet animal dans les déferts d'Afrique, en Afie à Siam, en
la Chine : il mange avec plaifir des branches d'arbres hériffées de toutes parts de groffes
épines : il eft affez doux quand on ne lui fait point de mal ; on en apprivoife même
quelques-uns : mais il eft fort à craindre quand il eft irrité & qu'on l'a mis en colere, il
déracine les arbres avec fa corne, il rompt tout ce qu'il rencontre, il abat un homme
avec fon cheval fans beaucoup d'effort, & il fait plufieurs autres ravages femblables ; il
léche les animaux qu'il a vaincus, & il en fépare toute la chair d'avec les os. On fe fert
dans la Médecine de fes *cornes*, de fes *ongles*, & de fon *fang*, qui contiennent beaucoup
de fel volatil & d'huile.

Vertus.   On les employe pour réfifter au venin, pour fortifier le cœur, pour exciter la fueur,
Dofe.   pour arrêter les cours de ventre, pour toutes les maladies contagieufes ; la dofe en eft
depuis un fcrupule jufqu'à deux ; on en met auffi en infufion, & l'on fait des taffes avec
Ufage.   fa corne pour y laiffer du vin qu'on veut boire, afin de purifier le fang, & de préferver
du mauvais air.

Etimolo-   *Rhinoceros*, à ῥὶν, *nafus*, & κέρας, *cornu*; comme qui diroit *animal qui porte une corne*
gie.   *fur le nez.*

RHODIA RADIX.

Rhodia radix. C. Bauh. J. Bauh. Raii hiftor.	*Anacampferos radice rofam fpirante.* Pit. Tournefort.

    Eft une efpece d'Orpin, ou une plante qui pouffe plufieurs tiges à la hauteur d'envi-
ron un pied, menues, rondes, revêtues de beaucoup de feuilles oblongues, pointues,
charnues, vertes, dentelées en leurs bords, femblables en quelque maniere à celles du
Telephium, mais plus petites, d'un goût aftringent : fes fommets font chargez de petites ombelles ou bouquets qui foutiennent de petites fleurs à plufieurs feuilles difpofées en rofe, de couleur jaune pâle ou rougeâtre, tirant fur le purpurin : quand ces
fleurs font paffées, il leur fuccede des fruits compofez de plufieurs gaînes rougeâtres,
ramaffées en maniere de tête, & remplies de femences oblongues, menues, pâles : fa
racine eft groffe, tubéreufe, inégale, blanche, charnue, fucculente, ayant le goût &
l'odeur de la rofe quand on l'a écrafée. Cette plante croît fur les Alpes, aux lieux om-
Racine.   brageux. On nous envoye fa *racine* féche, parce quelle eft de quelque ufage dans la Mé-
Choix.   decine : il faut la choifir récente, bien nourrie & féchée à propos, de couleur obfcure,
luifante en dehors, blanche en dedans, affez odorante quand on la caffe : elle contient
beaucoup d'huile en partie éxaltée & du fel effentiel.

Vertus.   Elle eft réfolutive, anodine, propre pour appaifer les douleurs de tête, étant pulvérifée groffiérement, humectée avec du vinaigre rofat, & appliquée fur le front & fur
les temples.

Etimolo-   *Rhodia*, à ῥόδον, *rofa*, parce que la racine de cette plante a une odeur de rofe.
gie.

RHOMBUS.

RHOMBUS.

Rhombus, en françois, *Turbot*, eft un poiffon de mer large, plat, de figure rhom-   Turbot.
boïde ou en lofange, fort connu dans les Poiffonneries : il y en a de plufieurs efpeces,
qui different non feulement en grandeur, mais en ce que les uns portent des aiguillons
ou des pointes piquantes vers la tête & vers la queue, & les autres n'en ont point. Ce
poiffon eft vorace ; il mange les petits poiffons, les écreviffes : il fe remue lentement : il
eft bon à manger. Quelques-uns l'appellent *Phafianus aquatilis*, ou *Faifant d'eau*, à   Faifant
caufe de la délicateffe de fa chair qui approche de celle du Faifant : fa chair eft blanche,   d'eau.
ferme, fucculente ; elle contient beaucoup de fel volatil & d'huile.

Elle eft propre pour les maladies de la ratte, étant appliquée deffus.   Vertus.

On a nommé ce poiffon *Rhombus*, à caufe de fa figure rhomboïde ou en lofange.   Etimologie.

RHUS, *feu* RHOE.

Rhus, en françois, *Sumac*, eft un arbriffeau dont on connoît *deux* efpeces.   Sumac.

La premiere eft appellée,   Premiere
efpece.

Rhus. Matth. Ang. Cord. in Diofc.	*Rhus coriaria.* Eyft.
Rhus folio Ulmi. C. B. Pit. Tournef.	*Rhus obfoniorum.* Ad. Lob. Cluf. hift.
Sumach Arabum. Lon. Caft. Rauwolff.	*Sumac.* Bellon.
Rhoe culinaria. Dod.	En françois, *Sumac ordinaire.*

Eft un arbriffeau qui croît quelquefois à la hauteur d'un arbre : fes feuilles font ob-   Sumac
longues, larges, dentelées en leurs bords, rougeâtres : fes fleurs font difpofées en grapes,   ordinaire.
de couleur jaunâtre ; chacune d'elles eft une petite rofe à plufieurs feuilles, laquelle
étant paffée, il lui fuccede une capfule plate, prefque ovale, membraneufe, verdâtre, renfermant une femence de la même figure qui reffemble en quelque maniere à une lentille, de couleur rougeâtre : ce fruit a un goût aftringent. Le Sumac croît aux lieux
pierreux : on employoit autrefois fon *fruit* dans les cuifines, au lieu de fel, pour affai-
fonner les viandes, d'où vient qu'on l'appelle *Rhus culinaria, five obfoniorum.* Les Tan-   Ufage.
neurs fe fervent de fes feuilles pour tanner leurs cuirs, c'eft pourquoi on l'appelle *Rhus
coriaria.* On fe fert dans la Médecine de fes *feuilles* & de fes *fruits* ; ils contiennent beaucoup de fel effentiel & d'huile.

La feconde efpece eft appellée,   Seconde
efpece.

Rhus Virginianum. C. B.   En françois, *Sumac des jardins.*

* Eft un arbriffeau qui differe du précédent par fes feuilles plus longues, plus poin-   Sumac des
tues, par fes fruits plus rouges & plus aigrelets. On cultive dans les jardins cette efpece,   jardins.
qui a été apportée de Canada.

Les Sumacs font aftringens, propres pour la dyffenterie, pour les flux de menftrues &   Vertus.
d'hémorroïdes, pour arrêter les gonorrhées ; on les employe en décoction & en poudre.

* On préfere le Sumac des jardins au premier, qui croît en Languedoc & en Provence.

Rhus, $\rho\tilde{\upsilon}\varsigma$, quòd $\rho\tilde{\upsilon}\varsigma$, *feu fluxus alvi dyffentericos & muliebres fiftat.*   Etimologie.

RIBES.

Ribes vulgaris fructu rubro. Ger.	*Groffularia multiplici acino, five non fpino-*
Ribes vulgaris domeftica. Matth. Caft.	*fa hortenfis rubra, five Ribes officinarum.* C. B.
Groffularia rubra. Lugd.	Pit. Tournefort.

Ribefium fructu rubro. Dod. | *Ribes vulgaris acidus ruber.* J. B.

En françois, *Grofelier rouge des jardins.*

Grofelier rouge. Eſt un petit arbriſſeau qui pouſſe des rameaux durs, tortus : ſes feuilles ſont preſque rondes, vertes, dentelées autour : ſes fleurs ſont diſpoſées en petites grapes, dont les pédicules ſortent des aiſſelles des feuilles ; chacune de ces fleurs eſt compoſée de pluſieurs feuilles diſpoſées en roſe & attachées au parois du calice : quand ces fleurs ſont tombées, il leur ſuccede des bayes groſſes environ comme celles de Geniévre, rondes, rouges, luiſantes, molles, remplies d'un ſuc fort rouge, aigrelet, & fort agréable au **Grofeilles rouges.** goût ; elles renferment auſſi pluſieurs ſemences : ces bayes ſont les *Grofeilles rouges* qu'on mange en été, & dont on fait beaucoup de confitures délicieuſes. On cultive le Grofelier rouge dans preſque tous les jardins ; il rapporte une grande quantité de fruits : les groſeilles contiennent beaucoup de ſel eſſentiel & de phlegme, peu d'huile & de terre.

Vertus. Elles ſont aſtringentes, rafraîchiſſantes, fortifiantes ; elles éteignent & précipitent la bile, elles temperent les ardeurs du ſang, elles arrêtent les cours de ventre & les crachemens de ſang, elle réſiſtent au venin.

Autres eſpeces. Il y a encore d'autres eſpeces de Grofelier de jardin appellées,

Groſſularia hortenſis fructu Margaritis ſimili. C. Bauhin. | *Ribes vulgaris fructu albo.* Cluſ. hiſt. En françois, *Grofelier blanc des jardins.*

Grofelier blanc. Grofeilles blanches. Uſage. Vertus. Autres eſpeces. Il ne differe du précédent qu'en ce qu'il porte des *bayes* ou *groſeilles* toujours *blanches* & reſſemblantes à des perles : ces groſeilles ne ſont pas ſi communes que les rouges, mais elles ont le même goût & la même vertu ; on les employe ordinairement pour les confitures.

Les feuilles du Grofelier ſont fort aſtringentes.

* *Ribes fructu rubente.* (J. B.) *Groſſularia hortenſis majore fructu.* (C. B. Pit. Tournef.) En françois, *Grofeille à gros grain.*

Ribes Monocarpos. (J. B.) *Groſſularia diſtinctis baccis.* (C. B. Pit. Tournefort.) En françois, *Grofeille à quelques grains.*

Ribes Alpinus dulcis. (J. B.) *Groſſularia vulgaris fructu dulci.* (C. B. Pit. Tournefort.) En françois, *Grofeille à fruit doux,* ou *Grofeille des Alpes.*

Ribes nigrum vulgò dictum, folio olente. (J. B.) *Groſſularia non ſpinoſa fructu nigro majore.* (C. B. Pit. Tournef.) En françois, *Poivrier,* ou *Caſſis.*

* Ce Grofelier differe des précédens par ſes feuilles plus larges & qui ont une odeur urineuſe, & par ſes fruits gros, noirs, d'un goût piquant & poivré.

Vertus. Ses feuilles ſont diurétiques, bonnes pour la rage.

R I C I N U S.

Ricinus. Trag. Matth. Fuch. Dod. Lob. | *Kikaion Propheta Jona, Alkaroa & Kerva Arabibus, Mira Sole Italis.* Guiland epiſt.
Ricinus vulgaris. J. Bauh. C Bauh. Pit. Tournef. | *Ricinus, ſive Palma Chriſti, vel Kiki.* Ger.
Ricinus, ſive Cataputia major vulgaris. Park. | *Ricinus, Kirva Tripoli.* Rauwolff.
| *Granum regium majus,* Meſuæo.
Ricinus major. Eyſtet. | *Palma Chriſti Gallis.* Cæſ. Caſt.

En françois, *Ricin.*

Ricin. Eſt une plante qui a la figure d'un petit arbre : ſa tige s'éleve à la hauteur de ſix ou ſept pieds, groſſe, ligneuſe, creuſe en dedans comme le roſeau, rameuſe en haut, de couleur purpurine obfcure, couverte de quelque poudre blanche femblable à de la farine : fes feuilles font au commencement rondes, mais en grandiffant elles deviennent anguleufes, divifées comme celles du Figuier, mais plus amples, douces au toucher : fes fleurs font à plufieurs étamines pâles qui ne durent guéres, & qui ne laiffent après elles aucun fruit ni graine ; fes fruits naiffent féparément fur le même pied, difpofez en maniere de grapes, épineux, rudes au toucher ; chacun de ces fruits eft à trois côtes arrondies, & compofé de trois capfules qui renferment chacune fa femence ovale ou oblongue, affez groffe, de couleur livide & tachée en dehors, remplie d'une moëlle blanche & tendre. Quand le fruit du Ricin eft bien mûr, il s'y fait des crévaffes par où fes femences fortent avec impétuofité. Sa racine eft longue, groffe, dure, blanche, garnie de fibres : on cultive cette plante dans les jardins, tant à caufe de fa beauté, que parce qu'on croit qu'elle chaffe les Taupes. Elle croît à différentes hauteurs & groffeurs, fuivant les lieux où elle naît ; car on voit des Ricins en Efpagne qui ont la groffeur d'un homme, & d'autres en Candie qui égalent en hauteur les grands arbres, enforte qu'il faut des échelles pour y monter. Les *grains* du Ricin font employez dans la Médecine ; ils contiennent beaucoup d'huile & de fel.

Ils purgent violemment toutes les humeurs. La dofe en eft depuis un de ces grains jufqu'à fix.

On tire par expreffion des grains de Ricins bien pilez, une *huile* qu'on appelle en latin *Oleum de Kerva, Oleum cicinum, Oleum ficus infernalis.*

Elle purge pourvû feulement qu'on en frotte l'eftomac & le bas ventre ; elle tue les vers, elle guérit la gratelle, elle déterge les ulceres, elle appaife les fuffocations de la matrice.

On nous apporte de l'Amérique des grains d'un gros Ricin, appellé improprement en françois *Pignon d'Inde,* parce qu'ils approchent en figure & en groffeur des Pignons : ils font un peu plus gros que nos grains de Ricin ; ils naiffent dans une coque femblable à celle du Ricin ordinaire, mais elle n'eft point épineufe ; elle eft groffe comme une noix de figure triangulaire, de couleur rouge-pâle, quelquefois noirâtre : cette *coque* eft le *fruit* d'un Ricin grand comme un arbre qui fe trouve dans les Indes : fon bois eft tendre & fragile ; fes feuilles approchent en figure de celles du Figuier, vertes, noueufes, rangées fans ordre ; le bois & les feuilles rendent un fuc laiteux ; fes fleurs font à plufieurs feuilles, d'une belle couleur de corail.

* Il y a un autre Ricin qu'on nomme *Pignon d'Inde* en françois, & qui differe du précédent par fes grains plus petits, plus blanchâtres, & par fes coques qui font liffes : celui-ci s'appelle en latin *Grana Tilli, Grana Tillia* ; c'eft un violent purgatif.

On doit choifir ceux qui font nouveaux, entiers, pefans, de couleur grife ou brune, blancs en dedans : ils contiennent beaucoup d'huile & de fel. Ils purgent violemment par les felles, & quelquefois par le vomiffement ; on s'en fert pour l'hydropifie, pour l'apoplexie, pour la léthargie. La dofe en eft depuis la moitié d'un de ces Pignons jufqu'à deux.

* Ce Ricin eft appellé *Ricinu Americanus major femine nigro.* (C. B.) *Ricinoides Americanus Goffypii folio.* (Pit. Tournef.)

Le Medicinier d'Efpagne, ou la Noifette purgative, eft encore un *Ricinoides* appellé *Avellana purgatrix* (C. B.) *Ricinoides Americana arbor, folio multifido* (Pit. Tournef.) *Ricinus Americanus tenuiter divifo folio* (Breyn.) Ses fruits purgent beaucoup fans caufer des convulfions comme les précédens.

On dit qu'on a appellé le Ricin, *Ricinus,* à caufe qu'on a trouvé quelque reffemblance de fon fruit avec un petit infecte du même nom, qui infecte les chiens & les bœufs.

Vertus.
Dofe.
Huile.
Vertus.
Pignon d'Inde.
Grains de Tilli.
Choix.
Vertus.
Etimologies.

B b b b b ij

On l'a nommé *Palma Christi*, à cause que ses feuilles ont à peu près la figure d'une main ouverte.

RICINUS.

Ricinus. Jonst. *Taca*, Alberti. *Cica vel Cecca.* En françois, *Tique*, ou *Tiquet.*

Tique. Est une espece de Morpion, ou un petit insecte plat, de figure rhomboïde, molasse, de couleur noirâtre : il a six pieds avec lesquels il se crampone à la chair : il naît sur les plantes, & il s'attache aux bœufs, aux chiens, & même aux hommes sous la barbe, aux aînes, & aux autres endroits garnis de poil : son bec est court & pointu ; il suce le sang pour sa nourriture, mais il n'a point de passage pour rejetter ses excrémens, & il se dégorge comme la Sangsue, ou bien il meurt de réplétion : on dit qu'il souffre la faim jusqu'à sept jours sans mourir ; il multiplie fort en peu de tems, on tue cet insecte par les mêmes drogues qu'on employe à chasser les poux & la gratelle, comme avec l'onguent Neapolitanum, le soufre, le tabac.

Vertus. On prétend que ce petit animal étant tiré de l'oreille gauche d'un chien, & porté en amulette dans un nouet, a la vertu d'appaiser les douleurs du corps : mais on ne dois avoir aucune foi pour ce prétendu remede.

ROBUR.

Robur primum. Clus. hisp. J. Bauh. | *Quercus foliis molli lanugine pubescen-*
Raii hist. | *tibus.* C. B. Pit. Tournef.

En françois, *Robre*, ou *Rouvre*.

Robre. Est une espece de Chêne qui porte des galles, ou un arbre plus bas que le Chêne ordinaire, mais fort gros, tortu : son bois est fort dur, robuste ; ses feuilles sont découpées à ondes assez profondes, couvertes d'un duvet délicat ; ses fleurs sont des chatons, & ses fruits des glands plus petits que ceux du Chêne commun ; cet arbre croît aux lieux montagneux ; il contient beaucoup d'huile, & de sel essentiel.

Vertus. Ses feuilles, ses fruits, son écorce sont astringens, résolutifs & de la même vertu que ceux du Chêne ordinaire dont j'ai parlé en son lieu. J'ai aussi traité des Galles en un chapitre particulier.

Etimologie. *Robur à ῥόω, unde ῥωννύω, roboro, firmo* ; on a donné ce nom au Robre, à cause de la force & de la dureté de son bois.

RONAS.

Usage. *Ronas*, est une racine un peu plus grosse que celle de la Reglisse, & qui, comme elle, s'étend beaucoup dans la terre ; elle croît en Arménie ou Turcomanie sur les frontieres de la Perse, proche de la ville d'Astabac, & non ailleurs. Elle donne une forte teinture rouge à l'eau en peu de tems ; on s'en sert au Mogol pour teindre les toiles. On fait un grand commerce de cette racine en Perse & aux Indes, elle rend une teinture rouge si prompte & si forte, qu'au rapport de M. Tavernier dans la rélation qu'il a donnée de son voyage de Perse, une barque Indienne qui en étoit chargée ayant été brisée à la rade d'Ormus, la mer parut toute rouge pendant quelques jours le long du rivage, où les sacs de Ronas flottoient.

ROS.

Ros, Aqua elementaris. En françois, *Rosée.*

Rosée. Est une humidité de l'air empreinte d'un peu de sel acide, laquelle se resout en liqueur par la fraîcheur de la nuit pendant l'Eté , & principalement aux mois de May & de Juin. On la ramasse avec des linges qu'on étend sur l'herbe où elle tombe.

Elle est apéritive , & propre pour la pierre du rein, pour lever les obstructions ; on la fait distiller , afin qu'elle se conserve plus facilement. *Vertus.*

ROSA.

Rosa, en françois , *Rose* , est une fleur connue de tout le monde : il y en a de *deux* especes générales ; une *cultivée*, & l'autre *sauvage*. Le *Rosier* est aussi appellé en latin *Rosa*; c'est un arbrisseau qui pousse des branches dures , ligneuses, garnies ordinairement d'épines fortes & mordantes : ses feuilles sont arrondies , dentelées en leurs bords , rudes au toucher, attachées cinq ou sept sur un même nerf ; sa fleur est à plusieurs feuilles grandes , belles , odorantes, soutenues par un calice qui devient ensuite un fruit ovale , ou de la figure d'une Olive ; son écorce est un peu charnue ; elle renferme des semences anguleuses , velues, blanchâtres : ses racines sont longues, dures, ligneuses. Cet arbrisseau , cultivé ou non cultivé , croît dans les hayes ; il fleurit ordinairement au commencement de l'Eté. *Rose. Rosier.*

La Rose cultivée est distinguée en beaucoup d'especes ; celles qu'on employe dans la Médecine sont les Roses *pâles* ou *incarnates* , les Roses *muscates* , les Roses *blanches* ordinaires , & les Roses *rouges*.

Les Roses *pâles* appellées en latin *Rosa pallida* , *seu Rosa incarnata* , sont belles , grandes , d'une couleur rouge ou incarnate réjouissante , d'une odeur très-suave , & se répandant beaucoup. *Roses pâles.*

On doit choisir les plus simples ou les moins garnies de feuilles, parce que leurs parties volatiles étant moins étendues , elles en ont plus d'odeur & de vertu ; elles contiennent beaucoup d'huile éxaltée & de sel volatil ou essentiel. *Choix.*

Elles sont purgatives , elles atténuent & délayent la pituite du cerveau ; elles purifient le sang ; elles purgent principalement l'humeur bilieuse & les sérositez. *Vertus.*

Les Roses *muscates* appellées en latin *Rosa moscata & Damascena* , sont de petites Roses simples blanches , qui n'éclosent ordinairement qu'en Automne : elles ont une odeur fort douce & fort agréable ; les meilleures & les plus purgatives sont celles qui croissent dans les pays chauds , comme au Languedoc , en Provence : elles contiennent beaucoup d'huile éxaltée & du sel volatil. *Roses muscates.*

Trois ou quatre de ces Roses muscates étant prises en conserve ou en infusion, purgent vigoureusement , & quelquefois jusqu'au sang : celles de Paris ne purgent pas si fort , mais elles sont plus purgatives que les Roses pâles. *Vertus.*

Les Roses *blanches* communes, appellées *Rosa sativa alba* , *seu Rosa alba vulgares majores* , sont grandes , belles , odorantes, un peu laxatives & détersives ; mais on ne les employe que dans les distillations ; elles contiennent beaucoup de phlegme, d'huile éxaltée , & un peu de sel essentiel. *Roses blanches. Vertus.*

Les Roses *rouges* ou de Provins, appellées en latin *Rosa rubra* , *seu Rosa Provinciales* , ont une belle couleur rouge foncée & veloutée , mais peu d'odeur ; on les cueille en bouton, lorsqu'elles sont prêtes de s'épanouir, afin de conserver mieux leur couleur & leur vertu, qui seroient un peu alterées par l'air , si on les laissoit ouvrir entiérement. *Roses rouges ou de Provins.*

On les choisit hautes en couleur ; celles qui croissent aux environs de Provins sont les plus belles & les plus estimées. *Choix.*

Les Roses rouges sont employées pour la conserve de Rose, on en fait aussi sécher au soleil une grande quantité pour les garder ; car elles entrent dans beaucoup de compo- *Usage.*

Maniere de les faire sécher. sitions. La maniere de les faire sécher doit être prompte ; car si on les laisse trop de tems exposées à l'air , elles perdent beaucoup de leur couleur , de leur odeur & de leur vertu; si dans le tems qu'elles viennent d'être cueillies, le soleil ne luisoit pas assez, ou ne répandoit pas assez de chaleur dans l'air pour faire ce dessèchement, il est à propos à son défaut, de les étendre dans une étuve; on en tire la teinture , & l'on s'en sert souvent en fomentation : celles qu'on vend chez les Droguistes viennent de Provins.

Choix. Elles doivent être choisies récentes , hautes en couleur, d'un rouge brun velouté , bien séchées , ayant assez d'odeur ; il faut avoir soin de les tenir enfermées & pressées dans des boëtes en un lieu sec , afin qu'elles conservent leur couleur , leur odeur & leur vertu ; elles contiennent beaucoup d'huile & du sel essentiel.

Vertus. Elles sont astringentes , détersives , propres pour fortifier l'estomac , pour arrêter le vomissement , les cours de ventre , les hémorragies , étant prises intérieurement : on les employe aussi extérieurement pour les contusions , pour les dislocations , pour les entorses des pieds ou des mains , pour les meurtrissures , pour fortifier les jointures & les nerfs : on les applique en fomentation , bouillies dans du gros vin , ou bien on les mêle dans des cérats , dans des onguens , dans des emplâtres.

Onglets des roses rouges. On monde les Roses rouges de leurs *onglets* avant que d'en faire de la conserve , ces onglets sont les parties blanches un peu dures , & ressemblant en quelque maniere à des ongles ; ils sont situez au bas des feuilles qui touchent le calice ; leur odeur est foible, & leur goût doux & astringent ; ils ne peuvent servir qu'aux décoctions astringentes. On monde aussi de ces onglets les roses rouges séches qu'on veut employer dans les compositions destinées pour la bouche.

Observation. On doit observer de cueillir toutes les roses au matin , avant que le soleil ait passé dessus , parce qu'alors leurs substances essentielles sont comme concentrées par la fraîcheur de la nuit ; au lieu que le soleil y ayant passé , il s'en est dissipé une partie.

Vertus. Les *petits corps jaunes* qui se trouvent au milieu de la Rose , sont appellez *Anthera*; ils fortifient les gencives , on les employe dans les dentrifiques.

Rose sauvage. La Rose *sauvage* est appellée *Cynorrhodon* ou *Cynosbaton*; j'en ai parlé en son lieu.

Remarque singuliere. On voit quelquefois , mais très-rarement , un Rose sortir par *accroissement* du milieu d'une autre Rose. M. Marchand en l'année 1703 . nous en montra une toute récente en l'Académie Royale des Sciences ; il nous en fit voir une autre monstrueuse en l'année 1707 ; il en est parlé dans les Mémoires de l'Académie de la même année , & l'on en a même dessiné la figure ; les plantes ont leurs monstres , & même plus fréquens que les animaux.

Etimologie. *Rosa* à ρ'όδον, *Rosa* , & ὄζω , *suave oleo*; parce que la Rose a une bonne odeur.

ROSA HIERICONTEA.

Rosa Hiericontea. Turn. Lon. Lob. Garz. Cast.
   Rosa Hierichuntea vulgò dicta. C. Bauh.
   Rosa Hiericonthina 1. & 2. Tab.
   Thlaspi Rosa de Hiericho dictum. Moris. Pit. Tournef.

   Rosa de Hiericho , & Rosa Maria Monachis. Lugd.
   Amomum. Cord. in Diosc. & hist.
   Amomis, Dioscoridis & Plinii. Cæsalp.

En françois , *Rose de Jerico.*

Rose de Jerico. Est un Thlaspi ou une petite plante haute d'environ quatre doigts, ligneuses , rameuses , ayant la figure d'un petit globe, de couleur cendrée : ses feuilles sont petites , longuettes, découpées , velues : ses fleurs sont à quatre feuilles petites , disposées en croix dans des épis , blanches , ou de couleur de chair : sa semence est ronde , rougeâtre , âcre au goût. Sa racine est simple, assez grosse, ligneuse ; pendant que cette plante est encore en vigueur sur la terre, il paroît en bouquet, mais à mesure qu'il se séche, ses rameaux s'entrelacent les uns dans les autres, & les extrémitez des branches se courbant en dedans, se réunissent à un centre commun, & composent une espece de petit globe ; cette petite plante croît dans l'Arabie déserte, aux lieux sablonneux, aux rivages de la mer rouge, d'où elle nous est apportée séche ; & quoiqu'on l'ait nommée *Rose de Jerico*, elle n'est point Rose, & l'on n'en trouve point autour de Jericho : on a crû autrefois qu'elle ne s'ouvroit qu'au jour de Noël ; mais on sçait présentement qu'elle s'ouvre en tout tems, pourvû qu'on la plonge, & qu'on la laisse tremper un peu de tems dans l'eau ; on voit alors ses rameaux s'écarter peu à peu, s'épanouir, & ses fleurs paroître agréablement ; puis quand on la retire de l'eau, elle se séche & se referme comme auparavant. Elle peut servir d'un *Hygrometre* ; car étant séche elle est susceptible de l'impression de l'humidité de l'air, ainsi en tems sec elle se resserre, mais à proportion que le tems devient plus ou moins humide, elle se gonfle & se dévelope ; on s'apperçoit mieux de ces effets quand la plante est exposée à l'air, que quand elle est renfermée dans une chambre.

Expériences.

' On l'estime propre pour le scorbut, étant prise en poudre ou en décoction ; mais je n'ai pas vû d'expérience de ses vertus.

Vertus.

ROSMARINUS.

Rosmarinus. Brunf. Trag. Fuch. Tur.	*Rosmarinus coronarius.* Ger.
Rosmarinus hortensis angustiore folio. C. Bauh. Pit. Tourn.	*Rosmarinum coronarium.* Dod. Matth.
Rosmarinus coronarius fruticosus. J. B. Raii hist.	*Libanotis coronaria, sive Rosmarinum vulgare.* Park.
	En françois, *Romarin.*

Est un arbrisseau ligneux, dont la tige est haute de trois ou quatre pieds, poussant plusieurs rameaux longs, grêles, cendrez, chargez de feuilles étroites, dures, roides, d'un verd brun en dessus, blanches en dessous, peu succulentes, d'une odeur forte, aromatique, agréable, réjouissante, d'un goût âcre : ses fleurs sont en gueule, petites, mais fort nombreuses, mêlées parmi les feuilles : chacune d'elles est un tuyau découpé par le haut en deux lévres, de couleur bleue pâle, ou tirant sur leblanc, d'une odeur plus douce que celle des feuilles : quand ces fleurs sont tombées, il leur succede des semences menues, presque rondes, jointes quatre ensemble & enfermées dans une capsule qui a servi de calice à la fleur. Ses racines sont menues, fibreuses. On cultive cet arbrisseau dans les jardins ; mais il naît sans culture & abondamment dans les pays chauds & secs, comme en Espagne, en Italie, en Languedoc, vers Narbonne ; il fleurit aux mois de May & de Juin ; sa *fleur* est appellée *Anthos ab* ἄνθος, *flos*, comme qui diroit *fleur par excellence*, quoique leur odeur ne vienne que du calice. On se sert souvent dans la Médecine des feüilles & des fleurs du Romarin ; mais on doit préferer celles qui naissent en Languedoc à celles de nos Romarins de Paris, parce que la chaleur du climat les rend plus spiritueuses & meilleures ; elles contiennent beaucoup d'huile éxaltée & du sel essentiel ou volatil.

Romarin.

Anthos.

Choix.

Elles sont propres pour fortifier le cerveau, pour l'épilepsie, pour la paralysie, pour les vapeurs hystériques ; on s'en sert extérieurement pour fortifier les jointures & les nerfs, pour résister à la gangrenne, pour résoudre les humeurs froides ; on en mêle aussi dans les errhines.

Vertus.

Rosmarinus est un mot composé de *ros, rosée,* & de *marinus, marin,* comme qui diroit *rosée marine,* à cause que cette plante qui croît souvent aux environs de la mer, en reçoit les vapeurs qui tombent en forme de rosée.

Etimologies.

Coronarius, parce qu'on employoit autrefois le Romarin fleuri dans les couronnes ou chapeaux de fleurs.

ROS SOLIS.

Ros solis est une petite plante dont il y a *deux* especes principales.

Premiere espece.

La premiere est appellée,

Ros Solis. Dod. Lon. Cast. Camer.	*Solsirora, sive Sponsa Solis.* Thal.
Ros Solis folio rotundo. C. B. J. B. Pit. Tournef.	*Ros Solis, sive Rorella.* Raii hist.
Rorida, sive Ros Solis major. Lob.	*Rorella, sive Ros Solis.* Eyst.
	Solaria major. Ger.

En françois, *Herbe de la Goutte.*

Herbe de la goutte.

Elle pousse plusieurs queues longues, menues, velues en dessus, ausquelles sont attachées de petites feuilles presque rondes, concaves, & ayant la figure d'un cure-oreille, de couleur verte-pâle, garnies de poils rouges, fistuleux, d'où transsudent quelques gouttes de liqueur dans les cavitez des feuilles, ensorte que ces feuilles & leurs poils sont toujours mouillez comme de rosée, même dans les tems les plus secs & pendant la plus grande ardeur du soleil; il s'éleve d'entre ces feuilles deux ou trois tiges presque à la hauteur d'un demi pied, grêles, rouges, tendres, sans feuilles, portant en leurs sommitez de petites fleurs à plusieurs feuilles disposées en rose, blanches, soutenues par des calices formez en cornet dentelé, & attachées à des pédicules fort courts: quand ces fleurs sont passées, il leur succede de petits fruits qui ont à peu près la grosseur & la figure d'un grain de blé, renfermant plusieurs semences. Ses racines sont fibrées & déliées comme des cheveux.

Seconde espece.

La seconde espece est appellée,

Ros Solis alia. Dod. Lugd.	*Ros Solis sylvestris longifolius.* Park.
Ros Solis folio oblongo. C. B. J. B. Raii hist. Pit. Tournef.	*Rorella, sive Solsirora.* Cord. hist.

Elle differe de la précédente en ce que ses feuilles sont oblongues.

L'une & l'autre plante croissent aux lieux déserts, rudes, sauvages, marécageux, entre les mousses, elles sont un peu plus glutineuses au toucher; il faut les cueillir au Printems quand elles sont en fleur & en leur plus grande vigueur; elles contiennent beaucoup d'huile, de phlegme & de sel essentiel.

Vertus.

Elles sont cordiales, pectorales, propres pour la phtisie, pour résister au venin, pour l'épilepsie, pour les douleurs de tête, pour les maladies des yeux, pour purifier le sang.

Etimologie.

Ros solis, parce qu'on trouve toujours, & même pendant que le soleil échauffe cette plante, des goutes d'eau dans le creux de ses feuilles, comme si c'étoit une rosée. Les autres noms lui ont été donnez par la même raison.

RUBEOLA.

Rubeola vulgaris quadrifolia, lævis floribus purpurascentibus. Pit. Tournef.	*Rubia Synanchica.* Lugd. Ger.
Rubia Cynanchica. C, B. J. B. Raii hist.	*Saxifraga altera.* Cæl.
Aspergula herba repens. Gesn. Gol.	*Gallium Tetraphyllon montanum cruciatum.* Col.

Est une plante qui a eu rapport avec le Gallium; elle pousse plusieurs tiges grêles, quarrées, à la hauteur d'environ demi pied, se couchant la plûpart à terre; ses feuilles

sortent

fortent des nœuds des tiges quatre à quatre, étroites, luifantes : fes fleurs naiffent aux fommitez des branches, petites, formées en entonnoir découpé en quatre parties, de couleur rouge, quelquefois blanche, d'une odeur fort agréable, approchante de celle du Jafmin. Quand ces fleurs font paffées, il leur fuccede des femences attachées deux à deux, oblongues, rudes au toucher, remplies d'une pulpe blanche. Sa racine eft longue, groffe, ligneufe, noirâtre, branchue, & garnie de beaucoup de fibres déliées. Cette plante croît aux lieux montagneux, dans les champs expofez au Soleil ; elle contient peu de fel & d'huile.

Elle eft déterfive, defficative, réfolutive, fort propre pour l'angine ou fquinancie, prife en tifane, en gargarifme & appliquée extérieurement. **Vertus.**

Rubeola quafi Rubia parva, parce que cette plante reffemble à un petit Rubia ou Garance. **Etimologies.**

Cynanchica à Cynanche, Angine, parce que cette plante eft propre pour guérir l'angine ou fquinancie.

R U B I A.

Rubia, en françois, *Garance*, eft une plante dont il y a *deux* efpeces, une *cultivée* & l'autre *fauvage*. **Garance.**

La premiere eft appellée, **Premiere efpece.**

Rubia tinctorum. Ger.	*Rubia major fativa, five hortenfis.*
Rubia fativa. J. Bauh.	Park.
Rubia tinctorum fativa. C. Bauh. Pit.	*Rubia tinctorum, feu Erythrodanum.*
Tournefort.	Raii hift.

Elle pouffe des tiges longues, farmenteufes, quarrées, nouées, rudes, jettant de chacun de fes nœuds cinq ou fix feuilles oblongues, étroites, qui environnent leur tige en forme d'étoile ou de rofette, comme celles du Grateron, mais beaucoup plus grandes, rudes ou hériffées de poils, garnies tout autour de petits crénelons qui s'attachent fortement aux habits : fes fleurs naiffent aux fommitez des branches, attachées par des pédicules ; elles font formées en petits godets découpez en cinq ou fix parties, difpofées en étoile, de couleur jaune-verdâtre : lorfque la fleur eft paffée, fon calice devient un fruit à deux bayes noires, attachées enfemble, pleines de fuc ; chacune de ces bayes renferme une femence prefque ronde, envelopée d'une pellicule. Ses racines font nombreufes, rampantes, longues, divifées en plufieurs branches, groffes comme des tuyaux de plumes à écrire, rouges par tout, ligneufes, d'un goût aftringent. On cultive cette plante en terre graffe dans plufieurs pays de l'Europe ; on tire fa racine de terre au mois de May & de Juin, & on la fait fécher pour la garder & la tranfporter : les Hollandois en font un grand négoce. Elle fert aux Teinturiers, d'où vient qu'on l'appelle *Rubia tinctorum*. Celle qui vient de Zélande eft eftimée la meilleure. **Garance cultivée.** **Ufage. Choix.**

La feconde efpece eft appellée, **Seconde efpece.**

Rubia fylveftris. Park. Cæf.	*Rubia fylveftris afpera, quæ fylveftris*
Rubia fylveftris Monfpeffulana major.	*Diofcoridi*, C. Bauh.
J. Bauh.	*Rubia erratica*. Trag.

Elle eft plus petite & plus rude que la précédente ; fes fleurs font petites, jaunes ; elle porte des fruits en Eté & en Automne, qui durent même en hyver. Elle croît par tout aux environs de Montpellier, dans les hayes : elle n'eft point ufitée. **Garance fauvage.**

On employe dans la Médecine les *racines* de Garance, principalement les *cultivées* ; elles contiennent beaucoup de fel effentiel & d'huile.

Ccccc

Vertus.   Elles font apéritives par les urines, & un peu aftringentes par le ventre : elles excitent les mois aux femmes, elles levent les obftructions ; on les employe pour la jauniffe, pour la pierre, elles réfiftent au venin, elles font vulnéraires.

Etimologies.   *Rubia à rubro colore radicis*, parce que la racine de cette plante teint en rouge.
Erythrodanùm ab ἐρυθρὸς, *rubeus*, & ξύλον, *aridum lignum*, à caufe que la racine de la Garance eft rouge, ligneufe & féche.

RUBINUS.

Rubinus, Carbunculus, Pyropus, Anthrax. En françois, *Rubis* ou *Carboucle.*

Rubis.   Eft une belle pierre prétieufe, diaphane, très-dure, réfiftant à la lime, refplendiffan-
Carboucle.   te, de couleur rouge comme du fang, mêlée d'une petite portion de bleu : il y en a de
Choix.   plufieurs efpeces : les plus belles, les plus dures & les plus eftimées fe trouvent en l'Ifle de Zeilan aux Indes, dans des pierres qui ont une couleur incarnate ; elles naiffent pre-miérement blanches, mais elles rougiffent en fe perfectionnant : on en trouve auffi en Cambaya & en Bifnaga, mais elles ne font pas fi belles.

Vertus.   On attribue au Rubis la vertu de réfifter au venin, de fortifier le cœur, de chaffer la mélancolie, de reftaurer les forces abattues ; mais nous ne voyons point par expérien-ce qu'il ait d'autre qualité que celle d'une matiere alkaline, qui adoucit les humeurs trop âcres du corps en rompant leurs pointes ; il arrête par conféquent les cours de
Dofe.   ventre & les hémorragies : la dofe en eft depuis un demi fcrupule jufqu'à deux fcru-pules.

Etimologies.   *Rubinus à rubro colore*, parce que cette pierre a une belle couleur rouge.
Carbunculus, c'eft-à-dire *petit charbon*, on a donné ce nom au Rubis à caufe qu'étant au Soleil, il luit & rayonne comme un petit charbon de feu.
Pyropus à πῦρ, *ignis*, parce que cette pierre femble jetter des rayons de feu.
Anthrax eft un mot grec qui fignifie *charbon.*

RUBRICA.

Rubrica, Terra Synopica. En françois, *Craye rouge, Crayon rouge, Sanguine.*

Craye rou-   Eft une terre rouge qu'on trouve dans les carrieres en Capadoce ; il y en a de plufieurs
ge, &c.   efpeces, les unes font d'une feule couleur, les autres font tachées : quelques unes font
Ufage.   cendrées & graiffeufes, les autres font dures & féches : elles fervent aux ouvriers pour crayonner & tirer des lignes,

Vertus.   Elles font propres pour déterger & deffécher les playes, étant appliquées deffus ; on les mêle dans des emplâtres ou dans des onguens, mais elles font peu en ufage.

Etimologies.   *Rubrica à rubro colore*, parce que cette terre eft rouge.
Terra Synopica, parce qu'on vendoit autrefois cette terre en une ville appellée Sy-nope.

RUBUS.

Rubus major fructu nigro. J. B. Raii hift.   *Rubus Batis.* Adv.
Rubus vulgaris, five Rubus fructu nigro.   *Rubus arvenfis.* Tabern.
C. B. Pit. Tournef.   *Morus, five Rubus.* Ang.
Rubus vulgaris major. Park.   En françois, *Ronce.*

Ronce.   Eft un arbriffeau rampant qui pouffe des branches longues, foibles, pliantes, vertes, moëlleufes, garnies d'épines fort piquantes ; fes feuilles font oblongues, pointues, den-telées en leurs bords, dures & rudes au toucher, vertes en deffus, blanches en deffous, attachées plusieurs ensemble sur une queue; ses fleurs naissent aux sommitez de ses branches, petites, attachées chacune par un pédicule court, composées de cinq feuilles rougeâtres disposées en rose, & soutenues par un calice découpé en cinq parties : quand cette fleur est passée, il paroît un fruit rond ou ovale, fait comme une petite mûre, composé de plusieurs bayes pleines de suc, entassées les unes proche des autres, rouges au commencement, mais qui en mûrissant deviennent noires, d'un goût doux ; elles contiennent chacune une semence : ce fruit est appellé en latin *Morum Batinum*, & en fran- Mûre de çois, *Mûre de Renard*, il est bon à manger. Sa racine est menue, serpentante. Cet ar- Renard. brisseau croît dans les hayes, dans les vignobles, le long des chemins, fort communément en tous pays : on employe dans le Médecine ses *sommitez*, son *fruit* & quelquefois ses *racines* ; ses sommitez contiennent un peu de sel essentiel & de l'huile.

Elles sont détersives, astringentes ; on s'en sert principalement pour les gargarismes, Vertus. pour les inflammations de la gorge.

Les *Mûres* de Renard ou Mûres de buisson contiennent beaucoup de sel essentiel, Mûre de d'huile & de phlegme. Renard.

Elles sont détersives, pectorales, astringentes ; elles adoucissent & arrêtent les hu- Vertus. meurs âcres ; elles sont propres pour les squinancies, pour les cours de ventre.

Les *racines* de la Ronce sont apéritives, propres pour la pierre, pour exciter l'urine, Racine. pour arrêter les cours de ventre, prises en décoction. Vertus.

J'ai parlé du *Rubus Idæus* au chapitre de la Framboise.

Rubus à rubro colore, parce que les fruits de la ronce étant rouges avant leur maturité, Etimolo- font paroître par leur grande quantité l'arbrisseau comme tout rouge, quand on le re- gie. garde à quelque distance.

R U P I C A P R A.

Rupicapra, en françois, *Ysard* ou *Chamois*, est une espece de Chévre sauvage de la Ysard, figure & à peu près de la grandeur de la Chévre commune, laquelle n'habite que les Chamois. montagnes pierreuses & les rochers ; on en trouve sur les Pyrenées, sur les Alpes ; ses cornes sont petites, recourbées, fort aigues, noires ; ses yeux sont grands, ses oreilles sont longues d'environ cinq pouces ; sa lévre supérieure est fendue comme au Liévre : son poil est de couleur fauve, ayant une raye le long de son dos ; sa queue n'a qu'environ trois pouces de longueur ; cette Chévre marche sur la pointe du pied ; elle se nourrit d'herbes qui croissent sur le sable. On rencontre quelquefois dans son estomac une maniere de *pelotte* ou de *balle* grosse comme un œuf de poule, de figure ovale, quelquefois aplatie, légere, munie d'une grosse écorce, dure, & comme pétrifiée, brune ou noire, luisante, remplie d'herbes machées en pelotons, ce qui est une partie de celles que l'animal avoit avalées pour sa nourriture, laquelle a été envelopée par une matiere tartareuse, & s'est endurcie ; cette pelotte est appellée *Bezoard d'Allemagne*, & vulgairement *Ega-* Bezoard *gropile* ou *Agropile* : les Allemans s'en servent au défaut du Bezoard oriental. d'Allemagne.
On trouve aussi quelquefois, mais rarement, dans le ventricule du *Chamois* une *pierre* Egagropi- un peu plus grosse qu'une Aveline, dure comme de la corne, creuse en dedans, grise, le, Agropile quelquefois luisante : on peut aussi la nommer *Bezoard*, mais on ne lui attribue pas tant Autre pier- de vertu qu'à l'autre. Il y a de l'apparence que cette derniere pierre est de la même natu- re du Cha- re que la premiere, excepté qu'il ne s'y est point enfermé d'herbes mâchées. mois.

Le mâle du Chamois s'appelle en latin *Dama*, & en françois, *Daim* ; c'est un animal Daim. fort timide & peureux.

Le mâle & la femelle contiennent beaucoup de sel volatil & d'huile. Vertus.

Leur *foye* est propre pour arrêter les cours de ventre ; leur sang étant bû dès qu'il a été tiré, appaise les vertiges.   Ccccc ij

Son *suif* est bon pour les ulceres du poumon, pour la phtisie, étant pris avec son lait. Son *fiel* est propre pour déterger & consumer les nuages & les cataractes des yeux.

Le Bézoard d'Allemagne est sudorifique, propre pour les fiévres malignes, pour la peste, pour la petite vérole : la dose en est depuis dix grains jusqu'à un scrupule.

Dose.

La *peau* du Chamois étant préparée est d'un grand usage dans les habillemens ; elle est mollette & chaude sur la chair.

Usage.

Rupicapra, quasi rupium Capra, parce que cette espece de Chévre habite les rochers & les autres lieux pierreux.

Etimologies.

Dama, à δεῖμα, *id est, metus*, à δείδω, *timeo*, parce que le Daim est un animal timide & peureux.

Agropile est une corruption d'*Ægagropile* : ce nom qui est françois dérive du grec αἴξ, αἰγός, *Capra*, Chévre, & du latin *Pila*, Pelotte ; comme qui diroit *Pelotte qui se trouve dans une espece de chévre. Voyez Velschius de Ægagropilis.*

On croit que *Chamois* nom françois vient du grec χέμάς.

RUSCUS, *sive* BRUSCUS.

Ruscus. Matth. C. B. J. B. Park.	*Oxymyrsine.* Raii hist.
Ruscus, sive Bruscus. Ger.	*Ruscus myrtifolius aculeatus.* Pit. Tourn.
Ruscum. Dod.	*Myrtacantha, Murina Spina.* Lob. icon.

En françois, *Houx frélon. Petit Houx. Fragon.*

Houx-frélon.

Est une plante qui croît jusqu'à la hauteur de deux pieds, poussant beaucoup de rameaux plians & difficiles à rompre : ses feuilles sont semblables à celles du Mirte, mais plus roides, plus fermes, plus rudes, pointues, piquantes, nerveuses, sans odeur, sans queue, d'un goût amer & astringent : ses fleurs naissent sur le milieu des feuilles, attachées par un pédicule court ; elles sont petites & à six feuilles, dont les étamines sont réunies ensemble, & forment comme un grelot : quand ces fleurs sont passées, il leur succede des bayes rondes, grosses comme des pois, un peu molles, & qui rougissent en mûrissant ; elles contiennent chacun trois semences dures comme de la corne : sa racine est grosse, tortue, raboteuse, inégale, dure, serpentante, blanche, garnie de grosses fibres, d'un goût âcre & un peu amer. Cette plante croît aux lieux rudes & pierreux, dans les bois : il sort de sa racine au printems certains rejettons tendres, verds, qui peuvent être mangez comme des Asperges ; si on les laisse croître, ils deviennent feuillus & plians : on en fait des *balais*. On se sert dans la Médecine des bayes du petit Houx & de sa racine ; elles contiennent beaucoup de sel essentiel & d'huile.

Usage.

Elles sont apéritives, propres pour la pierre du rein & de la vessie, pour la colique néphrétique, pour exciter l'urine.

Vertus.

Ruscus, quasi rusticus, comme qui diroit *Plante rustique* ; parce que les paysans en couvroient autrefois les viandes & les autres choses qu'ils vouloient conserver contre les rats ; car ces animaux ne pouvoient pénétrer cette plante qu'en se piquant bien fort.

Etimologies.

Oxymyrsine, ab ὀξὺς, *acutus,* & μυροίνη, *Myrthus*, comme qui diroit *Myrte épineux.*

Myrtacantha, à μύρθος, *Myrte,* & ἄκανθος, *spina*, comme qui diroit *Myrte épineux.*

RUSMA.

Rusma est un minéral qui ressemble en figure & en couleur à du machefer ; il se trouve en abondance dans la Galatie.

Usage.

C'est un dépilatoire fort en usage chez les Turcs.

RUSTICULA.

Rusticula.	*Scolopax.*	*Gallinago.*
Perdrix ruſtica.	*Becaſſa.*	En françois, *Bécaſſe.*

Eſt un oiſeau qui reſſemble à la Perdri, mais qui a le bec beaucoup plus long : il ſe Bécaſſe. nourrit de vers, de mouches ; il eſt excellent à manger ; il contient beaucoup de ſel volatil & d'huile.

Il eſt propre pour fortifier, pour reſtaurer, pour exciter la ſemence.   Vertus.

Son *fiel* eſt bon pour les ulceres des yeux & pour diſſiper les cataractes.

RUSTICULA MINOR.

Ruſticula minor, en françois, *Bécaſſine*, eſt une eſpece de Bécaſſe qui differe d'avec Bécaſſine. l'autre en ce qu'elle ne croît jamais ſi grande : elle eſt fort eſtimée ſur les tables à cauſe de la délicateſſe de ſon goût, car elle ſurpaſſe en bonté la Bécaſſe ordinaire.

Elle a les mêmes qualitez que la Bécaſſe.   Vertus.

RUSTICULA MARINA.

Ruſticula Marina.   En françois, *Bécaſſe de mer.*

Eſt un oiſeau gros à peu près comme un Canard, garni de beaucoup de plumes, Bécaſſe de les unes *blanches*, les autres *griſes*, les autres *noires* : ſa tête eſt longue de trois doigts, & mer. large de deux ; ſon bec eſt long de quatre doigts, & gros comme le petit doigt, robuſte, un peu recourbé vers le bout, & bien plus fort que celui de la Bécaſſe ordinaire, peu pointu, de couleur griſe & jaunâtre ; ſa langue eſt longue de trois doigts, & griſe ; ſon palais eſt jaune ; ſes yeux ſont grands ; ſon cou eſt long de quatre doigts, gros comme le pouce ; ſes aîles ſont grandes & amples, longues chacune de plus d'un pied & demi ; ſa queue eſt courte à proportion de ſes aîles, quarrée par le bout, large de quatre ou cinq doigts, blanche ; ſes cuiſſes ſont courtes, maigres ; ſes jambes ſont longues chacune de cinq doigts, groſſes comme le petit doigt, griſes ou rougeâtres ; ſes pieds ſont larges, compoſez chacun de trois doigt unis enſemble par une membrane cuiracée comme aux autres oiſeaux aquatiques ; ces doigts ſont armez d'ongles peu piquans ; ſa chair eſt tendre, & d'un goût ſavoureux qui a du rapport à celui de la Bécaſſe ordinai-re : elle contient beaucoup de ſel volatil & d'huile.

Elle eſt fortifiante & reſtaurante.   Vertus.

RUTA.

Ruta, en françois, *Rue*, eſt une plante dont il y a *deux* eſpeces générales ; une *dome-* Rue. *ſtique*, & l'autre *ſauvage*.

La premiere eſt appellée,   Premiere eſpece.

Ruta. Brunf. Matth. Ang. Cæſ. Caſt.	*Ruta hortenſis latifolia.* C. Bauhin. Pit.
Ruta domeſtica. Trag.	Tournefort.
Ruta gravè olens hortenſis. Dod.	*Ruta hortenſis major.* Park.
Ruta ſativa vel hortenſis. J. B. Raii hiſt.	En françois, *Rue domeſtique.*

Elle croît en maniere d'arbriſſeau, & étant bien cultivée, elle s'éleve à la hauteur de Rue do-cinq ou ſix pieds : ſes tiges ſont groſſes comme le doigt, ligneuſes, rameuſes, couver- meſtique. tes d'une écorce blanchâtre : ſes feuilles ſont diviſées en pluſieurs piéces, petites, ob-longues, charnues, un peu graſſes, liſſes, de couleur de vert de mer, rangées par pai-res ſur une côte terminée par une feuille : ſes fleurs naiſſent aux ſommitez des branches,

petites, ordinairement à quatre feuilles, de couleur jaune pâle : quand elles sont paſſées, il leur ſuccede un fruit compoſé preſque toujours de quatre capſules aſſemblées
contre un noyau ; chaque capſule renferme pluſieurs ſemences qui ont le plus ſouvent
la figure d'un petit rein, ou qui ſont anguleuſes : ſa racine eſt ligneuſe, jaune, & garnie
de pluſieurs fibres. Toute la plante a une odeur fort déſagréable, & un goût âcre &
amer : elle croît dans les jardins, aux lieux ſecs expoſez au Soleil.

Rue ſau-
vage.
La Rue *ſauvage* eſt diviſée en *deux* eſpeces, en *grande* & en *petite.*

Seconde
eſpece.

La premiere eſt appellée,

Ruta ſylveſtris major. C. B. J. B. Raii	*Ruta montana.* Tab. Ger.
hiſt. Pit. Tournef.	*Ruta ſylveſtris prima.* Lac. Caſt.

Premiere
Rue ſauva-
ge grande.
Elle differe de la Rue des jardins en ce qu'elle eſt beaucoup plus petite ; & en ce que
ſes feuilles ſont diviſées en parties plus longues, plus étroites, d'un verd plus obſcur,
d'une odeur plus forte, & d'un goût plus âcre.

La ſeconde eſpece de Rue ſauvage eſt appellée,

Ruta ſylveſtris minor. C. B. J. B. Raii	*Ruta ſylveſtris minima.* Dod. Ger.
hiſt. Pit. Tournef.	*Ruta montana legitima.* Cluſ. append.
Ruta montana. Park.	*Peganion Narbonenſium, ſive Rutula.* Ad.
Ruta ſylveſtris tenuifolia. Cam.	Lob.

Seconde
Rue ſauva-
ge petite.
Elle pouſſe des feuilles couchées à terre, diviſées fort menu, de couleur verte pâle,
blanchâtre, d'une odeur très-forte, & d'un goût âcre : il s'éleve quelquefois d'entre
ces feuilles deux ou trois tiges diviſées en rameaux, qui ſoutiennent en leurs ſommitez
des fleurs pareilles à celles des eſpeces précédentes, mais plus petites, de couleur jaune
pâle ; elles ſont ſuivies par des fruits compoſez de quatre capſules qui renferment des
ſemences menues, noires, âcres : ſa racine eſt longue, groſſe comme le petit doigt, ligneuſe, blanche. Cette plante ne peut ſouffrir le froid.

Les Rues ſauvages croiſſent dans les pays chauds, comme en Languedoc, en Provence, aux lieux rudes, pierreux, montagneux.

Choix.
Toutes les eſpeces de Rue contiennent beaucoup d'huile éxaltée & de ſel volatil &
& eſſentiel. La Rue des *jardins* eſt la plus en uſage dans la Médecine.

Vertus.
Elles ſont inciſives, atténuantes, diſcuſſives, propres pour réſiſter au venin, pour
fortifier le cerveau, pour exciter les mois aux femmes, pour abattre les vapeurs, pour
la colique venteuſe, pour les morſures des chiens enragez, des ſerpens : on s'en ſert
extérieurement & intérieurement.

Etimolo-
gie.
Ruta, à ῥύω, *ſervo,* je conſerve, parce que cette plante eſt employée pour conſerver la ſanté.

RUTA MURARIA.

Ruta muraria. Dod. C. B. J. B. Raii hiſt.	*Adiantum candidum.* Cord. in Dioſc. &
Pit. Tournef.	hiſt. Guil. Thal.
Salvia vita. Adv. Lob. Lugd.	*Adiantum album.* Lon. Cam. Tab.
Capillus Veneris, Brunf. Trag.	*Ruta muraria, ſive Salvia vita.* Park.

En françois, *Sauve-vie.*

Sauve-vie.
Eſt une ſorte de Fougere, ou plante capillaire : elle pouſſe pluſieurs petites tiges
menues, rondes, garnies de feuilles petites, crénelées en leurs bords, aſſez ſemblables
à celles de la Rue ou à celles de l'Adiantum, mais beaucoup plus petites : ſes fruits
naiſſent ſur le dos des feuilles ; ce ſont des capſules ſphériques garnies d'un cordon à

reſſort, qui par ſa contraction ſe détache de ces capſules & les fait crever ; elles répandent des ſemences preſque rondes : ſa racine eſt fibreuſe & noire. Cette plante croît
aux pays chauds contre les murailles, dans les fentes des vieux édifices, proche des
puits, des fontaines, & aux autres lieux humides : elle réſiſte au froid, mais elle a plus
de vigueur en été qu'en hyver ; elle contient beaucoup d'huile & de ſel eſſentiel & fixe.

Elle eſt pectorale & apéritive, propre pour la toux, pour la difficulté de reſpirer,   Vertus.
pour exciter le crachat & l'urine, pour la pierre, pour les maux de la ratte & des reins,
pour la phtiſie, pour la pleuréſie.

On appelle cette plante *Ruta muraria*, parce que ſes feuilles approchent en figure de   Etimolo-
celles de la Rue, & parce qu'elle naît ſur les murailles.   gies.

Salvia vita, comme qui diroit *Plante propre à conſerver la vie.*

S

SAAMOUNA.

SAamouna (G. Piſon.) eſt un bel arbre des Indes qui a une figure extraordinaire ; le
haut & le bas de ſon tronc ſont de groſſeur ordinaire aux autres arbres, mais ſon
milieu eſt relevé de plus du double tout autour en forme d'un gros vaiſſeau : ſon bois eſt
épineux, gris en dehors, blanc en dedans, moëlleux, poreux comme du Liége : ſes
feuilles ſont oblongues, véneuſes, dentelées en leurs bords, attachées cinq à cinq à des
queues longues comme celles du pentaphyllum : ſes fruits ſont des gouſſes oblongues,
contenant des pois rouges : on coupe les épines de cet arbre pendant qu'elles ſont vertes,
& l'on en tire un ſuc dont on ſe ſert dans la Médecine. * Cette plante eſt le *Ceyba Viticis*   Etimolo-
folio. (Plum.) en françois, *le Fromager*, à cauſe que ſon *bois* reſſemble à du fromage   gie.
molet.

On l'eſtime excellent pour les inflammations des yeux, pour fortifier la vûe, pour   Vertus.
arrêter les larmes involontaires, étant mis en une très-petite quantité dans les yeux, ou
les en fomentant tout autour.

SABDARIFFA.

Sabdariffa. Lob. Dod. Lugd. Tab. Ger. | *Alcea Americana.* Cluſ. hiſt. Raii hiſt.
Sabdariffa, ſeu Alcea Americana. Park. | *Alcea Indica magno flore.* C. B.
Bamia aliquatenus affinis, Sabdariffa. J. | *Ketmia Indica Vitis folio ampliore.* Pit.
Bauhin. | Tournefort.

Eſt une eſpece de Ketmia, ou une plante étrangere qui pouſſe une tige à la hauteur
de trois ou quatre pieds, droite, canelée, purpurine, rameuſe, garnie de feuilles larges, amples comme celles de la Vigne, partagées en pluſieurs parties dentelées : ſes
fleurs ſont grandes, & tout-à-fait ſemblables à celles de la Mauve, de couleur blanche-
pâle & purpurine-noirâtre : quand ces fleurs ſont paſſées, il leur ſuccede des fruits oblongs, pointus, remplis de ſemences rondes : ſa racine conſiſte ordinairement en pluſieurs fibres blanches. On cultive cette plante aux Indes dans les jardins : elle eſt empreinte d'un ſuc viſqueux ſemblable à celui de la Mauve : on mange ſa ſemence comme
une légume.

Toute la plante eſt eſtimée émolliente, réſolutive, pectorale, apéritive, propre pour   Vertus.
adoucir & appaiſer les douleurs, pour la gravelle, pour les rétentions d'urine, étant
priſe en décoction.

SABINA.

Sabina, en françois, *Sabine* ou *Savinier*, eſt un arbriſſeau dont il y a *deux* eſpeces.

La premiere eſt appellée,

Sabina vulgaris. Park.   *Sabina folio Tamariſci Dioſcorid.* C. B.
Sabina ſterilis. Ger.   *Sabina Myricæ folio.* Cord. in Dioſc.
Sabina vulgatior. Ad.   *Sabina baccifera & ſterilis.* J. B. Raii
Savina. Lon.   hiſtor.

C'eſt un arbriſſeau bas qui ſe répand & s'étend ſouvent en large, toujours verd ; ſes feuilles ſont ſemblables à celles du Tamariſc, mais plus dures & un peu épineuſes d'une odeur forte, d'un goût piquant & brûlant : on cultive cet arbriſſeau dans les jardins.

La ſeconde eſpece eſt appellée ,

Sabina major. Geſn. append.   *Sabina vera.* Cæſ.
Sabina folio Cupreſſi. C. B.   *Sabina fructifera.* Caſt.
Sabina Baccifera. Matth. Rauwolff.

C'eſt un arbre plus élevé que le précédent, & approchant beaucoup du Cyprès par ſon port : ſa tige eſt groſſe ; ſon bois eſt rougeâtre en dedans, couvert d'une écorce moyennement épaiſſe, rouſſâtre : ſes feuilles ſont ſemblables à celles du Cyprès, d'un goût amer & aromatique, réſineux ; ſes fruits ſont des bayes groſſes comme celles du Geniévre, rondes, vertes au commencement, mais qui en mûriſſant acquierent une couleur bleue noirâtre. Cet arbriſſeau croît ſur les montagnes, dans les bois, & aux autres lieux incultes.

L'une & l'autre eſpece contiennent beaucoup de ſel & d'huile : la premiere eſpece eſt eſt la plus employée dans la Médecine.

Elle eſt fort inciſive, apéritive, atténuante, pénétrante ; elle excite les mois aux femmes, elle hâte l'accouchement & la ſortie de l'arriere-faix, étant priſe intérieurement en décoction ou en infuſion : on s'en ſert auſſi extérieurement en poudre pour la galle, pour la teigne, pour manger & conſommer les chairs, pour déterger les playes.

SACCHARUM.

Saccharum.   *Zaccharum.*   *Tabaxir.*   *Mel cannæ.*
Sacchar.   *Zacchar.*   *Malum arundi-*   En françois, *Sucre.*
Succharum.   *Zuccharum.*   *naceum.*

Eſt le ſel eſſentiel d'une eſpece de Roſeau nommé *Arundo Saccarifera*, & en françois, *Canne à ſucre*, ou *Cannamelle* qui croît abondamment en pluſieurs endroits des Indes, comme au Bréſil, dans les Iſles Antilles : cette plante pouſſe un roſeau ou canne haute de cinq à ſix pieds, garnies de feuilles longues, étroites, aigues, tranchantes, vertes ; il s'éleve du milieu de la hauteur de cette canne une maniere de fléche qui ſe termine en pointe une fleur en forme de panache, de couleur argentée, & ſemblable à celle des autres roſeaux.

Quand ces cannes ſont mûres, on les coupe, on en ſépare les feuilles qu'on rejette comme inutiles, & on les porte au moulin pour y être preſſées & écraſées entre deux rouleaux garnis de bandes d'acier ; il en ſort un *ſuc* qu'on fait couler dans des chaudieres, puis on l'échauffe par un petit feu pour le faire ſeulement frémir ; il pouſſe alors ſon écume la plus groſſiere qu'on enleve dans des écumoires ; elle ne ſert qu'à mettre

la

la mangeaille des animaux : on pouſſe enſuite le feu plus fort pour faire bouillir le ſuc à gros bouillons, ayant toujours ſoin de l'écumer ; & afin d'en ſéparer l'écume plus facilement, on y jette de tems en tems quelques cuillerées de leſſive forte: quand il a Maniere de le purifier, été bien écumé, on le paſſe par un linge, & on le purifie encore une fois en le faiſant bouillir, y mêlant des blancs d'œufs fouettez avec de l'eau de chaux, & le paſſant par des chauſſes d'hypocras : on le fait cuire enſuite juſqu'à une conſiſtence convenable ; ce ſucre eſt celui qu'on appelle *Moſcouade griſe* ; elle doit être choiſie la moins graſſe & la Moſcouade griſe. plus ſéche qu'il ſe pourra, de couleur griſe-blanchâtre, d'un goût doux & agréable, ne Choix. ſentant point le brûlé. Pluſieurs la préferent au ſucre rafiné.

On l'employe dans les maladies de la poitrine, dans les lavemens, pour déterger & Vertus. pour adoucir.

La *Caſſonnade* ou *Caſtonnade* eſt de la Moſcouade purifiée par le moyen des blancs Caſſonnade, ou Caſtonnade. d'œufs & de l'eau de chaux : on doit la choiſir ſéche, grenue, fort blanche, d'un goût doux agréable tirant ſur celui de la Violette : la meilleure nous eſt apportée du Bréſil ; Choix. ſon nom vient apparemment de *Kaſt*, mot allemand qui ſignifie *caiſſe*, parce qu'on a coutume de la tranſporter dans des caiſſes.

La Caſſonnade & la Moſcouade ſucre davantage que le ſucre en pain, parce qu'elles contiennent davantage de parties graiſſeuſes ou viſqueuſes, qui demeurent plus long-tems dans la bouche à cauſe de leur viſcoſité, & qui font par conſéquent plus d'impreſſion ſur les nerfs du goût. Les confitures & les ſyrops qu'on a faits avec la Caſſonnade, ne ſont pas ſi ſu'ets à ſe candir que ceux qui ont été préparez avec le ſucre en pain, à cauſe des mêmes parties graiſſeuſes ou viſqueuſes qui ſont contraires à la criſtaliſation.

Le *ſucre* en *pain* eſt une Moſcouade clarifiée par le moyen des blancs d'œufs & de l'eau Sucre en pain. de chaux, paſſée par des chauſſes d'hypocras, cuite ſur le feu, & verſée dans des moules faits en forme piramidale, & percez au fond de quelques petits trous qu'on a bouchez, mais qu'on débouche quand le ſucre eſt preſque froid, afin que le ſyrop ou la partie la plus glutineuſe s'en écoule. Plus on réitere à clarifier ou à rafiner le ſucre, plus il eſt blanc, juſqu'à ce qu'il devienne *Sucre royal*, c'eſt-à-dire autant blanc & autant Sucre royal. rafiné qu'il le peut être. On doit le choiſir beau, blanc, ſec, difficile à caſſer, criſtalin Choix. en dedans quand il eſt rompu, ayant un goût doux fort agréable, & approchant un peu de celui de la violette. On envelope ordinairement ce beau ſucre formé en petits pains, de papier bleu.

Le ſucre en pain & la caſtonnade ſont bons pour les maladies de la poitrine ; ils in Vertus. ciſent, ils atténuent les phlegmes, il excitent le crachat ; mais ils provoquent un peu les vapeurs & le mal des dents.

Le *ſyrop* ou la partie glutineuſe qui s'écoule des pains de ſucre, eſt appellée *Mélaſſe*, Mélaſſe. à *melle*, miel, à cauſe qu'il approche en conſiſtence & en goût du miel : on en tire par la fermentation & par la diſtilation de fort bonne *eau-de-vie*. Eau-de-vie.

Le ſucre *rouge* appellé *Chypre* chez les Marchands, eſt une eſpece de Moſcouade tirée Chypre. du ſyrop qui s'écoule du ſucre en pain quand on l'a jetté dans les moules pour le former ; on fait cuire ce ſyrop juſqu'à conſiſtence de ſucre. Cette Moſcouade doit être Choix. choiſie la plus ſéche, de coulenr griſe-rougeâtre, ne ſentant guéres le brûlé ; elle eſt ordinairement humide & glutineuſe. On s'en ſert dans les lavemens pour déterger & Vertus. pour arrêter les cours de ventre.

Le ſucre *candi* appellé en latin *Saccharum candum*, *Saccharum candidum*, *Saccharum* Sucre candi. *criſtallinum*, *Saccharum lucidum*, eſt un ſucre criſtaliſé. Pour le préparer, on fait cuire du ſucre avec de l'eau en ſyrop bien épais, puis on le verſe tout chaud dans un vaiſſeau de terre où l'on a arrangé pluſieurs petits bâtons ; on place le vaiſſeau dans une étuve

D d d d d

où il y ait une médiocre chaleur toujours égale pendant quinze jours ; il s'y candit, on le retire, & on le laisse égouter & sécher. Il y a *deux* sortes de sucre candi, un *blanc*, & un *rouge* : le blanc est fait avec le sucre blanc rafiné ; le rouge est fait avec la Moscouade rouge : le blanc est le meilleur & le plus en usage ; il doit être choisi beau, blanc, cristalin, transparent, sec, net, d'un goût doux & agréable, se fondant lentement dans la bouche.

Deux sortes de sucre candi.
Choix.

Il est pectoral, adoucissant, propre pour le rhume, pour exciter le crachat ; on doit le préférer au sucre commun dans les maladies, parce qu'en demeurant plus long-tems que lui a se dissoudre dans la bouche, il a plus le loisir d'humecter les conduits, de détacher les phlegmes, & d'adoucir les âcretez qui tomberoient dans la trachée-artere & sur la poitrine ; mais il faut remarquer que ces effets particuliers du sucre candi ne doivent être attribuez qu'à celui qui est entier ou en morceaux : car si on le fait prendre en poudre ou en syrop, ou dissout dans quelque liqueur que ce soit, il ne produira pas d'autre effet que celui du sucre bien rafiné, parce qu'alors il passera aussi vîte que lui.

Vertus.

Le sucre *tors* appellé en latin *Penidia*, *Saccharum Penidiatum*, *Alphœnix*, *Alphenic* ; en françois, *Penide* ou *Epenide*, est un sucre cuit avec la décoction d'orge jusqu'à ce qu'il soit cassant, puis entortillé par le moyen d'un clou ou d'un crochet pendant qu'il est encore chaud. Pour le préparer commodément, on le jette quand il est bien cuit, sur un marbre oint d'huile d'amande douce, puis on le malaxe comme une pâte avec les mains, qu'on a auparavant frottées d'amidon en poudre, afin de ne se point brûler, & on l'entortille comme on veut. Il doit être sec, blanc, facile à rompre, d'un goût doux agréable. Ceux qui le font, y mêlent souvent beaucoup d'amidon, pour le rendre bien blanc, & pour y gagner davantage, car l'amidon est à meilleur marché que le sucre : on peut s'appercevoir de ce mélange en goûtant ce sucre tors, car l'amidon le rend fort pâteux dans la bouche.

Sucre tors, Penide.

Maniere de le faire.

Choix.

Les Penides entrent dans plusieurs compositions de Pharmacie ; elles sont propres pour le rhume, pour adoucir les âcretez de la poitrine, pour exciter le crachat.

Vertus.

Le sucre *d'orge* appellé en latin *Saccharum hordeatum*, est un sucre fort cuit, comme celui dont on fait les Penides, puis jetté sur un marbre oint d'huile d'amande douce, & formé en bâtons tortillez, long comme la main & gros comme le doigt. Le sucre d'orge doit être choisi nouveau fait, sec jaune, transparent ou de couleur de succin, cassant, d'un goût doux & agréable, demeurant quelque tems à se fondre dans la bouche : il prend son nom de l'orge qui devroit y entrer comme aux Penides ; mais les Confiseurs n'y cherchent pas tant de façon ; ils se servent d'eau commune, & ils s'appliquent seulement à rendre ce suc beau & agréable au goût. Quelques-uns y mêlent un peu de teinture de safran, pour lui donner une couleur plus relevée.

Sucre d'orge.
Maniere de le faire.
Choix.

Il est propre pour la toux, pour les fluxions de la poitrine, pour exciter le crachat, pour adoucir la sérosité âcre qui tombe des glandes du cerveau ; on en met fondre un petit morceau dans la bouche.

Vertus.

Quoique le sucre soit mis au nombre des sels essentiels, il contient pourtant un peu d'huile qui le rend inflammable.

Il faut bien prendre garde, quand on fait cuire le sucre, qu'il ne s'y mêle de l'acide ; car si par malheur il en tomboit quelque petite quantité que ce fût, elle empêcheroit que le sucre ne prît une bonne consistence ; ainsi un petit morceau d'alum jetté dans une très-grande chaudiere pleine de sucre fondu, seroit capable de gâter l'opération, & l'on n'auroit que du syrop.

Observation.

Quand le sucre qu'on fait cuire en une grande quantité, vient à s'élever trop en bouillant, ensorte qu'il y ait à craindre qu'il ne passe par dessus, & que le feu n'y prenne, on ne doit point en ce moment-là se contenter pour y remédier, de diminuer le plus vîte qu'on peut le feu de dessous la chaudiere ; car souvent le soulevement se fait avec tant de précipitation, qu'on y seroit attrapé : mais il faut jetter dans le syrop quelques petits morceaux de beure frais, aussitôt il s'abaissera

La Canamelle n'est pas la seule plante qui produit du sucre ; on en tire à Québec une grande quantité des cotonniers qui sont des especes d'Apocins : on en tire en Canada de l'arbre appellé *Erable* ; plusieurs autres arbres en rendent aussi, comme le charme, l'oranger sauvage, le tilleul, &c.   *Erable.*

Les noms du sucre sont arabes.

Cannamelle est un nom françois composé du latin *Canna* & de *Mel*, comme qui diroit *Canne miellée* ; les Anciens ont donné ce nom à la canne à sucre, à cause de son goût qui approche de celui du miel.   *Etimologie.*

Le sucre, avant la découverte de l'Amérique, étoit une drogue bien peu connue, & dont on n'avoit qu'une idée confuse : il n'y a pourtant pas lieu de croire, comme font quelques-uns des Modernes, que les Anciens n'en eussent aucune connoissance. Théophraste en a parlé dans son fragment du Miel : il en décrit de trois sortes ; un qui tire son origine des fleurs, c'est *le miel commun* ; un autre qui, dît-il, vient de l'air, c'est *la manne des Arabes* ; un autre qui est tiré des roseaux, ἐν τοῖς καλάμοις, c'est le *véritable sucre* : Pline l'a aussi connu, & en parle sous le nom de *Sal Indicum* ; Dioscoride & Galien l'ont nommé *Sacchar*. La vérité est qu'il étoit fort rare de leur tems, & qu'on n'avoit pas l'art de le purifier, de le durcir, & de le blanchir, comme on l'a présentement ; cette invention n'est pas ancienne.   *Trois différentes especes selon Théophr.*

SAGAPENUM.

Sagapenum.   Serapinum.   Sacoponium.   En françois, *Gomme Séraphique.*

Est une gomme rousse en dehors, & blanchâtre en dedans, d'une odeur forte & désagréable, d'un goût âcre, laquelle sort par incision d'une plante férulacée, ou d'une espece de Férule dont les feuilles sont fort petites. Cette plante croît abondamment en Perse.   *Gomme Séraphique*

On doit choisir le Sagapenum en belles larmes, claires, nettes, luisantes, & ayant les qualitez qui ont été dites : elle contient beaucoup d'huile & du sel volatil. Elle se dissout dans le vin, dans le vinaigre, & dans les sucs des plantes ; mais il vaut mieux la réduire en poudre quand on veut l'employer dans les compositions, que d'en faire la dissolution, parce que la chaleur du feu qui est nécessaire pour la dissolution & pour la faire épaissir, dissipe & emporte la plus grande partie de son sel volatil en qui consistoit sa plus grande vertu. Il faut donc se contenter, l'ayant choisie nette, de la faire sécher, & de la pulvériser.   *Choix.*

Elle est incisive, pénétrante, apéritive, un peu purgative, sudorifique ; elle leve les obstructions de la ratte, du mésentere, du foye ; elle aide à la respiration, elle fortifie les nerfs : on s'en sert pour l'épilepsie, pour la paralysie, pour l'asthme, pour exciter les mois aux femmes & les urines, pour abattre les vapeurs, étant prise intérieurement : on l'employe aussi extérieurement pour mûrir ou digérer les humeurs grossieres, pour déterger, pour résoudre.   *Vertus.*

Sagapenum, à *sagire*, *acutè sentire*, & *Pinu*, Pin, parce que cette gomme a une odeur forte, piquante, & qui approche, à ce qu'on a prétendu, de celle du Pin. On l'appelle encore *Serapinum* par la même raison.   *Etimologies.*

SAGITTA.

Sagitta major. Matth. Dod. | *Sagita aquatica major.* C. B.

Ddddd ij

Sagitta major. Ger.   *Ranunculus paluſtris folio ſagittato.* Pit. Tournef.
En françois, *Fléche d'eau.*

Fléche d'eau.

Eſt une eſpece de Renoncule aquatique, ou une plante qui croît à la hauteur de deux à trois pieds ; ſes feuilles paroiſſent ordinairement à la ſurface de l'eau, belles, polies, longues, larges, pointues, nerveuſes, reſſemblant à celles de l'Arum, mais plus longues & plus étroites, ayant la figure d'une fléche, marbrées de quelques taches obſcures, attachées chacune à une queue longue qui ſort de ſa racine, groſſe comme le petit doigt, preſque triangulaire, fongueuſe, ou creuſe en dedans, d'un goût viſqueux, douçâtre, accompagné d'une petite acrimonie ; il s'éleve auſſi de ſa racine deux ou trois tiges montant un peu plus haut que les feuilles, groſſes, preſque rondes, creuſes, fongueuſes, ſoutenant en leurs ſommitez des fleurs de moyenne grandeur, belles, compoſées chacune de trois feuilles diſpoſées en roſe, blanches, & de pluſieurs étamines rougeâtres au milieu. Après ces fleurs paroiſſent de petits fruits arrondis, gros comme des petites fraiſes, de couleur verte-rougeâtre ; en chacun deſquels ſont ramaſſées en maniere de têtes pluſieurs ſemences menues, pointues, ayant la figure d'un ongle d'oiſeau : ſes racines ſont des fibres longues, groſſes, ſpongieuſes, pâles. Cette plante croît dans les marais, dans les étangs, dans les lacs, dans les ruiſſeaux ; ſa fleur paroît ordinairement au mois de May, & ſon fruit au mois de Juillet : elle contient beaucoup de phlegme & d'huile, peu de ſel.

Vertus.

Elle eſt rafraîchiſſante, aſtringente, condenſante.

Etimologie.

On a nommé cette plante *ſagitta,* c'eſt-à-dire, *fléche,* à cauſe que ſa feuille a la figure d'une fléche.

S A L   A L E M B R O T.

Sal Alembrot, Sal Taberi, Sal Alkitran.

Eſt un ſel dont il y a *deux* eſpeces, un *minéral,* & l'autre *factice* ou *artificiel.*

Minéral.

Le *minéral* a la forme & la couleur du ſang deſſéché ; il ſe tire d'une certaine terre qu'on trouve au mont Olympe en Cypre ; mais il n'eſt guéres en uſage.

Artificiel.
Maniere de le faire.

L'*artificiel* ſe fait en la maniere ſuivante : Prenez du ſel Gemme huit onces, du ſel alkali ou de ſoude quatre onces, des ſucs de Mente & de Caryophyllata dépurez, de chacun une once : mêlez le tout enſemble, & le diſſolvez ſur le feu dans une quantité ſuffiſante d'eau commune ; filtrez la diſſolution, & en faites évaporer l'humidité dans une terrine de grais, ou dans un vaiſſeau de verre au feu de ſable juſqu'à ſiccité : on gardera ce ſel dans une bouteille.

Vertus.
Doſe.

Il eſt propre pour exciter l'urine & les mois aux femmes, pour lever les obſtructions, pour diſſoudre les glandes & les humeurs viſqueuſes La doſe en eſt depuis demi ſcrupule juſqu'à une dragme.

S A L   A L K A L I.

Alkali.

Sal Alkali eſt proprement un ſel fixe poreux qu'on a tiré par la leſſive, de la ſoude calcinée ; mais il a plû aux Chymiſtes de donner le nom d'*Alkali* à tous les ſels fixes ou volatils qui par reſſemblance, bouillonnent & fermentent comme le ſel de la ſoude,

Obſervation.

lorſqu'ils rencontrent des acides : de ſorte que la marque d'un ſel alkali, pour le diſtinguer d'avec les autres ſels, eſt qu'il fermente quand on a jetté deſſus quelque liqueur acide. Cet effet arrive à tous les ſels fixes tirez des plantes par la calcination & par la leſſive : au *ſalpêtre* quand il a été calciné long-tems ; aux *ſels volatils* tirez des animaux par la cornue, & à plusieurs autres sels : on a même adapté le nom d'alkali aux métaux, aux minéraux & aux pierres qui fermentent avec les liqueurs acides.

Le *sel alkali* differe d'avec le *sel acide* en ce qu'il est plus poreux que lui ; & c'est à raison de sa porosité qu'il fermente quand il se rencontre avec une liqueur acide ; parce que les pointes acides qui sont toujours en mouvement, entrent dans ses pores, & écartent avec effort sa matiere : cet effet n'arrive point dans le sel acide, à cause que ses pores étant petits & serrez, les pointes acides ne peuvent pas y pénétrer. Différence du sel alkali & du sel acide.

Les sels alkalis sont presque toujours l'ouvrage du feu, ils y ont été rendus en forme de chaux par la raréfaction & par la calcination ; aussi la plûpart de ces sels sont-ils empreints de corpuscules ignées qui leur communiquent une âcreté caustique : c'est ce qu'on peut remarquer aux sels de tartre, de soude, de féves ; ils étoient acides avant qu'ils eussent passé par le feu, & ils n'ont pris leur disposition alkaline que de la calcination.

On trouve quelquefois aux pays chauds, dans certaines terres ou dans des mines, du sel qui a été rendu alkali par des feux souterrains, & qui est de la même nature que nos sels alkalis ; il n'est pas même impossible qu'un sel naturel soit devenu alkali sans l'aide du feu ; il suffit qu'il se soit mèlé intimément avec une assez grande quantité de matiere terrestre, pour qu'il ait été rendu plus poreux qu'il n'étoit auparavant : car la principale différence de cette espece de sel d'avec le sel acide, consiste dans la différence de ses pores. Remarque.

Les sels alkalis en général sont incisifs, pénétrans, raréfians ou atténuans, propres pour absorber & affoiblir les acides, pour dissiper les scrofules & les glandes du mésentere, pour les loupes naissantes, pour la pierre, pour la rétention de l'urine & des mois aux femmes, pour dissoudre les humeurs tartareuses ou mélancoliques des hypocondres, pour l'hydropisie, pour la jaunisse, pour les duretez de la ratte & du foye, pour les tumeurs œdemateuses, & pour toutes les maladies causées par des obstructions ou par des humeurs grossieres : on s'en sert intérieurement & extérieurement, dissous dans des liqueurs appropriées. Ces sels sont aussi employez pour les cauteres. Vertus.

Les *lessives* dont on se sert pour dégraisser le linge, n'agissent que par un sel alkali dont elles sont empreintes, & qu'elles ont tiré de la cendre ; un sel acide ne seroit pas capable de produire le même effet, parce que ses parties n'ont pas assez de mouvement ni d'action. Les lessives d'où elles tirent leur force.

Les Dégraisseurs se servent aussi de sel alkali. Usage.

M. Saignette Maître Apotiquaire de la Rochelle, a mis en usage depuis quelque tems un sel alkali *nitreux*, qu'il estime bon pour les douleurs d'estomac, pour les fiévres, pour les rhumatismes, pour les coliques, pour les gouttes, pour les maladies des reins, de la vessie, de la matrice : *voyez* un petit Traité qu'il en a fait, où il parle d'un *sel* ou *sucre de Mars* qu'il prépare, & qu'il prétend être beaucoup plus doux & plus dépuré de soufres grossiers & métalliques que celui qu'on fait ordinairement. Sel alkali nitreux. Vertus.

Alkali est un mot arabe composé de la particule *al*, qui signifie *le* ou *la*, & de *Kali*, *Soude*, de sorte que *Sel Alkali* signifie *Sel de Soude*. Etimologie.

SALAMANDRA.

Salamandra, en françois, *Salamandre*, est une espece de Lézard de couleur noire, marqueté de taches jaunes : sa tête & son ventre sont plus gros que ceux du Lézard ordinaire, mais sa queue est plus courte ; son museau est aigu, ses yeux sont gros : chacun de ses pieds est garni de quatre ongles assez grands ; mais l'animal est bien plus lent en son marcher que le Lézard ordinaire ; son dos a une figure approchante de celle d'une Salamandre.

Ddddd iij

croix, & il eſt marqué de deux lignes qui s'étendent depuis le cou juſqu'à la queue. Il y en a de deux eſpeces, un terreſtre, & l'autre aquatique. Le terreſtre ſe tient aux lieux froids & humides ; l'aquatique cherche les eaux claires des fontaines, des ruiſſeaux.

On trouve des Salamandres en Italie, en Allemagne, en Normandie : on croyoit autrefois qu'elles vivoient dans le feu, parce qu'elles y demeurent plus long-tems que les autres animaux ſans être conſumées, à cauſe d'une ſubſtance viſqueuſe dont elle ſont remplies, & qui ralentit l'ardeur des charbons allumez pour un tems: mais enfin le feu les pénétre & elles brûlent. On tient la morſure de ce reptile auſſi dangereuſe que celle du ſerpent : il jette en mordant une bave laiteuſe, virulente, fort âcre; il contient beaucoup de ſel volatil cauſtique, d'huile & de phlegme.

Vertus. La Salamandre eſt corroſive, brûlante, dépilatoire, étant appliquée : on ne peut guéres la toucher ſans ſe faire mal aux doigts.

SAL ARMONIACUM.

Sal armoniacum,	*Sal mercurialis Philoſophorum.*
Sal ſolare,	*Aquila cæleſtis.*
Fuligo alba mercurialis,	*Sal ammoniacum.*

En françois, *Sel Ammoniac*, ou *Armoniac*.

Sel Armoniac des Anciens. Eſt un ſel qu'on tiroit autrefois des urines des Chameaux & de pluſieurs autres animaux ; car ce ſel étoit ſublimé par le ſoleil à la ſuperficie des ſables où ces bêtes avoient uriné en paſſant dans les pays fort chauds, comme dans les déſerts de la Libie & en Arabie ; on le ramaſſoit & on le gardoit dans des vaiſſeaux : mais ſoit parce que ces pays ne ſont plus fréquentez comme ils l'étoient autrefois, ſoit parce qu'on néglige de ramaſſer ce ſel, on n'en apporte plus.

Sel Armoniac des Modernes. Maniere de le faire. Le ſel *Armoniac* des Modernes eſt factice; mais on n'eſt pas encore inſtruit éxactement des drogues qui entrent dans ſa préparation, ni du lieu où l'on le fait ; on a crû long-tems que les Vénitiens le compoſoient avec cinq parties d'urines, une partie de ſel marin, & demi partie de ſuye de cheminée qu'ils cuiſoient enſemble, & qu'ils réduiſoient en une maſſe, laquelle étant miſe dans des pots ſublimatoires ſur un feu gradué, ils en faiſoient ſublimer un ſel en la forme que nous voyons le ſel Armoniac ordinaire ; mais on a été informé que la préparation de ce ſel n'eſt pas moins inconnue à Veniſe qu'à Paris, & que les Vénitiens le tirent eux-mêmes des pays Orientaux pour nous l'envoyer ; il y a bien plus d'apparence que c'eſt l'oûvrage des Egyptiens & de pluſieurs autres peuples du Levant, leſquels ſe ſervent à la vérité pour le compoſer de l'urine des Chameaux ou d'autres animaux de leur pays, & du ſel marin ou de quelque autre ſel fixe de la même nature. *Voyez les Lettres édifiantes.*

Le ſel Armoniac qu'on nous apporte de Veniſe & de pluſieurs autres endroits, eſt formé en pains plats, orbiculaires, plus larges qu'une aſſiette, épais de trois ou quatre doigts, gris en dehors, blancs en dedans, & diſpoſez dans leur épaiſſeur en cryſtaux droits comme des colomnes, ne s'humectant guéres à l'air, d'un goût fort ſalé, âcre & pénétrant, ſe diſſolvant dans de l'eau commune, mais s'y coagulant aiſément en cryſtaux, mous & neigeux, fort froids au toucher ; ce ſel eſt pénétrable aux eaux fortes. *Voyez les Mémoires de l'Académie des Sciences.*

Choix. On doit choiſir le ſel armoniac beau, blanc, ſec, net, cryſtalin, d'un goût âcre, fort pénétrant ; c'eſt un compoſé de ſels volatils urineux mêlez & comme fixez avec du ſel marin ; car dans la ſublimation les ſels volatils qui ſont alkali, ont enlevé ce qu'ils ont pû du sel marin qui est acide & fixe, & il s'est fait une liaison si éxacte de ces deux especes de sels, que le mélange semble fixe. La raison de cette liaison & de la fixation, est que les parties du sel marin qui sont des pointes grossieres, se sont embarassées dans les pores des sels alkali; & comme ces pointes n'ont point assez de mouvement pour écarter les parties alkalines, elles n'ont pû que s'y enveloper, les boucher & les appésantir, ou suspendre leur volatilité.

Le sel armoniac est sudorifique & apéritif; il résiste à la corruption & à la gangrene; il est bon pour la siévre quarte, pour exciter les mois aux femmes, étant pris intérieurement. La dose en est depuis demi scrupule jusqu'à un scrupule: on s'en sert aussi extérieurement pour résoudre les tumeurs, pour discuter & raréfier les humeurs grossieres: on en mêle dans les Colires des chevaux, on en souffle aussi en poudre dans leurs yeux, pour faire dissiper les cataractes & pour éclaircir la vûe. *Vertus, Dose.*

Le sel armoniac étant jetté en poudre dans de l'eau, la rafraîchit considérablement dans le moment, ce qui peut servir à rafraîchir promptement des bouteilles de vin, & des vases remplis d'eau en Eté; *voyez* ce que j'en écris dans mon cours de Chymie, de la onziéme édition. *Maniere de rafraichir les liqueurs en Eté.*

On trouve quelquefois au mont Vesuve un sel qui s'est formé par le mélange de differens sels qui ont été sublimez par le feu souterrain. Ce sel est mis par quelques-uns au nombre de *Sels Ammoniacaux.* *Sel Armoniac sublimé par le feu souterrain du Mont Vesuve.*

Sal Armoniacum quasi Armeniacum ab Armenia, parce qu'on apportoit autrefois ce sel d'Arménie. *Etimologies,*

Sal Ammoniacum ab ἄμμος, arena, parce qu'on trouvoit autrefois le sel armoniac sur le sable.

Sal Solare, parce que ce sel entre dans la préparation de l'eau régale, qui est le dissolvant de l'or qu'on appelle *soleil.*

Aquila cælestis, parce qu'il s'envole en se sublimant comme feroit une Aigle.

Sal Mercurialis Philosophorum, parce que ce sel est volatil comme le Mercure, & que les Alchymistes qui se nomment les véritables Philosophes, s'en servent dans leurs opérations.

Fuligo alba, parce qu'il s'éleve & s'attache aux pots sublimatoires comme une suye.

SAL CATHARTICUM AMARUM.

Sal Catharticum amarum, Sal mirabilis.   En françois, *Sel purgatif amer, Sel admirable.*

Est un sel minéral nitreux disposé en très-petits crystaux déliez très-blancs, brûlans d'un goût approchant de celui du salpêtre, mais amer, se fondant aisément au feu sans pétiller ni s'enflammer; il nous est apporté d'Angleterre, il a été tiré par évaporation des eaux meres des *minérales d'Ebson,* appellées en latin *Aqua Ebeshamenses:* il doit être choisi pur, se dissolvant aisément dans de l'eau. *Sel admirable.*

Ce sel purge par bas en rafraîchissant: la dose en est grande, on en donne depuis six dragmes jusqu'à une once & demie; il est bon pour la gravelle, pour la néphrétique, pour les siévres intermittentes, pour l'hydropisie & pour les autres maladies où il est besoin de purger doucement en levant les obstructions; on en peut faire une eau minérale artificielle, si l'on en fait dissoudre demie once dans chaque pinte d'eau de riviere. *Voyez* les *Mémoires de l'Académie des Sciences.* *Vertus, Dose.*

SAL GEMMEUM.

Sal gemmeum, Sal fossile.   En françois, *Sel Gemme.*

SelGemme Est un sel minéral blanc & crystalin qui naît en forme de pierre ou de roche dans plusieurs montagnes en Catalogne, en Pologne, en Perse, aux Indes ; ce sel étant cassé, est luisant & transparent comme du crystal. On dit que certains peuples des Indes qui habitent des contrées où il ne pleut que très-rarement, se bâtissent des *maisons* transparentes avec le sel Gemme, qu'ils ont taillé comme on taille les pierres. On se sert en **Monnoye de Sel Gemme.** Ethyopie d'une *monnoye* de sel Gemme formé en tablettes longues d'un pied, larges & épaisses de trois pouces ; chacune de ces tablettes vaut six sols monnoye de France.

Vertus. Le *goût* du sel Gemme est semblable à celui du sel marin, mais un peu plus pénétrant ; on s'en sert dans les alimens.

Sels des fontaines & des puits de Franche-Comté & de Lorraine Les *eaux salées* des fontaines & des puits de Franche-Comté & de Lorraine ont tiré leur salure des mines du sel Gemme, au travers desquelles elles ont passées : on met évaporer ces eaux pour en avoir *le sel* qu'on employe en ces pays-là aux mêmes usages que nous employons le *sel marin*.

Il y a beaucoup d'apparence que les eaux de la mer ont tiré leur salure du sel Gemme, comme je le dirai dans la suite en parlant du sel marin.

On tire par la distillation du sel gemme un *esprit* acide tout semblable à l'esprit de sel ordinaire.

Vertus. Le sel Gemme est incisif, atténuant, pénétrant, résolvant, apéritif, laxatif, propre pour la colique, pour lever les obstructions.

Sel Indien. On substitue dans les compositions le sel Gemme au *sel Indien*, appellé en latin *sal Indicum*, que quelques-uns croyent être une espece de sel minéral, & les autres le sucre.

Etimologies. *Sal Gemmeum*, parce que ce sel a une transparence & une beauté approchantes de celles d'une pierre prétieuse.

Sal fossile, à fodere, fouir, parce qu'il faut fouir la terre pour avoir ce sel.

SALICARIA.

Salicaria vulgaris purpurea foliis oblongis. Pit. Tournefort.	*Lysimachia purpurea quibusdam spicata.* J. B. Raii hist.
Lysimachia spicata purpurea, fortè Plinii, C. B.	*Pseudolysimachium purpureum alterum.* Dod.
Lysimachia purpurea spicata. Ger. Park.	En françois, *Salicaire.*

Salicaire. Est une plante qui croît quelquefois jusqu'à la hauteur d'un homme, quand elle est en bonne terre : ses tiges sont roides, anguleuses, rameuses, rougeâtres : ses feuilles sont oblongues, pointues, semblables à celles du Lysimachia, mais plus étroites & d'un verd plus foncé, sortant de chaque nœud des tiges ordinairement deux à deux, quelquefois trois à trois, rarement quatre à quatre, & environnant ensemble la tige. Ses fleurs sont petites, verticillées au milieu des branches, représentant des épis d'une belle couleur purpurine réjouissante, chacune d'elles est à plusieurs feuilles disposées en rose. Quand cette fleur est passée, il lui succede pour fruit une coque partagée en deux loges remplies de semences menues : ses racines sont grosses comme le doigt, ligneuses, blanches. Cette plante croît aux lieux humides, aux bords des rivieres, dans les saussayes ; elle fleurit en Eté.

Vertus. Elle est détersive, astringente, vulnéraire, rafraîchissante, propre pour les inflammations & pour fortifier les yeux.

Etimologie. M. Tournefort a nommé cette plante *Salicaria à Salice, Saule*, parce qu'elle naît ordinairement dans les saussayes ou parmi les saules.

SALICORNIA.

SALICORNIA.

Eſt une plante dont on connoît *deux* eſpeces.

La premiere eſt appellée,

Premiere
eſpece.

Salicornia ſive Kali geniculatum. Ger. Park.

Kali geniculatum, ſive Salicornia. J. B. *Salicornia.* Dod.

Salicornia fruticans & ſemper virens geniculata. Pit. Tournef.

Kali geniculatum majus fruticans lignoſum & grandius, perpetuum. C. B.

En françois, *Salicornin*, ou *Salicor*.

Eſt un petit arbriſſeau ou une plante qui a toujours été du nombre des Soudes ; M. Tournefort en a fait depuis peu un genre ſéparé. Elle croît à la hauteur de deux pieds, pouſſant beaucoup de rameaux ligneux, toujours verds, articulez par un grand nombre de nœuds qui deviennent rougeâtres, ſans feuilles : ſa racine eſt fibrée. Toute la plante eſt empreinte d'un ſuc ſalé & mordant. Salicornia.

La ſeconde eſpece eſt appellée,

Seconde
eſpece.

Salicornia geniculata annua. Pit. Tournef. *Kali geniculatum brevius annum.* C. B.

Celle-ci differe de la précédente en ce qu'elle eſt herbacée, annuelle, haute d'un pied, très-tendre dans toutes ſes parties, & d'un goût ſalé.

On confit celle-ci au vinaigre comme les Capres ; on la nomme à Rouen *Percepierre* improprement. Uſage.

Ces deux plantes croiſſent ſans culture au bord de la mer ; elles contiennent beaucoup de ſel fixe, médiocrement de l'huile ; on les brûle, on les calcine, & l'on employe leurs cendres pour faire du verre, du ſavon. Uſage.

La *décoction* du Salicor eſt fort apéritive, elle excite l'urine & les mois aux femmes ; elle hâte l'accouchement & la ſortie de l'arriere-faix ; elle purge par le ventre les humeurs aqueuſes ; elle eſt propre pour l'hydropiſie. Vertus.

Sa *cendre* eſt bonne pour la galle, pour les dartres, & pour les autres démangeaiſons de la peau, étant démêlée dans de l'eau, & appliquée extérieurement. On tire du ſel de la cendre du Salicor, & l'on en fait des pierres à cautere.

Salicornia à Sale, ſel, parce que cette plante eſt fort ſalée. Etimologie.

SALIX.

Salix, en françois, *Saule*, eſt une plante dont il y a pluſieurs eſpeces, les unes grandes, d'autres petites, & pluſieurs à branches fléxibles qu'on employe comme l'oſier. Saule.

La premiere eſt appellée,

Premiere
eſpece.

Salix vulgaris alba arboreſcens. C. B. Pit. Tournef.

Salix prima vel major. Dod.

Salix arborea anguſtifolia alba vulgaris. Park.

Salix. Ger.

Salix maxima, fragilis, alba, hirſuta. C. B.

Salix folio compactiore & ſolidiore. Raii hiſt.

Salix perticalis. Cord. in Dioſcorid.

C'eſt un arbre aſſez grand, médiocrement gros, couvert d'une écorce unie, douce au toucher, pliante, fléxible : celle de ſes rameaux eſt purpurine ou blanche ; ſon bois eſt blanc, pliant, fort difficile à rompre ; ſes feuilles ſont longues, plus étroites que celles du Pêcher, velues, blanches, molles, demeurant peu de tems en vigueur, & ſujettes à être emportées par le vent.

Ee ee

Saules mâ-le & femel-le. On divise le Saule en *stérile* & en *fertile*, ou en *mâle* & en *femelle*. Le Saule mâle ne porte que des chatons, & le Saule femelle ne porte que des fruits. Les chatons sont des épis longs, composez de quelques feuilles, de la base desquelles naissent des étamines : les fruits commencent par des épis chargez d'embryons qui deviennent ensuite des cap-sules membraneuses, oblongues, contenant des semences fort déliées, chargées chacune d'une aigrette.

Usage. Le *bois* de cet arbre est employé à faire des pieux, des perches, des échalas, & plu-sieurs autres instrumens pour soutenir les fardeaux les plus pesans.

Le Saule croît aux lieux humides & marécageux.

Osier. Seconde espece. Le Saule osier est distingué en plusieurs especes : je parlerai ici de la plus *commune*, on l'appelle,

Salix vulgaris rubens. C. Bauh. Pit. Tourn.	*Salix angustifolia purpurea, seu nigra.* Park.
Salix minor viminalis & Gallica. Dod.	*Salix rubra minimè fragilis, folio longo*
Salix Amerina. Lugd.	*angusto.* J. B. Raii hist.

En françois, *Osier franc.*

Osier franc. C'est un arbrisseau qui pousse des verges ou rameaux grêles, couverts d'une écorce rouge ou purpurine noirâtre ; ses feuilles sont longues, étroites, sans poil, crénelées en leurs bords, un peu blanches en dessous : ses rameaux sont employez par les Jardi-

Usage. niers pour lier plusieurs choses, par les Tonneliers pour lier leurs cerceaux, par plu-sieurs autres ouvriers pour faire des corbeilles, des clayes, des paniers & d'autres usten-siles de ménage.

On cultive cet arbrisseau dans les prez, autour des jardins & en plusieurs autres lieux humides.

Troisiéme espece. La troisiéme espece est appellée,

Salix folio ex rotunditate acuminato. C. B. Pit. Tournef. *Salix caprea latifolia.* Tabern. En françois, *Saule Marceau,*

Saule Marceau. * Il differe du précédent par sa tige qui monte en arbre, & par ses feuilles qui sont arrondies, vert foncé en dessus, blanchâtre en dessous, & dont le pédicule est garni à sa naissance de deux petites feuilles taillées en oreille.

Cette espece croît dans les bois humides, le long des ruisseaux.

Ses *chatons* ou *fausses fleurs* sont rafraîchissantes.

Les Saules contiennent beaucoup d'huile & de phlegme, peu de sel.

Vertus. L'*écorce*, les *feuilles* & la *semence* du Saule sont astringentes & rafraîchissantes ; on en fait prendre la décoction pour arrêter les ardeurs de Venus & les hémorragies ; on en la-ve aussi les jambes pour les insomnies & pour les fiévres ardentes.

Etimolo-gie. *Salix à Salio*, je saute, parce que le Saule croît avec tant de vîtesse, ou en si peu de tems, qu'il semble sauter.

SAL MARINUM.

Sal cibarium, Sal marinum, Sal commune. En françois, *Sel marin.*

Sel marin & son ori-gine. Premiere preuve. Est un sel qu'on tire des eaux de la mer par évaparation & par cristalisation ; je croi que l'origine de ce sel vient du sel Gemme, comme je l'ai dit ailleurs ; plusieurs raisons me confirment dans ce sentiment. La premiere est que le sel marin est tout à fait sembla-ble au sel Gemme ou au sel qu'on retire des fontaines de la Franche-Comté, des puits de Lorraine & de plusieurs lacs salez d'Italie & d'Allemagne, lequel sel vient, comme tout le monde fçait, du fel Gemme qui a été diffout & charié dans ces endroits par des eaux qui ont traverfé des mines de ce fel.

La feconde, eft qu'il n'y a point de fel au monde qui foit fi abondant que le fel Gemme ; il remplit non feulement dans l'Europe beaucoup de montagnes d'une grande & vafte étendue, mais il fe trouve en une infinité de mines en Egypte, aux Indes ; & il n'y a point de doute qu'il en eft du fond de la mer comme de la terre que nous habitons, qu'il s'y rencontre des montagnes, des rochers & des mines remplies de fel Gemme. *Seconde preuve.*

La troifiéme eft que les Naturaliftes ont de tout tems remarqué que des eaux qui ont paffé au travers des mines de fel Gemme & qui en font chargées, s'écoulent par une infinité de canaux dans la mer. *Troifiéme preuve.*

La quatriéme eft que le fel marin doit néceffairement avoir été fait dans la terre ; car pour peu qu'on foit verfé dans la Chymie, on reconnoîtra qu'un fel fixe compofé d'acide & de terre comme eft le fel marin, ne peut avoir été laboré ni perfectionné dans les eaux de la mer ; il faut de la terre pour corporifier une liqueur acide, autrement elle demeurera toujours un fel fluor, & elle ne fe corporifiera jamais. Si l'on fait l'analife du fel marin par la Chymie, on en tirera beaucoup de liqueur acide, qui ayant été féparée de fa terre, ne pourra jamais reprendre fa confiftence du fel qu'on ne la mette fur une matiere terreftre qui lui ferve de matrice. Ce raifonnement étant clair & démonftratif, il eft apparent que le fel marin doit avoir reçû fon élaboration dans la terre avant que d'avoir été porté dans la mer. Or comme nous ne voyons point de fel fi abondant dans la terre ni deffus la terre que le fel Gemme, nous devons croire que c'eft lui qui donne la falure à la mer, & d'autant plus que le fel que nous retirons de la mer eft tout-à-fait femblable dans fon goût, dans fes qualitez & dans fes principes, au fel Gemme, comme il a été dit. *Quatriéme preuve.*

Mais je prévois plufieurs objections qu'on ne manquera pas de me faire : on dira qu'il eft difficile de concevoir que la mer qui eft d'une fi grande & fi prodigieufe étendue, puiffe avoir reçû toute fa falure du fel Gemme ; car quoique ce fel naiffe en grande quantité dans les entrailles de la terre, il n'en paroît pas affez pour faler tant d'eau. *Objection.*

Pour répondre à cette objection, je dis que la difficulté qu'on a de comprendre que le fel Gemme ait été fuffifant pour faler la mer, vient de ce qu'on ne voit pas la quantité des mines de fel, comme on voit l'étendue des eaux de la mer : mais fi l'on confidéroit que la terre eft remplie d'un fel Gemme ou femblable au Gemme en des millions d'endroits, & qu'il s'en décharge inceffamment dans la mer depuis fans doute que le monde a été créé, il y auroit lieu de comprendre que la terre a toujours contenu & contient affez de fel pour rendre la mer falée. *Réponfe.*

Une autre objection qu'on peut me faire, eft que fuivant mon raifonnement la mer devroit augmenter tous les jours en falure, puifqu'elle reçoit perpétuellement de nouveau fel, ce qui ne paroît pourtant pas. *Autre objection.*

Je répons que nous ne pouvons pas nous appercevoir d'augmentation de falure de la mer ; car s'il y entre beaucoup de fel, il en fort auffi une grande quantité par évaporation, les vagues fe choquent avec tant de rapidité & de violence, qu'elles volatilifent une bonne partie de leur fel, comme on ne s'apperçoit que trop bien par l'air falé qu'on refpire quand on eft fur la mer, & qui contribue beaucoup avec l'ébranlement du vaiffeau à exciter des vomiffemens. Ce fel eft pouffé par les vents fur les terres où il fert à les rendre fertiles, il peut même en y recevant de nouvelles matrices s'y amaffer, s'y fixer, y former des mines de fel Gemme, puis être entraîné de rechef par les eaux dans la mer, ou dans les fontaines, ou dans les lacs, & de cette maniere on doit concevoir qu'il s'en eft fait une perpétuelle circulation depuis que le monde eft monde. *Réponfe.*

Eeeee ij

Sel marin fait par l'évaporation

On prépare en Normandie le sel marin en faisant évaporer sur le feu de l'eau marine dans de grandes chaudieres de plomb jusqu'à siccité; il reste un sel blanc, mais qui est moins piquant & moins salé que celui de la Rochelle, à cause de l'évaporation, & peut-être à cause de quelques particules du plomb qui y ayant été dissoutes, ont un peu émoussé de ses pointes : cette espece de sel diminue en force à mesure qu'il vieillit.

Sel marin tiré par cristalisation.

On prépare le sel par cristalisation à Brouage, à la Rochelle, & en plusieurs autres pays où il y a des marais salans : ce sont de grands lieux & bas, d'une disposition naturelle, au voisinage de la mer; on les enduit d'une terre argilleuse, afin qu'ils puissent retenir l'eau salée. On fait couler de l'eau douce au commencement de l'hyver dans ces marais, pour empêcher que l'argile en se séchant ne se fende & ne se gâte : mais dans le printems, lorsque la saison commence à devenir chaude, on épuise cette eau douce, & l'on fait entrer en sa place peu à peu la quantité qu'on veut de l'eau de la mer, laquelle on fait passer par différens canaux disposez de maniere qu'elle y circule long-tems avant que de s'arrêter : cette circulation est nécessaire pour rendre l'eau de la mer plus pure, & pour donner lieu au Soleil d'en évaporer par sa chaleur une partie du phlegme. Cette eau, après avoir parcouru beaucoup de chemin, & fait beaucoup de différens tours & détours, se répand enfin par la pente des terres dans les aires salans, qui sont des endroits formez exprès, unis, plats, polis & étendus, où l'eau puisse demeurer en repos & se crêmer, y étant d'ailleurs assez disposée par le rafraîchissement qu'elle reçoit d'un petit vent régnant ordinairement le soir aux environs de la mer. Il se fait donc là une condensation & une cristalisation du sel marin en grains de figure cubique; on les retire de dedans les aires; & les ayant entassez en gros monceaux sur la terre séche, on les laisse égouter & sécher : c'est celui de la Gabelle, dont nous usons à

Observations.

Paris. Il est à remarquer qu'on ne peut le faire que pendant les chaleurs de l'été, lorsque le tems est beau; car s'il pleuvoit dans le tems qu'on fait circuler & crêmer l'eau marine, elle se rempliroit de phlegme, & le sel étant par conséquent trop dilayé, ne seroit point en état de se cristalifer; on seroit contraint d'épuiser l'eau des marais, pour y en faire venir de nouvelle quand les pluyes seroient finies; ce qu'on ne peut faire en moins de douze ou quinze jours : desorte que s'il pleuvoit tous les quinze jours, on ne pourroit pas faire de sel.

Sel de la Rochelle gris.

Le sel de la Rochelle est gris, à cause d'un peu de terre qu'on a entraîné avec lui lorsqu'on l'a retiré des aires salans : il est néanmoins plus pénétrant & plus salé que le sel blanc de Normandie, qui est fait par évaporation ; mais il est moins piquant que le sel Gemme, à cause du mouvement violent des vagues de la mer qui ont émoussé ses

Purification du Sel marin.

pointes les plus fines. On peut le rendre blanc comme du sucre, en le faisant dissoudre dans de l'eau, filtrant la dissolution, & la faisant évaporer jusqu'à siccité ; mais quoique dans cette purification l'on ait séparé du sel quelque quantité de terre qui devoit l'affoiblir, il n'a pourtant pas augmenté en force ; au contraire il est un peu moins piquant, parce que le feu a enlevé ou émoussé plusieurs de ses pointes les plus subtiles.

Le sel marin contient beaucoup d'acide, une très-petite quantité de soufre, & de la terre.

Vertus.

Il est incisif, pénétrant, dessicatif, apéritif, résolutif, purgatif : on s'en sert dans l'apopléxie, dans les convulsions; on en mêle dans les lavemens, dans les suppositoires; on en applique chaudement derriere le cou, pour raréfier & dissiper les catharres.

Etimologie.

Sal, ab ἅλς, mare, parce que le sel ordinaire vient de la mer.

<h3 style="text-align:center">SALMERO.</h3>

Salmero, seu Salincrinus. J. Jonst.

Est une espece de petit Saumon de riviere ou de lac, qu'on trouve ordinairement

proche la ville de Trente: sa figure eſt longue & preſque ronde ; ſon muſeau eſt gros ; ſa
bouche eſt garnie de dents ; ſa tête eſt ronde ; ſon corps eſt plus long que large ; ſon dos
eſt noirâtre ; ſes côtez ſont blanchâtres ; ſon ventre eſt rouge. Ce poiſſon tient un peu
de la Truite: ſa chair a la couleur & le goût de celle du Saumon ordinaire ; elle eſt tendre, friable, nourriſſante, excellente à manger, ne ſe gardant guéres ſans ſe corrompre, ſi on ne la ſale.

Elle eſt pectorale, reſtaurante, réſolutive.   Vertus.

Salmero, vel Salmerinus, à Salmone, Saumon, parce que ce poiſſon eſt une eſpece de   Etimolo-
Saumon.   gie.

S A L M O.

Salmo, en françois, *Saumon*, eſt un poiſſon de mer aſſez grand & gros, qui paſſe   Saumon
ſouvent dans les rivieres: ſa longueur ordinaire eſt d'environ trois pieds, mais on en
trouve de beaucoup plus grands: il peſe depuis vingt juſqu'à trente-ſix livres: il eſt
couvert de petites écailles marquetées de taches rouges ou jaunes ; ſa bouche eſt grande
& garnie de dents ; ſes yeux ſont grands ; ſon corps eſt long, large, arrondi: il ſe nourrit de petits poiſſons ; ſa chair eſt rouge en dedans, friable, de bon ſuc, excellente à manger, ſe corrompant aiſément ſi elle n'eſt ſalée: elle contient beaucoup de ſel volatil &
d'huile.

Le Saumon eſt apéritif, fortifiant, reſtaurant, pectoral, réſolutif.   Vertus.

Salmo, à ſale, ſel, parce qu'on ſale preſque tous les Saumons qu'on pêche, pour les   Etimolo-
garder.   gie.

S A L P A.

Salpa. En françois, *Vergadelle. Stochfiſch. Merlu. Merluche.*

Eſt un poiſſon de mer, dont la figure eſt longue & large, peſant environ deux livres,   Merluche.
couvert d'écailles larges de diverſes couleurs, avec des lignes le long de ſon dos : ſes
côtez ſont jaunes ; ſon ventre eſt blanchâtre : ſa tête eſt petite, ronde ; ſa bouche eſt
garnie de dents dures & crénelées en forme de ſcie ; ſes yeux ſont jaunes comme de
l'or, & ſes ſourcils verds. On voit *deux* eſpeces de ce poiſſon, un *grand*, & un *petit*: on
les trouve dans les étangs d'eau ſalée en Languedoc ; ils ſe tiennent ordinairement aux
rivages de la mer, ſur le ſable : les Languedociens les appellent *Vergadelles*, c'eſt-à-dire   Vergadelles
petites verges, à cauſe qu'ils ont ſur leur corps des lignes repréſentant de petites verges :
ils mangent de l'alga, des excrémens : ils ne ſont pas beaucoup eſtimez dans les cuiſines ;
leur chair eſt dure, n'ayant pas beaucoup de goût : on les ſale, & on les fait ſécher,
juſqu'à ce qu'ils ſoient durs comme du bois ; puis on les bat avant que de les faire cuire,
afin de les attendrir.

Ils ſont apéritifs & réſolutifs.   Vertus.

Salpa, à σάλπη, nom grec qui ſignifie la même choſe.   Etimolo-

Stochfiſch, terme hollandois qui ſignifie *Poiſſon de bâton*, parce que ce poiſſon étant   gies.
ſec, on le bat avec un bâton pour l'attendrir & le rendre mangeable.

S A L V I A.

Salvia, en françois, *Sauge*, eſt une plante dont il y a pluſieurs eſpeces: je parlerai   Sauge.
ici de celles qu'on cultive ordinairement dans les jardins, & qu'on employe dans la
Médecine. Elles ſont diſtinguées en *deux* eſpeces, une *grande*, & l'autre *petite*.

La premiere eſt appellée,   Premiere
                                                                              eſpeces

Salvia. Ang. Cord. in Dioſc. | *Salvia major.* Dod. Caſt. Tab. Ger.

Salvia major, an Sphacelus Theophrasti? | *Salvia hortulana.* Eric. Cord.
C. B. Pit. Tournef.

Salvia latifolia. J. B. Raii hist. | En françois, *Sauge franche.*

Sauge franche. Elle pousse des tiges ligneuses, rameuses, velues, d'un verd blanchâtre, garnies de feuilles oblongues, larges, obtuses, ridées, rudes, blanchâtres, ou tirant sur le purpurin, ou de diverses couleurs, épaisses, cotoneuses, séches ou peu remplies de suc, spongieuses, d'une odeur forte, pénétrante, agréable, d'un goût aromatique, amer, un peu âcre, échauffant la bouche : ses fleurs naissent comme en épis aux sommitez de ses rameaux, verticillées, formées en gueule ou en tuyau découpé par le haut en deux lévres, odorantes, de couleur bleue tirant sur le purpurin, rarement blanche, soutenue sur un calice ample, formé en cornet, & découpé en cinq parties : quand cette fleur est passée, il lui succede quatre semences presque rondes, noirâtres, renfermées dans une capsule qui vient du calice : sa racine est ligneuse, dure, garnie de fibres.

Seconde espece. La seconde espece est appellée,

Salvia minor. Dod. gal. Cæsalp. Ger. | *Salvia nobilis.* Brunf. Gesn. hort.
Salvia minor aurita & non aurita. C. B. | *Salvia angustifolia & minor.* Trag.
Pit. Tournef. | *Salvia acuta.* Lon.
Sphacelus verus Theophrasti. Lugd. | *Salvia minor auriculata.* J. Bauhin. Raii
Salvia minor, sive pinnata. Park. | hist.

En françois, *Petite Sauge*, ou *Sauge de Provence.*

Petite Sauge. Elle pousse plusieurs tiges ligneuses, blanchâtres, lanugineuses, rameuses, longues comme celles de la précédente ; mais ses feuilles sont plus petites & moins larges, plus blanches, ridées, rudes, d'une odeur & d'un goût encore plus forts & plus aromatiques ; elles sont ordinairement accompagnées en bas de deux petites feuilles en façon d'oreillettes ou de pinules : ses fleurs, ses semences & sa racine sont semblables à celles de la grande Sauge.

Choix. L'une & l'autre Sauge sont cultivées dans les jardins ; elles contiennent beaucoup d'huile éxaltée, & de sel volatil & fixe, peu de phlegme : la petite Sauge est la plus estimée & la meilleure.

Vertus. Elles sont céphaliques, nervales, hystériques, stomacales, résolutives, apéritives ; on s'en sert intérieurement & extérieurement pour la paralysie, pour la léthargie, pour l'apopléxie : on en mâche pour faire cracher, & l'on en fait entrer dans les errhines.

Usage. On met infuser les *feuilles* de la *petite Sauge* séches dans de l'eau bien chaude, & l'on en prend en guise de Thé : cette boisson est fort en usage ; elle atténue la pituite, elle fortifie le cerveau : on choisit ordinairement celle qui vient des pays chauds, comme la

Choix. plus forte & la meilleure ; mais à son défaut, on peut fort bien faire suppléer celle qu'on cultive dans les jardins à Paris.

Maladies des plantes de la Sauge. M. Tournefort, en parlant des *maladies* des *plantes*, rapporte qu'il a vû dans le Levant de belles especes de Sauge, sur lesquelles des piquures de très-petits insectes font naître des tumeurs qui deviennent de petites pommes, ayant neuf ou dix lignes de

Pomme de Sauge. diamétre, d'un goût doux & fort agréable ; on les appelle *Pommes de Sauge* : on en porte des paniers pleins dans les marchez. Il ajoute qu'encore que ces especes de Sauge viennent parfaitement bien dans le Jardin du Roy, on n'y voit point naître de ces sortes de pommes ; c'est apparemment parce qu'il ne s'y rencontre point d'insectes qui ayent du goût à piquer ces plantes.

Salvia vient de *salvus*, sain, parce que cette plante est bonne pour plusieurs sortes de maladies.

SAL VITRI.

Sal vitri.   En françois, *Sel de verre*, ou *Salin*, ou *Ecume de verre.*

Est une écume saline qui se sépare du verre pendant qu'il est en fusion dans les fourneaux des Verreries; on retire cette matiere, & on la laisse refroidir : on la vendoit autrefois chez les Droguistes en gros morceaux compacts & durs comme de la pierre, mais elle a été défendue depuis quelques années en France : elle est presque toute sel, & l'on n'y trouve qu'une très-légere quantité de terre : ce sel est de la nature du sel gemme, & il ne bouillonne point avec les acides ordinaires ; ce qui est étonnant, puisqu'il vient de la Soude qui est un puissant alkali : il faut que dans la fusion violente qu'il a reçüe, ses pores se soient en partie fermez ; aussi n'est-il pas si aisé à s'humecter qu'un sel alkali : il pétille un peu dans le feu, mais avec moins de force ou de décrépitation que le sel marin : on s'est servi autrefois de ce sel de verre, comme du sel marin, pour conserver les cuirs.

On doit le choisir sec, pesant, d'un gris blanchâtre en dehors, blanc en dedans, d'un goût fort salé.

Le sel de verre entre dans la composition de l'émail blanc, & dans le verni de la Fayence.

Il est incisif, raréfiant, pénétrant, resolutif ; on s'en sert pour dissiper les cataractes des yeux des chevaux ; on le réduit en poudre, & on leur en souffle dans l'œil.

On appelle cette matiere *Sel de verre*, à cause qu'on la retire de dessus le verre fondu ; mais ce n'est autre chose qu'une partie la plus grossiere de la soude qui n'a pû être vitrifiée avec le reste.

SAMBUCUS.

Sambucus. Matth. Fuch. Dod. Gesn. hort.	*Sambucus domestica.* Cast.
Sambucus vulgaris. Trag. J. B. Raii hist.	*Sambucus fructu in umbellâ nigro.* C. B. Pit. Tournefort.

En françois, *Sureau.*

Est tantôt un arbre de moyenne hauteur qui répand ses rameaux au large ; tantôt un arbrisseau dont les branches sont longues, rondes, remplies de beaucoup de moëlle blanche, & ayant le bois peu épais, vertes au commencement, & ensuite grises : son tronc est couvert d'une écorce rude, crevassée, de couleur cendrée ; celle des rameaux n'est pas tout-à-fait douce au toucher : sous cette écorce extérieure il s'en trouve une seconde verte qui est en usage dans la Médecine : son bois est solide, jaunâtre, mais facile à couper : ses feuilles sont attachées cinq ou six le long d'une côte comme celles du Noyer, mais plus petites, dentelées en leurs bords, & d'une odeur forte : ses branches soutiennent en leurs sommets des ombelles ou parasols amples & larges, où sont attachées de petites fleurs formées en bassinets ou rosettes à cinq parties, blanches, fort odorantes ; elles sont suivies par des bayes grosses comme celles du Geniévre, rondes, vertes au commencement, mais en mûrissant elles deviennent noires, remplies d'un suc rouge foncé, & elles contiennent ordinairement trois petites semences oblongues ; ces bayes s'appellent *Grana actes.* Cet arbre croît dans les hayes, aux lieux sombres : il contient beaucoup d'huile & de sel essentiel.

La *seconde écorce* du Sureau est purgative ; elle purge les sérositez, étant prise en infusion ou en décoction : celle qu'on retire de sa racine est estimée la meilleure.

Ses *fleurs* sont cordiales, carminatives, résolutives, hystériques, sudorifiques, anodines.

Ses *bayes* font propres pour la dyſſenterie, étant priſes intérieurement : on en tire le ſuc qu'on incorpore avec de la farine de ſégle, & l'on en forme des petits pains ou des rotules qu'on met cuire au four ; on les appelle *Tragea granorum actes* ; on les donne à manger aux malades, ou bien on les met en poudre, & on les fait avaler en bolus, ou diſſouts dans quelque liqueur appropriée : la doſe en eſt depuis une dragme juſqu'à demi-once. J'en ai parlé plus au long dans ma *Pharmacopée Univerſelle*.

On prépare auſſi un *rob* ou un extrait de grains de Sureau, en exprimant leur ſuc, & le faiſant évaporer ſur le feu juſqu'à conſiſtence de miel ; il eſt propre pour la dyſſenterie : la doſe en eſt depuis un ſcrupule juſqu'à une dragme.

On trouve quelquefois ſur le Sureau une eſpece de champignon fait en forme d'oreille ; on l'apppelle *Auricula Juda* : j'en ai parlé en ſon lieu.

On dit que *Sambucus* vient de *Sambuca*, inſtrument de muſique des Anciens, qui étoit conſtruit avec le bois de Sureau : d'autres veulent que ce nom vienne de *Sambix*, qui eſt celui de l'inventeur de l'inſtrument ; mais ces étimologies ſont douteuſes.

Le Sureau eſt appellé en grec ἀκτή, d'où vient qu'on nomme ſes bayes *Grana actes*.

SAMOLUS.

Samolus Valerandi. J. B. Pit. Tournef.
Anagallis aquatica rotundifolia. Ger.
Anagallis aquatica. 3. Lob. *folio ſubrotundo non crenato.* C. B. Raii hiſt.

Anagallis aquatica, folio rotundo non crenato. C. B. Raii hiſt.

En françois, *Mouron d'eau.*

Eſt une plante qui pouſſe de ſa racine des feuilles oblongues, étroites dans leur commencement, mais qui s'élargiſſent peu à peu juſqu'à leur extrémité qui eſt arrondie, épaiſſes, dentelées en leurs bords, de couleur verte-pâle : ſes tiges ſont hautes d'environ un pied, grêles, rondes, roides, revêtues de feuilles plus courtes & plus rondes que celles d'en bas, rangées alternativement ſans queue ; ces tiges ſe diviſent vers leurs ſommitez en pluſieurs rameaux qui portent de petites fleurs formées en godet, découpé en roſette, de couleur blanche : lorſque ces fleurs ſont paſſées, il leur ſuccede des capſules qui renferment des ſemences menues, rouſſâtres : ſes racines ſont des fibres menues comme des cheveux, blanches. Cette plante croît aux lieux aquatiques ; elle a un goût amer : elle fleurit au mois de Juin.

Elle eſt apéritive & antiſcorbutique, déterſive, vulnéraire.

SANDASTROS.

Sandaſtros, Garamantites, eſt une pierre prétieuſe, de couleur obſcure en dedans, mais luiſante, rayonnante, tranſparente en dedans, & marquetée en pluſieurs endroits de taches dorées en forme de goutes ou d'étoiles : on l'eſtime plus ou moins belle, ſelon la quantité de ces goutes.

On l'appelle *Garamantites*, parce qu'on la trouve aux pays des Garamantes en Ethyopie, & en l'Iſle de Zeilan dans les Indes.

Elle eſt eſtimée cordiale, propre pour réſiſter au venin, étant broyée & priſe par la bouche ; mais elle n'a point d'autre vertu que les autres matieres alkalines, pour abſorber & adoucir les humeurs âcres du corps ; elle arrête par cette qualité les hémorragies & les cours de ventre : la doſe en eſt depuis demi-ſcrupule juſqu'à un ſcrupule ; mais elle n'a guéres d'uſage dans la Médecine.

SANDILZ ANGLORUM.

Sandilz Anglorum, id eſt Anguilla de arena. J. Jonſton.　　*Ammodytes,* Geſneri.

En

En françois, *Anguille de Sable.*

Eſt un petit poiſſon de mer long comme la main, gros comme le pouce, de couleur bleue ſur le dos & argentine au ventre ; ſa têre eſt menue & ronde ; ſon muſeau eſt oblong & pointu ; ſa bouche eſt petite. Il ſe trouve dans le ſable ſur les rivages de la mer en Angleterre : il eſt bon à manger.

On dit qu'il eſt apéritif.

Sandilz, id eſt Anguilla de arena, parce que ce poiſſon a la figure approchante de celle d'une anguille, & qu'on le trouve dans le ſable.

Ammodytes, ab ἄμμος, arena, parce que ce petit poiſſon ſe cache dans le ſable.

SANGUIS DRACONIS.

Sanguis Draconis, Draconthema, en françois, *Sang-Dragon*, eſt un ſuc gommeux, congelé, ſec, friable, de couleur rouge comme du ſang, tiré par inciſion d'un grand arbre des Indes appellé par Cluſius *Draco arbor* : il eſt haut comme le Pin, gros, garni de pluſieurs rameaux ; ſon bois eſt fort dur, couvert d'une écorce médiocrement épaiſſe & tendre ; ſes feuilles ſont grandes, formées à peu près comme celles de l'Yuca, ayant la figure & la longueur de celles d'une lame d'épée, larges d'environ de deux à trois pouces, pointues, toujours vertes ; ſes fruits naiſſent en grapes, gros comme des petites ceriſes, ronds, jaunes au commencement, enſuite rouges, & enfin quand ils ſont mûrs, d'un très-beau bleu & d'un goût un peu acide. Nicolas Monard, du Renou, & pluſieurs autres Auteurs ont écrit que ſi l'on ôte la peau de ce fruit, on voit paroître au-deſſous la figure d'un dragon tel que les Peintres le repréſentent, la gueule ouverte ou béante, le cou un peu long, l'épine du dos hériſſée d'aiguillons, la queue longüe, & les pieds bien armez d'ongles : ils prétendent que cette figure a donné le nom à l'arbre.

Le plus beau & le meilleur Sang-Dragon eſt celui qui coule le premier en *petites larmes*, claires, tranſparentes, friables, de couleur très-rouge ; mais il eſt fort rare, & l'on n'en apporte guéres : nous ſommes contraints de nous ſervir du ſecond Sang-Dragon qu'on nous envoye en morceaux figurez, tantôt comme des olives, envelopez & liez dans des morceaux de la feuille de l'arbre, tantôt en petites maſſes ſans envelope.

On doit choiſir le Sang-Dragon net, pur, réſineux, ſec, friable, fort rouge ; celui qui eſt envelopé s'appelle *Sang-Dragon en roſeau* ou *en herbe*.

Il y a un autre Sang-Dragon qui découle de *deux ſortes d'arbres* qui croiſſent aux Iſles des Canaries, avec le précédent : l'un porte des feuilles ſemblables à celles du Poirier, mais un peu plus longües, & des fleurs qui ont la figure d'un ferret d'aiguillette, d'une belle couleur rouge.

L'autre a des feuilles qui approchent de celles du Ceriſier : ſon fruit eſt gros comme un œuf de poule ; il renferme un *noyau* ou une *petite noix* qui a la figure d'une *muſcade*, & qui contient une *amande*, laquelle étant pilée & exprimée, rend une *huile* propre pour la brûlure & pour les éréſipeles.

On trouve ces deux arbres principalement dans les Iſles de Saint-Laurent & du Port-Saint : le Sang-Dragon qui s'en tire eſt aſſez beau, mais il eſt rempli de beaucoup d'ordures : les habitans du pays liquefient cette *gomme*, puis ils y trempent de petits bâtons gros comme des tuyaux de plumes, légers, blancs, afin qu'ils s'en chargent tout autour ; ils les laiſſent enſuite refroidir, & ils les envoyent en Europe : c'eſt ce qu'on appelle *Bois de la Palile.*

Ils ſont employez pour nettoyer les dents & pour fortifier les gencives.

On apporte auſſi d'Hollande du Sang-Dragon *faux*, en petits pains plats, caſſans, d'un rouge foncé & luiſant ; c'eſt une compoſition faite avec pluſieurs ſortes de gom-

F ffff

Anguille de ſable.

Vertus.
Etimologie.

Sang-Dragon.

Sang-Dragon en larmes.

Choix.
En roſeau ou en herbe
Autre des Canaries.

Huile.
Vertus.

Gomme.

Bois de la Palile.
Vertus.
Sang-Dragon faux.

mes, à qui l'on donne la couleur rouge avec le véritable Sang-Dragon ou avec le bois de Bréfil. On ne doit point employer ce Sang-Dragon faux dans la Médecine. On s'en fert pour la teinture & pour d'autres ouvrages.

Ufage.

Le véritable Sang-Dragon contient beaucoup d'huile & un peu de fel effentiel.

Vertus.

Il eft fort aftringent, aglutinant, defficatif; il arrête les hémorragies, les cours de ventre; il déterge & confolide les playes, il fortifie & raffermit les jointures relâchées, il eft propre pour les contufions : on s'en fert auffi extérieurement & intérieurement.

Etimolo-gie.

Draconthema, ex δράκων, draco, & αἶμα, fanguis, comme qui diroit *Sang de Dragon.*

SANGUIS HUMANUS.

Sang humain.

Sanguis humanus, en françois, *Sang humain :* il doit être tiré d'un jeune homme fain, puis defféché au Soleil jufqu'à ce qu'il foit dur & qu'on puiffe le mettre en poudre : il contient beaucoup de fel volatil & d'huile.

Vertus.

Dofe.

Il eft fudorifique, & propre pour l'épilepfie, pour les fiévres malignes, pour la pleuréfie, pour exciter la fueur : la dofe en eft depuis un fcrupule jufqu'à deux : on s'en fert auffi extérieurement pour réfoudre & pour fortifier.

SANICULA.

Sanicula. Dod. Gefn. hort. Cæfalp.	*Diapenfia.* Brunf. Matth. Caft.
Sanicula officinarum. C. B. Pit. Tournef.	*Sanicula mas Fuchfii, five Diapenfia.*
Sanicula, five Diapenfia. Ger.	J. B. Raii hift.
Sanicula vulgaris, five Diapenfia. Park.	En françois, *Sanicle.*

Sanicle.

Eft une plante qui pouffe de fa racine plufieurs feuilles larges, prefque rondes, dures, divifées en cinq parties, dentelées, polies, d'une belle couleur verte luifante, & quelquefois rougeâtres en leurs bords, attachées à des queues longues : il s'éleve d'entre elles des tiges à la hauteur d'environ un pied, rougeâtres en bas vers la racine, & foutenant en leurs fommitez de petites fleurs compofées chacune de cinq feuilles blanches ou rouges difpofées en rofe : lorfque ces fleurs font paffées, leurs calices deviennent des fruits ronds, compofez chacun de deux graines plates d'un côté, voutées de l'autre, hériffées de pointes, & s'attachant aux habits : fa racine eft affez groffe en haut, & fibrée en bas, noirâtre en dehors, & blanche en dedans. Cette plante croît dans les bois, aux lieux ombrageux : elle fe plait en terre graffe & humide ; fon goût eft amer : elle contient beaucoup d'huile & du fel effentiel.

Vertus.

Elle eft aftringente, confolidante, vulnéraire, déterfive, propre pour les ulceres internes & externes, pour arrêter les hémorragies, pour les hernies ; on l'employe ordinairement en décoction.

Etimolo-gie.

Sanicula, à fanando, parce que cette plante eft propre pour plufieurs maladies.

SANICULA ALPINA, *five* AURICULA URSI.

Oreille d'ours.

* *Sanicula Alpina,* ou *Auricula urfi,* en françois, *Oreille d'ours,* eft une plante dont il y a plufieurs efpeces, que l'on cultive dans les jardins des Fleuriftes à caufe de la variété & beauté de leurs fleurs : je ne rapporterai ici que la plus ordinaire, que les Botaniftes nomment,

Auricula urfi flore luteo. J. B. Pit. Tourn.	*Alifma, five Damafonium Diofcoridis.*
Auricula urfi lutea. H. L. Bat.	Col. phytob.
Sanicula Alpina lutea. C. B.	En françois, *Oreille d'ours.*

Eft une plante dont la racine eft affez groffe, fimple, traçante, garnie de quelques fibres ; elle pouſſe deux à trois feuilles larges, arrondies, vertes, charnues, & couvertes d'une pouſſiere blanchâtre : de leur milieu ou de leur côte s'éleve une tige haute de trois à quatre pouces, ronde, nue, c'eſt-à-dire ſans feuille, & qui ſoutient à ſon extrêmité un bouquet de fleurs jaunes, d'une ſeule piéce, en entonnoir, à pavillon découpé en cinq parties preſque égales : le piſtile qui s'éleve du fond d'un calice vert, évaſé & à cinq dents, enfile la fleur, & devient une capſule arrondie qui renferme des graines brunes & anguleuſes.

Ses feuilles ſont vulnéraires, bonnes pour les coupures, d'où vient ſon nom de *Sanicula à ſanando*. *Vertus.*

Auricula urſi, par rapport à la figure des feuilles, qu'on a crû reſſembler à l'oreille de l'ours. *Etimologie.*

SANTALUM.

Santalum, ſeu Sandal, en françois, *Santal*, eſt un bois dur, peſant, odorant, qu'on nous apporte des Indes en buches mondées de leur écorce : il y en a de *trois* eſpeces ou de *trois* couleurs différentes, un *citrin*, un *blanc*, & un *rouge* : les arbres d'où ils ſortent ſont ſi ſemblables, qu'on ne les peut diſcerner que quand on les a dépouillez de leur écorce ; ce qui feroit croire qu'ils ſont tous trois d'une même eſpece, dont la différence ne vient que des différens climats où ils naiſſent. Ces arbres ſont hauts comme nos Noyers ; leurs feuilles ſont ſemblables à celles du Lentiſque ; leurs fleurs ſont de couleur azurée tirant ſur le noir ; leurs fruits ſont gros comme nos ceriſes, verds au commencement, & noirciſſant à meſure qu'ils mûriſſent, d'un goût fade. *Santal. Trois eſpeces.*

Le ſantal *citrin* eſt le meilleur des trois ſantaux ; il nous eſt apporté de la Chine, de Siam : on doit le choiſir récent, dur, compact, peſant, de couleur citrine ou tirant ſur le jaune, d'une odeur douce & fort agréable ; les Parfumeurs s'en ſervent. *Santal citrin. Choix. Uſage.*

Le ſantal *blanc* differe du ſantal citrin non ſeulement en couleur, mais en ce qu'il eſt bien moins ſpiritueux & odorant ; il nous eſt apporté de l'Iſle de Timor : on doit le choiſir récent, peſant, blanc, & de la plus forte odeur qu'il ſe pourra. *Blanc. Choix.*

Le ſantal *rouge* eſt le moins odorant de tous ; il nous eſt apporté de Tanaſarim & des lieux maritimes de Coromandel en deçà de la riviere du Gange : on doit le choiſir récent, dur, compact, peſant, de couleur rouge foncée, noirâtre en dehors. *Rouge. Choix.*

Les ſantaux, & principalement le citrin, contiennent beaucoup d'huile en partie éxaltée, & du ſel eſſentiel.

Ils ſont un peu aſtringens, & particuliérement le rouge ; ils fortifient le cœur, l'eſtomac, le cerveau ; ils purifient le ſang, ils arrêtent le vomiſſement : on s'en ſert intérieurement & quelquefois extérieurement dans les épithemes. *Vertus.*

Santalum vient du mot arabe *Sandal* qui ſignifie la même choſe. *Etimologie.*

SANTOLINA.

Santolina. Ang. prima. Dod.	*Abrotanum fœmina vulgare*. Park. Raii
Santolina foliis teretibus. Pit. Tournef.	hiſt.
Santolina vulgò, aliis Creſpolina. Cæſ.	*Chamæcypariſſus*. J. Bauhin.
Abrotanum fœmina foliis teretibus. C. B.	En françois, *Garderobe*.

Eſt une plante qui pouſſe comme un petit arbriſſeau des tiges ou des verges ligneuſes à la hauteur d'un pied & demi, grêles, rameuſes, couvertes de duvet blanc & léger : ſes feuilles ſont petites, un peu longues, fort étroites, crénelées, blanchâtres : ſes rameaux portent chacun en ſon ſommet une fleur qui, ſelon M. Tournefort, eſt un bouquet à pluſieurs fleurons jaunes, ramaſſez en boule, évaſez en étoile ſur le haut, portez cha- *Garderobe.*

cun fur un embrion, féparez les uns des autres par des feuilles pliées en goutiere, &
foutenus par un calice écailleux; lorfque la fleur eft paffee, chaque embrion devient
une graine un peu longue, rayée, de couleur obfcure : fa racine eft ligneufe. Toute la
plante a une odeur forte affez agréable, & un goût âcre & amer : on la cultive dans les
jardins : elle contient beaucoup d'huile éxaltée, & du fel volatil.

Vertus. Elle eft bonne contre les vers, contre la morfure des ferpens & la piquure des fcor-
pions, pour réfifter à la corruption, pour fortifier les nerfs; on employe fes feuilles &
fes femences en décoction ou en poudre.

*Etimolo-
gies.* *Santolina*, comme qui diroit *Herbe fainte*, à caufe de fes vertus.

Chamæcypariffus, à χαμαὶ, *humilis*, & *Cypariffus*, comme qui diroit *petit Cyprès*, parce
que cette plante reffemble en quelque maniere à un petit Cyprès.

Garderobe, parce qu'elle chaffe & tue les vers qui fe mettent dans les habits.

SAPHERA.

Saphera Zaffera.   En françois, *Safre. Zaphere.*   En allemand, *Zafloer.*

Safre, &c. Eft le Cobolt fixe, ou une matiere minérale bleuâtre qui eft reftée dans le fourneau
*Maniere de
le préparer.* après la fublimation du Cobolt en Arfenic, comme il a été rapporté à l'article de l'Arfenic; on pulvérife ce Cobolt fixe; on le mêle avec deux fois autant de cailloux pulvérifez; on calcine le mélange : il s'en forme une *pierre* pefante, mais tendre, de couleur
bleuâtre tirant fur le gris, remplie de petits brillans; c'eft le *Safre* : on le prépare en
Saxe & en plufieurs autres lieux d'Allemagne.

Ufage. Il eft employé pour donner une couleur bleue aux émaux, à la fayance, au verre,
*Azur à
poudrer.* pour faire l'azur : les Peintres l'appellent *Azur à poudrer*; on en colore auffi les Saphirs
faux; c'eft ce qui lui a fait donner le nom de *Saphera.*

M. l'Electeur de Saxe défend d'envoyer hors de fes Etats le Cobolt fixe, parce qu'il
lui rapporte un grand profit.

SAPHIRUS.

Saphirus. | *Sapphirus.* | En françois, *Saphir.*

Saphir. Eft une belle pierre prétieufe, brillante, diaphane, refplendiffante : il y en a de *deux*
efpeces génerales; une appellée *faphir mâle*, & l'autre *faphir femelle.*

Mâle. Ses faphirs *mâles* ont une couleur bleue tirant fur le blanc, ou une couleur d'eau
*Blanc ou
aqueux.* comme celle du diamant : ces derniers font appellez *faphirs blancs* ou *aqueux*; il font
moins recherchez que les bleus.

Femelle. Les faphirs *femelles* ont une couleur bleue foncée; ils font les plus eftimez, & princi-
Choix. palement ceux qui viennent des Indes Orientales, de Calecut, de Pegu, de Bifnagar,
de Zeilan : on en trouve auffi en plufieurs lieux des pays Occidentaux, comme aux
confins de Boheme & de Siléfie; mais ils ne font pas fi beaux ni fi parfaits que les Orientaux : leur couleur eft facilement effacée par le feu.

*Fragmens
de Saphirs.* On fe fert dans la Médecine des *fragmens* que les Lapidaires font en taillant les faphirs; ils font à peu près de la groffeur des têtes d'épingles, rouges ou noirs; mais il
faut préférer les rouges, parce que les noirs font remplis de mine de fer; ce qu'on apperçoit en les approchant d'une pierre d'aymant, car ils en font attirez comme le fer.

On attribue aux faphirs beaucoup de vertus qu'ils n'ont point; comme de fortifier
le cœur & les autres parties nobles, de purifier le fang, de réfifter au venin. Leurs qua-
Vertus. litez véritables font d'arrêter les cours de ventre, les hémorragies, d'adoucir les fels
Dofe. âcres du corps, étant broyez fubtilement & pris intérieurement : la dofe en eft depuis
demi-fcrupule jufqu'à deux fcrupules : on s'en fert auffi dans les colyres, pour deffécher les ulceres des yeux.

Le *Saphir* a pris son nom d'un lieu nommé en grec Σαπφείρ, d'où on le tiroit autrefois.

Etimologie.

SAPO.

Sapo, en françois, *Savon*, est une composition faite avec de l'huile d'olive la plus grossiere, de l'amidon, de l'eau de chaux, & de la lessive tirée des cendres du kali : on fait cuire le tout ensemble, l'agitant sur le feu jusqu'à ce qu'il soit réduit en une pâte qu'on forme par pains à mesure qu'elle refroidit. Il y en a de plusieurs sortes, qui prennent leurs noms des lieux où on les prépare : le premier & le meilleur de tous est la savon d'Alicant ; le deuxiéme est le Cartagene ; le troisiéme est le véritable Marseille ; le quatriéme est le Gayette ; le cinquiéme est le Toulon, qu'on appelle *faussement* Savon de Gehes. On fait aussi du Savon à Paris, & en plusieurs autres villes de France.

Savon.
Maniere de le faire.
Choix.

On doit choisir le savon sec & bien marbré.

Les savons different suivant la quantité & la force de la soude ou sel alkali qu'on y a fait entrer, qui les rend plus ou moins pénétrans : on en peut préparer avec la lessive du tartre calciné, ou de la cendre gravelée, ou du marc du raisin brûlé ; mais alors le savon étant trop fort, il attendrit & use trop le linge & les étoffes.

Dans les années que l'huile d'olive est rare, on pourroit employer en sa place, pour la composition du savon, de l'huile de noix, ou de l'huile de lin, ou quelque autre ; mais quand toutes ces huiles manquent, comme il est à peu près arrrivé en France aux années 1709 & 1710, les Savonniers leur substituent une graisse huileuse & liquide qu'on retire des intestins des bœufs & des autres animaux : mais le savon qui en provient acquiert une mauvaise odeur. Il est encore à remarquer que les autres huiles dont j'ai parlé, ne feroient pas le savon si bien conditionné ni si bon que l'huile d'olive.

On se sert du savonnage préférablement à la lessive ordinaire, pour nettoyer & blanchir le linge fin, afin de le conserver davantage : car le savon est un dissolvant assez foible qui ne peut pas l'user beaucoup : mais quand ce linge est trop sale, souvent on le fait passer par une lessive avant que de le mettre au savonnage. L'huile qui est incorporée & intimement mêlée avec la lessive dans le savon, bride & absorbe si bien son sel alkali, qu'elle modere beaucoup de son mouvement & de son action ; c'est ce qui fait la foiblesse de ce dissolvant : mais on peut dire aussi que cette huile étant elle-même empreinte ou armée de ce sel, est un dissolvant sulfureux analogue ou convenable pour dissoudre la substance sulfureuse ou grasse qui fait la saleté du linge quand elle n'est point trop grossiere.

Usage.

Il n'est pas absolument nécessaire de faire entrer de l'amidon dans la composition du savon ; on en peut faire avec un simple mélange d'huile, & d'une forte lessive de soude ; car cette huile étant bien agitée & cuite avec la lessive, il s'en fait une union & une maniere de *Nutritum* qui est un corps blanc & mou comme un onguent, & qui peu à peu se durcit ; mais l'amidon sert à lui donner du corps plus facilement, & à le rendre plus sec & plus blanc.

Le savon est fort résolutif ; on l'employe extérieurement pour les duretez de la matrice, pour les loupes & pour les autres tumeurs.

Vertus.

Les Marchands vendent encore un savon *mou* ou *liquide* : il y en a de *deux* especes ; un *noir* ou *brun*, & l'autre *verd*. Le premier est fait à Amiens, à Abbeville en Picardie ; on le prépare avec des feces d'huile à brûler, de la potée, & de l'eau de chaux. Le second est fait en Hollande avec de l'huile de chénevis, qui le rend verd. Ce dernier savon est rare en France.

Savon mou
Préparation.

Les savons mous servent pour les Bonnetiers.

Usage.

Fffff iij

Vertus. Ils font eftimez fébrifuges, fi l'on en frotte la plante des pieds.

Savon naturel des eaux de Plombieres. Il naît proche des Eaux minérales de Plombieres, une efpece d'argile très-graffe qui produit l'effet du favon ; on l'appelle *Savon naturel* : c'eft un fmectin ou *terra faponaria*, dont il fera parlé dans la fuite.

Savonier. On trouve aux Ifles Efpagnoles & en terre ferme en Amérique, un arbriffeau appellé *Sapindus*, Savonier, dont les feuilles reffemblent à celles du Frefne : fon fruit eft rond, gros comme une noix, couvert d'une peau rougé & liffe ; fous cette peau eft une certaine pulpe tenace, blanche, laquelle étant ôtée, il demeure une boule ronde, noire, fort dure, & très-amere au goût.

Ufages. L'écorce de ce fruit produit le même effet que le favon : on met deux ou trois de ces fruits dans de l'eau chaude, & l'on en favonne le linge ou les habits. Il s'y fait une grande quantité de mouffe ou d'écume, & l'on rend ce qu'on y nettoye fort net : ces écorces fe fondent peu à peu dans l'eau, jufqu'à ce qu'il n'y demeure plus rien que les noyaux qui font très-durs, & qui étant percez fervent à faire des chapelets.

Etimologie. *Sapo*, *à fepo*, fuif, parce que le favon reffemble à du fuif.

SAPONARIA.

Saponaria. Trag. Lac. Ger.
Saponaria major lævis. C. B.
Saponaria vulgaris. J. B. Park.

Lychnis fylveftris, quæ Saponaria vulgò. Pit. Tournef.
Lychnis Saponaria dicta. Raii hift.

En françois, *Saponaire.*

Saponaire. Eft une efpece de Lychnis, ou une plante qui pouffe plufieurs tiges à la hauteur d'un pied & demi ou de deux pieds, grêles, rondes, nouées, rougeâtres, fe foutenant à peine : fes feuilles font larges, nerveufes, femblables à celles du plantain, mais plus petites, oppofées : fes fleurs naiffent comme en ombelles aux fommitez des tiges, compofées chacune de cinq feuilles difpofées en œillet, ordinairement d'une belle couleur pourprée, quelquefois rofée, quelquefois blanche, odorantes, ayant en leur milieu quelques petites étamines blanches ; ces fleurs font foutenues par des calices oblongs : après qu'elles font paffées, il leur fuccede un fruit envelopé dans le calice ; on y trouve beaucoup de femences menues, prefque rondes, rouges : fes racines font longues, rougeâtres, nouées, ferpentant obliquement dans la terre, garnies de quelques fibres femblables à celles de l'Ellébore noir. Cette plante a un goût nitreux : elle croît proche des rivieres, des étangs, des torrens, le long des ruiffeaux, aux lieux fabloneux ; on la cultive auffi dans les jardins : elle fleurit aux mois de Juin & de Juillet ; elle contient beaucoup de fel effentiel, d'huile & de phlegme.

Vertus. Elle atténue & déterge puiffamment les humeurs ; elle excite la fueur, l'urine, & les mois aux femmes ; elle eft propre pour l'afthme, étant prife en décoction ; on s'en fert dans les fternutatoires ; on l'applique auffi extérieurement pour réfoudre les tumeurs, pour guérir les dartres, la gratelle & les autres démangeaifons.

Etimologie. *Saponaria*, *à fapone*, favon, parce que cette plante nettoye & emporte les taches de la peau, comme feroit le favon.

SARCOCOLLA.

Sarcocolle. *Sarcocolla*, en françois, *Sarcocolle* ou *Collechair*, eft une gomme égrénée en très-petits morceaux, fpongieux, de couleur jaunâtre tirant fur le blanc, reffemblant à des fragmens de gomme, ou à de l'encens qu'on auroit pulvérifé groffiérement, d'un goût douçâtre & fade. On nous l'apporte de Perfe & de l'Arabie heureufe : on dit qu'elle fort d'un arbriffeau épineux, dont les feuilles approchent en figure de celles du Senné, jaunâtres.

Il faut choisir la sarcocolle récente, en petites larmes ou égrénée, légere, pâle, glu-tineuse, d'un goût doux, un peu amer, désagréable; elle contient beaucoup d'huile & du sel acide. *Choix.*

Elle est astringente, détersive, digestive, aglutinante, consolidante; on l'employe dans les colyres qui servent pour les maladies des yeux, dans les emplâtres, dans les on-guens pour les playes. *Vertus.*

Sarcocolla à ϲάρξ, *caro*, & κόλλα, *gluten*, comme qui diroit *Collechair*, parce que cette gomme est propre pour consolider les chairs. *Etimolo-gie.*

SARDA.

Sarda, *Sardina.*   En françois, *Sardine.*

Est un petit poisson de mer semblable à l'Enchois, mais un peu plus grand & plus épais: il est couvert de grandes écailles minces, luisantes; sa tête est jaune, son dos est bleu, & son ventre est blanc: il ressemble beaucoup à une jeune ou petite Alose, mais il a moins de largeur: on le trouve communément dans la mer Méditerranée; il est ex-cellent à manger; on en sale une bonne quantité pour les garder & les transporter. Ce poisson sortant de la mer, contient beaucoup de sel volatil & d'huile. *Sardine.*

Il lâche le ventre, il est résolutif, propre pour les tumeurs des gencives & pour les varices, étant écrasé & appliqué dessus. *Vertus.*

On a appellé ce poisson *Sarda* ou *Sardina*, parce qu'on en envoyoit autrefois beau-coup de Sardaigne. *Etimolo-gie.*

SARDONYX.

Sardonyx, *Sardonychus.*   En françois, *Sardoine.*

Est une pierre prétieuse qui tient de la Cornaline & de l'Onyx; elle est belle, luisan-te, transparente, de couleur rouge tirant sur le blanc, comme l'ongle de l'homme. La plus estimée est la plus diaphane; on en apporte d'Egypte, d'Epire, de Babylone, d'A-rabie, des Indes, de Boheme, de Siléfie. *Sardoine.* *Choix.*

La Sardoine est propre pour arrêter le sang & les cours de ventre, étant pulvérisée & prise intérieurement. La dose en est depuis un scrupule jusqu'à une dragme. *Vertus.* *Dose.*

Sardonyx à *Sarda* & *Onyx*, parce que la Sardoine semble être une pierre composée de la Cornaline, qu'on appelle en latin *Sarda*, & de l'Onyx. *Etimolo-gie.*

SARGAZO.

Sargazo, Acostæ, Lugd.	*Fucus folliculaceus serrato folio.* C. Bauhin.
Lenticula marina serratis foliis. Lob.	
Acinaria marina 3. *species.* Imper.	*Vitis marina.* Theophr.

En françois, *Herbe flotante.*

Est un Fucus ou Varet qui couvre une profonde & spacieuse mer des Indes, appellée *Sargazo*, & qui s'éleve sur sa surface environ à la hauteur de la main: elle pousse plusieurs rameaux menus, déliez, gris, s'émmoncelant & s'entortillant les uns avec les autres. Ses feuilles sont longues, minces, étroites, dentelées en leurs bords, de couleur roussâtre; d'un goût approchant de plusieurs Fucus de nos mers. Ces tiges sont garnies de vessies rondes, grosses comme le Poivre, légeres & vuides. Cette plante est fort tendre quand on la retire de l'eau; mais elle devient dure & cassante quand elle a été féchée; on n'y a jusqu'à présent découvert aucune racine, mais seulement la mar-que par où elle a été rompue quand on l'a tirée de la mer; il y a néanmoins bien de l'ap- *Herbe flo-tante.*

parence que ſa racine eſt au fond de la mer. Cette herbe par ſon abondance, rend la navigation de cette mer fort dangereuſe à cauſe des rochers ou bancs de ſables ſur leſquels cette plante croît ; on en mange en ſalade.

Vertus. — Elle eſt fort apéritive, propre pour exciter l'urine, pour briſer la pierre du rein & de la veſſie, pour la colique néphrétique, pour le ſcorbut, étant mangée & priſe en décoction.

Sargazo vient du mot *Sargaſſo*, qui eſt le nom que les Portugais ont donné à l'étendue de la mer qui eſt entre les Iſles du Cap Vert, les Canaries, & la terre ferme d'Afrique.

SARGUS.

Sargus eſt un gros poiſſon charnu & épais qui ſe trouve dans la mer d'Egypte, ſur le rivage, dans le ſable : ſon corps eſt large, couvert d'écailles minces, de couleur tirant ſur le violet : ſon ventre eſt ample, ſon muſeau eſt pointu, ſes dents ſont grandes & ſemblables à celles de l'homme : il a une tache noire vers la queue, & ſon corps eſt ſouvent orné de lignes dorées & argentées; mais ces lignes s'effacent quand il meurt. Il naît dans la mer Adriatique ; on dit qu'il aime tant les Chêvres, que s'il les ſent, ou qu'il voye leur ombre, il fait des ſauts & s'avance pour ſe jetter deſſus. Il ſe nourrit ordinairement de bourbe, de fange qu'il trouve aux bords de la mer : il eſt bon à manger, mais ſa chair eſt dure.

Vertus. — On l'eſtime propre pour l'hydropiſie, étant pris en bouillon ; on s'imagine que ſes dents étant portées pendues au cou, préſervent du mal de dents.

Etimologie. — *Sargus* à Σάρξ, *caro*, parce que ce poiſſon eſt fort charnu.

SARSAPARILLA.

Sarſaparilla, *Zarzaparilla*, *Salſaparilla*. En françois, *Sarcepareille*.

Sarcepareille. — Eſt une racine qu'on nous apporte ſéche de la Nouvelle Eſpagne, en branches ou fibres groſſes comme une plume à écrire, longues de ſix ou ſept pieds, rondes, ligneuſes, ſans nœuds, dures, ridées, canelées, de couleur griſe obſcure en dehors, blanche en dedans : ces groſſes fibres ſont attachées par un de leurs bouts à une tête groſſe comme le poing, dure, ligneuſe, laquelle on rejette ſur les lieux comme inutile, car nous en voyons rarement parmi la Sarcepareille. Cette racine étant dans la terre, pouſſe une eſpece de *ſmilax* ou une plante appellée,

Smilax aſpera Peruana. Park.	*Smilax Peruviana Salſaparilla.* Ger.
Smilax aſpera Peruviana, ſive Salſaparilla. C. B.	*Smilax affinis Salſaparilla.* J. B. Raii hiſt.

Sa tige eſt longue, ſarmenteuſe, ligneuſe, épineuſe, pliante, verte, nouée, rampante, rameuſe, garnie de tenons ou de mains avec leſquelles elle s'attache comme la Vigne vierge, aux murailles ou le long des arbres voiſins; ſes feuilles les plus grandes ont juſqu'à douze doigts de longueur & cinq de largeur, pointues, nerveuſes : ſes fleurs naiſſent en grapes, diſpoſées chacune en étoiles, de couleur blanche. Quand elles ſont paſſées, il leur ſuccede des bayes groſſes comme des ceriſes médiocres, rondes, ridées, charnues, vertes au commencement, puis rouges, & enfin noires, d'un goût aigrelet ; elles contiennent un ou deux noyaux oſſeux, d'un blanc jaunâtre, qui renferment une ſemence ou amande dure, blanche. Cette plante croît abondamment au Pérou dans les lieux humides.

Choix. — La racine de Sarcepareille doit-être choiſie en longues fibres bien nourries & bien ſéchées, groſſes environ comme une plume à écrire, fléxibles, griſes en dehors, un peu
ridées,

ridées, faciles à être fendues, blanches en dedans, mais bordées de deux rayes rougeâtres, étant bien faines, moëlleules, fans vermoulure, & ne fe féparant point en petits éclats ni en poufliere : elle contient beaucoup de fel effentiel & d'huile.

Elle eft fudorifique, defficative, propre pour les rhumatifmes, pour la fciatique, pour arrêter les gonorrhées, pour les fcrofules, pour adoucir les accidens de la vérole ; on en fait prendre en décoction & quelquefois en poudre. *Vertus.*

Nous voyons chez les Marchands une autre efpece de Sarcepareille qu'on appelle *Sarcepareille de Marignan* : elle eft plus groffe & plus ridée que celle du Pérou, mais elle eft moins bonne. *Sarcepareille de Marignan.*

Sarfaparilla eft compofée de deux mots Indiens, de *zarfa*, qui fignifie *ronce*, & de *parilla*, *petite vigne*, comme qui diroit *plante qui tient de la vigne & de la ronce.* *Etimologie.*

SASSAFRAS.

Saffafras lignum. En françois, *Saffafras.*

Eft un bois jaunâtre odorant, d'un goût un peu âcre, aromatique, tirant fur celui du Fenouil ; on nous l'apporte en gros morceaux de la Floride, Province de la Nouvelle Efpagne, où il naît : on le tire auffi de la Louifiane ou Miffiffipi ; c'eft un arbre connu fous le nom de *Laurier des Iroquois*, appellé par Monard & par Clufius *Saffafras arbor*, par les Indiens *Pavame* ; & à qui les François ont donné le nom de *Saffafras* que les Efpagnols ont retenu ; cet arbre eft fi abondant qu'il remplit des forêts entieres : il eft grand, droit, beau à voir, de la figure & de la groffeur d'un Pin médiocre, couvert d'une groffe écorce raboteufe, rude, rougeâtre, facile à rompre, plus odorante que le bois, & d'un goût plus aromatique. Il jette en haut des rameaux chargez de feuilles qui reffemblent au commencement à celles du Poirier, mais qui prennent à mefure qu'elles croiffent, la figure de celles du Figuier, de couleur verte obfcure, d'une odeur agréable, principalement quand elles font féches ; fon fruit eft oblong, ridé, attaché à une longue queue ; fes racines font étendues, éparfes à fleur de terre, tantôt plus groffes, tantôt moins groffes felon la grandeur de l'arbre, légeres, fort odorantes. Cet arbre croît aux lieux maritimes tempérez, comme aux Havres de Ste Hélene & de S. Matthieu. *Saffafras. Laurier des Iroquois. Pavame.*

On doit choifir le Saffafras couvert de fon écorce, car elle a plus de vertu que le bois récent, odorant, de couleur jaunâtre tirant fur le blanc, d'un goût aromatique un peu piquant : il contient beaucoup d'huile éxaltée, & du fel volatil ou effentiel. *Choix.*

Il eft incifif, pénétrant, apéritif, fudorifique, cardiaque ; il réfifte au venin, il fortifie la vûe & le cerveau ; il eft propre pour la goutte fciatique, pour les catarres, étant pris en décoction ou en infufion. *Vertus.*

Saffafras eft peut-être une corruption de *Saxifraga*, comme pour dire *arbre ou bois dont les vertus approchent de celles du Saxifrage.* *Etimologie.*

SATUREIA.

Satureia fativa. J. B. Raii hift. Pit. Tournefort.	*Satureia æftiva hortenfis.* Ger.
Satureia hortenfis. Park.	*Satureia hortenfis, five Cunila fativa, Plinii.* C. B.
Satureia domeftica. Eyftet.	

En françois, *Sariete*, *Sadrée*, *Savorée.*

Eft une plante qui pouffe des tiges ou petites verges à la hauteur d'un pied ou d'un pied & demi, rondes, rougeâtres, un peu velues ; fes feuilles font petites, oblongues, *Sariete.*

semblables à celles de l'hyſope, un peu velues, percées de beaucoup de petits trous, mais qui ne traverſent point, d'une odeur approchante de celle du Thim, mais plus foible, d'un goût un peu piquant, agréable: ſes fleurs ſont petites, formées en gueule, clairſemées dans les aiſſelles des feuilles, tout-à-fait ſemblables à celles du thim, de couleur blanche tirant ſur le purpurin. Lorſqu'elles ſont paſſées, il leur ſuccede des ſemences menues preſque rondes, enfermées dans des capſules qui on ſervi de calice aux fleurs; ſa racine eſt petite, ſimple, ligneuſe: on cultive cette plante dans les jardins po-

Uſage.   tagers, car elle eſt ſouvent employée dans les ſauces. Elle contient beaucoup de ſel eſſentiel ou volatil, & d'huile éxaltée.

Vertus.   Elle eſt apéritive, pénétrante, atténuante; elle fortifie l'eſtomac, elle aide à la reſpiration; elle excite l'urine & les mois aux femmes; elle appaiſe les douleurs des oreilles, elle réſout les tumeurs, elle fortifie les nerfs & la vûe; on s'en ſert intérieurement & extérieurement.

Etimologie.   *Satureia à ſaturare, ſaouler*, parce qu'on employe cette plante dans les alimens.

SATYRIUM.

Satyrium primum. Brunf.	*Cynoſorchis prior Dodonæi.* J. B.
Cynoſorchis major. Ger.	*Cynoſorchis major latifolia.* Park.
Cynoſorchis latifolia hiante cucullo major. C. B.	*Orchis & teſticulus canis officinarum.* Amat. *latifolia.* Eyſtet.
Orchis mas latifolia. Fuch. *vel major.* Lon.	En françois, *Satyrion.*

Satyrion.   Eſt une eſpece de gros Orchis ou une plante dont les feuilles ſont larges, graſſes, preſque ſemblables à celles du Lis; ſa tige croît à la hauteur de plus d'un pied, anguleuſe, portant en ſa ſommité beaucoup de fleurs diſpoſées en épi, de couleur rouge tirant ſur le purpurin, marquetée de points purpurins; ſes racines ſont deux bulbes pendantes en forme de teſticules, une deſquelles eſt groſſe & bien nourrie: l'autre eſt plus petite & ridée: elles ſont toutes deux couvertes en deſſus par des fibres; cette plante croît dans les bois, dans les champs, dans les vignobles, dans les prez; ſa racine eſt en uſage dans la Médecine.

Choix.   On doit la choiſir récente, bien charnue, moëlleuſe, blanche en dedans, cueillie au Printems ou en Automne: elle contient beaucoup d'huile & du ſel volatil ou eſſentiel;

Uſage.   on la confit dans du ſucre pour la conſerver, ou bien on la fait ſécher & on la réduit en poudre quand on veut s'en ſervir.

Vertus.
Doſe.   Elle eſt propre pour exciter la ſemence & pour diſpoſer à la conception, étant mangée confite ou priſe en poudre, depuis un ſcrupule juſqu'à une dragme.

Etimologies.   *Satyrium à* σατίη, *membrum virile*, parce que les racines de cette plante ont la figure des teſticules d'un animal, & qu'elles excitent la ſemence.

Cynoſorchis ex κυνὸς, *canis; &* ὄρχις, *teſticulus*, comme qui diroit *Teſticule de chien.*

SAURUS.

Saurus, Saura, Lacerta maritima. En françois, *Lézard de mer.*

Lézard de mer.   Eſt un poiſſon long d'environ un pied, rond & ayant la figure d'un Lézard de terre, excepté qu'il n'a point de pieds. Sa tête eſt menue & ronde; ſon muſeau eſt oblong & pointu; ſa bouche eſt grande & garnie de petites dents; ſes yeux ſont de médiocre grandeur, ronds & jaunes dorez; ſon dos eſt de couleur verte noirâtre, ſon ventre eſt blanchâtre, & ſes côtez jaunes; il eſt marbré par tout comme les ſerpens, de taches rouges, bleues, jaunes, diſperſées par tout ſon corps.

Il y a *deux* efpeces de Lézard de mer ; un qu'on trouve dans la mer *Méditerranée* , &
l'autre dans la *mer Rouge* ; ils fe plaifent l'un & l'autre dans les lieux bourbeux ; ils fe
nourriffent de chair d'animaux , ou de petits poiffons ; ils font bons à manger, leur chair
eft molle.

Ils font apéritifs & réfolutifs.

Saurus vel Saura à σαῦρα , Lacerta , Lézard.

Vertus.
Etimolo-
gie.

SAXIFRAGA.

Saxifraga. Brunf.	*Saxifraga alba radice granulofa.* J. B.
Saxifraga alba. Ger.	*Saxifraga rotundifolia alba.* C. B. Pit.
Saxifraga alba vulgaris. Park.	Tournefort.
Saxifraga alba tuberofa radice. Cluf.	*Sedum foliis fubrotundis crenatis , Saxi-*
hift.	*fraga alba dicta.* Raii hift.

En françois, *Saxifrage.*

Eft une plante qui pouffe des feuilles prefque rondes, dentelées ou crenelées en leurs *Saxifrage.*
bords, reffemblant un peu à celles du Lierre terreftre, mais plus graffes & plus blanches, attachées à des queues médiocrement longues & velues. Il s'éleve d'entr'elles de
petites tiges à la hauteur d'environ un pied, rondes, tendres, velues, purpurines, rameufes, portant en leurs fommitez de petites fleurs à cinq feuilles, difpofées en rofe,
de couleur blanche. Quand cette fleur eft paffée, il paroît un fruit prefque rond, qui
contient dans deux loges des femences fort menues, longuettes, rouffes. Sa racine jette
plufieurs fibres, au haut defquelles font attachez de petits tubercules gros comme des
grains de Coriandre, ou un peu plus gros, de couleur en partie purpurine rougeâtre, en
partie blanche, d'un goût tirant fur l'amer : on appelle vulgairement ces tubercules,
grains ou *femences de Saxifrage.* Cette plante croît aux lieux herbeux, incultes, fur les *Grains ou*
montagnes, aux vallées, dans les bois ; on en trouve dans le bois de Boulogne proche *femences de*
de Paris ; elle fleurit au mois de May, elle eft un peu vifqueufe ; fes feuilles font plus *faxifrage.*
grandes & fes tiges plus hautes en certaines terres qu'en d'autres ; mais elles font ordinairement petites ; elle contient beaucoup de fel effentiel & d'huile.

Elle eft fort apéritive, propre pour la pierre, pour les obftructions, pour exciter les *Vertus.*
urines & les mois aux femmes, étant prife en décoction.

Saxifraga à Saxis, pierres , & frangere , brifer, comme qui diroit *Plante qui brife les* *Etimolo-*
pierres. On a donné ce nom à cette plante & à plufieurs autres, foit parce qu'on a crû *gie.*
qu'elles étoient propres à brifer ou diffoudre les pierres du rein & de la veffie, foit parce
que quelques-unes d'elles fortent des fentes des rochers , & qu'elles femblent les percer
par leurs racines.

SCABIOSA.

Scabiofa vulgaris major. Dod. Ger.	*Scabiofa vulgaris pratenfis.* Park.
Scabiofa pratenfis hirfuta , quæ officinarum.	*Scabiofa major communior hirfuta folio*
C. Bauhin.	*laciniato.* J. B. Raii hift.

En françois, *Scabieufe.*

Eft une plante qui pouffe de fa racine des feuilles oblongues, velues, laciniées par les *Scabieufe.*
côtez comme celles de la Roquette, mais beaucoup plus larges. Il s'éleve d'entr'elles
des tiges à la hauteur de deux ou trois pieds, rondes, velues, vuides, revêtues de quelques feuilles femblables à celles d'en bas, mais plus petites. Ces tiges foutiennent en leurs
fommitez des fleurs difpofées en bouquets ronds, compofez de fleurons inégaux, de

Ggggg ij

couleur bleue ou purpurine, ou d'un bleu mourant. Quand ces fleurs font paſſées, il leur ſuccede des manieres de têtes verdâtres compoſées de capſules qui contiennent chacune une ſemence oblongue, ſurmontée d'une couronne. Sa racine eſt longue. Cette plante croît dans les blez, dans les champs, dans les prez ; ſon goût eſt doux tirant ſur l'amer : elle contient du ſel eſſentiel & de l'huile.

Vertus.   Elle eſt ſudorifique, cordiale, pectorale ; elle réſiſte au venin, elle eſt bonne pour l'aſthme, pour la petite vérole.

Etimolo-gie.   *Scabioſa à ſcabie,* parce qu'on prétend que cette plante eſt propre pour guérir la gale.

SCAMMONIUM.

Scammonium,	*Scammonia,*	En françois, *Scammonée.*
Scammoneum,	*Scammonea,*	

Eſt un ſuc réſineux concret, ou une gomme griſe brune qui découle par inciſion de la racine d'un grand Liſeron étranger appellé

Convolvulus Syriacus & Scammonia Sy-riaca. Moriſ. hiſt. Pit. Tournefort.	*Scammonia Syriaca.* C. Bauh.
	Scammonium Syriacum. Ger.
Scammonia Syriaca, flore majore Con-volvuli. J. B. Raii hiſt.	*Scammonia Syriaca legitima.* Park.

Scammo-née.   Cette plante pouſſe pluſieurs tiges longues, grêles, ſarmenteuſes, rampantes, s'atta-chanr & s'entortillant autour des arbriſſeaux voiſins. Ses feuilles ſont larges, pointues, triangulaires, ou formées en cœur, liſſes, d'un beau verd, attachées à des queues cour-tes : ſes fleurs naiſſent dans les aiſſelles des feuilles ; elles ont la figure d'une cloche, de couleur purpurine ou blanche, belles, agréables à la vûe : quand elles ſont paſſées, il leur ſuccede des fruits preſque ronds, membraneux, contenant dans leur cavité des ſe-mences anguleuſes, noires : ſa racine eſt longue, groſſe comme le bras, griſe brune en dehors, blanche en dedans, garnie de fibres, remplie d'un ſuc blanc ou laiteux, com-me auſſi toute la plante, d'une odeur forte : elle croît abondamment en pluſieurs lieux du Levant, mais principalement aux environs d'Alep ou de ſaint Jean d'Acre, en terre graſſe.

Quand le ſuc eſt ſorti de la racine de la plante par les inciſions qu'on y a faites, on le met épaiſſir ou évaporer au ſoleil juſqu'à ce qu'il ſoit réduit en forme ſolide. C'eſt la

D'Alep eſt la meilleu-re.   *Scammonée* ; on en trouve de *deux* ſortes chez les Droguiſtes, une qui vient d'*Alep,* & l'autre de *Smirne* ; la premiere eſt préferable à la ſeconde, elle eſt plus réſineuſe & plus purgative, auſſi eſt-elle à un plus haut prix.

Choix.   On doit choiſir la ſcammonée nette, légere, tendre, friable, réſineuſe, griſe, ſe ré-duiſant facilement en une poudre griſe cendrée, d'une odeur fade, déſagréable, d'un goût un peu amer ; elle contient beaucoup d'huile & du ſel eſſentiel.

Vertus.   Elle eſt fort purgative ; elle évacue par bas les humeurs bilieuſes, âcres, ſereuſes,
Doſe.   mélancoliques ou tartareuſes. La doſe en eſt depuis quatre grains juſqu'à dix-huit.

La ſcammonée de *Smirne* differe de celle d'Alep, en ce qu'elle eſt plus matte ou plus compacte, plus peſante, plus noirâtre, moins réſineuſe, ſe rompant difficilement, pre-nant une couleur moins griſe quand on la pulvériſe, blanchiſſant moins la liqueur dans laquelle on la diſſout, & rendant un effet moins purgatif.

SCANDIX.

Scandix. Dod. Geſn. hort. Lob. Ger.	*Scandix femine roſtraro vulgaris.* C. B.
Pecten Veneris, ſive Scandix. Ger.	Pit. Tournefort.

Scandix vulgaris, five Pecten Veneris. Park. | *Pecten Veneris.* J. B. Raii hift. En françois, *Aiguille* ou *Peigne de Venus.*

Eſt une plante dont les feuilles font découpées menu à peu près comme celles de la Coriandre, d'un goût douçâtre un peu âcre, attachées à des queues aſſez longues : ſes tiges croiſſent à la hauteur d'environ un pied, grêles, rameuſes, velues, vertes en haut, rougeâtres en bas : elles ſoutiennent en leurs ſommets des ombelles ou paraſols, ſur leſquels ſont attachées de petites fleurs à cinq feuilles blanches diſpoſées en fleur de lys : lorſque la fleur eſt paſſée, il paroît un fruit compoſé de deux graines longues ſemblables à des aiguilles : ſa racine eſt groſſe comme le petit doigt, ſimple, blanche, d'un goût doux. Cette plante croît entre les blez, dans les champs, dans les vignobles : elle contient beaucoup de ſel eſſentiel ; elle eſt dans ſa vigueur aux mois de May & de Juin ; quelques-uns en mangent. Aiguille ou peigne de Venus.

Elle eſt apéritive, vulnéraire, digeſtive, réſolutive, propre pour exciter l'urine, pour les maladies de la veſſie, étant priſe en décoction. Vertus.

Scandix vient du grec σκάνδιξ, qui ſignifie la même choſe. Etimologies.

Pecten veneris, parce que les fruits de cette plante qui ſont faits en aiguille, étant proche l'un de l'autre, ſemblent rangez comme les dents d'un peigne.

SCARABEUS.

Scarabeus ſtercorum. Cantharus.   En françois, *Eſcarbot. Fouille-merde.*

C'eſt un groſſe mouche qui ſe tient ordinairement ſur les excrémens, & qui en tire ſa nourriture : quelques-uns l'employent dans la Médecine après l'avoir préparée : cette préparation conſiſte à la bien laver, à la faire mourir & ſécher au Soleil, & à la réduire en poudre ſubtile ; elle contient beaucoup d'huile & de ſel volatil. Eſcarbot. Préparation de l'eſcarbot.

Elle eſt réſolutive & aſtringente, propre pour raffermir & fortifier les fibres ou ligamens des yeux relâchez, y étant appliquée, & donnée intérieurement : la doſe en eſt depuis demi-ſcrupule juſqu'à demi-dragme. Vertus. Doſe.

On prépare une *huile* d'eſcarbot en faiſant infuſer & bouillir cet inſecte dans de l'huile de lin ; on coule enſuite l'huile, & l'on s'en ſert avec du coton pour adoucir & réſoudre les hémorroïdes, pour raffermir l'anus quand il eſt relâché. Huile. Vertus.

SCARABEUS STRIDULUS.

Scarabeus ſtridulus, en françois, *Haneton*, eſt une eſpece d'eſcarbot, ou une groſſe mouche qu'on voit paroître au printems dans les hayes & ſur les arbres ; elle eſt groſſe comme le pouce, & longue comme une groſſe féve, de couleur obſcure, rougeâtre ou noire ; elle a deux cornes qui ſont houpées au bout, & une petite queue pointue noire : ſon *origine* vient, ſelon M. Godar, d'un œuf qui ſe dévelope en un eſpece de ver appellé par les payſans *Ver de blé* ; ce ver, lorſqu'il eſt arrivé à ſa grandeur naturelle, & qu'il veut ſe diſpoſer à ſa transformation, ſe retire dans un lieu élevé, ſec, & où l'on ne fouit guéres ſouvent ; là il ſe change en haneton, de la maniere que la chenille ſe change en papillon : mais ce n'eſt ordinairement qu'après quatre années que ſe fait cette tranſmutation. Haneton. Origine. Ver de blé.

Les hanetons commencent à paroître au mois de May ſur les arbres, & particuliérement ſur les noyers : ils y cauſent un grand dommage, car ils en rongent les fleurs & les feuilles ; ils n'y demeurent guéres que deux mois, après quoi ils s'enferment dans la terre, où ils ſe tiennent ſeuls plus de neuf mois ſans changer de place ni ſans prendre aucune nourriture, puis ils reprennent leur vigueur au printems ; ils vivent de cette maniere pluſieurs années, & font leurs œufs. Ils contiennent beaucoup de ſel volatil & d'huile.

Ggggg iij

Le haneton eſt fort apéritif, propre pour la pierre, pour la gravelle, étant ſéché, pulvériſé, & pris intérieurement : la doſe en eſt depuis demi-ſcrupule juſqu'à demi-dragme.

Scarabeus, κἀραϐος, eſcarbot; *ſtridulus*, parce que cette mouche fait du bruit en volant.

SCARUS.

Scarus eſt un gros poiſſon de mer, ruminant, large, épais, preſque rond, approchant en figure du *Sargus* : ſon corps eſt couvert de grandes écailles minces de couleur bleue, noirâtre ſur le dos, & blanche vers le ventre ; il eſt armé vers les nageoires de pluſieurs aiguillons ; ſes yeux ſont grands ; ſa bouche eſt médiocre ; ſes dents ſont larges comme celles de l'homme ; il vit d'herbes, d'alga ; il ne mange aucun poiſſon. On croit qu'il eſt le ſeul poiſſon qui rumine ; quelques-uns le mettent entre les eſpeces de Perche. Il habite les rochers en Sicile, en Aſie, en Gréce. Il eſt bon à manger ; ſa chair eſt tendre, friable, facile à digérer.

Son *foye* eſt eſtimé propre pour la jauniſſe, pour lever les obſtructions, étant mangé, ou ſéché, réduit en poudre, & pris dans du vin blanc.

Scarus, à σκαίρω, *palpito*, *vel depaſcor*.

SCECACHUL.

Scecachul, Renodæi.	*Secacul Arabum & Maurorum*, ſive *Paſtinaca Syriaca*. Rauwolff. Lugd. append.
Siſarum Syriacum. C. Bauhin.	

Eſt une plante étrangere que les Arabes appellent tantôt *Locachium*, tantôt *Lichimum*, tantôt *Alithimum* : ſa tige eſt baſſe & noueuſe, portant des feuilles ſemblables à celles du Chervi : ſes fleurs ſont de *deux* ſortes, les unes *ſtériles* & blanchâtres, les autres *fertiles* qui occupent le centre de l'ombelle, & ſont violettes : au lieu de ſemence, il ſe forme dans ces ombelles des *grains noirs* gros comme des pois, appellez *Culcul* ou *Kilkil*, empreints d'un ſuc doux : ſa racine eſt noueuſe & nerveuſe. Cette plante croît contre les racines des arbres, aux lieux ombrageux : elle eſt fort rare.

Ses grains appellez *Culcul* ſont propres pour exciter la ſemence & pour hâter la conception, étant mangez : on employe auſſi ſa racine aux mêmes uſages.

Scecachul eſt un nom arabe.

SCHÆNANTHUM.

Schænanthum.	*Palea de Mecha.*
Schænanthos.	*Stramen Camelorum.*
Fœnum Camelorum.	*Schænanthos*, ſive *Juncus odoratus*. J. B.
Juncus odoratus.	En françois, *Schénante*, ou *Jonc odorant*.

Eſt une eſpece de Gramen, qui croît en ſi grande quantité en Nabathée, Province de l'Arabie heureuſe, & au pied du mont Liban, qu'on la fait ſervir de fourage & de litiere pour les chameaux : ſa tige eſt haute d'environ un pied, diviſée en pluſieurs tuyaux durs, de la groſſeur, de la figure & de la couleur de la paille d'orge, étant plus menue vers le haut : ſes feuilles ſont longues d'environ demi-pied, étroites, roides, pointues, de couleur verte-pâle, & d'un goût très-piquant : ſes fleurs naiſſent en ſes ſommitez, rangées à double rang en pannicules, petites, veloutées, de couleur rouge incarnate, belles à voir : ſa racine eſt petite, dure, ſéche, noueuſe, garnie de filamens longs, blancs. Toute la plante, & particuliérement ſa fleur, eſt fort odorante, d'un goût piquant, pénétrant, & très-aromatique : on doit préférer dans la Médecine la fleur au

reſte de la plante. Il faut la choiſir récente, nette, odorante, légere, de belle couleur, **Choix.**
d'un goût piquant & aromatique : elle contient beaucoup d'huile éxaltée & de ſel volatil.

Elle eſt inciſive, atténuante, pénétrante, déterſive ; elle réſiſte à la malignité des hu- **Vertus.**
meurs, elle eſt vulnéraire, elle leve les obſtructions, elle excite l'urine & les mois aux
femmes ; on s'en ſert intérieurement & extérieurement.

* On apporte depuis quelques années de l'Iſle de Bourbon & de Madagaſcar un au- **Schénante**
tre Gramen qui a l'odeur & le goût du Schénante vrai ; mais il eſt plus vert, & ſes pan- **des Indes**
nicules plus petites & moins chargées de fleurs. On s'en ſert en infuſion en manie- **ou de l'Iſle**
re de Thé pour les rhumes opiniâtres. **Bourbon.**
Uſage.
Schænanthos, à χοῖνος, *juncus*, & ἄνθη, *flos*, c'eſt-à-dire *fleur de jonc.* **Etimolo-**
gie.

S C I Æ N A.

Sciæna, Umbra, Umbrina, eſt un grand poiſſon de mer long d'environ ſix pieds, &
peſant ordinairement ſoixante livres : il naît dans l'Océan & dans la mer Méditerranée : il eſt couvert d'écailles qui paroiſſent rangées obliquement : celui de l'Océan eſt
de couleur *de fer*, & celui de la mer Méditerranée de couleur *argentine* & *dorée : ſa* tête
eſt grande & groſſe ; ſes dents ſont longues, rondes, aigues, menues ; ſon dos eſt armé
de deux aiguillons : il a tant de reſſemblance avec le poiſſon appellé en latin *Coracinus*,
& en françois, *Durdo*, qu'on les prend l'un pour l'autre dans les poiſſonneries ; ils different pourtant en grandeur. On trouve dans ſa tête des *pierres* aſſez groſſes. Il vit de **Pierres.**
poiſſons. Il eſt fort bon à manger, & de facile digeſtion.

Les *pierres* qui ſe trouvent dans ſa *tête* ſont apéritives & propres pour la pierre, pour **Vertus.**
la gravelle, étant broyées & priſes intérieurement : la doſe en eſt depuis demi-ſcrupule **Doſe.**
juſqu'à deux ſcrupules ; on s'en ſert auſſi en amulette pour la colique.

S C I L L A.

Scilla, en françois, *Scille*, eſt une eſpece d'Ornithogalum, ou une plante dont il y a **Scille.**
deux eſpeces.

La premiere eſt appellée, **Premiere**
eſpece.

Scilla major. Caſt.	*Scilla vulgaris radice rubrâ.* C. B.
Scilla rubra magna vulgaris. J. Bauhin.	*Scilla rubra, ſive Pancratium verum.*
Raii hiſt.	Park.
Pancratium. Cluſ. Dod. Ger.	*Scilla fœmina*, Plinio.
Ornithogalum maritimum, ſeu Scilla ra-	*Squilla.* Brunf.
dice rubrâ. Pit. Tournef.	En françois, *Scille rouge.*

Elle pouſſe des feuilles longues de plus d'un pied, larges preſque comme la main, **Scille rou-**
charnues, fort vertes, remplies d'un ſuc viſqueux & amer : il s'éleve de leur milieu une **ge.**
tige à la hauteur d'environ un pied & demi, droite, portant en ſa ſommité des fleurs à
ſix feuilles blanches diſpoſées en rond : lorſqu'elles ſont paſſées, il paroît en leur place
des fruits preſque ronds, relevez de trois coins, & diviſez intérieurement en trois loges remplies de ſemences noires : ſa racine eſt un oignon ou une bulbe groſſe comme la
tête d'un enfant, compoſée de lamines épaiſſes, rougeâtres, ſucculentes, viſqueuſes,
rangées les unes ſur les autres, ayant en deſſous pluſieurs groſſes fibres.

La ſeconde eſpece eſt appellée, **Seconde**
eſpece.

Scilla. Dod.	*Scilla maſcula*, Plinio.

Scilla alba. Park.	*Scilla magna alba.* J. B. Raii hift.
Scilla Hifpanica. Cluf. hifp. & hift.	*Scilla minor.* Caft.
Scilla Hifpanica vulgaris. Ger. emac.	*Ornithogalum maritimum, feu Scilla ra-*
Scilla, five Cepa marina. Lobel.	*dice albâ.* Pit. Tournef.
Scilla radice albâ. C. B.	En françois, *Scille blanche.*

Scille blanche. Elle differe de la précédente efpece en ce que fes feuilles font moins grandes, en ce que fa racine eft moins groffe & de couleur blanche ; elle eft auffi moins commune.

Choix. Les Scilles croiffent aux lieux fabloneux proche de la mer, en Efpagne, en Portugal, en Sicile, en Normandie ; on nous en apporte de différentes grandeurs. On doit les choifir récentes, de groffeur médiocre, bien faines, bien nourries, cueillies vers le mois de Juin, pefantes, fermes, empreintes d'un fuc vifqueux, amer & âcre : elles contiennent beaucoup de fel effentiel, d'huile & de phlegme, peu de terre.

Vertus. Elles font incifives, atténuantes, déterfives, apéritives ; elles réfiftent à la pourriture, elles excitent l'urine & les mois aux femmes, elles rarefient les phlegmes de la poitrine, étant prifes intérieurement en décoction ou en fubftance ; on les applique auffi extérieurement pour la teigne : on trouvera les manieres de les préparer dans ma *Pharmacopée Univerfelle.*

M. Tournefort a rangé les Scilles fous le genre de l'Ornithogalum ; on en faifoit avant lui un genre féparé.

Etimologie. *Scilla*, à σκίλλω, *arefactio*, parce que les Scilles croiffent en des lieux arides, fabloneux, fecs ; ou bien à σκύλλω, *moleftus fum*, parce que cet oignon pique & irrite par fon acrimonie les endroits où l'on l'applique : on prétend même que fi on le coupe avec un couteau de fer ordinaire, ce couteau fera empoifonné ; c'eft pourquoi les Auteurs demandent ordinairement dans les préparations des Scilles, qu'on fépare leurs lamines avec un couteau d'yvoire ou de bois.

SCINCUS.

Scinc marin. *Scincus marinus,* en françois, *Scinc marin,* eft un petit animal amphibie reffemblant à un petit Lézard, ou plutòt à un petit Crocodile, long comme la main, un peu plus gros que le pouce, couvert de petites écailles de couleur argentine, principalement fous le ventre, ayant comme des bandes brunes en travers fur le dos : fa tête eft oblongue, & à peine furpaffe-t-elle fon cou en groffeur ; fes yeux font petits, pénétrans ; fon mufeau eft plus pointu que celui du Lézard, couvert d'écailles comme tout le refte du corps ; fa gueule eft beaucoup fendue, garnie de petites dents blanches & rouges ; fon ventre eft large & ample ; fa queue eft ronde & courte ; il a quatre jambes d'environ un pouce de hauteur ; fes pieds reffemblent beaucoup à de petites mains, ayant chacune quatre doigts : il va quelquefois dans l'eau, quelquefois fur la terre. Quelques **Crocodilus minor.** Auteurs l'ont appellé *Crocodilus minor* : il naît dans le Nil en Egypte, & en plufieurs autres lieux : il fe nourrit de fleurs aromatiques : il ne croît jamais plus grand que nous le voyons. On lui ouvre le ventre, on en ôte les entrailles, & on le remplit de Polium ou de quelque autre herbe féche & aromatique, afin de le conferver : il contient beaucoup de fel volatil & d'huile.

Choix. On doit choifir les Scincs gros, longs, larges, affez pefans, entiers, bien féchez, récens : plufieurs préferent leurs reins à tout le refte du corps, mais ils font également bons partout.

Vertus. Ils font propres pour réfifter au venin, pour exciter la femence, étant pris intérieure-
Dofe. ment en poudre : la dofe en eft une dragme.

Etimologie. *Scincus* vient du grec σκίγκος, qui fignifie la même chofe.

SCIRPUS.

SCIRPUS.

Scirpus altissimus. Pit. Tournef.
Juncus maximus, sive Scirpus major.
C. B. Raii hist.
Holoschænos. Theophr. Lugd. desc.

Juncus aquaticus maximus. Ad. Ger.
Juncus lævis maximus. Park.
Juncus maximus Holoschænos. J. B.
Mariscus, Plinii.

En françois, *Jonc d'eau.*

Est le plus grand des joncs lisses, ou une plante aquatique qui pousse plusieurs tiges **Jonc d'eau.** plus hautes qu'un homme, grosses comme le petit doigt, droites, rondes, sans nœuds, vertes, lisses, finissant en pointe, remplies de moëlle blanche, portant en leurs sommitez des fleurs à plusieurs étamines rousses, disposées en maniere d'épis, larges par bas, & pointus en leur cime comme en pain de sucre, entremêlées de feuilles en écailles : il leur succede des semences grosses comme celles du millet, triangulaires, ramassées l'une contre l'autre, & formant ensemble une tête : ses racines sont longues, grosses, nouées, rampant dans la terre, de couleur rouge-brune en dehors, blanche en dedans. Cette plante croît dans les marais, dans les étangs, dans les rivieres & aux autres lieux aquatiques. On s'en sert pour un grand nombre d'ouvrages : elle contient beaucoup **Usage.** d'huile, peu de sel.

Ses sommitez fleuries, ses semences & ses racines sont astringentes & un peu narco- **Vertus.** tiques, propres pour arrêter les cours de ventre & les hémorragies, étant prises en décoction.

Scirpus, à *sirpo*, id est *ligo*, je lie, parce que le jonc sert à lier beaucoup de choses. **Etimolo-** *Juncus*, à *jungendo seu ligando*, par la même raison. **gies.** *Holoschænos*, ex ὅλος, *totus*, & χοῖνος, *juncus* ; comme qui diroit *véritable jonc.*

SCIURUS.

Sciurus. Campsurus. Hispurus. Nitela. Scuriolus. En françois, *Ecureuil. Ecurieu.*

Est une espece de Bélette, ou un petit animal à quatre pieds, sauvage, fort léger, & **Ecureuil.** sautant sur les arbres de branche en branche avec grande agilité : *Jonstonius* le met au nombre des rats, mais il a plus de rapport avec la Bélette : son poil est ordinairement roux, mais quelquefois gris ou de couleurs variées ; sa tête approche de celle du rat ; son corps est long comme celui de la Bélette, assez grêle ; ses dents incisives sont longues & si fortes, qu'elles rongent & coupent de grandes branches d'arbres ; sa queue est longue & garnie de poils grands & amples ; il l'éleve sur son dos quand il veut se garantir de l'ardeur du Soleil, & il s'en sert de voile quand il passe l'eau sur quelque morceau de bois : il habite ordinairement les pays Septentrionnaux : il se tient sur les arbres ; il vit de pommes, de noix, d'avelines, de gland, de fouesne ; il s'assied sur son derriere pour manger, & se sert de ses pattes de devant comme de mains pour porter à sa gueule ; il s'accouple avec sa femelle au printems, & tous deux portent leurs petits au sommet d'un arbre, où ils leur bâtissent un lit avec les feuilles de l'arbre ; on dit que ces petits Ecurieux quittent leur lit au trois ou au quatriéme jour pour suivre leur mere : la Martre est ennemie de l'Ecureuil. L'*amande* amere & celles des *noyaux d'abricot* & de **Poison.** *pesche* l'empoisonnent s'il en mange. Il contient beaucoup d'huile & de sel volatil : cet animal est bon à manger, mais on n'en mange qu'en certains pays : sa *graisse* est émol- **Vertus.** liente, & propre pour adoucir les douleurs d'oreille, si l'on y en fait entrer. On voit **Ecureuils** aux Indes des *Ecureuils volans*, quoiqu'ils n'ayent point d'aîles. **ailez.**

Sciurus, à σκιά, *umbra*, & ἐρά, *cauda*, parce que cet animal couvre presque tout son **Etimolo-** **gies.**

Hhhhh

corps de fa queue, & en fait de l'ombre pour fe garantir des ardeurs du Soleil.

Scuriolus eft le diminutif de *Sciurus*,

Nitela, à nitendo, parce que l'Ecureuil s'efforce de grimper aux arbres.

SCLAREA.

Sclarea. Tab. icon. Pit. Tournef.	*Orminum fativum.* Fuch. Tur.
Sclarea hortenfis. Gein. append.	*Gallitrichum, five Horminum.* Ger.
Horminum Sclarea dictum. C.B. Raii hift.	*Orvala.* Dod. Caft.
Horminum fativum vulgare, five Sclarea.	*Gallitrichum fativum.* J. B. Trag.
Park.	*Matrifalvia in jor.* Col.

En françois, *Toutebonne. Orvale.*

Toutebon-ne,Orvale. — Eft une plante qui pouffe une tige à la hauteur d'environ deux pieds, groffe prefque comme le petit doigt, quarrée, roide, velue, remplie de moëlle blanche, divifée en aîles ou en rameaux oppofez les uns aux autres : fes feuilles font grandes, larges, velues, blanchâtres, boffelées, ridées, rudes, plus larges en leur bafe, & diminuant peu à peu jufqu'à une pointe obtufe, légérement crénelées en leurs bords, attachées à des queues longues, principalement celles d'en bas, qui fortent de la racine ; les autres font oppofées deux à deux le long de la tige & des branches : fes fleurs naiffent en fes fommitez, verticillées, & difpofées comme en épis longs ; chacune d'elle eft en gueule, ou formée en tuyau découpé par le haut en deux lévres, de couleur bleue, foutenu fur un calice glutineux divifé en cinq pointes : quand ces fleurs font tombées, il leur fuccede des femences affez groffes, prefque rondes, liffes, polies, rouffâtres, enfermées dans des capfules qui ont fervi de calices aux fleurs : fa racine eft fimple, ligneufe, garnie de fibres, de couleur obfcure, d'un goût qui n'eft point défagréable, mais qui échauffe la bouche. Toute la plante a une odeur forte & un goût amer : on la cultive dans les jardins ; elle contient beaucoup d'huile éxaltée & de fel effentiel ou volatil.

Vertus. — Elle eft apéritive, hyftérique, propre pour exciter les mois aux femmes, pour faciliter l'accouchement, étant prife en décoction : fa fleur étant infufée dans du vin ou dans de la bierre, donne à ces liqueurs un goût approchant de celui du mufcat ; mais ceux qui en boivent en font facilement enyvrez, à caufe des parties volatiles ou fulfureufes de la fleur, qui fe font jointes à celles de la boiffon.

Etimolo-gie. — *Sclarea*, à σκληρὸς, *durus, ficcus*, parce que la tige de cette plante eft dure & peu fucculente.

SCOLYMUS.

Scolymus Chryfanthemos. C. Bauhin. Pit.	*Spina alba.* J. Bauh. Raii hift.
Tournef.	*Carduus Chryfanthemus.* Dod. Ger.
Scolymus Theophrafti, five Eryngium luteum Monfpelienfium. Park. Lob. Cæf.	*Carduus Chryfanthemus Narbonenfium.* Ger.
	Afcolimbros, Bellonio.

En françois, *Epine jaune.*

Epine jaune. — Eft une plante qui pouffe une tige à la hauteur d'un pied & demi, velue, divifée en plufieurs rameaux : fes feuilles qui fortent les premieres de fa racine, font longues, affez larges, finueufes, éparfes à terre, vertes, marbrées de taches blanches, épineufes, rendant du lait ; mais celles qui garniffent la tige & les rameaux font plus courtes, plus épineufes, plus roides, plus rudes, découpées profondément : fa fleur, felon M. Tournefort, eft un bouquet à demi-fleurons jaunes, dorez, féparez les uns des autres par une feuille ou écaille, & foutenus par un calice à plufieurs feuilles appliquées les unes fur les autres : quand cette fleur eſt paſſée, il lui ſuccede une tête compoſée de pluſieurs ſemences larges plates, pailleuſes, envelopées par le calice : ſa racine eſt longue, groſſe comme le pouce, tendre, de couleur fauve, empreinte d'un ſuc laiteux, doux & agréable au goût ; les cochons en ſont frians. Cette plante croît dans les pays chauds, principalement aux environs de la mer ; elle eſt commune en Languedoc, en Italie : elle contient beaucoup de phlegme & d'huile, médiocrement du ſel.

Sa racine eſt apéritive & propre pour arrêter la ſemence.   Vertus.

Scolymus, à σκολίος, *aſper*, parce que cette plante eſt épineuſe.   Etimolo-gies.

Chryſanthemos, à χρυσὸς, *aurum*, & ἄνϑος, *flos* ; comme qui diroit *à fleur dorée*.

SCOMBRUS.

Scombrus. Scomber. Macularellus.   En françois, *Maquereau.*

Eſt un poiſſon de mer fort connu dans les Poiſſonneries : il eſt long d'environ un   Maquereau pied, charnu, gros du moins comme le bras, couvert d'une belle peau bleue ſur le dos & argentine vers le ventre, ſans écailles ; ſa tête eſt ronde ; ſa bouche eſt aſſez grande ; ſes dents ſont petites ; ſa machoire inférieure eſt reçue dans la ſupérieure, ſe fermant en façon de boëte ; ſes yeux ſont grands & jaunes. On le trouve ſouvent dans le ſable & entre les pierres ſur le rivage : on le pêche pendant qu'il n'eſt qu'à la groſſeur où nous le voyons ; mais celui qui échape aux pêcheurs, croît fort grand & gros.

Sa *chair* eſt compacte, un peu viſqueuſe, de bon ſuc & d'un goût agréable, nourriſ-ſante : elle contient beaucoup d'huile & de ſel volatil.

Le maquereau eſt apéritif & réſolutif.   Vertus.

Scombrus, à σκόμβρος, qui ſignifie la même choſe.   Etimolo-gies.

On a donné le nom de *Maquereau* à ce poiſſon, parce qu'on tient qu'auſſitôt que le printems eſt venu, il a coutume de ſuivre les petites Aloſes qui ſont appellées ordinaire-ment *Vierges*, & de les conduire à leurs mâles.

Quelques-uns veulent que *Maquereau* vienne de *macula*, tache, parce que ce poiſ-ſon eſt tacheté, d'où vient le nom de *Macularellus*.

SCORDIUM.

Scordium. Dod. J. B. C. B. | *Chamædris paluſtris caneſcens, ſeu Scor-*
Scordium verum. Geſn. hort. | *dium officinarum*. Pit. Tournef.
Scordium legitimum.. Park.

En françois, *Chamairas. Germandrée d'eau*, ou *aquatique.*

Eſt une eſpece de Germandrée, ou une plante qui pouſſe pluſieurs petites tiges quar-   Chamairas rées, velues, rameuſes, inclinées vers terre, & ſerpentantes : ſes feuilles ſont rangées deux à deux le long des branches, oblongues, plus grandes que celles du Chamædris ordinaire, dentelées en leurs bords, molles, velues, blanchâtres : ſes fleurs ſont peti-tes, en gueule ; elles naiſſent dans les aiſſelles des feuilles le long des tiges & des bran-ches ; chacune d'elles eſt un tuyau évaſé par le haut & prolongé en lévre, découpé en cinq parties, de couleur rouge : après que cette fleur eſt paſſée, il lui ſuccede quatre ſe-mences menues, preſque rondes, encloſes dans une capſule qui a ſervi de calice à la fleur : ſa racine eſt fibrée & ſerpentante ſous terre. Toute la plante a une odeur d'ail & un goût amer aſtringent : elle croît aux lieux humides, marécageux, le long des foſſez remplis d'eau ; elle fleurit ordinairement au mois de Juillet. Elle contient beaucoup de ſel eſſentiel & d'huile.

Elle eſt déterſive, aſtringente, vulnéraire, ſudorifique ; elle réſiſte au venin, elle ex-   Vertus.

cite les mois aux femmes, elle adoucit les douleurs de la goutte, elle préserve de la pourriture ; on s'en sert extérieurement & intérieurement en poudre ou en décoction.

Etimologie. *Scordium*, à σκόροδον, *Allium*, parce que cette plante a une odeur d'ail.

SCORODONIA.

Scorodonia. Cord. hist. Thal. Ger.

Scorodonia, *sive Salvia agrestis.* Ger. Raii hist.

Scorodonia, *sive Scordium alterum quibus-dam*, *& Salvia agrestis.* Park.

Salvia agrestis, *sive Sphacelus.* Dod.

Scordotis, *sive Scordium folio Salviæ.* J. B.

Scordium alterum, *sive Salvia agrestis.* J. Bauh.

Chamædris fruticosa sylvestris Melissæ folio. Pit. Tournefort.

Salvia sylvestris. Trag.

En françois, *Sauge sauvage*, ou *des bois.*

Sauge sauvage. Est une espece de Germandrée, ou une plante qui pousse plusieurs tiges à la hauteur de deux ou trois pieds, quarrées, velues, noirâtres ou tirant sur le purpurin, remplies d'une moëlle blanche : ses feuilles ressemblent en quelque façon à celles de la petite Sauge, mais elles sont plus larges & plus molles, approchantes de celles de la Mélisse, velues, de couleur verte-brune, entourées de fort petites dents, d'un goût amer : ses fleurs sont en gueule, disposées comme celles du Scordium, & de la même figure, de couleur herbeuse ou d'un blanc pâle : elles sont suivies par des semences presque rondes, noirâtres, enfermées quatre dans une capsule qui a servi de calice à la fleur : sa racine est ligneuse, flexible, fibreuse. Cette plante a une odeur aromatique tirant sur celle de l'ail : elle croît dans les bois montagneux, contre les hayes, & aux autres lieux incultes : elle contient beaucoup de sel essentiel & d'huile à demi-éxaltée.

Vertus. Elle est sudorifique, vulnéraire, apéritive ; elle résiste à la malignité des humeurs, à la gangrene ; elle resout les tumeurs : on s'en sert extérieurement & intérieurement.

Etimologie. *Scorodonia*, *sive Scordotis*, à σκόροδον, *Allium*, parce que cette plante a une odeur d'ail.

SCORODOPRASUM

Scorodoprasum dictum. J. B. Raii hist.

Scorodoprasum primum. Cluf. pan. & hist. Ger. emac.

Scorodoprasum, *sive Alliporrum.* Ad.

Allium sphariceo capite, *folio latiore*, *sive Scorodoprasum alterum.* C. B.

Ampeloprasum primum. Dod.

En françois, *Ail poireau.*

Ail poireau Est une plante qui tient de l'Ail & du Poireau : sa tige croît à la hauteur de deux ou trois pieds, grosse en bas comme le doigt, diminuant peu à peu vers son sommet : ses feuilles sont semblables à celles du Poireau, mais plus grandes : le sommet de sa tige porte une tête sphérique couverte d'une envelope membraneuse comme en l'oignon, enfermant un amas de fleurs pressées les unes contre les autres en peloton : ces fleurs en s'épanouissant laissent paroître chacune six petites-feuilles blanches, lesquelles étant passées, il leur succede de petits fruits relevez de trois coins, remplis de semences noires semblables à celles de l'oignon : sa racine est une bulbe grosse comme un oignon, envelopée dans plusieurs tuniques blanches, se séparant par côtes comme l'ail, d'une odeur forte & d'un goût piquant. On trouve cette plante aux pays chauds ; on l'employe dans les alimens : elle contient beaucoup de sel essentiel ou volatil, & d'huile.

Vertus. Elle a l'odeur, le goût & les vertus du poireau & de l'ail ; elle est fort apéritive, & propre pour exciter l'urine & les mois aux femmes ; elle atténue la pierre du rein & de la vessie, elle résiste au venin, étant prise intérieurement : on peut aussi l'appliquer extérieurement pour faire mûrir & percer les abscès.

Scorodopraſum, à σκόροδον, *Allium*, & πράσον, *Porrum*; comme qui diroit *Ail Poireau.* Etimologie.

SCORODOTHLASPI.

Scorodothlaſpi, Ulyſſis Aldroandi. J. B. Raii hiſt. | *Thlaſpi Allium redolens.* Morif. hiſt. Pit. Tournefort.

Eſt une eſpece de Thlaſpi ou une petite plante qui pouſſe de ſa racine beaucoup de feuilles reſſemblantes en quelque maniere à celles du Bellis; quelques-unes d'elles ſont légerement laciniées, d'autres ſont entourées de petites dents, d'autres ſont ſans dents, & ſans découpures, nerveuſes, vertes; il s'éleve d'entr'elles des petites tiges revétues de feuilles, & portant en leurs ſommitez des fleurs compoſées de quatre petites feuilles blanches & d'un piſtile qui devient enſuite un fruit aplati en bourſe ovale, renfermant des graines preſque rondes & aplaties : ſa racine eſt ſimple, blanche, garnie de quelques fibres. Toute la plante a une odeur d'Ail & [illegible] agréable, laiſſant un peu d'acieté dans la bouche : on la cultive dans les jardins.

Elle eſt fort apéritive & propre pour réſiſter à la pourriture. Vertus.

Scorodothlaſpi à σκόροδον *, Allium, & Thlaſpi,* comme qui diroit *Thlaſpi ſentant l'Ail.* Etimologie.

SCORPIO.

Scorpio, Scorpius. En françois, *Scorpion.*

Eſt un petit inſecte terreſtre gros environ comme une Chenille, & reſſemblant à une petite écreviſſe, de couleur blanche, ou jaunâtre, ou noirâtre; ſa tête eſt large & attachée ordinairement au haut de ſa poitrine: les yeux ſont ſi petits qu'à peine peut-on les voir; ſon corps a la figure d'un petit œuf, il ſe ſoutient ſur huit pattes, dont les deux plus grandes ſont faites en forme de bras, fourchues comme celles des écreviſſes; ſa queue eſt longue, nouée, compoſée de ſix ou ſept petits boutons oblongs attachez bout à bout, & armée en ſon extrémité d'un aiguillon long, crochu, fort pointu, creux, percé vers ſa baſe d'un petit trou par où en piquant il pouſſe une goutelette de liqueur blanche, virulente, vénimeuſe, dont le reſervoir eſt dans une veſſie placée à cet aiguillon ou au bout de la queue. Cet animal eſt fort commun dans les pays chauds, comme en Italie, en Eſpagne, en Languedoc, en Provence. Il habite les trous des murailles & de la terre. Il ſe nourrit de vers, d'herbes : il y en a de pluſieurs eſpeces. On trouve en *Amérique* des ſcorpions qui ſont dix fois plus grands que les nôtres, mais ils ne ſont pas ſi vénimeux : on en voit auſſi qui ſont *aîlez*; ceux-là tuent les araignées, les laizards, les ſerpens. Scorpion. Scorpions de l'Amérique, & aîlez.

La *piquure* du ſcorpion fige peu à peu le ſang par un acide qu'elle y a jetté, enſorte qu'elle en empêcheroit la circulation & cauſeroit la mort infailliblement, ſi l'on n'étoit pas ſecouru. Les *remedes* ſont l'application du ſcorpion écraſé ſur la piquure dès qu'elle a été faite; car ſi l'on retarde ce remede quelque tems; il ſera inutile de le faire, à cauſe que le venin ayant eu le tems de pénétrer les chairs, & de s'inſinuer dans les vaiſſeaux, il ne pourra plus être en état de retourner dans le ſcorpion comme il fait quand la piquure eſt toute récente. Il faut alors avoir recours à la Thériaque, au Mithridate, & pour mieux faire encore, au ſel volatil de Vipere. Piquure du Scorpion. Venin. Remedes.

Le ſcorpion contient beaucoup de ſel volatil & d'huile : on le fait *ſécher* après l'avoir tué & avoir ſéparé le *bout* de ſa queue, puis on le réduit en *poudre.*

Il eſt propre pour exciter l'urine, pour chaſſer le ſable du rein & de la veſſie, pour réſiſter à la malignité des humeurs, pour provoquer la ſueur. La doſe en eſt depuis demi Vertus. Doſe.

H h h h h iij

scrupule jusqu'à demi dragme ; on s'en sert aussi extérieurement pour résoudre, pour fortifier. On *noye* des scorpions *vivans* dans de l'huile d'amande douce, & on les y laisse

Huile. infuser pour faire *l'huile* de scorpion, comme on le peut voir dans ma *Pharmacopée universelle.*

Etimologie. *Scorpio, Scorpius*, σκορπίος παρὰ τὸ σκορπίζειν τὸ ἰὸν, *quòd jaculum, sive venenum spargat hoc insecti genus.*

SCORPIOIDES.

Scorpioides. Dod. gal. Gesn. hort.
Scorpioides Buplevri folio. C. B. Pit. T.
Scorpioides siliquâ Campoide hispida. J. Bauh. Raii hist.
Scorpioides Buplevri folio minor, pluribus corniculis asperis. Park.

En françois, *Chenille.*

Chenille. Est une petite plante qui pousse p[illegible] tiges ou rameaux tendres, longs d'environ un pied, anguleux, un peu velus, s[illegible]nt au large ou se couchant sur la terre, s'élevant rarement, revêtus de quelques feuilles oblongues, semblables à celles de la Persefeuille, mais plus grasses & moins nerveuses, d'un goût approchant de l'aigre. Ses fleurs sont attachées à des pédicules longs comme la main, petites, légumineuses, jaunes ; elles sont suivies par des gousses velues & ayant la figure d'une Chenille roulée sur elle-même, de couleur obscure quand elles sont mûres : chacune de ces gousses est composée de plusieurs pieces attachées bout à bout, & contenant chacune une semence ovale ou taillée en rein ; sa racine est menue. Cette plante croît dans les pays chauds, aux lieux secs, arides, montagneux, en Languedoc.

Vertus. On prétend que son fruit guérisse la piquure du scorpion, étant écrasé & appliqué dessus ; mais on ne doit pas beaucoup compter sur ce remede.

Etimologie. *Scorpioides à Scorpio*, parce que les gousses de cette plante ont quelque ressemblance avec la queue d'un scorpion.

Siliqua Campoide à campe, Chenille, à cause que ces mêmes gousses ont la figure d'une Chenille.

SCORPIUS.

Scorpius. Theophr. Lugd.
Scorpius, sive Nepa. Anguil.
Genistella spinosa vulgaris. Ger. emac.
Genistellæ spinosæ affinis Nepa quibusdam. J. B.
Genista spartium majus breviaribus & longioribus aculeis. Pit. Tournef.
Genista spinosa major brevibus aculeis. C Bauh.
Genista spinosa major vulgaris, seu Scorpius Theophrasti, quam Gaza *Nepam transtulit.* Park. Raii hist.

En françois, *Genêt piquant.*

Genêt piquant. Est une espece de Genista Spartium, ou un arbrisseau qui s'éleve à différentes hauteurs suivant les lieux où il naît ; il pousse des verges de couleur verte-brune, rayées, garnies de toutes parts d'un grand nombre d'épines de différentes grandeurs, mais toutes dures & fort piquantes : il paroît aussi au printems quelques petites feuilles étroites & pointues, mais elles tombent en fort peu de tems pour faire place aux épines. Ses fleurs sont légumineuses, petites, jaunes ou pâles ; elles sont suivies par des capsules fort courtes, dans lesquelles se trouvent quelquefois des semences pâles qui ont la figure d'un petit rein ; sa racine est ligneuse, pliante. Cette plante croît aux lieux incultes en France, en Allemagne, en Italie, en Espagne.

Vertus. Ses fleurs & la semence sont apéritives, détersives, propres pour la gravelle, pour exciter l'urine, pour les maux de la ratte. On confit ces boutons de fleur au vinaigre.

On a nommé cette plante *Scorpius*, à cause de ses épines qui sont pointues & piquan-Etimola-
tes comme la queue d'un scorpion.gie.

SCORPIUS MARITIMUS.

Scorpius maritimus, *Scorpio piscis*. En françois, *Scorpion de mer*.

Est un poisson oblong, rond, gros en haut, menu vers la queue, pesant deux ouScorpion
trois livres, couvert d'écailles si petites qu'à peine les voit-on, de couleur rougeâtre,de mer.
excepté au ventre où il est blanc ; sa tête est grande, grosse, anguleuse, osseuse, armée
de plusieurs aiguillons très-pénétrans, deux desquels sont placez sur les sourcils comme
des cornes ; sa gueule est grande, ses machoires sont garnies de dents mal rangées ; son
dos est couvert de pointes : il vit de poissons. Il croît dans la mer rouge jusqu'à quatre
pieds de longueur. Sa piquure est venimeuse ; elle cause de l'enflure accompagnée deVenin.
grandes douleurs : on applique dessus de la Thériaque, & l'on en fait prendre par laRemede.
bouche : sa *chair* est ferme, un peu cartilagineuse, bonne à manger, succulente, nourrissante, principalement quand il a été pêché en tems froid proche des rochers, en eau
claire.

Il donne une liberté de ventre à ceux qui en mangent ; son *fiel* est estimé bon pour ex-Vertus.
citer les mois aux femmes, étant appliqué avec du coton sur l'ombilic ; il est propre aussi
pour la gale, pour dissiper les verrues.

On trouve quelquefois dans sa tête une *pierre* qu'on dit être bonne pour la squinancie,Pierre.
étant prise en poudre.

Le nom de ce poisson ne lui a pas été donné à cause d'aucune ressemblance qu'il aitEtimolô-
avec le petit insecte terrestre qu'on appelle *Scorpion*, mais parce que sa tête & son dosgie.
sont garnis d'aiguillons qui ont la malignité de celui du scorpion.

SCORPOENA.

Scorpœna, *Scorpis*, est un poisson de mer que quelques-uns ont crû être la femelle
du scorpion marin, parce qu'il est fait à peu près comme lui ; mais c'est une autre espece
de scorpion beaucoup plus petit ; sa couleur est cendrée ou brune : il est si vif que quand
on en a séparé le cœur & les entrailles, il remue encore quelque tems ; il se nourrit d'alga ; sa piquure n'est point venimeuse ; il est bon à manger.

Son fiel a la même vertu que celui du scorpion marin précédent.Vertus.

SCORZONERA.

Scorzonera. Dod. Lob. Raii hist.
Scorzonera latifolia sinuata, C. Bauhin.
Pit. Tournefort.
Viperaria, *sive Scorzonera Hispanica*.
Ger.

Scorzonera Hispanica major. Park.
Tragopogon Hispanicus, *sive Escorzonera*
aut Scorzonera. J. B.
Tragopogon peregrinus vel Hispanicus.
Gesn. hort.

En françois, *Scorsonere*, *Cercifi d'Espagne*.

Est une plante qui pousse une tige à la hauteur de deux pieds, ronde, canelée, vuide,Scorsonere.
se divisant en plusieurs rameaux longs, couverts légerement d'un peu de duvet ; ses feuilles sont longues, assez larges, semblables à celles de la Barbe de Bouc, lisses, embrassant
leur tige par leur base, quelquefois un peu sinueuses & crêpées, nerveuses, finissant
par une pointe longue & étroite, d'un verd obscur ; ses fleurs naissent aux sommitez de
ses branches ; chacune d'elles est formée en bouquet à demi fleurons jaunes portez sur

un calice un peu long, grêle, approchant en figure d'un baluftre compofé de feuilles en écailles. Cette fleur eft fuivie par des femences longues, déliées, blanches, garnies chacune d'une aigrette ; fa racine eft longue d'un pied, fimple, groffe comme le pouce, noire en dehors, blanche en dedans, tendre, facile à rompre, charnue, fucculente, laiteufe, douce au goût, bonne à manger quand elle eft cuite, fort employée dans les cuifines en Carême. On cultive cette plante dans les jardins potagers ; elle croît en Efpagne fans culture, aux lieux humides & dans les bois montagneux ; elle contient beaucoup de fel effentiel.

Vertus. Elle eft eftimée propre contre la morfure de la vipere & des autres ferpens, pour réfifter au venin, pour exciter la fueur, l'urine & les mois aux femmes, pour l'épilepfie, pour la petite vérole, pour la pefte.

Etimologie. *Scorzonera ab Efcorfo*, mot Catalan qui fignifie *Vipere* ; parce qu'on fe fert de cette plante contre la morfure de la Vipere.

SCROLLUS.

Scrollus eft un poiffon de riviere plus petit que la Perche, rougeâtre fur le dos, verdâtre aux côtez avec plufieurs points rouges, blanc fous le ventre : on le trouve dans le Danube, il eft fort bon à manger, mais on ne s'en fert point dans la Médecine.

SCROPHULARIA.

Scrophulaire. *Scrophularia*, en françois, *Scrophulaire*, eft une plante dont il y a beaucoup d'efpeces ; j'en décrirai ici *deux* qui font en ufage dans la Médecine.

Premiere efpece.

La premiere eft appellée,

Scrophularia. Matth. Lac. Dod. Caft.	*Scrophularia nodofa fœtida.* C. B. P. T.
Scrophularia major. Brunf. Lob, Ger.	*Millemorbia*
Scrophularia major vulgaris, Park.	*Ficaria.*
Scrophularia vulgaris & major. J. B.	*Ferraria.*
Raii hift.	*Caftrangula.*

Elle pouffe une tige à la hauteur d'environ deux pieds, droite ferme, quarrée, de couleur purpurine noirâtre, creufe en dedans, fe divifant vers fa fommité en quelques rameaux qui s'étendent en ailes ; fes feuilles font oblongues, larges, pointues, crénelées en leurs bords, femblables à celles de la grande Ortie, mais plus grandes, plus brunes, & ne piquant point, oppofées l'une à l'autre à chaque nœud des tiges : fes fleurs naiffent aux fommitez des branches ; elles font formées en petits godets de couleur purpurine obfcure : quand elles font paffées, il leur fuccede des fruits ronds terminez en pointe, contenant en deux loges des femences menues ; fa racine eft groffe, noueufe, inégale, Toute la plante a une odeur défagréable & un goût amer ; elle croît aux lieux ombrageux, dans les hayes ; elle contient beaucoup de fel effentiel & d'huile.

Vertus. Elle eft réfolutive, vulnéraire, atténuante ; on l'employe extérieurement dans les maladies fcrophuleufes & pour les playes.

Etimologie. On a nommé cette plante *Scrophularia*, à caufe qu'elle eft bonne pour les écrouelles, qu'on appelle en latin *Scrophula* ; ou bien parce que fa racine répréfente des fcrofules par fes inégalitez.

Seconde efpece.

La feconde efpece eft appellée,

Scrophularia aquatica major. C. B. Pit.	*Scrophularia maxima radice fibrofâ.*
Tournefort.	J. B.

Betonica

Iquetaja Brasiliensium. Gul. Hombert. | *Betonica aquatica.* Dod. Ad. Lob. Ger.
J. Marchand. | En françois, *Herbe du Siege.*

Elle pousse des tiges à la hauteur de deux ou trois pieds, grosses comme le petit doigt, quarrées, rougeâtres en des endroits, & vertes en d'autres, assez tendres, & remplies de suc ; ses feuilles sont attachées chacune par une grosse queue disposée en goutiere, de couleur de vert de mer, & rangées à l'opposite l'une de l'autre, distantes de cinq doigts les unes des autres : ces feuilles sont semblables à celles de la scrophulaire commune, longues d'environ quatre pouces, & larges de trois doigts & demi, assez charnues, crénelées tout autour, relevées sur le dos par des gros nerfs de couleur verte-brune en dedans, de vert clair en dehors, d'une odeur & d'un goût mauvais ; de l'aisselle de chaque queue de ces feuilles sort un petit rameau qui s'éleve à la hauteur de deux ou trois travers de doigt, & qui soutient plusieurs feuilles formées comme les précédentes, mais beaucoup plus petites ; ses fleurs sont semblables à celles de la scrophulaire ordinaire, de couleur ferrugineuse, rougeâtre : il leur succede des fruits ronds terminez en pointe, renfermant en deux loges des semences très-menues, de couleur brune ; sa racine est fibrée ; cette plante croît aux lieux aquatiques ; sa fleur paroît au Printems ; elle contient beaucoup de sel essentiel & d'huile.

Elle est vulnéraire, résolutive, propre pour les playes, pour les hémorroïdes, pour les cors des pieds étant écrasée & appliquée dessus ; ses feuilles étant séches empêchent le mauvais goût du Senné si l'on en mêle dans l'infusion en parties égales. Voyez un discours qu'en a fait M. Marchand en l'Académie Royale des Sciences, & qui a été inseré dans les Mémoires de la même Académie de l'année 1701, page 209. On peut admettre entre les caractéres des especes de scrophulaire, qu'avant que d'avoir fleuri, elles ont une certaine mauvaise odeur qui approche de celle du sureau.

Herbe du Siege.

Vertus.

Correctif du mauvais goût du Senné.

SEBESTEN.

Sebesten domestica. C. B. | *Sebestena.*
Myxa, sive Sebesten. J. B. | *Myxaria.*
Prunus Malabarica, fructu racemoso, | *Myxara.*
calice excepto. Raii hist. | *Prunus Sebesten.*

En françois, *Sebeste.*

Est un fruit gros comme un petit gland, oblong, rond, noirâtre, ridé, semblable à une petite prune, d'un goût douçâtre, visqueux, couvert par le bout d'enhaut d'un petit chapiteau ligneux, gris blanchâtre ; sa chair est rougeâtre, son noyau est gros, car il occupe la moitié du fruit ; sa figure est oblongue, large, pointue par le bas, ridée, osseuse, très-dure, d'un gris rougeâtre, ressemblant beaucoup au noyau d'une prune ; étant cassé il est fort blanc en dedans, & il est rempli d'une petite amande longuette, blanche, qui a un goût de noisette fort agréable ; ce fruit naît à un arbre du même nom, semblable au Prunier, excepté que ses feuilles sont un peu plus arrondies & dentelées ; ses fleurs sont petites, blanches, ressemblant à celles du Geranium. Cet arbre croît en Syrie, en Egypte.

On doit choisir les sebestes nouvelles, charnues, bien nourries, noirâtres, garnies de leurs petits chapiteaux, d'un goût doux & visqueux ; elles contiennent beaucoup d'huile & un peu de sel essentiel.

Les Egyptiens tirent de ce fruit une espece de glu qu'on appelle *Glu d'Alexandrie,* mais on n'en apporte guéres en France.

Les sebestes sont humectantes, émollientes, adoucissantes, pectorales ; on s'en sert

Sebeste.

Choix.

Glu d'Alexandrie.

Vertus.

pour les âcretez de la poitrine & des reins, pour exciter le crachat, pour lâcher le ventre.

Sebesten est un nom arabe qui vient peut-être de *Sebasta* ville de Samarie, où les sebestes étoient autrefois communes.

Myxa ~~~ τῆς μύξης, *à mucore*, à cause de la viscosité de ce fruit; ou bien *Myxa* à Σεβαςος, *augustus*, comme qui diroit *fruit honorable*, à cause du petit chapiteau qu'il porte sur sa tête.

SECALE.

Seca, Secla, Briza. En françois, *Ségle.*

Est une plante dont il y a *deux* especes; la premiere est appellée,

Secale. Ger. J. B.	*Secale hybernum vel majus.* C. B. Raii
Secale vulgatius. Park.	hist. Pit. Tournef.
Olyra. Cord. in Diosc.	*Rogga sive Secale Plinii.* Dod.
Tipha cerealis, & *Tipha Theophrasti.*	*Siligo.* Brunf. Ruel. Lon.
Port.	

Elle pousse plusieurs tiges ou tuyaux à la hauteur d'un homme & plus haut, droits, fermes, portant peu de feuilles, longues, plus étroites que celles du bled: ses fleurs naissent aux sommitez des tiges par paquets, composées de plusieurs étamines jaunes, & rangées en épis. Quand ces fleurs sont passées, il leur succede des grains oblongs, grêles, de couleur brune en dehors, blancs & farineux en dedans. Les épis de ségle sont plus longs, plus grêles, plus fermes & plus aplatis que ceux du froment; ses racines sont des fibres déliées: on cultive cette plante par tout dans les terres sablonneuses; on la seme au commencement de l'hyver; on se sert de sa graine pour faire du pain & pour la Médecine; elle contient beaucoup d'huile & du sel essentiel ou volatil.

La *farine* du ségle est propre pour ramolir les tumeurs, pour résoudre, étant employée en cataplasme.

Le *son* du ségle est détersif, émollient, propre pour les cours de ventre, pour adoucir les âcretez de la poitrine, étant pris en décoction par la bouche & en lavement.

Le *pain* de ségle est employé quelquefois dans les cataplasmes, pour amollir, pour résoudre, pour fortifier. La *croute* du pain de ségle rotie est propre pour nettoyer les dents.

La seconde espece de ségle est appellée,

Secale alterum. Lugd.	*Siligo æstiva.* Trag,
Secale vernum vel minus. C. Bauh,	*Rogga sive Secale æstivum.* Dod.
Pit. Tournef.	

Cette espece differe de la précédente, en ce que n'étant semée qu'au Printems, elle croît plus petite en toutes ses parties.

Secale à secare, couper, parce qu'on coupe cette plante au tems de la moisson.

Il naît en certaines années dans les épis de ségle des grains qui sont plus longs que les autres, noirs, gâtez par le brouillard & comme dégénerez; ils n'ont pourtant point de mauvais goût; on les appelle *Blé cornu* ou *Ergot:* ils font dans le pain quand ils s'y rencontrent en bon nombre, un terrible effet; car plusieurs de ceux qui en ont mangé, sont attaquez d'une maladie approchante de celle qu'on appelle *mal de St Antoine*: il porte par tout le corps une maniere de gangrene séche: les membres se corrompent dans leurs jointures; ils deviennent livides, noirs; ils se détachent & tombent l'un après l'autre, fans que les remedes puiffent en arrêter le cours, puis enfin la perfonne meurt : on en a vû de tragiques expériences dans plufieurs Hôpitaux en France dans le tems du pain cher, comme à Orleans, en Sologne, au Blaifois vers la fin de l'année 1709, & au commencement de la fuivante. M. Dodart a fait plufieurs expériences fur cet Ergot, qui font rapportées dans le Journal des fçavans.

SECUNDINÆ MULIERIS.

Secundina feu Secunda mulieris. En françois, *Arrierefaix.*

Eft un corps charnu, membraneux & fanguinolent, large & orbiculaire comme une afliette, épais d'un pouce, compofé du *Placenta* & des membranes *Chorion* & *Amnios*, dans lequel étoit fitué & tenoit l'enfant par un cordon gros comme le petit doigt, & long d'un pied ; c'eft par-là que le fœtus reçoit la plus grande partie de fa nourriture. Dès que l'enfant eft forti du ventre de la mere, on tire ce cordon & l'on attire l'arrierefaix, il doit être bien entier, il a quelques ufages en Médecine ; on préfere celui qui vient à la naiffance d'un garçon à celui d'une fille ; on doit le choifir nouvellement forti, d'une femme faine & vigoureufe, entier, beau ; il contient beaucoup de fel volatil & d'huile.

On l'applique tout chaud fortant de la matrice fur le vifage pour en effacer les lentilles ; on en fait diftiler de l'eau au bain marie, pour les taches du vifage ; on s'en fert auffi intérieurement étant féché & mis en poudre pour l'épilepfie, pour hâter l'accouchement, pour appaifer les tranchées. La dofe en eft depuis demi-fcrupule jufqu'à deux fcrupules.

Secundina, feu fecunda, parce que l'arrierefaix eft la feconde chofe qui fort dans l'accouchement.

Chorion à χόριον.

Amnios ab ἀμνός, *agnus,* parce que cette membrane eft molle & tendre comme la peau d'un agneau naiffant.

SECURIDACA.

Securidaca lutea major. C. B. Pit. Tourn.	*Securidaca flore luteo, filiquâ lata oblonga.* J. B.
Securidaca genuina. Raii hift.	
Securidacum majus, five Securidaca major vera. Park.	*Hedyfarum majus.* Ger. Lugd.
	Pelecinus. Gefn. hort.

Eft une plante qui pouffe de fa racine plufieurs tiges à la hauteur d'un pied & demi, rameufes, s'inclinant & fe couchant à terre ; fes feuilles font oblongues, rangées plufieurs le long d'une côte terminée par une feule feuille, femblables à celles des Lentilles; fes fleurs font légumineufes, jaunes, difpofées en ombelles aux fommitez des tiges : il leur fuccede des gouffes longues, étroites, droites, plates, relevées d'une bordure, & compofées de plufieurs pieces coupées en quarré, & attachées bout à bout : on trouve dans chacune de ces pieces une femence coupée auffi en quarré, échancrée d'un côté, de couleur rougeâtre & d'un goût amer ; fa racine eft longue, blanche, garnie de quelques fibres. Cette plante croît aux lieux incultes, dans les champs, entre les blez.

Sa *femence* eft propre pour fortifier l'eftomac, pour lever les obftructions, pour réfifter à la malignité des humeurs, étant prife en poudre ou en décoction.

On a nommé cette plante *Securidaca,* à caufe qu'on a prétendu que fa gouffe avoit la figure d'un inftrument propre à couper, lequel on appelle *fecuris.*

Pelecinus, πελεκῦνος, *id eft fecuridaca.*

SEDUM.

Sedum majus vulgare. C. B. J. B. Pit. Tournef. Raii hift.	*Sempervivum majus.* Matth. Ger. Dod. En françois, *Joubarbe.*

Joubarbe. Eſt une plante baſſe qui pouſſe des feuilles oblongues, groſſes, graſſes, pointues, charnues, pleines de ſuc, attachées contre terre à leur racine, toujours vertes, s'étendant beaucoup au large, diſpoſées en roſe ; il s'éleve de leur milieu une tige à la hauteur d'environ un pied ou plus haute, droite, aſſez groſſe, revêtue de feuilles ſemblables à celles d'en bas, mais plus étroites & plus pointues : cette tige ſe diviſe vers ſa ſommité en quelques rameaux qui portent des fleurs à pluſieurs feuilles diſpoſées en roſe, de couleur purpurine. Elles ſont ſuivies par des fruits compoſez de pluſieurs gaines ramaſſées en maniere de têtes, & remplies de ſemences fort menues ; ſa racine eſt petite & fibreuſe : cette plante croît ſur les murailles, ſur les toits des maiſons : elle contient beaucoup de phlegme & d'huile, peu de ſel.

Vertus. Elle eſt fort rafraîchiſſante, incraſſante, aſtringente, propre pour les inflammations, pour adoucir les douleurs de la brûlure, de la goutte, des cancers.

Etimologies. *Sedum à ſedendo*, parce que cette plante eſt comme aſſiſe ſur les toits & ſur les murailles où elle naît : ou bien *ſedum à ſedando*, parce qu'elle appaiſe les douleurs & les inflammations.

Sempervivum, parce que la Joubarbe conſerve ſa vigueur & ſa verdeur en hyver auſſi bien qu'en été.

Joubarbe vient de ce qu'on appelloit autrefois cette plante *Jovis barba.*

SEDUM MINUS.

Sedum minus Hæmatodes. Tab. Ger. Raii hift. *Sedum minus luteum folio acuto.* C. B. Pit. Tournef. *Sedum minus flore luteo.* J. B.	*Sempervivum minus.* Dod. gal. *primum. Aizoon minus.* Lugd. *Aizoon Hæmatoides.* Lob, icon. *Vermicularis & Craſſula minor vulgaris, ſive Illecebra major.* Park.

En françois, *Triquemadame.*

Triquemadame. Eſt une eſpece de petite Joubarbe, ou une plante qui pouſſe pluſieurs petites tiges graſſes, charnues, tendres, rampantes, revêtues de beaucoup de petites feuilles épaiſſes, oblongues, graſſes, pointues, bleuâtres ou rougeâtres, remplies de ſuc : ſes fleurs ſont petites, à pluſieurs feuilles diſpoſées en roſe au ſommet des branches, de couleur jaune : il leur ſuccede un petit fruit compoſé de cinq gaines : ſa racine eſt petite, fibrée, noirâtre. On cultive cette plante dans les jardins, parce qu'on en mêle dans les ſalades ; mais elle croît auſſi naturellement ſur les murailles : elle contient beaucoup de phlegme & d'huile, peu de ſel.

Vertus. Elle eſt humectante, rafraîchiſſante.

SELENITES.

Selenites, Aphroſelenon, eſt une pierre aſſez polie, blanchâtre, luiſante, quelquefois rayée, tantôt grande, tantôt petite, ayant en ſon milieu la figure d'une Lune. On prétend que cette figure croiſſe & décroiſſe ſuivant le cours de la Lune ; ce que j'ai remarqué être faux ; elle ſe tire de l'Arabie.

Vertus. Quelques Aſtrologues croyent qu'elle eſt bonne pour les maladies de la tête, pour fortifier le cerveau ; mais elle n'a point d'autre qualité que celle d'une matiere alkaline, propre pour adoucir l'âcreté des humeurs , à arrêter les hémorragies & les cours de ventre , étant prise intérieurement : on ne s'en sert guéres dans la Médecine.

 * La pierre sélénite est une pierre cristaline qui se sépare en plusieurs lames qui affectent pour l'ordinaire la figure d'une losange : on confond cette pierre avec le Gys ou pierre à plâtre , qui est plus tendre , & qui se calcine aisément.

 Selenites, à σελίνου, *Luna*, parce que cette pierre est marquée d'une figure de la Lune.

Etimologie.

SEMEN CONTRA VERMES.

Semen contra vermes.	Semenzina.	Semen Zedoariæ.
Semen contra.	Semen Santonicum.	Hagiospermus.
Semen Cinæ.	Semen sanctum.	

En françois,

Poudre à vers.	Santoline.	Barbotine.
Semence contre les vers.	Semencine.	Xantoline.

Est une semence menue , oblongue , verdâtre , d'une odeur désagréable , d'un goût amer & assez aromatique ; elle nous est envoyée séche de Perse : elle naît à une plante dont les feuilles sont très-petites , & qui croît dans les prez au Royaume de Boutan.

Poudre à vers.

Il faut choisir cette semence récente , bien nourrie , nette , d'une odeur assez forte : elle contient beaucoup d'huile & de sel essentiel ou volatil.

Choix.

Elle est fort propre pour faire mourir les vers du corps , étant prise intérieurement ; elle excite les mois aux femmes , elle abat les vapeurs : la dose en est depuis demi-scrupule jusqu'à une dragme.

Vertus.

Dose.

SEMEN MOSCHI.

Semen Moschi.   En françois, *Ambrette*, ou *Graine musquée.*

Est une semence grosse à peu près comme celle du millet , ayant la figure d'un petit rein , de couleur brune , d'une odeur de musc & d'ambre , d'un goût tant soit peu amer : elle nous est apportée séche de la Martinique & d'Egypte ; elle naît à une espece de Ketmia, ou à une plante étrangere appellée,

Ambrette, ou graine musquée.

Ketmia Ægyptiaca semine moschato. Pit. Tournefort.	Alcea Ægyptiaca moschata. Park.
	Abelmosch , seu Mosc Arabum. Vesling.
Althæa Ægyptiaca moschata , Abelmosch dicta. Morif.	Raii hist.
	Abelmosch Ægyptiorum , sive Abutilon
Belmuscus Ægyptia. Honor. Belli. J.B.	Avicennæ, Ponæ ital.
Alcea Ægyptiaca villosa. C. B.	

Cette plante pousse une tige à la hauteur de six ou sept pieds , quand elle est soutenue par la liane ou par quelque arbrisseau , ronde , tendre , rameuse , velue , blanche : ses feuilles sont de grandeur inégale , approchantes de celles de la Guimauve , mais laciniées ou découpées profondément , & sinueuses , attachées à des queues longues , velues : sa fleur représente un calice évasé ; elle est composée de cinq feuilles arrondies à leur extrémité , rangées les unes sur les autres , velues , de couleur jaune dorée , mais le fonds en est d'un rouge de pourpre foncé & lissé : de son milieu s'éleve un pistile fort tendre , blanc , chargé de plusieurs bouquets grainez & jaunâtres ; le sommet est divisé en cinq boutons égaux recourbez & veloutez , de la même couleur que le fonds ; cette fleur , avant que d'être épanouie , est envelopée de deux pellicules , dont l'une est découpée en languettes pointues , & l'autre est entiere , & ne se déchire qu'à mesure que la fleur s'épanouit : le piftile qui s'eft élevé devient un fruit gros, de forme piramidale, à cinq angles armez de poils fins, mais roides & piquans ; fa bafe qui appuye fur le pédicule, s'arrondit en fe rétréciffant ; ce fruit eft de couleur brune ou noirâtre ; il eft divifé en plufieurs loges qui s'ouvrent par la pointe quand il eft mûr, & qui contiennent une grande quantité de femences ayant chacune la figure d'un roignon, fermes, aplatis des deux côtez, d'un gris cendré, mais quand on les frotte rudement, on en enleve la premiere peau, & l'on en trouve une feconde qui eft polie & noirâtre ; on les fait fécher, & on les garde dans des boëtes bien clofes ; car fi on leur laiffe prendre l'air, elles perdent leur odeur & leur qualité. Les Egyptiens appellent cette graine *Mofch* ou *Abelmofch*, c'eft-à-dire *Graine de mufc* ; elle eft employée principalement chez les Parfumeurs.

Il faut la choifir nouvelle, entiere, bien nourrie, d'une odeur affez forte & fuave : elle contient beaucoup d'huile éxaltée & du fel volatil.

Les Egyptiens s'en fervent intérieurement pour fortifier le cœur, l'eftomac, le cerveau, pour exciter la femence ; elle donne une bonne odeur à la bouche quand on la mâche ; mais elle n'eft pas propre pour ceux qui font fujets aux vapeurs.

Nous avons parlé de cette plante à l'article BAMIA.

SENECIO.

Senecio vulgaris. Park. Raii hift.	*Erigeron.* Ger.
Senecio minor vulgaris. C. Bauhin. Pit.	*Erigeron fecundum.* Dod. gal.
Tournef.	*Secenium & Herba Pappa.*
Senecio vulgaris, five Erigeron. J. B.	En françois, *Séneçon.*

Eft une plante fort commune, qui pouffe une ou plufieurs tiges à la hauteur d'environ un pied, rondes, canelées, quelquefois rougeâtres, rameufes, revêtues de feuilles oblongues, découpées, dentelées, rangées alternativement, & attachées fans queue, fe terminant en une pointe obtufe, de couleur verte obfcure : fes fleurs naiffent aux fommets des branches ; chacune d'elles eft un bouquet à plufieurs fleurons jaunes, difpofez en étoile : cette fleur paffe en peu de tems, & il lui fuccede des graines garnies d'aigrettes blanches, foutenues par le calice de la fleur, & formant toutes enfemble une tête blanche : fa racine eft fibrée. Cette plante croît dans les champs, le long des chemins, dans les jardins ; elle fleurit au printems : elle contient beaucoup d'huile & de phlegme, médiocrement du fel effentiel.

Elle eft émolliente, humectante, rafraîchiffante, apéritive, vulnéraire ; on s'en fert en décoction par la bouche, en lavement & en fomentation.

Senecio, à *fenefco*, je vieillis, je blanchis, parce que les têtes de cette plante blanchiffent fur la fin à caufe des aigrettes des femences, & repréfentent la tête d'un vieillard.

Erigeron, ab ἠρι, *Vere*, & γέρων, *fenefcens*, comme qui diroit *Vieillard du printems*, parce que les têtes de cette plante blanchiffent même au printems.

Herba Pappa, *quafi herba pappofa*, parce que les têtes de cette plante font couvertes de beaucoup d'aigrettes, ou d'une matiere lanugineufe & blanche qu'on appelle en latin *Pappus*.

Le nom de *Papa* que les enfans donnoient autrefois à leur pere, vient du même mot, à caufe que la tête d'un pere vieillard reffemble, par la blancheur de fes cheveux, à la tête du féneçon chargée d'aigrettes.

SENECTA ANGUIUM.

Senecta.	*Senectus anguium.*

| *Exuviæ Anguium.* | En françois, *Dépouille de Serpent.* |
| *Leberis.* | |

Eſt une peau que le ſerpent quitte quand il mue ; on la trouve entre les pierres, dans la terre, ſous les racines des arbres ; on l'eſtime plus quand elle vient de la vipere, que des autres ſerpens ; elle contient un peu de ſel volatil & d'huile.   *Dépouille de ſerpent.*

On s'en ſert pour les douleurs des oreilles, des dents & des yeux, en infuſion ou en décoction ; quelques femmes groſſes en portent vers les reins pour empêcher l'avortement, & aux cuiſſes pour faciliter l'accouchement ; mais elle n'y produit aucun effet.   *Vertus.*

Senecta, à ſeneſcere, vieillir, parce que cette dépouille eſt une vieille peau.   *Etimologies.*
Exuviæ, ab exuo, je me dévêts, parce que le ſerpent ſe dévêt de cette peau.
Leberis, à λεβηρίς.

SENEMBI.

Senembi, Iguana, eſt un lézard de l'Amérique, long d'environ quatre pieds, & large de demi-pied, quelquefois plus grand, quelquefois plus petit : ſa peau eſt couverte de petites écailles d'une belle couleur verte, marquetée ou vergetée de taches blanches & noirâtres ; ſa tête eſt longue d'environ deux doigts ; ſes yeux ſont grands, vifs, noirs ; ſon muſeau & ſa langue ſont gros ; ſes dents ſont petites & noires. On trouve dans ſa tête de *petites pierres,* & ſouvent dans ſon eſtomac une pierre groſſe comme un œuf ; ſon cou eſt gros & court. Cet animal eſt ſi vif, que quand on l'a dépouillé de ſa peau & qu'on lui a coupé la queue, il remue encore ; il faut lui donner pluſieurs coups à la tête pour le tuer : il ſe cache dans les arbres.   *Pierres dans ſa tête.*

Les *pierres* qu'on trouve dans ſa tête ſont fort eſtimées dans le pays pour atténuer & inciſer la pierre du rein & de la veſſie : la doſe en eſt une dragme.   *Vertus. Doſe.*

SENNA.

Senna. Sena. Folium Orientale. En arabe, *Abalzemer.* En françois, *Senné.*

Eſt une petite feuille oblongue qu'on nous apporte de pluſieurs endroits ; elle naît ſur un petit arbriſſeau dont il y a *deux* eſpeces.   *Senné.*

La premiere eſt appellée,

| *Senna Alexandrina, ſive foliis acutis.* C. B. Pit. Tournef. | *Sena.* J. B. Raii hiſt.   *Sena Alexandrina.* Park. |

Premiere eſpece.

En françois, *Senné Oriental,* ou *Sené de Levant.*

Il pouſſe des tiges à la hauteur d'un pied & demi ou de deux pieds, ligneuſes, deſquelles ſortent alternativement des côtes ou queues grêles, garnies d'un côté & d'un autre de feuilles oppoſées, oblongues, pointues, d'un verd jaunâtre : ſes fleurs ſont compoſées de cinq feuilles jaunes diſpoſées en rond : il leur ſuccede des gouſſes membraneuſes, courbes, aplaties, de couleur obſcure, contenant quelques ſemences ſemblables le plus ſouvent à des grains de raiſin, noires ou blanches, ſéparées entre elles par de petites cloiſons ; ces gouſſes ſont appellées *Folicules de Senné :* ſa racine eſt longue & menue. Cet arbriſſeau croît aux Indes Orientales, en Egypte, en Aléxandrie, en Perſe, en Arabie, aux pays fort chauds.   *Senné Oriental. Folicules de ſenné.*

La ſeconde eſpece eſt appellée,

| *Senna Italica, ſive foliis obtuſis.* C. B. Pit. Tournef.   *Sena noſtras.* Cæſalp. Raii hiſt. | *Sena Italica.* Park.   *Sena Florentina.* J. B. |

Seconde eſpece.

Ce senné differe du précédent en ce que ses feuilles sont plus grandes, plus nerveuses, larges & obtuses par le bout : il croît en Italie, & en plusieurs autres lieux de l'Europe.

Voyez Pomet, qui distingue 3 sortes de senné.

Nous voyons chez les Marchands *trois* sortes de senné. Le premier & le meilleur de tous est appellé *Senné de Seyde*, parce qu'il a été cultivé en Seyde au Levant ; ou *Senné de la Palte*, parce que le senné qui vient du Levant paye au Grand Seigneur un *tribut* que les Turcs appellent *Palte*.

Le second est appellé *Senné d'Aléxandrie* ou *de Tripoli*, parce qu'il naît en ce pays-là ; il est verd, rude, peu odorant : il rend moins de teinture que le précédent, & il a moins de qualité.

Le troisiéme est appellé *Senné de Moca*, parce qu'on l'apporte de Moca ; ou *Senné de la pique*, à cause de la figure de ses feuilles ; car elles sont étroites & pointues en façon de pique, une fois plus longues que celles du véritable senné du Levant. Cette derniere espece est la moins bonne.

Choix.

Le senné du Levant est préférable à tous les autres : il doit être choisi récent, en feuilles la plupart entieres ou les moins brisées, de grandeur médiocre, nettes, les moins remplies de buchettes & de feuilles mortes, douces au toucher, de couleur verte-jaunâtre, d'une odeur assez forte, d'un goût un peu visqueux & désagréable, donnant à l'eau une forte teinture.

On se sert aussi des *folicules* du senné ; elles doivent être choisies grandes, récentes, entieres, de couleur verdâtre tirant sur le jaune.

Les *feuilles* & les *folicules* du senné contiennent beaucoup d'huile & de sel.

Vertus.

Elles purgent par bas les humeurs mélancoliques & les autres humeurs, étant prises en poudre ou en infusion.

Etimologie.

Senna, seu Sena, quasi Sana, parce que cette feuille est propre pour donner la santé.

SEPIA.

Séche, ou Boufron.

Sepia, en françois, *Séche* ou *Boufron*, est un poisson de mer long d'environ un ou deux pieds, de la grosseur d'un gros maquereau, laid, difforme, ressemblant beaucoup au polipe : il est garni à son dos d'une espece d'écaille ou os grand comme la main, épais d'un pouce au milieu, plus mince aux côtez, léger, dur en dessus, tendre ou fongueux en dessous, friable, très-blanc, d'un goût un peu salé : on l'appelle *Os Sepiæ*, ou

Os de Séche.
Usage.
Ruse de la Séche.

Os de Séche ; les Orfévres s'en servent pour faire des moules de cuillers & de fourchettes. Ce poisson porte vers sa gorge une *vessie* ou réservoir rempli d'une humeur plus noire que de l'encre ; il répand cette liqueur dans la mer quand il est poursuivi, comme pour se dérober à la vûe des pêcheurs : il a deux manieres de bras ou de trompes qui partent de sa tête ; ils lui servent pour nager & pour prendre ce qu'il peut attraper. Outre ces bras, il a encore six petites pattes au dessus de son museau qui est fait en bec de perroquet, & deux plus grandes en dessous ; il vit de petits poissons. On le trouve vers les bords de l'Océan & de la mer Méditerranée. Il est bon à manger : on le sert sur les tables à Bourdeaux, à Lyon, à Nantes, & en plusieurs autres Villes de

Observation.

France. Ses œufs sont gros comme des grains de raisin ; ils sont ramassez & attachez un grand nombre ensemble comme en grape, de couleur violette foncée ou noirâtre ; chaque œuf est couvert d'une membrane ou envelope épaisse, & soutenu par un ligament long d'un travers de doigt : si l'on ouvre ces œufs avant qu'ils soient secs, on apperçoit aisément au dedans la petite séche en son entier, & l'on y distingue sans microscope ses yeux, son corps, l'os qui le couvre & qui est déja assez dur, le sac ou la vessie où est contenue la liqueur noire, & plusieurs autres parties de l'animal ; ces œufs se trouvent

aux

aux rivages de la mer, en grapes grosses comme des grapes de raisin ; ils n'ont ni odeur ni goût apparent ; en séchant ils deviennent vesiculeux & fort légers. On se sert dans la Médecine des *Os de Séche* ; on en trouve de différentes grandeurs, mais ils ne passent guéres celle de la main d'un homme. Il faut choisir les plus épais, les plus blancs, les légers & friables.   Os. Choix.

Ils sont détersifs, apéritifs, desiccatifs, propres pour emporter les taches du visage, pour nettoyer les dents, pour exciter l'urine, pour pousser la pierre & la gravelle : la dose en est depuis demi-scrupule jusqu'à demi-dragme.   Vertus. Dose.

Les *œufs* de séche étant mangez, provoquent l'urine & les mois aux femmes.

On a nommé la séche *Sepia*, à cause qu'elle jette une maniere de sanie ou de liqueur noire comme de l'encre, laquelle les Grecs appellent σηπίδιον, *Sepiola*.   Vertus. Etimologie.

S E P S.

Seps, seu Sepidion, est une espece de serpent long d'environ trois pieds, & gros à proportion : sa tête est large ; son museau est pointu ; sa peau est de couleur cendrée, & quelquefois rougeâtre, marbrée de taches blanches ; il a quatre dents crochues ; sa queue est courte. Il habite sur les montagnes de Syrie & en plusieurs autres lieux : sa morsure est fort venimeuse ; elle cause en peu de tems une grande pourriture à la partie, qui est suivie de la mort, si l'on n'y apporte un prompt secours. Les remedes sont de lier la partie mordue bien serré au-dessus de la morsure, si elle peut être liée ; d'écraser la tête de l'animal, & de l'appliquer sur la playe ; de faire manger son *cœur* & son *foye* au malade, & de lui faire prendre du sel volatil de vipere, ou à son défaut de la thériaque. Ce serpent contient beaucoup de sel volatil & d'huile.   Seps. Venin. Remedes.

Il a les qualitez de la vipere.   Vertus.

Seps, seu Sepidion, à σήπειν, *putrefacere*, parce que la piquure de ce serpent cause une prompte pourriture à la partie.   Etimologie.

S E R I N U S.

Serinus. Gryllos. Acanthis. Spinus ligurinus.   En françois, *Serin.*

Est un oiseau gros comme un moineau, fort agréable par son chant : il en naît en France ; mais on en apporte des *Canaries*, qui sont les plus estimez : il contient beaucoup de sel volatil & d'huile.   Serin. Serin de Canarie.

Il est propre pour l'épilepsie, étant mangé.   Vertus.

Le nom de *Serin* vient, dit-on, de *Sereine*, parce que cet oiseau rend un son mélodieux comme celui de la Sereine.   Etimologie.

S E R I P H I U M   A B S I N T H I U M.

Absinthium Seriphium Gallicum. C. B. Pit. Tournef.

Absinthium Seriphium vulgò dictum. Cam. in Matth.

Absinthium Seriphium Narbonense. Cluf. pan. & hist. Dod. Park.

Absinthium Seriphium tenuifolium maritimum Narbonense. J. B. Raii hist.

En françois, *Aluine de mer.*

Est une espece d'Absinte marine, ou une plante qui pousse plusieurs tiges à la hauteur d'un pied & demi, ligneuses, blanches, rameuses, garnies de beaucoup de feuilles découpées fort menu, d'un verd blanchâtre, d'un goût salé & amer : ses fleurs & ses semences sont semblables à celles de l'Absinte commune. Cette plante croît proche de la mer Méditerranée, en Languedoc, en Provence. Elle contient beaucoup de sel essentiel   Aluine de mer.

K k k k k

& fixe. Quelques-uns croyent que cette espece d'Absinte est la même que l'Absinte Santonique vulgaire ; mais on en fait une espece différente dans le Jardin Royal de Paris.

Vertus. Elle est propre pour fortifier l'estomac, pour aider à la digestion, pour exciter l'urine & les mois aux femmes, pour résister au venin, étant prise en décoction, en infusion ou en conserve ; on en employe dans les lavemens pour la colique, pour les vers ; on en applique aussi sur le ventre.

SERPENS.

Serpens.	*Anguis.*	En françois,
Serpula.	*Coluber.*	*Serpent*, ou *Couleuvre.*

Serpent, ou Couleuvre. Est un animal reptile ou rampant à terre, sans pieds, long ordinairement comme le bras, rond, gros de deux pouces ; mais il y en a de plus gros & de plus petits : sa tête est plate, comprimée ; sa bouche est garnie de petites dents aigues ; sa langue est longue, mince, déliée, fourchue à l'extrémité, de couleur noirâtre ; il l'élance dehors avec une si grande force, qu'elle paroît rouge comme un brandon de feu : sa peau est marbrée de différentes couleurs. Il habite les bois, les lieux pierreux, déserts. Il vit de plantes, de vers, de souris. Il y en a de beaucoup d'especes : ils muent tous, & ils quittent leur peau en automne & au printems. Sa morsure est venimeuse, & mortelle si l'on n'y remédie.

Venin.
Remedes. Les remedes sont de lier bien serré la partie au-dessus de la playe, si elle peut être liée ; d'appliquer la tête de l'animal écrasée sur la playe le plutôt qu'il se pourra, de faire prendre au malade du sel de vipere ou de la thériaque par la bouche, de lui faire manger le *cœur* & *le foye* du serpent. Il contient beaucoup de sel volatil & d'huile.

Vertus. Sa *chair*, son *cœur* & son *foye* sont sudorifiques, propres pour résister à la malignité des humeurs, pour chasser les fiévres intermittentes, pour purifier le sang & exciter l'urine : on les fait sécher, & on les réduit en poudre ; la dose en est depuis demi-scrupule

Dose. jusqu'à une dragme.

Sa *graisse* est résolutive, propre pour la goutte, pour aiguiser la vûe, si l'on en frotte les bords des yeux.

Serpens cassans. A la montagne de Cupferberg, c'est-à-dire en allemand, *Montagne de mine de cuivre*, à vingt-quatre lieues de Stokolm en Suéde, on trouve des serpens de couleur de cuivre rouge, longs chacun d'environ un pied, gros d'un ou de deux pouces, revêtus d'une peau écailleuse, fragile, peu venimeux : ce qu'il y a de particulier en cette espece de serpens, est que si on les frape avec une baguette ou autre corps dur, ils se cassent comme du verre ; ils remuent encore longtems étant cassez, de même que les autres serpens qu'on a coupez par morceaux ; s'ils meurent sans avoir été frapez, ils demeurent cassans jusqu'à ce qu'ils pourissent. Je croi que la raison de leur fragilité vient de ce qu'ils se sont nourris de sucs ou autres alimens ærugineux qui ont condensé & endurci extraordinairement leur substance, & principalement à leur extérieur. Mais il faut auparavant bien établir ce fait.

Etimologie. *Serpens, quòd serpat :* on a nommé ce reptile *Serpent*, à cause qu'il serpente.

SERPYLLUM.

Serpolet. *Serpyllum*, en françois, *Serpolet*, est une plante dont il y a plusieurs especes ; mais je ne parlerai ici que de celle qui est la plus estimée & la plus en usage dans la Médecine ; elle a été nommée,

Serpyllum vulgare minus. C. Bauh. Pit.	*Serpyllum vulgare.* Dod. Ger.
Tournef.	*Serpyllum.* Brunf. Trag. Fuch. Ang.

Serpyllum minus , flore albo & flore purpu- | *Serpyllum vulgare repens.* Cluf. hift.
reo. Tab.

Elle poufle plufieurs petites tiges quarrées, dures, ligneufes, rougeâtres, bafles, un peu velues ; les unes s'élevant droites à la hauteur de la main, les autres rampant, & s'attachant deçà & delà à la fuperficie de la terre par des fibres menues : fes feuilles font petites, vertes, un peu plus larges que celles du Thim : fes fleurs naiffent aux fommets des tiges, petites, difpofées en maniere de tête, de couleur purpurine ou blanche ; chacune d'elles eft un tuyau découpé par le haut en deux lévres, foutenu par un calice fait en cornet : quand cette fleur eft tombée, il lui fuccede des femences prefque rondes, enfermées dans une capfule qui a fervi de calice à la fleur : fes racines font très-menues & fibreufes. Cette plante croît aux lieux incultes, montagneux, fecs, rudes, fabloneux, pierreux, dans les champs ; elle fleurit au mois de Mai : elle a une odeur fort agréable & un goût aromatique âcre. Elle contient beaucoup d'huile à demi-éxaltée, & de fel volatil.

Elle eft apéritive, céphalique, hyftérique, ftomacale ; elle réfifte au venin ; elle excite les mois aux femmes, & l'urine ; elle eft propre pour l'épilepfie, pour les vertiges.

Serpyllum, gracè ἕρπυλλος, *ab* ἕρπω, *ferpo,* parce que cette plante rampe fur la terre.

SERRATULA.

Serratula. Dod. pempt. C. B. J. B. | *Serratula tinctoria.* Tab.
Raii hift. | *Jacea nemorenfis quæ Serratula vulgò.*
Serratula purpurea. Ger. | Pit. Tournef.
Serratula vulgaris , flore purpureo. Park. | *Cerreta , five Serretta.* Cæf.

En françois, *Sarrette.*

Eft une efpece de Jacée, ou une plante qui pouffe de fa racine des feuilles oblongues, larges, plus grandes que celles de la Bétoine, dentelées ou crénelées en leurs bords, de couleur verte obfcure : fa tige croît à la hauteur de deux ou trois pieds, droite, ferme, canelée, rougeâtre, fe divifant vers fa fommité en plufieurs rameaux, portant des feuilles découpées comme celles de la Scabieufe, & différentes de celles d'en bas : fes fleurs naiffent aux fommets des branches, à de petites têtes oblongues, écailleufes, formant chacune un bouquet de fleurons purpurins évafez par le haut & découpez en lanieres, comme aux autres efpeces de Jacée : quand cette fleur eft tombée, il lui fuccede des femences garnies chacune d'une aigrette : fa racine eft fibrée, d'un goût un peu amer. Cette plante croît dans les bois, dans les prez, aux lieux fombres & humides. Elle contient beaucoup de fel effentiel & d'huile.

Elle eft vulnéraire, propre pour les contufions, pour ceux qui font tombez de haut ; elle diffout le fang caillé, elle déterge, elle defféche, elle appaife la douleur des hémorroïdes, étant écrafée & appliquée deffus ; elle eft propre pour les hernies : on s'en fert extérieurement & intérieurement ; on donne de fa racine en poudre par la bouche : la dofe en eft depuis un fcrupule jufqu'à une dragme.

Serratula , quafi Serra parva , comme qui diroit *une petite fcie ,* parce que les feuilles de cette plante font dentelées en façon d'une petite fcie.

SESAMOIDES.

Sefamoides , fructu ftellato. Pit. Tournefort. | *Refeda Linariæ foliis.* C. Bauhin.

En françois, *Sefamoide.*

Séfamoide. Est une plante qui pousse une tige à la hauteur d'un pied & demi, ronde, divisée en rameaux longs comme la main, revêtus de feuilles fort étroites, longues comme celles de laLinaire;chacun de ces rameaux se termine en maniere d'épi où sont attachées de petites fleurs moussues frangées, pâles ou jaunâtres, lesquelles sont suivies par de petits fruits formez en rosettes, coupez en étoile, & remplis de semences menues pâles : sa racine est un peu longue, blanche. Cette plante croît aux pays chauds, montagneux, sablonneux, comme aux Pyrenées.

Vertus. Elle est estimée détersive, résolutive.

Etimologie. *Sefamoides à fefamo*, sésame, parce qu'on a trouvé quelque ressemblance des especes de sesamoides avec la sésame.

SESAMUM.

Sefamum. Dodon. pempt. C. B. J. B. Raii hist.	*Sempfem*, Alpino.
Sefama. Cæsalp.	*Digitalis Orientalis Sefamum dicta*. Pit. Tournef.

En françois, *Séfame*, ou *Jugoline*.

Séfame, ou Jugoline. Est une espece de Digitale ou une plante qui pousse une tige ou un tuyau fongueux, haut d'un pied & demi, droit, ferme, plus gros & plus branchu que celui du Millet ; ses feuilles sont oblongues, pointues, grasses, d'un verd rougeâtre, les unes dentelées, les autres entieres ; ses fleurs sortent des aisselles des feuilles, grandes, oblongues, évasées par le haut, & ayant quelque rapport en figure à un dé à coudre, de couleur blanchâtre ou purpurine ; il leur succede des fruits jaunes qui sont des coques anguleuses, divifées chacune en deux loges remplies de semences oblongues ou ovales, blanches, moëlleuses, huileuses, douces, un peu nourrissantes ; on en tire par expression une

Huile de Séfame. *huile* bonne à manger & à brûler. Cette plante naît en Syrie, en Candie, en Alexandrie, aux Indes : elle rend beaucoup de semences.

Vertus. Les Egyptiens se servent de la plante en fomentation pour la pleurésie, pour la difficulté de respirer, pour l'ophtalmie, pour ramollir les tumeurs squirreuses, & en lavement pour la colique, pour amollir le ventre, pour exciter les mois aux femmes.

Sa *femence* est employée comme le Millet dans les alimens ; elle est propre pour humecter, pour adoucir, pour amollir, pour résoudre, pour appaiser les douleurs, pour augmenter la semence.

Son *huile* est émolliente, résolutive, nervale, appliquée extérieurement.

Etimologie. *Sefamum* est tiré de *Sempfem*, mot Egyptien qui signifie la même chose ; on l'appelle en grec σησαμον.

SESBAN.

Sefban. Alpin. & Cluf. ad Garz.	*Galega Ægyptiaca, filiquis articulatis.* C. Bauh.
Seban, five Sefban Indicum. Cam.	
Seyfban. Honor. Belli. ep. 4. ad Cluf.	

Est un arbrisseau d'Egypte grand comme un Mirte, dont les rameaux sont droits, creux, moëlleux ; ses feuilles sont petites, oblongues, étroites, onctueuses, de couleur verte-pâle, ayant un petit nerf au milieu ; ses fleurs sont disposées en grapes & presque semblables à celles du Genêt ; elles sont suivies par des gousses plus longues que le doigt, très-étroites & pointues, contenant des semences oblongues, ressemblantes en quelque façon à celles du Fenugrec, d'un goût âcre & piquant. Cet arbrisseau croît dans les hayes.

Vertus. Sa *femence* fortifie l'estomac, aide à la digestion, arrête les cours de ventre & les flux de menstrues, étant prise intérieurement.

SESELI.

Seseli Massiliense. Ang. Dod.	*Fœniculum tortuosum.* J. B. Pit. Tourn.
Seseli Massiliense Fœniculi folio , quòd Dioscoridis censetur. C. B.	*Seseli Massiliense folio Fœniculi crassiore.* Ad. Lobel.
Fœniculum petræum. Tab.	

En françois, *Seseli de Marseille* , ou *Fenouil tortu.*

Est une espece de Fenouil ou une plante qui pousse une tige à la hauteur d'un pied ou Fenouil d'un pied & demi, rayée, remplie de moëlle blanche, se divisant dès qu'elle est sortie tortu. de sa racine, en plusieurs rameaux, fermes, tortus, nouez, assez gros, épars ; ses feuilles ressemblent à celles du Fenouil, mais elles sont un peu plus grosses, plus courtes, plus dures, & plus éloignées les unes des autres, d'une couleur approchante de celles de l'Aneth ; elle porte en ses sommitez des ombelles qui soutiennent de petites fleurs à cinq feuilles disposées en rose, de couleur blanche ou quelquefois purpurine. Quand cette fleur est passée, son calice devient un fruit composé de deux graines oblongues, arrondies sur le dos, canelées, aplaties de l'autre côté, approchantes en figure de celles du Fenouil, de couleur grise-blanchâtre ou pâle, d'une odeur aromatique, d'un goût fort âcre ; sa racine est longue, grosse quelquefois comme le doigt, blanche, aromatique. Toute la plante a une odeur forte & agréable. Elle croît aux lieux sablonneux, dans les pays chauds, comme en Languedoc, en Provence, autour de Marseille ; sa semence est employée dans la Médecine ; on nous l'apporte séche : elle doit être choisie de grosseur Choix. médiocre, récente, nette, pesante, de bonne odeur, d'un goût âcre & aromatique ; elle contient beaucoup d'huile éxaltée & du sel volatil.

Elle est incisive, discussive, apéritive, céphalique, propre pour résister au venin, Vertus. pour l'épilepsie, pour les convulsions.

On se sert de sa racine aux mêmes usages.

SIDERITIS.

Sideritis vulgaris. Ger.	*Sideritis , sive Ferruminatrix.* Ad. Lob. icon.
Sideritis vulgaris hirsuta erecta. C. B.	
Sideritis vulgaris hirsuta. J. Bauh. Raii histor.	*Tetrahit.* Lugd.
	Herba Judaica. Gesn. Col.

En françois, *Crapaudine.*

Est une plante qui pousse des tiges à la hauteur d'un pied & demi ou de deux pieds, Crapaudine. quarrées, velues, jaunâtres ; ses feuilles sont opposées l'une à l'autre le long des branches, oblongues, velues, dentelées ou crénelées en leurs bords, ridées, d'un goût astringent un peu âcre : ses fleurs sont en gueule, verticillées ou disposées en rayon & par étages le long des tiges, de couleur blanche tirant sur le jaune, marquetées de points rouges ; chaque étage de ces fleurs est soutenu par deux feuilles presque rondes, coupées souvent en crête de coq, & différentes des autres feuilles qui naissent plus bas; chacune de ces fleurs est un tuyau découpé par le haut en deux lévres, & soutenu par un calice formé en cornet. Quand cette fleur est passée, il lui succede quatre semences oblongues, noires, enfermées dans une capsule qui a servi de calice à la fleur : sa racine est ligneuse. Cette plante a une odeur puante approchante de celle du Lamium : elle croît aux lieux rudes, montagneux, sablonneux ; elle contient assez de sel essentiel & d'huile.

K k k k k iij

Vertus.

Elle eſt déterſive, vulnéraire, aſtringente, propre pour les hernies, pour les playes; on s'en ſert extérieurement & intérieurement.

Etimologies.

Sideritis à σιδηρος, *ferrum*, parce qu'on eſtime cette plante propre pour guérir les playes faites par le fer.

On l'appelle *Ferruminatrix* par la même raiſon.

Herba Judaica, parce que les Juifs mirent autrefois cette plante en uſage dans la Médecine.

SILEX.

Caillou.

Silex, en françois, *Caillou*, eſt une eſpece de pierre plus dure que le marbre, unie, polie, douce au toucher, compacte, peſante, de couleurs différentes, laquelle naît en beaucoup de lieux, comme dans les mines, ſur les montagnes, dans les terres avec le ſable, dans les rivieres: il y en a de pluſieurs eſpeces; on les prépare en les faiſant rougir & les éteignant pluſieurs fois dans de l'eau ou dans du vinaigre pour les attendrir, puis on les broye.

Préparation.

Vertus.

Les Cailloux préparez ſont eſtimez propres pour la pierre, pour la gravelle, pour lever les obſtructions, étant pris intérieurement: mais je les crois plutôt capables d'augmenter les pierres du corps que de les diminuer; on s'en ſert utilement pour nettoyer les dents.

Pierre & diamant de Medoc.

Il naît dans le ſable au pays de Medoc en Guyenne une eſpece de Caillou très-dur, poli, criſtalin, gros ordinairement comme une Aveline ou une Muſcade, blanc, luiſant, & qui étant taillé eſt reſplendiſſant comme le diamant; auſſi en fabrique-t-on de faux diamans.

Etimologie.

Silex eſt tiré du mot hébreu *Selag*, qui ſignifie la même choſe.

SILIQUA, *ſive* CERATIA.

Siliqua edulis. C. B. Pit. Tournef.	*Ceratia ſiliqua*, *ſive Ceratonia.* Ger.
Siliqua dulcis ſive vulgatior. Park.	*Caroba officinarum, Ceratonia.* Dod.
Siliqua arbor, *ſive Ceratia.* J. B. Raii hiſtor.	*Cerata vel ſiliqua.* Ad. Lob. Tab.
	Ceraunia ſiliqua, Theophraſti.
Panis S. Joannis, Germanis & Belgis.	En françois, *Carouge*, ou *Caroubier.*

Carouge. Caroubier.

Eſt un arbre de grandeur médiocre, pouſſant beaucoup de rameaux grands & fort étendus, garnis de feuilles arrondies, reſſemblantes à celles du Terebinte, mais plus grandes, charnues, nerveuſes, dures: ſes fleurs ſont ordinairement à cinq étamines qui naiſſent des échancrures du calice: quand cette fleur eſt paſſée, il lui ſuccede une ſilique longue quelquefois d'un pied, large d'un pouce, fort plate, de couleur rouge obſcure, d'une ſubſtance moëlleuſe & comme charnue, creuſée en travers de quelques foſſes, dans chacune deſquelles on trouve une ſemence plate, aſſez ſemblable à celle de la Caſſe, mais un peu plus petite. Cet arbre croît au Royaume de Naples, en pluſieurs lieux de l'Eſpagne, en Candie aux Indes Orientales; ſes gouſſes étant encore vertes, ou même mûres, ont un goût déſagréable; mais quand on les fait ſécher elles deviennent douces & bonnes à manger.

Les feuilles du Carouge ſont aſtringentes.

Vertus.

Ses fruits ou gouſſes ſéches ſont apéritives, pectorales, propres pour arrêter les cours de ventre, pour exciter l'urine, étant priſes en décoction ou mangées: on tire auſſi un ſuc mielleux de celles qui n'ont point été ſéchées, & l'on s'en ſert pour la toux, pour les chaleurs de l'eſtomac, pour lâcher un peu le ventre.

Etimologies.

Siliqua à ξυλιγὰ, *lignoſa*, parce que pluſieurs ſiliques ont des écorces ligneuſes.

On a nommé cet arbre *Siliqua*, à caufe qu'il porte pour fruit des filiques.

Ceratonia, *Ceratia*, *Cerata*, *Ceraunia* à κέρας, *cornu*, parce que le fruit du Carouge a une figure approchante de celle d'une corne.

SILIQUASTRUM.

Siliquaſtrum. Caſt. Dur. Pit. Tournef.	*Siliqua ſylveſtris rotundifolia.* C. B.
Siliquaſtrum & Siliqua ſylveſtris & fatua,	*Fabago ſive Siliquaſtrum.* Bellon. Geſn.
& Arbor amoris. Caſt.	hort.
Arbor Judæ, quæ græcis vulgò Coucouchias.	*Ceratia agreſtis.* Bellon. Geſn. hort.
Bellon.	En françois, *Gainier.*

Eſt un arbre qui pouſſe des rameaux éloignez les uns des autres, couverts d'une écor- Gainier.
ce purpurine noirâtre; ſes fleurs naiſſent & s'épanoüiſſent au Printems avant ſes feuilles;
elles ſont légumineuſes, belles, agréables, purpurines, amaſſées pluſieurs enſemble,
atrachées à des pédicules courts, noirs, compoſées chacune de cinq feuilles, deux deſquelles qui ſont aux côtez d'en bas, ſurpaſſent en grandeur les ſupérieures, ce qui eſt
contraire aux fleurs légumineuſes des autres plantes : leur goût eſt doux, un peu aigrelet.
Quand ces fleurs ſont paſſées, il leur ſuccede des gouſſes longues d'environ demi pied,
très-aplaties, membraneuſes, purpurines, renfermant des ſemences preſque ovales,
plus groſſes que des Lentilles, dures : ſes feuilles naiſſent ſeules & alternes le long des
branches, rondes comme celles de l'Aſarum, mais beaucoup plus grandes, nerveuſes,
vertes en deſſus, blanchâtres en deſſous. Cet arbre croît aux pays chauds proche des
ruiſſeaux, aux vallées, dans les hayes.

Ses gouſſes ſont aſtringentes. Vertus.

Siliquaſtrum, parce que la gouſſe de cet arbre approche en figure de celle du Carouge Etimolo-
qu'on appelle *Siliqua*. gies.

Gainier, parce que ſes gouſſes ſont faites comme des gaines à couteaux.

SIMAROUBA.

* *Simarouba* eſt une écorce qui fut envoyée pour la premiere fois de la Cayenne ici en
1713, comme un très-bon remede pour les dévoyemens dyſſenteriques ; il y en eut
beaucoup & de violens en 1718, qui ne faiſoient le plus ſouvent que s'irriter par l'Ipe-
eacuana, & la nouvelle drogue au-contraire y réuſſit très-bien. M. de Juſſieu, qui n'en
avoit eu de ce premier envoi qu'une petite quantité, fut curieux d'en avoir encore dans
la ſuite, & il en éprouva toujours d'auſſi bons effets, bien entendu qu'il ne l'appliquoit
pas indifféremment à toutes ſortes de dyſſenteries. La préparation de ce remede eſt la
plus ſimple qu'il ſoit poſſible : on le prend en décoction comme du Thé; & dès le ſecond
verre on s'apperçoit ordinairement qu'il agit : le goût en eſt fort ſupportable, un peu
d'amertume marque une ſubſtance âcre & ſtomachique qui rétablit les forces de l'eſtomac, la couleur laiteuſe que prend l'eau vient d'une ſubſtance balſamique & onctueuſe
qui arrête les douleurs & les épreintes ; la prompte ſuppreſſion du ſang & la conſtipa-
tion qui ſurvient, indiquent une qualité aſtringente & vulnéraire.

Dioſcoride parle d'une écorce qu'on apportoit du fond de l'Orient, & qui s'employoit
pour les hémorragies & les dyſſenteries : la couleur en étoit jaunâtre, & c'eſt à peu près
celle du Simarouba. On l'appelloit *Macer* ou *Macir.* Pline, Galien & les arabes en Macer, ou
ont auſſi parlé. On ne peut guéres douter qu'une écorce dont quelques rélations des Macir.
Indes Orientales font mention, en lui attribuant les mêmes vertus, & avec les plus
grands éloges, ne ſoit ce Macer des Anciens ; & la vraiſemblace eſt d'autant plus forte, qu'en quelques lieux des Indes cette écorce a le nom de *Macre.* Macre.

On trouvera un détail plus grand de l'ufage de ce nouveau remede dans les *Mémoires de l'Académie de 1729.*

SIMBOR.

Simbor Mangianam, five cornu Alcis (Bontii in Pifon.) eft une plante des Indes qui repréfente fort bien en figure les cornes d'un Efland ; elle croît proche de la mer en Java, & principalement au Royaume de Bantam. Il ne paroît point qu'elle ait d'autre racine qu'une matiere fongueufe, molaffe d'où elle fort : il n'eft point befoin de la mettre en terre pour la faire croître ; il fuffit de la placer fur une pierre ou dans le creux d'un arbre. On pourroit mettre cette plante entre les efpeces de fempervivum, car elle demeure toujours verte en hyver & en été : fes feuilles font femblables à celles de nos Lis blancs, de fubftance vifqueufe, d'un goût amer.

Vertus.   Cette plante eft émolliente, réfolutive ; elle lâche le ventre, elle tue les vers, étant écrafée & appliquée fur le nombril : on s'en fert auffi en cataplafme pour réfoudre les tumeurs froides.

SIMIA.

Simia. Simius.   En françois, *Singe.*

Singe.   Eft un animal à quatre pieds, gros ordinairement comme un chien, & quelquefois plus gros, couvert d'un poil affez épais, brun, mais plus fouvent roux, tirant fur le verdâtre : fa femelle eft appellée *Guenon*, & la petite Guenon *Guenuche* : il a quelque

Guenon. reffemblance avec l'homme, & il l'imite autant qu'il peut ; fes yeux, fes fourcils, fes
Guenuche. narines, fes dents, & fes oreilles font femblables à celles de l'homme : il a fur la poitrine deux bouts de mammelles comme l'homme : fes pattes de devant font des bras & des mains, avec des doigts & des ongles, dont il fe fert à peu près comme nous nous fervons des nôtres : fa queue eft longue : il naît aux pays Orientaux, en Lybie, en Mauritanie, au mont Caucafe, vers la mer Rouge, en Egypte, en Ethyopie, aux Indes. Il y en a de plufieurs efpeces, dont les Naturaliftes anciens ont fait *deux* générales ; fçavoir en finges qui ont une queue, & en finges qui n'en ont point : ils ont appellé les premiers

Cercopi- *Cercopitheci* ; les autres qui n'ont point de queue ne different des premiers qu'en ce
theci. qu'ils font privez de ce membre ; ces derniers croiffent ordinairement fort grands. Le finge vit d'herbes, de froment, d'araignées, de fruits ; il boit du vin : fa femelle ayant fait des petits, les tient entre fes bras, & les alaite comme feroit une nourrice fon enfant. Cet animal eft méchant, traître quand il n'a point été apprivoifé ; il fe jette fur quelque partie du corps, & la mord affez fort pour en emporter la piéce : il contient beaucoup de fel volatil & d'huile.

Vertus.   Sa *chair* eft aftringente.

On prétend que fon *cœur* étant rôti & mangé, aiguife la mémoire.

Sa *graiffe* eft réfolutive & nervale.

Il naît au Bréfil & en plufieurs autres pays des Indes, une efpece de petit finge appel-
Sagouin. lé *Sagouin* ; il eft de la grandeur d'un Ecureuil ; fon poil eft ordinairement de couleur aurore, quelquefois grife ou variée : fon tempérament eft fi délicat, que le moindre froid le fait mourir.

On trouve encore dans le Bréfil une autre efpece de petit finge que les gens du pays
Macag. appellent *Macag* : il eft plus gros que le fagouin, & fon poil eft plus brun ; cet animal pleure toujours : il imite tout ce qu'il voit faire, de même que les autres finges.

Sapajou. Le *Sapajou* eft encore une efpece de petit finge fort joli : fa taille eft grêle, & déliée à peu près comme celle d'un petit Ecureuil ; il eft couvert d'un poil roux ou jaunâtre ; fa face eft ordinairement blanche, & fon menton noir ; fes yeux font gros ; il eft alerte,
                                                                                        agréable

agréable & careffant, de bonne amitié, mais voleur; il eft auffi fenfible au froid que le fagouin : on en trouve dans l'Ifle de Cayenne en la nouvelle France, & en plufieurs autres lieux de l'Amérique.

Le P. Louis le Conte, Jéfuite, rapporte dans fes *Mémoires* de l'état préfent de la Chine, qu'en paffant de la Chine à la côte de Coromandel, il avoit vû dans le détroit de Malaque, de *grands* finges qui ont au moins quatre pieds de haut, & qui marchent naturellement fur leurs deux pieds de derriere, qu'ils plient tant foit peu comme fait un chien à qui l'on a appris à danfer. Ils fe fervent, dit-il, comme nous des deux bras; leur vifage eft prefque auffi formé que celui des Sauvages du Cap de Bonne Efpérance; mais leur corps eft tout couvert d'une laine blanche, noire ou grife : du refte, le cri de ce finge eft parfaitement femblable à celui d'un enfant; il a toute l'action extérieure fi humaine, & les paffions fi vives & fi marquées, que les muets ne peuvent guéres mieux exprimer leurs fentimens & leurs volontez. Il paroît furtout d'un naturel fort tendre; & pour témoigner fon affection aux perfonnes qu'il connoît & qu'il aime, il les embraffe & les baife avec des tranfports qui furprennent. Ils ont encore un mouvement qui ne fe trouve en aucune bête, & qui eft fort commun aux enfans; c'eft de trépigner de joye ou de dépit quand on leur donne ou qu'on leur refufe ce qu'ils fouhaitent avec beaucoup de paffion. Leur légereté & leur adreffe eft incroyable; c'eft un plaifir qui va jufqu'à l'admiration, que de les voir courir dans les cordages d'un vaiffeau, où ils jouent quelquefois comme s'ils s'étoient fait un art particulier de voltiger, ou qu'ils euffent été payez comme nos Danfeurs de corde pour divertir la compagnie : tantôt fufpendus par un bras, ils fe balancent quelque tems avec nonchalance pour s'éprouver; & ils tournent enfuite tout à coup avec rapidité autour de la corde, comme une roue ou une fronde qu'on auroit mife en mouvement; tantôt prenant la corde fucceffivement avec les doigts qu'ils ont très-longs, ils laiffent tomber tout leur corps en l'air; ils courent de toute leur force d'un bout à l'autre, & reviennent avec la même vîteffe. Il n'eft forte de figure qu'ils ne prennent, ni de mouvement qu'ils ne fe donnent, fe couchant en arc, fe roulant comme une boule, s'accrochant des mains, des pieds & des dents, felon les différentes fingeries que leur bizarre imagination leur fournit, & qu'ils font de la maniere du monde la plus divertiffante. Mais leur légereté à s'élancer d'un cordage à un autre, à trente & à cinquante pieds de diftance, paroît encore plus furprenante; auffi pour en avoir plus fouvent le plaifir, nous les faifions fuivre par cinq ou fix petits mouffes ou matelots formez à cette forte d'exercice, & accoutumez eux-mêmes à courir dans les cordages : alors nos finges pour les imiter, faifoient des fauts fi prodigieux, & gliffoient avec tant d'adreffe le long des mats, des vergues, & des plus petits manœuvres, qu'ils fembloient plutôt voler que courir, tant leur agilité furpaffoit tout ce que nous remarquons dans les autres animaux.

Simia, Simius, à σιμὸς, *fimus*, camart, parce que le finge a le nez camart.

Cercopitheci, à κέρκος, *cauda*, & πίθηκος, *Simia*, comme qui diroit *Simia caudata*, Singe à queue.

SIMIA MARINA.

Simia marina Æliani.   En françois, *Singe de mer.*

Eft un poiffon long, cartilagineux, reffemblant de face & de couleur au finge terreftre; il eft couvert d'une écaille dure comme celle de la Tortue. Ce poiffon naît dans la mer Rouge, où il nage avec une fi grande vîteffe, qu'il femble voler. Nous ne fçavons point qu'il ait aucun ufage dans la Médecine.

Tome II.
page 503.

Grands finges.

Etimologies.

Singe de mer.

L l l l j

SINAPI.

<table>
<tr><td>Moutarde.</td><td>*Sinapi*, en françois, *Moutarde*, est une plante dont il y a *trois* especes principales.</td></tr>
</table>

<table>
<tr><td>Premiere espece.</td><td>La premiere est appellée,</td></tr>
</table>

Sinapi. Ang. Gesn. hort. Cast.	*Sinapi siliqua latiuscula glabra, semine*
Sinapi Rapi folio. C. B. Pit. Tournef.	*russo, sive vulgare.* J. B. Raii hist.
Sinapi primum. Matth. Ger. Cæsalp.	*Sinapi sativum prius.* Dod.
Sinapi hortense. Cord. in Diosc.	*Sinapi sativum Rapi folio.* Park.

Elle pousse des feuilles semblables à celle de la Rave, mais plus petites & plus rudes: sa tige croît à la hauteur de quatre ou cinq pieds, ronde, velue, divisée en plusieurs rameaux garnis de petites fleurs jaunes à quatre feuilles disposées en croix: quand ces fleurs sont tombées, il leur succede des siliques assez courtes, anguleuses, pointues, remplies de semences presque rondes, rousses ou noirâtres, d'un goût âcre & mordant: sa racine est ligneuse, fragile, blanche, garnie de fibres.

<table>
<tr><td>Seconde espece.</td><td>La seconde espece est appellée,</td></tr>
</table>

Sinapi Apii folio. C. B. Pit. Tournefort.	*Sinapi sativum.* Lugd.
Sinapi alterum sativum. Ad. Lob.	*Sinapi siliqua hirsuta, semine albo vel russo.*
Sinapi album. Cam. Eyst.	J. B. Raii hist.

Elle pousse une tige à la hauteur de deux pieds, rameuse, velue, vuide: ses feuilles sont semblables à celles de la Rave, laciniées, & principalement celles d'en bas, garnies de poils roides & piquans: ses fleurs sont semblables à celles de l'espece précédente, mais attachées à des pédicules plus longs, d'une odeur agréable: quand ces fleurs sont passées, il leur succede des siliques velues, pointues, remplies de semences presque rondes, blanchâtres ou noirâtres, âcres: sa racine est simple, longue comme la main, grosse comme le doigt, ligneuse, blanche, garnie de plusieurs fibres longues. On cultive ces deux especes de moutarde dans les champs & dans les jardins.

<table>
<tr><td>Troisiéme espece.</td><td>La troisiéme espece est appellée,</td></tr>
</table>

Sinapi sylvestre. Dod. Lugd.	*Eruca, sive Rucula marina minor & Sina-*
Sinapi tertium. Matth. Cast. Cæs.	*pi 9.* Trag.
Sinapi Erucæ folio. C. B. Pit. Tournef.	

Elle differe des moutardes cultivées en ce qu'elle est plus petite, en ce que ses feuilles sont semblables à celles de la Roquette, & en ce que sa semence est rougeâtre: elle croît aux lieux rudes, pierreux, humides, maritimes.

Les *semences* des moutardes contiennent beaucoup de sel essentiel & d'huile; on les employe dans la Médecine.

<table>
<tr><td>Vertus.</td><td>Elles sont incisives, atténuantes, apéritives, propres pour exciter l'appétit, pour discuter les phlegmes, pour briser la pierre du rein; on s'en sert pour la fiévre quarte, pour la mélancolie hypocondriaque, pour le scorbut, pour provoquer l'éternuement, pour résoudre les tumeurs, pour digérer & faire mûrir les abscès: on les employe intérieurement & extérieurement, étant réduites en poudre; on en applique sur les épaules où l'on a fait des ventouses avec des scarifications, pour réveiller le malade dans l'apopléxie, dans la paralysie; c'est ce qu'on appelle *Sinapismus*: elle agit avec</td></tr>
</table>

<table>
<tr><td>Sinapismus.
Huile de semence de moutarde.
Vertus.</td><td>beaucoup d'âcreté.

On tire par expression de la *semence* de moutarde bien pilée, une *huile* propre pour la paralysie, pour résoudre les humeurs froides.</td></tr>
</table>

Sinapi, σίνηπι, à σίνει ῶπας, parce que la graine de moutarde fait mal aux yeux par la force de son odeur ; ou bien *Sinapi, quasi* σίναν νάπυ *,* parce que ses feuilles res-semblent à celles du navet.

Etimolo-gies.

Moutarde, à musto, moust, *& ardere,* brûler, *quasi mustum ardens ;* parce qu'on mêle de la semence de moutarde pilée dans du moust à demi épaissi, pour faire une espece de pâte liquide, âcre & piquante ou brûlante, qu'on appelle *Moutarde,* & dont on se sert pour exciter l'appétit.

Cette moutarde est préparée particuliérement à *Dijon* & à *Angers,* d'on on l'en-voye dans de petits barils par toute la France : on en pourroit faire d'aussi bonne à Paris, mais on y préfere la moutarde *blanche,* qui est un mélange de graine de moutarde bien pilée, d'un peu de farine & de vinaigre ; elle est plus brûlante au goût que celle qui est préparée avec le moust.

Moutarde de Dijon & d'Angers. Moutarde blanche.

<h2 style="text-align:center">SISARUM.</h2>

Sisarum. Dod. Ger.	*Sifer sativum.* Fuch.
Sisarum Germanorum. C. B. Pit. Tourn.	*Sifer Germanicum.* Cæsalp.
Sisarum multis. J. B. Raii hist.	*Sifer vulgare.* Park.

En françois, Chervi.

Est une plante qui croît à la hauteur d'environ deux pieds : ses feuilles sont atta-chées plusieurs à une côte, comme au Panais, mais plus petites, plus vertes, & plus douces au toucher, légerement crénelées en leurs bords : ses fleurs naissent en ombel-les ou parasols aux sommets des tiges, petites, ordinairement à cinq feuilles blanches, disposées en rose, odorantes : ces fleurs sont suivies par des petits fruits composez cha-cun de deux graines oblongues, un peu plus grandes que celles du Persil, étroites, canelées sur le dos, de couleur obscure ; ses racines sont à navets longs comme la main, ridez, gros comme le doigt, tendres, aisez à rompre, attachez à un collet en maniere de tête, de couleur blanche, d'un goût doux, & bons à manger ; on s'en sert dans les cuisines. On cultive cette plante dans les jardins potagers : elle contient beaucoup d'huile & du sel essentiel.

Chervi.

Elle est apéritive & vulnéraire ; elle excite la semence.

Vertus.

<h2 style="text-align:center">SISYMBRIUM.</h2>

Sisymbrium sylvestris. Cæsalp.	*Raphanus sylvestris cum siliquis curtis.* Raii hist.
Sisymbrium aquaticum foliis in profundas lacinias divisis, siliquâ breviori. Pit. Tournef.	*Raphanus aquaticus Tabernæmontani.* J. B.
Raphanus aquaticus foliis in profundas la-cinias divisis. C. B.	*Radicula sylvestris.* Dod.
Raphanus aquaticus. Tab. Ger. Park.	

Est une plante aquatique qui pousse des tiges à la hauteur de trois pieds, canelées, quelquefois rougeâtres, creuses : ses feuilles sont oblongues, pointues, laciniées pro-fondément, dentelées, attachées alternativement le long de leur tige : ses fleurs nais-sent aux sommitez des branches, soutenues par des pédicules longs & grêles, compo-sées chacune de quatre feuilles jaunes disposées en croix : quand cette fleur est passée, il lui succede une petite silique courte, divisée intérieurement en deux loges qui ren-ferment des semences presque rondes : sa racine est oblongue, grosse comme le petit doigt, blanche, âcre, piquante. Cette plante croît dans les marais, dans les fossez où il y a de l'eau, dans les rivieres : elle fleurit ordinairement aux mois de Juin & de Juil-

L l l l l ij

let : fa racine eft bonne à manger au printems ; quelques-uns s'en fervent au lieu de Raiforts. Toute la plante contient beaucoup de fel effentiel, de phlegme & d'huile.

Vertus. Elle eft fort apéritive, déterfive, propre pour exciter l'urine, pour atténuer & pouffer la pierre du rein & de la veffie, pour la néphrétique, pour le fcorbut, pour l'hydropifie, étant prife intérieurement.

Creffon d'eau. * *Sifymbrium aquaticum Matthioli*, en françois, *Creffon d'eau*, eft décrit dans l'article NASTURTIUM AQUATICUM.

Etimologie. *Sifymbrium*, à σιον, *fium*, & ὄρβρος, parce que cette herbe naît dans les lieux aquatiques.

SISYRINCHIUM.

Sifyrinchium. Park.	*Sifyrinchium majus*. Dod.
Sifyrinchium majus. Ger.	*Sifyrinchion majus vel primum*. Cluf.hifp.
Sifyrinchium majus, flore lutea macula notato. C. B. Pit. Tournefort.	*Iridi bulbofæ affinis Sifyrhinchium majus*. J. B.

Eft une plante qui reffemble à l'Iris bulbeux ; elle pouffe deux ou trois feuilles longues, étroites, vertes, molles : fa tige eft droite, ronde, ferme, haute de près d'un pied, portant à fon fommet trois ou quatre feuilles femblables à celles de l'Iris, s'ouvrant l'une après l'autre, belles, agréables à la vûe, de couleur bleue, marquées de quelques taches jaunes, d'une odeur affez agréable : ces fleurs font de courte durée ; il leur fuccede des fruits oblongs qui contiennent des femences prefque rondes, petites, rougeâtres : fa racine eft compofée de deux tubercules pofez l'un fur l'autre comme en celle du Glayeul, de couleur noire en dehors, blanche en dedans, d'un goût doux, bonne à manger. Cette plante naît dans les pays chauds, aux lieux montagneux & humides : elle contient beaucoup de fel effentiel & d'huile.

Vertus. Sa racine eft carminative, & propre pour appaifer les tranchées, étant mangée.

Etimologie. *Sifyrinchium*, à σῦς, *fus*, & ρύγχος, *roftrum*, comme qui diroit *Groin de cochon* ; parce que les cochons pouffent leur groin dans la terre pour chercher la racine de cette plante, dont ils font fort frians.

SIUM, *vel* SION.

Sium. Cord. hift. Gefn. horr. Dod.	*Sium, five Laver Diofcoridis, Olufatri folio, five aquatica Paftinaca*. Ad. Lob.
Sium verum. Matth. Thal. Lugd.	
Sion, five Apium paluftre, foliis oblongis. C. B. Pit. Tournef.	En françois, *Berle*.

Berle. Eft une plante qui pouffe des tiges à la hauteur de quatre ou cinq pieds, groffes, canelées, anguleufes, vuides, fe divifant par haut en quelques rameaux : fes feuilles font rangées par paires fur une côte terminée par une feule feuille ; chacune d'elles eft oblongue, graffe, dentelée en fes bords : fes fleurs naiffent fur des ombelles ou parafols aux fommets des branches, compofées chacune de cinq feuilles blanches difpofées en rofe : quand ces fleurs font tombées, il paroît des graines jointes deux à deux, menues, arrondies & canelées fur le dos, aplaties de l'autre côté : fes racines font petites, fibreufes, noires. Toute la plante a une odeur forte : elle croît aux lieux aquatiques, aux bords des ruiffeaux ; elle contient beaucoup de fel effentiel, d'huile & de phlegme.

Autres efpeces. * Il y a plufieurs autres efpeces de Berle qui croiffent dans les ruiffeaux, & qui ont à peu près les mêmes ufages.

Vertus. Elle eft fort apéritive, propre pour atténuer & brifer la pierrre du rein & de la veffie, pour exciter l'urine, les mois aux femmes & l'accouchement, pour arrêter la dyffenterie, pour le fcorbut, étant mangée ou prife en décoction.

Sium, à σείω, *quatio*, parce que cette plante tremble prefque toujours, étant fujette à êtr e fecouée & ébranlée par le vent. — *Etimolo-gie.*

SMARAGDUS.

Smaragdus. Prafinus. En françois, *Emeraude.* En arabe, *Zamarrut.*
En perfan & en indien, *Pachée.*

Eft une belle pierre prétieufe, verte, diaphane, luifante, refplendiffante, mais mé-diocrement dure : il y en a de *deux* efpeces ; l'une *Orientale*, & l'autre *Occidentale*. — *Emeraude.*

La premiere eft la plus dure, la plus belle & la plus eftimée ; elle repréfente par fa couleur agréable & réjouiffante la verdeur des prez, & elle remplit les yeux d'une lu-miere éclatante : elle nous eft apportée des Indes Orientales. — *Orientale.*

La feconde peut être diftinguée en deux efpeces, en Péruvienne, & en Européenne. La Péruvienne a une couleur verte fort belle & fort agréable ; mais elle ne rayonne point comme l'Orientale, & elle eft fouvent remplie de petits nuages verdâtres : elle naît au Pérou abondamment, & affez groffe. — *Occiden-tale Péru-vienne.*

L'Européenne eft la moins dure, la moins rayonnante, & la moins eftimée de tou-tes : elle naît en Cypre, en Bretagne, en Auvergne, & en plufieurs autres lieux. — *Européen-ne.*

On doit choifir les Emeraudes Orientales groffes à peu près comme des noifettes, pures, tranfparentes, nettes, luifantes, d'une belle couleur verte rayonnante. — *Choix.*

Les Emeraudes Occidentales font ordinairement beaucoup plus groffes que les Orientales : on en trouve qui furpaffent en largeur la paume de la main. On doit choifir les plus dures, les plus belles, & les plus refplendiffantes.

Les Emeraudes Orientales & Occidentales font propres pour arrêter les cours de ventre & les hémorragies, pour adoucir les humeurs trop âcres, étant broyées fubti-lement & prifes par la bouche. La dofe en eft depuis fix grains jufqu'à demi-dragme : on prétend qu'elles réfiftent au venin & à la malignité des humeurs, qu'elles font bon-nes pour l'épilepfie, qu'elles hâtent l'accouchement, étant portées en amulette ; mais ces dernieres qualitez ne font qu'imaginaires. — *Vertus. Dofe.*

Smaragdus, à σμαραγίζειν, *fplendere*, parce que cette pierre préticufe eft fort refplen-diffante. — *Etimolo-gie.*

SMARIS.

Smaris eft une efpece dè Haran, ou un petit poiffon de mer blanc, qu'on appelle à Marfeille *Haret*, comme qui diroit *petit Haran*, & en Efpagne & en Languedoc *Pica-rel*, parce qu'ayant été fumé comme les autres harans, il pique la langue quand on le mange : il contient beaucoup de fel volatil & d'huile. — *Haret, Picarel.*

Il eft propre pour exciter le lait aux nourrices, & contre les morfures du fcorpion & du chien enragé, étant pris en décoction ou mangé. — *Vertus.*

Sa *tête* étant rôtie ou brûlée & réduite en poudre, eft bonne pour déterger & confu-mer les chairs baveufes des playes, y étant appliquée.

Smaris, à μαρμαίρω, *candidus fum*, parce que ce poiffon eft blanc ; de-là vient qu'on appelle en latin les hommes pâles *Smarides*. — *Etimolo-gie.*

SMECTIS TERRA.

Smectis. Smecten. Terra Saponaria ex Mufeo Wormiano.

Eft une efpece de terre argilleufe, graffe & favonneufe qu'on trouve en Angleterre, & dont les Anglois fe fervent pour nettoyer le linge & les laines : elle eft compacte, dure, pefante, approchante en folidité de la pierre, de couleurs différentes, tantôt — *Ufage.*

grife blanchâtre, parſemée de taches noires, tantôt de couleur *ſafranée* : quelques Auteurs la placent entre les eſpeces de *Galactites*.

Vertus.   Elle eſt aſtringente.

SMILAX ASPERA.

Smilax aſpera. Dod. Ger. J. Bauh. Raii hiſt.

Smilax aſpera fructu rubente. C. Bauh. Pit. Tournef.

Smilax aſpera fructu rubro. Park.
Smilax aſpera fructu rutilo. Cluſ. hiſp.
Volubilis aſpera. Lonic.

Eſt une plante qui pouſſe pluſieurs tiges longues, dures, canelées, ſarmenteuſes, rameuſes, pliantes, garnies d'épines & de mains, ſerpentant, montant, s'attachant & s'entortillant autour des arbriſſeaux voiſins, dans les hayes : ſes feuilles naiſſent ſeules de diſtance en diſtance, grandes, larges comme celles du Lierre, mais ſans angles, épaiſſes, dures, nerveuſes, pointues, épineuſes, marbrées de taches blanches : ſes fleurs ſont en petites grapes aux ſommitez des rameaux, petites, blanches, odorantes, compoſées chacune de cinq feuilles diſpoſées en étoile. Quand ces fleurs ſont paſſées, il leur ſuccede des fruits ronds comme des raiſins, mous, rouges ou d'un jaune foncé, renfermant chacun ſous ſa peau une ou deux ou trois ſemences, rondes, liſſes, douces au toucher, de couleur rouge brune en dehors, blanche en dedans, d'un goût fade & déſagréable : ſa racine eſt longue, un peu nouée, dure, & ſe diviſant en pluſieurs petites branches. Cette plante croît aux lieux rudes, incultes, proche des hays, aux bords des chemins, ſur les montagnes, aux vallées, principalement aux pays chauds : elle fleurit au printems, & ſon fruit mûrit à la fin de l'été ; elle contient beaucoup de ſel eſſentiel & d'huile.

Vertus.   Elle eſt deſſicative & ſudorifique, propre pour réſiſter au venin.

Etimologie.   *Smilax* à σμαω, *rado*, je racle, parce que cette plante eſt piquante ; ou bien *Smilax*, eſt le nom d'un certain enfant qui ſelon les Métamorphoſes d'Ovide, fut changé en cette plante.

SMYRIS.

Emery, Pierre d'Emery, Emery d'Eſpagne.   *Smyris lapis*, en françois, *Emery, Emeril,* ou *pierre d'Emery*, eſt une eſpece de marcaſite ou une pierre fort dure, dont il y a *trois* eſpeces.

La premiere & la plus eſtimée eſt appellée *Emery d'Eſpagne*, parce qu'elle ſe trouve dans les mines d'or & d'argent du Pérou & de pluſieurs autres lieux de la Nouvelle Eſpagne : elle eſt rougeâtre, parſemée de vénules ou de points d'or & d'argent. Cette eſpece d'émery eſt fort rare, parce qu'à cauſe de l'or qu'elle contient le Roy d'Eſpagne en a défendu le tranſport.

Emery rouge. Ferette. Emery commun, pulvériſé.   La ſeconde eſt unie, *rouge*, mais ne contenant ni or ni argent ; elle naît dans les mines de fer en Eſpagne, & ſe nomme *Ferette* d'Eſpagne.

La troiſiéme eſt l'émery *commun*, ſa couleur eſt noirâtre : elle naît dans les mines de fer : on la pulvériſe en Angleterre par le moyen de certains moulins faits exprès, ce qu'on ne pourroit pas faire dans des mortiers, à cauſe de la grande dureté de cette pierre, car elle perceroit ou caſſeroit plutôt le mortier que de s'y mettre en poudre. L'émery *pulvériſé* ſert à polir les armes, les couteaux, les glaces des miroirs. On le choiſit bien pulvériſé, pur & net.

Uſage. Choix.   La *pierre* d'émery entiere doit être choiſie nette, haute en couleur.

Toutes ces pierres ſont employées pour couper & nettoyer les pierres prétieuſes, les caillous, le verre, le marbre.

On n'employe point l'émery dans la Médecine ; quelques-uns croyent que celle qui est en poudre, soit propre pour nettoyer les dents, mais je craindrois qu'elle ne les cariât.

La matiere qui tombe des meules des Lapidaires, en boue, contient de la pierre d'é- Potée d'E-
mery en poudre : on fait sécher cette boue, & on l'appelle *Potée d'Emery*. mery.

Smyris à σμάω, *tergo*, *purgo*, parce que cette pierre est employée pour nettoyer & Etimolo-
polir plusieurs matieres. gie.

S M Y R N I U M.

Smyrnium Matthioli, Ic. Valgr. Pit. Tournef.	*Hipposelinum Theophrasti*, *vel Smyrnium Dioscoridis*. C. B.
Hipposelinum. Ger. emac.	*Macerone*, *quibusdam Smyrnium semine magno & nigro Joannis Bauhini*, Raii hist.
Hipposelinum, *sive Smyrnium vulgare*. Park.	

En françois, *Maceron*.

Est une plante qui pousse des tiges à la hauteur de trois pieds, rameuses, canelées, Maceron.
un peu rougeâtres ; ses feuilles sont semblables à celles de l'Ache, mais plus grandes, découpées en parties plus arrondies, d'une odeur aromatique, d'un goût approchant de celui du Persil ; ses branches sont terminées par des parasols qui soutiennent de petites fleurs blanches, composées chacune de cinq feuilles disposées en rose. Quand ces fleurs sont passées, il leur succede des semences jointes deux à deux, grosses, presque rondes, canelées, noires, d'un goût amer ; sa racine est moyennement longue, grosse, blanche, empreinte d'un suc âcre & amer, qui a l'odeur & le goût approchans en quelque maniere de celui de la Myrre. Cette plante croît aux lieux sombres & marécageux, sur les ro-chers, proche de la mer : elle contient beaucoup d'huile & de sel essentiel ; on se sert en Médecine principalement de sa racine & de sa semence.

Elles sont apéritives, propres pour exciter l'urine & les mois aux femmes, pour hâ- Vertus.
ter l'accouchement, pour la goutte sciatique, pour la colique venteuse, pour l'asthme, étant prises en décoction.

Smyrnium à σμύρνα, *myrrha*, parce que la racine de cette plante a une odeur & un Etimolo-
goût approchans de ceux de la Myrre ; ou parce que la racine de la plante que les An- gies.
ciens ont appellé *Smyrnium*, rendoit par les incisions qu'on y faisoit, une larme sembla-ble à la Myrre.

Macerone est un mot Italien qu'on croît être une corruption de *Macedonium*, parce qu'on a appellé autrefois mal-à-propos cette plante *Petroselinum Macedonium*.

S O L A N U M.

Solanum vulgare. Park.	*Solanum hortense*, *sive vulgare*. J. B. Raii hist.
Solanum hortense. Dod. Ger.	
Solanum officinarum acinis nigricantibus & fuscis. C. B.	*Solanum nigrum vulgare*. Cord. hist. Pit. Tournefort.
Solatrum.	*Strychnon*.

En françois, *Morelle*.

Est une plante fort commune qui pousse une tige à la hauteur d'environ un pied & Morelle.
demi, rameuse ; ses feuilles sont oblongues, pointues, assez larges, molles, noirâtres ou d'un verd foncé, les unes anguleuses, les autres crénelées, les autres entieres, d'un goût herbeux, fade, remplies d'un suc vert : ses fleurs sont des rosettes découpées ordi-nairement à cinq pointes, de couleur blanche, ayant en leur milieu des étamines jaunes ;

ces fleurs font fuivies par des fruits gros comme des bayes de Geniévre, ronds, verds au commencement ; mais en mûriſſant ils deviennent mous, noirs & remplis de ſuc: on y trouve quelques ſemences menues, ordinairement aplaties, jaunes ; ſes racines ſont longues, déliées, fibrées, blanchâtres. Cette plante croît le long des chemins, contre les hayes, dans les jardins ; elle contient beaucoup de phlegme & d'huile, peu de ſel.

Vertus.   Elle eſt humectante, rafraîchiſſante, réſolutive, un peu narcotique & aſtringente ; on s'en ſert pour condenſer & épaiſſir les humeurs, pour les éréſipelles, pour les dartres, pour les démangeaiſons de la peau, pour les inflammations, pour les cancers, étant appliquée extérieurement ; & quand on n'a point les feuilles vertes, on leur ſubſtitue l'eau de Morelle diſtillée.

Etimologies.   *Solanum à ſolari,* ſoulager, conforter, parce que cette plante adoucit les humeurs & fortifie.

     Morelle vient de *More,* comme qui diroit *Plante dont le fruit eſt noir comme un Maure.*

SOLDANELLA.

Soldanella. Geſn. hort. Dod. Lon. Caſt.	*Braſſica marina, ſive Soldanella.* J. B.
Soldanella marina. Ger. Eyſt.	Raii hiſt.
Convolvulus maritimus noſtras. Moriſ.	*Soldanella vulgaris, ſive volubilis marina.*
hiſt Pit. Tournef.	Park.
Soldanella maritima minor. C. B.	

En françois, *Soldanelle,* ou *Chou marin.*

Soldanelle.   Eſt une eſpece de Convolvulus, ou une petite plante qui pouſſe des tiges grêles, pliantes, ſarmenteuſes, rougeâtres, ſerpentant à terre : ſes feuilles ſont preſque rondes, liſſes, luiſantes, ſemblables à celles de la petite Chelidoine, mais plus épaiſſes, remplies d'un ſuc laiteux, attachées à des queues longues ; ſes fleurs ſont des cloches à bords renverſez comme aux autres eſpeces de Liſeron, de couleur purpurine. Quand elles ſont paſſées, il paroît en leur place des fruits preſque ronds, membraneux, qui renferment des ſemences anguleuſes, noires, ou blanches ; ſes racines ſont menues, fibreuſes : toute la plante a un goût amer & un peu ſalé, elle croît proche de la mer, elle fleurit en été ; on la fait ſécher toute entiere avec ſa racine, & l'on nous l'envoye.

Choix.   Il faut la choiſir récente, entiere, ou la moins briſée qu'il ſe pourra : elle contient beaucoup de ſel eſſentiel & d'huile.

Vertus.
Doſe.   Elle purge les ſéroſitez par le ventre ; on l'employe pour l'hydropiſie, pour la paralyſie, pour les maladies de la ratte, pour le ſcorbut, pour les rhumatiſmes. La doſe en eſt depuis un ſcrupule juſqu'à une dragme.

SOLEA.

Sole.   *Solea lingulaca,* en françois, *Sole,* eſt un poiſſon de mer oblong, plat, & reſſemblant en figure à la ſemelle d'un ſoulier ; il eſt aſſez connu dans les Poiſſonneries : on en voit de différentes grandeurs ou eſpeces ; leurs écailles ſont fortement attachées ſur le dos, de couleur griſe, & quelquefois marquetées de taches qui repréſentent des yeux ; leur chair eſt ferme, blanche, ſavoureuſe, de facile digeſtion : l'excellence ou le bon goût de ce

Perdri de mer.   poiſſon l'a fait appeller par quelques-uns *Perdix marina,* ou *Perdri de mer.* Il contient beaucoup d'huile & de ſel volatil.

Vertus.
Doſe.   La *tête* de la ſole étant ſéchée & pulvériſée, eſt propre pour la pierre, pour la gravelle, pour le ſcorbut. La doſe en eſt depuis un ſcrupule juſqu'à une dragme.

Etimologies.   *Solea,* parce que ce poiſſon a la figure d'une ſemelle qu'on appelle auſſi *Solea.* On
l'appelle

l'appelle en grec βɣ'γλωσος à βɣ̃s, *bos*, & γλῶσα, *lingua*, comme qui diroit *langue de bœuf*, parce que la fole reſſemble en quelque maniere à la langue d'un bœuf.

Lingulaca, à lingua forma.

SOLEN.

Solen , Dactylus , Digitus, en françois, *Coutelier.*

Eſt un coquillage un peu plus long que le doigt, & gros comme le pouce, compoſé Coutelier.
de deux pieces jointes enſemble par un bout, creuſées en forme de goutiere, voutées
par deſſus, minces, repréſentant enſemble un étuy ou un petit coffre, polies, luiſantes,
de couleur blanche ou bleuâtre en dehors, blanches en dedans. Rondelet les diſtingue
en *mâle* & en *femelle* ; le ſolen mâle eſt le plus grand, de couleur bleuâtre ou d'ardoiſe ; Solen mâle
le ſolen femelle eſt le plus petit, de couleur blanche ou rouſſâtre. L'une & l'autre eſpece & femelle.
ſe trouvent aſſez communément ſur le ſable aux rivages de la mer Méditerranée, en
Provence, au Languedoc, aux Iſles d'Hyeres, à Cete ; on en trouve auſſi ſur les côtes de
Normandie, mais elles ſont plus longues & plus épaiſſes que celles de la mer Méditerranée, de couleur blanche tirant ſur le purpurin : elles enferment toutes un petit poiſſon
de leur même figure, lequel quand il veut prendre ſa nourriture, pouſſe ſa tête dehors
par le bout qui n'eſt point joint, & il la retire comme fait la Tortue : ce poiſſon eſt bon à
manger, pourvû qu'on l'ait nettoyé de beaucoup de ſable dont il eſt rempli ; ſa chair eſt
un peu viſqueuſe, elle jette quelquefois une lueur de phoſphore.

Sa coquille eſt alkaline, réſolutive, deſſicative, apéritive, étant priſe intérieure- Vertus.
ment. La doſe en eſt depuis demi ſcrupule juſqu'à deux ſcrupules ; on l'employe auſſi Doſe.
extérieurement dans quelques cérats ou onguens, en la place du Dental ou Dentalium
qui eſt rare.

On appelle ce coquillage *Dactylus* ou *Digitus*, parce qu'il a la figure d'un doigt, Etimologie.

SONCHUS.

Sonchus , Cicerbita , Lactucella. En françois, *Laitron,* ou *Laceron.*

Eſt une plante dont il y a *deux* eſpeces génerales, une liſſe, tendre & molle ; l'autre Laitron.
rude & épineuſe ; la premiere & la plus eſtimée dans la Médecine eſt appellée Premiere
eſpece.

Sonchus lævis. Matth. Geſn. hort. Dod.	*Sonchus laciniatus non ſpinoſus.* J. B.
Sonchus lævis vulgaris. Park.	Raii hiſt.
Sonchus lævis laciniatus latifolius. C. B.	*Lactuca leporina.* Apul.
Pit. Tournef.	*Braſſica leporina.* Germ.

En françois, *Laitron doux ,* ou *Palais de Liévre.*

Elle pouſſe une tige à la hauteur d'un pied & demi, creuſe en dedans, tendre, un Laitron
peu purpurine ; ſes feuilles ſont longues, liſſes, plus larges & plus tendres que celles doux.
de la dent de Lion, découpées ou laciniées, dentelées, rangées alternativement ; les
unes attachées à des queues longues, les autres ſans queue & embraſſant la tige par
leur baſe qui eſt plus large que le reſte de la feuille : ſes fleurs naiſſent aux ſommets des
branches par bouquets à demi fleurons jaunes, quelquefois blancs, ſemblables à celles
de la dent de Lion, mais plus petites. Quand ces fleurs ſont paſſées, leur calice devient
un fruit qui ſoutient de petites ſemences oblongues, rougeâtres, garnies chacune
d'une aigrette : ſa racine eſt petite, fibrée, blanche. Cette plante rend du lait quand
on l'écraſe ; elle eſt bonne à manger en ſalade ou autrement ; les Liévres en ſont friands.

La ſeconde eſpece eſt appellée, Seconde
eſpece.

Sonchus asper. Ger.
Sonchus asperior. Dod.
Sonchus minus laciniosus asperior, sive spinosior. Raii hist.

Sonchus asper non laciniatus. **C.** Bauh.
Pit. Tournefort.
Sonchus asper major non laciniatus. Park.

En françois, *Laitron épineux.*

Laitron épineux.

Sa tige est tendre, rougeâtre, creuse; ses feuilles sont entieres, ou peu laciniées, approchantes de celles de l'endive, embrassant la tige par leur base, de couleur verte obscure & luisante, garnies d'épines longues, dures & piquantes: ses fleurs, ses semences & ses racines sont semblables à celles du *Sonchus lævis*; elle rend aussi un suc laiteux.

L'une & l'autre espece croissent dans les jardins, dans les champs, dans les vignobles; elles contiennent beaucoup de phlegme & d'huile, médiocrement du sel.

Vertus.

Elles sont humectantes, rafraîchissantes, adoucissantes, apéritives; on s'en sert pour les inflammations du foye, de l'estomac, de la poitrine, pour purifier le sang, pour augmenter le lait des nourrices, étant prises en décoction.

Etimologie.

Sonchus à σόγχειν, parce que cette plante semble se fondre en un suc salutaire pour les inflammations & douleurs de l'estomac.

SOPHIA.

Sophia, Dodonæo.
Sophia Chirurgorum. Ad. Lob. Ger.
Sisymbrium annuum Absinthii minoris folio. Pit. Tournef.
Nasturtium sylvestre tenuissimè divisum. C. Bauh.

Erysimum Sophia dictum. Raii hist.
Seriphium Germanicum, sive Sophia quibusdam. J. Bauh.
Seriphium absinthium. Fuch. Lon.
Accipitrina. Cæs.

Est une espece de *sisymbrium*, ou une plante qui pousse des tiges à la hauteur d'un pied & demi, rondes, dures, rameuses, revêtues de feuilles assez amples, mais découpées très-menu, blanchâtres: ses fleurs naissent aux sommitez des branches, petites, à quatre feuilles disposées en croix, de couleur jaune-pâle; il leur succede des gousses longues, grêles & déliées, remplies de semences menues, rondes, dures, rougeâtres: sa racine est ligneuse, longue, blanche, garnie de quelques fibres. Cette plante croît aux lieux rudes, pierreux, sablonneux, incultes; elle fleurit en été; son goût approche de celui d'une herbe potagere: elle contient peu de sel.

Vertus.
Dose.

Elle est dessicative & astringente; sa *semence* est propre pour arrêter la dyssenterie, les pertes de sang & de fleurs blanches, les cours de ventre, les gonorrhées. La dose en est depuis un scrupule jusqu'à une dragme.

Etimologie.

Sophia à σοφία, *sapientia*, parce que les Chirurgiens les plus sçavans employoient autrefois cette plante pour arrêter le sang.

SORBUS.

Sorbus. Dod. J. B. Ger. Raii hist.
Sorbus domestica. Matth. Ad. Lob.
Sorbus sativa. C. B. Pit. Tourn.

Sorbus legitima. Clus. pan. & hist.
Park.
Sorbum ovatum. Fuch. Tur.

En françois, *Sorbier* ou *Cormier.*

Sorbier ou Cormier.

Est un arbre grand & rameux, dont le tronc est droit, couvert d'une écorce rude, pâle; son bois est fort dur, compact, rougeâtre; ses feuilles sont oblongues, rangées

plufieurs fur une côte comme celles du Frefne, dentelées en leurs bords, velues, molles, blanchâtres en deffous, d'un goût ftiptique : fes fleurs font petites, blanches,
jointes plufieurs enfemble, & attachées à un pédicule qui fort d'entre les feuilles ; chacune de ces fleurs eft compofée de cinq feuilles difpofées en rofe, lefquelles étant tombées, leur calice devient un fruit qui a la figure d'une petite poire, dur, charnu, de couleur pâle d'un côté, & rouge de l'autre, ayant la chair jaunâtre, d'un goût très-acerbe
& rude. Ce fruit eft appellé en latin *Sorbum*, & en françois, *Sorbe* ou *Corme*: il ne mû-   Sorbe ou
rit point ordinairement fur l'arbre, on le cueille en Automne & on le met fur de la paille   Corme.
où il devient mou, doux, agréable au goût & bon à manger. On cultive le forbier dans
les jardins : les forbes contiennent beaucoup de fel effentiel, d'huile & de phlegme : fi
l'on tire leur fuc & qu'on le laiffe fermenter fuffifamment, il deviendra vineux & affez
femblable au Poiré.

    Les forbes, & principalement avant leur maturité, font aftringentes, rafraîchiffan-   Vertus.
tes, propres pour arrêter le vomiffement, les hémorragies, les cours de ventre.

    On dit que *Sorbus* vient du verbe latin *Sorbere*, humer, avaler, parce que la chair des   Etimolo-
forbes mûres eft molle & facile à avaler.   gie.

S O R E X.

Sorex, en françois, *Souris*, eft une efpece de Rat ou un animal à quatre pieds plus   Souris.
petit que le Rat ordinaire : il habite les trous des murailles, dans les caves, dans les
meubles ; il ronge le bois, le pain, le fromage, le froment ; il contient beaucoup de
fel volatil & d'huile.

    Il eft eftimé propre pour l'incontinence d'urine, étant mangé.   Vertus.

S O R Y.

Sory étoit autrefois une pierre minérale, vitriolique, fale, groffiere, poreufe ou per-   Sory.
cée naturellement de plufieurs trous, graffe, noire, d'une odeur puante, d'un goût
ftiptique : on la trouvoit dans les mines métalliques en Cypre, en Efpagne, dans la
Lybie, en Egypte. Plufieurs ont crû que cette matiere étoit un Chalcitis vieilli & ufé
dans la mine ; mais il y a plus d'apparence que c'étoit un mélange vitriol & de bitume
calciné par des feux fouterrains : quoiqu'il en foit, on n'en trouve plus depuis plufieurs
fiecles ; ou s'il s'en trouve, l'on néglige de le ramaffer : on lui fubftitue le Chalcitis ou
vitriol rouge naturel.

    Le fory eft defficatif & aftringent.   Vertus.
    Sory eft un nom égyptien.   Etimolo-
  gie.

S P A D A M.

Spadam eft un grand poiffon de mer qui reffemble au Carcharias ; il a au bout de fon
mufeau un corps long & plat, formé en peigne offeux, dur & affez tranchant ; il s'en
fert pour fe défendre contre les autres grands poiffons, & pour les attaquer ; quelques-
uns le mettent entre les efpeces de *Xiphias* ; on en trouve dans la mer Méditerranée, dans   Xiphias.
la mer des Indes Occidentales ; il fe nourrit de petits poiffons ; il n'eft pas bon à manger ;
fa chair eft trop dure & difficile à digérer ; on ne l'employe pas non plus en Médecine.

S P A L T.

Spalt eft une pierre écailleufe, luifante, qui reffemble au Gyp ou Plâtre cryftalin de
Montmartre, mais elle eft plus blanche : elle naît en Angleterre, en Allemagne, proche
d'Aufbourg ; les Fondeurs s'en fervent pour aider à mettre en fufion les métaux.   Ufage.
    Elle eft déterfive & defficative, appliquée extérieurement.   Vertus.

S P A R G A N I U M.

Ruban d'eau.

Sparganium, en françois, *Ruban d'eau*, eſt une plante aquatique dont il y a *trois* eſpeces.

Premiere eſpece.

La premiere eſt appellée,

Sparganium. Trag. Matth. Cæſ. Tur.	*Butomos Theophraſti.* Ang.
Sparganium ramoſum. C. Bauhin. Pit. Tournef.	*Plantanaria, ſive Butomos Theophraſti.* Dodon. Thal.
Sparganium quibuſdam. J. B.	

Elles pouſſe des feuilles longues d'environ deux pieds, étroites, pointues, rudes, coupantes, ayant le dos élevé, d'un goût douçâtre; il s'éleve d'entr'elles des tiges à la hauteur d'environ trois pieds, rondes, liſſes, tortueuſes, remplies de moëlle blanche, diviſées en quelques branches: ſes fleurs ſont des bouquets à pluſieurs étamines attachées ſans queue aux nœuds des rameaux, en façon d'aſperge, de couleur blanche & rougeâtre; elles ne laiſſent après elles aucuns fruits ni ſemences; mais il naît ſéparement aux ſommitez des tiges, des fruits preſque ronds ou ovales, diſpoſez en maniere de tête épineuſe, gros comme des grains d'orge, de couleur herbeuſe, & remplis d'une matiere farineuſe; ſes racines ſont fibrées, noires, rampantes.

Seconde eſpece.

La ſeconde eſpece eſt appellée,

Sparganium alterum. J. B, Lob. Cæſ.	*Sparganium latifolium.* Ger.
Sparganium non ramoſum. C. Bauh. Pit. Tournef.	*Platanaria altera.* Dod.

Elle differe de la précédente en ce qu'elle eſt moins grande, en ce qu'elle ne pouſſe aucuns rameaux, & en ce que ſes feuilles ſont un peu plus larges. L'une & l'autre eſpece croiſſent aux lieux marécageux, aux bords des rivieres, le long des ruiſſeaux; elles portent leurs fruits aux mois de Juillet & d'Aouſt.

Troiſiéme eſpece.

La troiſiéme eſpece eſt plus rare que les autres; elle eſt appellée,

Sparganium minimum. C. Bauh. J. Bauh. Pit. Tournef.

C'eſt une petite plante baſſe qui pouſſe une petite tige, au haut de laquelle naît un, deux ou trois fruits preſque ronds ou ovales, comme au grand ſparganium. Cette tige eſt entourée de quatre ou cinq feuilles étroites qui la ſurpaſſent en hauteur: elle croît dans certains foſſez bourbeux, où l'eau a été deſſéchée pendant l'été par le ſoleil.

Vertus.

Les *racines* du grand ſparganium ſont eſtimées propres contre la morſure des ſerpens, pour exciter la ſueur, pour réſiſter au venin, étant priſes en décoction & en poudre.

Etimologies.

Sparganium à σπαργάνιον, *faſciola*, parce que les feuilles de cette plante ſont longues & étroites comme des bandelettes; on dit qu'on s'en ſervoit autrefois pour emmailloter les enfans.

Platanaria, parce que ſes fruits reſſemblent en figure à ceux du Platane.

S P A R T I U M.

Spartium eſt un arbriſſeau dont il y a *deux* eſpeces.

Premiere eſpece,

La premiere eſt appellée,

Spartium primum. Cluſ. hiſp. & hiſt. | Raii hiſt.

Spartium alterum monospermon semine reni simili. C. B. Pit. Tourn.

Spartium Hispanicum lobis rotundiusculis flore luteo. J. B.

Spartium frutex majus. Dod.

Pseudospartium Hispanicum ἄφυλλον, Ger.

Spartium Hispanicum minus, monospermon flore luteo. Park.

En françois, *Genêt Jonquille.*

Sa tige est haute d'environ deux pieds & demi, grosse ordinairement comme le pouce, couverte d'une écorce rude, canelée, se divisant en plusieurs rameaux verds de la même longueur, lesquels jettent de petites verges semblables à celles du Jonc, grêles, fléxibles, garnies dans leur commencement de quelques petites feuilles oblongues, mais qui ne durent guéres, car elles tombent aussitôt que les fleurs commencent à paroître ; ces fleurs sont légumineuses, petites, jaunes, d'une odeur de Jonquille, attachées à des pédicules qui sortent des côtez des petites verges : quand cette fleur est tombée, il paroît en sa place une capsule fort courte, oblongue ou presque ronde, cartilagineuse, ressemblant assez à un petit Haricot, de couleur jaune rougeâtre. On ne trouve ordinairement dans cette capsule qu'une semence qui a la figure d'un petit rein, dure, noire : sa racine est dure, ligneuse.

Genêt Jonquille.

La seconde espece est appellée,

Seconde espece.

Spartium 2. Cluf. hispan. & hist. Raii hist.

Spartium frutex minus. Dod.

Spartium Hispanicum flore candido. J. B.

Pseudospartium album ἄφυλλον. Ger.

Spartium Hispanicum majus flore albo. Park.

Spartium tertium flore albo. C. B. Pit. Tournefort.

En françois, *Genêt blanc.*

C'est un arbrisseau beaucoup plus grand que le précédent, car il surpasse quelquefois la hauteur d'un homme, mais ses verges sont plus tendres & plus pliantes ; il ne porte que très-peu de feuilles : ses fleurs & ses fruits sont semblables à ceux de la premiere espece, excepté que les fleurs sont un peu plus grandes, de couleur blanche, & que les fruits & les semences sont plus petits.

Genêt blanc.

L'une & l'autre espece croissent aux pays chauds, principalement en Espagne, en terre sabloneuse & stérile : elles fleurissent au printems ; elles contiennent beaucoup d'huile & de sel essentiel & fixe.

On dit que les *sommitez* tendres, les *fleurs,* les *fruits* & les *semences* du spartium purgent par haut & par bas, à peu près comme l'Ellébore noir, étant pris en décoction.

Vertus.

Spartium vient peut-être de *sparus* ou *sparum* qui signifie *un petit dard ;* parce que les verges de cette plante ont une figure en quelque maniere approchante de celle d'un petit dard ; ou bien *spartium,* gracè σπάρτον, à σπείϛοι, *quia spontè seminatur.*

Etimologies.

Monospermon, à μόνος, *solus,* & σπέϛμα, *semen,* comme qui diroit *une seule semence ;* parce que le fruit de cette plante ne contient qu'une semence.

SPERGULA.

Spergula. Dod. J. B. Raii hist.

Alsine Spergula dicta major. C. B. Pit. Tournef.

Sagina Spergula. Ad. Lob.

Sagina Spergula. Ger. emac.

Sagina Spergula major. Park.

Est une espece de Morgeline, ou une petite plante qui pousse plusieurs tiges à la hauteur d'environ un demi-pied, rondes, nouées, un peu velues, rameuses : ses feuilles sont petites, menues, étroites, jaunâtres, disposées en rayon autour de chaque nœud des branches : ses fleurs naissent aux sommets des tiges ; elles sont composées de plu-

fieurs petites feuilles blanches difpofées en rofe, foutenues par un calice à cinq feuilles : lorfque cette fleur eft paffée, l'on voit paroître en fa place un petit fruit membraneux, prefque rond, lequel renferme de petites femences rondes, noires, plus menues
que celles de la Rave : fa racine eft longue, fimple, garnie de fibres blanches. Cette
plante croît dans les champs, dans les blez, dans les paturages ; elle augmente le lait
des vaches qui en mangent : elle contient médiocrement du fel effentiel & de l'huile.

Vertus.
Ufage.
Quelques Auteurs ont écrit que la *femence* de cette plante étoit vomitive ; mais l'expérience ne s'y rapporte pas : on en donne aux poules & aux pigeons pour leur nourriture.

SPERMA CETI.

Sperma Ceti. En françois, *Nature de Baleine*, ou *Blanc de Baleine*.

Nature ou blanc de Baleine.
Eft une matiere onctueufe qui fe trouve auprès de la cervelle d'une efpece de Baleine
mâle appellée *Orca, Byaris, Cachalot.* Ce grand poiffon eft commun dans la mer le long
de la côte de Galice en Efpagne, & en Norwége ; il eft long d'environ vingt-cinq pieds,
& il peut avoir doûze pieds de hauteur ou d'épaiffeur : fes *dents* pefent chacune une
demi-livre ; on les employe à divers ouvrages.

Prépara-tion de la nature de Baleine.
Quand on a féparé cette matiere de la cervelle de la tête de la baleine, on la fait fondre par une chaleur lente ; on la verfe dans des moules faits en pain de fucre, où elle fe
refroidit : il s'en fépare une huile & une humidité aqueufe, qui la feroient corrompre
fi on ne les laiffoit égouter : on la fait refondre une feconde fois ; on la jette dans les
mêmes moules, & on la laiffe encore égouter : on réitere cette opération jufqu'à ce que
la matiere foit bien purifiée & bien blanche.

Sentimens fur fon origine.
Cette matiere a été appellée *Sperma Ceti*, parce que les Anciens croyoient que c'é-
toit la femence des baleines qui nageoit fur les eaux de la mer, & qui étoit pouffée fur
le rivage où l'on la ramaffoit. Plufieurs Modernes ont rejetté cette opinion, mais ils en
ont voulu établir un autre qui n'étoit guéres plus vrai-femblable : ils ont dit que la
drogue appellée *Nature de Baleine* étoit un bitume maritime, ou une efpece d'écume de
mer, qui étoit chaffée par le vent fur le rivage, où l'on la recueilloit.

Il eft étonnant que l'origine de cette drogue ait été cachée fi long-tems ; car il n'y a
guéres plus de foixante ans qu'on fçait qu'elle eft tirée de la tête des baleines. Le premier éclairciffement que nous en eumes à Paris, fut dans les Conférences de défunt M.
l'Abbé Bourdelot.

Choix.
La nature de baleine nous eft ordinairement envoyée de Bayonne & de Saint-Jean du
Lus : on doit la choifir en belles écailles blanches, claires, luifantes ; elle jaunit en
vieilliffant : elle contient beaucoup d'huile & un peu de fel volatil.

Vertus.
Elle eft réfolutive & adouciffante : on l'employe dans les pommades pour adoucir &
polir la peau, dans les emplâtres, dans les onguens pour réfoudre les duretez des mammelles, dans les lavemens pour la dyffenterie, dans les injections de la matrice pour
adoucir & amolir ; on en fait auffi prendre quelquefois par la bouche pour les âcretez de
Dofe.
la poitrine : la dofe en eft depuis demi-fcrupule jufqu'à deux fcrupules.

SPHONDYLIS.

Sphondyle.
Sphondylis, en françois, *Sphondyle*, eft une efpece de ver ou infecte long & gros environ comme le petit doigt : fa tête eft rouge ; fon corps eft blanc ; il a huit pieds ; il
s'entortille autour des racines des plantes dans la terre, & il les ronge ; il aime furtout
les racines du concombre fauvage, du chameleon noir, de la centaurée, du peucedanum, de l'ariftoloche, de la vigne fauvage : il contient beaucoup de fel volatil &
d'huile.

Il est propre pour résoudre, pour fortifier les nerfs, pour faire dissiper les humeurs *Vertus,* du rhumatisme, pour les fractures : on le fait bouillir dans de l'huile & dans du vin ; & ayant coulé l'huile, on s'en sert comme de l'huile de vers ordinaire

SPHONDILYUM.

Sphondilyum. Ger. Raii hist.
  Sphondylium vulgare hirsutum. C. B. Pit.
Tournefort.
  Sphondylium quibusdam, sive Branca Ur-
sina Germanica. J. B.

Sphondylium vulgare. Park.
Sphondylium. Ad. Lob. Dod.
Branca Ursina. Trag.
Acanthus vulgaris, sive Germanica. Fuch.

En françois, *Berce,* ou *Branc-Ursine bâtarde.*

Est une plante qui pousse une tige à la hauteur de deux ou trois pieds, droite, ronde, *Berce, ou* nouée, velue, canelée, creuse en dedans : ses feuilles sont larges, laciniées ou décou- *Branc-Ur-* pées en plusieurs parties, couvertes dessus & dessous d'un duvet assez doux, & d'un goût *sine bâtar-* douçâtre : ses fleurs naissent sur des ombelles ou parasols aux sommets des branches, *de.* composées chacune de cinq feuilles disposées en fleur de Lis, de couleur ordinairement blanche, & quelquefois purpurine, mais rarement : quand cette fleur est tombée, le calice qui la soutenoit devient un fruit composé de deux grandes graines aplaties, ova- les, échancrées par le haut, rayées sur le dos, se dépouillant facilement de leurs envelo- pes, marquées de deux rayes noires dans l'endroit où elles se touchent, d'une odeur désagréable, d'un goût un peu âcre : sa racine est simple, longue, grosse, ridée, char- nue, blanche, empreinte d'un suc jaunâtre, d'un goût doux accompagné d'âcreté. Cette plante croît dans les champs, dans les prez, & aux autres lieux humides & maré- cageux ; elle fleurit au mois de May ou de Juin : elle contient beaucoup d'huile & de sel essentiel & d'huile.

Ses *feuilles* sont émollientes, résolutives, apéritives ; on s'en sert dans les déco- *Vertus,* ctions des lavemens, dans les cataplasmes : sa *semence* est incisive, pénétrante, propre pour l'épilepsie, pour l'asthme, pour exciter l'urine & les mois aux femmes : sa *racine* est bonne pour dissiper les callositez, etant pilée & appliquée dessus.

On a donné le nom de *Sphondylium* à cette plante, à cause que sa semence sent mau- *Etimolo-* vais comme un insecte appellé *Sphondyle,* dont je viens de parler. *gies.*

Branca Ursina, à cause de quelque ressemblance qu'on a trouvée des feuilles de cette plante avec les pieds d'un ours.

SPINA ALBA.

Spina alba 3. Trag.
Spina alba sylvestris. Fuch. J. B. Lon.
Carduus tomentosus Acanthi folio vulgaris.
Pit. Tournefort.
Carduus foliis tomentosis, seu incanis.
Raii hist.

Onogyros Nicandri. Gesn. hort.
Spina alba tomentosa latifolia sylvestris.
C. Bauhin.
Acanthium. Matth. Dod.
Acanthium vulgare. Park.
Onopordon Athenæi. Ang. Gesn. hort.

En françois, *Chardon commun. Artichaut sauvage. Epine blanche sauvage.*

Est une espece de Chardon, ou une plante qui pousse une tige à la hauteur de quatre *Artichaut,* ou cinq pieds, plus grosse que le pouce, revêtue d'une espece de coton blanc, fort *ou Epine* épineuse : ses feuilles sont plus grandes que la main, larges, sinueuses, épineuses, cou- *blanche* vertes de tous côtez de coton blanc, semblables à celles de l'Acante : ses sommitez sont *sauvage.* terminées par des têtes rudes, composées de plusieurs feuilles posées les unes sur les autres, & terminées chacune par un piquant : ces têtes soutiennent des bouquets à fleurons purpurins, quelquefois blancs, évafez par le haut, découpez en lanieres : ces fleurons étant tombez, il leur fuccede des graines garnies chacune d'une aigrette, reffemblantes à celles du Cnicus, mais plus petites, de couleur diverfifiée, d'un goût âcre & tirant fur l'amer : fa racine eft tendre, blanche, douçâtre, mais elle change en vieilliffant. Cette plante croît aux lieux rudes, incultes : elle contient beaucoup de fel effentiel & d'huile.

Vertus.   Sa *racine* eft apéritive, réfolutive, carminative, defficative, propre pour fortifier l'eftomac, pour chaffer les vents, pour diffiper les glandes, pour le mal des dents.

Sa *graine* eft bonne pour les convulfions des petits enfans.

Etimologies.   On a appellé cette efpece de chardon *Spina alba,* parce qu'il eft garni de pointes ou d'épines, & tout revêtu d'un coton blanc.

Acanthium, ex ἀκὴ, *fpina,* parce que cette plante eft épineufe.

Onopordon, ab ὄνος, *afinus, &* πέρδω, *pedo,* parce que cette plante pette ou fait un bruit de décrépitation lorfque l'âne la mange.

Onogyros, ab ὄνος, *afinus, &* γυρὸς, *circulus, ambitus,* comme qui diroit *Chardon qui environne l'âne,* parce que l'âne étant friand de ce chardon, fe trouve fouvent aux lieux où il y en a.

SPINACIA.

Spinacia. Lob. icon.	*Spinachium.* Matth.
Spinacia fativa mas. Lugd.	*Spinacia vulgaris, capfulâ feminis aculea-*
Spinachia Ger. Park. Raii hift.	*ta.* Pit. Tournef.
Spinachia mas & fœmina. J. B.	*Spinaceum olus & Spinachia mas.* Gefn.
Lapathum hortenfe, feu Spinacia femine	hort.
fpinofo. C. Bauhin.	En françois, *Epinars.*

Epinars.   Eft une plante dont les feuilles font larges, pointues, découpées, anguleufes, tendres, molles, d'un verd obfcur, fucculentes, attachées à de longues queues : fes tiges croiffent à la hauteur d'environ un pied, rondes, fiftuleufes, rameufes, revêtues depuis leur milieu jufqu'en haut de fleurs à étamines, de couleur herbeufe ou purpurine, foutenues fur un calice à quatre feuilles ; ces fleurs ne laiffent après elles aucun fruit ni femences : les jeunes fruits naiffent en des endroits féparez, & ils deviennent des capfules ovales, pointues, épineufes, qui renferment chacune une femence prefque ronde, un peu pointue : fa racine eft fimple, menue, blanche, garnie de petites fibres. On cultive cette plante dans tous les jardins potagers, car fes feuilles tendres font fort en ufage dans les cuifines : elles contiennent beaucoup de phlegme & d'huile, peu de fel.

Vertus.   Elle amolit le ventre, elle adoucit l'âcreté de la trachée-artere, elle purifie le fang.

Il y a de l'apparence que les Anciens ne connoiffoient point les épinars, ou bien ils leur donnoient un autre nom.

Etimologie.   *Spinacia, feu Spinachia, à fpina,* épine, parce que la capfule de la femence de cette plante eft ordinairement épineufe : on trouve pourtant des épinars qui portent des capfules liffes & fans épines.

SPINA SOLSTITIALIS.

Spina Solftitialis. Dod. J. B.	*Carduus Solftitialis.* Cam. Ger.
Carduus ftellatus luteus foliis Cyani. C. B.	*Spina citrina vel lutea.* Gefn. hort.
Pit. Tournefort.	En françois, *Chardon doré.*

Chardon doré.   Eft une efpece de Chardon étoilé, ou une plante qui pouffe une tige à la hauteur de deux ou trois pieds, grêle, rameufe, cotoneufe : fes feuilles font longues, & reffem-

blantes

blantes à celles du Barbeau, blanchâtres, velues : ses têtes sont grosses comme celles du Cyanus, garnies d'épines longues, roides, jaunes, disposées en étoile ; elles soutiennent aussi chacune une fleur qui est un bouquet à fleurons jaunes, évasez par le haut, & découpez en cinq lanieres : lorsque ces fleurons sont tombez, il leur succede de petites graines oblongues, garnies chacune d'une aigrette : sa racine est moyennement longue, menue, ligneuse. Cette plante croît plus ordinairement aux pays chauds ; on la cultive dans les jardins : elle fleurit vers le solstice d'été ; elle contient beaucoup de sel essentiel & d'huile.

Elle est apéritive, sudorifique, résolutive, propre pour la cachéxie, pour l'hydropisie, pour les obstructions de la ratte & du mésentere.   *Vertus.*

Spina Solstitialis, parce que cette plante épineuse fleurit & entre dans sa vigueur au tems du solstice d'été.   *Etimologie.*

SPINUS.

Spinus, sive Ligurinus (Jonstonii) est un petit oiseau gros comme un Chardonnet, *Ligurinus.* de couleur ordinairement jaune & noire : son bec est d'une longueur médiocre, grêle, pointu : il vit de semences ; il habite dans les pays chauds ; il fait son nid dans les bois montagneux ; il chante fort agréablement. Il contient beaucoup de sel volatil : on en a déja parlé à l'article de SERINUS.

Il est propre pour l'épilepsie, étant mangé.   *Vertus.*

Spinus, à spina, parce que cet oiseau a le bec grêle & pointu en façon d'épine.   *Etimologies.*

Ligurinus, à Liguria, parce qu'on en trouve assez communément dans la Ligurie, en Italie.

SPIRÆA.

Spiræa Salicis folio. Pit. Tournefort.	*Frutex spicatus, foliis Saliginis serratis.* C. Bauhin.
Spiræa Theophrasti. Cluf. Ger. Raii hist.	
Spiræa Theophrasti fortè Clusio. J.B.Park.	

Est un arbrisseau qui croît à la hauteur d'environ trois pieds, poussant plusieurs rameaux grêles, couverts d'une écorce rouge, portant beaucoup de feuilles longues & étroites comme celles du Saule, dentelées en leurs bords, vertes en dessus, rougeâtres en dessous, d'un goût astringent tirant sur l'amer : ses fleurs sont petites, disposées aux sommitez des branches en maniere de grapes ou d'épis longs presque comme le doigt & assez gros ; chacune de ces fleurs est composée de cinq feuilles incarnates disposées en rose, & soutenues par un calice découpé en étoile : après qu'elles sont passées, il paroît un fruit composé de plusieurs gaînes disposées en maniere de tête ; on trouve dans chacune de ces gaînes des semences menues, aplaties, jaunâtres. On cultive cet arbrisseau dans les jardins aux lieux sombres ou ombrageux.

Ses *feuilles*, ses *fleurs* & ses *fruits* sont déterfifs & astringens ; mais on ne s'en sert guéres dans la Médecine.   *Vertus.*

On dit que *Spiræa* vient du grec σπεῖρα, *funis*, une grosse corde, un cable, parce que cet arbrisseau est fléxible & pliant comme un cable ; mais cette étimologie ne me paroît guéres bonne.   *Etimologie.*

SPODIUM.

Spodium. Ebur ustum. En françois, *Spode*, ou *Yvoire brûlé.*

Est de l'Yvoire coupé par petits morceaux, & calciné à feu ouvert jusqu'à ce qu'il ne fume plus, & qu'il ait été réduit en une matiere poreuse, cassante, légere, blanche, alkaline, facile à mettre en poudre : c'est proprement la *tête morte de l'Yvoire :* car tout   *Spode.*

le fel de cette dent d'éléphant étoit volatil, & il s'eft envolé entiérement par la calcination avec l'huile, enforte qu'il n'eft refté ni fel, ni aucun autre principe actif dans le
fpode. On pourroit profiter de ces principes actifs, fi l'on faifoit la diftillation de l'Y-
voire par la cornue à un feu gradué dans un grand récipient de verre, comme je l'ai
décrit dans mon Livre de Chymie ; car on retireroit du fel volatil de l'efprit & de l'huile
d'Yvoire, & la matiere noire qui refteroit dans la cornue feroit auffi bonne pour en
faire du fpode, que fi l'Yvoire n'avoit pas été diftillé : il n'y auroit qu'à la mettre calciner au milieu des charbons ardens, jufqu'à ce qu'elle fût bien blanche, ce qui arrive-
roit en peu de tems. On doit choifir le fpode bien blanc dehors & dedans, net, en beaux
morceaux faciles à rompre.

Choix.

Il eft aftringent, & propre à arrêter les hémorragies, les cours de ventre, la gonorrhée, pour adoucir les acides & les âcretez des humeurs, pour empêcher que le lait ne
caille dans l'eftomac : la dofe en eft depuis demi-fcrupule jufqu'à deux fcrupules.

Vertus.

Dofe.

Le fpode ou antifpode des anciens Arabes étoient les *racines des rofeaux brûlées* & réduites en cendre ; on lui attribuoit de grandes vertus pour fortifier le cœur, pour réparer les efprits & les forces abattues ; mais toute la qualité de cette cendre ne confiftoit
qu'en un fel fixe apéritif qu'elle contenoit.

Spode & antifpode des Arabes & des Grecs.

Le fpodium des anciens Grecs étoit la *Tutie*, dont je parlerai en fon lieu.

Spodium, à ϭποδὸς, *cinis*, parce que le fpode eft une matiere calcinée & comme réduite en cendres.

Etimolo- gie.

SPONGIA.

Spongia. Fungus marinus. En françois, *Eponge.*

Eft une efpece de plante marine, légere, molle & très-poreufe, qui a quelque reffemblance avec le champignon, & qui naît attachée aux rochers dans la mer. Il y en
a de *deux* efpeces chez les Marchands ; de fines qu'on appelle *Eponge mâle*, & de groffieres qu'on nomme *Eponge femelle*. On dit qu'il en vient beaucoup d'une Ifle d'Afie
nommée *Icarie* ou *Nicarie*, où les garçons font obligez de les aller pêcher au fond & au
milieu de la mer, s'ils veulent être mariez ; car les filles font le prix & la récompenfe
de ceux qui demeurent le plus long-tems dans la mer, & qui en rapportent le plus d'é-
ponges, & la raifon de ce procédé eft que les habitans payent au Grand Seigneur leur
tribut en éponges.

Eponge.

Mâle.

Femelle.

Les éponges les plus eftimées font les plus fines, appellées *Eponges mâles :* on doit les
choifir moyennement groffes, légeres, refferrées ou ayant leurs pores petits, de couleur
grife cendrée ou jaunâtre.

Choix.

Il fe rencontre quelquefois dans l'éponge certains petits corps durs qui paroiffent
être des *pierres* ou du gros fable ; mais quand on les regarde avec un microfcope, l'on
apperçoit que ce font la plupart de *petites coquilles* : fi ces coquilles ont renfermé quelques infectes de mer, comme il n'y a guéres lieu d'en douter, ces petits infectes ne devroient pas être plus gros que des cirons.

Pierres ou coquilles d'éponges.

On trouve des éponges *rameufes*, ou qui jettent des rejettons en maniere de plante ;
on appelle vulgairement ces rameaux ou rejettons *fleur d'éponge* : il en naît auffi dans les
rivieres.

Eponges rameufes. Fleur d'é- ponge.

Les Naturaliftes ont mis l'éponge au nombre des Zoophites ou animaux plantes,
parce qu'elle remue dans la mer à peu près comme un animal : mais il n'y a point de véritable Zoophite ; & fi l'éponge fe remue étant dans la mer, c'eft par l'eau qui entre
dans fes pores, & qui y faifant différens contours fans pouvoir avoir toujours fon iffue
libre, gonfle & contracte fes fibres & les contraint de s'agiter.

Obferva- tion.

Si l'on allume l'éponge au feu, elle rend une odeur de corne brûlée ; si on la met en diſtillation dans une cornue, elle donnera de l'huile noire & puante, & beaucoup de ſel volatil urineux ſemblable au ſel volatil de corne de cerf, mais en plus grande quantité à proportion.

Les éponges ſont propres pour abſorber les humiditez ſalines des playes, pour déterger & conſumer les humiditez baveuſes, étant appliquées deſſus ; on les prépare avec de la cire, comme je l'ai dit dans ma *Pharmacopée Univerſelle*. Vertus.

Les *pierres* ou *petites coquilles* qui ſe trouvent dans les éponges, ſont eſtimées bonnes pour atténuer, diviſer & réſoudre les humeurs groſſieres, pour la pierre, pour les ſcrophules & écrouelles, pour lever les obſtructions : on les pulvériſe ; on les mêle avec autant d'arcanum duplicatum, & l'on en fait prendre pendant un mois une dragme chaque jour : ce remede a plus de vertu & d'action que la pierre d'éponge groſſe comme une amande, dont il a été parlé en ſon lieu ſous le nom de LAPIS SPONGIÆ. Doſe.

On fait brûler les *éponges*, & l'on employe leur cendre pour le *goiſtre*, pour le ſcorbut ; la doſe en eſt depuis demi-ſcrupule juſqu'à demi-dragme. Doſe.

Spongia vient du grec σπόγγος, qui ſignifie la même choſe. Etimologie.

On appelle *ſpongia pyrotechnica* certaine *méche noire* pour le fuſil, dont les Allemans ſe ſervent ; elle ſe fait avec de grands champignons noirâtres ou rouſſâtres qu'on trouve ſur des vieux Arbres en Allemagne, comme ſur des chênes, ſur des frênes, ſur des ſapins ; on les aplatit en les battant ; on les met bouillir avec de l'eau dans laquelle on a diſſout du ſalpêtre, puis on les met ſécher au four ; ils ſe réduiſent en une matiere poreuſe, noire, & s'allumant facilement : car outre que ces champignons ſont d'eux-mêmes de ſubſtance facile à prendre feu, le ſalpêtre dont ils ſont empreints les rend encore beaucoup plus inflammables. Méche noire d'Allemagne.

On a donné le nom de *ſpongia* à cette eſpece de méche, à cauſe qu'elle eſt poreuſe comme une éponge ; & *pyrotechnica*, à πῦρ, *ignis*, & τέχνη, *ars*, comme qui diroit *Eponge qui prend feu par art*, ou *Eponge ſuſceptible du feu*. Etimologies.

SQUATINA.

Squatina. En françois, *Ange. Eſquaque. Eſquadre. Eſcaye.*

Eſt un grand poiſſon de mer plat, qui peſe quelquefois juſqu'à cent ſoixante livres : ſa peau eſt une maniere de cuir ſi rude en dehors, qu'on l'employe pour polir l'yvoire & le bois ; ſa couleur eſt cendrée ou obſcure en dehors, blanche & douce en dedans ; ſa chair eſt cartilagineuſe ; on n'en mange point dans les repas, mais on s'en ſert dans les remedes : elle contient beaucoup d'huile & du ſel volatil. Ange. Uſage.

Elle eſt propre pour les maladies de conſomption, pour ceux qui tombent en chartre ; elle répare les eſprits, elle adoucit les humeurs âcres en les aglutinant : on la prend en ſubſtance ou en bouillon. Vertus.

Ses *œufs* étant ſéchez & pulvériſez, ſont propres pour arrêter les cours de ventre ; la doſe en eſt une dragme. Doſe.

Son *foye* étant écraſé & appliqué, ramollit & réſout les tumeurs.

Sa *peau* eſt bonne pour les dartres, pour la gratelle, étant appliquée deſſus.

Ce poiſſon s'accouple, dit-on, avec la Raye, & il en naît une eſpece de Raye qu'on appelle *Squatina Raia*, & dans les poiſſonneries *Ange* ; elle n'a pas ſi bon goût, & elle n'eſt pas ſi eſtimée que la véritable Raye. *Squatina Raia.*

Squatina, à ξυράω, *id eſt* ξέω, *rado, polio*, parce que la peau de ce poiſſon ſert pour raper & polir pluſieurs matieres dures. Etimologies.

Ange, parce que ſes nageoires repréſentent des aîles.

N nnnn ij

SQUILLA.

Squilla.   En françois, *Chevrette*, ou *Saillicoque.*

Chevrette.
Saillicoque

Eſt une eſpece d'écreviſſe de mer, dont les groſſes pattes ſont droites, pointues, &
non en tenailles comme aux écreviſſes ordinaires : ſa tête eſt garnie de cornes pointues;
elle naît dans les marais maritimes & proche des rochers : il y en a de pluſieurs eſpeces,
qui different principalement en grandeur & en couleur : celles que nous voyons ordinairement ſont longues & groſſes comme le pouce, rouges, couvertes d'une écaille
aſſez dure ; leur chair eſt délicate, ſavoureuſe, tendre, d'un goût délicieux, & facile à
digérer : elles contiennent beaucoup de ſel volatil & fixe.

Vertus.

Elles ſont propres pour exciter l'urine, pour atténuer la pierre du rein & de la veſſie,
pour les ſcrofules, pour l'aſthme, pour purifier le ſang, pour fortifier, étant mangées,
ou priſes en décoction où l'on aura employé les écailles & les pattes.

Les ſaillicoques qu'on pêche à Dieppe & en pluſieurs autres lieux de la Normandie,
portent la plupart à un des côtez de leur tête certaine *tumeur écailleuſe*, groſſe comme
un Lupin ou comme un gros pois, rougeâtre ou jaunâtre, qui renferme ſous une peau
aſſez dure, un corps plat, qui approche en figure d'une cloporte, molaſſe, doux au
toucher, de couleur brune noirâtre, ſe ſéparant aiſément des ſaillicoques, comme ſi
c'étoit un inſecte particulier ; mais quand on l'a éxaminé, l'on n'y a apperçu aucun mouvement qui pût faire ſoupçonner que ce petit corps ait eu vie.

Inſecte a-
quatique.

On appelle encore *Squilla* un *inſecte aquatique* qui a quelque reſſemblance avec la
Chevrette, mais qui eſt de beaucoup plus petit. Il y en a de pluſieurs eſpeces : les uns
ſont couverts d'écailles minces & légeres, jaunâtres ou blanchâtres ; les autres ſont
nuds & plats : ils marchent & nagent ; ils naiſſent dans les ruiſſeaux ; ils s'attachent aux
racines des roſeaux ou des glayeuls.

Vertus.

Ils ſont apéritifs, propres pour la pierre, pour la gravelle, étant pris en décoction.

Etimolo-
gie.

On prétend que la Chevrette a été appellée *Squilla*, à cauſe que ſon écaille reſſemble
en quelque maniere aux lamines de l'oignon de Scille.

STACHYS.

Stachys Fuchſii. J. B. Dod. gal.
Stachys major Germanica. C. B. Pit.
Tournefort.

Salvia ſylveſtris. Cæſalp.
Marrubium agreſte vel 3. Trag.
Sphacelus, aliis Stachys. Guil.

Eſt une plante qui reſſemble au Marrube : elle pouſſe pluſieurs tiges à la hauteur d'environ deux pieds, groſſes, quarrées, nouées, velues, blanches, veloutées, moëlleuſes
en dedans : ſes feuilles ſont oppoſées l'une à l'autre à chaque nœud des tiges, ſemblables à celles du Marrube, mais beaucoup plus longues, plus blanches, velues ou co-
tonées, dentelées en leurs bords, d'une odeur agréable : ſes fleurs ſont verticillées, &
diſpoſées en maniere d'épis entre les feuilles aux ſommitez de la plante, velues, purpurines, quelquefois blanches ; chacune d'elles eſt une gueule ou un tuyau découpé par le
haut en deux lévres : quand cette fleur eſt tombée, il lui ſuccede quatre ſemences preſque rondes, noirâtres, enfermées dans une capſule qui a ſervi de calice à la fleur : ſa racine eſt dure, ligneuſe, fibrée, jaunâtre. Toute la plante rend une odeur forte ; elle croît
aux lieux montagneux, rudes, incultes : elle contient beaucoup de ſel & d'huile éxaltée ; elle fleurit en été.

Vertus.

Elle excite l'urine & les mois aux femmes ; elle hâte l'accouchement & la ſortie de
l'arrierefaix.

Etimolo-
gie.

Stachys, à ςάχυς, *ſpica,* parce que les fleurs de cette plante ſont rangées en épi.

STACTE.

Stacte, *Stacten*, *Myrrha Stacte.* En françois, *Myrrhe liquide.*

Eſt une eſpece de baume, ou une liqueur gommeuſe, odorante, qu'on ramaſſoit au-   Myrrhe
trefois de deſſus les jeunes arbres qui portent la Myrrhe, & qui en ſortoit ſans aucune   liquide.
inciſion. Les Anciens gardoient cette drogue comme un baume précieux, & l'on croit
avec beaucoup de raiſon, que c'eſt cette eſpece de Myrrhe dont il eſt parlé dans l'Evangile, & que les Mages porterent au Sauveur du monde en Béthléem avec de l'or & de
l'encens : mais ſoit parce que cette Myrrhe liquide ſe garde peu ſans ſe durcir, ſoit parce
qu'on néglige de la recueillir, on ne nous en apporte point.

Elle avoit les mêmes qualitez que la Myrrhe, mais plus efficaces.   Vertus.

Le ſtacten que nous voyons quelquefois chez les Marchands eſt artificiel ; il ſe fait en   Stacten ar-
mettant diſſoudre de la Myrrhe dans de l'huile, & y mêlant un peu de cire pour le ren-   tificiel.
dre en conſiſténce d'onguent.

Stacte, ϛαχτή, à ϛάζω, *ſtillo*, parce que cette drogue diſtille de l'arbre en liqueur.   Etimologie.

STAMNUM.

Stamnum, *Jupiter.* En françois, *Etain.*

Eſt un métal molaſſe, malléable, ſulphureux, blanc, luiſant, un peu plus dur que   Etain.
le plomb, fort facile à mettre en fuſion : les Anciens l'appelloient *Plumbum album* ; il
naît dans des mines en Angleterre, & en pluſieurs autres lieux de l'Europe, d'où l'on
nous l'apporte en ſaumons. Nous en voyons à Paris de *trois* ſortes.

Le premier eſt l'étain *plané* qui eſt ſans mélange comme il vient de la mine, c'eſt le   Plané.
véritable étain.

Le ſecond eſt l'étain *commun*, qui eſt un alliage d'étain plané, de plomb & de cuivre   Commun.
jaune.

Le troiſiéme eſt l'étain *ſonnant*, qui eſt un mélange d'étain, de biſmuth, de cuivre de   Sonnant.
Roſette, & d'un peu de Zink ; on y mêle quelquefois du Régule d'Antimoine, & il ne
faut point craindre en cette occaſion de ſon ſel ſulphureux vomitif, parce qu'il eſt fixé,
abſorbé & amorti par la grande quantité des autres matieres avec leſquelles on l'a incorporé.

L'étain naturel ou plané n'eſt point ſonnant, parce qu'il eſt trop molaſſe & trop
pliant ; il faut qu'une matiere, pour être ſonnante, ſoit compoſée de parties fermes &
roides, afin qu'étant frapées elles ſe trémouſſent & ſe heurtent les unes contre les autres :
c'eſt ce qui arrive en l'étain ſonnant qui a été durci & affermi par le biſmuth, ou par
l'antimoine & le cuivre. Cet étain, quand il eſt beau & bien compoſé, reſſemble à de
l'argent.

L'étain plané ou naturel eſt eſtimé propre pour les maladies du foye & de la matrice.   Vertus.
On le prend en limaille.

L'étain ſert à la *teinture* ; car en certains cas, comme en la teinture d'écarlatte, les   Uſage.
Teinturiers ſe ſervent de chaudieres d'étain préferablement aux autres, & ils employent de l'eau forte empreinte d'étain pour des couleurs qu'ils veulent relever ou
changer.

On a nommé l'étain *Jupiter*, parce qu'on a crû qu'il recevoit des influences de la   Etimolo-
Planette du même nom.   gie.

STAPHYLODENDRON.

Staphylodendron. Matth. J. Bauhin. Pit. Tournefort. Raii hiſt.

Nux veſicaria. Trag. Dod. Ger. Park. | *Piſtacia ſylveſtris.* C. B.

En françois, *Nezcoupez*, ou *Piſtaches ſauvages.*

Nezcoupez ou Piſtaches ſauvages. Eſt un petit arbre ou un arbriſſeau épais, dont le bois eſt foible, rempli de moëlle blanche : ſes feuilles ſont attachées ordinairement cinq & quelquefois ſept à une côte : elles reſſemblent à celles du ſureau ; mais elles ſont un peu plus petites, dentelées en leurs bords : ſes fleurs ſont attachées par grapes à des pédicules menus & longs ; chacune d'elles eſt compoſée de cinq feuilles blanches diſpoſées en rond, & ſoutenues ſur un calice d'une ſeule piéce recoupée en cinq parties : lorſque cette fleur eſt tombée, il paroît en ſa place un fruit membraneux, ou une eſpece de veſſie verdâtre, aſſez grande, diviſée en deux loges, dans leſquelles ſe trouvent quelques ſemences ſemblables à des noiſettes, couvertes d'une écorce ligneuſe, mais mince, de couleur rougeâtre, facile à caſſer ; leur ſubſtance eſt verdâtre, d'un goût douçâtre, fade, & donnant envie de vomir. Cet arbriſſeau croît aux lieux incultes, dans les bois, dans les hayes, dans les buiſſons, aux pays chauds.

Vertus. On tire de ſes ſemences ou noiſettes par expreſſion une *huile* qui eſt réſolutive.

Etimologie. *Staphylodendron*, à σταφυλὴ, *uva*, & δένδρον, *arbor*, comme qui diroit *arbre du raiſin*, parce que ſes fruits ſont diſpoſez par grapes comme des raiſins.

STAPHISAGRIA.

Staphiſagria. Matth. Dod. C. B. J. B. Raii hiſt.

Herba pedicularis. Cord. in Dioſc.

Delphinium Platani folio, Staphiſagria dictum. Pit. Tournefort.

Alberas Arabum.

En françois, *Staphiſaigre*, ou *Herbe aux poux.*

Herbe aux Poux. Eſt une eſpece de Pied d'Alouette, ou une plante qui pouſſe une tige à la hauteur d'un pied & demi ou de deux pieds, droite, ronde, rameuſe : ſes feuilles ſont grandes, larges, découpées profondément en pluſieurs parties, vertes, reſſemblantes à celles du Ricinus ou à celles du Platane, attachées à des queues longues : ſes fleurs naiſſent au haut de la tige & dans les aiſſelles des feuilles ; chacune d'elles eſt, ſuivant M. Tournefort, à pluſieurs feuilles inégales, dont il y en a cinq plus grandes que les autres & diſpoſées en rond, de couleur bleue ; la ſupérieure s'alonge ſur le derriere, & elle reçoit dans cet éperon l'éperon d'une autre feuille : quand cette fleur eſt paſſée, il lui ſuccede un fruit compoſé de pluſieurs gaînes verdâtres qui renferment des ſemences groſſes comme des petits pois, de figure triangulaire, ridées, rudes, jointes & unies étroitement enſemble, noirâtres en dehors, blanchâtres ou jaunâtres en dedans, d'un goût âcre, brûlant, amer, fort déſagréable. Cette plante croît aux lieux ſombres dans les pays chauds, comme en Provence, en Languedoc, d'où la graine nous eſt apportée **Choix.** ſéche. On doit la choiſir récente, bien nourrie, nette : elle contient beaucoup de ſel & d'huile.

Vertus. On l'employe quelquefois en maſticatoire pour faire cracher beaucoup de pituite **Pituitaria.** quand on a mal aux dents, d'où vient que quelques-uns l'ont appellé *Pituitaria* : on s'en ſert pour nettoyer & conſumer les chairs baveuſes des vieux ulceres ; mais ſon plus grand uſage eſt pour la gale & pour faire mourir les poux, étant appliquée : on en mêle dans les cheveux pour les poux de la tête.

Etimologies. *Staphiſagria*, à σταφυλὴ, *uva*, & ἀγρία, *ſylveſtris*, parce que les feuilles de cette plante ont quelque reſſemblance avec la vigne ſauvage.

Herba pedicularis, parce que la ſemence de cette herbe eſt bonne pour tuer les poux.

STATICE.

Statice, en françois, *Statice*, est une plante dont il y a *deux* especes principales.

La premiere est appellée,

Statice. Lugd. Pit. Tournef.
Gramen Polyanthemum majus. Dod.
Gramen marinum mediterraneum, Statice quibusdam. Park.
Caryophyllus mediterraneus. Ger.

Caryophyllus montanus major flore globoso. C. Bauhin.
Caryophyllus flos aphyllocaulos vel junceus major. J. B. Raii hist.

Statice.

Premiere espece.

Elle pousse de sa racine un grand nombre de feuilles longues & étroites comme celles du Gramen, de couleur de verd de mer : il s'éleve d'entre elles des tiges à la hauteur d'environ un pied, droites, sans nœuds, creuses, soutenant en leur sommet un bouquet sphérique d'un amas de petites fleurs à cinq feuilles blanches tirant sur le purpurin, disposées en œillet, & portées sur un calice formé en entonnoir ; ce bouquet de fleurs est encore soutenu par un calice général écailleux : quand ces fleurs sont tombées, il leur succede à chacune une sémence pointue par les deux bouts, enfermée dans une capsule qui a servi de calice à la fleur : sa racine est longue, assez grosse, ronde, ligneuse, divisée en plusieurs têtes.

La seconde espece est appellée,

Statice montana minor. Pit. Tournef.
Gramen polyanthemum minus. Dod.
Gramen marinum minus. Park.
Caryophyllus montanus minor.

Caryophyllus marinus minimus. Ger. Lob.
Caryophyllos flos aphyllocaulos, vel junceus minor. J. B. Raii hist.

Seconde espece.

Elle differe de la précédente en ce qu'elle est plus basse ; sa fleur est purpurine ; sa racine est longue, grosse, rougeâtre, divisée en plusieurs têtes.

L'une & l'autre espece croissent aux lieux montagneux & humides, proche de la mer & des rivieres.

Elles sont astringentes, & propres pour arrêter les cours de ventre & les hémorragies, étant prises en décoction.

Vertus.

Statice vient peut-être du latin *stare*, s'arrêter, parce que cette plante arrête les humeurs.

Etimologie.

STELECHITES.

Stelechites est une pierre longue & grosse comme le doigt, de couleur grise, ayant la figure d'un petit tronc d'arbre dont on a coupé ou rompu les branches ; on la tire d'Allemagne : elle est de la même nature que la pierre Belemnites.

Elle est dessicative, & propre pour nettoyer les dents.

Usage.

STELLA MARINA.

Stella marina, en françois, *Etoile de mer*, est une espece d'insecte marin, grand comme la paume de la main, ou un peu plus grand, ayant la figure d'une étoile, de couleur grise ou noirâtre : il a cinq angles assez larges & se terminant en pointe ; sa bouche est placée au milieu de ces angles ou au centre de l'étoile, garnie de dents : il a un grand nombre de jambes formées en corne de limaçon, & attachées à ses angles ; chacune de ces jambes contient une goute d'eau claire & limpide : il ne paroît point en tout son corps de passage particulier pour la réjéction de ses excrémens : il est couvert d'une peau dure & rude qui lui sert d'écaille. On trouve cette étoile marine aux rivages de la mer ; il y en a de plusieurs especes.

Etoile de mer.

Vertus. Elles font toutes apéritives, étant prifes en décoction ; elles font propres pour l'épilepfie, fi on les brûle & qu'on en reçoive la fumée.

STELLIO.

Stellio. Lacerta ftellaris. En françois, *petit Lézard étoilé.*

Lézard étoilé. Eft une efpece de Lézard beaucoup plus petit que l'ordinaire, marqueté fur le dos de petites taches étoilées : il fe tient dans les trous des murailles ; il vit d'araignées : il fe dépouille de fa peau à chaque année comme les ferpens, & il la mange : fa morfure n'eft pas mortelle ; mais elle épaiffit les humeurs, & elle affoupit les fens : on y remédie par la thériaque ou par des fels volatils qu'on fait prendre. Cet animal contient beaucoup d'huile & de fel volatil.

Vertus. Sa chair étant mangée ou prife en poudre, excite la fueur & réfifte au venin ; on peut s'en fervir contre la morfure de l'animal même. On enferme ce petit Lézard vivant dans une boëte, & on l'attache à la tête dans le tems de l'accès de la fiévre quarte, pour la guérir. On le fait auffi bouillir dans de l'huile & du vin, pour fortifier les nerfs & les jointures, pour réfoudre.

Etimologie. *Stellio, à ftella,* parce que cet infecte porte fur le dos des figures d'étoile.

STÆCHAS.

Stæchas. Matth. Gefn. hort. Caft. Lugd.
Stæchas vulgaris. Park.
Stæchas purpurea. C. B. Pit. Tournef.
Stæchas Arabica vulgò dicta. J. Bauhin. Raii hiftor.

Stæchas, five fpica hortulana. Ger.
Stichas. Fuch. Dod. gal. Tur.
Aftochodas Arabum.

En françois, *Stecas Arabique.*

Stecas arabique. Eft une belle plante qui pouffe en maniere d'arbriffeau plufieurs tiges ou verges à la hauteur d'un pied & demi ou de deux pieds, ligneufes, divifées en quelques rameaux : fes feuilles font femblables à celles de la Lavande, mais plus petites, étroites, blanches : fes fommitez foutiennent des épis ou têtes écailleufes, oblongues, furmontées chacune par un bouquet de feuilles en aigrette, & garnies de petites fleurs formées en gueule, purpurines ou bleues, difpofées par rang le long de la tête : il fuccede à chacune de fes fleurs quatre femences prefque rondes, noirâtres, enfermées dans une capfule qui a fervi de calice à la fleur : fes racines font ligneufes. Toute la plante a une odeur aromatique, & un goût âcre un peu amer : elle croît abondamment au Languedoc, en Provence, aux Ifles d'Hyeres appellées par les Anciens *Ifles Stecades* ; elle aime les lieux fecs & arides : c'eft de-là qu'on nous apporte les *épis* fecs garnis de leurs fleurs, que nous employons en Médecine : fi l'on veut bien conferver leur couleur & leur odeur, il faut les faire fécher envelopées dans du papier gris, puis les enfermer dans une boëte.

Choix. On doit choifir les épis de ftecas gros, bien nourris, récens, garnis de beaucoup de fleurs, odorans ; ils perdent en vieilliffant leur couleur & leur odeur. Ils contiennent beaucoup d'huile affez éxaltée & de fel volatil.

On a nommé cette fleur *Stecas Arabica,* parce qu'on en apportoit autrefois beaucoup d'Arabie.

Vertus. Elle eft atténuante, déterfive, apéritive, céphalique, hyftérique ; elle fortifie le cerveau, elle excite l'urine & les mois aux femmes, elle réfifte au venin, elle diffipe la mélancolie ; on s'en fert intérieurement & extérieurement.

Etimologie. *Stæchas* eft un mot tiré des Ifles Stecades que nous appellons préfentement les *Ifles d'Hyeres,* *d'Hyeres*, où cette plante croît abondamment. Ces Ifles font fituées fur la côte de Provence vers Marfeille.

STRAMONIUM.

Stramonium peregrinum. Ger.	*Stramonia, five Pomum fpinofum.* Trag.
Stramonium fructu fpinofo rotundo, femine nigricante. Pit. Tournef.	*Solanum pomo fpinofo rotundo, longo flore.* C. Bauhin.
Stramonium fructu rotundo, deorfum fpectante & afpero. Col.	*Solanum multis dictum, feu Pomum fpinofum.* J. B. Raii hift.
Stramonium minus, five Nux Methel flore albo. Park.	*Nux Metella.* Matth. Caft. Acoft. Cam.
	Nux Methel Avicennæ. Ang. Fuch.

En françois, *Pomme épineufe*, ou *Herbe aux forciers*.

Eft une plante qui pouffe une tige à la hauteur d'environ deux pieds, groffe comme le doigt, fe divifant en plufieurs petits rameaux : fes feuilles font larges, amples, anguleufes, pointues, reffemblantes à celles du Solanum, mais plus grandes, attachées à des fleurs longues : fa fleur eft une grande campane blanche, femblable en quelque maniere à un verre à boire, foutenue par un calice long, découpé ou dentelé par en haut : lorfque cette fleur eft paffée, il naît en fa place un fruit gros comme une noix commune encore revêtue de fa premiere écorce, prefque rond, garni tout autour de pointes courtes, groffes, peu piquantes ; ce fruit eft divifé en quatre loges qui renferment des femences femblables à un petit rein. On cultive cette plante dans les jardins : fes feuilles rendent une odeur forte & puante qui fait mal à la tête : fes fleurs ont l'odeur moins mauvaife, mais affoupiffante : toute la plante contient beaucoup d'huile & de phlegme, & du fel effentiel ou volatil.

Elle eft narcotique, ftupéfiante, propre pour épaiffir les humeurs, pour modérer leur agitation, pour calmer les douleurs, pour adoucir les brûlures, étant appliquée extérieurement : on ne doit jamais en faire prendre par la bouche, ni même en lavement, parce qu'elle cauferoit des accidens très-fâcheux, comme la létargie, la folie, des vomiffemens, des fueurs froides, des convulfions, & enfin la mort, fi l'on n'étoit fecouru promptement.

Les *remedes* contre cette efpece de *poifon* qui eft coagulant, font les fels volatils, la thériaque, l'orviétan, les vomitifs, les applications extérieures d'efprit de vin, d'eau de la Reine d'Hongrie, d'efprit volatil, de fel armoniac.

STRIX.

Strix.   En françois, *Frefaye. Effraye.*

Eft un oifeau nocturne efpece de Chathuant : il eft gros comme une poule ordinaire ; fa figure eft à peu près femblable à celle de la Chouette ; il eft couvert de plumes blanches, marquetées de noir fous le ventre ; fa tête eft groffe, ronde, affreufe, entourée de plumes hériffées ; fon bec eft crochu, blanchâtre ; fes jambes & fes pieds font velus & couverts de plumes ; fes ongles font crochus, de couleur blanchâtre ; fon cri eft effroyable : il habite les lieux montagneux & maritimes proche des étables de chévres, parce qu'il eft friand de leur lait, & il va les tetter quand il peut les attraper : il contient beaucoup de fel volatil & d'huile.

Sa *chair* eft propre pour la paralifie, pour la fquinancie, étant prife féche & pulvérifée : la dofe eft depuis demie-dragme jufqu'à une dragme.

Sa *graiffe* eft émolliente & réfolutive, propre pour fortifier les nerfs, étant appliquée extérieurement.   O o o o o

Son *fiel* est déterfif & bon pour enlever les taches des yeux.

Etimolo-gies.

Strix , à fono vocis afpero.

Frefaye, nom françois, eft peut-être une corruption de *préfage*, car on tient que cet oifeau eft de mauvais augure.

Effraye, nom françois, à caufe que le cri de cet oifeau eft effroyable.

STRUTHIO.

Struthio.   Struthio Camelus.   En françois, *Autruche ,* ou *Cerf-oifeau.*

Autruche.

Eft un grand oifeau haut de fix ou fept pieds : fa tête eft petite & peu remplie de cervelle, couverte de petits poils jaunâtres : fes yeux ont une figure ovale comme ceux de l'homme, garnis de grands cils ; fon bec eft court & pointu ; fa langue eft petite ; fon cou eft long, & couvert d'un duvet clair femé, blanc, luifant, reffemblant à du poil ; fon dos eft large ; fes aîles font courtes, garnies de belles plumes blanches, ou noires, ou brunes, molles, touffues : fon corps eft couvert de plumes blanches, noires & grifes ; fa queue eft blanche ; fes cuiffes font grandes, groffes & charnues, fans plumes, mais couvertes d'une peau ridée, blanche rougeâtre ; fes jambes font couvertes de grandes écailles, & l'on a trouvé qu'elles avoient quelque reffemblance avec celles des chameaux ; c'eft ce qui a fait nommer cet oifeau *Struthio Camelus* ; fes pieds font fourchus comme ceux des bœufs, ayant feulement deux grands doigts. Cet oifeau naît en Afrique, en Ethyopie, en Arabie, au Pérou : il aime les déferts ; on en voit quelquefois un grand nombre attroupez enfemble ; il court vîte ; il ne fe fert point de fes aîles pour voler, mais il les employe comme des voiles lorfqu'il a le vent favorable.

Ufage.
Choix.

On fe fert des plumes de fes aîles & de fa queue pour faire les ornemens que nous voyons aux chapeaux & au haut des lits : celles qu'on tire des *mâles* font plus belles & plus eftimées que celles des *femelles* ; chacune de fes aîles porte en fon extrêmité deux corps longs d'un pouce, creux, durs comme de la corne, ayant à peu près la figure d'une plume de porc-épi. Ses *œufs* font gros comme la tête d'un enfant, de figure prefque ronde ou ovale : leur *coquille* eft épaiffe, dure, blanche, unie ; on en fait des vafes ; le dedans eft bon à manger.

L'autruche fe nourrit d'herbes, d'orge, de féves, d'os ; elle avale auffi du fer, du cuivre, des caillous, & elle les digere par le frottement & par l'atténuation qui s'en fait dans fon eftomac ; mais elle n'en tire point de nourriture ; ces matieres dures ne fervent qu'à brifer & à raréfier les fubftances tendres & alimenteufes avec lefquelles elles fe trouvent mêlées ; & fi elles en avalent une quantité plus grande qu'il n'en faut pour faire ce brifement ou atténuation, elles en font malades & elles en meurent.

Vertus.

La *membrane* intérieure de l'eftomac de l'autruche eft eftimée propre pour fortifier l'eftomac ; elle eft apéritive, étant féchée & prife en poudre.

Sa *graiffe* eft émolliente, réfolutive, nervale.

STRYCHNODENDROS.

Strychnodendros. J. B. Raii hift.	*Solanum arborefcens.* Caft. Cæf. Cam.
Strychnodendron. Gefn. hort. Eyft.	*Solanum fruticofum Americanum , dictum*
Solanum fruticofum bacciferum C. Bauh.	*Amomum Plinii.* Park.
Pit. Tournef.	*Amomum Plinii.* Ger.

Eft une efpece de Solanum en arbriffeau haut de quatre ou cinq pieds : fon tronc eft grêle, couvert d'une écorce cendrée, & pouffant des rameaux verds garnis de feuilles oblongues, plus étroites que celles du Solanum ordinaire, femblables à celles de l'Evonymus, de couleur verte brune, d'un goût un peu âcre : sa fleur est une rosette blanche, découpée en cinq pointes : il lui succede un fruit rond, mou, rouge, semblable à celui du Coqueret ou Alkékenge, plein de suc, & renfermant quelques semences aplaties, d'un goût assez fade. Cette plante est cultivée dans les jardins.

Ses *feuilles* & son *fruit* sont propres pour adoucir, pour humecter, pour rafraîchir, pour calmer les douleurs, pour résoudre, étant appliquez extérieurement.   Vertus.

S T U R I O.

Sturio.	Aquipenser.	Stora.
Silurus.	Acipenser.	En françois, Eturgeon.

Est un grand poisson qui se tient tantôt dans la mer, tantôt dans les rivieres : sa tête   Eturgeon. est longue, quarrée, dure, calleuse ; son museau est long, pointu, ayant deux poils de barbe de chaque côté : il n'a ni machoire ni dents ; sa langue est grosse & dure ; ses yeux sont petits ; son corps est long & presque rond ; son dos est relevé de grosses écailles osseuses, dures, d'entre lesquelles sortent des pointes ou aiguillons ; son ventre est couvert d'une peau douce argentine : ce poisson pese ordinairement du moins cent livres, mais on en trouve qui pesent jusqu'à deux cens livres. Il vit d'ordures, d'écume de mer : sa chair est un peu dure, visqueuse ou coriace, mais d'un goût excellent : il est fort rare en France : on en tire une espece d'Icthyocolla ou *Colle de poisson* grise jaunâtre,   Colle de que les Droguistes vendent *en feuilles* sans être roulée : elle est plus difficile à dissoudre   poisson en que la commune ; mais quand elle est dissoute, elle a les mêmes vertus.   feuilles.

La *chair* de l'Eturgeon lâche le ventre, étant mangée.   Vertus.

Ses *os* sont apéritifs, & propres pour les rhumatismes, pour la goutte sciatique, pour la gravelle, étant pulvérisez & pris intérieurement : la dose en est depuis un scrupule   Dose. jusqu'à une dragme.

On a nommé ce poisson *Sturio*, à cause de son bec qui est en pointe, & qui, à ce   Etimolo qu'on prétend, a la figure d'une eau gelée qui pend en hyver de dessus les toits des mai   gies. sons, & qu'on appelle en latin *Stiria*.

Silurus, ειλυρος, à σείω, *quatio, moveo*, & ᵹεϱὰ, *cauda*, parce que ce poisson remue sa queue avec grande vitesse.

S T U R N U S.

Sturnus, en françois, *Etourneau*, est un oiseau assez connu, & recommandable par sa   Etourneau. beauté : son corps est marqueté de taches blanches, rouges, ou jaunes ; son bec est sem blable à celui de la Pie ; sa queue est courte & noire ; ses pieds sont jaunes : on en trou ve de plusieurs especes : il vole toujours accompagné ou attroupé avec plusieurs autres oiseaux de la même espece : il habite en été aux lieux aqueux, vers les prez, & en hy ver sur les tours & sur les toits des maisons : il vit de vers, de la chair des cadavres, de bayes, de raisins, de semences : on l'apprivoise & on lui apprend à parler : il est bon à manger ; il contient beaucoup de sel volatil & d'huile.

Il est propre pour l'épilepsie, étant mangé.   Vertus.

Sturnus, à σορáν, *sternere*, parce que cet oiseau en cherchant des vers, remue la ter   Etimolo re, l'éleve & la laisse tomber.   gie.

S T Y R A X.

Styrax.	En françois, Storax.

Est une gomme résineuse odorante, dont nous voyons *trois* especes. La premiere est   Storax appellée *Styrax ruber*, & par quelques-uns *Thus Judæorum*, parce qu'ils croyent que ce   rouge.

ce fut l'encens que les Mages porterent au Sauveur du monde. Cette *gomme* est en masse, rougeâtre ou jaunâtre ; on la tire par incision d'un arbre de moyenne hauteur appellé,

Styrax arbor. Ger. J. B. Raii hist.	*Styrax folio Mali cotonei.* C. Bauh. Pit.
Styrax arbor vulgaris. Park.	Tournef.

Cet arbre ressemble au Cognassier ; mais ses feuilles sont plus petites, arrondies, fermes, vertes en dessus, blanches en dessous, & cotoneuses : ses fleurs naissent sur ses rameaux, ramassées plusieurs ensemble, blanches ; chacunes d'elles est, suivant M. Tournefort, un tuyau évasé par le haut, & découpé en plusieurs parties disposées en rond ; son calice est formé en godet denté de quelques pointes : quand cette fleur est passée, il paroît un fruit gros comme une aveline, blanc, couvert d'une écorce charnue, d'un goût un peu amer ; on trouve sous cette écorce deux ou trois noyaux osseux, arrondis ordinairement sur le dos, & applatis du côté opposé ; chaque noyau est rempli d'une semence moëlleuse, huileuse, d'une odeur semblable à celle de la gomme du Storax, d'un goût désagréable. Cet arbre croît en Syrie, en Pamphilie, en Cilicie ; on en cultive en Europe dans quelques jardins.

Choix.

La *gomme* du Storax doit être choisie nette, molasse, grasse, d'une odeur douce aromatique fort agréable ; celle qui est trop séche est souvent remplie de sciure du bois de l'arbre, & d'autres impuretez.

Seconde espece. Calamite.

La seconde espece du Storax est nommée *Styrax calamita*, à cause qu'on l'apportoit autrefois dans des roseaux pour mieux conserver sa beauté & sa bonne odeur ; on nous l'envoye quelquefois en masses rougeâtres, remplies de larmes blanches, quelquefois en larmes séparées, rougeâtres en dehors, blanches en dedans : cette espece de Storax est la plus estimée pour la Médecine & pour les parfums ; mais les Auteurs modernes prétendent qu'elle n'est pas naturelle comme la premiere ; ils croyent avec beaucoup de raison que c'est une composition faite avec le véritable Storax qui découle de l'arbre, & plusieurs autres drogues odorantes : M. Pomet entr'autres assure qu'il en sçait composer d'aussi beau & d'aussi recevable que celui qu'on fait venir d'Hollande & de Marseille. Quoi qu'il en soit, on doit choisir le Storax calamite en belles *larmes* séparées, ou en petits morceaux bien nets, graisseux, rougeâtres en dehors, blancs en dedans, d'une odeur douce aromatique fort agréable, approchante de celle du Baume du Pérou.

Choix, en larmes.

Ces deux especes de Storax contiennent beaucoup d'huile & un peu de sel volatil.

Vertus.

Elles sont propres pour fortifier le cerveau, les nerfs, le cœur, l'estomac, pour résister à la malignité des humeurs, pour amollir les duretez, étant prise intérieurement ; on en applique aussi extérieurement, & l'on en fait des fumigations.

Troisiéme espece. Liquide.

La troisiéme espece est appellée *Styrax liquidus*, & en françois, *Storax liquide* ; c'est une matiere huileuse, visqueuse, grossiere, ayant la consistence d'un baume épais, de couleur grise, d'une odeur forte & aromatique : ce storax n'est le plus souvent qu'un mélange de quelques matieres résineuses avec du véritable storax, de l'huile & du vin, qu'on liquéfie & qu'on incorpore ensemble par une légere coction. Il doit être choisi net, de bonne consistence, ayant l'odeur du storax : quelques-uns l'appellent *Oleum Styracinum* ; mais ce nom ne lui convient guéres.

Choix. Oleum Styracinum.

Il est incisif, atténuant, émollient & fort résolutif, il fortifie le cerveau par son odeur ; on ne s'en sert qu'extérieurement.

Vertus.

Styrax liquide.

* Le styrax *liquide* naturel se tire d'un arbre dont nous avons parlé à l'article du *Liquidambar* : son odeur est forte ; sa consistence approche de celle du miel ; sa couleur est tantôt brune rougeâtre, chargée d'impuretez ; tantôt blanche, plus pure ; c'est cette

derniere forte qu’on vendoit autrefois pour Baume blanc du Pérou. On nous apporte de la Louifiane ces deux qualitez du ftyrax, qui fe tirent d’un même arbre, dont on peut voir la figure dans l’*Hiftoire des Plantes du Méxique*.

Styrax, à *ftiria*, goute d’eau gelée ou glaçon qu’on trouve pendu en hyver aux bords des toits des maifons ; on a donné ce nom au ftorax, à caufe qu’il découle de l’arbre en larmes qui ont la figure de cette goutte d’eau congelée. — *Etimologie.*

SUBBUTEO.

Subbuteo, *Hippotriorchis*, eft une efpece d’Eprevier, ou un oifeau de proye gros comme un corbeau, & fait comme un buzard : il vit de ferpens, de crapaux, de grenouilles ; il eft commun en Egypte.

Ses *tefticules* font propres pour exciter la femence, étant pris en poudre. — *Vertus.*

SUBER.

Suber latifolium. J. Bauh. Ger. Park. Raii hift.	*Suberifera latifolia Ilex glande echinato.* Ad.
Suber latifolium perpetuo virens. C. B. Pit. Tournef.	*Phellos, five Suber.* Dod. En françois, *Liége.*

Eft un arbre de moyenne hauteur, reffemblant beaucoup au chêne verd ; mais fon tronc eft plus gros, jettant peu de rameaux, & fon écorce eft beaucoup plus épaiffe, fort légere, fpongieufe, de couleur grife tirant fur le jaune ; elle fe fend & elle fe fépare de l’arbre, fi on n’a foin de l’en ôter, parce qu’elle eft pouffée par une autre écorce qui fe forme deffous : fes feuilles ont la figure de celles du chêne verd, mais elles font plus grandes, plus longues, plus molles, plus vertes en deffus ; quelquefois un peu dentelées, piquantes : fes chatons & fes glands font femblables à ceux du chêne verd. Cet arbre croît dans les pays chauds, comme en Efpagne, en Italie, en Provence, vers les Pirénées, & en Gafcogne. — *Liége.*

Les habitans des lieux où croît le liége, voulant faire la récolte de fon écorce, fendent le tronc de l’arbre tout de fon long pour la tirer plus commodément ; ils la mettent enfuite fur des charbons ardens, puis ils la chargent de pierres, faifant une maniere de preffe pour la rendre plate ; puis ils la nettoyent & la tranfportent : c’eft le liége dont nous nous fervons pour faire des bouchons. On doit le choifir en belles tables, uni, le moins noueux, n’étant point crevaffé, d’une épaiffeur moyenne, léger, mais le le moins poreux, fe coupant net facilement. — *Ufage. Choix.*

Le *gland* du liége eft aftringent & propre pour la colique venteufe ; la dofe en eft depuis un fcrupule jufqu’à une dragme : il contient beaucoup d’huile, & médiocrement du fel. — *Gland & l’écorce. Vertus. Dofe.*

L’*écorce* du liége dont nous fervons contient beaucoup d’huile, & très-peu de fel effentiel.

Elle eft déterfive & aftringente, elle arrête les hémorragies & les cours de ventre, étant prife en poudre ; elle eft propre pour réfoudre & pour adoucir les hémorroïdes, étant brûlée & appliquée deffus. — *Vertus.*

Les Efpagnols calcinent l’écorce du liége dans des pots couverts, pour la réduire en une cendre noire extrêmement légere ; c’eft ce que nous appellons *Noir d’Efpagne* : il eft employé par plufieurs ouvriers. — *Noir d’Efpagne.*

Suber, à *fuere*, coudre, parce qu’on coud l’écorce du liége fous les fouliers pour les rendre plus fecs, & pour relever la taille de ceux qui les portent. — *Etimologies.*

Ou bien *Suber à fue*, porc, parce que les cochons fe nourriffent du gland de cet arbre.

SUCCISA, *seu* MORSUS DIABOLI.

Succisa est une espece de Scabieuse, qui est distinguée en *deux* especes.

La premiere & la plus commune est appellée,

Premiere espece.

Succisa glabra. C. Bauh.
Succisa, sive Morsus diaboli. Dod. J. B. Raii hist.
Scabiosa folio integro. Cæs. Pit. Tourn.

Morsus diaboli. Ger.
Morsus diaboli vulgaris flore purpureo. Park.
En françois, *Succise*, ou *Mors du diable*.

Succise, ou Mors du diable.

Elle pousse des feuilles oblongues, pointues, semblables à celles de la Scabieuse ordinaire, mais entieres, sans découpures, excepté qu'elles sont un peu crénelées en leurs bords : sa tige est haute d'environ deux pieds, ronde dure, rougeâtre, rameuse, portant en ses sommets des fleurs pareilles à celles de la Scabieuse commune, de couleur bleue, quelquefois purpurine ou blanche : sa racine est grosse environ comme le petit doigt, courte, comme mordue ou rongée, & garnie tout autour de fibres longues. Cette plante croît aux lieux incultes, vers les bois, aux bords des chemins, dans les prez ; son goût est amer.

La seconde espece est appellée,

Seconde espece.

Succisa hirsuta. C. Bauhin.
Morsus diaboli hirsuta rarior Gesn. hort.

Scabiosa folio integro villoso. Pit. Tourn.

Elle ne differe de la précédente qu'en ce qu'elle est velue ; elle est beaucoup moins commune.

La succise contient beaucoup d'huile & de sel essentiel.

Vertus.

Elle est sudorifique, cardiaque, vulnéraire, propre pour résister au venin, pour l'épilepsie, pour les ulceres de la poitrine & des autres parties ; on s'en sert intérieurement & extérieurement.

Etimologie.

On a nommé cette plante *Succisa* ou *Morsus diaboli*, à cause de sa racine qui est comme rongée ou mordue.

S.ULPHUR.

Soufre.

Sulphur, en françois, *Soufre*, est une espece de Bitume, ou une matiere minérale grasse & vitriolique : il y a même de l'apparence que c'est un vitriol éxalté naturellement dans la terre par le moyen des feux souterrains ; car on trouve quelquefois dans le soufre avant qu'il ait été fondu, de petits morceaux de vitriol : de plus, le soufre contient les mêmes principes que le vitriol.

Il y a *deux* especes générales de soufre ; un appellé *soufre vif*, & l'autre *soufre jaune* ou *soufre commun*.

Vif.

Le soufre *vif* est appellé par quelques Auteurs *Apyrothium* ; c'est une matiere grise, grasse, argileuse, inflammable, qu'on trouve dans la terre en Sicile & en plusieurs autres lieux. Il doit être choisi net, luisant, doux au toucher, tendre, facile à casser, de couleur grise : les Cabaretiers s'en servent pour soufrer les tonneaux dans lesquels ils mettent le vin qu'ils veulent faire transporter par mer.

Choix.
Usage.

Vertus.

Il est employé pour la gratelle, pour les dartres, pour la teigne ; on en mêle dans des onguens.

Etimologie.

Apyrothium, ex à privativo, & πῦρ, ignis, parce que le soufre est l'élement du feu.

Jaune ou commun.

Le soufre *jaune* ou *commun* est une matiere dure, luisante, cassante, facile à fondre & à s'enflammer, rendant une odeur désagréable, piquante, & incommode à la poitrine. On la tire du mont Vésuve & de plusieurs autres lieux : on la liquéfie sur le feu,

& on la verse dans des moules pour la former en *canons* ou en *bâtons*, comme nous la *En bâtons.* voyons chez les Droguistes.

Il faut choisir le soufre en canon, léger, se cassant facilement, de couleur jaune do- *Choix.* rée ; ou si l'on veut en tirer de l'esprit de soufre, de couleur *verdâtre*, car c'est une mar- *Verdâtre.* que qu'il est plus vitriolique & plus rempli d'acide.

Le soufre sert aux Bonnetiers & à plusieurs autres Artisans pour blanchir : il est com- *Usage.* posé naturellement d'une partie grasse & inflammable ou véritablement sulphureuse, & d'un sel vitriolique acide. On augmente la fraîcheur de l'eau, quand on y met tremper *Expérien-* une bille ou canon de soufre : cette expérience est commode à ceux qui veulent rafraî- *ce.* chir du vin en été ; car pendant que les bouteilles qui le contiennent sont dans un seau d'eau, si l'on y met un bâton de soufre, l'on aura le moyen de boire frais sans le secours de la glace : mais il ne faut pas croire qu'une même bille de soufre puisse servir deux fois à cet usage ; elle ne produiroit point d'effet en la seconde.

Ce rafraîchissement vient apparemment de quelque portion du sel acide du soufre qui s'est détachée & dissoute dans l'eau, ce qui a ralenti le mouvement du liquide pour faire une certaine condensation dans ses parties ; mais la bille de soufre, après qu'elle a été retirée de l'eau, est aussi bonne pour toutes les autres opérations qu'on fait sur ce bi- tume qu'elle étoit auparavant, & elle ne paroît avoir diminué en rien de la vertu du soufre.

Le soufre est propre pour l'asthme, pour les ulceres de la poitrine & des poumons, *Vertus.* pour la phtisie, pour résister à la pourriture, pour la gratelle, pour les dartres, pour discuter & résoudre les tumeurs. On s'en sert intérieurement & extérieurement : la dose en est depuis quinze grains jusqu'à deux scrupules. *Dose.*

On a mis en usage depuis quelques années une préparation de soufre qui a eu quel- *Prépara-* que succès pour l'asthme : cette préparation consiste à concasser des bâtons de soufre *tion du sou-* jaune ordinaire, à les faire bouillir dans de l'eau environ un quart-d'heure, à changer *fre pour* l'eau, & à réitérer à les mettre bouillir de même jusqu'à quatorze fois, y employant à *l'asthme.* chaque fois de nouvelle eau pour adoucir le soufre ; puis l'ayant séparé de la derniere eau, on le fait fondre doucement sur le feu dans un pot neuf, on le laisse refroidir, on le met en poudre, & on le mêle avec la quatriéme partie de son poids de sucre rosat aussi en poudre.

On fait prendre au malade pour chaque dose, demi-once de cette poudre le matin & *Dose.* autant le soir, & l'on en fait continuer l'usage pendant deux ou trois mois ; elle provo- que ordinairement deux ou trois selles par jour.

J'ai remarqué par les expériences que j'en ai faites, que ce remede produisoit quel- *Vertus.* quefois un assez bon effet aux asthmatiques forts & robustes, mais qu'aux personnes délicates il causoit des tranchées & des âcretez très-grandes dans les visceres ; j'ai vû *Observa-* même que quelques-uns n'en ont point été purgez : j'en trouve la dose trop grande, car *tion.* il entre dans chacune trois dragmes de soufre ; il agiroit mieux & avec moins de vio- lence, si l'on en retranchoit la moitié : il ne faut pas croire que l'eau par les coctions réitérées qu'on a données au soufre, ait enlevé beaucoup de son âcreté ; elle n'a fait que glisser sur ce mixte naturellement gras ; l'acide le plus fort du soufre est demeuré obsti- nément attaché dans sa substance, & il se détache quand il est dans le corps ; c'est ce qui produit les tranchées : au reste cette préparation n'est pas tout-à-fait à rejetter ; elle peut avoir son utilité pour pénétrer plus radicalement les phlegmes grossiers qui font des obstructions dans les fibres des poumons, & qui font naître l'asthme ; mais elle doit être conduite & dirigée par les Médecins, comme tous les autres remedes : il ne faut point croire qu'elle soit propre pour tous les tempéramens ; j'en ai vû souvent des expériences contraires; un avantage que nous en tirons, c'eſt qu'elle nous a enhardis à donner le ſoufre en plus grande doſe qu'on ne faiſoit autrefois.

Puits d'Aix la Chapelle, qui rend une forte odeur de ſoufre.

Il y a dans la ville d'*Aix la Chapelle* en Allemagne, un grand *puits d'eau minérale* chaude, qu'on a été contraint de couvrir & de boucher, parce qu'il en exhaloit une odeur de ſoufre ſi forte, qu'elle étoit capable de ſuffoquer une perſonne qui auroit tenu deſſus ſon viſage panché. On *leve* de tems en tems le *couvercle* de ce puits, & l'on y trouve attachée une grande quantité de *ſoufre* qui s'y eſt ſublimé en fleurs blanches; ce ſoufre eſt doux, & il eſt employé dans le pays aux mêmes uſages que le lait de ſoufre.

Soufre de Guidoa, ou de Quitto.

On nous apporte de l'Amérique un très-beau ſoufre qu'on appelle *ſoufre de Guidoa*, ou vulgairement *ſoufre de Quitto*, parce qu'il a retenu le nom des Provinces d'où il ſort : il eſt en morceaux liſſes, polis, luiſans comme le beau carabé, de couleur citrine, ſans goût, jettant ſur le feu une flamme bleue un peu plus vive que celle de notre ſoufre commun; ce ſoufre eſt fort rare, on l'eſtime plus que tous les autres.

Soufre tranſparent de la Guadeloupe.

* Le *ſoufre tranſparent de la Guadeloupe* approche beaucoup de celui de Quitto; peu de perſonnes peuvent les diſtinguer : ce dernier eſt très-beau, très-tranſparent, & l'on peut en avoir aiſément de cette Iſle Françoiſe. Ceux qui n'eſtiment le Quitto qu'à cauſe de l'or qu'ils en croyent tirer, devroient également traiter celui de la Guadeloupe, puiſque les Eſpagnols ont autrefois tiré beaucoup d'or de cette Iſle.

SUS.

Sus. Porcus. Verres.   En françois, *Cochon*, ou *Porc*.

Cochon.

Eſt un animal à quatre pieds, ſale, fangeux, ſe nourriſſant dans l'ordure, humide, pituiteux, ſujet à pluſieurs maladies, comme à l'angine, aux ſcrophules, à la ladrerie. Il eſt ſi connu de tout le monde, qu'il ſeroit inutile d'en faire la deſcription : on le châtre comme les autres animaux qu'on veut engraiſſer, & alors on l'appelle en latin *Majalis*; ſa femelle eſt appellée *Scrofa, ſeu Porca*, &en françois, *Truye*. Le jeune cochon eſt appellé *Porcellus*. La truye engendre juſqu'à ſeize petits cochons d'une ventrée, & elle les porte neuf ſemaines & quatre jours. Le cochon ſe nourrit d'herbes, de gland, de ſon, de fruits, de vers, d'excrémens humains, & de pluſieurs autres ſaletez : il eſt fort friand des trufes; il découvre par ſon odorat les endroits où il y en a, & il fouit la terre avec ſon muſeau & ſes pattes pour les chercher.

Porc châtré.
Truye.
Pourceau.

Soye de porc.
Uſages.

Le poil du cochon eſt dur & roide, quoique doux au toucher comme de la ſoye; on l'appelle en latin *Seta*, & en françois, *Soye de porc*; il ſert à faire des pinceaux, des tamis, & pluſieurs autres inſtrumens. Sa *peau*, quand on veut la ſéparer & la corroyer, eſt bonne pour relier des livres, & même pour faire des ſouliers.

Toutes les parties du cochon & ſes excrémens contiennent beaucoup de ſel volatil & d'huile : ſa *chair* eſt de bon ſuc, mais un peu difficile à digérer; on la ſale pour la conſerver.

Vertus.

Le *bouillon* du *porc frais* eſt bon pour arrêter le vomiſſement.

Le *vieux lard* fondu & coulé eſt propre pour déterger & conſolider les playes, pour les puſtules de la petite vérole.

Sa *graiſſe* appellée *Panne* eſt amolliſſante, anodine, réſolutive.

Son *fiel* eſt bon pour déterger & guérir les ulceres des oreilles, pour faire croître les cheveux.

Sa *fiente* eſt fort réſolutive; elle guérit la galle, elle arrête le ſaignement de nez, elle eſt propre pour la ſquinancie; on l'applique ſur les parties malades.

Etimologies.

Sus, à græco ῦ῀ς, qui ſignifie la même choſe.

Porcus, quaſi ſpurcus, ſale, vilain, parce que cet animal ſe plaît à ſe veautrer dans les ordures.

Le

Le *vieux oing* eft de la *graiffe* de porc qu'on a laiffé vieillir, ou plutôt c'eft une graiffe   Vieux
de rebut qui a pris une odeur rance & puante par le long féjour qu'elle a fait dans des   oing.
pots ; on la met ordinairement en pains dans des veffies ou dans des peaux.

Il eft émollient & réfolutif, étant appliqué extérieurement ; les ouvriers s'en fervent   Ufage.
pour oindre les effieux, les rouleaux des preffes, & plufieurs autres inftrumens.

Le *Cambouis* n'eft autre chofe que du vieux oing noirci par une impreffion de fer qu'il   Cambouis.
a prife en fe frotant autour des effieux des roues des carroffes & des charrettes.

Il eft bon pour réfoudre les hémorroïdes, étant appliqué deffus.

On a encore donné le nom de Cambouis à une compofition faite avec de l'écorce des
racines d'ormeau pilée avec de la graiffe de bouc & du vieux oing : on s'en fert pour   Ufage.
étancher les tonneaux qui fuintent, pour graiffer les vis des preffoirs, & pour d'autres
ufages femblables.

Le nom de cambouis vient de *Canubium*, qui eft une efpece de colle ou de glu à qui   Etimolo-
il reffemble.   gie.

SYCOMORUS.

Sycomorus. Dod. J. B. Ger. Raii hift.	*Ficus folio Mori, fructum in caudice*
Sycomorus, Ficus Pharaonis. Bellon.	*ferens.* C. B.
Sycomorus, five Ficus Ægyptia. Park.	*Sycamine Theophrafti.* Cæf.
Ficus Ægyptia. Rauwolf.	En françois, *Sycomore.*

Eft une efpece de Figuier qui tient beaucoup du Mûrier par fes feuilles, & qui de-   Sycomore.
vient un grand arbre fort rameux ; fon bois eft dur & robufte, noirâtre, jettant un fuc
laiteux quand on y fait des incifions : fes feuilles font femblables à celles du Mûrier,
mais plus rudes & moins vertes : fon fruit eft une efpece de figue qui naît attachée à
fon tronc ; il en porte trois ou quatre fois l'année ; ce fruit differe de la figue commune,
premiérement en ce qu'il ne mûrit que rarement, à moins qu'on ne l'entame avec l'ongle, ou avec un couteau ; fecondement, en ce qu'il ne contient point de grains ; troi-
fiémement, en ce que fon goût eft plus doux, mais moins agréable. On peut cultiver
cet arbre par tout, mais principalement aux pays chauds : il a été apporté d'Egypte en
Europe.

Son *fruit* lâche le ventre, mais il eft indigefte à l'eftomac quand on en a mangé ; il eft   Fruit &
pectoral & humectant, étant pris en décoction.   fuc laiteux.
   Vertus.

Le *fuc laiteux* tiré du tronc de l'arbre par incifion, eft eftimé propre pour la morfure
des ferpens, pour amollir les duretez de la ratte, pour aglutiner les playes ; on l'employe
extérieurement & intérieurement.

Sycomorus à συκῆ, *Ficus*, & μορέα, *Morus*, comme qui diroit *Arbre qui tient du*   Etimolo-
Figuier & du Mûrier.   gie.

SYMPHONIA.

Symphonia Plinii, & Gomphrena. Lugd.	*Amaranthus folio variegato.* C. B. Pit.
Symphonia Dalechampii, five Amaran-	Tournefort.
thus tricolor. J. B. Raii hift.	*Herba papagalli, vel herba pfittaci.* Dod.
Amaranthus tricolor. Ger. Park.	

En françois, *Jaloufie*, ou *Amarante de trois couleurs*, ou *Tricolor.*

Eft une efpece d'Amarante, ou une plante qui pouffe une feule tige à la hauteur d'en-   Tricolor.
viron un pied ou deux, rougeâtre : fes feuilles font faites comme celles de la Blete, mais
elles font colorées ou comme enluminées naturellement de verd, de jaune & d'incarnat,
repréfantant par leurs couleurs des plumes de Perroquet fort agréables à la vûe. Ses

P p p p p

fleurs font petites, verdâtres, & par paquets : du milieu de ces fleurs s'éleve un piftile qui devient enfuite un fruit membraneux, s'ouvrant en travers comme une boëte à favonette, & renfermant une ou deux femences prefque rondes : fa racine eft petite, blanche, divifée en plufieurs branches. On cultive cette plante dans les jardins, à caufe de fa grande beauté ; elle contient beaucoup d'huile & de phlegme, peu de fel.

Vertus.   Elle eft épaiffiffante, aftringente, propre pour le crachement de fang, pour les cours de ventre, étant prife en décoction.

Etimolo-
gie.   *Symphonia* à σὺν, *cum*, & φωνὴ, *vox*, comme qui diroit *convenance de voix* ; parce qu'avec la tige de cette plante on peut faire des tuyaux dont les enfans fe fervent pour faire une maniere de fon ou d'harmonie.

SYMPHYTUM.

Symphytum magnum. J. Bauhin, Raii hift. | *Symphytum Confolida major.* C. B. Pit. Tournef.

Symphytum majus vulgare. Park. | *Confolida major.* Brunf. Ger.

En françois, *grande Confoude,* ou *Confire.*

Grande
Confoude.   Eft une plante qui pouffe des tiges à la hauteur de deux ou trois pieds, groffes comme le doigt, velues, rudes, vuides ; fes feuilles fortent les unes de la racine ; les autres naiffent le long des tiges, grandes, longues, larges, pointues, velues, rudes au toucher, de couleur verte obfcure : fes fleurs naiffent aux fommitez des branches ; chacune d'elles eft un entonnoir à pavillon peu évafé, & qui approche de la figure d'un gobelet, de couleur blanche, ou pâle, ou purpurine. Cette fleur eft ordinairement garnie de quelques étamines ; après qu'elle eft paffée, il lui fuccede quatre femences noires, luifantes, ayant la figure d'une tête de vipere, contenues dans le calice de la fleur : fa racine eft longue, groffe, fe rompant facilement, noire en dehors, blanche en dedans, empreinte d'un fuc glutineux, dans lequel confifte fa vertu. Cette plante croît aux lieux humides, le long des ruiffeaux, dans les prez ; fon goût eft vifqueux ; elle contient beaucoup d'huile & de phlegme, peu de fel.

Vertus.   Sa *racine* eft incraffante, confolidante, propre pour la phtifie, pour les fluxions de la poitrine, pour le crachement de fang, pour la dyffenterie, pour aglutiner les playes, pour les fractures ou diflocations, pour les hernies ; on s'en fert extérieurement & intérieurement.

Ses *feuilles,* fes *fleurs* & fes *femences* font vulnéraires.

Etimolo-
gies.   *Symphytum* à σὺν, *cum*, & φύω, *adnafcor*, parce que cette plante étant vulnéraire ou confolidante, donne lieu aux chairs de renaître.

Confolida à confolidare, conjoindre, réunir.

SYNODON.

Denter.   *Synodon, five Denter,* eft un poiffon de mer long & moyennement gros, pefant ordinairement trois ou quatre livres ; mais on en trouve qui pefent jufqu'à dix livres : fa

Pierres.   tête contient des *pierres* qu'on appelle *Synodontides* : fa gueule eft grande, fon mufeau eft pointu, fes machoires font garnies d'une grande quantité de dents faites en fcie : fes yeux font grands, fon dos eft gros & relevé ; fes côtez font comprimez, de couleur rougeâtre tirant fur le blanc ; fon ventre eft argentin, fa queue eft courbée ; on le trouve communément dans la mer Adriatique ; il eft carnacier & glouton, il dévore avec avidité les autres poiffons ; il eft fort bon à manger.

Vertus.   Il eft apéritif & reftaurant.

Les *pierres* qu'on trouve dans sa tête étant broyées, sont propres pour la pierre.

Synodon à σὺν, *cum, &* ὀδϐς, *dens,* parce que ce poisson a un grand nombre de dents. On l'a aussi nommé *Denter* par la même raison.   Etimologie.

SYRINGA.

Syringa. Dod. Cæs.
Syringa-alba, sive Philadelphus Athenæi. C. B. Pit. Tournef.
Syringa alba. Tab. Ger.

Syringa flore albo. Cluf. hisp. J. Bauh. Raii hist.
Syringa flore albo simplici. Park.

Est un bel arbrisseau qui s'étend beaucoup en large : ses tiges & ses branches sont articulées par plusieurs nœuds, & couvertes d'une écorce rougeâtre ou cendrée, remplies d'une moëlle fongueuse, blanche : ses feuilles sont oblongues, larges, véneuses, légerement découpées en leurs bords, pointues, presque semblables à celles du Poirier, mais plus rudes, opposées l'une à l'autre, d'un goût un peu âcre : ses fleurs naissent disposées en épi court aux sommitez des tiges; elles sont ordinairement à quatre feuilles pointues, disposées en rose, de couleur blanche, d'une odeur assez agréable, mais un peu forte. Quand ces fleurs sont passées, il leur succede de petits fruits noirs, presque ronds, attachez fortement contre les calices. Chacun de ces fruits est divisé en quatre loges remplies de semences menues, oblongues. Sa racine est divisée en plusieurs branches. On cultive cet arbrisseau dans les jardins; il fleurit au mois de May ou de Juin; on ne s'en sert point dans la Médecine.

Syringa à σύϱιγξ, *fistula,* parce que les rameaux de cette plante étant vuidez de la moëlle dont ils sont remplis, peuvent servir à faire des tuyaux ou petites séringues.   Etimologie.

T

TABANUS.

Tabanus, Tabe, Asilus. En françois, *Tahon.*

EST une espece de mouche oblongue, grêle, noirâtre, dont le bec est une maniere de petite trompe aigue avec laquelle elle pique les ânes, les chevaux & les autres bestiaux, pour en tirer du sang dont elle se nourrit; elle a six pieds noirs, elle vole sur les chemins, dans les forêts, dans les bois.   Tahon.

Il y a une autre espece de Tahon verdâtre qu'on appelle *Tabanides.*   Tabanides.

Ces mouches sont résolutives, propres pour faire croître les cheveux, étant écrasées ou pulvérisées & appliquées sur la tête.   Vertus.

Tabanus, seu Tabe à tabescere, devenir maigre; on a donné ce nom au Tahon à cause que son corps est grêle.   Etimologies.

Asilus ab asino, asne, parce que cette espece de mouche poursuit les asnes, & les pique.

TACAMAHACA.

Tacamahaca, Tacamaca, Gummi Tacamahaca. En françois, *Gomme Tacamaque.*

Est une espece de résine dure, transparente, odorante, qu'on tire par incision du tronc d'un grand & gros arbre étranger appellé,   Gomme tacamaque.

Tacamahaca. Park. Raii hift. | *Tecamahaca* , Hernand.
Tacamahaca Populo fimilis fructu colore | *Arbor Populo fimilis refinofa altera.* C. B.
Pæoniæ. J. Bauh. | *Harame* , Pomet.

Il reffemble au Peuplier , fon bois eft réfineux , fes feuilles font petites & arrondies, dentelées ; fon fruit eft gros comme une noix, de couleur rouge , réfineux, odorant, contenant un noyau affez femblable à celui de la Pêche. Cet arbre croît abondamment dans la Nouvelle Efpagne.

Tacamaque fublime.

Nous voyons *deux* efpeces de gomme Tacamaque ; la premiere eft furnommée *Sublime* , parce qu'elle eft la plus forte , la plus effentielle, la plus odorante : on nous l'apportoit autrefois dans des écorces de petits couis féches, ce qui l'a fait appeller *Tacamaque en coque* ; mais cette efpece eft préfentement très-rare. On dit que ce qui fait fon excellence par deffus l'autre, eft qu'elle eft fortie fans incifion de l'écorce de l'arbre. Elle doit être féche, nette, de couleur rougeâtre , tranfparente , d'une odeur forte, agréable, tirant fur celle de la Fourmi, d'un goût tant foit peu amer & aromatique.

Tacamaque en coque.

Choix.

Seconde efpece. Tacamaque ordinaire.

La feconde eft la gomme *Tacamaque ordinaire* ; elle nous eft apportée en petites maffes jaunâtres ou rougeâtres, parfemées de larmes blanches, & femblables à du beau Galipot ; on la trouve auffi quelquefois en larmes féparées. Elle doit être choifie nette, la plus garnie de larmes, la plus odorante & la plus approchante de la premiere ; elle contient beaucoup d'huile éxaltée & de fel volatil.

Choix.

Vertus.

La *gomme* Tacamaque eft digeftive, réfolutive, nervale , anodine, céphalique, deffit cative, étant appliquée extérieurement ; elle eft employée pour la douleur des dents, on en met un petit emplâtre fur l'artere de la temple, elle appaife les douleurs, elle diffipe les tumeurs ; elle fortifie le cœur & l'eftomac, étant appliquée en épitheme fur la partie.

Ufage. Vertus du bois.

Le *bois* de l'arbre, quoique fon principal ufage foit pour faire des planches & des navires, eft auffi employé dans la Médecine ; il fortifie le cerveau, il reveille les efprits abattus & la mémoire ; il appaife les maux de tête qui viennent d'une pituite trop épaiffe, fi l'on en brûle dans un réchaut, & que l'on en faffe recevoir la fumée au malade.

* La Tacamaque de l'Ifle Bourbon & de l'Ifle de Madagafcar eft une gomme verdâtre qui n'eft autre chofe que le baume vert ou l'huile de marie dont nous avons parlé à l'article des *Baumes* ; il n'a aucun rapport avec la Tacamaque que l'on vient de décrire.

T Æ N I A.

Tænia eft un poiffon de mer long comme un ferpent, mais mince & étroit comme une bandelette ou un ruban ; il y en a de *trois* efpeces. Le premier eft long, menu, fort fléxible ; fa tête eft offeufe, fes yeux font grands, ronds; il fe meut avec une telle vîteffe qu'il femble un éclair, ce qui l'a fait appeller par quelques-uns *flambeau*.

Premiere efpece. Flambeau.

Le fecond a le corps fait comme le premier, croiffant quelquefois jufqu'à quatre pieds de longueur, de couleur argentine.

Seconde efpece.

Le troifiéme eft appellé *Falx*, parce qu'il a la figure *d'une faux* de moiffonneur ; il eft long d'une aune, large comme la main, de couleurs variées, rouge, bleue, dorée ; fa tête eft difforme, laide, fes yeux font grands, fa chair eft molle comme celle du Polipe, & elle fe réduit en une maniere de colle quand on la fricaffe.

Troifiéme efpece. Faux.

Vertus.

Elle eft réfolutive, amolliffante.

Efpece de ver.

On appelle encore *Tænia* une efpece de ver plat & large qui naît dans les inteftins de l'homme ; il a quelquefois jufqu'à fept pieds de long, & il eft large comme le petit

doigt ; fa couleur eft ordinairement blanche ; on diftingue difficilement fa tête d'avec Solitaire.
fa queue ; on le nomme encore *Solium* Solitaire, parce qu'il fe trouve feul dans le corps
d'une perfonne ; il en fucce & dévore la fubftance, enforte qu'il lui caufe beaucoup de
maigreur & de langueur : on le fait mourir en donnant à la perfonne dans les entrailles
de qui il a pris naiffance, du mercure de quelque préparation que ce foit, & on fait fortir ce ver de fon corps par un vomitif : on trouve auffi quelquefois cette efpece de ver
dans la tanche, mais il y eft placé différemment, car il réfide vivant entre les chairs de
ce poiffon, & non pas dans l'inteftin comme dans l'homme.

Tænia à τεἰνω, *extendo* : on a donné ce nom à une efpece de poiffon & à des vers, à Etimolo-
caufe qu'ils font longs, étroits, étendus & plats comme des bandelettes ou rubans qu'on gie.
appelle auffi *Tænia*.

TAGETES.

Tagetes, en françois, *Oeillet d'Inde*, eft une plante dont il y a beaucoup d'efpeces, Oeillet
J'en décrirai ici *deux*. d'Inde.

La premiere eft appellée, Premiere
efpece.

Tagetes maximus rectus, flore maximo | *preffis, feu flos Africanus.* Raii hift.
multiplicato. J. B. Pit. Tournef. | *Flos Africanus major.* Dod. gal.
Tanacetum, five flos Africanus major, | *Flos Africanus major polyanthos.* Ger.
flore pleno. C. Bauh. | *Flos Africanus major, five maximus*
Caryophyllus Indicus major. Matth. | *multiplex.* Park.
Lugd. | *Othonna major polyanthos.* Ad. Lob.
Chryfanthemum feminibus longis com- |

Elle pouffe une tige à la hauteur d'environ trois pieds, groffe comme le pouce,
nouée, rameufe, remplie de beaucoup de moëlle blanche ; fes feuilles font femblables
en quelque maniere à celles de la Tanaife, oblongues, pointues, dentelées en leurs
bords, vertes, rangées plufieurs fur une côte terminée par une feule feuille, d'une
odeur qui n'eft pas bien agréable : fes fleurs naiffent feules fur chaque fommet de
la tige & des branches, belles, garnies, radiées, rondes & quelquefois groffes comme le poing, compofées d'un amas de fleurons de couleur jaune dorée, foutenus fur un
calice oblong ou formé en tuyau dentelé par le haut. Quand cette fleur eft tombée, il
lui fuccede des femences longues, anguleufes, noires, contenues dans le calice. Sa racine confifte en un grand nombre de fibres déliées, molles.

La feconde efpece eft appellée, Seconde
efpece.

Tagetes Indicus minor fimplici flore, five | *Flos Africanus.* Dod. Lob.
Caryophyllus Indicus, five flos Africanus. | *Flos Africanus minor fimplici flore.* Ger.
J. B. Pit. Tournefort. | *Flos Africanus minor fimplex & multi-*
Tanacetum Africanum, feu flos Africa- | *plex.* Park.
nus minor. C. B. | *Caryophyllus Indicus minor.* Matth.

Elle pouffe des tiges à la hauteur d'environ un pied, fongueufes en dedans, rameufes ; fes feuilles font femblables à celles de la Tanaifie, rangées vis-à-vis l'une de l'autre le long d'une côte terminée par une feule feuille, oblongues, dentelées en leurs
bords, pointues, de couleur verte foncée, d'une odeur forte & défagréable : fes fleurs
naiffent aux fommets des tiges & des rameaux, radiées & femblables à celles de la premiere efpece, mais plus petites & fimples, jaunes ; il leur fuccede des femences pareilles
à celles de l'autre efpece : fa racine eft courte, fibrée.

On cultive les Oeillets d'Inde dans les jardins à caufe de la beauté de leur fleur ; ils contiennent beaucoup d'huile éxaltée & de fel effentiel ou volatil.

Les Auteurs ne s'accordent pas touchant les vertus de ces plantes. *Hernandez* dans fon Hiftoire des *Plantes* du Méxique, attribue aux Oeillets d'Inde une vertu atténuante, apéritive : Il dit que le *fuc* de leurs feuilles, ou les *feuilles* mêmes écrafées & prifes avec du vin ou de l'eau, corrigent le froid de l'eftomac, provoquent l'urine, les mois des femmes & les fueurs ; qu'elles diffipent les vents, excitent la femence, qu'elles levent les obftructions caufées par une humeur froide, qu'elles diffipent le froid des fiévres intermittentes fi l'on s'en s'en frotte un peu avant l'accès ; qu'elles rémedient aux convulfions, à la cachexie, à l'hydropifie, que leur fuc étant pris avec de l'eau tiéde excite le vomiffement.

Dodonée au contraire prétend que l'Oeillet d'Inde eft un *poifon* : il rapporte l'expérience d'un chat qui fut empoifonné pour en avoir mangé : celle de plufieurs rats qui moururent après en avoir rongé la femence ; celle de quelques cochons qui eurent le même fort, & celle d'un enfant à qui la bouche & les lévres enflérent pour en avoir mâché la fleur.

Plufieurs ont réfuté le fentiment de Dodonée à cette occafion, & ont affuré que l'Oeillet d'Inde n'étoit point poifon : je puis dire même avoir fait quelques expériences contraires ; car j'en ai fait manger à des chiens qui n'en ont point été empoifonnez. Mais comme la qualité de l'Oeillet d'Inde eft encore conteftée, je confeille de ne s'en fervir intérieurement que quand on fera affuré qu'il n'eft point poifon pour les hommes : on peut l'employer extérieurement pour déterger, pour incifer, pour réfoudre.

TALCUM.

Talcum, en françois, *Talc*, eft une efpece de pierre, ou matiere minérale, belle, blanche, liffe, unie, polie, douce au toucher, luifante, tranfparente, fe féparant par feuilles ou par écailles, incombuftible : quelques-uns l'appellent *Stella terræ*. Il y en a de *deux* efpeces générales ; une appellée *Talc de Venife*, & l'autre *Talc de Mofcovie*.

Le Talc de Venife eft molaffe, écailleux, pefant, paroiffant graiffeux au toucher, quoiqu'il foit fec, de couleur argentine tirant fur le verdâtre, un peu tranfparent ; c'eft celui dont on tâche de tirer de l'huile, mais je ne crois pas qu'on y réuffiffe. On le trouve en plufieurs carrieres proche de Venife, en Allemagne, aux Alpes, & aux Pyrénées.

Il faut le choifir en beaux morceaux blancs, luifans, tirans fur le verdâtre, fe féparant par de petites feuilles nettes, claires, refplendiffantes comme des parcelles d'argent. Quand on veut le réduire en poudre, on le rape avec une peau de chien de mer, ou bien on le calcine dans un creufet fur le feu environ un quart d'heure ; puis on le pile dans un mortier de fer qu'on a chauffé prefque jufqu'à rougeur, on paffe ce Talc pilé par un tamis.

Il eft employé dans les cofmétiques pour embellir la peau des Dames, mais il ne s'y attache guéres.

Le Talc de Mofcovie eft dur, poli, uni, luifant, doux au toucher, fe féparant par feuilles minces, prefqu'auffi tranfparentes que du verre, & quelquefois rougeâtres : il naît dans des carrieres en Mofcovie, en Perfe. On doit choifir le plus net, le plus tranfparent ; on s'en fert pour faire des *lanternes*, comme on fe ferviroit de la corne ; mais il eft plus commode, car il eft plus tranfparent, & il n'eft point comme elle fujet à brûler.

Les Talcs fe réduifent difficilement en chaux par le feu, à caufe que leurs pores étant petits, les parties du feu gliffent deffus fans y faire d'impreffion. J'en ai pourtant fait calciner de l'une & de l'autre efpece par le miroir ardent : celui de Venife fut converti par ce feu folaire en une matiere groffiere, jaunâtre, opaque, & celui de Mofcovie en une poudre légere, farineufe, très-fubtile & très-blanche.

On trouve à Albanes en Italie un Talc *noir* qui a pris fa couleur des vapeurs fulfureufes qui exhalent de deffous la terre.   Talc noir.

La *Craye de Briançon* eft une efpece de Talc ou une matiere minérale approchante du Talc de Venife, mais plus dure & ne fe divifant point par écailles ; il y en a de *deux* efpeces, une *blanche* & l'autre *verte* ; on les trouve dans des carrieres proche de Briançon.   Craye de Briançon.
Elles fervent pour emporter les taches graffes des habits, & aux Tailleurs pour marquer leurs étofes. On doit les choifir nettes, unies, vertes, douces au toucher.   Ufage.   Choix.

Talcum vient du mot allemand *Talk*, qui fignifie la même chofe.   Etimologies.
Stella terra, à caufe que le Talc qui naît dans la terre luit en maniere d'étoile.

T A L P A.

Talpa, *Mus terrenus*.   En françois, *Taupe*.

Eft un animal à quatre pieds gros comme un rat médiocre, habitant toujours fous la terre, où il fait fouvent beaucoup de dégât, parce qu'il mange les racines des plantes ; fa tête approche de celle du crapau, mais il n'y paroît point d'yeux ; fon cou eft fort court, fon dos eft large, fes jambes font très-courtes, les pieds reffemblent à des petites mains ; ceux de devant ont chacun cinq doigts, & ceux de derriere quatre ; fon poil eft court, épais, foyeux, doux au toucher, noirâtre, luifant ; fa peau eft dure, cuiracée ; on s'en fert pour faire des *bourfes*. La Taupe contient beaucoup de fel volatil & fixe, & de l'huile.   Taupe.   Ufage.

Le *cœur* de la Taupe eft eftimé bon pour les hernies étant pris en poudre.   Vertus.

Son *foye* féché & réduit en poudre, eft propre pour calmer les vapeurs hyftériques & les tranchées des femmes nouvellement accouchées. La dofe en eft depuis un fcrupule jufqu'à une dragme.   Dofe.

La *cendre* de la Taupe eft propre pour les rhumatifmes, pour la goutte fciatique, pour la lépre, pour les écrouelles, pour les fiftules. La dofe en eft depuis demi ſcrupule jufqu'à demi dragme ; on en applique auffi extérieurement après l'avoir mêlé ſans du miel ou dans quelque huile.

Talpa à tupla, aveuglement, à τυφλὴ, à caufe que cet infecte eft aveugle fuivant l'opinion vulgaire ; il a néanmoins deux yeux à la tête, mais très-petits & fi fuperficiels, qu'on les enleve quand on l'écorche.   Etimologie.

T A M A N D U A.

Tamandua, *feu Myrmecophagus*. G. Pifon.

Eft un animal à quatre pieds qui naît en l'Amérique, il reffemble au Renard, mais il n'en a pas la fineffe, au contraire il eft timide & fot ; il y en a de *deux* efpeces, un *grand* qui porte une queue large & garnie de foyes ou de poils longs comme ceux d'un Cheval, noirs & blancs ; l'autre petit, dont la queue eft longue, rafe ou fans poil : l'un & l'autre font fort friands de foutmis, dont la trop grande quantité nuit beaucoup aux biens de la terre. Le petit entortille fa queue aux branches des arbres, & y demeure fufpendu pour attendre les fourmis fur lefquelles il fe jette & les dévore. Les mufeaux de l'un & de l'autre font longs & pointus, n'ayant qu'une petite ouverture pour leur bouche en maniere de trompe ; ils n'ont point de dents , mais quand ils veulent attraper les fourmis, ils élancent hors de leur muſeau une langue longue de deux pieds , & ronde comme une corde, avec laquelle ils aglutinent ces petits inſectes, la pliant & repliant pour les y mieux attacher , puis ils les avalent à belles lampées. Leur peau eſt épaiſſe ; leurs pieds ſont garnis d'ongles aigus avec leſquels ils ſe défendent puiſſamment quand on les a irritez; leur chair approche de celle du Renard, elle eſt coriace & difficile à manger.

Vertus.   Leur graiſſe eſt eſtimée réſolutive & nervale.

TAMARINDI.

Tamarindi, *Oxyphœnica*. En françois, *Tamarins*.

Tamarins.   Eſt une pulpe ou ſubſtance moëlleuſe , noire , aigre , aſſez agréable au goût qui ſe trouve dans les fruits d'un arbre des Indes appellé

Tamarindus. Raii hiſt. Pit. Tournef.	*Balam pulli* , ſeu *Maderam pulli*. Hort.
Tamarindus Derelſide appellata. P. Alp.	Malabaric.
Siliqua Arabica quæ Tamarindus. C. B.	*Tamarindi*. J. B.

En françois, *Tamarin* , ou *Tamarinier*.

Tamarin,
ou Tamari
nier.   Il eſt grand comme un Noyer , mais plus touffu; ſon tronc eſt d'un beau jet, droit & ſi gros qu'à peine deux hommes peuvent-ils l'embraſſer ; il eſt couvert d'une écorce fort épaiſſe, brune & gerſée : ſon bois eſt dur & comme tanné ; ſes rameaux s'étendent aſſez réguliérement de tous côtez, diviſez & ſubdiviſez en d'autres rameaux revêtus d'une peau fine de couleur verte-brune , garnis de feuilles grandes comme la main, aſſez ſerrées & diſpoſées alternativement ; chaque feuille eſt compoſée de neuf , dix , douze , & même juſqu'à quinze paires de petites feuilles attachées à une côte longue de quatre ou cinq pouces : ces petites feuilles ſont longues de huit ou neuf lignes , & larges de trois ou quatre ; elles ſont émouſſées à la pointe , & beaucoup plus arrondies qu'à leur baſe , car elles ont en cet endroit-là comme une eſpece de coude qui regarde l'extrémité de la côte ; ces feuilles ſont minces, d'un vert gay, un peu velues ſur les bords, & par deſſous traverſées dans leur longueur par un petit filet dont les rameaux ſont très-délicats, d'un goût acide agréable ; ſes fleurs naiſſent neuf ou dix enſemble dans les aiſſelles & aux extrémitez des branches diſpoſées par bouquets longs d'environ demi pied , aſſez claireſemées , preſque ſans odeur , ſoutenues chacune par un pédicule de quatre ou cinq lignes de long ; chaque fleur eſt à cinq feuilles de couleur de roſe , parſemées de veines rouges comme du ſang , une de ces feuilles eſt ordinairement plus petite que les autres , leſquelles ont environ demi pouce de long ſur quatre lignes de large ; elles ſont ondées & friſées ſur les bords ; leur calice eſt une petite poire charnue , verdâtre , terminée par quatre feuilles blanches ou rouſſâtres , un peu plus longues que les feuilles de la fleur , & le plus ſouvent rabattues en bas ; ce calice s'allonge quand la fleur eſt paſſée , & ne diffère guéres du pédicule.

Fruit du
Tamarin.   Le *fruit* du Tamarin eſt un piſtile qui ſort du milieu de la fleur long d'environ demi pouce, verdâtre & courbé comme les ſerres d'un oiſeau ; il croît juſqu'à la longueur d'environ quatre pouces ſur un de large , reſſemblant aſſez par ſa figure à la gouſſe des Féves de marais , & prenant quand il eſt bien mûr une couleur rouſſâtre ; un de ſes côtez eſt échancré profondément en deux ou trois endroits , & chaque côte eſt relevée d'une côte aſſez ſenſible qui regne depuis un bout juſqu'à l'autre; il eſt ondé légérement ſur le dos , ſon extrémité eſt arrondie & terminée le plus ſouvent par un petit bec ; ce

fruit

fruit eft compofé de deux gouffes enfermées l'une dans l'autre : l'extérieure eft charnue, épaiffe d'une ligne pendant qu'elle eft verte ; l'intérieure eft un parchemin mince : l'intervalle qui eft entre ces deux gouffes, eft épais de trois ou quatre lignes ; c'eft comme une efpece de diploé rempli de la fubftance moëlleufe & noire qu'on appelle *Tamarins* ; elle eft gluante, aigre, traverfée par trois gros cordons, fermes, ligneux, dont l'un s'étend le long de la gouffe, les deux autres font placez vers le côté oppofé : fous les côtes dont il a été parlé, on en trouve encore quelques petits qui rampent fur ce même côté : les ramifications de tous ces vaiffeaux ne portent pas feulement le fuc aigre & vineux qui s'épaiffit en pulpe, ils donnent auffi la nourriture à des femences qui font renfermées dans la gouffe au nombre de trois ou quatre : ces *femences* font plates, dures, grandes à peu près comme celles de la Caffe, mais un peu moins aplaties, de figure irréguliere ; car les unes font prefque quarrées avec les coins arrondis, les autres font triangulaires, les autres plus pointues ou anguleufes d'un côté que de l'autre : leur furface eft polie, luifante, de couleur rougeâtre qui approche du fauve, marquée de chaque côté d'une tache brune ; ces femences renferment fous leur peau qui eft médiocrement épaiffe, deux lobes blancs, charnus, qui fe féparent affez facilement l'un de l'autre, d'un goût d'amande agréable ; ils embraffent le *germe* qui n'a guéres plus d'une ligne de long ; il eft fiché dans une foffette placée au haut des lobes. La racine de l'arbre eft longue, groffe, divifée en plufieurs bras qui s'étendent fort loin, accompagnez de beaucoup de chevelu, & couverts d'une écorce rouffâtre ftiptique. Cet arbre croît en plufieurs lieux des Indes Orientales, en Afrique, dans le Sénégal, en Arabie, dans les Ifles de l'Amérique où les Efpagnols le tranfporterent au commencement de leurs conquêtes. Les Voyageurs font quelquefois provifion de ces fruits pour fe défaltérer dans les grandes chaleurs, & même ils en confifent au fucre.

Semences
& germe
des Tamarins.

Les Indiens féparent les Tamarins de leur écorce & de leurs fibres ligneufes, après les avoir fait un peu fécher, puis ils nous les envoyent entaffez les uns fur les autres. Il faut les choifir récents, en pâte affez dure, moëlleux, noirs, d'un goût aigrelet agréable, d'une odeur vineufe, qui n'ayent point été encavez ; on connoîtroit s'ils avoient été gardez à la cave, par leur confiftence trop liquide, par une odeur qu'ils auroient prife, & par leurs femences qui fe feroient gonflées : ils contiennent beaucoup de fel acide, d'huile, de plegme.

Choix.

Ils font déterfifs, légérement laxatifs & aftringens ; ils calment par leur acidité le trop grand mouvement des humeurs, ils moderent la fiévre, ils rafraîchiffent, ils défalterent ; on s'en fert dans les fiévres continues, dans les cours de ventre, étant pris en décoction ou en bolus : on en tire la pulpe par un tamis comme de la Caffe. J'ai vû autrefois chez les Marchands Droguiftes des Tamarins *rouges*, mais ils étoient moins eftimez que les Tamarins noirs, parce que leur goût étoit moins aigre & moins agréable ; il feroit rare d'en trouver préfentement en France.

Vertus.

Tamarins
rouges.

Les Teinturiers fe fervent de fes fruits à la place des noix de galle, pour teindre en noir.

Ufage.

Les *feuilles* du Tamarin font propres pour défaltérer & rafraîchir dans les fiévres ardentes, étant prifes en décoction ; les Voyageurs qui paffent par des lieux où cet arbre croît, prennent de fes feuilles & les mâchent pour étancher leur foif.

Feuilles du
Tamarin.
Vertus.

Tamarindi, à *tamar*, *dactylus*, parce que ces fruits ont une figure approchante de celle d'une dacte ou d'un doigt ; & parce que Mefué & plufieurs autres Arabes ont crû, quoique fans fondement que les Tamarins étoient le fruit d'un Palmier fauvage.

Etimologies.

Oxyphænica, ab ὀξὺ, *acidum*, & φοῖνιξ, *ruber* ; comme qui diroit *dacte rouge*.

Qqqqq .

TAMARISCUS, *sive* TAMARIX.

Tamariscus. Ang.
Tamarix altera folio tenuiore sive Gallica. C. Bauhin.
Tamariscus folio tenuiore Park.

Tamariscus Narbonensis. Adv. Lob. Ger.
Tamarix major, sive arborea Narbonensis. J. B. Raii hist.
Myrica prima. Cluf. hist.

En françois, *Tamaris.*

Tamaris. Est un arbre de moyenne hauteur : son écorce est rude, grise en dehors, rougeâtre en dedans ; son bois est blanc ; ses feuilles sont petites, longues, rondes, menues, approchantes de celles du Cyprès, de couleur verte-pâle : ses fleurs naissent aux sommitez de ses rameaux, disposées en grapes, petites, blanches & purpurines, composées chacune de cinq feuilles : il leur succede des fruits lanugineux qui contiennent des semences noirâtres : sa racine est grosse, ligneuse, divisée en plusieurs branches. Cet arbre croît principalement aux pays chauds, comme en Dauphiné, en Languedoc, proche des rivieres, & aux autres lieux humides : il fleurit trois fois en l'année, au printems, en été, & en automne.

Toutes les parties du Tamaris contiennent beaucoup de sel & d'huile.

On construit avec le *bois* du Tamaris plusieurs petits barils ou autres vaisseaux, des tasses, des gobelets, dans lesquels on met du vin pour l'usage des Rateleux.

Vertus. L'*écorce* du Tamaris, sa *racine*, ses *feuilles*, ses *fleurs* & son *sel* sont employées dans la Médecine pour lever les obstructions de la ratte, du méfentere, pour exciter les mois aux femmes, pour atténuer les humeurs tartareuses & mélancoliques.

TAMNUS.

Tamnus.   En françois, *Sceau de Notre-Dame*, ou *Racine vierge.*

Sceau de N. Dame, ou Racine vierge   Est une plante dont il y a *deux* especes.

La premiere est appellée,

Premiere espece.

Tamnus racemosa flore minore, luteo pallescente. Pit. Tournef.
Vitis nigra quibusdam, sive Tamnus Plinii folio Cyclamini. J. B. Raii hist.

Bryonia nigra sylvestris. Ger. Park.
Bryonia lævis, sive nigra racemosa. C. B.
Sigillum beatæ Mariæ officinarum.

Elle pousse plusieurs sarmens menus sans mains, qui s'élevent en serpentant & s'entortillant autour des plantes voisines : ses feuilles sont attachées par des queues longues & rangées alternativement ; elles ont presque la figure de celles du Cyclamen, mais deux ou trois fois plus grandes & souvent plus pointues, d'une belle couleur verte luisante, tendres, d'un goût visqueux : ses fleurs sortent des aisselles des feuilles ; elles sont disposées en grapes, ayant chacune la forme d'un petit bassin, taillé ordinairement en six parties de couleur jaune verdâtre ou pâle. Quelques-unes de ces fleurs qui ne sont point nouées, tombent sans laisser aucun fruit ; mais celles qui sont nouées laissent après elles une baye rouge ou noirâtre, qui renferme une coëffe membraneuse remplie de quelques semences : sa racine est grande, grosse, tubéreuse, presque ronde, noire en dehors, blanche en dedans, profonde dans la terre, d'un goût âcre.

La seconde espece est appellée,

Seconde espece.

Tamnus baccifera flore majore albo. Pit. Tournef.
Bryonia nigra baccifera. Park.

Bryonia lævis, sive nigra baccifera. C. B. J. B. Raii hist.

Elle pousse comme la vigne des sarmens longs, ligneux, anguleux, serpentant & s'attachant sans mains par plusieurs circonvolutions aux arbres voisins ; ses feuilles sont semblables à celles du Liséron, mais sinueuses, luisantes, nerveuses, attachées à des queues longues : ses fleurs sont faites comme celles de l'espece précédente, mais plus grandes, de couleur blanche ; ses bayes naissent une à une, séparées & attachées chacune à un pédicule court qui sort de l'aisselle des feuilles ; cette baye n'est guéres moins grosse qu'une cerise, verte au commencement, mais en mûrissant elle rougit ; on y trouve quatre ou cinq semences assez grosses, rondes, noires : sa racine est longue, grosse, empreinte d'un suc gluant.

Ces plantes croissent l'une & l'autre dans les bois ; elles contiennent beaucoup de sel essentiel, d'huile & de phlegme.

Leurs *racines* sont fort apéritives & un peu purgatives hydragogues ; elles évacuent Vertus. la pituite, les sérositez ; elles provoquent les mois aux femmes & les urines, étant prises en poudre ou en décoction : on s'en sert aussi extérieurement avec succès ; on l'applique étant rapée sur les blessures pour résoudre & fortifier, pour les tumeurs formées par des humeurs grossieres, pour exciter quelquefois à la supuration.

TAMOATA.

Tamoata, Soldido, est un poisson d'eau douce de l'Amérique, long d'environ demipied, & large de trois doigts, de couleur obscure ferrugineuse : sa tête est longue d'un doigt, & large à peu près comme celle d'une grenouille ; sa gueule est grande, sans dents ; il a deux poils de barbe attachez aux deux côtez de ses lévres ; ses yeux sont petits comme des graines de pavot, crystalins, entourez d'un cercle doré ; le dessus de sa tête est couvert d'une écaille ou coquille dure en façon de bouclier : son corps est revêtu d'une cuirasse composée de longues écailles liées ou unies aux autres, dentelées en leurs bords & entassées à quatre étages, ensorte qu'il paroît armé de pied en cap. Il est bon à manger.

Il est apéritif & propre pour la gravelle.   Vertus.

Tamoata est un nom indien.   Etimologies.

Soldido est un nom portugais qui signifie *armé,* parce que ce poisson semble être naturellement revêtu d'une armure de tous côtez.

TANACETUM.

Tanacetum. Matth. Dod. Ger. Cæs. | *Tanacetum vulgare flore luteo.* J. Bauhin.
Tanacetum vulgare. Trag. Park. Eyst. | Raji hist.
Tanacetum vulgare luteum. C. Bauhin. | *Artemisia tenuifol.* Fuch.
Pit. Tournef. | *Athanasia vulgaris.* Lac.

En françois, *Tanésie.*

Est une plante qui croît à la hauteur de deux ou trois pieds ; ses tiges sont rondes, Tanésie. rayées, moëlleuses ; ses feuilles sont grandes, longues, étendues comme des aîles, découpées, & leurs découpures sont disposées comme par paires, & dentelées en leurs bords, de couleur verte jaunâtre : ses fleurs naissent aux sommets de ses tiges par gros bouquets arrondis, composez de plusieurs fleurons évasez & dentelez par le haut, d'une belle couleur jaune dorée, luisante, rarement blanche, soutenus par un calice écailleux : quand ces fleurs sont passées, il leur succede des semences menues & ordinairement oblongues, qui noircissent en mûrissant : sa racine est longue, ligneuse, divisée en plusieurs fibres qui serpentent d'un côté & d'autre. Toute la plante a une odeur forte, désagréable, & un goût amer : elle croît le long des chemins, dans les champs,

proche des hayes, dans les jardins. On trouve quelquefois des Tanéfies dont les feuilles font découpées menu & comme frifées ; C. Bauhin en fait une efpece différente qu'il
appelle *Tanacetum foliis crifpis*, mais ce n'eft qu'une variété de la précédente.

La Tanéfie contient beaucoup d'huile éxaltée & de fel effentiel ou volatil.

Elle eft incifive, pénétrante, carminative, hyftérique, vulnéraire, apéritive ; elle
eft propre pour la colique néphrétique, pour exciter les mois aux femmes, pour abattre les vapeurs, pour chaffer & diffiper les vents, pour faire mourir les vers ; on s'en fert
intérieurement & extérieurement.

TAPIA.

Tapia (G. Pifon) eft un arbriffeau des Indes grand comme un hêtre : fon bois eft
facile à rompre, couvert d'une écorce liffe, cendrée, rempli de moëlle comme celui
du Sureau : fes feuilles font difpofées trois fur une queue, vertes, liffes, unies, luifantes : fa fleur eft compofée de quatre feuilles blanches, longues d'un doigt, attachées
chacune par un pédicule court, affermies par un nœud dans leur longueur, & par
quelques vénules obliques, verdâtres ; ces feuilles font accompagnées de quatre autres
petites feuilles courtes, verdâtres, & de plufieurs étamines rougeâtres : fes fruits ont la
figure, la groffeur & la couleur des oranges ; leur écorce eft auffi femblable à celle de
l'orange, d'une odeur dégoutante : ils font bons à manger, d'un goût doux. Cet arbre
croît en la ville d'Olinde, & aux Ifles d'Amérique.

Ses *feuilles* font un excellent remede pour les inflammations qui viennent à l'anus
affez coutumiérement dans ces pays-là ; elles en appaifent la douleur ; on les écrafe &
on les applique deffus : on en met auffi dans les oreilles pour calmer les douleurs de tête
qui viennent d'une grande chaleur.

TARANTULA.

Tarantula, en françois, *Tarentule*, eft une efpece de groffe araignée dont la morfure
eft venimeufe. Il y en a de plufieurs efpeces, qui different par leur groffeur, par leurs
couleurs, & par la force de leur venin. Elles naiffent à Tarente dans la Calabre, dans
la Pouille, en Sicile, & dans toute l'Italie ; mais celles de la Pouille font les plus venimeufes. Leur couleur eft ordinairement cendrée, marquée de taches blanches, noires,
ou vertes, ou rouges : leur corps eft gros comme un gland de chêne & velu ; la tête
eft appliquée immédiatement fur l'eftomac, lequel d'ailleurs eft joint au bas ventre par
une efpece de nœud ; elles ont huit pieds ou jambes articulées chacune par quatre
jointures, & armées de deux ongles crochus ; les deux pieds de devant font plus courts
que ceux de derriere ; elles ont huit yeux, quatre grands & quatre petits ; elles ont
dans la bouche deux petites dents fort pointues & noires, avec lefquelles elles arrêtent
ce qu'elles veulent manger : ces dents font humectées par une bave qui fait leur venin ;
car en même tems qu'elles entament la chair en mordant, cette bave chargée d'un fel
volatil marin, s'infinue ou s'élance dans la playe, & pénétrant jufques dans les veines
& dans les arteres, y caufe des altérations prodigieufes.

Au refte, les tarentules ourdiffent de la toile comme les autres araignées, & elles y
attrapent des mouches & des papillons dont elles font leur nourriture ; elles habitent
dans des trous de la terre, dans les fentes des murailles aux lieux les plus chauds de la
Pouille ; elles font fi ennemies du froid, que pendant l'hyver elles demeurent cachées
fous terre ; elles fe battent, fe tuent & fe mangent les unes les autres, quand elles manquent d'alimens ; elles font jufqu'à foixante œufs à la fois, & elles les tiennent attachez
ou adhérans à leur poitrine, jufqu'à ce qu'ils foient éclos ; puis elles gardent leurs pe-

tits fous leur ventre, jufqu'à ce qu'ils foient devenus affez grands pour marcher & pour travailler.

Les piquures de la tarentule ne font pas dangereufes en tous lieux & en tous tems : il eft des lieux & des tems où elles piquent fans qu'il en arrive d'accidens ; ce font principalement celles de la Pouille qui font les plus à craindre par le venin qu'elles répandent durant les plus grandes chaleurs de l'été : on croit que dans le tems qu'elles s'accouplent leur venin eft plus dangereux, & leurs piquures plus difficiles à guérir.

On ne prend pas les tarentules comme on veut : les curieux employent des payfans pour les dénicher ; ceux-ci connoiffent les trous où ces infectes fe retirent ; & quand ils en ont découvert quelqu'un, ils contrefont un bourdonnement de mouche : la tarentule fort alors brufquement pour attraper la proye, mais elle eft attrapée elle-même, car on la prend avec un piége qu'on lui a dreffé. *Maniere d'attaper les Tarentules.*

La piquure de la tarentule eft fort vive, & elle caufe une douleur femblable à celle de la mouche à miel ; la chair qui eft autour de la partie piquée fe tuméfie & devient livide ; la perfonne eft faifie quelques heures après d'une profonde trifteffe, d'un tremblement, d'une grande difficulté de refpirer, d'une douleur de tête, d'un mal de cœur, d'un engourdiffement général ; le pouls s'affoiblit, la vûe s'égare, on perd la connoiffance, on a peine à parler, on fuit la compagnie, & l'on cherche les lieux les plus folitaires.

Ce venin ne fe fait quelquefois fentir qu'environ un an après la morfure ; les accidens qu'il caufe font fort bizarres ; ils commencent par des fauts violens que le malade fait ; ils continuent par une privation d'appétit, par des fiévres ardentes, par des douleurs dans les jointures, par une jauniffe univerfelle, par des affoupiffemens létargiques, par des contorfions & allongemens des bras, des jambes, par des grimaces convulfives : les uns de ceux qui ont été mordus rient, les autres pleurent, les autres crient & chantent, les autres dorment, les autres veillent, les autres vomiffent, les autres fuent, les autres tremblent, les autres fautent, les autres danfent, les autres courent toujours : quelques-uns fe plaifent tellement à voir certaines couleurs, qu'ils tombent comme en extafe lorfqu'on leur en préfente : les autres ne font point contents qu'ils ne tiennent dans leur main un vaiffeau de verre plein d'eau, & alors ils efcriment comme les Gladiateurs, faifant un grand nombre de geftes ridicules : les autres entourent leur tête, leurs bras & leur ceinture de diverfes plantes les plus vertes : les autres s'attachent les cuiffes à des arbres, & laiffent tomber & fufpendre le refte de leur corps ; les autres après avoir bien fauté & bien danfé, s'affeyent, fe courbent en ferrant leurs genoux avec leurs mains, foupirent & fe lamentent comme des perfonnes fort affligées ; les autres fe jettent par terre, & fecouent leurs bras & leurs jambes avec la même force que s'ils étoient malades d'épilepfie ; les autres fe roulent dans la boue : enfin ils font toutes les actions des fous ; mais ils ont de bons intervales pendant lefquels ils raifonnent jufte : ils ne font ordinairement point de mal à perfonne ; ils ont tous une grande horreur pour une épée nue. *Accidens qui fuivent la morfure de la Tarentule.*

Les remedes qui les foulagent le plus font de les faire danfer à outrance plufieurs jours cinq ou fix heures de fuite, de leur faire entendre des fimphonies qui leur plaifent le plus : car toutes ne leur conviennent pas généralement ; les uns aiment le fon du violon, les autres celui de la trompette, les autres celui du haut-bois : ces divertiffemens & ces exercices violens font tranfpirer par les pores une partie du venin, & diminuent la caufe morbifique : mais il ne faut pas s'en tenir à ces feuls remedes ; il eft à propos de donner plufieurs fois au malade de l'extrait d'ellébore & de la poudre d'algaroth, & de faire des évacuations copieufes par haut & par bas ; de lui faire ufer des *Remedes.*

Qqqqq iij

fels volatils de vipere, de corne de cerf, de crâne humain, de fuccin.

Si le malade n'étoit fecouru par les moyens dont il a été parlé, il y auroit beaucoup à craindre que fa maladie ne devint mortelle: on connoît qu'il eft hors de péril & prefque guéri, quand il ne lui prend plus d'envie de danfer; mais il arrive à plufieurs de ces malades, qu'au bout de chaque année de la morfure, l'accès revient, & il faut alors leur faire recommencer la danfe & la fimphonie: le malade, après que fon accès eft paffé, revient comme d'un profond fommeil, & il ne fe fouvient pas de ce qui s'eft paffé, non pas même de la danfe.

Le *venin* de la tarentule eft caufé par un fel acide & volatil, qui s'étant éxalté au cerveau, & attaché aux membranes de fes vaiffeaux, y produit de tems en tems, & fuivant qu'il s'agite & fe fermente plus ou moins, des irritations & divers mouvemens & altérations dans les efprits & dans les principes des nerfs, d'où viennent tous les accidens fâcheux dont j'ai parlé.

M. Geoffroy, de l'Académie Royale des Sciences, donna il y a quelques années une differtation fur les Tarentules, qui a été inferée dans l'Hiftoire de la même Académie, année 1702, page 16.

Tarantula, à Tarento, Tarente, parce que cet infecte ne fe trouvoit guéres autrefois que vers la ville de Tarente.

TARTARUM.

Tartarum, en françois, *Tartre*, eft une matiere dure, pierreufe ou crouteufe, qu'on trouve attachée contre les parois intérieurs des tonneaux de vin: ce tartre eft compofé de la partie la plus groffiere & la plus faline du vin, qui s'étant féparée & écartée par la fermentation, s'endurcit jufqu'à fe pétrifier aux côtez du tonneau.

Il y a *deux* efpeces de tartre: un appellé *Tartre blanc*, qui fe tire du vin blanc; & l'autre *Tartre rouge*, qui fe tire du vin rouge.

Le tartre blanc fe fépare en morceaux plus petits & moins épais que le tartre rouge, mais ils font plus purs & plus remplis de fel.

Il faut les choifir affez épais, pefans, faciles à caffer, de couleur grife blanchâtre, ou cendrée, nets, criftalins & brillans en dedans, d'un goût aigrelet agréable.

Le tartre rouge fe fépare en gros morceaux épais: ils doivent être choifis nets, fecs, rougeâtres, pefans: ce tartre eft plus impur que le blanc, mais il a le même goût, & l'on en tire les mêmes principes; il contient moins de fel.

Les meilleurs tartres nous viennent d'Allemagne, du Languedoc, de Provence.

On purifie le tartre blanc, en le faifant bouillir dans de l'eau, le paffant par des chauffes de drap, & mettant évaporer & criftalifer la liqueur paffée à la maniere ordinaire; c'eft ce qu'on appelle *Cryftal de tartre. Voyez les Mém. de l'Académie.*

On ramaffoit autrefois une pellicule crémeufe qui furnageoit l'eau pendant l'évaporation, & on la faifoit fécher; c'étoit la *crême* de tartre: mais on confond le criftal avec la crême de tartre, depuis qu'on a reconnu que c'étoit une même matiere.

On doit choifir le cryftal de tartre en petits cryftaux nets, bien blancs, pefans, fecs, d'un goût aigrelet agréable: on s'en fert pour blanchir la cire; on les employe auffi pour bien clarifier le petit lait; on en fait bouillir une dragme dans chaque pinte de petit lait qu'on veut rendre clair: le cryftal de tartre fépare tout le fromage, puis on filtre la liqueur.

Le tartre blanc contient beaucoup de fel acide effentiel, médiocrement de l'huile.

Le tartre rouge contient moins de fel que le tartre blanc, mais plus d'huile & de terre.

Ces tartres font le vinaigre quand ils se dissolvent dans le vin.

Le crystal de tartre n'est différent en substance du tartre blanc, qu'en ce qu'il contient moins de terre.

Tous les tartres du vin sont apéritifs & un peu laxatifs ; ils levent les obstructions, ils excitent l'urine, ils calment la fiévre, ils dissolvent les glandes. On n'employe guéres le tartre rouge intérieurement, mais on se sert souvent du tartre blanc & du crystal de tartre : la dose en est depuis demi-dragme jusqu'à trois dragmes. *Vertus.* *Dose.*

T A T I.

Tati (C. Biron) en françois, *Oiseau mouche*, est un petit oiseau des Indes, curieux par sa petitesse & par la structure de son nid : il n'est pas plus gros qu'une noisette ; son nid est fait comme celui de nos Roitelets, où il n'y a qu'un petit trou vers le haut pour son entrée & sa sortie : mais ce qu'il y a de surprenant, est que ce nid est cousu par l'oiseau contre une, ou deux, ou trois feuilles d'un arbre appellé *Gojavier*, qui sont grandes comme celles de nos châtaigniers ; pour ce travail il employe son bec qui n'est pas plus gros qu'une petite aiguille : il perce les feuilles, & y attache son nid avec une espece de fil de coton ; ces feuilles servent à le cacher : le nid est suspendu en l'air, & il ne tient ordinairement qu'à une feuille : dans le tems que les tatis font leurs nids, il ne souffle en ce pays-là que de doux zéphirs, qui ne peuvent pas les ébranler assez pour les faire tomber : les œufs de ce petit oiseau ne sont pas plus gros que ceux de la fourmi. *Oiseau mouche.* *Gojavier.*

T A U R U S.

Taurus, en françois, *Taureau*, est le mâle de la vache, qui differe du bœuf en ce qu'il n'a point été châtré ; ou c'est un animal à quatre pieds & à cornes, grand comme un petit cheval, fort robuste & vigoureux : il naît veau, & en grandissant il devient taureau ; il contient en toutes ses parties beaucoup de sel volatil & d'huile. *Taureau.*

Sa *graisse* & sa *moëlle* sont propres pour ramolir, pour résoudre, & pour fortifier les nerfs. *Vertus.*

Ses *cornes* & ses *ongles* sont sudorifiques, & propres pour arrêter les cours de ventre.

Son *pryape* est bon pour la dyssenterie, étant pris en poudre : la dose en est depuis un scrupule jusqu'à une dragme. *Dose.*

T A U R U S   V O L A N S.

Taurus volans Brasiliensis. En françois, *Bœuf*, *Taureau volant*, ou *Cerf volant du Bresil.*

Est une espece d'Escarbot, ou une mouche faite comme nos cerfs volans ordinaires, mais sept ou huit fois plus grosse : elle est partout noire, luisante comme du jayet, excepté en ses aîles qui sont jaunâtres : sa tête est garnie de deux cornes osseuses, situées l'une sur l'autre : celle d'en haut est longue presque comme le petit doigt, noire, polie, lisse & luisante en dessus, velue en dessous d'un petit poil molet, pointue, un peu voûtée & courbée, jettant aux deux côtez de sa partie supérieure deux petites branches ou rejettons fort courts, pointus : la corne de dessous n'est guéres plus grande que la moitié de l'autre ; sa pointe est relevée en haut vers la corne supérieure, de laquelle elle approche de bien près : elle a aussi en dedans trois ou quatre rejettons ; ces deux cornes servent à l'animal de main & de défense, car elles serrent étroitement entr'elles ce qu'elles attrapent. *Taureau volant, ou Cerf volant du Bresil.*

Cette grosse mouche a six jambes, au bout desquelles sont des pieds garnis de doigts & d'ongles ; ses aîles sont grandes, larges, fortes, robustes, jaunâtres, luisantes, couvrant son corps en façon d'écaille ; elle contient beaucoup de sel volatil & d'huile.

Vertus. Elle eſt propre pour ramollir, pour réſoudre, pour fortifier les nerfs, étant écraſée ou cuite dans de l'huile, & appliquée.

Etimolo-gie. On a nommé cette mouche *Taureau* ou *Cerf*, à cauſe des cornes qu'elle porte à ſa tê-te, & qui ont une figure approchante de celles du taureau ou du cerf.

T A X U S.

Taxus. J. B. Pit. Tournefort.
Smilax arbor. Cam.

Milax arbor. Cord. in Dioſcor.
En françois, *If.*

If. Eſt un arbre qui reſſemble au Sapin & au Picea : ſon bois eſt fort dur, rougeâtre; ſes feuilles ſont ſemblables à celles du Sapin ; ſes fleurs ſont de petits bouquets ou chatons de couleur verte-pâle, compoſez de quelques ſommets remplis de pouſſiere très-fine, taillez en champignon, & recoupez en quatre ou cinq crénelures ; ces chatons ne laiſ-ſent aucune graine après eux : les fruits naiſſent ſur le même pied, mais en des endroits ſéparez ; ces fruits ſont des bayes molles, rougeâtres, pleines de ſuc, creuſées ſur le de-vant en grelot, & remplies chacune d'une ſemence. Cet arbre croît aux lieux monta-gneux & pierreux, aux pays chauds, comme en Languedoc, en Provence, en Italie : ſes bayes donnent la dyſſenterie & la fiévre à ceux qui en mangent ; ſes *feuilles* & ſes Poiſon. *fleurs* ſont eſtimées un *poiſon* ſemblable à la Cigue.

Etimolo-gie. *Taxus*, à το͂ξα, *venena*, parce que cet arbre ſervoit autrefois à faire des poiſons.

T E G U L A.

Tuile. *Tegula*, en françois, *Tuile*, eſt une terre formée en quarré, aplatie & cuite au feu ; el-Uſage. le approche en dureté de la terre de grais : on s'en ſert pour couvrir les maiſons.

Vertus. Elle eſt aſtringente & propre pour arrêter le ſang, étant pulvériſée & appliquée exté-rieurement.

T E L E P H I U M.

Telephium Dioſcoridis (Imper.) eſt une plante qui pouſſe des tiges groſſes, rondes, unies, ſouvent rougeâtres en bas : ſes feuilles ſont ſemblables à celles du Pourpier, mais plus petites, blanchâtres, rangées alternativement le long des tiges, épaiſſes, charnues, remplies de ſuc, la plupart inciſées légérement en leurs bords : ſes fleurs naiſ-ſent aux ſommets des tiges en gros bouquets ou en ombelles ; chacune d'elles eſt com-poſée de pluſieurs feuilles diſpoſées en roſe, de couleur blanche & verdâtre ; quand cette fleur eſt paſſée, il lui ſuccede un fruit triangulaire qui renferme des ſemences preſque rondes : ſa racine eſt diviſée en pluſieurs branches oblongues, blanches, entre-mêlées de fibres. Cette plante croît aux lieux pierreux, rudes, vers les vignobles ; elle contient beaucoup de phlegme & d'huile, médiocrement du ſel.

Vertus. Elle eſt déterſive, rafraîchiſſante, vulnéraire, conſolidante, réſolutive.

Etimolo-gie. *Telephium*, à *Telepho*, parce, dit-on, qu'un Médecin nommé *Telephus*, mit le pre-mier cette plante en uſage.

T E L L I N Æ.

Tenilles, *Tellina*, En françois, *Tenilles* ou *Flions*, ſont de petits poiſſon à coquille qui ſe trou-ou Flions. vent ſur le ſable au bord de la mer, & quelquefois dans les rivieres : leurs coquilles ſont petites, blanches, rayées, dentelées en leurs bords, plus étroites que larges, douces au toucher : ces petits poiſſons ſont fort bons à manger ; ils contiennent beaucoup de ſel & d'huile.

Vertus. Ils ſont fort apéritifs.

La *coquille* du Flion étant brûlée & réduite en poudre, eſt un dépilatoire, à cauſe d'un ſel alkalin qu'elle contient.

Tellina,

Tellina à τελεία, *perfecta*, parce que cette coquille croît en fort peu de tems en la grosseur parfaite.

Etimologie.

TEREBINTHINA.

Terebinthina, en françois, *Terebenthine*, est une résine liquide ou une liqueur visqueuse, gluante, résineuse, huileuse, claire, transparente, ayant la consistence & la qualité des Baumes naturels ; on la tire par incision ou sans incision de plusieurs especes d'arbres qui croissent aux pays chauds, comme du Terebinthe & du Pin, & dans les pays froids du Méleze, du Sapin, du Picea.

Terebenthine.

Nous employons dans la Médecine *deux* sortes de Terebenthine ; la premiere est appellée *Terebenthine de Chio*, parce qu'elle naît en l'Isle de Chio ; c'est la plus estimée & la plus chere, mais elle est rare : elle coule par des incisions qu'on fait au tronc & aux grosses branches du Terebinthe ; sa consistence est épaisse, assez dure. On doit la choisir nette, transparente, de couleur blanche verdâtre, ayant peu d'odeur, d'un goût presque insipide : on l'employe dans la Thériaque.

Premiere espece. Terebenthine de Chio.

Choix.

On demande quelquefois dans les receptes des Pharmacopées, de la Terebenthine de *Cypre*; mais comme l'on ne nous en apporte point de ce pays-là, il faut lui substituer celle de Chio.

De Cypre.

La seconde espece est appellée *Terebenthine claire* ; elle est beaucoup plus liquide, plus belle & plus odorante que la précédente ; elle sort sans incision & par incision du Terebinthe, du Méleze, du Pin, du Sapin & du Picea : celle dont nous nous servons est apportée du Dauphiné, du Forest, des bois de Pilate.

Seconde espece. Terebenthine claire

La Terebenthine qui sort sans incision est apellée par les paysans du Dauphiné *Bijon*, c'est une espece de Baume qui a une consistence, une couleur & des vertus approchantes de celles du Baume blanc du Pérou : mais parce qu'elle naît proche de nous, & qu'elle est assez commune, on n'en fait pas beaucoup de cas.

Bijon.

La Terebenthine qui sort par incision est appellée vulgairement *Terebenthine de Venise*, quoiqu'elle n'en vienne point, mais on en apportoit autrefois de ce pays-là ; elle est la plus en usage dans la Médecine. Il faut la choisir nette, claire, belle, blanche, transparente, de consistence de syrop épais, d'une odeur forte & peu désagréable, d'un goût légérement amer.

Terebenthine de Venise. Choix.

Les Terebenthines contiennent beaucoup d'huile & du sel volatil acide ou essentiel.

Elles sont fort apéritives, propres pour la pierre, pour la colique néphrétique, pour les ulceres du rein & de la vessie, pour les rétentions d'urine, pour les gonorrhées ; on en prend par la bouche, & l'on en mêle dans les lavemens. La dose par la bouche est depuis demi dragme jusqu'à une dragme ; elle donne à l'urine une odeur de violette, & elle excite quelquefois des douleurs de tête ; on en met deux ou trois dragmes dans un lavement : on s'en sert aussi extérieurement comme d'un baume pour déterger & consolider les playes, pour les contusions, pour fortifier, pour résoudre. On n'employe la Terebenthine de Chio que pour l'intérieur.

Vertus.

Dose.

Terebinthina, parce que cette liqueur découle d'un arbre appellé *Terebinthus*. Celle qui découle des autres especes d'arbres est appellée du même nom par ressemblance.

Etimologie.

TEREBINTHUS.

Terebinthus. Dod. Ger. J. B. Raii hist.
Terebinthus vulgaris. C. B. Pit. Tourn.
Terebinthus fœmina altera Theophrasti.

Terebinthus angustiore folio vulgatior. Park.

En françois, *Terebinthe.*

Est un arbre de hauteur médiocre, couvert d'une écorce grise cendrée ; ses feuilles

Terebinthe

font oblongues, fermes, toujours vertes comme celles du Laurier, mais plus petites, plus arrondies, rangées plusieurs sur une côte qui est terminée par une seule feuille : ses fleurs sont disposées en grapes purpurines, dans lesquelles sont entassées par pelotons des étamines chargées de sommets ; ces fleurs ne laissent aucuns fruits après elles : les fruits naissent sur des pieds qui ne portent point de fleurs : ce sont des coques grosses comme des bayes de Geniévre, assez dures, visqueuses ou résineuses au toucher, de couleur bleue-verdâtre, teignant les mains ; elles renferment chacune une semence oblongue. Cet arbre est fort résineux, son bois est dur & semblable à celui du Lentisque ; il a comme l'Orme des vessies remplies d'une liqueur grasse, où s'engendrent des moucherons : il croît en l'Isle de Chio, en Cypre, en Espagne, au Languedoc, au Dauphiné &

Maladie de l'arbre. aux autres pays ; il est tellement empreint de Terebenthine, que quand on n'y fait point d'incisions, cette résine s'épaissit, s'endurcit & produit des obstructions qui empêchent le cours & la circulation du suc nourricier, l'arbre tombe alors dans une espece de suffocation ; car il grossit, il avorte & il creve. Pour prévenir cette maladie, on fait des

Remede. incisions au bas du tronc de l'arbre, qui sont comme des saignées du pied, par où l'on laisse écouler la Terebenthine, capable de causer une trop grande réplétion ; on fait aussi des incisions au milieu du tronc & aux grosses branches de l'arbre, qui font l'effet des saignées du bras, & l'on a soin de placer des écuelles ou des terrines sous ces incisions

Vertus. pour en recevoir la Terebenthine qui en coule.

Le Terebinthe contient beaucoup d'huile & du sel acide essentiel.

Etimologie. Son *écorce*, ses *feuilles* & son *fruit* sont astringens & propres pour arrêter les cours de ventre, pour exciter l'urine & la semence.

Teberinthus ab τερέβινθος, *Cicer*, parce que le fruit de cet arbre a la figure & la grosseur approchante de celle du pois chiche.

TEREDO.

Teredo, Tinea. En françois, *Teigne*, ou *Tigne*.

Est une espece de ver qui s'engendre dans le bois & dans les habits, & qui les ronge ; il y en a de plusieurs especes, il s'en trouve une particuliere dans les navires ; sa figure approche de celle de la chenille, mais il est beaucoup plus petit ; il contient beaucoup de sel volatil & d'huile.

Vertus. Il est propre pour amollir, pour résoudre, pour fortifier ; on peut en faire bouillir une bonne quantité dans de l'huile, & s'en servir comme de l'huile de vers.

Carie de la teigne. La *carie* ou la *poudre* légere que cet animal fait en rongeant le bois, est détersive, desficative, étant appliquée sur les playes.

Vertus. Maladie. La *maladie* appellée *teigne*, & en latin *achores* ou *tinea*, qui naît à la tête de quelques enfans, est causée par une grande quantité de lentes ou d'œufs de poux, qui représentent une poussiere semblable à la carie que le ver appellé *teigne* fait en rongeant le bois ou les habits ; ces lentes s'éclosant en petits poux, rongent aussi les chairs, y font un grand nombre de petites playes, où leurs excrémens se mêlent, & produisent les vilaines galles

Remedes. *Voyez* Lemery. qui paroissent & qui donnent beaucoup de peine à guérir, par les purgations & par les applications d'onguens qu'on trouve décrits dans ma *Pharmacopée universelle*.

Etimologie. *Teredo à* τερέω, *perforo*, parce que ce petit insecte ronge & perce le bois & les habits.

TERFEZ.

Terfez Africanorum, tuberis genus album. J. Bauh.

Est une espece de Trufe ou une racine qui naît dans le sable sans pousser de tige, aux déferts de Numidie qui font fort expofez aux rayons du foleil, & où il fait un grand chaud : cette Trufe a la figure d'un fruit, groffe tantôt comme une noix, tantôt comme une orange, couverte d'une écorce blanche ; elle eft fort bonne à manger cuite dans les cendres ou bouillie dans de l'eau ou dans du lait ; elle eft nourriffante ; fon goût approche de celui de la chair.

Elle eft propre pour fortifier l'eftomac, pour reparer les forces abattues, pour exciter la femence.   *Vertus.*

TERRA BLESENSIS.

Terra Blefenfis, en françois, *Bol de Blois*, eft une terre graffe jaunâtre que l'on employe comme la terre figillée.   Bol de Blois.

TERRA CHIA.

Terra Chia, en françois, *Terre de Chio*, eft une efpece de terre figillée ou une terre graffe, crouteufe, blanche cendrée, qu'on tire de l'Ifle de Chio.   Terre de Chio.

Elle eft aftringente, elle efface les traces & les cicatrices de deffus la peau ; mais comme elle eft rare, on lui fubftitue la terre figillée ordinaire.   *Vertus.*

TERRA MELITEA.

Terra Melitea, vel Melitenfis, Terra fancti Pauli. En françois, *Terre de Malte*, ou *Terre de Saint Paul.*

Eft une terre blanche, dure, rude, qui naît en l'Ifle de Malte. On l'a nommée *Terra Sancti Pauli*, parce qu'on prétend qu'elle fut benite par S. Paul, quand il fut jetté par la tempête en l'Ifle de Malte.   Terre de Malte, ou de S. Paul.

Elle eft eftimée bonne pour réfifter au venin ; mais toute fa vertu eft d'être aftringente.   *Vertus.*

TERRA MERITA.

Terra merita , Curcuma officinarum.

Eft une petite racine qui approche en figure & en groffeur du Gingembre, dure & comme pétrifiée, jaune en dehors & en dedans : elle naît en plufieurs lieux des grandes Indes, d'où l'on nous l'apporte féche. La plante qu'elle pouffe lorfqu'elle eft dans la terre eft appellée,

Cyperus Indicus, five Curcuma. Ger.	*Curcuma.* H. L. Bat.
Crocus Indicus, Arabibus Curcum, officinis *Curcuma*, Bontii.	*Crocus Indicus, Lufitanis Saffran da terra.* Linfc. part. 4. Ind. Orient.
Curcuma. Park.	

En françois, *Saffran des Indes*, ou *Terre Merite*, ou *Souchet des Indes.*

Ses feuilles font femblables à celles de l'Ellebore blanc, excepté qu'elles ne font point fi rayées, mais liffes ; fa fleur eft d'un très-beau purpurin ; il lui fuccede un fruit hériffé de pointes comme nos châtaignes vertes, lequel contient des femences rondes & formées comme des pois, bonnes à manger quand elles font cuites avec de la viande. Sa *racine* teint en *jaune* comme le Safran ; les Indiens s'en fervent pour donner couleur à leur Ris & à plufieurs autres fortes d'alimens ; elle contient beaucoup d'huile & de fel effentiel & fixe.   Safran des Indes, ou terre Merite   Racine.

On doit choifir cette racine nouvelle, pefante, compacte, bien nourrie, de couleur jaune fafranée. Les Teinturiers, les Gantiers, les Fondeurs & plufieurs autres artifans l'employent pour *teindre* en *jaune* ou en couleur d'*or*.   Choix.   Ufage.

Vertus.   Elle eft apéritive , déterfive , propre pour lever les obftructions du foye , de la ratte ; pour exciter l'urine & les mois aux femmes, pour la jauniffe, pour la pierre , pour la néphrétique , étant prife en poudre ou en décoction.

Etimolo-gies.   *Terra Merita*, à caufe que la fubftance de cette racine femble une terre endurcie, & parce qu'elle a de grandes vertus.

Curcuma eft un nom arabe qui n'eft pas particulier à la terre Merite ; on l'a donné encore à plufieurs autres racines jaunes ou rouges, comme à celles de la Chélidoine, de la Garance, de la Patience.

TERRA PATNÆ.

Terra Patna. C. Biron.   En françois, *Terre de Patna.*

Terre de Patna.

Ufage de ces vaif-feaux.

Gargou-lettes.

Eft une terre du Mogol, approchante de la terre figillée, argilleufe, de couleur grife tirant fur le jaune, infipide au goût ; on en forme dans le pays des pots, des vafes, des bouteilles, des carafes fi minces & d'une légereté fi grande, que le vent les emporte facilement : les plus curieux de ces *vaiffeaux* font des bouteilles qu'on appelle *Gargou-lettes*, qui quoiqu'elles foient capables de contenir autant de liqueur qu'une pinte de Paris, pourroient être enlevées en l'air étant vuides, par le fouffle feul comme les veffies d'eau de favon que font les petits enfans : on fe fert de la gourgoulette pour mettre ra-fraîchir de l'eau, & l'on dit que cette eau y prend une odeur & un goût agréable qui la rendent délicieufe à boire ; il m'eft tombé entre les mains une taffe de cette terre fort polie & fort légere, dans laquelle j'ai effayé cette expérience, mais je n'ai point apper-çû que de l'eau que j'y avois fait féjôurner pendant deux jours eût acquis aucune odeur ni goût ; peut-être que dans le pays il en arrive autrement, parce que la terre eft plus nouvellement tirée du lieu de fa naiffance ; quoiqu'il en foit, le vafe s'humecte infenfi-

Les Indien-nes lesman-gent.

blement, & après qu'on a bû l'eau qu'il contenoit, les Dames Indiennens le mangent avec plaifir, & principalement quand elles font enceintes, car alors elles aiment avec fureur cette terre de Patna ; & fi l'on ne les obfervoit pas, il n'y a point de femme groffe en ce pays-là qui en peu de tems n'eût grugé tous les plats, les pots, les bouteilles, les coupes & les autres vafes de la maifon.

Vertus.

Dofe.

Cette terre eft abforbante, propre pour adoucir les humeurs acides du corps, pour arrêter les cours de ventre, les hémorragies. La dofe en eft depuis dix-huit grains juf-qu'à une dragme.

TERRA PERSICA.

Terra Perfica. En françois, *Terre de Perfe*, ou *Rouge d'Inde*, ou *Rouge brun*, ou *Almagra.*

Terre de Perfe, ou Rouge d'Inde.

Ufage.

Eft une terre féche, rouge, qu'on nous apporte en petites pierres moyennement du-res, & que l'on tire du Royaume de Murcie en Efpagne. Les Cordonniers s'en fervent pour rougir les talons des fouliers. Il faut la choifir haute en couleur ; elle n'a point d'ufage en Médecine.

TERRA SAMIA.

Terra Samia, Lapis Samius. En françois, *Pierre* ou *terre de Samos.*

Pierre, ou terre de Samos.

Eft une terre qu'on tire de l'Ifle de Samos ; il y en a de *deux* efpeces, l'une eft molle, *blanche*, friable, s'attachant à la langue quand on l'en approche, reffemblant beaucoup à la terre figillée ordinaire : quelques-uns l'appellent *Collyrium*, à caufe qu'on s'en fer-voit autrefois dans les colyres. L'autre eft *crouteufe* & dure, ayant néanmoins quelque onctuofité ; on l'appelle *Samius after*, parce qu'on y trouve quelques paillettes luifan-tes, difpofées en petites étoiles.

L'une & l'autre terre de Samos font aftringentes & propres pour arrêter les cours de Vertus. ventre, les hémorragies, pour deffécher & aglutiner les playes : mais comme l'on ne nous apporte guéres de ces terres, nous nous fervons en leur place de la terre figillée qui a une vertu pareille.

TERRA SAPONARIA.

Terra Saponaria. En françois, *Smeĉin, Soletard.*

Eft une efpece de terre graffe fort douce au toucher, blanche, rouge, péfante, jaunâ- Smeĉin, ou tre ou noirâtre, qui produit l'effet du favon ; elle eft fort en ufage chez les Cardeurs de Soletard. laine en Angleterre. Nous en avons parlé à l'article du S M E C T E N. Ufage.

Saponaria à Sapone, favon, parce que cette terre agit comme le favon. Etimologie.

TERRA SELINUSIA.

Terra Selinufia, eft une terre graiffeufe ou argileufe qui reffemble beaucoup à celle de Chio.

Elle eft aftringente & réfolutive, propre pour effacer les taches & les cicatrices de Vertus. deffus la peau, pour ramollir les tumeurs des mammelles, des aînes, des tefticules, & pour les réfoudre.

TERRA SIGILLATA.

Terra figillata, Terra Lemnia. En françois, *Terre figillée* ou *fcellée.*

Eft une efpece de bol, ou une terre graiffeufe, argileufe, féche, tendre, friable, Terre figil-
tantôt jaune, tantôt blanche rougeâtre, infipide ou aftringente au goût : on la prenoit lée ou fcel-
autrefois en l'Ifle de Lemnos, mais il en vient préfentement de Conftantinople, d'Alle- lée. magne, de Blois, & de plufieurs autres lieux ; on nous l'apporte ordinairement formée en petits pains orbiculaires, gros comme le bout du pouce, arrondis d'un côté & aplatis de l'autre par un cachet gravé de quelques armes ou de certaines figures que les Princes des lieux où on prend cette terre y ont fait mettre ; c'eft la raifon pourquoi on l'a nommée *Terra figillata.* Celle des Anciens étoit jaune & formée en pains plus petits Etimolo-
que ceux d'àpréfent ; ils reffembloient à des paftilles, & l'on y avoit gravé les armoi- gie. ries de Diane fous la figure d'une chévre.

On doit choifir la terre figillée douce au toucher, argileufe, friable, de couleur Choix. blanche rougeâtre, qui s'attache à la langue & s'y fufpend : on la teint quelquefois avec de la terre mérite, ou avec une autre drogue, pour la rendre plus approchante en couleur de celle des Anciens, qui étoit la véritable terre de Lemnos, & laquelle on tiroit d'une colline où il ne croît aucune plante : les Turcs qui en font préfentement les maîtres, mélangent cette terre avec d'autres terres de la même nature ; & les ayant ra-
molies enfemble avec de l'eau, ils en forment de petits pains ronds où ils impriment le cachet du Grand Seigneur, pour en faire payer un tribut.

La terre figillée eft eftimée propre pour réfifter au venin, mais on ne doit pas comp- Vertus. ter beaucoup fur cette qualité : elle eft aftringente, propre pour arrêter les cours de ventre, les hémorragies, les gonorrhées, les fleurs blanches, le vomiffement ; la dofe Dofe. en eft depuis demi-fcrupule jufqu'à deux fcrupules : on s'en fert auffi extérieurement pour arrêter le fang, pour deffécher les playes, pour fortifier & raffermir les jointures.

* On fait en Allemagne plufieurs *paftilles* de différentes terres que l'on croit auffi Paftilles bonnes que la terre figillée du Levant. d'Allemagne.

TERRA VIRIDIS.

Terra viridis, feu Terra Veronenfis, en françois, *Terre verte,* eft une terre féche, de Terre verte

Ufage.   couleur verte, qu'on nous apporte de Véronne en Italie ; on s'en fert pour la Peinture.

TERTIANARIA.

Tertianaria. Tab.
Tertianaria, aliis Lyfimachia cærulea. J. Bauhin.
Lyfimachia galericulata. Ger.
Lyfimachia cærulea, five latifolia major. Park.

Herba Judaica altera. Dod. Lugd.
Lyfimachia cærulea galericulata, five Gratiola cærulea. C. B. Raii hift.
Caffida paluftris vulgatior, flore cæruleo. Pit. Tournefort.
En françois, *Centaurée bleue.*

Centaurée bleue.   Eft une efpece de Caffida, ou une plante qui pouffe des tiges à la hauteur d'un pied & demi ou de deux pieds, quarrées, rameufes, foibles, inclinées vers terre : fes feuilles font longues, étroites, pointues, dentelées en leurs bords, rudes, d'un goût amer, attachées à des queues courtes : fes fleurs fortent des aiffelles des feuilles, oppofées ou deux à deux l'une vis-à-vis de l'autre, petites, formées en gueule, ou en tuyau découpé par le haut en deux lévres, dont la fupérieure eft un cafque accompagné de deux oreillettes, & l'inférieure ordinairement échancrée ; cette fleur eft velue en dehors, de couleur violette tirant fur le bleu, marquée de petits points d'un bleu foncé : quand la fleur eft paffée, il fe forme en fa place quatre femences prefque rondes, qui mûriffent dans une capfule qui a fervi de calice à la fleur, & qui reffemble à une tête couverte d'une toque : fa racine eft fibrée, menue, ferpentante, nouée, blanche. Cette plante croît vers les marais, & aux autres lieux humides ; elle a une odeur affez agréable : elle contient beaucoup d'huile & de fel effentiel.

Vertus.   Elle eft aftringente, vulnéraire, propre pour réfifter au venin, pour purifier le fang, pour remédier aux fiévres intermittentes, étant prife en décoction.

Etimologie.   *Tertianaria,* parce que cette plante a été eftimée bonne pour guérir la fiévre tierce, qu'on appelle en latin *tertiana febris.*

TESTUDO.

Tortue.   *Teftudo,* en françois, *Tortue,* eft une animal aquatique, teftacée, dont le mouvement eft fort lent, ayant quatre pieds, & reffemblant à un lézard, fort laid en tous fes membres, mais couvert d'une belle écaille large, voutée, dure, offeufe, ovale ou faite en écuffon, marbrée de couleurs différentes obfcures, luifante, compofée de plufieurs piéces liffes, polies, jointes & comme articulées enfemble, ayant diverfes figures la plupart pentagones ; c'eft ce qu'on appelle *Ecaille de Tortue,* dont on fait des boëtes, des *peignes,* & plufieurs autres inftrumens. Sa tête eft courte, reffemblant en quelque maniere à celle d'un ferpent, couverte d'une peau mince ; il n'y paroît point d'ouverture pour des oreilles : fes narines font ouvertes au bout du mufeau d'une maniere extraordinaire : fes yeux font fort petits & hideux, n'ayant qu'une paupiere pour les fermer : fes lévres font crénelées ou découpées en maniere de fcie, dont la peau eft dure comme de la corne ; elles couvrent deux rangées de dents : fon cerveau eft fort petit : fes pieds font femblables à ceux du lézard ; ceux de devant font compofez chacun de cinq doigts garnis d'ongles ; ceux de derriere n'en ont que quatre : fa queue eft groffe au commencement & finit en pointe : toutes les parties qui paroiffent hors de l'écaille de la tortue, font couvertes d'une peau large & pliffée par de grandes rides, & grenées comme du maroquin : fa veffie eft fort grande. La *tortue femelle* pond une grande quantité d'œufs affez gros en une feule ponte ; elle les fait à terre, & les couvre de feuilles d'arbres ou d'écorces déliées, puis de fable, & elle retourne dans l'eau : le Soleil fait

Ecaille de Tortue. Ufage.

Maniere de la Tortue femelle de

éclore ces œufs au bout de quarante jours, auquel tems elles font grandes environ comme un écu blanc, & affez fortes pour percer le fable qui les couvroit, & aller à la mer ou dans les rivieres ; car cet animal habite dans les lacs, dans les rivieres, dans la mer ; il s'en trouve auffi quelques-unes qui font *amphibies*, & qui vivent fur la terre & dans l'eau. Il y en a de différentes *grandeurs :* on en voit beaucoup dans l'Amérique qui ont jufqu'à cinq pieds de long & quatre pieds de large ; elles font fi fortes, qu'un homme peut fe tenir debout fur chacune d'elles fans les incommoder. Quand on veut les prendre affez facilement, il faut les tourner fur le dos avec une fourche ou quelque autre inftrument ; car alors elles ont moins de force, & on les atteint aifément avant qu'elles ayent pû fe mettre en état de fe fauver : elles peuvent vivre plufieurs jours fans boire ni manger ; les Américains difent qu'elles ne meurent que quand leur graiffe a été entiérement détruite par le jeûne : quand on les tue avant qu'elles ayent jeûné, l'on en tire une *chair* bonne à manger, d'un goût de bœuf, & une *huile* jaune propre à brûler. On employe auffi en Europe les tortues dans les cuifines ; leur chair eft de bon goût : elles contiennent beaucoup de fel volatil & d'huile.

pondre fes œufs.

Différentes grandeurs desTortues Maniere de les prendre.

Chair & huile de Tortue.

Elles font propres pour les maladies de la poitrine & de confomption, pour la fiévre hectique ; elles font reftaurantes, étant mangées ou prifes en bouillon.

Vertus. Dofe.

Le *fang* de la tortue defféché eft eftimé pour l'épilepfie ; la dofe en eft depuis douze grains jufqu'à une dragme : le même fang nouvellement tiré eft bon pour guérir la gale, la lépre, fi l'on en applique deffus.

Sa *graiffe* ou *huile* eft amolliffante & réfolutive.

Le *pryape* de la tortue de *mer* étant féché & pulvérifé, eft un fort bon remede pour la pierre & pour la gravelle ; la dofe en eft depuis demi-dragme jufqu'à deux fcrupules : ce pryape, après qu'il a été féché, eft long d'environ un pied, & un peu plus gros que le pouce ; il eft folide & dur prefque comme de la corne, de couleur grife ; il renferme une fubftance moëlleufe blanche. On préfere le pryape d'une tortue verte de mer à celui d'une autre.

Pryape de la Tortue de mer. Dofe.

Teftudo, à tefta, coquille, parce que cet animal eft couvert d'une efpece de coquille.

Etimologie.

TETHYA.

Tethya.   *Tethea.*   *Spherdocles.*

Eft un poiffon à coquille de mer, qui fe trouve quelquefois adhérant aux huîtres ; fon écaille ou coquille a la figure fphérique, raboteufe, inégale, moins dure que les autres coquilles ; fa chair eft fongueufe : il naît attaché aux rochers, ou dans l'alga, ou fur les rivages ; il y en a de plufieurs efpeces.

Il eft carminatif & propre pour la colique venteufe, pour la douleur des reins, pour la goutte fciatique, pour exciter l'urine, & pour évacuer la pierre du rein & de la veffie.

Vertus.

TETYPOTEIBA.

Tetypoteiba.   *Vitis arbuftina.* G. Pifon.

Eft une plante du Bréfil qui naît fur les orangers, quand certains petits oifeaux qu'on appelle *Tetyns* y font leurs excrémens ; fes feuilles reffemblent à celles du Myrte. Cette plante s'attache & fe lie aux branches de l'arbre comme feroit la vigne, & quelquefois elle le fait mourir par fa quantité ; les mêmes petits oifeaux la mangent.

Tetyns.

Elle eft fort difcuffive, réfolutive, déterfive, propre pour diffiper les enflures des pieds, des jambes, pour l'hydropifie, pour fortifier les parties débilitées : on la fait bouillir dans de l'huile, & l'on fe fert de cette huile extérieurement ; elle eft auffi employée, infufée dans de l'eau, pour les cataractes & pour les nuages des yeux.

Vertus.

TEUCRIUM.

Teucrium Bæticum. Cluf. hifp. Ger. J. B. | *Teucrium peregrinum , folio finuofo.* C. B.
Pit. Tournef. Raii hift. |

Eſt un arbriſſeau ordinairement aſſez petit & bas, mais qui s'éleve quelquefois à la hauteur d'un homme : ſa tige eſt groſſe comme le petit doigt, couverte d'un écorce blanche, divitée en quelques rameaux blancs, oppoſez deux à deux : ſes feuilles ſont oblongues ou arrondies, un peu plus grandes que celles du Chamædrys, ſinueuſes en leurs bords, blanches en deſſus, d'un verd obſcur en deſſous, un peu ameres au goût : ſes fleurs ſont en gueule, ou formées en tuyau évaſé dans le haut, & prolongé en lévre, de couleur blanche, ſoutenu par un calice blanc qui a la figure d'une campane ; il naît dans ce calice, quand la fleur eſt paſſée, quatre ſemences preſque rondes. Cette plante croît aux pays chauds, comme en Sicile, en Eſpagne, en Italie, proche de la mer, entre les hayes ; elle demeure toujours verte.

Vertus.   Elle eſt déterſive, apéritive, réſolutive, propre pour les maladies de la ratte, pour réſiſter au venin, étant priſe en décoction & en poudre.

Etimolo-   On dit que cette plante a pris ſon nom d'un homme appellé *Teucer*, qui le premier la
gie.   mit en uſage chez les Anciens.

THALICTRUM.

Thaliƈtrum majus vulgare. Park. | *Thaliƈtrum majus ſiliquâ angulofâ aut*
Thaliƈtrum magnum. Dod. | *ſtriatâ.* C. B. Pit. Tournef.
Thaliƈtrum, ſive Thaliƈtrum majus. Ger. | *Piganum.* Dod. gal. Lugd.
Thaliƈtrum nigrius , caule & ſemine ſtria- | *Ruta pratenſis.* Geſn. hort.
to. J. B. Raii hift. | *Ruta pratenſis Herbariorum.* Ad. Lob.

Eſt une plante qui pouſſe des tiges à la hauteur d'un homme, roides, canelées, rameuſes, comme anguleuſes, creuſes en dedans, d'une couleur ordinairement rougeâtre tirant ſur le purpurin, & quelquefois verte : ſes feuilles ſont amples, diviſées en pluſieur parties aſſez larges, vertes, luiſantes : ſes fleurs naiſſent en ſes ſommitez, petites, compoſées chacune de cinq feuilles diſpoſées en roſe autour d'une touffe d'étamines de couleur herbeuſe ; ces feuilles tombent promptement, à cauſe que la touffe d'étamines en s'épanouiſſant fait caſſer les vaiſſeaux qui les attachoient au pédicule, & alors il ne reſte que les étamines : quand cette fleur eſt paſſée, il ſe forme une capſule à trois coins, qui renferme une ſemence oblongue, jaune, canelée, très-menue, d'un goût amer : ſa racine eſt jaunâtre, ſerpentant au large, & pouſſant des rejettons en pluſieurs endroits, d'un goût amer déſagréable. Cette plante croît dans les prez & aux autres lieux humides : elle contient beaucoup de ſel eſſentiel & d'huile.

Vertus.   Elle eſt apéritive, vulnéraire, propre pour réſiſter au venin, pour atténuer la pierre du rein, pour déterger & mondifier les ulceres

    Le Thaliƈtrum eſt encore une ſemence propre pour arrêter les flux de ſang, d'hémor-
Doſe.   roïdes, de menſtrues ; la doſe en eſt d'une dragme : on en introduit la poudre dans les narines, pour arrêter l'hémorragie du nez. Cette graine eſt tirée d'une plante dont nous avons parlé à l'article du SOPHIA.

Etimolo-   *Thaliƈtrum*, à θάλλω, *vireo*, parce que cette plante dans ſon commencement répand
gies.   une agréable verdeur.

    Piganum, πήγανον, *id eſt Ruta*. car quelques Botaniſtes ont mis cette plante au rang des Rues.

THAPSIA.

THAPSIA.

Thapfia Carotæ folio. C. Bauhin.

Thapfia , five Turbith Garganicum , femi-
ne latiſſimo. J. B. Pit. Tournef.

Thapfia. Matth. Ang. Lon. Lugd.

En françois, *Tapfie* , ou *Turbith bâtard.*

Eſt une plante haute de deux ou trois pieds, dont la tige & les feuilles font férula-   *Tapſie, ou*
cées : ſes fleurs font en ſes ſommitez, diſpoſées en ombelles ou paraſols comme celles de *Turbith*
l'Anet, de couleur jaune ; chacune de ces fleurs eſt ordinairement à cinq feuilles diſpo- *bâtard.*
ſées en roſe vers l'extrémité du calice : lorſque cette fleur eſt paſſée, ce calice devient un
fruit compoſé de deux graines longues, griſes, canelées ſur le dos , environnées d'une
grande bordure aplatie en feuillet, & échancrée ordinairement par les deux bouts: ſa
racine eſt moyennement groſſe , longue, chevelue en ſa partie ſupérieure, de couleur
griſe blanchâtre, & quelquefois noirâtre en dehors, empreinte d'un ſuc laiteux, très-
âcre , un peu corroſif & amer. Cette plante croît aux lieux montagneux : on fait ſécher ſa *racine* pour la conſerver, après en avoir ôté le cœur ; elle a à peu près la même
figure que celle du véritable Turbith , mais elle eſt plus légere , plus blanche, & beaucoup plus âcre : elle contient beaucoup de ſel & d'huile.

On doit la choiſir récente, nette , entiere , compacte, non cariée.   *Choix.*

Elle purge la pituite & les ſéroſitez ; mais elle agit avec tant de violence & d'âcreté, *Vertus.*
qu'on n'oſe pas la mettre beaucoup en uſage : on s'en ſert extérieurement mêlée dans
des onguens, pour la gratelle & pour les autres maladies de la peau.

Cette plante a pris ſon nom d'une Iſle appellée *Thapſus* , dans laquelle on trouva la *Etimolo-*
premiere qui fut miſe en uſage. *gie.*

THE.

The , Teha , Tſia , en françois, *Thé,* eſt une petite feuille qu'on nous apporte ſéche & *Thé.*
roulée de la Chine, du Japon, de Siam : elle croît à un petit arbriſſeau d'où on la tire
au printems pendant qu'elle eſt encore petite & tendre ; ſa figure eſt oblongue, pointue,
mince , un peu dentelée en ſes bords, de couleur verte ; ſa fleur eſt compoſée de cinq
feuilles blanches diſpoſées en roſes , & de quelques étamines : il ſuccede , après qu'elle
eſt paſſée, deux à trois coques groſſes chacune comme une noiſette , de couleur brune,
dans laquelle on trouve une fort petite amande douçâtre : ſa racine eſt fibreuſe & éparſe
à la ſuperficie de la terre. Cet arbriſſeau croît également bien en terre graſſe & en terre
maigre. Ses *feuilles* étant cueillies, on les expoſe à la vapeur de l'eau bouillante pour *Maniere*
les ramollir ; auſſitôt qu'elles en font pénétrées, on les étend ſur des plaques de métal *de les faire*
qu'on a poſées ſur un feu médiocre ; elles s'y ſéchent peu à peu, s'y riſſolent, & s'y *ſécher.*
roulent d'elles-mêmes en la figure qu'on nous les envoye : mais on doit prendre garde
d'y être trompé, car les Marchands Chinois qui font avides du gain, y mêlent ſouvent
d'autres feuilles.

Il faut choiſir le thé récent, en petites feuilles entieres, vertes, d'une odeur & d'un *Choix.*
goût de violette , doux & agréable.

Le *Cha* ou *Chaa* que les Japonois cultivent, eſt une eſpece de thé plus petit & meil- *Cha , ou*
leur que l'autre ; j'en ai parlé en ſon lieu : on apporte pluſieurs ſortes de thé, que l'on *Chaa.*
appelle *Thé Impérial , Thé noir , Thé menu* ou *Fleur de Thé.* *Autres*

Le thé doit être gardé dans une *bouteille* ou dans une *boëte* bien fermée, afin de con- *eſpeces.*
ſerver ſon odeur en qui conſiſte ſa vertu. Il contient du ſel eſſentiel & de l'huile à demi-
éxaltée.

On en met infuſer chaudement pendant demi-heure deux pincées ou environ une *Thé en*
S ſſſſ   *potion.*

Dofe. dragme dans une livre d'eau, & l'on prend l'infufion toute chaude avec du fucre en plufieurs prifes.

Vertus. Le thé eft plus fouvent employé pour le délice que pour la Médecine : mais il poffede beaucoup de bonnes qualitez ; car il réjouit & recrée les efprits, il abat les vapeurs, il empêche l'affoupiffement, il fortifie le cerveau & le cœur, il hâte la digeftion, il excite l'urine, il purifie le fang, il eft propre pour le fcorbut, pour la goutte.

Deux au- Les Chinois difent que *Thé* eft un mauvais mot de la Province de *Fokien*, & ils pré-
tres efpeces tendent qu'on doit prononcer *Tcha*, qui eft le terme de la langue Mandarine : on a
de Thé en donné le nom de *Thé* à plufieurs plantes qui naiffent en divers pays : il y en a de *deux* ef-
la Martini- peces en la *Martinique*, de chacune defquelles le Frere Yon Apoticaire des RR. PP.
que. Jéfuites, m'envoya quelques branches à Paris en l'année 1702, avec la defcription de ces plantes : la premiere eft une efpece de *Caryophillata*, de laquelle j'ai parlé en fon lieu fous le nom de *Cuambu* : la feconde appellée *Capraria* (Hort. Amft.) eft un arbriffeau ligneux, haut d'environ deux pieds, pouffant plufieurs rameaux à la hauteur de fept ou huit pieds, grêles, d'un verd cendré, chargez de beaucoup de feuilles dentelées en leurs bords, approchantes en figure de celles de l'Argentine, excepté qu'elles font plus pointues, d'une belle couleur verte, remplies de fuc, ayant un peu du goût du Creffon alenois, mais moins fort : fes fleurs naiffent chacune fur un pédicule qui fort des aiffel-les des feuilles ; elles font d'une feule piéce découpée profondément en cinq parties blanches, ayant en leur milieu un piftile accompagné de cinq étamines, & repréfen-tant une fleur de lys ; ce piftile devient un fruit divifé en deux loges qui renferment des femences menues comme de la pouffiere, grifâtres : le calice qui foutient ce fruit eft dé-coupé en cinq feuilles. Cet arbriffeau croît aux lieux pierreux & près le rivage de la
Thé de la mer : fa feuille eft appellée *Thé* dans la Martinique, & les habitans s'en fervent comme
Martinique nous faifons du thé ordinaire ; elle ne donne pas à l'eau une teinture fi forte que l'autre thé de la Martinique dont j'ai parlé.

Thé de Le thé de *l'Europe* eft la *Véronique* ; on employe auffi à la façon du thé, la Méliffe, la
l'Europe. petite Sauge, les Capillaires de Canada, la fleur de Coquelicoq, les Herbes vulnéraires de Suiffe, l'Ortie blanche, & plufieurs autres plantes.

THERENIABIN.

Thereniabin, & Trungibin, Serapionis, Avicennæ.	*Drofomeli & Æromeli*, Galeno.
Men, Siracoft, & Terniabin, Arabibus.	En françois, *Manne liquide*.

Manne Eft une matiere gluante, blanche, douce, & prefque femblable à du miel blanc, la-
liquide. quelle on trouve adhérante aux feuilles de plufieurs efpeces d'arbres ou arbriffeaux, dans la Perfe & dans l'Afie majeure : les habitans la ramaffent & en font un grand né-goce, mais elle eft fort rare en France : elle contient beaucoup de phlegme & d'huile, médiocrement du fel effentiel ou volatil.

Vertus. Elle eft purgative, & elle a les mêmes vertus que notre Manne, étant prife en plus grande dofe : les Egyptiens & les Indiens l'employent.

THLASPI.

Thlafpi vulgatius. J. B. Pit. Tournef. Raii hift.	*Thlafpi vulgatiffimum.* Ger.
	Thlafpi Vaccaria folio. Park.
Thlafpi arvenfe Vaccaria incano folio ma-jus. C. Bauhin.	*Thlafpi verum, cujus femine in Theriaca utimur.* Cam.

Eft une plante qui pouffe des tiges à la hauteur d'environ un pied, rondes, velues, rameuses, garnies de feuilles sans queues, longues comme le petit doigt, larges dans leur base, & s'étréciffant peu à peu en pointe, crénelées en leurs bords, de couleur verte & cendrée, d'un goût âcre : ses fleurs sont petites, menues, blanches, difposées comme celles de la Bourse à berger, compofées chacune de quatre feuilles ; elles font fuivies par des fruits ronds ou ovales, aplatis en bourfe, bordez ordinairement d'une aîle ou feuillet, & échancrez par le haut : ces fruits contiennent des graines prefque rondes & aplaties, de couleur rouge obfcure, & qui en vieilliffant noirciffent, d'un goût âcre & brûlant comme de la Moutarde : fa racine eft affez groffe & fibreufe, ligneufe, blanche, un peu âcre. Cette plante croît aux lieux incultes, rudes, pierreux, fabloneux, expofez au foleil, entre les bleds, fur les toits, contre les murailles. Elle contient beaucoup de fel effentiel & volatil & d'huile.

On nous apporte fa *femence* du Languedoc & de la Provence, où elle naît meilleure qu'en nos pays tempérez.

Il faut la choifir récente, nette, bien nourrie, âcre & piquante au goût : elle entre dans la compofition de la thériaque & de plufieurs remedes.   Choix.

Elle eft incifive, atténuante, déterfive, apéritive, propre pour exciter l'urine & les mois aux femmes, pour hâter l'accouchement & la fortie de l'arriere-faix, pour diffoudre la pierre & le fang caillé, pour la goutte fciatique, pour mûrir & faire percer les abfcès : la dofe en eft depuis demi-fcrupule jufqu'à deux fcrupules.   Vertus.

Dofe.

Thlafpi, à ϑλάω, *comprimo*, parce que le fruit de cette plante eft applati & comme comprimé.   Etimologie.

THLASPIDIUM.

Thlafpidium Monfpelienfe Hieracii folio hirfuto. Pit. Tournef.	*Lunaria lutea.* Dalech. Lugd.
Thlafpi bifcutatum afperum, Hieracifolium & majus. C. B.	*Thlafpi clypeatum.* Cluf. pan. & hift.
Thlafpi clypeatum Hieracifolium majus. Park.	*Thlafpi bifulcatum, vel Lunaria bifulcata.* Camer.
	Lunaria bifcutata. J. Bauh. Raii hift.

Eft une plante qui pouffe plufieurs tiges à la hauteur d'un pied, grêles, rondes, rameufes, portant peu de feuilles ; mais il en fort de fa racine plufieurs qui font longues, rudes, finueufes, vertes, velues, reffemblantes à celles du Hieracium, éparfes par terre : fes fleurs naiffent aux fommitez de fes tiges, petites, à quatre feuilles jaunes difpofées en croix : quand elles font tombées, il leur fuccede un fruit en lunette compofé de deux parties très-aplaties, qui renferment dans leur creux chacune une femence oblongue fort aplatie, rouffe ou rougeâtre : fa racine eft longue & médiocrement groffe. Cette plante croît aux pays chauds vers Montpellier, aux lieux montagneux.

Elle eft déterfive, atténuante, apéritive, defficative, propre pour exciter les mois aux femmes, pour pouffer l'arriere-faix après l'accouchement, étant prife en décoction.   Vertus.

Thlafpidium, à *Thlafpi*, parce que cette plante a quelque reffemblance avec le Thlafpi.   Etimologie.

THORA.

Thora folio Cyclaminis. J. B.	*Aconitum Pardalianches* 1, *feu Thora major.* C. Bauhin.
Thora Valdenfis. Cluf. pan. Caft. Lugd.	
Tora venenata. Gefn. lun.	*Ranunculus Cyclaminis folio, Afphodeli radice.* Pit. Tournef.
Herba Thora. Guil.	
Phtora Valdenfium. Ad. Lob. Cluf. hift.	En françois, *Thora.*

Eft une efpece de Renoncule, ou une plante qui pouffe de fa racine deux ou trois   Thora.

feuilles prefque rondes , femblables à celles du Cyclamen , mais une fois auffi grandes ; dentelées en leurs bords, nerveufes, fermes, attachées par des queues : il s'éleve d'en-tr'elles une tige à la hauteur d'environ demi-pied, garnie en fon milieu d'une ou de deux feuilles pareilles à celles d'en bas, mais fans queues : fes fleurs naiffent aux fommi-tez de la tige , compofées chacune de quatre feuilles jaunes difpofées en rofe : quand cette fleur eft paffée, il paroît un fruit arrondi, où font ramaffées en maniere de tête plufieurs femences plates : fa racine eft à petits navets comme celle de l'Asfodele.

Poifon.　Cette plante croît fur les hautes montagnes ; elle contient beaucoup de fel âcre & cor-rofif, & de l'huile : on fe fert de fon *fuc* pour empoifonner les fléches & les autres ar-mes dont on tue les loups, les renards, & les autres bêtes nuifibles. On ne s'en fert point dans la Médecine, à caufe qu'elle eft dangereufe & fort âcre.

Etimolo-gic.　*Thora, à* φθορὰ, *corruptio,* parce que cette plante eft venimeufe.

THUNNUS.

Thunnus.　Thymus.　Pelamis.　　　En françois, *Thon.*

Thon.　Eft un grand poiffon de mer maffif, ventru, qui fe trouve en grande quantité dans la mer Méditerranée en Provence, en Italie, en Efpagne ; il pefe jufqu'à cent vingt li-vres ; fon mufeau eft pointu ; fa queue eft large, formée en croiffant ; c'eft en elle que confifte fa force & fa défenfe : fa couleur eft noirâtre partout extérieurement, & rou-geâtre en dedans ; il eft couvert de grandes écailles unies étroitement les unes aux au-tres ; il mange de l'alga, des glands & d'autres plantes maritimes. Il va toujours at-troupé , & l'on connoît qu'il approche , par beaucoup de bruit qu'il fait en agitant violemment l'eau de la mer par où il paffe : le tonnerre le fait fuir, car il eft fort peureux & timide ; on le prend alors facilement avec une efpece de rets ou de filet dont on fe fert fur la mer Méditerranée pour prendre les gros poiffons, & qu'on appelle en latin

Thonnaire　*Rete Thunnianum,* en françois *Thonnaire* : il n'ofe fortir de ce filet, & principalement fi l'on a trouvé le moyen de le faire coucher fur le dos : il meurt en peu de tems quand il eft pris : fa chair eft ferme, très-bonne à manger, ayant un goût de veau ; on la fale

Thon , ou　pour la conferver & la tranfporter ; on la nomme *Thon* ou *Thonnine,* & en latin *Thunnina*
Thonnine.　*caro* ; elle eft fort nourriffante & de bon fuc ; elle contient beaucoup de fel volatil.

Vertus.　Elle eft eftimée propre pour réfifter au venin, contre la rage, contre la morfure de la vipere, étant mangée & appliquée extérieurement.

Quelques Auteurs ont nommé le Thon quand il eft encore très-petit & fortant de
Cordile.　l'œuf, *Cordyla ,* en françois *Cordile ,* quand il eft plus grand *Linarius,* en françois, *Linai-*
Linaire.　*re,* & enfin quand il a atteint fa grandeur parfaite, on l'appelle *Thunnus.*

Etimolo-gie.　*Thunnus, Thynnus, à* θύειν, *impetu ferri,* parce que ce poiffon fe remue impétueufe-ment & avec viteffe.

Pelamis, à πηλὸς, *lutum,* parce qu'il habite les lieux boueux & limoneux de la mer.
Thunnia.　La femelle du Thon eft appellée *Thunnia.*

THUS.

Encens.　*Thus ,* en françois, *Encens,* eft une efpece de réfine blanche ou jaunâtre, qui rend beaucoup d'odeur & de parfum quand on la jette dans le feu : elle eft tirée par incifion d'un petit arbre dont les feuilles font femblables à celles du Lentifque , & qui croît abondamment dans la Terre-fainte & dans l'Arabie heureufe, principalement au pied
Arbor thu-　du mont Liban : on appelle cet arbre *Thus* ou *arbor Thurifera.*
rifera.

On a foin de ramaffer le premier encens qui coule de l'arbre en larmes nettes & pu-res ; on l'appelle ,

Olibanum. Melax. Thus masculum. En françois, *Oliban*, ou *Encens mâle.*

Oliban, ou encens mâle.

Celui qui tombe confusément à terre, & qui est souvent mêlé avec des morceaux de l'écorce de l'arbre ou avec quelques autres impuretez, est l'encens *commun* que quelques-uns appellent *Encens femelle* ; il est en masse jaunâtre, molasse, graisseux, fort inflammable & odorant.

Encens commun ou femelle.

L'oliban doit être choisi en belles larmes nettes, de couleur blanche tirant un peu sur le jaune, se cassant facilement, odorant quand on jette dans le feu, d'un goût amer & désagréable, rendant la salive blanche quand il est mâché.

Choix.

Ce qu'on appelle en latin *Manna Thuris*, est de l'oliban choisi en petits grains les plus ronds, les plus nets, ayant la couleur de la belle Manne. On prend encore pour de la *Manne d'Encens* des miettes farineuses d'oliban ou d'encens commun qui se trouvent au fond des sacs dans lesquels on a transporté cette résine, & qui se font faites par l'agitation & le frotement qu'ont causé les voitures.

Manne d'encens.

L'oliban & l'encens contiennent beaucoup d'huile & du sel volatil.

L'oliban est détersif, un peu astringent, sudorifique, propre pour les maladies de la poitrine, pour la pleurésie, pour fortifier le cerveau, pour les cours de ventre, étant pris intérieurement ; on l'employe aussi extérieurement pour déterger & consolider les ulceres, pour fortifier les parties.

Vertus de l'Oliban, & de l'encens commun.

L'encens *commun* est détersif, dessicatif, consolidant ; on en mêle dans les onguens, dans les emplâtres ; on s'en sert aussi en parfum.

L'*écorce* de l'arbre d'où découle l'encens, est appellée,

Thymiama. Thus Judæorum. Narcaphtum. Serichatum.

Elle doit être choisie épaisse, grasse ou résineuse, unie, récente, odorante : les Juifs s'en servent dans leurs parfums.

Elle est détersive, résolutive, dessicative.

Vertus.

Thus, à θύω, *suffio*, je parfume, parce que l'encens est employé pour parfumer.

Etimologies.

Olibanum, *quasi oleum Libani*, parce que cette résine découle comme une huile d'un arbre qui croît au mont Liban.

Thymiama, à θυμιάω, *odores accendo*, parce qu'on brûle cette écorce dans les Eglises ou dans les maisons pour les parfumer.

THUYA.

Thuya Theophrasti. C. B. Pit. Tournef. *Thuya*, *sive Thya vulgò.* Cam. *Arbor vitæ.* Ger. Park. Eyst. *Arbor Paradisæa.* Lutetian. Lugd.	*Arbor vitæ, sive Paradisiaca vulgò dicta, odorata, ad Sabinam accedens.* J. B. Raii hist. En françois, *Arbre de vie.*

Est un arbre de hauteur médiocre, dont le tronc est dur & noueux, couvert d'une écorce rouge obscure : ses rameaux se répandent en aîles ; ses feuilles ressemblent en quelque maniere à celles du Cyprès, mais elles sont plus plates, & formées par de petites écailles posées les unes sur les autres : il porte au lieu de chatons ou de fleurs, de petits boutons écailleux jaunâtres, qui deviennent ensuite des fruits oblongs, composez de quelques écailles entre lesquelles on trouve des semences oblongues & comme bordées d'une aîle membraneuse. Cet arbre est très-odorant partout, & principalement en ses feuilles ; car étant écrasées entre les doigts, elles leur communiquent une odeur forte, résineuse, & qui n'est pas facile à emporter ; leur goût est amer.

Arbre de vie.

L'*origine* de l'arbre vient de Canada, d'où le premier qu'on ait vû en Europe fut ap-

Origine.

porté au Roy de France François I. on le cultive dans les jardins. Il résiste au froid de l'hyver, mais il perd un peu de sa verdeur au tems de la gelée, ses rameaux & ses feuilles devenant noirâtres jusqu'au printems où il reprend sa belle couleur. Il contient beaucoup d'huile, & du sel essentiel & volatil.

Vertus. Ses *feuilles* sont résolutives, dessicatives, carminatives, sudorifiques.

Son *bois* est détersif, céphalique, sudorifique, propre pour résister au venin, pour les maladies des yeux & des oreilles, étant pris en poudre ou en infusion.

Etimologie. *Thuya, sive Thya*, à θύω, *suffio*, parce que cet arbre est odorant & propre pour les parfums.

Arbor vita, à cause qu'il demeure verd en été & en hyver, ou bien à cause de son odeur forte.

THYITES.

Thyites (Boetii de Boot.) est une pierre très-dure, verdâtre, ressemblant au jaspe, rendant quand on la broye, un suc laiteux, âcre & mordicant ; elle naît en Ethyopie.

Vertus. Elle est détersive, & propre pour consumer & dissiper les cataractes, les nuages des yeux, les cicatrices, étant broyée subtilement & appliquée.

Etimologie. *Thyites*, à θύια, *mortarium*, parce que cette pierre servoit autrefois à faire des mortiers.

THYMALLUS.

Thymallus (J. Jonst.) est une espece de Truite, ou un poisson de riviere qui a une odeur de thym ; il est excellent à manger.

Vertus. Sa *graisse* est propre pour les taches & cataractes des yeux, pour la surdité, pour les brouissemens des oreilles, pour les taches de la petite vérole.

Etimologie. *Thymallus*, à *thymo*, thym, parce que ce poisson a une odeur de thym.

THYMBRA.

Thymbra legitima. Cluf. hift. Pit. Tourn. Raii hift.	*Thymbra Graca*. J. Bauh.
	Satureia Cretica. C. Bauhin.
Thymbra, sive Satureia Cretica legitima. Par.	En françois, *Tymbre*.

Tymbre. Est une plante qui pousse comme le thym plusieurs tiges rameuses en maniere d'arbrisseau, quarrées, couvertes d'une laine assez rude, de couleur approchante du purpurin : ses feuilles sont presque semblables à celles du thym, un peu velues : ses fleurs & ses graines sont pareilles à celles du thym, excepté que ses fleurs naissent verticillées ou disposées en rayon le long des tiges & des branches, au lieu que celles du thym sont disposées en tête aux sommitez des tiges : sa racine est dure, ligneuse : cette plante a une odeur agréable qui participe de la sariette & du thym ; son goût est un peu âcre. On la cultive dans les jardins : elle contient beaucoup d'huile éxaltée, & de sel essentiel & volatil.

Vertus. Elle est atténuante, céphalique, carminative, apéritive, hystérique ; on s'en sert extérieurement & intérieurement.

Etimologies. *Thymbra*, à θύω, *æstuo, odorem reddo*, parce que cette plante rend une bonne odeur ; ou bien *Thymbra*, à *thymo*, parce que cette plante ressemble beaucoup au thym.

THYMELÆA.

Thymelæa. Dod. Ger. Park. Raii hift.	*Thymelæa Monspeliaca*. J. Bauhin.
Thymelæa foliis Lini. C. B. Pit. Tournef.	*Thymelæa foliis parvis*, Mesuæ.
Thymelæa vera. Gesn. hort.	*Thymelæa granis Gnidii*. Ad. Lob.

En françois, *Thymelée*, ou *Garou*.

Est un petit arbrisseau dont le tronc est assez souvent gros comme le pouce, divisé   Thymelée,
en plusieurs verges ou branches longues d'environ un pied & demi, belles, droites, re- ou Garou.
vêtues de feuilles formées à peu près comme celles du lin, mais plus grandes, plus larges, toujours vertes, visqueuses : ses fleurs naissent aux sommitez de ses rameaux, ramassées ou jointes plusieurs ensembles, petites, blanches ; chacune d'elles est, suivant M. Tournefort, un tuyau fermé dans le fond, évasé en haut, & découpé en quatre parties opposées en croix : quand cette fleur est passée, il paroît un fruit gros à peu
près comme celui du Mirte, ovale, charnu, rempli de suc, verd au commencement,
& rouge quand il est mûr ; on l'appelle *Coccum Gnidium, seu Granum Gnidium* ; les perdrix & plusieurs autres oiseaux en sont friands : ce fruit renferme une semence oblongue, couverte d'une pellicule noire, luisante, fragile, sous laquelle on trouve une
moëlle blanche, d'un goût brûlant : sa racine est longue, grosse, dure, ligneuse, grise
ou rougeâtre en dehors, blanche en dedans, d'un goût doux au commencement, mais
ensuite âcre & caustique. Cette plante croît dans le Languedoc, aux lieux incultes,   Racine de
rudes, proche de la mer ; on nous apporte sa *racine séche* : toute la plante contient beau- Thymelée
coup de sel très-âcre & de l'huile. séche.

Les Anciens se servoient de ses *feuilles* & de son *fruit* pour purger violemment les sé-   Vertus.
rositez, mais on en a cessé l'usage, à cause de l'âcreté corrosive de ce remede, qui peut
causer intérieurement des accidens fort fâcheux.

Sa *racine* est ligneuse, composée de beaucoup de fibres qui se séparent aisément, &
employée extérieurement pour les catarres, pour les fluxions qui tombent sur les yeux ;
on perce l'oreille, & l'on en met quelques fibres dans le trou : elle produit le même
effet que le vessicatoire ; elle détourne les fluxions, en faisant sortir beaucoup de sérositez.

Thymelæa, à θύμου ἐλαία, *Thymi olea*, parce que cette plante a les feuilles étroites   Etimolo·
comme celles du Thym, & grasses comme celles de l'Olivier. gie.

THYMUS.

Thymus, en françois, *Thym*, est une plante dont il y a plusieurs especes : je décrirai   Thym.
ici les *trois* principales.

La premiere est appellée,   Premiere
 espece.

Thymus capitatus, qui Dioscoridis. C. B. Pit. Tournefort.	*Thymum Creticum.* Ger.
Thymum legitimum. Raii hist.	*Thymum Creticum, sive Antiquorum.* J. Bauhin.
Thymum legitimum capitatum. Park.	*Thymum Cephaloton.* Dod.

En françois, *Thym de Crete*.

C'est un sous-arbrisseau qui croît souvent jusqu'à la hauteur d'un pied, poussant plu-   Thym de
sieurs rameaux grêles, ligneux, blancs, garnis de petites feuilles opposées, menues, Crete.
étroites, blanchâtres, d'un goût âcre : ses fleurs naissent en maniere de tête aux sommets des branches, petites, purpurines, formées en gueule ; chacune d'elles est un
tuyau découpé par le haut en deux lévres : quand cette fleur est passée, il paroît en sa
place quatre semences presque rondes, encloses dans une capsule qui a servi de calice à
la fleur : son odeur est fort agréable. Cette plante est fort commune en Candie, en Espagne ; on la cultive dans les jardins.

La seconde espece est appellée,   Seconde
 espece.

Thymus vulgaris folio latiore. C. B. Pit. Tournef.

Thymus niger. Tab.

Thymum vulgare. Dod.

Thymum durius. Dod. Cluf. hifp. Ger.

Elle eft baffe, rameufe, ligneufe ; fes feuilles font petites, étroites, d'un verd obfcur, rarement blanchâtres ; fes fleurs & fes femences font femblables à celles de l'efpece précédente ; fes racines font menues, ligneufes. On cultive cette plante dans les jardins.

Troifiéme efpece.

La troifiéme efpece eft appellée,

Thymus noftras. Cord. in Diofcor.

Thymus vulgaris, folio tenuiore. C. Bauh. Pit. Tournefort.

Thymum durius. Ger.

Thymum vulgare rigidius flore cinereo. J. Bauh. Raii hift.

Thymum durius vulgare. Park.

Serpillum hortenfe. Dod. icon.

Elle pouffe en maniere d'un petit arbriffeau, beaucoup de petits rameaux ronds, ligneux, un peu velus, garnis de petites feuilles plus étroites que celles du ferpolet, de couleur cendrée, d'un goût âcre : fes fleurs & fes graines font femblables à celles des efpeces précédentes : fa racine eft ligneufe, entourée de fibres. On cultive cette plante dans les jardins.

Ces trois efpeces de thym rendent une odeur forte, aromatique, & très-agréable ; elles contiennent beaucoup d'huile éxaltée & de fel volatil.

Vertus.

Le thym eft incifif, pénétrant, apéritif, raréfiant ; il fortifie le cerveau, il atténue la pituite ; il eft propre pour l'afthme, pour la colique venteufe, pour exciter l'appétit, pour aider à la digeftion, pour réfifter au venin, pour provoquer les mois & l'accouchement, étant pris intérieurement : on s'en fert auffi extérieurement pour réfoudre, pour fortifier, pour exciter la fueur.

Etimologies.

Thymus, à ϑύος, *odor*, parce que cette plante eft fort odorante ; ou bien *Thymus*, à ϑυμός, *fpiritus animalis*, parce que le thym eft capable de rétablir l'efprit animal qui nous fait vivre.

THYSSELINUM.

Thyffelinum eft une plante qui ne differe de l'Oreofelinum ou Perfil de montagne, qu'en ce qu'il rend du lait. Il y en a de *deux* efpeces.

Premiere efpece.

La premiere eft appellée,

Thyffelinum Plinii. Lob. icon. Pit. Tournefort.

Thyffelinum, five Apium fylveftre. Park.

Apium fylveftre, five Thyffelinum. Ger.

Apium fylveftre lacteo fucco turgens. C. B.

Apium fylveftre Dodonæi, Thyffelinum quorumdam, planta lacteo fucco turgens locis humidis proveniens. J. B. Raii hift.

Elle pouffe des tiges à la hauteur de trois ou quatre pieds, canelées, anguleufes, rougeâtres en bas, vuides, nouées, rameufes : fes feuilles font femblables à celles de la Carote, découpées menu, empreintes d'un fuc laiteux, d'un goût ingrat mêlé d'amer & d'âcre : les fommets de ces branches foutiennent des parafols garnis de petites fleurs à cinq feuilles d'un blanc jaunâtre, difpofées en rofe : quand ces fleurs font paffées, il leur fuccede des femences jointes deux à deux, ovales, aplaties, rayées fur le dos : fes racines font longues, prefque auffi groffes que le petit doigt, blanches, du même goût des feuilles.

Seconde efpece.

La feconde efpece eft appellée,

Thyffelinum paluftre. Pit. Tournef.

Sefeli paluftre lactefcens. C. B. Park.

Sefeli paluftre lactefcens acre, foliis ferulaceis, flore albo, femine lato. J. B. Raii hift.

Elle

Elle pousse une tige à la hauteur de quatre pieds, rameuse ; ses feuilles sont férulacées ; ses fleurs & ses semences sont pareilles à celles de l'espece précédente ; sa racine est longue, rougeâtre, d'un méchant goût âcre.

L'une & l'autre espece croissent aux lieux humides, marécageux, vers les lacs & les ruisseaux ; elles contiennent beaucoup de sel essentiel, d'huile & de phlegme.

Leurs *racines* sont incisives, pénétrantes, apéritives, propres pour exciter l'urine & les mois aux femmes, pour provoquer le crachat & soulager le mal des dents, quand on la mâche. Vertus.

Thysselinum, à ϑύω, *suffio*, & σέλινον, *Apium*, comme qui diroit *Persil qui parfume* ; parce que la racine de cette plante étant mâchée, laisse une maniere de parfum dans la bouche ; mais ce parfum n'est pas agréable. Etimologie.

TIBURO.

Tiburo. Monard. En françois, *Tiburon. Taburin. Taburinte.*

Est un grand poisson cetacée de la mer Indienne, qui a quelquefois jusqu'à vingt pieds de long & dix pieds de grosseur : il est couvert d'une peau épaisse & velue ; son regard est furieux & farouche ; ses machoires sont garnies d'un double rang de dents : il est fort vaillant, combattant continuellement contre les loups marins ; il est fort goulu. On trouve dans sa tête trois ou quatre *pierres* osseuses, insipides, lesquelles on peut racler facilement. Tiburon, Taburin, &c. Pierres.

Ces pierres sont estimées propres pour la néphrérique, pour la difficulté d'uriner, pour atténuer la pierre dans le rein & dans la vessie. Vertus.

TIGRIS.

Tigris, en françois, *Tigre*, est une bête à quatre pieds, sauvage, féroce, cruelle, qui a beaucoup de rapport avec le chat, mais qui est ordinairement haute comme un grand chien de chasse : sa tête tient un peu de celle du lion ; ses yeux sont jaunes, brillans ; ses dents sont fortes & aigues ; sa peau est marquetée de taches de différentes couleurs ; sa queue est longue ; ses pieds sont armez de griffes longues, crochues, fort robustes & bien tranchantes. Cet animal naît en plusieurs lieux des Indes : sa femelle est appellée *Tigresse*. Tigre. Tigresse.

Le P. Louis le Conte, dans ses *Mémoires* de l'état présent de la Chine, dit qu'il a vû à Siam des tigres bien différens de ceux qui paroissent quelquefois en France ; soit par la couleur, qui est d'un roux fauve, coupé de larges bandes noires ; soit pour la grandeur, qui égale en quelques-uns celle des chevaux : on les appelle *Tigres royaux.* Tigres royaux.

Ceux qu'on nomme *Tigres d'eau* sont parfaitement semblables aux chats ; ils se nourrissent de poisson, mais ils vivent ordinairement dans les bois ou sur le bord des rivieres. Tigres d'eau.

La *graisse* du tigre est émolliente & résolutive. Vertus.

On a aussi donné le nom de *Tigre* à un petit insecte gros comme une punaise, rond, gris ; on l'appelle *Tigrinus pulex* ; il ronge les feuilles des poiriers & des autres arbres. *Tigrinus pulex.*

TILIA.

Tilia, en françois, *Tilieul, Tillau,* ou *Tiliot*, est un bel arbre dont il y a *deux* especes. Tilieul,ou Tillau.

La premiere est appellée, Premiere espece.

Tilia fœmina folio majore. C. Bauh. Pit. Tournefort.	*Tilia vulgaris Platyphyllos.* J. Bauhin. Raii hist.

T tttt

Tilia fœmina. Ger. Dod. gal. Lob.　　|　*Philyra Græcis*, *Tilia Latinis*. Guil.
Tilia fœmina major. Park.　　|　En françois, *Tilieul d'Hollande.*

Tilieul d'Hollande.

Usage.

Cet arbre est grand, gros, rameux, se répandant au large & rendant beaucoup d'ombre : son écorce est unie, cendrée ou noirâtre en dehors, jaunâtre ou blanchâtre en dedans, si pliante & si fléxible qu'elle sert à faire des cordes à puits & des chables ; son bois est tendre, sans nœuds, blanchâtre ; on en fait des fleches, & du charbon pour la poudre à canon : ses feuilles sont larges, arrondies, finissant en pointe, un peu velues, luisantes, dentelées en leurs bords ; il sort de leurs aisselles des languettes ou petites feuilles longues, blanches, où sont attachez des pédicules qui se divisent en quatre ou cinq branches, portant chacune une fleur à cinq feuilles disposées en rose, de couleur blanche tirant sur le jaune, d'une odeur agréable, soutenue sur un calice taillé en cinq parties, blanches, grasses : lorsque cette fleur est passée, il lui succede une coque grosse comme un gros pois, presque ronde ou ovale, ligneuse, anguleuse, velue, renfermant une ou deux semences noirâtres, douces au goût : ses racines descendent profondément dans la terre, & elles s'étendent beaucoup.

Seconde espece.

La seconde espece est appellée,

Tilia fœmina folio minore. C. Bauhin. Pit. Tournef.　　|　*Tilia folio minore.* J. B. Raii hist.
　　|　*Tilia fœmina minor.* Park.
Tilia minor. Gesn. hort.　　|　En françois, *Tilieul ordinaire.*

Tilieul ordinaire.

Cet arbre n'est pas moins grand ni moins étendu que le premier ; mais son écorce est rude, & ses feuilles sont plus petites, plus noires, plus fermes, plus dures, sans poil, approchantes en figure de celles du bouleau : ses fleurs sont plus petites que celles de l'autre tilieul, mais de la même figure & de la même couleur ; elles paroissent plus tard.

Les tilieuls demandent une terre grasse ; on les cultive dans les jardins, dans les allées : ils contiennent beaucoup de sel essentiel & d'huile : on se sert dans la Médecine de leur fleur, de leur écorce, de leur semence.

Vertus.

Les *fleurs* du tilieul sont propres pour l'épilepsie, pour l'apopléxie, pour les vertiges.

Ses *feuilles* & son *écorce* sont dessicatives, propres pour exciter l'urine & les mois aux femmes, pour la brûlure.

Sa *semence* est bonne pour arrêter le saignement de nez, étant mise en poudre dans les narines.

Etimologies.

Tilia, à τίλων, *plume*, parce que cet arbre porte ses fleurs sur des languettes qui ressemblent en quelque maniere à des plumes ; ou bien *Tilia* vient de *telum*, fleche, parce que le bois de tillau est propre à faire des fleches.

TINCA.

Tinca. Tencha.　　En françois, *Tenche*, ou *Tanche.*

Tenche, ou Tanche.

Est un poisson d'eau douce fort connu dans les poissonneries : il y en a de différentes grandeurs ; mais celui que nous voyons ordinairement est long d'environ demi-pied, gros comme le bras, couvert d'une espece de peau écailleuse, visqueuse, gluante, noirâtre, & quelquefois jaunâtre : on le dépouille de cette peau dans les cuisines, en le faisant tremper dans de l'eau claire, & en le gratant avec un couteau. Il naît dans les eaux marécageuses ; il vit de bourbe : sa chair est tendre, plus ferme que celle de la carpe, blanche, d'un très-bon goût, succulente, nourrissante, facile à digérer. On trouve des tenches grosses comme des carpes, qui renferment dans leur tête *deux* petites *pierres* qu'on employe dans la Médecine. Ce poisson contient beaucoup de sel volatil & d'huile : il est si vif, qu'encore qu'on l'ait coupé par morceaux & qu'on l'ait frit à demi, il s'élance hors de la poële.

On l'applique au poignet des fébricitans pour calmer l'ardeur de la fiévre, & pour faire sortir le venin au dehors : on le met sur la tête pour adoucir la douleur de la migraine, & pour les autres maux de tête ; on l'applique aussi sur le nombril pour la jaunisse. On l'applique encore vivant & entier sur les glandes, sur les cancers, sur les schirres naissans ; il amollit & résout, parce que sa peau est mucilagineuse, & empreinte d'un sel alkali pénétrant & dissoluble.

Son *fiel* est propre pour les maladies des oreilles.

Les *pierres* qu'on retire de sa tête sont apéritives, & propres pour la gravelle, pour la pierre.

TINUS.

Tinus, en françois, *Laurier tein*, est un arbrisseau dont il y a *trois* especes.

La premiere est appellée,

Tinus prior. Cluf. hisp. Raii hist. Pit. Tournef.	*Laurus sylvestris, Corni fœmina foliis subhirsutis.* C. B.
Tinus Lusitanica cærulea bacca. Park.	*Lauritini sylvestris primum genus.* J. B.

Cet arbrisseau croît à la hauteur d'un Cournouiller femelle, poussant plusieurs verges longues, quarrées, rameuses : ses feuilles sont grandes, larges, presque semblables à celles du Cornouiller femelle, & approchantes de celles du laurier, rangées deux à deux l'une vis-à-vis de l'autre le long des branches, noirâtres, luisantes, velues, toujours vertes, sans odeur, d'un goût amer avec un peu d'astriction : ses fleurs naissent aux sommets des rameaux en bouquets, blanches, odorantes ; chacune d'elles est un bassin découpé en cinq parties : quand cette fleur est passée, son calice devient un fruit qui approche en figure d'une olive, mais plus petit & un peu plus pointu par le bout d'en haut où il est garni d'une espece de couronne ; sa peau est un peu charnue & d'une belle couleur bleue : on trouve dans ce fruit une semence couverte d'une peau cartilagineuse. Cet arbrisseau croît aux lieux rudes & pierreux, dans les hayes.

La seconde espece est appellée,

Tinus altera. Cluf. hisp. J. Bauhin. Pit. Tournef. Raii hist.	*Laurus sylvestris foliis venosis.* C. B.
Tinus, Laurus sylvestris. Dod.	*Laurus Tinus Lusitanica.* Ger.
Thinnus. Cast. append.	*Laurus Tinus alter vel 2 Clusi.* Park.

Cet arbrisseau differe du précédent en ce qu'il est plus rameux, & en ce que ses branches sont plus fermes, couvertes d'une écorce rouge verdâtre ; ses feuilles sont un peu plus longues, plus étroites & plus véneuses ; sa fleur n'est pas si odorante, & elle tire un peu sur le purpurin ; son fruit est plus petit & d'une couleur plus brune. Cet arbrisseau croît aux lieux incultes & maritimes.

La troisiéme espece est appellée,

Tinus tertia. Cluf. hisp. J. B. Raii hist. Pit. Tournefort.	*Tinus sylvestris alter, sive tertius.* Park.
Tinus, sive Laurus inodora & Italorum Lentago. Bellon.	*Laurus Tinus.* Ger.
	Laurus sylvestris folio minore. C. B.

Cet arbriſſeau eſt plus petit en toutes ſes parties que les précédens ; il fleurit deux fois l'année, au printems & en automne ; ſon fruit eſt d'un bleu noirâtre ; d'ailleurs il eſt tout-à-fait ſemblable aux autres. On le cultive dans les Jardins à cauſe de ſa beauté, mais ſa fleur a très-peu d'odeur.

Les Lauriers teins contiennent beaucoup de ſel eſſentiel & fixe & d'huile.

Vertus. Leurs *fruits*, & principalement ceux de la derniere eſpece, ſont fort âcres & brûlans : ils purgent par les ſelles avec beaucoup de violence ; mais je ne conſeillerois à perſonne de s'en ſervir, à cauſe de leur âcreté qui approche du cauſtique.

TIPULA.

Tipula eſt une eſpece de mouche aquatique qui reſſemble à une araignée ; elle a ſix pieds ou jambes longues, qu'elle étend ſur l'eau, & elle y marche ſans enfoncer ; ſon corps eſt de figure ovale, de couleur blanchâtre ; ſes aîles ſont argentées, ſes yeux ſont noirs, ſa queue eſt pointue.

Vertus. Elle eſt réſolutive, étant appliquée extérieurement.

TITHYMALUS.

Tithymalus Characias. Matth. Lac. Lon.	*Tithymalus Characias Monſpelienſium.*
Tithymalus Characias legitimus 1. Cluſ.	Lob. Ger. Park.
hiſp. & hiſt. Raii hiſt.	*Tithymalus Amygdaloides, ſive Characias.*
Tithymalus Characias rubens peregrinus.	J. Bauhin.
C. B. Pit. Tournef.	En françois, *Titimale.*

Titimale. Eſt une plante qui pouſſe une ou pluſieurs tiges à la hauteur d'un pied & demi, groſſes comme le petit doigt, rondes, rougeâtres ; ſes feuilles ſont oblongues, dures, plus petites que celles de l'Amandier : il s'éleve du haut de ces tiges pluſieurs petits rameaux fermes, qui portent des fleurs noires formées en godet, découpez : quand cette fleur eſt paſſée, il lui ſuccede un petit fruit relevé de trois coins, & diviſé en trois cellules remplies chacune d'une ſemence oblongue : ſa racine eſt dure, ligneuſe, garnie de pluſieurs fibres. Cette plante eſt toute remplie d'un ſuc blanc comme du lait, âcre, mordicant : elle croît dans les pays chauds, proche des hayes, des murailles, ſur les ramparts ; elles contiennent beaucoup de ſel âcre & d'huile.

Vertus. Elle purge trop violemment par bas, c'eſt pourquoi on ne l'employe pas intérieurement ; elle peut ſervir dans les dépilatoires & pour chaſſer les dartres.

Etimologies. *Tithymalus*, à τιτθη, *mammelle*, & μαλαχός, *tendre*, comme qui diroit *tendre mammelle*, à cauſe que cette plante rend du lait.

Characias, id eſt vallaris, à χαραχόω, *vallo*, je fortifie, je garnis, parce que cette eſpece de Titimale garnit & fortifie les ramparts & les hayes où elle croît.

* Il y a pluſieurs autres eſpeces de Titimales, dont nous avons parlé aux articles d'APIOS, d'EſULA, & de PEPLIS.

TLEON.

Tleon, Coluber igneus, eſt une eſpece de Serpent du Bréſil, grand à peu près comme la vipere, couvert d'écailles blanches, noires, jaunes ; il habite ſur les montagnes : ſa morſure eſt mortelle ſi l'on n'y apporte du ſecours ; les remedes ſont les mêmes que pour la morſure de la vipere.

Vertus. Il eſt ſudorifique, il réſiſte au venin.

TOMINEIO.

Tomineio eſt un petit oiſeau du Bréſil, qui ne ſurpaſſe guéres en groſſeur une cigale :

fa tête & fon cou font couverts de plumes d'une admirable be auté , de couleursdiverfi-
fiées ; celles de fa poitrine font dorées, luifantes, refplendiffantes ; les autres font cendrées ou noires : fon bec eft long & pointu ; fa langue eft une fois plus longue que fon
bec ; fes jambes font très-menues ; fes pieds font garnis d'ongles : il habite les montagnes ; il mange des fleurs , du miel, de la rofée : il chante agréablement ; fon vol eft rapide, & il fait une efpece de bourdonnement en volant comme les mouches.   Vertus.
   Il eft propre pour l'épilepfie , étant mangé ou pris en poudre.

TOPAZIUS.

Topazius. Chryfolithus. Chryfopatius.   En françois, *Topaze.*

Eft une pierre prétieufe diaphane , de couleur verdâtre mêlée d'un peu de jaune ,   Topaze.
jettant des rayons dorez & verdâtres ; cette pierre fe polit aifément avec la lime : il y en
a de *deux* efpeces ; une *Orientale*, & l'autre *Occidentale*. La premiere eft la plus dure , la   Premiere
plus belle & la plus eftimée ; on nous l'apporte d'Arabie , d'Ethyopie , des environs de   efpece.
la mer Rouge : on dit qu'elle naît avec l'albâtre : quelques-uns prétendent que c'eft la   Orientale.
matrice de l'émeraude , à caufe que ces deux pierres prétieufes approchent en couleur
l'une de l'autre.
   La feconde efpece ou l'Occidentale naît en Boheme ; elle eft plus groffe que l'Orien-   Seconde
tale , mais elle eft moins belle.   efpece.
                                      Occiden-
   Les topazes font propres pour arrêter les cours de ventre & les hémorragies , étant   tale.
broyées & données par la bouche : la dofe en eft depuis demi-fcrupule jufqu'à demi-   Vertus.
dragme.   Dofe.
   On tient que *Topafius* eft le nom d'une Ifle de la mer Rouge d'où l'on tiroit autrefois   Etimolo-
cette pierre.   gies.
   Chryfolithus, à χρυσὸς *, aurum, & * λίθος *, lapis,* comme qui diroit *pierre rayonnant*
une couleur d'or.

TORDYLIUM.

*Tordylium Narbonenfe minus.*Pit.Tourn. | *Tordylium Creticum.* Eyft.
Tordylium , five Sefeli Creticum minus. | *Sefeli Creticum minus.* C. Bauhin.
Park. | *Caucalis minor pulchro femine ,five Bello-*
Caucalis. Bellon. Gefn. hort. | *nii.* J. Bauhin.

Eft une plante qui pouffe une tige à la hauteur d'environ un pied , canelée, velue :
fes feuilles font oblongues , arrondies, dentelées, velues , rudes , rangées plufieurs le
long d'une côte : fes fleurs naiffent fur des ombelles ou parafols aux fommets des branches , compofées chacune de cinq feuilles blanches difpofées en fleur de Lys : quand
cette fleur eft paffée, il lui fuccede des femences jointes deux à deux , relevées d'une
bordure taillée en grain de chapelet, odorantes, un peu âcres : fa racine eft menue.
Cette plante croît aux pays chauds, comme en Languedoc , le long des chemins, dans
les bleds : elle contient beaucoup de fel & de l'huile.
   Sa *femence* eft propre pour exciter l'urine & les mois aux femmes, pour la pierre,   Vertus.
pour la néphrétique, pour la colique venteufe.
   Sa *racine* eft bonne pour l'afthme & pour exciter le crachat.

TORMENTILLA, *feu* HEPTAPHYLLON.

Tormentilla, en françois, *Tormentille*, eft une plante dont il y a *deux* efpeces.   Tormen-
                        La premiere eft appellée ,   tille.
                                                        Premiere
Tormentilla. J. B. Raii hift. | *Tormentilla vulgaris.* Park.   efpece.
                        T tttt iij

Tormentilla fylveſtris. C. B. Pit. Tourn. | *Heptaphyllon.* Fuch. Tur. Geſn. hort.

Elle pouſſe pluſieurs petites tiges grêles, foibles, velues, rougeâtres, longues d'environ un pied, ſe courbant & ſe couchant à terre : ſes feuilles ſont pareilles à celles de la quintefeuille & diſpoſées de même, mais au nombre de ſept ſur une queue : ſes fleurs ſont compoſées chacune de quatre feuilles jaunes diſpoſées en roſe, ſoutenues par un calice fait en baſſin & découpé en huit parties, quatre grandes & quatre petites, placées alternativement : quand cette fleur eſt paſſée, le calice devient un fruit preſque rond, dans lequel ſont amaſſées pluſieurs ſemences menues, oblongues : ſa racine eſt un tubercule preſque auſſi gros que le pouce, raboteux, inégal, de couleur obſcure en dehors, rougeâtre en dedans, garni de quelques fibres. Cette plante croît dans les bois, aux lieux ſabloneux, & auſſi aux lieux herbeux & humides.

La ſeconde eſpece eſt appellée ,

Seconde eſpece.

Tormentilla Alpina major. Park. Raii hiſt. | *Tormentilla Alpina vulgaris major.* C. B. Pit. Tournef.

Elle differe de la précédente en ce que ſes feuilles ſont plus grandes, en ce que ſa racine eſt plus groſſe, mieux nourrie, plus rouge & plus remplie de vertu. Cette plante croît ſur les Alpes, ſur les Pyrénées : on nous envoye ſa *racine* ſéche ; elle eſt employée dans la Médecine.

Racine ſéche.

Choix. On doit la choiſir récente, bien nourrie, groſſe à peu près comme le pouce, nette, entiere, mondée de ſes filamens, compacte, bien ſéchée, de couleur brune en dehors, rougeâtre en dedans, d'un goût aſtringent : elle contient du ſel eſſentiel & de l'huile.

Vertus. Elle eſt aſtringente, vulnéraire, propre pour arrêter les cours de ventre, les hémorragies, le vomiſſement, les fleurs blanches des femmes, pour réſiſter au venin : on en mêle dans les remedes cardiaques.

Etimologies. *Tormentilla, à tormento,* tourment, parce qu'on a prétendu que la racine de cette plante pulvériſée, mêlée avec un peu de pirétre & d'alum, & miſe dans la bouche, ſoulageoit le tourment que cauſe la douleur des dents.

Heptaphyllon, ex ἑπτὰ, *ſeptem, &* φύλλον, *folium,* parce que cette plante porte ordinairement ſept feuilles ſur une queue.

TORNESOL, *ou* TOURNESOL.

Tornefol en drapeau. *Tornefol* en *drapeau* eſt de la toile ou du crêpe qu'on a teint à Conſtantinople avec de la cochenille & quelques acides.

en coton. *Tornefol* en *coton* eſt du coton aplati à la grandeur & figure d'un écu blanc, & teint en Portugal avec la cochenille meſteque.

Uſage. L'un & l'autre tornefol ſervent pour colorer les liqueurs & les gelées de fruits.

Autre eſpece. Il y a une autre eſpece de tornefol en drapeau qui ſe fait avec des chifons imbibez & empreints d'une teinture rouge, préparée avec le ſuc de l'*Heliotropium tricoccum,* & un peu de liqueur urineuſe : il vient du Languedoc ; on s'en ſert pour donner au vin une couleur rouge. *Voyez les Mémoires de l'Académie des Sciences.*

Uſage.

Choix. Tous ces tornefols doivent être choiſis propres, ſecs, d'une belle couleur rouge & rendant aſſez de teinture dans les liqueurs.

Tornefol en pate, ou en pain, ou en pierre. Tornefol en *pâte,* ou en *pain,* ou en *pierre,* eſt une pâte ſéche, compoſée avec les linges préparez avec l'*Heliotropium tricoccum,* de la chaux, & de l'urine ; la couleur de cette pâte doit être bleue : les Teinturiers s'en ſervent ; elle vient d'Hollande.

Etimologie. *Tornefol* eſt un mot italien qui ſignifie *ſe tournant vers le Soleil* ; & l'on a donné ce nom à ces efpeces de drogues, à caufe qu'on en prépare plufieurs avec le fruit de l'Eliotrope, dont la fleur femble fe tourner toujours vers le Soleil.

TORPEDO.

Torpedo. Torpigo. Stupefcor. En françois, *Torpille.*

Eft un poiffon de mer cartilagineux, de figure orbiculaire, fi l'on en excepte la queue, pefant cinq ou fix livres : fa peau eft molle, douce au toucher, jaunâtre par le dos, & blanchâtre par le ventre, ayant quelquefois des taches blanchâtres repréfentant des figures d'yeux : fa queue eft armée de petites dents menues, faites en fcie : fes yeux font petits ; il fe plaît aux lieux fangeux & bourbeux, dans la mer & dans le Nil. Il fe cache l'hyver dans la terre, à caufe du froid : il fe nourrit de poiffons, de lézards, & d'autres animaux qu'il engourdit en les frapant. Il eft bon à manger ; fa chair eft mollette, tendre & de bon fuc. *Voyez les Mém. de l'Acad. des Sciences.*

Il eft propre pour calmer les douleurs de la tête & des autres parties du corps, étant appliqué deffus.

Torpedo, à torpeo, j'engourdis, parce que ce poiffon a une vertu engourdiffante.
Stupefcor, à ftupere, être étonné & tranfi, par la même raifon.

TOTANUS.

Totanus (J. Jonfton.) eft un oifeau aquatique de groffeur médiocre, noir & blanc ; fon bec eft long d'environ trois doigts ; fon cou eft de la même longueur ; fon corps eft long prefque d'un demi-pied ; fa queue eft grande comme la main ; fes jambes font hautes ; fes pieds font rougeâtres, armez d'ongles noirs ; fa tête eft ordinairement noire par devant, rougeâtre par derriere ; fes aîles font blanches & noires ; fa queue eft traverfée de lignes blanches & noires.

Sa *graiffe* eft anodine & réfolutive.

TRAGACANTHUM.

Tragacanthum.   *Tragacantha gummi.*   *Dragacanthum.*
En françois, *Gomme Adraganth.*

Eft une gomme blanche, luifante, légere, en petits morceaux longs, menus & entortillez en maniere de vers : elle fort par incifion de la racine & du tronc d'un petit arbriffeau épineux appellé du même nom *Tragacantha,* ou *Spina hirci,* & en françois *Barbe-Renard,* ou *Epine de bouc.* Cette plante croît fréquemment en Syrie, autour d'Alep, en Candie, & en plufieurs autres lieux. Elle pouffe plufieurs branches dures, couvertes de laine, & garnies d'épines blanches, roides, fermes, & de feuilles très-petites, menues, rangées par paires, fur une côte terminée par une épine de couleur blanchâtre : fes fleurs naiffent aux fommitez des branches, jointes plufieurs enfemble, légumineufes, reffemblant à celles du petit Genêt, purpurines, rayées : après qu'elles font paffées, il leur fuccede des gouffes divifées chacune en deux loges remplies de femences groffes comme des grains de moutarde, & ayant la figure d'un petit rein : fa racine eft longue, & elle s'étend au large, groffe comme le doigt, blanche, ligneufe.

On trouve chez les Droguiftes la gomme adraganth en morceaux de différentes groffeurs, figures & couleurs : les uns font menus, longs, blancs, nets, repliez & contournez comme des vers, ce qui les a fait appeller *Tragacanthum vermiculatum* ; les autres groffiers, jaunâtres & noirâtres, fort chargez d'ordures.

Il faut la choifir en petits morceaux blancs, luifans, légers, où il ne paroiffe aucune

Mucilage de gomme adraganth. faleté, infipide au goût ; elle contient beaucoup d'huile & très-peu de fel : on en fait du *mucilage*, la mettant infufer dans de l'eau ; elle s'y diffout & s'y congelle en une maniere de colle ou de gelée, belle, luifante, tranfparente ; on l'employe à corporifier plufieurs remedes enfemble.

Vertus. Elle eft humectante, rafraîchiffante, aglutinante ; elle adoucit l'âcreté des humeurs ; elle arrête les cours de ventre & les hémorragies ; elle eft propre pour la toux, pour la phtifie, pour les âpretez de la gorge, pour les fluxions âcres des yeux, pour les ardeurs des reins, de la veffie, de Venus : on en prend en poudre & en mucilage.

Pulvérifation. Il faut que le mortier dans lequel on veut la pulvérifer, foit chaud, afin de diffiper une humidité aqueufe qu'elle contient, & qui l'empêcheroit d'être mife en poudre.

Ufage. Les Teinturiers fe fervent de la gomme adraganth, comme de plufieurs autres gommes pour donner de la confiftence aux foyes qu'ils teignent & les rendre plus fermes.

Etimologie. *Tragacantha*, à τράγος, *hircus*, & ἄκανθα, *fpina*, comme qui diroit *Epine de bouc.*

TRAGOPOGON.

Tragopogon, en françois, *Barbe de bouc*, eft une plante dont il y a *deux* efpeces principales.

Premiere efpece.

La premiere eft appellée,

Tragopogum luteum. Lob. Tab. Ger. Park. Raii hift.	*Tragopogon flore luteo.* J. Bauh.
	Barba hirci. Cord. in Diofc. Dod. gal.
Tragopogon pratenfe luteum majus. C. B. Pit. Tournef.	*Barbula hirci.* Trag. Matth. Lac. Caft.
	Gerontopogon flore luteo. Gefn. col.

En françois, *Barbe de bouc.*

Barbe de bouc. Elle pouffe une tige à la hauteur d'environ un pied & demi, ronde, folide, fe divifant en plufieurs branches : fes feuilles font oblongues, étroites, pointues, reffemblant à celles du Saffran, mais plus courtes & plus larges : fes fleurs font des bouquets à demi-fleurons jaunes, placez aux fommets des branches, grands comme les fleurs de la Dent de lion, foutenus par des calices affez longs, mais fimples, & fendus en plufieurs parties jufques vers la bafe : lorfque cette fleur eft paffée, il paroît en fa place des femences oblongues, canelées, cendrées, rudes, garnies d'aigrettes : fa racine eft longue, groffe comme le petit doigt, noire en dehors, blanche en dedans, laiteufe, douce au goût. Cette plante croît aux lieux humides, comme dans les prez.

Seconde efpece.

La feconde efpece eft appellée,

Tragopogon purpureum. Ger. Park. Raii hift.	*Barbula hirci altera.* Matth. Caft.
	Barbula hirci flore purpureo. Cam.
Tragopogon purpureocæruleum Porri folio, quod Artifi vulgò. C. B. Pit. Tournef.	*Gerontopogon, five Saffifica Italorum.* Lugd.
Tragopogon flore purpureo. J. B.	En françois, *Serfifi.*

Serfifi. Ses feuilles reffemblent à celles du Poireau ; fa fleur a une couleur purpurine tirant fur le bleu ou fur le noir. On cultive ordinairement cette efpece dans les jardins, à caufe de fa racine qui fert dans les cuifines ; on l'appelle vulgairement *Serfifi*. L'une & l'autre efpece rendent un fuc laiteux ; elles contiennent beaucoup de fel effentiel, d'huile & de phlegme.

Vertus. Leurs *racines* font apéritives, ftomacales, pectorales ; leurs *feuilles* fons vulnéraires, confolidantes.

Tragopogon, à τράγος, *hircus*, & πώγων, *herba*, comme qui diroit *Barbe de bouc*,
parce

parce qu'on prétend que les aigrettes des femences de cette plante fortant de leurs calices, forment une broffe femblable à la barbe d'un bouc.

Serfifi eft une corruption de *Saffifica*, & *Saffifica* eft une corruption de *Saxifraga*.

TRAGOSELINUM.

Tragofelinum, en françois, *Boucage*, ou *Bouquetine*, eft une plante dont il y a *quatre*   Boucage.
efpeces.

La premiere eft appellée,   Premiere
efpece.

Tragofelinum majus. Tab.	*Pimpinella faxifraga major umbellâ can-*
Tragofelinum majus umbellâ candida. Pit.	*dida.* C. Bauhin.
Tournefort.	*Saxifragia major.* Dod. gal.
Pimpinella faxifraga. Ger. Raii hift.	*Saxifragia hircina major.* J. Bauh.
Pimpinella faxifraga hircina major. Park.	

En françois, *Bouquetine*, ou *Pimprenelle blanche*.

Elle pouffe des feuilles oblongues, attachées plufieurs le long d'une côte, dentelées   Bouquetine
en leurs bords, & quelquefois découpées plus profondément, velues d'un côté, liffes   blanche.
de l'autre, de couleur verte obfcure luifante : fes tiges croiffent à la hauteur d'environ
deux pieds, rondes, canelées, fans poil, nouées, vuides, rameufes, portant en leurs
fommets des parafols garnis de petites fleurs blanches, compofées chacune de cinq
feuilles difpofées en fleur de lis : quand ces fleurs font paffées, il leur fuccede des femences jointes deux à deux, courtes, affez menues, arrondies fur le dos & canelées,
aplaties de l'autre côté, d'un goût âcre : fa racine eft longue, fimple, groffe comme le
petit doigt, blanche, garnie de quelques fibres, d'un goût brûlant, & excitant à cracher quand on la mâche.

La feconde efpece eft appellée,   Seconde
efpece.

Tragofelinum majus umbellâ rubente. Pit.	*Pimpinella faxifraga major umbellâ ru-*
Tournef.	*bente.* C. Bauhin.
Pimpinella faxifraga major flore rubente.	En françois, *Bouquetine noire*.
Park.	

Elle differe de la précédente en ce que fes fleurs font rouges, & fes racines noirâtres.   Bouquetine
noire.
La troifiéme efpece eft appellée,   Troifiéme
efpece.

Tragofelinum alterum majus. Pit. Tourn.	*Pimpinella faxifraga major noftras.* Park.
Pimpinella faxifraga major altera. C. B.	En françois, *Bouquetine frifée*.

Elle pouffe une ou plufieurs tiges à la hauteur d'un pied & demi, couvertes d'une   Bouquetine
laine courte, mais affez épaiffe, canelées, vuides, rameufes : fes feuilles font décou-   frifée.
pées en fegmens très-étroits, dentelées en leurs bords, rangées plufieurs le long d'une
côte terminée par une feule feuille, de couleur verte brune en deffus, & de verd pâle
en deffous, parfemées de veines ou de nerfs d'un verd foncé ou quelquefois purpurins :
fes fleurs & fes femences font femblables à celles des efpeces précédentes : fa racine eft
fimple, ridée, blanche, longue, jettant peu de fibres, d'un goût brûlant.

La quatriéme efpece eft appellée,   Quatriéme
efpece.

Tragofelinum minus. Pit. Tournef.	*Pimpinella faxifraga hircina minor.* Park.
Pimpinella faxifraga minor. C. Bauhin.	*Pimpinella faxifraga minor, foliis Sangui-*
Raii hift.	*forba.* Raii hift.

Saxifraga minor altera. Dod. gal. | *Saxifragia hircina minima, Pimpinella*
Saxifragia hircina minor, foliis Sangui- | *crispa.* Trag. J. Bauh.
sorbæ. J. Bauhin. | *Bipinella, sive Saxifraga minor.* Ger. emac.

En françois, *Bouquetine petite.*

Bouquetine petite. Elle ne diffère de la troisiéme espece qu'en ce que ses feuilles d'en bas sont découpées & ressemblent à la pimprenelle.

Choix. Ces plantes croissent aux lieux incultes en terre grasse ; elles contiennent beaucoup de sel essentiel & d'huile : la *petite* est la plus commune & la plus estimée dans la Médecine ; on se sert de sa *racine*, de ses *feuilles* & de sa *semence*.

Vertus. Elles sont apéritives, détersives, sudorifiques, vulnéraires, propres pour briser la pierre du rein & de la vessie; pour résister au venin & à la malignité des humeurs, pour lever les obstructions, pour exciter l'urine & les mois aux femmes, étant prises en décoction ou en poudre.

Cochenille sylvestre, ou de graine. On trouve en certains lieux sur les racines de la grande espece de Boucage, des grains rouges qu'on a nommé *Cochenille sylvestre* ou *Cochenille de graine* ; j'en ai parlé à l'article de la COCHENILLE.

Etimologie. *Tragoselinum,* à τρἀγος, *hircus, &* σέλινον, *Petroselinum*, comme qui diroit *Persil de bouc*, parce que les feuilles de la petite espece de Boucage ont quelquefois la figure de celles du Persil, & parce que les boucs en mangent.

TRAGUM.

Tragum. Matth. Lob. icon. | *Tragus, sive Tragum Matthioli.* Park.
Tragon Matthioli, sive potiùs Tragus im- | *Kali spinosum cochleatum.* C. Bauhin.
probus Matthioli. Ger. | *Kali spinosum foliis longioribus & angustio-*
Tragus spinosus Matthioli, sive Kali spi- | *ribus.* Pit. Tournef.
nosum. J. Bauhin. | En françois, *Soude epineuse.*

Soude epineuse. Est une espece de Kali, ou une plante qui pousse plusieurs tiges longues d'un pied ou d'un pied & demi, grosses, rameuses, se couchant à terre, pleines de suc, portant beaucoup de feuilles longues, étroites, charnues, finissant en un piquant, empreintes d'un suc salé : ses fleurs naissent dans les aisselles des feuilles, petites, à plusieurs feuilles, de couleur herbeuse : quand ces fleurs sont passées, il leur succede des fruits membraneux, presque ronds, épineux, contenant chacun une semence semblable à un petit serpent roulé en spirale, de couleur noire : sa racine est fibrée. Cette plante croît dans les pays chauds : elle contient beaucoup de sel essentiel & fixe & d'huile.

Vertus. Elle est fort apéritive, propre pour la pierre, pour la gravelle.

TRASI.

Trasi. Matth. Cast. Cæs. J. Bauhin. | *Cyperus rotundus esculentus angustifolius.*
Trasi Veronensium. Ad. Lob. | C. B. Pit. Tournef. Raii hist.
Trasi folio Cyperi. Clus. in Garz. | *Cyperus esculentus, sive Trasi Italorum.*
Cyperus dulcis rotundus esculentus, Trasi | Ger. emac.
dulce vocatus. Park. | *Habel assis Tripolitanis, sive granum Al-*
Juncus avellana. Amat. | *zelen Arabum.* Rauwolff.
Dulcichinum. Gesn. hort. | *Holoconitis Hippocratis.* Fabric.
Malinathalla Theophrasti, Ægyptiorum, |
& Anthalium Plinii. Cæs. Colum. | En françois, *Souchet Sultan.*

Souchet Sultan. Est une espece de Souchet, ou une plante qui pousse des feuilles arundinacées, lon-

gues, étroites, relevées fur le dos, femblables à celles des autres Souchets : fes tiges
font hautes d'environ un pied & demi, triangulaires, portant en leurs fommitez des
fleurs à plufieurs étamines ramaffées en tête jaunâtre, entre des feuilles à écailles difpofées en maniere d'etoile : quand ces fleurs font paffées, il naît fous chaque feuillet
une graine triangulaire ou relevée de trois coins : fes racines font des fibres menues,
aufquelles font attachez des tubercules charnus, gros comme les plus petites noifettes,
ronds, relevez d'une efpece de petite couronne comme aux nêfles, couverts d'une
écorce ridée affez rude, jaunâtre ou rouffe, ayant la chair blanche, ferme, d'un goût
doux. Cette plante croît aux lieux humides aux pays chauds, comme en Italie, à Vé-
rone, en Sicile : fa racine eft en ufage dans la Médecine : elle contient beaucoup d'huile
& du fel effentiel.

Elle eft pectorale, humectante, adouciffante, réfolutive, propre pour la dyffenterie,   Vertus.
pour les ardeurs d'urine, pour exciter la femence, étant mangée ou prife en décoction.

TRIBULUS.

Tribulus terreftris. Ger. J. B. Park. Raii | *Tribulus terreftris Ciceris folio fructu acu-*
hift. | *leato.* C. B.

En françois, *Tribule.*

Eft une plante qui pouffe des tiges longues d'environ demi-pied, couchées par   Tribule.
terre, rondes, nouées, velues, rouges, divifées en rameaux : fes feuilles naiffent plufieurs rangées le long d'une côte, femblables à celles des Pois chiches ou à celles de la
Lentille, velues : fes fleurs fortent des aiffelles des feuilles, attachées à des pédicules
affez longs, compofées chacune de cinq feuilles jaunes difpofées en rofe : quand cette
fleur eft paffée, il lui fuccede un fruit dur armé de plufieurs épines, & reffemblant en
quelque maniere à une croix de Malte : ce fruit eft compofé de quatre ou cinq piéces,
dans lefquelles fe trouvent trois ou quatre niches qui renferment chacune une femence : fa racine eft fibreufe. Cette plante croît dans les champs, entre les blez, principalement aux pays chauds : fon fruit contient beaucoup d'huile & du fel effentiel.

Il eft déterfif, apéritif, propre pour arrêter les cours de ventre, pour brifer la pierre   Vertus.
du rein, pour réfifter au venin, étant prife en poudre : la dofe en eft depuis un fcrupule   Dofe.
jufqu'à une dragme. On dit que la décoction de ce fruit étant répandue dans une chambre, en chaffe les puces.

TRIBULUS AQUATICUS.

Tribulus aquaticus. C. B. J. B. Raii hift. | *Tribulus aquaticus major.* Park.
Tribulus lacuftris. Cord. hift. | *Butomos Damocratis.* Ang.

En françois, *Tribule aquatique. Macre. Saligot. Cornuelle,* ou *Corniole.*

Eft une plante aquatique qui pouffe des tiges longues, grêles, fucculentes, garnies   Tribule
d'efpace en efpace de beaucoup de fibres qui lui fervent de racines pour s'attacher ; ces   aquatique,
tiges groffiffent vers la fuperficie de l'eau, & elles jettent des feuilles larges, prefque   &c.
femblables à celles du Peuplier & de l'Orme, mais plus courtes, & ayant en quelque
maniere la forme rhomboïde, relevées de plufieurs nervures, crénelées en leur circonférence, attachées à des queues longues & groffes : fes fleurs font petites, blanches,
foutenues par un pédicule arrondi, folide, verd, couvert d'un petit duvet : il leur fuccede des fruits femblables à des petites châtaignes, mais armez chacun de quatre groffes
pointes ou épines dures, de couleur grife, couvert d'une membrane qui fe fépare, &
enfuite il devient noir prefque comme du Jays, liffe, poli ; on appelle ce fruit vulgai-

Châtaigne d'eau.

rement *Châtaigne d'eau* ; fa fubftance eft une maniere d'amande formée en cœur, dure, blanche, couverte d'une membrane très-mince, bonne à manger, ayant un goût approchant de celui de la Châtaigne ; on en peut faire de la *farine* qui reffemble à de la farine de Féve. Cette plante croît dans les rivieres, dans les lacs : fon fruit contient beaucoup d'huile, peu de fel.

Farine de Tribule aquatique.

Vertus.

Il eft fort aftringent, rafraîchiffant, réfolutif, propre pour les cours de ventre ; on s'en fert en gargarifme pour les inflammations de la bouche & de la gorge : on l'employe auffi en cataplafme pour adoucir & réfoudre.

TRIFOLIUM PRATENSE.

Trifolium pratenfe. Matth. Dod. Tab. Ger.

Trifolium pratenfe flore monopetalo. Pit. Tournef.

Trifolium purpureum vulgare. J. Bauhin. Raii hift.

Trifolium majus. Brunf. defc.

Trifolium pratenfe purpureum vulgare. Park.

Trifolium pratenfe purpureum. C. Bauhin. Pit. Tournef.

En françois, *Tréfle des prez.*

Tréfle des prez.

Eft une plante qui pouffe des tiges à la hauteur d'environ un pied & demi, grêles, rondes, quelquefois un peu velues, en partie droite, en partie fe répandant & ferpentant par terre : fes feuilles font les unes rondes, les autres oblongues, attachées trois à une queue, marquées au milieu d'une tache blanche ou noire qui a prefque la figure d'une lune : fes fleurs naiffent aux fommitez des tiges, difpofées en tête ou en un épi court & gros, de couleur purpurine, empreintes au fond d'un fuc mielleux, doux, agréable : il leur fuccede de petites capfules rondes, envelopées chacune d'un calice, & terminées par une longue queue : on trouve dans cette capfule une femence qui a la figure d'un petit rein : fa racine eft longue, ligneufe, ronde, prefque auffi groffe que le petit doigt. Cette plante croît dans les prez, aux lieux marécageux & humides ; elle fert de paturage aux beftiaux : elle contient beaucoup de phlegme & d'huile, & un peu de fel effentiel.

Vertus.

Elle eft déterfive, humectante, rafraîchiffante, adouciffante, propre pour les inflammations, étant employée extérieurement ou intérieurement.

Etimologie.

On a nommé cette plante *Trifolium*, à caufe que fes feuilles naiffent trois fur une queue ; on en trouve quelquefois davantage, mais rarement.

TRIPOLIUM.

Tripolium. Dod. Lugd. Cam.
Tripolium majus. J. B.
Tripolium vulgare. Lob. Eyft.
After maritimus paluftris caruleus, Salicis folio. Pit. Tournef.

After maritimus purpureus Tripolium dictus. Raii hift.
Tripolium majus caruleum. C. Bauhin.
Tripolium littorum. Ad.
Tripolium majus, five vulgare. Park.

Eft une efpece d'After, ou une plante qui pouffe une tige à la hauteur d'environ un pied & demi, droite, divifée par le haut en plufieurs branches : fes feuilles font oblongues comme celles du Saule, affez épaiffes, liffes, vertes : fes fleurs naiffent aux fommets des branches, petites, belles, radiées, jaunes dans leur difque, bleues ou purpurines en leur couronne, foutenues par un calice compofé de feuilles en écailles : lorfque la fleur eft paffée, il paroît des femences garnies chacune d'une aigrette : fa racine eft longue, blanche, garnie de plufieurs fibres. Cette plante croît aux bords de la mer ; elle fleurit en été : elle contient beaucoup de fel & d'huile.

Sa *racine* eſt laxative & apéritive, propre pour évacuer les ſéroſitez ; on l'eſtime auſſi pour réſiſter au venin, étant priſe en infuſion ou en poudre.   Vertus.

Tripolium, à τρεὶς, *ter, &* πολιόν, *canum ſeu caneſcens,* parce que les Anciens ont crû que la fleur de cette plante changeoit de couleur trois fois le jour, étant blanche au matin, purpurine à midi, & rouge vers le ſoir.   Etimologie.

TRITICUM.

Triticum. Brunf. 4. Geſn. hort.	*Triticum hybernum ariſtis carens..* C. B.
Triticum ſemeſtre. Dod. Tabern.	Pit. Tournef.
Triticum ſpina mutica. Ger. Park. Raii hiſt.	*Triticum vulgare, glumas triturando deponens.* J. Bauhin.
Tritici primum genus. Trag. Füch. Lon.	En françois, *Froment,* ou *Blé.*

Eſt une plante qui pouſſe pluſieurs tiges ou tuyaux à la hauteur de quatre ou cinq pieds, aſſez grêles, droits, nouez d'eſpace en eſpace, creux en dedans, garnis de quelques feuilles longues, étroites comme celles du Gramen, & portant en leurs ſommitez des épis longs où naiſſent des fleurs par petits paquets, compoſées de quelques étamines qui ſortent d'un calice à pluſieurs écailles : après que la fleur eſt paſſée, il paroît une graine oblongue, arrondie ſur le dos, ſillonnée de l'autre côté, de couleur jaune en dehors, blanche en dedans, farineuſe & propre à faire du pain ; ſes racines ſont menues, filamenteuſes : on cultive cette plante dans les terres graſſes. Les grains de blé contiennent beaucoup d'huile & de ſel volatil ou eſſentiel.   Froment, ou Blé.

Ils ſont pectoraux & adouciſſans, étant pris en décoction ; on en donne aux petits enfans pour leur boiſſon ordinaire.   Vertus.

La *farine* de blé eſt propre pour ramolir, pour digérer, pour adoucir, pour réſoudre, étant employée extérieurement en cataplaſme.

* Le *ſon* ou *furfur* ſe donne en infuſion pour les maux de poitrine.   Etimologie.

Triticum, à triturare, parce qu'on ſépare par trituration le grain du blé d'avec ſon épi.

TROCHUS.

Trochus, en françois, *Sabot,* eſt un coquillage de mer qui a une figure pyramidale : il y en a de pluſieurs eſpeces & de différentes grandeurs.   Sabot.

Il eſt alkalin, & propre pour adoucir les humeurs âcres, pour arrêter les cours de ventre & les hémorragies, étant broyé & pris intérieurement : la doſe en eſt depuis demi-ſcrupule juſqu'à deux ſcrupules.   Vertus. Doſe.

On a donné le nom de *Trochus* à ce coquillage, à cauſe de ſa figure ſemblable à celle d'un ſabot dont les enfans ſe jouent.   Etimologie.

TRUTTA.

Trutta. Trocta. Fario.   En françois, *Truite.*

Eſt un poiſſon de riviere qui reſſemble à un petit Saumon ; il eſt couvert de petites écailles marquetées de taches rouges ; ſa chair eſt rougeâtre, très-ſavoureuſe & de bon ſuc : il y en a de pluſieurs eſpeces. Il mange de petits poiſſons, des vers, de l'écume de riviere. Ce poiſſon eſt un mets délicieux ſur les tables : il contient beaucoup de ſel volatil & d'huile.   Truite.

Sa *graiſſe* eſt réſolutive, adouciſſante, propre pour les crevaſſes du ſein, pour les hémorroïdes, & pour les autres maladies de l'anus.   Vertus.

Trutta, à trudendo, parce que ce poiſſon nage ſouvent contre le courant de l'eau, & pouſſe les vagues avec grande force.   Etimologie.

Fario, à vario colore piſcis, quaſi variegatus maculis rubris.   V v v v v iij

TUBERA.

Truffe.

Tubera, (Matth.) en françois, *Truffe*, eft une maniere de racine, ou une maffe charnue, groffe comme une noix, ou de différentes groffeurs, informe, prefque ronde,
boffue, raboteufe, de couleur brune ou obfcure en dehors, charnue, marbrée ou vénée
ordinairement, & blanchâtre en dedans : elle naît cachée dans la terre, mais elle ne
pouffe aucune plante : on la trouve aux pays chauds, particuliérement en Italie, au Périgord, au Limoufin, en Angoumois, en Gafcogne, aux lieux fecs & fabloneux : elle
n'eft pas plus groffe qu'un pois dans fon commencement ; mais elle groffit peu à peu fi
fort, qu'on en a rencontré quelquefois, mais très-rarement, qui pefoient jufqu'à une
livre ; on remarque fur fa peau, quand elle approche de fa maturité, certains petits
points relevez obfcurs, qui pourroient bien être fes femences : les cochons qui en font
friands, la découvrent à ceux qui la cherchent. Il y en a de plufieurs efpéces qui font

Choix.

toutes bonnes à manger : mais les plus excellentes font de moyenne groffeur, bien
nourries, dures, ayant beaucoup d'odeur & un goût douçâtre ; elles contiennent beau-

Ufage.

coup d'huile & de fel volatil : elles font employées comme un grand ragoût fur les meilleures tables, après les avoir fait cuire dans les cendres ou dans du vin.

Vertus.

Elles font ftomacales, reftaurantes, nourriffantes ; elles excitent la femence.

Il y a bien de l'apparence que le bon goût & les qualitez de la truffe viennent de ce
qu'elles ne jettent aucune plante ; car toute la vertu qui s'étendroit par la végétation, fe
trouve arrêtée & concentrée dans une racine. *Voyez les Mém. de l'Académie.*

Etimolo-
gie.

Truffe en vieux françois fignifioit autrefois *rufe, tromperie* ; ce nom lui a peut-être été
donné à caufe qu'étant racine, elle ne pouffe néanmoins point de plante, ce qui marque
une maniere de tromperie.

TUBERARIA.

Tuberaria noftras. J. Bauh. | *Helianthemum Plantaginis folio perenne.* Pit. Tournef.

Eft une efpece d'Elianteme ou une plante qui pouffe une tige à la hauteur de plus d'un
pied, ronde, environnée en fa partie d'en bas d'un coton blanc, & garnie de feuilles
nerveufes oppofées l'une à l'autre, femblables à celles du Plantain, mais couvertes deffus & deffous d'une laine blanche ; fa fommité fe divife en plufieurs petites branches qui
foutiennent des fleurs à plufieurs feuilles jaunes, aufquelles il fuccede un fruit prefque
rond qui contient des femences prefque rondes ; fa racine eft ligneufe : cette plante croît
aux lieux montagneux & chauds.

Vertus.

Elle eft déterfive & aftringente.

TUBULARIA.

Tubularia purpurea. Imp. Pit. Tournef. En françois, *Orgue de mer.*

Orgue de
mer.

Eft une fubftance pierreufe compofée de beaucoup de petits tuyaux rangez l'un fur
l'autre par étages, affemblez en tuyaux d'orgue, de couleur purpurine ou rouge, &
qui fervent de demeure à des vers marins : elle naît dans la mer fur les rochers.

Vertus.
Dofe.

Elle eft aftringente étant pulvérifée & prife intérieurement, propre pour arrêter les
cours de ventre & les hémorragies. La dofe en eft depuis demi fcrupule jufqu'à demi
dragme.

Etimolo-
gie.

Tubularia à tubo, petit tuyau, parce que cette fubftance pierreufe eft compofée de
petits tuyaux.

TULIPA.

Tulipa, en françois, *Tulipe*, eſt une plante bulbeuſe qui pouſſe une ſeule tige à la hauteur d'environ un pied, ronde, moëlleuſe, accompagnée de deux ou trois feuilles longues, aſſez larges, épaiſſes, dures, ondoyées en leurs bords, terminées en pointe, & portant en ſon ſommet une ſeule fleur grande, belle, à ſix feuilles peu évaſées, formant ſouvent un ventre plus large que l'ouverture, ornée de couleurs magnifiques, jaune ou blanche, ou purpurine, ou rouge, ou variée. Lorſque cette fleur eſt paſſée, il paroît un fruit oblong & triangulaire diviſé en trois loges remplies de ſemences orbiculaires, rougeâtres, fort aplaties : ſa racine eſt une groſſe bulbe jaunâtre ou noirâtre, compoſée de pluſieurs tuniques qui s'emboitent les unes dans les autres, & cette bulbe eſt garnie de fibres en ſa partie inférieure. On cultive la Tulipe avec grand ſoin dans les jardins. Tulipe.

Sa *racine* eſt digeſtive, réſolutive, propre pour exciter la ſemence, mais on ne s'en ſert guéres dans la Médecine. Vertus.

Tulipa vient du nom turc *Tulipan* ou *Tulpens*, c'eſt ce qu'on appelle en françois ou par corruption *Turban*. On ſçait aſſez que ce mot exprime une eſpece de chapeau dont les Turcs couvrent leur tête, & l'on en a donné le nom à cette plante, parce qu'on a ſuppoſé que ſa fleur avoit quelque rapport avec ce vêtement de tête que l'on porte en Dalmatie & dans toute la Turquie. Etimologie.

TURCHESIA.

Turcheſia,	*Tarkaia*,
Turchina,	*Turcica gemma*.
Turcoſa,	En françois, *Turcoiſe*.

Eſt une pierre prétieuſe opaque, de couleur mêlée de verd, de blanc & de bleu ; il y en a de *deux* eſpeces, l'une *Orientale*, & l'autre *Occidentale*. Turcoiſe.

La premiere a une couleur qui tend plus au bleu qu'au verd, elle naît en Perſe & aux Indes Orientales ; on en trouve de *deux* ſortes, l'une qui retient toujours ſa couleur, & on l'appelle Turcoiſe de la *vieille roche* ; l'autre qui perd un peu de ſa couleur & qui devient verdâtre ; on l'appelle Turcoiſe de la *nouvelle roche*. Premiere eſpece Orientale de la vieille roche.

La ſeconde eſpece ou la Turcoiſe Occidentale a une couleur qui participe du verd & du blanc ; elle naît en France, en Eſpagne, en Allemagne, en Boheme, en Siléſie. Seconde eſpece Occidentale de la nouvelle roche.

On trouve des Turcoiſes groſſes comme une noix, mais rarement, leur groſſeur ordinaire eſt comme celle d'une noiſette.

* La Turcoiſe de nouvelle roche eſt faite & ſe prépare avec l'Ebur foſſile. *Voyez les Mémoires de l'Académie.*

On l'eſtime propre pour fortifier la vûe & les eſprits du cerveau ; mais on ne doit pas avoir grande foi en cette prétendue vertu : ſi on la broye ſubtilement & qu'on en faſſe prendre par la bouche, elle agira comme les fragmens précieux ou comme les autres matieres alkalines, pour abſorber les acides & pour arrêter les cours de ventre, les hémorragies, le vomiſſement. La doſe en eſt depuis ſix grains juſqu'à un ſcrupule. Vertus.

Cette pierre a pris ſon nom de la Turquie d'où elle nous eſt apportée. Etimologie.

TURDUS.

Turdus, en françois, *Grive* ou *Tourd*, eſt un oiſeau un peu plus gros qu'une Alouete, délicieux à manger : ſa couleur eſt variée, ordinairement plombée, noire, blanche ; il Grive, ou Tourd.

vit de raifins au tems des vendanges, des bayes de Geniévre, de guy de Sureau, de Lierre, de Mirthe, de diverfes femences ; il mange auffi des mouches, des vers ; il y en a de plufieurs efpeces, & entr'autres une qu'on appelle *Turdus ruber*, & en françois, *Mauvis* ou *Mauviette*, à caufe qu'elle mange des femences de Mauve.

La Grive eft bien nourriffante & de bon fuc ; elle contient beaucoup de fel volatil & d'huile.

Elle eft bonne pour l'épilepfie.

TURDUS PISCIS.

Turdus, eft un poiffon de mer oblong, de moyenne grandeur, de couleur verte ou rouge ; il habite proche des rochers, il y en a de plufieurs efpeces ; il eft bon à manger.

Il eft apéritif.

TURPETUM.

Turpetum, *Turbith*, eft une racine longue, groffe comme le doigt, réfineufe, grife-brune en dehors, blanchâtre ou grife cendrée en dedans ; on nous l'apporte des Indes féche, fendue dans fa longueur en deux moitiez, & mondée de fon cœur. Elle pouffe étant dans la terre une efpece de Convolvulus ou une plante appellée,

Turbith officinis. Herman. Cat. *Convolvulus Indicus alatus maximus, foliis Ibifco nonnihil fimilibus angulofis.* Raii hiftor.	*Turpetum repens foliis Altheæ vel Indicum.* C. B. *Turbith*, Garziæ, Acoftæ, Trag. Dod.

Cette plante jette des tiges farmenteufes, longues quelquefois de fix ou fept aunes, ligneufes vers la racine, groffes d'un doigt, rameufes, s'étendant en aîles, rampant & s'entortillant comme le Lierre autour des arbres & des arbriffeaux voifins par plufieurs circonvolutions : fes feuilles font affez femblables à celles de la Guimauve, mais un peu plus blanches, veloutées, anguleufes, crénelées en leurs bords, fe terminant un peu en pointe, attachées par des queues de moyenne longueur : fes fleurs font femblables à celles des autres efpeces de Liféron, de couleur blanche ou incarnate : quand elles font paffées, il leur fuccede de petits fruits membraneux qui renferment chacun quatre femences groffes comme des grains de Poivre, à demi rondes, anguleufes, noirâtres. Sa racine dans la terre eft longue de quatre ou cinq pieds, defcendant profondément, groffe d'un pouce, ligneufe, divifée en quelques branches, rendant du lait glutineux, réfineux, jaunâtre, fe congélant dès qu'il eft forti, d'un goût douçâtre au commencement, mais enfuite piquant & provoquant des naufées. Cette plante croît aux lieux humides, proche de la mer, en l'Ifle de Zeilan, en Surate, en Goa.

On doit choifir le Turbith péfant, bien mondé, réfineux, compact, non carié, difficile à rompre ; il contient beaucoup d'huile & de fel effentiel.

Il purge la pituite & les férofitez, mais en excitant des tranchées ; on s'en fert dans l'hydropifie, dans l'apoplexie, dans la paralifie, dans la léthargie.

* On appelle *Faux Turbith*, ou *Turbith de montagne* diverfes efpeces de Thapfia, de Sefeli & d'Apium, dont les *racines* font réfineufes & purgatives.

Turpetum & Turbith, font des mots arabes, mais quelques-uns croyent que *Turbith* dérive du verbe latin *turbare*, troubler, parce que le Turbith purge en troublant & excitant des tranchées.

TURRITIS.

Turritis. Lob. icon. Pit. Tournefort.	*Turritis vulgatior.* J. B. Park. Raii hift.

Braffica

Braſſica ſylveſtris hiſpida non ramoſa. C. Bauh.

Eſt une plante qui pouſſe de ſa racine des feuilles oblongues, velues, ſinueuſes en leurs bords, s’épandant çà & là par terre ; il s’éleve de leur milieu une tige à la hauteur de deux pieds, ronde, ferme, ſolide, revêtuë de petites feuilles pointuës comme celles de la petite Oſeille, ſans queuës ; ſes ſommitez reſſemblent à celles de la Juliane ; elles ſoutiennent de petites fleurs blanches à quatre feuilles diſpoſées en croix : quand ces fleurs ſont paſſées, il leur ſuccede des gouſſes fort aplaties qui renferment des ſemences menuës, rougeâtres, âcres au goût. Sa racine eſt fibrée comme celle du Plantain, blanche. Cette plante croît aux lieux montagneux, pierreux, rudes ; elle contient beaucoup de ſel.

Elle eſt inciſive, apéritive, carminative, ſudorifique.　　　　　　　　　　Vertus.

Turritis à turre, tour, parce qu’on a prétendu que la ſommité de cette plante avoit la figure d’une tour.　　　　　　　　　　Etimologie.

TURTUR.

Turtur, en françois, *Tourterelle*, eſt une eſpece de Pigeon qui accompagne preſque toujours ſa femelle : ſon petit eſt appellé *Tourtereau* ; cet oiſeau contient beaucoup de ſel volatil & d’huile.　　　　　　　　　　Tourterelle　Tourtereau

Sa *chair* eſt propre pour reſſerrer le ventre, pour fortifier.　　　　　　　Vertus.

Sa *graiſſe* eſt émolliente & adouciſſante.

Le nom de cet oiſeau vient de ſon cri.　　　　　　　　　　Etimologie.

TUSSILAGO.

Tuſſilago. Ger. J. B. Park. Raii hiſt.	*Ungula caballina.* Brunf. Trag.
Tuſſilago vulgaris. C. Bauh. Pit. Tourn.	*Bechion.* Dod. gal. Cord. hiſt.
Farfara. Cæſalp. Caſt. Lugd.	*Farfarella.* Lac. Geſn. hort. Lon. Lob.
Filius ante patrem.	

En françois, *Pas d’aſne*, ou *Tuſſilage.*

Eſt une plante qui pouſſe pluſieurs petites tiges, leſquelles ſoutiennent en leur ſommet chacune une fleur qui s’épanouit à l’entrée du Printems avant que les feuilles paroiſſent, d’où vient qu’on l’appelle *Filius ante patrem* ; cette fleur eſt belle, ronde, radiée, jaune, reſſemblant à celle de l’Aſter : il lui ſuccede des ſemences garnies d’aigrettes. Ses feuilles ſortent de ſa racine grandes, larges, anguleuſes, preſque rondes, vertes en deſſus, blanchâtres & cotonneuſes en deſſous : ſa racine eſt longue, menuë, blanchâtre, tendre, ſerpentant ſous la terre. Cette plante croît aux lieux humides, comme aux bords des rivieres, des ruiſſeaux, des foſſez ; elle contient beaucoup d’huile & de phlegme, médiocrement du ſel eſſentiel.　　　　　　　　　　Pas d’âne, Tuſſilage.

Elle eſt pectorale & propre pour le rhume, pour exciter le crachat, pour déterger & pour adoucir les ulceres de la poitrine, pour purifier le ſang ; on ſe ſert de ſes *fleurs* & de ſa *racine*.　　　　　　　　　　Vertus.

Tuſſilago, comme qui diroit *Herbe qui remedie à la toux.*　　　　　　　Etimologies.

Ungula caballina vel aſinina, parce qu’on a prétendu que ſa feuille avoit la figure du pied d’un cheval ou de celui d’un aſne.

Bechion à βὴξ, tuſſis, parce que cette plante eſt propre pour la toux.

Farfara ſeu farfarella, parce que les feuilles de cette plante reſſemblent en quelque maniere à celles du Peuplier blanc, que les Anciens appelloient *Farfarus.*

TUTHIA.

Tuthia , Spodium Græcorum. En françois, *Tutie.*

Tutie. Eſt une ſuie métallique formée en écailles voutées ou en goutieres, de différentes grandeurs & épaiſſeurs, dure, griſe, chagrinée en deſſus , & relevée de beaucoup de petits grains gros comme des têtes d'épingle ; ce qui l'a fait appeller par les Anciens *Spode*

Spode en- *en grape :* elle ſe trouve attachée à des rouleaux de terre qu'on a ſuſpendus exprès au haut
grape. des fourneaux des Fondeurs en bronze, pour recevoir la vapeur du métal, comme l'a remarqué M. *Pomet* dans ſon Livre des *Drogues.*

Choix. La Tutie doit être choiſie nette, en belles écailles larges, aſſez épaiſſes, grénées, d'un beau gris de ſouris en deſſus, unies, & d'un blanc jaunâtre en deſſous, difficiles à caſſer. Elle étoit autrefois apportée d'Aléxandrie ; d'où vient que les Auteurs demandent ordinairement dans leurs deſcriptions *Tuthia Alexandrina ;* mais celle que nous employons en France vient d'Allemagne, de Suéde, & de quelques autres endroits où l'on travaille à la bronze.

Elle eſt déterſive, deſſicative, propre pour les maladies des yeux, pour deſſécher & cicatriſer les playes, pour les hémorroïdes ; on ne s'en ſert qu'extérieurement, après l'avoir broyée en poudre très-ſubtile ſur le porphyre.

Tuthia eſt un nom arabe.

TYPHA.

Maſſe d'eau *Typha ,* en françois, *Maſſe d'eau,* ou *Roſeau ,* eſt une plante dont il y a *deux* eſpeces,
ou Roſeau. une *grande* & une *petite.*

Premiere   La premiere eſt appellée ,
eſpece.

Typha. Matth. Fuch. Tur. Lob. Caſt. Ger.	*Typha paluſtris major.* C. B. J. B. Raii hiſt. Pit. Tournef.
Typha paluſtris maxima. Park.	*Typha aquatica.* Trag. Lugd.

Grand Elle croît à la hauteur d'un homme, & quelquefois plus haut, pouſſant ordinaire-
Roſeau. ment une ſeule tige ronde, ferme, droite, liſſe ; ſes feuilles ſont longues, étroites, épaiſſes, de ſubſtance ſpongieuſe, douçâtre au goût ; les unes ſortent de la racine, les autres des nœuds de la tige ; ſes fleurs ſont des étamines rougeâtres qui naiſſent en maſſe ou en un épi cilindrique au ſommet de la tige. Ces fleurs ſe diſſipent en s'envolant en l'air en forme de duvet : ſa racine eſt rampante, rougeâtre en dehors, très-blanche en dedans, d'un goût fade.

Seconde   La ſeconde eſpece eſt appellée ,
eſpece.

Typha minor, ſive Typhula. Tab.	*Typha minor.* J. B. Raii hiſt.
Typha paluſtris minor. C. B. P. Tourn.	*Typha minima.* Cluſ. pan. Park.

Petit Ro- Elle pouſſe des feuilles longues & étroites comme celles du Gramen ; il s'éleve d'en-
ſeau. tr'elles une tige à la hauteur de deux ou trois pieds, ſemblable à celle du Jonc, roide, ſans nœuds, ſoutenant en ſon ſommet un épi cilindrique, où ſont attachées, comme en l'autre eſpece, des fleurs à étamines brunes, qui en vieilliſſant s'envolent en papillotes, & ne laiſſent après elles aucune ſemence.

Cet épi eſt double en l'une & en l'autre eſpece, & il y a une petite diſtance entre les deux épis ; celui d'en haut ſoutient les fleurs, & celui d'en bas porte des ſemences.

L'une & l'autre maſſes croiſſent dans les marais, dans les étangs ; elles contiennent beaucoup de phlegme & d'huile, peu de ſel.

Leurs *sommitez* sont détersives, astringentes, rafraîchissantes, propres pour les her- Vertus.
nies, pour la brûlure, étant fricassées avec de la graisse & appliquées dessus.

V

VACCA.

VAcca, en françois, *Vache*, est la femelle du Taureau, ou un grand animal à qua- Vache.
tre pieds & à cornes, fort humide, assez mélancolique & pacifique, rendant beaucoup de lait, & qui est connu par tout. Son petit mâle est appellé *Vitulus*, Veau, & sa   Veau.
petite femelle *Vitula*, Génice.   Génice.

Les *mammelles* de la Vache sont pectorales, étant prises en bouillon.   Vertus.

Son *lait* est humectant, pectoral, émollient, rafraîchissant, restaurant; il adoucit
les humeurs âcres du corps; il arrête les hémorragies, la dysenterie: on s'en sert intérieurement & extérieurement; il contient beaucoup d'huile, de phlegme, & un peu de
sel acide.

Sa *graisse* est propre à ramollir & à résoudre.

Sa *moëlle* est émolliente, résolutive, nervale.

Son *urine* est un purgatif hydragogue, on l'appelle *Eau de mille fleurs*; elle purge par Eau de mille ventre & par les urines; on en prend huit ou dix jours de suite deux ou trois verres à le fleurs.
chaque matin à jeun étant à la campagne, au printems ou en automne; elle est propre   Dose.
pour les rhumatismes, pour la goutte, pour l'hydropisie, pour les vapeurs. Voyez un
discours que j'ai fait sur ce sujet à l'Académie Royale des Sciences, & qui a été inseré
dans les *Mémoires de la même Académie* de l'année 1707, pag. 33.

Ce qu'on appelle *Vache de Barbarie* est un certain grand animal des Indes qui a plus de Vache de
rapport avec le Cerf qu'avec la Vache; sa tête est étroite, armée de cornes longues, gros- Barbarie.
ses, recourbées en arriére, tournées en visse, noires; ses oreilles sont semblables à celles
de la Gazelle; ses yeux sont placez au haut de la tête & proche des cornes; elle a deux
bosses, une au commencement du dos, l'autre opposée au bas du sternum, il ne lui paroît point de mammelles, mais à leur place il y a deux mamelons: sa queue est plus large par sa racine que par son extrémité, elle est terminée par un bouquet de crin noir;
ses jambes approchent de celles du Cerf, cet animal court fort vîte.

On trouve au *Pérou* des animaux qui ressemblent à de *petites Vaches*, mais ils n'ont Petites Va-
point de cornes; leur peau est si dure qu'on la fait servir de cuirasse à l'épreuve.   ches du Pérou.
Sa *fiente* est résolutive, rafraîchissante, anodine, propre pour les tumeurs enflam-   Vertus.
mées, pour les douleurs de la gorge, pour les érésipelles, pour la galle; on la fait distiller au bain marie, & l'on en tire une eau qu'on appelle aussi *Eau de mille fleurs*: on l'em- Eau de mil-
ploye pour adoucir la peau & en emporter les taches.   le fleurs.

VALERIANA.

Valeriana, en françois, *Valeriane*, est une plante dont il y a *trois* especes principa- Valeriane.
les, & employées dans la Médecine.

La premiere est appellée,

   Premiere
Valeriana major, odorata radice. J. B. | *Valeriana hortensis Phu, folio Olusatri,* espece.
Raii hist. | *Dioscoridis.* C. B. Pit. Tourn.

X x x x x ij

Valeriana hortenfis. Dod. Ger.
Valeriana vera, feu Nardus agreftis. Trag.

Phu verum. Cord. in Diofcor. Fuch.
Phu majus, five Valeriana major. Park.

En françois, *Grande Valeriane*, ou *Valeriane des Jardins.*

Grande Valeriane. Elle pouffe des tiges à la hauteur d'environ trois pieds, grêles, rondes, creufes, ra-meufes, garnies d'efpace en efpace de deux feuilles oppofées ou vis-à-vis l'une de l'au-tre, les unes entieres, les autres découpées profondément de chaque côté. Ses fleurs naiffent en bouquets au haut des branches, formant ordinairement une girandole, de couleur blanche tirant fur le purpurin, d'une odeur fuave, approchante un peu de celle du Jafmin. Chacune de ces fleurs eft un tuyau évafé en rofette taillée en cinq parties ; il lui fuccede quand elle eft tombée, une femence aplatie, un peu longue, chargée d'une aigrette : fes racines font groffes comme le pouce, au dehors ridées comme par anneaux, attachées dans la terre par plufieurs groffes fibres qui fortent de fes côtez, de couleur jaunâtre, obfcure ou brune, d'une odeur forte, défagréable, d'un goût aromatique. Cette plante croît dans les jardins ; elle eft la meilleure & la plus eftimée des Vale-rianes.

Seconde efpece. La feconde efpece eft appellée,

Valeriana. Brunf. Gefn. hort.
Valeriana fylveftris. Dod. Cam. Eyft.
Valeriana vulgaris. Trag. Cord. in Diofc.
Phu Diofcoridis. Brunf. Column.

Valeriana fylveftris magna aquatica. J. B. Raii hift.
Valeriana fylveftris major. C. B. Ger. Park. Pit. Tourn.
Phu Germanicum. Fuch.

En françois, *Valeriane fauvage*, ou *petite Valeriane.*

Petite Valeriane. Elle pouffe des tiges à la hauteur d'un homme, droites, grêles, fiftuleufes, canelées, un peu velues : fes feuilles font femblables à celles de l'efpece précédente, mais plus divifées, plus vertes, dentelées en leurs bords, un peu velues en deffous : fes fleurs font difpofées comme celles de l'autre efpece, de couleur blanche tirant fur le purpu-rin : il leur fuccede des femences garnies d'aigrettes : fa racine eft fibreufe, blanchâtre, rampante, d'un goût & d'une odeur aromatiques. Cette plante croît aux lieux humides & dans les bois.

Troifiéme efpece. La troifiéme efpece eft appellée,

Valeriana minor. Ger.
Valeriana paluftris minor. C. B. P. T.
Valeriana fylveftris minor. Park.

Valeriana minor pratenfis, five aquatica. J. B. Raii hift.
Phu parvum. Dod. gal.

En françois, *Valeriane aquatique.*

Valeriane aquatique. Elle pouffe une tige à la hauteur d'environ un pied, anguleufe, grêle, rayée, creufe, portant des feuilles oppofées par intervalles deux à deux, découpées jufqu'à leur côte. Ses fleurs & fes femences font femblables à celles de l'efpece précédente, mais plus pe-tites. Ses racines font menues, rampantes, blanchâtres, garnies de beaucoup de fibres, d'une odeur aromatique agréable, d'un goût un peu amer. Cette plante croît dans les marais, dans les prez, & aux autres lieux humides.

On fait fécher les *racines* de Valeriane au foleil, & l'on s'en fert dans la Médecine, mais principalement de celles de la grande efpece : elles contiennent beaucoup d'huile éxaltée & de fel volatil ou effentiel.

Vertus. Elles font cardiaques, fudorifiques, vulnéraires, apéritives, propres pour réfifter au venin, pour fortifier le cerveau, l'eſtomac, pour chaſſer les vers, pour exciter les mois aux femmes, pour aider à la reſpiration ; on les employe pulvériſées. La *racine* de la *ſeconde* eſpece qui eſt la Valeriane ſauvage, étant tirée de la terre au mois de Mars, avant qu'elle ait pouſſé ſes feuilles, & après qu'on l'a ſéchée, eſt un très-bon remede contre *l'épilepſie*, étant priſe en poudre. La doſe en eſt depuis une dragme juſqu'à deux, délayée dans du vin, au matin à jeun ; on en uſe de ſix en ſix jours ; elle fait ordinairement ſuer ; mais ſi outre cet effet elle lâche le ventre & fait jetter des vers, c'eſt un préſage de guériſon.

Valeriana, à *valere*, avoir de grandes vertus.

Quelques-uns prétendent que *Valeriana* vient d'un certain Valerius qui mit le premier cette plante en uſage.

Phu, gracè φῦ, Φύω, naſcor, vel phu à phy voce pontica ; ce dernier terme dénote l'odeur forte de la racine de cette plante.

VALERIANELLA.

Valerianella arvenſis præcox, humilis, ſemine compreſſo. Moriſſ. umb. Pit. Tournef. | *Valeriana campeſtris, inodora, major.* C. B. *Locuſta herba.* J. B.

En françois, *Mâche. Salade de Chanoines. Poule graſſe.*

Eſt une plante qui pouſſe une tige à la hauteur d'environ un demi-pied, foible, ronde, ſe courbant ſouvent vers terre, canelée, creuſe, nouée, ſe ſubdiviſant ordinairement en deux branches à chaque nœud, & celles-là en pluſieurs petits rameaux : ſes feuilles ſont oblongues & reſſemblantes à celles du Nard des montagnes, vertes pâles, oppoſées l'une à l'autre deux à deux, molles, aſſez épaiſſes, les unes entieres, & les autres crénelées, d'un goût douçâtre : ſes fleurs naiſſent aux ſommets des branches, amaſſées en bouquets d'une couleur purpurine ou blanche, petites, formées en tuyaux évaſez & découpez en cinq parties, ſans odeur : il leur ſuccede, après qu'elles ſont tombées, des fruits oblongs ou arrondis, blanchâtres, & garnis d'une petite couronne qui repréſente un nombril : ſa racine eſt petite, fibreuſe, blanche. Cette plante croît dans les blez ; on la cultive dans les jardins, pour en manger les jeunes feuilles en ſalade.

Elle eſt vulnéraire, apéritive, déterſive.

Valerianella, comme qui diroit *petite Valeriane*, parce que cette plante reſſemble à la Valériane.

VANILLA.

Vanilla. Vaynillas.   En françois, *Vanille.*

Eſt une gouſſe longue d'environ demi-pied, groſſe comme le petit doigt d'un enfant, pointue par les deux bouts, de couleur obſcure, d'un goût & d'une odeur balſamique & agréable, un peu âcre, contenant des ſemences fort menus, noires, luiſantes. Cette gouſſe eſt le fruit d'une eſpece de *Volubilis*, ou d'une plante haute de quatorze ou quinze pieds, que les Eſpagnols appellent *Campeſche* : elle monte en rampant & s'accrochant autour des arbres voiſins, ou des échalas, ou le long des murailles : ſa tige eſt ronde & diſpoſée par nœuds comme la canne à ſucre ; ſes feuilles reſſemblent à celles du Plantain, mais elles ſont plus longues & plus charnues : ſes fleurs ſont noirâtres ; ſes gouſſes ſont vertes au commencement, enſuite jaunâtres, & elles bruniſſent à meſure qu'elles approchent de la maturité. Cette *plante* croît au Méxique en Amérique ; les Indiens l'appellent *Tlixochitl*, & ſa gouſſe *Mecaſulhil*. Lorſque cette gouſſe eſt mûre & cueillie, on

[marginalia: Remede pour l'épilepſie. Doſe. Etimologies. Mâche. Vertus. Etimologie. Vanille. Campeſche. Tlixochilt, Mecaſulhil.]

la fait sécher à l'ombre, & on l'oint extérieurement avec un peu d'huile pour la rendre souple & la mieux conserver, empêchant par là qu'elle ne se brise en morceaux.

Choix. On doit choisir la vanille en gousses longues, assez grosses, pesantes, bien nourries, d'un bon goût & d'une odeur agréable ; elle contient beaucoup d'huile & du sel volatil.

Vertus. Elle est cordiale, céphalique, stomacale, carminative, apéritive ; elle atténue les humeurs visqueuses, elle excite l'urine & les mois aux femmes ; elle entre dans la composition du Chocolat, & elle lui donne un grand agrément, tant pour le goût que pour l'odeur.

Baume de Vanille. Si l'on laisse la vanille mûre trop long-tems sur la plante sans la cueillir, elle créve, & il en distile une petite quantité de liqueur balsamique, noire & odorante, qui se condense en *baume* ; on a soin de la ramasser dans de petits vases de terre qu'on place sous les gousses : nous ne voyons point ici de ce baume, soit parcequ'il ne se conserve point dans le transport, soit parce que les gens du pays le retiennent pour eux : quand il ne sort plus de liqueur balsamique, il se trouve des gens de mauvaise foi qui ayant *Falsification de la Vanille.* cueilli les gousses, les remplissent de paillettes & d'autres petits corps étrangers, & en bouchent les ouvertures avec de la colle, ou en les cousant adroitement, puis les font sécher, & les entremêlent avec la bonne vanille ; ces gousses ainsi falsifiées n'ont aucune bonté ni vertu.

Autres especes. * Il y a plusieurs especes de vanille. *Voyez les Mémoires de l'Académie.*

Etimologie. *Vanilla* & *Vaynillas* sont des noms espagnols qui signifient *petite graine* : ces noms ont été donnez à la vanille, à cause que sa gousse a la figure d'une petite gaîne.

VANNELLUS.

Vanneau. *Vannellus,* en françois, *Vanneau,* est un oiseau gros comme un pigeon médiocre, de couleur noirâtre, ou variée de verd, de noir, de blanc, de rouge, & de bleu ; il porte sur sa tête une houpe ou une maniere de crête recourbée en arriere en corne de chévre ; son cri ou son chant semble exprimer *dix & huit :* il se trouve ordinairement aux environs des lacs & des rivieres, mais il n'y entre point : il vole rapidement ; il se nourrit de vers, de mouches ; il est fort bon à manger : il contient beaucoup de sel volatil.

Vertus. Il est apéritif & propre pour fortifier le cerveau.

Etimologie. *Vannellus, à vanno,* van, parce que cet oiseau en volant fait avec ses aîles un bruit approchant de celui que fait un van.

VARIUS.

Varius, seu Phoxinus lavis. J. Jonst.

Petite Truite. Est un petit poisson de riviere que les Italiens appellent *Morella,* & les François, *petite Truite :* il n'est guéres plus long que le doigt ; sa peau est unie, lisse, polie, de couleurs différentes, jaune sur le dos, argentine par le ventre, purpurine aux côtez, marquetée partout de points noirs ; sa chair est molle, tendre, & bonne à manger.

Vertus. Il est pectoral, restaurant, apéritif.

Etimologie. Ce poisson a été nommé *Varius,* à cause de la variété de ses couleurs.

UCAUNA.

Ucauna est une espece d'écrevisse grosse environ comme un œuf, de couleur d'olive & jaunâtre : elle a huit pattes ; les quatre d'en haut sont plus longues que celles d'en bas ; sa chair est jaunâtre & bonne à manger.

Vertus. Elle est pectorale & apéritive.

VERATRUM.

Veratrum, en françois, *Ellébore blanc*, est une plante dont il y a *deux* especes.

La premiere est appellée,

Veratrum flore subviridi. Pit. Tournefort.
Veratrum album. Dod. gal. Tur. Lac.
Helleborus albus. J. B. Raii hist.

Helleborus albus vulgaris. Park.
Helleborus albus flore subviridi. C. B.

Première espece.

Elle pousse une tige à la hauteur de deux ou trois pieds, ronde, droite, creuse, en-velopée en bas de beaucoup de feuilles semblables à celles de la Gentiane, mais plus grandes, plus nerveuses, rayées, plissées dans leur longueur, molles, un peu velues; les feuilles qui tiennent plus haut à la tige, sont plus éloignées les unes des autres & plus petites: ses fleurs naissent en sa sommité rangées comme en longs épis, de couleur herbeuse blanchâtre; chacune d'elles est composée de plusieurs feuilles disposées en rose, ausquelles il succede un fruit composé ordinairement de trois gaînes membra-neuses qui renferment des semences oblongues, blanchâtres, assez semblables à des grains de blé, bordées d'une aîle ou feuillet membraneux: sa racine est une tête assez grosse, blanche, garnie de beaucoup de fibres longues & de la même couleur.

Ellébore blanc.

La seconde espece est appellée,

Veratrum flore atro rubente. Pit. Tour-nefort.
Helleborus albus flore atro rubente. C. B.
Helleborus albus præcox. Ger.

Helleborus albus alter floribus nigricanti-bus. Dod.
Helleborus albus præcox atro rubente flore. Park. Raii hist.

Seconde espece.

En françois, *Ellebore blanc à fleurs noires.*

Elle differe de l'espece précédente en ce que ses feuilles sont plus étroites, embras-sant leur tige, & en ce que ses fleurs ont une couleur rouge-brune ou noirâtre.

L'une & l'autre espece croissent aux lieux montagneux & rudes, principalement aux pays chauds: on ne se sert dans la Médecine que de leurs *racines*: on nous les apporte séches du Dauphiné, de la Bourgogne: on doit les choisir grosses, garnies de longues fibres, blanchâtres, d'un goût âcre: elles contiennent beaucoup de sel essentiel ou vo-latil & de l'huile.

Ellébore blanc à fleurs noi-res.
Racines.
Choix.

La *racine* d'Ellébore blanc purge par haut & par bas, mais avec une si grande vio-lence & avec tant d'âcreté, qu'on pourroit à juste titre la mettre au rang des poisons; elle est propre pour faire éternuer, étant mise en poudre dans le nez: on en mêle dans les remedes des chevaux, & l'on s'en sert pour guérir la gale des brebis & de plusieurs autres animaux.

Vertus.

Quoique les noms de *Veratrum* & d'*Helleborus* ayent été donnez indifféremment à l'Ellébore noir & à l'Ellébore blanc, ces plantes sont pourtant de genres différens, comme l'a montré M. Tournefort dans son Livre des *Elémens de Botanique.*

Veratrum, quasi verè atrum, parce que l'Ellébore noir qu'on appelle aussi *Veratrum*, a la racine noire; ou bien parce que l'Ellébore est employé pour purger l'humeur noire des mélancoliques.

Etimolo-gie.

VERBASCUM.

Verbascum 1. Matth. Raii hist.
Verbascum latius. Dod.
Verbascum mas & Candela regia. Lob.
Thapsus barbatus. Ger.

Verbascum vulgare, flore luteo magno, fo-lio maximo. J. B.
Verbascum mas latifolium luteum C. B. Pit. Tournef.

Verbaſcum candidum mas. Lac. Lon.
Verbaſcum aut Phlomos vulgaris mas. Lob.

Verbaſcum album vulgare, ſive Thapſus barbatus communis. Park.

En françois, *Bouillon blanc. Mollaine*, ou *Bon-homme.*

Bouillon blanc. Mollaine.

Eſt une plante qui croit juſqu'à la hauteur de quatre ou cinq pieds: ſa tige eſt groſſe, ronde, dure, ligneuſe, branchue, couverte de laine; ſes feuilles ſont grandes, longues, larges, molles, velues, cotoneuſes, blanches, les unes éparſes à terre, les autres attachées à leur tige alternativement: ſes fleurs ſont des roſettes à cinq quartiers, jointes les unes aux autres en touffe, jaunes, entourant & garniſſant la plus grande partie de la tige en ſon bout d'en haut: il leur ſuccede quand elles ſont tombées, des coques ovales, lanugineuſes, pointues, diviſées en deux loges où l'on trouve des ſemences menues, anguleuſes, noires: ſa racine eſt oblongue, aſſez groſſe, ligneuſe, blanche. Cette plante croît aux lieux ſabloneux, dans les champs, aux bords des chemins: elle contient beaucoup d'huile & un peu de ſel eſſentiel.

Vertus.

Elle eſt déterſive, anodine, aſtringente, réſolutive; elle arrête les cours de ventre, elle adoucit la douleur des hémorroïdes, étant appliquée deſſus.

Etimologies.

Verbaſcum, quaſi herbaſcum, parce que les feuilles de cette plante ſont velues & comme drapées.

Candela regia, parce que la tige du Bouillon blanc ſert de méche dans les lampes.

Phlomos, à φλέγω, *uro*, parce qu'on allume la tige de cette plante pour s'éclairer la nuit.

VERBENA.

Verbena communis. Ger.
Verbena communis cæruleo flore. C. Bauh. Pit. Tournef.
Verbena communis & ſacra recta. Ad. Lob.
Verbena mas, ſeu recta & vulgaris. Park.
Verbena vulgaris. J. Bauh. Raii hiſt.

Verbenaca. Matth. Lac. Caſt.
Verbenaca recta. Dodon. Lugd. Tab.
Herba ſacra. Ang. Tur.
Hierobotane mas. Brunf.
Columbaris. Herm. Barbar.

En françois, *Vervéne.*

Vervéne.

Eſt une plante qui pouſſe des tiges à la hauteur d'un pied & demi, anguleuſes, dures, un peu velues, quelquefois rougeâtres, rameuſes: ſes feuilles ſont oblongues, découpées profondément, ridées, d'un goût amer & déſagréable: ſes fleurs naiſſent dans des épis longs & grêles, petites, formées en gueule, ordinairement bleues & quelquefois blanches; chacune de ces fleurs eſt un tuyau évaſé par le haut & découpé en cinq parties: quand cette fleur eſt tombée, ſon calice qui eſt fait en cornet devient une capſule remplie de quatre ſemences grêles & oblongues jointes enſemble: ſa racine eſt oblongue, & un peu moins groſſe que le petit doigt, garnie de quelques fibres, d'un goût tirant ſur l'amer. Cette plante croît le long des chemins, contre les hayes, contre les murailles, & aux autres lieux incultes; elle fleurit au mois de Juin: elle contient beaucoup de ſel eſſentiel & d'huile.

Vertus.

Elle eſt inciſive, atténuante, céphalique, vulnéraire, réſolutive, apéritive; elle excite le lait aux nourrices, elle atténue la pierre du rein & de la veſſie, elle eſt propre pour la colique venteuſe.

Doſe.

Le *ſuc* de la vervéne nouvellement tiré eſt purgatif; il évacue particuliérement la pituite, ce que j'ai reconnu par pluſieurs expériences: la doſe en eſt depuis trois onces juſqu'à ſix. On ſe ſert de la *plante écraſée* pour appaiſer la douleur de côté dans la pleuréſie, étant appliquée deſſus; elle laiſſe une couleur rouge ſur la peau.

Etimologies.

Verbena, à verrere, balayer, nettoyer, parce que la vervéne ſervoit autrefois à nettoyer les autels.

Hierobotane,

Hierobotane, ab ἱερᾳ, *sacra*, & βοτάνη, *herba*, comme qui diroit *Herbe sacrée*, à cause que cette herbe a été employée à plusieurs superstitions chez les Payens.

VERBESINA.

Verbesina pulchriore flore luteo. J. Bauh. Raii hist.

Bidens folio non dissecto. Cæs. Pit. Tourn.

Eupatorium aquaticum folio integro. Park.

Cannabina aquatica folio non diviso. C. B.

Eupatorium Cannabinum fœmina Septentrionalium. Ad. Lob. icon.

Eupatorium Cannabinum Chrysanthemum. Tab. Ger.

Est une espece de Bidens, ou une plante qui pousse des tiges à la hauteur d'un pied & demi ou de deux pieds, rondes, un peu velues & rougeâtres : ses feuilles sont opposées le long des tiges, pointues, dentelées, entieres, lisses, d'un goût un peu âcre : sa fleur est un beau bouquet à plusieurs fleurons évasez par le haut en étoile, de couleur jaune tirant sur le verd, avec des rayes noires : quand cette fleur est passée, il paroît des graines oblongues, aplaties, rougeâtres, terminées par quelques pointes, disposées ordinairement en trident, s'attachant aux habits: sa racine est fibrée, blanche, d'un goût aromatique. Cette plante croît aux lieux aquatiques : elle contient beaucoup de sel essentiel & d'huile.

Elle est vulnéraire ; on peut s'en servir intérieurement & extérieurement pour les ulceres du poumon, pour exciter l'urine & les mois aux femmes, pour résister au venin. *Vertus.*

Verbesina, à *Verbena*, parce qu'on a trouvé quelque rapport des feuilles de cette plante avec celles de la Vervéne. *Etimologies.*

Cannabina, à *Cannabe*, parce que ses feuilles ressemblent en quelque maniere à celles du Chanvre.

VERMES LAPIDUM.

Vermes lapidum. En françois, *Vers de pierre.*

Sont de petits vers qu'on trouve dans les pierres : ils sont longs de près de deux lignes, & larges des trois quarts d'une ligne, noirs, renfermez chacun dans une coque grosse comme un grain d'orge, grisâtre, plus pointue par un bout que par l'autre, & ayant à peu près la figure d'une chausse d'hypocras. M. de la Voye, dans une Lettre qu'il écrivit à M. Auzout en l'année 1666, assure avoir vû par le moyen d'un excellent microscope, que cette coque est toute parsemée de petites pierres & de petits œufs verdâtres ; qu'il y a dans l'extrêmité la plus pointue, un petit trou par où ces vers jettent leurs excrémens, & que dans l'autre extrêmité il y en a un plus grand par où ces vers passent leur tête, & s'attachent à la pierre pour la ronger : ils ne sont pas si renfermez dans leur coque, qu'ils ne sortent quelquefois : leur tête est fort grosse, un peu plate & unie, de couleur d'écaille de tortue brune, avec quelques petits poils blancs: leur queue est grande ; on y voit *quatre* especes de mendibules en croix qu'ils remuent continuellement, & qu'ils ouvrent & ferment comme un compas qui auroit quatre branches ; la mendibule inférieure a une pointe longue & semblable à l'aiguillon d'une mouche à miel, excepté qu'elle n'a aucuns petits arrêts, mais qu'elle est uniforme : ils tirent des fils de leur gueule avec leurs pieds, & se servent de cette pointe pour les arranger & faire leur coque : ils ont dix yeux ronds & fort noirs, qui paroissent bien plus gros qu'une tête d'épingle ; ils sont situez cinq sur chaque côté de la tête : leur corps est divisé en plusieurs replis ; il est ordinairement en l'air quand ils marchent, & leur gueule proche la pierre : ils ont proche de la tête trois pieds de chaque côté, qui n'ont

Vers de pierre.

Observation.

Y yyyy

que deux jointures ; ils reſſemblent à ceux du poux. Ces vers naiſſent dans les pierres de taille : on en trouve principalement dans celles des vieux bâtimens ; ils rongent tellement la pierre, qu'ils la réduiſent quelquefois en maniere de feuilles & de pouſſiere.

Vers du mo. tier. Le *mortier* eſt auſſi rongé par une infinité de petits inſectes noirs, gros comme des mittes de fromage : ils ont chacun deux yeux, & quatre pieds aſſez longs de chaque côté ; le bout de leur muſeau eſt très-aigu : ces petits vers qui naiſſent dans le mortier, vivent moins de tems que les vers de pierre de taille dont il a été parlé.

Il eſt à remarquer que les uns & les autres vers ſe trouvent plus fréquemment dans les murailles expoſées au midi, que dans celles qui ont une autre ſituation : ils contiennent tous beaucoup de ſel volatil & d'huile.

Vertus. Ils ſont réſolutifs étant écraſez & appliquez extérieurement : on trouve auſſi des petits vers dans pluſieurs autres matieres pierreuſes, comme dans les coraux, dans les écailles d'huitres, dans les coquillages, & même dans certains morceaux de verre. J'ai parlé de chacun de ces inſectes, en traitant des matieres où ils ſe trouvent.

VERMICELLI.

Vermicelli. Vermichelli. Tagliarini. Millefanti. En françois, *Vermichel.*

Vermichel. Compoſition. Eſt une pâte faite avec de la plus fine farine & de l'eau, & formée en filets de la figure des *vers* par le moyen de certaines ſeringues percées de beaucoup de petits trous; on fait enſuite ſécher ces *filamens*, & on les garde ; ils ſont *blancs* : on en prépare auſſi de *jaunes*, en mêlant dans la pâte du ſafran, des jaunes d'œufs ; on y ajoute quelquefois du ſucre pour les rendre plus agréables : cette compoſition ſe fait principalement en Italie, où elle eſt beaucoup plus en uſage qu'en France ; on en mange ſur le potage.

Kagne, Macaron, Semoule, Patres. On donne encore pluſieurs autres formes à la *pâte* du Vermichel, car on l'aplatit, & on l'étend en ruban large de deux doigts, c'eſt ce que les Italiens appellent *Kagne* ; on en fait des bâtons gros comme une plume, leſquels on appelle *Macaron* ; on la réduit en petits grains de la groſſeur des ſemences de moutarde, les Italiens l'appellent *Semoule*, c'eſt-à-dire *fine farine* ; on en forme auſſi en grains de chapelet, & c'eſt ce que les Italiens nomment *Patres*.

Choix. On doit choiſir le vermichel nouveau, bien ſéché, d'une belle couleur ; le blanc eſt le plus en uſage.

Vertus. Il eſt pectoral, adouciſſant, reſtaurant, fortifiant.

Tous les noms du vermichel ſont italiens, parce que cette pâte a été inventée en Italie.

Etimologie. *Vermicelli*, comme qui diroit *petits vers*, à cauſe que cette pâte a été formée en filamens qui reſſemblent à de petits vers.

VERMICULARIS.

Vermicularis & Illecebra major. Ad. Lob. Lugd.	*Sedum minus teretifolium album.* C. B. Pit. Tournef.
Vermicularis flore albo. Cam. Park.	*Sedum minus officinarum.* Ger.
Sempervivum minus album. Brunf.	*Sedum minus, folio longiuſculo tereti flore albo.* J. B. Raii hiſt.
Craſſula minor. Dod. gal.	
Cauda muris, vulgò.	

En françois, *Petite Joubarbe*, ou *Trique Madame*.

Petite Joubarbe. Eſt une eſpece de Sedum, ou une petite plante dont les tiges ſont longues à peu près comme la main, dures, ligneuſes, rougeâtres : ſes feuilles ſont longuettes, rondes,

charnues ou fucculentes, ayant la figure d'un petit ver : fes fleurs naiffent en fes fommitez comme en bouquets, blanches, compofées chacune de cinq feuilles difpofées en
rofe : lorfque cette fleur eft paffée, il lui fuccede un petit fruit compofé de plufieurs gaînes ramaffées en tête, & remplies de femences fort menues : fa racine eft menue, fibrée.
Cette plante croît fur les murailles ; fon goût eft affez infipide : elle contient beaucoup
d'huile & de phlegme, peu de fel.

Elle eft humectante, rafraîchiffante, réfolutive, confolidante, propre pour les démangeaifons de la peau, pour les inflammations, pour les hémorroïdes, écrafée & appliquée extérieurement ; elle entre dans la compofition de l'onguent Populeum.　*Vertus.*

Vermicularis, à vermiculo, petit ver, parce que les feuilles de cette plante ont la figure　*Etimolo-*
d'un petit ver.　*gie.*

VERNIX.

Vernix, Sandaracha Arabum, eft une gomme réfine qu'on nous apporte en larmes　*Gomme de*
claires, luifantes, diaphanes, nettes, de couleur blanche tirant fur le citrin : elle dé-　*l'Oxycédre*
coule par incifion de l'*Oxycédre* ou du *grand Génevrier.* Celle qui fort de l'Oxycédre eft　*& du grand*
eftimée la meilleure, mais elle eft très-rare : on ne nous apporte que celle des grands　*Genévrier.*
Genévriers qui croiffent fort haut & en très-grande quantité en Afrique : on doit la　*Choix.*
choifir en belles larmes, nettes, claires, tranfparentes ; elle contient beaucoup d'huile
& du fel effentiel.

Elle eft propre pour atténuer, pour incifer, pour réfoudre, pour fortifier ; on en　*Vertus.*
mêle dans les emplâtres.

Cette gomme a donné le nom au verni des Peintres, parce qu'elle en fait la bafe ; on　*Ufage.*
s'en fert pour blanchir le papier & le rendre ferme, afin qu'il ne boive point & que l'é-
criture paroiffe plus belle.

Vernix, à verno tempore, parce que, dit-on, cette gomme fort de l'arbre principale-　*Etimolo-*
ment au printems.　*gie.*

VERONICA.

Veronica mas. Fuch. Lon. Lugd. Thal.	*Veronica vera & major.* Ad. Ger.
Veronica mas ferpens. Dod.	*Veronica mas fupina & vulgatiffima.* C. B.
Veronica major Septentrionalis. Lob.	Pit. Tournef.
Veronica vulgatior folio rotundiore. J. B.	*Veronica mas vulgaris fupina.* Park.
Raii hift.	En françois, *Véronique mâle vulgaire.*

Eft une plante qui pouffe plufieurs tiges menues, longues, rondes, nouées, velues,　*Véronique*
ferpentantes à terre : fes feuilles naiffent oppofées l'une à l'autre le long des tiges, fem-　*mâle vul-*
blables à celles du Prunier, velues, dentelées en leurs bords, d'un goût amer & âcre :　*gaire.*
fes fleurs font difpofées en maniere d'épi comme celles du Chamædris, petites, de couleur bleuâtre ou quelquefois blanche, mais rarement ; chacune d'elles eft une rofette
à quatre quartiers : quand cette fleur eft paffée, il paroît un fruit partagé en deux bourfes qui contiennent des femences menues, rondes, noirâtres : fa racine eft fibreufe,
éparfe de côté & d'autre dans la terre. Cette plante croît aux lieux rudes, fabloneux,
pierreux, entre les hayes, vers les cimetieres : on choifit comme la meilleure celle qui　*Choix.*
croît aux pieds des chênes : elle contient beaucoup de fel effentiel & d'huile.

Elle eft incifive, atténuante, déterfive, vulnéraire, fudorifique, propre pour purifier　*Vertus.*
le fang, pour les ulceres de la poitrine & des poumons, pour réfifter au venin, pour
pouffer la gravelle du rein à la veffie ; on ufe de fes *feuilles* féches en guife de Thé, & elles font appellées *Thé de l'Europe.*

Veronica vient peut-être du mot latin *ver,* printems, comme qui diroit *petite herbe*　*Etimolo-*
printaniere.　　　　　　　　　　　　　　　　　　　　　　　　　Y y y y y ij　*gie.*

VERVEX.

Mouton.
Choix.
Vervex, en françois, *Mouton*, est un agneau châtré, ou un animal à quatre pieds, doux & timide, connu de tout le monde : les moutons les plus estimez à Paris sont ceux de *Berry* & de *Beauvais*, à cause du bon pâturage dont ils ont été nourris. Ils contiennent beaucoup de sel volatil & d'huile.

Peau & sa préparation.
On *châtre* l'agneau, pour empêcher qu'en grandissant il ne devienne *Bélier*, & afin qu'il s'en graisse davantage, & qu'il demeure tendre : sa *peau* est employée pour divers ouvrages ; on la met un peu de tems dans de la chaux pour la bien nettoyer & pour la blanchir ; on en sépare ensuite une maniere d'*epiderme* ou de *peau fine* qu'on appelle *Canepin*, & dont on se sert pour faire des éventails & des gands pour les Dames, qu'on nomme improprement *Gands de peau de poule*.

Canepin.
Usage.

Vertus.
Le *suif* de mouton est propre pour arrêter la dyssenterie, étant prise intérieurement ; on l'employe aussi dans les onguens, dans les emplâtres, dans les pomades ; il est résolutif & adoucissant.

Son *fiel* est propre pour déterger les ulceres des yeux.

Observation.
On trouve quelquefois dans l'estomac ou dans les intestins du mouton, & principalement dans ceux d'Auvergne, certaines *bales* de la grosseur d'une pomme, les unes plus grosses, les autres plus petites, rondes & polies, ordinairement *noires*, mais quelquefois *blanches* : elles ont été faites & formées par le poil de ces animaux, qu'ils ont lêché, mâché & avalé, & qui s'est amassé & entassé dans leur estomac en une boule, laquelle ensuite a été ouverte, & enduite en sa superficie d'une humeur tenace & visqueuse, laquelle s'y est endurcie : si par curiosité l'on ouvre cette bale, on y trouve le poil de la bête disposé comme il a été dit.

Moutons du Pérou.
Il naît au *Pérou* certains *moutons* plus hauts que des asnes, qui servent à voiturer les morceaux de mines des métaux aux lieux où on les purifie ; ils en peuvent porter chacun jusqu'à six vingt livres.

Moutons de Tripoli.
Il y a des moutons à *Tripoli* & en plusieurs autres lieux, qui ont la queue formée en raquette, & laquelle pese quelquefois jusqu'à vingt-cinq livres : ces moutons sont grands & forts ; ils ne sont point revêtus de laine comme les moutons ordinaires, mais d'un poil court comme celui du cheval ; ils portent fort bien une personne de taille médiocre ; on trouve quelquefois de ces moutons qui ont jusqu'à *six cornes à la fois*.

Moutons à six cornes.
Etimologies.
On dit que *Vervex* vient de *verpa*, membre viril, à cause que le mouton a été châtré.

Mouton vient de *mont*, parce que les moutons cherchent ordinairement les lieux élevez & montagneux pour y paître.

Canepin dérive du mot latin *Canapus*, chanvre, parce que le premier canepin qu'on a fait ressembloit à de la toile de chanvre bien fine.

VESPA.

Vespa. En françois, *Mouche Guespe* ou *Bourdon.*

Mouche Guespe, ou Bourdon.
Est une espece de grosse mouche oblongue, jaune, marquée de taches noires & de plusieurs anneaux ressemblant beaucoup à la mouche à miel ; elle a quatre aîles & six pieds ; elle est armée d'un aiguillon très-menu & très-pénétrant. Il y en a de plusieurs especes. Elle est appellée *Bourdon*, à cause d'un bourdonnement qu'elle excite dans l'air en volant : elle contient beaucoup de sel volatil & d'huile.

Vertus.
Elle est propre pour faire croître les cheveux, étant pulvérisée & appliquée dessus.

Etimologie.
Vespa, à *vesperi*, le soir, parce qu'on dit que la guespe fait la chasse le soir aux petites mouches, afin d'en attraper quelques-unes pour sa nourriture.

VESPERTILIO.

Vespertilio. Avis sorex.   En françois, *Chauve-Souris*, *Rat Pennade.*

Est un petit oiseau nocturne gros comme un Moineau, qui tient beaucoup de la Souris, & qui ne s'aprivoise jamais ; il est nud par tout, sa couleur est obscure ou noirâtre, sa tête a la figure de celle d'un rat ; ses machoires sont garnies de dents un peu longues, crénelées : il a deux petites oreilles, & quelquefois quatre ; ses aîles s'étendent beaucoup, elles ne paroissent que comme des membranes cartilagineuses, & elles couvrent son corps qui est nud, sans plumes ni poils ; ses pieds sont divisez en cinq doigts armez d'ongles crochus, qui lui servent pour grimper & s'attacher aux murailles ; il vole d'une grande vîtesse ; mais il ne peut pas s'élever de terre pour prendre son vol, parce que ses pieds sont trop petits ; il se jette du haut des tours ou des murailles où il a grimpé, & prend son vol étant en l'air ; car un oiseau ne peut s'élancer de terre en l'air que par ses pieds, & il ne s'envoleroit jamais si on les lui avoit coupez ; il habite le jour dans les cavernes, dans les trous des bâtimens ruinez, & dans les autres lieux sombres & cachez : il vit de mouches, de vers & d'autres petits insectes, il aime le suif, la graisse, la chair. Il y en a de plusieurs especes. On en trouve aux Indes plusieurs qui surpassent en grosseur des Pigeons ; les Paysans les chassent & les mangent. La Chauve-Souris contient beaucoup de sel volatil & d'huile.

Elle est résolutive & propre pour la douleur de la goutte, étant écrasée & appliquée dessus.

Vespertilio à vesperi, le soir ; parce que la Chauve-Souris commence à voler le soir.

Chauve-Souris, parce que le corps de cet animal est nud, sans plumes & sans poils, comme les chauves, & parce qu'il ressemble à une Souris.

VIBURNUM.

Viburnum. Matth. Park. Pit. Tournef.	*Spiræa Theophrasti*, *Dalechampii.* Lugd.
Viurna vulgi Gallorum & Ruellii. Lob.	*Lantana*, *sive Viburnum.* Ger.
Cast.	*Lantana vulgò*, *aliis Viburnum.* J. B.
Viburnum vulgò. C. B.	Raii hist.

En françois, *Viorne.*

Est un petit arbrisseau qui pousse des verges ou branches longues d'environ trois pieds, grosses comme le doigt, très-fléxibles ou pliantes : elles servent à lier les fagots & les paquets d'herbes ; leur écorce est blanchâtre. Ses feuilles sont presque semblables en grandeur & en forme à celles de l'Orme, mais velues, crénelées en leurs bords, blanchâtres quand elles sont en vigueur, & rougeâtres quand elles sont prêtes à tomber. Ses fleurs naissent en ombelles blanches, odorantes ; chacune d'elles est un bassin coupé en cinq crénelures. Quand cette fleur est passée, son calice devient un fruit mou, aplati, presque ovale, gros comme une lentille, verd au commencement, puis rouge, & enfin noir, il contient une semence de même figure, mais fort plate, canelée, presque osseuse. Sa racine s'étend de côté & d'autre. Cet arbrisseau croît dans les hayes, aux lieux rudes, pierreux, montagneux, dans les buissons ; il fleurit en Eté, & son fruit mûrit en Automne : il contient du sel essentiel & beaucoup d'huile.

Ses *feuilles* & ses *bayes* sont astringentes, rafraîchissantes, propres pour les gargarismes dans les inflammations de la gorge & de la bouche, pour raffermir les dents, pour arrêter les cours de ventre, les flux d'hémorroïdes, étant pris en décoction.

Viburnum seu Viurna à vincire, lier, parce que les branches du Viorne servent à lier plusieurs paquets.

VICIA.

Vicia: Ger. Anguil. Lonic.	*Vicia vulgaris sativa.* J. Bauh. Park.
Vicia sativa vulgaris semine nigro. C. B.	Raii hist.
Pit. Tournef.	En françois, *Vesse.*

Vesse.   Eſt une plante qui pouſſe pluſieurs tiges à la hauteur d'un pied & demi ou de deux pieds, anguleuſes, velues, creuſes : ſes feuilles ſont oblongues, étroites, s'élargiſſant ſouvent vers leur extrémité, velues, attachées dix ou douze par paires ſur une côte qui eſt terminée par une main. Sa fleur eſt légumineuſe, purpurine ou bleuâtre, ſoutenue par un cornet dentelé. Quand cette fleur eſt paſſée, il lui ſuccede une gouſſe velue, compoſée de deux coſſes remplies de ſemences preſque rondes, noires. On cultive cette

Uſage.   plante dans les champs, dans les jardins ; on ſe ſert de ſa *ſemence* pour nourrir les Pigeons. Son goût eſt déſagréable ; elle contient beaucoup d'huile, peu de ſel.

Vertus.   La *ſemence* de la Veſſe eſt aſtringente, épaiſſiſſante, conſolidante, propre pour reſſerrer le ventre, étant mangée ; on en fait de la farine qu'on employe dans des cataplaſmes pour amollir, pour réſoudre, pour fortifier.

Etimologie.   *Vicia à vincire,* lier ; parce que la Veſſe s'accroche & ſe lie, par le moyen de ſes mains, aux plantes voiſines.

VICTORIALIS.

Victorialis longa. Cluſ. hort. Cluſ. pan. & hiſt.	*Allium montanum, latifolium maculatum.* C. B. Pit. Tourn.
Victorialis mas. Tab.	*Allium anguinum.* Matth. Lugd Port.
Ophioſcorodon. Lob.	*Allium Alpinum latifolium, ſeu Victoria*
Allium Alpinum. J. Bauh. Raii hiſt.	*lis.* Ger.

En françois, *Ail ſerpentain,* ou *Faux Nard.*

Ail ſerpentain, ou faux Nard.   Eſt une eſpece d'Ail ſauvage, ou une plante qui pouſſe des tiges à la hauteur d'un pied & demi, groſſes comme le petit doigt, rayées, vertes en haut, & purpurines en bas, fongueuſes, portant chacune trois ou quatre feuilles oblongues, larges, nerveuſes. Ses fleurs naiſſent aux ſommitez des tiges en bouquets ſphériques, blanches, compoſées chacune de ſix feuilles diſpoſées en rond : il leur ſuccede des fruits relevez de trois coins, & diviſez en trois loges remplies de ſemences preſque rondes, noires. Sa racine eſt oblongue, bulbeuſe, chevelue ou entourée de beaucoup de petites fibres, compoſée de pluſieurs tuniques qui envelopent des tubercules charnus. Cette plante croît ſur les

Racine.   montagnes, ſur les Alpes ; ſa *racine* eſt employée dans la Médecine ; elle contient beaucoup de ſel volatil & d'huile.

Choix.   On doit la choiſir groſſe bien nourrie.

Vertus.   Elle eſt âcre, inciſive, atténuante, pénétrante, propre pour digérer, pour réſoudre, pour réſiſter à la gangrenne, contre la morſure de la Vipere & des autres ſerpens, pour exciter l'urine, pour lever les obſtructions.

Etimologies.   *Victorialis à victoria,* parce que cette plante acquiert une eſpece de victoire en combattant le venin des ſerpens & le ſurmontant par ſa vertu.

Ophioſcorodon ab ὄφις, *ſerpens,* & σκόροδον, *Allium,* parce que cette eſpece d'Ail eſt propre contre la morſure des ſerpens.

VINCETOXICUM.

Aſclepias albo flore. C. B. Park. Ger.	Pit. Tourn.

Vincetoxicum. Matth. Dod. Thal. Caſt. | bus albicantibus. J. B. Raii hiſt.
Aſclepias, ſive Vincetoxicum multis flori- | En françois, *Dompte-venin.*

Eſt une plante qui pouſſe pluſieurs tiges à la hauteur de deux pieds, rondes, pliantes & fléxibles, embraſſant quelquefois par le haut les plantes voiſines. Ses feuilles naiſſent oppoſées à chaque nœud des tiges deux à deux, oblongues, larges, liſſes, ſe terminant en pointe, ayant la figure de celles du Lierre, mais plus longues & plus étroites: ſes fleurs ſont faites en petit baſſin coupé en cinq quartiers, de couleur blanche, d'une odeur forte aſſez agréable. Quand cette fleur eſt tombée, il lui ſuccede un fruit à deux gaînes membraneuſes, oblongues, pointues, contenant des ſemences couchées par écailles, oblongues, de couleur rouſſe, garnie chacune d'une aigrette; ſes racines ſont menues, compoſées de beaucoup de fibres blanches, d'une odeur forte, d'un goût déſagréable. Cette plante croît dans les bois, aux lieux montagneux, rudes, pierreux ou ſablonneux, déſerts: elle fleurit vers le mois de Juin; elle contient beaucoup de ſel eſſentiel & d'huile. Dompte-venin.

Sa *racine* eſt ſudorifique, elle réſiſte au venin, elle excite les mois aux femmes, elle leve les obſtructions; on s'en ſert en décoction. Vertus.

Sa *racine* eſt propre pour la pierre, pour la gravelle.

Sa *feuille* & ſa *fleur* ſont vulnéraires; on les employe extérieurement.

Vincetoxicum à *vincere*, vaincre, dompter, & τοξικὰ, *venena*, venins, comme qui diroit *Herbe qui dompte le venin.* Etimologies.

Aſclepias eſt le nom d'un ancien & fameux Médecin qui a mis le premier cette plante en uſage.

VINUM.

Vinum, en françois, *Vin*, eſt le ſuc des raiſins mûrs, tiré par expreſſion & fermenté; ce ſuc, quand il vient d'être tiré, eſt appellé en latin *Muſtum*, & en françois *Mouſt*; c'eſt une liqueur douce, agréable au goût, & qui ne contient rien de ſpiritueux ni de capable d'être porté à la tête; au-contraire elle ſe précipite toute en bas, & elle lâche le ventre; mais quand elle a fermenté, ſes principes ſe trouvent éxaltez, & elle devient vineuſe. Vin.
Mouſt.

Pour expliquer ce changement, il faut ſçavoir que le mouſt contient beaucoup de ſel eſſentiel & d'huile délayez ou étendus dans du phlegme & un peu de terre; que ce ſel ayant été diſpoſé à ſe mouvoir par l'expreſſion du raiſin, a fait effort pour ſe détacher des parties huileuſes avec leſquelles il étoit comme lié; qu'en ſe détachant il a pénétré, atténué & raréfié par ſes pointes ſubtiles & tranchantes, ces parties d'huile, & les a réduites en eſprit. Cet effort eſt la cauſe de la fermentation ou ébulition qui arrive au vin dans la cuve, & il fait auſſi ſa purification, car il en ſépare les parties le plus groſſieres, & il les écarte en forme d'écume, dont une portion s'attache & ſe pétrifie aux côtez du tonneau, & l'autre ſe précipite au fond; c'eſt ce qu'on appelle le *tartre* & *la lie.* Comment le Mouſt devient Vin

Tartre & la lie.

Pour faire le *vin blanc*, on met fermenter le ſuc du raiſin blanc ſeul dans la cuve; mais pour faire le *vin rouge*, le mouſt doit fermenter ſur le marc de la grape; cette petite circonſtance fait que le vin rouge eſt plus chargé de tartre que le vin blanc, & il demeure plus long-tems dans le corps quand on l'a bû. Vin blanc.
Vin rouge.

Il y a un grand nombre d'eſpeces de vins qui different par les différentes natures des raiſins dont ils ont été tirez, par les différens climats ſous leſquels ils ont pris leur acroiſſement, ſuivant qu'ils ont reçû plus ou moins de chaleur ou de ſel, par les différentes fermentations qu'on a excitées au moût; par leurs couleurs, par leurs odeurs, par leurs conſiſtences, par leur goût, par leurs vertus. Différence des vins.

Vins des païs chauds

LES *vins des pays chauds*, comme du Languedoc, de la Provence, font ordinairement plus tartareux que ceux des pays tempérez, à caufe d'une plus grande quantité de fels qu'ils ont tiré de la terre.

Maniere de faire le vin mufcat.

Quand on veut faire le vin *mufcat*, on laiffe bien mûrir le raifin mufcat, puis on en tord la grape fur la vigne, afin qu'elle ne reçoive plus de nourriture, & que fes grains foient fanez ou un peu rotis par l'ardeur du foleil: on cueille enfuite ces raifins, on les exprime, & l'on en met fermenter le mouft; mais comme ce fuc eft glutineux ou fyrupeux, à caufe que le foleil l'a privé d'une bonne partie de fon phlegme, il ne peut fermenter qu'à demi; car fon fel eft trop preffé dans l'huile, & il n'a pas la liberté de s'étendre fuffifamment, & raréfier éxactement l'huile, comme il fe fait aux vins ordinaires. Le vin mufcat ne fe peut faire que dans les pays chauds, comme au Languedoc, en Provence, où le foleil a beaucoup de force: le meilleur vient de *Frontignan*.

Choix.

Il doit être médiocrement clair, blanc, un peu glutineux, d'une odeur mufcate, agréable, d'un goût doux, affez fort & délicieux.

Maniere de faire le vin d'Efpagne, & plufieurs autres vins de liqueur.

Le vin d'*Efpagne* & *plufieurs* autres *vins de liqueur*, fe font par une maniere qui a beaucoup de rapport avec celle du vin mufcat: on met le fuc des raifins blancs, dès qu'il a été tiré, dans des vaiffeaux qu'on place fur un peu de feu, pour en faire évaporer quelque portion du phlegme; puis on verfe le moût dans des tonneaux, où il fe fermente & devient vineux. Il fe fait en ces vins la même chofe qu'au vin mufcat; ce fuc des raifins ayant été dépouillé d'une partie de fon phlegme par le feu, fon fel ne peut pas s'étendre affez pour divifer & raréfier éxactement les parties de l'huile; ainfi la fermentation demeure imparfaite.

Ces évaporations qu'on fait d'une partie du phlegme du moût en préparant les vins de liqueur, rendent les vins mufcats, d'Efpagne, de Saint Laurent, de Canarie glutineux, & leur donnent un goût doux; car comme il ne s'eft fait qu'une fermentation imparfaite, l'huile n'a point été affez raréfiée ni diffoute, & le vin a retenu le goût du moût: cette douceur procede d'un mélange éxact & naturel du fel avec l'huile, car les pointes de ce fel étant liées & embarraffées dans les parties rameufes de l'huile, elles ne font capables de faire aucune autre impreffion fur le nerf de la langue qu'un agréable chatouillement, lequel nous appellons *douceur*; fi l'huile étoit feule, elle feroit fade, parce qu'elle ne pénétreroit pas affez pour exciter ce chatouillement, il faut qu'elle foit accompagnée d'un fel effentiel ou volatil qui lui ferve de véhicule pour faire cette impreffion de doux.

Vins François.

Il n'arrive pas la même chofe à nos *Vins François*, la quantité naturelle du phlegme y ayant été laiffée dans fon entier, le fel a eu fon mouvement libre pour diffequer & atténuer toute l'huile, & pour la convertir en efprit; de forte que ce vin eft devenu parfaitement clair par la fermentation, & il a acquis un agréable picotement au goût, à caufe que fon fel s'eft dégagé en partie de l'huile qui le tenoit comme envelopé dans le moût; car il n'y a que le fel dans le vin qui puiffe faire ce picottement fur la langue.

Il eft donc néceffaire qu'il y ait une affez grande quantité de phlegme dans les vins qu'on veut faire fermenter éxactement; mais s'il s'y en rencontre trop à proportion du fel, comme il arrive fouvent lorfqu'on a fait vendange en tems pluvieux, la fermentation fera imparfaite, parce que les fels étant trop affoiblis, n'auront pas la force de couper ni d'éxalter fuffifamment les parties de l'huile, & le vin qui en proviendra fera fujet à s'engraiffer: on pourra lui redonner fa bonté en y mêlant de la lie & du tartre, ou quelque autre matiere femblable, capable de procurer une nouvelle fermentation.

On

On peut tirer de l'*eau de vie* de toutes fortes de vins, mais on en tire plus des uns que   Eau de vie.
des autres; les vins les plus forts ne font pas ceux qui rendent le plus de cette liqueur
fpiritueufe ; on trouve mieux fon compte à faire diftiller du vin qui commence à fe paffer, que celui qui eft parfaitement bon au goût, non-feulement parce que l'un eft à
beaucoup meilleur marché que l'autre, mais parce que l'efprit de celui qui tend à fe gâter eft plus détaché & plus difpofé à être enlevé par le feu que l'autre.

Les vins qui font tartareux & groffiers donnent leur eau de vie plus difficilement que
les autres, à caufe que le tartre fixe & embarraffe leur efprit.

Les vins de liqueur rendroient peu d'eau de vie fi l'on les faifoit diftiller, parce que
leurs huiles n'ont été raréfiées & fpiritualifées qu'à demi, comme il a été dit.

L'eau de vie eft un *efprit* de vin mêlé avec beaucoup du phlegme : cet efprit eft l'huile
du vin qui a été raréfiée & éxaltée par un fel acide volatil dans la fermentation, comme
je l'ai prouvé dans mon *Traité de Chymie* ; les particules de ce fel font demeurées comme
envelopées après leur action dans l'huile éxaltée, & ce font elles qui rendent l'efprit du
vin fi actif & fi pénétrant, elles augmentent auffi fon inflammabilité, de même que les
parties volatiles du falpêtre augmentent celle des matieres fulphureufes ou huileufes
avec lefquelles on les mêle.

Le vin ne contient pas feulement de l'efprit fulphureux & du phlegme, il eft encore
empreint d'un tartre qui eft compofé de fel acide, d'huile & de terre ; on peut retirer ce
tartre en faifant diftiller ou évaporer le vin, il reftera au fond du vaiffeau en forme de
lie : mais il faut remarquer que le tartre qu'on féparera par ce moyen des vins de liqueur,
fera bien plus huileux que celui qu'on retirera du vin françois, par les raifons qui ont
été dites.

La *bonté* du vin, pour le boire ordinaire, *confifte* dans une certaine proportion & liai-   En quoy
fon naturelle de fes principes, qui font une agréable impreffion fur le nerf de la langue,   confifte la
& qui accelerant le mouvement des efprits animaux, réjouiffent l'eftomac, le cœur &   bonté du
le cerveau.   Vin.

On fe fert pour les repas de *trois* fortes de vins, du vin *blanc*, du vin *paillet* ou *clairet*,
& du vin *rouge* ou *rofé*. Ils doivent être clairs, tranfparens, de belle couleur, d'une odeur   Choix.
réjouiffante, d'un goût balfamique un peu piquant, mais agréable, tirant quelquefois
fur celui de la Framboife, rempliffant la bouche & paffant doucement fans irriter le gofier, donnant une douce chaleur à l'eftomac, & ne pouffant point trop vîte leurs efprits
à la tête.

Le vin *blanc* eft celui dont les principes font le plus en mouvement, & qui donne le   Vin blanc.
plus de gayeté d'abord qu'on l'a bû ; mais il eft fujet à exciter de la douleur à la tête. Il
eft fort apéritif, propre pour faire uriner, pour la colique néphrétique, pour la pierre,   Vertus.
pour la gravelle, pour la mélancolie, pour l'hydropifie, pour exciter les mois aux
femmes.

Le vin *paillet* tient beaucoup du vin blanc, mais il eft moins fumeux & plus ftomacal;   Vin paillet.
il eft tiré des raifins qui ont la même couleur, ou bien c'eft un mélange que les Cabaretiers ont fait de beaucoup de vin blanc avec un peu de gros vin rouge.

Le vin *rouge* eft le moins fumeux, le plus ftomacal, le plus nourriffant, & celui qui   Vin rouge.
s'accommode le mieux ordinairement à tous les tempéramens ; il fortifie, il chaffe la   Vertus.
mélancolie, il réfifte au venin, il excite l'urine & les mois aux femmes, il chaffe les
vents, il remedie à la gangrene, il réfout, il eft propre pour les contufions, pour les
diflocations.

Le vin de *teinte* eft un gros vin *noir* chargé de tartre, qu'on tire de certains raifins   Vin de
noirs ; ce vin n'eft pas bon à boire, fon goût eft ftiptique : il fert pour la *teinture*, d'où   Teinte.

Zzzzz

Ufage. vient qu'on l'appelle *Vin de teinte*; les Cabaretiers l'employent pour donner une couleur rouge à leurs vins blancs. On en tireroit peu d'efprit.

Vertus. Il eft aftringent, fortifiant, réfolutif, propre pour les cours de ventre, pour les flux d'hémorroïdes & de menftrues; on s'en fert pour faire l'extrait de Mars aftringent; on l'employe auffi extérieurement dans les fomentations aftringentes & fortifiantes.

Vins de liqueur. Les vins de liqueur, & principalement ceux qui ont été faits dans les pays chauds, font plus capables que les autres de fortifier l'eftomac, parce qu'étant plus glutineux ou **Vertus.** fyrupeux, ils s'arrêtent davantage dans ce vifcere, & ils ont plus de tems d'y produire leur effet.

Malvoifie. La *Malvoifie* appellée en latin *Vinum Malvaticum*, eft une efpece de vin de liqueur aromatique & fort agréable au goût, que les anciens avoient beaucoup en ufage: ce nom vient peut-être de *Valvafia*, ville qui eft l'ancienne Epidaure dans la Morée; il s'en fait encore en Italie, en Candie; mais comme l'on n'en tranfporte guéres, on lui **Vertus.** fubftitue ordinairement les autres vins de liqueur pour les remedes; elle eft ftomacale, cordiale, fortifiante, céphalique; elle réfifte au venin, elle modere l'appétit.

Vin pour l'ufage des alimens. Le vin pour l'ufage des *alimens* étant pris avec modération & mêlé avec de l'eau, eft la meilleure & la plus faine de toutes les boiffons, pendant qu'on eft en fanté; il donne de la vigueur dans toutes les parties du corps, il aide à la digeftion, & il excite une chilification louable; il réjouit le cœur & le cerveau par fes efprits qui y font portez, il ranime les efprits animaux, il donne ouverture aux belles penfées, il excite la mémoire: mais fi l'on en prend avec excès, comme il n'arrive que trop fouvent, il produit l'yvreffe & quelquefois une fuite d'incommoditez & de maladies très-fâcheufes.

Yvreffe, d'où elle vient. L'*yvreffe* eft caufée par les parties fpiritueufes du vin, qui étant montées en trop grande abondance dans le cerveau, y circulent avec tant de vîteffe qu'elles en troublent toute l'œconomie; elles délayent la pituite qui fe répand enfuite par tout, & qui bouchant ou interceptant en quelque maniere le cours ordinaire des efprits, les contraint de prendre des routes différentes qui ne leur font pas naturelles; c'eft dans ce tems-là qu'on voit trouble, que les objets femblent branler, & que le raifonnement n'eft guéres meilleur que celui d'un véritable fou. On demeure en cette maniere de furie jufqu'à ce que l'efprit du vin qui eft monté dans le cerveau ait perdu fon mouvement dans les parties glutineufes de la pituite, ou qu'il fe foit diffipé par les pores du crane: alors on s'endort ordinairement, parce qu'une partie de la pituite qui a été liquéfiée fe gliffe dans les petits conduits du cerveau où elle caufe une coagulation dans les efprits animaux; car de même que le mouvement des efprits dans le cerveau produit les veilles, le repos & la condenfation de ces mêmes efprits produifent le fommeil: ce fommeil dure jufqu'à ce que de nouveaux efprits animaux qui fe font pendant le dormir, ayent entiérement diffout cette pituite & fe foient fait un paffage libre. Toutes ces circonftances ont beaucoup de rapport avec celles qui fe paffent quand on a pris de l'Opium.

Quoique les vins de liqueur rendent moins d'efprit que nos vins françois lorfqu'on les fait diftiller, ils enyvrent pourtant du moins autant, quand on en boit beaucoup, parce qu'étant vifqueux ou fyrupeux, ils demeurent plus long-tems à paffer que les autres; & l'efprit qu'ils contiennent a beaucoup de tems pour s'élever au cerveau. L'yvreffe produite par ces vins-là eft plus fâcheufe, & elle dure plus long-tems que celle qui a été excitée par le vin ordinaire, parce que leur efprit n'eft pas monté feul au cerveau; il a fublimé avec lui un phlegme vifqueux qui l'embarraffe & l'empêche de fe diffiper aifément. Le dormir qui fuit cette yvreffe eft auffi plus long, parce que ce phlegme vifqueux s'étant introduit dans les canaux des efprits animaux, il a de la peine à être raréfié.

Les *maladies* qui suivent les trop fréquentes débauches du vin, font l'apoplexie, la Maladies. paralifie, la léthargie, les rhumatifmes, la goutte, à caufe que la pituite du cerveau ayant été rendue âcre & liquide par une continuelle abondance d'efprits, elle excite des fermentations, des inflammations, & il s'en fait des écoulemens entre les mufcles & dans les nerfs, où il fe forme fouvent des obftructions ou d'autres accidens.

Vinum ab ὄνος, Vin.

Etimolo-gie.

VIOLA.

Viola martia purpurea. J. B. Ger. Raii hift.

Viola martia purpurea, flore fimplici odoro. C. B. Pit. Tournef.

Viola fativa. Brunf.
Viola nigra. Dod. Ger. Cluf. hift.
Viola præcox purpurea. Lob.
Viola fimplex martia. Park.

En françois, *Violette.*

Eft une plante qui pouffe de fa racine beaucoup de feuilles prefque rondes, larges Violette. comme celles de la Mauve commune, dentelées en leurs bords, vertes, attachées à de longues queues; il s'éleve d'entr'elles des pédicules menus qui foutiennent chacun une petite fleur très-agréable à la vûe, d'une belle couleur purpurine ou bleue tirant fur le noir, d'une odeur douce & réjouiffante, d'un gout vifqueux accompagné de tant foit peu d'âcreté: cette fleur eft compofée de cinq feuilles & d'une efpece de tétine ou d'épe-ron, qui font foutenus par un calice divifé jufqu'à la bafe en cinq parties. Quand la fleur eft tombée, il paroît une coque qui s'ouvre quand elle eft mûre, en trois quartiers, laiffant voir plufieurs femences prefque rondes, plus menues que celles de la Coriandre, de couleur blanchâtre; fa racine eft fibrée. Cette plante croît dans les jardins, aux lieux ombrageux, contre les murailles, en terre graffe; elle fleurit au commencement du du Printems vers le mois de Mars; elle contient beaucoup d'huile & du fel effentiel. Il faut choifir fes *fleurs* fimples, nouvellement cueillies, hautes en couleur, odorantes.

Choix.

Elles font pectorales, cordiales, adouciffantes, un peu laxatives.

Vertus.

Les *feuilles* de Violette font émollientes, humectantes, réfolutives.

La *femence* de Violette eft purgative, hydragogue. La dofe en eft depuis une dragme jufqu'à trois.

Viola vient du grec ἴον, qui fignifie la même chofe.

Etimolo-gie.

VIPERA.

Vipera, en françois, *Vipere*, eft une efpece de Serpent qui fort vivant du ventre de Vipere. fa mere, & non pas en œuf comme les autres efpeces; il eft long environ comme le bras, & gros de deux pouces, quelquefois un peu plus gros, quelquefois un peu plus petit, mais il n'atteint jamais à la grandeur des gros ferpens, quoiqu'il ait la même figu-re extérieure. Il eft couvert d'une peau liffe un peu écailleufe en deffus, de couleurs di-verfifiées, comme par ondes, molle & vifqueufe en deffous, très-refferrée en fes pores; fes gencives font garnies tout autour de petites dents comme celles des autres ferpens: mais outre ces petites dents elles ont encore à chaque côté une efpece de défenfe ou une dent longue, courbée, folide, creufe, pointue, fort tranchante, quelquefois fourchue, dont la gencive eft une veffie remplie d'un fuc jaunâtre, en qui l'on croit que confifte le venin de la vipere, parce qu'il fe trouve ordinairement un peu de cette liqueur fur la playe après la morfure; ce n'eft pas par la pointe de la dent que le poifon fort, c'eft par une petite fente qu'elle a femblable à celle d'une plume à écrire; fa langue eft longue, fourchue, grife, elle la darde avec tant d'impétuofité, étant irritée, qu'elle paroît comme un brandon de feu, ou un phofphore, ce qui procede d'un grand mouvement des efprits. On croyoit autrefois que cette langue étoit venimeufe, mais elle ne contient rien de malin : fes yeux font fort petits. La vipere naît au lieux rudes, pierreux, en Dauphiné, en Poitou. Elle mange, étant en liberté, des rats, des grenouilles, des vers, & plufieurs autres infectes : mais étant renfermée elle peut vivre plus d'une année fans ufer d'aucun autre aliment que de l'air qu'on lui laiffe refpirer par de petits trous. La raifon pourquoy elle peut vivre fi long-tems fans manger, eft que les pores de fa peau étant fort refferrez, il ne fe diffipe que très-peu de fes efprits, & elle n'a pas befoin d'en faire la réparation auffi fouvent que les autres animaux.

On va chercher les viperes au printems ou en automne, parce qu'elles font alors plus graffes & plus vigoureufes qu'en une autre faifon ; les Payfans les prennent avec de petites pincettes de bois faites exprès, & les portent dans des biffacs aux Apotiquaires. Elles font beaucoup plus gayes & plus remuantes quand elles font en campagne, que quand elles ont été prifes, à caufe de la peur qu'elles ont de fe voir renfermées. Elles different des autres ferpens non-feulement par les deux dents longues qu'elles ont aux côtez des mâchoires, mais auffi par une connexion différente de leurs vertebres, qui empêche qu'étant tenues par la queue, elles puiffent comme les autres ferpens fe relever & s'entortiller autour du bras ou de la pincette qui les tient.

Effets de la morfure de la Vipere. La vipere mord avec fes dents longues, & elle élance par la playe un efprit ou une liqueur acide fort volatile, qui s'infinuant dans les vaiffeaux, coagule peu à peu le fang & en interrompt la circulation, d'où s'enfuit la mort fi l'on n'eft fecouru. Cet effet a beaucoup de rapport avec ce qui arrive quand on féringue par curiofité quelque liqueur acide dans la veine d'un chien ou d'un autre animal ; car peu de tems après il tombe en convulfion & il meurt.

Accidens. Les *accidens* qui arrivent à une perfonne qui a été malheureufement mordue de la Vipere, font premierement qu'elle pâlit; qu'enfuite elle prend une couleur bleuâtre, parce qu'à méfure que fon fang fe fige, fes veines & fes artéres fes gonflent.

En fecond lieu, elle devient inquiéte, mélancolique, affoupie, fon pouls eft intermittent, parce que le cours des efprits étant intercepté par le coagulum qui s'eft fait dans les vaiffeaux, le fang ne circule qu'avec peine.

En troifiéme lieu, elle fent des friffons, des naufées, des mouvemens convulfifs ; parce que les particules falines & acides qui fe font introduites dans le fang, & qui l'ont aigri, picottent ou irritent les membranes internes des veines & des artéres.

En quatriéme lieu elle meurt, parce que le fang s'aigriffant & fe congélant toujours de plus en plus, le paffage des efprits fe bouche entiérement, & il ne fe fait plus de circulation, fans laquelle on ne peut vivre.

Remedes extérieurs contre la morfure. Les *remedes* contre la *morfure* de la vipere font *extérieurs & intérieurs*; les extérieurs font de lier promptement, fi l'on peur, la partie au deffus de la morfure, ferrant bien la ligature afin d'empêcher le venin de pénétrer: mais fi la partie mordue ne peut pas être liée : il faut à l'inftant appliquer deffus la tête de la vipere qui a fait le mal, après l'avoir bien écrafée, ou à fon défaut celle d'une autre vipere, ou bien on fera rougir au feu un couteau ou un autre morceau de fer plat, & on l'approchera bien près de la playe pour en faire fouffrir la chaleur le plus qu'on pourra ; ou bien on fera brûler fur la playe un peu de poudre à canon, ou bien on fcarifiera la playe & l'on y appliquera de la Thériaque ou de l'ail & du fel armoniac pilez enfemble.

Obfervation. Ces remedes extérieurs peuvent ouvrir les pores de la playe & en faire fortir les efprits envenimez ; mais il faut obferver que ces fortes de remedes doivent être appliquez fur le champ dès que la morfure a été faite ; car fi l'on a donné le tems au venin d'entrer dans les vaiſſeaux du corps avant que de les appliquer, ils ſeront inutiles, parce que ce venin ne retournera point à la playe, quelque ouverture de pores que les remedes faſſent.

Quoique les remedes extérieurs ne doivent pas être négligez en cette occaſion, ils ſont pourtant d'un petit ſecours en comparaiſon de ceux que l'on doit faire prendre intérieurement ; car le venin de la vipere étant fort ſubtil, il en paſſe toujours dans le ſang, quelque précaution qu'on prenne pour l'en empêcher & pour l'arrêter au dehors. Il faut donc faire prendre au malade des remedes qui puiſſent rompre les pointes des acides, diſſoudre le ſang & les autres humeurs congelées, en exciter la circulation, & pouſſer par la tranſpiration & par les urines ce qui peut être reſté du venin de la vipere.

Les ſels volatils des animaux peuvent ſatisfaire à toutes ces indications, parce qu'ils ſont alkalins, fort volatils, raréfians, ſudorifiques & apéritifs : celui de la vipere eſt préférable à tous les autres, parce qu'il eſt le plus ſubtil ; mais à ſon défaut, on peut prendre de celui de corne de cerf, ou de celui d'urine, ou de celui de crane humain : la Thériaque, pourvû qu'elle ſoit vieille, eſt encore convenable pour remédier à cette maladie, parce qu'elle eſt compoſée d'ingrédiens la plupart atténuans & raréfians ; mais quand elle eſt encore nouvelle, on ne peut pas s'en ſervir ici avec ſuccès, parce que l'opium qui y régne, & qui n'a point encore été aſſez raréfié par la fermentation, la rend plus en état alors d'arrêter le venin & de faire un épaiſſiſſement dans les humeurs, qu'une raréfaction ou une évacuation. Remedes intérieurs contre le venin.

Il faut choiſir les viperes groſſes, bien nourries, amaſſées au printems ou en automne ; elles contiennent beaucoup de ſel volatil & d'huile. Choix.

Le *tronc* de la vipere ſéparé de ſa peau & de ſes entrailles, eſt propre pour réſiſter au venin, pour purifier le ſang : on s'en ſert pour la petite vérole, pour les fiévres malignes & intermittentes, pour la peſte, pour la ladrerie, pour la gale, pour le ſcorbut ; on le fait prendre en bouillon ou en *poudre* ; la doſe de la poudre de vipere eſt depuis huit grains juſqu'à deux ſcrupules, même juſqu'à une dragme. Vertus. Doſes,

La *graiſſe* de vipere eſt ſudorifique, réſolutive, anodine ; on s'en ſert intérieurement & extérieurement : la doſe eſt depuis une goute juſqu'à ſix.

Le *foye* & le *cœur* de la vipere étant ſéchez & pulvériſez, ſont appellez *Bezoard animal* ; ils ont la même vertu que la poudre de vipere, mais ils agiſſent avec une plus grande efficace ; la doſe en eſt depuis ſix grains juſqu'à demi-dragme.

Son *fiel* eſt ſudorifique ; la doſe en eſt une ou deux goutes : il eſt bon auſſi pour les cataractes des yeux ; il déterge & il réſout.

Vipera, à *vi*, force, *& parere*, engendrer, comme qui diroit *engendrer par force ou par violence*, parce que quelques-uns des Anciens ont crû que la vipere femelle dans le plaiſir de l'accouplement mangeoit la tête de la vipere mâle, & que les petits pour venger la mort de leur pere, rongeoient & ouvroient le ventre de leur mere ; ou bien, Etimologies,

Vipera, à *viva*, vive, *& parere*, engendrer ; comme qui diroit *Serpent engendré vivant*, au lieu que les autres eſpeces de ſerpens ſortent en œufs du ventre de la mere.

VIPERINA.

Viperina radix. Contrayerva Virginiana. Senagruel. Viperaria.

Ariſtolochia Piſtolochia, ſeu Serpentaria Phytog. Pit. Tournef.
Serpentaria Virginiana caule nodoſo, Ba- | niſter, pluk.
Aſarum Virginianum, folio cordato, Cyclaminis more maculato. Moriſſ.

En françois, *Vipérine. Virginie. Serpentaire Virginiene.*

Vipérine, Virginie. Eſt une racine ſéche, griſe, filamenteuſe, fort odorante & aromatique, qu'on nous apporte de Virginie, Province de l'Amérique Septentrionale : la plante qu'elle pouſſe étant dans la terre, eſt une eſpece de petit Aſarum, dont les feuilles ont la figure de celles du Cyclamen : cette racine contient beaucoup de ſel volatil & d'huile éxaltée. On doit la choiſir nouvelle, bien nourrie, d'une odeur forte approchante de celle de la grande Lavànde.

Choix.

Vertus. Elle eſt ſudorifique, propre pour réſiſter au venin, contre la morſure des ſerpens, contre les vers, pour exciter l'urine, étant priſe intérieurement : la doſe en eſt depuis demi-ſcrupule juſqu'à une dragme : les Indiens s'en ſervent contre un gros & long ſerpent à ſonnettes fort dangereux, qu'ils appellent *Boicininga*, & duquel j'ai parlé en ſon lieu. On dit que pour le faire mourir, ils ne font autre choſe que lui donner à ſentir un morceau de cette racine, qu'ils ont attaché au bout d'un bâton, & qu'ils portent exprès toujours avec eux quand ils vont en campagne.

Doſe.

Etimologie. *Viperina, à vipera*, vipere, parce que cette racine eſt propre contre la morſure de la vipere.

VIRGA AUREA.

Virga aurea. Geſn. hort.
Virga aurea anguſtifolia ſerrata. C. B. Pit. Tournef.
Herba Doria. Ger. icon.
Solidago Sarracenica. Trag. Fuch. Dod.

Virga aurea vulgaris latifolia. J. B. Raii hiſt.
Conſolida Sarracenica. Thal. Eyſt.
Conſolida aurea. Tab.
En françois, *Verge dorée.*

Verge dorée. Eſt une plante qui pouſſe des tiges à la hauteur de trois pieds, droites, rondes, canelées, fermes, & toutes remplies d'une moëlle fongeuſe : ſes feuilles ſont oblongues, pointues, dentelées en leurs bords : ſes fleurs ſont radiées & diſpoſées en épi le long des tiges, de couleur jaune dorée, ſoutenues chacune par un calice compoſé de pluſieurs feuilles en écaille : quand ces fleurs ſont paſſées, il leur ſuccede des graines garnies chacune d'une aigrette : ſa racine eſt fibrée, d'un goût aromatique. Cette plante croît aux lieux montagneux, ſombres, humides, dans les bois ; elle contient beaucoup de ſel eſſentiel & d'huile.

Vertus. Elle eſt déterſive, vulnéraire, apéritive, propre pour atténuer la pierre du rein & de la veſſie, pour la colique néphrétique, pour arrêter les hémorragies & les cours de ventre, pour mondifier & guérir les playes.

Etimologie. *Virga aurea*, parce que les tiges de cette plante ſont droites & fermes comme des verges, revêtues de fleurs jaunes comme de l'or.

VISCUM.

Viſcum. Trag. Matth. Fuch. Dod. Ger.
Viſcum baccis albis. C. B. Pit. Tournef.
Viſcus. Brunf.
Viſcum vulgare. Park.

Viſcus querceus & aliorum arborum. J. B. Raii hiſt.

En françois, *Guy.*

Guy. Eſt une plante qui naît ſur le tronc ou ſur les groſſes branches de pluſieurs eſpeces d'arbres, comme ſur le Chêne, ſur le Pommier, ſur le Poirier, ſur le Saule, ſur le Peuplier, ſur le Néflier, ſur le Cognaſſier, ſur le Châtaigner, ſur le Prunier ſauvage, ſur le Sorbier, ſur le Coudrier, ſur l'Eglantier, ſur l'Aubépine ; mais le plus eſtimé dans la Médecine eſt celui qui croît ſur le Chêne.

Guy de Chêne. On l'appelle *Viſcum quercinum, ſeu lignum ſancta crucis*, en françois, *Guy de Chêne :* c'eſt une maniere d'arbriſſeau qui croît à la hauteur d'environ deux pieds ; ſes tiges ſont

ordinairement groffes comme le doigt, dures, ligneufes, compactes, pefantes, de
couleur brune rougeâtre en dehors, blanche jaunâtre en dedans ; il pouffe beaucoup
de rameaux, ligneux, plians, s'entrelaçant fouvent les uns dans les autres, couverts
d'une écorce verte ; fes feuilles font oppofées deux à deux, oblongues, épaiffes, dures,
affez femblables à celles du grand Buis, mais un peu plus longues, véneufes dans leur
longueur, arrondies par le bout, de couleur verte jaunâtre ou pâle ; fes fleurs naiffent
aux nœuds des branches, petites, jaunâtres, formées chacune en baffin à quatre créne-
nelures ; ces fleurs ne laiffent point de fruits après elles, mais on trouve des fruits fur
d'autres branches du même pied de Guy, ou quelquefois fur des pieds différens qui ne
portent point de fleurs ; ces fruits font de petites bayes rondes ou ovales, molles, blanches, luifantes, reffemblantes à nos petites grofeilles blanches, remplies d'un fuc vifqueux dont les *Anciens* fe fervoient pour faire de la *glu* ; au milieu de ce fruit on trouve   Glu des
une petite femence fort aplatie, & ordinairement échancrée en cœur. Le guy n'a point   Anciens.
de racine apparente ; elle eft confondue dans la fubftance de l'arbre : il demeure toujours verd hyver & été.

On trouve quelquefois dans le Bois de Vincennes & en plufieurs autres lieux de
France, des Chênes qui portent du guy ; mais il en naît beaucoup plus communément
en Italie, & particuliérement entre Rome & Lorette, où un feul Chêne pourroit en
fournir pour charger une charette. Les Prêtres des anciens Payens s'affembloient fous
ces Chênes chargez de guy pour y faire leurs prieres, & ils révéroient le guy comme
une plante facrée.

Le *bois* du guy de Chêne eft fouvent employée dans la Médecine. Il faut le choifir   Bois.
gros, bien nourri, dur, pefant, & s'il fe peut encore attaché à un morceau du Chêne,   Choix.
afin d'être affuré qu'il en vient ; car on vend affez fouvent chez les Marchands du guy
commun pour du guy de Chêne : il contient beaucoup d'huile & de fel effentiel ou volatil.

Il eft employé intérieurement pour fortifier le cerveau, pour l'épilepfie, pour la pa-   Vertus.
ralyfie, pour l'apopléxie, pour la létargie, pour les convulfions, pour les vers : on en
fait auffi entrer dans les remedes extérieurs, comme dans les emplâtres, dans les onguens, pour fortifier, pour mûrir les parotides ou les autres tumeurs, pour réfoudre.

Le guy des autres arbres a des vertus approchantes de celles du guy de Chêne, mais
plus foibles.

Les *bayes* du guy font âcres & ameres ; leur *glu* eft propre pour faire mûrir les abfcès   Bayes.
& hâter leur fuppuration : on ne doit jamais donner de ces bayes par la bouche, parce
qu'elles font eftimées une efpece de poifon ; elles purgent par bas avec une très-grande
violence, & elles mettent l'inflammation au dedans des vifceres, fi nous en croyons les
anciens Auteurs ; je ne les ai jamais éprouvées.

On a nommé le guy *Vifcum* ou *Vifcus*, c'eft-à-dire *glu*, à caufe que fon fuc eft rempli   Etimolo-
de glu.   gie.

VISNAGA.

Vifnaga. J. B. Raii hift. | *Gingidium umbella oblonga.* C. Bauhin.
Bifnaga Vifnaga Gingidium appellatum. | *Gingidium Hifpanicum.* Ger.
Park.

Eft une plante qui croît à la hauteur d'environ deux pieds : fa tige reffemble à celle
de l'Aneth ; fes feuilles font découpées menu ; fes fleurs font attachées à des ombelles
longues, dures, roides, de couleur blanche ; fa femence eft menue comme celle de l'A-
che, d'un goût âcre. On cultive cette plante dans les jardins en France, mais elle eft

Usage.   commune en Turquie, d'où l'on nous apporte les ombelles séches pour servir de cure-dents.

Choix.   Elles doivent être choisies grosses, entieres, lisses, de couleur jaunâtre, d'un gout assez agréable. Cette plante contient beaucoup de sel essentiel & d'huile.

Vertus.   Elle est apéritive, propre pour la pierre, pour la gravelle, pour exciter l'urine & les mois aux femmes.

VITIS.

Vigne.   *Vitis vinifera*, en françois, *Vigne*, est un arbrisseau dont la tige est tortue, couverte d'une écorce crevassée, rougeâtre, portant plusieurs sarmens longs, garnis de mains qui rampent & qui s'attachent aux arbres voisins & aux échalas : ses feuilles sont grandes, belles, larges, presque rondes, incisées, vertes, luisantes, un peu rudes au toucher : ses fleurs sont petites, composées ordinairement chacune de cinq feuilles disposées en rond, de couleur jaunâtre, odorantes : ses fruits sont des bayes rondes ou ovales, ramassées & pressées les unes contre les autres, en grosses grapes, vertes & aigres au commencement, mais en mûrissant elles prennent une couleur blanche, ou rouge, ou noire, & elles deviennent charnues, pleines d'un suc doux & agréable ; on les ap-

Raisins.   pelle en latin *Uva*, & en françois, *Raisins* ; elles renferment quelques pepins pointus. On cultive la vigne dans les pays chauds & tempérez ; il y en a de plusieurs especes : elle contient dans toutes ses parties beaucoup de sel & d'huile.

Larme de vigne.   Quand on coupe au printems les sommitez de la vigne qui est en séve, il en distille naturellement une *liqueur* en *larme*, qui est apéritive, détersive, propre pour la pierre,

Vertus.   pour la gravelle, étant prise intérieurement ; on en lave aussi les yeux pour déterger la sanie & pour éclaircir la vûe.

Pampres.   Les *bourgeons* de la vigne, ses *feuilles* tendres & ses *mains*, qu'on appelle en latin *Pam-*
Vertus.   *pini seu Capreoli*, & en françois, *Pampres*, sont astringens, rafraîchissans, propres pour les cours de ventre, pour les hémorragies, étant pris en décoction ; on en fait aussi des fomentations pour les jambes : elles excitent le sommeil.

Sarmens.   Les *sarmens* ou *bois* de la vigne sont fort apéritifs, étant pris en décoction.

Verjus.   Les *raisins* encore *verds* sont appellez en latin *Agresta*, en françois *Verjus* ; ils sont astringens, rafraîchissans, & ils excitent l'appétit.

Raisins mûrs.   Les *raisins mûrs* excitent l'appétit & lâchent le ventre ; on en tire le moût dont on fait le vin, comme il a été dit. *Voyez* MUSTUM.

secs.   On fait sécher des raisins au Soleil ou au four, pour les priver de leur phlegme, & pour les rendre en état d'être gardez : on les appelle en latin *Uva passa, seu passula*, en françois *Raisins secs* : on en prépare plusieurs especes de la même maniere, comme les

de Damas.   gros qu'on appelle *Uva Damascena*, ou *Raisins de Damas* ; les petits comme ceux de Code Corin-   rinthe, nommez en latin *Uva Corinthiaca*.
the.   Ils sont tous propres pour adoucir les âcretez de la poitrine & de la toux, pour amolir & lâcher le ventre, pour exciter le crachat ; on les monde de leurs pepins qui sont astringens.

Marc du raisin.   Le *marc* qui reste après l'expression des raisins dont on a tiré le moût, est appellé
Vertus.   en latin *Vinacea* : on l'amasse en un tas afin qu'il se fermente & qu'il s'échauffe ; on en envelope alors les membres ou tout le corps des malades de rhumatisme, de paralisie, de goutte sciatique, pour les y faire suer, & pour fortifier les nerfs : mais il excite souvent des vertiges par son esprit sulfureux qui monte à la tête.

Etimolo-   *Vitis*, à *vieo*, *flecto*, je fléchis, parce que la vigne se plie, se courbe, & se lie autour
gie.   des échalas ou des plantes voisines.

VITIS

VITIS IDÆA.

Vitis Idæa angulosa. J. B.	*Vitis Idæa, seu Vaccinium officinis Myr-*
Radix Idæa fructu nigro. Ang.	*tillus,* Raii hist.
Vitis Idæa foliis oblongis crenatis, fructu	*Vitis Idæa vulgaris baccis nigris.* Cluf. pan.
nigricante. C. B. Pit. Tournef.	& hist.
Vaccinia nigra. Dod. Lobel. Ger.	*Vaccinia nigra vulgaris.* Park.
Myrtillus. Matth. Lon. Caft.	En françois, *Airelle,* ou *Myrtille.*

Eſt un petit arbriſſeau haut d'un pied ou d'un pied & demi, pouſſant des rameaux **Myrtille.** grêles, couverts d'une écorce verte : ſes feuilles ſont oblongues, grandes comme celles du Buis, mais moins épaiſſes, légérement dentelées en leurs bords, d'un goût aſtringent : ſes fleurs ſont rondes, creuſes, faites en grelots, de couleur blanche rougeâtre, ſoutenues chacune ſur un calice qui devient, lorſque la fleur eſt paſſée, une baye ſphérique, molle, pleine de ſuc, groſſe comme une baye de Geniévre, creuſée d'un nombril de couleur bleue foncée, noirâtre, d'un goût aſtringent, tirant ſur l'acide ; elle contient pluſieurs petites ſemences blanchâtres : ſa racine eſt ligneuſe, menue, & ſouvent ſerpentant ſous la terre. Cette plante croît en terre maigre, ſtérile, aux lieux incultes, dans les bois montagneux expoſez au vent, & quelquefois dans les plaines : elle fleurit au printems, & ſes bayes mûriſſent en Juillet. Toute la plante contient beaucoup de ſel eſſentiel acide terreſtre, & de l'huile.

Ses *bayes* ſont aſtringentes, deſſicatives, rafraîchiſſantes, propre pour la dyſſenterie **Vertus.** & pour les autres cours de ventre.

Vitis Idæa, comme qui diroit *Vigne du mont Ida,* parce que cette plante porte comme **Etimolo-** la vigne, des manieres de petits raiſins, & qu'elle croiſſoit autrefois abondamment au **gie.** mont Ida.

VITRIOLUM.

Vitriolum. Calcanthum.   En françois, *Vitriol,* ou *Couperoſe.*

Eſt un ſel minéral qu'on tire comme le Salpêtre par lotion, par filtration, par évapo- **Vitriol, ou** ration, & par cryſtaliſation, d'une eſpece de Marcaſſite appellée *Pyrites* ou *Quis,* de **Couperoſe.** laquelle j'ai parlé en ſon lieu : elle ſe trouve dans les mines en pluſieurs lieux de l'Europe, comme en Italie, en Allemagne : nous en voyons auſſi quelques-unes qu'on a tirées de deſſous les terres glaiſes d'autour de Paris.

Il y a *quatre* eſpeces génerales de vitriol ; le vitriol *blanc,* le vitriol *verd,* le vitriol *bleu,* le vitriol *rouge.*

Le vitriol blanc ſe tire par évaporation des eaux de fontaines, ou bien on le fait en **Vitriol** deſſéchant le vitriol verd ſur le feu juſqu'à blancheur, puis le diſſolvant dans de l'eau, **blanc.** filtrant la diſſolution, & la faiſant évaporer ; c'eſt le moins âcre de tous les vitriols.

On doit le choiſir en gros morceaux blancs, purs, nets, reſſemblans à du Sucre en **Choix.** pain, d'un goût doux, aſtringent, accompagné d'âcreté ; il contient beaucoup de phlegme & de ſel acide, un peu de ſoufre ſemblable à du ſoufre commun, & de la terre.

Ce vitriol eſt employé pour faire le *Gilla vitrioli,* que j'ai décrit dans mon *Traité de* **Vertus.** *Chymie* ; il eſt purgatif, il évacue par haut & par bas, ſi l'on en prend par la bouche de- **Doſe.** puis douze grains juſqu'à deux ſcrupules ; il eſt apéritif & il excite les urines, ſi l'on en prend douze grains diſſouts dans quatre livres d'eau commune, comme on prend une eau minérale : on s'en ſert auſſi extérieurement en collyre pour les maladies des yeux.

Il y a pluſieurs eſpeces de vitriol *verd,* comme le vitriol *d'Allemagne,* le vitriol *d'An-* **Vitriol** *gleterre,* le vitriol *Romain.*   A a a a a a   **verd.**

Vitriol d'Allemagne. Choix.

Le vitriol d'Allemagne eſt en criſtaux verds bleuâtres, d'un goût aſtringent, âcre ; il participe du cuivre ; c'eſt celui dont on ſe doit ſervir pour faire de l'eau-forte.

Il faut le choiſir en gros criſtaux nets, ſecs, qui en frottant le fer le faſſent rougir : il contient beaucoup de ſel acide âcre & de phlegme, du ſoufre, & de la terre : l'eſprit acide qu'on tire de ce vitriol a quelque odeur de cuivre.

Vitriol d'Angleterre.

Le vitriol d'Angleterre eſt en cryſtaux de couleur verte brune, d'un goût doux aſtringent, approchant de celui du vitriol blanc : il participe du fer, & il ne le fait point changer de couleur ; au contraire quand les ouvriers veulent lui donner une aſſez belle couleur verte, ils mettent tremper dans la liqueur qui le contient pluſieurs morceaux de fer ; une partie de ce métal s'y diſſout, puis ils ſéparent le reſte, & mettent cryſtaliſer leur ſel : ſans cette circonſtance il ſeroit pâle.

Choix.

Il faut le choiſir pur, ſec, en gros cryſtaux : il contient plus de la moitié de phlegme, beaucoup de ſel acide, du ſoufre, & de la terre : on tire de ce vitriol de très-bon eſprit de vitriol par la diſtillation, comme je l'ai décrit dans mon *Livre* de *Chymie*.

Vitriol Romain. Choix.

Le vitriol Romain eſt en morceaux aſſez gros, de couleur verte approchant de celle du vitriol d'Angleterre, d'un goût doux ſtyptique, un peu âcre ; il participe du fer. Il faut le choiſir net.

Vertus.

Ces *trois* vitriols verds ſont employez extérieurement pour arrêter le ſang ; on en fait la *Poudre de ſympatie*, dont j'ai parlé dans mon *Traité de Chymie*. On s'en ſert pour les encres & les teintures noires.

Vitriol bleu de Cypre ou de Hongrie.

Le vitriol bleu eſt appellé *Vitriolum Cypreum, Vitriolum Hungaricum*, en françois, *Vitriol de Cypre*, ou *Vitriol de Hongrie*, parce qu'on nous en apporte de ces pays-là ; il eſt en cryſtaux d'une très-belle couleur bleue céleſte. On n'eſt par encore certain de la maniere dont il ſe fait : pluſieurs croyent qu'il eſt tiré par évaporation & par cryſtaliſation d'une eau bleue qui ſe trouve dans les mines de cuivre : quelques-autres prétendent que c'eſt une opération artificielle compoſée d'une diſſolution de cuivre dans de l'eſprit de vitriol foible, évaporée & cryſtaliſée. Quoi qu'il en ſoit, il participe beaucoup du cuivre qui lui donne ſa couleur bleue : il eſt âcre & un peu cauſtique : on en voit en gros & en petits morceaux ; les petits ſont taillez en pointe de diamant. Il contient beaucoup de ſel âcre ou un acide corroſif, du ſoufre, moins de phlegme & de terre que les autres eſpeces de vitriol.

Choix.

On doit le choiſir en beaux cryſtaux, nets, pures, luiſans, hauts en couleur.

Vertus.

On s'en ſert pour conſumer les chairs baveuſes, pour guérir les aphtes ou petits ulceres qui naiſſent dans la bouche ; on en mêle dans les collyres pour diſſiper les cataractes ; il eſt fort aſtringent.

Vitriol rouge, Colcothar.

Le vitriol *rouge* nommé *Colcothar*, eſt un vitriol qui a été calciné naturellement dans la mine par les feux ſouterrains, ou artificiellement par le feu ordinaire.

naturel.

Celui qui ſe trouve calciné naturellement dans la mine, eſt appellé *Chalcitis*, à χαλ-χὸς, *as*, parce qu'on en tire des mines de cuivre : c'eſt une pierre rougeâtre brune, qui nous eſt apportée de Suéde, d'Allemagne ; elle eſt rare, & on a de la peine à en trouver pour la diſpenſation de la Thériaque où elle entre.

Choix.

Elle doit être choiſie en beaux morceaux de couleur rouge-brune, d'un goût de vitriol, ſe diſſolvant aiſément dans de l'eau.

artificiel.

Le *Colcothar* calciné par le feu eſt ordinairement d'un rouge aſſez beau ; le meilleur eſt celui qui reſte dans les cornues après la diſtillation de l'eſprit & de l'huile de vitriol.

L'un & l'autre Colcothar contiennent beaucoup de ſel & une terre métallique.

Vertus.

Ils ſont fort aſtringens, vulnéraires, & propres pour arrêter le ſang, étant appliquez extérieurement.

Le vitriol calciné en Colcothar peut être réduit par un feu de fufion en véritable fer, & le fer peut être réduit tout-à-fait en vitriol par la diffolution.

Vitriolum, *à vitro*, verre, parce que le vitriol étant bien purifié & cryftalifé, a quelque reffemblance avec du verre.   Etimologies.

Quelques Chymiftes croyent que *Vitriolum* eft un nom myftérieux, & que les lettres qui le compofent foient les premieres des mots fuivans : *Vifitabis interiora terra, rectificando invenies optimum lapidem veram medicinam.*

VITRUM.

Vitrum, en françois, *Verre*, eft une matiere rendue tranfparente par la violence du feu, qui après en avoir chaffé les parties groffieres, fulfureufes & molaffes, y a formé des pores droits, enforte que la lumiere puiffe paffer & repaffer facilement au travers. On peut faire vitrifier beaucoup d'efpeces de mixtes par le feu ordinaire, ou par la réfléxion du Soleil au miroir ardent.   Verre.

Le verre *commun* eft fait avec la cendre du Kali appellée *Soude*, ou avec celle de la Fougere ou de la Roquette ; on y mêle auffi du fable bien lavé, féché & tamifé.   commun.

L'invention du verre eft bien ancienne, puifqu'il en eft fait mention dans les Livres de Moïfe & de Job : il y a apparence que cette découverte eft venue de ce qu'on a vû que plufieurs plantes & autres matieres expofées au Soleil ardent & réfléchi dans les pays chauds, s'étoient vitrifiées ; deforte qu'en faifant le verre, on n'a fait qu'imiter par le feu artificiel une production du Soleil qui eft le feu naturel.   Origine.

Vitrum, *à videre*, voir, parce qu'on voit au-travers du verre.   Etimologie.

VITULUS.

Vitulus, en françois, *Veau*, eft un petit de la vache, ou un animal à quatre pieds affez connu dans les boucheries : fa chair eft blanche, fucculente, glutineufe, de bon fuc ; elle contient beaucoup d'huile, de phlegme & de fel volatil.   Veau.

Elle eft humectante, rafraîchiffante, reftaurante, amoliffante, excitant une liberté de ventre à ceux qui en mangent.   Vertus.

La *tête* & les *poumons* du veau font pectoraux, humectans, anodins, propres pour la phtifie, pour les âcretez de la gorge, du poumon. On apppelle vulgairement les poumons du veau *Moux de veau.*   Moux de veau.

Les *pieds* de veau font glutineux, humectans, adouciffans, propres pour lier & embarraffer les fels trop âcres du corps, pour adoucir la férofité acide qui tombe fur la poitrine, pour modérer les pertes de fang, d'hémorroïdes, de menftrues, pour le crachement de fang.

La *moëlle* & la *graiffe* du veau font émollientes, adouciffantes, réfolutives : on fe fert de la graiffe de veau pour les pomades, & l'on préfere celle qu'on trouve près du roignon.

On trouve au fond de l'eftomac du jeune veau une *matiere caféeufe blanche*, qu'on appelle en latin *Coagulum*, & en françois, *Préfure* ; c'eft un lait caillé, ou une efpece de levain qui contient du fel volatil acide, propre pour exciter la fermentation ou la coction des alimens que l'animal prend.   Préfure.

On fe fert de cette préfure pour faire cailler le lait en peu de tems pendant l'été.   Ufage.

VIVERRA.

Viverra, en françois, *Furet*, eft une efpece de Belette, ou un petit animal à quatre pieds, grand comme un Ecureuil, fort vif, fort agile, & en un perpétuel mouvement ;   Furet.

Aaaaaa ij

fa peau eft couverte d'un poil jaunâtre. Il habite dans les cavernes, dans les bois : il aime le fang, il va chercher les lapins jufques dans leur taniere, & il les fait fuir : il contient beaucoup de fel volatil & d'huile.

Vertus. Sa *chair* eft eftimée bonne pour l'épilepfie, pour réfifter au venin, pour la goutte, pour la morfure des bêtes venimeufes.

Etimologies. *Viverra, à vivaci & agili corpore*, parce que ce petit animal a une grande vivacité.
Furet, parce qu'il furete par tout.

ULMARIA.

Ulmaria. Cluf. hift. J. B. Pit. Tournef.	*Barbi Capra.* Ad. Lob.
Regina prati. Dod. Ger.	*Barbula Caprina prior.* Trag.
Ulmaria vulgaris. Park.	
Barba Capra floribus compactis. C.B.	En françois, *Reine des Prez.*

Reine des Prez. Eft une plante qui pouffe une tige à la hauteur de trois pieds, droite, anguleufe, ferme, rameufe, creufe, de couleur rougeâtre, tirant fur le purpurin : fes feuilles font compofées de plufieurs autres feuilles oblongues, dentelées en leurs bords, ridées & vertes en deffus comme celles de l'Orme, blanchâtres en deffous : fes fleurs font petites, ramaffées en grapes au fommet de la tige, compofées chacune de plufieurs feuilles blanches difpofées en rofe, d'une odeur agréable : quand cette fleur eft paffée, il lui fuccede un fruit compofé de quelques gaînes torfes & ramaffées en maniere de tête : dans chacune de ces gaînes on trouve une femence affez menue : fa racine eft longue comme le doigt, odorante, noirâtre en dehors, rouge brune en dedans, garnie de beaucoup de fibres rougeâtres. Cette plante croît aux lieux aquatiques, dans les foffez, aux bords des rivieres, dans les prez : elle contient beaucoup de fel effentiel & d'huile.

Vertus. Elle eft fudorifique, aftringente, vulnéraire ; elle réfifte au venin, elle arrête les cours de ventre & les hémorragies ; on s'en fert extérieurement & intérieurement.

Etimologies. *Ulmaria, ab Ulmo,* Ormeau, parce que les feuilles de la Reine des prez ont quelque reffemblance avec celles de l'Ormeau.

Barba Capra, à caufe que les fleurs de cette plante repréfentent en quelque maniere la barbe d'une chévre.

ULMUS.

Ulmus. Matth. Trag. Dod. J. Bauhin.	*Ulmus vulgatiffimus folio lato fcabro.* Ger.
Ulmus vulgaris. Park.	emac.
Ulmus campeftris & Theophrafti. C.Bauh.	*Ulmus noftras, five Italica,* Plinii.
Pit. Tournef.	*Ulmus in planis proveniens.* Ang.

En françois, *Orme.*

Orme. Eft un grand arbre fort rameux, dont le tronc eft gros, couvert d'une écorce crevaffée, rude pliante, de couleur cendrée en dehors, blanchâtre en dedans : fon bois eft robufte, dur, jaunâtre : fes feuilles font affez larges, ridées, véneufes, oblongues, dentelées en leurs bords, finiffant en pointe : fa fleur eft un entonnoir à pavillon découpé & garni de quelques étamines de couleur obfcure : il leur fuccede un fruit membraneux aplati en feuillet prefque ovale, échancré ordinairement dans le haut, relevé vers le milieu d'une boffe dans laquelle on trouve une capfule membraneufe faite en poire & renfermant une femence blanche, douce au goût : fa racine fe répand de côté & d'autre dans la terre. Cet arbre croît dans les champs aux lieux plats & découverts, en terre humide, proche des rivieres ; il contient beaucoup d'huile & du fel effentiel.

Son *écorce* & ses *feuilles* sont un peu mucilagineuses, détersives, résolutives, agluti-   Vertus.
nantes, fortifiantes, vulnéraires.

On trouve quelquefois sur des feuilles d'Orme certaines *vessies* qui s'enflent jusqu'à la   Vessies de
grosseur du poing : elles contiennent une *liqueur* ou *baume* dans lequel on voit floter des   l'Orme.
pucerons verdâtres ; ces vessies ont été formées par des moucherons qui ont piqué les   Baume.
feuilles de l'Orme au printems, & qui ont donné lieu au suc de la feuille de sortir & de s'é-
tendre : les *pucerons* font sortir de leurs œufs des moucherons, & il est à remarquer que   Pucerons.
ces pucerons font comme autant de masques qui couvrent de nouveaux moucherons ;
ces vessies font une maladie de l'arbre, mais le baume qu'elles renferment est très-bon   Maladie.
pour les playes nouvellement faites, & pour les chutes, étant appliquées dessus.   Vertus.

U L U L A.

Ulula, en françois, *Chouette* ou *Chevesche*, est une espece de hibou, ou un oiseau   Chouette,
nocturne grand comme une poule, de couleur rougeâtre ou noirâtre ; sa tête est grosse,   ou Chevef-
ronde, garnie tout autour de beaucoup de plumes ; son bec est court, recourbé en   che.
dessus, de couleur blanchâtre ; ses yeux font grands. Cet oiseau habite dans les rochers, dans les bois, & aux champs ; il se tient caché le jour, & il se promene la
nuit ; il mange des Pies, des fruits ; sa voix est plaintive & approchante du hurle-
ment.

Son *fiel* est propre pour consumer les cataractes des yeux.   Vertus.

Ulula ab ululare, hurler, parce que la voix de cet oiseau est une espece de hurle-   Etimolo-
ment.   gie.

U M B I L I C U S   M A R I N U S.

| *Umbilicus marinus,* | *Concha Venerea,* | |
| *Bellericus marinus,* | *Belliculus marinus,* | En françois, *Nombril marin.* |

Est le couvercle de la coquille d'une espece de Limaçon de mer, appellé par Ronde-   Nombril
let *Cochlea calata*, & qu'on voit assez communément dans la mer méditerranée. Ce cou-   marin.
vercle est une pierre plate large environ comme un denier, ou plus large ; car il y en a de
différentes grandeurs, presque ronde ou un peu oblongue, épaisse, creusée en cuilliere, &
ayant en quelque maniere la figure d'un nombril, lisse, luisante, douce au toucher, de
couleur dorée, & blanche en dessus, rougeâtre obscure en dessous, & quelquefois tout-
à-fait blanche : il naît attaché à une des extrémitez du Limaçon : quand cet insecte marin veut prendre de la nourriture, il pousse & lâche ce couvercle ; mais quand il en a
suffisamment, il le retire à lui, & il ferme si éxactement sa coquille, que l'eau de la
mer n'y peut avoir aucune entrée. On trouve le nombril marin au bord de la mer.

Il est apéritif, résolutif, alkalin, dessicatif, propre pour exciter l'urine, pour amol-   Vertus.
lir & lever les obstructions, pour adoucir les humeurs âcres du corps, pour arrêter les
hémorragies & les cours de ventre. La dose en est depuis demi scrupule jusqu'à deux   Dose.
scrupules ; on s'en sert aussi extérieurement dans quelques onguens astringens.

Le nom de ce coquillage vient de sa figure semblable à celle d'un nombril.   Etimologie.

U M B L A.

Umbla, en françois, *Omble*, est un poisson de riviere fait comme une Truite, sa bou-   Omble.
che est grande, garnie de dents ; sa tête contient de petites pierres, son dos & ses côtez
font de couleur de rose ; son ventre est fort blanc ; il mange de petits poissons ; il est fort
bon à manger.

Il est apéritif & résolutif.   Vertus.

UNICORNU MINERALE.

Unicornu minerale,	*Ebur fossile,*	*Lapis Ceratites,*
Cornu fossile,	*Unicornu fossile,*	*Lapis Arabicus,*
Dens Elephanti putrefactus,	*Lithomarga alba,*	

En françois, *Unicorne minéral.*

Unicorne minéral. Est une pierre qui a la couleur & le poli d'une corne, & quelquefois même la figure; ce qui pourroit faire croire aux Naturalistes que ce seroit une corne pétrifiée ; mais on la trouve ordinairement si grande & si grosse, qu'il est hors de doute qu'elle ne soit quelque autre partie osseuse d'un animal. Sa substance extérieure est dure, blanche, ou jaunâtre, ou cendrée, ou brune ; mais en dedans elle est tendre, moëlleuse, compacte ou peu poreuse, tachée de points noirs, friable, douce au toucher, blanche, se divisant par couches ou lamines, s'attachant à la langue comme la terre sigillée : on croyoit autrefois que son origine venoit du *Marga* ou *Moëlle de rocher,* qui a été dissoute ou amolie par quelques eaux, & chariée en plusieurs endroits, où elle s'est condensée après avoir pris des figures différentes, suivant les matrices de la terre qu'elle a rencontrées ; car on en voit de plusieurs especes qui ne different qu'en figure & en couleur extérieure : elles ont aussi quelquefois une odeur, mais ordinairement elles ne sentent rien : on en trouve en France dans le Comté d'Armagnac, en Italie & en plusieurs lieux de l'Allemagne.

Choix. On doit choisir cette *pierre* belle, très-blanche en dedans, moëlleuse, friable, s'attachant à la langue : on la sépare de sa partie extérieure, & l'on employe dans la Médecine le dedans.

Vertus. Elle est astringente, dessicative, alkaline, propre pour arrêter le cours de ventre, **Dose.** les hémorragies ; on la croit bonne pour résister au venin, pour l'épilepsie. La dose en est depuis demi scrupule jusqu'à demi dragme : on s'en sert aussi extérieurement pour déterger & dessécher les vieux ulceres, pour fortifier les yeux, étant employée dans les collyres.

UNIFOLIUM.

Unifolium. Dod. pempt. Brunf.	*Monophyllon sive Unifolium.* Park.
Monophyllon. Lobel. Ger. Raii hist.	*Henophyllum, vel Monophyllum.* Gesn. hort.
Lilium convallium minus. C. B.	
Unifolium, sive Ophris Unifolia. J. B.	*Smilax Unifolia humillima.* Pit. Tourn.

Est une espece de Smilax, ou une plante basse qui pousse une petite tige longue environ comme le doigt, grêle, ne portant en son commencement qu'une seule feuille presque aussi large que celle du Lierre, pointue, nerveuse : mais à mesure que cette tige croît, il y naît une ou deux autres feuilles de la même figure, mais plus petites ; ses fleurs sont petites, blanches, composées chacune de cinq feuilles disposées en étoile, d'une odeur foible ou ne sentant rien. Quand cette fleur est passée, il lui succede une petite baye sphérique, molle, rouge en sa maturité, renfermant sous sa peau quelques semences de la même figure : sa racine est menue, fibrée, blanche, serpentante, douçâtre au gout. Cette plante croît dans les bois aux lieux ombrageux, avec le Muguet. Elle fleurit en May ou en Juin.

Vertus. Elle est vulnéraire, sa *racine* a été estimée par quelques-uns bonne contre les bubons **Dose.** pestilentiels, étant donnée en poudre au commencement de la maladie, au poids d'une dragme.

Etimologies. *Unifolium,* parce que cette plante ne porte qu'une feuille en son commencement.

Monophyllon, ex μόνος, *folus*, & φύλλον, *folium*, comme qui diroit *plante à une feule feuille*.

UPUPA.

Upupa, en françois, *Hupe*, eft un oifeau un peu plus gros qu'une Caille, de couleur cendrée & noire : fa tête eft ornée d'une hupe ou maniere de crête compofée de beaucoup de plumes : fon bec eft long, noir, un peu recourbé en bas ; fon cou eft court ; fa queue eft grande ; fes jambes font courtes : il habite les bois & les montagnes ; il fe repofe fur la terre plus que fur les arbres ; il cherche les fépulcres ; il vit de vers, de mouches, d'excrémens : il fait fon nid avec de la fiente humaine dans les trous des vieux bâtimens, des tours.

Sa chair eft bonne pour la colique.

On dit que *Upupa* vient du cri de cet oifeau, *Pupu*.

URANOSCOPUS.

Uranofcopus. J. Jonft.   *Tapecon Maffilienfe.*

Eft un poiffon de mer long d'environ un pied, prefque rond, couvert d'une peau grife blanchâtre, dure, polie, fe féparant facilement de fon corps ; fa tête eft groffe, large, offeufe, armée de deux aiguillons dont les pointes font tournées vers la queue ; il n'a point de mufeau, mais fabouche eft grande, & placée différemment de celle des autres poiffons ; car elle eft fur fon front, entre fes yeux : fes dents font petites ; fa langue eft courte & large ; fa queue eft large : il fe nourrit de petits poiffons ; on le trouve fur les rivages, aux lieux bourbeux. Il eft fi vif, que quand on l'a écorché & vuidé de fes entrailles, il remue encore : fa chair eft facile à digérer, mais fon goût & fon odeur ne font point agréables ; les Payfans ne laiffent pas que d'en manger.

Son *fiel* eft propre pour déterger & pour confumer les cataractes & les autres impuretez des yeux : quelques-uns prétendent que Tobie fe fervit de ce remede pour nettoyer fes yeux, quand il recouvra la vûe.

Uranofcopus, ab ὀρανός, *cœlum*, & σκοπεῖν, *intueri*, comme qui diroit *Poiffon qui regarde le ciel* : ce nom lui a été donné, à caufe qu'il a naturellement les yeux tournez vers le ciel.

URINA.

Urina, feu Lotium, en françois, *Urine*, eft une liqueur chargée de beaucoup de fel volatil qu'elle a diffout en circulant dans le fang. Nous nous fervons affez fouvent dans la Médecine de l'urine de l'homme ; celle d'un jeune homme bien fain eft préférable aux autres.

Elle eft incifive, atténuante, réfolutive, déterfive ; elle leve les obftructions, elle diffipe les vapeurs, elle foulage & guérit la goutte, elle lâche le ventre, elle deffeche la gratelle : on s'en fert extérieurement & intérieurement ; on en fait prendre cinq ou fix onces à chaque dofe pendant qu'elle eft encore récente.

Urina, ab ὑρέω, *meio*, je piffe, *vel* ὀρρός, *ferum*, parce que l'urine eft une férofité.

UROGALLUS.

Urogallus. J. Jonft.   *Tetrao.* Ariftotel.

Eft une efpece de Faifan, ou un oifeau dont il y a *deux* efpeces, un *grand* & un *petit*. Le premier eft grand comme un Coq-d'Inde ; il a la tête noire, le bec court, le cou long de prefque un pied ; fes plumes font de couleur noirâtre & rougeâtre.

Le fecond eft appellé *Phafianus montanus*, ou *Faifan de montagne* ; il eft plus petit que l'autre.

Ces oiseaux habitent aux pays Septentrionaux ; on dit qu'ils demeurent cachez en hyver deux ou trois mois sous la neige : ils sont fort bons à manger.

Vertus. Leur *graisse* est émolliante, résolutive, fortifiante, nervale.

Etimologie. *Urogallus, ab uro*, je brûle, *& gallus*, coq, parce que cet oiseau qui ressemble à un coq, est si chaud, qu'il demeure, à ce qu'on dit, plusieurs mois dans la neige sans en être incommodé.

U R S U S.

Ours. *Ursus*, en françois, *Ours*, est un gros animal à quatre pieds, sauvage, difforme, effroyable, féroce, cruel, haut ordinairement comme un asne, mais il y en a de bien plus grands : son corps est fort gros & massif, se remuant lentement : sa peau est épaisse & couverte d'un vilain poil : son museau est long ; ses dents sont crénelées ; ses yeux sont vifs ; ses jambes sont grosses ; ses pieds ressemblent à des mains ; ses doigts sont garnis d'ongles crochus, forts & robustes : cet animal est fort phlegmatique , mais il a pourtant beaucoup de force. On le trouve en Pologne , en Allemagne , en Lithuanie , en Norwége , & dans les autres pays Septentrionaux. Il habite les lieux montagneux ; il se nourrit d'herbes , de fruits , de racines : il dévore les animaux qu'il peut attraper ; il dort plusieurs semaines sans se réveiller : il est fort libidineux & dangereux, principalement pour les femmes , car on dit qu'il les suit de près. Il contient beaucoup de sel volatil & d'huile.

Graisse. Sa *graisse* atténue, discute, amolit, résout, fortifie ; elle est propre pour les rhuma-
Vertus. tismes, pour les hernies, pour la goutte sciatique, pour les contusions ; on en frotte les parties malades.

Fiel. Son *fiel* est propre pour l'épilepsie, pour l'asthme, étant pris intérieurement ; la dose
Dose. en est depuis deux gouttes jusqu'à huit : on s'en sert aussi extérieurement pour nettoyer les vieux ulceres.

Etimologie. *Ursus , ab urere*, brûler , parce que cet animal est libidineux & brûlant pour l'accouplement.

U R T I C A.

Ortie. *Urtica*, en françois, *Ortie*, est une plante dont nous voyons *trois* especes principales.

Premiere espece. La premiere est appellée,

Urtica major. Brunf. Fuch. Dod. gal.	*Urtica major vulgaris & media sylvestris.*
Urtica urens maxima. C. B. Pit. Tournef.	Park.
Urtica major vulgaris. J. B. Raii hist.	

En françois, *Grande Ortie*, ou *Ortie vulgaire*.

Grande Ortie. Elle pousse des tiges à la hauteur de trois pieds , quarrées, roides, couvertes d'un poil piquant, creuses, rameuses, revêtues de feuilles opposées, oblongues, larges, pointues, dentelées en leurs bords, garnies de poils piquans & brûlans, attachées à des queues : ses fleurs naissent aux sommitez des tiges & des rameaux dans les aisselles des feuilles, disposées en grape branchue ; chacune d'elles est à plusieurs étamines soutenues par un calice à quatre feuilles, de couleur herbeuse ; ces fleurs ne laissent aucune graine après elles.

Ortie mâle. On distingue les orties en *mâle* & en *femelle* : l'ortie mâle porte sur des pieds qui ne fleurissent point , des capsules pointues, formées en fer de pique, brûlantes au toucher,
Ortie femelle. contenant chacune une semence ovale & aplatie : l'ortie femelle ne porte que des fleurs, & elle ne produit aucun fruit.

La *racine* de l'ortie est fibrée, serpentant au large, de couleur jaunâtre.

Cette

Cette plante est quelquefois rougeâtre en ses tiges & en sa racine ; on l'appelle alors *Urtica rubra*, Ortie rouge.

Ortie rou
ge.

La seconde espece est appellée,

Seconde
espece.

Urtica minor. Ger. Raii hist.	*Urtica minor urens.* C. B. Pit. Tournef.
Urtica minor annua. J. B.	*Urtica urens minima.* Dod.

En françois, *Petite Ortie*, ou *Ortie Griéche*.

Elle pousse des tiges à la hauteur de demi-pied, & quelquefois d'un pied, assez grosses, quarrées, dures, rameuses, piquantes, moins droites que celles de la précédente : ses feuilles naissent opposées comme par paires, plus courtes & plus obtuses que celles de l'autre espece, dentelées, fort brûlantes au toucher, de couleur verte-brune, attachées à des queues longues ; ses fleurs & ses semences sont semblables à celles de la grande ortie : sa racine est simple, assez grosse, blanche, garnie de fibres.

Petite Or
tie.

La troisiéme espece est appellée,

Troisiéme
espece.

Urtica prima. Matth. Lac. Cæf. Cast.	*Urtica urens pilulas ferens* 1. *Dioscoridis,*
Urtica urens prior. Dod.	*femine Lini.* C. B. Pit. Tournef.
Urtica Romana. Ger. Park.	*Urtica Romana vel mascula.* Lob. Ger.
Urtica sylvestris, sive Romana officinarum femine Lini. Ad.	*Urtica Romana, sive mas cum globulis.* J. B. Raii hist.

En françois, *Ortie Romaine*.

Elle pousse une tige à la hauteur de quatre ou cinq pieds, ronde, vuide, rameuse : ses feuilles sont larges, pointues, crénelées en leurs bords, couvertes d'un poil rude, piquant & brûlant, qui cause beaucoup de douleur quand on les touche : ses fleurs sont petites ; il leur succede des globules ou petits fruits ronds, gros comme des pois, hérissez tout autour de petites pointes, composez de plusieurs capsules qui s'ouvrent en deux parties, & renferment une semence ovale, pointue, lisse ou douce au toucher comme celle du Lin : sa racine est fibreuse, jaunâtre.

Ortie Ro
maine.

Les orties croissent aux lieux incultes, sabloneux, dans les hayes, contre les murailles, dans les jardins ; elles contiennent beaucoup de sel essentiel & d'huile.

Elles sont incisives, détersives, apéritives ; elles atténuent la pierre du rein & de la vessie ; elles excitent les mois aux femmes ; elles sont propres pour l'asthme, pour la péripneumonie ; elles arrêtent le saignement du nez, si l'on en met du suc dans les narines ; elles résistent à la gangrene, étant écrasées & appliquées sur la partie malade.

Vertus.

* On appelle *Ortie blanche* & *Ortie rouge*, ou *Ortie molle*, deux especes de Lamium, dont nous avons déja parlé.

Autres es
peces.

Urtica, ab urere, brûler, parce que l'ortie est couverte d'un poil très-fin, roide & pointu, lequel s'attache à la peau de ceux qui la touchent, & en la pénétrant fait sur leurs nerfs la même impression de douleur que si la partie avoit touché à du feu.

Etimolo
gie.

U R T I C A   M A R I N A.

Urtica marina, en françois, *Ortie marine*, est un petit poisson mou, aqueux, très-lent en son mouvement : il y en a de plusieurs especes qui different par leur figure, & entre autres celles que les Naturalistes ont appellé *Pudendum marinum*, à cause de sa ressemblance avec la partie naturelle d'une femme ; elles ont toutes la bouche placée au milieu de leur corps, garnie tout autour de dents menues, formées en maniere de petites cornes ; mais on ne trouve point d'ouverture pour leurs excrémens ; elles les font sor-

Ortie ma
rine.

*Pudendum
marinum.*

B b b b b b

tir par la bouche : ce poiſſon eſt bon à manger ; il contient beaucoup de ſel volatil& fixe, & d'huile.

Vertus. Il eſt fort apéritif, il arrête les cours de ventre.

Ortie de mer. * L'*Ortie de mer* eſt un inſecte qui eſt ainſi nommé à cauſe de la chaleur & de la démangeaiſon qu'il cauſe à ceux qui le manient.

URUCU.

Urucu. G. Marcgr. G. Piſon.   *Bixa Americana* Oviedi. Cluſ. exot.
Achiolt Indorum.

En françois, *Achiote. Rocou. Rocourt*, ou *Roucou*.

Rocou, &c. Eſt une pâte ſéche, ou un extrait qu'on a tiré par infuſion ou macération des graines contenues dans la gouſſe d'un arbre cultivé dans toutes les Iſles de l'Amérique, & qu'on appelle communément *Rocou*, & chez les Indiens & Sauvages *Urucu, Achiote, Cochehue* : cet arbre eſt de moyenne grandeur ; il pouſſe de ſon pied pluſieurs tiges droites, rameuſes, couvertes d'une écorce mince, unie, pliante, fléxible, brune en dehors, blanche en dedans ; ſon bois eſt blanc, facile à rompre ; ſes feuilles ſont placées alternativement, grandes, larges, pointues, liſſes, d'un beau vert, ayant en deſſous pluſieurs nervures rouſſâtres ; ces feuilles ſont attachées à des queues longues de deux ou trois doigts ; ſes rameaux portent deux fois l'année en leurs ſommitez des bouquets compoſez de pluſieurs petites têtes ou boutons de couleur brune rouſſâtre ; ces boutons s'épanouiſſent en des fleurs à cinq feuilles diſpoſées en roſe, grandes, belles, d'un rouge pâle tirant ſur l'incarnat, ſans odeur & ſans goût ; cette fleur eſt ſoutenue par un calice à cinq feuilles, qui tombent à meſure que la fleur s'épanouit : au milieu de cette fleur il y a une eſpece de houpe, compoſée d'un grand nombre d'étamines ou filets jaunes dans leur baſe, & d'un rouge purpurin dans leur partie ſupérieure ; chacune de ces étamines eſt terminée par un petit corps oblong, blanchâtre, ſillonné, & rempli d'une pouſſiere blanche : le centre de la houpe eſt occupé par un petit embryon qui eſt attaché fortement à un pédicule qui eſt fait en ſoucoupe, & échancré légérement en cinq parties ; ce pédicule ſert de ſecond calice à la fleur à la place du premier qui tombe comme il a été dit : cet embryon eſt couvert de poils fins jaunâtres, & ſurmonté d'une maniere de petite trompe fendue en deux lévres en ſa partie ſupérieure ; en croiſſant il devient une gouſſe ou un fruit oblong ou ovale, pointu à ſon extrêmité, aplati ſur les côtez, ayant à peu près la figure d'un Mirobolan, long d'un doigt & demi ou de deux doigts, de couleur tannée, compoſé de deux coſſes hériſſées de pointes d'un rouge foncé, moins piquantes que celles de la châtaigne, de la groſſeur d'une groſſe amande verte ; ce fruit en mûriſſant devient rougeâtre, & il s'ouvre à la pointe en deux parties qui renferment environ ſoixante grains ou ſemences partagées en deux rangs ; ces grains ſont de la groſſeur d'un petit grain de raiſin, de figure piramidale, attachez & rangez les uns contre les autres par de petites queues à une pellicule mince, liſſe & luiſante, qui eſt étendue dans toute la cavité de chacune des coſſes ; ces mêmes grains ſont couverts d'une matiere humide, très adhérante aux doigts lorſqu'on y touche, avec le plus de précaution, d'un très-beau rouge, d'une odeur aſſez forte ; la ſemence ſéparée de cette matiere rouge eſt dure, de couleur blanchâtre, tirant ſur celle de la corne ; on ne lui attribue aucune vertu médicinale.

Autre eſpece. Il y a encore *une autre eſpece* d'arbre de Rocou, qui ne differe du précédent qu'en ce que ſon fruit n'eſt point épineux, & qu'il eſt plus difficile à ouvrir.

Tems de La *recolte* du Roucou ſe fait deux fois de l'année, à la S. Jean & à Noël ; on connoît

que la gouſſe eſt mûre, lorſqu'elle s'ouvre d'elle même ſur l'arbre ; alors on la cueille, *la récolte du Rocou.*
& l'on en prépare la pâte ou l'extrait en la maniere ſuivante.

On retire de dedans la gouſſe du Rocou, les grains & tout ce qui les environne ; on *Maniere de preparer la pâte du Rocou.*
les écraſe avec des pilons de bois dans des *canots* qui ſont des troncs d'arbres creuſez ;
on jette deſſus de l'eau en ſuffiſante quantité, pour que la matiere y puiſſe tremper ; on
la laiſſe tremper & macérer pendant huit jours, afin de donner le tems à l'eau de diſſoudre & de ſéparer la ſubſtance rouge & humide qui eſt adhérante aux grains ; on
coule enſuite la liqueur par un crible du pays nommé *Hibichet* ; il eſt fait de jonc par les
Sauvages, & les trous en ſont quarrez ; on y laiſſe égouter le marc pendant vingt-quatre
heures, puis on le met pour la ſeconde fois dans un canot qu'on a ſoin de couvrir, &
l'on l'y laiſſe fermenter & échauffer pendant huit jours, afin que quelque portion de la
matiere rouge qui pourroit être reſtée avec les grains, puiſſe plus aiſément s'en détacher & s'extraire ; pour cela l'on verſe de nouvelle eau ſur la matiere, & l'on la coule
par l'hibichet ; puis l'ayant mêlée avec la teinture précédente, on paſſe le tout par un
tamis de crin, de peur qu'il n'y ſoit reſté quelque ſaleté ; on verſe enſuite la liqueur
dans des chaudieres de cuivre, & on la fait bouillir ; elle jette beaucoup d'écume :
cette *écume* eſt le *Rocou* ; on a bien ſoin de la recueillir, & de la mettre dans une chaudiere qu'on appelle *Batterie*, pour y être réduite en *extrait* ou en *pâte*, telle qu'on l'envoye
en Europe ; on donne à cette pâte la forme qu'on veut : il eſt à remarquer que la liqueur
jette toujours de l'écume juſqu'à ce qu'elle ne contienne plus de Rocou ; alors il ne reſte
plus qu'une eau rouſſâtre qui ne ſert qu'à être jettée ſur de nouvelles graines qu'on veut
faire tremper.

C'eſt-là la maniere de faire le Rocou ordinaire : mais on en peut préparer de plus *Maniere de faire le plus beau Rocou.*
beau, en ſe contentant de frotter les grains entre les mains dans l'eau, pour en ſéparer
la ſubſtance rouge, ſans les avoir écraſez ; on aura alors moins d'extrait, parce que
la partie groſſiere des grains n'y ſera point, mais il ſera plus pur & plus coloré ; il ſera
auſſi beaucoup plus cher : la maniere de le cuire ſera ſemblable à la précédente.

Les ouvriers qui travaillent à cette manufacture, ſont incommodez de maux de tête,
ce qu'on peut attribuer à l'odeur forte de la *graine* de Rocou, & aux infuſions & macé-
rations, qui augmentant encore cette odeur, la rendent plus déſagréable.

Il faut choiſir la pâte du Rocou ſéche, aſſez haute en couleur, rouge, d'une odeur *Choix.*
approchante de celle de la violette : on préfere celle qui eſt apportée de l'Iſle de Cayenne, comme la meilleure & la mieux préparée : les Teinturiers s'en ſervent ; on en mêle *Uſage.*
dans la cire pour lui donner une couleur jaune plus relevée ; quelques-uns la font entrer
dans la compoſition du Chocolat.

Le Rocou fortifie l'eſtomac, il arrête les cours de ventre, il aide à la digeſtion & à la *Vertus.*
reſpiration, il excite l'urine : la doſe en eſt depuis un ſcrupule juſqu'à une dragme. *Doſes*

Quand du linge a été taché de Rocou, il eſt très-difficile d'en effacer la tache, ſurtout
quand il y a eu du mélange d'huile ; le Soleil eſt plus capable de l'emporter que toutes
les leſſives : & ce qui eſt à remarquer, eſt qu'un morceau de linge taché eſt capable de
tacher tout le linge d'une leſſive.

J'ai tiré cette deſcription, non ſeulemenent de deux Auteurs célebres G. Piſon & G.
Marcgrave, mais auſſi du Frere Yon, habile Apoticaire des RR. PP. Jéſuites au Fort
Saint-Pierre en la Martinique : ce Frere ayant été aux lieux où croît le Rocou & où
l'on le prépare, m'a envoyé une deſcription éxacte de cet arbre, & il l'a accompagnée
de quelques-uns de ſes fruits ſecs avec leurs ſemences, & la maniere de les préparer
commeil l'a vû faire aux Indiens.

B b b b b b ij

URUS.

Urus eſt une eſpece de Taureau ou de Bœuf ſauvage, fort grand: ſes cornes ſont courtes, groſſes, noires; ſa tête eſt groſſe, large; ſa peau eſt couverte d'un gros poil dur & rude, de couleur rougeâtre & noirâtre. On trouve cet animal en Podolie, en Hongrie, dans les bois, ſur les montagnes: il a une ſi grande force, qu'il déracine facilement les arbres avec ſes cornes : il eſt très-féroce & dangereux: ſa chair eſt excellente à manger.

Vertus.   Ses *cornes* ſont bonnes pour l'épilepſie, pour réſiſter au venin, pour arrêter les cours de ventre.

Etimologie.   *Urus*, ab ὄρος, *mons*, parce que cet animal ſe retire ordinairement ſur les montagnes.

USNEA HUMANA.

Uſnée humaine.   *Uſnea humana*, en françois, *Uſnée humaine*, eſt la mouſſe ordinaire, verdâtre, haute de deux ou trois lignes, ſans odeur, d'un goût un peu ſalé, qui naît ſur les crânes des cadavres d'hommes & de femmes qui ont été fort long-tems expoſez à l'air : on trouve cette petite plante principalement en Angleterre, en Irlande, ſur les crânes des hommes qui ont été pendus & attachez à des gibets; car on a ſoin d'y faire ſi bien tenir leurs membres avec du fil d'archal, que leurs os y demeurent pluſieurs années après que la chair a été entiérement conſumée par la pourriture & par l'air.

Il naît auſſi quelquefois de l'Uſnée ſur les os des cadavres humains qui ont demeuré long-tems expoſez à l'air, mais elle n'eſt pas eſtimée ſi bonne que celle du crâne.

L'Uſnée humaine contient beaucoup de ſel volatil & d'huile; elle ne bouillonne point avec les acides.

Vertus.   Elle eſt fort aſtringente, propre pour arrêter l'hémorragie du nez étant miſe dans les narines : on peut auſſi s'en ſervir intérieurement pour l'épilepſie; on en mêle dans les poudres de ſimpathie.

Uſnée des arbres.   L'Uſnée des arbres eſt un Lichen dont nous avons parlé.

UVA MARINA.

Raiſin de mer.   *Uva marina*, en françois, *Raiſin de mer*, eſt un inſecte marin qu'on peut placer entre les eſpeces de Limaçons: ſa figure eſt oblongue, informe, toute couverte de glandes rouges & bleues qui repréſentent en quelque maniere des raiſins; ſon mouvement eſt lent; il a deux cornes à la tête comme le Limaçon : on trouve quelquefois cet inſecte ſur les rivages de la mer, mais rarement.

Autre eſpece.   Il y a une *autre eſpece* de Raiſin de mer provenant des os de Séche qui s'amaſſent & s'aglutinent enſemble en forme de grape de raiſin, & qui ſont teints en noir par la liqueur qui ſort de la Séche.

Vertus.   L'un & l'autre Raiſin de mer ſont réſolutifs étant écraſez & appliquez.

UVA URSI.

Uva Urſi. Cluſ. hiſp. & hiſt. Pit. Tourn.	*Uva Urſi Galeni.* Lob. Park.
Vaccinia Urſi. Ger.	*Vitis Idæa, foliis carnoſis & veluti punctatis, ſive Idæa radix Dioſcoridi.* C. Bauhin.
Radix Idæa putata & Uva Urſi. J. Bauh.	
Raii hiſt.	

Eſt un petit arbriſſeau bas, qui reſſemble à l'Airelle ou Mirtille ; mais ſes feuilles ſont plus épaiſſes, oblongues, arrondies, approchantes de celles du Buis, plus étroites, rayées des deux côtez, nerveuſes, d'un goût aſtringent accompagné d'amertume ; ces feuilles font attachées à des rameaux ligneux, longs d'un pied, couverts d'une écorce mince & facile à féparer : fes fleurs naiffent en grapes aux fommitez des branches, formées en grelots, de couleur rouge : lorfqu'elles font paffées, il leur fuccede des bayes prefque rondes, molles, rouges, renfermant chacune cinq offelets rangez ordinairement en côte de melon, arrondis fur le dos, aplatis dans les autres côtez ; ces bayes ont un goût ftiptique. L'*Uva Urfi* croît aux pays chauds, comme en Efpagne.

Ses *feuilles*, fes *bayes* & fa *racine* font fort aftringentes.

Uva Urfi, parce que les feuilles de cette plante reffemblent à des raifins, & que les Ours en mangent.

Vertus.

Etimologie.

VULNERARIA.

Vulneraria ruftica. J. B. Pit. Tournef.	*Anthyllis leguminofa.* Ger. Raii hift.
Loto affinis Vulneraria pratenfis. C. B.	*Anthyllis leguminofa vulgaris.* Park.

En françois, *Vulnéraire.*

Eft une plante qui pouffe des tiges à la hauteur d'environ un pied, grêles, rondes, velues, un peu rougeâtres, courbées : fes feuilles font rangées par paires le long d'une côte, femblables à celles du Galega, mais un peu plus moëlleufes, velues en deffous & tirant fur le blanc, jaunes verdâtres en deffus, d'un goût doux accompagné d'âcreté ; celles qui foutiennent les fleurs aux fommitez des rameaux font plus larges que les autres & membraneufes : fes fleurs naiffent aux fommets des branches, difpofées en bouquets, légumineufes, jaunes, foutenues chacune par un calice fait en tuyau, enflé, lanugineux, argentin : lorfque la fleur eft paffée, ce calice s'enfle encore davantage, & devient une veffie qui renferme une capfule membraneufe remplie ordinairement d'une femence : fa racine eft longue, droite, ligneufe, noirâtre, d'un goût légumineux. Cette plante croit aux lieux montagneux, fecs, fabloneux : elle contient beaucoup d'huile, médiocrement de fel effentiel.

Vulnéraire.

Elle eft déterfive, vulnéraire, propre pour guérir les playes, pour fortifier.

Vulneraria, à vulnere, playe, bleffure, parce que cette plante eft propre pour guérir les bleffures.

Vertus.

Etimologie.

VULPECULA MARINA.

Vulpecula marina. Bellon. Jonfton.	*Alopetias.* Oppian.
Simia marina. Bellon.	En françois, *Renard marin.*

Eft un grand poiffon de mer que les Auteurs ont mis dans le genre des cetacées cartilagineux non plats, qu'on appelle *Galeoti :* les caractères principaux de ces poiffons confiftent à avoir chacun deux foyes, cinq ouïes ou bronches de chaque côté, & des pointes pendantes aux nageoires qui font fous le ventre aux côtez du nombril aux mâles ; la différence fpécifique du Renard marin fe prend de fa queue, qui repréfente parfaitement bien une faulx : ce poiffon croît affez grand pour pefer quelquefois jufqu'à cent livres. On en difféqua un à l'Académie Royale des Sciences au mois de Juin 1667 : il étoit long de huit pieds & demi, & fa plus grande largeur vers le ventre étoit de quatorze pouces : pour fa figure, il alloit en s'élargiffant depuis la tête jufqu'au ventre, puis il fe rétréciffoit jufqu'à l'endroit où finiroit la queue d'un autre poiffon, mais c'étoit là que commençoit la fienne qui étoit prefque auffi longue que tout le refte du corps, & faite en maniere de faux, recourbée vers le ventre : il avoit une grande crête élevée fur le milieu du dos, & une petite vers la queue, trois nageoires de chaque côté ; celle de devant étoit grande, longue de quinze pouces, & large de cinq en fa bafe, repréfentant l'aîle d'un oifeau plumée ; celle du milieu étoit de grandeur moyenne ; elle

Renard marin.

Defcription anatomique d'un Renard marin.

B bbbbb iij

étoit placée à côté du nombril, & avoit une pointe pendante ; la troisiéme placée proche de sa queue étoit fort petite : sa peau étoit lisse & sans écailles : les crêtes & les nageoires étoient dures, & composées d'arrêtes serrées par la peau qui les couvroit : sa
couleur étoit égale partout, d'un gris fort brun tirant sur le bleuâtre : sa tête n'étoit
presque qu'une masse de chair, couverte des muscles crotaphites qui avoient plus de
quatre pouces d'épaisseur : le crâne n'étoit pas plus gros que le poing, épais par dessus
de près de deux doigts ; le cerveau qu'il contenoit étoit fort petit, molasse, & ayant
peu d'anfractuositez : ses yeux étoient plus gros que ceux d'un bœuf, demi-sphériques,
plats en devant : il avoit cinq ouïes de chaque côté : l'ouverture de sa gueule étoit de
cinq pouces, armée de deux sortes de dents ; le côté droit de la machoire supérieure jusqu'à l'endroit où sont les canines des autres animaux, avoit un rang de dents pointues, dures & fermes, étant toutes d'un seul os en forme de scie ; les autres dents qui
bordoient le reste de cette machoire & toute l'inférieure, faisoient six rangs partout,
& étoient mobiles & attachées par des membranes charnues ; leur figure étoit triangulaire, aigue, & leur substance beaucoup moins dure que celles des autres qui ont la
figure d'une scie, principalement aux rangs de dedans où elles étoient fort fragiles : sa
langue étoit toute adhérante à la machoire inférieure, & composée de plusieurs os, articulez fermement les uns aux autres par une chair fibreuse ; elle étoit revêtue d'une peau
dure, & couverte de petites pointes luisantes qui la rendoient fort âpre ; ces pointes
paroissoient avec le microscope, transparentes comme du cristal, & avoient trois
lignes de long & une & demi de large en leur base : son gosier étoit fort large, & son
œsophage ne l'étoit pas moins que son ventricule, dans lequel les Auteurs disent que
ce poisson cache ses petits quand ils ont peur, en les avalant pour les revomir ensuite :
son cœur avoit la figure & la grosseur d'un œuf de poule, sans péricarde, n'ayant
qu'une oreille fort grande, & un seul ventricule comme tous les animaux qui ne respi-
rent point : ce cœur n'avoit point de péricarde ; mais l'aorte étoit revêtue d'une membrane pareille à celle d'un péricarde, qui l'envelopoit de telle maniere, qu'elle ne lui
étoit point jointe ni attachée, mais elle flotoit tout autour : son foye occupoit toute la
longueur du côté droit du ventre ; il étoit partagé en deux lobes ; c'est apparemment
ce qui a fait dire aux Auteurs que ce poisson a deux foyes. Le Renard marin se tient ordinairement aux lieux bourbeux & fangeux ; il mange des poissons, des plantes ; il est
fort charnu, & on lui trouve en plusieurs endroits de la graisse de plus d'un pouce d'é-
paisseur ; sa chair est d'assez bon goût : il contient beaucoup de sel volatil & d'huile,
peu de sel fixe.

Sa *graisse* est amolissante & résolutive.

Vulpecula, à vulpe, renard, parce que les Anciens ont crû que ce poisson avoit quelque rapport avec le renard ; mais il ne paroît guéres par cette description qu'il en ait.

Alopetias, ab ἀλώπηξ, *vulpes*, renard.

VULPES.

Vulpes, en françois, *Renard*, est un animal à quatre pieds, sauvage, fin & rusé, ressemblant en plusieurs choses au chien, mais ses oreilles sont plus petites ; sa queue est
touffue & garnie de beaucoup de poils longs : il fait la chasse aux poules, aux oyes, aux
liévres, aux lapins, aux rats sauvages, & il les mange quand il les peut attraper ; il
mange aussi du raisin au tems de vendange. Il habite dans les bois, proche des villages,
en France, en Italie. Il contient beaucoup de sel volatil.

Sa *chair* est nervale, fortifiante.

Sa *graisse* est propre pour les convulsions, pour les tremblemens de membres, pour
fortifier les nerfs, pour résoudre ; on en frotte les parties malades.

Son *poumon* est déterſif, pectoral, propre pour l'aſthme.

Son *foye* & ſa *ratte* ſont eſtimez propres pour les duretez du foye & de la ratte.

Son *ſang* deſſéché eſt apéritif, & propre pour la pierre, pour la gravelle.

VULTUR.

Vultur, en françois, *Vautour*, eſt un grand oiſeau de proye, dont la figure approche de celle de l'aigle : ſa couleur eſt cendrée ou brune ; ſon bec eſt gros, fort, robuſte, recourbé ; ſes pieds ſont grands, garnis d'ongles ; il ſe nourrit de chair de cadavres : il y en a de pluſieurs eſpeces. Ils naiſſent en Scithie, & ſur les montagnes du Rhin, du Danube. Cet oiſeau contient beaucoup de ſel volatil & d'huile ; ſa peau eſt belle & recherchée.

Sa *graiſſe* eſt émolliente, réſolutive, fortifiante.

Sa *chair* eſt bonne pour l'épilepſie, pour la migraine, étant mangée.

Quelques-uns tiennent que l'odeur de ſes excrémens eſt capable de cauſer l'avortement à une femme groſſe.

Vultur, *quaſi Voltur*, *à volando*.

Vautour,

Vertus,

Etimologie,

VULVARIA.

Vulvaria. Caſt. Tab. Lugd.	*Atriplex puſilla olida*, *hircina*, *vulvaria*
Atriplex fœtida. J. B. C. B.	*vocata*, *garum olens*. Lob.
Atriplex olida. Lob. Ger.	*Atriplex canina*, *& Blitum fœtidum*. Trag.
Atriplex olida, *ſive ſylveſtris fœtida*.	*Garoſmum*. Cord. hiſt. Dod.
Park.	*Chenopodium fœtidum*. Pit. Tournef.

Eſt une eſpece de Chenopodium, ou une petite plante qui pouſſe des tiges à la longueur d'environ un pied, rameuſes, couchées à terre, revêtues de feuilles ſemblables en figure & en couleur à celles de l'Atriplex, mais beaucoup plus petites & plus blanches : ſa fleur eſt à pluſieurs étamines ſoutenues par un calice découpé juſqu'à la baſe : quand cette fleur eſt tombée, il naît en ſa place une ſemence menue, preſque ronde & aplatie, enfermée dans une capſule qui a été formée du calice : ſa racine eſt menue, fibrée. Toute la plante eſt fort puante ; elle croît aux lieux incultes, ſur les cimetieres, contre les murailles : elle contient beaucoup d'huile & de ſel volatil.

Elle eſt propre pour appaiſer & calmer les vapeurs hyſtériques, & pour la colique venteuſe : on en uſe en lavemens & en fomentations.

Vulvaria, *à vulva*, parce que cette plante eſt bonne pour la matrice.

Garoſmum, *à garo*, ſaumure de poiſſon, parce que l'odeur de cette plante a quelque rapport avec celle d'une ſaumure de poiſſon bien puante & bien corrompue.

Vertus.

Etimologies,

***

X

XANTHIUM.

Xanthium. Dod. Pit. Tourn.	*Xanthium*, *ſive Lappa minor*. J. B. Raii h.
Lappa minor, *Xanthium Dioſcoridis*.	*Xanthium*, *ſive Strumaria*. Ad. Lob.
C. Bauhin.	*Bardana minor*. Ger.

En françois, *Petit Glouteron*.

Eſt une plante dont la tige croît à la hauteur d'un pied & demie, anguleuſe, velue,

Petit Glouteron,

marquée de points rouges, rameuse, s'étendant au large: ses feuilles sont beaucoup plus petites que celles de la Bardane, vertes, approchant de celles du Pas-d'asne, découpées légérement ou dentelées en leurs bords, d'un goût un peu âcre tirant sur l'aromatique: sa fleur est un bouquet à fleurons semblables à de petites vessies, & contenant chacun une étamine; ces fleurons tombent facilement, & ils ne laissent après eux aucune graine; mais il naît sur les mêmes pieds qui fleurissent, des fruits oblongs, gros comme de petites olives, hérissez de piquans qui s'attachent aux habits; chacun de ces fruits est divisé dans sa longueur en deux loges qui renferment des semences oblongues: sa racine est petite, blanche, garnie de fibres assez grosses. Cette plante croît dans les terres grasses, contre les murailles, dans les fossez dont l'eau a été desséchée. Elle contient beaucoup de sel & d'huile; on se sert dans la Médecine de ses feuilles & de ses fruits.

Vertus.   Elle est digestive, résolutive; on l'employe intérieurement & extérieurement pour la gratelle, pour les tumeurs scrophuleuses, pour les écrouelles,

Etimologie.   *Xanthium*, à ξαϑὸς, *flavus*, parce que les Anciens se servoient de cette plante pour teindre les cheveux en jaune; car cette couleur de cheveux étoit autrefois la plus estimée.

XANXUS.

Xanxus est un gros coquillage semblable à ceux avec lesquels on a coutume de peindre les Tritons; les Hollandois le font pêcher vers l'Isle de Ceylan, ou à la côte de la Pêcherie où est le Royaume de Travancor: ceux qu'on pêche sur cette côte ont tous leurs volutes de droit à gauche; s'il s'en trouvoit quelqu'un dont les volutes fussent disposées naturellement de gauche à droite, les Indiens l'estimeroient infiniment, parce qu'ils croyoient que ce fut dans un xanxus de cette espece qu'un de leurs Dieux fut obligé de se cacher. On dit qu'il est défendu à ces Indiens de vendre le xanxus à d'autres qu'à la Compagnie d'Hollande, qui les ayant par ce moyen à bon marché, ne laisse pas

Usage.   que de les revendre fort cher dans le Royaume de Bengale, où l'on les scie pour en faire des bracelets.

Le xanxus contient beaucoup de sel volatil & d'huile, peu de sel fixe.

Vertus.   Il est alkali, absorbant, propre pour adoucir & arrêter les humeurs: la dose en est
Dose.   depuis demi-scrupule jusqu'à demi-dragme.

XERANTHEMUM.

Xeranthemum flore simplici purpureo majore. H. L. B. Pit. Tournef.

Xeranthemum aliud, sive Ptarmica quorumdam. J. B.

Ptarmica altera. Matth. Lugd.

Jacea Olea folio, capitulis simplicibus. C. Bauhin.

Ptarmica Austriaca. Ger.

Ptarmica Austriaca. Clus. pan. Park.

Raii hist.

Est une plante qui pousse une tige à la hauteur d'un pied & demi, blanchâtre comme celle du Cyanus: ses feuilles naissent la plupart au bas de la tige, nombreuses, oblongues, étroites, couvertes en dessus d'une laine molle, blanche, d'un goût aigrelet: ses fleurs sont placées aux sommets de ses branches, belles, radiées, de grandeur médiocre, composées chacune de douze ou quatorze petites feuilles, dures, seches, pointues, blanches au commencement, & ensuite d'un bleu purpurin, se conservant plusieurs

Immortelle.   années sans se flétrir, ce qui a fait donner le nom d'*Immortelle* à cette fleur: quand elle est passée, il lui succede des semences garnies d'un chapiteau de feuilles blanches, lanugineuses: sa racine est longue, droite, dure, noirâtre, garnie de quelques fibres menues.

menues. Cette plante croît aux lieux champêtres ; on la cultive dans les jardins : elle contient médiocrement du sel, de l'huile, très-peu de phlegme.

Elle est astringente, desiccative. *Vertus.*

Xeranthum, à ξηρὸς, *siccus,* & ἄντη, *flos,* comme qui diroit *fleur séche,* parce que la fleur de cette plante est naturellement si séche, qu'elle ne se flétrit que difficilement. *Etimologie.*

Clusius a donné le nom de *Ptarmica* à cette plante, non pas parce qu'elle excite l'éternuement comme fait le véritable Ptarmica, mais parce qu'il a trouvé qu'elle avoit du raport en plusieurs autres choses avec le Ptarmica de Dioscoride.

XIPHIAS.

Xiphias, Gladius, en françois, *Spadon,* est un poisson de mer qui approche en grandeur d'une petite baleine : il croît jusqu'à la longueur de quatorze ou quinze pieds, rond, fort gros du côté de la tête, & s'amenuisant vers la queue ; son museau est long d'environ trois pieds, pointu, ayant la forme d'un glaive ; sa machoire supérieure est plus dure & plus osseuse que l'inférieure ; l'une & l'autre sont privées de dents ; mais elles sont garnies de plusieurs os durs & rudes, attachez au palais, qui servent aux mêmes fonctions que des dents ; ses yeux sont ronds & élevez ; sa peau n'est pas fort dure ; sa couleur est grise brune, argentine, luisante ; il n'approche guéres du rivage ; son bec lui sert de défense, & il est bien dangereux, car il perce un navire : il fait la guerre aux baleines ; il vit de poissons, d'alga : son dos est garni de beaucoup de panne ou de graisse, comme celui du cochon ; on n'employe guéres sa chair dans les alimens, parce qu'elle est difficile à digérer. *Spadon.*

Sa *graisse* est propre pour ramolir, pour résoudre, pour fortifier ; on en frote les parties malades. *Vertus.*

Xiphias, à ξίφος, *gladius,* parce que le museau de ce poisson est pointu & trenchant comme un glaive. *Etimologie.*

XIPHION.

Xiphion latifolium acaulon odoratum. Pit. Tournefort.	*Iris bulbosa latifolia acaulon odora.* C.B. *Hyacinthus Poëtarum latifolius.* Lob.
Iris bulbosa latifolia, flore cæruleo & candido. J. Bauhin.	En françois, *Iris bulbeux.*

Est une plante qui pousse des feuilles longues & larges, molles, de couleur verte-pâle ou blanchâtre : il s'éleve d'entre elles un pédicule qui soutient une fleur semblable à celle de la Flambe, de couleur purpurine ou bleue, ou quelquefois blanche, odorante : le fruit qui lui succede est aussi de même structure que celui de la Flambe : sa racine est un oignon noirâtre en dehors, blanc en dedans, composé de plusieurs tuniques, d'un goût doux. Cette plante croît en Espagne & en plusieurs autres pays chauds. *Iris bulbeux.*

Sa racine est émolliente, résolutive. *Vertus.*

Xiphion, à ξίφος, *gladius,* parce que les feuilles de cette plante ont en quelque maniere la figure d'un couteau ou d'un glaive. *Etimologie.*

XYLON.

Xylon. Coto. Gossipium. Cotoneum. Bombax officinarum. En françois, *Coton.*

Est une plante dont il y a *deux* especes. La premiere est appellée, *Coton.*

Xylon, seu Gossipium herbaceum. J. Bauh. Raii hist. Pit. Tournefort.	*Gossipium frutescens annuum.* Park. *Gossipium frutescens semine albo.* C. B.
Gossipium, sive Xylon. Ger.	En françois, *Coton de Malte.*

Premiere espece.

Elle pousse une tige à la hauteur d'un pied & demi ou de deux pieds, ligneuse, cou- *Coton de Malte.*

C c c c c

verte d'une écorce rougeâtre, velue, divisée en quelques rameaux courts : ses feuilles font un peu moins grandes que celles du Sicomore, formées comme celles de la Vigne, velues, attachées à des queues longues, garnies de poils : ses fleurs font nombreufes, belles, grandes, ayant la figure d'une cloche fendue jufques à la bafe en cinq ou fix quartiers, de couleur jaune mêlée de rouge ou de purpurin : quand cette fleur eft tombée, il lui fuccede un fruit gros comme une aveline, qui étant en maturité, s'ouvre en trois ou quatre quartiers ou loges, & laiffe paroître un floccon de coton blanc comme la neige, qui fe gonfle par la chaleur jufqu'à la groffeur d'une petite pomme : il renferme des femences groffes comme des petits pois, oblongues, blanches, cotoneufes, renfermant chacune une petite amande oléagineufe, douce au goût.

Seconde efpece. La feconde efpece eft appellée,

Xylon arboreum. J. B. Park. Raii hift. Pit. Tournef.

Goffipium arboreum caule lævi. C. Bauh. En françois, *Coton des Indes.*

Coton des Indes. Elle differe de la précédente en grandeur, car elle croît en arbre ou en arbriffeau jufqu'à la hauteur de quatorze ou quinze pieds : fes feuilles approchent en quelque maniere de celles qui fortent les premieres du Tilliot, découpées profondément en trois parties, fans poil : fes fleurs & fes fruits font femblables à ceux de l'autre efpece.

Les deux efpeces de Coton croiffent en Egypte, en Syrie, en Cypre, en Candie, aux Indes.

Vertus. La *fleur* du Coton eft vulnéraire.

Le Coton échauffe & deffeche ; on ne s'en fert que pour les vêtemens.

Sa *graine* eft pectorale, propre pour l'afthme, pour la toux, pour exciter la femence, pour confolider les playes, pour la dyffenterie, pour les autres cours de ventre, pour le crachement de fang.

Etimologie. *Xylon,* à ξύω, *rado,* je rafe, parce qu'on fépare du fruit de cette plante un Coton, comme fi on le rafoit.

XYLOSTEON.

Xyloﬆeon. Dod. Thal. Cam.
Periclymenum rectum fructu rubro & nigro. J. B. Raii hift.
Periclymenum Allobrogum. Lob.

Periclymenum Germanicum. Ger.
Periclymenum rectum fructu rubro. Park.
Chamæcerafus dumetorum fructu gemino rubro. C. Bauh.

Eft un arbriffeau qui reffemble au Periclymenum, mais qui fe foutient de lui-même fans s'attacher aux plantes voifines : il pouffe des tiges de groffeur médiocre ; fon bois eft blanc ; fes rameaux font ronds, revêtus d'une écorce rougeâtre au commencement, puis blanchâtre : fes feuilles font oblongues, molles, d'un verd blanchâtre, un peu velues : fes fleurs font plus petites que celles du Periclymenum, blanchâtres, attachées deux à deux fur un même pédicule, formées en tuyaux évafez en campane, & découpées en quatre ou cinq parties ; ces tuyaux font foutenus par un calice double, qui après que les fleurs font paffées, devient un fruit à deux bayes groffes comme de petites Cerifes, molles, rouges, remplies d'un fuc amer, défagréable, & de quelques femences aplaties, prefque ovales. Cet arbriffeau croît aux lieux montagneux, dans les hayes : fon *fruit* contient beaucoup de fel effentiel & fixe, & d'huile.

Vertus. Il eft émétique & purgatif, fi l'on en prend trois ou quatre ; mais il n'eft point en ufage dans la Médecine.

Etimologie. *Xyloﬆeon,* à ξύλον, *lignum,* & ὀςέον, *os,* comme qui diroit *bois offeux.* On a donné ce nom à cette plante, parce qu'on a trouvé que son bois avoit quelque ressemblance avec un os, soit par sa dureté, soit par sa blancheur.

XYRIS.

Xyris. Matth. Lob. Cast. Cam. Ger.
Xyris, sive Iris sylvestris. Dioscor.
Gladiolus fœtidus. C. Bauh.
Xyris, sive Spatula fœtida. Park.

Xyris, vel Iris agria. Dod. gal.
Spatula fœtida, plerisque Xyris. J. Bauh.
Raii hist.

En françois, *Espatule*, ou *Glayeul puant*.

Est une plante qui pousse beaucoup de feuilles longues d'un pied & demi ou de deux pieds, plus étroites que celles de l'Iris ordinaire, pointues, de couleur verte noirâtre, luisante, d'une odeur de punaise, puante : il s'éleve d'entre ses feuilles plusieurs tiges de grosseur médiocre, droites, portant chacun en leur sommet une fleur semblable à celle de l'Iris, mais plus petite, composée de six feuilles de couleur ordinairement purpurine ou bleuâtre : à ces fleurs succedent des fruits oblongs, qui s'ouvrent en mûrissant, & laissent paroître des semences rondes, grosses comme des petits pois, de couleur rouge, d'un goût âcre ou brûlant : sa racine étant encore jeune, n'est que fibreuse, mais elle grossit à mesure que la plante s'éleve ; elle a un goût âcre comme celle de l'Iris. Cette plante croît aux lieux humides, entre les vignes, dans les jardins : elle contient beaucoup de sel & d'huile.

Espatule, ou Glayeul puant.

Sa *racine* & sa *semence* sont purgatives, hydragogues, apéritives, propres pour les convulsions, pour les rhumatismes, pour les obstructions, pour l'hydropisie, étant prises en décoction : on s'en sert aussi extérieurement pour digérer, pour inciser, pour atténuer, pour résoudre.

Vertus.

Xyris, à Ξίφος, *gladius*, & *Iris*, comme qui diroit *Iris dont les feuilles ont la figure d'un glaive*.

Spatula, à σπάϊη, & σπάω, *detraho*.

Etimologies.

Y

YECOLT.

Y*Ecolt* (C. Biron) *Ycolt*, est un fruit de l'Amérique, long, couvert de plusieurs écailles, de couleur de châtaigne, & ayant quelque ressemblance avec la pomme de pin ; mais il y en a de différentes figures & grandeurs : il renferme une espece de pruneau long qu'on mange avec plaisir. Ce fruit croît en la nouvelle Espagne, sur un *Palmier de montagne* nommé en latin *Yocoltus arbor* ; les Américains l'appellent *Guichele popotli*, & c'est celui dont Gaspard Bauhin parle sous le nom de *Arbor fructu nucis pineæ specie* : cet arbre pousse d'une seule racine deux ou trois troncs qui portent des feuilles longues, étroites, épaisses comme celles de l'Iris, mais beaucoup plus grandes : ses fleurs sont composées chacune de six feuilles blanches, odorantes, disposées par grapes suspendues par un pédicule.

Ycolt.

Palmier de montagne. Guichele popotli.

Ses *feuilles* sont employées à faire un *fil* très-délié, mais bien fort, & de ce fil on fait de la *toile*.

Usage.

Y G A.

Yga, Yuvera, Yvoire, sont des arbres du Brésil, dont les Indiens séparent l'*écorce* entiere pour en faire de *petits bateaux*, qui sont capables de porter chacun trente hommes

Yvoire. Usage.

armez & davantage : cette écorce est épaisse d'un pouce, longue de trente-cinq ou de quarante pieds, large de quatre ou cinq pieds.

Z

ZACCON.

ZAccon. Cast. | *Prunus Hiericonthica, folio angusto spino-*
Zaccon Hiericuntea, foliis Oleæ. J. B. | *so.* C. Bauhin.

Est une espece de Prunier étranger qui croît en la plaine de Jérico : cet arbre est grand comme un Oranger ; il porte des feuilles semblables à celles de l'Olivier, mais plus petites, plus étroites, plus pointues, fort vertes ; ses fleurs sont blanches ; ses fruits sont gros comme des prunes, ronds, verds au commencement, mais en mûrissant ils deviennent jaunes ; ils renferment chacun un noyau gros comme les prunes. On tire de *Huile.* ces fruits une *huile* par expression.

Vertus. Elle est propre pour discuter & résoudre les humeurs froides & visqueuses.

Etimolo- On a nommé cet arbre *Zaccon*, parce qu'il croît aux environs des Eglises de Zac-
gie. chæus dans la plaine de Jérico.

ZACINTHA.

Zacintha, sive Cichorium verrucarium. | *Cichorium verrucosum, sive Zacintha Hie-*
Matth. Pit. Tournef. | *raciis adnumerandum.* J. B. Raii hist.
Verruca Chondrilla. Ad. | *Chondrilla verrucaria, foliis Cichorii viri-*
Cichorium verrucarium, sive Zacintha. | *dibus.* C. Bauh.
Ger. Park. | *Verrucaria, Seridis species.* Gesn. hort.

Est une plante qui pousse plusieurs tiges à hauteur d'environ un pied & demi, grêles, fongueuses en dedans, rameuses : ses feuilles ressemblent à celles de la Chicorée sauvage, ou à celles de la Dent de lion, éparses à terre : ses fleurs naissent aux sommets des branches par bouquets à demi fleurons jaunes, soutenus par un calice composé de quelques feuilles en écailles : lorsque la fleur est passée, le calice prend la forme d'une rosette relevée en côte de melon ; chaque côte est une capsule qui renferme une semence garnie d'une aigrette noirâtre : sa racine est longue, garnie de fibres. Cette plante croît dans les champs ; elle contient beaucoup de sel essentiel & d'huile.

Vertus. Elle est estimée propre pour résoudre & dissiper les verrues, d'où vient qu'on l'a nommée *Verrucaria* ; elle purifie le sang & elle excite l'urine.

Etimolo- *Zacintha, à Zacintho insula,* parce qu'on dit que cette plante croît en abondance dans
gie. une Isle de l'Archipel, appellée en latin *Xacinthus,* & en françois, *la Zante.*

ZAGU, *vel* SAGOU.

Palma farinifera, Japonica, Satecsou Ja- | *Palmam referens arbor farinifera.* C. B.
ponensibus. Breyn. | *Arbor farinifera.* Clus. exot. Lugd.
Zagu. Ferd. Lopez. | *Arbor vasta in regno Fansur.* Pol. Venet.
Sagu Pigafetta. Clus. | *Todda Panna.* Hort. Malabaric.

*Est un grand arbre semblable au Palmier, qui croît dans l'Isle Ternate proche de l'Equateur ; il porte en son sommet une tête tendre comme le chou : sa moëlle fournit une
Usage. espece de farine dont les habitans du pays font du pain, & des grains menus comme du milliet, que l'on transporte de tous côtez pour servir aux personnes qui ont la poitrine

foible, & aufquels on fait prendre ces grains comme l'orge pilé en foupe, & pour toute nourriture.

ZAPOTUM.

Zapotum, *Zapote*, eft un fruit de la nouvelle Efpagne en Amérique ; les Efpagnols l'appellent *Zapote blanco* ; il a la forme & la groffeur d'une pomme de coing; fon goût eft agréable, mais il eft mal fain ; il renferme un noyau qu'on dit être un *poifon* dangereux ; ce fruit naît fur un grand arbre appellé par les Indiens *Cochitzapotl* ; fes feuilles font femblables à celles de l'orange, difpofées trois à trois par intervalles ; fes fleurs font petites, de couleur jaune.

Zapote blanco.
Poifon.
Cochitza-
potl.

ZEA.

Zea. Ang.	*Zea Briza dicta*, vel *Monococcos Germa-*
Zea fimplex. Matth. Lac.	*norum.* C. B. Raii hift.
Frumentum loculare. Ruel.	*Monococcon, frumentum barbatum, Far*
Specta vulgò. Cæl.	*venniculum rubrum.* Col.
Zea Monococcos Briza quibufdam. J. B.	*Zea Monococcos, five fimplex, five Briza.*
Briza Monococcos. Dod. gal Ger.	Park.

En françois, *Speautre*, *Blé locular*, *Froment locar*, *Froment rouge.*

Eft une efpece de Froment qui eft commun en Egypte, en Grece, en Sicile ; cette plante pouffe comme le blé ordinaire plufieurs tuyaux menus à la hauteur d'environ deux pieds ; fes feuilles font étroites ; fes épis font difpofez à peu près comme ceux de l'Orge; ils contiennent une femence menue, de couleur rouge-brune ; fa racine eft fibreufe. Cette plante croît aux lieux rudes & montagneux, on la cultive comme les autres efpeces de froment ; fa *graine* fert à faire de la *bierre* ; on peut auffi en faire du *pain*, mais il fera noir & rude au goût.

Le Speautre eft déterfif & réfolutif.

Speautre,
Froment
rouge, &c.

Ufage.

Vertus.

ZEDOARIA.

Zedoaria, En françois, *Zédoaire*, eft une racine dont nous voyons *deux* efpeces qu'on nous apporte féches des grandes Indes & de l'Ifle S. Laurent où elles naiffent ; ces racines different en figure & en couleur, mais elles font tirées d'une même plante nommée *Zadura herba* ; cette plante porte des feuilles longues, pointues, femblables à celles du Gingembre, ce qui l'a fait appeller par quelques-uns *Gingembre fauvage.*

Zédoaire.

Gingembre
fauvage.
Premiere
efpece.

La premiere efpece de Zédoaire eft appellée,

Zedoaria longa. C. B.	*Zeduaria, five Zedura herba.* Ad.
Zedoaria officinarum, Arnabi veterum al-	*Zadura vel Zaduar.* Geln. Ruel.
tera fpecies longa radice. Cord. hift.	*Zeduaria vulgaris.* Guil.

En françois, *Zédoaire longue.*

C'eft une racine longue & groffe comme le petit doigt, de couleur blanchâtre ou cendrée, d'un goût aromatique.

Zédoaire
longue.

La feconde efpece eft appellée,

Zedoaria rotunda. C. Bauh.	*Zedoaria loripes.* Coft. in Mefuem.
Zerumbeth Serapionis. Lob.	*Zurumbethum.* Cord. hift.

Seconde
efpece.

En françois, *Zédoaire ronde.*

C'eft une racine coupée par tranches & féchée, de couleur grife & d'un goût aroma-tique.

Zédoaire
ronde.

Ces deux racines n'en font qu'une dans la terre , la Zédoaire ronde ou Zerumbeth est la *partie* d'en haut ou la *tête* , & la Zédoaire longue la partie *d'en bas*.

Choix. La Zédoaire longue doit être choisie bien nourrie, pesante, mal-aisée à rompre, sans vermoulure à quoi elle est sujette, d'un goût aromatique chaud approchant de celui du Romarin.

La Zédoaire ronde ou Zerumbeth doit être choisie pesante, difficile à rompre, non cariée, d'un goût aromatique ; elle est bien moins employée dans la Médecine que la précédente.

L'une & l'autre Zédoaire contiennent beaucoup de sel & d'huile éxaltée.

Vertus. Elles sont discussives, atténuantes, propres pour la colique venteuse, pour fortifier l'estomac, pour la lienterie, pour résister au venin, pour exciter les mois aux femmes.

Zedoaria est un nom Indien.

ZIBETHUM.

Zibethum , Zibetha , Civeta , Zepetium. En françois, *Civette.*

Civette. Est une matiere liquide ou une liqueur congélée, onctueuse, blanchâtre ou jaunâtre, d'une odeur forte & défagréable ; elle fort d'une vessie ou poche placée fous la queue & proche de l'anus d'un animal à quatre pieds, sauvage, féroce & carnacier, appellé en latin ,

Hyæna , Catus Zibethicus , Felis odoratus , & en françois, *Civette.*

Il ressemble à un Chat d'Espagne, mais il a aussi quelque chose du Renard ; sa tête est couverte d'un poil court, gris & noir, ses oreilles font plus petites, & se terminant moins en pointe que celles du Chat, noires par dehors & blanches par dedans ; ses dents font canines, mais souvent brisées en morceaux ; car cet animal qui est farouche, les rompt en mordant les barreaux de fer de sa cage quand il est enfermé ; son cou, son corps & sa queue font couverts d'un poil fort long, dur & rude, entremêlé d'un autre plus court & plus doux, frisé comme de la laine ; le grand poil est de trois couleurs, faisant ordinairement des taches & des bandes, les unes noires, les autres blanches, & les autres roussâtres ; son cou est noir & blanc avec quelques taches, le dessous de sa gorge & son ventre font noirs ; sa queue est de couleur noire mêlée d'un peu de blanc par dessous ; ses pattes font courtes & couvertes d'un petit poil semblable à celui de la tête ; ses pieds font composez chacun de cinq doigts noirs armez d'ongles ou ergots droits & peu pointus : la poche qui renferme la Civette est ordinairement placée au dessous de l'anus ; elle a trois pouces de long, & deux & demi de large ; sa capacité qui pourroit contenir un petit œuf de poule, couvre un grand nombre de petites glandes d'où l'on retire en les pressant la matiere odorante. On trouve cet animal communément en la Chine, aux Indes Orientales & Occidentales : on en nourrit en Hollande avec du lait & des œufs, afin que la Civette qui en fort soit blanche ; car quand on n'a point pris ces précautions, on ne tire que de la Civette brune, qui à la vérité a autant d'odeur & de qualité que la blanche, mais les Marchands n'en auroient pas de débit, à cause que les Parfumeurs qui l'employent font accoutumez à la voir blanche ou jaunâtre.

Voyez les Mém. de l'Acad.

Choix. On doit choisir la Civette récente, de bonne consistence, de couleur blanche, d'une odeur forte & qui n'est point agréable, elle jaunit, puis elle brunit en vieillissant. Les Parfumeurs lui donnent une odeur très-agréable, en la mêlant avec beaucoup d'autres ingrédiens qui en étendent les parties & qui les déterminent à être élevées doucement au nez pour faire une légere impression, ou pour mieux dire, un agréable chatouillement sur le nerf olfactoire.

La Civette contient beaucoup d'huile & du fel volatil.

Elle eft anodine, réfolutive, on s'en fert pour la colique des enfans, appliquée fur le nombril. *Vertus.*

Zibethum vient du mot grec ζαπέτιον, qui fignifie la même chofe, ou bien il vient de l'arabe *Zibet* ou *Zebed*, c'eft-à-dire *écume*, car cette matiere eft écumeufe en fortant de l'animal. *Etimologie.*

ZINCK.

Zinck eft une efpece de Marcafite ou une matiere métallique reffemblant au Bifmuth, mais moins caffante, & s'étendant un peu fous le marteau ; elle naît dans les mines, & principalement dans celles de Goffelar en Saxe. On doit le choifir dur, difficile à caffer, blanc, en belles écailles larges, luifantes. Les Etamiers s'en fervent pour décraffer & blanchir l'Etain, comme on fe fert du plomb pour purifier l'or & l'argent, ils mêlent dans une fonte d'environ fix cens livres d'Etain une livre de ce minéral. *Zinck.* *Ufage.*

Le Zinck eft employé dans les foudures, on en mêle auffi dans le cuivre avec du Curcuma pour donner à ce métal une couleur d'or.

Le Zinck eft réfolutif & defficatif étant appliqué extérieurement. *Vertus.*

ZINGI.

Zingi fructus ftellatus, five Anifum Indicum. J. Bauh. Raii hift. *Fœniculum Sinenfe*, Redi.	*Anifum Indicum.* C. B. *Anifum exoticum Philippinarum Infularum.* Park.

Eft un fruit des Indes qui a la forme d'une étoile, il eft compofé de fept noifettes oblongues & triangulaires, arrangées & difpofées en rond, repréfentant fort bien une étoile ; fon écorce eft dure, rude, noire ; fes amandes font unies, polies, luifantes, ayant une couleur femblable à celle de la femence du Lin, d'une odeur & d'un goût pareil à ceux de la femence d'Anis, d'où vient qu'on appelle la plante *Anis des Indes.* *Anis des Indes.*

L'*Amande* de ce fruit eft propre pour la colique venteufe. *Vertus.*

ZINGIBER.

Zingiber, C. B. *Zinziber,*	*Gingiber,* *Zingibel,*	*Lengibel.* J. B. & Raii hift.	En françois, *Gingembre.*

Eft une racine longue & large prefque comme le pouce, nouée, à demi ronde, un peu plate, s'étendant par fes rejettons en forme de pâte, de couleur grife, rougeâtre en dehors, blanche en dedans, d'un goût piquant, âcre, un peu aromatique. On nous l'aporte féche des Ifles Antilles où elle eft préfentement cultivée ; mais fon origine vient des grandes Indes : la plante qu'elle porte eft une efpece de petit rofeau dont les feuilles font grandes, longues, vertes, & la fleur rougeâtre, mêlée de verd, pouffant de fon milieu une maniere de pointe verte qui repréfente affez bien une maffue ; ce qui a donné lieu à quelques Botaniftes d'appeller la plante *Arundo humilis clavata*, ou *Petit rofeau à fleur de maffue :* fa racine s'étend & rampe dans la terre, multipliant beaucoup : ceux qui la cueillent en laiffent toujours quelques morceaux afin qu'elle multiplie de nouveau ; on la fait fécher fur les lieux au foleil ou au four pour la conferver. Elle doit être choifie récente, groffe, bien nourrie, bien féchée, non vermoulue ni cariée, & ayant les autres qualitez dont il a été parlé : on en mêle dans les épices, & principalement quand le poivre eft cher ; elle contient beaucoup de fel âcre & d'huile. *Gingembre.* *Petit rofeau à fleur de maffue.* *Choix.*

Elle eft incifive, atténuante, apéritive ; elle fortifie l'eftomac, elle provoque l'appétit, elle aide à la digeftion, elle excite la femence, elle réfifte à la malignité des humeurs ; on la monde de fon écorce avant que de l'employer. *Vertus.*

Ceux qui cultivent le Gingembre confifent au fucre, de fa racine récemment tirée de la terre, après l'avoir fait tremper dans de l'eau pour diminuer fon âcreté, & ils envoyent ce *Gingembre confit* dans des pots en plufieurs pays. Il doit être gros, molaffe, de couleur dorée, d'un goût agréable ; fon *fyrop* doit être blanc & affez cuit.

Il eft propre pour aider à la digeftion, pour chaffer les vents, pour fortifier les parties vitales, pour le fcorbut, pour réchauffer les vieillards ; on en mange un morceau gros comme le bout du doigt à chaque fois ; cette confiture eft ordinairement employée par ceux qui voyagent fur la mer.

Zingiber vient du mot grec Ζιγγίβεεις, qui fignifie la même chofe ; & l'on dit que ce mot grec a été tiré du nom indien *Zingibel*, qui fignifie auffi *Gingembre*.

ZOOPHYTUM.

Zoophytum, Planta animalis. En françois, *Zoophite.*

Les Anciens Botaniftes ont donné ce nom à plufieurs efpeces de plantes qu'ils ont crû tenir de l'animal auffi-bien que de la plante ; comme aux éponges, à la plume marine, parce qu'elles remuent dans les eaux où elles naiffent, comme fi c'étoit des animaux ; mais ce mouvement ne doit point leur faire donner une qualité animale ; il vient de ce que les pores de ces plantes font difpofez de maniere que l'eau y étant entrée, elle fait effort pour en fortir, ce qui comprime & ébranle leurs fibres, & y caufe des trémouffemens.

Le Zoophite le plus renommé, & duquel plufieurs Botaniftes fameux ont parlé, eft une efpece de *Fougere étrangere*, appellée *Agnus Scythicus*, & *Borametz* ; ce Zoophite, dit-on, eft fait comme un Agneau, il tient à la terre par une tige ou pédicule qui lui fert de nombril ; en croiffant il change de place autant que fon pédicule le lui permet, & fait fécher l'herbe par tout où il fe trouve ; on ajoute que quand il eft mûr fa tige fe féche, & il fe revêt d'une peau velue ou couverte d'une laine frifée & douce au toucher comme celle d'un Agneau nouveau né ; on peut préparer & employer cette peau comme une fourure : cette plante croît proche de Samara fur le Volga, & à la Chine où fon duvet qui eft rouffâtre ou doré, s'employe comme un aftringent puiffant fous les noms de *Kinkia* & de *Poco fempie.* Voyez les Tranfactions Phylofophiques d'Angleterre.

Zoophyton à ξῶον, *Animal,* & φυτὸν, *planta,* comme qui diroit *plante animale.*

Quand on examine en bonne Phyfique & fans préoccupation les plantes qui font appellées *Zoophites*, on reconnoît que ce font des plantes pures, & qu'elles n'ont rien d'animal, ainfi je ne crois point qu'il y ait de Zoophite véritable.

ZOPISSA.

Zopiffa, Apochyma (Diofc. Bellon.) eft un goudran ou une efpece de poix noire qu'on détache des navires après qu'ils ont été long-tems en voyage fur la mer. Cette poix a été peu à peu pénetrée par le fel de la mer, qui lui a communiqué fa qualité.

Le Goudran eft un mélange de poix noire, de poix réfine, de fuif & de tarc fondus enfemble ; les Mariniers s'en fervent pour goudronner ou boucher les jointures de leurs navires, de peur que l'eau n'y entre.

Le Zopiffa eft réfolutif, defficatif, appliqué extérieurement.

Zopiffa à ξέω, *ferveo,* & πίσσα, *pix,* comme qui diroit *Poix cuite.*

F I N.

TABLE
DES NOMS LATINS.

A

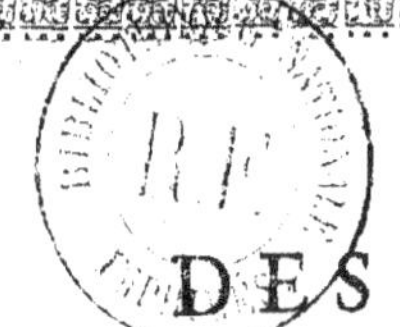

Dddddd

Cassida,

Eeeee

Ketmia ægyptiaca femine mofchato, v bamia mofchata, 113
Ketmia indica vitis folio ampliore, v. fabdariffa, 759
Kikaion prophetæ jonæ, v. ricinus, 746
Kiki, v. ricinus, 746
Kilkil, v fcecachul, 790
Kinakina, 465
Kobaltum, v. cobaltum, 255
Kobold, v. cobaltum, 256
Koddagapalla, 466
Kupfer vikkel, v. realgal, 739

L

L Abdanum, v. ladanum, 471
Labrum veneris, v. dipfacus, 321
Labrufca, 466
Laburnum, 467
Lac lunæ, v. marga, 545
Lacca gummi, 467
Lacerta maritima, v. faurus, 786
Lacerta ftellaris, v. ftellio, 840
Lacertus, five lacerta, 469
Lacertus marinus minor, v. colias, 260
Lachryma job, five jobi, 469
Lachryma chrifti, v. lachryma job, 469
Lactuca, 470
Lactuca leporina, v fonchus, 825
Lactucella, v. fonchus, 825
Ladanum, 471
Lagochymeni, v. cuminoides, 298
Lagopodium, v. lagopus, 472
Lagopus planta, 472
Lagopus avis, 472
Lagopyron, v. lagopus planta, 472
Lamium, 473
Lamium peregrinum, v. caffida, 200
Lampetra, 474
Lampfana, 475
Lampyris alata, v cicindela, 243
Lana fuccida, 415, 624 & 644
Lancea chrifti, v. ophiogloffum, 631
Lancea chrifti, v. lycopus, 527
Lanceola, v. plantago, 695
Lantana, v. viburnum, 909
Lapathum, 475
Lapathum hortenfe latifolium, v. hippolapathum, 421
Lapathum hortenfe, v. fpinacia, 832
Lapathum minimum, v. acetofa, 8

Lapathum fanguineum, 476
Lapathum unctuofum folio triangulo, v. bonus henricus, 135
Lapatiolum, v. acetofa, 9
Lapides cancri, v. cancer, 173
Lapis anguium, 476
Lapis arabicus, v. unicornu minerale, 926
Lapis armenus, v. armenus lapis, 80
Lapis bezoar occident. v. bezoar, 125
Lapis bezoar orient. v. bezoar, 125
Lapis bononienfis, 476
Lapis cæruleus, v. lapis lazuli, 478
Lapis calaminaris, 161
Lapis calcarius, v. calx, 165
Lapis ceratites, v. unicornu minerale, 926
Lapis chelidonius, v. hirundo, 426
Lapis crucifer, vel crucis, 478
Lapis cyaneus, v. lapis lazuli, 478
Lapis heraclius, v. magnes, 531
Lapis hyftericus, 478
Lapis judaicus, 478
Lapis lazuli, 478
Lapis leucacathes, v. achates, 11
Lapis lydius, v. lydius lapis, 527
Lapis lyncis, v. belemnites, 118
Lapis magnetis, v. magnes, 531
Lapis malacanus, v. hyftrix, 441
Lapis nauticus, v. magnes, 531
Lapis nauticus, v. cos, 282
Lapis nephriticus, 479
Lapis offifragus, v. ofteocolla, 642
Lapis panthera, v. panthera lapis, 642
Lapis petrocorius, 479
Lapis phrygius, 479
Lapis plumbarius, v. molybdoides, 576
Lapis porcinus, v. bezoar, 126
Lapis fabulofus, v. ofteocolla, 642
Lapis famius, 480
Lapis famius, v terra famia, 868
Lapis fanguinalis, 480
Lapis fanguineus, v. hæmatites, 405
Lapis faffenagenfis, 480
Lapis fciffilis, v. lapis fchiftus, 480
Lapis fchiftus, 480
Lapis ferpentinus, v. ophites, 631
Lapis ferpentis, 481
Lapis fpecularis, 481
Lapis fpongiæ, 482
Lapis ftellaris, v. afteria, 91

Lapis fyderitis, v. magnes, 531
Lapis fyriacus, v. lapis judaicus, 478
Lapis variolæ, 482
Lappa major, v. bardana, 115
Lappa minor, v. xanthium, 935
Lappa fylveftris, v. circæa, 249
Lappula canaria Plinii, v. caucalis, 210
Larix, 482
Larix orientalis, v. cedrus, 211
Larus avis, 483
Laferpitium, 483
Laferpitium germanicum, v. imperatoria, 452
Laferpitium foliis latioribus lobatis, v. libanotis, 497
Lata indorum, v. bonduc, 135
Later, 483
Lathyris, 484
Lathyri fpecies, v. ochrus, 611
Lathyrus, 484
Lathyrus arvenfis repens tuberofus, v. chamæbalanus, 228
Lathyrus viciaoides, v. clymenum, 255
Lavandula, 484
Lavapratas, v. mamanga, 537
Lavaretus, 485
Lavaronus, 485
Laver diofc. v fium, 820
Laver odoratum, v. nafturtium aquaticum, 606
Lavignon, 486
Laureola, 486
Laureocerafus, 487
Laurus, 488
Laurus alexandrina, 489
Laurus inodora, v. tinus, 883
Laurus pufilla, v. laureola, 487
Laurus rofea, v. nerium, 609
Laurus fylveftris, v. tinus, 883
Laurus tinus, v. tinus, 883
Leæna, v. leo, 491
Leberis, v. fenecta anguium, 807
Lectipes, v. clinopodium, 254
Legumen leoninum, v. orobanche, 638
Lefach, v. achanaca, 11
Lengibel, v. zingiber, 943
Lendes, 489
Lens, 490
Lens paluftris, v. lenticula paluftris, 491
Lentago italorum, v. tinus, 883
Lenticula marina, v. fargazo, 783
Lenticula paluftris, 490
Lentifcus, 491
Lentifcus peruana, v. molle, 574

Hbhhhh iij

Fin de la Table Latine.

TABLE

DES NOMS FRANÇOIS.

5

A

Iiiiiiij

Kkkkkk

H

Tabac,

Fin de la Table des Noms François.

TABLE

Des Planches & des Figures de ce Livre, & des Pages & des Articles où elles ont rapport.

Fin de la Table des Planches.

Explication de quelque mesures employées chez les Auteurs.

LA ligne en largeur est la plus petite mesure : c'est la moitié d'un grain, ou la huitiéme partie d'un doigt, ou la douziéme partie d'un pouce ; sa largeur est à peu près semblable à celle d'un grain d'orge.

Le grain est le quart d'un doigt, ou la sixiéme partie d'un pouce.

Le doigt comprend huit lignes ou quatre grains, ou la seiziéme partie d'un pied.

Le pouce comprend un doigt & le tiers d'un doigt, ou douze lignes, ou la douziéme partie d'un pied.

L'once est la même mesure qu'un pouce.

Le palme comprend cinq doigts.

Le double palme appellé des Grecs *dichas*, comprend huit ou dix doigts.

Le spitame comprend douze doigts ou neuf pouces.

Le pied comprend seize doigts ou douze pouces, ou environ quatre palmes.

La coudée comprend un pied & demi.

La brasse comprend cinq pieds.

Nota. Par la mesure d'un doigt, on doit entendre la largeur d'un des gros doigts de la main ; & par la mesure d'un pouce, la largeur du pouce du pied, qui est plus grande que celle du pouce de la main.

FIN.

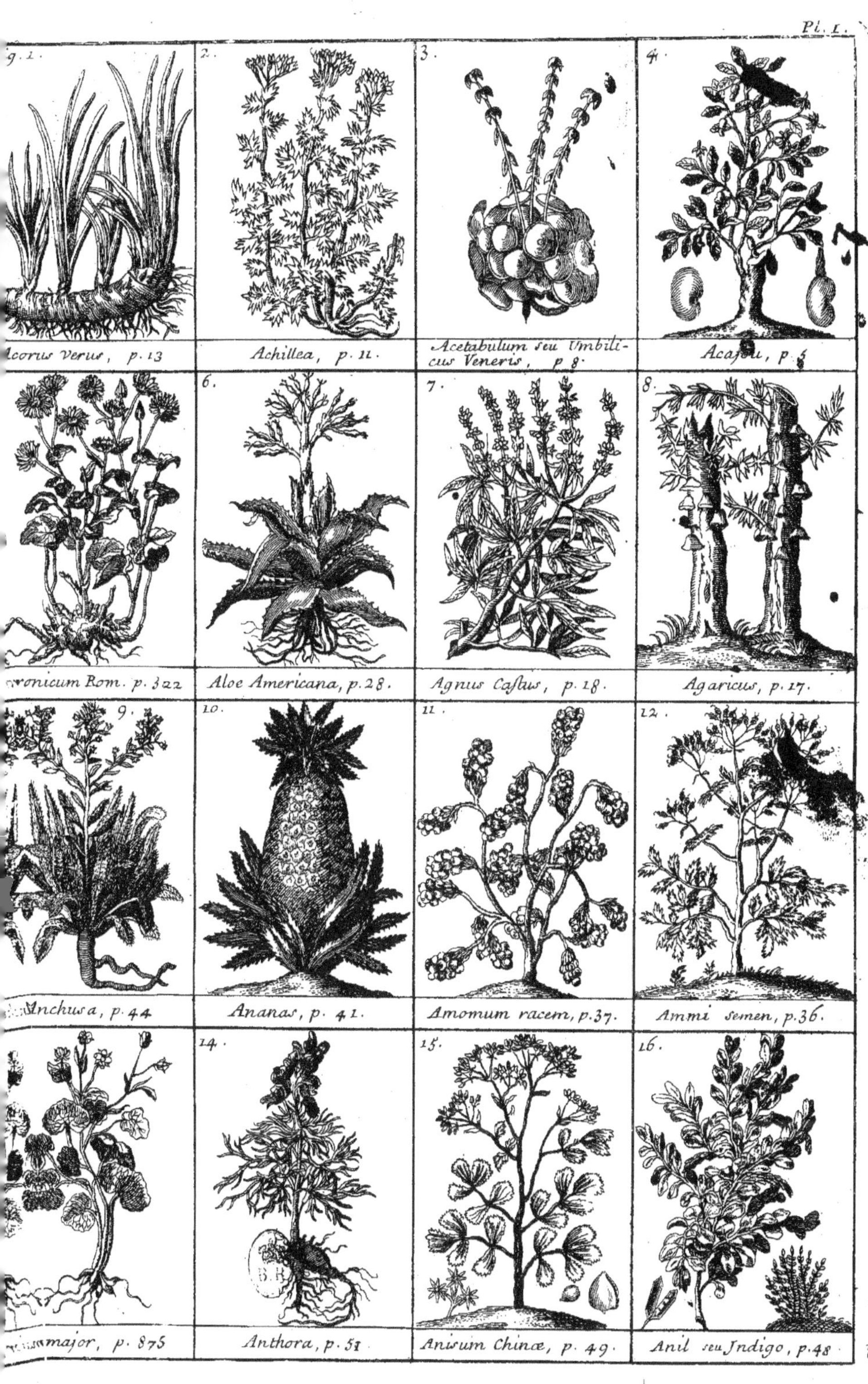

1.
2.
3.
4.
Acorus Verus, p. 13
Achillea, p. 11.
Acetabulum seu Umbilicus Veneris, p. 8.
Acajou, p. 5
5.
6.
7.
8.
Aronicum Rom. p. 322
Aloe Americana, p. 28.
Agnus Castus, p. 18.
Agaricus, p. 17.
9.
10.
11.
12.
Anchusa, p. 44
Ananas, p. 41.
Amomum racem, p. 37.
Ammi semen, p. 36.
13.
14.
15.
16.
major, p. 875
Anthora, p. 51
Anisum Chinæ, p. 49.
Anil seu Jndigo, p. 48

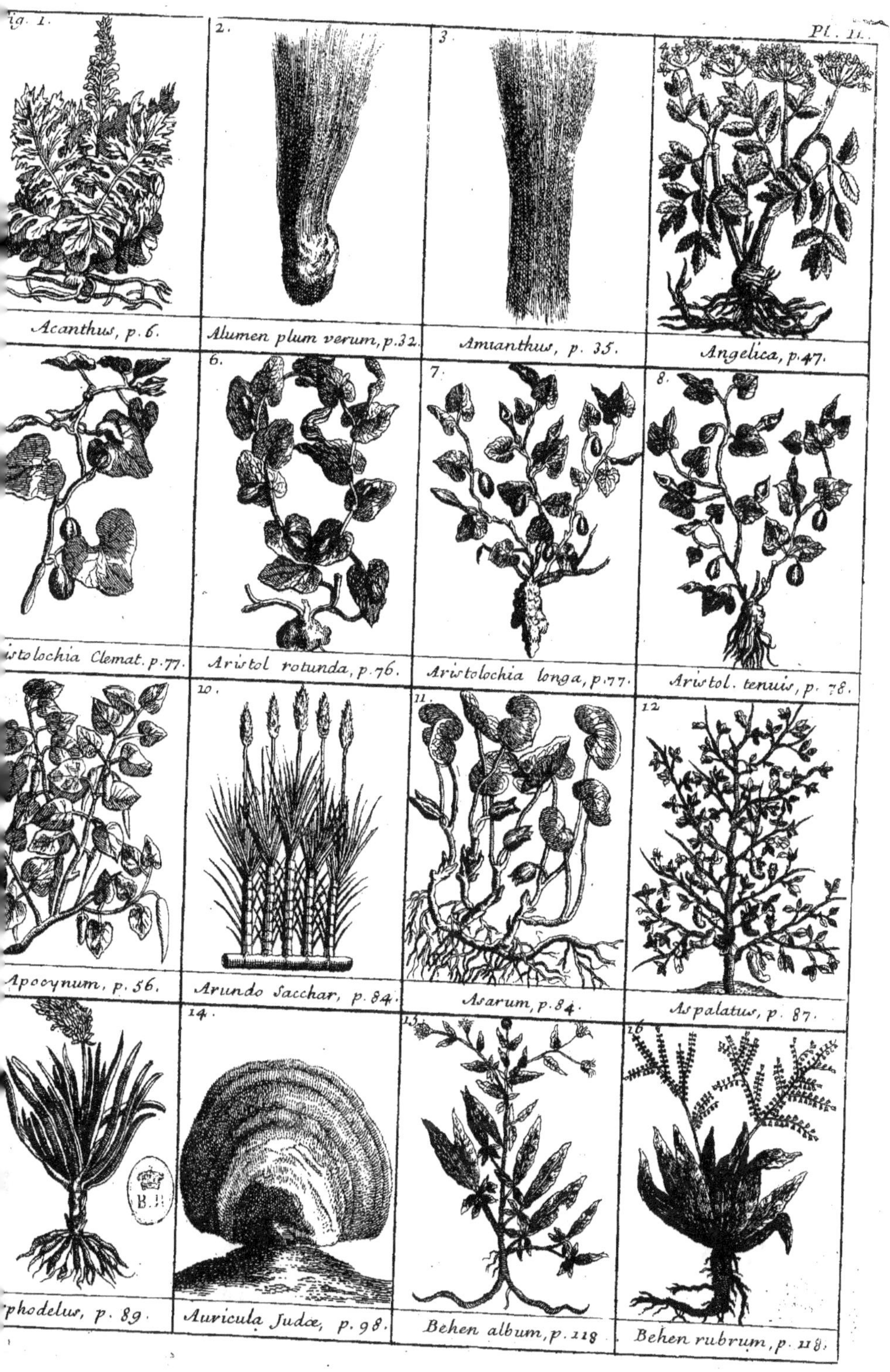

Acanthus, p. 6.   Alumen plum verum, p. 32.   Amianthus, p. 35.   Angelica, p. 47.

Aristolochia Clemat. p. 77.   Aristol. rotunda, p. 76.   Aristolochia longa, p. 77.   Aristol. tenuis, p. 78.

Apocynum, p. 56.   Arundo Sacchar. p. 84.   Asarum, p. 84.   Aspalatus, p. 87.

Asphodelus, p. 89.   Auricula Judæ, p. 98.   Behen album, p. 118.   Behen rubrum, p. 118.

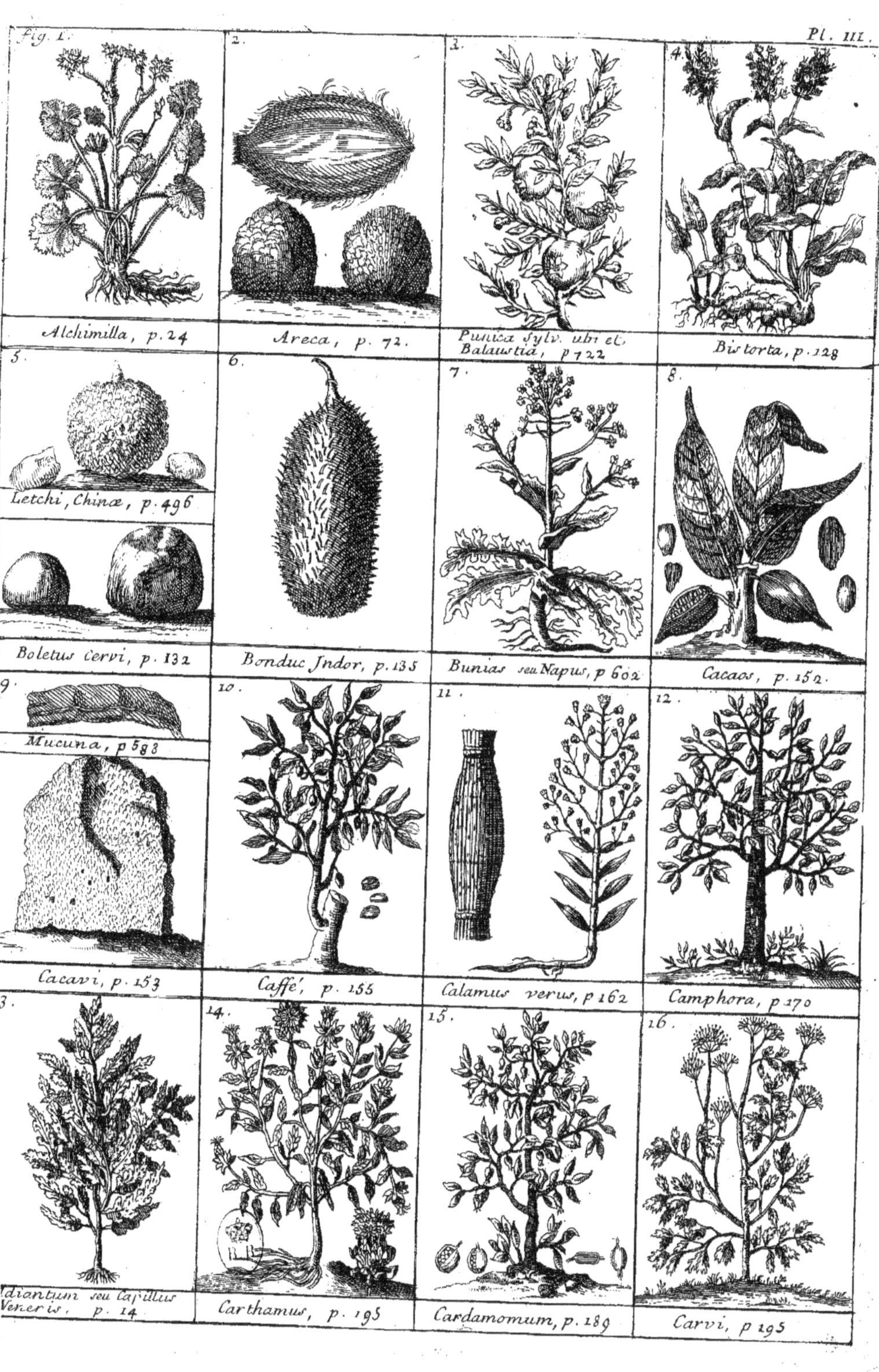

Fig. 1.
2.
3.
Pl. III.
4.
Alchimilla, p. 24
Areca, p. 72.
Punica Sylv. ubi et Balaustia, p 722
Bistorta, p. 128
5.
6.
7.
8.
Letchi, Chinæ, p. 496
Boletus Cervi, p. 132
Bonduc Jndor, p. 135
Bunias seu Napus, p 602
Cacaos, p. 152
9.
10.
11.
12.
Mucuna, p 593
Cacavi, p. 153
Caffé, p. 155
Calamus verus, p 162
Camphora, p 170
13.
14.
15.
16.
Adiantum seu Capillus Veneris. p. 14
Carthamus, p. 195
Cardamomum, p. 189
Carvi, p 195

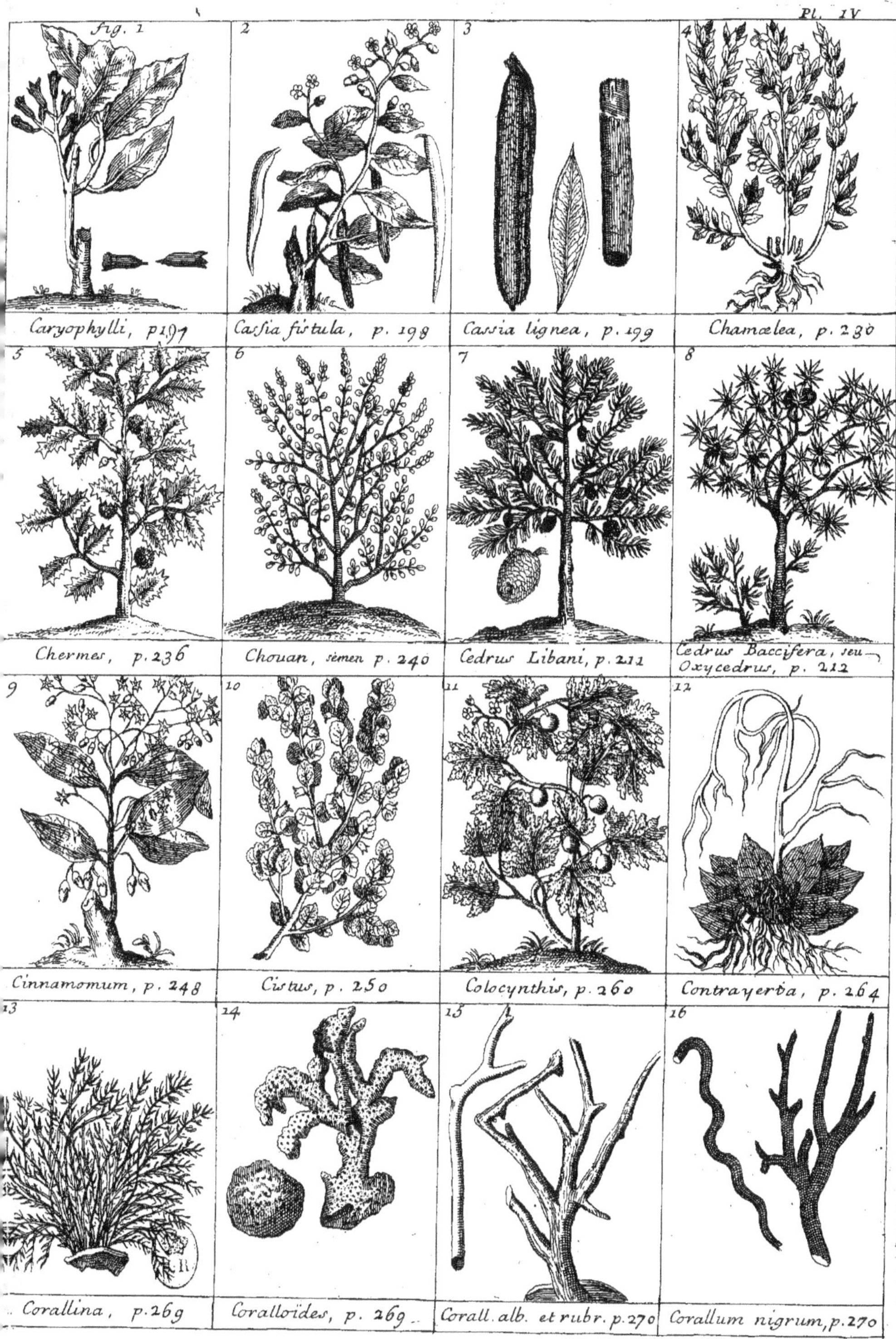

Caryophylli, p. 197   Cassia fistula, p. 198   Cassia lignea, p. 199   Chamælea, p. 230

Chermes, p. 236   Chouan, semen p. 240   Cedrus Libani, p. 211   Cedrus Baccifera, seu Oxycedrus, p. 212

Cinnamomum, p. 248   Cistus, p. 250   Colocynthis, p. 260   Contrayerva, p. 264

Corallina, p. 269   Coralloïdes, p. 269   Corall. alb. et rubr. p. 270   Corallum nigrum, p. 270

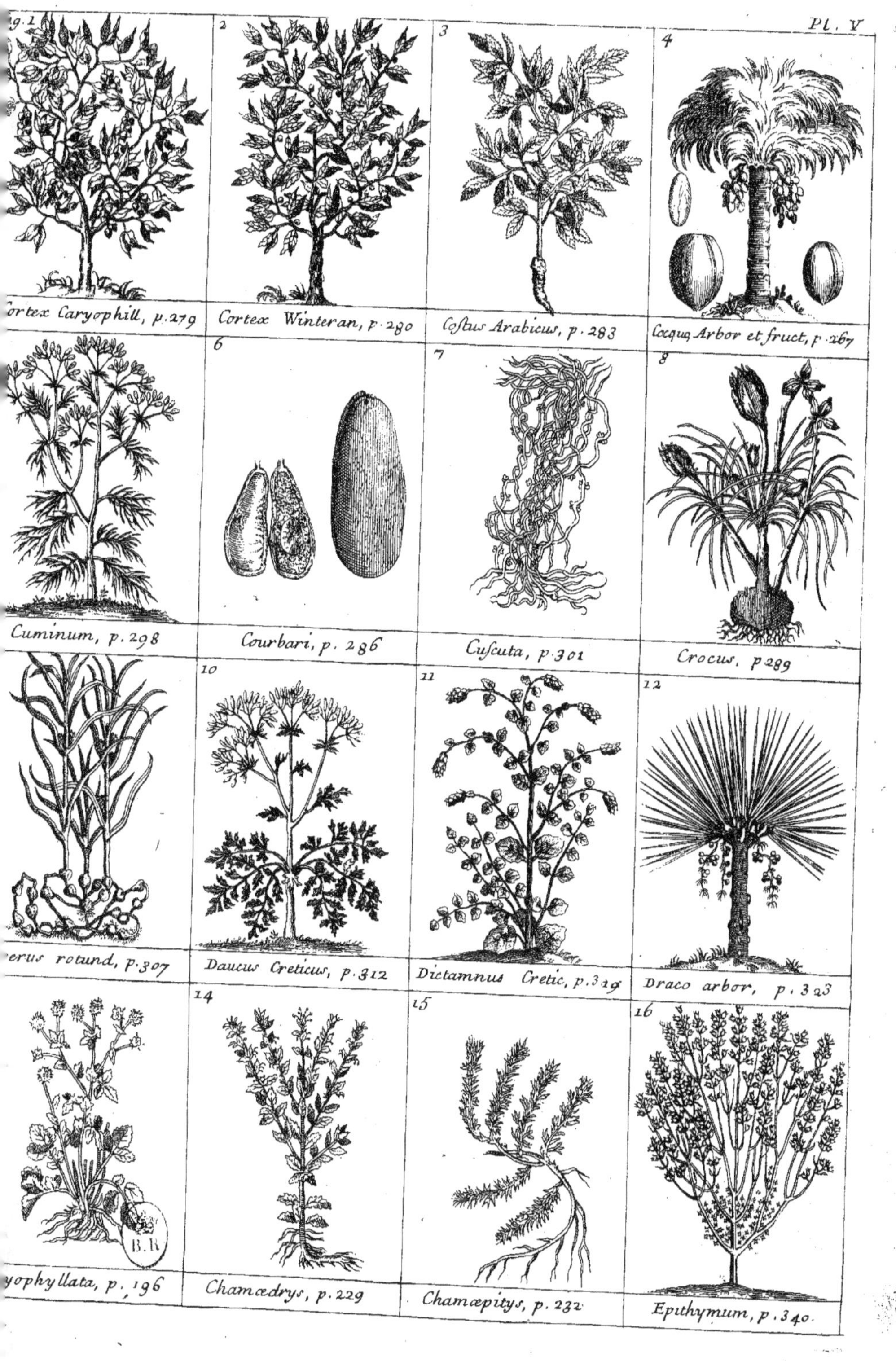
Pl. V
1
2
3
4
Cortex Caryophill, p. 279
Cortex Winteran, p. 280
Costus Arabicus, p. 283
Cocqus Arbor et fruct, p. 267
6
7
8
Cuminum, p. 298
Courbari, p. 286
Cuscuta, p. 301
Crocus, p. 289
10
11
12
erus rotund, p. 307
Daucus Creticus, p. 312
Dictamnus Cretic, p. 319
Draco arbor, p. 323
14
15
16
yophyllata, p. 196
Chamædrys, p. 229
Chamæpitys, p. 232
Epithymum, p. 340

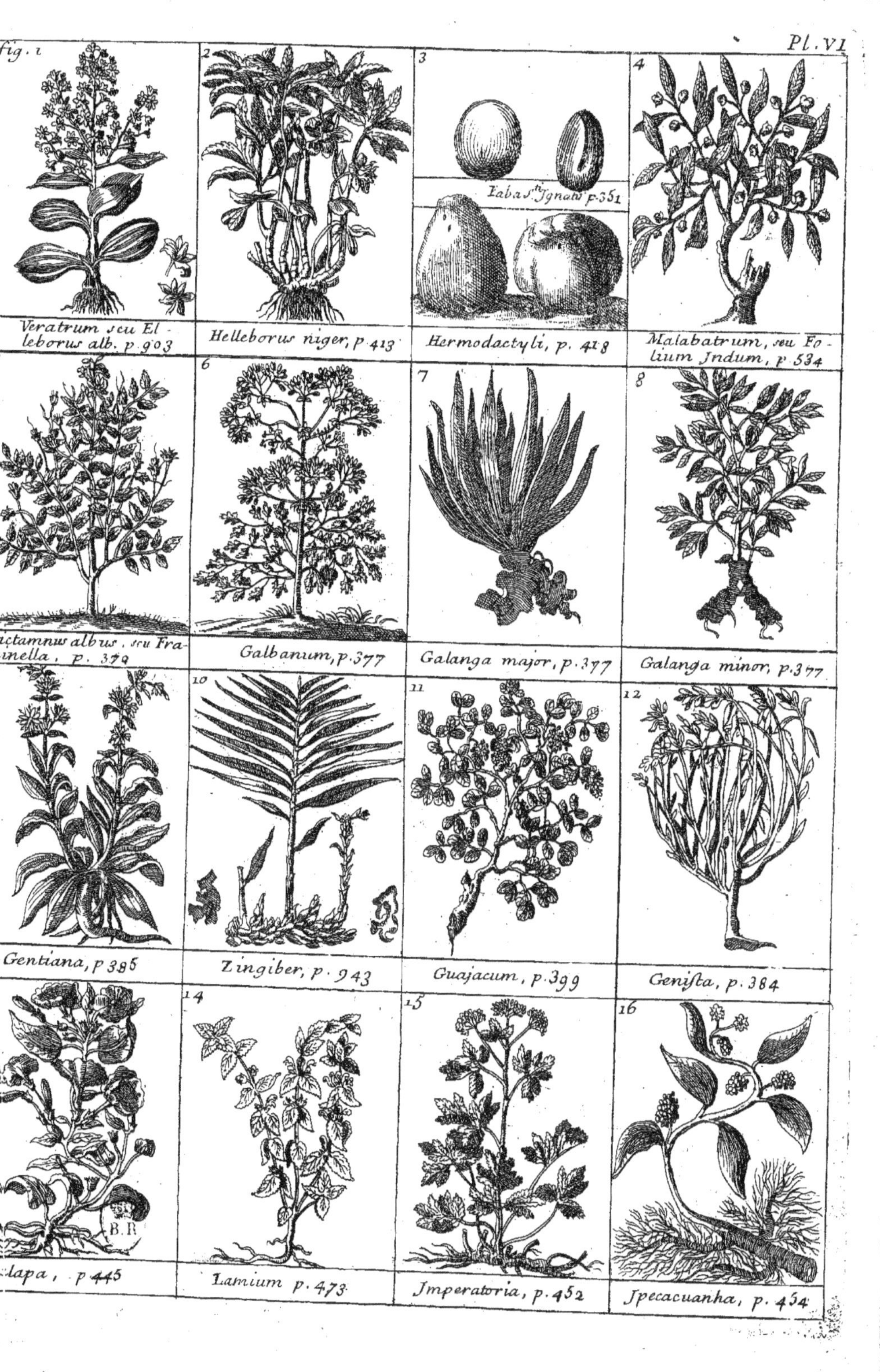

Fig. 1
2
3
Faba St. Ignatii p.351
4
Veratrum seu Elleborus alb. p.903
Helleborus niger, p.413
Hermodactyli, p.418
Malabatrum, seu Folium Indum, p.534
Dictamnus albus, seu Fraxinella, p.379
6
Galbanum, p.377
7
Galanga major, p.377
8
Galanga minor, p.377
Gentiana, p.385
10
Zingiber, p.943
11
Guajacum, p.399
12
Genista, p.384
Jalapa, p.445
14
Lamium p.473
15
Imperatoria, p.452
16
Jpecacuanha, p.454

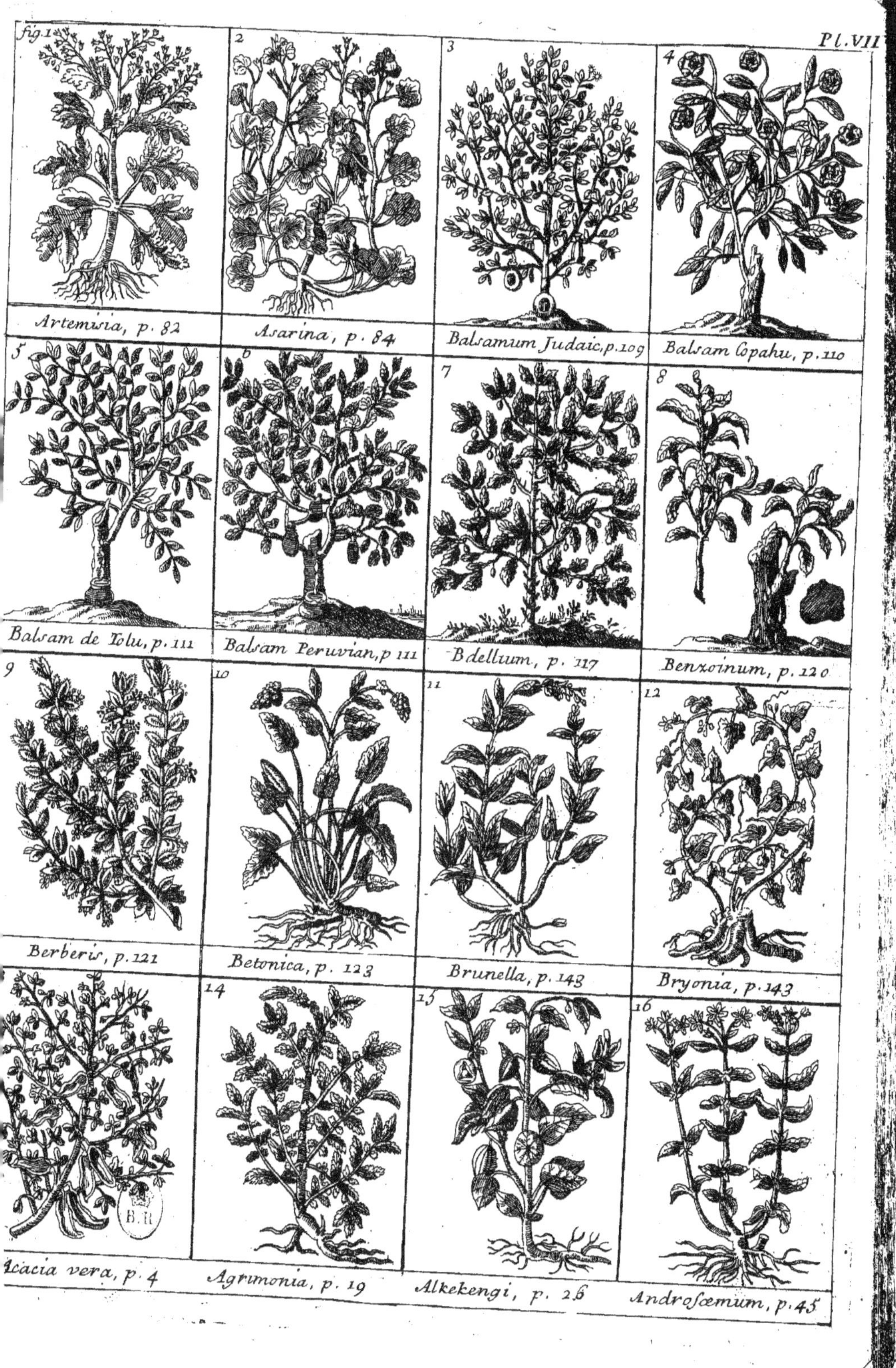

fig.1 *Artemisia, p. 82*

2 *Asarina, p. 84*

3 *Balsamum Judaic, p. 109*

4 *Balsam Copahu, p. 110*

5 *Balsam de Tolu, p. 111*

6 *Balsam Peruvian, p. 111*

7 *Bdellium, p. 117*

8 *Benzoinum, p. 120*

9 *Berberis, p. 121*

10 *Betonica, p. 123*

11 *Brunella, p. 143*

12 *Bryonia, p. 143*

13 *Acacia vera, p. 4*

14 *Agrimonia, p. 19*

15 *Alkekengi, p. 26*

16 *Androsæmium, p. 45*

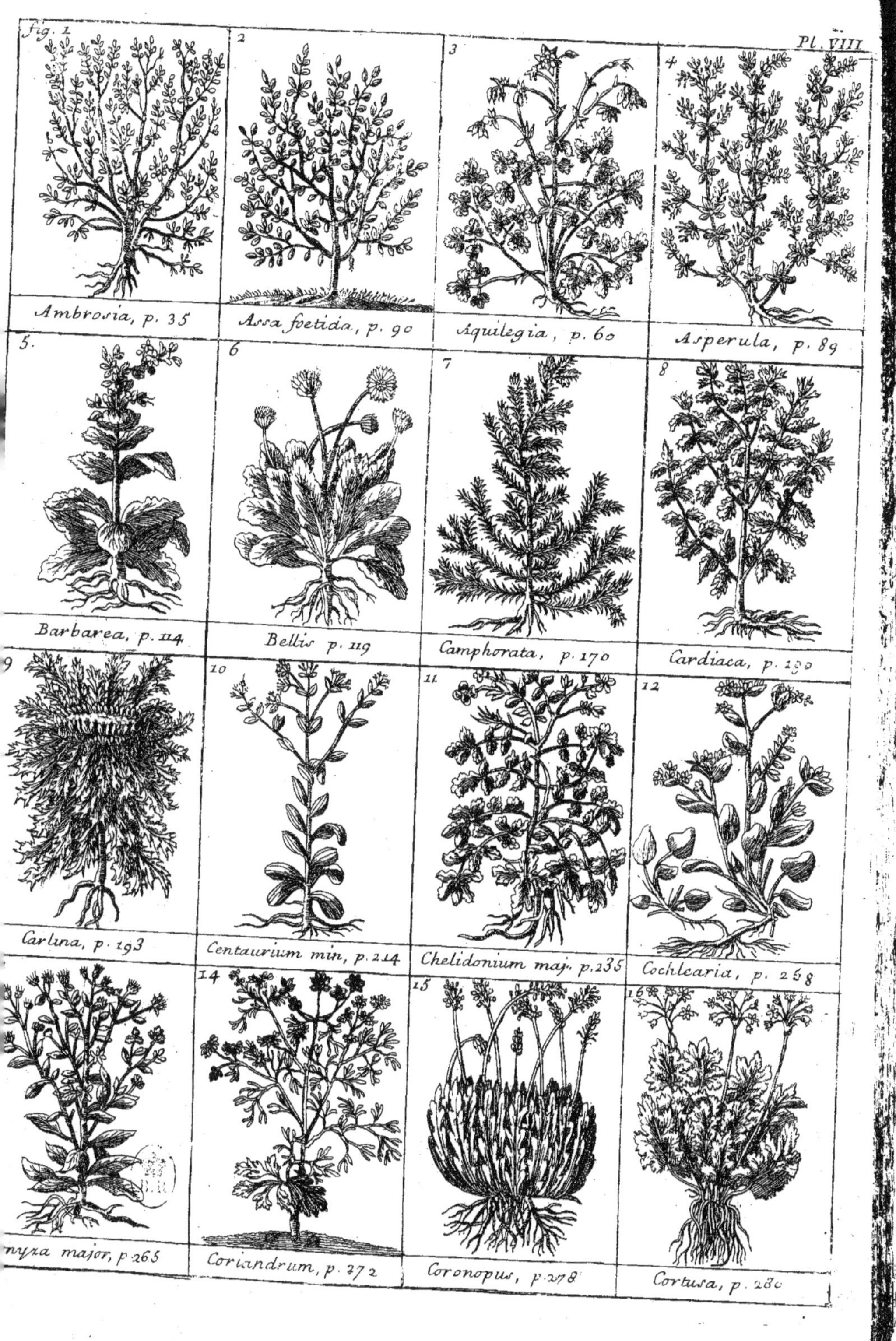

fig. 1
2
3
4
Pl. VIII
Ambrosia, p. 35
Assa fœtida, p. 90
Aquilegia, p. 60
Asperula, p. 89
5.
6
7
8
Barbarea, p. 114
Bellis p. 119
Camphorata, p. 170
Cardiaca, p. 190
9
10
11
12
Carlina, p. 193
Centaurium min, p. 214
Chelidonium maj. p. 235
Cochlearia, p. 268
14
15
16
Conyza major, p. 265
Coriandrum, p. 272
Coronopus, p. 278
Cortusa, p. 280

Cotula foetida, p 284

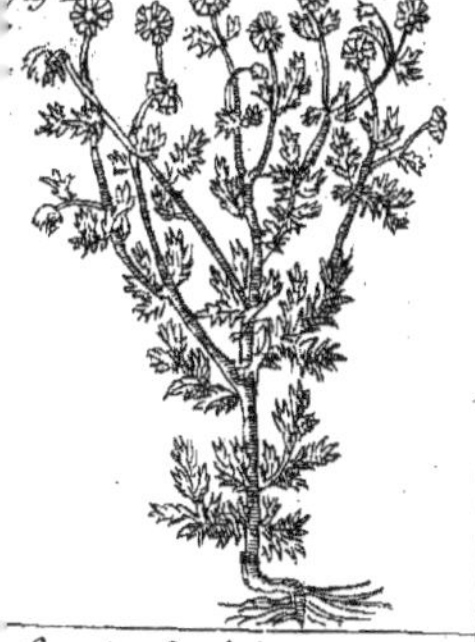

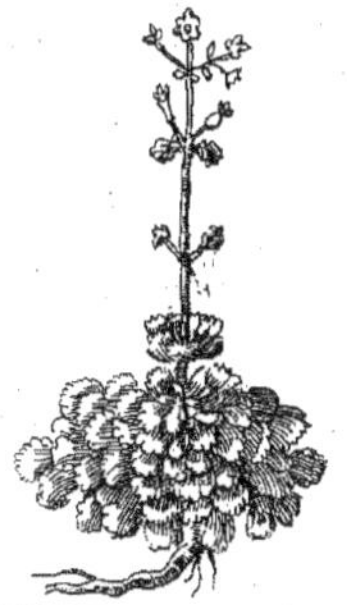

Cotyledon, p. 285

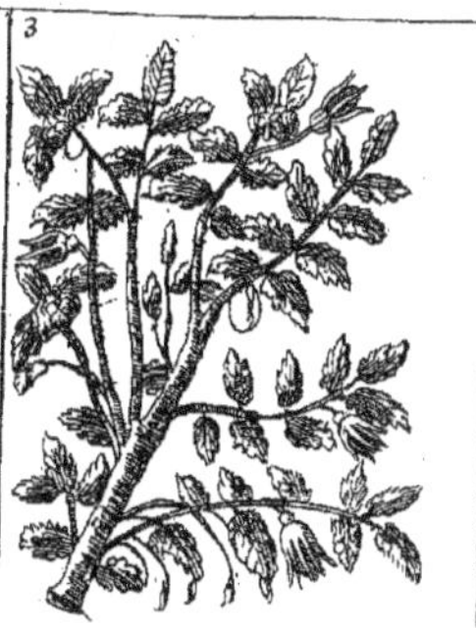

Cynorrhodos, p. 305

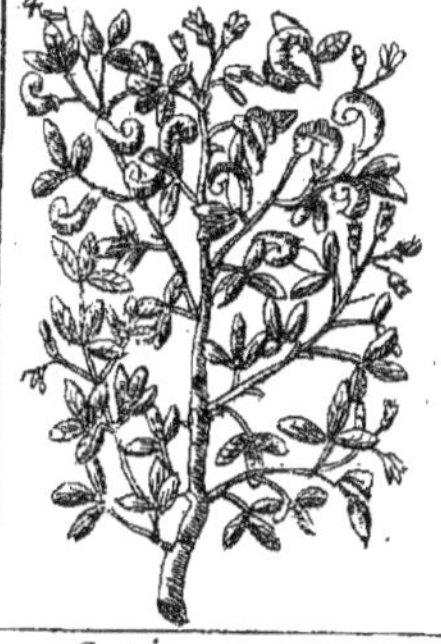

Cytisus, p. 309

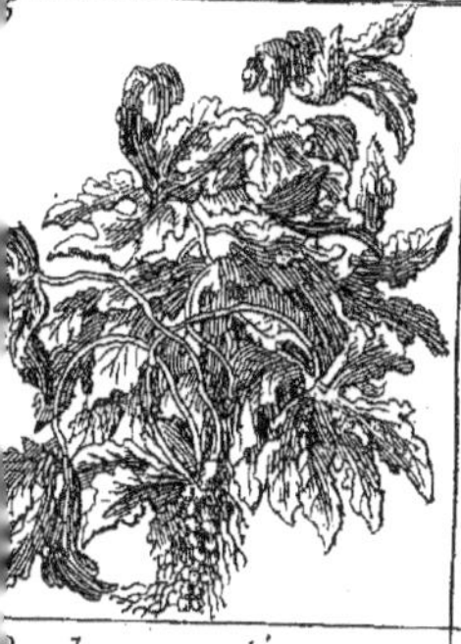

Drakena radix, p. 325

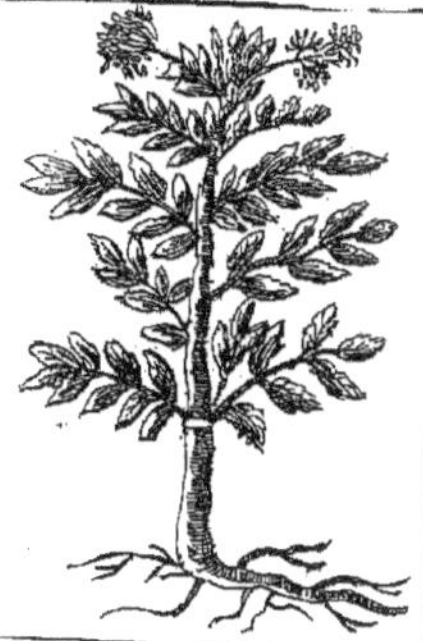

Ebulus, p. 327

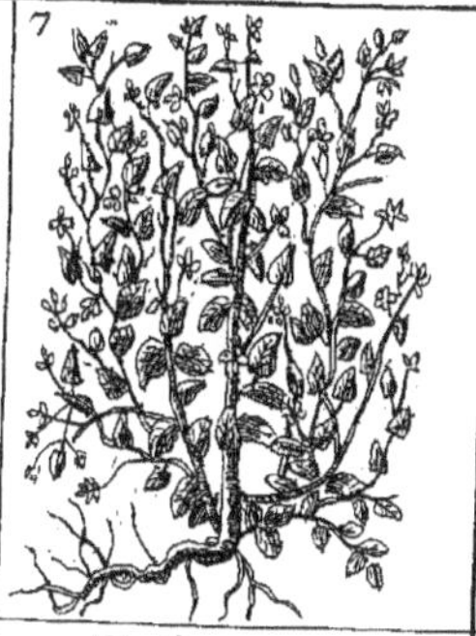

Elatine, p 331

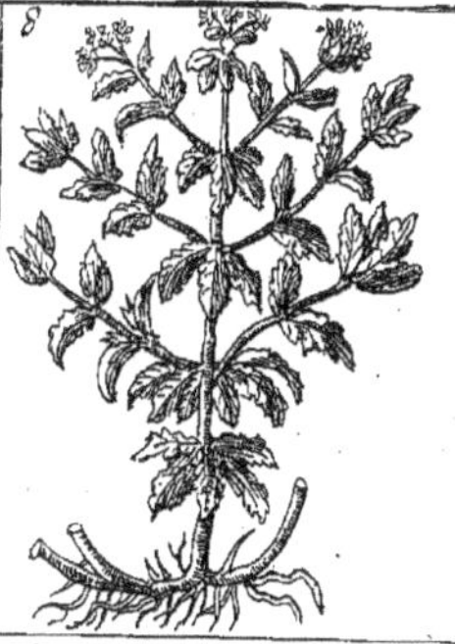

Eupator Cannab, p. 348

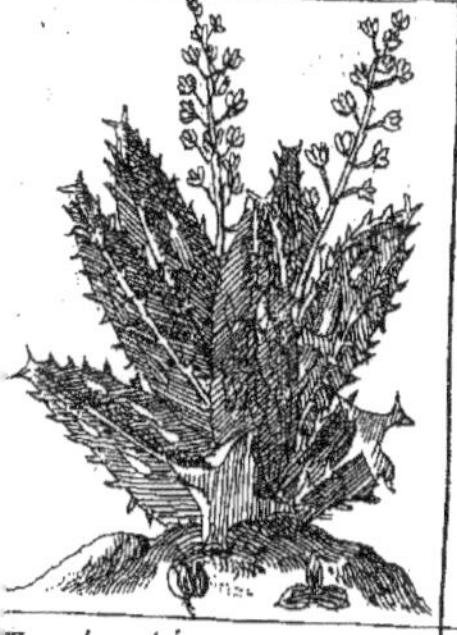

Euphorbium, p. 349

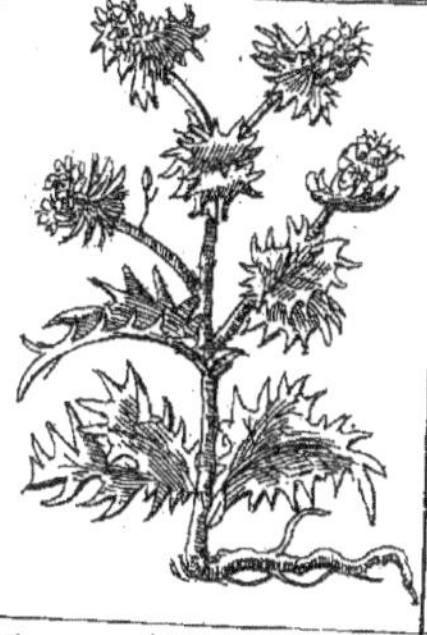

Eryngium, p. 345

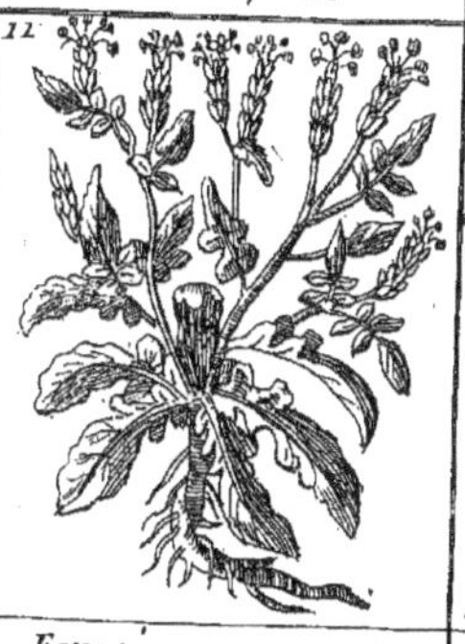

Erysimum, F. 346

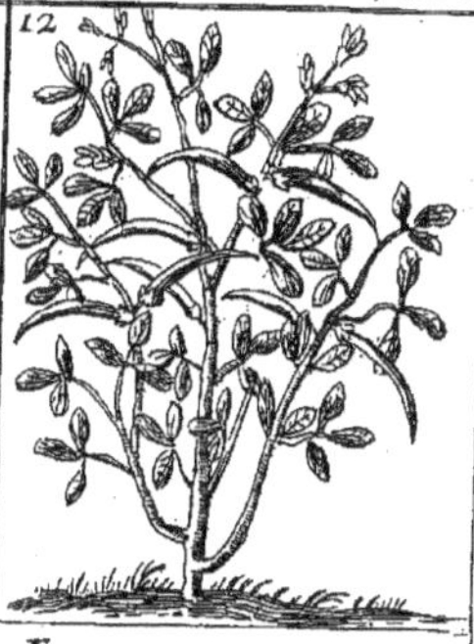

Fœnum græcum, p. 366

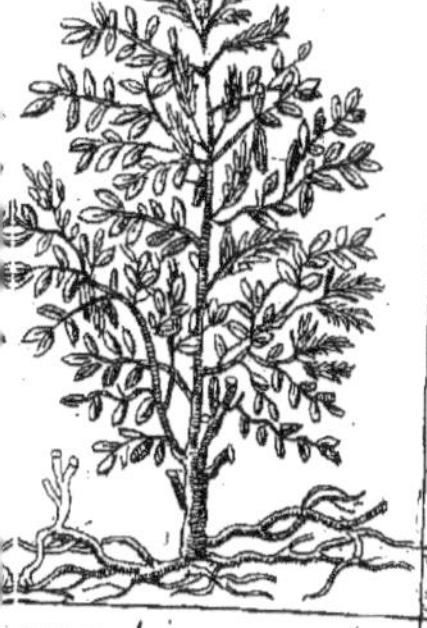

...cyrrhisa, p. 391

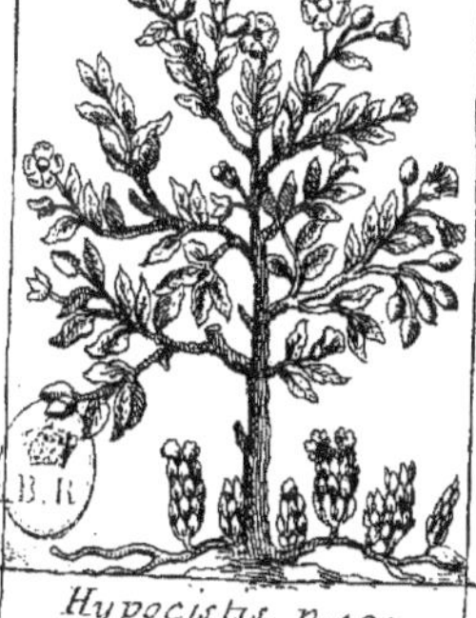

Hypocistis, p. 439

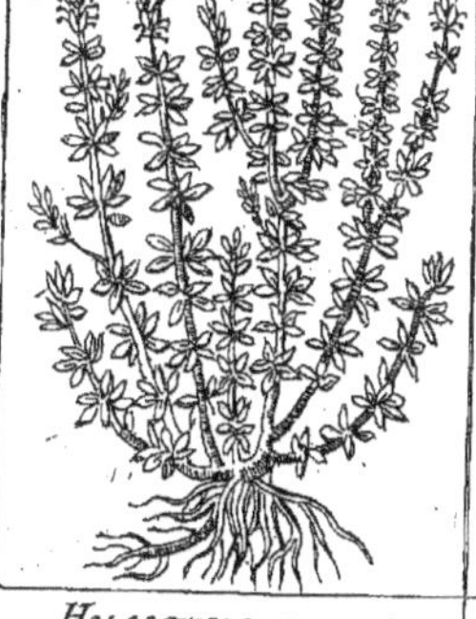

Hyssopus, p. 440

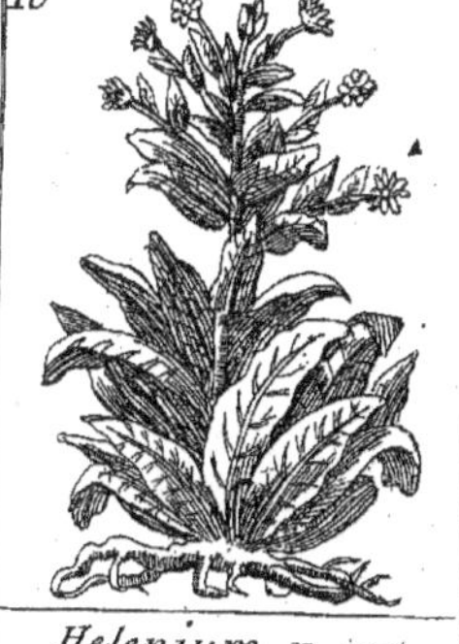

Helenium, p. 419

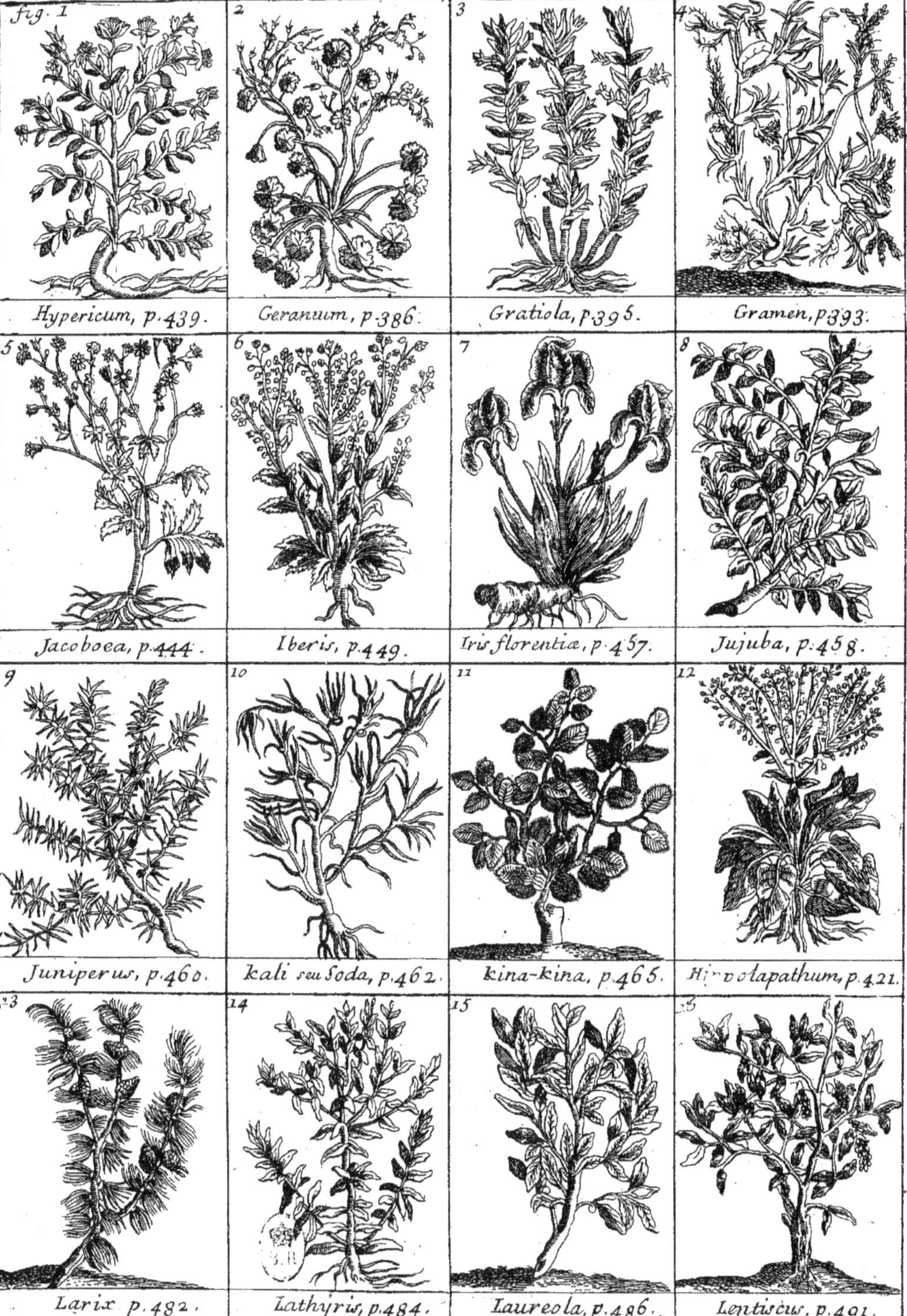

fig. 1
2
3
4
Hypericum, p. 439.
Geranium, p. 386.
Gratiola, p. 395.
Gramen, p. 393.
5
6
7
8
Jacobœa, p. 444.
Iberis, p. 449.
Iris florentia, p. 457.
Jujuba, p. 458.
9
10
11
12
Juniperus, p. 460.
kali seu Soda, p. 462.
kina-kina, p. 465.
Hippolapathum, p. 421.
13
14
15
8
Larix p. 482.
Lathyris, p. 484.
Laureola, p. 486.
Lentiscus, p. 491.

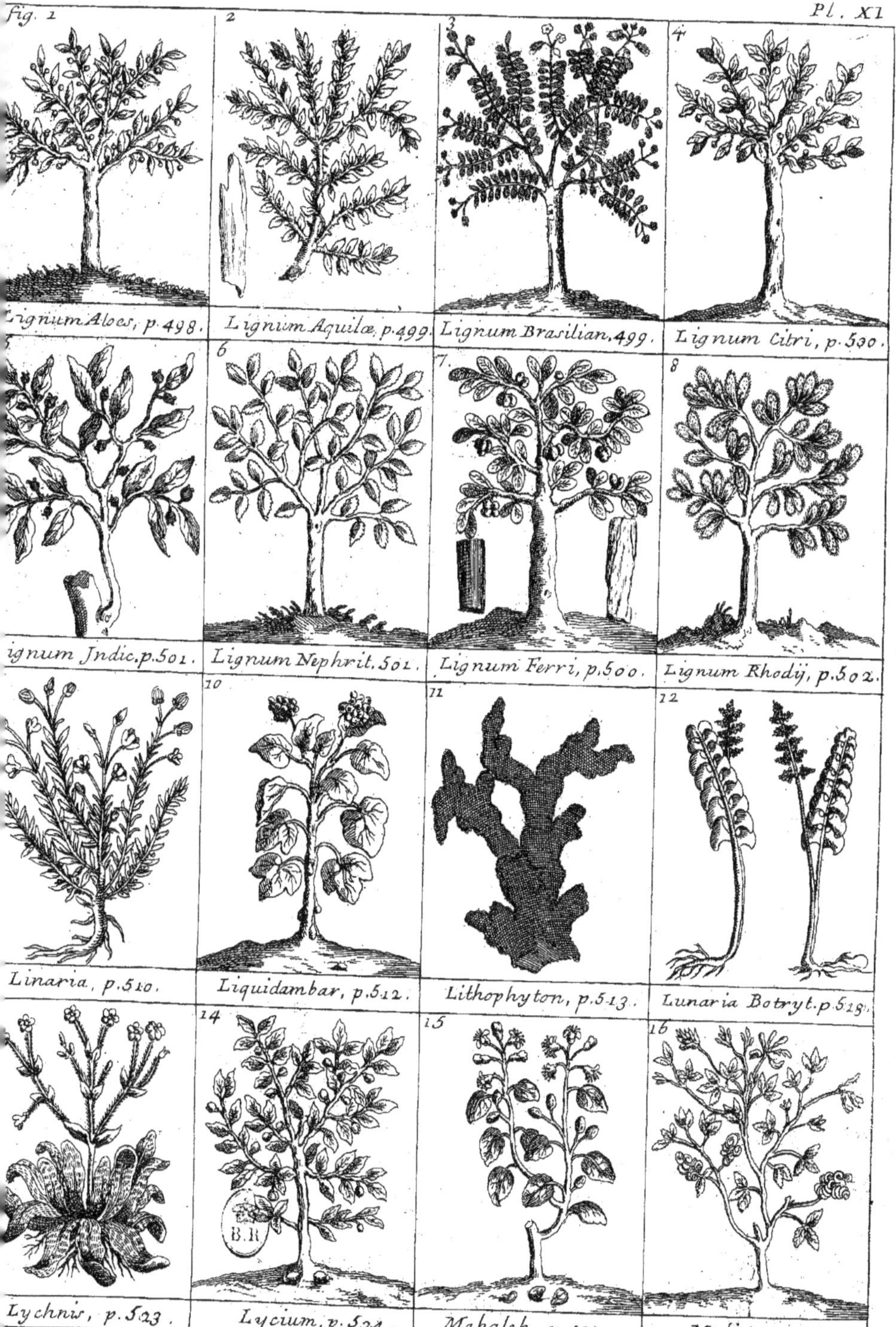

Fig. 1
2
3
4
Lignum Aloes, p. 498.
Lignum Aquilæ, p. 499.
Lignum Brasilian. 499.
Lignum Citri, p. 500.
Lignum Indic. p. 501.
Lignum Nephrit. 501.
Lignum Ferri, p. 500.
Lignum Rhodij, p. 502.
10
11
12
Linaria, p. 510.
Liquidambar, p. 512.
Lithophyton, p. 513.
Lunaria Botryt. p. 518.
14
15
16
Lychnis, p. 523.
Lycium, p. 524.
Mahaleb, p. 532.
Medica, p. 553.

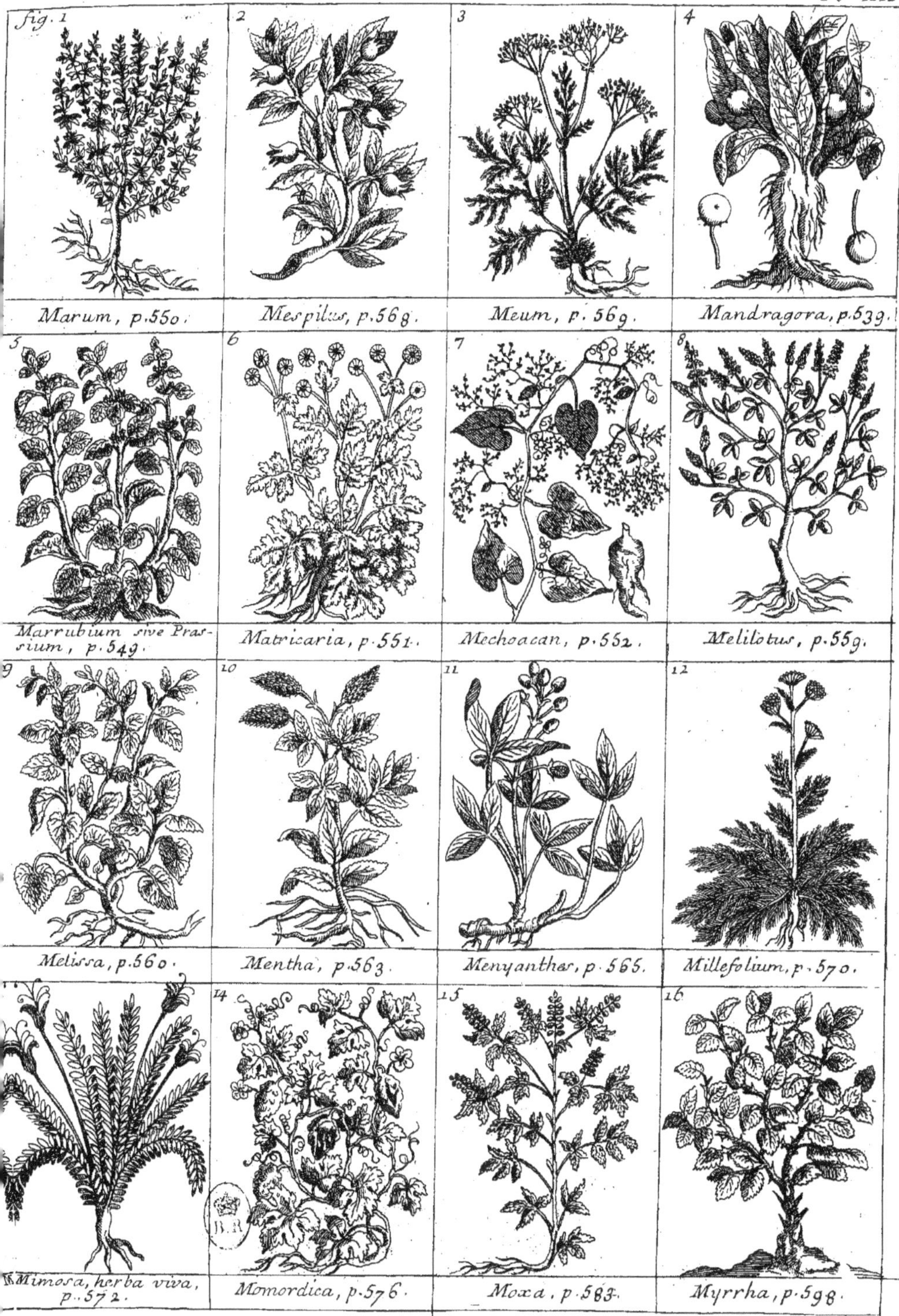
fig. 1
2
3
4
Pl. XII
Marum, p. 550.
Mespilus, p. 568.
Meum, p. 569.
Mandragora, p. 539.
5
6
7
8
Marrubium sive Prassium, p. 549.
Matricaria, p. 551.
Mechoacan, p. 552.
Melilotus, p. 559.
9
10
11
12
Melissa, p. 560.
Mentha, p. 563.
Menyanthes, p. 565.
Millefolium, p. 570.
13
14
15
16
Mimosa, herba viva, p. 572.
Momordica, p. 576.
Moxa, p. 583.
Myrrha, p. 598.

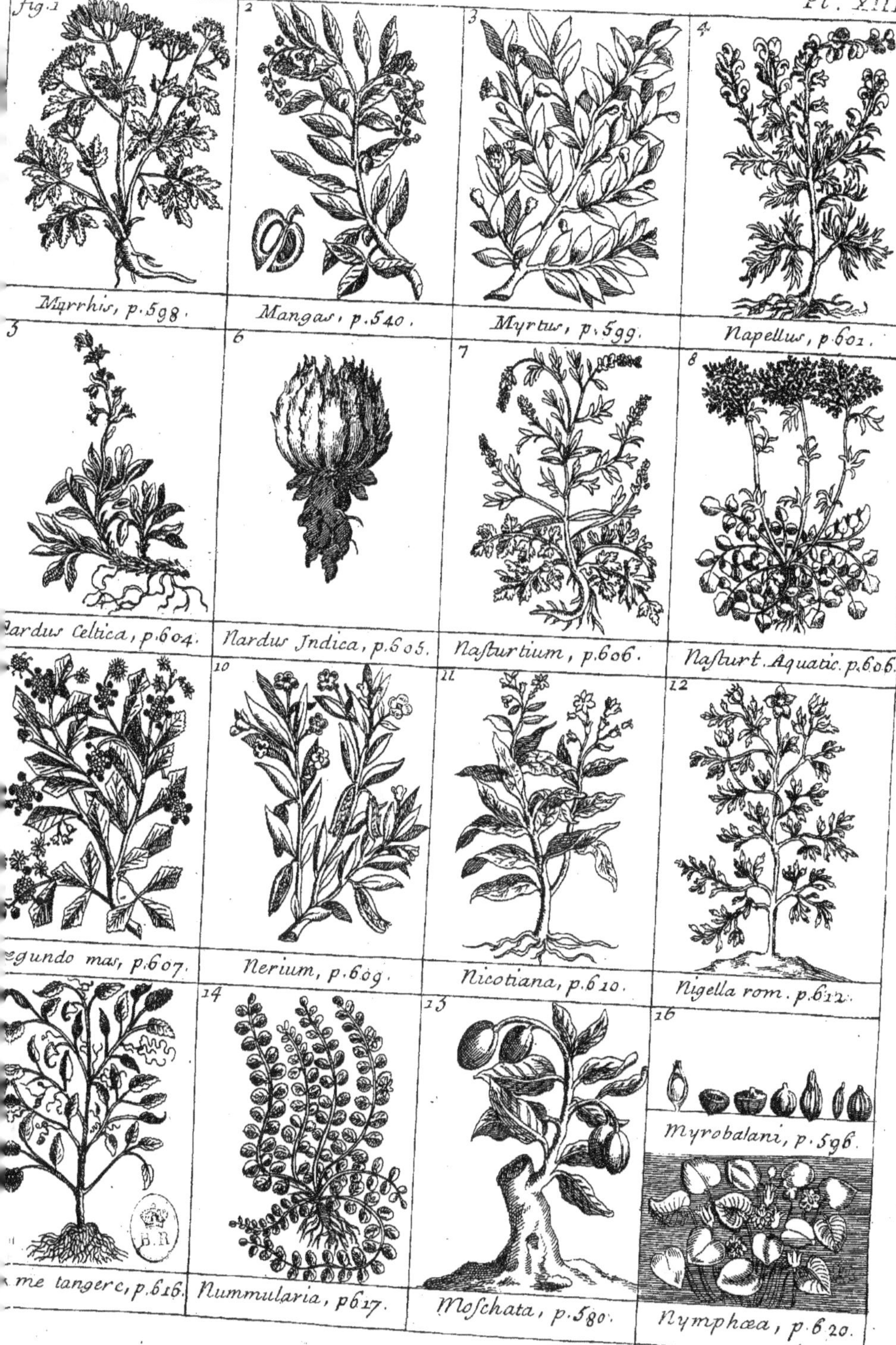

fig.1
2
3
4
Myrrhis, p.598.
Mangas, p.540.
Myrtus, p.599.
Napellus, p.601.
5
6
7
8
Nardus Celtica, p.604.
Nardus Indica, p.605.
Nasturtium, p.606.
Nasturt. Aquatic. p.606.
9
10
11
12
egundo mas, p.607.
Nerium, p.609.
Nicotiana, p.610.
Nigella rom. p.612.
13
14
15
16
me tangere, p.616.
Nummularia, p.617.
Moschata, p.580.
Myrobalani, p.596.
Nymphæa, p.620.

Fig 1

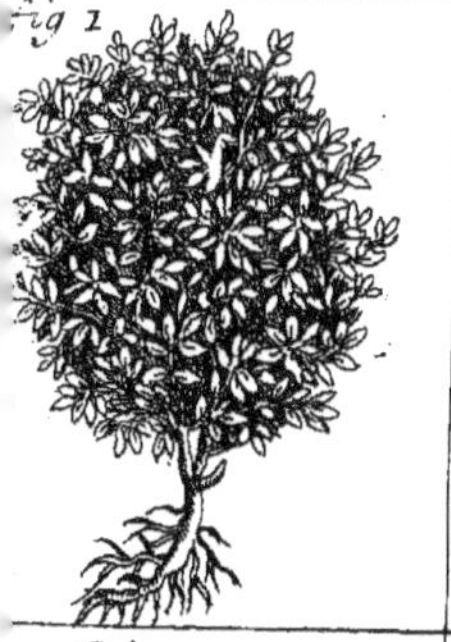

Ocimum, p.622.

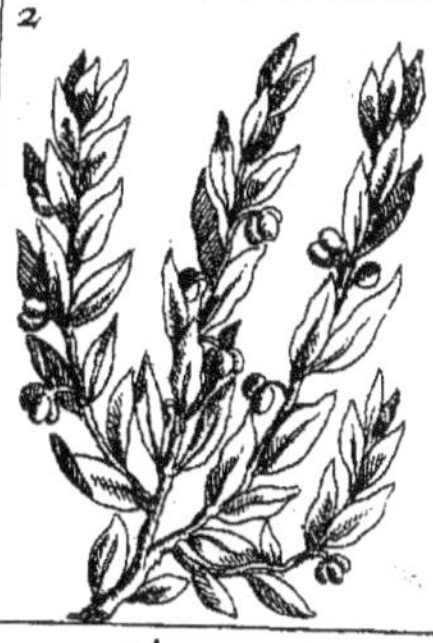

Olea, p.625.

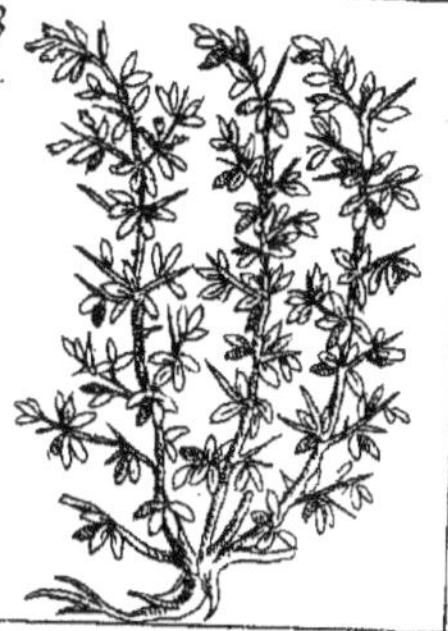

Ononis sive Anonis, p.629.

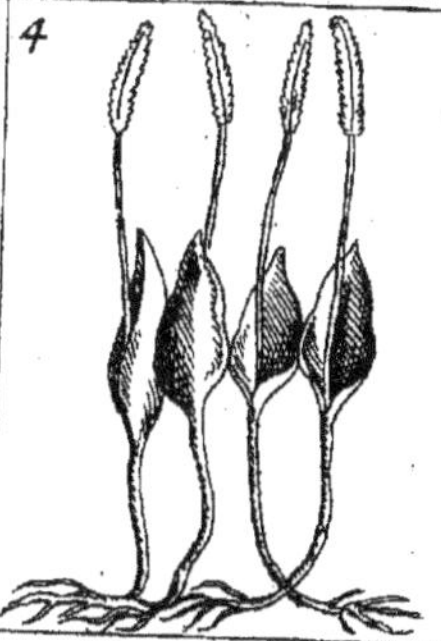

Ophioglossum, p.631.

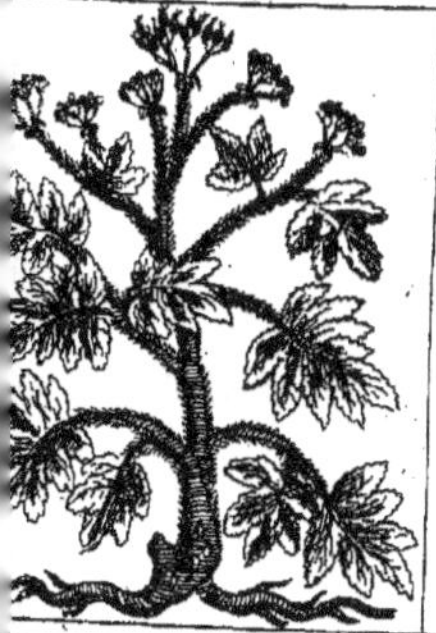

Opopanax, p.633.

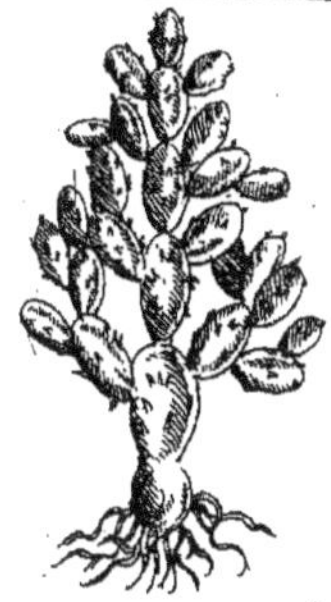

Opuntia, p.634.

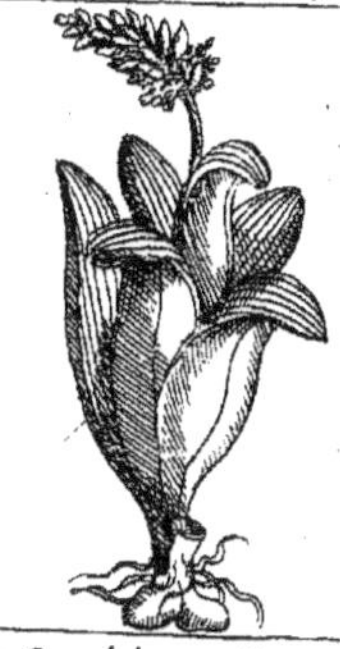

Orchis, p.635.

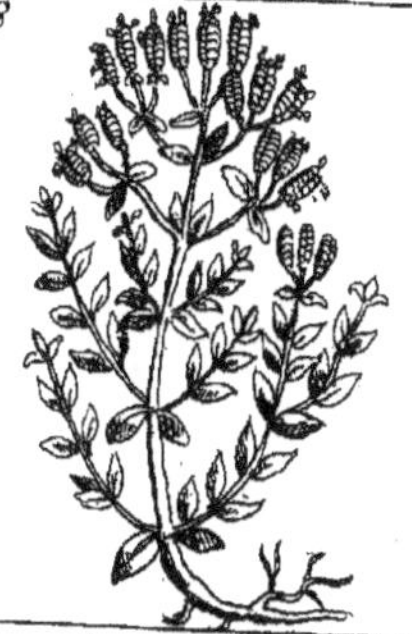

Origanum, p.637.

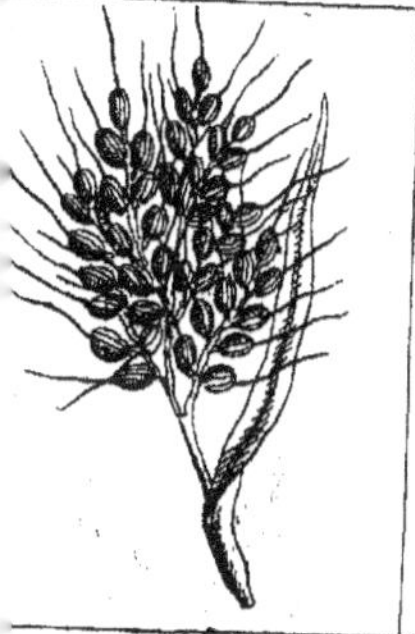

Orysa, p.640.

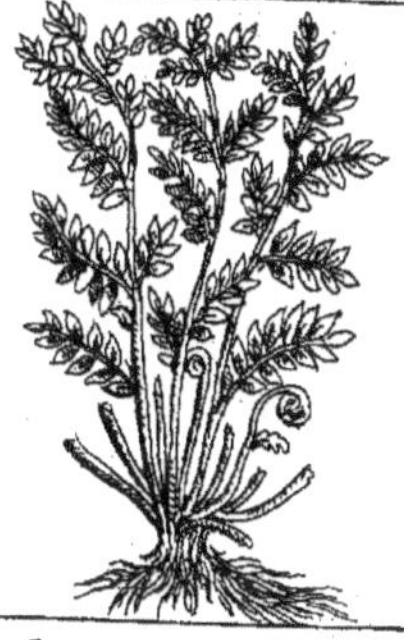

Osmunda, p.641.

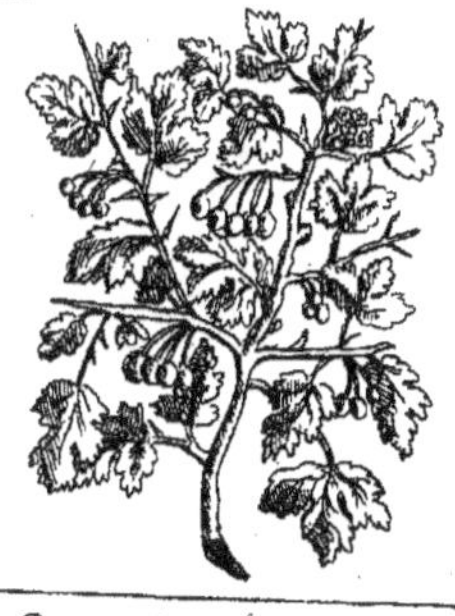

Oxyacantha, p.644.

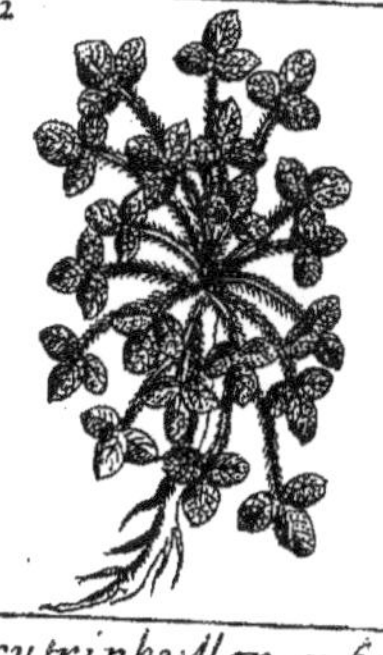

Oxytriphyllon, p.645.

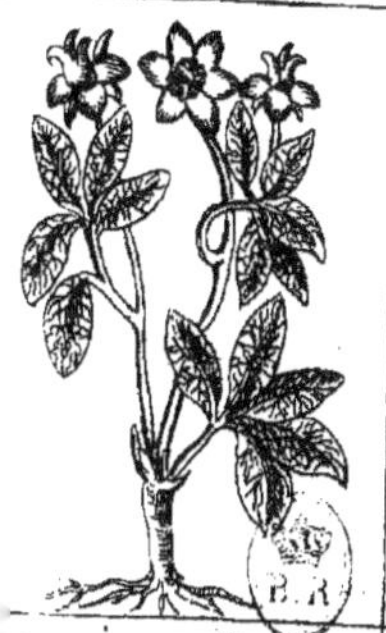

Paeonia, p.647.

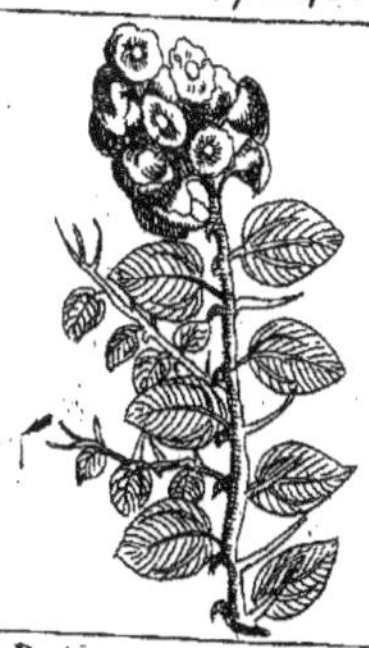

Paliurus, p.649.

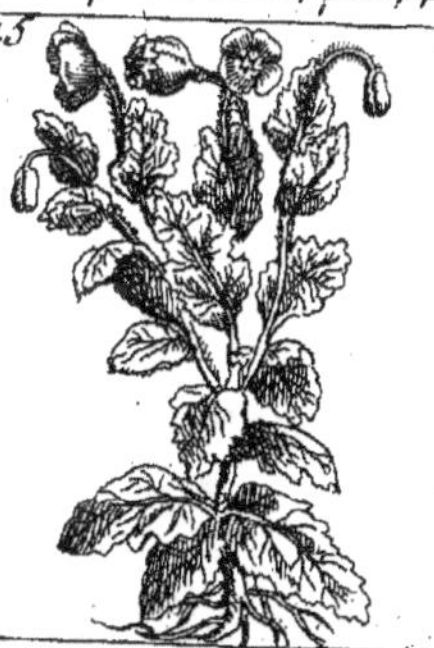

Papaver, p.652.

Pareira brava, p.656.

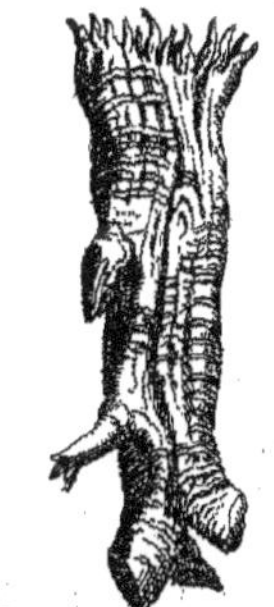

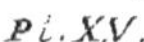

fig. 1 — Percepier, p. 667.

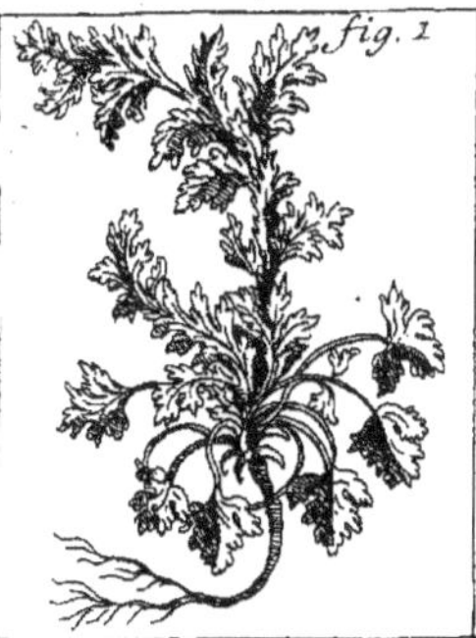

2 — Periclymenum, p. 668.

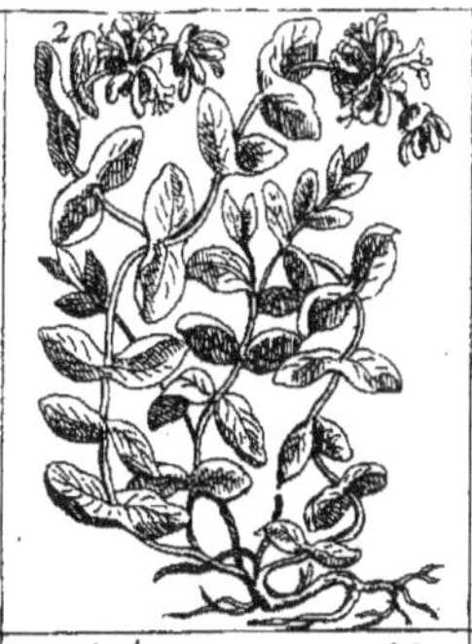

3 — Persicaria, p. 669.

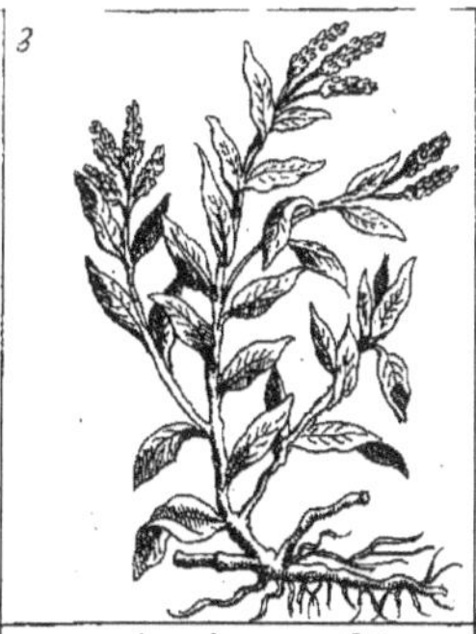

4 — Pervinca, p. 670.

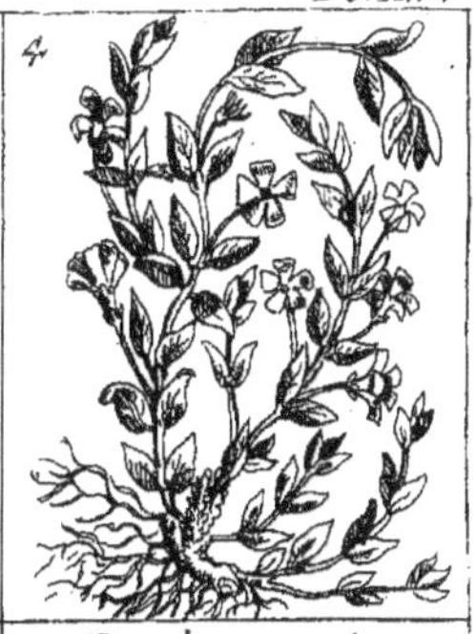

5 — Petasites, p. 671.

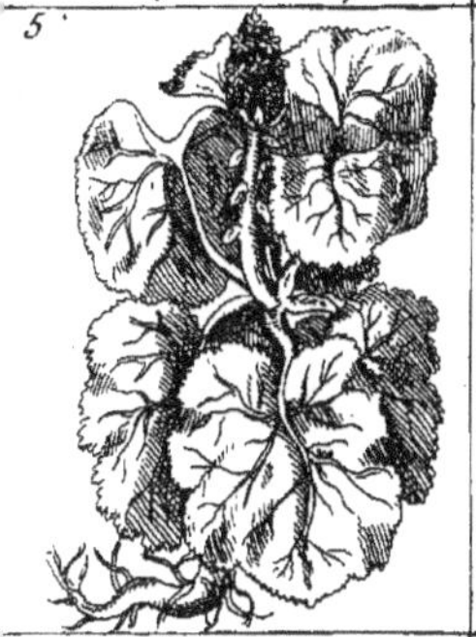

6 — Petrosel. macedon. 673.

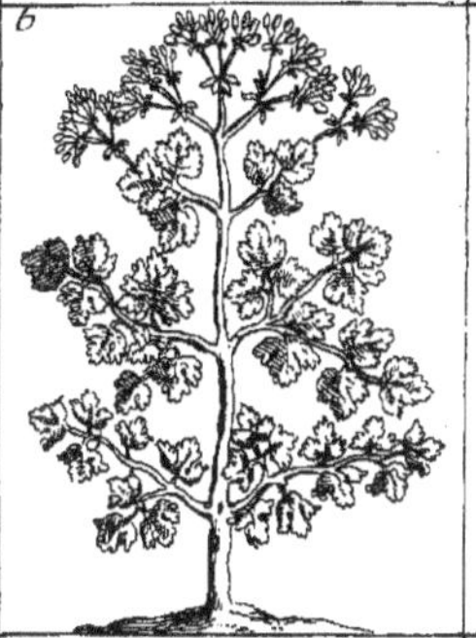

7 — Peucedanum, p. 674.

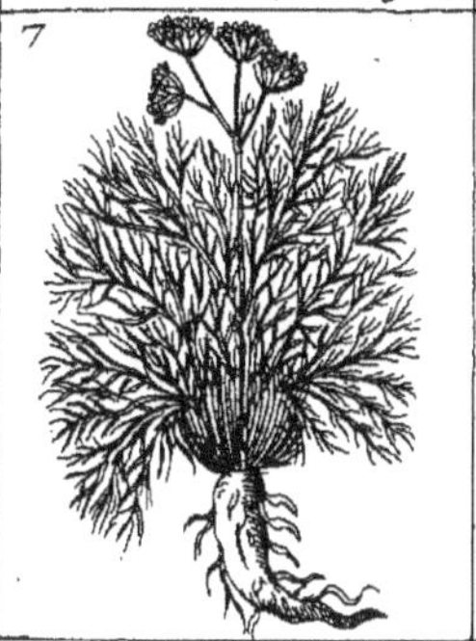

8 — Phellandrium, p. 678.

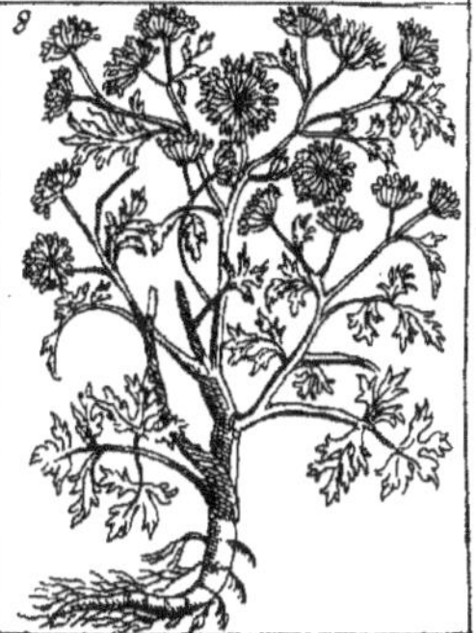

9 — Pilosella, p. 684.

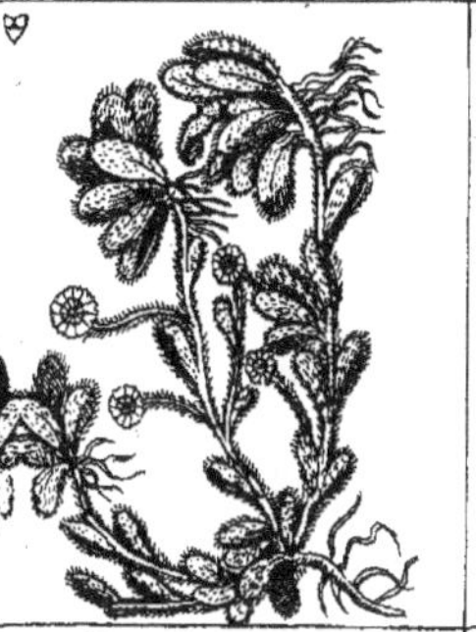

10 — Piper, p. 688.

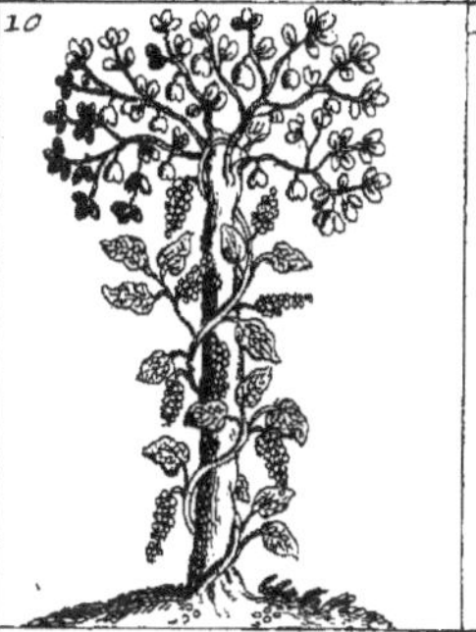

11 — Piper longum, p. 690.

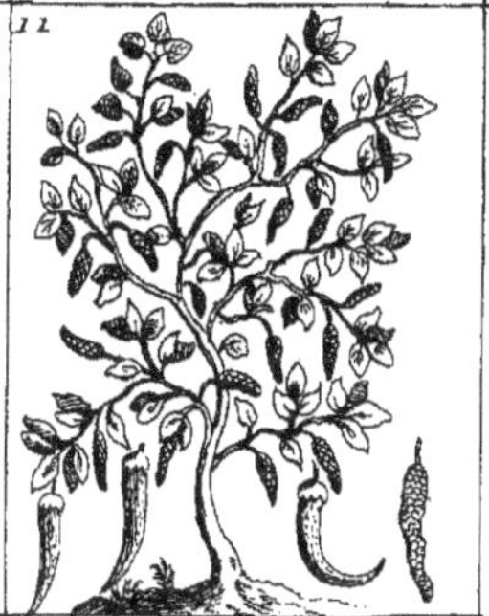

12 — Planta marina retiformis, p. 696.

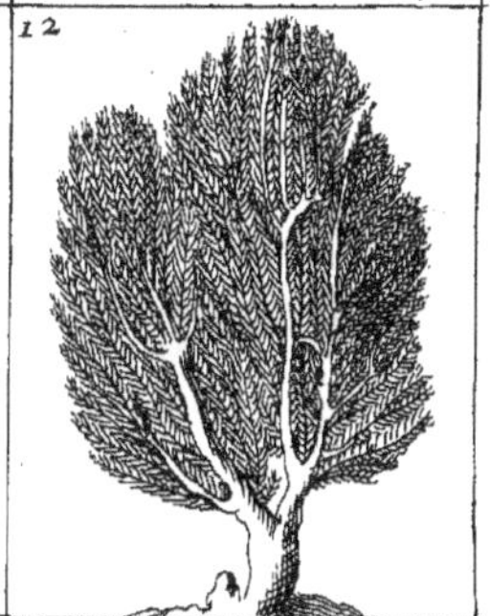

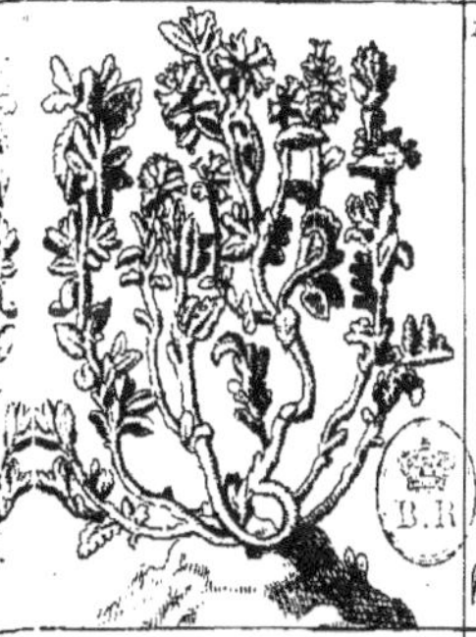

13 — Polium Montan. 700.

14 — Polygonatum, seu sigillum Salom. p. 702.

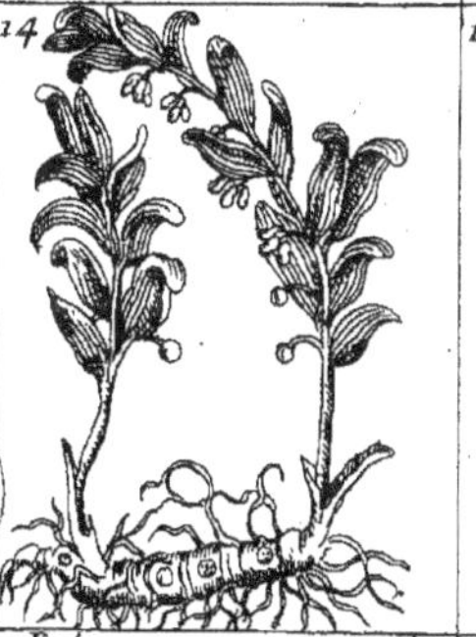

15 — Polygonum seu Centinodia, p. 702.

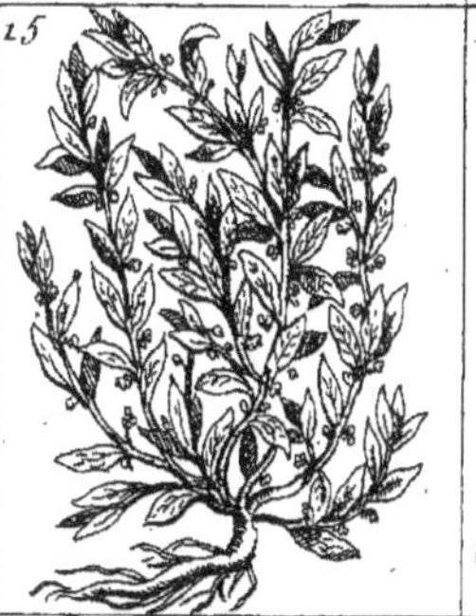

16 — Polypodium, p. 903.

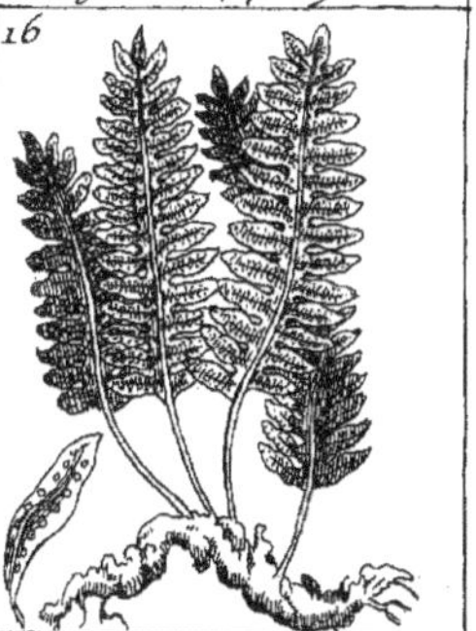

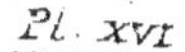

Pl. XVI

Fig. 1 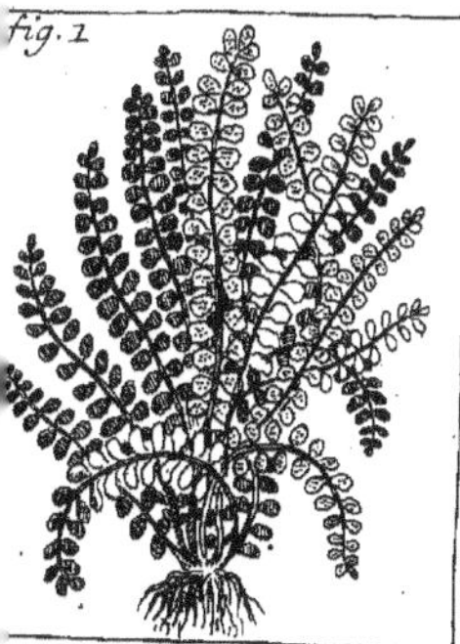
2
3
4
Polytricum, p. 704.
Populus, p. 707.
Potentilla, p. 711.
Primula Veris, p. 712. 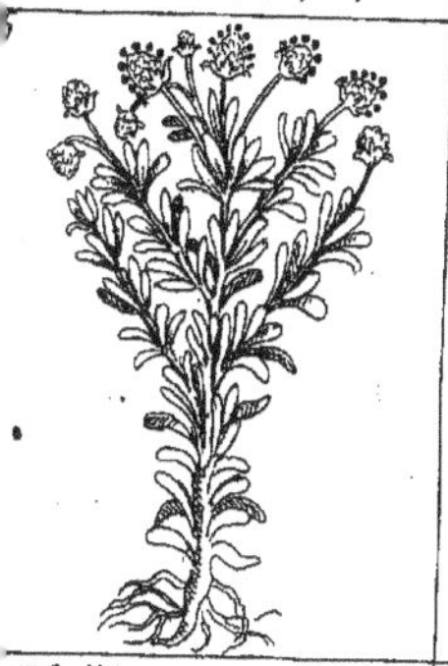
5
6
7
8
Psyllium, p. 716.
Pulegium, p. 718.
Pulmonaria, p. 720.
Pyrethrum, p. 725. 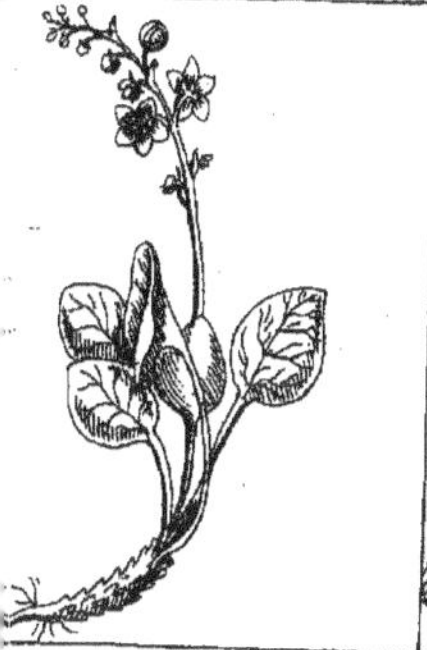
9
10
11
12
Pyrola, p. 726.
Radix Carlo S.to p. 731.
Radix S.tæ Helenæ, 731.
Raphanus Rustic. p. 737. 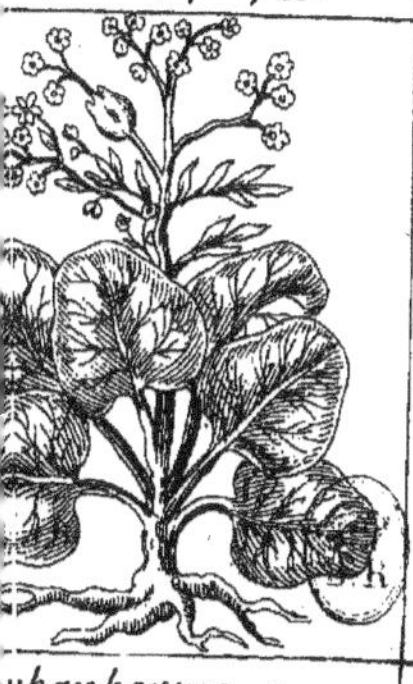
13
14
15
16
...barbarum, p. 740.
Rhamus Cathart. p. 741.
Rhaponticum, p. 742.
Rhodia radix, p. 744.

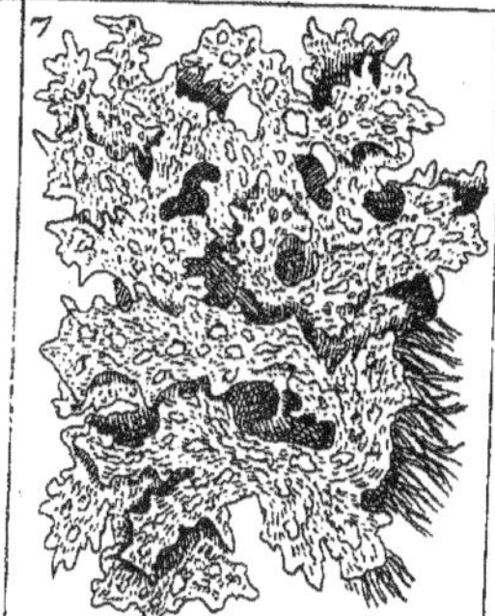

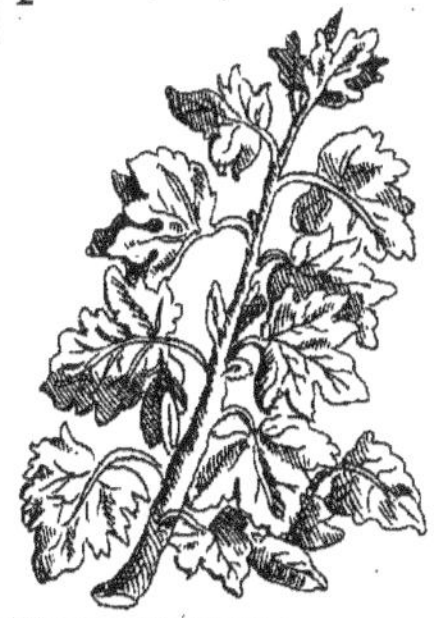

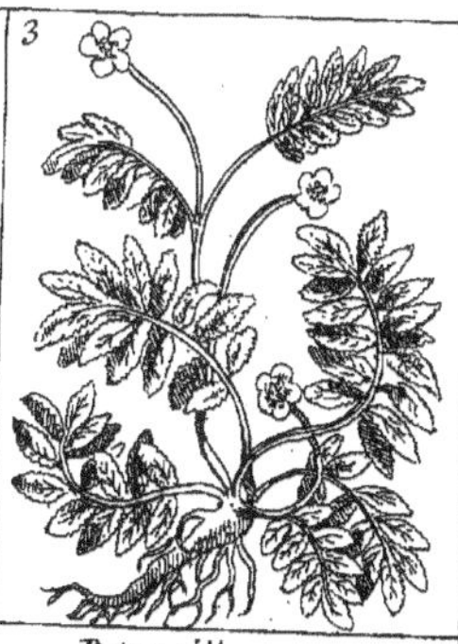

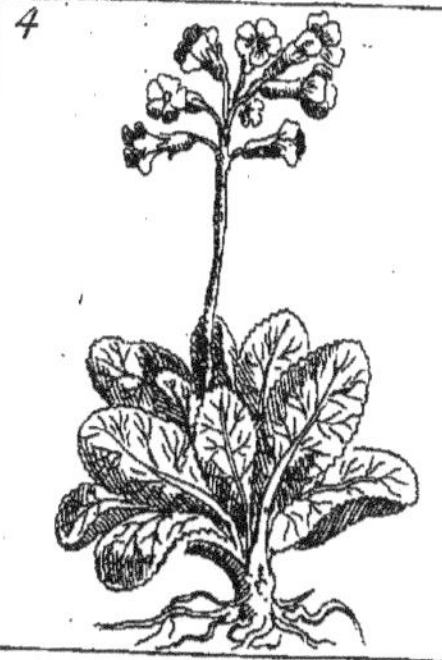

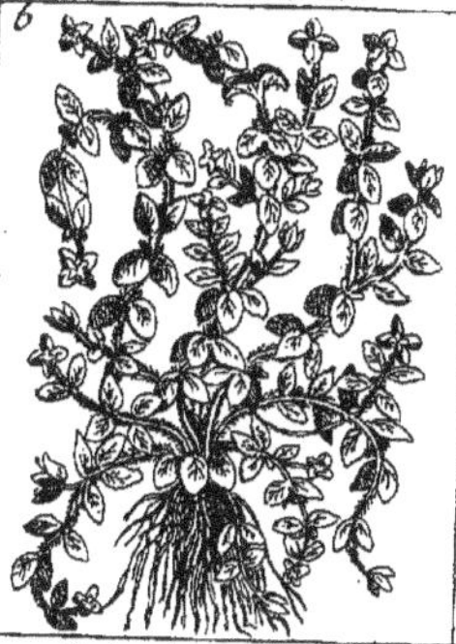

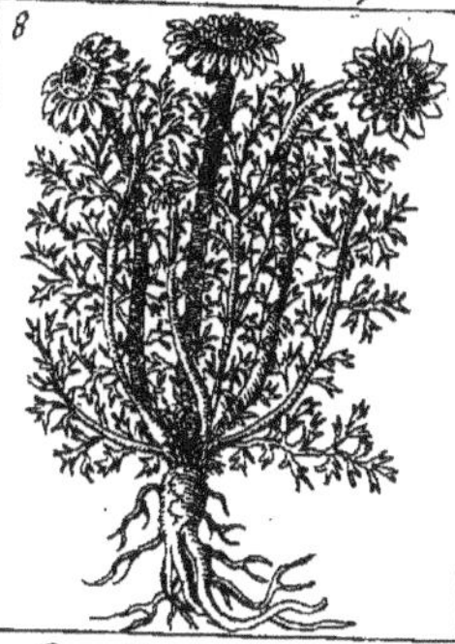

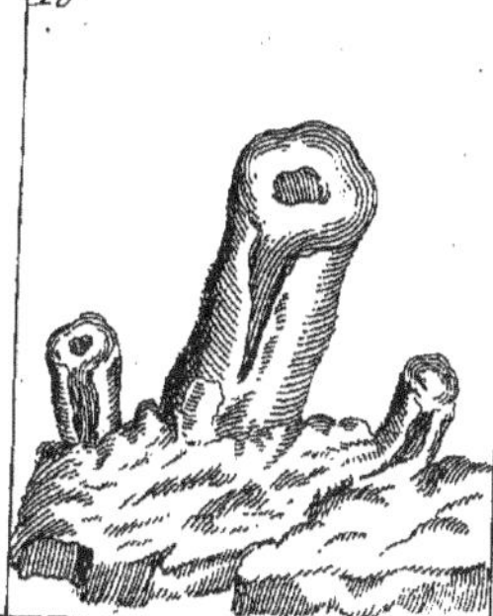

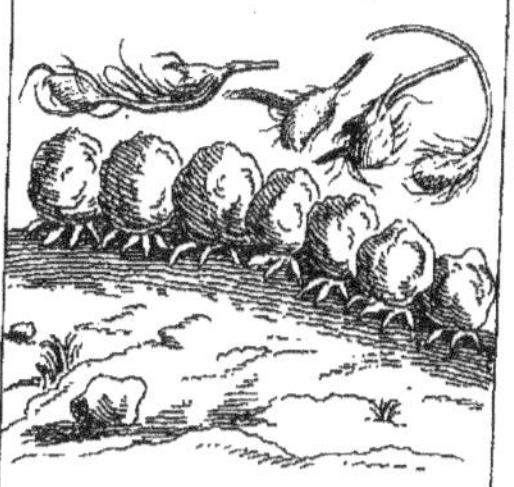

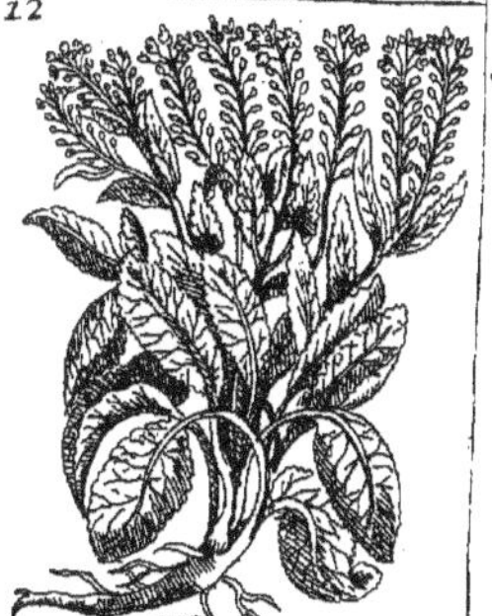

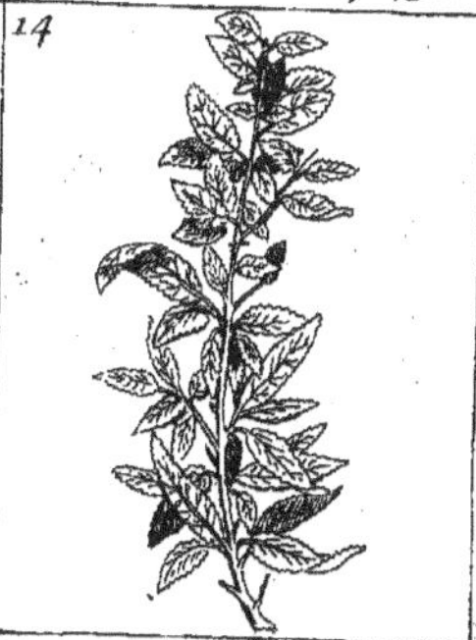

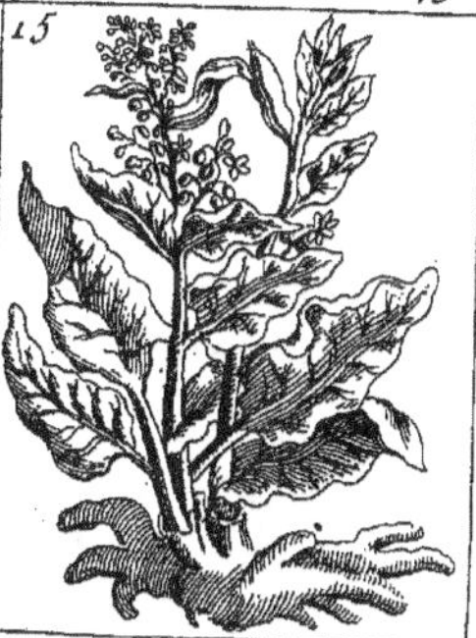

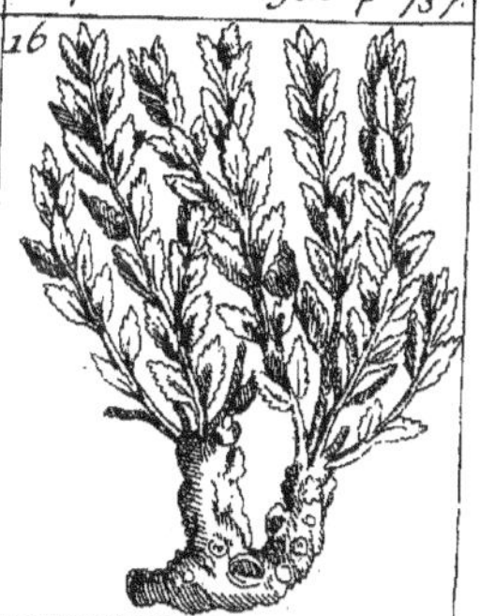

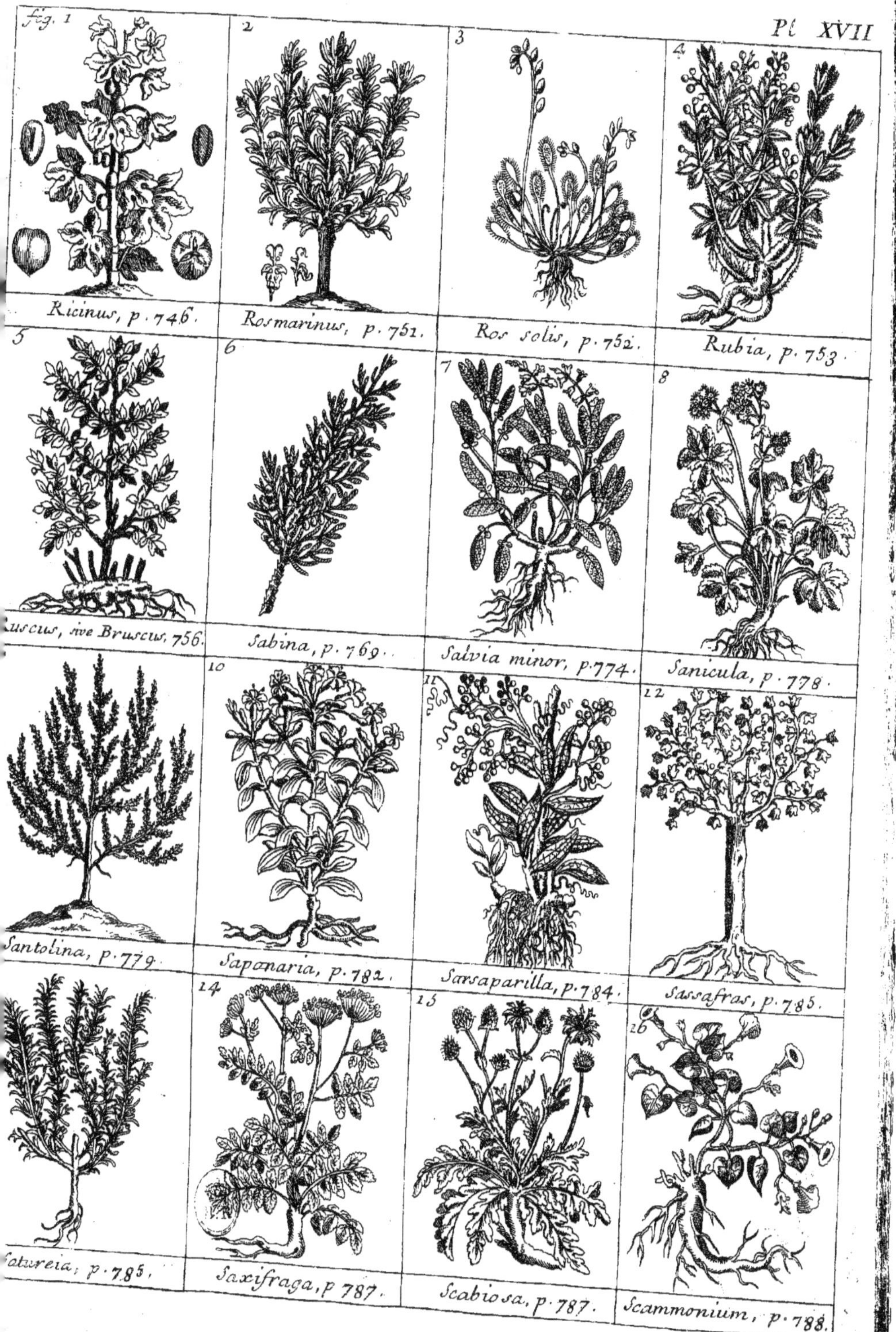

fig. 1
2
3
Pl. XVII
Ricinus, p. 746.
Rosmarinus, p. 751.
Ros solis, p. 752.
Rubia, p. 753.
5
6
7
8
Ruscus, sive Bruscus, 756.
Sabina, p. 769.
Salvia minor, p. 774.
Sanicula, p. 778.
10
11
12
Santolina, p. 779.
Saponaria, p. 782.
Sarsaparilla, p. 784.
Sassafras, p. 785.
14
15
16
Satureia, p. 785.
Saxifraga, p. 787.
Scabiosa, p. 787.
Scammonium, p. 788.

Pl. XVIII

fig. 1

Sclarea, p. 794.

2

Scordium, p. 795.

3

Scorzonera, p. 799.

4

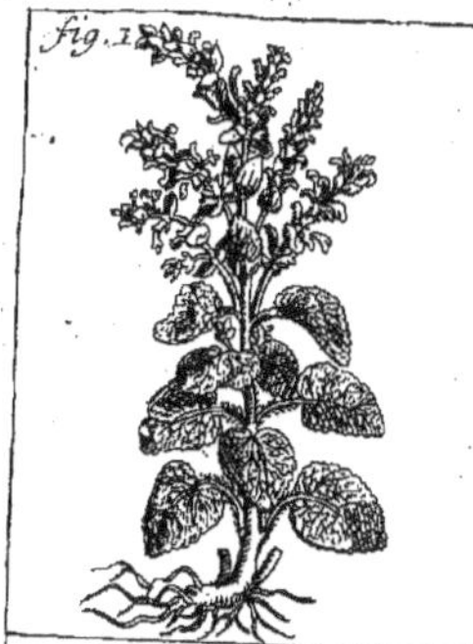

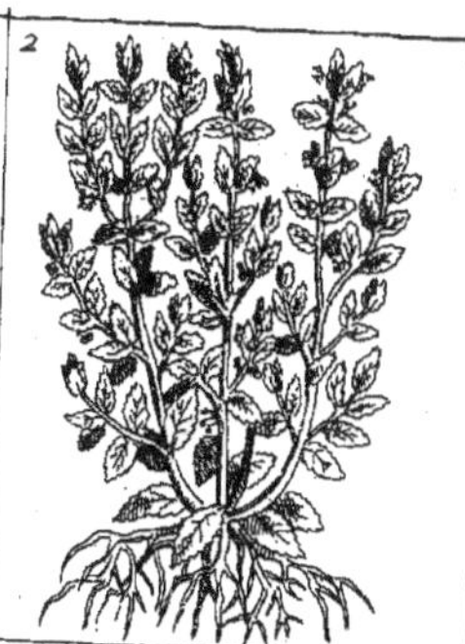

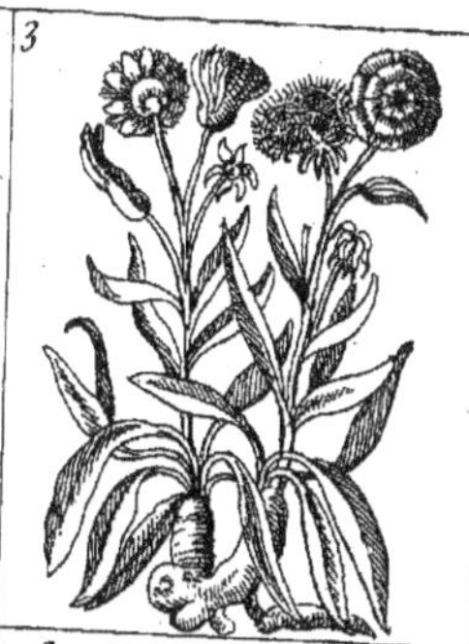

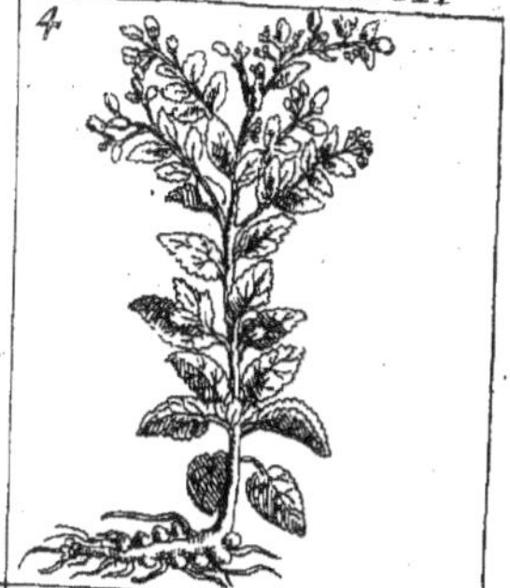

Scrophularia, p. 800.

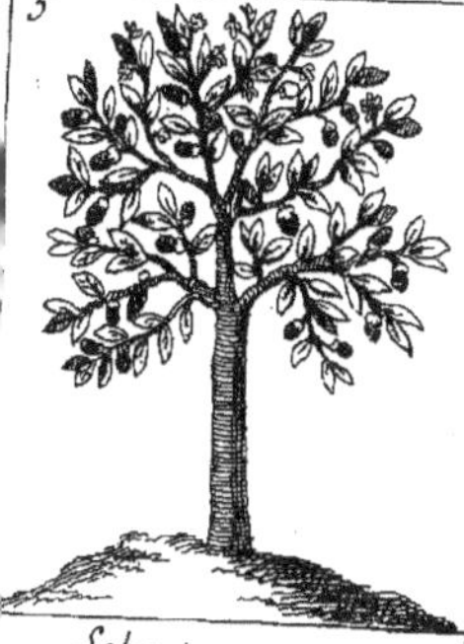

5

Sebesten, p. 801.

6

Senna, p. 807.

7

Serpyllum, p. 810.

8

Serratula, p. 811.

9

Sesamum, p. 812.

10

Seseli, p. 813.

11

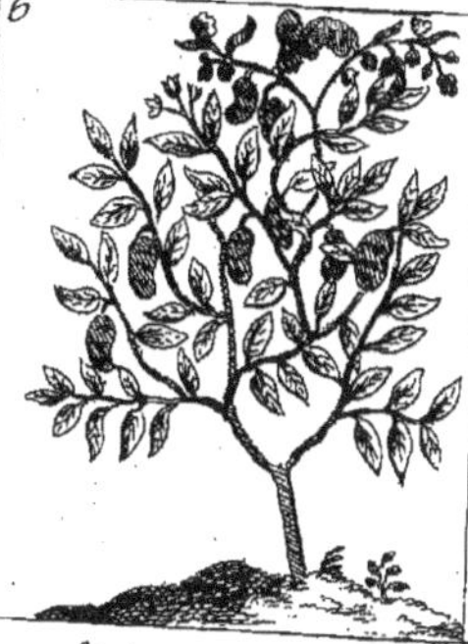

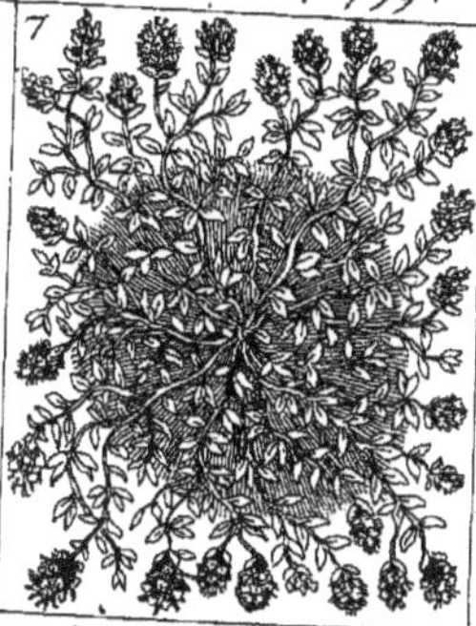

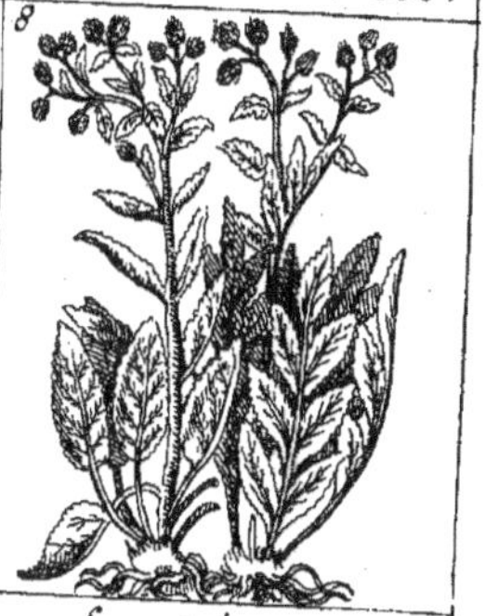

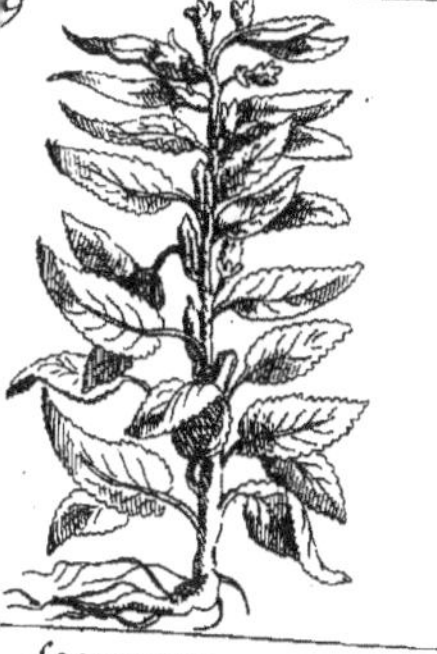

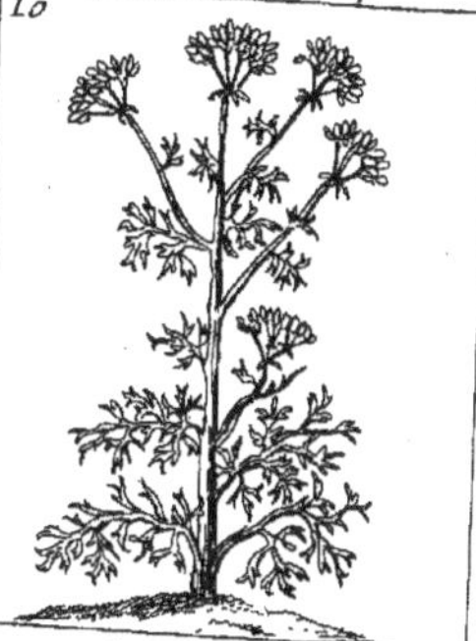

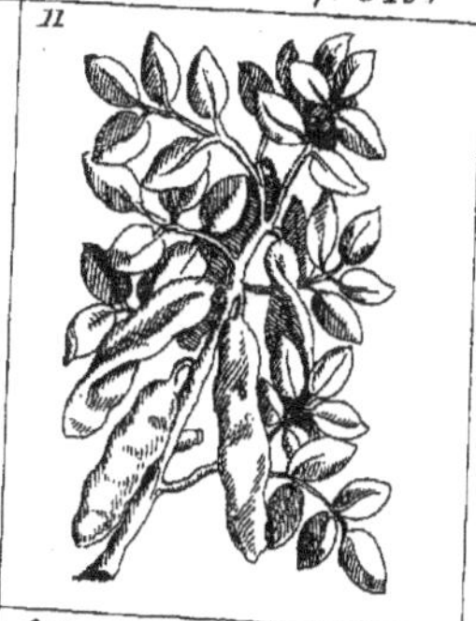

Siliqua, sive Ceratia. 814.

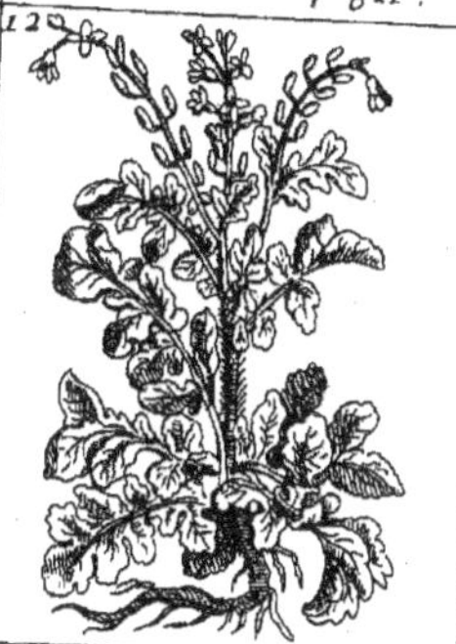

12

Sinapi, p. 818.

symbrium, p. 819.

14

Sium, p. 820

15

Solanum, p. 823.

16

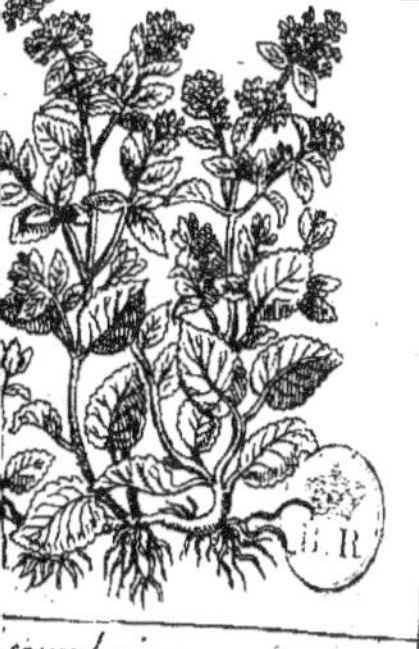

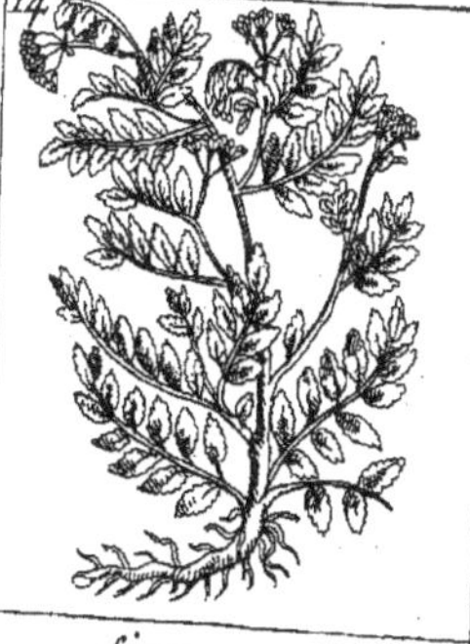

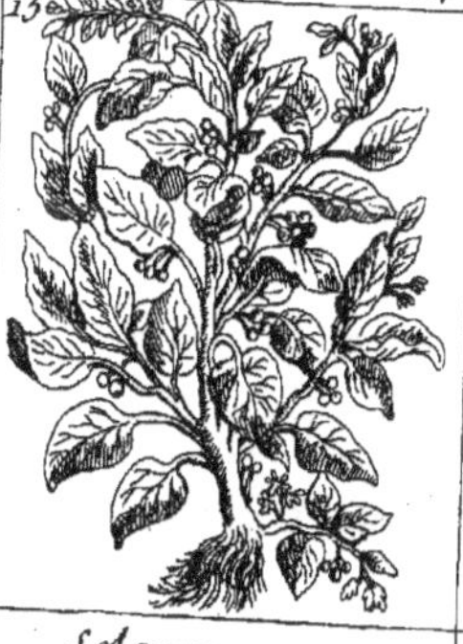

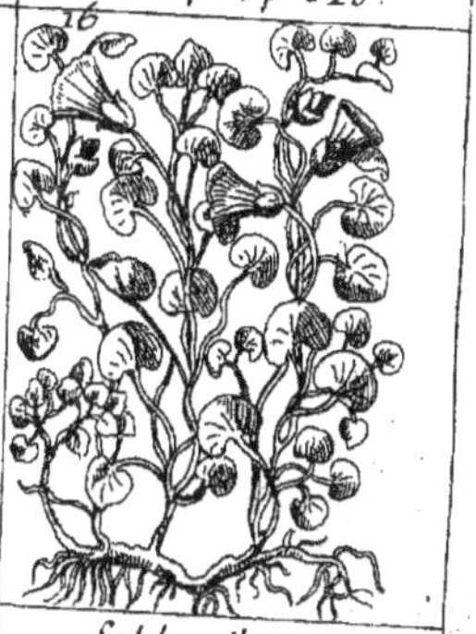

Soldanella, p. 824.

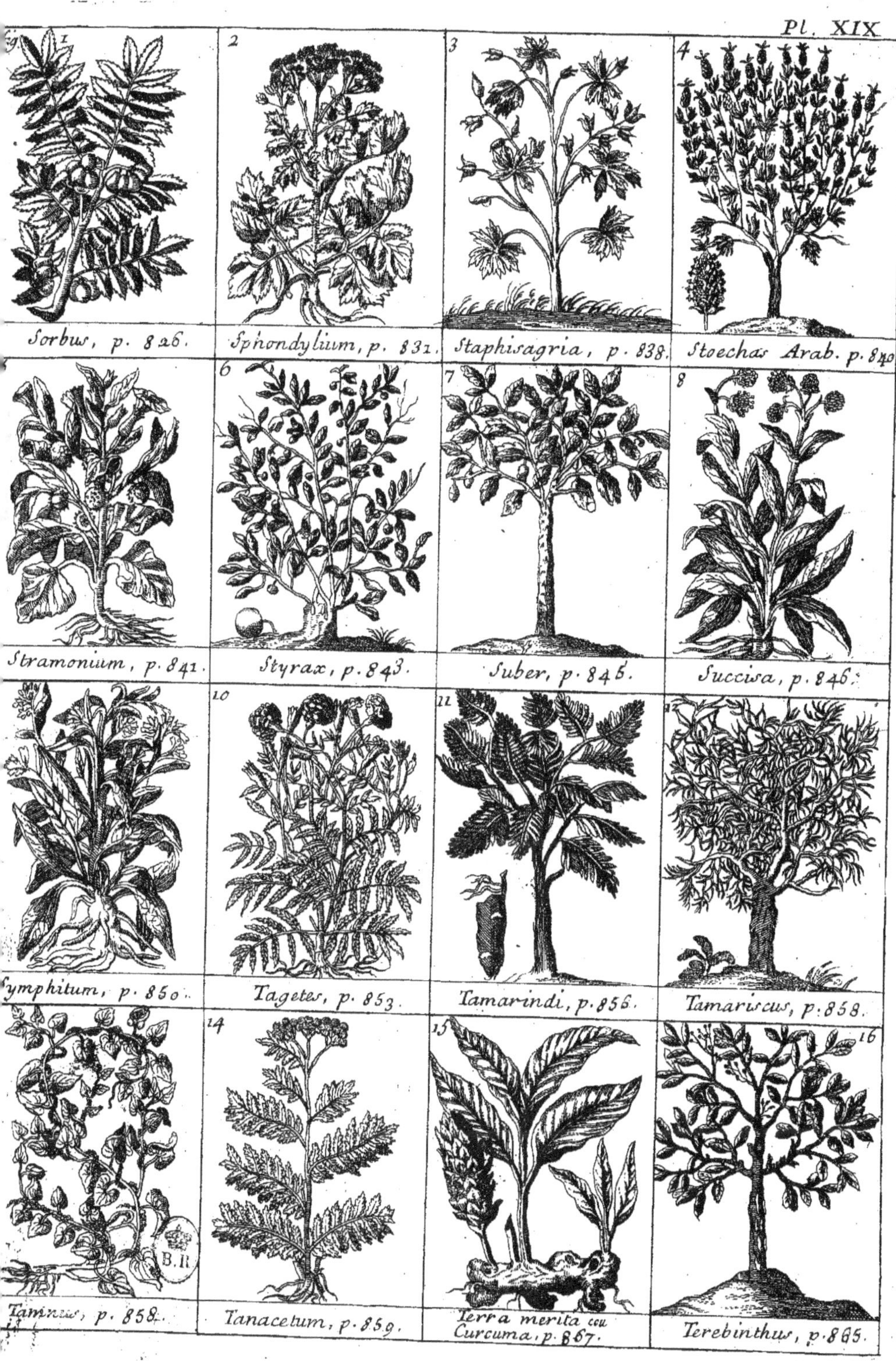

Sorbus, p. 826.

Sphondylium, p. 831.

Staphisagria, p. 838.

Stoechas Arab. p. 840

Stramonium, p. 841.

Styrax, p. 843.

Suber, p. 845.

Succisa, p. 846.

Symphitum, p. 850.

Tagetes, p. 853.

Tamarindi, p. 856.

Tamariscus, p. 858.

Taminus, p. 858.

Tanacetum, p. 859.

Terra merita seu Curcuma, p. 867.

Terebinthus, p. 865.

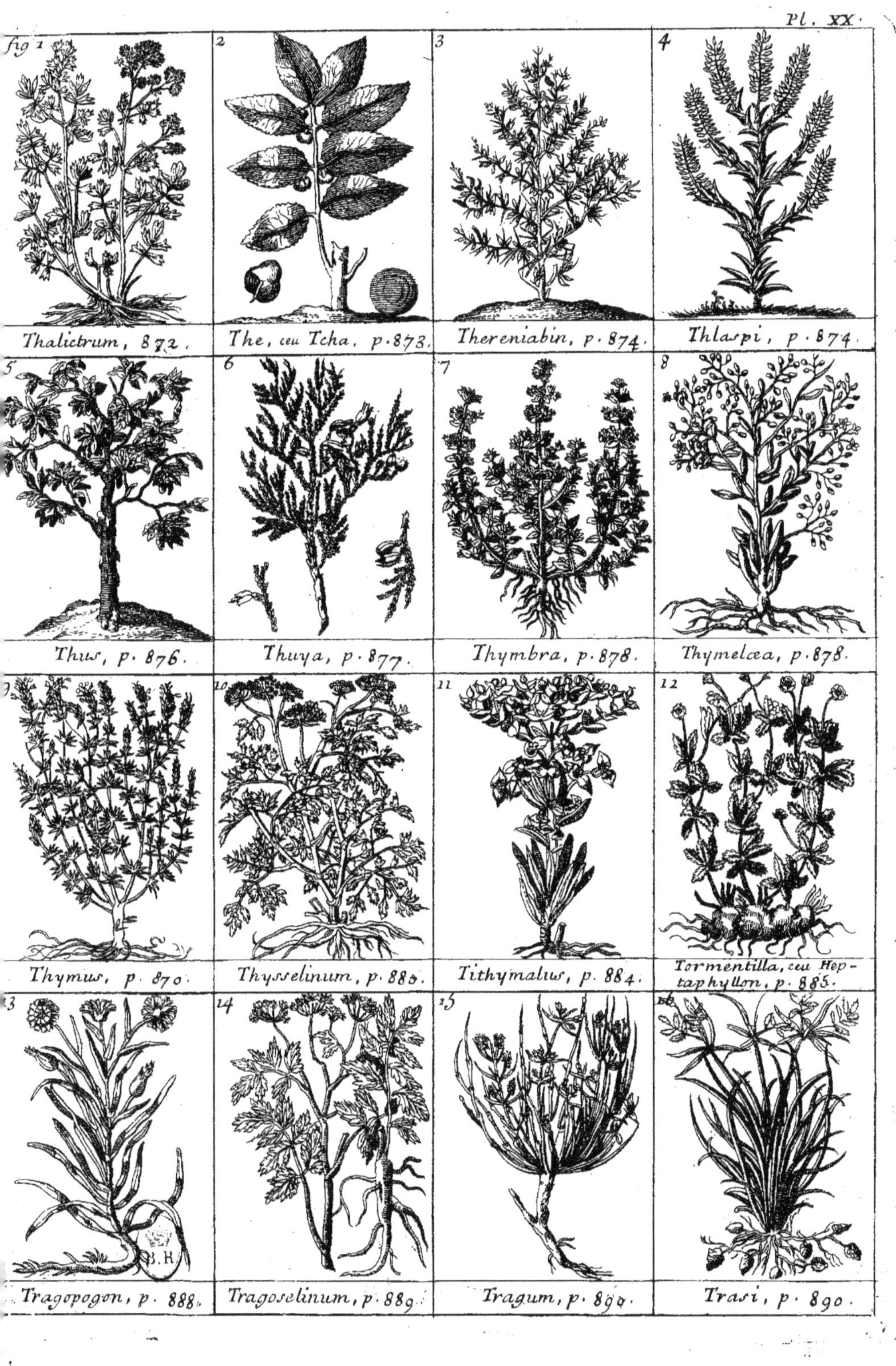

fig 1
2
3
4
Thalictrum, 872.
The, ceu Tcha. p. 873.
Thereniabin, p. 874.
Thlaspi, p. 874.
5
6
7
8
Thus, p. 876.
Thuya, p. 877.
Thymbra, p. 878.
Thymelœa, p. 878.
9
10
11
12
Thymus, p. 870.
Thysselinum, p. 883.
Tithymalus, p. 884.
Tormentilla, ceu Heptaphyllon, p. 885.
13
14
15
16
Tragopogon, p. 888.
Tragoselinum, p. 889.
Tragum, p. 890.
Trasi, p. 890.

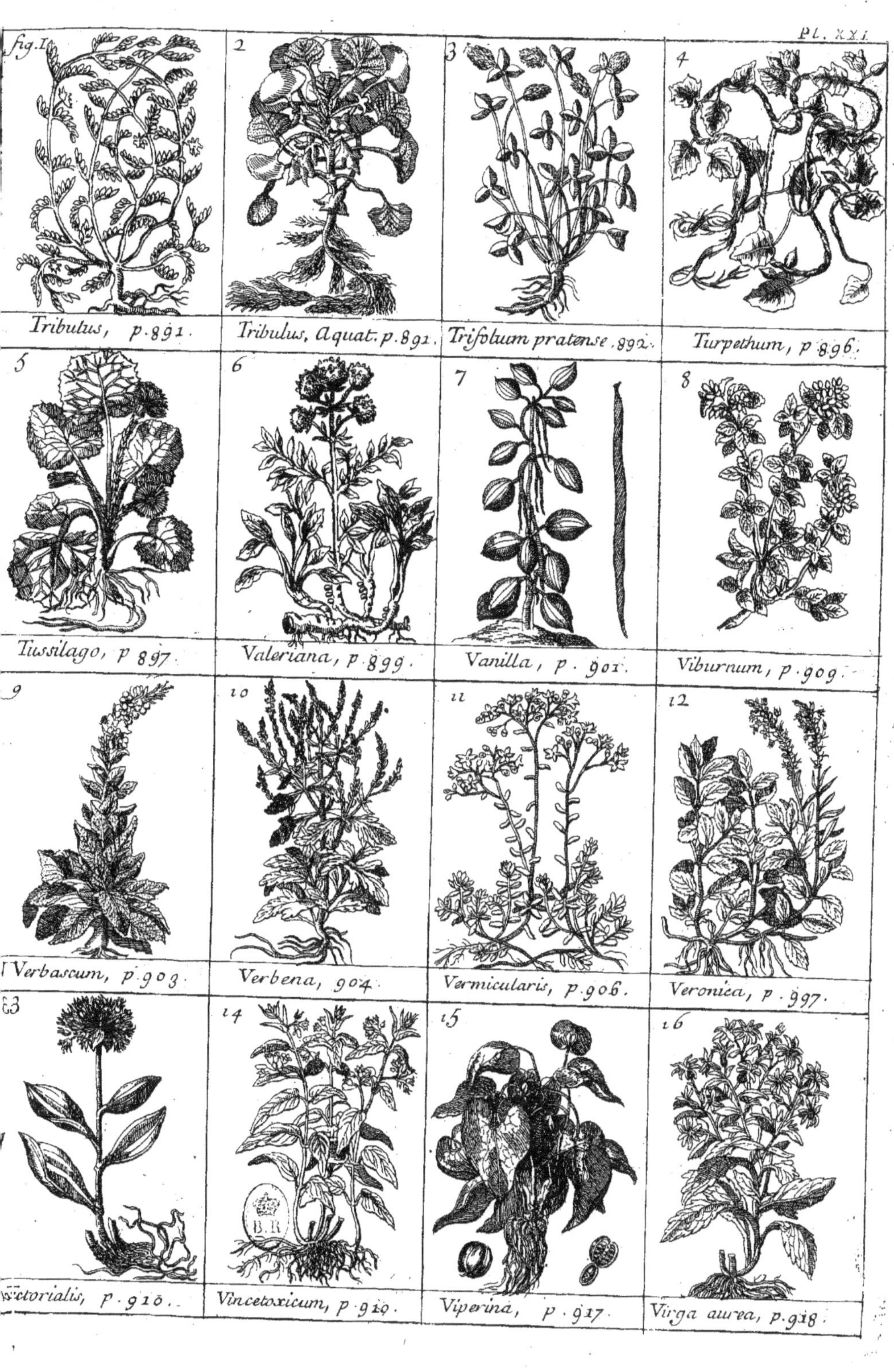

fig.I.
2
3
4
Tribulus,   p. 891.
Tribulus, Aquat. p. 891.
Trifolium pratense. 892.
Turpethum, p. 896.
5
6
7
8
Tussilago, p. 897.
Valeriana, p. 899.
Vanilla, p. 901.
Viburnum, p. 909.
9
10
11
12
Verbascum, p. 903.
Verbena, 904.
Vermicularis, p. 906.
Veronica, p. 997.
13
14
15
16
Victorialis, p. 915.
Vincetoxicum, p. 919.
Viperina, p. 917.
Virga aurea, p. 918.

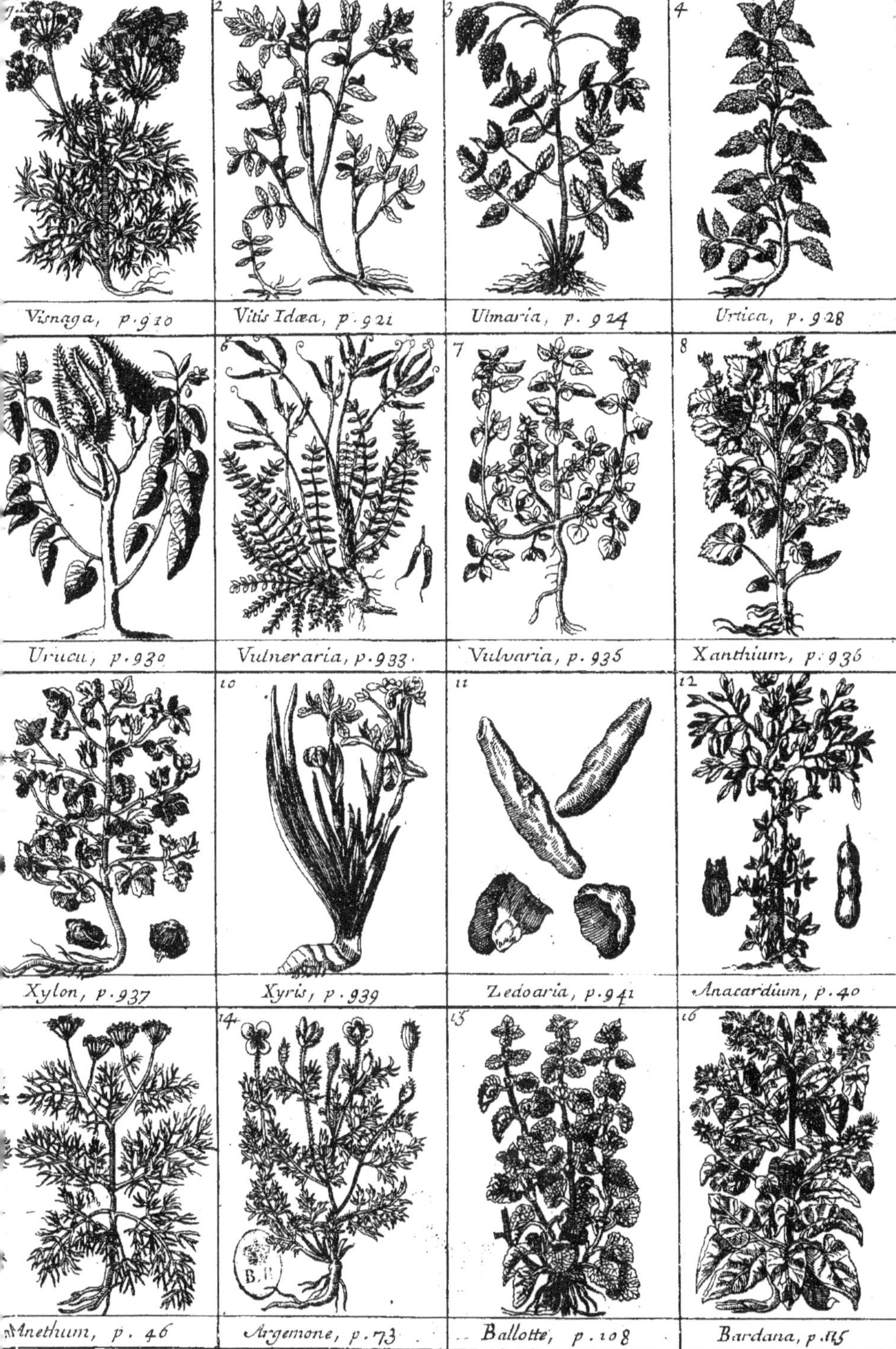

Pl. XXII
1
2
3
4
Visnaga, p. 910
Vitis Idæa, p. 921
Ulmaria, p. 924
Urtica, p. 928
5
6
7
8
Urucu, p. 930
Vulneraria, p. 933.
Vulvaria, p. 935
Xanthium, p. 936
9
10
11
12
Xylon, p. 937
Xyris, p. 939
Zedoaria, p. 941
Anacardium, p. 40
13
14
15
16
Anethum, p. 46
Argemone, p. 73
Ballotte, p. 108
Bardana, p. 115

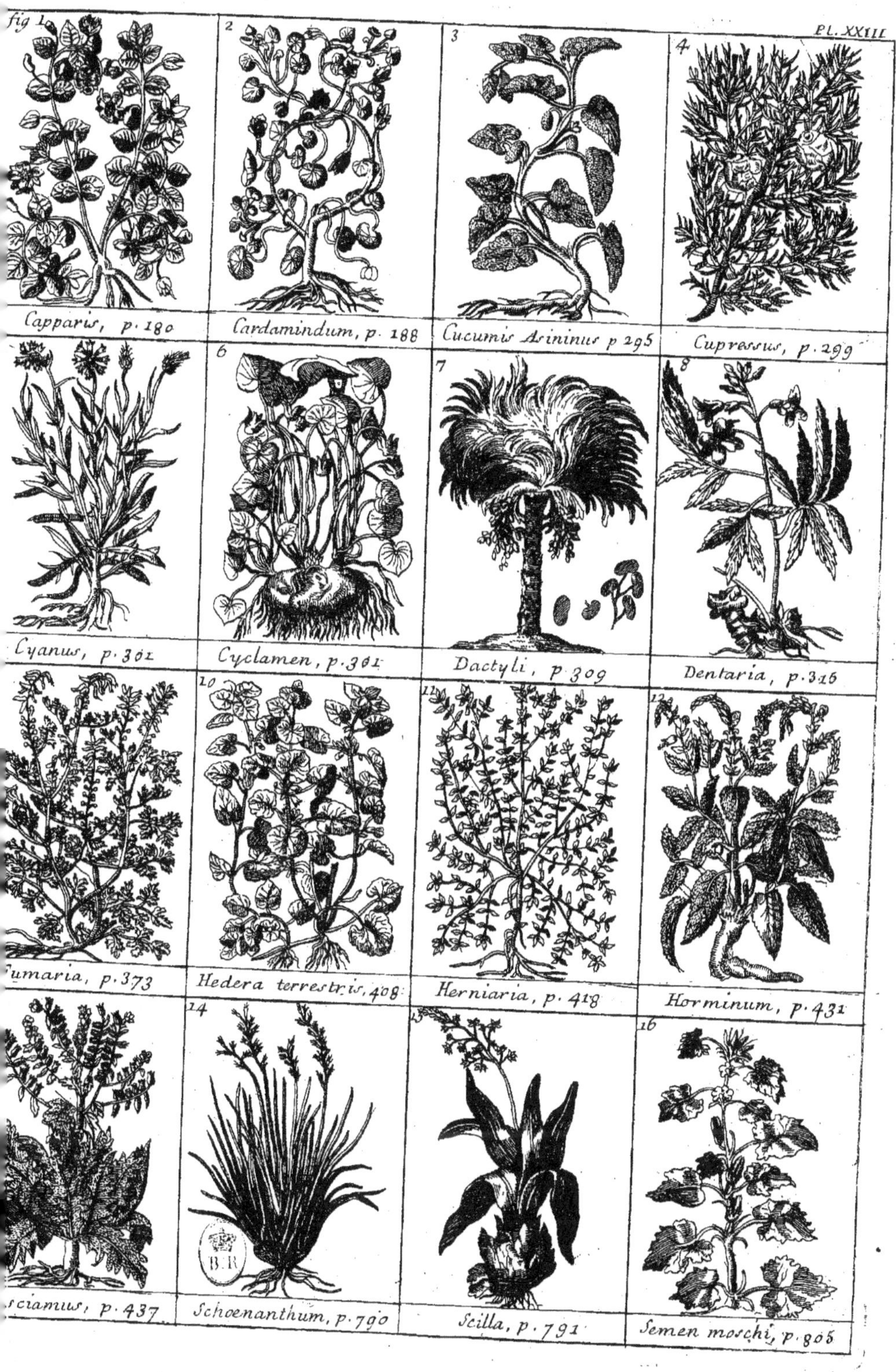

fig 1.
2
3
4
PL. XXIII
Capparis, p. 180
Cardamindum, p. 188
Cucumis Asininus p 295
Cupressus, p. 299
6
7
8
Cyanus, p. 301
Cyclamen, p. 301
Dactyli, p 309
Dentaria, p. 316
10
11
12
Fumaria, p. 373
Hedera terrestris, 408
Herniaria, p. 418
Horminum, p. 431
14
15
16
sciamus, p. 437
Schoenanthum, p. 790
Scilla, p. 791
Semen moschi, p. 805

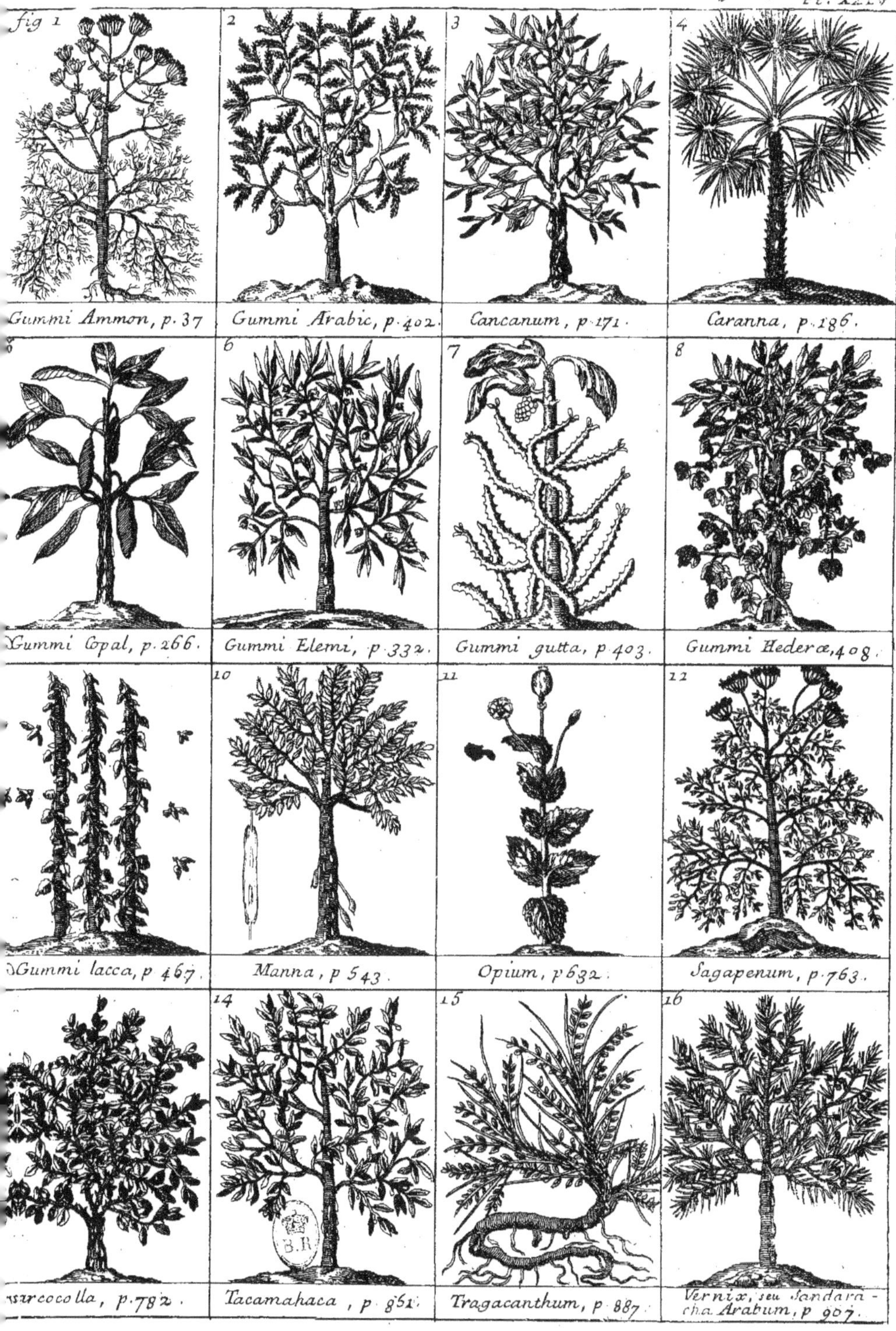

fig 1.
2.
3.
4.
Gummi Ammon, p. 37.
Gummi Arabic, p. 402.
Cancanum, p. 171.
Caranna, p. 186.
5.
6.
7.
8.
Gummi Copal, p. 266.
Gummi Elemi, p. 332.
Gummi gutta, p. 403.
Gummi Hederæ, 408.
9.
10.
11.
12.
Gummi lacca, p 467.
Manna, p 543.
Opium, p 632.
Sagapenum, p. 763.
13.
14.
15.
16.
Sarcocolla, p. 782.
Tacamahaca, p. 851.
Tragacanthum, p 887.
Vernix, seu Sandaracha Arabum, p 907.

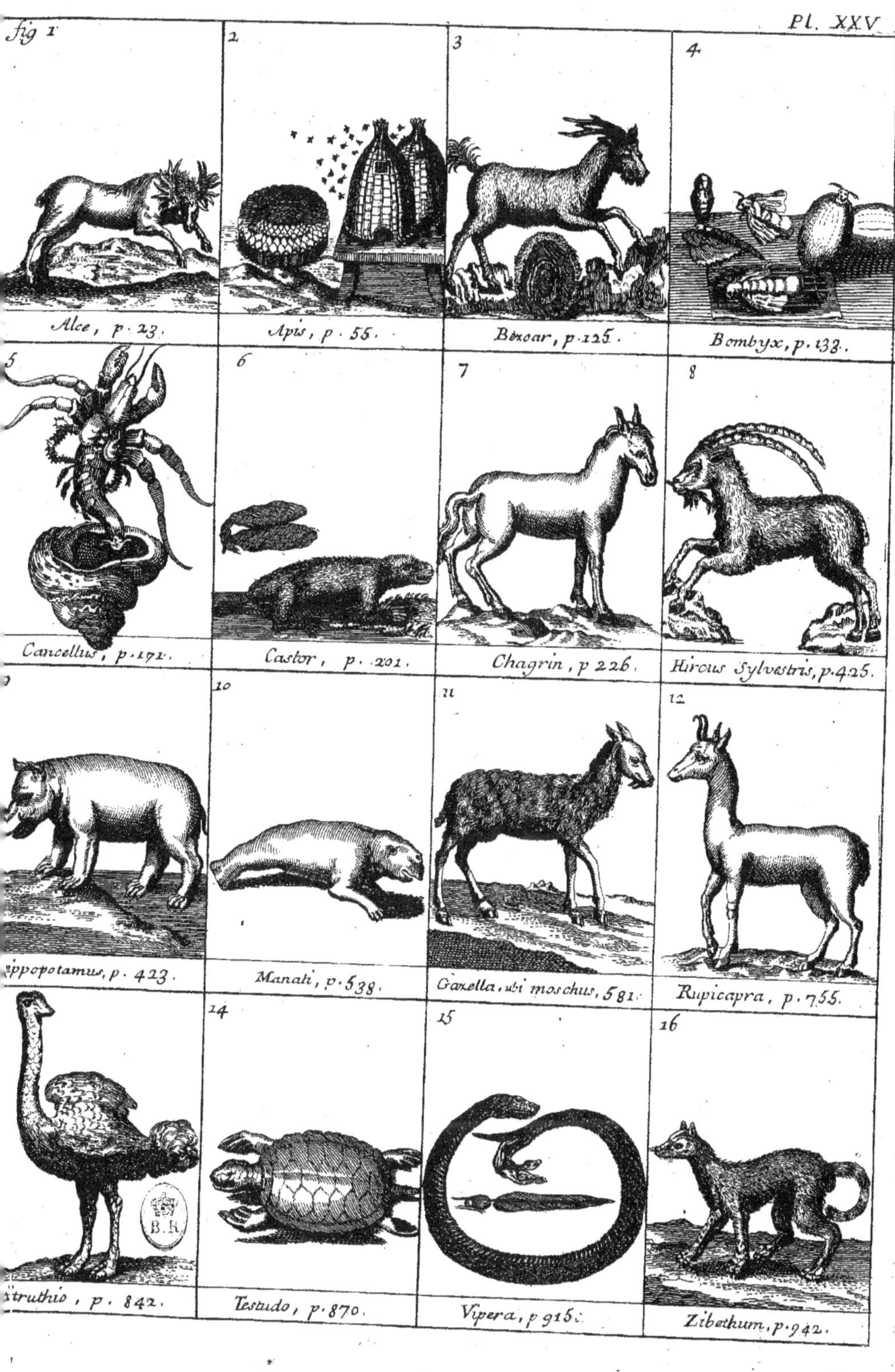

fig. 1
2
3
4
Alce, p. 23.
Apis, p. 55.
Bezoar, p. 125.
Bombyx, p. 138.
5
6
7
8
Cancellus, p. 171.
Castor, p. 201.
Chagrin, p. 226.
Hircus Sylvestris, p. 425.
9
10
11
12
Hippopotamus, p. 423.
Manati, p. 538.
Gazella ubi moschus, 581.
Rupicapra, p. 755.
13
14
15
16
Struthio, p. 842.
Testudo, p. 870.
Vipera, p. 915.
Zibethum, p. 942.